TRAITÉ

DE

PATHOLOGIE EXTERNE

PAR MM. POULET ET BOUSQUET

Professeurs agrégés du Val-de-Grâce.

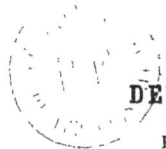

DEUXIÈME ÉDITION

REVUE ET CORRIGÉE

PAR

A. RICARD

Professeur agrégé à la Faculté de médecine
de Paris,
Chirurgien des Hôpitaux.

H. BOUSQUET

Ancien professeur agrégé au Val-de-Grâce,
Professeur de clinique
à l'école de médecine de Clermont-Ferrand,
Membre correspondant de la Société de chirurgie.

TOME DEUXIÈME

PATHOLOGIE DES RÉGIONS (TÊTE, COU, POITRINE ET ABDOMEN)

Avec 231 figures dans le texte

PARIS

OCTAVE DOIN, ÉDITEUR

8, PLACE DE L'ODÉON, 8

—

1893

Tous droits réservés.

TRAITÉ

DE

PATHOLOGIE EXTERNE

——

TOME II

ÉVREUX, IMPRIMERIE DE CHARLES HÉRISSEY

TRAITÉ

DE

PATHOLOGIE EXTERNE

PAR MM. POULET ET BOUSQUET

Professeurs agrégés du Val-de-Grâce.

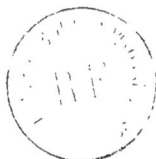

DEUXIÈME ÉDITION

REVUE ET CORRIGÉE

PAR

A. RICARD

Professeur agrégé à la Faculté de médecine
de Paris,
Chirurgien des Hôpitaux.

H. BOUSQUET

Ancien professeur agrégé au Val-de-Grâce,
Professeur de clinique
à l'école de médecine de Clermont-Ferrand,
Membre correspondant de la Société de chirurgie

TOME DEUXIÈME

PATHOLOGIE DES RÉGIONS (TÊTE, COU, POITRINE ET ABDOMEN)

Avec 234 figures dans le texte

PARIS

OCTAVE DOIN, ÉDITEUR
8, PLACE DE L'ODÉON, 8

—

1893

Tous droits réservés.

TRAITÉ

DE

PATHOLOGIE EXTERNE

TROISIÈME PARTIE

MALADIES DES RÉGIONS

LIVRE PREMIER

AFFECTIONS DU CRANE ET DU CERVEAU

Bibliographie générale. — *Lésions traumatiques.* — HIPPOCRATE, trad. Littré. —
A. PARÉ, édit. Malgaigne, 1840, t. II. — A. BOIREL, Alençon, 1677. — GARENGEOT,
Opérations de chirurgie, 1720. — ROUHAULT, *Traité des plaies de tête*, 1720, Turin.
— LEDRAN, *Obs. de chir. av. réflex.*, 1731, p. 109. — QUESNAY, *Mém. de l'Acad.
de chir.*, 1743, t. I. — P. POTT, *Œuvres*, Londres, 1768. — DUPRÉ DE L'ISLE, *Traité
des lésions de la tête*, 1770. —DEASE, *Obs. on the Wounds of the Head*, etc., London,
1776. — PETIT, *Traité des mal. chir.*, Paris, 1790, t. I. — LOMBARD, *Remarques sur
les lésions de la tête*, Strasbourg, 1796. — DESAULT, *Œuvres chir.*, t. II, 1804. —
ABERNETHY, *Surg. obs.*, London, 1815. — A. COOPER, *Principles of Surgery.*
— CASPARI, *Kopfverletzungen*, Leipzig, 1823. — BRODIE, *Med. Surg. Transact.*,
1838, t. XVI, p. 325. — VELPEAU, Thèse de concours, Paris, 1834. — DENONVIL-
LIERS, Thèse de concours, 1839. — CHASSAIGNAC, Thèse de conc., 1842. — BRUNS,
D. Chir. Krankh. und Verletz. des Gehirn, Tubingen, 1854. — P. HEWETT, *Med.
Chir. Trans.*, t. XXXVI, p. 321. — TOULMOUCHE, *Ann. d'hyg. publ.*, 1859, t. XII et
XIII. — STROMEYER, *Verletz. des Kopfes*, Fribourg, 1864. — PIROGOFF, *Grundzüge
der allg. Kriegschirurgie*, Leipzig, 1864. — BECK, *Schädelverletzungen*, Leipzig,
1877, PAGET, *Brit. Med. J.*, 1870.— *Histoire de la guerre d'Amérique.* — LEGOUEST,
Traité de chirurgie d'armée. — FISCHER, *Deutsche Chirurgie*, Lief. 18. — BERG-
MANN, *Deutsche Chir.* de BILLROTH et LUCKE. Lief. 20, 1880.
Consulter en outre les articles : *Tête, Crâne, Trépan, Cerveau* des classiques et des
dictionnaires.

CHAPITRE PREMIER

AFFECTIONS DES TÉGUMENTS DU CRANE

§ Ier. — Lésions traumatiques des téguments.

Bibliographie. — BOIREL, *Traité des plaies de la tête*, Alençon, 1677. — P. POTT, *Œuvres complètes*, t. I, p. 1, 1777. — J.-L. PETIT, *Œuvres posthumes*, t. I. p. 43, 1774. — GAMA, *Traité des plaies de tête*, 2e édit., 1835. — CHASSAIGNAC. Thèse de concours, 1842. — GUTHRIE, *On Injuries of the Head*, 1842. — MOREL-LAVALLÉE, *Archiv. gén.*, 1863, t. I, p. 191. — STROMEYER, *Verletz. u. chir. Krankh. des Kopfes*, Fribourg, 1864. — ESTLANDER, *Pansement antiseptique dans les plaies de tête.* 1877, — THIERSCH, *Volkmann's samml. klin. Vortrage*, n° 84, 1885. — VOLKMANN. *Ibid.*, n° 96. — RIBIÈRE, *Des plaies des téguments de la tête et leur trait. par la suture*, Paris, 1888. — G. MARCHANT, *Maladies du crâne*, DUPLAY et RECLUS, 1891.

1° CONTUSIONS

Les téguments du crâne sont souvent exposés aux contusions; l'existence d'un plan osseux sous-jacent rend suffisamment compte de cette prédisposition. Les coups, les chutes sont les causes les plus communes de ces traumatismes dont la gravité est extrèmement variable. La douleur, symptôme constant commun à toutes les formes, jointe à l'ecchymose, caractérise les degrés légers. Au second degré apparaissent les *bosses sanguines* qui se forment très rapidement, soulèvent les téguments, prennent les dimensions et l'aspect d'une noix, d'une petite pomme; dès qu'elles sont un peu étendues, elles affectent la forme d'un ménisque plan convexe. Fréquentes au front et au niveau des pariétaux, les bosses sanguines siègent au-dessus de l'aponévrose épicrânienne, dans le tissu cellulaire dense qui l'unit à la peau, beaucoup plus rarement entre le péricrâne et l'os. Enfin on peut les observer exceptionnellement sous le périoste.

1° Les bosses sanguines *superficielles* ou *sous-cutanées* sont toujours très limitées; elles présentent une forme hémisphérique. Elles sont de volume variable, d'apparition rapide, et se manifestent presque immédiatement après le traumatisme. La densité des aréoles de cette couche cellulo-graisseuse explique la limitation exacte de cette collection sanguine qui ne se diffuse jamais au loin. Cette variété superficielle est la plus fréquente, c'est même la forme commune ; ce qui s'explique par le siège des vaisseaux au milieu de cette couche. Les téguments, soulevés par la bosse sanguine, présentent parfois une coloration légèrement ecchymotique.

2° La bosse sanguine *sous-aponévrotique* est plus rare, plus étalée et plus diffuse, grâce à la laxité de la couche lamelleuse au milieu de laquelle elle se produit. Exceptionnellement ces collections sont remplies de liquide séreux, à peine teinté de sang, analogue aux épanchements traumatiques de sérosité étudiés par MOREL-LAVALLÉE.

3º Les bosses sanguines *sous-périostiques* sont plus rares encore. Elles peuvent coïncider avec les deux variétés précédentes.

Rénitentes et même dures au moment de leur apparition, ces collections sanguines ne tardent pas à devenir fluctuantes. Leur bord s'indure à mesure que le centre se ramollit, et une palpation un peu rapide pourrait faire croire à un véritable enfoncement de la paroi crânienne. Semblable erreur a été faite par J.-L. PETIT, et parfois se commet encore. On a cherché à expliquer la formation de cette base indurée et l'on a tour à tour invoqué le siège superficiel de la lésion (KOENIG, BARDELEBEN) ou son siège profond (DUPLAY).

Si la contusion est simple et sans plaie des téguments, il ne se produit aucun phénomène inflammatoire, ni phlegmon, ni abcès ; la guérison survient spontanément, mais avec plus ou moins de lenteur. Parfois cependant, dans les cas de contusion profonde, il persiste un léger degré d'hyperostose.

Les résolutifs (eau blanche, eau salée, eau-de-vie camphrée et même l'eau simple et froide), la compression, l'écrasement avec les pouces ou une pièce de monnaie (CHAMPION) constituent les moyens employés jusqu'ici. Si la collection s'abcède, si les téguments contus menacent de se gangréner, on débridera largement et antiseptiquement. Mais il ne faut pas perdre de vue qu'une éraflure des téguments, même insignifiante, suffit pour servir de porte d'entrée à l'infection de la bosse sanguine et pour en déterminer la suppuration. Aussi est-il souvent préférable de protéger le point contus par un pansement antiseptique.

2º PLAIES

Les *piqûres* du cuir chevelu ne présentent aucun intérêt spécial; elles sont généralement sans gravité, et ce n'est pas le fait isolé de la piqûre du nerf frontal ayant, comme l'a vu DUPUYTREN, déterminé la cécité, qui justifierait une description particulière.

A. *Plaies par instruments tranchants.* — Ces plaies sont superficielles ou profondes, rectilignes ou à lambeaux. Les plaies rectilignes n'ont pas de tendance à l'écartement, sauf dans les points ou les fibres musculaires ont été sectionnées en travers. Si l'instrument vulnérant a rencontré les tissus obliquement, on peut voir de grands lambeaux, entaillés dans les parties molles, pendre en se renversant. La présence des artères dans l'épaisseur de ces lambeaux leur assure une très grande vitalité.

B. *Plaies par instruments contondants.* — De beaucoup les plus fréquentes, les *plaies contuses* résultent de coups portés avec un instrument mousse. ou de chute sur un corps résistant. Comme les précédentes, ces plaies sont simples, linéaires ou présentent des lambeaux de grandes dimensions. C'est ce qui arrive lorsque le crâne et le corps contondant se rencontrent tangentiellement.

Nous trouvons aussi dans cette variété les plaies par armes à feu qui produisent des sillons superficiels et des sétons plus ou moins étendus. A signaler encore les plaies *par arrachement* que l'on observe sur les ouvriers des grandes fabriques, lorsque leurs cheveux se trouvent pris dans un engrenage. Dans ces cas, le cuir chevelu peut être arraché presque en totalité, et la large perte de substance qui en résulte nécessite pour sa cicatrisation une durée souvent fort longue (un an à 18 mois). Parfois même ce n'est que par l'usage des greffes dermo-épidermiques que la guérison peut être obtenue.

Complications communes aux diverses plaies du crâne. — a). *Hémorrhagie.* — Les diverses variétés de plaies du crâne s'accompagnent toujours d'une hémorrhagie abondante, qui peut même devenir dangereuse si la temporale, la frontale ou l'occipitale ont été intéressées. La persistance de l'écoulement sanguin s'explique par la disposition anatomique des plans du cuir chevelu, les artères adhérant aux cloisons fibreuses qui unissent la peau à l'aponévrose restent béantes, sans pouvoir se rétracter.

b). *Erysipèle. Phlegmons.* — Ces deux accidents, jadis si redoutés, tendent à devenir exceptionnels avec l'emploi des nouvelles méthodes de pansement.

c). *Corps étrangers.* — En dehors des grains de sable et des graviers qui souillent les plaies des téguments du crâne. le séjour des corps étrangers est un fait assez rare ; et le fait de Prestat. qui a eu l'occasion d'extraire par une fistule une lame de couteau de 6 centimètres, est exceptionnel. Dans la fosse temporale, on a vu cependant une balle et même un éclat d'obus échapper à l'exploration : Otis a rapporté des cas de ce genre.

d). *Dénudations osseuses.* — Si les lésions du cuir chevelu sont un peu profondes, les os peuvent se trouver dénudés primitivement ou consécutivement : il ne faut pas croire avec les anciens chirurgiens qu'en pareille occurrence la mortification du squelette soit fatale. nous savons depuis Tenon, qu'un os du crâne. bien que dénudé. peut continuer à vivre. L'ostéite suppurée est la cause principale de ces nécroses fréquemment observées autrefois, et que tous les efforts des chirurgiens doivent éviter aujourd'hui.

e). *Plaies des nerfs.* — Rarement mentionnées par les classiques, les lésions nerveuses du cuir chevelu peuvent donner lieu, par la suite, à des accidents curieux et particulièrement à des névralgies extrêmement rebelles. Tardif (Thèse de Paris, 1884-85) a étudié les accidents consécutifs aux lésions du nerf sus-orbitaire : ces accidents proviennent soit d'une action réflexe, soit d'une irritation périphérique et se divisent en trois catégories : 1° troubles moteurs, consistant en trismus, convulsions et paralysies dans la sphère du facial, plus rarement on observe des convulsions généralisées ou du tétanos céphalique; 2° troubles sensitifs : fourmillements dans la sphère du trijumeau, névralgies sus-orbitaires, diminution de la sensibilité des mêmes régions, amaurose; 3° troubles trophiques : hémiatrophie faciale, quelquefois par arrêt de développement, accidents inflammatoires du côté de l'œil, zona.

f). *Cicatrices adhérentes.* — La réunion étant rare à la suite des plaies contuses du cuir chevelu, celles-ci donnent lieu à des cicatrices rosées, glabres, adhérentes au péricrâne; les filets nerveux comprimés dans ces cicatrices sont dans quelques cas l'origine d'accidents graves. l'épilepsie entre autres.

Il a suffi plus d'une fois d'inciser ou de cautériser une cicatrice pour voir ces complications disparaître. POUTEAU, E. HOME, GUTHRIE, BELL, LEBRETON, G. ECHEVERRIA ont cité des cas de ce genre.

g). *Phénomènes inflammatoires du côté du cerveau.* — Ils sont rares, car sur 282 plaies des téguments notées dans la guerre d'Amérique, il y a eu six morts, dont trois seulement par encéphalite.

Traitement. — Arrêter l'hémorrhagie constitue la première indication. Pour les vaisseaux de peu d'importance, la compression, facile à exercer à cause du plan osseux sous-jacent, ou la forcipressure à l'aide d'une pince qui étreint dans ses mors toute l'épaisseur des tissus, suffisent d'ordinaire.

Les troncs plus volumineux devront être liés; la disposition particulière des artères, que nous avons signalée plus haut, rend cette petite opération assez pénible. Si, malgré l'emploi du tenaculum, on ne pouvait y parvenir, il serait prudent de laisser pendant vingt-quatre heures une petite pince à forcipressure sur la plaie.

Il faut ensuite raser avec précaution le tour de la solution de continuité, puis procéder au nettoyage de la partie blessée. L'éther, l'essence de térébenthine, l'alcool absolu (WAGNER), la décoction de bois de Panama (LUCAS-CHAMPIONNIÈRE) permettront d'enlever complètement les matières grasses. Ce premier lavage sera suivi d'une irrigation avec une solution antiseptique, de manière à enlever les caillots sanguins et les corps étrangers.

Doit-on suturer les bords de la plaie? La majorité des auteurs anciens, craignant la rétention des liquides et ses funestes conséquences (phlegmons, érysipèles), répondent par la négative; grâce aux précautions actuellement en usage, ces craintes nous paraissent chimériques. Aussi, ne faut-il pas hésiter à recourir à la suture si l'on a la certitude que la plaie est aseptisée; toutefois il est bon de mettre à l'un des angles de la plaie quatre ou cinq fils de catgut, de crin ou de soie pour assurer le drainage. La suture est plus nécessaire encore dans les plaies à lambeaux; mais alors, suivant le conseil de J.-L. PETIT, on pratiquera à la base du lambeau une incision libératrice par laquelle, à l'exemple de CHASSAIGNAC, on passera un ou même deux tubes de drainage. Si la plaie est infectée et suppurante, la suture serait une faute grave.

Un large pansement antiseptique recouvrant toute la tête et disposé de manière à exercer une compression douce sur les parties malades complètera le traitement.

§ 2. — Lésions inflammatoires des téguments.

Parmi les accidents inflammatoires assez communs au cuir chevelu, nous signalerons le *furoncle*, l'*anthrax* (région de la nuque), le *phlegmon simple*, circonscrit, aboutissant à l'abcès du cuir chevelu, et le *phlegmon diffus* sous-aponévrotique, beaucoup plus grave. Enfin, il faut réserver une mention spéciale pour l'*érysipèle* traumatique, qui se traduit par un gonflement œdémateux du cuir chevelu sans changement appréciable de coloration. Assez souvent le phlegmon et l'érysipèle coexistent (*phlegmon érysipéla-*

teux). La fréquence de ces accidents phlegmoneux ou érysipélateux a été diminuée par l'emploi des méthodes nouvelles de pansement. Ils n'ont cependant pas disparu, ce qui s'explique, ainsi que l'a démontré VERNEUIL, par la facilité avec laquelle les microbes de toute nature peuvent être retenus dans le cuir chevelu et y exister au moment du traumatisme qui les inocule dans la plaie produite. Au crâne, comme ailleurs du reste, la question de l'érysipèle spontané est aujourd'hui jugée et il faut admettre à cette maladie infectieuse une porte d'entrée, souvent trop minime pour être retrouvée, mais cependant incontestable. Toutes les affections aiguës du cuir chevelu présentent des caractères communs qui tiennent à la texture même de la région. L'inflammation y est très douloureuse, s'accompagne d'une tension et d'un œdème très marqués et aboutit parfois à la fonte gangréneuse par places. La fluctuation est difficile à percevoir au début; les décollements sont fréquents, surtout après la suppuration du phlegmon diffus. Les hémorrhagies secondaires ont été notées quelquefois et l'extension de l'inflammation ou de l'ulcération amène encore la dénudation des os, toujours longue à guérir.

Les abcès de la région temporale doivent particulièrement attirer l'attention du praticien; le pus, bridé par les aponévroses, n'a aucune tendance à venir du côté de la peau; aussi, trouvant à travers la fosse zygomatique un passage facile, il fuse et gagne la fosse ptérygo-maxillaire. La présence de ce phlegmon se manifeste par un énorme empâtement de la région temporale de l'oreille et de la joue; les parties sont soulevées en masse, les mâchoires fortement serrées. La douleur en pareille circonstance est atroce, les moindres mouvements l'augmentent. Il faut intervenir rapidement, inciser et drainer largement si l'on ne veut exposer le malade à une nécrose des maxillaires ou à une constriction invincible de la mâchoire.

De toutes les complications, la plus redoutable est assurément la propagation de l'inflammation aux méninges et au cerveau. Aussi est-il indiqué d'employer de bonne heure les mesures antiseptiques les plus énergiques, et de débrider largement toutes les fois qu'il y a du pus collecté ou infiltré. Grâce à ces précautions, aux pansements soignés et au drainage, on évitera les dangers de la pyohémie, accident autrefois commun des plaies des téguments du crâne.

§ 3. — Tumeurs des téguments du crâne.

Un grand nombre de tumeurs prennent naissance dans les parties molles du crâne; les unes siègent dans la peau : *épithélioma, papillomes divers, adénome sudoripare, cornes;* dans le tissu cellulaire sous-cutané, on trouve les *loupes* ou *kystes sébacés*, les *lipomes*, quelquefois congénitaux et susceptibles d'acquérir un volume assez grand, comme dans un cas de SYDNEY JONES (*The Lancet*, 1880, t. II). Les *fibromes*, les *sarcomes* ont une origine plus profonde et partent souvent du péricrâne. Quand nous aurons signalé les *kystes dermoïdes*, les cancers de la peau, les ostéomes de la peau (SALZER), l'*éléphantiasis*, du cuir chevelu, nous aurons terminé avec les principales variétés des tumeurs des parties molles du crâne. Nous ne croyons pas devoir insister sur les particularités que présentent ces affections ; laissant de côté également les *névromes plexiformes* étudiés ailleurs, nous appellerons plus spécialement l'attention sur les *tumeurs vasculaires*, sur le *pneumatocèle* et le *céphalématome*.

1° TUMEURS VASCULAIRES

Bibliographie. — BALLINGALL, *Clin. Lectures*, Edinburgh, 1829. — CARLSWELL, *The Lancet*, 1836, t. Ier. p. 31. — HOUSTON, *Gaz. méd. de Paris*, 1839, p. 699. — PÉTREQUIN, *Ac. des sc.*, 1845, t. XXI. — CHASSAIGNAC, *Tumeurs de la voûte du crâne*, 1848, p. 100. — RIZET, *Gaz. des hôp.*, 1878. — POINSOT, *Bull. de la Soc. de chir. de Paris*, t. IV. 1879. — DECÈS, Thèse de Paris, 1837. — RICHELOT, *Soc. de chir.*, Paris, 1881. p. 634. — HEINE, *Vierteljahreschrift f. pract. Heilkunde*, 1869. — TERRIER, *An. Cirsoïdes*. Th. agr., 1872. — DE SCHUTTELAERE, Th. Paris, 1881. — DE SANTI, *Arch. gén. de méd.*, 1881. — TERRIER, *Rev. de Chir.*, 1890.

Toutes les artères de la région, la temporale, l'occipitale, les frontales, peuvent être le siège d'anévrysmes vrais, d'anévrysmes artério-veineux ou d'anévrysmes cirsoïdes. Si l'on y ajoute encore les angiomes traumatiques ou congénitaux, on verra que le groupe des tumeurs pulsatiles est complet. A côté de ces tumeurs vasculaires, il convient de placer le céphalématome qui en raison de son évolution, mérite une mention spéciale.

A. — ANÉVRYSMES VRAIS DE L'ARTÈRE TEMPORALE

DE SANTI a réuni 40 observations d'anévrysmes de l'artère temporale : la plupart sont d'origine traumatique. Dans 29 cas, en effet, où la cause est bien déterminée, il s'agissait de coups de bâton, de coups de pierre, de chutes ou d'un traumatisme chirurgical ; la saignée de l'artère temporale est mentionnée huit fois comme cause de l'anévrysme qui, dans ce cas, est ordinairement faux consécutif. Trois fois seulement (FISCHER, FONTAGNÈRES, DE SANTI) l'anévrysme était spontané. Il n'y a donc rien d'étonnant à ce qu'on trouve une petite cicatrice au niveau de la tumeur.

L'anévrysme temporal dépasse rarement le volume d'une noix ; il est d'ordinaire sous-cutané, pulsatile au moins dans ses premières périodes, et se montre d'autant plus réductible qu'il est plus petit. Il siège quelquefois sur le tronc de l'artère, souvent au niveau des branches de bifurcation. Une particularité intéressante de ces tumeurs est leur multiplicité constatée par plusieurs observateurs ; CLOQUET rencontra deux anévrysmes sur un malade auquel BÉCLARD avait saigné la temporale en deux endroits ; dans les cas de MALGAIGNE, de RIZET, l'artère avait un aspect moniliforme.

Les anévrysmes de la temporale ne restent pas stationnaires ; si quelques-uns ont pu exceptionnellement acquérir les dimensions d'une orange et même davantage (BARTHOLIN, BARRIER, MIRAULT, FONTAGNÈRES), d'autres se rompent auparavant.

Leur guérison spontanée se fait par le dépôt de caillots. La compression ou une inflammation modérée survenant dans la poche peuvent également amener la guérison de la tumeur. La rupture du sac est le résultat assez fréquent de la distension des parois et de la peau. PALETTA, BRYANT ont cité des cas de ce genre ; l'hémorrhagie qui en résulte, parfois abondante, est facile à arrêter par la compression.

Le diagnostic de l'anévrysme temporal n'est pas très difficile, en raison de la position de la tumeur sur le trajet de l'artère, de ses pulsations et de sa réductibilité. L'intégrité de la peau, l'absence d'un nævus, le souffle différencient l'anévrysme temporal d'un angiome. L'anévrysme artério-veineux a un souffle continu avec renforcement ; l'anévrysme cirsoïde intéresse plusieurs branches artérielles à la fois. La mobilité de ces tumeurs, leur position superficielle ne permettent pas de les confondre avec un anévrysme profond ; cependant quelques-unes en voie d'oblitération spontanée, partant irréductibles et peu pulsatiles, ont été prises pour des kystes (FRESTEL, HALL).

Ce que nous avons dit de l'évolution de ces anévrysmes fait voir que, même dans les cas de rupture, le pronostic n'est pas très grave ; leur cure est facile. Toutes les méthodes de traitement ont été employées ; l'expérience a montré que les moyens les plus efficaces et les moins dangereux sont ceux qui agissent directement sur le sac ; l'ouverture de la poche par la méthode ancienne n'a donné que des succès dans douze cas.

BALLINGALL, FRESTEL, DESPRÉS ont eu recours à l'extirpation par la méthode de PURRMANN ; MURAT, GIROUARD, FONTAGNÈRES à la cautérisation du sac à l'aide de la pâte de Canquoin. MALGAIGNE, FLEMING ont également réussi au moyen de la suture entortillée, pratiquée sur deux épingles en X et sur le tronc de l'artère. Mentionnons encore la galvano-puncture (PÉTREQUIN, 1845), les injections coagulantes, un instant abandonnées malgré un premier succès de PAVESI (1824), et utilement employées par RIZET.

La compression directe du sac compte quelques cas de guérison, mais elle est inférieure aux procédés mentionnés plus haut, parce qu'elle est inconstante, douloureuse, longue et peut amener l'inflammation.

Quant à la ligature de l'artère principale par la méthode d'Anel, préconisée par la plupart des auteurs, elle est très insuffisante en raison du rétablissement facile de la circulation dans l'anévrysme. BARRIER a lié la carotide primitive, exemple que nous citons pour proscrire une semblable intervention, plus dangereuse que la maladie elle-même.

Ce que nous avons dit de la ligature s'applique également à la compression indirecte ; elle est infidèle, et longtemps continuée devient insupportable, expose à l'inflammation et aux escarres. La compression digitale elle-même ne réussit pas beaucoup mieux et il fallut continuer ces moyens pendant un mois et demi dans le cas de DE SANTI. Aussi, la méthode de choix nous paraît, aujourd'hui, consister dans l'extirpation du sac entre deux ligatures.

Anévrysme des artères temporales profondes et de la méningée moyenne. — Si l'on en croit DE SANTI, il n'existerait pas un seul fait authentique démontrant l'existence d'anévrysmes des temporales profondes. Les cas rela-

tés par Orioli, Dupuytren, Velpeau, Vidal, étaient de simples fongus de la
dure-mère.

L'existence des tumeurs anévrysmales de la méningée moyenne n'est pas
beaucoup mieux établie; cependant nous signalerons, d'après de Santi, les
observations authentiques de Krimow, Gairdner, Consolini, Gange. La tendance de ces tumeurs à user le temporal pour faire saillie à l'extérieur
n'est pas bien prouvée ; dans le cas de Gairdner, la rupture s'était faite dans
le cerveau.

B. — ANÉVRYSMES ARTÉRIO-VEINEUX DE L'ARTÈRE TEMPORALE

Ces tumeurs, souvent confondues avec d'autres variétés, ont été étudiées
par Robert (1851) et plus récemment par Heine (1869). C'est surtout avec les
anévrysmes cirsoïdes que les phlébartéries présentent des analogies. D'après
de Santi, qui a analysé avec soin toutes les observations, les cas de Carlswell, Allan Burns, Laugier, Wood, ne sont pas des anévrysmes artério-
veineux temporaux et il n'a pu réunir que onze observations légitimes. Les
anévrysmes artério-veineux sont donc rares, circonstance que de Santi attribue à l'écartement qui existe ordinairement entre les rameaux artériels de la
temporale et les veines satellites. L'origine traumatique a été constamment
observée, et c'est encore la saignée de la temporale qui est la cause la plus
commune (3 fois sur 10 cas) ; dans le fait de Green, le traumatisme initial
a été une application de ventouses scarifiées. La tumeur n'apparaît que
quelques jours après le traumatisme, ne succède pas à un anévrysme faux
primitif et mérite mieux le nom de varice anévrysmale; le sac intermédiaire
n'est jamais bien formé. Il n'est pas rare de voir la dilatation veineuse périphérique s'étendre assez loin, au cuir chevelu et même au cou (Moore); les
vaisseaux acquièrent quelquefois la grosseur d'une plume et présentent des
flexuosités très marquées. Rufz a vu les veines frontales aussi grosses que les
sous-clavières. Ces phlébartéries restent d'ailleurs superficielles et ne se propagent pas aux cavités voisines à travers les os, particularité qui les distingue
de l'anévrysme cirsoïde.

La tumeur, bosselée, bleuâtre, rameuse, est le siège d'un bruissement
spécial qui incommode le malade et parfois le prive de sommeil ; on y remarque
le thrill, des pulsations isochrones au pouls, un bruit de souffle continu. Ce
souffle se propage dans les veines et décroît à mesure qu'on s'éloigne du
centre de la tumeur. Le développement de ces anévrysmes se fait d'une façon
assez rapide au début ; plus tard les progrès deviennent insensibles. Moore
en a vu acquérir le volume du poing; les phénomènes cérébraux sont peu
marqués et l'on a seulement signalé des étourdissements quand la tête est
penchée.

Les principaux accidents qui résultent de la marche progressive de ces
tumeurs sont : les inflammations et la rupture qui donnent naissance à de
redoutables hémorrhagies successives, susceptibles de compromettre la vie
des malades.

Nous avons dit que la confusion avec l'anévrysme cirsoïde a été faite plusieurs fois et, en effet, les deux maladies ont une grande analogie dans leurs signes extérieurs. Ainsi que le faisait déjà remarquer Bérard dans le *Compendium*, les anévrysmes artério-veineux ont toujours une origine traumatique, tandis que les autres sont plus communément spontanés (Heine a relevé cinq cas traumatiques sur 45 anévrysmes cirsoïdes). Le souffle continu avec renforcement, le thrill, considérés comme pathognomoniques, ne seraient pas absolument rares dans les anévrysmes cirsoïdes. Cependant l'ensemble des signes ordinaires, exposés ailleurs, et surtout la compression sur un point de la tumeur ou sur le tronc de l'artère, amènent l'affaissement de l'anévrysme et permettent d'éviter la confusion avec la varice artérielle. La douleur est ordinairement plus vive dans l'anévrysme cirsoïde; ce dernier présente une coloration rosée avec altération des capillaires sous-épidermiques (*état nœvoïde* des Anglais), et plus tard il existe une hypertrophie de la peau qui devient rugueuse, pigmentée, phénomènes qui manquent dans la phlébartérie. Enfin, l'anévrysme cirsoïde se propage plus facilement à toutes les régions voisines superficielles et profondes.

Si l'on se rappelle que l'altération cirsoïde gagne insensiblement les capillaires et les veines et qu'alors on observe les symptômes de la phlébartérie, il sera facile de comprendre combien l'hésitation est permise; on est en présence de ce que Weber a décrit sous le nom de *phlébartériectasie*. Des ostéosarcomes vasculaires ont pu faire croire à un anévrysme, grâce aux battements dont ils sont parfois animés.

La compression a échoué entre les mains de Burckhardt; l'injection de perchlorure de fer est dangereuse. La ligature par la méthode d'Anel ou de Hunter affaisse momentanément la tumeur qui se reproduit au bout de quelques jours; Green et Moore en liant en même temps l'artère et la veine ont eu deux succès. Cependant cette conduite est blâmée par Bérard et Follin qui préfèrent la ligature simultanée du tronc et des branches. Stromeyer a incisé la tumeur, Czerny l'a extirpée en prenant le soin de lier l'artère au-dessus et au-dessous. C'est à cette dernière opération que nous accordons la préférence.

C. — ANÉVRYSMES DES AUTRES ARTÈRES DES TÉGUMENTS DU CRANE

L'anévrysme de l'artère occipitale a été observé quelquefois. En dehors d'un cas de Giehrl, dont parlent les classiques et que nous n'avons pu retrouver, on connaît le fait de Willet (*British Med. J.*, 1877, t. II, p. 475), ceux de Lane (*British Med. J.*, 1875) et de Poinsot (*Soc. de chir.*, 1870). Dans le premier cas la tumeur était due à un coup de poing; d'après Marsh, au bout d'un an, la masse qui était grosse comme une noix et n'était plus pulsatile, fut prise pour un kyste sébacé et ouverte. Il s'agissait encore d'une plaie contuse de la région dans le cas de J. Lane, qui lia la carotide primitive après avoir inutilement essayé la compression; cette opération n'amena qu'une amélioration. Dans le cas de Poinsot, l'anévrysme s'était rompu et avait occasionné une hémorrhagie grave qui put être arrêtée par la compression périphérique au moyen d'une boucle de rideau. Lombard, Cisset,

Olivarès, Rizzoli auraient également rapporté des exemples d'anévrysmes de l'occipitale. Le fait de Rizzoli présentait une curieuse particularité; l'anévrysme cirsoïde communiquait avec le sinus latéral.

Boyer a vu un anévrysme de l'artère auriculaire postérieure, du volume d'un pois et qui était stationnaire; Laugier a pu observer et injecter à la cire un anévrysme artério-veineux de l'auriculaire postérieure. Le premier cas de guérison d'un anévrysme par le perchlorure de fer en injections a été obtenu par Raoult-Deslongchamps sur un anévrysme de l'artère sus-orbitaire; Malgaigne a rencontré un anévrysme de la frontale chez un enfant de quinze ans qui s'était heurté contre une planche en plongeant; la guérison fut obtenue par la ligature sur deux épingles en croix passées à travers la tumeur et par l'acupressure du tronc afférent. Richelot, Servier ont cité des cas analogues et nous avons vu dans le service de ce dernier, au Val-de-Grâce (1883), un autre cas d'origine traumatique.

D. — ANÉVRYSMES CIRSOÏDES (*Angioma racemosum*)

De toutes les tumeurs vasculaires des téguments du crâne, les anévrysmes cirsoïdes sont les plus fréquentes; leur siège de prédilection est au niveau de la région fronto-nasale et fronto-temporale.

Les symptômes de l'anévrysme cirsoïde ont été décrits ailleurs et nous ne relèverons ici que les particularités spéciales à la région. La tumeur, bosselée, pulsatile, mollasse, sous-cutanée, fluctuante, présente du souffle, des pulsations isochrones au pouls, du thrill, des ramures divergentes et s'affaisse par la compression du tronc artériel principal. Elle a une tendance très marquée à envahir les vaisseaux les plus superficiels, d'une part, et à gagner d'un autre côté les régions profondes. T.-M. Verneuil a cité un cas devenu classique où un anévrysme cirsoïde avait perforé le crâne en deux endroits, de dehors en dedans et déterminé un épanchement intra-crânien. L'altération des téguments expose à des hémorrhagies graves, même rebelles, qui ont été maintes fois la cause de la mort des malades. Lorsque la propagation de l'anévrysme cirsoïde se fait du côté de l'orbite, elle amène la cécité, l'exorbitisme, la céphalée, etc., incommode beaucoup les malades qui souffrent, se plaignent du bruissement perpétuel qui les fatigue et parfois cause des insomnies. C'est souvent à l'occasion d'une grossesse ou d'un accouchement que ces tumeurs s'accroissent rapidement.

Si Gibson, Chevalier, Cloquet ont vu l'anévrysme cirsoïde guérir spontanément, il faut reconnaître que sa marche est plutôt progressive, et les cas où la tumeur est restée stationnaire (Krakowitzer) sont les moins nombreux; aussi le pronostic de cette affection est-il toujours sérieux.

Toutes les méthodes générales du traitement des anévrysmes ont été essayées contre les anévrysmes cirsoïdes du cuir chevelu et, il faut l'avouer, avec des résultats assez peu satisfaisants. Lorsque l'anévrysme est très étendu, c'est à la compression qu'on doit donner la préférence. La ligature par la méthode d'Anel ou de Hunter a été assez souvent mise en pratique. Dans un cas où l'on avait inutilement lié l'occipitale, l'auriculaire et la temporale, pour un anévrysme cirsoïde des parties latérales de la tête et de l'oreille, DUPUYTREN dut lier la carotide primitive droite, et ROBERT, vingt ans plus tard, la carotide primitive gauche. Le malade mourut à quelque temps de là d'une affection intercurrente. Dans un fait de VAN BUREN, la double ligature des carotides primitives, à six ans de distance, ne donna qu'un résultat imparfait. BUNGER fut plus heureux et guérit son malade en suivant la même conduite. Plusieurs opérés moururent à la suite de la ligature de la carotide primitive (MACLACHLAN, TRAVERS); chez quelques-uns, la tumeur resta stationnaire (WILLAUME, WARDROP); SOUTHAM, WALTER échouèrent et eurent des récidives rapides; AUCHINCLOSS, HEINE obtinrent une amélioration, ce dernier après des péripéties graves. DE SANTI a trouvé sept morts sur 47 ligatures de la carotide primitive.

La ligature de la carotide externe seule est insuffisante; si GIBSON guérit son malade en liant les branches afférentes, BAUM, à la suite de la même opération, vit la tumeur s'enflammer, suppurer et guérir ensuite.

Ces citations prises au hasard démontrent que la cure de ces anévrysmes est loin d'être simple et que la méthode d'Anel ou de Hunter ne donne que des résultats incertains. Il serait prudent de lier la carotide primitive et d'attaquer ensuite la tumeur, suivant le conseil de MALGAIGNE, en pratiquant chemin faisant la ligature de toutes les branches sectionnées. En 1881, la question de l'extirpation des tumeurs pulsatiles a été portée devant la Société de chirurgie de Paris, par RICHELOT, à propos de deux succès tirés de la pratique de VERNEUIL, dont l'un concernait un anévrysme cirsoïde traumatique de la région frontale. Presque tous les membres qui prirent part à la discussion du rapport de TERRILLON furent d'avis que l'extirpation était une méthode sûre, plus efficace que les autres et n'exposait pas à de plus grands dangers. DECÈS avait déjà vanté ce procédé (1857) pratiqué depuis par nombre de chirurgiens et en particulier par GUÉNIOT (1868) qui lui dut un succès. Le nombre des ligatures est toujours très grand et la perte de sang considérable.

La ligature de la tumeur sur des épingles, par le procédé de RIGAL, mérite également d'être conseillée ; JOBERT, CANTON, MACLACHLAN ont guéri leurs malades par la méthode des ligatures multiples. Quant aux injections coagulantes, elles ont donné des succès à BROCA, SCHUH, PITHA. Elles exposent à l'embolie.

Lorsque la tumeur est trop volumineuse et trop diffuse pour qu'on puisse tenter l'extirpation, l'électrolyse constitue un précieux moyen. GROSS (de Nancy), en associant l'électrolyse positive à la ligature de l'artère carotide primitive, a obtenu la guérison d'un volumineux anévrysme cirsoïde de la région temporale.

E. — ANGIOMES DES PARTIES MOLLES DU CRANE

Bibliographie. — RICHELOT. *Bull. de la Soc. chir.*, t. IX, 1883, p. 913. — POULET. *cod. loc.*, 1883.

Les angiomes, moins communs ici qu'à la face, occupent presque toujours la région temporo-frontale. Leur fréquence est d'ailleurs l'objet de contestations, parce qu'à une certaine période de leur développement, ces tumeurs deviennent pulsatiles et affectent avec les anévrysmes cirsoïdes des ressemblances telles, que certains auteurs emploient indistinctement les expressions d'anévrysmes cirsoïdes, de tumeurs érectiles, et leur appliquent la même thérapeutique. L'anévrysme cirsoïde débute bien dans les troncs, mais atteint les capillaires; l'angiome débute dans les capillaires et retentit plus tard sur les troncs artériels et veineux qui se dilatent. De là, la confusion possible entre ces tumeurs et même la phlébartérie. Pour Decès, l'angiome ne serait que le premier degré de l'anévrysme cirsoïde. Il y a d'ailleurs deux classes d'angiomes : ceux qui sont congénitaux et ceux qui reconnaissent pour cause un traumatisme, le plus ordinairement une contusion.

Les angiomes congénitaux sont fréquents au crâne; ils sont souvent précédés ou accompagnés par une tache érectile cutanée. Virchow explique cette prédilection des angiomes pour la région crânienne par le développement des arcs branchiaux, aussi leur donne-t-il le nom d'angiomes fissuraux.

Lorsque la tumeur érectile est à son début, elle se présente sous l'aspect d'une tache lie de vin, d'un nævus érectile. Peu à peu elle s'étend, se propage aux vaisseaux voisins avec une prédominance marquée pour les veines et les capillaires. Un traumatisme accélère souvent l'évolution de tumeurs érectiles qui étaient restées stationnaires (Broca, Wardrop). Sans insister sur les caractères de ces angiomes simples ou caverneux, décrits ailleurs, nous attirerons l'attention sur leur marche envahissante qui amène insensiblement la transformation angiomateuse de toute une région du cuir chevelu. La tumeur pulsatile traumatique diffère d'ailleurs de la tumeur érectile; elle est plus artérielle et l'altération se propage assez vite aux vaisseaux principaux. La peau, au niveau de ces angiomes, perd souvent ses caractères; elle devient rugueuse par places et dans d'autres points l'altération des vaisseaux atteint les papilles du derme. Dans un cas que nous avons observé, la partie temporale de la tumeur présentait des éminences papillaires pleines de sang, très minces, brillantes, analogues à de petits doigts de gant. Il existait en outre, à la partie antérieure de la région temporale ainsi qu'à la partie supérieure, des taches rosées, nævoïdes, déjà animées d'un mouvement d'expansion, sorte de satellites autour de la tumeur principale.

En raison de leur marche envahissante, ces angiomes sont exposés à la rupture et à des hémorrhagies graves qui nécessitent souvent une intervention active. Si le diagnostic de l'angiome simple ne présente ordinairement pas de difficultés, il n'en est pas de même dans le cas où la tumeur a pris une grande extension et simule un anévrysme cirsoïde.

Tous les procédés classiques de traitement des angiomes sont applicables à ceux du cuir chevelu; les indications varieront seulement suivant le siège de la tumeur, son étendue, la période de son développement. Il est bon de commencer par essayer les moyens simples, la compression, les réfrigérants. Broca a guéri un angiome traumatique en appliquant du perchlorure de fer sur la peau de la région, préalablement mise à nu par un vésicatoire. Les nombreux procédés classiques ont donné des succès. Si les moyens simples échouent, il faut recourir à une intervention chirurgicale plus active, la ligature par le procédé de Rigal, l'extirpation en masse en liant les artères afférentes. L'injection de perchlorure après compression de tout le pourtour de la tumeur a réussi quelquefois, mais aussi on a signalé des sinistres chirurgicaux qui doivent rendre le chirurgien circonspect dans l'emploi de ce procédé. Lee a guéri un malade en se servant des caustiques, mais la guérison n'a été complète qu'au bout de neuf mois. Lorsque la tumeur est envahissante, étendue, le traitement des anévrysmes cirsoïdes doit être préféré; maintes fois on a obtenu des succès par la ligature de la carotide externe (Bertherand, Bushe) ou de la carotide primitive; c'est à l'extirpation qu'on devra souvent donner la préférence (Poulet. *Soc. de chir.*, 1883). Dans le cas d'angiomes diffus, l'électrolyse, l'ignipuncture avec le thermocautère ou le galvano-cautère donnent d'excellents résultats.

2° DU CÉPHALÉMATOME

Bibliographie. — Michaelis, *J. de méd. pratique de Hufeland*, Berlin, 1804. — Naegeli, *Ibid.*. Berlin, 1822. — Dubois, *Dict. en 30 vol.*, t. VII. 1834. — Vallein, *J. hebd. des progrès*, 1835, t. IV, p. 321 et 389, et 1836, t. Ier, p. 5. — Burchard, *J. l'Expérience*, 1838, p. 225, etc. — Virchow, *Pathol. des tumeurs* (trad.), t. Ier, p. 125, 1867. — Schlegow, *Materialen zur pathol. Anat. des C.*, Moscou, 1876. — Hennig, *Die Kopfblutgeschwulst Gehrard's Handbuch der Kinderkr.*, Bd. II, Tubinge, 1877. — Bergmann, *Deutsche Chirurgie* de Billroth et Lucke, Lief. 30, 1880.

Thèses de Paris.— 1864. Charnay, Voisin.— 1865, Chadynsci.— 1866, Dubosq.—1869, Lebreton. — 1883, Zebala y Hermoso. — 1887, Hamon.

Voir les *Traités spéciaux des Mal. des enfants*, et les art. des *Dictionnaires*.

Le céphalématome a été décrit, pour la première fois, par Michaelis, en 1779. — Mais ce n'est que plus tard, en 1822, que Zeller, d'Heidelberg, lui donna son nom.

On désigne ainsi « un épanchement de sang qui se fait entre le périoste et un des os du crâne chez le nouveau-né » (Tarnier).

Division. — Il existerait, d'après Pinard, deux variétés bien distinctes de céphalématome : l'un, spontané simple, l'autre traumatique et compliqué soit d'une lésion des téguments, soit d'une lésion osseuse.

Fréquence.—Ces tumeurs sont assez rares : en vingt ans, Naegelé n'en a observé que 17 cas. Depaul, sur 1,000 naissances, en signale 3 cas, et Seux trouve 19 enfants porteurs de 25 céphalématomes sur 5,674 accouchements. En additionnant les diverses statistiques, on arrive à un céphalématome sur 250 nouveau-nés.

Siège. — Le céphalématome, ordinairement unique, a son lieu d'élection au niveau de l'angle supérieur du pariétal droit, plus rarement du pariétal gauche, exceptionnellement sur le frontal et l'occipital. Schlegow a noté un cas où il existait quatre tumeurs : une externe sur le pariétal droit, une externe et une interne sur le pariétal gauche, et une interne sur la partie droite du frontal. L'épanchement peut se faire également entre l'os et la dure-mère : dans ce cas, on voit habituellement une communication entre les deux poches.

Étiologie. — *Causes efficientes.* — Le céphalématome spontané paraît se produire dans des conditions presque toujours identiques : primiparité et volume considérable de la tête du fœtus, le bassin étant d'ailleurs normal et l'enfant se présentant soit par le siège, soit par le sommet. Si le bassin est légèrement rétréci, le décollement des téguments du crâne sera facilité.

Dans le céphalématome traumatique, l'agent de compression est presque toujours le forceps.

Causes prédisposantes. — C'est dans le mode de développement des os du crâne que Dubois et Valleix ont cherché la cause de la formation du céphalématome. La table externe des os du crâne, se développant moins rapidement que l'interne, manque par places à la naissance ; entre les travées osseuses existent des fissures, des incisures incomplètes ou complètes. Ces notions ont été fournies par P. Broca, dans son cours d'anthropologie, et reprises par Féré, à la Société anatomique, 1878, et dans la *Revue de médecine et de chirurgie de* 1880. Or, ces interstices osseux sont comblés par des vaisseaux volumineux ; si un décollement du périoste se produit en cet endroit, les vaisseaux seront déchirés, de là un épanchement sanguin. Guéniot en a rapporté un bel exemple.

Anatomie pathologique. — L'épanchement sanguin est nettement circonscrit entre l'os et le péricrâne soulevé et décollé. Le sang qui reste longtemps liquide est entouré de toutes parts par une sorte de poche ténue, considérée par Virchow comme un dépôt fibrineux et par d'autres comme un exsudat organisé. Le sang, fluide et rouge au début, devient noir plus tard, en même temps qu'il s'épaissit sans se coaguler complètement. La quantité en est variable ; elle est de 50 à 60 grammes environ, cependant Valleix a observé un cas où il y avait 240 grammes de sang.

Quelles sont les altérations de l'os ? Les descriptions des auteurs sont à cet égard contradictoires, puisque les uns ont trouvé l'os lisse ou couvert de rugosités, d'autres ont observé une vascularisation anormale (Dubois), une érosion et même des perforations complètes, lésions que Gosselin attribue à l'ostéite. Virchow, Burchard ont signalé la communication du céphalématome avec une tumeur extra-dure-mérienne ; ce dernier, sur neuf autopsies, a trouvé cinq fois des tumeurs internes et externes communiquant à travers l'os. Dans un cas, il y avait une fissure probablement traumatique.

Au bout de quelques jours, il se forme autour du céphalématome un bourrelet saillant, produit vraisemblablement par le péricrâne et qui s'ossifie peu à peu. Quelquefois même le péricrâne ossifié forme une coque osseuse mince, qui crépite comme du parchemin. A la longue, le sang épanché disparaît, le cercle osseux se rétrécit et les productions périostiques sont résorbées elles-mêmes, de telle sorte qu'il ne reste pas trace de l'affection, ou seulement un bourrelet osseux, comme sur la figure 1, empruntée à Tarnier.

Symptômes.—Le céphalématome apparaît immédiatement ou peu de jours après la naissance sous la forme d'une tumeur mollasse, dont la grosseur varie depuis une aveline jusqu'à un œuf. Peu à peu ses bords deviennent durs, tandis que le centre reste fluctuant, mou et dépressible; la peau est légèrement rosée, coloration due à un peu de suffusion sanguine. On a beaucoup discuté pour savoir si le céphalématome est quelquefois pulsatile; l'existence de pulsations dans certains cas ne saurait être mise en doute, car NÆGELÉ, MICHEL, GAGLON (1883), BURCHARD en ont constaté chacun trois cas. Mais il y

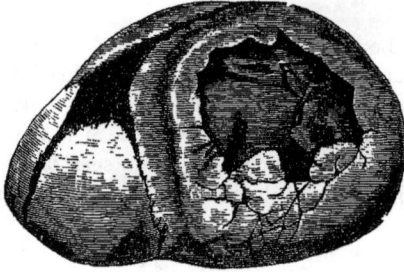

Fig. 1. — Céphalématome avec rebord osseux (d'après TARNIER).

a lieu de distinguer les pulsations artérielles, isochrones au pouls des pulsations cérébrales, isochrones à la respiration, qui se transmettent à travers la perforation du crâne dans les cas de double poche sanguine. Ordinairement la tumeur s'arrête au niveau des sutures, et les faits analogues à ceux de DEPAUL, qui a vu la fluctuation entre deux poches séparées par une suture, sont extrêmement rares.

La tumeur s'accroît pendant quelques jours; peu à peu le cercle osseux plus ou moins complet apparaît, s'ossifie et gagne le centre de la collection. Quand on examine la masse à ce moment, on a la sensation d'une perforation du crâne, mais en déprimant avec soin la portion molle, on peut sentir les os sous-jacents. Au bout de trois semaines à deux mois, la tumeur est complètement transformée, les saillies du cercle osseux s'effacent et les rugosités disparaissent elles-mêmes, contrairement à l'opinion de VALLEIX. Il est très rare de voir le céphalématome s'enflammer, suppurer, accidents qui ont parfois amené la mort.

Diagnostic.—Le céphalématome n'a rien de commun avec l'œdème du cuir chevelu, si fréquent dans les cas de présentation céphalique et qui disparaît en peu de jours. Au contraire, le céphalématome persiste et son cercle osseux caractéristique le distingue de l'épanchement sanguin sous-aponévrotique qui siège à la partie supérieure des pariétaux. On a confondu le céphalématome avec une hernie du cerveau (LEDRAN, TREW); LOBSTEIN crut à une fracture avec enfoncement et ouvrit la tumeur (PIGNÉ). Dans un cas présenté à la Société de chirurgie par MARJOLIN (1862), il existait une tumeur pulsatile du crâne que DEPAUL considéra comme un céphalématome; une ponction donna issue à du liquide céphalo-rachidien.

Traitement.—Ainsi que le conseille TARNIER, le céphalématome simple doit être abandonné à lui-même, la compression et les résolutifs sont absolument inutiles; la ponction simple (BÉRARD, GOSSELIN), la ponction capillaire (BÉRARD, GASENER), l'incision, les caustiques, le séton de MOSCATELLI sont plus dangereux qu'utiles.

Si l'on constate l'existence d'une plaie au niveau d'une de ces tumeurs, il faut prendre les précautions nécessaires pour éviter la propagation de germes infectieux.

Du céphalématome tardif. — GOSSELIN [1] a décrit sous ce nom une affection rare, dont il n'a observé que deux cas et qui aurait quelque analogie avec le céphalématome des nouveau-nés. Il s'agit de tumeurs molles siégeant sur le pariétal, entourées d'un cercle osseux, dépressibles, survenant dans l'adolescence sans cause appréciable. Pour GOSSELIN, la lésion initiale est une ostéite spontanée, raréfiante, qui aboutit à une perforation. A mesure que l'épanchement superficiel disparaissait, on pouvait percevoir les battements du cerveau isochrones à la respiration et accrus par la toux. Peu à peu la perforation se comble, les pulsations deviennent obscures et la guérison a lieu. GOSSELIN rapproche ces faits des tumeurs veineuses en bissac du crâne décrites par DUPONT. De nouvelles recherches sont nécessaires pour compléter l'histoire de cette singulière affection. L'interprétation de GOSSELIN nous semble très hypothétique et n'explique pas la présence du sang, il est d'ailleurs difficile d'admettre l'ostéite spontanée.

3° PNEUMATOCÈLE DU CRANE

Bibliographie. — COSTES, *Moniteur des Hôpitaux*, 1re série, t. XII.—CHEVANCE, *Sur le pneumatocèle du crâne. Union médicale*, 1869, n° 22. — FLEURY, *Gaz. des Hôp.*, 1868, p. 65. WERNHER. *Deutsch. Zeitschr. f. Chir.*, 1873. — HEINEKE, *Billroth et Lucke*, Lief. XXX, 1882 (Bibl.).
Thèses de Paris. — 1860, VOISINS. — 1865, L. THOMAS. — 1883, BRUNSCHWIG. — Thèse de Montpellier. — 1883, GRABINSKI.

Le pneumatocèle du crâne est une collection gazeuse qui siège sous le cuir chevelu au niveau des sinus frontaux et de la région temporo-mastoïdienne. Tout porte à croire, bien que la démonstration n'ait pas été faite, que l'air arrive dans le tissu cellulaire à travers une perforation de la paroi des cavités aériennes. Les symptômes de l'affection, ainsi que la réductibilité, donnent beaucoup de probabilité à cette interprétation.

La cause du pneumatocèle échappe ; sur dix faits connus il n'y en a guère qu'un où l'on puisse invoquer une origine traumatique, et encore est-elle contestable (CHEVANCE). Admettre une perforation spontanée, une atrophie des parois des sinus, comme HYRTL, c'est reculer le problème sans le résoudre. Il est évident que, lorsque la perforation existe, toutes les causes qui augmentent la tension de l'air des cavités tendront à accroître l'épanchement gazeux sous le péricrâne; tels sont les efforts, l'action de se moucher. GAYRAUD pense que cette tension exagérée suffit pour produire la rupture des parois osseuses amincies.

Où siège le pneumatocèle? Suivant COSTE, l'air s'accumule entre le péricrâne et l'os et aussi sous l'aponévrose. Le peu de tendance de l'air à diffuser semble donner raison à ceux qui admettent avec THOMAS que l'épanchement est sous-péricrânien. Les analyses du gaz épanché sont contradictoires, les

---

[1] GOSSELIN. *Arch. Gén. de Méd.*, 1882.

uns ayant trouvé de l'acide carbonique (DROUINEAU), les autres la composition de l'air (CHEVANCE, DENONVILLIERS).

Les os offrent des altérations constantes au niveau du pneumatocèle. Ce sont des rugosités plus marquées à la périphérie et qui peuvent, dans quelques cas, acquérir une longueur de plusieurs centimètres. LECAT, FLEURY ont constaté des perforations du crâne. Un malade de JARJAVAY conserva, après sa guérison, une fistule des sinus frontaux. S'il est possible d'expliquer la présence des ostéophytes par les adhérences qui persistent entre le péricrâne et l'os, il faut avouer que la genèse des perforations est bien autrement difficile à comprendre.

Cette affection, quelquefois annoncée par une douleur dans les régions frontale et mastoïdienne, forme au niveau de l'apophyse orbitaire externe ou en arrière de l'oreille une tumeur lisse, élastique, sonore à la percussion, sans changement de couleur à la peau. Toute compression exercée sur la tumeur tend à la diminuer et elle peut même se réduire complètement, ce qui permet de sentir les rugosités de la surface de l'os. Pendant la réduction le malade perçoit un sifflement; cette manœuvre n'est d'ailleurs pas toujours inoffensive, car dans un cas de JARJAVAY, ces tentatives amenèrent des étourdissements, de la suffocation, de la toux; inversement, tout effort a pour effet d'augmenter la tension de la poche gazeuse.

Le pneumatocèle a une marche très lente, progressive pendant les premiers temps; le gaz soulève peu à peu le péricrâne dans la zone décollable; c'est assez dire qu'il se porte de préférence en haut parce qu'il est bridé inférieurement par des attaches périostiques très résistantes. La suture sagittale oppose au début un obstacle à la diffusion du gaz. On a comparé la déformation qui se produit dans cette maladie à un turban; dans le cas de JARJAVAY, il y avait un commencement d'exophtalmie. La maladie évolue toujours avec une grande lenteur; il n'est pas rare de la voir persister pendant des années; elle est du reste bénigne et ne retentit pas sur la santé générale.

On ne sait pas ce que deviennent ces collections abandonnées à elles-mêmes, car toutes ont été traitées. Cependant les perforations signalées par LECAT, FLEURY, doivent rendre réservé à l'égard du pronostic; d'ailleurs l'intervention a, dans quelques cas, entraîné des accidents graves et même la mort.

La meilleure conduite à suivre sera de réduire la tumeur par pression, si faire se peut, et au besoin d'aspirer l'air qu'elle contient par des ponctions capillaires. Ensuite on exercera, avec une bande ou une calotte de caoutchouc, une compression aussi exacte que possible. Si le recollement ne se fait pas, WERNER a conseillé les injections de teinture d'iode. L'incision et le grattage de la cavité pourraient peut-être amener le recollement.

4° KYSTES DERMOÏDES DU CRANE. KYSTES FONTANELLAIRES

Bibliographie. — LANNELONGUE et ACHARD, *Traité des Kystes congénitaux*, 1886, p. 190. — LANNELONGUE, OLLIER, FOLET, *Congrès de chir.*, 1888. — LANNELONGUE, *Arch. phys.*, 1889, et *Affections congénitales*, 1891.

C'est à M. Lannelongue que l'on doit de connaître ces kystes congénitaux de la région crânienne. Leur structure et leur contenu ne diffèrent en rien de ceux des kystes dermoïdes des autres régions. Cependant, dans un cinquième des cas (3 fois sur 16), le contenu, clair et transparent, ressemble au liquide céphalo-rachidien dont il possède les caractères chimiques.

Leur siège est toujours sous-aponévrotique ; ils reposent sur le périoste crânien auquel ils adhèrent intimement et largement ; l'os est comme usé à leur contact et creusé d'une cavité parfois perforée et mettant le kyste en contact avec la dure-mère. Cette perforation, souvent observée au niveau de la fontanelle antérieure (*kystes bregmatiques*, Lannelongue), montre bien qu'il s'agit là d'une absence d'ossification et non d'une usure consécutive à la présence de la tumeur.

Ces kystes, dus à un enclavement anormal d'une portion de l'ectoderme crânien, sont presque tous situés sur la ligne médiane ; on en voit non seulement au niveau du bregma, mais aussi au niveau de la glabelle et de l'urion.

La plupart de ces kystes s'observent dans l'enfance, mais leur développement peut être plus tardif. Le malade de Heurteaux avait trente-six ans (*Gaz. des Hôp.*, 1873, p. 547), celui d'Ollier était un adulte, enfin celui observé par Picard (*Bul. Soc. anat.*, 1840) avait soixante-onze ans.

Le siège à la partie supérieure et médiane du front, la forme arrondie, la surface lisse, la fluctuation manifeste, le bourrelet osseux périphérique, l'adhérence au crâne constituent des signes diagnostiques d'une valeur indiscutable. Notons encore que cette tumeur est parfois transparente, mais qu'elle est toujours irréductible, ce qui la distingue des méningocèles ; il faut cependant noter qu'avant dix mois, les pulsations cérébrales sont transmises au kyste à travers la fontanelle, non encore ossifiée.

Le seul traitement consiste dans l'extirpation totale, pratiquée dès que l'âge et la santé de l'enfant le permettent (un an environ).

CHAPITRE II

AFFECTIONS TRAUMATIQUES DES OS DU CRANE

I⁰. — Contusion et plaies des os du crâne.

Bibliographie. — Hippocrate, *Œuvres complètes* (trad. Littré), 1841, t. III, p. 182. — A. Paré, *Œuvres complètes* (édit. Malgaigne), t. II, p. 2, 1840. — Platner, *Traitement de l'aposkeparnismos*, Leipzig, 1737. — Theden. *Neue Bermerkungen und Erfahrungen zur Bereicherung der Wundarszmeiskunst*, 1795, Bd. I, s. 60. — Pirogoff, *Rapport médical d'un voyage au Caucase*, Saint-Pétersbourg, 1849, p. 64. — Thomson, *Report on Observ. made in the Milit. Hosp. in Belgium*, Edinburgh, 1856, — Wahl, *Arch. de Langenbeck.*, 1872, t. XIV, p. 22. — Wagner, *Sammlung Volkman*, p. 271 et 272, 1886. — Roth, *Munch. méd.*, *Woch.*, 1887. — Verchère, *Plaies par armes à feu de petit calibre*. Arch. roum. de ch. 1887. — Forgue, *Trait. des lésions traumat. du crâne*, Montpellier, 1890.

1° CONTUSION

La contusion des os du crâne est extrêmement fréquente ; elle accompagne presque fatalement les divers traumatismes qui intéressent le squelette de cette région.

Les symptômes de la contusion, indépendants des phénomènes cérébraux, sont très difficiles à apprécier, car il n'y a pas de signes subjectifs ou objectifs qui permettent d'affirmer son existence. On a bien dit que le périoste et la dure-mère étaient décollés, que le diploé était infiltré de sang, qu'il se produisait un épanchement sous-péri-crânien, mais ces signes font souvent défaut dans les cas où la contusion n'est pas douteuse. Lorsqu'une plaie superficielle n'a pas de tendance à la cicatrisation, qu'il y a du gonflement et de la douleur, le chirurgien doit soupçonner l'existence d'une lésion de l'os sous-jacent, un foyer d'ostéite ou de nécrose. En somme, la résolution est la terminaison ordinaire des contusions simples ; l'ostéite et la nécrose surviennent plus rarement. Quant aux épanchements sanguins profonds et aux complications, nous y reviendrons. Des faits authentiques démontrent que la guérison des contusions du crâne peut être suivie longtemps après d'accidents cérébraux dus à des exostoses développées du côté de la table interne et qui exercent une compression sur le cerveau. M. PERRIN, TEXTOR ont cité des cas semblables qui ont nécessité des opérations ultérieures.

De ce qui précède, il résulte que dans les lésions du crâne, le chirurgien n'a jamais que des présomptions sur l'existence de la contusion du squelette. Au début, son intervention se bornera à l'application d'antiseptiques ; plus tard, s'il y a de la fièvre, de l'œdème persistant, si une plaie reste fistuleuse, on est autorisé à inciser et à mettre l'os à nu. Cette conduite était déjà conseillée par RAVATON et l'Académie de chirurgie. Suivant qu'on se trouvera en présence d'une ostéite, d'un foyer de nécrose, d'un enfoncement, d'une fissure, surgiront de nouvelles indications qui seront étudiées plus tard.

2° PLAIES DES OS DU CRANE

1° *Piqûres.* — Les instruments piquants qui atteignent le plus fréquemment le crâne sont les pointes d'épée, de baïonnette, les couteaux, les fers de flèches et accidentellement les corps étrangers les plus divers. DAUDEVILLE rapporte le cas d'un marinier qui reçut sur la tête un couteau tombé du haut d'un puits, et dont une des lames formant poinçon était ouverte ; l'instrument pénétra dans le crâne et se brisa. La tige de fer était probablement courbée dans le diploé, car le chirurgien ne put, même en soulevant de terre le blessé avec de fortes tenailles, retirer le corps étranger ; la guérison se fit sans accidents.

Autant les piqûres simples sont relativement bénignes quand elles respectent les méninges et le cerveau, autant celles qui brisent la lame vitrée sont dangereuses. Les auteurs, et BERGMANN entre autres, n'ont pas suffisamment séparé les cas simples de ceux où il y a en même temps lésion des organes internes. Or, il est évident que c'est à cette dernière qu'est due la gravité de la blessure.

2° *Plaies par instruments tranchants.* — Une arme blanche quelconque, animée d'une quantité de mouvement suffisante, produit des plaies variées

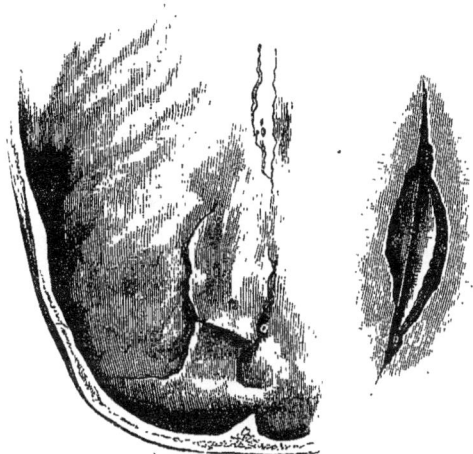

Fig. 2. — Plaie du crâne par coup de sabre (Eccopé); face externe et fracture de la table interne. (Musée du Val-de-Grâce.)

qui sont pénétrantes ou non pénétrantes, obliques ou perpendiculaires à la surface, mais toujours contuses. Les anciens, qui avaient plus que nous l'occasion de voir ces graves lésions du crâne, les désignaient sous des noms qui sont restés classiques. Ce sont l'*hédra* ou incision de la table externe ou du diploé produite par une lame tranchante agissant normalement; l'*eccopé* est un

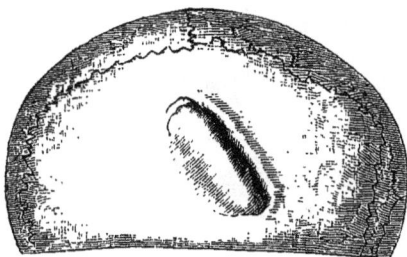

Fig. 3. — Plaie oblique du crâne par coup de sabre, guérie (Diacopé). (Musée du Val-de-Grâce.)

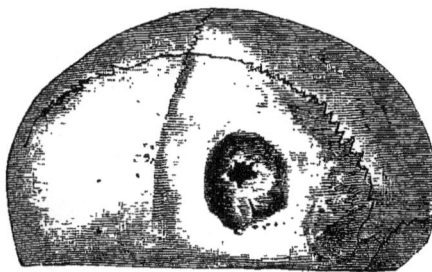

Fig. 4. — Plaie de crâne par coup de sabre, guérie (Aposkeparnismos). (Musée du Val-de-Grâce.)

degré de plus de la même lésion, accompagné fréquemment de la fracture de la lame vitrée (fig. 2): la section est-elle oblique, un lambeau osseux est à demi détaché, c'est le *diacopé* (fig. 3). Enfin, si l'agent vulnérant frappant obliquement a sectionné complètement et détaché une partie de la calotte crânienne, la plaie porte le nom d'*aposkeparnismos* (fig. 4).

Mais le danger véritable de ces plaies osseuses est la propagation de la lésion à la table interne, qui souvent est fracturée largement alors que la plaie de la table externe est relativement insignifiante. La lésion directe du cerveau ou la propagation de l'inflammation à cet organe constituent

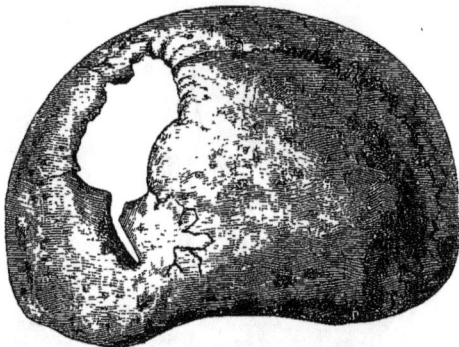

Fig. 5. — Coup de sabre du crâne avec perte de substance (guérie). (Musée du Val-de-Grâce.)

les principales complications observées pendant les deux dernières variétés.

Sur 43 plaies par armes tranchantes relevées pendant la guerre d'Amérique, on compte 13 morts, 20 guérisons et 10 infirmes ; soit une mortalité de 30 p. 100, tandis qu'elle a été de 59,2 par les coups de feu du crâne en

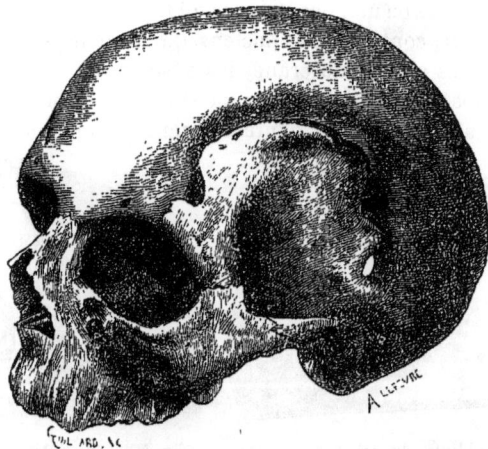

Fig. 6. — Coup de sabre qui a détaché un vaste lambeau osseux étendu du rebord orbitaire à la grande aile du sphénoïde. Guérison. (Musée du Val-de-Grâce.)

général. Sur les treize morts, la cause du décès fut neuf fois la méningite, deux fois l'abcès du cerveau, une fois la pyohémie et enfin une fois le tétanos. Quesnay et Pirogoff avaient fait la même remarque au sujet des causes de la mort. Quand la lésion n'est pas trop considérable, la mort n'arrive qu'au bout d'une semaine à la suite de méningo-encéphalite.

Les cas de guérison de ces plaies ne sont pas absolument rares et les pièces des musées en montrent de beaux spécimens. Nous en avons représenté quelques exemples empruntés au musée du Val-de-Grâce ; ils suffiront pour montrer le faible pouvoir ostéogénique des os du crâne (fig. 5 et 6). La brèche du crâne, en effet, ne se répare habituellement que par des tissus fibreux ; mais auparavant les bourgeons des parties molles se réunissent à ceux qui naissent à la surface de la dure-mère ou du cerveau pour former une plaie granuleuse animée de mouvements, de pulsations isochrones à celles de la respiration. Ces battements persistent d'ailleurs après la formation de la cicatrice définitive qui est glabre, déprimée au centre et comme entourée par un bourrelet osseux.

Ce n'est pas ici le lieu d'insister sur les complications multiples des plaies par instruments tranchants, la méningo-encéphalite, les abcès et la hernie du cerveau.

Au point de vue du diagnostic et du traitement, ces plaies sont soumises aux mêmes lois que les fractures exposées ; nous n'insisterons donc que sur la conduite à suivre lorsqu'il existe un lambeau osseux détaché. Après avoir nettoyé la plaie, arrêté l'hémorrhagie, rasé les cheveux et rendu la surface aseptique, doit-on enlever le fragment osseux et réappliquer ensuite le lambeau cutané sur le cerveau ? C'est là une question qui a eu le mérite de diviser les chirurgiens depuis A. Paré. Les uns, Bell, Hennen, Guthrie, Sabatier, conseillent de réappliquer les lambeaux osseux ; d'autres, comme Fallope, Bérenger de Carpi, Larrey, Lombard, préfèrent ôter le fragment osseux dont la vitalité est menacée et suturer ensuite ; de nos jours Terrier, Wagner se déclarent partisans de cette pratique. Cependant la méthode antiseptique a fait pencher la balance en faveur des premiers, et avec Bergmann nous pensons qu'il est préférable de ne pas enlever le lambeau osseux, de suturer et de drainer en suivant rigoureusement la méthode antiseptique. Les résultats fournis par ce traitement sont bien supérieurs aux anciens, ainsi qu'Estlander l'a montré.

On a vu plus haut que la guérison des plaies du crâne entraîne assez souvent des infirmités ; l'idiotie, l'épileptie, les troubles de l'intelligence, de la motilité et de la sensibilité sont à des degrés divers l'apanage des anciens traumatismes du crâne. D'ailleurs, même après la guérison, il faut encore redouter des accidents ultérieurs ; dix mois après un coup de sabre du crâne, Doutrelpont a dû retirer, au moyen du trépan, une esquille qui pressait sur la dure-mère.

§ 2. — Fractures des os du crâne.

1° FRACTURES EN GÉNÉRAL

Bibliographie générale. — Scultet, De fracturâ cranii, Lugdun. Batav., 1642. — A. Paré, Œuvres complètes, t. II, p. 2, 1840 (édit. Malgaigne). — Hunaud, Hist. de l'Ac. royale des sc., 1730, p. 513. — Morgagni, De sed. et causis morborum, liv. IV, chap. XLI, 1766. — Méhu de la Touche, *Traité des lésions de la tête*, 1773. — Pouteau, *Œuvres posthumes*, 1784, t. II, p. 77. — Lombard, *Lésions de la tête*, Strasbourg, 1796. — Marin, Strasbourg, 1803. — Danyau, *Journ. de chir.*, 1843, p. 40. — Heyfelder. *Deutsche Klinik*. s. 303, Berlin, 1852. — Trélat, *Bull. Soc. anat.*, 1855, t. XXX, p. 121. — Prescott Hewett, *Med. Times*, 1858, VI, p. 27. — Berchon, *Bull. Soc. anat.*, 1863, t. VIII, p. 93. — Busch, *Archiv. de Langenbeck*, t. XVI. — Bergmann, *Deutsche Chirurgie* de Billroth et Lücke, Lief. 30, 1880. — Messerer, *Ueber Elasticitæt u. Festigkeit der menschlichen Knochen*, Stuttgart, 1880. — Hermann Nicolaï, Inaug., Diss. Dorpat, 1881. — Messerer, *Experiment. Untersuchungen über Schädelbrück*. Munchen. 1884. — Wahl, *Volkmann's Sammlung Klinisher Vorträge*. 1884. — Greder, *Deutsch. Zeitsch. f. chir.* Mars 1885, XXIV, p. 191. — Bergmann, *Cent. fur. Chir.*, 1886. — Lawfort-Knaggs, *Traitement chir.*, the Lancet, 1888.

Thèses de Paris. — 1864, Chauvel. — 1868, Cauvy (Montpellier). — 1869, Forgues (Strasbourg). — 1873, Félizet. — 1875, Raynaud, Cattalau, Nicolas Barraqué. — 1878, Boullet. — 1886-87, Esprit. — 1887-88, Archambault.

Étiologie. — Le crâne se brise dans les conditions les plus diverses et tous les âges sont exposés à cet accident. Ainsi, l'application du forceps peut être comme Danyau l'a montré (1843), l'origine de fractures du crâne chez le fœtus. Les plaies par instruments piquants, tranchants et surtout contondants déterminent fréquemment des fractures du crâne, Tantôt c'est un corps vulnérant qui agit directement sur le crâne et le brise (coups de pierre, de bâton, de hache, coups de feu). Tantôt au contraire c'est le crâne qui, animé d'un mouvement plus ou moins rapide, vient frapper le sol ou un objet très dur ; c'est ce qu'on a appelé la fracture *par précipitation*. D'autres fois, en se relevant brusquement, un individu se heurte contre un obstacle résistant. Dans tous ces cas, l'application de la violence a lieu directement sur la tête. Il en est d'autres où le traumatisme agit sur le crâne d'une façon indirecte, par l'intermédiaire des pièces osseuses qui s'y rattachent. Ainsi voit-on les fractures du crâne succéder aux chutes sur les pieds, les fesses, le menton ; c'est d'ailleurs au point de vue du mécanisme une considération d'importance secondaire, parce que l'action de la violence est encore dans ces cas limitée aux points du crâne qui sont en rapport avec le rachis ou le maxillaire ; aussi Hermann (de Dorpat) considère-t-il ces fractures comme directes (1882).

Gurlt, sur 4.310 fractures, relève 120 fractures de crâne, soit 2,78 p. 100, d'autres ont trouvé de 2 à 3 p. 100. Murmey a calculé qu'il existait 197 fractures de la voûte pour 66 de la base. Cette lésion est particulièrement fréquente aux armées et Fischer, sur 64.897 blessés, compte 8.132 cas de plaies du crâne, soit 11 p. 100, proportion qui s'élève encore pendant la guerre de siège, puisque, d'après Ravitz, elle atteindrait 25 p. 100. D'ailleurs, suivant Otis, les deux tiers des blessés au crâne restent sur le champ de bataille.

C'est de vingt à trente ans que le chiffre des fractures du crâne atteint son maximum.

Divisions. — Les divisions des fractures du crâne sont très nombreuses et cette multiplicité n'a pas peu contribué à obscurcir la question. Depuis ARAN, les auteurs classiques admettent trois variétés de fractures : 1° les fractures de la voûte ; 2° les fractures de la base ; 3° les fractures irradiantes, intermédiaires à la voûte et à la base. Cette division, purement anatomique, adoptée par DUPLAY, TERRIER, a l'avantage de ne rien préjuger du mécanisme de production.

Relativement au mode d'action de la cause vulnérante, on reconnaît des *fractures directes* qui se produisent à l'endroit où agit le corps vulnérant, et des *fractures indirectes* ou par contre-coup qui se forment en un point différent de celui sur lequel a porté la violence.

Au siècle dernier, SABOURAUT et SAUCEROTTE admettaient sept sortes de fractures par contre-coup ; les auteurs du compendium en reconnaissent encore cinq variétés différentes.

Plus récemment M. PERRIN définit la fracture par contre-coup « une fracture produite en dehors du point frappé ». Pour nous, cette définition est trop vaste, car il y a des fractures qui sont considérées comme produites par contre-coup et qui sont en réalité des fractures directes. Un individu tombe sur les pieds d'une grande hauteur et présente une fracture circulaire au pourtour du trou occipital, la lésion s'est produite dans ce cas au point du crâne frappé par la tige vertébrale, elle est donc directe ; d'un autre côté, c'est une lésion par contre-coup puisque le traumatisme extérieur a porté sur les pieds ; il faudrait donc ajouter à la définition de M. PERRIN « la fracture par contre-coup est celle qui se produit en dehors ou à une certaine distance du point *du crâne* qui a été frappé ». Aussi FÉLIZET s'est-il servi des expressions de fractures directes *immédiates* lorsque le corps vulnérant touche lui-même le crâne, et fractures directes *médiates* quand la violence se transmet par l'intermédiaire des pièces osseuses du squelette.

On a encore distingué des fractures *limitées*, *irradiées* et *mixtes*, suivant leur localisation ou leur extension. Enfin FÉLIZET admet deux grandes variétés : les fractures communes et les fractures à grand fracas qui échappent à toute description et ne nous intéresseront pas.

Mécanisme des fractures en général. — Le mécanisme de ces fractures a donné lieu à de nombreux écrits depuis le commencement de ce siècle, et cependant cette question est loin d'être élucidée. D'abord une telle importance a été attribuée aux faits exceptionnels, qu'on a faussé quelque peu le sens du problème à résoudre. Les fractures directes sont, en effet, les plus nombreuses, les fractures indirectes ou par contre-coup l'exception. Cela posé, personne n'a jamais contesté le mécanisme des fractures directes ; qu'elles soient immédiates comme celles qui résultent de l'action d'un coup de bâton, de marteau, qu'elles soient médiates comme dans une chute sur le menton (BAUDRIMONT), la violence tend toujours à redresser les courbures de l'os qui cède un peu, en vertu de son élasticité, mais se brise dès que cette dernière est dépassée.

Il ne saurait donc y avoir de difficultés que pour les fractures par contre-coup. SABOURAUT et SAUCEROTTE, assimilant le crâne à un sphéroïde ou à un ovale imparfait, en avaient conclu que les chocs agissaient sur le crâne comme sur un de ces corps, en produisant des *vibrations ellipsoïdes* qui se transmettaient de la voûte à la base et donnaient naissance à des solutions de continuité de cette dernière fort éloignées du point frappé ; plus tard, DENONVILLIERS et GOSSELIN pensaient qu'un choc faible diminue le diamètre frappé qui reprend bientôt sa longueur, en raison de l'élasticité du crâne. La résistance est-elle vaincue, il y a fracture au point frappé si la sphère est régulière et homogène ; elle siège au contraire au point le plus fragile si la sphère est irrégulière. Pour eux « l'ébranlement propagé dans les parois crâniennes y produit par une sorte de *choc médiat*, une solution de continuité dans les points que leur fragilité, leur minceur, l'exagération de leur courbure rendent les moins propres à la résistance ».

Cette manière de voir est absolument théorique, le crâne en effet n'a rien de commun avec les solides géométriques. Déjà ARAN, peu partisan de ces différentes hypothèses, avait essayé d'expliquer l'existence des fractures de la base consécutives au choc sur le vertex, en admettant une irradiation qui se propage par le plus court trajet, même à travers les fissures du point frappé, vers l'étage correspondant de la base. Le même auteur établit des relations entre la région du crâne qui a été atteinte et le siège de la fracture de la base. En 1855, TRÉLAT trouve dans la disposition anatomique du crâne la cause de la propagation des fractures à la base et de leur limitation à certains étages. Puis de divers côtés on étudie expérimentalement l'élasticité des diamètres crâniens. BRUNS, plaçant le crâne dans un étau, avait trouvé que le diamètre comprimé pouvait diminuer de $0^m,015$ sans rupture, et que le diamètre perpendiculaire s'agrandissait d'une quantité égale. BAUM, en contrôlant ces résultats, arrive à des conclusions moins formelles et constate que la dilatation du diamètre perpendiculaire est irrégulière. En 1873, FÉLIZET publie une étude importante sur les conditions de résistance de la base du crâne ; ses recherches lui ont permis de reconnaître que dans toutes les fractures de la base il y a une région intacte, l'apophyse basilaire qui est un centre de résistance. FÉLIZET considère le crâne comme « un édifice complexe constitué par six voûtes symétriques deux à deux, qui ont pour point d'appui quatre pièces de résistance principales, les rochers et les murs boutants orbito-sphénoïdaux, et deux pièces accessoires, la tubérosité occipitale et la région naso-frontale ». La clef de voûte totale serait l'apophyse basilaire.

Les recherches de MESSERER (1880), d'HERMANN (1881), en ce qui concerne le crâne, ont une importance considérable. MESSERER a, comme BRUNS et BAUM, mesuré le degré de compressibilité du crâne, c'est-à-dire son élasticité, au moyen d'appareils précis et a constaté qu'au delà d'un raccourcissement de 9 millimètres de l'un de ses diamètres, le crâne se brise. Le diamètre perpendiculaire n'augmente pas dans une proportion égale, comme le croyait BRUNS, et son accroissement ne dépasserait guère $0^m,001$. En outre la déformation est plus marquée lorsque la pression agit dans le sens transversal que lorsqu'elle s'exerce dans le sens longitudinal. Ainsi il faut une force de 520 kilos pour briser le crâne par une pression transversale et 650 dans l'autre diamètre. Quand c'est la base du crâne qui se rompt, le trait de fracture a toujours une direction parallèle à la pression ; il est transversal dans la pression transversale et longitudinal dans la pression sagittale. Toute fracture transversale de la base résulte d'une pression temporale ; toute fracture antéro-postérieure de la base est due à une pression dans la région frontale ou occipitale. Déjà U. TRÉLAT avait fait des remarques très justes sur ce dernier point, à propos des fractures transversales du rocher. Les conséquences pratiques des travaux consciencieux de MESSERER sont assez importantes, parce que la connaissance du mode d'action de la violence suffit pour faire présumer les lésions de la voûte ou de la base. HERMANN, qui a reproduit les expériences de MESSERER, a constaté que les fêlures ne s'étendent pas toujours jusqu'à la partie moyenne et qu'il se fait des fissures qui n'ont aucune relation directe avec le point comprimé.

WAHL (de Dorpat), s'appuyant sur les expériences des auteurs précités, résume les fractures de la base dans la proposition suivante : la direction de la fracture est déterminée par celle de la violence traumatique, et en connaissant la direction de cette dernière il est possible au chirurgien d'en déduire la direction du trait de fracture lui-même. Par conséquent, si la violence traumatique comprime le crâne dans le sens de son plus grand diamètre, elle produira des fissures *longitudinales;* si elle agit *transversalement,* elle donnera lieu à des fissures *transversales.* Enfin, si le choc est dirigé *obliquement,* les fissures auront une direction *oblique* et diagonale.

2° FRACTURES DE LA VOUTE DU CRANE

Bibliographie. — *Mécanisme.* — BECK, *Archiv. de Langenbeck,* 1861, t. II, p. 547. — MEYER, *Ibid.,* p. 85. — TEEVAN, *Brit. a. Foreign. Med. Chir. Review,* 1865, t. XXXVI, p. 129. — MESSERER, *loc. cit.* — ALLEN, *Amer, J. of Med. Sc.,* VII, 1874. WAGNER, *Fract. compliquées. Munch. Med. Woch,* 1887. — BELL, *the Lancet,* 1887.

Thèses de Paris. — 1454, MICHEL. — 1873, FÉLIZET.

Symptômes. Marche, Diagnostic. — CLINE, *Med. Chir. Review,* t. Ier, p. 471. — LARREY, *Clin, chir.,* t. V. — BILLINGS, *Amer. J. of Med. Sc.* 1861, t. XLII, p. 299. — GUTTEMBERG, *Arch. de Langenbeck,* t. VI, p. 592, 1863. — P. BROCA, *G. des Hôp.,* 1867, p. 123. — BUSCH, *Arch. de Langenbeck,* B. XV, p. 46. — KOSMOWSKI, *Centralbl. f. Chir.,* 1874, n° 8, p. 128. — FISCHER, *Arch. de Langenbeck,* 1865, t. VI, p. 595. — PERRIN. *Gaz. des Hôp.,* 1878, et *Soc. de chir.,* 1878. — ECHEVERRIA, *Arch. de méd.,* 1878, nov., déc. — DENONVILLIERS, *Th. d'agr.,* Paris, 1839. — LEDIBERDER. *Th. de Paris,* 1869. — KRAUSSOLD, *Arch. de Langenbeck,* t. XX, p. 828. — BONIN, *Th. de Paris,* 1869. — BAUM, *Centralbl. f. Chir.,* 1877, p. 841. — CHAVASSE, POULET, ALVAREZ, *Soc. de Chir.,* 1885. — LŒSER, *Berlin, Klin. Wochens,* 1885. AMIDON *Annals of Surgery,* 1885. D. MOLLIÈRE, 1er *Congrès français de chir.,* 1886, p. 299. WAGNER, *Volkmann's Sammlung Klin. Vorträge,* 1886. *Bibl.* — LANNELONGUE, 2° *Congrès de chirurgie,* 1886.

Traitement. — QUESNAY, MALAVAL, *Mém. de l'Ac. royale de chirurgie,* 1743, t. Ier. — COLOMBOT, *Th. de Paris,* 1812. — FLOURENS. *Arch. gén. de méd.,* 1831, t. XXV, p. 132. — VELPEAU, *Th. de concours. Paris,* 1834. — H. LARREY, *Soc. de chir.,* 1869, t. VII, p. 49. — *Bull. de la Soc. de chir.,* 1867 et 1868 ; 1877 et *passim.* — Sédillot, *Gaz. méd. de Strasbourg*, 1870, et *Acad. des sciences*, 1874. Strauss, Th. Strasbourg, 1869. — J. Bœckel, *Gaz. méd.*, Strasbourg, 1885, p. 91. L. Mayer, *Bayerisches Intelligenzblatt*, 1867. — Tillaux, *Bull. de thérap.*, 1876, p. 498. — Krönlein, *Langenbeck's Chirurgie Klin.*, 1875, 1876, p. 32. — Bluhm, *Arch. de Langenbeck*, 1875, Bd. XIX, p. 119. — Bergmann, *Bayerisches Intelligenzblatt*, 1880, et Billroth et Lucke. Lief. 30, p. 20. — Verchère, *Traum. du crâne p. armes à feu. Arch. roumaines de Méd.*, 1887 et 1888. — Archambault, Th. Paris, 1887-88.

Variétés. — Les fractures de la voûte, de toutes les plus fréquentes, sont presque toujours directes ; elles offrent d'ailleurs un grand nombre de variétés qui sont en rapport avec la nature de l'agent vulnérant, l'étendue de la surface atteinte, le degré d'inclinaison, la force, la quantité de mouvement qui anime l'instrument ou le corps quand c'est lui qui va à la rencontre de l'obstacle. Il n'est pas jusqu'à la partie de la voûte lésée qui ne puisse modifier la forme de la fracture et produire telle ou telle variété. Mentionnons seulement pour les éliminer rapidement les dépresions simples ; en effet, les bosselures « comme on en voit aux pots d'étain et de cuivre » (A. Paré), les enfoncements sans fractures ne se rencontrent guère que chez les tout jeunes enfants.

Existe-t-il des fractures indirectes de la voûte ? Quelques auteurs le prétendent. Félizet pense que le crâne étant inégalement résistant peut se briser en son point le plus faible, même si ce point n'a pas été directement contus. Baum prétend avoir vérifié le fait expérimentalement. Toutefois Arax fait remarquer que les téguments sont refoulés par le traumatisme, mais que revenant plus tard à leur place, grâce à leur élasticité, il s'ensuit que la plaie cutanée ne correspond plus à la lésion osseuse. Il faut admettre aussi que, dans les chutes, le crâne est souvent contusionné d'un côté et de l'autre, et qu'il est difficile de savoir si une fracture qui paraît être sur un point diamétralement opposé à celui où la violence paraît s'être exercée, ne résulte pas également d'une contusion directe qui n'a point laissé de traces. C'est du moins l'opinion de Trélat et de Duplay.

La voûte du crâne se composant de deux tables séparées par du diploé, on a observé des fractures de cause directe qui n'intéresseraient que l'une des deux tables à l'exclusion de l'autre ; c'est une sorte de fracture incomplète. La fracture de la table externe seule se produit dans les régions où le diploé est épais et lorsque l'agent vulnérant n'est pas animé d'une grande force. Une pointe de caillou, un coup de marteau, un coup de sabre très oblique réalisent quelquefois ce type de fractures. Bien autrement intéressante au point de vue clinique est la fracture isolée de la table interne ; niée par les uns, admise par les autres, elle est aujourd'hui hors de toute contestation. C'est surtout dans les cas de coups de feu atteignant très obliquement la surface du crâne que ce genre de fracture a été observé, et l'on comprend pourquoi, aux armées, la seule inspection du crâne ne suffit pas pour affirmer l'intégrité des parties sous-jacentes. Bruns, Bergmann ont réuni un assez grand nombre d'exemples de cette variété. La table interne brisée forme parfois une saillie pyramidale ou prismatique du côté du cerveau, sans qu'il existe aucune trace extérieure. BERGMANN relève plus de trente cas où l'existence de cette lésion ne laisse aucun doute.

Les fractures les plus communes sont les fissures et les fêlures avec ou sans écartement; elles présentent les aspects les plus variés. Elles sont

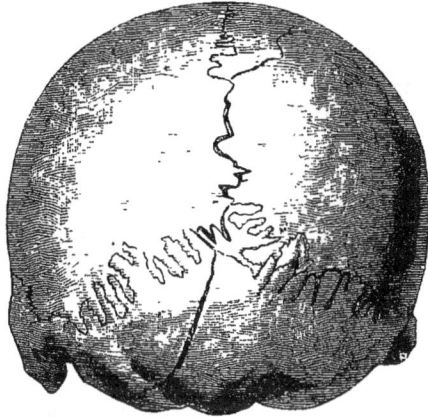

Fig. 7. — Fracture du crâne avec disjonction de la suture sagittale.

uniques ou multiples, droites ou courbes, assez souvent irradiantes, circonscrivant des lambeaux osseux qui tombent lorsqu'ils ne sont plus soutenus par les parties molles. GOSSELIN aurait constaté des fissures superficielles qui ne correspondaient pas avec les fissures de la lame vitrée. L'aspect

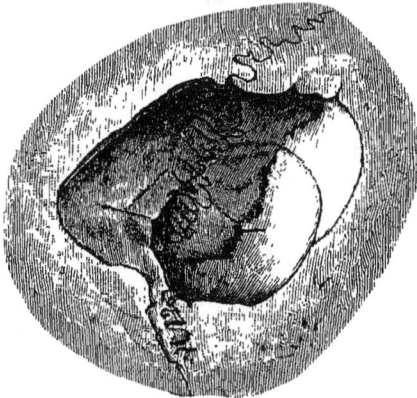

Fig. 8. — Fracture du crâne avec enfoncement (embarrure). (Musée du Val-de-Grâce.)

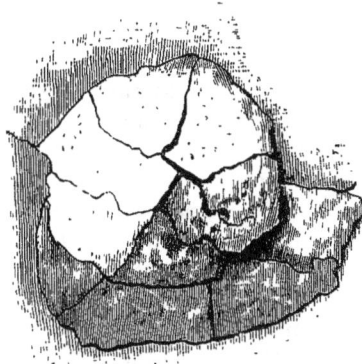

Fig. 9. — La même pièce vue par la face interne. Fracture pyramidale de la table interne.

stellaire n'est pas rare (fractures étoilées); enfin, dans certaines fractures, les fissures suivent les sutures pendant une partie de leur trajet et s'en séparent de nouveau à un moment donné, comme sur la figure 7 qui provient d'une lésion que nous avons produite expérimentalement. D'autres fois un fragment volumineux est enfoncé sans perdre ses attaches, ainsi qu'on peut le voir sur la pièce (fig. 13) représentant un curieux exemple de guérison ; le déplacement des fragments peut aller jusqu'au chevauchement. Le déplacement *le plus fréquent* est l'enfoncement qui porte sur l'une ou les deux tables, plus souvent sur la table interne. Celle-ci, en effet, éclate sous l'influence de la pression et il se forme une pyramide saillante du côté du cerveau qui peut de cette façon se trouver comprimé. On a désigné sous le nom d'*embarrure* l'enfoncement à plat d'une portion du crâne (fig. 8 et 9) ; les fragments enfoncés sont parfois solidement engrenés et il est difficile de les déplacer, disposition manifeste sur la pièce déposée par LEGOUEST au musée du Val-de-Grâce. Il s'agit dans ce cas d'une fracture comminutive à foyer limité, avec esquilles triangulaires et curvilignes. A un degré plus élevé la fracture comminutive aboutit à un véritable fracas du crâne défiant toute description. PRESCOTT HEWETT a signalé un cas de fracture simple avec chevauchement de l'un des bords sur l'autre. Parfois, dans les fractures à grand fracas, on peut observer la *disjonction des sutures*. Mais cette lésion, sorte de luxation des os du crâne, n'existe jamais isolément et sans qu'il y ait de fracture concomitante. En dehors des cas d'écrasement par un éboulement, par une bombe, il existe exceptionnellement un grand nombre de fragments ; BUJALSKI a vu un coup de pied de cheval produire 96 morceaux.

Il est une dernière variété de fractures de la voûte qui mérite d'attirer l'attention ; ce sont les pertes de substance ou les trous à l'emporte-pièce qui sont à peu près exclusivement le résultat de coups frappant normalement la surface du crâne ; nous y reviendrons bientôt. Jamais la perforation de la lame vitrée n'est aussi nette que celle de la table externe, jamais elle n'est égale à l'ouverture d'entrée, car on observe constamment une sorte d'évasement de la table interne. C'est là d'ailleurs un fait général que l'on peut formuler de la façon suivante : les esquilles de la table interne sont toujours plus étendues que celles de la table externe. Cette donnée résulte des recherches de TEEVAN (1865), qui a montré en outre que dans toutes les fractures complètes produites de dehors en dedans, c'est la table interne qui se brise la première. En effet, quand on brise un bâton sur le genou, c'est sur le côté opposé au point d'appui que commence la fracture. De même pour le crâne, ce n'est pas le point sur lequel porte le traumatisme qui cède d'abord ; c'est par la table interne, redressée brusquement que débute la solution de continuité. On comprend dès lors le mécanisme d'après lequel se produisent les fractures isolées de la table interne.

Il a été donné quelquefois de faire l'expérience inverse, et dans des cas de suicide, des balles tirées sous le menton sont venues toucher la table interne et déterminer par simple contact une fracture pyramidale saillante en dehors sur la table externe. THIERSCH a même rapporté un cas où un projectile pénétrant par la voûte palatine vint frapper la face interne du pariétal gauche. A l'autopsie, la table interne de l'os fut reconnue intacte, tandis que la table externe était fissurée et qu'un épanchement sanguin était collecté sous le péricrâne.

Fractures par armes à feu. — On trouve dans ce genre de traumatismes toutes les variétés de fractures ; elles présentent souvent une netteté extraordinaire. Une balle atteignant le crâne en un point peut déterminer une fracture indépendante à une certaine distance (DEMME, MACLEOD, WOODWARD, LAWSON. BERGER). Le cas du président LINCOLN est resté classique : une balle

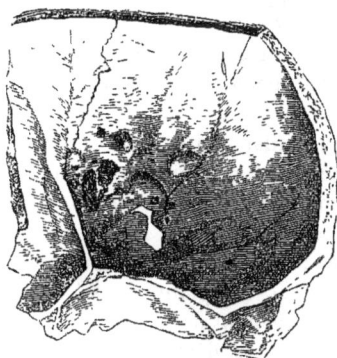

Fig. 10. — Fragments de balle enclavés dans le crâne (guérison). (Musée du Val-de-Grâce.)

frappant l'occipital avait déterminé une fracture des deux voûtes orbitaires.

Ces faits sont en rapport avec la vitesse dont est animé le projectile et avec l'angle d'incidence. Avec une vitesse égale ou inférieure à 200 mètres par seconde, les ouvertures d'entrée sont régulières, parfois plus petites que

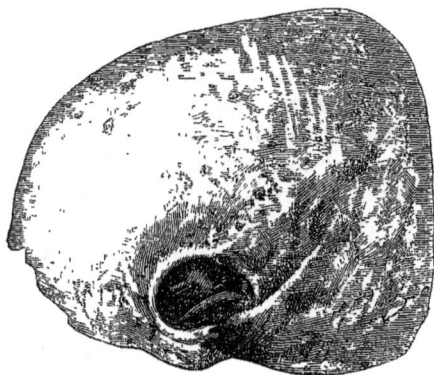

Fig. 11. — Balle enclavée dans le crâne (guérison). (Musée du Val-de-Grâce.)

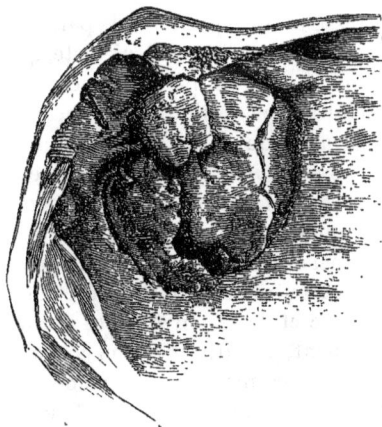

Fig. 12. — La même pièce vue par la face profonde. Fracture avec enfoncement de la table interne consolidée.

le projectile et sans fissures. Une vitesse plus grande produit les fêlures et la bouillie cérébrale sort en jaillissant des orifices ; avec une vitesse de 3 à 400 mètres, on a des fractures indirectes ; les vitesses plus grandes produisent ces énormes fracas de la voûte et de la base. L'expérimentation sur des crânes vides ou pleins est si différente, les lésions dans ce dernier cas si importantes, qu'il faut nécessairement attribuer à la pression hydrostatique une influence réelle dans l'éclatement du crâne. Le projectile brise ou fissure le crâne, et la pression excentrique du cerveau disjoint les fissures et en projette les fragments.

Lorsqu'un projectile frappe la voûte du crâne perpendiculairement, il en résulte une perforation; l'ouverture d'entrée sur la table externe est nette, à bords aigus taillés en biseau aux dépens de la table interne. Du côté de cette dernière les dégâts sont beaucoup plus grands et les esquilles enfoncées plus nombreuses. Si le corps vulnérant a traversé le crâne une seconde fois, les désordres offrent une disposition inverse, la table interne est nettement coupée et l'externe, défoncée, présente des esquilles déjetées en dehors, taillées en biseau aux dépens de la table externe.

Les choses se passent différemment lorsque le projectile a une quantité de mouvement plus faible ; dans ce cas il n'a pas la force de traverser la paroi crânienne (fig. 10, 11 et 12), s'implante dans l'os, fracture la table externe et détermine un léger enfoncement de la table interne.

Inversement, une balle qui a déjà traversé la paroi crânienne peut ne plus avoir, en arrivant du côté opposé, une force suffisante pour produire la perforation. En pareil cas la table interne peut rester intacte. D'autres fois, ainsi que nous l'avons observé, le projectile se réfléchit à la face interne du crâne et revient sur lui-même dans la direction primitive ou suivant un angle de réflexion variable.

Enfin, l'obliquité de l'angle d'incidence détermine encore des effets variés. Tantôt on observe un sillon, une véritable écornure ou gouttière qui intéresse tout ou partie de l'épaisseur du crâne ; souvent aussi à l'endroit où le projectile a frappé il n'existe qu'une tache plombée. La table externe est intacte, tandis que l'interne est parfois le siège de fracture esquilleuse. Les chirurgiens militaires connaissaient cette particularité depuis longtemps et savaient qu'on ne doit pas se fier à cette apparente bénignité.

Symptômes. — Les symptômes des fractures du crâne n'ont pas d'analogie avec ceux des fractures des membres. La mobilité anormale, la crépitation, l'impotence fonctionnelle n'existent pas ; la déformation, très inconstante, consiste dans l'enfoncement plus ou moins limité d'une portion de la voûte. D'un autre côté tout l'intérêt de ces lésions résulte du voisinage de l'encéphale et de ses enveloppes qui peuvent être atteints directement ou indirectement, primitivement ou consécutivement. Qu'on ajoute aux inflammations de ces organes les épanchements sanguins, le séjour des corps étrangers, la nécrose des os, les accidents fonctionnels éloignés, les altérations de l'intelligence, de la motilité et de la sensibilité, l'épilepsie, et l'on comprendra que dans l'histoire des fractures de la voûte la fracture soit peu de chose et que les accidents et les complications tiennent le premier rang.

Une fracture de la voûte est *simple* lorsqu'elle est abritée, linéaire, lorsqu'elle ne s'accompagne pas de contusion du cerveau, de déchirure des vaisseaux méningés ou autres. Elle est *compliquée* quand il y a une plaie, une fracture étoilée avec enfoncement, embarrure, éclatement et projection des fragments. Dans ce dernier cas les désordres locaux donnent toujours lieu à un certain nombre d'accidents qui sont le fait immédiat de la lésion et ont souvent plus de gravité qu'elle au point de vue du pronostic. Parmi ces accidents, les uns sont immédiats, comme la rupture d'un vaisseau ou d'un sinus par une esquille, d'où résulte un épanchement sanguin intra ou extra-dure-mérien. Il n'est pas rare de trouver dans une fracture comminutive du crâne des esquilles enfoncées dans le cerveau, la mort en est fréquemment la conséquence rapide. Quelques accidents tardifs sont exceptionnellement dus à des exostoses.

Au nombre des complications, il faut placer en première ligne les inflammations, la méningo-encéphalite diffuse circonscrite. La pyohémie est assez commune après les fractures compliquées et l'on a plus d'une fois noté le tétanos. D'ailleurs les fractures du crâne sont sujettes aux complications générales des plaies.

La nécessité de suivre un ordre méthodique dans l'exposé de la pathologie des régions explique le silence des auteurs sur la symptomatologie des fractures de la voûte, et tous se bornent à en faire le diagnostic. Le caractère de ces fractures, leur marche, la formation du cal crânien méritent cependant d'attirer l'attention.

Que le crâne soit brisé par un coup porté sur la tête ou par une chute, le blessé tombe et perd connaissance ; cet état est passager ou peut persister. Dans le premier cas, au bout d'un temps variable, le malade recouvre ses sens, peut marcher et même vaquer à ses occupations. Ce serait une erreur de croire que tout danger est passé, car il suffit de la rupture d'une petite branche artérielle pour qu'un épanchement sanguin se forme entre le crâne et la dure-mère ; alors, au bout de peu d'heures, les accidents reparaissent avec une intensité croissante. Si l'anéantissement physique et moral persiste avec conservation des mouvements du cœur et de la respiration, on dit qu'il y a *commotion*. Or ces troubles sont indépendants de la fracture elle-même. En effet, le cerveau est souvent ébranlé, contus en même temps que le crâne, est cassé, et la fracture est étrangère dans ce cas à la production des accidents.

Au contraire, la voûte vient-elle à être enfoncée en un point, la portion saillante comprime le cerveau et détermine des phénomènes dépressifs, tels que la paralysie partielle ou totale de la motilité et de la sensibilité des membres du côté opposé. Dans ces cas, quand la commotion cessera, la paralysie persistera aussi longtemps que la cause qui l'aura engendrée. Il est encore un autre accident qui est assez fréquemment la conséquence immédiate des fractures comminutives ; nous voulons parler de la blessure du cerveau par les esquilles elles-mêmes ; un éclat de la lame vitrée entraîné dans le cerveau y produit une irritation très vive qui se traduit par des phénomènes convulsifs plus ou moins localisés et même par des accidents épileptiformes.

Il faut donc bien se rappeler que les fractures peuvent déterminer des phénomènes cérébraux immédiats par compression dans les cas d'enfoncement, et par irritation et plaie du cerveau dans les cas d'esquilles pénétrantes. Rien ne démontre mieux l'influence de la disposition des esquilles dans la production des phénomènes de compression que la lecture des cas de trépanation. Il a maintes fois suffi de relever des fragments enfoncés pour faire disparaître rapidement toute la série des accidents. Les faits de Cooper, Cline, Diffenbach, Stuart, Zaggla, Le Fort, Bluhm, ne laissent aucun doute à ce sujet. Aussi est-ce là une des indications les plus positives de la trépanation.

Les phénomènes irritatifs, moins fréquents que les précédents, sont aussi moins connus, et G. Echeverria, dans un travail sur l'opportunité du trépan dans l'épilepsie, a rapporté de nombreuses observations où les convulsions étaient dues à la présence de quelque épine irritante dans le cerveau ou à son voisinage.

Lorsqu'il y a fracture avec plaie, cette dernière présente les aspects les plus variés ; elle a la forme d'une fente, d'un lambeau : les os sont mis à

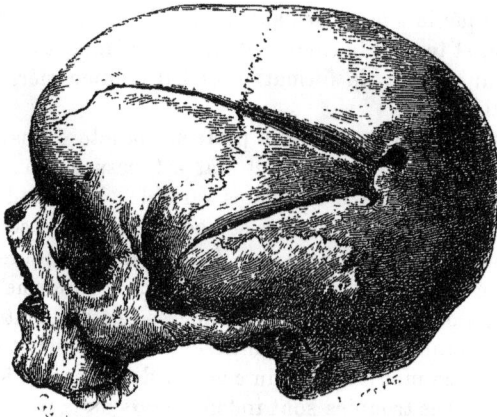

Fig. 13. — Fracture très étendue avec enfoncement du fragment (guérie).
(Musée du Val-de-Grâce.)

nu sur une surface plus ou moins grande. On peut même voir les fêlures, les fissures et sentir un enfoncement. Fréquemment, surtout au niveau de la région temporale, ces plaies saignent abondamment ; le sang ne provient pas seulement du diploé, mais encore des vaisseaux méningés ou des sinus. De là, des indications spéciales qui forcent le chirurgien à intervenir. Un corps étranger complique quelquefois par sa présence les fractures de la voûte ; nous avons vu une mèche de cheveux enclavée dans une fissure du crâne.

Le mécanisme de la guérison des fractures du crâne varie suivant qu'elles sont simples ou avec complications. Dans le premier cas, tout se passe silencieusement et la consolidation des fragments s'effectue sans que le chirurgien puisse suivre les phases du travail réparateur. Ce processus présente des particularités curieuses ; en jetant les yeux sur les fractures guéries, on est frappé du peu d'efforts qu'a faits la nature pour souder les os (fig. 13). Plus de cal provisoire, plus de productions périostiques exubérantes ; à peine existe-t-il çà et là quelques dépôts d'un ciment qui a réuni par places les bords disjoints, laissant ailleurs les traces visibles de la lésion primitive. Le péricrâne ne semble pas intervenir; la dure-mère parfois, dans les cas de fracture avec éclats ou enfoncement, semble jouir de propriétés ostéogéniques plus actives. A quoi attribuer cette réaction si parcimonieuse? BERGMANN, considérant que dans certains cas le crâne est le siège d'exostoses ou d'hyperostoses volumineuses, se refuse à admettre qu'on puisse invoquer la faiblesse du pouvoir ostéogénique du péricrâne et de la dure-mère. Pour lui, s'il n'y a pas de cal, c'est qu'il n'y a pas de déplacement des fragments comme dans les fractures des membres. Sans doute cette raison peut être invoquée, mais la physiologie pathologique démontre que le crâne n'a ni le même mode de formation, ni les mêmes propriétés que les autres os et que l'irritation de son périoste ne produit pas les mêmes effets. Ce n'est que dans les conditions mal connues qu'il y a production d'os et, après les traumatismes, il se dépose plutôt un ciment qui incruste les fragments, les corps étrangers et consolide les parties. Quant à l'influence des mouvements du cerveau, de l'interposition de liquide entre les fragments, de la faible vascularisation des os, ce sont des raisons qui nous semblent peu plausibles.

Cette pauvreté de travail réparateur existe également dans les cas de fracture avec plaie; le périoste contribue pour une part minime à la réparation, et les bourgeons charnus dus à la prolifération de la moelle se réunissent à ceux des parties molles pour former un opercule osseux à la périphérie, et simplement fibreux au centre quand il y a perte de substance. C'est de cette façon que se guérissent les aposkeparnismos, les plaies du trépan, les fractures par armes à feu, en un mot toutes les pertes de substance du crâne. Nos recherches concordent, à cet égard, avec celles de KOSMOWSKI, et, sur le crâne de jeunes chats, nous n'avons jamais obtenu la réparation de la perte de substance.

Dans le cas où il n'y a pas de perte de substance, la consolidation s'opère comme dans les fractures abritées, mais au-dessous d'une couche de bourgeons charnus qui s'organisent peu à peu. La cicatrice est toujours adhérente à l'os dont les bords s'émoussent et sont rarement le siège de périostoses; ce n'est que longtemps après que l'on rencontre à la suite des fractures des exostoses véritables du côté de la dure-mère. PERRIN en a observé plusieurs exemples et nous lui avons vu trépaner (1877), pour des accidents convulsifs, un ancien blessé de Crimée qui avait le crâne épais de 3 centimètres.

Les accidents ultérieurs qui retardent la consolidation et constituent une menace persistante pour le cerveau sont : l'ostéite et la nécrose; elles entretiennent la suppuration et des fistules parfois interminables. Souvent bornée à une partie très limitée du crâne, la nécrose peut être très étendue ; on trouve dans la science de curieux exemples de vastes nécroses à la suite des fractures du crâne. SCHNEIDER, cité par BERGMANN, a vu un individu perdre le cinquième de sa voûte à la suite d'un coup de bâton et guérir; dans les cas de NUNN, d'UTAKOW, tout un pariétal fut éliminé et un blessé dont parle HEPNER, qui avait reçu à Saarbrück un coup de crosse de fusil sur la tête, eut des nécroses multiples; un séquestre mesurait 8 centimètres et un autre 4. D'ailleurs ces faits ne sont pas isolés dans la littérature ; Quesnay, Velpeau, Guthrie, Otis parlent de semblables pertes de substance compatibles avec l'existence. La simple exfoliation de quelques parcelles d'os est beaucoup plus commune. Lorsqu'une esquille détachée de la table interne se nécrose, il en résulte un abcès qui se vide au dehors et entretient des fistules.

Les complications les plus graves des fractures seront étudiées plus tard ; ce sont la méningo-encéphalite, la hernie du cerveau, l'ostéomyélite, la phlébite des sinus et des veines diploïques, origine fréquente de la pyohémie.

Diagnostic. — Si le diagnostic d'une fracture de la voûte est aisé quand il y a vaste plaie avec enfoncement ou issue de matière cérébrale, dans beaucoup de cas l'hésitation est permise. Les auteurs classiques (Duplay, Terrier) divisent les signes des fractures en signes *physiques* et en signes *rationnels*.

1° *Signes physiques.* — Ils font souvent défaut lorsqu'il n'y a pas de plaie et il est bien difficile de dire s'il y a fêlure ou fissure. Boyer insistait non sans raison sur l'existence d'un gonflement œdémateux qui apparaît au point où a eu lieu la fracture. Plus récemment, Guilbaud a signalé l'apparition d'une tumeur fluctuante formée par l'accumulation du liquide céphalo-rachidien ; cette collection peut même s'ouvrir au dehors et se transformer en fistule, ainsi qu'Howard l'a observé. Il est assez rare que l'on puisse percevoir avec le doigt la crépitation, la mobilité des fragments, l'enfoncement.

Il suffit de se rappeler qu'il existe chez certaines personnes des dépressions normales pour éviter les erreurs dont parlent Platner, Velpeau, etc. Les gommes syphilitiques guéries ne tromperaient pas un chirurgien attentif. Les renseignements recueillis ne sont pas très utiles ; quand il y a une plaie superficielle des téguments, on a l'avantage de savoir exactement quel est le point qui a été intéressé. Plus tard, la lenteur de la cicatrisation pourra servir d'indice pour reconnaître un foyer de fracture sous-jacent ; ce signe seul n'a pas grande importance et, à cette période, le diagnostic n'a souvent qu'une utilité rétrospective.

Y a-t-il une plaie avec dénudation de l'os, le diagnostic est en général facile ; tantôt on voit la fêlure, la fissure, la disposition étoilée des lignes, l'enfoncement ; le doigt peut encore corroborer les renseignements fournis par la vue, mais il ne faut pas craindre de débrider pour mettre à nu les lésions. Il n'est pas rare de constater l'issue du sang par la fissure et exceptionnellement d'un liquide clair qui n'est autre que le liquide céphalo-rachidien, indice certain de la déchirure des méninges ; la toux, la pression augmentent l'écoulement. On cite partout l'histoire de cet ecclésiastique chez lequel on prit une suture pour une fissure ; il suffit de signaler la possibilité de cette erreur sans qu'il soit besoin de noircir avec de l'encre la surface de l'os et de racler ensuite afin de s'assurer de l'existence d'une fissure.

Les fractures isolées de la table interne avec ou sans lésion des téguments ne sont appréciables par aucun signe objectif ; la dénudation du crâne ne peut donner quelque présomption que dans le cas de plaies par armes à feu.

Signes rationnels. — D'autres signes, dits *rationnels*, ont une grande importance ; ils renseignent le chirurgien sur la nature du traumatisme, les circonstances de sa production, et fournissent des données précieuses sur ces trois facteurs importants de tout traumatisme, le blessé, la blessure et le corps vulnérant. Nous rappelons le bruit de pot fêlé, qu'on n'entend réellement qu'à l'amphithéâtre; on a encore attaché quelque importance à la percussion avec une sonde d'argent (MACCHISI); ce procédé d'exploration, que nous avons expérimenté, est illusoire et varie avec les points du crâne que l'on considère. Quant aux phénomènes cérébraux, légers ou graves qui accompagnent presque toujours les fractures de la voûte, ils n'ont rien de spécifique; toutefois, s'ils sont de peu d'importance et circonscrits, ils peuvent fournir des indications sur le siège des lésions et sur leur gravité (*Localisations cérébrales*). Rappelons, en dernier lieu, le *trépan exploratif* que SÉDILLOT a conseillé pour aller à la recherche des fractures isolées de la table interne.

Traitement. — Quelques principes généraux doivent servir de base à la thérapeutique des fractures de la voûte; ce sont les suivants :

1° Les fractures de la voûte crânienne sont soumises aux principes de thérapeutique qui régissent les fractures ordinaires, qu'il s'agisse de fractures fermées ou de fractures ouvertes.

2° La gravité des fractures de la voûte étant intimement liée à l'existence de complications méningées et cérébrales, immédiates ou consécutives, il faut distinguer avec le plus grand soin les indications spéciales qui s'adressent à la fracture ou à ses complications. C'est faute d'avoir suffisamment fait la part de la fracture et de la lésion du cerveau que les controverses relatives à l'intervention chirurgicale dans les plaies de tête ont été si nombreuses et si peu fructueuses.

Les fractures du crâne se divisent en trois groupes bien distincts : 1° les fractures abritées; 2° les fractures exposées; 3° les fractures compliquées.

1° *Fractures abritées.*— Deux cas se présentent : ou bien il n'y a pas d'accidents primitifs, ou bien il y a des accidents (commotion, paralysie, stertor, phénomènes irritatifs). Dans la première circonstance, tous les chirurgiens sont d'accord pour ne pas intervenir. Comme il n'y a ni réduction, ni coaptation à faire, la seule indication immédiate sera de prévenir les complications encéphaliques qui pourraient survenir. A cet effet on a recommandé le repos absolu dans une chambre un peu obscure, la glace ou les compresses froides sur la tête, quelques sangsues aux apophyses mastoïdes (méthode de GAMA), les purgatifs, le tartre stibié à dose fractionnée, la diète.

Quelques chirurgiens plus hardis préconisent la *trépanation préventive* dans ces circonstances; parmi eux nous citerons SÉDILLOT, LUCAS-CHAMPIONNIÈRE, J. BŒCKEL; leur conduite est fondée sur la fréquence des accidents ultérieurs et sur les dangers des fractures isolées de la table interne. Il est une circonstance dans laquelle l'hésitation ne doit pas être de longue durée, malgré l'absence d'accidents immédiats; c'est dans les cas où il existe un enfoncement limité du crâne. La guérison de ces traumatismes est rare et leurs complications sont fréquentes; aussi dès qu'on aura reconnu la lésion, mais c'est là un point parfois difficile, on incisera les téguments asepsiés et rasés, puis on relèvera les fragments avec un élévatoire ou après avoir trépané.

La conduite du chirurgien dans les fractures abritées du crâne avec phénomènes de compression et d'irritation, est variable suivant les cas :

1° Si les phénomènes cérébraux sont bien nettement le résultat d'une lésion locale (compression ou irritation de l'écorce cérébrale), il n'y a de doute pour personne, l'intervention chirurgicale s'impose.

2° Si les phénomènes cérébraux sont bien nettement sous la dépendance de lésions manifestement diffuses ou multiples, siégeant loin du point lésé, l'accord est encore unanime et le chirurgien doit s'abstenir.

3° Mais, dans l'immense majorité des cas, comme nous le verrons plus loin, des phénomènes diffus, passagers, dus à la commotion, viennent se combiner avec des phénomènes locaux de contusion et de compression, et l'analyse des différents symptômes devient difficile sinon impossible. Dans ces cas, les plus communs, que convient-il de faire? Ici, l'école française se divise en deux camps. Les uns, en l'absence d'indications considérant l'impossibilité fréquente de déterminer le point exact où doit porter le trépan, redoutant les dangers d'un traumatisme nouveau, préfèrent s'abstenir de toute intervention. D'autres, guidés surtout par le pronostic terrible des accidents cérébraux, ont recours même alors à la trépanation; estimant qu'une opération convenablement faite ne saurait être nuisible et qu'elle peut avoir, par contre, certaines chances d'être utile et de sauver quelques malades.

2° *Fractures exposées*. — Ces préceptes sont encore applicables dans toutes les fractures exposées ; mais ici on apportera avant tout la plus scrupuleuse attention au pansement immédiat. La plupart des complications méningées ou cérébrales observées dans le cours de ces fractures sont d'origine infectieuse. La plaie superficielle est la porte d'entrée de ces complications septiques, il convient donc de la désinfecter et de la garantir contre les infections secondaires.

Mais c'est là un résultat qu'il n'est pas toujours aisé d'obtenir.

WAGNER insiste sur la difficulté que l'on éprouve à rendre aseptiques les plaies du cuir chevelu. La tête doit être complètement rasée, lavée au savon, à l'éther, au sublimé. Toute plaie exposée, convenablement nettoyée, sera régularisée et c'est dans ce but qu'il faut enlever les esquilles mobiles, simplifier le foyer de la fracture et se servir des élévatoires, du couteau lenticulaire, des spatules, du trépan. Le pansement recouvrira tout le cuir chevelu, la moitié du front et le menton. Certains chirurgiens conseillent dans la journée quelques paquets de calomel. S'il y avait la moindre menace du côté du cerveau, on mettrait une vessie remplie de glace par-dessus le pansement.

VOLKMANN a proposé de réunir les bords de la plaie simplifiée, aseptisée et drainée. Cette idée, qui a été mise en pratique, permet de substituer un traumatisme abrité à une plaie exposée; les résultats paraissent encourageants.
BERGMANN pense qu'on pourrait utilement se servir de lambeaux pour combler les pertes de substance et protéger le foyer.

Lorsque quelque portion osseuse se mortifie, la plaie devient fistuleuse jusqu'à l'élimination des parties nécrosées.

3° *Fractures compliquées*. — Lorsqu'il existe des lésions des méninges ou du cerveau, les précautions antiseptiques doivent être encore plus rigoureuses. En cas de hernie du cerveau, VOLKMANN, LŒSER conseillent d'exciser les masses exubérantes ; il faut aussi extraire les corps étrangers, en veillant à ce que les manœuvres nécessaires n'entraînent pas trop de délabrement. Les téguments seront ensuite suturés et rapprochés en ayant soin de placer un drain jusqu'au contact des parties cérébrales abrasées, le cerveau supportant très bien la présence du drain. Pansement et drain seront laissés en place de trois à cinq jours, s'il ne survient aucun phénomène inflammatoire.

Sur 36 cas de fractures compliquées ; VOLKMANN compte 32 guérisons et 4 morts presque immédiates. Sur les 32 cas heureux, 8 fois il s'agissait de fractures par armes à feu et 28 fois de fractures très graves. 5 fois dans les cas de coups de feu le projectile était inaccessible et malgré cela les malades ont guéri. La dure-mère était blessée dans 20 cas, le cerveau plus ou moins intéressé 11 fois.

3° FRACTURES DE LA BASE DU CRANE

Bibliographie. — DUPRÉ DE L'ISLE. *Traité des lésions de la tête*, Paris, 1770. — CHOPART. *Lésions par contre-coup*, 1771. — GRIMA, *M. sur le contre-coup*, Paris, 1778. — SABOURAUT, SAUCEROTTE, *Prix de l'Ac. roy. de chir.*, 1778, t. IV, p. 368, 439.—LAUGIER, *Bull. chirurg*, 1840, t. Ier p. 226, et *Archiv. gén. méd.*, t. VIII, 1845. ARAN, *Archiv. gén. de méd.*, 1844. — CHASSAIGNAC, *Mém. de la Soc. de chir.*, 1846, t. Ier, p. 342. — MASLIEURAT-LAGÉMARD, *Arch. gén. de méd.*, 1841, 3e sér., t. XI, p. 302. — ROBERT, *Mém. de la Soc. de chir.*, 1846, t. Ier p. 615. — U. TRÉLAT, *Soc. anat.*, 1855, p. 121. — DOLBEAU, *Soc. de chir.*, 1862. — SCHWARTZ, *Zur Stat. der Fract. der Schadelbasis*, Dorpat, 1872. — BRYANT, *Med. Times*, 1875. — BAUM, *Arch. de Langenbeck*, t. XIX, 1876, p. 388. — FRIEDBERG, *Arch. de Virchow*, 1877, t. LXIX. — ROSER, *Archiv. de Langenbeck*, t. XX, p. 182. — MASS, *Berlin. klin. Wochens.* ; 1870, p. 216. — ANDERS, *Deutsch. Zeitschr. f. Chir.*, 1876, p. 200. — LUCAS-CHAMPIONNIÈRE, *Progrès méd.*, 1877. — PERRIN, *Soc. chir.*, 1878, t. IV, p. 128. — MESSERER, *Stuttgart*, 1880. — BERGMANN, *Deutsche chirurgie*, Liv. 30. — ROSENTHAL, *Cent. fur. chir.*, 1887, p. 548. — BERGER et KLUMPKE, *Rev. chir.*, 1887, p. 548. — WAHL, *Sem. méd.*, 1888, p. 137.—*Revue* de HAYEM, *passim.* BERRI, *Polyurie dans les F. de la B. Lo Sperimentale*, 1887.
Thèses Paris. — 1808, CAMBOURNAC. — 1859, RATEAU. — 1867, VÉRITÉ. — 1869, BONIN. — 1873, LE BAIL. — 1873, FÉLIZET. — 1878, BOULLET, BROUSSE, LEVESQUE. — 1879, ERCOLE, LE MARIÉ.
Th. Montpellier. — 1851, LAURIOL. — 1868, CAUVY.
Consulter les Classiques et les articles des *Dictionnaires*.

Les fractures de la base du crâne sont *directes* ou *indirectes ;* les premières ne se produisent que dans des conditions bien déterminées et rares : tentatives de suicide avec des armes à feu ; instruments vulnérants introduits par les cavités de la face jusqu'au crâne. NÉLATON en a rapporté deux exemples ; dans un cas, le bout d'un parapluie pénétrant par l'orbite avait blessé la carotide dans le sinus caverneux ; HARLOW cite le fait d'une barre à mine qui avait traversé la face et le frontal, de bas en haut, sans entraîner la mort. Pamard a observé la fracture de l'apophyse clinoïde postérieure par un coup de fleuret, pénétrant par l'orbite et lésant le pédoncule cérébral. Holmes a cité le fait d'un soldat qui, jouant avec un de ses camarades, eut une fracture de la base du crâne occasionnée par un fer de canne qui lui pénétra par les fosses nasales.

Sous le nom de fractures *indirectes* on a coutume de décrire celles qui résultent d'une chute sur les pieds, les ischions, le menton et même le vertex. Ces fractures, dans lesquelles l'action de la violence s'applique en un point assez localisé, présentent cette particularité curieuse d'être des fractures avec enfoncement. De nos jours on tend à les considérer comme des fractures directes, et le nombre des fractures indirectes par contre-coup est de plus en plus restreint.

Anatomie pathologique. Trois variétés. — 1° Fractures étendues de la voûte à la base, ce sont les *fractures irradiées* d'Aran ;

2° Fractures dues à un choc transmis par la colonne vertébrale au pourtour du trou occipital, fractures que quelques auteurs ont appelées fractures *contre-directes*, fractures *médiates* de Beau (de Toulon) ;

3° Fractures par *contre-coup*.

Les *fractures par irradiation*, si bien étudiées par Aran et depuis par Trélat, Félizet, etc., sont les fractures de beaucoup les plus communes. Le trait de fracture est constitué par une fissure plus ou moins ramifiée et irrégulière, dont le trajet serait, d'après Aran, soumis à certaines lois, dont la principale pourrait se formuler ainsi : *Dans les fractures irradiées de la voûte vers la base, le trait de fracture suit toujours le chemin le plus court.*

C'est ainsi que les fractures parties de la région temporo-frontale s'irradient à l'étage supérieur et y restent habituellement limitées. Elles peuvent cependant atteindre la région moyenne, mais respectent presque toujours le rocher. Les traumatismes de la région temporo-frontale donnent lieu à des traits de fracture transversaux, s'irradiant dans la fosse moyenne, gagnant la fosse pituitaire et pouvant diviser la fosse moyenne du côté opposé.

Les chutes sur la région occipitale déterminent les fractures de la fosse cérébrale postérieure, fractures qui se dirigent plus ou moins obliquement vers le trou occipital et qui peuvent intéresser le rocher.

D'après les statistiques de Schwartz et Prescott, sur 70 fractures irradiées de la voûte et limitées à l'un des étages de la base, 43 appartiennent à l'étage moyen, 15 à l'étage postérieur et 14 à l'étage antérieur (Gross).

Suivant la loi de Messerer, les fractures transversales résultent de pressions latérales, quel que soit l'étage intéressé (*Quersdruck Querschnitt*) ; tandis que les fractures communes à plusieurs étages sont produites par des pressions antéro-postérieures (*Langsdruck Langschnitt*). Félizet a constaté qu'il existe à la base du crâne une région qui correspond à l'apophyse basilaire et constitue un véritable centre de résistance respecté par les fractures. Cette juste observation est cependant en désaccord avec quelques faits tels que celui de Friedberg, qui a vu l'artère basilaire pincée dans une fissure de cette apophyse.

Nous allons étudier successivement les fractures dans chacun des étages de la base du crâne.

Les fractures de l'étage 'antérieur vont obliquement de l'arcade orbitaire jusqu'à la voûte orbitaire, à travers la lame criblée de l'ethmoïde. Elles peuvent être limitées par la fente sphénoïdale ou le trou optique ; mais souvent elles s'irradient vers l'autre voûte orbitaire à travers la lame criblée de l'ethmoïde, respectant presque toujours la saillie de l'apophyse crista-galli.

On constate souvent, en plus de ces lésions orbitaires, un enfoncement plus ou moins considérable des tissus frontaux, ou des disjonctions de l'os malaire et des fractures du maxillaire supérieur. Fréquemment enfin, le trait de fracture gagne l'étage moyen de la base du crâne et se propage par le trou optique, la fente sphénoïdale, les trous grand rond, petit rond ou ovale.

Les *fractures de l'étage moyen* du crâne sont de beaucoup les plus fréquentes et les plus importantes. On les a divisées en trois variétés, d'après leur direction par rapport au rocher, suivant qu'elles sont *obliques, perpendiculaires* ou *parallèles* à l'axe du rocher.

Les fractures parallèles à l'axe sont les plus communes. Elles suivent le conduit auditif externe ou passent en avant de lui, traversent l'oreille moyenne en déchirant le tympan, et se dirigent vers l'extrémité du rocher où elles atteignent le trou déchiré antérieur. Parfois, le trait de fracture ne s'arrête pas là, il franchit la selle turcique ; il peut se terminer à l'un des orifices de l'étage moyen, du côté opposé, ou continuer sa route et diviser l'autre rocher.

Ces fractures, qui succèdent presque toujours à des traumatismes de la région temporo-pariétale, doivent leur localisation sur le rocher aux nombreuses cavités dont cet os est creusé.

La fracture *oblique* du rocher est plus rare que la précédente, elle survient dans les chutes sur la partie postérieure de la région mastoïdienne et passe à travers les cellules mastoïdiennes, au milieu de la caisse, parallèlement à la membrane du tympan, qui peut être ou ne pas être rompue, pour aboutir au trou déchiré antérieur.

Les fractures *perpendiculaires* du rocher sont dues le plus souvent à des traumatismes portant sur la région occipitale. Ces irradiations, exceptionnelles d'ailleurs, qui partagent le rocher en deux parties par un trait perpendiculaire à sa direction, se produiraient par un véritable arrachement dû au ligament pétro-basilaire qui, d'après Félizet, maintient solidement l'extrémité du rocher.

Ces fractures peuvent s'irradier, du côté opposé, vers la fosse cérébrale antérieure ; rarement les fractures nées dans l'étage moyen s'irradient vers les fosses occipitales.

Les *fractures de l'étage postérieur*, dues à des traumatismes de la région occipitale, sont rarement limitées à cet étage du crâne, elles s'irradient souvent à la région moyenne ou vers le trou occipital. Elles occasionnent les fractures obliques ou perpendiculaires du rocher. Parfois elles passent à travers le canal carotidien et peuvent déchirer les artères. C'est également dans cette variété de fracture que le nerf moteur oculaire externe se trouve souvent lésé (Panas, Gangolphe).

Les *fractures médiates* sont, en réalité, des fractures directes par enfoncement. Le traumatisme, au lieu de porter directement sur la base du crâne, n'atteint la surface crânienne que par l'intermédiaire d'autres pièces osseuses, les maxillaires ou la colonne vertébrale.

Lorsque le condyle du maxillaire inférieur, obéissant à une violence extérieure (chute sur le menton le plus souvent), pénètre dans la cavité crânienne soit par le conduit auditif, soit par la cavité glénoïde du temporal, il y a en réalité une fracture directe du crâne par le condyle du maxillaire. Il en est de même lors d'une chute sur les pieds, les genoux ou les ischions ; lorsqu'on trouve une fracture localisée au pourtour des condyles de l'occipital, il y a un véritable enfoncement de la tête, qui vient pour ainsi dire s'empaler sur la colonne vertébrale.

Lorsque le traumatisme a porté sur le vertex (chute verticale sur la tête), on peut également trouver une fracture localisée au pourtour du trou occipital. C'est encore là une fracture par enfoncement. La tête étant arrêtée sur le sol, la voûte crânienne ayant résisté, la colonne vertébrale, représentant le poids du corps et la vitesse acquise, vient directement appuyer sur les condyles de l'occipital et les faire éclater.

Les recherches de Trélat, Félizet, Duplay, Hermann, etc., montrent que dans les cas de chute sur le vertex ou sur les pieds, la colonne vertébrale agit à la manière d'une tige rigide qui tend à enfoncer en masse la base du crâne. Effectivement, le trait de fracture est presque toujours circulaire et entoure à une petite distance le trou occipital de chaque côté des condyles ; mais des irradiations variables peuvent exister vers les différents étages du crâne et particulièrement vers l'étage moyen.

Les *fractures* par *contre-coup* sont de beaucoup les plus rares. Avant les travaux d'Aran, on les croyait au contraire très fréquentes. En réalité, on n'en possède que quelques exemples.

Chacun connaît le cas de Nélaton rapporté et commenté par Sappey, dans son *Traité d'Anatomie*. Le musée Dupuytren en renferme quelques pièces incontestables.

Le cas du président Lincoln est aujourd'hui classique. Une balle de revolver pénétrant dans l'occipital avait déterminé une fracture indépendante d'une des voûtes orbitaires. Les travaux les plus récents ont démontré que ces fractures indépendantes ou fractures par contre-coup étaient presque toujours consécutives à des coups de feu, Messerer a pu en réunir 17 cas. Berger a observé un nouvel exemple de fractures isolées et indépendantes des deux voûtes orbitaires.

L'explication de ces fractures est difficile à donner. Pour Messerer, elles se produisent par un véritable éclatement dû à la pénétration du projectile dans une sphère déjà remplie. (Cette opinion, défendue par Bush et Kocher, est rejetée par Chauvel et par Bergmann.) Berger accepte plus volontiers la théorie ancienne du contre-coup, et, dans ce cas, ce sont les endroits les moins résistants qui se fracturent.

Ainsi les fractures par contre-coup, bien qu'en nombre très réduit, sont cependant réelles, et M. PERRIN a présenté (1878) à la Société de chirurgie des pièces qui prouvent l'existence de fractures de la base, à la suite de chutes sur le vertex, sans qu'il soit possible d'admettre une irradiation simple, comme le pensait ARAN.

Marche des fractures de la base. — Les fractures de la base sont très graves et la mort en est souvent la conséquence peu éloignée. Cette gravité tient d'une part au voisinage des vaisseaux et des sinus, d'autre part aux désordres profonds du cerveau qui compliquent le traumatisme. Beaucoup de malades meurent encore au moment où survient l'inflammation des méninges. Cependant on note bon nombre de cas de guérison ; LARREY, TEXTOR, RICHET, GRAY, PRESCOT HEWETT, PIROGOFF, etc., en rapportent des exemples. Plusieurs fois, dans des autopsies, on a pu découvrir des traces de fractures anciennes de la base du crâne ; c'est ainsi que l'on a trouvé au niveau de la table interne des ostéophytes, et que MORRIS a signalé l'oblitération d'une carotide par le cal ; HOLMES, GRAY ont observé l'ankylose d'une articulation occipito-atloïdienne dans les mêmes conditions. Ailleurs (DAVIES, LUISRINK) il n'y avait qu'une réunion fibreuse ; enfin, dans un fait de MAURAN, trois ans après on ne constatait pas de réunion. Les fractures qui intéressent le conduit auditif sont également susceptibles de guérir ; plusieurs auteurs, JARJAVAY, MORVAN, GOERZ, JOSENHAUS, HUTCHINSON, ont pu constater directement l'existence de la fracture du conduit et sa guérison. Les recherches de SCHWARTZ, qui a réuni 49 cas de guérison de fractures de la base, ne laissent aucun doute sur la possibilité de la réunion des fragments par un cal osseux ou fibreux.

Les fractures de la base peuvent-elles suppurer ? Quelques cas de BENOIT, EHRARD, BAGUZZI, le démontrent et l'on a observé à diverses reprises de l'otorrhée un certain temps après les fractures de la base. Malgré cette complication les blessés peuvent guérir, mais cette suppuration amène quelquefois la nécrose du rocher (BARDELEBEN) ou d'une autre portion de la base (WAGNER).

Symptômes et diagnostic. — Les principaux signes des fractures de la base sont, en dehors des phénomènes cérébraux : 1° les infiltrations sanguines et les ecchymoses ; 2° l'issue de matière cérébrale, de sang ou de liquide céphalo-rachidien par quelque orifice de la face ; 3° la paralysie d'un ou plusieurs nerfs qui sortent par les trous de la base.

1° *Infiltration sanguine.* — Son siège de prédilection est l'orbite, où elle se manifeste par une ecchymose sous-conjonctivale, bulbaire, de coloration rouge vif, bien décrite par MASLIEURAT-LAGÉMARD ; et ce n'est qu'ultérieurement que le sang arrive sous la paupière inférieure. BERLIN a avancé que ce symptôme n'existait que dans le cas de fracture de l'orbite, mais HOLDER, BERGMANN pensent qu'on le rencontre encore dans d'autres fractures plus éloignées ; l'épanchement peut quelquefois être assez considérable pour produire l'exophtalmie (CAUVY, DUVAL, CARRON DU VILLARD) et même un anévrysme faux (RIVINGTON, 1875). Les autres sièges de l'ecchymose sont les parties latérales du cou, la nuque, l'apophyse mastoïde et même le pharynx; Cauchois l'a observée à la partie postérieure de la luette. Ces ecchymoses ne présentent de valeur que 1° si elles surviennent quelque temps seulement après le traumatisme; 2° si elles apparaissent à un endroit qui n'a pas été directement contus.

2° L'*issue de matière cérébrale* par le nez ou l'oreille est un signe pathognomonique; le mécanisme de sa production se conçoit aisément et indique la rupture des méninges.

L'*écoulement de sang* a lieu par le nez, le pharynx et plus fréquemment par les oreilles. Ce n'est pas un symptôme pathognomonique. En effet, grâce aux travaux de Le Bail, Duplay, Boullet, Baudrimont, on sait que des fractures limitées de la base du crâne, extra-crâniennes en quelque sorte, comme l'enfoncement du conduit auditif par le condyle dans le cas de chutes sur le menton, la fracture de l'apophyse mastoïde, la simple déchirure du tympan, donnent également lieu à des hémorrhagies, ce qui diminue la valeur de ce symptôme. Cependant sa persistance et son abondance en font un signe qu'il ne faut pas négliger.

L'écoulement par le nez, noté 14 fois sur 32 cas de fracture réunis par Prescot Hewett, résulte le plus ordinairement d'une fracture de l'ethmoïde, du sphénoïde, plus rarement des autres os.

Écoulement de sérosité. — Bérenger de Carpi, Stalpart van der Viel et, au siècle dernier, O'Halloran, Dease en Angleterre, avaient appelé l'attention sur ce symptôme. Laugier, en 1830, a montré sa valeur réelle comme signe des fractures du rocher. On s'accorde généralement aujourd'hui à reconnaître que cette sérosité n'est autre que le liquide céphalorachidien; les recherches de Bérard, Nélaton, Richet, Tillaux, les analyses de Chatin, Robin, confirment cette manière de voir. C'est ordinairement par l'oreille, plus rarement par le nez que l'écoulement a lieu. Tantôt mélangé à du sang, surtout au début, tantôt parfaitement clair, ce liquide s'écoule très lentement, mais tous les efforts, la toux, l'éternument, en augmentent la quantité qui peut s'élever à 150 ou 200 grammes en vingt-quatre heures. Les cas analogues à celui de Gosselin, où il y eut issue de 600 à 800 grammes, sont exceptionnels et méritent d'être rapprochés de celui de Stalpart, qui évalue à 50 onces la quantité que perdit son malade.

En admettant qu'il s'agisse du liquide céphalo-rachidien, on comprend son issue de la façon suivante : la dure-mère adhérente à la base est déchirée, le liquide s'écoule à travers les fissures, par l'oreille moyenne et le conduit auditif externe. S'il était prouvé que l'écoulement séreux par l'oreille fût toujours du liquide arachnoïdien, ce serait un excellent signe des fractures de la base; malheureusement il est des faits où l'origine de ce liquide n'est pas bien établie. Robert et d'autres ont admis qu'il s'agissait dans certains cas du liquide de Cotugno; la connaissance d'espaces labyrinthiques donne quelque poids à cette opinion. Dans une observation de Gray, l'écoulement séreux très abondant succéda à un écoulement sanguin; plus tard il devint purulent et à l'autopsie on ne trouva pas trace de fracture de la base. Wilson, Holmes, Ferri, Fedi n'ont pas reconnu de fracture et cependant, dans le fait de Ferri, 63 onces s'écoulèrent en 106 heures! Il n'est pas impossible que dans quelques cas, surtout lorsque la sérosité succède au sang, le liquide clair provienne de l'expression d'un caillot sanguin; Chassaignac attribuait quelque influence aux vaisseaux béants de la fracture. De toutes ces opinions, la plus plausible, celle qui est appuyée sur les autopsies est assurément la première; aussi, quand il constate un écoulement abondant peu de temps après la blessure, le chirurgien est-il en droit de croire à une fracture de la base.

3° *Paralysies des nerfs crâniens.* — Les fractures de la base intéressent presque toujours les trous crâniens, et la lésion des nerfs détermine des paralysies trop connues pour être décrites ici; elles avaient été signalées par Aran, Le Diberder. Chevallereau a pensé que le moteur oculaire externe était de tous les nerfs de l'œil le plus souvent intéressé, et la lésion se traduit par le strabisme paralytique. Les nerfs facial, auditif, optique, sont également très fréquemment lésés.

La paralysie faciale immédiate est due à une déchirure du nerf dans son canal osseux. Elle est en général irrémédiable. Mais il peut survenir tardivement une paralysie faciale, étudiée par Chauvel, Le Diberder, et tout récemment par Demoulin. C'est le plus souvent 4 à 8 jours après le traumatisme que cette paralysie se découvre, elle survient progressivement. La seule autopsie faite jusqu'ici n'a pas pu donner une pathogénie exacte de cette paralysie tardive. Faut-il incriminer la compression par un épanchement sanguin, ou admettre une périostite secondaire accompagnant le travail de réparation (Demoulin)? Il est encore impossible de se prononcer.

Pronostic. — Le pronostic est fort grave à cause des complications méningées et cérébrales. Disons toutefois que Wagner n'a perdu aucun de ses blessés, atteints de fracture de la base, par méningite ou autre complication infectieuse des plaies. D'après cet auteur, toutes les fois qu'une fracture de la base n'a pas amené la mort en quarante-huit heures et même vingt-quatre heures par suite de lésion des centres nerveux, la guérison pourrait être considérée comme certaine (?). Il est évident que le pronostic est presque tout entier sous la dépendance des lésions cérébrales.

Traitement. — Les indications générales sont les mêmes que pour les fractures de la voûte; malheureusement il n'est pas aussi facile de les réaliser. On devra s'adresser au traitement local et général. Les applications froides, la glace, les émissions sanguines, les sangsues aux apophyses mastoïdes, les dérivatifs intestinaux, l'opium dans les cas de phénomènes irritatifs, seront la base de la thérapeutique. Ces moyens n'ont d'autre effet que de prévenir la méningo-encéphalite.

Wagner et Volkmann recommandent de nettoyer avec soin et de bourrer d'iodoforme les diverses cavités de la face (conduit auditif externe, fosses nasales) pour éviter l'infection des liquides au contact de l'air. Wagner va même jusqu'à conseiller, pour faire une antisepsie plus rigoureuse, de trépaner et de tamponner à l'iodoforme le sinus frontal; si l'accident remonte déjà à un certain temps et que l'on craigne l'infection par la muqueuse des sinus, le même auteur conseille de les nettoyer à la curette (!).

CHAPITRE III

LÉSIONS TRAUMATIQUES DE L'ENCÉPHALE

§ 1er. — Plaies du cerveau.

Bibliographie. — KLEBS, *Beitrage z. Pathol. Anat. der Schusswunden*, Leipzig, 1872, — HAYEM, *Etude sur les diverses formes d'encéphalite*, Paris, 1868. — VIRCHOW, *Arch.*, Bd. L, p, 304. — LARREY, *Mémoires et Campagnes*, t. III et IV, *Cliniques*, t. V. — HUGUENIN, *Ziemmsen Sammelwerk*, 1878 (Suppl.). — BERGMANN, *Deustche Chir.* de BILLROTH et LUCKE, Lief XXX, p. 410. — LEMAISTRE, *Plaies pénétrantes*, Limoges, 1876.— MOLLIÈRE, DEMONS. *Cong. chir.*, sess. 1886.—W. HORSLEY, *Brit. med. Journ.*, 1887, n° 1345. — VERNEUIL, *Bull. Soc. Chir.*, 1887. — VON BECK, *Deutsch. Zeitz. f. Chir.*, 1887.
Thèses. — 1860, BAUCHET (Agr.). — 1868, DELFAU. — 1872, BLAZER, DUFOUR. — 1873. REMOND. — 1876. NAVARRE. — 1880, DESNOT.

A. Les *instruments piquants* peuvent léser le cerveau après avoir perforé la voûte ou la base ou après avoir pénétré par quelque orifice naturel. Le trou optique, la fente sphénoïdale ont quelquefois livré passage à des aiguilles, à des tiges de fleuret enfoncées dans l'orbite. Quel que soit leur mode de production, les piqûres de la base sont plus redoutables que celles de la voûte, en raison de l'importance fonctionnelle des organes qui s'y trouvent. Les expériences de FISCHER, faites avec des clous enfoncés dans le crâne de chiens, démontrent la tolérance relative des hémisphères. Cependant si on réfléchit à la sensibilité extrême de l'organe, aux hémorrhagies qui résultent de sa lésion, aux chances de l'inflammation des méninges et du cerveau, on comprendra que le pronostic doit toujours être réservé. Le séjour des corps étrangers, circonstance assez fréquente, ajoute à la gravité de cette sorte de lésion. Mais là, comme dans les autres variétés de plaies, l'élément infectieux joue un rôle important.

B. Les *plaies par instruments tranchants* sont beaucoup plus dangereuses que les précédentes ; tantôt la plaie est simple, tantôt il y a abrasion et perte de substance d'une portion de l'organe. Ces traumatismes, souvent mortels, déterminent presque immédiatement des paralysies plus ou moins limitées de la motilité, de la sensibilité ainsi que des troubles intellectuels. D'autres fois, surtout lorsque la plaie est nette, les phénomènes du début sont relativement légers ou nuls ; c'est seulement après quelques jours que les accidents et les complications ordinaires surviennent. Signalons entre autres les paralysies, la méningo-encéphalite, la hernie du cerveau, qui seront étudiées plus loin. L'hémorrhagie primitive, due aux vaisseaux méningés sectionnés, n'est pas toujours facile à arrêter, et il est parfois peu commode, ainsi que nous avons pu le constater, de faire la ligature dans la plaie ; un fait observé par ROUTIER (Acad. méd., juin 1890) en est la preuve.

Les exemples de plaies du cerveau guéries avec ou sans perte de substance ne sont pas absolument rares dans les annales de la chirurgie ; tous nos chirurgiens d'armée, LARREY, BAUDENS, entre autres, en ont rapporté des exemples. Comment se fait la cicatrisation en pareille circonstance ? Les notions les plus précises que nous possédions à cet égard sont dues à BOUCHARD et HAYEM ; ici, comme dans la plupart des parenchymes, c'est la trame du cerveau, la névroglie, 'qui prolifère et fournit les matériaux de la cicatrice fibreuse, tandis que les éléments nerveux disparaissent par régression dans une zone peu étendue. Le même phénomène a lieu dans le cas de plaies exposées du cerveau ; peu à peu les méninges se soudent, la surface du cerveau devient le siège de fines granulations qui constituent des bourgeons charnus, et la cicatrisation se fait de la périphérie au centre. Ces plaies présentent des battements isochrones à ceux de la respiration.

Le premier soin du chirurgien sera de rendre la plaie aseptique, de simplifier le foyer, d'enlever les esquilles qui sont libres ou implantées dans l'organe, d'arrêter l'écoulement de sang, de raser le cuir chevelu au pourtour, et, si c'est possible, de faire la réunion des lambeaux et le drainage. — Si la réunion est impossible, il faudra exercer une douce compression pour obvier à la hernie cérébrale. Dans tous les cas, les précautions les plus rigoureuses devront être prises pour prévenir les complications infectieuses.

C. *Plaies contuses.* — Leur histoire a été faite à propos des fractures du crâne. Parmi les plus communes, citons les plaies par armes à feu, qui détruisent la substance cérébrale et exposent, lorsqu'elles ne sont pas immédiatement mortelles, à toutes les complications qui feront l'objet de chapitres spéciaux. Elles peuvent néanmoins guérir, mais pas ordinairement avec l'intégrité des fonctions de l'organe.

Les *plaies du cervelet* donnent accidentellement lieu à des troubles physiologiques fort curieux. Tels sont, entre autres, la perte de la coordination des mouvements et le vertige rotatoire. J.-D. LARREY, QUESNOY, etc., à la suite de coups de feu qui intéressaient le cervelet, ont constaté un priapisme effréné chez leurs malades. Le blessé algérien dont parle QUESNOY se masturbait d'une manière irrésistible pendant les vingt-quatre heures qui précédèrent la mort.

Nous ne saurions insister ici sur les *plaies de la moelle allongée ;* comme les précédentes, elles sont rapidement mortelles, et ce n'est que dans un petit nombre de cas qu'on a pu noter des troubles dus aux lésions du nerf vague, des pyramides : la glycosurie, l'hémiplégie, etc. Un certain nombre de blessés meurent par le poumon (NAVARRE, FALK), sans doute par suite de la lésion pneumogastrique. Ces questions ont été soigneusement exposées par BERGMANN (1880).

§ 2. — Commotion. — Compression. — Contusion de l'encéphale.

La masse encéphalique peut être le siège de lésions multiples, s'accompagnant de troubles fonctionnels graves qu'on a attribués à la *commotion,* à la *compression* ou à la *contusion*. Les limites qui séparent ces divers états pathologiques ne sont pas toujours faciles à établir.

1° COMMOTION

Bibliographie. — LITTRÉ, *Hist. de l'Acad. des sciences*, 1705, p. 54. — J.-L. PETIT, *Traité des mal. chirur.*, Paris, 1773. — BICHAT, *J. de chir. de Desault*. 1792, t. IV. — GAMA, *Traité des plaies de tête*. — FANO et CHASSAIGNAC, *Bull. de la Soc. de chir.*, 1853, t. III, p. 16 et 209. — SCHUBERT, *Med. Zeitung*, 1857, t. XXV, p. 52. — ALQUIÉ, *Gaz. méd. de Paris*, 1865. — FISCHER, in *Sammlung Volkmann klin. Vortræge*, n° 27, 1871.—BOUCHUT, *Comptes rendus de l'Acad. des sc.*, t. XCI, p. 102, 1875. — PANAS, *Ibid.*, 1876, p. 182. et *Union médicale*, 1876, p. 740. — KOCH. u. FILEHNE, *Arch. de Langenbeck*, 1874, t. XVII, p. 190. — IRWIN, *Amer. J. of M. Sc.*, avril 1876. — DUPLAY, *Leçons sur les traumat. céréb.*, Paris, 1883. — M. BREITUNG. (*Centr. f. ch.*, 1885, n° 49.)— QUINQUAUD, *Soc. biol.*, 1887. —ALBERT, *Soc. des méd. de Vienne*, 1887.
Thèses de Paris. — 1808, REPIQUET. — 1834, MOUNIER. — 1864, FERRY DE LA BELLONE. — 1869, LAJOUX. — 1878, DURET.
Thèses de Bordeaux. — 1887, P. SUDRE. — 1888, WALLOT.

Définition. — La commotion du cerveau est un accident plus facile à concevoir qu'à définir (*Compendium*); elle n'a pas été comprise de la même manière aux diverses époques. Jusqu'au xviiie siècle et à l'ancienne Académie de chirurgie, son sens n'avait rien de précis; les chirurgiens employaient ce mot pour désigner l'ensemble des troubles fonctionnels qui succèdent aux traumatismes de la tête. LITTRÉ et J.-L. PETIT la distinguent de la compression du cerveau. Puis, grâce aux travaux de BOYER, DUPUYTREN, SANSON, elle fut isolée de la contusion, et jusqu'à ces dernières années on a continué à la décrire comme une sorte de lésion *sine materiâ*, un ébranlement moléculaire de la pulpe nerveuse. Des recherches récentes de FISCHER, DURET, il résulte que la commotion est le premier degré de la contusion, qu'elle s'accompagne de troubles de la circulation encéphalique, peu appréciables quand ils sont compatibles avec la vie, beaucoup plus accentués lorsque la commotion se termine par la mort, d'ailleurs exceptionnelle dans la commotion vraie (BREITUNG).

La distinction en commotion *directe* et *indirecte*, admise par les auteurs, n'a pas une grande valeur, car le mécanisme de sa production reste le même; il s'agit toujours d'une violente secousse imprimée aux organes encéphaliques. La commotion est fréquente après tous les traumatismes de la tête, qu'il y ait ou non lésion de la boîte crânienne.

Anatomie et physiologie pathologiques. — En réalité, il n'existe aucune lésion de la commotion cérébrale, et l'on est tenté encore aujourd'hui de dire, avec PARÉ, que la commotion est un « esbranlement ou escousse » du cerveau. Sur la foi d'autopsies de LITTRÉ, SABATIER, DUPUYTREN, on avait admis, sans grandes preuves, que la lésion consistait en un simple tassement des cellules du cerveau. Mais déjà BICHAT se demande comment les autopsies ont été faites, et NÉLATON n'admet pas ce tassement cérébral. Les auteurs du

Compendium voient volontiers dans la commotion un trouble neuro-vasculaire analogue à celui produit par une émotion violente.

Pour DUPLAY, la commotion est due à une *ischémie* cérébrale plus ou moins persistante ; c'est aussi l'opinion de FISCHER qui admet une *paralysie réflexe* des vaisseaux de l'encéphale. Les expériences de BERGMANN et de BECK semblent apporter quelque crédit à cette hypothèse. Aujourd'hui cependant, on tend à admettre que, dans les formes graves de la commotion, il y a toujours de véritables lésions.

Une des altérations les plus fréquentes, mentionnée par NÉLATON, SANSON, consiste dans un piqueté hémorrhagique, rapporté à des apoplexies miliaires que LAUGIER croyait localisées dans les couches corticales. C'est assurément FANO qui, l'un des premiers, rattacha les lésions des vaisseaux sanguins à la commotion, qu'il confondait avec la contusion. Ces lésions, consistant dans des épanchements sanguins de la base et péribulbaires, ont été souvent retrouvées depuis et en particulier par DURET.

Si les connaissances anatomiques sont encore défectueuses, les interprétations sont également très hypothétiques, bien qu'on ait fait de grands progrès dans ce sens. Il suffisait aux chirurgiens du siècle dernier de savoir que l'ébranlement se propageait au cerveau ; GAMA montra que les coups portés sur un matras de verre rempli de gélatine retentissaient sur toute la masse, et crut ainsi rendre compte de la commotion. On s'adressa ensuite à l'expérimentation sur les animaux, depuis la grenouille jusqu'aux quadrupèdes ; mais la difficulté était d'éviter les graves désordres qui compliquaient le problème. H. FISCHER n'y était pas parvenu ; KOCH et FILEHNE crurent avoir atteint ce but en martelant le crâne d'animaux à petits coups répétés et rapides ; malheureusement de semblables expériences diffèrent trop du choc brusque ordinaire pour avoir une réelle valeur.

Pour DURET, le liquide céphalo-rachidien, qu'on avait jusque-là considéré comme protecteur de l'encéphale, joue le rôle principal dans la production de la commotion. Lorsqu'un traumatisme intéresse le crâne, il se forme au niveau du point frappé un cône de dépression et à l'extrémité opposée un cône de soulèvement de la voûte. Le liquide céphalo-rachidien afflue subitement au niveau du cône de soulèvement pour combler le vide produit, et cet afflux s'accompagne de la rupture des petits vaisseaux de la région. De plus, le liquide tendant à refluer vers les cavités centrales de l'encéphale, à travers l'aqueduc de Sylvius, vient s'engouffrer dans l'entonnoir que lui présente le quatrième ventricule. Il en résulte une distension, et, dans les cas graves, un éclatement qui intéresse souvent le bulbe ; dans les cas légers, les lésions peuvent faire défaut ; les accidents qui se produisent sont dus à l'action du flot de percussion sur les corps restiformes. Ce serait l'irritation de ces derniers organes qui engendrerait une contracture vasculaire réflexe et l'anémie de la substance cérébrale. Un peu plus tard, la contracture fait place à la paralysie vasculaire, à l'anémie succède la congestion. Deux périodes cliniques répondent à ces deux états successifs de la circulation cérébrale.

La *première période* comprend deux phases : 1° la *phase spasmodique* ou

tétanique, caractérirée par la syncope cardiaque et respiratoire, d'une durée
de quelques secondes à quelques minutes, l'élévation de la température centrale, le pouls fort, la respiration faible. Elle porte aussi bien sur les muscles de la vie végétative que sur les muscles de la vie de relation et reconnaît pour origine une irritation des corps restiformes ; 2° la *phase para-*
lytique, qui s'annonce par la somnolence, le sopor, le coma, l'accélération
de la respiration, la lenteur et la faiblesse du pouls, l'impuissance musculaire, l'abaissement de la température centrale ; elle est due à la paralysie
vaso-motrice.

La *deuxième période* résulte de la réaction congestive et inflammatoire.

En dehors de ces troubles fonctionnels dus à l'action du flot de percussion
des centres, on voit encore d'autres troubles localisés qui sont la conséquence des lésions circonscrites au niveau du cône de soulèvement. Ils sont
d'ordre irritatif ou dépressif (contractures ou paralysies localisées, hémiplégie, monoplégies, convulsions partielles) et peuvent être considérés comme
le résultat du contre-coup. On conçoit, d'ailleurs, que les effets du choc
varieront un peu suivant le point du crâne vulnéré ; dans les chocs frontaux,
le retentissement est ordinairement basilaire, protubérantiel et bulbaire,
parfois même médullaire. Dans les chocs temporaux ou latéraux, on observe
des troubles fonctionnels de l'hémisphère du côté opposé ; enfin les chocs
occipitaux retentissent sur les lobes frontaux et le bulbe. Les expériences de
Bochefontaine confirment en partie l'interprétation de Duret ; cet auteur
fait jouer aux corps restiformes le rôle principal dans le mécanisme de la
commotion, parce qu'il n'a pas retrouvé les lésions du quatrième ventricule.
Mais pourquoi dans un cas se produirait-il une commotion, dans l'autre
une contusion du cerveau? La commotion est-elle le résultat de l'action d'un
choc léger, la contusion le résultat d'un choc plus violent? En d'autres
termes la commotion n'est-elle que le premier degré de la contusion, comme
semblent l'admettre la plupart des auteurs modernes?

A. Bouchard (de Bordeaux) est arrivé par le raisonnement à la théorie
suivante, basée sur les mouvements du liquide céphalo-rachidien.

Cet auteur admet que la boîte crânienne se trouve soumise à des alternatives d'expansion et de retrait du liquide céphalo-rachidien, alternatives qui
correspondent aux contractions du cœur et aux mouvements respiratoires.
Si donc un choc porte sur la paroi crânienne au moment de l'ascension du
liquide, celui-ci, étant incompressible, doit transmettre intégralement et dans
tous les sens le choc qui lui est communiqué par l'intermédiaire de la paroi
crânienne. « En vertu de ce principe, le liquide intra-ventriculaire et le
liquide circonférentiel seront soumis à la même pression, qui ne sera, par
suite, exagérée en aucun point, mais l'influence de cette pression se fera
sentir sur l'ensemble du système, ce sera une *commotion* dans laquelle les
chocs seront les mêmes des deux côtés, et porteront sur les lobes antérieurs
et postérieurs, ainsi que sur la région motrice. »

« Les conditions seront-elles les mêmes au moment de la descente du
liquide? Évidemment non. A ce moment, la périphérie cérébrale ne sera
plus garantie par la couche liquide, la surface des hémisphères sera en con-

tact direct avec la paroi, et le choc porté sur celle-ci se transmettra directement au point correspondant de la substance nerveuse, d'où *contusion*. »
Traité de pathologie externe, t. II, p. 47, 1888.

Les expériences de SUDRE, faites sous la direction de BOUCHARD dans les
laboratoires de Bordeaux, auraient pleinement justifié cette hypothèse que
nous nous bornons à signaler.

Symptômes. — La commotion est légère ou grave; dans ce dernier cas, elle
peut être foudroyante.

1° *Commotion légère.* — Après le coup ou la chute, le blessé éprouve une
défaillance indicible; il se sent fléchir sur les jambes, ses bras sans force
pendent inertes, ses yeux sont éblouis, ses oreilles tintent, et pendant un
instant il n'a plus conscience de lui-même. Le visage est blême, l'œil fixe, la
paupière immobile, la respiration s'arrête presque complètement, le pouls
est lent et dur. Ces symptômes durent quelques minutes, même un quart
d'heure, une demi-heure; puis le malade revient à lui, il semble se réveiller,
le pouls devient plus rapide et plus faible, la respiration profonde. Quelques
douleurs de tête, un sentiment de lassitude sont parfois les seuls symptômes
persistants. On a noté exceptionnellement le diabète sucré ou insipide et
même l'albuminurie qui seraient la conséquence d'une lésion localisée de
l'encéphale.

2° *Commotion grave.* — Immédiatement après le coup, le blessé tombe
dans le coma et la résolution, comme dans un profond sommeil : insensibilité absolue, perte de connaissance, pâleur extrême de la face, respiration à
peine perceptible, ralentissement notable des battements du cœur (40 à 60
pulsations à la minute) qui sont irréguliers, pupilles tantôt contractées,
tantôt dilatées, extrémités froides, tels sont les principaux symptômes qui
se terminent rapidement par la mort dans les cas très graves. On observe
encore assez souvent l'issue involontaire des matières fécales ou des urines,
symptôme d'un pronostic très fâcheux; les boissons introduites dans la
bouche ne sont pas dégluties, l'irritation de la pituitaire ne détermine
aucun réflexe. Lorsque la terminaison a lieu par résolution, après une durée
de plusieurs heures à quelques jours, tous ces troubles fonctionnels diminuent. En provoquant de fortes irritations, on produit quelquefois de
légers réflexes inconscients; le blessé retire le membre pincé, se retourne,
pousse un soupir pour retomber immédiatement dans sa torpeur. Insensiblement le malade revient à lui; à la période de dépression succède celle
d'exaltation et de réaction. L'hébétude persiste néanmoins assez longtemps,
la mémoire de ce qui s'est passé fait absolument défaut, et parfois même
il reste quelque trouble dans les facultés intellectuelles. On cite le cas
exceptionnel de MABILLON, chez qui la commotion a pu amener, dans
la suite, une suractivité intellectuelle qui n'existait pas avant le traumatisme.

En terminant, hâtons-nous d'ajouter que la commotion pure est rare, et
qu'elle est souvent liée à des destructions partielles de l'encéphale où à d'autres complications qui ne permettent pas de reconnaître ses symptômes
et sa marche.

Diagnostic. — Le diagnostic de la commotion cérébrale est un problème souvent difficile qui comporte la solution de plusieurs questions.

Le blessé est dans un coma plus ou moins profond, et le premier point à résoudre est de savoir quelle est la nature de cet état comateux. Est-ce le coma de l'ivresse simple, de l'épilepsie, est-il produit par le diabète ou l'albuminurie? Ce sont là autant de questions que pourront trancher l'étude attentive des commémoratifs et l'analyse minutieuse des autres symptômes. Si l'on reconnaît que le coma est dû à une lésion cérébrale, il faudra encore se demander s'il est la conséquence d'une apoplexie résultant d'une hémorrhagie ou d'un ramollissement cérébral. Dans ce cas, la chute sur le crâne a été consécutive à la lésion cérébrale, et non la lésion cérébrale consécutive à la chute. Mais souvent le diagnostic ne peut être fait et l'autopsie seule permet de reconnaître la véritable cause.

Enfin, s'il est démontré que c'est bien la chute sur le crâne qui est la cause de tous les accidents, il restera, pour parfaire le diagnostic, à déterminer s'il s'agit d'une simple commotion cérébrale ou s'il ne s'ajoute pas un certain signe de contusion ou de compression. Comme on le verra plus loin, ce diagnostic est souvent encore bien difficile.

Traitement. — Quel que soit le degré de la commotion, le premier soin consistera à relever le blessé, à le coucher dans un lit, à le réchauffer et à le rappeler à la vie par des frictions excitantes. Toute la thérapeutique doit être subordonnée à l'état du cœur, qu'il faut ranimer quand il bat trop lentement ou irrégulièrement (sinapismes, éponges chaudes dans la région précordiale); on a encore à cet effet préconisé l'injection de quelques milligrammes d'atropine; les irritations de la pituitaire ou de la muqueuse digestive, si communément employées, ne réussissent qu'autant que la commotion est légère. Bergmann préfère des injections successives d'éther ou d'huile camphrée.

Dès que la réaction commence, il faut chercher à modérer son intensité par l'emploi de purgatifs répétés; les émissions sanguines ne sont indiquées que chez les individus pléthoriques. Signalons encore les compresses froides sur la tête, la glace, les vésicatoires, que Desault conseillait déjà et que Pirogoff vante également.

2° COMPRESSION CÉRÉBRALE

Bibliographie. — J.-L. Petit. *Traité des malad. chirurg.*, Paris, 1773 et 1790, t. Ier. — A. Cooper, *Lectures on the Principles and Practice of Surgery.* — Serres, *Nouv. div. des apoplexies; Ann. méd. chir. des Hôp.*, 1819, p. 256. — Flourens, *Arch. gén. de méd.*, 1831, t. XXV, p. 133. — Gama, *Traité de l'encéphalite.* — Malgaigne, *Gaz. méd. de Paris*, 1836. — Althann, Dorpat, 1871. — Pagenstecher, *Experim. u. Gehirndruck*, 1871. — Duret, Thèse de Paris, 1878. — Bergmann, *Billroth et Lucke*, 1880; Lief. 30 (Bibl.). — Charcot et Pitres, *Revue de méd.*, 1883. — Bergmann, *Centralb. f. chir.*, 1885. — De Schultens. *Anal. Rev. de chir.*, 1886.

Voir également les Bibliographies des Fractures et des Épanchements.

C'est seulement au siècle dernier qu'on a séparé la compression cérébrale de la commotion ; l'honneur en revient à l'ancienne Académie de chirurgie (J.-L. Petit, Verduc), mais à cette époque on n'avait guère en vue que les épanchements sanguins. Les recherches plus récentes d'A. Cooper, de Flourens, Traube, Althann, Duplay, Duret, etc., permettent d'étudier à un point de vue plus général les phénomènes de compression cérébrale. Nous devons ajouter que l'existence de la compression cérébrale a été presque mise en doute par Desault, Gama et Malgaigne.

Il y a compression du cerveau toutes les fois que la capacité de la cavité crânienne diminue. Comme Bergmann l'établit, elle peut résulter : 1° de la diminution de la cavité par le fait d'une déformation portant sur tout le crâne (hyperostose) ou sur un seul point (fracture, exostose) ; 2° de l'augmentation de la masse du liquide céphalo-rachidien ou du volume du cerveau (œdème, hypertrophie) ; 3° de la présence de corps étrangers ; 4° d'un produit pathologique qui prend la place du cerveau (épanchement sanguin, purulent, tumeur), quelle que soit d'ailleurs son origine primitive. Or, parmi ces causes de compression, il en est qui ne sauraient nous retenir ; ce sont celles qui exercent leur influence d'une façon lente et progressive, parce qu'alors on voit se produire une résorption graduelle du liquide céphalo-rachidien ou bien une atrophie cérébrale. Les épanchements sanguins et purulents, les fractures avec enfoncement sont les lésions qui déterminent habituellement la compression.

Physiologie pathologique. — A. Cooper eut l'idée de comprimer le cerveau d'un animal avec son doigt enfoncé à travers une couronne de trépan. Serres, Flourens cherchèrent à produire des épanchements sanguins en lésant quelques vaisseaux intra-crâniens. Malgaigne, faisant pénétrer de l'eau dans la cavité du crâne des chiens, constatait qu'on pouvait introduire un volume d'eau supérieur à celui du cerveau et injecter 1/4 à 1/6 du volume de la cavité avant la mort ; il en conclut à tort que « la compression sans blessure du cerveau n'est pas dangereuse ». Plus récemment, Leyden a étudié les troubles produits par des pressions progressives qu'il mesurait à l'aide d'un manomètre ; Pagenstecher, dans ses expériences, s'est mis à l'abri de l'absorption, en injectant un mélange de cire et de suif entre le crâne et la dure-mère. Ces recherches ont été reprises par Duret, au savant travail duquel nous ferons de larges emprunts.

Tout corps comprimant, liquide ou solide, agit de deux façons différentes sur l'encéphale : 1° directement à l'endroit comprimé ; 2° sur toute la masse myélencéphalique par l'intermédiaire du liquide céphalo-rachidien. Cette dernière action se produit ici comme pour la commotion. Dès que la cavité crânienne est comprimée, le liquide fuit dans ses réservoirs, remplit les espaces rachidiens et sa tension augmente. Il en résulte que les sinus ainsi que les capillaires de l'encéphale sont comprimés, et l'anémie commence lorsque la tension du liquide est supérieure à celle du sang. Des expériences variées, consistant en injections liquides ou coagulables dans la cavité arachnoïdienne, entre le crâne et la dure-mère, en compressions mécaniques avec des solides, ont permis à Duret de démontrer qu' « une compression exercée en un point quelconque à la surface des hémisphères cérébraux peut produire l'anémie générale des centres nerveux en y suspendant le cours du sang ». La mort arrive rapidement dès que cet équilibre est rompu, mais auparavant les troubles fonctionnels augmentent à mesure que la pression s'élève.

Il était intéressant d'évaluer la diminution de capacité du crâne humain nécessaire pour produire des phénomènes de compression. Déjà PAGENSTE-CHER, dans ses expériences sur les chiens, avait signalé des différences individuelles assez sensibles, et BERGMANN s'appuie sur ce fait pour expliquer celles que l'on observe chez l'homme dans des conditions identiques. Cependant on a évalué de 37 à 40 centimètres cubes la quantité dont on peut diminuer la cavité crânienne sans occasionner de troubles cérébro-médullaires, en supposant un épanchement entre le crâne et la dure-mère. Dans ces conditions, un corps de 110 à 112 centimètres cubes amène la mort; tous les chiffres intermédiaires représentent les lésions diverses et croissantes de la compression cérébrale (somnolence, dépression intellectuelle, résolution générale, etc.). DURET est arrivé à des résultats différents pour les compressions intra-arachnoïdiennes; 120 à 130 g. de sang ne déterminent pas encore de phénomènes compressifs, tandis que 240 à 250 g. amènent la mort en quelques heures.

L'excès de pression produit deux sortes de phénomènes : 1° des troubles cérébraux ; 2° des troubles bulbo-médullaires.

A. Les signes de la compression générale hémisphérique sont des troubles de l'intelligence, de la motilité et de la sensibilité. Une pression modérée ne détermine qu'une diminution de ces facultés (1er degré). La pression est-elle plus forte, on constate la somnolence, la résolution musculaire, l'anesthésie progressive (2e degré). Avec les pressions très fortes il y a abolition momentanée de ces fonctions.

B. Les troubles bulbaires se traduisent par la diminution des actes réflexes; le ralentissement du pouls (sauf au moment de la mort où il s'accélère), de la respiration, l'abaissement de la température.

Troubles locaux. — On a vu plus haut qu'ils résultaient de l'action directe des liquides ou des solides, au niveau du point comprimé. Les expériences de PAGENSTECHER, DURET, démontrent que cette action reste localisée à l'écorce ou s'étend aux faisceaux de l'expansion pédonculaire et au bulbe, suivant l'intensité et le siège de la compression. Dans les cas où la pression est limitée aux couches superficielles de l'écorce, les symptômes d'ordre irritatif ou dépressif sont localisés particulièrement au niveau de la zone motrice, de chaque côté du sillon de Rolando. La compression est-elle plus forte, dépasse-t-elle l'écorce, le cerveau est alors comprimé sur la base, et l'on observe l'hémiplégie dans les cas de compression antérieure et l'hémianesthésie si la compression s'exerce sur les lobes postérieurs. Il est évident que si cette compression localisée est encore plus énergique, le bulbe se trouvera comprimé et qu'il en résultera une anémie rapide de cet organe, l'arrêt de la respiration et du cœur, c'est-à-dire la mort.

Les troubles par lesquels se traduit la compression cérébrale sont donc généraux ou locaux, les premiers sont dus au choc du liquide céphalo-rachidien sur le myélencéphale, les seconds trahissent la compression d'une région plus ou moins étendue du cerveau. Ces symptômes se présentent sous deux formes bien distinctes :

1° *Phénomènes irritatifs.* — A ce groupe appartiennent les premiers signes de la congestion cérébrale : agitations, insomnie, délire, convulsions partielles ou générales, toniques ou cloniques, hyperesthésie, contractures. Le facies du patient est assez caractéristique, le visage est rouge, les pupilles dilatées; les temporales et les carotides sont le siège de battements énergiques, et presque toujours, d'après Kœnig, on observerait une céphalée intense et des vomissements. Il existe d'ordinaire un ralentissement manifeste du pouls, qui est plein, dur, et donne à peine de 40 à 50 pulsations par minute. Treub (*Centralb. f. chir.*, 1885) a noté une grande variation dans la fréquence du pouls, suivant que le malade est couché ou assis. Ainsi, un malade qui, dans la position horizontale, avait 48 pulsations par minute, arrivait à 72 dans la station verticale. Ce ralentissement, absolument indépendant de la température du corps, est dû à une irritation des nerfs vagues. La période d'excitation est de courte durée, elle ne tarde pas à faire place à une dépression plus ou moins accentuée.

2° *Phénomènes dépressifs.* — Les phénomènes de cet ordre donnent lieu à toute une série de troubles. Ce sont : 1° la somnolence, la perte de connaissance, le sopor, le coma, qui traduisent la dépression des facultés intellectuelles; 2° les paralysies, monoplégies, l'hémiplégie, la résolution musculaire générale, signes de la dépression des facultés motrices; 3° la sensibilité obtuse, l'hémi-anesthésie, l'anesthésie, signes de troubles dépressifs de la sensibilité.

Le patient, indifférent à tout ce qui se passe autour de lui, est étendu immobile; les excitations extérieures parviennent avec peine à le tirer de la torpeur dans laquelle il retombe aussitôt, après quelques réponses brèves, mais justes. La respiration est forte, stertoreuse, les pupilles sont dilatées, il y a incontinence ou rétention des matières fécales ou de l'urine.

A ces symptômes de paralysie diffuse, s'ajoutent parfois, en particulier dans les fractures avec enfoncement ou dans les cas d'hémorrhagie cérébrale, des paralysies localisées à un groupe de muscles ou à toute une moitié du corps, suivant l'étendue de la partie cérébrale comprimée; de là, d'excellents signes de compression. En effet, nos connaissances sur les localisations des centres moteurs en tel ou tel point des hémisphères cérébraux serviront, dans le cas de paralysie de tel ou tel groupe de muscles, à déterminer le point précis de la compression. Grâce aux recherches de Broca, Hitzig, Charcot, Pitres, nous savons que les centres corticaux moteurs sont distribués de la façon suivante : 1° à la paralysie des *deux membres d'un côté*, la face restant indemne, correspond la lésion de la moitié supérieure des circonvolutions ascendantes ou du lobule paracentral; 2° à la paralysie d'une *moitié de la face et du membre supérieur du même côté* correspond la lésion de la moitié inférieure des mêmes circonvolutions; 3° *la partie inférieure de la face* est régie par l'extrémité inférieure des deux circonvolutions et plus spécialement de la frontale ascendante; 4° *le centre moteur pour le bras* occupe le tiers moyen de la frontale ascendante; 5° la région corticale qui préside aux mouvements du *membre inférieur* est le lobule paracentral.

Tantôt la compression atteint d'emblée son maximum quand il s'agit par exemple d'une fracture avec enfoncement, tantôt elle est progressive, comme nous le verrons à propos des épanchements sanguins intra-crâniens. Il est aussi des cas où une compression évidente du crâne ne se manifeste par aucun symptôme; d'autres fois, les accidents cessent peu à peu (fait de Coley, cité par Bergmann). Cependant, d'une façon générale, la compression se termine souvent par la mort quand elle est suffisante pour produire l'anémie encéphalique et bulbaire. Si l'anémie est légère, passagère, les troubles généraux diminuent insensiblement et les symptômes localisés persistent seuls; nous allons voir que, dans ces conditions seulement, l'indication de l'intervention devient rationnelle.

Diagnostic. — Il comporte la solution de plusieurs problèmes de la plus haute importance; il faut déterminer : 1° s'il y a compression, si celle-ci est simple ou plus ou moins compliquée de commotion et de contusion; 2° en quel point siège le foyer de compression; 3° quelle est sa nature, ou, ce qui revient au même, par quoi elle est produite.

1° Or, la première question est très épineuse, car la compression produit fréquemment des troubles généraux dus au choc rachidien, comme dans la commotion, et ces troubles généraux sont tels qu'ils masquent les symptômes de la compression locale. Un homme tombe sur la tête, se brise le crâne; il perd immédiatement connaissance et reste pendant douze ou vingt-quatre heures dans le coma. Y a-t-il eu commotion, compression, contusion? Il n'est pas possible de rechercher les foyers localisés de compression, puisque la résolution et l'insensibilité sont totales. Ce n'est qu'après la disparition des phénomènes généraux qu'on pourra observer les monoplégies, l'hémiplégie; le stertor lui-même, considéré par nombre d'auteurs comme un excellent signe de compression, indique seulement une compression intense des centres.

« 2° La recherche des foyers de compression est une chimère qu'il faut abandonner », disait Verneuil (1868). Aujourd'hui cette recherche est possible dans une certaine mesure, grâce à la découverte des localisations cérébrales; mais elle ne peut être sérieuse et réelle qu'autant qu'il existe des phénomènes localisés circonscrits. Ordinairement le point d'application de l'agent vulnérant est facile à trouver, et l'étude de la topographie du cerveau ne fait qu'ajouter une donnée de plus; d'autres fois il n'existe pas de lésion des parties molles et en dehors des signes qui donnent une présomption, l'ecchymose, la douleur localisée, l'existence d'une dépression, il faudra tenir grand compte des localisations.

3° Quant à la nature de l'agent de la compression, il peut être déterminé jusqu'à un certain point par les commémoratifs, l'examen de la blessure et le mode de production des accidents. L'enclavement d'un corps étranger dans une plaie du crâne suffit souvent à expliquer les phénomènes de compression; il en est de même des enfoncements; dans ces cas, d'ailleurs, les symptômes présentent immédiatement toute leur acuité. Les choses se passent un peu différemment pour les épanchements sanguins, car assez souvent leur évolution est lente, et ce n'est qu'un certain temps après le traumatisme que les accidents apparaissent avec une marche progressive.

Traitement. — Les indications générales sont les mêmes dans tous les cas; il faut faire cesser la compression. Maintes fois, dans les expériences comme en clinique, on a vu les accidents disparaître rapidement après l'extraction d'un corps étranger, d'une esquille, l'évacuation d'un foyer sanguin. Mais ce sont surtout les phénomènes localisés qui sont aussi promptement amendés; l'action du chirurgien sur les troubles généraux est beaucoup plus incertaine.

Sans entrer dans tous les détails de l'opportunité de l'intervention et du trépan en particulier, nous dirons que, parmi les chirurgiens, les uns interviennent alors que les symptômes généraux existent et même dans le coma (Lucas-Championnière). La plupart cependant attendent que les phénomènes généraux soient dissipés et qu'on puisse apprécier le siège de la compression locale. A quel parti faut-il nous rattacher? Sans doute la trépanation est aujourd'hui peu dangereuse, sans doute le chirurgien court le risque de diminuer l'anémie cérébrale en même temps qu'il pourra lever une compression localisée; mais il se peut que le foyer de compression fasse défaut, qu'il y ait une simple commotion ou une destruction partielle de l'organe, c'est-à-dire une contusion et, dans ce cas, l'opération est pour le moins inutile. On se mettra à l'abri de ces reproches sérieux en suivant la seconde manière de faire. Les indications et les contre-indications seront étudiées à propos des corps étrangers et des épanchements sanguins.

En dehors de l'intervention, les autres indications consistent à favoriser la circulation veineuse, à diminuer l'anémie cérébrale, à relever le cœur au début, à faciliter ensuite la résorption du liquide céphalo-rachidien (Bergmann) par les purgatifs et les drastiques. Plus tard, on aura recours aux sangsues aux apophyses mastoïdes par la méthode de Gama, bien que ces émissions sanguines soient proscrites par Stromeyer. — Pirogoff, Bergmann et les chirurgiens français recommandent les compresses froides, la glace sur la tête pour prévenir les accidents consécutifs. Enfin la méthode antiseptique fera la base de la thérapeutique locale.

3° CONTUSION DU CERVEAU

Bibliographie. — Dupuytren, *Leçons orales de cliniq. chir.*, 1837, 2ᵉ édition, t. VI. p. 170. — Boinet, *Arch. gén. de méd.*, 2ᵉ S, t. XIV et XV, 1837.—Pirogoff, *Ann. d. Dorpat Klinik*, 1839, Bd. II, p. 64. — Hutchinson, *Med. Times*, 1866, vol. Iᵉʳ, p. 120, et 1868, V. 2, p. 261. — Huguenin, *Ziemmsen's Sammelwerk*, 1876, t. XI, p. 615. — Grasset, *Traité des maladies du syst. nerveux*, 1886. — Duplay et Poirier, *Progrès médical*, 1882.
Thèses de Paris, 1854, Fano. — 1860, Bauchet (Agr.). — 1872, Cahon. — 1869, Lajoux. — 1878, Duret. — 1882, G. Marchant.

Les détails dans lesquels nous sommes entrés précédemment nous permettront d'être plus bref au sujet de la contusion du cerveau, qui est connue seulement depuis Dupuytren. Nous n'aurons en vue ici que la contusion sans plaie.

Tous les traumatismes du crâne peuvent lui donner naissance, son siège n'est pas absolument limité au point d'application de la violence (contusion directe), car il est assez commun de l'observer en un point plus ou moins éloigné, quelquefois même à l'extrémité opposée du diamètre frappé (contusion indirecte, contre-contusion). Bergmann, Volkmann ont cité des cas de ce genre, et ce dernier a même avancé que souvent la contusion indirecte est plus forte que l'autre. Dans un fait présenté par Jacquet (*Soc. Anat.*, 1883), il existait une hémorrhagie méningée et des hémorrhagies corticales multiples du côté opposé au coup porté, et cela sans fracture. Ricard a rapporté un fait semblable (*Gaz. des Hôp.*, 1889). Ces particularités ne se produisent guère d'ailleurs que dans les cas où le crâne est intact et quand la violence s'est transmise intégralement au cerveau.

Les recherches de Leyden, Pagenstecher, Duret ont jeté un jour nouveau sur le mécanisme de ces contusions; l'action du liquide rachidien intervient encore ici pour expliquer les lésions éloignées du point directement contus. Il se produirait des cônes de soulèvement et une pression excentrique dans les ventricules. Cela nous amène à répéter ce que nous avons déjà avancé au sujet de la commotion, à savoir qu'il n'y a pas de différence absolue entre les divers traumatismes cérébraux, et que la commotion peut être considérée comme le premier degré de la contusion.

Anatomie pathologique. — Les lésions caractéristiques de la contusion du cerveau, quel qu'en soit le degré, sont la rupture des capillaires de la couche corticale de l'organe et la production de petits foyers hémorrhagiques, les uns très petits (piqueté hémorrhagique), les autres plus volumineux, en nappe à la surface ou formant un épanchement dans l'épaisseur de l'organe. D'un autre côté, ces ruptures déterminent la destruction partielle du tissu cérébral dont les éléments, dissociés, réduits en bouillie, forment une matière brunâtre qu'on peut délayer sous un petit filet d'eau. C'est avec la gradation insensible de ces lésions qu'on a établi deux ou trois degrés, factices d'ailleurs, dans l'échelle de gravité des lésions de la contusion. Il faut ajouter que les méninges sont souvent déchirées elles-mêmes, puisque les lésions signalées par Duret du côté du bulbe, des ventricules, etc., ont été observées maintes fois et attribuées à la contusion seule.

Symptômes. — Dupuytren, Sanson, Nélaton, sans être parfaitement d'accord sur l'existence des symptômes primitifs, n'en considéraient pas moins la contusion comme une affection spéciale, une sorte d'entité morbide dont ils décrivaient les symptômes propres. Or, les recherches récentes sont quelque peu en contradiction avec cette manière de voir ; à l'exemple de Rosen, Bergmann, Duplay, il est permis de considérer la contusion comme une affection locale, et au lieu de dire qu'il y a contusion du cerveau, il serait préférable de préciser la partie atteinte. L'étude plus exacte des localisations permettra certainement de substituer cette interprétation à l'ancienne.

En conséquence, dans toute contusion de telle ou telle partie du cerveau, il se produit tout d'abord les symptômes de commotion ou de choc rachidien; ce sont des troubles de l'intelligence, de la motilité et de la sensibilité, qui peuvent être assez intenses pour engendrer le coma; mais on observe en outre, et souvent un temps très court après le traumatisme, des contractures généralisées ou localisées, des mouvements convulsifs, de l'épilepsie, la contracture d'une pupille, tous phénomènes dus à l'irritation de la substance cérébrale au niveau du point contus et à la diffusion du sang à la périphérie de la lésion. Ce serait d'ailleurs une erreur de croire que les symptômes irritatifs soient constants et existent seuls; la destruction d'un foyer très limité du cerveau amène inévitablement des paralysies du mouvement, du sentiment, ou d'autres troubles très localisés, tels que l'aphasie.

Au bout de cinq à six jours, la persistance et l'aggravation des troubles moteurs sensitifs, jointes à l'apparition de la fièvre, indiquent le début de la méningo-encéphalite.

Diagnostic. — Est-il possible de reconnaître l'existence d'un foyer de contusion du cerveau? Peut-on distinguer les symptômes qui l'accompagnent de ceux de la commotion ou de la compression? C'est assurément l'un des problèmes les plus ardus de la pathologie. DUPUYTREN, qui traça le premier l'histoire de la contusion cérébrale, professait, d'après les idées de SANSON. que la contusion cérébrale n'avait pas de signes immédiats et qu'elle ne se manifestait qu'au bout de quelques jours : les auteurs du *Compendium* avaient reconnu le mal fondé de cette opinion et admis que les phénomènes irritatifs de la contracture pouvaient se manifester dès l'abord. J.-L. PETIT avait une opinion à peu près semblable à celle que professa plus tard DUPUYTREN, et il disait : Les symptômes de la *commotion* éclatent de toute leur force à l'instant même et décroissent graduellement : c'est le contraire dans la *contusion*. Tout le monde est à peu près d'accord aujourd'hui pour reconnaître que la contusion se traduit au début par des symptômes localisés; les autres troubles généraux étrangers à la contusion proprement dite relèvent du choc rachidien.

Cela admis, toutes les fois qu'on observe peu de temps après l'accident des troubles convulsifs localisés et même généralisés, il est rationnel de penser qu'il s'agit là d'un foyer de contusion avec irritation de la substance corticale. A ces phénomènes irritatifs succèdent assez souvent des symptômes dépressifs liés à l'existence des foyers de destruction.

En vain quelques auteurs, comme BOUCHUT, ont cherché à diagnostiquer la contusion cérébrale par l'observation ophtalmoscopique de la papille, fréquemment congestionnée et œdémateuse; c'est là un phénomène qui n'est nullement spécifique (PANAS, SCHVALBE) et qu'on a, avec juste raison, attribué à un épanchement de la gaine lymphatique du nerf optique.

Pronostic. — Toute contusion du cerveau est grave. La mort peut survenir dans les premières vingt-quatre heures, ou dans les jours qui suivent, par méningo-encéphalite. Mais la guérison peut s'observer; alors le foyer contus se guérit à la façon d'un foyer apoplectique et un tissu cicatriciel s'organise aux dépens de la névroglie; la transformation kystique est plus rare. Dans d'autres circonstances, au sein d'une masse cicatricielle assez lâche, on rencontre une matière jaunâtre, sorte de foyer de ramollissement dont le contenu provient du sang extravasé et des éléments nerveux eux-mêmes. Enfin la contusion localisée se termine encore quelquefois par la formation d'un abcès chronique et enkysté du cerveau. La complication la plus fréquente et la plus redoutable est certainement la méningo-encéphalite.

Traitement. — On suivra les préceptes qui ont été exposés à propos de la commotion. Lorsque les troubles généraux se sont amendés, que le pouls s'est relevé, la seconde indication est d'entraver, par tous les moyens, le développement de la méningo-encéphalite. A cet effet, la glace, les compresses froides, les saignées, les sangsues aux apophyses mastoïdes, les purgatifs, le tartre stibié rendront de réels services. Il n'y a indication de trépaner que si une esquille ou un corps étranger lèse le cerveau ; mais alors on trépane pour le corps étranger et non pour la contusion.

§ 3. — Complications des lésions traumatiques de l'encéphale.

Les principales complications des lésions traumatiques de l'encéphale sont : 1° la présence des corps étrangers ; 2° la hernie des parties contenues dans le crâne ; 3° l'inflammation circonscrite, ou l'inflammation diffuse connue sous le nom de méningo-encéphalite ; 4°. les épanchements sanguins qui méritent une description spéciale.

Les accidents éloignés des plaies du cerveau et les indications du trépan feront l'objet d'une étude particulière.

1° CORPS ÉTRANGERS

Parmi les corps étrangers, les uns pénètrent dans la tête par un orifice naturel ; des aiguilles, des stylets, des fleurets ont pu entrer dans le crâne par la fente sphénoïdale ou le trou optique ; PAGENSTECHER parle d'une aiguille à tricoter, SOLINGEN d'une pointe d'épée. Dans des tentatives de suicide et d'homicide on a introduit des corps étrangers par les ouvertures du crâne. LARREY raconte qu'un officier s'enfonça un couteau dans le cerveau à travers la cicatrice d'une plaie d'arme à feu.

Généralement il faut un assez violent traumatisme pour faire pénétrer un instrument jusque dans le cerveau, qu'il s'agisse de lames métalliques, de pointes, de baguettes de fusil (LARREY) ou de projectiles. Enfin les corps étrangers proviennent encore des fractures esquilleuses. Il est beaucoup plus rare de voir le crâne embroché par un corps étranger fixe, comme dans le cas de J. COOPER : il s'agit d'un enfant resté suspendu à une pointe de grille sur laquelle il était tombé et qui guérit.

Jadis, à l'époque où la vitesse des projectiles était faible, les balles rondes subissaient quelquefois des déviations curieuses autour de la voûte ; LARREY en a publié des exemples classiques. Un projectile entré au niveau du front s'était arrêté près de l'occipital en contournant la cavité crânienne, entre l'os et la dure-mère.

Tantôt les corps étrangers sont logés entre la dure-mère et l'os, tantôt enclavés dans l'épaisseur des os du crâne; d'autres enfin ont pénétré dans le cerveau.

Action des corps étrangers sur la marche des plaies. — La présence des corps étrangers constitue une complication des plaies du cerveau d'une gravité exceptionnelle. Toutefois, DUPUYTREN retira d'une plaie de tête une lame de couteau dont personne ne soupçonnait l'existence; ce fait, joint à beaucoup d'autres, montre que l'influence des corps étrangers sur la marche des plaies de tête n'est pas toujours fâcheuse. Dans quelques cas, les accidents n'apparaissent pas immédiatement; le soldat dont parle LARREY, qui avait la tête traversée par une baguette de fusil, put encore marcher plus d'une lieue; un blessé de GAMA avait conservé sa connaissance malgré la présence d'une balle dans le quatrième ventricule. Ces faits exceptionnels n'infirment en rien la règle générale et la présence d'un corps étranger dans le cerveau est une complication redoutable, dont la gravité varie d'ailleurs suivant le siège de la lésion, le volume et l'état plus ou moins septique de l'objet.

Sort des corps étrangers. — L'expulsion spontanée est très rare, car le fait de MAJAULT, qui put extraire facilement un fer de flèche implanté dans la tête, mais qui était mobilisé par l'ostéite, est exceptionnel. La terminaison par fistule, assez commune, expose à des poussées inflammatoires qui compromettent la vie. LAMARTINIÈRE, JOBERT, ZINCK ont publié des cas très instructifs à ce sujet, et l'histoire de la guerre d'Amérique offre des exemples de fistules longtemps persistantes.

La tolérance absolue du cerveau pour les corps étrangers a été notée quelquefois; mais en raison même de la texture de l'organe, de ses mouvements, de sa sensibilité, cette tolérance est éminemment instable, et WARTHON, qui a réuni 316 cas de corps étrangers du cerveau, a bien montré cette particularité. Les petits corps étrangers métalliques sont mieux tolérés que d'autres. CORTESE, HARTMANN, DUMÉRIL ont cité des cas de longue tolérance.

Que deviennent les corps étrangers ainsi abandonnés? On admet qu'ils s'enkystent, et les autopsies de ZINCK (caillou), de LARREY (lame de stylet), les recherches expérimentales d'HAYEM (1868) démontrent que cette membrane kystique résulte d'une encéphalite interstitielle. Dans le cas de DUMÉRIL, l'autopsie faite longtemps après la guérison d'une plaie d'arme à feu montra « une poche membraneuse située dans le lobe moyen et suspendue par un faible pédicule, qui soutenait comme dans une sorte de hamac, une balle de plomb d'un assez fort calibre ». RICARD a observé un fait absolument identique, chez un homme qui succomba au tétanos en 1881 et qui depuis 1870 portait une balle volumineuse enkystée dans la partie antérieure du lobe temporal gauche. Chaque année, depuis sa blessure, le malade avait présenté une ou deux crises épileptiformes.

Trop souvent le corps étranger entretient des phénomènes d'irritation que l'on peut rationnellement rattacher à sa présence. Un vieux blessé de Marengo garda une esquille pendant trente ans dans le cerveau et eut presque chaque jour des accès épileptiformes ; le malade de Bonnefous (de Rodez) avait depuis trois ans dans le cerveau une lame de dix centimètres ; cet homme était idiot et épileptique. Enfin, les remarques d'Otis, les tableaux de Warthor montrent combien il faut être réservé sur le pronostic des corps étrangers. Les troubles intellectuels, l'encéphalite circonscrite (abcès) ou diffuse, l'apoplexie, sont fréquents ; un écart de régime, une excitation cardiaque vive, l'action du soleil, les émotions, la marche peuvent provoquer les accidents les plus graves et la mort. A l'autopsie on trouve une suppuration cérébrale ou méningée dont le corps étranger était devenu le point de départ. Les malades de Vollaire, Fleschut, Anel, Otis, etc., sont morts de cette façon. Hutin a pensé, d'après un fait qu'il a observé, que les corps étrangers pouvaient se déplacer quelque peu..

Traitement. — Guillaume de Salicet défendait d'extraire les corps étrangers du cerveau sous prétexte que « la nature se familiarisait avec eux ». Quesnay et les membres de l'Académie de chirurgie firent prévaloir l'exploration et l'extraction. Pendant les guerres du premier Empire, cette conduite n'est plus suivie qu'avec beaucoup de circonspection (Percy, Larrey). De nos jours, Baudens, Legouest ne se montrent pas ennemis de recherches prudentes, et de toutes les indications du trépan ce fut peut-être la seule qui ne fut pas discutée en 1867. H. Larrey n'admettait l'intervention qu'autant que le corps étranger est situé superficiellement. Depuis quelques années, il semble se faire un revirement dans les idées ; le cerveau se trouve en tête de la liste de proscription dressée par Verneuil et Tillaux; Otis déclare que l'extraction a été au moins inutile dans tous les cas où les chirurgiens américains l'ont tentée. En dehors des couches les plus superficielles des hémisphères, l'exploration doit être interdite et, à moins d'indications spéciales, il ne faut jamais explorer les plaies par instruments piquants, partant ne pas chercher à extraire le corps étranger. Bonnefous, cependant, a sauvé la vie à son malade par l'extraction. Si le corps faisait saillie au dehors, il faudrait tenter de l'extraire.

Quand le corps étranger est perdu dans l'encéphale, mieux vaut ne pas le chercher ; l'intervention n'est autorisée que dans le cas où des accidents tardifs et localisés sont susceptibles d'être amendés par l'opération. En se servant de contre-ouvertures, Larrey, Baudens ont pu extraire des balles éloignées de leur trou d'entrée. Larrey a retiré du cerveau, trente ans après la blessure, une longue esquille qui provoquait de l'épilepsie.

Il est nécessaire pour pratiquer l'extraction de débrider la plaie, d'enlever les esquilles mobiles quand il y en a, et au besoin d'appliquer une ou plusieurs couronnes de trépan à côté du corps étranger, si c'est possible, ou mieux encore d'enlever une rondelle en trépanant sans pyramide. Desport, Percy, Larrey, Jobert ont obtenu de beaux succès en suivant cette conduite.

2° HERNIE DES PARTIES CONTENUES DANS LE CRANE

a. — MÉNINGOCÈLE TRAUMATIQUE

Bibliographie. — TUFFIER, *Progrès méd.*, 1884. — S. COUNOR, *Americ. Journ. of med. scienc.*, 1884 juillet. — WINIWARTER, *Arch. de Langenbeck*, 1884. Bd. 31. p. 135. — Th. SMITH, *St-Bartholo. hospit. Reports*, t. XX, p. 233. — ALEXANDROFF, *Med. Obosrenf*, 1886, n° 4.

A la suite des plaies pénétrantes ou des fractures avec enfoncement du crâne, il se produit parfois au niveau de la blessure une tumeur de forme arrondie et dont le volume varie entre celui d'une noix et celui d'une orange. Cette masse fluctuante, parfois transparente, est animée de pulsations et réductible à la pression. On lui a donné le nom de méningocèle traumatique ou d'« *hydrocèle cranii traumatica* ».

Le siège principal de la méningocèle traumatique est la région temporo-pariétale, c'est là en effet que se rencontrent le plus souvent les fractures avec enfoncement. Mais elle peut se former partout où la paroi crânienne a été perforée. Dans un cas observé par TUFFIER, la tumeur siégeait à la région frontale et était consécutive à un coup de pistolet. Comme il n'y avait pas à proprement parler de hernie des membranes internes, TUFFIER pensa qu'il s'agissait d'un épanchement de liquide céphalo-rachidien enkysté sous les téguments du crâne.

Les choses se présentaient à peu près de la même manière sur un enfant observé par WINIWARTER; à la suite d'une fracture du pariétal, un épanchement de cette nature s'était formé sous les parties molles et s'y était enkysté; il finit par se résorber en laissant une vaste perte de substance. Th. SMITH a relaté 22 observations de ce genre; tous les sujets, sauf deux, âgés l'un de douze et l'autre de seize ans, n'avaient pas dépassé l'âge de trois ans. ALEXANDROFF à son tour a réuni 25 cas, dont trois chez des adultes. —16 de ces blessés furent ponctionnés sur leur tumeur, un d'entre eux subit dix ponctions, à la suite de chaque intervention on faisait un pansement compressif; ce mode de traitement amena cinq décès.

Sur les 25 cas rapportés par l'auteur, on trouve la relation de huit autopsies, il y avait toujours des fissures, ou une perte de substance du crâne, avec une fente de la dure-mère à l'arachnoïde et à la pie-mère; parfois existait même une communication avec les ventricules, comme dans un fait de BILLROTH.

HERNIE DU CERVEAU. — ENCÉPHALOCÈLE TRAUMATIQUE

Bibliographie. — CORVINUS, *De Herniâ Cerebri*. Argent., 1749. — CHASSAIGNAC, Thèse de conc. de clin., Paris, 1842. — STANLEY, *Med. Chir. Transact.*, V. III. — PODRAZKI, *Wiener Med. Wochens.*, 1871, n. 49 et 50. — HACK, *Deutsch. Zeich. f. Chir.*, 1878, Bd. X, p. 1873. — GEHARTZ, *Diss. in aug. Marburg*, 1885. — MACLAREN, *Sem. med.*, 1886. — FOLLET, *Acad. med. et Revue de clin. et de thérapeut.*, 1878. — LEWIS-LEBEAU, Thèse de Paris, 1875. — ESCARD, *Ibid.*, 1879.

La hernie du cerveau ou encéphalocèle traumatique apparaît tantôt immédiatement après la blessure, tantôt le lendemain ou à une époque indéterminée qui peut aller jusqu'à deux mois. Elle a d'autant plus de tendance à se produire que la perte de substance du crâne est plus considérable; aussi est-elle fréquente à la suite des plaies d'armes à feu ou par éclat d'obus; assez rarement le cerveau fait issue à travers le trou du trépan. Si toutes les perforations du crâne peuvent donner naissance à la hernie cérébrale, il est juste de reconnaître qu'elle est plus commune à la voûte qu'à la base (Holmes). On a noté l'issue du cerveau par la voûte orbitaire et même par le conduit auditif.

On pensait autrefois qu'il fallait établir une distinction, suivant que les méninges recouvraient ou non le cerveau hernié ; la plupart des cas appartiennent à cette dernière catégorie. Les tumeurs formées par les hernies tardives sont susceptibles d'acquérir le volume du poing (Bergmann); ordinairement plus petites, elles se présentent avec l'aspect d'une masse rouge, en forme de champignon , à demi gangrenée par places et dont le pédicule est comme étranglé à la sortie du crâne. Leur coupe présente des petits foyers apoplectiques. Quand elle existe depuis un certain temps, la tumeur est recouverte de bourgeons charnus. Tantôt elle suppure, se sphacèle, tantôt s'affaisse peu à peu et disparaît insensiblement. Le plus souvent les hernies tardives, les plus graves, se terminent par la mort qui arrive par méningo-encéphalite, circonscrite ou diffuse, abcès du cerveau, etc.

Par quel mécanisme se produit cette lésion? Les uns font intervenir la circulation artérielle (Larrey, Bouillaud), d'autres les mouvement d'expansion du cerveau pendant la respiration; il est certain que ces causes agissent, mais elles sont subordonnées à l'étendue des pertes de substance au début, à l'inflammation et au gonflement qui surviennent pour les hernies tardives.

La hernie, dont le chirurgien peut suivre l'évolution, se présente comme une tumeur molle, mamelonnée, aplatie, rarement irréductible, animée de pulsations, les unes cardiaques, les autres respiratoires. La compression détermine parfois des accidents convulsifs. Sous la moindre influence elle saigne ou se gangrène, mais elle peut encore diminuer spontanément. Telle n'est pas la marche la plus commune; au bout de quelques jours la fièvre s'allume, les phénomènes cérébraux irritatifs et dépressifs apparaissent et l'on est en présence de la méningo-encéphalite, ordinairement fatale. Lucke, Albert, Revillout ont cependant publié des observations de malades ayant recouvré entièrement la santé, mais la guérison n'est pas toujours durable, car on a vu des complications survenir bien longtemps après.

De 1862 à 1871, Bergmann a pu réunir 54 cas de guérisons de hernie cérébrale, dont 14 chez des enfants, et 21 fois à la suite de coups de feu. Pirogoff, Podrazki ont vu leurs blessés mourir. On trouve néanmoins dans la thèse d'Escard une série de faits qui ont eu une issue favorable.

Les chirurgiens sont d'accord aujourd'hui pour ne pas intervenir dans les cas de hernie du cerveau. Maclaren, cependant, obtint la guérison d'une hernie traumatique du cerveau, en abrasant au niveau de la plaie toute la portion herniée et en introduisant dans la cavité crânienne une plaque d'argent destinée à oblitérer l'ouverture, osseuse ; cette plaque, fixée à l'aide d'un fil métallique, fut retirée au bout de deux mois et la plaie se cicatrisa complètement.

Bergmann recommande le pansement antiseptique combiné avec les applications froides, les purgatifs ; quant à la compression, elle est plus nuisible qu'utile. L'ablation, l'excision, la ligature, jadis usitées, sont absolument délaissées et la seule circonstance qui doive justifier l'intervention est le soupçon d'un abcès dans la portion herniée. Adams s'est servi de l'*autoplastie* (1876) pour recouvrir la hernie.

3° MÉNINGO-ENCÉPHALITE. — ABCÈS DU CERVEAU

Bibliographie. — Parent du Chatelet et Martinet, *Rech. sur l'infl. de l'arachn. céréb. spinale*, Paris, 1821, p. 171. — Bruns, *Handbuch d. pract. Chirurgie*, Tubingue, t. Ier, p. 607. — Lebert, *Arch. de Virchow*, t. X, p. 78, 1856. — Fischer, *Arch. de Langenbeck*, 1865, t. VI, p. 695. — Bergmann, *Volkmann's Sammlung Vortr.*, n° 101, 1876. — Hayem, *Arch. de physiol.*, 1868. — Beger, *Deutsch. Zeitsch.*, Bd. XII, S. 509. — Maas, *Berl. klin. Wochens.*, 1859. — Bluhm, *Arch. de Langenbeck*, t. XIX. — Rose, *Ibid.*, t. XXVII, p. 529. — Gross, *Americ. Journ.* July, 1873. — Feuger et Lée, *Americ. Journ. of. med. sciences*, 1884. — Sommerville-Barker, *The Lancet*, 1887. — Morini, *Spallanzani*, 1887. — D. Ferrier, D. Harrisson, *Brit. med. Journ.*, 1888. — H. Fischer, *Centr. f. chirurgie*, 1888. — Bergmann, *Arch. de Langenbeck*, 1888. — Souques, *Gaz. méd. de Paris*, 1888. — Broca et Sebileau, *Gaz des Hôpitaux*, 1888. — Chauvel, *Acad. méd. et Gaz. hebd.*, 1888. — Macewen, 57, *Assoc. med. Britan. Semaine méd.*, 1889, p. 308. — Bergmann, *Die chirur. Behandl. der Haukrank.* Berlin, 1889.

Thèses. — 1868, Bauchet (Agr.). — 1868, Hayem. — 1877, Thomaz. — 1876, Landouzy. — 1881, Brouillet. — 1890, Decressac.

La méningo-encéphalite reconnaît comme cause unique une infection à laquelle le traumatisme a ouvert une porte d'entrée (plaie du cuir chevelu, plaie de l'oreille, des fosses nasales, etc.).

Parmi ces causes de la méningo-encéphalite, nous signalerons la phlébite des sinus, qui peut être la conséquence d'une lésion des parties molles extérieures (furoncles, érysipèle) ou de maladies du crâne (carie du rocher).

Il existe deux variétés bien tranchées : 1° une forme aiguë diffuse (encéphalo-méningite diffuse) essentiellement grave ; 2° une forme circonscrite qui aboutit à la formation d'abcès du cerveau. Rarement la méningite est indépendante de lésions cérébrales, tandis que l'encéphalite ne se propage pas fatalement aux membranes.

Anatomie pathologique. — Dans les cas aigus, la méningite prédomine, les membranes sont tapissées sur une surface souvent assez grande d'un pus jaune verdâtre concret et çà et là de fausses membranes ; vient-on à enlever cette couche, les méninges paraissent hypérémiées. D'autres fois le pus est collecté entre la dure-mère et le crâne, ou à la surface du cerveau.

L'encéphalite circonscrite aboutit à la formation de foyers purulents ou abcès du cerveau, uniques ou multiples, qui peuvent se développer dans les points les plus divers, à la surface de l'organe, dans un lobe ou près d'un ventricule. Le pus de ces abcès présente une coloration verdâtre caractéristique. Quelques-uns atteignent le volume d'un œuf de poule, mais ils sont généralement plus petits; une couche de tissu induré leur sert de limite.

Symptômes. — A. *Méningo-encéphalite.* — DUPLAY admet quatre périodes dans l'évolution de la méningo-encéphalite : 1° période d'incubation ou latente; 2° prodromique; 3° d'invasion; 4° période d'état. — En réalité il n'y a que deux périodes bien marquées : la période d'excitation et celle de dépression ou de coma qui se termine généralement par la mort.

Tantôt la méningo-encéphalite débute de bonne heure, du troisième au sixième jour, tantôt elle ne survient que vers la troisième semaine et même plus tard, après une période de calme trompeur, alors que tout faisait espérer une prompte guérison; enfin l'encéphalite peut être tardive.

1° *Période d'irritation*. — Elle est caractérisée d'abord par de la surexcitation : le blessé arrache son pansement, éprouve de la douleur dans la tête, au niveau de la plaie, bâille, grince des dents, crache souvent; son front est froncé, sa figure grimaçante. Le nystagmus, la rotation de la tête d'un côté, la déviation conjuguée des yeux ont été notés. En même temps l'humeur du blessé change, son caractère devient inégal, maussade, désagréable pour son entourage et l'on voit le malade passer facilement par des alternatives de colère et de chagrin. Les rêvasseries du début font place ensuite au délire, assez rarement furieux : enfin les plaies se tarissent, le pouls est fréquent, la langue sèche, on constate une notable élévation de la température. La respiration de CHEYNE-STOKES a été assez souvent signalée.

Ce sont là des symptômes de congestion fréquents après les grands traumatismes cérébraux et qui peuvent s'amender, mais trop souvent on voit survenir les contractures, les convulsions, les paralysies. Les contractures sont ou bien cloniques et limitées à des groupes musculaires, ou bien toniques et alors affectent de préférence la nuque, symptôme qui a été considéré comme un signe de l'extension de la méningite à la région bulbaire (BERGMANN). Les paralysies, généralement circonscrites, n'attaquent pas les mêmes groupes musculaires que les contractures. Ainsi, elles sont assez fréquentes à la face, à la paupière supérieure (ptosis); de toutes, la plus commune est assurément l'hémiplégie ou l'hémiparésie. Vers la fin de cette première période on constate le sopor, la paresse de la pupille, enfin surviennent des vomissements qui sont toujours d'un fâcheux augure. Parfois le blessé est atteint de délire furieux, et jusqu'aux approches de la mort il faut le garotter pour le maintenir en place.

2° *Période de dépression ou de collapsus*. — Au bout d'un temps variant de vingt-quatre heures à quelques jours, les symptômes de la période d'excitation, d'abord intermittents, disparaissent définitivement pour faire place à la résolution complète, au coma. La fièvre augmente, caractérisée assez souvent par des frissons irréguliers ; la respiration devient stertoreuse, ronflante, le pouls se ralentit ensuite, le coma est complet et le malade s'éteint dans le collapsus, du quatrième au huitième jour.

Ce tableau n'est pas exact pour tous les cas, car fréquemment les symptômes dépressifs alternent pendant toute la durée de l'affection avec les phénomènes irritatifs. D'autres fois les symptômes d'irritation ou de dépression prédominent, à l'exclusion presque absolue les uns des autres. BERGMANN a cherché à établir une distinction entre la méningite de la convexité et celle de la base ; tandis que la première est habituellement caractérisée par l'hémiparésie ou l'hémiplégie, celle de la base évolue sans paralysie. Quel que soit d'ailleurs le cortège des symptômes de la méningo-encéphalite, la résolution est exceptionnelle.

B. *Abcès du cerveau.* — Les abcès du cerveau dépendent de trois ordres de causes : 1° causes générales ; 2° traumatismes : 3° suppurations de l'oreille.

Les abcès de *cause générale* sont ceux de la pyohémie, ils ne présentent aucun intérêt au point de vue chirurgical. Certaines affections pulmonaires pourraient occasionner ces abcès cérébraux. VIRCHOW en a observé dans des cas de *gangrène pulmonaire*, BIERMER dans les broncho-ectasies avec sécrétions fétides. Sur 100 autopsies de ce genre, NATHER relève huit abcès cérébraux : mais presque toujours ces abcès sont multiples.

Les abcès tuberculeux du cerveau seraient aussi fréquemment multiples ; c'est pourquoi BERGMANN, malgré les succès de WERNICKE, HAHN, HORSLEY. pense que ces abcès ne sont pas du ressort de la chirurgie.

Les abcès de *cause traumatique* présentent deux variétés ; ils peuvent être corticaux et précoces, ou tardifs et profonds.

Les abcès corticaux sont en général mal limités, précoces, aigus dans leur apparition et consécutifs à la méningo-encéphalite.

Les abcès tardifs siègent profondément, ils résultent d'une infection qui a pour origine une fracture compliquée, une fracture communiquant avec l'oreille ou les fosses nasales. Une simple plaie du cuir chevelu, même sans communication directe avec le foyer de la fracture, peut suffire pour introduire les éléments infectieux. Le siège de ces abcès tardifs n'est pas en rapport avec la blessure dont ils dérivent ; par suite, s'il n'existe aucun symptôme spécial dû à la localisation de l'abcès et permettant de diriger la trépanation sur un point déterminé, l'intervention au point où a porté le traumatisme ancien risque de rester infructueuse.

Les abcès dus *aux suppurations des parois crâniennes* et en particulier aux suppurations de l'oreille, sont également superficiels ou profonds.

Les abcès superficiels sont en continuité avec la suppuration osseuse. Les abcès profonds peuvent, au contraire, siéger très loin de la lésion principale.

Les abcès consécutifs aux lésions de l'oreille siègent surtout dans le lobe temporal et quelquefois dans le cervelet. D'après une statistique de BARR, sur 76 abcès du cerveau consécutifs à des suppurations de l'oreille, il y avait 55 abcès temporaux, 13 cérébelleux, 4 dans les deux endroits à la fois, deux dans la protubérance, un dans le pédoncule cérébral. Tous ces abcès sont du même côté que la lésion auriculaire. On a même précisé davantage et dit que l'abcès du lobe temporal était surtout lié à la carie du rocher, et l'abcès cérébelleux à la suppuration des cellules mastoïdiennes, surtout chez l'adulte ; chez l'enfant, l'abcès temporal existe à peu près seul.

Les abcès cérébraux seraient, d'après Rose, entourés d'une large zone ramollie qui continuerait à s'étendre malgré l'évacuation du pus. Bergmann conteste cette opinion, qui n'est vraie que pour les cas aigus succédant presque toujours à des traumatismes. Mais les abcès chroniques, à développement lent, sont le plus souvent enkystés par une membrane nette, quoique souvent insuffisante pour arrêter la marche et l'extension de l'abcès. Cette extension de la cavité purulente amène l'ouverture de la collection dans les ventricules ou sous les méninges. L'évacuation spontanée par les fosses nasales ou la caisse du tympan est bien exceptionnelle.

Les symptômes de l'abcès du cerveau sont de trois ordres, ils résultent : 1° de la suppuration ; 2° de l'excès de pression intra-crânienne ; 3° des localisations cérébrales.

Les symptômes relevant de la présence du pus (frissons, fièvre, malaise) sont parfois difficiles à différencier des symptômes du traumatisme et se confondent avec ceux des suppurations de l'oreille, lorsque celles-ci sont en cause.

Les signes plus spéciaux sont dus à l'excès de tension intra-crânienne résultant de la présence de l'abcès. C'est une céphalalgie fixe, prolongée, souvent exagérée par la pression sur le crâne au niveau de l'abcès. Parfois on a signalé du ralentissement du pouls, de la somnolence, du coma, de la stase papillaire. Tout ce qui congestionne le cerveau (alcool, décubitus tête basse) aggrave ces accidents. Les malaises, la fièvre, la fatigue augmentent ces symptômes. Ces variations parallèles, liées à celles de l'état général, constituent un signe différentiel important entre les abcès et les tumeurs de l'encéphale.

Les signes résultant de lésions des centres psycho-moteurs connus sont des plus précieux. L'aphasie, les paralysies localisées, les accès convulsifs, l'épilepsie jacksonnienne constituent des guides sûrs pour faire reconnaître le siège précis d'un abcès.

Une fois en possession de ce *diagnostic* sur la nature et le siège de l'abcès, le chirurgien saura s'il convient d'intervenir.

Abandonnés à eux-mêmes, les abcès du cerveau constituent une affection redoutable dont la guérison spontanée est exceptionnelle. Si les cas de tolérance relative ne sont pas très rares, l'ouverture spontanée d'une de ces collections par le nez, l'oreille, une perforation du crâne, n'a été signalée que par un petit nombre d'auteurs ; la collection peut encore se faire jour dans un ventricule, circonstance très fâcheuse. La terminaison par fistule, surtout dans le cas de corps étrangers, est relativement peu commune.

Diagnostic. — Lorsque après un traumatisme de la tête, on voit vers le troisième jour survenir des phénomènes de congestion cérébrale, d'exaltation, accompagnés de fièvre, il y a lieu de soupçonner l'existence de la méningo-encéphalite. Si les mêmes symptômes apparaissent plus tard, alors que la plaie est guérie et que le blessé a repris en partie ou complètement ses occupations, surtout s'il accuse une douleur localisée, il est rationnel de penser à un abcès du cerveau. Enfin, un état stationnaire de la plaie avec décollement du péricrâne, nécrose partielle de l'os, fait supposer l'existence d'un foyer localisé entre le crâne et la dure-mère.

Ces signes généraux sont souvent insuffisants, et le diagnostic de la méningo-encéphalite ainsi que des abcès présente des difficultés sérieuses. Il faut d'abord savoir : 1° s'il y a inflammation ; 2° en reconnaître la nature diffuse ou circonscrite ; 3° le siège ; 4° la cause. Dans les cas les plus aigus, la méningite débute par un frisson ; la douleur que le malade éprouve d'abord à l'endroit de la plaie s'étend en même temps que l'hébétude s'accentue. C'est là un signe qui montre l'extension rapide de l'inflammation à toute la surface du cerveau, parfois même à la base et au rachis. On voit alors apparaître les contractures et les paralysies partielles de la face et des nerfs de la base. La papille présente encore de l'œdème (*Stauungspapille* des Allemands).

L'abcès du cerveau ne débute pas par un frisson ; la température vespérale est seulement un peu plus élevée ; la douleur reste localisée, les paralysies ou les contractures sont limitées à des groupes musculaires bien précis. Ce n'est qu'à la fin, lorsque l'abcès se rompt ou produit une méningite de voisinage, que les symptômes deviennent diffus ; la mort survient alors rapidement. Lorsque après avoir trépané ou enlevé des esquilles, on ne constate plus les battements du cerveau, on peut croire à l'existence d'un abcès sous-jacent. Bergmann, Roser, Lœffel insistent beaucoup sur ce signe diagnostique. Reuz (1867), Whitaker, Hulke (1879), Feugen et Lee (1884) ont utilisé avec succès la ponction exploratrice. Il faut être très prudent dans l'emploi de ce procédé que Bousquet a vu échouer complètement entre les mains de Pingaud.

Pronostic. — La mort est la terminaison ordinaire de la méningite diffuse, et l'encéphalite circonscrite, pour être un peu moins grave, met cependant la vie en danger dans la majorité des cas.

Traitement. — Le chirurgien doit de bonne heure chercher à prévenir l'inflammation du cerveau et de ses membranes ; l'emploi rigoureux de la méthode antiseptique, la désinfection et la protection des foyers traumatiques sont peut-être les meilleurs moyens d'atteindre ce but. Il faut y ajouter les vessies de glace et les compresses froides sur la tête, les sangsues en permanence aux apophyses mastoïdes, les saignées, les purgatifs, les préparations mercurielles, le calomel à haute dose. Telle est la thérapeutique que Lossen appelle : *l'antiphlogose non opératoire.* Il lui oppose l'intervention antiphlogistique : la trépanation. Avant l'emploi de la méthode antiseptique, cette opération était regardée par beaucoup comme inutile et dangereuse ; aujourd'hui, le courant d'idées a changé quelque peu et l'on a conseillé de trépaner, même dans la méningite diffuse, afin de donner issue au pus quand il y en a et pour traiter antiseptiquement cette inflammation. L'intervention est peu grave, en effet, à côté de l'affection elle-même, et les résultats de cette pratique encore neuve paraissent assez encourageants pour qu'on soit autorisé à y recourir plus souvent.

C'est surtout dans les cas d'abcès du cerveau que l'intervention est indiquée. DUPUYTREN a sauvé la vie à un malade en plongeant son bistouri, à travers une couronne de trépan, dans un abcès du cerveau. Depuis cette époque, le nombre des succès est devenu assez élevé pour qu'on soit en droit de suivre la même conduite. Ainsi BLUHM, sur 44 cas de trépanation pour abcès du cerveau, a noté 22 guérisons. La grosse difficulté est moins de diagnostiquer un abcès que de préciser le point d'application du trépan ; une douleur fixe, l'empâtement du cuir chevelu en un point, l'hémiplégie croisée, des symptômes cérébraux localisés (aphasie dans un cas classique de BROCA) serviront à déterminer la place où il convient d'opérer. Le plus souvent, mais non constamment, l'abcès siège dans le cerveau, en regard de la blessure. MAAS a proposé de sonder en quelque sorte le crâne avec un petit perforateur, conduite qui sera quelquefois indiquée. Lorsque après avoir trépané on ne trouve pas de pus, il faut rechercher l'absence des pulsations à travers la dure-mère, explorer la membrane avec le doigt, et si l'on a des raisons de croire à la présence d'un abcès sous-jacent, débrider la dure-mère et inciser le cerveau. BURCKHARDT, FINGER et LEE n'ont pas craint de mettre un drain à demeure dans le foyer; cette conduite pourra être imitée, car l'incision simple donne encore une mortalité de 50 p. 100.

4° ÉPANCHEMENTS SANGUINS

Bibliographie. — VOGT, *Deutsch. Zeitschrift f. Chirurgie*, Bd. II, p. 165. — LASSUS, *Mém. de l'Ac. de chir.*. 1774. — MALGAIGNE, *Traité d'anat. chir.*, 1838, t. Ier, p. 315. — HUTCHINSON, *Med. Times*, 1875, p. 133. — BECK. *Ibid.*, 1877, vol. II, p. 199. — G. MARCHANT, *Rev. mensuelle* et *France médicale*, 1880. — SYMONDS, *the Lancet*, 1883, t. II. — WIESMANN, *Deutsche, Zeit. f. chir.*, 1885, Bd. XXI, XXII. — HOPKINS, *Annal. of. chirurgie*, 1885, t. II. — BREITUNG, *Central. f. chirurg.*, 1885, n° 49. — FORMALD, Examen de 143 cas, *Path. Soc. of. Philadelph.*, 1886. — JACOBSON, *Guy's hospit. Report*, 1886. — OWEN, *British med. Assoc.*, 1888. — FERRARI, *Sem. Med.*, 1888. — NANCRÈDE, *Med. News*, 1888.
Thèses de Paris. — 1837, BAILLARGER. — 1860, BAUCHET (Agr.). — 1881, G. MARCHANT — 1890, DECRESSAC. Bibliogr.

Étiologie. — Les épanchements ont leur source dans tous les vaisseaux et les sinus si abondants dans le crâne ; G. MARCHANT a trouvé que seize fois l'hémorrhagie était due à la rupture d'un sinus, trente fois à la lésion des vaisseaux méningés moyens, une fois aux veines du diploé et huit fois aux vaisseaux de la pie-mère. A la base du crâne la veine jugulaire est rarement intéressée ; il n'en est pas de même de la carotide interne, qui peut être lésée dans les fractures du rocher.

La cause la plus fréquente des épanchements est la fracture du crâne, qu'il s'agisse d'une fissure, de la déchirure produite par une esquille, ou que l'instrument perforant intéresse lui-même le vaisseau. Chaque région a d'ailleurs une prédisposition variable aux épanchements, et, de toutes, la région temporale est la plus exposée, parce que les éclats de l'écaille du temporal blessent souvent les arborisations de la méningée. Celle-ci peut être lésée directement par un instrument piquant, un projectile, une esquille, mais le plus ordinairement. c'est la déformation que subit le crâne dans un violent traumatisme qui amène la rupture de cette artère dans son sillon; contrairement à l'opinion de G. MARCHANT, WIESMANN admet la possibilité d'une rupture sans fracture, et même d'une rupture par contre-coup. BREITUNG, sur 52 hématomes avec rupture de la méningée, en a compté six sans fracture du crâne; la rupture d'un sinus sans lésion osseuse est encore plus rare.

Mécanisme. — Toute fracture lèse les vaisseaux du diploé : le sang tend à s'épancher de chaque côté des tables de l'os et se coagule assez vite. A la base, la dure-mère étant très adhérente aux os, le sang s'épanche en dedans d'elle à travers la solution de continuité qu'elle présente. La blessure des sinus. qui se produit dans les mêmes conditions que celle des autres vaisseaux, engendre suivant les régions des épanchements intra et extra-dure-mériens. Les sinus le plus fréquemment atteints sont le sinus longitudinal supérieur et les sinus latéraux. Leur adhérence à la paroi crânienne, leur solidarité avec la dure-mère, leur non-extensibilité expliquent leur déchirure dans certaines fractures du crâne; ils peuvent être également piqués ou perforés (balles, fleurets, dents de fourche, éclats de bouteilles). Les déchirures par esquilles osseuses sont fréquentes. Il faut aussi mentionner comme causes de déchirures la disjonction des sutures à la suite d'un accouchement pénible (LITZMANN, OLSHAUSEN).

La béance du sinus explique la quantité et la continuité de l'hémorrhagie qui suit la blessure. Si le sinus est perforé complètement, il y a à la fois hémorrhagie intra et extra-dure-mérienne. L'épanchement est extra-dure-mérien quand la paroi externe du sinus est seule lésée.

NANCREDE cite un cas où l'hémorrhagie fut prévenue par la présence d'une esquille faisant bouchon. Son extraction amena une hémorrhagie que rien ne put arrêter.

Parfois l'épanchement sanguin, quel que soit le vaisseau lésé, se fait également en dedans et en dehors de la dure-mère ; la collection est en bissac. Dans la région des vaisseaux méningés, la dure-mère est intimement adhérente au crâne dans une partie, tandis que dans l'autre elle est décollable, ce qui explique pourquoi les fractures qui intéressent ces vaisseaux dans la première portion produisent des épanchements intra-dure-mériens, tandis qu'ils sont extra-dure-mériens dans la partie supérieure. Dans le premier cas il y a rupture de la dure-mère, dans le second elle est seulement décollée. Si quelque esquille a déchiré la dure-mère en même temps qu'une branche de la méningée, l'épanchement se fera aussi bien en dehors qu'en dedans (*épanchement en bissac de G. MARCHANT*). ROUX a vu l'épanchement ne se produire qu'au moment de l'extraction de l'esquille qui comprimait le vaisseau.

C'est au décollement de la dure-mère qu'il faut attribuer l'importance des épanchements ; l'irruption du sang se fait ensuite dans toute la *zone décollable*. Quant au vide qui ferait fonction d'aspirateur, nous ne saurions admettre son influence ; la cavité est en effet virtuelle, et on ne peut penser, avec G. MARCHANT, à l'existence d'une « ventouse accidentelle ». A mesure que l'épanchement s'accroît, il décolle de plus en plus la dure-mère jusqu'aux parties où elle est adhérente. Il peut atteindre ainsi 10 centimètres de hauteur, 12 à 13 d'avant en arrière. Son épaisseur, variable, s'élève parfois à 5 ou 6 centimètres, et le poids de la masse va jusqu'à 250 grammes.

Les lésions de la pie-mère déterminent également des épanchements *sus* et *sous-pie-mériens ;* les premiers sont plus connus sous le nom impropre d'épanchements arachnoïdiens.

D'après FORMALD, qui appuie ses conclusions sur l'examen de 143 pièces, les épanchements situés entre la pie-mère et la dure-mère auraient toujours une origine traumatique ; il en serait de même de ceux que l'on rencontre sur le plancher du quatrième ventricule, pourvu qu'il n'y ait pas de caillots dans les ventricules latéraux ou ailleurs.

Dans les cas de traumatisme sans fracture, le caillot n'est point toujours situé au point d'application de la violence, mais très souvent sur le côté opposé du cerveau, toujours dans l'arachnoïde, c'est-à-dire entre la pie-mère et la dure-mère.

S'il y a fracture du crâne au point d'application de la force, on trouve un caillot entre la dure-mère et la paroi fracturée du crâne. Il n'en existe pas au point opposé.

Anatomie pathologique. — Les épanchements extra-dure-mériens, formés de sang coagulé, se moulent sur les parties et prennent la forme de ménisques convexes en dehors, concaves du côté du cerveau. Au contraire, les épanchements intra-dure-mériens se font en nappe, à la surface du cerveau, dans l'espace arachnoïdien, et le sang mêlé au liquide céphalo-rachidien prend l'aspect de gelée de groseilles. Dans le cerveau, le sang est encore liquide ou pris en gelée rose, tandis que celui qui existe à la surface (épanchement sous-pie-mérien) est coagulé en forme de plaque.

Que devient le sang épanché? La résolution est possible dans les hémorrhagies cérébrales quand les dégâts ne sont pas trop grands. Les hémorrhagies méningées s'organiseraient également, et BAILLARGER a admis la formation de fausses membranes susceptibles d'entourer le sang à la façon d'un kyste ; mais cette terminaison est rare. Quant aux collections extra-dure-mériennes, leur évolution est assez mal connue ; on admet qu'elles peuvent se résorber très lentement. Trop souvent, les épanchements sanguins ont une marche moins favorable et provoquent autour d'eux des phénomènes réactionnels intenses, avec la méningo-encéphalite et abcès du cerveau. Les foyers extra-dure-mériens suppurent quelquefois au contact des os du crâne enflammés et compromis dans leur vitalité. Il en résulte des collections fétides, une nécrose des os et souvent des complications cérébrales redoutables.

Les épanchements sanguins agissent par leur seule action de présence, en comprimant le cerveau, à la façon d'une tumeur solide. Ceux qui sont extra-dure-mériens affaissent l'hémisphère cérébral correspondant et le bulbe peut être aplati sur la gouttière basilaire. La localisation de la compression est bien moindre dans l'épanchement en nappe sous-dure-mérien ; la clinique est sur ce point d'accord avec l'expérimentation. Des expériences de DURET, PAGENSTECHER, il résulte qu'un corps de 37 à 50 centimètres cubes est toléré par le cerveau de l'homme. Au delà, jusqu'à 500 centimètres cubes, les accidents de compression s'accroissent et déterminent la mort ; 120 à 130 grammes de sang peuvent être tolérés par la cavité arachnoïdienne, mais 240 produisent la mort en quelques heures. — On admet généralement, aujourd'hui, que cette compression produit une gêne circulatoire d'où résultent les phénomènes dépressifs de la sensibilité, de la motilité, de l'intelligence, comme après la compression des deux carotides.

Une collection sanguine intra-crânienne peut ne trahir sa présence par aucun symptôme. Telle était la conclusion des expériences de GAMA, MALGAIGNE, encore acceptées (1879) par GOSSELIN, qui pense qu'il n'y a pas de symptômes spéciaux à l'épanchement. Contrairement à cette opinion trop radicale, quoique vraie pour un certain nombre de cas vérifiés à l'autopsie, SANSON, NÉLATON, CHASSAIGNAC et la plupart des auteurs modernes admettent que l'épanchement sanguin peut parfaitement être soupçonné, grâce à une analyse raisonnée des symptômes.

A la suite de l'accident qui détermine la rupture vasculaire, le blessé est pris d'étourdissements légers, puis il revient à son état normal. Mais après quelques heures, parfois après un jour, survient une période d'excitation de courte durée, à laquelle succède bientôt une série de symptômes dépressifs (somnolence, sopor, etc.) ; puis se produisent des paralysies isolées ou une hémiplégie alterne. Le pouls est lent comme dans la compression, les papilles sont inégales; celle du côté blessé est fréquemment le siège d'une dilatation considérable. Lorsque l'épanchement est un peu abondant, le malade ne tarde pas à tomber dans le coma, les sphincters se relâchent, la respiration devient stertoreuse et la mort survient dans les vingt-quatre heures.

Diagnostic. — On ne saurait confondre les symptômes dépressifs progressifs de l'épanchement avec la méningo-encéphalite, qui apparaît plus tard et s'accompagne de *fièvre*. Dans la contusion cérébrale, les phénomènes dépressifs sont souvent précédés de phénomènes irritatifs, contractures, convulsions ; l'hémiplégie est habituellement partielle, quelquefois fugace, et le stertor fait défaut.

Est-il possible de distinguer les épanchements sanguins, suivant qu'ils siègent à la voûte ou à la base ? Les tentatives faites dans ce sens jusqu'à ces dernières années n'ont pas été très heureuses ; G. MARCHANT a cherché à déterminer les symptômes des divers épanchements et principalement des épanchements extra-dure-mériens qu'il divise en deux groupes, suivant que la fracture est ou non accompagnée de plaie des parties molles.

Lorsqu'il n'y a pas de plaie, si la région temporo-pariétale est le siège d'un épanchement diffus avec un point douloureux dont la pression tire le malade de sa torpeur, s'il existe une ecchymose franche, une dilatation pupil-

laire du côté blessé et surtout le stertor, l'hémiplégie, le coma, l'on aura
les signes d'un épanchement extra-dure-mérien. Y a-t-il une plaie extérieure,
le sang qui sort par les fissures de la fracture s'écoule au dehors, et d'après
le siège de la fracture, la nature du sang, on peut reconnaître la blessure
d'un vaisseau méningé ou la lésion d'un sinus. Pour Duplay, les collections
sanguines de la base s'accompagneraient de l'anéantissement du mouvement
de la sensibilité et de l'intelligence, comme dans la commotion ; il y
aurait de plus du stertor.

D'après Kœnig, le diagnostic de la compression cérébrale par rupture de
la méningée moyenne repose sur le fait de « l'absence complète de symptômes
pendant les premiers instants qui suivent le traumatisme, puis de l'apparition, au bout de quelque temps, de phénomènes graves à marche rapide
constituant le tableau clinique de la compression cérébrale. »

Pronostic. — Le pronostic est variable avec la quantité du sang épanché,
la nature des accidents : la mort survient, en général, à plus ou moins
brève échéance. Sur 96 cas, Bergmann a trouvé 16 guérisons : 36 moururent dans les vingt-quatre heures, sept le second jour, quatre le troisième ; dans dix cas, le moment de la mort fut plus éloigné.

Traitement. — Etant donné un épanchement de sang dans la cavité crânienne, deux indications bien nettes se présentent : 1º supprimer la compression cérébrale en évacuant l'épanchement sanguin ; 2º arrêter l'hémorrhagie.

Si le diagnostic de la lésion était toujours précis. il y aurait un accord
unanime pour affirmer l'utilité de l'intervention ; malheureusement on se
trouve fréquemment en présence de phénomènes les plus incertains ; aussi
les chirurgiens sont-ils encore divisés en deux groupes.

A. Les uns, avec Desault, Gama, Malgaigne, Tillaux, G. Marchant, pensent que
pour les épanchements extra-dure-mériens, les seuls qui puissent être dia-
gnostiqués, il ne faut pas intervenir ; toute intervention serait plus nuisible
qu'utile. Cette opinion est basée sur les raisons suivantes : 1º les épanchements sont étendus, et il faudrait enlever une bonne partie de la boîte crânienne pour évacuer le sang coagulé ; 2º il est difficile de préciser le siège et
la source de l'épanchement ; 3º le caillot est adhérent à la dure-mère et son
nettoyage difficile. dangereux, pourra ramener l'hémorrhagie ; 4º ces tentatives exposent à la méningo-encéphalite ; 5º l'ouverture par le trépan ne
permet guère d'assurer l'hémostase de l'artère méningée, qu'on ne peut ni
tordre, ni lier en raison de sa profondeur.

B. D'autres chirurgiens, sans pousser aussi loin qu'au siècle dernier l'enthousiasme pour le trépan, pensent qu'on peut intervenir utilement ; aux
raisons des abstentionnistes, ils opposent les suivantes :

1º Il est vrai que les épanchements sont étendus ; mais l'expansion de la
masse encéphalique et ses pulsations facilitent l'évacuation du caillot, ainsi
que le prouve l'expérience. Même dans les cas défavorables, il y a presque
toujours une diminution ou une disparition des symptômes dépressifs, sans
qu'il soit besoin d'appliquer plusieurs couronnes ;

2º La marche progressive des symptômes de compression, un certain nombre d'heures après l'accident, l'existence d'une plaie ou d'une contusion à la voûte du crâne, ont une réelle valeur pour préciser le siège et l'étendue de l'épanchement. En admettant qu'on ait commis une erreur, qu'on ne rencontre pas l'épanchement extra-dure-mérien, on peut, comme Parker, trouver la dure-mère bleuâtre et saillante, tendue par un caillot sous-jacent. Ouvrir la dure-mère nous paraît rationnel ; c'est en se conduisant ainsi que le chirurgien anglais a obtenu un beau succès.

3º Le caillot n'est pas si adhérent qu'on ne puisse le faire sortir, et en opérant de bonne heure, ce qu'on doit toujours faire, l'adhérence à la dure-mère est négligeable.

4º La trépanation bien et proprement faite n'expose pas à la méningite. D'ailleurs, la mortalité des épanchements abandonnés à eux-mêmes est telle qu'on ne peut hésiter.

Il faut bien avouer que les statistiques donnent absolument raison à ceux qui préconisent l'intervention. Dans le travail de Wiesmann sur les hémorrhagies de l'artère méningée moyenne, nous trouvons une statistique de 147 cas dans lesquels les malades furent abandonnés à eux-mêmes, et une autre de 110 cas traités par les opérations les plus diverses.

Or sur les 147 traités par l'expectation ou les moyens médicaux, nous trouvons 131 décès, soit 80,13 p. 100 et seize guérisons, soit 10,88 p. 100.

Des 110 opérés au contraire, 74 ont guéri, soit 67.27 p. 100 et 36 sont morts soit 32.73 p. 100 seulement.

5º Quand il y a plaie et hémorrhagie par une fissure, il faut chercher à arrêter par la ligature l'hémorrhagie du bout divisé, la compression avec des tampons antiseptiques après la trépanation et au besoin lier le tronc de la méningée par les procédés de Vogt, Hueter ou G. Marchant. La ligature de la carotide primitive est une ressource ultime, qui n'est cependant pas à dédaigner, puisqu'on a noté trois succès sur sept opérés.

On doit accepter l'intervention, parce que le trépan nous semble utile pour diminuer la compression : il n'a pas mission de guérir l'épanchement, mais de faire cesser les symptômes dépressifs. Des observations comme celle de Cock, dont le malade vécut encore treize ans, justifient cette conduite. D'un autre côté, l'innocuité de la trépanation, la possibilité d'arriver à un diagnostic approximatif doivent rendre le chirurgien plus entreprenant.

Les épanchements de la base des méninges ou du cerveau échappent à l'intervention directe ; c'est dans ces cas surtout qu'on doit recourir aux sangsues, aux antiphlogistiques, à la glace, aux purgatifs, à l'opium et au tartre stibié.

§ 4. — Accidents éloignés des traumatismes de la tête.

Bibliographie. — Larrey, *Cliniques*, t. V. — Delasiauve, *Traité de l'épilepsie*, 1854. — Hughling Jackson, *Brit. Med. J.*, 1873. — Fischer, *Union Méd.*, 1860, t. V. et *Arch. gén. de méd.*, 1862, t. II. — Broca, *Gaz. des Hôp.*, 1867, p. 123. — Besn.

Arch. de Langenbeck, t. XV. p. 46. — ECHEVERRIA, *Arch. gén. de méd.*, 1878. — CHARCOT ET PITRES, *Revue mensuelle*, 1877, p. 357. — BETCHEREW, *Petersb. Med. Wochens.*, 1879, nᵒˢ 50 et 51. — GRIESINGER, *Lehrbuch der Psychiatrie*, 2 Aufl. S. 181. — KRAFFT-EBING, *Ueber die durch Gehirneschutterung*, etc. Erlangen, 1838. — LANDERER et LUTZ, *Die Privatanstalt Christophsbad*, Stuttgart, 1878, S. 74. — AZAM, *Arch. de méd.*, t. VII, p. 129, 291. — CONNER-KIRKLAND, *Amer. Journ, of. Sc.*, 1884. — LEGRAND DU SAULE, *Gaz. des Hôp.*, 1885. — LESER, *Berlin. Klin. Wochen*, 1885, nᵒˢ 49 et 50. — WAGNER, *Sammlung, Klin. Vortræge*, nᵒˢ 271 et 272. — MAC-DONALD, *Amer. journ. of med. Sc.*, 1886. — SEYDEL, *Antiseptic trepan. Munchen*. 1886. — JHUFEDT, *New-York, med. Journ..* 1887. — BERGMANN, *Deuts. Milit' Zeitsch.*, XVI, p. 213, 1887. et *Arch. fur. Klini. Chir.*, 1888. — L. CHAMPIONNIÈRE, *B. Soc. Chir.*, 1888. — OLISER, *Brit. med. Journ.*, 1888. — ALGERI, *Rivista sper. di Fremat.*, 1888. — BIERRES, *Boston med. and surg. Journ.*, 1888. — A. MOSSÉ, *Gaz. hebd. de méd. et de chir.* et *Gaz. des sciences méd. de Montpellier*, 1888. — BERBEZ, *Gaz. des Hôp.*, 1888. — P. BERGER. *Sem. méd.*, 1889. — DUBUISSON, *Congrès de Rouen*, 1890.

Thèse de Paris. — 1870, BAUCHET (Agr.). — 1872, DUFOUR. — 1876, NAVARRE.

Les traumatismes de la tête, surtout ceux qui intéressent directement ou indirectement le cerveau, guérissent rarement sans laisser après eux un certain nombre de troubles, légers ou graves, passagers ou persistants et progressifs de la motilité, de l'intelligence, des organes, des sens, etc.

1° *Troubles de la motilité. Epilepsie traumatique.* — Les convulsions et les accès épileptiformes ne sont pas rares à la suite des lésions traumatiques du crâne, et parmi les épileptiques confirmés, un bon nombre ont eu quelque blessure à la tête. Sur 783 cas d'épilepsie relevés par ECHEVERRIA, 63 avaient une origine traumatique. De même, dans l'histoire de la guerre d'Amérique, on peut voir que beaucoup de blessés sont devenus épileptiques, qu'il s'agisse de contusions du crâne ou de plaies des os.

Le rapport général allemand sur la guerre de 1870-71 indique 132 cas d'accès épileptiformes, sur 8,985 blessures de la tête; on y trouve notés 46 cas d'épilepsie complète à la suite de coups de feu de la tête et 17 à la suite des coups de feu des nerfs périphériques.

On peut diviser les cas d'épilepsie traumatique en trois catégories : 1° ceux qui se rattachent à une lésion des nerfs périphériques; 2° ceux qui succèdent aux plaies des os, de la dure-mère (exostoses, adhérences cicatricielles); 3° ceux qui sont plus directement la conséquence d'une altération des couches corticales du cerveau.

A. L'épilepsie d'origine périphérique n'est pas absolument rare, et, d'après ZELLER, elle serait plus fréquente au crâne que dans les autres régions; il a suffi quelquefois d'inciser les parties molles pour guérir les attaques.

B. Les fractures avec enfoncement n'y prédisposent pas plus particulièrement que les autres, et la fréquence de l'épilepsie, en pareil cas, paraît surtout liée à la lésion corticale. Cependant l'utilité du trépan, quand il s'agit d'une esquille, d'un cal irrégulier, d'une balle, indique bien le mode d'action de l'agent irritant.

C. Les accès épileptiformes, dans le cas de traumatisme cérébral, peuvent apparaître de bonne heure. WESTPHAL (1871), à la suite de contusions faites sur le crâne de marsouins, avait vu se développer, à la partie antérieure de la tête, une zone épileptogène qu'il suffit de pincer pour provoquer une attaque ; cet expérimentateur a constamment trouvé un petit caillot dans la moelle allongée. NOTHNAGEL, STEUER, NEFTIL ont signalé des cas analogues chez l'homme. D'autre part, les expériences de HITZIG, celles plus récentes de PITRES et de FRANK démontrent que le traumatisme des couches superficielles produit assez souvent l'épilepsie. Une des particularités les plus curieuses de ces attaques, c'est qu'elles sont d'abord localisées à un groupe musculaire, et qu'ensuite les convulsions se propagent à d'autres groupes (*Épilepsie jacksonnienne*). Dans un fait de BECHTEREW, l'attaque commençait par les muscles des lèvres,

Eu égard au moment où elle apparaît, l'épilepsie peut être primitive, secondaire ou consécutive ; cette dernière variété est la plus commune, et en général elle va en augmentant d'intensité ; les attaques se rapprochent, les blessés, idiots ou hébétés, meurent dans le marasme. Un blessé de LARREY avait des attaques épileptiques trente ans après sa blessure ; elles étaient entretenues par une esquille qui irritait le cerveau. BETCHEREW a constaté que, dans la plupart des cas, il y avait un abaissement de la température au niveau des points où commencent les accès convulsifs. Nous reviendrons, en parlant des indications du trépan, sur l'opportunité d'une thérapeutique active.

Troubles de l'intelligence. Les troubles cérébraux consécutifs aux lésions traumatiques du crâne sont connus depuis longtemps. Cependant, les travaux récents de KRAFFT-EBING, GRIESINGER, SCHULE et LANDERER, AZAM, ont beaucoup contribué à jeter un peu de jour sur cette question fort intéressante de la pathologie cérébrale. MITCHEL a trouvé que 2 p. 100 des idiots avaient des plaies de tête, et LANDERER, sur 2420 cas de troubles intellectuels, compte 85 fois parmi les antécédents des traumatismes de la tête. De même, sur 500 aliénés observés par SCHLAGER, 49 devaient directement leur folie à un ébranlement du cerveau.

D'après BERGMANN, il y aurait lieu d'établir deux groupes de troubles intellectuels traumatiques : 1° ceux qui, avec ou sans prodromes, apparaissent au bout d'un temps plus ou moins long. Beaucoup de blessés, après une période de somnolence ou d'irritation, recouvrent peu à peu leurs fonctions intellectuelles, le souvenir des actes antérieurs à l'accident, etc. D'autres restent hébétés et marchent progressivement vers l'imbécillité et la paralysie générale ; ils ne sortent de leur torpeur que pour entrer en enfance, et leurs facultés sont peu à peu anéanties. HUGUENIN, KRAFFT-EBING, L. MEYER ont cité de nombreux cas de ce genre ; maintes fois l'autopsie a révélé des lésions graves du cerveau, et souvent son atrophie avec dilatation des ventricules latéraux par un épanchement.

2° La seconde catégorie de faits, la plus intéressante, comprend les cas où les troubles cérébraux n'apparaissent que tardivement, après une période appelée prodromique, pendant laquelle on assiste à une augmentation ou surexcitation, à une diminution ou encore à une perversion des facultés intellectuelles. Parmi les phénomènes prodromiques qui portent indifféremment sur un plus ou moins grand nombre de facultés ou sur quelques-unes, nous signalerons : les troubles de la sensibilité, un changement d'humeur, les brusqueries, l'irascibilité, l'impatience, une exagération et une grande mutabilité des sentiments affectifs : LEGRAND DU SAULE rapporte le cas d'un malade qui, depuis le traumatisme, avait des douleurs de tête d'une extrême violence; un autre blessé de l'hôpital de la Pitié, dont parle AZAM, s'était follement épris de la religieuse qui le soignait. Nombre de blessés ne peuvent plus supporter les personnes qu'ils affectionnaient autrefois; des gens naturellement doux deviennent irascibles. Tous les auteurs ont observé l'influence fâcheuse qu'exerce l'alcool sur le développement de ces prodromes; tous ont vu les symptômes, d'abord bénins, s'aggraver par l'ivresse, même légère; il en serait de même de l'exposition de la tête au soleil, et en général de toutes les circonstances qui peuvent amener une congestion du cerveau. H. BOUSQUET a pu observer dans le service de MESNET un soldat blessé en 1870 dans la région du sillon de Rolando, qui, quatre ans après, présenta des phénomènes d'hystérie et fut pris en même temps d'une tendance irrésistible au vol. Un officier de cavalerie, à la suite d'une chute de cheval, présenta une aberration complète dans ses goûts; ses jugements présentaient la même perversion.

Enfin, il faut encore ranger, parmi ces prodromes, les lacunes dans la mémoire des faits et des noms, lacunes plus ou moins étendues, qui portent en général sur ce qui s'est passé avant l'accident; c'est ce qu'AZAM appelle *l'amnésie rétrograde d'origine traumatique.* Un malade ne pouvait se rappeler les substantifs ; tel autre ne peut pas trouver les noms des personnes, bien qu'il les reconnaisse parfaitement.

Ainsi tous ces troubles, les uns légers, les autres graves, servent de transition entre l'accident et la démence et permettent au médecin sagace de les relier entre eux. « C'est, dit LASÈGUE, un feu qui couve sous la cendre, c'est comme un volcan qui, pendant nombre d'années, n'a montré ni feu ni fumée; il n'en est pas moins un volcan, et nul médecin instruit, nul homme sensé ne s'étonnera si à longue échéance se manifestent le trouble intellectuel chez le blessé du cerveau, l'éruption dans la montagne qui a déjà vomi la flamme et le feu... » On comprend, dès lors, que les anciens blessés aient une tendance à la lypémanie, et, de fait, nombre d'entre eux se suicident avant d'arriver à la dernière période; c'est peut-être par suite d'un affaiblissement psychique que cet officier dont parle LARREY se tua en s'enfonçant un large couteau dans la tête, à travers la cicatrice d'une plaie du crâne.

Quoi qu'il en soit, presque tous ceux qui présentent ces prodromes aboutissent à la démence paralytique ou paralysie générale progressive, constamment fatale. Les prodromes ne sont pas toujours aussi bien marqués et les relations qui unissent le traumatisme aux troubles psychiques échapperont au premier abord. Pendant des années il n'y a parfois autre chose que des tintements d'oreille, des éclairs dans les yeux, des douleurs de tête localisées, et çà et là des douleurs rhumatoïdes. Enfin il y a des cas où le traumatisme semble seulement créer une prédisposition à la folie.

Traitement. — Avant l'époque des pansements antiseptiques, ÉCHEVERRIA fixait à plus de 65 et WALSHAUS à plus de 58 p. 100 le chiffre de guérisons de l'épilepsie par la trépanation; les observations de SEYDEL démontrent que ces résultats seraient aujourd'hui plus favorables encore. Mais jusqu'à ces dernières années on s'était contenté de s'attaquer au squelette du crâne. WIESMANN, le premier, fit suivre la trépanation de l'incision des méninges; HORSLEY, ultérieurement, a tenté l'extirpation de la cicatrice cérébrale et guéri son malade. Reprise par BERGMANN, cette opération a donné des résultats satisfaisants; mais elle n'est applicable qu'aux cas d'*épilepsie corticale traumatique complète et pure*, c'est-à-dire d'épilepsie dont les manifestations sont comparables à celles obtenues par l'excitation d'un centre moteur chez les animaux.

Quant aux cas d'épilepsie réflexe par cicatrice périphérique, on a vu l'excision de la cicatrice amener une guérison radicale: on tentera donc cette opération dès qu'on aura acquis la certitude que l'épilepsie a la cicatrice pour unique point de départ; ce qui se reconnaît soit au siège de l'*aura*, soit au début de l'attaque par les groupes musculaires voisins de la lésion.

§ 5. — Indications de l'opération du trépan.

L'opération du trépan, pratiquée depuis l'antiquité pour remédier aux lésions traumatiques et pathologiques du crâne, présente un certain nombre d'indications que nous avons réunies dans un chapitre spécial.

Sans nous arrêter aux données historiques qui concernent la trépanation dans l'antiquité, nous dirons seulement qu'elle était connue d'HIPPOCRATE et des Grecs de son école; qu'après avoir été timidement employée par les Romains et les Arabistes, elle tomba en désuétude. A l'époque de la Renaissance, les chirurgiens reviennent insensiblement à la pratique de cette opération (GUY DE CHAULIAC, BÉRENGER DE CARPI, A. PARÉ). C'est au XVIIIe siècle que la période de faveur fut le plus marquée, grâce à l'initiative de l'ancienne Académie de chirurgie. En France, GARENGEOT, J.-L. PETIT, LEDRAN, QUESNAY la préconisent ardemment; en Angleterre, P. POTT va plus loin encore et emploie le trépan préventif. Cette période d'engouement ne fut pas de longue durée; à la fin du siècle dernier DESAULT, BICHAT, et dans ce siècle, GAMA, MALGAIGNE s'élèvent contre l'opération, qui fut depuis presque délaissée. Cependant, à la suite d'une discussion à la Société de chirurgie (1867), les indications de l'opération, de nouveau reprises, furent plus nettement posées; LEGOUEST, TRÉLAT, LE FORT se déclarent partisans de l'intervention, et plus récemment SÉDILLOT, BOECKEL en France, BERGMANN, BUSH, KRAMER en Allemagne, encouragés par les résultats de la méthode antiseptique, s'engagent encore plus avant dans cette voie. Enfin l'étude des localisations cérébrales, les faits de TERRILLON, LUCAS-CHAMPIONNIÈRE, MARVAUD, viennent encore apporter de nouveaux arguments en faveur de la trépanation dans les cas traumatiques et pathologiques.

La trépanation doit être envisagée sous trois points de vue :

1º Comme un moyen d'exploration pour assurer un diagnostic incertain;
2º Comme un moyen de prévenir les accidents dont on craint l'apparition;
3º Comme un moyen de traitement curatif.

A. *Trépan exploratif*. Conseillé par SÉDILLOT, le trépan exploratif avait été abandonné par la majorité des chirurgiens, bien qu'il soit le seul moyen d'avoir des renseignements précis, lorsque, par exemple, on soupçonne la présence d'une esquille ou d'un corps étranger. Il faut être convaincu que l'opération, aseptiquement conduite, présente en elle-même peu de dangers; si l'exploration n'apprend rien, on remet à sa place la rondelle osseuse qui se consolide facilement. Mac EWEN, en 1885, avait rapporté 11 de ce genre dans lesquels deux fois seulement il y eut insuccès; les expériences de MOSSÉ ne laissent aucun doute à cet égard; aussi BURRET (1888) affirme-t-il que la trépanation exploratrice peut être comparée à la laparatomie exploratrice, puisqu'on peut combler le perte de substance faite à l'os. Dès lors, il est possible d'affirmer avec WAGNER que l'on arrivera peu à peu au trépan exploratif comme on est venu à l'incision abdominale.

B. *Trépan préventif*. Le trépan préventif a été défendu, depuis HIPPOCRATE, par nombre de chirurgiens. QUESNAY, P. POTT, SÉDILLOT l'ont mis en pratique. Nos anciens espéraient, en intervenant hâtivement, empêcher le développement des accidents secondaires; aujourd'hui existent d'autres indications. La résection d'une portion plus ou moins étendue de la voûte crânienne est, à la suite des fractures compliquées, un excellent moyen d'antisepsie. On évite ainsi la rétention des liquides, et en régularisant la plaie on enlève les esquilles irritantes. On devra surtout intervenir, dit KOENIG, lorsque la blessure n'est plus tout à fait récente ou qu'elle s'est trouvée dans de très mauvaises conditions, au moment de sa production ou dans la suite (blessures produites par des instruments malpropres, souillure de la plaie par des corps étrangers, négligence des soins de propreté au début du traitement).

Sur 83 fractures du crâne compliquées de plaies et ayant nécessité l'emploi de la gouge et du trépan, WAGNER n'a perdu que deux malades : l'un mort d'encéphalite due à la présence de corps étrangers, le second de méningite suppurée. Sur ces 83 blessés, il y avait 35 fissures, 30 fractures avec enfoncement et 18 fractures esquilleuses. Le trépan fut appliqué 38 fois; dans les autres cas on se servit de la gouge et du maillet. D'autre part VOLKMANN, sur 36 trépanés en pareille circonstance, n'en a perdu que quatre, et encore aucun de ces cas de mort ne saurait-il être imputé à l'intervention. Sur ces 36 cas, vingt fois il existait une blessure de la dure-mère et onze fois une attrition plus ou moins étendue du cerveau.

C. *Trépan curatif*. Suivant le moment auquel on intervient par rapport au laps de temps écoulé depuis l'accident, le trépan curatif est immédiat, consécutif ou tardif.

1º *Indications du trépan curatif*. — Lorsqu'il y a des symptômes localisés, hémiplégie, monoplégie, convulsions partielles, qu'il y ait fracture ou non, plaie ou intégrité des téguments, il faut opérer. Tous les auteurs ne sont pas d'accord sur ce point et en particulier sur la conduite à tenir dans les cas d'épanchements sanguins. Les uns, avec VELPEAU et les anciens chirurgiens, admettent que l'on doit intervenir pour lever la compression; d'autres, avec TILLAUX, G. MARCHANT, sont franchement hostiles à l'intervention. Nous pensons, avec LE FORT, que, même dans le doute, il faut agir, et la trépanation nous semble préférable à une abstention trop souvent fatale.

S'il existe au début du traumatisme des accidents d'ordre irritatif limités, contractures et convulsions, qu'ils soient ou non accompagnés de légère commotion cérébrale, qu'il y ait ou non fracture du crâne, l'intervention est rationnelle. L'épilepsie isolée du début, contrairement à l'opinion de H. LARREY, nous semble indiquer l'opération.

Si ces symptômes irritatifs sont généralisés d'emblée avec agitation et délire, l'opération est au moins inutile et mieux vaut s'abstenir.

2° *Trépan curatif consécutif*. — Un certain nombre de complications n'apparaissent que plusieurs jours ou plusieurs semaines après le traumatisme; parmi elles les phénomènes inflammatoires tiennent la première place et correspondent à la méningo-encéphalite diffuse ou circonscrite (abcès du cerveau). La plupart des chirurgiens s'abstiennent dans la méningo-encéphalite aiguë; il faut en excepter LEGOUEST, qui conseille encore l'intervention dans l'espérance de rencontrer un foyer d'encéphalite localisée. A cette période, il est de règle de n'opérer qu'autant que les symptômes irritatifs ou paralytiques seront localisés et apyrétiques.

3° *Trépan curatif tardif*. — Les accidents éloignés sont d'ordre irritatif ou dépressif. Or tous ces symptômes, dès qu'ils sont persistants et localisés, peuvent être dus à un foyer sanguin ou purulent, à une exostose, une esquille, un corps étranger qui cessent d'être tolérés et réclament le trépan. Si le précepte est formel, son application est souvent très difficile, parce qu'on ne sait pas toujours exactement dans quel point on doit placer la couronne. C'est alors qu'une cicatrice ancienne, une douleur fixe, et à défaut d'un signe local, la recherche des centres moteurs pourront rendre des services. D'après G. ECHEVERRIA. 10 p. 100 des épileptiques n'ont d'autres antécédents étiologiques que des traumatismes de la tête; aussi regarde-t-il le trépan comme le moyen curatif par excellence dans l'épilepsie traumatique tardive. Les succès de STEPHEN SMITH, BILLING, RUSSELL, BOUTELLE, WEST, WALSHAM, etc., sont des plus encourageants. HOLLTON guérit un épileptique par la trépanation, vingt ans après sa blessure.

Les indications du trépan telles qu'elles ont été formulées par LE FORT, à la Société de chirurgie, en 1867, peuvent encore servir actuellement de guide pour les traumatismes du crâne.

		A. Fracture simple du crâne..................	S'abstenir.	
1° Il n'existe pas d'accidents primitifs et il y a :		Enfoncement léger sans plaie.	Attendre et s'abstenir.	
	B. Fracture avec	Enfoncement léger et plaie...	Relever les fragments. / Trépaner ou s'abstenir.	
		Large enfoncement.........	Trépaner.	

2° Il existe des accidents primitifs. Débrider sur le siège du mal, s'il n'y a pas de plaie.	C. On ne trouve pas de fracture.	Convulsions locales. Epilepsie.	Trépaner.
		Convulsions généralisées; délire; agitation; douleurs céphaliques	Opium. S'abstenir.
	D. Fracture simple.	Coma......................	Attendre.
		Encéphalite	Opium.
		Hémiplégie ou irritation limitée	Trépaner.
	E. Fracture avec enfoncement...		Trépaner.
3° Accidents développés ultérieurement. Débrider sur le côté de la tête opposé aux accidents généraux. Coma ou convulsions.	F. Avec ou sans fractures.	Convulsions générales. Coma Méningo-encéphalite.........	S'abstenir.
	G.	Fracture avec enfoncement. .	Trépaner.
		Hémiplégie tardive, convulsions limitées,.............	Trépaner.
		Convulsions épileptiformes éloignées	Trépaner et inciser s'il y a lieu la dure-mère et le cerveau.

L'intervention dans les cas pathologiques doit être subordonnée aux mêmes règles que dans les cas traumatiques; on trépane pour la lésion elle-même quand il est nécessaire d'enlever un séquestre, de nettoyer un foyer de carie, ou pour les accidents cérébraux quand ils sont localisés et qu'on peut rationnellement espérer leur disparition par l'opération.

Résultats. — On est aujourd'hui en droit d'affirmer que l'opération bien faite, avec les précautions antiseptiques, n'est pas redoutable par elle-même. Moins on trépane dans un pays, plus les résultats sont mauvais, parce qu'on réserve l'opération pour les cas désespérés. Au siècle dernier P. Pott guérissait plus de la moitié de ses malades; la statistique de Bluhm, la plus complète de toutes, donne les résultats suivants : il y a sur 925 cas 426 décès, soit une moyenne de 51, 25 p. 100. Ces chiffres se répartissent de la façon suivante. — Trépan primitif, mortalité : 55,90 ; trépan secondaire, 39,24 p. 100; trépan tardif 33,90 p. 100. La mortalité moyenne du trépan dans les plaies par armes à feu est de 51,85 p. 100. Sur 44 d'abcès du cerveau trépanés on compte 22 guérisons.

CHAPITRE IV

LÉSIONS PATHOLOGIQUES DU CRANE

Bibliographie. — Virchow, *Pathol. des Tumeurs*, t. II, p. 29, 1869 (trad.). — Erismann, *Arch. de Virchow*, t. XLVI, 1869. — Jullien, *Lyon Médic.*, t. VIII, p. 517, 1871. — Bourdillat, *Union médicale*, 1870, p. 394. — Heineke, *Deutsch. Chirurgie de* Billroth et Lucke. Lief. 31. — Laherre, th. Montpellier, 1887.

§ I″ — Altérations des os.

1° EXOSTOSES, HYPEROSTOSE ET ATROPHIE DU CRANE

Le crâne est un lieu d'élection pour certaines exostoses; tantôt elles proéminent à l'extérieur, tantôt à l'intérieur (*enostoses*), ou encore des deux côtés à la fois (*E. parenchymateuses*). On réserve plus spécialement la dénomination d'ostéophytes aux productions périostiques irrégulières internes ou externes.

Parmi les causes de ces exostoses, nous citerons les coups de feu, les contusions, les anciennes fractures, et dans l'ordre général, la syphilis; beaucoup d'entre elles ont une origine inconnue. BERNUTZ a noté chez un rachitique âgé de vingt-six ans des exostoses qui ont disparu par le traitement ioduré. Si l'on admet avec PARROT l'origine syphilitique du rachitisme, ce fait n'a plus rien de bien surprenant. Toutes ces tumeurs, parfois multiples, siègent à la voûte; les plus petites sont aplaties, lisses et ressemblent à des gouttes de bougie solidifiées à la surface d'un corps dur. Quelques-unes sont susceptibles d'acquérir les dimensions d'une pomme ou d'une orange; dans ce dernier cas elles sont ordinairement spongieuses au lieu d'être éburnées (fig. 14).

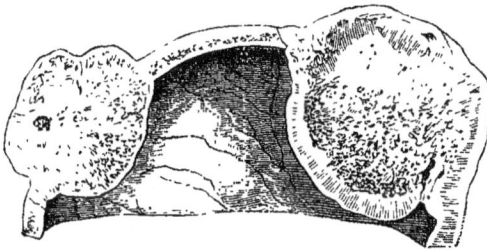

Fig. 14. — Exostoses du crâne. (Musée Dupuytren.)

L'exostose extérieure, rarement douloureuse, sauf au début, se développe avec une grande lenteur; on a vu la grossesse activer sa marche. C'est surtout dans les enostoses que les accidents sont fréquents et importants. S'il est vrai que quelquefois le cerveau tolère ces tumeurs et s'habitue à la compression graduelle qu'elles déterminent, dans bien des circonstances on constate des douleurs de tête persistantes, des paralysies localisées, de la surdité ou des convulsions. La méningite n'est pas absolument rare en pareil cas. HUTIN, PERRIN ont cité de beaux exemples d'exostoses à la suite de coups de feu, et ce dernier n'a pas craint d'intervenir chez un ancien blessé de Crimée qui présentait des accès épileptiformes et de l'aphasie.

Il est évident que le traitement doit varier beaucoup suivant la cause de la maladie. Si l'exostose est externe, il faut l'abandonner tant qu'elle n'est pas gênante, en se bornant à essayer le traitement mercuriel et ioduré qui réussit quelquefois. Une intervention plus active est souvent nécessaire pour les exostoses internes; malheureusement leur diagnostic est hérissé de difficultés, et si à la suite d'un traumatisme on peut se laisser guider par la cicatrice d'une ancienne plaie, il n'en est pas de même dans les autres cas. SULZER a appliqué six couronnes de trépan autour de la tumeur, conduite qui n'est guère pratique que pour les exostoses externes dont on connaît les limites. L'opération contre les exostoses est extrêmement laborieuse, et il faut traverser avec le trépan une grande épaisseur de tissu éburné.

L'*hyperostose générale* ou hypertrophie de la voûte du crâne n'offre qu'un intérêt anatomo-pathologique; l'épaississement diffus des os peut atteindre 3 ou 4 centimètres; on trouve de curieux spécimens de cette altération au musée Dupuytren. Si parfois on a pu accuser la syphilis, il faut reconnaître que la cause de cette affection rare est inconnue, son diagnostic très difficile et la thérapeutique impuissante.

Atrophie des os du crâne. — On constate quelquefois dans les autopsies un amincissement très marqué des os du crâne; ceux-ci, réduits à une simple lame papyracée, sont devenus transparents et par places fibreux; le diploé à complètement disparu. Tantôt cette altération est liée à une dilatation de la cavité, tantôt elle est la conséquence d'une résorption qui intéresse plusieurs os du squelette, ceux de la face en particulier. Cette altération, fort mal connue, est sans doute liée à une maladie constitutionnelle; de nouvelles recherches sont nécessaires pour faire le jour sur ce point obscur de la pathologie des os du crâne.

2° OSTÉITE TUBERCULEUSE DU CRANE

Bibliographie. — VOLKMANN, *Centralblatt f. Chirurgie*, 1880, n° 1, p. 3. — KRASKE, *Ibid.*, n° 9, p. 305. — COUPARD, Thèse de Paris, 1882. — POULET, *Bull. de la Soc. de chir.*, 1884. — A. BROCA, *Soc. anat.*, 1884. — ISRAEL, *Deuts. méd. Woch.*, 1886, n° 6. — KUMMEL, *Eod. loco*, 1887. — BARLING, *Lancet*, 1888.

Avant le travail de VOLKMANN (1880) et la thèse de COUPARD (1882), la tuberculose des os du crâne était peu connue; elle avait bien été signalée par RIED (1843), mais les faits publiés étaient jusque-là restés isolés.

Cette affection, plus fréquente dans la jeunesse et l'adolescence que chez l'adulte, rarement primitive, coïncide presque toujours avec d'autres manifestations de la tuberculose, en particulier avec les tubercules du cerveau, comme c'était le cas pour une des pièces du musée du Val-de-Grâce. Au début, les malades accusent des douleurs circonscrites ou diffuses qui précèdent l'apparition d'une tumeur sur le frontal ou le pariétal. Les tubercules de la voûte sont rarement multiples (voy. fig. 15 et fig. 16); leur développement est rapide; insensiblement la peau rougit et la tumeur présente quelquefois des battements isochrones au pouls, c'est là un indice de la perforation qui est presque la règle dans cette maladie. Ces perforations offrent d'ailleurs quelques caractères intéressants; elles sont faites comme à l'emporte-pièce, assez régulièrement circulaires, larges de 2 à 3 centimètres; les bords sont taillés en biseau aux dépens de la table interne, toujours plus malade que l'externe. Enfin on constate assez souvent la présence d'un séquestre libre ou adhérent au pourtour de la perte de substance. A moins d'un centimètre de la perforation le crâne paraît absolument sain.

La maladie débute insidieusement sous forme de tumeur fluctuante, fongosité ou abcès froid. Quand on incise on trouve l'os ramolli sur une certaine étendue, ou bien l'on découvre un séquestre en voie d'élimination.

Il s'agit là, bien certainement, de foyers tuberculeux primitifs qui se ramollissent, suppurent, donnent naissance à des fistules d'autant plus persistantes qu'il existe très fréquemment un séquestre. En même temps que ces

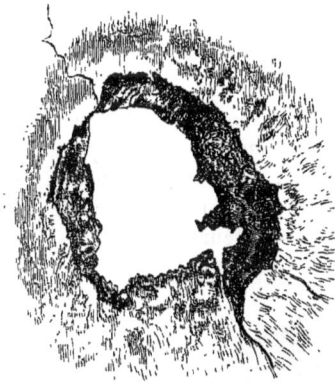

Fig. 15. — Perforation du crâne d'origine tuberculeuse vue par la face interne taillée en biseau. (Musée du Val-de-Grâce.)

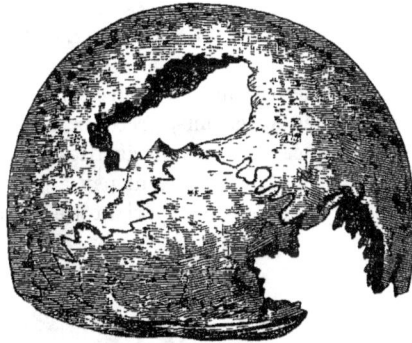

Fig. 16. — Deux perforations du crâne par des tubercules circonscrits: il existait en même temps un tubercule du cerveau. (Musée du Val-de-Grâce.)

phénomènes se passent du côté de la table externe, le pus et la matière tuberculeuse s'accumulent sur la dure-mère qui ne tarde pas à être tapissée de fongosités.

Abandonnée à elle-même, l'ostéite tuberculeuse du crâne peut guérir, mais habituellement elle continue sa marche, ou bien le malade succombe à quelque autre manifestation de la tuberculose.

L'existence d'une tumeur molle, douloureuse, fluctuante et adhérente au crâne, survenant sans cause appréciable chez un jeune sujet lymphatique, éveillera l'idée d'une carie tuberculeuse de la voûte. La coïncidence d'autres tubercules en divers points du corps lève tous les doutes. Mais si l'accident du crâne est primitif, le diagnostic est très difficile; on y arrivera par exclusion.

Le pronostic est relativement sérieux, parce qu'aux dangers de la tuberculose locale s'ajoutent ceux qui résultent du voisinage immédiat des méninges et de l'encéphale. De plus, la forme de tuberculose qui atteint le crâne nous a paru généralement grave; aussi pensons-nous qu'on doit intervenir de bonne heure. Il ne faut pas hésiter à opérer, quelle que soit l'étendue des lésions. Au lieu du trépan, il vaut mieux employer le ciseau et le marteau, extirper la totalité de l'os malade et au besoin exciser les parties lésées et la dure-mère.

3° LÉSIONS SYPHILITIQUES DU CRANE

Bibliographie. — Costes, *J. de Bordeaux*, août, 1852. — Gosselin, *Arch. gén. de méd.*, 1853, p. 268. — Suchanek, *Prager Vierteljahrschrift*, 1864, t. IV, p. 383; *Archives de Virchow*, B. XV, 1858, p. 236. — Russell, *Brit. Med. J.*, 1860. — Lee, *The Lancet*, 1861, t. Ier. — Hase, *De ostitide gummosâ*, Dissert., Halle, 1864. — Védrennes, *Rec. et mém. de méd. milit.*, 1868, p. 42. — Pepper, *Amer. J.*, 1871, p. 411. — Hutchinson, *The Lancet*, 1872, II, 607. — Parrot, *Progrès méd.*, 1878, p. 156, et *Progrès méd.*, 1879, n° 19. — *The Lancet*, 1881, t. Ier. — Poulet, *Bull. de la Soc. de chir.*, 1885.
Thèses de Paris. — 1874, Moscovitz. — 1885, Galtier-Boissière.

Le crâne est un lieu d'élection des manifestations syphilitiques. Parmi les accidents, les uns, précoces, apparaissent même peu de temps après le chancre ; ce sont les périostites déjà décrites, très douloureuses et qui généralement disparaissent peu à peu, ne laissant à leur place qu'une petite couche ostéophytique (péricranite ossifiante des auteurs); elles ont été étudiées par Martineau, Suchanek.

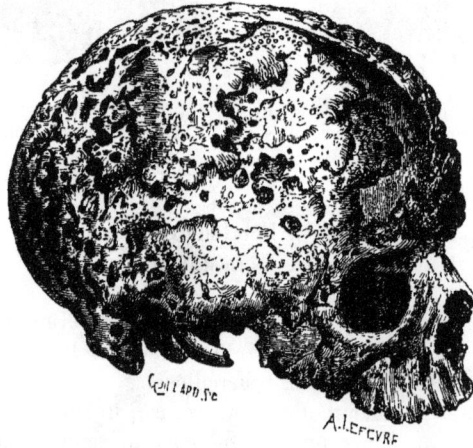

Fig. 17. — Syphilis du crâne avec perforations. (Musée du Val-de-Grâce.)

L'altération la plus intéressante est assurément la périostite gommeuse; celle-ci débute assez souvent entre le périoste et l'os, s'insinue ensuite par un pertuis dans le diploé à travers la table externe ou interne, et là détermine des ravages assez graves, en décrivant des volutes hélicoïdales autour d'un axe qui se sclérose et se nécrose assez fréquemment. Nous rappelons seulement la disposition serpigineuse, semi-annulaire, caractéristique de cette variété d'ostéite.

Les ostéites gommeuses du crâne sont diffuses ou circonscrites. L'ostéite diffuse est périphérique ou profonde. LANCEREAUX décrit, comme il suit, l'ostéite profonde : « L'os injecté présente à la coupe une teinte rouge ou rosée, grisâtre et même jaunâtre en quelques points. A l'examen microscopique on constate au niveau des portions d'un rouge vif, des médullocelles plus abondantes et globuleuses, tandis que les parties grisâtres et glutineuses renferment des cellules beaucoup plus petites que les précédentes, et qui, au lieu d'être libres, sont plongées en même temps que de nombreux noyaux au sein d'une substance amorphe ou fibrillaire. Si on suit ce processus, on constate que le tissu osseux se résorbe progressivement et fait place au produit pathologique et que cette résorption est précédée sur quelques points d'un agrandissement des ostéoplastes, de sorte qu'au bout d'un certain temps, les canalicules osseux et les espaces médullaires sont élargis et comblés par un tissu embryonnaire. Les parties jaunes contiennent ce même tissu en voie d'atrophie et de résorption graisseuse. »

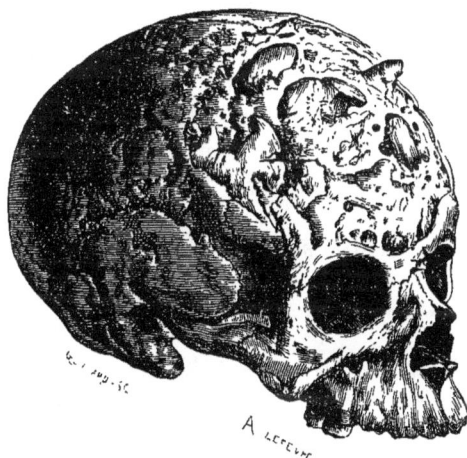

Fig. 18. — Syphilis du crâne; altérations étendues de la table externe et du diploé en voie de guérison. (Musée du Val-de-Grâce.)

L'ostéite gommeuse circonscrite a été décrite par VIRCHOW sous le nom de carie sèche syphilitique. Elle se présente sous forme de plaques saillantes et vasculaires siégeant sur le péricrâne épaissi ; à leur niveau, l'os est lui-même hypertrophié ou a subi une perte de substance, dans laquelle on trouve un bourgeon semi-transparent ou opaque. Ce bourgeon est constitué par de très nombreuses cellules rondes, des fibrilles et des vaisseaux, il est entouré de lamelles osseuses en voie de résorption; dans toute la zone périphérique, en revanche, existe de l'ostéite condensante.

La gomme du crâne peut se guérir sans suppurer et même déterminer une hyperostose généralisée; dans d'autres circonstances le tissu gommeux se caséifie, se ramollit et engendre des fistules interminables souvent entretenues par la présence d'un ou de plusieurs séquestres. Ceux-ci sont toujours sclérosés, parfois volumineux, et présentent l'aspect vermoulu d'un bois rongé par des xylophages. Lorsque l'altération est très prononcée, tout le diploé disparaît sur une surface plus ou moins grande, il en résulte une perforation.

La proximité des méninges explique suffisamment la possibilité de l'endocrânite gommeuse consécutive à la péricrânite; d'autres fois, l'affection débute par la face profonde et la dure-mère; la perforation du crâne se fait alors de dedans en dehors. Il est plus rare de voir l'affection gommeuse occuper le péricrâne, la dure-mère et le diploé en même temps; ces cas ne sont pas longtemps compatibles avec l'existence. Les complications cérébrales constituent, en effet, le danger de cette affection, qui est curable à toutes les périodes et présente une tendance marquée à l'éburnation. Les altérations syphilitiques des méninges et du cerveau sont du ressort de la pathologie interne. Mentionnons encore les exostoses, qui ont presque toujours une origine syphilitique.

Quant au crâniotabes, aux éminences natiformes, caractéristiques de la syphilis héréditaire, il en a été question à propos du rachitisme et nous y renvoyons le lecteur.

Le traitement antisyphilitique doit être institué aussitôt que possible. Outre l'extraction des séquestres mobiles, on peut être amené, par l'impossibilité d'enlever les séquestres nécrosés et pour remédier à des accidents compressifs, à appliquer, comme LEE et GOSSELIN, une ou plusieurs couronnes de trépan.

§ 2. — Altérations des artères et des veines du crâne.

1° ULCÉRATIONS DES ARTÈRES DE LA BASE DU CRANE

Bibliographie. — JOLLY, *Arch. gén. de médecine*, 6e S., t. VIII, p. 13, et 1870, t. Ier, p. 171. — GENOUVILLE, *Bull. de la Soc. anat.*, 1864, 2e S., t. IX. p. 380. — BROUARDEL, *Soc. anat.*, 1866, t. XI, p. 212. — MARCÉ, Thèse de Paris, 1874. — LE DENTU, *Mém. de la Soc. de chir.*, t. VII, p. 573. — HESSLER, *Arch. f. Ohrenheilk.*, 1882, t. XVIII, p. 1. — MONOD, *Bull. de la Soc. de chir.*, 1882, p. 666.

La carie des os de la base du crâne expose à l'ulcération des vaisseaux artériels et veineux. Cette redoutable complication a été observée sur la carotide interne, la méningée moyenne, la veine jugulaire et les sinus.

Ulcérations de la carotide interne. — La carie du rocher, consécutive à une otite moyenne suppurée, est la cause la plus fréquente de cet accident. Les notions que nous possédons sur ce sujet sont consignées dans les mémoires de JOLLY, MARCÉ, HESSLER, MONOD : HESSLER a pu en réunir dix-neuf observations. Tandis que pour JOLLY la perforation du vaisseau serait consécutive à son érosion par un séquestre, comme dans le cas de BAIZEAU, MARCÉ pense que l'action corrosive du pus tuberculeux suffit pour produire cette altération. Il faut reconnaître, avec LE DENTU, que la situation de l'artère qui baigne au milieu d'un foyer putride, dans un canal inextensible, dénudé, est éminemment favorable à l'usure de la paroi. L'ulcération de la paroi est souvent elle-même de nature tuberculeuse.

D'après HESSLER, la perforation aurait un siège constant au niveau du coude que fait l'artère dans le canal carotidien; MOXON fait intervenir une modification de la tension artérielle, due à l'élargissement partiel et à la destruction du canal. Suivant MARCÉ, on peut constater une ou deux ulcérations qui siégeraient en des points divers; l'érosion, qui dépasse rarement quelques millimètres, est tantôt béante, tantôt obturée par un caillot. Ajoutons que la communication avec l'oreille n'est pas toujours nettement établie, et il y aurait dans un certain nombre de cas une sorte de cavité intermédiaire primitivement pleine de pus, sous la base du crâne; TERRIER a constaté l'existence de ce foyer.

Le caractère pathognomonique de cette affection est l'intermittence des hémorrhagies; d'abord peu abondantes, elles s'arrêtent d'elles-mêmes ou par le tamponnement. Les hémorrhagies successives apparaissent ainsi pendant plus ou moins longtemps et sous la moindre influence, la toux par exemple. La mort en est la terminaison constante, après un temps qui varie entre quelques jours et quelques semaines. Un enfant, dont PORTER relate l'histoire, vécut encore treize semaines après la première hémorrhagie. L'anémie aiguë qui succède à chaque réapparition du sang, l'épuisement, l'hémiplégie, notée par MARCÉ, et peut-être l'évolution plus rapide de la tuberculose, sont les causes ordinaires de la mort des malades.

Si le diagnostic de l'hémorrhagie ne présente pas de difficultés, il n'en est pas de même lorsqu'il s'agit d'établir la source d'où elle provient. La couleur du sang, l'écoulement saccadé, l'effet de la compression de la carotide du côté correspondant, sont de bons signes différentiels. Cependant l'erreur est possible, puisque SYME lia la carotide primitive pour une hémorrhagie du sinus pétreux supérieur.

Que convient-il de faire en présence d'une hémorrhagie de cette nature? Peut-on espérer l'arrêter par le tamponnement? Assurément, mais ce moyen douloureux, essentiellement palliatif, n'a qu'une efficacité provisoire et permettra au chirurgien de faire les préparatifs nécessaires pour la ligature de la carotide interne ou primitive. La ligature des deux bouts étant impossible, la ligature à distance est la seule ressource; elle échoue malheureusement trop souvent, parce que le cours du sang se rétablit par le bout périphérique, grâce aux anastomoses de la base du crâne. Plusieurs fois, notamment dans un cas de BROCA, l'hémorrhagie n'a pas reparu après la ligature.

Les ulcérations de l'artère méningée moyenne, signalées par WOOD, TOULMOUCHE, sont encore peu connues.

2° *Ulcérations des sinus.* — La plupart des sinus qui avoisinent la base du crâne ont été ulcérés par suite de la carie des os; celle du rocher est encore ici la plus commune. HUGUIER (1851), SYME ont constaté la lésion du sinus pétreux supérieur. KOPPE, TROLTSH, COURTIN, WREDEN, celle du sinus latéral. C'était le golfe de la veine jugulaire dans un cas de TOYNBEE.

Les caractères de l'hémorrhagie, presque toujours fatale, diffèrent un peu de ceux de l'érosion carotidienne; le sang, moins rutilant, ne sort pas par saccades. La thrombose et la phlébite des sinus enlèvent presque toujours les malades quand ils ne meurent pas par hémorrhagie, comme dans les cas de Courtin, Wreden, Huguier. Le tamponnement de l'oreille, s'il est supporté, les injections froides ou astringentes sont les seuls moyens de traitement auxquels on puisse recourir en pareille circonstance.

2° ANÉVRYSMES

A. — ANÉVRYSMES DE L'ARTÈRE MÉNINGÉE MOYENNE

Bibliographie. — Krimer. *Deutsch. Zeitsch. f. Chirurgie*, 1874. t. IV, p. 477. — Chassaignac, *Des tumeurs de la voûte du crâne*. Paris, 1848. — Smith, *Amer. J. of Med. Sc.*. 1873, p. 401. — Gamgee, *The Lancet*. 1875, vol. Ier. p. 535.

Ces tumeurs ont presque toujours une origine traumatique ; dans un cas de Gamgee, l'anévrysme succéda à une plaie par instrument piquant et à la lésion de l'artère par une petite esquille osseuse. Krimer, Stephen Smith ont publié des faits d'anévrysme de la méningée consécutifs à des contusions. Cependant il existe quelques exemples d'anévrysmes spontanés.

On les observe dans tous les points du tronc et des branches de la méningée ; ils se développent également du côté du cerveau et des os, qu'ils usent insensiblement et peuvent même perforer. Sur une pièce du musée du Val-de-Grâce, la petite tumeur siège presque exclusivement dans le diploé, la table externe est encore intacte. Jamais ces anévrysmes n'acquièrent un grand volume, car les plus gros ne dépassent pas les dimensions d'un œuf de pigeon. Les symptômes sont presque exclusivement subjectifs, à moins que l'anévrysme n'ait perforé le crâne, auquel cas il a de grandes analogies avec les tumeurs vasculaires des parties molles de la région. Parmi ces symptômes, les plus caractéristiques sont assurément les pulsations et le bruit de souffle que perçoit le malade et qui l'incommodent beaucoup. Lorsque la tumeur s'est portée du côté du cerveau, il n'est pas étonnant, comme dans le cas de Gairdner, de constater des troubles cérébraux, de la somnolence, la paralysie des nerfs de la face, la surdité et même le coma. Si l'os est perforé, la compression de la carotide primitive détermine l'affaissement de la tumeur, et le doigt peut alors explorer les bords de la perte de substance osseuse.

On comprend quelles difficultés présente le diagnostic de ces anévrysmes quand il n'y a pas encore perforation. Il est possible de reconnaître le caractère pulsatile de la tumeur ; mais s'agit-il d'un anévrysme ou d'une de ces productions néoplasiques assez communes dans cette région et qui ont la même marche, la même tendance à perforer le crâne ? C'est ce qu'il est difficile de préciser. Ainsi le sarcome des os ou de la dure-mère affecte les mêmes allures, et de fait plusieurs auteurs se sont mépris sur la véritable nature du mal. Kremnitz, se croyant en présence d'un anévrysme, lia la carotide primitive dans un cas de sarcome. Lorsque la tumeur présente un volume un peu considérable. il est plus exact de penser à autre chose qu'à un anévrysme ; de plus, la compression de la carotide du côté correspondant permettra de reconnaître le degré d'affaissement, toujours moindre dans le cas de sarcome que dans l'anévrysme.

Le traitement est médical ou chirurgical ; le premier est peu efficace (méthode de VALSALVA) ; le traitement actif ne comporte que la compression ou la ligature par le procédé de HUNTER ; CONSOLINI a guéri une de ces tumeurs par la compression digitale de la carotide. HEINEKE donne ici la préférence à la ligature de la carotide primitive. Il serait encore possible, si l'anévrysme n'est pas trop bas, d'appliquer une couronne de trépan, de porter un fil, par le procédé de P. VOGT ou de G. MARCHANT, sur l'artère méningée elle-même, etc.

B. — ANÉVRYSMES INTRA-CRANIENS DE LA CAROTIDE INTERNE

Bibliographie. — P. VOGT, *Deutsch. Zeitsch. f. Chirurgie*, Bd. II, n° 2, 1872. — HOLMES, *Syst. of. Surgery*, 1870, V. III, p. 580. — HEINEKE, BILLROTH et LÜCKE. *Deutsche Chirurgie*, Lief. 31. — HUTCHINSON, *The Lancet*, 1875, vol. Ier, p. 546. — HUMBLE. *Ibid.*, vol. II, p. 489 et 874, 1875. — GRUNIG, *Arch. f. Ohrenheilk.*, 1876, t. V. — JEAFFRESON, *The Lancet*, 1879, vol. Ier, p. 329, — BULL, *Revue de* HAYEM, t. XV, 1880, p. 548.
Thèses de Paris. — 1866, GOUGUENHEIM. — 1870, DELENS.

On connaît deux variétés d'anévrysmes de la carotide interne : 1° les anévrysmes vrais ; 2° les anévrysmes artério-veineux.

Anévrysmes vrais. — Ces tumeurs, fort rares, siègent ordinairement au niveau de la selle turcique. Bien que le traumatisme soit invoqué dans quelques cas, en règle générale la tumeur se développe spontanément. D'après HOLMES, ces anévrysmes sont susceptibles d'acquérir les dimensions d'une noisette ou même d'une noix.

Tantôt les symptômes apparaissent brusquement, tantôt lentement ; ce sont de vives douleurs, des battements pénibles dans la tête et un bruit de souffle fort désagréable, isochrome au pouls. Du côté de l'œil, la compression constante des nerfs qui traversent le sinus caverneux détermine du ptosis, du strabisme, de la diplopie. Dans le cas de JEAFFRESON, la veine jugulaire externe gauche, augmentée de volume, décrivait de nombreuses flexuosités. HUTCHINSON a noté l'anesthésie des téguments de la face, et JEAFFRESON une dilatation vaso-motrice des capillaires. Le stéthoscope, appliqué au niveau du grand angle de l'œil ou sur la surface du crâne, permet de percevoir un bruit de souffle intermittent que la compression de la carotide du côté correspondant fait disparaître partiellement.

La marche de ces tumeurs est généralement progressive et la mort succède assez souvent à la rupture de la tumeur : dans le cas de HUTCHINSON, il s'était formé un abcès au voisinage de l'anévrysme. La malade de HUMBLE guérit spontanément et presque subitement ; celle de JEAFFRESON succomba malgré la ligature de la carotide primitive. La compression ou la ligature de la carotide primitive, essayées plusieurs fois, sont indiquées en pareil cas.

Anévrysmes artério-veineux. — Ils ont été particulièrement étudiés par NÉLATON, HENRY et DELENS. Cette variété d'anévrysmes s'explique par les rapports de voisinage de la carotide et du sinus caverneux. L'étiologie est constamment traumatique ; parmi les causes ordinaires citons : les fractures de la base du crâne, les ulcérations et les perforations de la carotide par des esquilles, les coups de manche de parapluie. HOLMES note un cas d'anévrysme artério-veineux produit par des grains de plomb. DELENS pense toutefois que cette affection peut se développer spontanément.

La paroi du sac, constituée par celle du sinus caverneux distendu, est adhérente aux méninges et souvent infiltrée par le sang. La veine ophtalmique est flexueuse, augmentée de volume ; les rapports intimes de la tumeur avec les nerfs crâniens expliquent le gonflement de leur névrilemme.

Le début est habituellement brusque, même dans les cas supposés spontanés, et le malade perçoit un bruit de souffle assez gênant, surtout la nuit. De bonne heure apparaissent des douleurs de tête continues et des phénomènes paralytiques des nerfs de l'orbite. Au bout de peu de temps, on constate de l'exophtalmie, de l'œdème des paupières, la dilatation anormale des veines superficielles et en particulier de la veine jugulaire. Tout le globe de l'œil est animé de pulsations, et si l'on applique le stéthoscope à la partie inférieure du globe et même sur les parties environnantes, l'oreille entend un bruit de souffle continu avec renforcement caractéristique qui cesse quand on comprime la carotide primitive du côté correspondant.

Ces anévrysmes artério-veineux constituent une affection sérieuse : si leur marche est ordinairement lente, elle n'en est pas moins progressive; tôt ou tard les vaisseaux de l'orbite, principalement les veines, sont notablement altérés. La thérapeutique active reste d'ailleurs grave par elle-même et la récidive a été notée.

En dehors des cas où la communication entre l'artère et le sinus est probable, le diagnostic devient impossible ; trop souvent on peut confondre cette affection à sa période d'état avec une tumeur pulsatile de l'orbite. Le bruit de souffle continu avec renforcement, l'exophtalmie, différencient l'anévrysme artério-veineux de l'anévrysme carotidien simple.

Si l'on veut essayer le traitement interne, c'est à la méthode de VALSALVA qu'il faut donner la préférence. HOLMES a employé le seigle ergoté ; dans un cas célèbre, consécutif à un coup de parapluie, NÉLATON a lié la carotide primitive. La compression digitale de cette artère continue ou intermittente sur le tubercule carotidien devra être préalablement essayée.

C. — ANÉVRYSMES DIVERS INTRA-CRANIENS

La plupart des anévrysmes, assez rares d'ailleurs, qui se développent sur les autres branches artérielles de l'encéphale n'offrent qu'un intérêt théorique, car ils sont inaccessibles et souvent fort difficiles à diagnostiquer. En dehors des faits cités dans la thèse de GOUGUENHEIM, nous mentionnerons quelques cas récents. HENSCHEN (*Revue de* HAYEM, t. XV, 1880, p. 48) a publié une observation d'anévrysme de l'artère basilaire qui avait déterminé des attaques épileptiformes et la mort. Dans un cas de RUNEBERG, un anévrysme de la même artère avait amené une hémorrhagie méningée (SCHMIDT's *Jahrb.*, Bd. CXCIII, p. 138). La rupture d'un anévrysme de l'artère cérébrale moyenne causa également la mort d'un malade de O. WOOD (*Brit. Med. J.*, 1879); chez un aliéné, la tumeur siégeait sur l'artère sylvienne, dans un fait de WESTPHAL (*Arch. gén. de méd.*, t. XXVI, 1873, p. 728). Les premiers symptômes d'un anévrysme de la cérébrale antérieure se manifestèrent en sortant d'un bain froid, chez le malade de LORBER (*Arch. gén. de méd.*, 6ᵉ S., 1868, t. XI, p. 229). Enfin, RIZZOLI rapporte un bel exemple d'anévrysme artério-veineux qui faisait communiquer l'occipitale avec le sinus transverse.

3° AFFECTIONS DES VEINES

A. — PHLEBECTASIE DU CRANE

Les téguments du crâne sont quelquefois le siège d'un développement veineux anormal ; les veines forment alors par place de véritables paquets, mous, réductibles en partie. Ces tumeurs se gonflent toutes les fois que la circulation de retour est entravée ; elles sont remarquables par leur indolence, leur développement insensible. Quant à leurs causes, on les connaît mal, à moins qu'on n'admette avec HEINEKE la prédisposition morbide, l'habitude du travail dans une position penchée, la congestion habituelle de la tête. Un jeune soldat que nous avons observé présentait une tumeur de ce genre au niveau de la région temporale gauche. D'autres fois la varice siège au front ; BRUNS a publié de beaux exemples de cette maladie, plus spéciale d'ailleurs à l'âge adulte qu'à tout autre.

L'expectation et le traitement palliatif doivent être recommandés ; il ne faudrait intervenir qu'autant que la tumeur serait très gênante, menacerait de se rompre et deviendrait l'occasion d'accidents. En pareil cas, c'est à l'extirpation antiseptique qu'il faut donner la préférence.

B. — TUMEURS VEINEUSES EN COMMUNICATION AVEC LES SINUS

Bibliographie. — PELLETAN, *Clin. chirurg.*, t. II, p. 77. — DUFOUR. *Mém. de la Soc. de biologie*, 1851, t. III. — VERNEUIL, *Soc. de chirurgie*, 1853-54. — DUPLAY, *Arch. gén. de méd.*, 1877. — HEINEKE, *Deutsche Chirurgie*, Lief. 34, p. 56, 1882 (Bibl.).— GAYRAUD, art. CRANE, *Dict. de* DECHAMBRE.— MASTIN, *Journ. of the Amer. med. Assoc.*, 1886, Bd. VII, n° 12 et 14. — LANNELONGUE, 2ᵉ *Congrès français de Chir.*, 1886.
Thèse de Paris. — 1858, DUPONT.

Ces collections, connues sous le nom de *tumeurs veineuses*, sont encore appelées *hernies sanguines réductibles*. HEINEKE les considère comme des varices et en décrit quatre variétés : *varix simplex racemosus, spurius, communicans, varix herniosus sagittalis*. En France nous n'établissons pas ces distinctions.

Les recherches les plus récentes démontrent que les poches veineuses, sortes de bissacs, se font à travers une perforation ou spontanée traumatique des os du crâne (POTT, HUTIN). On comprend aisément qu'un traumatisme, une esquille puissent blesser le sinus longitudinal supérieur et le faire communiquer avec une poche superficielle. De même, l'atrophie partielle de la paroi (S. Duplay), l'ulcération des os (Dupont) permettent d'expliquer la production de ces sortes de tumeurs. Quant à la dilatation ou varice d'une veine émissaire, elle ne saurait être admise, faute d'autopsie. Duplay accepte l'interprétation suivante : les lacs veineux décrits par Trollard entre les glandes de Pacchioni et le crâne serviraient d'intermédiaire entre les sinus et la perforation ; le sang de ces lacs formerait la tumeur extérieure; il n'y aurait donc pas de phlébectasie simple comme quelques-uns l'ont cru.

Les auteurs sont loin d'être d'accord sur le siège réel de la tumeur externe; tandis que les uns pensent qu'elle est, au moins au début, sous-périostique, d'autres la placent entre le péricrâne et la couche fibro-musculaire qui la recouvre. La vérité est qu'au bout d'un certain temps les parties molles altérées sont méconnaissables, si bien que la tumeur n'est plus recouverte que par la peau. Du côté de l'os, on observe des perforations tantôt uniques, en fente, circulaires ou étoilées, tantôt multiples et très fines. Au pourtour de la perforation, on a maintes fois noté l'existence d'un bourrelet osseux, comme dans le céphalématome. Le sang qui est renfermé dans la tumeur est toujours veineux, coagulé en partie, et contenu dans un sac unique ou aréolaire avec des cloisons et des brides. Ces tumeurs veineuses siègent de préférence au front et le long de la suture sagittale sur le trajet du sinus longitudinal supérieur. Middeldorf en a observé un cas à l'occiput.

Ces collections, du volume d'une noix, arrondies, violacées, lorsque la peau est très amincie, sont molles, dépressives, fluctuantes, réductibles, indolentes. La poche diminue dans certaines positions de la tête, tandis qu'elle devient turgescente dans la déclivité. L'expiration forcée, les efforts déterminent également sa tension. Après la réduction avec le doigt, on perçoit la perforation du crâne, et il suffit ordinairement de maintenir la pression en ce point pour empêcher la reproduction de la tumeur. La réduction complète, après l'application d'un anneau de plomb ou d'ivoire, donne la certitude qu'il s'agit bien là d'une tumeur en communication avec la circulation intra-crânienne. Dans quelques cas cette réduction produirait des malaises, des vertiges, des éblouissements (Duplay, Azam).

Le siège de la tumeur, son gonflement dans la position déclive, l'indolence, l'absence de pulsations, la réductibilité après compression circulaire, l'impossibilité de la reproduire quand on comprime la perforation, sont des caractères si particuliers qu'il sera difficile de confondre ces collections avec un anévrysme, une varice superficielle, un encéphalocèle, un céphalématome spécial au nouveau-né. Néanmoins on a plusieurs fois commis des erreurs de diagnostic.

Le pronostic de cette affection est généralement bénin; un blessé de Hutin vécut jusqu'à l'âge de quatre-vingt-un ans. Le développement de ces tumeurs est extrêmement lent. Un malade de Flint mourut d'hémorrhagie après l'ouverture de la collection; une erreur semblable exposerait encore à l'entrée de l'air dans les veines, à la phlébite, etc.

L'abstention doit être la règle et le chirurgien se bornera à conseiller une compression uniforme, avec une calotte qui préserve en même temps la poche contre les chocs extérieurs. Enfin il faut proscrire les positions qui amènent la turgescence de la tumeur.

C. — PHLÉBITE DES SINUS

L'inflammation des sinus succède assez fréquemment aux blessures, aux altérations du crâne; elle peut encore résulter de la propagation aux sinus de la phlébite des veines superficielles, faciales ou crâniennes (furoncles). GÉLY, BLACHEZ ont publié des cas de phlébites superficielles qui s'étaient terminées par la mort. Enfin la thrombose des sinus amène assez souvent l'inflammation de leurs parois.

Tantôt les principes septiques, après avoir occasionné l'inflammation d'un organe périphérique, ont été entraînés dans le sinus, ce qui arrive d'ordinaire dans le cas d'inflammation des veines du diploé ; tantôt le sinus, au contact d'une portion du crâne malade, le rocher par exemple, s'enflamme à son tour. L'érysipèle de la face et du cuir chevelu, les phlegmons septiques de l'orbite et de la parotide, les furoncles et la pustule maligne de la tête se compliquent quelquefois d'inflammation et de suppuration des sinus.

La phlébite des sinus intéresse ordinairement les sinus transverses, caverneux et plus rarement le sinus latéral; la paroi est ordinairement épaissie, infiltrée, ramollie par places. On trouve à l'intérieur un caillot qui obture le vaisseau et suppure dans quelques points. L'inflammation des sinus retentit toujours sur les organes voisins, les méninges et le cerveau qui présentent une injection marquée ; on a même trouvé des abcès au niveau de la veine et à une certaine distance dans l'épaisseur du cerveau. Enfin, la pyohémie et la septicémie terminant souvent cette phlébite, on retrouve dans les poumons, le foie. etc., les lésions ordinaires de ces maladies.

La phlébite des sinus n'a pas de symptômes propres, caractéristiques. Au début les malades accusent une douleur violente, localisée; il y a de la fièvre, de l'inappétence, de l'anxiété, des vomissements ; il n'est pas rare d'observer des paralysies partielles des muscles de la face. Bientôt tous ces symptômes sont confondus avec ceux de la méningite, de l'encéphalite ; ou bien il y a des frissons irréguliers, une pleurésie et une pneumonie comme dans la septicémie. Les symptômes de méningo-encéphalite dominent généralement la scène, et tantôt ils sont d'ordre irritatif, tantôt dépressif. La mort, qui est la terminaison fréquente de cette redoutable complication, survient habituellement vers la fin du premier septénaire.

Les symptômes plus particulièrement propres à la phlébite du sinus caverneux sont les suivants : l'œil du côté correspondant présente toute une série d'altérations, faciles à comprendre d'après la disposition des nerfs qui traversent le sinus; il est douloureux, il existe de la photophobie, de la contracture de la pupille ; la conjonctive et les paupières sont œdématiées, le globe projeté en avant. Les douleurs péri-orbitaires sont intenses.

La phlébite du sinus transverse exerce plus spécialement son action sur le pneumogastrique, l'hypoglosse, etc., et produit le ralentissement ou l'accélération du pouls. Il y a presque toujours un gonflement marqué au niveau et au-dessous de l'apophyse mastoïde du côté correspondant.

Les cas de guérison de phlébite des sinus sont extrêmement rares, en admettant que ceux qui ont été signalés soient réels. Cela tient à la gravité des complications et aussi à l'inefficacité de la thérapeutique, qui ne saurait être que prophylactique (ouverture et cautérisation des furoncles, des pustules malignes : ouvertures des foyers suppurés, antisepsie primitive, etc.). Quand les symptômes de phlébite se déclarent, on peut administrer des purgatifs et faire placer des sangsues à proximité du siège de la phlébite.

§ 3. — Tumeurs du crâne et de la dure-mère.

Le crâne et la dure-mère peuvent être le siège de néoplasmes assez nombreux : tels sont les *fibromes*, les *kystes hydatiques*, l'*épithélioma* par propagation et envahissement ; de tous, les plus importants sont assurément les *sarcomes*, autrefois étudiés sous le nom de *fongus de la dure-mère*.

SARCOMES DU CRANE ET DE LA DURE-MÈRE. — FONGUS DE LA DURE-MÈRE

Bibliographie. — KAUFMANN, *De tumore capitis fungoso*, 1743. — LOUIS, *Mem. de l'Acad. r. de chir.*, 1774, t. V, p. 2 : — *Arch. gén. de médecine*. t. XXVIII, p. 422. BÉRARD, *Gaz. méd.*, 1833, p. 735. — ARAN, *Arch. gén. de méd.*, 5ᵉ Série, t. IV, 1854, p. 385. — DAUVERGNE, *Bull. gén. de thérapeutique*, 1872. — ARNOLD, *Arch. de Virchow*, t. LVII, p. 297, 1873. — BIZZOZERO et BOZZOLO, *Wien. Med. Jahrb.*, 1874, p. 284, 293. — KOLACZEK, *Deutsch. Zeitschr. f. Chir.*, Bd. IX, 1878. — KUSTER, *Berlin, Klinik. Wochens*, 1881, nᵒˢ 45 et 46. — MENZEL, *Dissert. Inaug.* Berlin, 1881. — HEINEKE, *Deutsch. Chirurgie*, Lief. 31, 1882 (Bibliographie). — HENKE, *Berl. Klin. Woch.*, 1882. — WIESMANN, *Deutsch. Zeitschr. f. Chir.*, 1885. — BIRD, SALL et WEIT. *Med. news*, avril 1887. — WEIT et SEGUIN, *Amer. Journ. of. med. Sc.*, juillet et août 1888. — W.-KEEN, *eod. loc.* 1888. — MATLINS. *the Lancet.*, 1888. — PÉAN. BALLET et GÉLINEAU, *Acad. de méd.*, 1889.
Thèses de Paris. — 1876, THIBAUT, — 1825, ESPINOSA. 1846, MALESPINE. — 1848, CHASSAIGNAC (Agr.). — 1873, SABATIÉ. — 1881, MERCIER-VALENTON. — 1884, ODILE. — 1886, GUARY.

Le sarcome n'est pas très fréquent au cuir chevelu et aux os du crâne : sur 134 cas de tumeurs de la tête, GURLT a trouvé onze sarcomes.

Le *sarcome des parties molles* peut acquérir des dimensions insolites ; DUMREICHER, sur une femme de trente-neuf ans, en a observé un qui tombait jusque sur l'épaule. La plupart sont des sarcomes à cellules fusiformes, bien qu'on ait rencontré les autres variétés et même le myxo-sarcome. La tumeur présente parfois des kystes, comme dans un cas de STUDSGAARD ; le sarcome mélanique est le plus grave de tous. Ces tumeurs sont susceptibles de s'ulcérer, de perforer les os du crâne par le fait de la pression qu'elles déterminent.

Les sarcomes des os siègent à la voûte et à la base, prennent naissance dans le périoste, dans le diploé ou la dure-mère. Généralement les sarcomes périostiques font saillie au dehors, ce n'est que dans les périodes ultimes de leur développement qu'ils ulcèrent l'os et pénètrent dans le crâne.

Ces tumeurs présentent une particularité intéressante : leur ossification. Il se forme alors des travées rayonnantes séparées par du tissu morbide.

Les sarcomes myélogènes ne peuvent se développer qu'en refoulant l'une ou l'autre des tables de l'os, parfois les deux en même temps ; ce travail est toujours assez lent. L'os se gonfle, la tumeur est recouverte par une coque osseuse qui proémine aussi bien en dedans qu'en dehors. Puis la coque, amincie, parcheminée, se brise et le produit morbide fait hernie au dehors. On a vu (PAGET, ARNOLD (fig. 19) un sarcome perforer la dure-mère, et

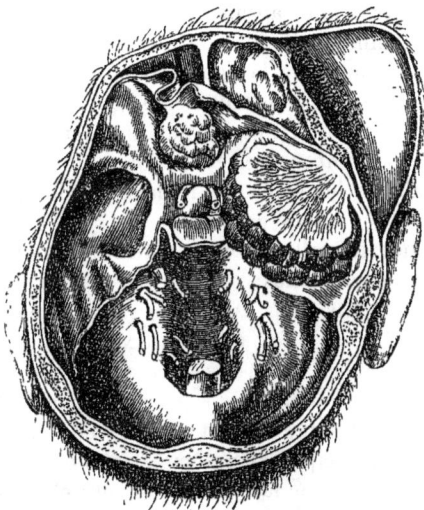

Fig. 19. — Sarcome du crâne qui a perforé la dure-mère, d'après ARNOLD.

s'enfoncer du côté du cerveau. Le développement de ces néoplasmes se fait souvent avec rapidité, il n'est même pas rare d'observer, un petit nombre de mois après leur apparition, des tumeurs secondaires dans le crâne ou d'autres os. Quant à leur structure, ces sarcomes osseux offrent toutes les variétés connues, y compris le myxo-sarcome et le cylindrome (KOCHER). Les pariétaux sont le siège fréquent de ces sarcomes ; les uns sont durs, les autres mous : ces derniers sont ordinairement très vasculaires et simulent un angiome à s'y méprendre.

Les sarcomes de la dure-mère comprennent une bonne partie de ces tumeurs mal définies, que les anciens désignaient sous le nom de *fongus de la dure-mère* : ils naissent aux dépens des éléments qui entrent dans la structure de cette membrane. Aux faisceaux fibreux correspondent les fibromes et ostéomes ; aux cellules endothéliales, les épithéliomes ; certains fibromes sont mous, d'autres durs. Les néoplasmes de la dure-mère se développent de deux façons différentes ; tantôt ils tendent à se porter en dehors en perforant le crâne, tantôt en dedans vers le cerveau. HEINEKE explique cette différence en admettant que, dans le premier cas, la tumeur prend naissance dans les couches les plus externes de la dure-mère, qui resteraient intactes dans les sarcomes internes. Quoi qu'il en soit, le fongus se porte parfois des deux côtés de la membrane. La perforation du crâne se fait toujours lentement et les dégâts sont d'ordinaire plus accusés du côté de la table interne que sur l'externe. Dès que le trou est établi, le tissu sarcomateux fait hernie en dehors, formant une tumeur de plus en plus volumineuse ; à mesure qu'elle s'accroît, la perforation du crâne s'agrandit également, parfois une partie périphérique de la tumeur se trouve recouverte par la table externe soulevée. D'ailleurs le fongus reste très longtemps indépendant du trou qui lui livre passage ; il est entouré d'une capsule et peut être réductible, tant que son volume le permet ; plus tard, au bout d'un temps assez long, le collet s'agrandit en même temps que la capsule fibreuse enveloppante s'éraille, s'amincit et donne naissance à des mamelons que l'on constate à la surface.

Les sarcomes de la base du crâne qui naissent dans la dure-mère perforent également les os ; ils peuvent encore se faire jour à travers les orifices naturels, la fente sphénoïdale ou les trous du rocher, et viennent ainsi proéminer dans l'orbite ou dans les fosses nasales, le pharynx et même dans l'oreille. Ces tumeurs ainsi herniées altèrent les os qu'elles compriment ; elles sont réductibles au début et pulsatiles.

Les sarcomes perforants de la dure-mère sont susceptibles d'acquérir un très grand volume ; témoin le fait de VOLKMANN, dans lequel une semblable tumeur descendait jusqu'à l'avant-bras. Ici encore, la variété du sarcome fusiforme est la plus commune, il n'y a pas de propagation ganglionnaire, la généralisation est rare ; le fongus serait plus souvent lui-même métastatique.

Symptômes. — Le principal symptôme, au moins dans les premières périodes, est la douleur qui ne fait jamais défaut ; elle est persistante, parfois diffuse, souvent localisée et peut être assez intense pour amener l'hébétude. A cette période où il n'y a pas de tumeur extérieure, les paralysies, les vertiges, les vomissements sont rares.

Dès que la tumeur a usé les os du crâne, on constate à la vue une saillie crépitante ; cette crépitation existerait déjà avant la saillie, ainsi qu'il résulte de l'observation classique de LOUIS. « Un barbier, en rasant la tête d'un homme de trente-cinq ans, sentit sous le rasoir, au côté droit, vers le sommet, un bruit sourd qui lui parut fort singulier ; c'était une sorte de crépitation, semblable au froissement d'un parchemin sec qui aurait été tendu sous les téguments. » Cette tumeur avait un mouvement pulsatif ; en effet, le développement veineux est souvent assez marqué. Peu à peu le néoplasme s'accroît et l'on peut sentir les bords de l'orifice qui circonscrit son collet. Les pulsations synchrones au pouls manquent rarement et s'accompagnent d'un développement veineux superficiel ; on peut également percevoir les battements du cerveau au niveau des points les plus mous et demi-fluctuants. Nous avons déjà dit que les fongus étaient réductibles, mais cette réduction n'est pas indifférente, puisqu'on a vu des malades tomber dans le coma par le seul fait de semblable manœuvre (PFEUFER, BRYK).

Généralement ces sarcomes ne tardent pas à produire des troubles généraux graves, variables d'ailleurs suivant la région intéressée. Les plus fréquents sont des paralysies des nerfs crâniens, des névralgies paroxystiques, des convulsions, l'aphasie, etc. La mort en est la conséquence presque fatale ; elle succède à l'épuisement, à l'hecticité lorsque la tumeur s'est ulcérée, ou bien encore à l'hémorrhagie, la méningite, l'encéphalite, l'envahissement de parties importantes du cerveau par le produit morbide. Les malades succombent la plupart en moins d'un an ; quelques-uns survivent plusieurs années, quinze ans (BILLROTH) et même vingt ans (DUMAS).

Diagnostic. — Dans la première période de son développement, le diagnostic du fongus dure-mérien est impossible ; tout au plus peut-on soupçonner sa présence. Dès qu'il y a une tumeur, il est nécessaire de préciser le siège du néoplasme, qui peut provenir des os ou de la dure-mère. Ce diagnostic est difficile dans quelques cas, à la région temporale par exemple, parce que les symptômes sont assez obscurs. Cependant le sarcome perforant, le seul que l'on puisse confondre avec le sarcome osseux, est réductible, tandis que le sarcome du crâne ne l'est pas.

Il existe un certain nombre d'affections qui pourraient être confondues avec le fongus de la dure-mère. Sans parler des kystes sébacés qui sont irréductibles, non pulsatiles, mobiles avec les téguments, sans parler du céphalématome et de l'encéphalocèle, tumeurs du jeune âge ou congénitales, c'est avec les autres tumeurs pulsatiles du crâne que la distinction doit être établie. Or, le nombre des erreurs commises est assez élevé, et des chirurgiens de grande valeur ont pris des sarcomes pour des anévrysmes et inversement. BARDELEBEN, entre autres, a lié la carotide dans un cas de sarcome qu'il avait pris pour un anévrysme de l'artère méningée moyenne. D'ailleurs, il résulte des recherches de DE SANTI que la plupart des observations d'anévrysmes de cetteartère sont en réalité des tumeurs pulsatiles perforantes.

Le sarcome de la dure-mère n'apparaît à l'extérieur qu'un certain temps après le début des accidents ; il est tout d'abord complètement réductible ; les pulsations qu'on y perçoit sont nettement localisées, et on ne trouve pas les vaisseaux cirsoïdes comme dans plusieurs sortes d'angiomes ou de tumeurs cirsoïdes ; la compression de la masse détermine ordinairement de l'assoupissement, des vertiges. Ces caractères ainsi que les renseignements fournis par le malade sur l'évolution du mal pourront, dans quelques cas, faciliter le diagnostic. Néanmoins, il faut se rappeler qu'il s'agit là d'un des points les plus difficiles du diagnostic chirurgical.

Le pronostic de tous ces sarcomes est grave, en raison de la nature de la tumeur, de son siège au voisinage du cerveau, et par suite des difficultés du traitement et de son inefficacité dans les cas assez rares où l'intervention est possible.

Traitement. — Au début, on essaye souvent le traitement mercuriel et ioduré, dans l'espoir que la tumeur pourrait être de nature syphilitique. Plus tard, lorsque le néoplasme est saillant au dehors, lorsqu'il n'y a pas de doute sur le diagnostic, qu'il s'agisse d'un sarcome osseux ou dure-mérien, c'est à l'extirpation qu'il faut recourir. Les opérations palliatives, en raison de leurs dangers et de la certitude de la récidive, ne sont rationnelles que pour les tumeurs de la base qui menacent d'asphyxier le malade.

Malheureusement, l'extirpation n'est pas inoffensive ; en dehors des craintes de méningite, le chirurgien se trouve aux prises avec de redoutables hémorrhagies. Pour être complète, l'extirpation doit nécessairement comprendre une portion de la dure-mère, ce qui expose à ouvrir les sinus ; VOLKMANN a perdu un malade par suite de l'entrée de l'air dans les veines. Malgré cela, il existe quelques succès à la suite de ces tentatives ; la méthode antiseptique les rendra plus nombreux. PECCHIOLI enleva un fongus de la dure-mère après trépanation, et excisa un fragment de dure-mère ; son malade guérit. HAUSER, BILLROTH, LANGENBECK, KÜSTER ont également obtenu des succès après l'ablation de sarcomes osseux perforants.

PÉAN a enlevé un fibro-lipome développé aux dépens de la pie-mère ; le malade, qui avait depuis cinq ans des crises d'épilepsie, fut radicalement guéri par cette opération, dont les suites furent des plus simples (1889).

LANGENBECK (1881) a poursuivi, jusqu'au niveau de la selle turcique, un myxome qui avait pris naissance dans le sinus frontal.

GUARY, thèse de Paris (1885-86), sur huit interventions pour néoplasmes, compte huit guérisons dont deux pour des tumeurs intra-crâniennes, sans saillie extérieure. Les douleurs et les crises épileptiformes légitiment l'intervention pour les tumeurs intra-crâniennes.

CHAPITRE V

DIFFORMITÉS ET VICES DE CONFORMATION DU CRANE ET DE L'ENCÉPHALE

§ 1ᵉʳ — Hydrocéphalie.

Bibliographie. — Pour la bilbiographie complète, voir HEINEKE, *Deustche Chirurgie*, Lief. 31. — GOLIS, *Pract. Abhandl. über die Krankheiten des kindl. Alters.* Wien, 1824, t. II, p. 81. — SYNNE, *Edinburgh Med. J.*, 1825, *London Med. Rep.*, 1828, et *Arch. gén. de méd.*, t. X, 1820, p. 456. — ANDRAL, *J. hebdom.*, t. IV, p. 669, 1836. — BÉRARD, *Gaz. méd. de Paris*, 1834, p. 526. — GRIFFITH, *A Treatise of Hydrocephaly*, London, 1833. — VROLICK, *Traité sur l'hydrocéphalie interne*, Amsterdam, 1830. — CONQUEST, *Lancet*, 1838, V. I, n° 25. — PLAISANT, *Gaz. méd. de Paris*, 1840. — MALGAIGNE, *Bull. de thér.*, t. XIX, 1840. — BARTHEZ et RILLET, *Arch. gén. de méd.*, 1842. — BEHREND, *J. für Kinderkrankheiten*, 1849. — ROUX, *Moniteur des sc. méd.*, t. Iᵉʳ, n° 1859. — BOUCHUT, *Gaz. des Hôp.*, 1855, n° 54. — MURRAY, *The Lancet*, 1868, t. Iᵉʳ. — SCHMIDT's, *Jahrbucher*, t. CLII, p. 175. — BLACHE, *Gaz. heb.*, 1870. — BUDIN, *Progrès médical*, 1875, n° 34. — BIEZ, |*Presse méd. belge*, 1876. — SCHWARTZ, *Progrès méd.*, 1879, n° 24. — BALL, *Progr. méd.*, 1884, n° 9. WALTON, *Gaz. Méd. de Paris*, 1881, s. 139. — HUGH DUNN, *The Lancet*, 1882, t. Ier. — RIVET, *Prog. méd.*, 1884. — SANDOZ, *Revue de la Suisse romande*, 1886. — PFEIFFER. *Wien. med. Press*, 1888. — SAMUEL AYRES, *Chicago Méd. J.*, 1890. Thèses de Paris. — 1806, ESPIAUD, n° 49. — 1810, JADIOUX. — 1814, BRICHETAU. — 1873, VINSONNEAU. — 1880, POULLET (Agrég.).

Définition. — L'hydrocéphalie consiste dans l'accumulation de sérosité à l'intérieur du crâne, soit dans les méninges (hydrocéphalie méningée ou externe), soit dans les ventricules (hydrocéphalie interne).

L'hydrocéphalie externe est beaucoup plus rare qu'on ne le croyait autrefois, à une époque où l'anatomie pathologique de cette affection était mal connue, et BEDNAR n'a trouvé qu'un cas sur 30,000 nouveau-nés. Elle peut encore succéder à la rupture d'un épanchement intra-ventriculaire.

1° HYDROCÉPHALIE MÉNINGÉE

Lorsque cette affection est congénitale, elle accompagne habituellement un vice de conformation du cerveau : il y a presque constamment coïncidence d'hydrocéphalie ventriculaire et très rarement le cerveau a son aspect normal. La mort arrive généralement dans la première semaine : il est exceptionnel de voir la tête continuer à se développer, l'enfant atteindre l'âge de cinq ans (WRISBERG), de vingt-neuf ans (BRIGHT). L'hydrocéphalie méningée acquise survient aussi bien chez l'adulte que chez l'enfant ; la quantité de liquide trouvée par BEDNAR dans une autopsie était de six onces ; presque toujours il y a en même temps du liquide dans les ventricules. Chez l'adulte, l'hydropisie se produit à la suite d'une pachyméningite interne.

Le seul traitement qui convienne en présence d'une semblable affection, avant la soudure du crâne, est la ponction : dans un cas de SYME, la mort arriva au bout de six mois, malgré des ponctions multiples. Parfois l'épanchement circonscrit forme un véritable kyste intra-dure-mérien.

2° HYDROCÉPHALIE VENTRICULAIRE

Nous n'aurons en vue ici que l'hydrocéphalie chronique, affection que l'on observe ordinairement chez les nouveau-nés. La lésion intéresse un seul ou les deux ventricules.

Étiologie. — L'hydrocéphalie est congénitale ou se développe dans la première enfance. Ses causes sont fort mal connues ; l'observation a montré qu'elle coïncide souvent avec d'autres difformités congénitales, telles que le spina-bifida, le pied bot, le bec-de-lièvre, etc., c'est assez dire que l'étiologie en est fort obscure. On a incriminé les coups sur l'abdomen, la misère physiologique, l'alcoolisme de la mère ; l'hérédité, d'après FRANK, ne saurait être niée. Certains auteurs attribuent cette affection à une hémorrhagie, à l'inflammation chronique des méninges. La syphilis héréditaire paraît être la seule maladie que l'on puisse faire intervenir dans l'étiologie.

Anatomie pathologique. — L'épanchement siège ordinairement dans les ventricules latéraux, sa quantité varie entre 40 grammes et plusieurs litres. Dans un cas de Cruikshank, il en existait 27 litres; la périphérie de la tête acquiert, dans quelques cas (Mauthner), des dimensions énormes : 1^m,07 (Bright, Buttner); 1^m,67 (Monro). Ce liquide est légèrement ambré; son poids spécifique varie entre 1001 et 1009; on y trouve des matières albuminoïdes et des sels alcalino-terreux.

L'accumulation de liquide ne peut se faire dans l'intérieur des ventricules que par la dilatation et l'amincissement de leurs parois, ainsi que le démontrent les autopsies. La matière cérébrale, dont les deux couleurs blanche et grise ne sont plus reconnaissables, forme une coque assez mince au niveau

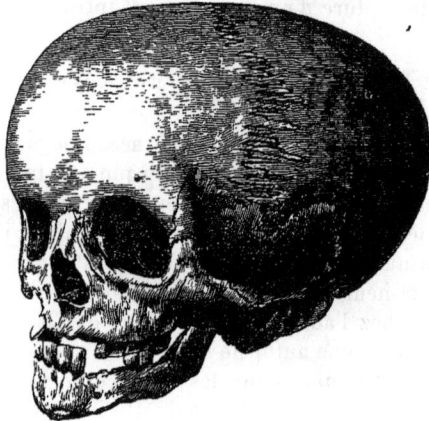

Fig. 20. — Crâne d'hydrocéphale adulte. (Musée du Val-de-Grâce.)

des hémisphères, et les circonvolutions sont complètement effacées. L'épanchement amène un arrêt de développement du cerveau et plus tard son atrophie; le septum lucidum, habituellement épaissi, est parfois perforé ou bien a complètement disparu.

Du côté du cervelet et des nerfs de la base, les altérations sont beaucoup moins prononcées, bien que l'on constate une sorte d'aplatissement. En pesant le cerveau après l'écoulement du liquide, Breschet, L. Meyer ont noté un poids au-dessus de la normale. Dans quelques cas, l'atrophie est au contraire si marquée que le cerveau semble avoir disparu.

Dans la majorité des cas, le crâne de l'hydrocéphale est augmenté de volume; dans quelques-uns il est normal, parfois même on aurait constaté un peu de microcéphalie. Cet agrandissement, souvent considérable, porte presque exclusivement sur les os de la voûte dont les courbures s'aplatissent un peu, et qui sont séparés les uns des autres par des intervalles assez larges, comblés par un tissu fibro-membraneux. Quand la dilatation est régulière, ce qui est le cas ordinaire, le frontal est fortement voussé en avant dans sa partie écailleuse : en même temps la paroi orbitaire oppose une faible résistance; il en résulte l'affaissement de la voûte et par suite l'exorbitisme. Les os translucides présentent un amincissement notable ; ce n'est que plus tard qu'ils s'ossifient et s'épaississent pour se souder aux os wormiens qui comblent les intervalles.

Les déformations n'auraient pas toujours la régularité que nous venons de signaler. Parfois l'un des côtés est plus dilaté que l'autre, ou bien encore les parties antérieure et postérieure de la tête sont inégalement déformées. De là, des têtes d'hydrocéphales comiques, en forme de cloches ou encore semblant retomber sur la nuque.

Symptomatologie. — Fréquemment l'hydrocéphalie existe déjà pendant la vie intra-utérine, et c'est là, on le comprend aisément, une complication de l'accouchement. Les os, très isolés, mobiles, se recouvrent les uns les autres et le passage de la tête est possible ; d'autres fois, il a fallu recourir au forceps, à la ponction de la poche ; d'ailleurs celle-ci se crève quelquefois spontané-

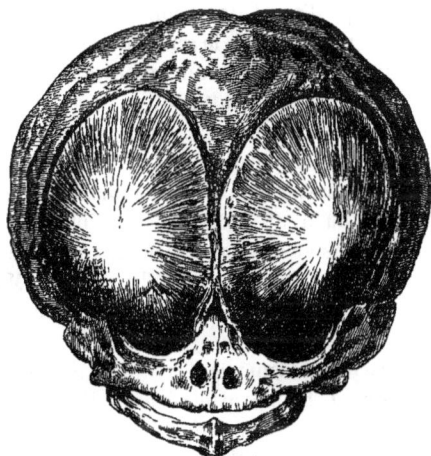

Fig. 21. — Crâne d'enfant hydrocéphale. (Musée du Val-de-Grâce.)

ment. Très souvent, seulement quelques semaines ou un mois après l'accouchement, la déformation de la tête s'accentue et l'hydrocéphalie devient manifeste.

La physionomie de l'hydrocéphale offre un aspect caractéristique : ce qui frappe tout d'abord, c'est une disproportion marquée entre la face et la tête. La face est petite, triangulaire, comme renfoncée sous le crâne ; les yeux déviés, saillants, atteints de nystagmus, achèvent de donner une expression spéciale à la face ; les pupilles sont dilatées. BOUCHUT, HIRSCHPRUNG ont signalé l'œdème papillaire, la névro-rétinite et l'atrophie du nerf optique. Les enfants ne peuvent pas porter leur tête, qui retombe constamment sur les épaules, le crâne est très volumineux, le frontal et les pariétaux font une saillie anormale, les cheveux sont rares. Vient-on à palper la tête, on la trouve fluctuante, les fontanelles sont devenues beaucoup plus larges. Dans les cas où l'épanchement est considérable, on peut voir par transparence

la lumière diffuse d'une bougie. Enfin, si l'on comprime la tête, l'enfant
est pris de mouvements convulsifs ou tombe dans le sopor et le coma.

Lorsque l'hydrocéphalie n'atteint pas un degré incompatible avec la vie,
les troubles fonctionnels qui traduisent la compression du cerveau ne tardent
pas à se montrer ; les enfants, maussades, veulent être constamment portés,
accusent des douleurs à la tête, dorment mal ; ils sont sujets aux convulsions, ne s'éveillent pas à la vie et deviennent peu à peu idiots. La vue,
l'ouïe, la sensibilité s'affaiblissent ; les jambes, frêles, grêles, portent difficilement le poids du corps. Souvent il y a des paralysies incomplètes des
membres ou des contractures partielles. L'état des fonctions digestives est
ordinairement en rapport avec celui du système nerveux ; aussi n'est-il pas
rare de constater des vomissements, de l'entérite, de la diarrhée ou de la
constipation.

Marche et terminaisons. — L'hydrocéphalie a une marche progressive
mais lente, avec des temps d'arrêt dans son évolution ; cependant elle peut
rester stationnaire et même tendre à la guérison. Il n'est pas étonnant, après
ce que nous avons dit plus haut, qu'une mort rapide soit la terminaison
ordinaire de cette affection ; elle résulte tôt ou tard de l'affaiblissement progressif des enfants, qui deviennent paralysés, gâteux et ne sortent de leur
torpeur que pour pousser quelques cris plaintifs. Tel n'est pas le mode de
terminaison dans tous les cas, car on a vu la mort succéder à la rupture traumatique des ventricules ou à un accroissement brusque de l'épanchement
qui produit les convulsions et le coma. D'autres fois, ce sont les complications pulmonaires qui emportent l'enfant. Trousseau, Miller ont cité des
exemples de rupture spontanée de la collection sous les téguments du crâne
et dans les fosses nasales.

La plupart des hydrocéphales meurent avant la puberté ; quelques-uns ont
pu arriver à l'âge adulte et même atteindre les limites de la vie, ainsi que
Gœlis en a cité un exemple. Greatwood, Haasse, Meissner, Hofling, Heid-
born, Sedgwick ont publié des cas de guérison à la suite de rupture spontanée de l'épanchement. Ces faits sont rares, mais les cas de survie dans
les degrés légers d'hydrocéphalie le sont beaucoup moins, surtout quand
l'affection est liée au rachitisme. La figure 20 représente un bel exemple
d'hydrocéphalie adulte.

Diagnostic. — Lorsque la tête est beaucoup plus grosse que chez un nouveau-né ordinaire, le diagnostic de l'hydrocéphalie n'offre aucune difficulté.
La conformation spéciale du crâne et de la tête, la fluctuation, l'élargissement des sutures, la transparence, permettront toujours de reconnaître cette
maladie.

Il y a cependant des affections qui sont susceptibles d'être confondues
avec l'hydrocéphalie. Telle est, entre autres, l'hypertrophie du cerveau,
maladie rare, signalée par Laennec. Watson, chez un enfant dont la tête
mesurait 21 pouces de circonférence, diagnostiqua l'hydrocéphalie ; l'autopsie
montra qu'il s'agissait d'une hypertrophie du cerveau. Il y a dans ces cas
des symptômes aigus de méningite. Le crâne, rachitique, offre des particularités qu'on ne retrouve pas dans l'hydrocéphalie ; ce sont les saillies nati-

formes de Parrot, le craniotabes, les déformations des membres et du tronc.

L'encéphalocèle et la méningocèle ont des symptômes propres et sont plus circonscrites que l'hydrocéphalie. Enfin, d'après Hewett, l'exorbitisme serait plus spécial à l'hydrocéphalie ventriculaire.

Pronostic. — Le pronostic est très grave ; aussi l'idiotie, à des degrés divers, est-elle l'apanage de ceux qui ne meurent pas. De plus, on peut encore considérer cette affection comme au-dessus des ressources de l'art.

Traitement. — Le traitement de l'hydrocéphalie est médical ou chirurgical. A l'intérieur on a administré les iodures, le calomel, les diaphorétiques, les diurétiques. Localement on a eu recours à la teinture d'iode, aux révulsifs, aux vésicatoires, à la pommade stibiée, à l'onguent mercuriel vanté par Gœlis, et tout cela sans grands succès.

Le traitement chirurgical comprend : 1° la compression de la tête; 2° l'évacuation du liquide avec ou sans injections consécutives.

La *compression* aurait donné de bons résultats à Engelmann, Roux, Lowenhardt. — West, Conquest, Battersby y ont également eu recours, mais leurs malades n'ont pas été suivis assez longtemps pour qu'on puisse croire à une guérison définitive ; Beely aurait réuni huit cas de succès. Pour la pratiquer, il faut prendre beaucoup de précautions et se servir de capelines après avoir pris soin de recouvrir la tête d'une couche d'ouate.

La *ponction simple* est connue depuis Hippocrate ; malgré les insuccès à peu près constants de cette méthode, c'est encore à elle qu'il faudra recourir quand l'hydrocéphalie sera très marquée ; le trocart doit être enfoncé sur les parties latérales de la grande fontanelle, ou, comme l'indique Langenbeck, au niveau de la voûte orbitaire. Tantôt, après la ponction, la tête reste pendant un certain temps plus petite, tantôt elle reprend son volume primitif et même le dépasse. Blache et Dieulafoy ont eu recours avec quelque succès à l'aspiration ; Win, Tournesco, Brainard, Langenbeck ont essayé les injections iodées. Cette tentative hardie aurait réussi deux fois à Tournesco. Brenner et Jamskjewitz ont employé la galvano-puncture. Malgré tout et faute de mieux, la ponction aseptiquement faite doit être conservée pour les enfants au-dessous de trois mois ou plus âgés, quand l'hydrocéphalie a une marche rapide. Elle est, toutes choses égales, moins dangereuse chez le nouveau-né que plus tard.

§ 2. — Céphalocèle congénitale.

synonymes : — Exencéphale (Larger); — Encéphalocèle, Spina-bifida crânien.

Bibliographie.— Breschet, in *Arch. gén. de méd.*, 1834, t. XV et XVI. — Nivet, *Arch. de méd.*, 3e série, t. III, p. 410, 1838. — Malgaigne, *J. de chirurgie*, 1844, p. 333. — Spring, *Mém. Acad. de méd. de Belgique*, 1854. — Houel, *Arch. gén. de méd.*, 1859, 3e série, t. XIV, p. 409 et 569.—Ripoll, *Bull. gén. de thérap.*, t. LXXIV, p. 307, 1868. — Larger, *Arch. gén. de méd.*, t. Ier, p. 432, 1877. — Huguenin. *Ziemssem's Handb. d. spec. Path. u. Ther.*, Bd. XI, I, 1878. — Hofmokl, *Wien. Med. Presse*, 1881, p. 563, n° 18. — Heineke, *Deutsche Chirurgie*, Lief. 31,

p. 220. — Bruns, *Handb. d. Pract. Chir. Abth.*, Tubingue, 1884. — M. Smith, *the Lancet*, 1884. — Schatz, *Berlin. Klin. Woch*, 1885. — Fothnian, *Cent. f. chir.*, 1887. — Alberti, Bergmann, *Centr. f. Chirurg.*, 1888. — Hildebrand, *Deut. Zeit. f. Chir.*, XXVIII, 1888. — Perier, *Acad. de méd.*, 1889. — Berger, *Rev. de chir.*, 1890; *Soc. chir.*, 1891.

Thèses de Paris. — 1848, Chassaignac (Concours). — 1865, Radou. — 1871, Leriche. Thèse de Strasbourg. — 1869, Charier.

Définition. Divisions. - La hernie du cerveau — céphalocèle — est congénitale ou acquise. Cette dernière ne saurait trouver place ici ; elle est d'origine traumatique ou résulte d'une perforation du crâne à la suite de carie tuberculeuse ou syphilitique, affections décrites ailleurs.

Presque toutes les hernies congénitales du cerveau sont situées sur la ligne médiane antéro-postérieure, depuis les os du nez et l'ethmoïde jusqu'à l'atlas et l'axis. Quelques-unes, d'après Larger, se formeraient au niveau de la première fente branchiale, un peu en dehors par conséquent de la ligne médiane. Les plus communes sont postérieures, divisées elles-mêmes en catégories, suivant qu'elles sont au-dessus ou au-dessous de la tente du cervelet (*Herniæ occipitales superiores et inferiores*). La base du crâne présente également, mais rarement, ce vice de conformation et la hernie peut occuper les différents étages que l'on y rencontre. Cette affection est rare d'ailleurs, puisque Depaul, sur 12,900 nouveau-nés, a trouvé trois céphalocèles et Virres un sur cinq mille ; pour trois petites filles on rencontre deux garçons atteints de cette maladie.

Comme dans toutes les hernies, il y a lieu de décrire : 1° la tumeur ou sac herniaire avec son contenu ; 2° le trou ou orifice anormal qui lui a livré passage.

1° *Enveloppes et contenu*. — On admet trois variétés de hernies, suivant leur contenu. Le nom de *méningocèle* est réservé à la hernie des méninges; la tumeur mérite réellement le nom d'*encéphalocèle* quand elle contient une partie des organes centraux ; y a-t-il simultanément encéphalocèle et hydropisie ventriculaire, l'affection prend la dénomination d'*hydrencéphalocèle*.

Rien n'est plus variable que l'aspect extérieur de ces tumeurs ; généralement recouvertes de poils clairsemés, elles ont une coloration rouge, comme les tumeurs érectiles. Dans d'autres cas, les tissus superficiels sont chagrinés, épaissis, presque cicatriciels. Les couches sous-cutanées ne sont plus distinctes et contiennent parfois des kystes ou de la graisse (Larger).

Le sac proprement dit de la hernie est constitué par la dure-mère, notablement distendue, éraillée par places, lobulée. Ce sac, dans la méningocèle, ne contient qu'un liquide séreux qui communique pour les uns avec la cavité arachnoïdienne et pour d'autres avec l'espace sous-arachnoïdien. Quand le sac renferme une partie du cerveau, la substance cérébrale se trouve contenue dans un liquide sous-arachnoïdien (Leriche). La nature de l'hydrencéphalocèle est moins bien connue, les uns admettant que le liquide existe entre le cerveau et les méninges, ce qui serait une méningocèle, d'autres que l'hydropisie d'un ventricule est la lésion primordiale. La communication entre le liquide extérieur et le ventricule pourrait disparaître ; ainsi se formeraient les kystes cérébraux constatés quelquefois. Ce ne sont d'ailleurs pas les seuls kystes que l'on trouve, car on a signalé dans la portion herniée des kystes colloïdes.

Dans l'encéphalocèle, la portion cérébrale ou cérébelleuse herniée est toujours profondément altérée et l'on n'y distingue pas les deux substances grise et blanche.

L'encéphalocèle, rarement isolée, s'accompagne souvent d'autres malformations du crâne ou de diverses parties du corps.

2° *Orifice herniaire.* — L'ouverture du crâne est généralement ovalaire ; son diamètre varie entre 1 et 5 ou 6 centimètres. Ordinairement lisses et fibreux, les bords de la perforation sont parfois rugueux. Enfin, si les cas de hernie simple par un seul orifice sont les plus communs, on a encore observé (LYON, RIPOLL, HEINEKE) des hernies par deux orifices. Le siège de cet orifice est toujours au niveau des sutures crâniennes, contrairement à l'opinion de SPRING.

Pathogénie et nature. — On a beaucoup disserté sur le mode de formation des encéphalocèles et les opinions les plus contradictoires ont été émises.

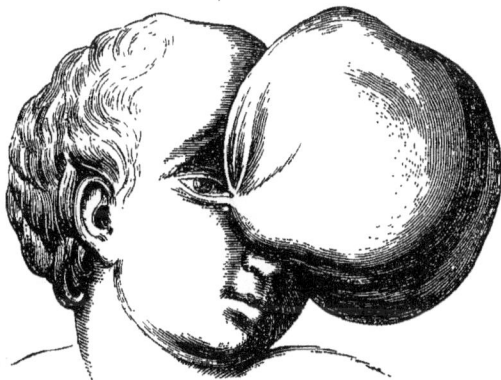

Fig. 22. — Cénencéphalocèle naso-frontale, d'après Bruns.

La présence de ces tumeurs, presque exclusivement sur la ligne médiane, indique qu'elles sont liées à un vice de développement de la période embryonnaire et qu'elles ne sauraient être dues, comme quelques-uns l'ont cru, à une perforation par un kyste sous-arachnoïdien ou ventriculaire.

La théorie de l'arrêt de développement est beaucoup plus rationnelle, mais elle rend compte seulement de l'existence d'un orifice et non du sac herniaire lui-même, surtout quand il contient de la substance cérébrale. BRUNS avait si bien compris la nécessité d'allier les deux idées, qu'il admettait que le crâne devait être trop petit pour un cerveau trop volumineux. LERICHE pense que l'encéphalocèle se forme comme le spina-bifida, par un défaut de soudure des pièces osseuses qui représentent les vertèbres céphaliques. A la vérité, ces explications n'auront qu'un intérêt purement spéculatif tant que nous ne connaîtrons pas mieux l'embryogénie du cerveau.

BERGER croit que la substance nerveuse qui entre dans la constitution de certaines encéphalocèles s'écarte notablement du type normal des parties de l'encéphale auxquelles ces tumeurs se rattachent. Si l'on ajoute à cela les modifications particulières de l'enveloppe méningée, il conviendrait de considérer ces encéphalocèles comme des produits néoplasiques véritables, auxquels on pourrait donner le nom d'*encéphalomes*.

Ces tumeurs prendraient leur origine au tout premier temps de la vie embryonnaire et seraient dues à un vice dans la conformation de la vésicule céphalique primitive. Ce vice résulterait probablement d'une saillie excencéphalique qui se développerait avant que le crâne membraneux se soit constitué et en arrêterait le développement. Ce sont donc de véritables ectopies encéphaliques ayant déterminé la perforation osseuse et non des hernies. L'examen des faits démontre l'existence d'une série de degrés ininterrompus entre l'encéphalocèle et l'ectopie cérébrale totale.

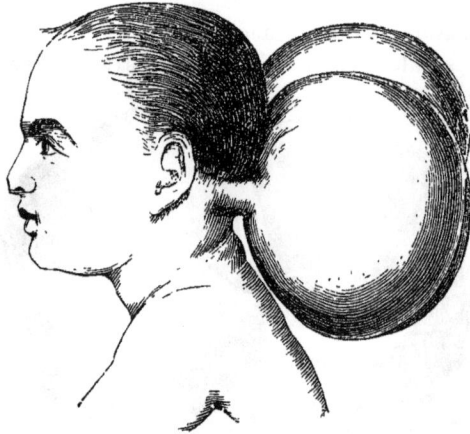

Fig. 23. — Hernie occipitale inférieure double, d'après Bruns.

La distinction anatomique et pathogénétique qu'on a établie entre ces diverses variétés des encéphalocèles, méningocèles, encéphalocèles pures, hydrencéphalocèles, aurait été exagérée par les auteurs, et, d'après BERGER, elle ne se traduirait par aucun caractère distinctif capable d'assurer le diagnostic différentiel de ces variétés.

Symptômes. — Indépendamment de la variété à laquelle elles appartiennent, ces tumeurs sont congénitales, arrondies, bosselées, molles, fluctuantes, partiellement réductibles, quelquefois transparentes, du volume d'une orange ou d'un gros citron quand elles sont pédiculées. Généralement elles ne présentent ni souffle, ni battements, mais elles acquièrent une tension plus marquée sous l'influence des cris et des efforts de l'enfant.

Les symptômes fonctionnels communs n'ont rien de pathognomonique; les enfants sont chétifs, ne cherchent pas à prendre le sein et dorment constamment. La pression, les tentatives de réduction produisent des convulsions, des paralysies et des cris.

La méningocèle est habituellement plus volumineuse, ovoïde ou cylindrique, recouverte par une peau fine, rosée, rendue humide par suite d'éraillures, d'où suinte de la sérosité. Quand la tumeur est peu volumineuse, on peut la réduire complètement et sentir l'orifice osseux qui livre passage à la hernie. On n'y constate jamais de battements et les symptômes fonctionnels sont peu marqués, à moins que l'on ne comprime la tumeur.

La consistance de l'encéphalocèle proprement dite, encore appelée *cénencéphalocèle*, est plus ferme, la tumeur moins fluctuante, pâteuse, moins bien pédiculée, partiellement réductible, et l'on y perçoit des battements isochrones au pouls, ainsi que des mouvements d'expansion. LARGER dit qu'elle est assez fréquente au niveau du grand angle de l'œil, bien que la région occipitale soit son lieu d'élection (fig. 22).

L'hydrencéphalocèle acquiert parfois un volume assez considérable ; elle est pédiculée, bosselée ou encore bilobée, fluctuante et même transparente. La palpation, la pression permettent de la réduire partiellement et de sentir plus profondément une autre tumeur d'une consistance plus résistante. Des varicosités sillonnent assez habituellement l'extrémité saillante de la tumeur, qui n'est pas pulsatile et dont la pression ne provoque pas le plus souvent les cris, les convulsions et la paralysie. Cette variété, la plus commune d'après les auteurs, siège généralement au niveau de l'occipital, bien qu'elle ait été rencontrée dans d'autres points et même dans le pharynx.

Marche. — La méningocèle devient mortelle quand elle continue à s'accroître ; les enfants meurent d'épuisement ou bien de méningo-encéphalite à la suite de la rupture de la poche. Cependant cette affection n'est pas incompatible avec l'existence quand elle reste stationnaire, ou bien encore lorsque l'orifice se ferme et qu'il ne persiste plus qu'un kyste séreux extra-crânien.

L'encéphalocèle se termine assez fréquemment par la mort par inflammation ou rupture quand elle se complique de méningocèle progressive ; néanmoins l'encéphalocèle stationnaire n'empêche pas le développement physique, puisqu'on a vu des sujets atteindre l'âge de vingt ans sans présenter d'autres troubles cérébraux qu'une diminution de l'acuité intellectuelle.

L'hydrencéphalocèle est toujours grave et amène généralement la mort, soit par le fait de compression cérébrale, soit aussi par inflammation ou rupture de la poche.

Diagnostic. — L'existence d'une tumeur située sur la ligne médiane antéro-postérieure du crâne d'un nouveau-né, surtout au niveau de l'occipital et de la région fronto-nasale, doit éveiller l'attention du médecin et lui faire penser à un encéphalocèle. La concomitance d'autres malformations sera un indice précieux ; les petites tumeurs sont cependant d'un diagnostic difficile, parce qu'elles sont souvent pulsatiles, variqueuses à leur surface et ne déterminent que des troubles fonctionnels très légers. TERRIER conseille en pareil cas la ponction exploratrice, qui nous semble plus dangereuse qu'utile parce que l'intervention n'est pas très urgente. En dehors des quelques signes mentionnés en parlant des symptômes propres à chaque tumeur, il est bien difficile de reconnaître avec certitude les trois variétés classiques.

Traitement. — Le traitement palliatif (compression avec le collodion ou les

calottes) était jadis le seul employé; depuis quelques années, les chirurgiens reviennent à une thérapeutique plus active. Smith (*The Lancet*, 1884) a
traité une méningocèle occipitale de la grosseur d'une noix en injectant de
la glycérine iodée entre la peau et le sac préalablement réduit. Cinq injections de 8 à 25 gouttes faites en trois mois amenèrent la guérison. Schmitz
(de Saint-Pétersbourg) préconise l'incision du sac et l'ablation du contenu.
V. Bergmann a ainsi guéri deux enfants. Perier et Picqué ont également
enregistré des succès

D'après Hildebrand. la conduite à tenir serait la suivante : si la tumeur ne
renferme que du liquide, il faut extirper le sac et suturer la plaie; si elle renferme une portion du cerveau et si cette portion est réductible sans accidents,
il est indiqué de réduire l'encéphalocèle, de traiter le sac comme précédemment et de faire porter un bandage compressif. Si elle renferme une portion
du cerveau peu considérable, mais irréductible, reséquez le tissu nerveux et
extirpez le sac. Enfin, si la portion du cerveau herniée est trop considérable,
refermez la plaie sans intervenir.

La résection du cerveau hernié est justifiée par un certain nombre de succès; et ces succès s'expliquent, parce que la partie herniée est généralement
dépourvue de fonctions importantes.

Berger résume ainsi les indications thérapeutiques : « L'on doit ménager
celles de ces tumeurs dont le volume est faible, l'accroissement peu marqué
et qui ne menaceraient pas l'existence dans un avenir prochain. Celles qui
sont volumineuses, tendues, dont les enveloppes amincies menacent de se
rompre, qui sont le siège d'une augmentation de volume manifeste,
lorsqu'il n'existe aucune contre-indication locale ou générale, doivent être
traitées par l'extirpation. »

LIVRE II

CHAPITRE PREMIER

LÉSIONS TRAUMATIQUES DU RACHIS

§ 1er. — Affections articulaires.

1° ENTORSE

La solidité de l'appareil ligamenteux qui maintient les surfaces articulaires des diverses pièces du rachis explique la rareté relative de l'entorse vertébrale; on comprend d'ailleurs que la mobilité plus grande des régions cervicale et dorsale les prédispose plus que la région lombaire à ce genre d'affection.

Ce qu'on décrit sous le nom de *tour de reins* ne serait, pour quelques auteurs, autre chose que l'entorse lombaire; certains torticolis d'origine traumatique appartiennent à la même lésion. Cette opinion n'est pas absolue; NIELLY (Th. de TRICARD, Bordeaux, 1886) pense qu'il s'agit d'une névralgie du plexus lombaire ou du plexus sacré d'origine traumatique. Les branches nerveuses seraient pincées et tiraillées dans les contractions exagérées du psoas et des muscles des gouttières vertébrales. Ce sont ordinairement les contusions, les chutes, les mouvements forcés qui amènent la distension des ligaments et leur rupture partielle.

L'entorse vertébrale s'accompagne souvent de ruptures musculaires et tendineuses, parfois même d'un arrachement de petites portions d'os. L'affection se manifeste par des symptômes subjectifs et fonctionnels; il n'y a aucune déformation, pas de gonflement appréciable; la palpation ne fait reconnaître aucun déplacement. La douleur est toujours vive, on pourrait même, au premier abord, étant donnée la gène fonctionnelle considérable, croire qu'il s'agit d'une luxation ou d'une fracture, mais les symptômes médullaires sont très rares et peu prononcés, quand ils existent. On comprend toutefois qu'un épanchement sanguin dans le canal rachidien produise

des troubles médullaires qui persistent assez longtemps, ainsi que des douleurs et de la gène fonctionnelle.

Le repos absolu, l'application de sangsues, de ventouses, les injections
morphinées constituent le traitement habituel.

2° DIASTASIS

Les auteurs ne sont pas d'accord sur l'existence de cette lésion, qui
fait l'objet d'une thèse de HENTZEL (1873) et ne serait autre chose qu'une
luxation passagère, *instantanée*, comme on l'a encore appelée; les surfaces
articulaires momentanément écartées reprendraient leur position. KOENIG
dit qu'il y a diastasis quand les ligaments articulaires et les disques sont
plus ou moins déchirés; les vertèbres peuvent subir un petit déplacement en
avant ou en arrière, mais sans déplacement horizontal apparent. GOSSELIN,
LANNELONGUE, BŒCKEL admettent cette variété qui a été observée sur toutes
les parties du rachis; mais c'est principalement à la région cervicale, entre
la cinquième et la sixième ou entre la sixième et la septième cervicale, que
le diastasis existe, puisque sur dix-huit cas réunis par HENTZEL, l'affection
siégeait seize fois sur les vertèbres cervicales, une fois entre la neuvième et
la dixième vertèbre dorsale, une fois entre la douzième et la première lombaire. Les articulations intermédiaires à la sixième et à la septième cervicale sont un lieu d'élection, puisqu'elles figurent huit fois dans le chiffre
précédent.

Parmi les causes, on a noté : un mouvement exagéré de flexion, un choc
sur la nuque, des mouvements d'extension et de flexion combinés à la rotation. DEVOUGE pense que chez le malade qu'il a observé (chute de voiture)
l'affection s'est produite par action musculaire. Il faut encore signaler
parmi les causes du diastasis la pendaison, quand elle est combinée avec la
flexion (ANSIAUX, MORGAN), avec l'extension (GUERRIN). HECKER a trouvé une
dislocation des vertèbres chez un nouveau-né après accouchement par les
pieds; GUTERBOCK, PARROT, GUÉNIOT ont observé des faits semblables; la mort
en a été la conséquence.

Tantôt il s'agit d'une luxation incomplète avec déplacement angulaire ou
dans le sens de la longueur, ou encore sans déplacement quand les surfaces
écartées ont repris leur position normale: tantôt il existe un écartement en
arrière dans les articulations apophysaires (*diastasis antéro-postérieur*).
LASSUS et PALETTA ont observé le diastasis de l'articulation occipito-atloïdienne; bien que le déplacement constaté ne fût que de quelques lignes chez
le malade de LASSUS, l'artère vertébrale était rompue et il y avait en même
temps une fracture du corps de la quatrième cervicale. CAUSSÉ, HIRIGOYEN
ont noté le diastasis de l'articulation de l'atlas et de l'axis: l'apophyse odontoïde, après la rupture du ligament transverse, comprimait la moelle. Au niveau des vertèbres cervicales on a constaté dans plusieurs cas le tassement
des corps vertébraux (POZZI), l'écrasement du disque intervertébral, l'écartement des apophyses épineuses en arrière, la rupture des ligaments jaunes
et des ligaments articulaires. On voit même assez souvent le fibro-cartilage

intervertébral faire hernie en arrière à travers le ligament postérieur et comprimer ainsi la moelle (LANNELONGUE, VALLAT). Dans la flexion en arrière le surtout ligamenteux antérieur est déchiré, le disque arraché; les lésions sont complexes et multiples; il y a presque toujours complication de fracture (BAUCHET, MOUTET); une vertèbre cervicale est comme isolée par la destruction de ses moyens d'attache.

Le diastasis antéro-postérieur constitue la luxation classique en arrière. Aux cas incomplets de CH. BELL et STANLEY, il faut ajouter ceux de GUERRIN et de ROBERT. Dans ce dernier fait, le disque intermédiaire aux cinquième et sixième dorsales était séparé en deux portions : l'une restait adhérente à la face inférieure de la cinquième dorsale; l'autre à la face supérieure de la sixième; les ligaments articulaires et les surtouts étaient déchirés, les ligaments jaunes intacts. Le corps de la cinquième vertèbre dorsale était porté en arrière, tandis que celui de la sixième faisait saillie dans le médiastin et avait ouvert la plèvre.

Les lésions de voisinage sont presque toujours très graves; les plus importantes siègent dans la moelle, comprimée, contuse, tiraillée ou déchirée. VALLAT a signalé la compression par une portion du ménisque écrasé. Enfin, les hémorrhagies, les ruptures musculaires sont une complication fréquente de ces traumatismes (hématomyélie, hémothorax).

Symptômes. — Les symptômes médullaires dominent la scène, ce sont ordinairement des paralysies plus souvent doubles qu'unilatérales; la déformation n'est jamais très marquée dans le diastasis, et le gonflement, l'épanchement sanguin la masquent en partie. Cependant elle a été constatée plusieurs fois dans le diastasis antéro-postérieur. La partie supérieure de la colonne fait saillie en arrière, tandis que l'inférieure est comme enfoncée; quelquefois la tête présente une attitude vicieuse. Enfin la mobilité anormale est beaucoup plus fréquente que dans la luxation ou dans la fracture; l'absence de troubles médullaires distingue l'entorse du diastasis. Néanmoins l'hésitation est possible, et trop souvent le diagnostic n'est posé qu'à l'autopsie. Sur vingt-trois observations réunies par HENTZEL, il y a quinze morts le premier jour; deux fois seulement les malades ont survécu au delà de huit jours; on connaît toutefois quelques cas de guérison (BŒCKEL).

La réduction du déplacement et l'immobilité prolongée dans une position convenable constituent le traitement du diastasis; il faut y ajouter le traitement des complications.

3° LUXATIONS DES VERTÈBRES

Bibliographie. — J.-L. PETIT, *Traité des mal. des os*, 1735, 3e édit., t. Ier, p. 89. — RICHERAND, *Leçons du citoyen Boyer*, 1803, t. II, p. 31. — CH. BELL, *On the Injuries of the Spine*, London, 1824. — DUPUYTREN, *Leçons orales*, 1832, t. Ier, p. 379. — LOUIS, *Arch. gén. de méd.*, 1836, 2e s., t. XI, p. 397. — A. COOPER, *Œuv. chir.*, 1837, p. 190. — BOUISSON, *Tribut à la chirurgie*, t. Ier, p. 73. — LONGUET, *Bull. de la Soc. anat.*, 5e série, t. VIII, p. 357, 1873. — MILNER, *St.-Barthol. Hosp. Reports*, vol. X, p. 313, 1874. — ROTTER, *Deutsch. Zeitsch. f. Chir.*, Bd. II, p. 484, 1873. — VOLKER, *Ibid.*, B. VI, 1876. — KUSTER, *Berlin. Klin. Wochens.*, 1877, n° 12,

p. 161. — Falkenstein, *Deutsch. militar Zeitschr.*, 1880, p. 203. — Hamilton et Poin̈. sot, *Fractures*, 1884. — Carter, *The med. record.*, 1885. — Gibson, *The Lancet*, 1885. — Flukiger, *Berlin. Klin. Voch.*, 1886.

Thèses de Paris. — 1833, J. Roux. — 1840, Bardinet. — 1848, Houel. — 1851, Richet (Concours). — 1864, Bomby.

Voyez aussi Bibl. des Fractures et les articles Rachis des *Dictionnaires*.

Les luxations des vertèbres sont assez rarement isolées et compliquent souvent les fractures des régions dorso-lombaires; d'après les statistiques, elles seraient dix fois moins communes que les fractures. Les luxations simples s'observent surtout à la région cervicale. L'histoire de ces traumatismes est encore obscure, ce qui tient à leur rareté et à la difficulté de l'observation. Les vertèbres peuvent se déplacer autour de l'axe vertical : 1° par abduction (Hueter) ou par rotation (Kœnig); 2° dans un mouvement de flexion ou d'extension.

On admet en général que la vertèbre supérieure se déplace sur l'inférieure. La luxation peut être unilatérale ou bilatérale, complète ou incomplète. La plupart des luxations par abduction ou par rotation se font en avant, mais on comprend qu'une luxation puisse être double et inverse, une apophyse articulaire se portant en avant, l'autre en arrière.

1° *Luxations des vertèbres cervicales. Luxation occipito-atloïdienne.* — Les auteurs mentionnent spécialement les luxations occipito-atloïdiennes que les anciens croyaient assez fréquentes à la suite de la pendaison. Les recherches modernes, celles de Malgaigne en particulier, ont démontré que l'atlas se luxe très rarement sur l'occipital; les quelques faits publiés n'ont qu'un intérêt purement nécropsique, parce que cette lésion est incompatible avec la vie. L'un des cas les plus probants a été rapporté par Bouisson; il s'agissait d'un homme qui avait eu la nuque blessée par la partie postérieure d'un lourd tombereau sous lequel il était courbé. La mort fut immédiate, l'autopsie montra une luxation complète de l'un des condyles occipitaux, sans rupture des artères vertébrales. Milner a également observé une luxation occipitoatloïdienne, mais il y avait en même temps fracture des arcs de l'atlas et de l'axis.

2° *Luxation de l'atlas sur l'axis.* — Cette variété, un peu moins exceptionnelle que la précédente, n'est cependant pas très commune.

Les attaches solides qui relient l'axis à l'atlas, l'apophyse odontoïde à l'occipital, rendent compte de cette rareté relative. Tous les traumatismes qui intéressent la partie supérieure de la nuque, qu'il s'agisse de mouvements exagérés de flexion, d'extension, de torsion, de tractions violentes, de la pendaison, auraient pu quelquefois déterminer cet accident. Ansiaux, Duméril, contrairement aux expériences de Bonnet, Orfila, Malgaigne, ont trouvé la luxation atloïdo-axoïdienne chez des pendus. Cette lésion complique également les fractures de ces vertèbres et même les fractures par armes à feu, ainsi que Richet en a publié un cas.

Ces luxations sont aussi souvent incomplètes que complètes; tous les déplacements ont été observés, en arrière, latéralement; la luxation de l'atlas en avant est toutefois la plus commune. L'atlas et l'axis ne peuvent quitter leurs positions sans rompre des ligaments importants atloïdo-axoïdiens et odontoïdiens, sans fractures des arcs ou de l'apophyse odontoïde. En glissant l'une sur l'autre, les deux premières vertèbres tendent à étrangler le bulbe et c'est, dans ce cas, le mécanisme de la mort. On a avancé que la fracture de l'apophyse odontoïde rendait cette compression moins brusque (RICHET, COSTE). Le malade observé par ce dernier auteur vécut encore cinq mois.

Symptômes. — Ils sont de deux ordres, objectifs et subjectifs. Les premiers, assez obscurs, n'ont été étudiés que dans la luxation en avant; en effet, les déformations du cou et de la nuque sont difficilement appréciables. Entre l'apophyse épineuse de l'axis saillante en arrière et l'occipital, on constate parfois une dépression assez profonde; au contraire, le doigt introduit dans le pharynx peut sentir la saillie formée par l'arc antérieur de l'atlas.

L'attitude du malade n'offre rien de caractéristique; si quelquefois il existe une mobilité anormale, des inclinaisons diverses, une flexion de la tête en avant, il est beaucoup plus habituel de noter la fixité du cou et l'impossibilité presque absolue d'exécuter les mouvements, toujours douloureux. Les explorations doivent être faites avec la plus grande prudence, car le moindre mouvement suffit pour amener la mort par le fait d'une compression exagérée du bulbe, qui existe d'ailleurs constamment à des degrés plus ou moins accentués.

C'est pour cette raison que le diagnostic est souvent fort difficile à poser d'une façon précise. La saillie pharyngienne de l'arc antérieur de l'atlas est assurément l'un des meilleurs signes, lorsqu'on peut la constater; l'existence de troubles bulbaires, l'immobilité du cou et de la tête dans une position vicieuse, la paralysie des membres supérieurs, la nature du traumatisme, d'ordinaire très grave, pourront faire penser à une luxation, mais il sera souvent impossible de la différencier de la fracture. La mort est la terminaison ordinaire, parfois rapide de cet accident. Néanmoins MALGAIGNE père, EHRLICH, HAGEMANN, PEABODY, CARTER auraient noté des cas de guérison.

Traitement. — L'intervention est dangereuse; le seul fait de soulever la tête d'un blessé a suffi pour amener la compression du bulbe et la mort. Aussi les auteurs sont-ils d'accord pour proscrire toute intervention quand il n'y a pas d'accidents bulbaires. Ce n'est que dans le cas de troubles médullaires graves qu'à l'exemple de MALGAIGNE, EHRLICH, MAISONNEUVE, on sera autorisé à tenter la réduction et ensuite l'immobilisation. BERNHUBER recommande l'extension graduelle dans le cas où le déplacement tend à augmenter et quand les accidents médullaires, primitivement légers, deviennent inquiétants.

3° *Luxation de vertèbres cervicales.* — Les connaissances que nous possédons sur les luxations des cinq dernières cervicales sont dues aux travaux de RICHET (1851) et JAMAIN (1859). Ce dernier a réuni 37 cas, auxquels on peut en ajouter une dizaine, publiés depuis cette époque.

Le mécanisme de production est le même que précédemment; la luxation reconnaît pour cause un coup, une chute sur la tête, qui déterminent une flexion ou une extension forcée de la colonne cervicale. Dans un cas que nous avons observé, un pompier, pendant un exercice de gymnastique, se laissa tomber sur la tête ; le menton était venu produire une contusion à la face antérieure du sternum, et la sixième vertèbre cervicale était luxée. DESAULT, CHOPART ont admis qu'un mouvement brusque de rotation de la tête pouvait amener le déplacement des surfaces articulaires ; HAMILTON et POINSOT ont relevé six cas de luxation par contraction musculaire.

Anatomie pathologique. — Si toutes les vertèbres cervicales sont susceptibles de se luxer, cette lésion est plus fréquente au niveau de la cinquième et de la sixième. Les variétés en sont très nombreuses.; ainsi elles peuvent être unilatérales ou bilatérales. selon qu'une ou deux apophyses articulaires sont disjointes. Suivant le degré du déplacement, la luxation est complète ou incomplète. en avant ou en arrière ; enfin elle est simple ou compliquée quand il y a concomitance de fracture.

Le mécanisme de la luxation bilatérale en avant n'est pas très bien connu; le corps de la vertèbre luxée. après le décollement du disque, glisse en avant en déchirant ou décollant le ligament vertébral antérieur. Les apophyses épineuses des vertèbres sont écartées ainsi que les apophyses articulaires qui deviennent saillantes ; ces désordres ne sauraient se produire sans une déchirure des ligaments jaunes ; on a noté une fois la rupture de l'artère vertébrale. Dans la luxation unilatérale, le déplacement porte sur une seule articulation apophysaire ; les surfaces articulaires quittent leurs positions respectives à la suite d'un mouvement de torsion exagéré et les apophyses ne se correspondent plus. Il existe toujours une distension notable de l'articulation symétrique. La luxation en arrière, très rare. est plutôt une subluxation ; seul le cas de STANLEY, où les désordres étaient fort graves, fait exception à cette règle.

FLUKIGER relate un cas curieux de luxation temporaire de la quatrième vertèbre cervicale avec contusion médullaire ; la vertèbre ne présentait d'autre trace de trauma, il n'y avait qu'un ramollissement du disque intervertébral. Le blessé mourut au bout de six mois. Au début, il avait eu du shock médullaire qui disparut lentement pour faire place à de la myélite. L'autopsie permit de constater l'existence d'une dégénération des cordons postérieurs au-dessus de la lésion, et des cordons latéraux au-dessous. ODDEL aurait relaté un fait analogue (*Lancet*, 1874).

Symptômes. — Au moment de l'accident, les malades perçoivent quelquefois une douleur vive que les mouvements, la pression exagèrent ; il est assez commun de constater immédiatement les paralysies dues aux lésions de la moelle. Les signes objectifs de la luxation complète en avant sont les suivants : flexion de la tête, menton rapproché du sternum, dépression postérieure limitée par la saillie de l'apophyse épineuse de la vertèbre inférieure. Il serait possible, d'après HOUEL, MALGAIGNE, de sentir par le pharynx la saillie en avant des corps des premières vertèbres cervicales.

Dans la luxation unilatérale, aux symptômes précédents s'ajoute une flexion du cou du côté opposé à la luxation, parfois du même côté, comme MICHON l'a observé : la ligne des apophyses épineuse est brisée. Nous avons pu constater, dans le cas mentionné plus haut, combien ces signes sont obscurs; sans les symptômes médullaires, il eût été difficile de se prononcer sur la nature et l'étendue du déplacement. Les désordres de l'appareil ligamenteux amènent ordinairement, en effet, des lésions médullaires, et plus souvent encore un épanchement sanguin dans les enveloppes. Aussi les phénomènes de paralysie persistent-ils fréquemment, bien que le déplacement soit très peu marqué ou que la luxation ait été réduite. La gravité de l'affection est en effet intimement liée à l'évolution de la lésion médullaire. Un malade de KUSTER survécut 83 jours.

Traitement. — Les tentatives de réduction ont été quelquefois couronnées de succès, surtout dans les cas de luxation unilatérale. HAMILTON en rapporte cinq ou six exemples : le fait d'AYRÈS est certainement l'un des plus curieux. D'après MALGAIGNE, on aurait réussi deux fois dans le cas de luxation unilatérale, en pratiquant l'extension sur la tête avec les mains placées sous le menton, et la contre-extension avec les genoux placés sur les épaules. Dans la luxation bilatérale en avant, on étend lentement la tête en la portant en arrière, puis le genou, appliqué dans le dos, repousse les parties inférieures de la colonne vertébrale. Un appareil ou un bandage approprié maintient la réduction. La paralysie diminue, les apophyses épineuses et la tête reprennent leur position normale. Cependant quelques succès partiels n'atténuent pas les dangers auxquels les manœuvres de réduction exposent les malades; si le déplacement est peu considérable, les phénomènes paralytiques légers, mieux vaut s'abstenir que courir les risques d'une intervention parfois mortelle (PETIT-RADEL).

4° *Luxations dorso-lombaires.*—Leur existence a été longtemps niée avant les travaux de MALGAIGNE ; néanmoins ce chirurgien a pu en réunir douze observations probantes ; HAMILTON et POINSOT en ont trouvé dix-sept cas. Elles résultent d'une chute violente ou de la pression d'un corps très lourd sur les vertèbres dorso-lombaires. Ces luxations s'accompagnent généralement de fractures ; tous les déplacements ont été observés. Dans la luxation antérieure, la moins mal connue, l'apophyse épineuse de la vertèbre supérieure fait une saillie marquée surmontée d'une dépression. Ces désordres s'accompagnent toujours de paralysie des membres inférieurs. Le meilleur traitement consiste à immobiliser le malade dans une gouttière de Bonnet; malgré cela, la mort est souvent la terminaison de ces accidents.

§ 2. — Affections osseuses.

1° FRACTURES DU RACHIS

Bibliographie. — BOYER, *Traité des Mal. chirurg.*, 1814, t. III. — CH. BELL, *On the Injuries of the Spine*, London, 1824. — LOUIS, *Arch. gén. de méd.*, 2e s., t. XI, p. 397. — A. COOPER, *Œuvres chir.*, trad., 1837, p. 188. — SÉGALAS, *Acad. de méd.*, 27 août 1844. — MALGAIGNE, *Traité des fractures*, t. 1er, p. 410, 1847. — SCHAW, *Holme's Syst. of Surgery.* — E. GURLT, *Traité des fractures*, 1864. — FÉLIZET, *Arch. gén. de méd.*, t. VI, 1865. — CHÉDEVERGNE, *Mém. de l'Acad. de méd.*, 1869-70, t. XXIX. — D. MOLLIÈRE, *Lyon médical*, t. X, 1872. — HULKE, *Med.*

Times a. Gazette. t. Ier, 1873, p. 173, 239. — HUTCHINSON. *The Lancet*, 1875; vol. Ier. — KŒNIG, WAGNER, *Centralbl. f. Chirurgie*, 1880. — THADEN, *Arch. de Langenbeck*, t. XVIII, p. 436, 1875. — SCHEUPLEIN, *Ibid.*, t. XXIX, p. 365. — HAMILTON, *Fract. et Luxations* (trad. Poinsot), Paris, 1884. — BURRETT, HARSARD, *Med. School.*, 1887. — CHIPAULT. *Gaz. des hôp.*, 1890. — TUFFIER et HALLION, *Arch. gén. de méd.*, 1890.

Thèses de Paris. — 1838, LEBERT. — 1852, SCHWEING. — 1861, BODEZ. — 1866, REYNAUD, PIGEON. — 1868. DOULLET. — 1873, LE TEXIER. — 1877. BELLEMÈRE. — 1876, FOURNET. — 1878. ÉLÉONUET. — 1881, CARAFFI. — 1889, MÉNARD. — 1890, HEURTEAU.

Thèses de Montpellier.—1866, HERLAND.— 1870, KERMORVANT.—1873, AURRAN.

Thèse de Strasbourg. — 1866, HAHN.

Consulter les articles RACHIS et MOELLE des *Dictionnaires*.

Division. Étiologie. — D'après leur étiologie. les fractures du rachis ont été divisées en fractures directes et indirectes. Ces dernières, encore appelées fractures par contre-coup, sont plus fréquentes que BOYER et DUPUYTREN ne le croyaient (0,33 p. 100 fractures du squelette, d'après GURLT).

Les fractures directes se produisent par coups, plaies et surtout plaies par armes à feu, écrasement par une roue de voiture. etc. Quant aux fractures indirectes, elles résultent d'un excès de courbure du rachis ou de son écrasement vertical. Les chutes d'un lieu élevé sur la tête, les pieds, le siège, la nuque; les éboulements, un fardeau trop pesant réalisent ces conditions. RAVATON. WILSON, etc., parlent de baigneurs qui se sont brisé l'épine en plongeant. C'est dans un cas de ce genre que RÉVEILLON a invoqué l'action musculaire; le choc de la tête contre le fond de l'eau est plus vraisemblable. MESSERER a trouvé que, pour fracturer une vertèbre cervicale, il fallait un poids de 260 kilogrammes et 710 kilogrammes pour la cinquième lombaire.

Fractures indirectes. Mécanisme.— Nous aurons surtout en vue les fractures des corps, nous réservant de parler isolément des autres variétés. Les notions que nous possédons sur le mécanisme de ces fractures sont le résultat des expériences de BONNET, CHÉDEVERGNE, D. MOLLIÈRE, FÉRÉ. — BONNET attribuait le rôle prépondérant à la flexion et à l'écrasement, CHÉDEVERGNE fait intervenir la flexion forcée et l'arrachement, qui commencerait en arrière par l'apophyse épineuse, le ligament inter-épineux; l'écrasement du corps serait consécutif. Au contraire, D. MOLLIÈRE admet que la résistance des ligaments inter-épineux est nécessaire à la production de l'écrasement, et, dans la fracture par flexion forcée, l'arrachement serait toujours consécutif à un certain degré d'écrasement de la partie antérieure du corps. FÉRÉ, en procédant par précipitation sur les ischions, a également trouvé que l'écrasement du corps de la vertèbre est le phénomène initial. Quoi qu'il en soit, lorsqu'il y a flexion et exagération de la courbure dorsale, la flexion ne se ferait pas, comme l'admet MOLLIÈRE, au milieu de la colonne dorsale, mais aux points de raccordement des courbures normales, c'est-à-dire au niveau des dernières cervicales, de la douzième dorsale ou de la première lombaire. D'ailleurs, la fracture se produit aussi bien dans l'extension que dans la flexion forcée; il y a alors arrachement de la partie antérieure, écrasement de la portion postérieure de l'os. JOHNSTON a cité un cas de fracture intra-utérine d'une vertèbre dorsale dans un cas de position vicieuse du fœtus.

Anatomie pathologique. — Toutes les vertèbres sont susceptibles d'être fracturées. Cependant, en dehors des lieux d'élection mentionnés plus haut, il y a une prédisposition spéciale pour les vertèbres cervicales et lombaires. Les fractures des corps sont transversales, obliques ou verticales, simples ou compliquées, uniques ou comminutives. Dans les fractures transversales et obliques, le trait de fracture siège plus près de la partie supérieure ou infé-rieure, comme s'il y avait décollement épiphysaire. L'obliquité du trait de fracture, dans les fractures obliques, est toujours dirigée de haut en bas et d'arrière en avant. S'il y a déplacement, les deux portions de la colonne font

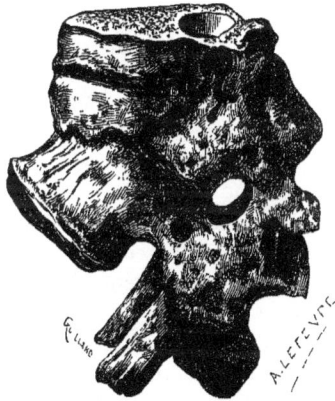

Fi . 24. — Fracture du corps d'une vertèbre dorsale, consolidation et ankylose des lames.
(Musée du Val-de-Grâce.)

un angle à sinus ouvert en avant, par suite du glissement de la partie supé-rieure sur l'inférieure. Dans la pièce représentée figure 24, le canal vertébral est complètement oblitéré par le fragment inférieur; la moelle se trouve étranglée, comprimée à sa partie antérieure par le fragment inférieur, et en arrière par l'arc postérieur de la vertèbre située au-dessus de la fracture.

Semblables déplacements s'accompagnent presque toujours dans la région dorsale de fractures ou de luxations des côtes et du sternum. Dans les fractures transversales ou verticales, le déplacement n'est jamais aussi marqué et par-fois il n'y a aucune déformation. Quand il y a fracture comminutive, un des fragments peut léser directement la moelle. La vertèbre est alors plus ou moins réduite en bouillie ; les ligaments vertébraux, les veines, les muscles sont toujours rompus ; de là des épanchements sanguins et l'hématomyélite. On a exceptionnellement noté la déchirure du péritoine (CHÉDEVERGNE) et celle de la plèvre (HUTCHINSON).

Il convient de citer également quelques cas rares de fractures incomplètes : *infraction* des auteurs allemands, *compression* des corps vertébraux

(Middeldorpf), méconnues sur le vivant. Ces lésions, rarement isolées, s'accompagnent presque toujours des lésions plus graves des vertèbres (Kœnig).

Symptômes. — a. *Signes physiques. Déformation.* — Généralement, il existe une saillie anguleuse formée par l'apophyse épineuse de la vertèbre fracturée. La crépitation et la mobilité anormale sont plus difficiles à constater et nous pensons, avec Gurlt, qu'il est dangereux de chercher à les produire. On a encore signalé l'écartement des deux apophyses épineuses contiguës et une courbure du rachis en arc de cercle.

b. *Signes fonctionnels.* — Parfois il n'y a pas autre chose qu'un peu de commotion après l'accident, de l'hésitation dans la station debout et la marche. Denonvilliers, Shaw, Bellemère citent des faits où il n'y avait aucun autre trouble fonctionnel, bien que la gibbosité fût très accentuée. D'autres fois, les blessés ont pu se tenir debout, marcher pendant un certain temps ; plus tard seulement les troubles nerveux ont apparu. Habituellement les malades éprouvent une douleur extrêmement vive au niveau du point fracturé. Les principaux troubles fonctionnels sont dus à la lésion de la moelle ; or, ces troubles varient beaucoup suivant le siège de la fracture et consistent généralement dans la paralysie, qui intéresse toujours davantage la motilité que la sensibilité.

Les fractures de la deuxième vertèbre lombaire ne déterminent pas de paralysie ; celles de la douzième dorsale et de la première lombaire peuvent être suivies de paraplégie, de constipation, de ballonnement du ventre dû à la paralysie intestinale, de rétention d'urine, de priapisme et d'escarres. A la région dorsale, on observe en outre la paralysie des intercostaux, d'où il résulte que la respiration purement diaphragmatique est très gênée ; aussi l'asphyxie est-elle fréquente. La mort est le plus souvent rapide dans les fractures de la colonne cervicale, surtout au-dessus de l'émergence du phrénique (troisième cervicale). En tout cas, dans ces fractures élevées il y a paraplégie avec parésie plus ou moins complète des membres supérieurs. On note aussi l'érection et même l'éjaculation : cependant Chédevergne a signalé, dans un cas, la paralysie vulvaire et clitoridienne persistante. De bonne heure, les urines deviennent ammoniacales et renferment des mucosités. D'après Hutchinson, la température du corps descend beaucoup, et Heynold a constaté une fois une température de 30°. Fournet a repris cette question ; d'après lui, les faits d'abaissement thermique signalés par Hutchinson sont l'exception ou ne se présentent que comme phénomènes transitoires. Dans les accidents à forme aiguë, on constate une élévation rapide, jusqu'à 40° ; le pronostic est fatal dans les fractures de la région cervicale.

La consolidation est possible dans les autres régions ; elle a lieu généralement par un cal osseux, comme dans la pièce représentée figure 24 ; cependant les malades meurent le plus souvent avant la réparation, soit par paralysie ascendante, soit par myélite ; quelques-uns succombent à la dyspnée ou à l'asphyxie lente ; chez d'autres, la mort est consécutive aux escarres du sacrum ou aux accidents urinaires, ou bien à la suppuration du foyer de la fracture.

Il résulte des recherches de Gurlt, Caraffi, que les malades abandonnés

sans traitement meurent dans l'espace de six semaines à trois mois, lorsqu'ils présentent des accidents paralytiques. Un seul cas de fracture de la
septième vertèbre cervicale fut compatible avec la vie pendant quatorze ans :
encore le malade était-il paralysé des quatre membres. Tous les autres, sauf
un, moururent avant le quatrième mois ; MAY a néanmoins publié (*Amer. J. of
Med. Sc.*, 1876) un cas de guérison de fracture des première, deuxième,
cinquième et sixième cervicales chez un aliéné. L'apophyse odontoïde avait
été fracturée. KUSTER (*Arch. de Langenbeck, Bd.* 31, p. 218, 1884) relate
un cas de fracture de l'apophyse odontoïde qui aurait guéri après une
série d'accidents sérieux. CARAFFI n'a pu réunir que 4 guérisons sur 24 cas
de fractures dorsales non traitées. Les résultats de l'expectation simple
ne sont pas plus avantageux pour la région lombaire (2 guérisons pour
12 morts).

Diagnostic. — Le meilleur signe à l'aide duquel on reconnaîtra une fracture du rachis est la déformation ; malheureusement elle fait assez fréquemment défaut. La gibbosité, quand elle existe, ne saurait être confondue avec
celle du mal de Pott ; le traumatisme initial, l'état général du sujet permettront de distinguer aisément les deux affections. Le diagnostic avec la luxation
est moins simple ; aux lombes, au dos, la luxation est impossible sans fracture,
à la région cervicale elles coïncident souvent. La paraplégie avec douleur
rachidienne fixe et ecchymose suffit-elle pour porter le diagnostic de fracture quand il n'y a pas de déformation ? CHÉDEVERGNE l'admet, mais les faits
de LEUDET semblent infirmer son opinion. Plus d'une fois, le diagnostic est
resté en suspens et la vraie lésion n'a été révélée qu'à l'autopsie.

Pronostic. — Bien que le pronostic soit grave, les exemples de guérison
partielle ou totale sont assez nombreux aujourd'hui pour qu'on puisse
revenir de l'opinion pessimiste de nos prédécesseurs. On peut dire que la
mortalité augmente à mesure que la fracture intéresse une région plus élevée.

Traitement. — Le blessé étant couché, le chirurgien recherchera s'il y a ou
s'il n'y a pas de déplacement. Dans le premier cas, on pourra tenter la réduction de la fracture, puis, dans l'une comme dans l'autre circonstance, le
patient sera immobilisé. Il reste ensuite à combattre les troubles fonctionnels
dus à la paraplégie.

Les indications varient alors suivant les régions. Au cou, il faut agir,
et chercher à réduire la fracture lorsqu'il existe un grand déplacement et
des phénomènes de compression offrant une gravité imminente ; TUSON a
utilement suivi cette conduite. Cependant cette intervention hardie doit
commander les plus grandes précautions dans les manœuvres. Si les accidents nerveux sont peu marqués, on se bornera à immobiliser.

Les causes de mort immédiate n'existant plus pour la région dorso-lombaire, l'intervention est plus souvent possible. CARAFFI donne la préférence à
la réduction immédiate à l'aide de tractions, de moufles ; PARISE a réussi en
faisant pratiquer l'extension et la contre-extension sous les aisselles et sur les
membres inférieurs, pendant qu'il pressait lui-même sur la gibbosité : la
paraplégie cessa de suite. TUSON, VOLLASTON, GRACE ont dû des succès à cette
méthode ; l'anesthésie rendra en pareil cas des services réels. Si ces moyens

échouent, on pourra recourir à l'extension continue (MALGAIGNE, GAY), à la condition de ne pas la prolonger trop longtemps.

Après la réduction, il est nécessaire d'appliquer un corset plâtré pour immobiliser les fragments, et, à cet effet, on se sert avantageusement de la méthode à suspension de SAYRE. Elle a donné quatre succès à COSKERY, KŒNIG. — WAGNER conseille de n'y recourir qu'au bout de quinze jours ; GRAS obtient le redressement au moyen d'un plan incliné placé sous la colonne vertébrale, et au bout de quelques jours applique un bandage ouaté silicaté.

La trépanation, recommandée par MATZ et HEISTER, a été pratiquée par CLINE en 1814 ; HEYFELDER, sur onze cas, n'a trouvé qu'un succès. WERNER (*Diss. inaug.*, Strasbourg, 1880), à propos d'une observation de LUCKE, a rassemblé 31 cas et se déclare partisan de l'opération pour remédier à la paralysie. Préconisée par BROWN-SÉQUARD, reprise récemment par JABOULAY, à Lyon, cette opération compte peu de défenseurs : bien qu'elle n'aggrave pas sensiblement la situation du malade, on ne devra y recourir qu'exceptionnellement.

Fractures des parties postérieures des vertèbres. — Le traumatisme porte souvent son action isolément sur l'une ou l'autre des parties qui constituent

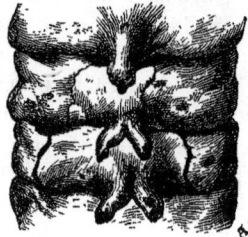

Fig. 25. — Fracture verticale des lames de deux vertèbres cervicales. (Musée du Val-de-Grâce.)

l'arc vertébral postérieur ; il en résulte des fractures des apophyses épineuses, transverses, articulaires, ou des lames vertébrales. Habituellement, l'apophyse épineuse se brise à la suite d'un choc direct ou d'une chute, d'un arrachement. Dans deux cas de fracture cervicale, TERNIER attribue la lésion à la contraction musculaire. Une douleur locale accrue par les mouvements, parfois la mobilité du fragment et même la crépitation constituent, avec la déformation, les signes des fractures d'apophyse épineuse. Le repos suffit pour les guérir et leur pronostic est relativement bénin. Les apophyses transverses sont rarement le siège de fractures, si l'on en excepte toutefois les fractures par coups de feu ; la présence de l'artère vertébrale à la région cervicale ajoute encore à la gravité de cette lésion, et c'est dans un cas de coup de feu des apophyses transverses que MAISONNEUVE a réussi à lier la vertébrale. La fracture des apophyses articulaires complique ordinairement les grandes fractures des corps vertébraux.

Enfin les fractures des lames ne sont pas absolument rares : tantôt elles coïncident avec une fracture verticale des corps, comme dans un fait de CHABERT (fig. 25), tantôt elles résultent d'un choc direct, d'un coup de feu,

Elles s'accompagnent quelquefois de déplacements et d'enfoncement du côté de la moelle, surtout quand les traits de la fracture sont symétriques ; l'apophyse épineuse se trouve alors détachée.

Le repos, joint à l'immobilisation, est encore ici le meilleur moyen de traitement. Dans les cas d'enfoncement, on a conseillé d'intervenir pour relever le fragment soit à l'aide d'élévateurs, de pinces, soit même à l'aide d'une couronne de trépan (LAUGIER, FÉLIZET, TILLAUX). Il n'y a pas un seul cas de succès avéré, d'après HAMILTON, à la suite des opérations de ce genre.

STEPHEN SMITH (*Amer. J. of Med. Sc.*, 1871) a réuni 23 cas de fractures de l'apophyse odontoïde, dont 15 d'origine traumatique. Quelques malades ont pu survivre plusieurs jours ou plusieurs mois et même jusqu'à deux ans. Dans deux cas de guérison, l'apophyse fut éliminée par un abcès rétro-pharyngien, et dans trois cas où la mort a été la conséquence d'une affection intercurrente, il existait une pseudarthrose lâche.

2° PLAIES DU RACHIS

Les plaies du rachis par armes blanches sont rares et ne présentent un réel intérêt qu'autant qu'elles lèsent en même temps la moelle. Les fragments d'épée, de poignard, de baguette de fusil (VELPEAU) y restent quelquefois enclavés ; PERCY en rapporte plusieurs exemples. ABEILLE a trouvé une lame de couteau implantée dans les vertèbres lombaires ; la partie saillante dans l'abdomen était entourée d'une poche kystique ; le fait classique de la lame d'épée de BERCHON, sur lequel nous reviendrons en parlant des plaies de poitrine, présente de l'analogie avec le précédent.

Le plus grand nombre des plaies contuses sont produites par des armes à feu ; les projectiles qui atteignent la colonne y produisent des désordres très variables, presque toujours aggravés par le voisinage de la moelle. Les statistiques montrent la gravité exceptionnelle de ces blessures ; ainsi : sur 22 cas observés dans l'armée anglaise en Crimée, pas un seul ne survécut : sur 157 cas où il n'y avait primitivement que des lésions osseuses, on compte 20 morts, 87 guérisons et 50 infirmes. OTIS, sur 628 cas de blessures des vertèbres, trouve 349 morts et 104 seulement qui ont pu reprendre du service. La gravité, on le conçoit aisément, est due au voisinage de la moelle, aux complications méningées inflammatoires, aux hémorrhagies intra-rachidiennes et aux paralysies.

Les projectiles se logent souvent dans le corps des vertèbres et restent fortement enclavés entre les os ou dans leur épaisseur ; c'est toujours une circonstance aggravante. BAUDENS cite le cas d'un blessé des guerres d'Afrique, qui mourut d'une pleuro-pneumonie survenue brusquement quatre mois après un coup de feu de la poitrine. L'autopsie montra que cette inflammation était provoquée par une balle qui, après être restée logée dans la quatrième vertèbre dorsale, était tombée dans la plèvre. On trouve également, dans l'histoire de la guerre d'Amérique, des exemples de balles qui comprimaient la moelle. A la région cervicale, le séjour des corps étrangers au voisinage des apophyses transverses entraîne de graves complications : ainsi la vertébrale peut être lésée, et la malade à qui MAISONNEUVE lia cette artère avait reçu d'un mari jaloux un coup de feu qui avait amené ultérieurement la perforation du vaisseau.

Les vertèbres lombaires, par leur volume, leur épaisseur, sont mieux que celles des autres régions disposées au logement des corps étrangers, fragments d'armes blanches ou de projectiles de guerre. Les balles s'enclavent facilement, on en a rencontré partout et même dans un disque intervertébral.

Le traitement de ces plaies est subordonné à la coïncidence des accidents médullaires ; si ces derniers font défaut, il est indiqué de simplifier le foyer dans la mesure du possible et de panser la plaie d'après la méthode antiseptique. Faut-il extraire les corps étrangers du rachis ? LEGOUEST considère l'extraction des projectiles en pareil cas comme au-dessus des ressources de l'art, cela est vrai pour les corps vertébraux. Cependant ce précepte ne doit pas être pris trop à la lettre, car on trouve dans la science nombre d'exemples où l'intervention a été avantageuse. En dehors du fait de GÉRAUD, cité par PERCY (Manuel du Chirurgien d'armée), nous signalerons le cas de KEEN où l'on put retirer une balle de la colonne cervicale et seize parcelles osseuses. L'extraction compte assurément quelques faits malheureux ; tel est, entre autres, celui dont parle SABATIER. Un soldat avait reçu à la partie inférieure du dos un coup d'épée qui ne l'empêcha pas de vaquer à ses occupations. Un peu plus tard, alors que la plaie était guérie, survint un abcès au fond duquel se trouvait la pointe de l'épée brisée dans la plaie ; elle ne fut pas plus tôt extraite avec des pinces que le malade fut pris de mouvements convulsifs, de fièvre et mourut de méningo-myélite. MAUNOIR (Thèse de Montpellier, 1812) se servit d'un étau pour retirer un couteau d'une vertèbre lombaire et guérit son malade.

CHAPITRE II

LÉSIONS TRAUMATIQUES DE LA MOELLE

Bibliographie générale. — LOUIS, Mém. sur une question relative à la jurisprudence, Paris, 1775. — COPLAND, Obs. on the Sympt. of the Diseases of the Spine, London, 1815. — CASPER (trad.). J. compl. d. sc. méd., t. XVI, p. 309. — CH. BELL, Injuries of the Spine, 1824. — BRODIE, London Med. Chir. Transact., t. XX, 1837, p. 150. — OLLIVIER, Traité des mal. de la moelle, 3e édition, 1837.— VELPEAU, Arch. gén. de méd., 1re série, 1825, p. 329. — BÉGIN, Bull. Ac. de méd., 1840. — SÉGALAS, Ibid., 1844. — HUTIN. Ibid., 1849. — WEIR-MITCHELL, Blessures des nerfs, trad. franç., 1874. — ASHURST, Injuries of the Spine, Philadelphia, 1867. — WESTPHAL, Arch. de physiol., t. I, 1878, p. 321. — RENDU. Arch. gén. de méd., 1869. — EYCHORST et NAUNYN, Revue de Hayem, t. IV, p. 475, et KAROW, Ibid., p. 649. — HUTCHINSON, The Lancet. 1875, vol. I, p. 708 et 747. — CHARCOT, Leçons sur les

mal. du Syst. nerveux, 1877. t. II. — Fischer, Deutsch. Zeitsch. f. Chir., 1883,
t. XIX, p. 131. — Maydl., Wienn. med. press.. 1884. — Du Mesnil.et Petel, Acad.
de méd.. 1884. — Kirmisson, Berger. Soc. de Chir., 1885. — Humbert, eod. loc.,
1886.
Thèses de Paris. — 1836, Lestocquoy. — 1815. Bigot. — 1848. Laugier (Conc.). —
1851. Richet (Conc.). — 1852, Schweing. — 1855. Bougeurot. — 1859, Barat.
Delaurier. — 1871, Couyba. — 1874. Fontan. — 1876, Vinot. — 1881, Boppe.
Thèses de Montpellier. — Aurran. Bernard. 1872.
Articles Rachis et Moelle des Dictionnaires (Bibl.).

Les traumatismes de la moelle, exposés ou abrités, comprennent les plaies.
la compression, la commotion, la contusion, l'élongation et la rupture de cet
organe. Avant d'exposer les caractères propres à chacun d'entre eux, nous
croyons devoir, pour la lucidité du sujet et pour éviter des répétitions,
décrire leurs symptômes communs.

§ 1ʳ. — Phénomènes communs à tous les traumatismes de la moelle.

Toute lésion de la moelle entraine à sa suite des troubles fonctionnels
variés. en rapport avec la physiologie de l'organe et qui intéressent la
motilité, la *sensibilité*, l'*action réflexe*, la *nutrition*, les *fonctions génito-
urinaires*, la *digestion*, la *respiration*, la *circulation*, la *calorification* et
les *organes des sens*. Cette seule énumération suffit pour montrer l'importance et la complexité des traumatismes médullaires. La moelle est en effet
lésée dans son double rôle de conducteur et de centre spécial.

1° **Troubles de la motilité**. — Ils résultent toujours de la lésion des cordons antéro-latéraux et intéressent des groupes musculaires d'autant plus
étendus que la lésion a son siège plus élevé. La paralysie, symptôme commun, peut être unilatérale quand un seul côté de la moelle est blessé. Les
membres supérieurs sont rarement paralysés et dans ce cas la motilité de
certains groupes est conservée. Ces variétés tiennent au mode d'action de la
cause vulnérante : suivant le siège et l'étendue de la blessure, l'épanchement
sanguin qu'elle détermine, la moelle est altérée sur une hauteur variable.
Les muscles paralysés sont quelquefois atteints de contractions spasmodiques
liées à une action réflexe, à la méningite spinale et même à une dégénération
descendante des cordons antéro-latéraux (Charcot). A une période plus avancée, sous l'influence des mêmes causes, les contractions spasmodiques font
place à des contractures qui engendrent des positions vicieuses.

2° **Troubles de la sensibilité**. — La paralysie motile peut exister seule.
indépendamment de la perte de la sensibilité, et de plus elle est toujours
du même côté que la lésion, quand celle-ci est incomplète. Au contraire, d'a-
près Vulpian, la perte de la sensibilité siège sur le côté où la motilité est
conservée; on ne l'a jamais constatée isolément. Ces phénomènes sont interprétés de façons diverses par les physiologistes. Cependant Ollivier a vu
l'anesthésie sans paralysie; d'ailleurs, les deux paralysies sont habituellement associées dans les membres inférieurs.

Les troubles de la sensibilité consistent d'une part dans la diminution où l'abolition des sensations, d'autre part dans l'exagération et la perversion des mêmes phénomènes. L'anesthésie est complète dans la zone d'innervation des nerfs qui émergent de la moelle au-dessous des faisceaux sectionnés; à la limite de la paralysie, au contraire, il y a généralement une hyperesthésie très marquée qui se traduit par des douleurs en ceinture parfois violentes. Cette paralysie porte sur toutes les variétés de sensibilité en même temps, ou bien en respecte quelques-unes (sensation de chaud ou de froid, tact, douleur). Les troubles du sens musculaire, contrairement aux autres sensibilités, siègent du côté de la lésion. Ce sens peut être conservé ou aboli, ce dont on s'assure en faisant apprécier des poids différents suspendus au membre, après avoir pris la précaution de bander les yeux du malade. L'hyperesthésie n'est pas croisée comme l'anesthésie et siège sur le même côté que la paralysie motile; en outre, elle intéresse toutes les sensibilités à la fois, ce qui tiendrait, d'après POINCARRÉ, à son origine inflammatoire et partant diffuse. L'hyperesthésie détermine de vives douleurs au moindre contact, et parfois même jusque dans le membre opposé (*sensations associées de* CHARCOT) ou dans les régions qui correspondent à une partie de la moelle située au-dessus de la blessure (*Excitation réflexe des centres médullaires*).

Ces divers phénomènes ont excité à un haut degré la sagacité des physiologistes, VULPIAN, BROWN-SÉQUARD, CHARCOT entre autres. L'exposé de leurs diverses opinions, encore discutables, ne saurait trouver place ici.

La perversion de la sensibilité n'est pas rare; elle se traduit par des sensations subjectives dont rien n'explique la production. Tel malade éprouve de la douleur alors que le tact est annihilé (anesthésie douloureuse); tel autre accuse spontanément des sensations de brûlure (VIGUÈS, JACKSON); un blessé de CHÉLIUS croyait avoir constamment les bras croisés sur la poitrine. Enfin on observe parfois un défaut de correspondance dans les sensations; une piqûre par exemple déterminera une sensation de brûlure ou de froid. Notons en terminant le retard dans la transmission des sensations, phénomène signalé par CRUVEILHIER et qui, dans quelques cas, a pu aller jusqu'à 20 et 30 secondes.

3° Troubles de l'action réflexe. — Ils consistent généralement dans des convulsions ou des contractures spasmodiques hors de proportion ou de siège avec la cause déterminante. L'intégrité du segment de moelle situé au-dessous de la lésion est évidemment une condition indispensable de leur production. D'après VULPIAN, tous ces mouvements auraient pour objectif de soustraire la partie à la cause irritante; ils peuvent d'ailleurs s'étendre au côté opposé, mais c'est le côté anesthésié qui en est le principal siège. Peut-être faut-il, avec G. POINSOT, rattacher à l'action réflexe certains accidents tétaniques ou des cas d'épilepsie spinale survenus au bout de plusieurs mois à la suite des traumatismes médullaires. La névrite ou la myélite pourraient aussi bien rendre compte de ces phénomènes rares.

4° Troubles de nutrition. — Leur analogie avec ceux qui résultent de la lésion des nerfs nous permettra d'exposer brièvement leur histoire. Ils sont intimement liés à l'altération médullaire, mais sans qu'on sache encore exactement de quelle façon ils se produisent. Admettre, avec SAMUEL, CL. BERNARD, SCHIFF, des troubles vaso-moteurs qui modifient les conditions de nutrition, c'est imaginer une explication hypothétique que rien ne démontre. Mieux vaut encore se rallier à la théorie de la myélite de CHARCOT, basée sur ce fait que « les irritations pathologiques développées sur un nerf sensitif soit à son origine centrale, soit sur son trajet, retentissent dans la direction centrifuge jusqu'à l'extrémité terminale des filets nerveux ».

Les principaux troubles de nutrition intéressent la peau, les muscles et les articulations. Tous siègent du côté correspondant à la lésion.

La peau présente fréquemment des plaques érythémateuses, isolées ou confluentes, offrant de l'analogie avec l'érythème noueux. Il s'agirait là d'un travail inflammatoire susceptible de passer à la suppuration. Cette affection est commune aux doigts et aux orteils ; COUYBA a vu un érythème symétrique des genoux et l'on a même constaté des éruptions en dehors des régions paralysées. Signalons encore ici le pemphigus, l'eczema rubrum, les déformations des ongles, les altérations de l'épiderme, des poils, la présence d'ulcérations analogues à l'ecthyma siégeant de préférence aux talons, aux malléoles, à la plante des pieds.

La plus importante altération de la peau est certainement la production des escarres : elles apparaissent partout où les téguments sont comprimés sur une saillie osseuse ou par le poids du corps (malléoles, genoux, trochanters, talons, olécrâne et surtout sacrum). Tantôt elles arrivent lentement après plusieurs mois de marasme, tantôt elles sont précoces, surviennent dans le deuxième septénaire, parfois même plus tôt (BRODIE). Elles constituent alors le *decubitus acutus* de SAMUEL, remarquable par sa tendance gangréneuse. Au début, la peau, simplement érythémateuse, devient rouge sombre, douloureuse, et repose sur un tissu cellulaire empâté. Des bulles ou encore de vraies phlyctènes soulèvent l'épiderme, dont la rupture laisse écouler une sérosité roussâtre et découvre le derme déjà gangrené. Peu à peu l'altération s'étend et atteint des couches plus profondes ; le sacrum peut être mis à nu et même on a noté la méningo-myélite ascendante, consécutive à la perforation du canal sacré (BRODIE, LAUGIER, CHARCOT, etc.).

Les lésions du tissu cellulaire consistent dans des œdèmes inflammatoires, susceptibles de s'abcéder, ainsi que PORTER, LAUGIER en ont rapporté des exemples. Les muscles s'atrophient lentement ou rapidement. DUCHENNE a signalé la perte de la contractilité électrique au quatrième jour ; l'atrophie rapide s'accompagnerait, d'après PIERRET, d'une dégénérescence spéciale de la fibre musculaire, remplie de noyaux ovoïdes, nucléolés et entourés de protoplasma.

Les lésions articulaires, relativement rares (deux cas sur 62 faits relevés par POINSOT), présentent deux types différents ; tantôt ce sont des arthrites sub-inflammatoires apparaissant dans le deuxième septénaire, très douloureuses, susceptibles de se terminer par résolution ou ankylose, tantôt ce sont des épanchements analogues à ceux de l'hydarthrose.

5° **Troubles génito-urinaires.** — L'érection de la verge, phénomène constant dans les traumatismes de la moelle cervicale, est fréquente dans ceux de la moelle dorso-lombaire. C'est plutôt une turgescence passive qu'une érection véritable ; continue ou intermittente, elle n'est jamais consciente et n'aboutit à l'éjaculation que dans les cas où la mort arrive rapidement. Les faits étudiés par CHÉDEVERGNE, SÉGALAS, BRACHET, TERRIER, prouvent que, si l'acte de la copulation est devenu difficile, l'éjaculation presque impossible, les propriétés du sperme ne sont pas altérées.

Les troubles de la fonction urinaire au début, et plus tard les altérations des organes eux-mêmes, sont beaucoup plus importants. La paralysie vésicale entraîne le plus souvent la rétention et l'incontinence par regorgement. COMSTOCK a signalé l'anurie, SCHAUPELHEIN la polyurie (13 000 grammes en vingt-quatre heures): rarement l'incontinence apparaît comme phénomène primitif. Sous l'influence de la rétention et des cathétérismes, suivant SÉGALAS, TRAUBE, et la plupart des auteurs modernes, de l'altération de la sécrétion elle-même, suivant les anciens, l'urine devient au bout de peu de jours alcaline et ammoniacale, en même temps que sa quantité diminue. On y a exceptionnellement constaté au début la présence de sucre, d'albumine ; plus tard elle laisse déposer des phosphates terreux et ammoniaco-magnésiens et foisonne de bacilles. L'hématurie, l'hémoglobinurie ont été signalées, et il n'est pas absolument rare de constater la néphrite et la pyélo-cystite, avec tous leurs caractères et leurs conséquences graves.

6° **Troubles digestifs.** — L'observation clinique, d'accord avec les recherches expérimentales de SCHIFF, a montré que les troubles des fonctions digestives étaient fréquents après les traumatismes de la moelle. Signalons, parmi les plus communs, la gêne de la déglutition, les vomissements muqueux, de couleur brun noirâtre. La paralysie de l'intestin et du rectum amène la constipation suivie parfois d'incontinence d'abord temporaire, plus tard permanente, quand il y a paralysie des sphincters.

7° **Troubles respiratoires.** — Quand la lésion médullaire occupe la région dorsale, on constate de bonne heure une gêne de la respiration ; la paralysie des intercostaux empêche l'ampliation du thorax et la respiration prend de plus en plus le type diaphragmatique, suivant la hauteur du traumatisme et le nombre des intercostaux intéressés. La toux, l'éternûment deviennent impossibles, la voix s'altère et faiblit. Une semblable perturbation fonctionnelle a pour conséquence l'engouement du poumon, une sécrétion bronchique exagérée et catarrhale. A la fin du premier septénaire, ces troubles présentent leur maximum d'intensité.

8° **Troubles de la circulation et de la calorification.** — Le ralentissement des contractions cardiaques est un phénomène constant et immédiat dans la plupart des traumatismes médullaires cervicaux ou dorsaux. Le pouls peut tomber à 30 et même, d'après CHARCOT, à 15 battements par minute dans les états syncopaux. Le phénomène du pouls lent persiste rarement et fait habituellement place à une suractivité du muscle cardiaque ; le ralentissement est lié à la paralysie des vaso-moteurs, tandis que l'inflammation de la moelle amène leur contraction et force le cœur à un travail plus énergique.

On ne sait pas encore exactement si l'élévation ou l'abaissement de la température est la règle dans les traumatismes médullaires. Avec LAUGIER, on a
cru longtemps qu'il y avait hypothermie et, de fait, HUTCHINSON a relevé des
températures de 30°. Récemment encore HEYNOLD est arrivé au même chiffre.
D'autres observateurs, depuis BRODIE, ont au contraire été frappés de l'hyper-
thermie en pareil cas. BRODIE a trouvé 45° ; d'autres blessés ont eu des températures de 43°,9, 43°,5. FOURNET conclut que les températures élevées sont
plus fréquentes et aggravent le pronostic.

Les troubles vaso-moteurs se manifestent encore quelquefois par des changements de coloration dans la zone anesthésiée et même au-dessous. Généralement ce sont des congestions, des rougeurs; dans un fait curieux dû à
AURRAN, les troubles vaso-moteurs n'intéressaient que la main et les avant-
bras. La sécrétion sudorale est parfois activée ou supprimée.

9° **Troubles visuels.** — Ils sont presque spéciaux à la région cervicale et
se traduisent par une dilatation pupillaire avec pâleur de la face, ou par une
contracture extrême avec rougeur de la même région. L'amblyopie, phénomène rare et tardif, est mal connue dans sa cause et son essence ; C. ALBUTT,
ayant trouvé dans un cas de l'œdème et de l'hyperhémie rétinienne, l'attri-
bua à la propagation de la méningo-myélite à la base du crâne (?).

10° **Symptômes des lésions médullaires suivant les régions.** — Tous les
phénomènes que nous venons de passer en revue ne se répartissent pas également, suivant les régions de la moelle que l'on considère. A mesure qu'on
s'élève le long de la colonne rachidienne, la lésion intéresse des centres
nouveaux ou interrompt la transmission de l'influx nerveux dans une zone
plus étendue ; il est dès lors facile de comprendre que les lésions les plus
simples correspondent à la région lombaire, les plus graves à la région sous-
occipitale. Pour ne pas revenir sur les mêmes phénomènes à propos de toutes
les zones intermédiaires, nous avons réuni dans un tableau qui procède par
gradation les symptômes spéciaux aux diverses régions :

1° Région lombaire inférieure (jusqu'à la 1re lombaire). La queue de cheval seule est intéressée.	Pas de paraplégie complète.	La paralysie est limitée à certains groupes musculaires. — Anesthésie disséminée. — Pas de troubles génitaux. — Troubles urinaires inconstants. — Quelquefois constipation.
2° Région lombaire supé-rieure. 1re vertèbre. — Le renflement lombaire est in-téressé.	Paraplégie.	Anesthésie complète du côté opposé. Paralysie intestinale et génito-urinaire. Excitation réflexe accrue. Zone hyperesthésique abdominale. — Dou-leur en ceinture. Érection rare. Cystite. — Néphrite. — Escarres. Troubles nutritifs.

3° Région dorsale.	Paraplégie et paralysie des intercostaux.	Respiration diaphragmatique. Flaccidité des parois abdominales. Impossibilité de la toux, de l'éternuement, du vomissement. Catarrhe bronchique. Anesthésie complète ou sensations subjectives. Excitabilité réflexe exagérée. — Tympanisme. Érection moins rare. — Pouls lent. — Taches vaso-motrices. — Escarres du décubitus. — Troubles nutritifs ; parfois troubles oculo-pupillaires.
4° Région cervicale jusqu'à la 4° vertèbre cervicale.	Paraplégie et zone hyperesthésique ou parésie des membres supérieurs.	Respiration exclusivement diaphragmatique très gênée. — Gêne de la déglutition. — Vomissements noirâtres. Zone hyperesthésique cervicale. — Turgescence du pénis. Troubles oculo-pupillaires. — Ralentissement ou accélération du pouls. — Abaissement, puis élévation de la température. — Escarres rapides du décubitus acutus.
5° Au-dessus de la 4° vertèbre cervicale.	Paralysie du phrénique.	Mort rapide attribuée à l'asphyxie ou peut être à la commotion du bulbe.

Marche. Durée. Terminaisons. — On a divisé l'évolution des traumatismes médullaires en trois périodes : 1° paralysie ; 2° inflammation ; 3° réparation ou aggravation.

La première période, constante, est caractérisée par les troubles de la motilité et de la sensibilité, l'abaissement de la température des parties paralysées, l'érection, la constipation, la rétention et l'incontinence d'urine. La période inflammatoire apparaît au commencement du deuxième septénaire ; elle se manifeste par les crampes, les fourmillements, les douleurs fulgurantes avec sensations de brûlure dans les parties paralysées. Les convulsions peuvent aller jusqu'à l'épilepsie spinale ; en même temps la température s'élève, la respiration s'accélère. Déjà les troubles urinaires deviennent plus graves ; la cystite et la pyélo-néphrite ne sont pas rares. Parfois on constate une rémission de mauvais augure qui est l'indice d'une désorganisation de la moelle.

A la troisième période, s'il y a eu rémission, la paralysie sans mouvements réflexes persiste ; les troubles urinaires s'aggravent, les escarres s'étendent et se multiplient, la respiration s'embarrasse, la température s'élève ; la diarrhée, la fièvre hectique, la myélite ascendante, la septico-pyohémie, la néphrite, enlèvent les blessés. Au contraire, quand la terminaison est favorable, tous les symptômes s'atténuent peu à peu avec une grande lenteur.

La durée de la maladie varie suivant les régions. Depuis A. Cooper, on admet que, pour les blessures de la moelle lombaire, la mort survient dans l'intervalle d'un mois à six semaines ; à la région dorsale il suffit de quinze jours à trois semaines ; à la région cervicale inférieure la terminaison fatale arrive du troisième au septième jour ; au-dessus de la quatrième cervicale la mort est très rapide.

Dans ces redoutables affections, guérir c'est ne pas mourir, car le rétablissement des fonctions ne se fait pas toujours complètement. La réparation commence par la réapparition des mouvements réflexes, la sensibilité revient ensuite, la vessie et le rectum reprennent progressivement leurs fonctions. Le retour de la motilité débute par les orteils. Ces phénomènes de retour présentent d'ailleurs de grandes irrégularités, et la motilité reparaît quelquefois avant la sensibilité. Ce travail très lent exige des mois, des années et souvent on voit persister de la parésie, de l'ataxie, de l'incontinence d'urine, des troubles des fonctions génitales, le défaut d'érection, les troubles trophiques cutanés et même l'amblyopie. Les symptômes précurseurs de la réparation doivent, d'après Duplay, revenir de bonne heure ; après le premier mois, il ne faut plus espérer la guérison si les phénomènes réflexes ne sont pas réapparus.

Diagnostic. — Après tout ce qui précède, il est facile de reconnaître si la moelle est intéressée par un traumatisme ; mais il est moins aisé de discerner la nature de la lésion, plaie, contusion, compression, et surtout le degré ou le siège de l'altération. Pour le diagnostic du siège, le tableau anatomo-physiologique de Jadelot, basé sur l'émergence des nerfs, rendra de grands services. « Une lésion de la moelle au niveau de la douzième épine dorsale paralyse presque tout le plexus sacré ; au niveau de la onzième, elle entraîne la paralysie des plexus lombaire et sacré : si le traumatisme siégeait entre la cinquième et la sixième, il amènerait la paralysie des muscles de l'abdomen ; si la moelle était atteinte entre la première et la deuxième dorsale, nous trouverions presque tous les nerfs intercostaux paralysés : un peu au-dessus de la sixième cervicale tous les nerfs intercostaux seraient paralysés et la sensibilité diminuée dans les téguments du bras ; une lésion qui existerait entre l'axis et la troisième vertèbre cervicale paralyserait à la fois le plexus brachial et le nerf phrénique ; au-dessus de l'axis, tous les nerfs à la fois seraient paralysés. »

Quand la moelle est intéressée dans toute son épaisseur, les mouvements réflexes sont beaucoup plus accentués que lorsqu'elle est partiellement lésée. Dans un certain nombre de cas, la paralysie motile existant seule, on est autorisé à admettre une lésion isolée des cordons antéro-latéraux ; l'anesthésie sans paralysie correspond à une lésion des faisceaux postérieurs. Enfin l'anesthésie d'un membre et la paralysie motile de l'autre peuvent être considérées comme la conséquence d'une hémisection médullaire. Cette dernière donnée, conforme à l'observation clinique, n'est pas acceptée par Vulpian.

§ 2. — Plaies et autres traumatismes de la moelle.

1° PLAIES DE LA MOELLE

On comprend aisément que la moelle soit rarement blessée directement; son enveloppe osseuse lui crée une protection d'autant plus efficace qu'elle est plus épaisse. Aussi les plaies de la région cervicale sont-elles relativement communes. Les instruments piquants ont pu pénétrer entre deux vertèbres et même d'avant en arrière traverser un disque intervertébral, comme dans un cas de CROLY (tige de fer pénétrant par la bouche). Un os de poisson, en pénétrant entre l'axis et la troisième vertèbre cervicale, a produit une blessure de la moelle et la mort par méningite spinale (*Glascow Med. J.*. 1879, p. 182). Un instrument pointu peut également traverser un trou de conjugaison (FONTAN, DE BEURMANN).

Les coupures de la moelle, fort rares, n'ont guère été observées qu'à la région cervicale. J.-L. PETIT rapporte l'histoire tragique d'un homme qui vit mourir dans ses bras l'enfant de son voisin qu'il avait soulevé par la tête; l'apophyse odontoïde avait été luxée; le père, furieux, attaqua le meurtrier avec un couteau et le lui enfonça dans la nuque; la mort fut instantanée par section du bulbe. Les plaies contuses sont beaucoup plus communes, puisque tous les traumatismes graves des vertèbres intéressent plus ou moins directement la moelle. Parmi elles, les plaies par armes à feu méritent une mention spéciale. Ces traumatismes intéressent une partie de la moelle ou sa totalité.

Anatomie pathologique. — Dans les cas les plus simples, il se produit des phénomènes congestifs de la moelle, au niveau du point blessé ; plus tard, survient toujours un certain degré d'inflammation. Celle-ci peut être circonscrite ou diffuse, aiguë ou chronique. Dans le cas de myélite aiguë diffuse, on a noté le ramollissement de la moelle ; dans les cas chroniques, les lésions constatées par TURCK, BOUCHARD, etc., consistent dans la dégénération descendante des faisceaux antéro-latéraux et ascendante des faisceaux postérieurs.

Sans entrer ici dans des considérations qui intéressent beaucoup plus spécialement la médecine et la physiologie, nous dirons que la régénération des filets nerveux dans la moelle est possible, quoique exceptionnelle, car on ne connaît d'autre fait probant que celui d'OLLIVIER. Mais la régénération des cellules et des tubes nerveux a été obtenue expérimentalement par ARNEMANN, OLLIVIER, FLOURENS, BROWN-SÉQUARD, WESTPHAL, EYCHORST et NAUNYN. Toute plaie de la moelle est susceptible de se cicatriser et BROWN-SÉQUARD a prouvé la possibilité de la réunion primitive chez les animaux. BLASIUS et VANLAIR ont même enlevé un cylindre de moelle de un à deux millimètres et, malgré cette destruction, les mouvements ont partiellement reparu. Les deux segments étaient réunis par un tissu gélatiniforme contenant des fibres nerveuses et des cellules. EYCHORST et NAUNYN sont arrivés aux mêmes résultats en écrasant un petit segment de moelle sans léser les méninges. Malheureusement ces mêmes faits n'ont pas leur analogue chez l'homme.

Symptômes. — Nous renvoyons, pour tout ce qui les concerne, au chapitre préliminaire ; nous dirons seulement qu'on a noté parfois, à la suite d'une plaie de la moelle, l'écoulement de liquide céphalo-rachidien ; il en existerait trois cas dans la science, entre autres ceux de Lenoir et de Holmes (*Med. Chir. Trans.*, vol. LXV, 1882). Dall'armi a signalé une hémisection de la moelle dorsale avec paralysie d'un membre et anesthésie de l'autre.

Les plaies par armes à feu qui intéressent la moelle sont très graves, et sur 54 cas de blessures des vertèbres compliquées de lésions médullaires, Otis relève 42 morts et 12 guérisons, avec incapacité de travail partielle. Dans l'armée anglaise, en Crimée, les vingt-deux blessés atteints à la moelle épinière moururent. Un blessé des guerres d'Afrique, dont Hutin a relaté l'histoire, garda pendant quatorze ans, dans le canal vertébral, une balle qui avait déterminé la lésion des troncs droits de la queue de cheval. Il y eut une paraplégie immédiate, mais peu à peu la paralysie du membre gauche disparut. Gross rapporte, d'après Keen, l'histoire d'un blessé de la bataille de Gettysburg, guéri complètement malgré une fracture des vertèbres cervicales qui avait amené la paralysie des quatre membres. Dans ce cas, comme dans celui de Desruelles, les méninges n'avaient pas été déchirées et la moelle avait été lésée indirectement. Généralement les projectiles produisent une lésion grave mais limitée de la moelle.

Le pronostic est moins sérieux pour les plaies par instruments piquants que pour les autres et surtout les plaies contuses. Sur 17 cas, quatre seulement ont eu une terminaison fatale, et trois fois le rétablissement fut complet. Le malade de Cuvilliers pouvait marcher, bien qu'un fragment d'épée fût resté engagé dans la colonne vertébrale entre deux disques. Il y a eu également complication de corps étranger dans les faits de Bégin, Lenoir.

Traitement. — Il comprend : 1° le traitement de la plaie ; 2° celui des accidents nerveux ou troubles médullaires. Ce dernier est commun à tous les traumatismes de la moelle et nous l'exposerons une fois pour toutes.

A. Après avoir transporté le blessé avec le plus grand soin et l'avoir placé sur un lit résistant (planches sous le matelas), on procède avec une grande précaution à l'examen de la plaie et des symptômes médullaires. Les plaies simples seront traitées par l'occlusion, ou réunies par des points de suture et drainées si elles présentent une certaine longueur. S'il existe une plaie contuse, par arme à feu ou autre, il faut tout d'abord simplifier le foyer enlever les esquilles libres et les corps étrangers. Cette dernière indication doit être remplie immédiatement et il faudra au besoin recourir au trépan pour dégager la pointe des instruments ; ces tentatives seront faites avec la plus grande prudence pour éviter de produire des désordres médullaires mortels. Maydl a essayé, sur des chiens, de réunir la moelle après section ; quelques-uns de ces animaux auraient guéri et recouvré leurs fonctions.

B. Le traitement des accidents médullaires s'exerce dans un champ restreint et ne comporte guère que la thérapeutique des symptômes. Placer le blessé dans une position convenable, surveiller les parties qui reposent sur le lit, les trochanters, le sacrum, changer la position quand il est nécessaire, vider la vessie avec les précautions aseptiques les plus minutieuses, obvier à la constipation par des lavements, tels sont les soins qui s'imposent dès le début dans presque tous les cas.

L'ergot de seigle, la belladone ont été vantés dans le but de modérer la réaction inflammatoire, mais avec une efficacité douteuse. Les lavages vésicaux, boratés ou chloratés, les sondages fréquents remédieront aux accidents urinaires et à l'altération de la vessie par l'urine ammoniacale.

A la période de réparation il faudra recourir aux révulsifs sur la colonne vertébrale (cautères, vésicatoires, sinapismes). La noix vomique, la strychnine, le sulfate de zinc trouvent encore à ce moment leur indication. L'électricité rendra également des services; enfin l'on a préconisé l'usage de certaines eaux thermo-minérales.

2° COMMOTION DE LA MOELLE

Les auteurs ne sont pas d'accord sur l'existence de cette affection; les uns la nient; d'autres, avec DUPLAY, POINSOT, l'admettent sans se rendre exactement compte de son origine et de sa nature. KAROW la considère comme une paralysie vaso-motrice limitée à une partie de la moelle; DUPLAY suppose un épuisement nerveux momentané, analogue à celui qui est produit par la décharge électrique. Les résultats fournis par les expériences de DURET sur la commotion cérébrale trouveraient encore ici leur analogie et la commotion ne serait que le degré le plus léger de la contusion. Un certain nombre de cas peuvent être rapportés à l'hématomyélie. Un vétérinaire de l'armée, dont parle BOPPE (Th. 1881), après avoir fait 75 kilomètres à cheval en Algérie, tombe paralysé en descendant de cheval (hémiparaplégie et anesthésie du côté opposé). La guérison survint en cinq mois. Y a-t-il eu commotion de la moelle? Il est difficile de le dire. On a encore désigné ainsi les affections médullaires observées dans les accidents de chemin de fer et également celles qui ont été décrites sous le nom de *railway-spine* par les Anglais, chez les mécaniciens de chemins de fer (ERISCHEN).

Quoi qu'il en soit, la commotion existe cliniquement et on l'observe surtout à la suite des grands traumatismes qui n'ont pas déterminé de graves lésions du rachis (SCHOCK). Chute, paralysie subite de tous les membres, relâchement des sphincters, perte de connaissance, tels sont les symptômes immédiats de la commotion; ils acquièrent d'emblée toute leur intensité et au bout de peu d'instants, le blessé revient à lui, éprouve de la douleur dans le dos et les reins, des élancements et des picotements dans les membres, qui sont souvent le siège de mouvements réflexes. Tous les accidents paralytiques disparaissent lentement dans l'espace de quinze jours.

La commotion présenterait d'ailleurs des degrés; tantôt il n'y a que l'engourdissement, tantôt il y a de la paraplégie et des troubles recto-urinaires. Parfois il persiste des troubles plus accentués, sous l'influence des modifications survenues dans la circulation. On a signalé : les douleurs de tête, avec inaptitude au travail et tendance au sommeil, de la dilatation de la pupille, des sueurs abondantes, de la polyurie, des troubles de la mémoire et un état hystérique. On sait que, d'après CHARCOT et l'école de la Salpêtrière, les traumatismes médullaires ou cérébraux seraient une cause fréquente de l'affection décrite sous le nom d'*hystérie traumatique*. Lorsqu'après une rémission marquée, les accidents primitifs reprennent leur intensité, il y a lieu de croire au développement d'une myélite. Quant aux paralysies tardives dues aux accidents de chemin de fer, rien n'autorise à les rattacher à la commotion.

Il n'est pas possible de discerner dans les cas graves, et dès le début si les symptômes que l'on constate sont liés à la commotion ou à une affection matérielle, la disparition relativement rapide des accidents permettra seule d'affirmer la nature du traumatisme; cependant, dans les cas légers, il est possible de préciser la nature de l'affection.

La mort est quelquefois la conséquence de la commotion, sans que l'autopsie révèle aucune lésion macroscopique ou microscopique capable d'expliquer les accidents. C'est ce qui arriva dans les faits de Boyer, Frank, Leyden, Fischer.

3° CONTUSION DE LA MOELLE

Tous les traumatismes qui intéressent le rachis sont susceptibles de produire la contusion de la moelle à des degrés divers. Les plaies par armes à feu, les fractures, les luxations occupent la première place dans cette étiologie. Souvent il existe des foyers hémorrhagiques et cet épanchement est parfois la seule lésion appréciable (Bennett). Dans les contusions graves, il y a attrition et même rupture complète de la moelle qui est réduite en une bouillie rose ou rougeâtre. Les méninges participent généralement à ces altérations.

Lorsque la lésion est compatible avec la vie, le sang se résorbe et le tissu prend une couleur rougeâtre, ocreuse, dans les cas où l'inflammation n'est pas très vive. Si le foyer suppure, ce qui n'est pas absolument rare, les deux bouts de la moelle baignent dans le pus. On ne sait pas encore exactement de quelle façon se fait la réparation dans les cas de guérison.

Les symptômes sont ceux de tous les traumatismes médullaires, mais ils ont moins de netteté au début, soit par le fait de la commotion, soit par suite de l'épanchement concomitant. De plus, la myélite est une complication fréquente d'une grande gravité ; outre qu'elle s'accompagne de symptômes réactionnels très douloureux (crampes, convulsions, spasmes), elle a presque constamment une terminaison fatale. Son traitement ne présente rien de spécial.

4° COMPRESSION DE LA MOELLE

Parmi ses causes, les unes sont traumatiques, les autres pathologiques. Aux premières appartiennent les luxations, les fractures, les corps étrangers des plaies, les épanchements sanguins; aux secondes, les affections chroniques du rachis (mal de Pott), les tumeurs de toutes natures, les hydatides, les épanchements purulents, les dégénérescences tuberculeuses, les gommes des méninges, les tumeurs de la moelle.

Anatomie et physiologie pathologiques. — La compression est brusque ou lente ; elle consiste essentiellement dans une interruption mécanique des fonctions sans lésions matérielles graves. Ce qui le démontre, c'est que la suppression de la cause (extraction des corps étrangers, réduction des luxations ou des fractures) fait cesser très rapidement les troubles fonctionnels. Cette cessation brusque a été maintes fois constatée par les auteurs.

La persistance de la compression produit peu à peu des désordres dans l'organe lui-même ; il en résulte tout d'abord de la congestion et plus tard l'inflammation. Ces modifications amènent tôt ou tard des lésions variables qui sont :

1° Un ramollissement par exsudation ou un ramollissement ischémique ; la moelle diffluente présente une coloration rose ou lie de vin, avec destruction des tubes nerveux, dégénérescence graisseuse des éléments normaux (EYCHORST et NAUNYN), susceptibles de s'étendre, d'après WESTPHAL, en haut aux faisceaux postérieurs, en bas aux cordons antéro-latéraux ;

2° La sclérose de la moelle, qui devient plus dure et présente un étranglement au point comprimé avec dégénérescence des éléments également propagée en haut et en bas (myélite transverse). Ces altérations ont été décrites par CHARCOT, BOUCHARD.

Les épanchements rachidiens intra ou extra-méningés déterminent quelquefois des phénomènes de compression, qui ne sont jamais aussi bien limités que dans les luxations ou les fractures. Si le sang est coagulé, le caillot exercera une pression beaucoup plus localisée. Dans un fait publié par BIGOT, la compression reconnaissait pour cause la suppuration d'un foyer de fracture.

Symptômes. — Les phénomènes nerveux consécutifs à la compression brusque sont identiques à ceux de la contusion et varient également suivant le siège de la région. S'agit-il d'un épanchement sanguin qui se fait graduellement, les accidents apparaissent progressivement pour atteindre le même degré.

Les choses se passent autrement dans la compression lente, bien étudiée par CHARCOT, BOUCHARD. Nous examinerons successivement :

1° *Troubles de la sensibilité.* — Les premiers phénomènes sont ordinairement des douleurs rachidiennes et périphériques (pseudo-névralgies de CHARCOT), des douleurs fulgurantes dans les membres, des fourmillements, des sensations de chaleur. En un mot, on trouve de l'hyperesthésie, de la dysesthésie et ce n'est que plus tard, quand la désorganisation de la moelle devient complète, qu'apparaît l'anesthésie définitive, postérieure à la paralysie motrice.

2° *Troubles de la motilité.* — Au début, on observe des crampes, des secousses convulsives pouvant même aller jusqu'à l'épilepsie spinale ; puis survient la flaccidité, qui serait suivie ultérieurement de contractures et de rétraction musculaire. Il y a en même temps rétention d'urine, constipation, incontinence ou selles involontaires. L'action réflexe augmente à mesure que la dégénération de la portion comprimée devient complète.

3° *Troubles nutritifs.* — Ce sont les mêmes que ceux qui ont été décrits plus haut ; ils apparaissent en général tardivement. La compression peut n'intéresser qu'une portion de la moelle (hémiparaplégie, hémianesthésie); de là des phénomènes partiels sur lesquels nous avons insisté (troubles oculo-pupillaires, toux, dyspnée, gêne de la déglutition). Souvent, aux symptômes de compression s'ajoutent ceux de myélite centrale ou diffuse qui parfois dominent la scène.

La réparation est possible, avons-nous dit, si la cause vient à être enlevée ; mais elle aura d'autant moins de chance de se produire que les désordres médullaires sont plus anciens, plus étendus. On admet aujourd'hui qu'il peut se faire une réparation et une reproduction des tubes nerveux détruits.

5° RUPTURES DE LA MOELLE

A la suite de violents traumatismes du rachis, on ne constate pendant la vie ou aux autopsies aucune lésion vertébrale, cependant il y a des troubles nerveux graves et l'autopsie révèle des lésions médullaires. Dans ces cas, on dit qu'il y a eu élongation et rupture partielle ou totale de la moelle. Les inflexions brusques de la colonne sont les causes ordinaires de cette variété de traumatismes. WALTHER aurait trouvé une rupture de bulbe, BETZ un ramollissement de la moelle. Comme les degrés moins avancés sont compatibles avec la vie et même peuvent guérir, on n'a pas eu souvent l'occasion de constater les lésions initiales. A côté des ruptures, il convient de mentionner l'élongation simple sans lésions, due à l'écartement exagéré des vertèbres. BOYER et d'autres ont observé des faits de ce genre.

CHAPITRE III

LÉSIONS TUBERCULEUSES ET SYPHILITIQUES DU RACHIS

§ 1er. **Du mal vertébral ou ostéo-périostite tuberculeuse des vertèbres.**

SYNONYMES. — Mal de POTT. — Carie vertébrale. — Affection tuberculeuse des vertèbres. — Arthrite vertébrale.

Bibliographie. — LEDRAN, *Observ. de chir.*, 1731. — P.-G. POTT, *Œuvres chirurg.*, trad. Duchaunoy, 1777-1792. — BRODIE, *Mal. des articul.*, trad. Marchand, 1849. — DELPECH, *Traité de l'orthomorphie*, 1828, 2 vol. — NICHET, *Gaz. méd. de Paris*, 1835 et 1840. — BOUJOT SAINT-HILAIRE, *Mém. sur les abcès par congestion*, Paris, 1834. — TAVIGNOT, *J. l'Expérience*, 1844. — LENOIR, *Arch. gén. de méd.*, 3° s., 1840, t. IX, p. 461. — PARISE, *Arch. gén. de méd.*, 1844, t. XLII, p. 203. — BONNET, *Traité des mal. des articulations*, Lyon, 1845, t. II, p. 497. — BOUVIER, *Leçons cliniques sur l'appareil locomoteur*, 1858, et *Bull. de la Soc. de chir.*,

t. VIII, 1857-58, et *Arch. gén. de méd.*, janv. 1857. — REYHER, *Arch. de* [*Langenbeck*, t. XIX, 1876. — *Revue de Hayem*, t. XIV, 1879. — SAYRE. *Dublin J. of Med. Science*, décembre 1877. — MAAS, *Berlin. klinisch. Wochens.*, 1874, p. 534. — BARWELL, *The Lancet*, 1876. — TAYLOR. *Med. Ricord*, 1881. — KALHER, *Prager med. Wochens.*, 1883. — DE SAINT-GERMAIN. *Chirurgie orthopédique*, Paris, 1883. — SIGFRED LEVY, SKLIFOSSOWSKI. *Centr. f. chir.*, 1885. — NETEL, *Deut. med. Wochens.*, 1885, et *Samml. klin. Vortræge*, n° 277. — HEYNDENREICH (de Moscou), *Cent. f. chirurg.*. 1888. — NUDERT, *Inaug. disse Munchen*, 1886. — LEWIS SAYRE. *Chirurg. orthop.* (trad. Thorrens), 1887. — LANNELONGUE, *Tuberc. vertéb.*, 1888. — DANIEL MOLLIÈRE. *Clinique chir.*, 1888. — G.-A. WRIGTH, *The Lancet*, 1888. — BERTHAUT, *Ann. d'orthop.*, mars 1889. — DE MURALT, *Corset de Sayre, Corresp. Bl. f. schw. Aerzte*, 1889.

Thèses de Paris. — 1836, NÉLATON. — 1850, RIPOLL. — 1854, CHOPIN. — 1857, PAIN. — 1859, GUÉRINEAU. — 1860, G. ECHEVERRIA. — 1867, POULIOT. — 1868, QUINTAA. — 1869, BAUTIER. — 1871, MICHAUD. — 1873, CHÉNIEUX. — 1874, MAGINEL, COUDROY, DELEBECQUE. VINCENDON. — 1875, PAPAZIAN, COURJOU, VUILLEMIN, SOLLAUD. — 1876, RICARD, TRILHE. — 1877, COLAS. — 1878, PUEL (Agrég.). — 1879, SIGNEZ. — 1880, BOYER, CADEILHAN. 1887. CONTA. INTERDIS. — 1888, FAUCILLON.
Articles RACHIS, VERTEBRES et MOELLE des *Dictionnaires* et Classiques.

Historique. — Le mal vertébral ou mal de POTT est connu depuis la plus haute antiquité; la gibbosité. la paralysie, les abcès par congestion, qui sont les symptômes ordinaires de cette affection, ne pouvaient en effet passer inaperçus. Cependant il faut arriver aux travaux de LEDRAN (1731), de P. POTT (1778), pour trouver un exposé synthétique de la maladie appelée mal vertébral par DUCHANNOY. Déjà. à cette époque, on savait que les gibbosités étaient dues à la présence de masses tuberculeuses dans les vertèbres, de sorte qu'on retrouve en germe dans les écrits du siècle dernier les notions actuellement admises.

Jusqu'à ces dernières années, les opinions émises sur la nature du mal de Pott étaient au nombre de trois :

1° Les uns, sans être exclusifs. acceptent avec LAENNEC, NICHET, DELPECH, PARISE, REID, NÉLATON, l'origine tuberculeuse du mal vertébral. Les plus avancés admettent que la carie vertébrale est l'exception et le tubercule la règle;

2° Tous les chirurgiens, reconnaissant la carie des os comme une entité morbide, attribuent une large part à cette affection dans la production du mal de Pott ;

3° Quelques auteurs décrivent une troisième origine d'après les idées de RIPOLL (1850). SCHUTZENBERGER, BROCA ; le mal débuterait dans les disques intervertébraux et serait une arthrite vertébrale.

Tel était l'état de la science lors de la discussion de la Société de chirurgie en 1858. Cependant les cliniciens. BOUVIER entre autres, soutenaient l'unité de l'affection. Depuis, la question a été intimement liée à celle du tubercule et des ostéites, c'est-à-dire qu'il faut arriver au temps présent pour trouver des notions plus précises sur la nature de la maladie. LANNELONGUE (1880) démontre que les parois des abcès par congestion sont tuberculeuses, et conclut à la nature tuberculeuse de l'affection osseuse; les travaux de Kiener et Poulet, qui établissent l'identité de l'ostéite tuberculeuse et de la carie. ont jeté sur ce sujet une véritable lumière. G. Feurer, en Allemagne. a pu, lui aussi, constater la nature tuberculeuse des caries vertébrales. Quant à l'arthrite vertébrale. elle ne saurait être considérée comme une maladie distincte, et, dans tous les cas où elle existe, on retrouve dans les vertèbres les lésions tuberculeuses caractéristiques. Nous croyons donc inutile de suivre les auteurs classiques dans l'exposé si complexe du mal vertébral et de décrire trois variétés du mal de Pott. Il nous semble beaucoup plus juste et conforme à la vérité de rapporter aux trois formes de l'ostéite tuberculeuse les divers types qui constituent cette affection.

Étiologie. — Nous ne sommes pas éloignés du temps où l'on rattachait le mal vertébral aux causes les plus banales : scrofule, tuberculose, rhumatisme. syphilis. arthritisme. affections nerveuses, ont été successivement invoqués. Aujourd'hui l'anatomie pathologique, l'inoculation des produits, la recherche et la culture des bacilles ont amplement prouvé que le plus grand nombre des maux de Pott. sinon tous, sont tuberculeux.

Parmi les causes prédisposantes nous signalerons: 1° l'*âge ;* l'enfance est plus exposée au mal vertébral, surtout de trois à cinq ans ; cependant les adolescents. les adultes n'en sont pas exempts et on a cité des cas de gibbosité chez des vieillards ; 2° le *sexe* féminin serait atteint plus souvent peut-être, fait controversé ; 3° *Traumatisme.* Personne ne conteste l'influence exercée par le traumatisme sur la production du mal vertébral; c'est un point sur lequel nous avons déjà attiré l'attention en parlant de l'ostéite tuberculeuse. Tous les coups, les chutes, les contusions qui intéressent le rachis prédisposent au mal vertébral ; ce sont, en effet, des points faibles où se localise l'action des germes spécifiques ; il ne faut pas néanmoins, à l'exemple des Américains. attacher une importance trop grande à cette cause. Chacun sait que les parents ou les malades ont une certaine tendance à invoquer toujours une origine traumatique ; en outre, les malades. surtout les adultes. ne s'aperçoivent souvent de leur mal qu'à l'occasion d'un effort, d'une chute, etc.; 4° toutes les causes qui, en affaiblissant l'organisme, augmentent les chances de réceptivité du germe tuberculeux prédisposent au mal de Pott.

Siège, fréquence. — D'après la région occupée par la lésion. Lannelongue adopte la classification suivante :

1° *Mal sous-occipital.* les altérations du squelette menacent la moelle allongée ;

2° *Mal cervico-lombaire* occupant la région vertébrale jusqu'au-dessous du renflement cervico-dorsal médullaire ;

3° *Mal dorso-lombaire* jusqu'à la terminaison de la moelle au niveau des côtes ;

4° *Mal lombo-sacré* en rapport avec les nerfs de la queue de cheval.

En résumant les statistiques de Bouvier, Taylor et Lannelongue. qui portent sur 645 cas, ou trouve : région cervicale. 74 cas; région dorsale. 369 cas ; région dorso-lombaire, 206 cas. La région dorsale est donc la plus souvent atteinte.

Anatomie pathologique. — Nous retrouvons dans le mal vertébral les mêmes lésions élémentaires, les mêmes formes cliniques que dans l'ostéite tuberculeuse. Ces trois grandes formes sont : 1° le tubercule primitif et chronique ; 2° le tubercule tardif à évolution rapide ; 3° l'ostéite tuberculeuse aiguë.

Ces altérations présentent des foyers uniques ou multiples qui portent presque toujours sur les corps vertébraux, plus rarement sur les lames ou l'épine de la vertèbre. D'un autre côté, presque toutes ces formes, surtout celles qui sont envahissantes, intéressent tôt ou tard un ou plusieurs disques intervertébraux. Il ne nous semble pas que cette raison soit suffisante pour décrire isolément une arthrite vertébrale.

Formes de la tuberculose vertébrale. — Première forme. — *Tubercule primitif et chronique.*— Dans ce cas, le tubercule osseux est généralement la première manifestation de la maladie parasitaire dans l'économie. Elle

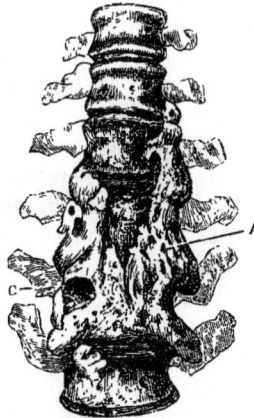

Fig. 26. — Mal de Pott lombaire. — A. Jetées osseuses périphériques qui produisent l'ankylose. C. Cloaque conduisant à une cavité tuberculeuse avec séquestre. (Musée du Val-de-Grâce.)

apparaît dans un organisme encore fort, résistant, et affecte des allures spéciales. On y retrouve les trois variétés ordinaires.

a). Le tubercule, primitivement gros comme un pois ou une noisette, envahit insensiblement tout un corps vertébral ; il arrive ainsi au fibro-cartilage d'une part, à la périphérie de la vertèbre de l'autre. Comme ce travail se fait lentement, le périoste de la vertèbre s'épaissit, s'ossifie et il en résulte de véritables stalactites osseuses qui s'étendent d'une vertèbre à l'autre (fig. 26). Le cartilage intermédiaire, privé de ses moyens de nutrition, est souvent altéré, désagrégé, détruit. A mesure que le tubercule s'avance à la périphérie, les produits du centre sont susceptibles de se ramollir, de provoquer la suppuration et de se faire jour à travers les couches osseuses nouvelles pour aller former les abcès par congestion. L'ostéite est raréfiante à la partie centrale, condensante à la périphérie.

b). Tubercule circonscrit avec séquestre. Cette variété est l'une des plus

intéressantes, parce qu'elle est susceptible de guérir ou de rester très lon-
temps stationnaire. Au début, on constate seulement une tache blanc jaunâtre, assez régulièrement arrondie, nettement isolée du tissu ambiant

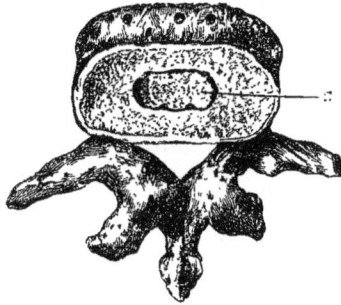

Fig. 27. — Tubercule circonscrit avec séquestre du corps d'une vertèbre.

normal ou légèrement hyperhémiée. Un peu plus tard, les trabécules situés
à la périphérie de la tache se résorbent, un sillon de démarcation s'établit

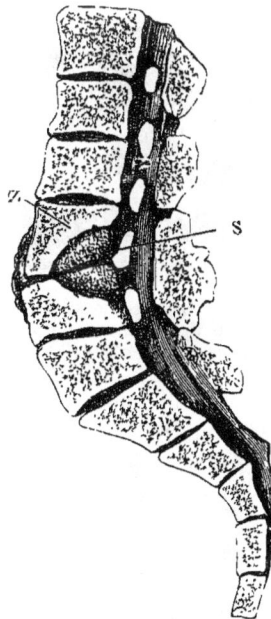

Fig. 28. — Mal de Pott. — Tubercules vertébraux, circonscrits avec séquestres . — S. Séquestres
Z. Zone d'ostéite condensante éburnée. (Musée du Val-de-Grâce.)

entre le tubercule et le tissu sain (fig. 27). La masse tuberculeuse circonscrite, constituée par un séquestre condensé dont les aréoles sont remplies
de matière tuberculeuse, s'isole ainsi peu à peu et acquiert insensiblement

de la mobilité. Le tissu osseux qui forme la paroi de cette loge ou caverne se recouvre d'une membrane fongueuse suppurante, et les produits qu'elle sécrète se font jour au dehors par le chemin le plus court. Telle est l'origine d'abcès ossifluents uniques ou multiples qui font saillie en avant, en arrière ou sur les côtés du corps vertébral.

Ces phénomènes évoluent généralement avec une très grande lenteur; les abcès par congestion s'accroissent peu à peu, s'éloignent du foyer primitif, arrivent à la peau et s'ouvrent, sans que de notables modifications se soient produites au niveau du foyer primitif. Les séquestres complètement isolés sont invaginés dans la caverne à la façon d'un grelot, et l'orifice qui donne issue à la suppuration est rarement assez large pour leur livrer passage (fig. 28); cependant cette terminaison est possible. Leur présence entretient la suppuration; cet état de chose persiste souvent pendant des

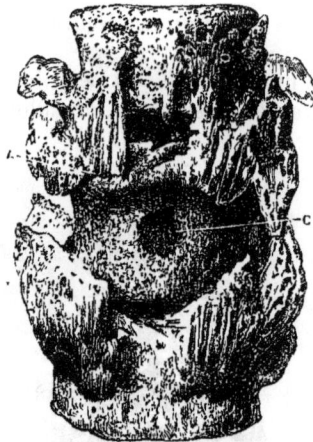

Fig. 29. — Carie d'une vertèbre lombaire consécutive à un tubercule circonscrit central.
C. cavité ayant contenu un tubercule.
A. Ankyloses par jetées périphériques. (Musée du Val-de-Grâce.)

mois et des années, parfois indéfiniment. La guérison peut survenir quand le séquestre est éliminé, lorsque les granulations tuberculeuses des parois perdent leurs caractères infectieux. De même il n'est pas absolument rare de rencontrer des foyers tuberculeux en quelque sorte guéris, sans suppuration.

Pendant que ces phénomènes se passent au niveau du foyer, on constate souvent, surtout dans l'enfance, des troubles fonctionnels graves, l'affaissement d'un ou de plusieurs corps vertébraux, la production des gibbosités classiques.

c). *Tubercule enkysté* de NÉLATON. La forme enkystée, la première connue, a été bien décrite par NÉLATON. « Sur une ou plusieurs vertèbres à la fois, dit PUEL, et dans une étendue plus ou moins considérable de leur corps, rarement de leurs arcs ou de leurs apophyses, on rencontre soit à la coupe, soit à leur périphérie, des îlots tranchant par leur aspect, leur consistance avec celle des parties voisines qui, à l'œil nu, ont toutes les apparences de l'état sain. Ces noyaux sont quelquefois multiples sur chaque vertèbre, mais souvent il n'y en a qu'un. Ils apparaissent tantôt en avant, tantôt en arrière du corps de la vertèbre; les régions où on les observe le plus fréquemment sont en premier lieu la région dorsale, puis la région lombaire et la région cervicale. »

NÉLATON a comparé avec raison le contenu de ces cavités kystiques à du mastic de vitrier; il en a en effet la couleur jaune grisâtre, la consistance. Il n'y a ordinairement plus trace d'os dans ces tubercules, dont le volume varie entre celui d'un pois et d'une grosse noisette : probablement la trame osseuse a été résorbée par l'ostéite raréfiante avant la caséification complète du foyer tuberculeux. On a beaucoup discuté sur la nature du contenu des tubercules enkystés; il n'y a pas autre chose que les produits nécrobiotiques de la moelle osseuse ; les vaisseaux sont oblitérés et les éléments de l'os ont presque complètement perdu leur structure (fig. 29).

La cavité qui contient le tubercule présente ordinairement une surface rugueuse que NÉLATON comparait à la langue des carnassiers. Existe-t-il une membrane entre l'os et le contenu caséeux? Admise par les uns, niée par les autres, elle ne fait jamais défaut lorsque le contenu de la cavité s'est fait jour au dehors.

Le tissu osseux ambiant, ordinairement condensé, présente les mêmes caractères que dans la variété précédente. Quand ces tubercules sont situés près du cartilage, ils s'y creusent une loge plus ou moins vaste. L'évolution ultérieure est la même que pour la variété avec séquestre, mais l'élimination des produits, toutes choses égales, se fera plus facilement ; les chances de guérison sont par suite plus grandes. D'ailleurs, la suppuration de ces tubercules enkystés n'est pas fatale, ainsi que nous le verrons.

Deuxième forme. — *Tubercule tardif à évolution rapide.* — Cette seconde forme existe aussi bien dans les vertèbres que dans les autres os ; elle apparaît de préférence chez les sujets débilités, dans un organisme épuisé par la misère physiologique ou la suppuration antérieure, et dans les os atteints pour ces diverses causes de raréfaction graisseuse, gélatineuse, etc. Ce qui la caractérise, c'est sa marche plus rapide, sa tendance à la destruction et à la diffusion. Avant qu'on sût qu'elle était de nature tuberculeuse, cette forme était rattachée à la carie, et MICHEL l'expliquait en admettant une *fonte moléculaire.* Elle correspond encore, au moins en partie, à ce que NÉLATON a décrit sous le nom d'infiltration grise, demi-transparente et jaune. Les recherches récentes ne laissent aucun doute sur la nature tuberculeuse de ces lésions, dont nous décrirons deux variétés :

1º Le tubercule envahissant à séquestre adhérent ; 2º le tubercule circonscrit diffus avec petits séquestres entourés de fongosités suppurantes.

1ʳᵉ *Variété.* — L'affection, essentiellement destructive, débute dans le corps de la vertèbre ou à sa périphérie; dans l'un ou l'autre cas elle envahit de proche en proche les tissus ambiants à la façon d'un ulcère rongeant. On y retrouve encore les trois zones ; l'une, centrale, formée par les détritus caséeux et des trabécules nécrosés ; la seconde, fongueuse, extérieure à la précédente, constituée par des bourgeons charnus, tuberculeux, exubérants, logés dans les interstices qui séparent les trabécules adhérents ; la troisième zone, périphérique, est riche en follicules tuberculeux. Cette carie tuberculeuse suppure abondamment et aboutit à la formation de vastes abcès ossifluents ; qu'elle débute par la superficie ou le centre, elle a une tendance destructive très marquée et amène habituellement l'affaissement d'un ou de plusieurs corps vertébraux, c'est-à-dire la gibbosité.

2e *Variété*. — Les choses se passent un peu différemment dans l'autre variété, où l'on rencontre ordinairement autour d'un foyer primitivement circonscrit, un plus ou moins grand nombre de foyers secondaires disséminés çà et là, contenant de petits séquestres libres et entourés de fongosités suppurantes. La figure 30 représente un exemple frappant de cette variété ; on y voit, sur la vertèbre macérée, les loges occupées par ces petits foyers. En se réunissant, ces tubercules épars, qui ont tendance à s'ac-

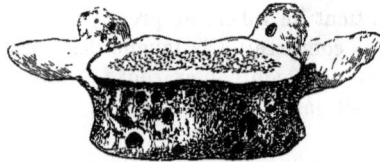

Fig. 30. — Carie vertébrale (deuxième forme). — Foyers secondaires disséminés contenant de petits séquestres. (Musée du Val-de-Grâce.)

croître, amènent également la destruction du tissu osseux et compromettent la solidité de la colonne.

Troisième forme. — *Ostéite tuberculeuse aiguë*. Il existe encore dans les vertèbres une forme aiguë du mal de Pott qui, selon toutes probabilités, est le plus souvent de nature tuberculeuse.

Cependant le défaut d'examen histologique personnel nous oblige à y rattacher les lésions qui ont été signalées par Verneuil, Lannelongue et son élève Cadeilhan. Verneuil a décrit des abcès sous-périostés du corps des vertèbres, analogues à ceux de la périostite phlegmoneuse diffuse des membres ; ils ont pour siège les parties superficielles de la vertèbre et engendreraient le *mal de Pott périphérique*. Lannelongue admet l'existence d'une *ostéomyélite aiguë* du corps des vertèbres ; dans cette affection, « le corps de la vertèbre est le siège d'une infiltration purulente en masse, étendue à tout le corps de la vertèbre ramollie et imprégnée de pus, survenue en quelques jours avec des phénomènes généraux très graves, en un mot avec tous les symptômes de l'ostéomyélite aiguë dite foudroyante qu'on observe quelquefois dans les inflammations osseuses des membres ». Les lésions décrites par ces auteurs n'ont pas été étudiées histologiquement.

Lésions du voisinage. — L'ostéite tuberculeuse vertébrale intéresse presque toujours à des degrés divers les organes voisins, les disques intervertébraux, la moelle et les méninges rachidiennes. Il faudrait encore noter ici les ulcérations des artères qui, comme la vertébrale, l'aorte (Fuller), ont des rapports immédiats avec les vertèbres. Lannelongue a fait remarquer la présence d'un rétrécissement manifeste de l'aorte au-dessous de la flexion angulaire dans le cas de gibbosité (Soc. de chir., 1886). L'aorte peut présenter une inflexion simple ou double, un pli angulaire, parfois même une véritable invagination (GOODHART). La veine cave est souvent comprimée circulairement par les fongosités. Ces lésions vasculaires ne sont pas sans déterminer la dilatation ou l'hypertrophie du ventricule gauche du cœur.

1o *Disques intervertébraux.* — Les lésions des disques fibro-cartilagineux ne sont pas rares, et elles consistent généralement dans une destruction partielle ou totale de l'organe. RIPOLL a le premier émis l'idée que le mal de Pott débutait dans certains cas par le fibro-cartilage; c'est à lui que l'on doit la théorie de l'arthrite vertébrale, soutenue depuis par SCHUTZENBERGER, BROCA, VILLEMIN, SOLLAUD, etc., et décrite par les auteurs classiques. Au début, la substance molle centrale perdrait ses caractères pour devenir sèche ; peu à peu elle se ramollit et au bout quelque temps on n'en trouve que des rudiments. Dans la *polyarthrite* vertébrale de BROCA, AZAM, l'affection intéresse un certain nombre de disques. Cette forme du mal de Pott ne mérite pas une description isolée : 1o parce qu'il existe toujours des lésions osseuses de voisinage et que l'altération du disque est secondaire ; 2o parce que le cartilage n'étant pas vasculaire, le tubercule ne peut vraisemblablement pas s'y développer primitivement, et les lésions qu'on y observe sont intimement liées à celles des parties voisines ; 3o les études faites sur ce sujet remontent à une époque où la nature véritable des lésions osseuses était encore méconnue.

Néanmoins nous croyons devoir insister sur ces altérations qui contribuent à la production des gibbosités. Il n'est pas rare de voir à la région lombaire, chez les adultes, des jetées osseuses périphériques réunir deux vertèbres et suppléer dans une certaine mesure à la destruction d'un disque vertébral. Ajoutons encore que les articulations diarthrodiales des apophyses transverses sont assez souvent altérées dans le mal vertébral.

2o *Moelle et méninges.* — Un fait bien digne de fixer l'attention est le défaut de corrélation entre les désordres osseux et médullaires. Il arrive assez fréquemment qu'on trouve la moelle intacte avec des lésions osseuses graves. Ordinairement la moelle se coude comme la colonne vertébrale et il peut en résulter un ramollissement qui siège soit au niveau de la convexité, soit au niveau de la concavité de l'angle. Outre la compression due à la flexion angulaire des corps vertébraux, la moelle peut encore être intéressée par la saillie d'un séquestre, par une collection purulente qui proémine sous le ligament vertébral postérieur.

Enfin la dure-mère rachidienne est susceptible de se tuberculiser, de s'épaissir (*pachy-méningite externe de* MICHAUD) au contact d'un foyer caséeux ou purulent ; les follicules tuberculeux peuvent même occuper les couches profondes de cette membrane et donner lieu à ces masses étudiés par CORNIL.

Cette pachy-méningite est la cause la plus fréquente des compressions médullaires du mal de Pott.

Les altérations de la moelle dans le mal de Pott ont été l'objet de travaux multiples, parmi lesquels il faut citer ceux de LOUIS, TURCK, CHARCOT, BOUCHARD, VULPIAN, MICHAUD, SIGNEZ. Sans entrer dans des détails histologiques qui trouveraient mieux leur place ailleurs, nous dirons que la moelle, dans les cas où il y a eu des accidents paralytiques ou névralgiques, présente une sclérose ascendante des faisceaux postérieurs et descendante des faisceaux antéro-latéraux. Cette prolifération du tissu conjonctif étouffe peu à peu les éléments nerveux. Au début, on ne constate encore que des symptômes de myélite ou de névrite le long des racines nerveuses. D'ailleurs l'altération procède d'une façon très irrégulière et peut léser plus profondément l'un ou l'autre cordon latéral.

Par ordre de fréquence, les lésions médullaires de la région dorsale inter-scapulaire tiennent le premier rang ; les altérations sont également plus communes dans le mal cervical que dans le mal de Pott lombaire.

3° *Abcès par congestion.* — Les abcès par congestion ou migrateurs de GERDY ne sont autre chose que des abcès ossifluents présentant des caractères particuliers. On peut distinguer quatre périodes dans l'évolution d'un abcès par congestion : 1° la période initiale, pendant laquelle l'abcès sessile est intimement lié à la lésion osseuse ; 2° la période de migration et d'accroissement ; 3° la période d'état ; 4° l'ouverture de la collection ou période fistuleuse.

· Période initiale. — La position et le développement de l'abcès sont absolument subordonnés à la lésion osseuse et suivant le siège, la forme, la situation superficielle ou profonde de cette dernière, le pus se porte en avant, en arrière ou sur les parties latérales des corps vertébraux. Toutes choses égales, la formation de l'abcès est d'autant plus rapide que le tubercule est superficiel ; plusieurs collections peuvent prendre naissance sur la même vertèbre. Au début, l'abcès migrateur est constitué par les produits de sécrétion de la membrane fongueuse qui tapisse le foyer tuberculeux. A cette époque, ces collections ressemblent à des poires, des figues ou des sangsues gorgées, appendues sur les parties antéro-latérales des vertèbres. Leur couleur est gris jaunâtre, leur paroi épaisse, constituée par le périoste et le surtout ligamenteux antérieur épaissi.

Période d'accroissement et de migration. — La collection s'accroît de deux façons : 1° par les produits de sécrétion des foyers tuberculeux ; 2° par l'action destructive du pus infectieux sur les tissus ambiants et principalement le tissu conjonctif. Les tissus tuberculeux qui constituent ce que DELPECH appelait la membrane pyogénique, empiètent de plus en plus, ainsi que LANNELONGUE l'a fait voir, dans le sens de la pesanteur, et l'abcès ainsi formé se porte vers les parties déclives d'après des lois assez fixes. Les uns suivent les interstices musculaires ou la gaine d'un muscle, d'autres, surtout quand ils sont implantés au niveau des trous de conjugaison, accompagnent les nerfs. Ainsi ceux de la région cervicale peuvent proéminer dans le pharynx, descendre en suivant les muscles longs du cou, les scalènes, etc., arriver au creux sous-clavier ou à l'aisselle. Ceux de la région dorsale se portent vers le diaphragme, qu'ils traversent avec les gros vaisseaux pour venir proéminer plus tard dans l'aine au-dessus de l'arcade.

- La migration des abcès lombaires n'est pas moins curieuse ; les uns se dirigent en avant et en bas en suivant la gaine du psoas et viennent faire saillie au-dessous de l'arcade de Fallope, dans le triangle de Scarpa. Il n'est pas absolument rare de les voir en pareil cas envahir l'articulation coxo-fémorale par l'intermédiaire de la bourse séreuse du psoas. Lorsqu'il se porte en arrière, le pus chemine le long des nerfs et des vaisseaux fessiers pour sortir du bassin et même quelquefois arriver en suivant le sciatique jusqu'au creux poplité. A côté de ces voies habituelles, il en est d'autres exceptionnelles; ainsi le trajet du pus est parfois récurrent; on a vu des abcès migrateurs s'ouvrir dans les bronches (CHÉNIEUX), l'intestin, le rectum. la vessie, le creux ischio-rectal. Le rein, dans un cas, servait de paroi à l'abcès.

Période d'état. — Arrivés au terme de leur migration, arrêtés par des barrières résistantes ou la peau, les abcès par congestion restent ordinairement stationnaires. Ils se présentent alors comme de grosses poches irrégulièrement cylindriques avec des renflements et des rétrécissements, suivant la nature de la région et les obstacles que le pus a rencontrés. Leur renflement terminal soulève les téguments et amincit de plus en plus la peau.

Période d'évacuation. — Les follicules tuberculeux, après avoir successivement envahi les aponévroses, le tissu cellulaire et la peau. amènent l'ouverture de la collection. Ce travail, généralement très long, exige parfois des années pour s'effectuer. Le liquide abondant qui s'écoule est un pus tuberculeux, floconneux, caséeux, à odeur fade, riche en bacilles et en éléments granuleux, contenant souvent de petits débris osseux pulvérulents.

Nous avons déjà noté la possibilité de l'altération des vaisseaux voisins des foyers osseux (artère vertébrale HASSE, LEGOUEST, aorte FULLER). Le même accident peut également se produire au voisinage des abcès migrateurs, surtout quand ces collections sont en communication avec l'air extérieur.

Lésions viscérales du mal de Pott. — On trouve généralement chez les sujets qui ont succombé au mal vertébral des lésions variées des divers viscères. Il est commun d'observer des tubercules dans les poumons, et les malades succombent très souvent à la phtisie pulmonaire ou à la granulie. Mais l'affection la plus habituelle est une dégénérescence amyloïde ou graisseuse du foie, des reins, des poumons.

Symptômes. — Les principaux symptômes communs à toutes les formes sont : 1° la gibbosité ; 2° les abcès par congestion ; 3° les troubles nerveux et surtout la paralysie. Tous ces symptômes peuvent manquer et il est possible même de trouver à l'amphithéâtre des tubercules vertébraux ignorés pendant la vie ; un ou deux de ces symptômes peuvent évidemment faire défaut.

A. Signes physiques. — 1° *Gibbosité*. — On donne ce nom à la courbure anormale qui résulte de l'affaissement d'un ou plusieurs disques vertébraux. Son siège de prédilection est la région dorsale, elle est plus rare à la région cervicale ; l'enfance y est spécialement prédisposée. Ces inflexions anormales offrent des variétés nombreuses ; la gibbosité est suivant les cas *angulaire*, à grand ou à court rayon (fig. 31). La saillie postérieure *médiane* est beaucoup plus commune que toutes les autres, et c'est exceptionnellement qu'on a constaté la saillie antérieure ou latérale. Quand elle est très prononcée, la gibbosité s'accompagne de déformations thora-ciques. Rien n'est plus curieux que ces corps débiles et contrefaits, perchés en quelque sorte sur des membres inférieurs relativement sains; les pièces de la collection Bouvier au Val-de-Grâce donnent une bonne idée de cette disposition.

Le mécanisme de la gibbosité est facile à comprendre ; elle résulte en effet de l'affaissement de la partie antérieure des corps vertébraux détruits par l'ostéite tuberculeuse ; ce phénomène se produit lentement avec ou sans suppuration. L'action incessante de la pesanteur, l'action musculaire interviennent également dans son accroissement. Sous l'influence d'un effort, d'une chute, la gibbosité est susceptible de se déclarer brusquement.

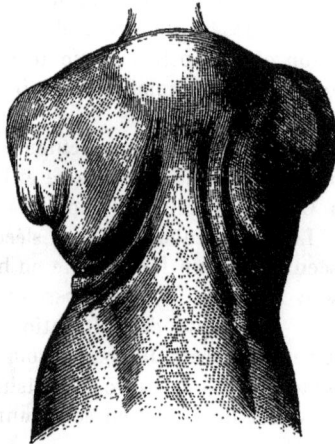

Fig. 31. — Mal de Pott inter-scapulaire. Gibbosité (d'après un moule de Bouvier).

Toute gibbosité, surtout lorsqu'elle est accentuée, entraîne à sa suite des courbures de compensation qui ont pour but de rétablir l'équilibre détruit par l'inflexion anormale. Enfin la conséquence immédiate des gibbosités dorsales est de produire la déformation des parois thoraciques, leur aplatis-sement ainsi que la projection du sternum en avant. On a même noté (Cazin) la luxation de l'extrémité interne de la clavicule.

Boyer, Broca, Nélaton pensaient qu'on pouvait établir entre la forme de la gibbosité et la nature de l'altération vertébrale une corrélation susceptible d'être utilisée pour le diagnostic. Déjà Bouvier s'était élevé contre ces pré-tentions, et la démonstration de l'unité des formes du mal vertébral a jus-tifié son opinion.

2° *Abcès par congestion.* — Uniques ou multiples, les abcès par conges-tion ne se révèlent pas toujours à leur première période par des signes bien faciles à reconnaître. Ordinairement ils déterminent dans la région où ils siègent une douleur sourde, fixe, qui augmente par la pression. Lorsque le des abcès froids se porte en arrière, sous la peau du dos ou des lombes, les abcès se présentent de bonne heure avec des caractères qui ne permettent pas de les méconnaître. Au contraire, ceux qui prennent naissance sur les parties antéro-latérales des corps vertébraux sont difficilement accessibles ; ce n'est qu'en palpant profondément et avec précaution l'abdomen qu'on arrive à soupçonner un abcès ossifluent en voie de formation. D'ailleurs, les abcès n'existent que dans la moitié des cas de mal vertébral. Comme les symptômes de l'abcès par congestion varient suivant le siège de l'ostéite tuberculeuse qui lui donne naissance, nous aurons principalement en vue ici ceux qui proviennent des régions dorsale et lombaire. Quand l'abcès est arrivé à sa troisième période, il se présente sous la forme d'une tumeur franchement fluctuante, sans changement de coloration des téguments, froide, à peu près indolente, mate à la percussion. La compression permet de la réduire partiellement ; mais elle reparaît spontanément et plus rapidement sous l'influence d'un effort ou de la toux. Tous ces caractères sont d'autant plus marqués que l'abcès devient plus superficiel. Après être resté stationnaire au-dessus de l'arcade de Fallope pendant un temps variable, le pus franchit cette barrière et arrive en suivant le psoas à la partie supéro-externe de la cuisse. Les mouvements du membre sont plus ou moins gênés par la présence de la collection, et les douleurs irradiantes, continues ou rémittentes, se propagent le long des nerfs intéressés. On peut alors nettement percevoir la sensation de flux et de reflux quand on presse alternativement la collection au-dessus et au-dessous du ligament de Fallope. Le membre malade prend bientôt une attitude spéciale, se fléchit sur l'abdomen avec déviation de la pointe du pied en dedans.

L'abcès par congestion se termine de diverses manières.

a). Résorption. La disparition des abcès ossifluents est bien prouvée, malgré de vives contestations ; LARREY, DUPUYTREN, NÉLATON, BOUVIER, etc., acceptent ce mode de terminaison. Pour BOUVIER, les abcès profonds, surtout chez les enfants, seraient susceptibles de diminuer insensiblement et de disparaître, ne laissant à leur place qu'un noyau ou un cordon induré. Il faut admettre pour cela que les germes tuberculeux perdent leur vitalité dans le foyer primitif et dans la poche elle-même. La paroi pourrait aussi se calcifier (MONOD).

b). Ouverture au dehors. Cette terminaison, la plus commune, se fait par le processus destructeur dont nous avons déjà parlé ; le pus se vide au dehors ou dans une cavité voisine (tube digestif, bronche, vessie, plèvre, moelle). L'ouverture de ces foyers est généralement considérée, avec raison, comme un symptôme fâcheux ; en effet, au bout de peu de jours, l'inflammation de la poche succède à son ouverture, la fièvre s'allume, tous les signes de la septicémie par résorption se déclarent. C'est à cette série d'accidents que BÉRARD avait donné le nom d'infection putride. Le malade maigrit, perd l'appétit ; la fièvre continue avec exaspérations vespérales ; la diarrhée, la suppuration sanieuse, extrêmement fétide, gangreneuse, mélangée à des gaz, achèvent de plonger le blessé dans le marasme. La mort arrive ainsi comme une conséquence de l'infection secondaire consécutive à l'ouverture de ces collections.

Cependant telle n'est pas la marche nécessaire, et après une période inflammatoire variable, les accidents se calment, l'ouverture devient fistuleuse, donne issue à une quantité de pus qui généralement diminue à mesure qu'il devient plus séreux. Ces fistules persistent parfois très longtemps; un homme, auquel l'un de nous a donné ses soins, porta dans les deux aines deux fistules qui sécrétaient du pus depuis vingt-quatre ans. Quelques-unes de ces fistules se guérissaient, et elles laissaient à leur place un long cordon induré qui réunissait le point de départ de l'abcès à l'orifice extérieur. D'après DENONVILLIERS, G. ECHEVERRIA, les abcès pourraient s'isoler du foyer osseux guéri et se transformer en abcès froids ordinaires. Trop souvent les malades succombent par suite de l'épuisement ou des complications, sur lesquelles nous reviendrons. Ce qu'il est important de retenir, c'est que la présence d'un abcès chez un sujet atteint de mal de Pott est une circonstance défavorable dans le plus grand nombre des cas.

B. Signes fonctionnels. — Les uns, tels que la douleur, la raideur de l'échine, sont intimement liés à l'altération osseuse; les autres, plus graves, résultent des lésions médullaires.

A. La douleur, premier symptôme de la maladie, a pour caractère saillant de se propager le long des nerfs qui sortent par les trous de conjugaison (nerfs intercostaux, abdominaux), d'où le nom de *douleur en ceinture* que NÉLATON lui a donné; elle constitue un excellent signe du début. La pression, les mouvements, la percussion, le contact d'un corps chaud au niveau de la vertèbre malade la provoquent ordinairement.

La *raideur* de la colonne est plutôt due à la contracture réflexe qu'à une impotence fonctionnelle réelle, au moins à l'origine. Pour la constater, on fait exécuter quelques mouvements du tronc; la région supposée malade se meut tout d'une pièce, comme une tige rigide.

B. Les *troubles fonctionuels* liés à l'altération médullaire se divisent naturellement en trois groupes : troubles de la sensibilité, de la motilité et de la nutrition.

1° Les *troubles de la sensibilité* sont de deux ordres, suivant qu'ils apparaissent au début ou à la période d'état. Les premiers consistent dans des phénomènes douloureux, *pseudo-névralgies* de CHARCOT, dus à la névrite des racines rachidiennes. Ces douleurs, atroces comme des brûlures, ont pour siège l'épigastre, l'hypochondre, surtout chez les enfants.

Parmi les troubles ultérieurs, les uns sont hyperesthésiques (picotements, fourmillements, douleurs fulgurantes), d'autres dysesthésiques (sensation très pénible au contact d'un corps froid, etc.), qui se propagent quelquefois au point symétrique du côté opposé (sensations associées de CHARCOT); enfin certains phénomènes anesthésiques déterminent le retard dans la transmission des sensations (30 secondes dans un cas). L'anesthésie vraie et complète est exceptionnelle

2° *Troubles de la motilité.* — Avec SIGNEZ, nous les diviserons en deux groupes : les phénomènes paralytiques et les phénomènes spasmodiques. Les phénomènes paralytiques, la parésie et la paraplégie avec flaccidité, assez fréquentes, surviennent progressivement pour aboutir à la paralysie complète. Sur 295 cas de maux de Pott, dont 58 appartenaient à la région cervico-dorsale, GYBNEY a trouvé 62 fois la paralysie.

BOYER a tracé, d'après P. POTT, un tableau saisissant des allures des malades avant la paralysie complète, souvent moins prononcée d'un côté que de l'autre.

« Cependant, dit-il, la déformation augmente, la partie supérieure du tronc est déjetée de plus en plus en avant, et le coucher, la station, la marche deviennent remarquables et caractéristiques; le décubitus a lieu de plus en plus sur les côtés; dans la stature, les jambes sont de plus en plus fléchies. le col fortement étendu et la face tournée en haut, en sorte que la nuque repose entre les épaules, que ces dernières paraissent plus élevées et la région cervicale plus courte; ces derniers phénomènes sont remarquables surtout quand la déformation de l'épine occupe la partie supérieure du dos. Dans la progression, les extrémités inférieures se déplacent suivant des lignes plus rapprochées, en sorte que le corps est moins ballotté de l'une à l'autre ; les mouvements s'opèrent avec lenteur et précaution ; le tronc n'est point équilibré par le balancement alternatif des extrémités supérieures, les membres restent parallèles au tronc. A une époque plus avancée et lorsque la déformation est plus considérable, le malade appuie les mains sur le haut des cuisses, en sorte que les extrémités inférieures prêtent un point d'appui à la partie supérieure du tronc, et le soutiennent en devant. Les malades évitent les occasions d'augmenter la flexion du tronc en avant; pour s'asseoir. ils appuient les deux mains sur les cuisses, et la flexion a lieu seulement dans les articulations iléo-fémorales; pour ramasser quelque chose à terre, ils écartent les extrémités inférieures, fléchissent les jambes et les cuisses, soutiennent le haut du tronc en appuyant une main sur la face antérieure de la cuisse correspondante, et saisissent l'objet de l'autre à côté d'eux ou entre leurs genoux, mais jamais devant eux.

« La faiblesse des extrémités inférieures augmente, leur élévation alternative dans la progression n'a lieu que d'une manière incomplète, la pointe du pied reste basse, les malades bronchent et tombent sans qu'il y ait d'obstacles sous leurs pas, les jambes se croisent et s'embarrassent en marchant; bientôt ils ne peuvent se soutenir debout sans un secours étranger; enfin, la marche et la station deviennent impossibles. »

Les accidents paralytiques sont rares dans le mal vertébral lombaire. De même, les formes superficielles ou périostiques de l'ostéite tuberculeuse qui respectent plus longtemps l'intégrité du canal vertébral, prédisposent moins que les formes profondes ou envahissantes à la paralysie.

Pendant toute la durée de la maladie, les phénomènes spasmodiques sont très marqués ; ce sont la rigidité ou contracture temporaire (crampes, secousses, extension fixe des membres inférieurs, suivie plus tard de contracture avec flexion forcée); le tremblement épileptoïde ou phénomène du pied et l'exagération du réflexe rotulien ou phénomène du genou. LOUIS avait déjà observé (1826) une extension des phénomènes médullaires à une région située au-dessus du point lésé ; une malade atteinte de mal de Pott dorsal avait une paralysie avec contracture des membres supérieurs. Les faits de ce genre s'expliquent bien aujourd'hui, soit par la propagation de la sclérose fasciculée des cordons latéraux, soit par le fait de l'irritation sympathique des zones réflexogènes de la moelle.

3° *Troubles de nutrition.* — Ces troubles, plus rares que les précédents, reconnaissent pour cause la compression des racines nerveuses au niveau des trous de conjugaison, une méningite purulente, l'irruption d'un abcès dans le canal rachidien. Il y a lieu de décrire des troubles trophiques cutanés, musculaires, articulaires. La compression au niveau des trous de conjugaison engendre des éruptions de zona, des vésicules d'herpès, des bulbes de pemphigus, des érythèmes, le *glossy-skin*, des altérations des ongles. Dans d'autres cas, les lésions diffèrent et correspondent à celles du *décubitus acutus* de Samuel et Charcot ; les parties du corps comprimées (sacrum, trochanters, talons) sont le siège d'érythèmes, de phlyctènes, de bulles pemphigoïdes qui produisent des ulcérations noirâtres et des escarres.

Du côté des muscles, on constate une atrophie rapide quand il y a névrite par compression, plus lente quand la lésion porte sur la moelle elle-même (amyotrophie spinale deutéropathique de Charcot). C'est dans le mal de Pott que J.-R. Mitchell a signalé pour la première fois (1831) des arthropathies d'origine médullaire, mais c'est à Charcot que l'on doit les études les plus intéressantes sur cette question. L'altération consiste en une arthrite inflammatoire subaiguë qui ne persiste pas très longtemps, ou bien en une hydarthrose. Vincent, Talamon ont observé ces épanchements dans les genoux de malades atteints de mal de Pott.

Les troubles nerveux propres au mal de Pott cervical (mal sous-occipital entre autres) présentent quelques particularités bien décrites par Charcot ; les phénomènes de compression intéressent plus spécialement les branches du plexus brachial (paraplégie cervicale, Delbecque) qui peuvent être seules paralysées, tandis que dans d'autres cas l'altération porte sur les quatre membres ou sur la moitié (hémiplégie). Les contractures, les troubles spasmodiques s'observent ici comme à la région dorsale. De plus, on a signalé : 1° des troubles oculo-pupillaires (dilatation, myosis, atrophie des nerfs optiques, nystagmus) ; 2° des troubles respiratoires, de la dyspnée ; 3° des troubles gastriques (vomissements, dysphagie, hoquet) ; 4° des troubles cardiaques (chute du pouls, état syncopal).

Accidents généraux. — Toutes les formes du mal vertébral ne sont pas apyrétiques, et dans l'ostéite aiguë, en dehors des symptômes douloureux caractéristiques du début, Lannelongue, Cadeilhan signalent une réaction inflammatoire très vive qui présente quelque analogie avec la fièvre typhoïde.

Marche, Durée, Terminaisons. — Après avoir ainsi examiné isolément les principaux symptômes, il est nécessaire de jeter un coup d'œil d'ensemble sur la marche de la maladie, d'en suivre les phases successives. Bouvier admet trois périodes : invasion, destruction, réparation. Cette division mérite d'être conservée. Les symptômes que nous avons énumérés se distribuent d'ailleurs de la façon la plus irrégulière. La douleur vertébrale, la raideur de la colonne, les troubles fonctionnels légers appartiennent à la période d'invasion; mais celle-ci est souvent latente, insidieuse et ne se révèle au chirurgien par aucun signe certain. La persistance de ces symptômes, même légers, devra toujours éveiller l'attention.

La période de destruction est surtout caractérisée par l'apparition de la gibbosité; or, cette déformation n'existe pas fatalement et on a vu qu'elle était rare à la région lombaire. Chez l'adulte la gibbosité est peu fréquente, ce dont nous avons pu nous assurer par l'examen de la riche collection du Val-de-Grâce. C'est encore à cette période qu'apparaissent les abcès par congestion, les troubles nerveux liés aux altérations médullaires. Dans les cas les plus graves, les trois grands symptômes sont réunis ; dans d'autres, ils sont associés deux à deux ou bien il n'en existe qu'un seul. Ils ont cependant entre eux une corrélation étroite, et les chances de paralysie sont beaucoup plus grandes lorsqu'il y a gibbosité que quand elle fait défaut.

La période de réparation n'a pas été admise de tout temps. POTT, qui observait des adultes, n'y croyait pas et de fait elle est rare chez eux. De nos jours, grâce aux travaux de BOUVIER, on sait que la réparation est possible. « Chez l'enfant, dit DE SAINT-GERMAIN, la cicatrisation de la plaie osseuse ou la constitution d'un cal solide qui s'oppose à un effondrement total est heureusement la règle. » Un peu moins d'optimisme serait peut-être plus conforme à la réalité, car nombre d'enfants succombent avant la période de réparation. Quand la guérison spontanée survient, elle s'effectue de la façon suivante : si la lésion est superficielle, on a avancé sans preuves bien démonstratives qu'il se forme une nouvelle couche osseuse pour combler la perte de substance. Lorsque l'ostéite tuberculeuse a intéressé plus profondément le corps d'une ou plusieurs vertèbres, les choses ne se passent pas aussi simplement. La colonne garde définitivement la position qu'elle occupe au moment où le travail réparateur commence. Si des jetées osseuses formant en quelque sorte un cal périphérique ont empêché les déformations, la réparation se fera dans cette position par la soudure indirecte des vertèbres. Si, au contraire, la gibbosité existait, les vertèbres se soudent entre elles, comme on peut le voir sur la pièce représentée (fig. 32). Les vertèbres intéressées s'ankylosent aussi bien par leurs corps que par leurs arcs ; ces modifications ne permettent pas d'admettre, avec DE SAINT-GERMAIN, un vrai cal formé par une énorme virole qui cache l'angle et qui plus tard deviendra un cal définitif quand les os seront soudés. Cette disposition n'est que l'exception et l'étude des pièces de la collection BOUVIER ne montre rien de semblable.

Quoi qu'il en soit, la guérison a lieu par ankylose définitive, dans une position bonne ou vicieuse. Des courbures de compensation parfois très accentuées corrigent dans une certaine mesure les difformités. La réparation n'intéresse pas seulement les os; elle s'étend encore aux altérations médullaires et des faits bien observés prouvent que les accidents nerveux peuvent disparaître, la régénération des tubes nerveux étant admise sans conteste aujourd'hui. En revanche, les paralysies incurables ne sont pas rares.

La durée de l'évolution du mal vertébral ne peut être précisée, car elle est très irrégulière. Il est des cas où les malades succombent en quelques mois, tandis que dans d'autres ils résistent trois, cinq, dix, vingt ans. D'une façon générale, les formes bénignes sont essentiellement chroniques, et la réparation se fait lentement. Ajoutons qu'après une période silencieuse, qui autorise à croire à la réparation, les rechutes peuvent survenir.

Il y a une différence absolue entre les cas, suivant que l'ostéite tuberculeuse évolue avec ou sans suppuration ; ici nous retrouvons les caractères généraux de toutes les manifestations tuberculeuses. Quand il n'y a pas d'abcès, l'affection marche comme si une ou plusieurs vertèbres avaient été envahies par l'ostéomalacie, et il se produit d'énormes courbures angulaires. Dès que la suppuration existe, il ne faut pas se faire d'illusions, la guérison est exceptionnelle. Si quelquefois l'abcès se résorbe ou se tarit, trop souvent les malades sont emportés avant la réparation. Ajoutons enfin que les gib-

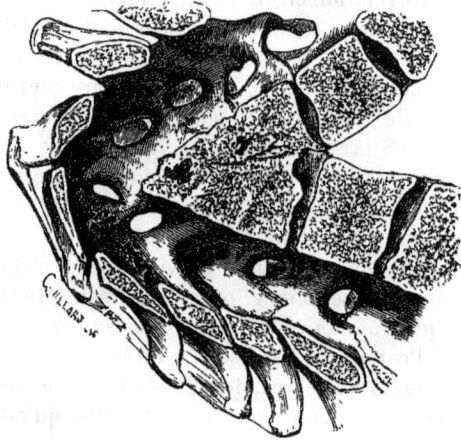

Fig. 32. — Mal de Pott guéri. — Gibbosité avec soudure angulaire d'après G. Écheverria, Th. Paris, 1860.

beux sont toujours valétudinaires et sans cesse exposés à des complications thoraciques graves.

Parmi ces complications, nous devons signaler la congestion pulmonaire fréquente et la fatigue du cœur. Sur 310 cas examinés à ce point de vue, Neider a trouvé 24 cas d'hypertrophie avec ou sans dilatation du cœur droit, quatre fois existaient des dégénérations du myocarde et deux fois des lésions de la valvule mitrale : les gibbeux ont donc, comme on l'a dit souvent, une pathologie toute spéciale.

La mort peut survenir à toutes les périodes par le fait d'une des causes que nous allons énumérer : 1° la tuberculose généralisée ou granulie ; 2° la tuberculose concomitante [d'un autre organe (poumon) ou des os ; 3° la néphrite parenchymateuse ou la dégénérescence amyloïde du rein ; 4° la septicémie ou l'infection putride consécutives à l'ouverture des abcès par congestion ; 5° l'épuisement par la suppuration prolongée ; 6° la paralysie, surtout quand le mal de Pott siège à la région cervicale ; 7° les escarres perforantes du sacrum et la méningo-myélite ascendante ; 8° l'ouverture des abcès de grandes cavités séreuses ; 9° l'érosion de vaisseaux.

importants soit au niveau de la lésion osseuse, soit au voisinage d'un abcès par congestion.

Diagnostic. — Lorsque le mal vertébral arrive à sa période d'état, avec gibbosité, abcès par congestion, phénomènes paralytiques, le diagnostic n'est pas bien difficile. Malheureusement il n'en est pas de même quand ces symptômes font défaut. Il est donc de la plus haute importance de savoir reconnaître le mal vertébral à la période d'invasion. A ce moment, la douleur en ceinture, la douleur vive, accrue par la pression au niveau de la vertèbre malade, l'attitude, la rigidité partielle de la colonne vertébrale, la démarche ne permettent guère de se tromper sur la nature de l'affection.

La douleur, d'après S. Duplay, aurait pu faire croire chez les jeunes enfants à une coxalgie ; l'inertie, dans cette dernière, n'intéresse qu'un seul membre. Le rhumatisme a été souvent invoqué pour expliquer les souffrances du début ; la douleur en ceinture a été confondue avec la pleurodynie ; la rachialgie hystérique aurait pu en imposer, mais la douleur à la pression est beaucoup plus vive et cette pression produit un redressement en totalité de la colonne vertébrale qui fait défaut dans le mal de Pott (Puel).

La laxité anormale de la colonne vertébrale, qui porte les enfants débiles à s'appuyer au bout de quelques pas, se distingue du mal vertébral par l'absence de courbure angulaire ; si l'on soulève l'enfant par les épaules, les courbures s'effacent ; de plus, il n'y a pas de point douloureux. Le diagnostic différentiel avec la paralysie essentielle de l'enfance, le rachitisme, ne présente pas de difficultés sérieuses.

Ainsi, à la première période, il faut examiner avec soin la mobilité de la colonne vertébrale, car dans le mal de Pott toutes les attitudes concourent à l'immobilisation des vertèbres malades. La percussion, la pression, l'application du froid et du chaud le long de l'épine permettent de déceler un foyer d'ostéite tuberculeuse. A ces signes il faut ajouter, dans les cas d'ostéite tuberculeuse aiguë, le gonflement de la région et la congestion anormale des veines au niveau des vertèbres malades.

Lorsque la déformation survient, le diagnostic ne saurait être longtemps hésitant. On pourrait cependant, dans quelques cas, croire à une scoliose, surtout quand il s'agit d'une ostéite tuberculeuse superficielle, étendue à plusieurs vertèbres. Pour différencier les deux affections, Verneuil se base sur le grand rayon de la courbure rachidienne, l'absence de toute torsion de la colonne vertébrale sur son axe, de toute courbure de compensation si remarquable par la forme en S qu'elles lui impriment dans la scoliose essentielle, et enfin sur la douleur qui existe à la pression en un point limité de la région rachidienne.

Verneuil, Paulet ont encore noté la confusion possible avec la lithiase urique accompagnée de coliques néphrétiques et de déviation spasmodique de la taille, méprise qu'on évitera avec un peu d'attention.

Qu'il suffise de signaler la possibilité d'erreurs avec les anévrysmes de l'aorte, le cancer du rachis, un kyste hydatique (Dubois). Il y a des cas où la sagacité du médecin peut être mise en défaut et il est bon d'avoir présent à la mémoire le souvenir de semblables difficultés.

Quant au diagnostic de la forme du mal vertébral, c'est un point des plus difficiles. L'existence d'une gibbosité sans abcès permet de croire à un tubercule circonscrit avec ou sans sequestre ; de même, la persistance indéfinie de la suppuration sans retentissement marqué sur la santé générale autorise à supposer un séquestre invaginé ; la fièvre, la rachialgie limitée, la congestion veineuse, la déformation à grande courbure sont plus spéciales à l'ostéite tuberculeuse aiguë.

Pronostic. — Le mal de Pott est toujours une affection grave. Parmi les chirurgiens, les uns admettent que le pronostic est moins sérieux dans l'enfance (GOSSELIN BROCA, LARREY), tandis que GUERSANT ne reconnaît pas cette distinction. L'ostéite tuberculeuse aiguë est constamment mortelle.

Aujourd'hui nous pensons que les principaux facteurs qui modifient le pronostic sont : 1° *La forme de l'ostéite*. La forme circonscrite et chronique est, toutes choses égales, la moins grave ; la variété enkystée de NÉLATON, susceptible de guérir sans suppuration, est moins redoutable que la variété avec séquestre. Nous avons vu que la suppuration de l'ostéite tuberculeuse se termine rarement par résolution et que la mort est la fin ordinaire des abcès par congestion ouverts. Dans les cas où la gibbosité est très accentuée, la réparation se ferait plus facilement et le pronostic serait, dit-on, meilleur.

Le pronostic de la forme envahissante et diffuse, caractérisée par son extension rapide aux os voisins, sa tendance extrême à la suppuration, est bien moins rassurant, d'autant plus que l'organisme déjà épuisé ne peut subvenir aux frais de la réparation ; aussi les stalactites périphériques sont-elles très rares en pareille occurrence.

2° *Le siège du foyer* influe également sur le pronostic. Tout foyer qui intéresse directement la moelle épinière par contact ou par compression due à l'affaissement des corps vertébraux aggrave le pronostic ; c'est une affection dangereuse surajoutée à la première.

La présence des abcès qui, une fois vidés, peuvent donner accès aux germes septiques, les escarres consécutives à la paraplégie, les dangers de tuberculisation générale, doivent rendre le chirurgien circonspect, même dans les cas en apparence les moins défavorables.

Traitement. — Nous renvoyons pour ce qui concerne le traitement général aux préceptes qui ont été exposés en décrivant l'ostéite tuberculeuse. Les nouvelles données sur la nature parasitaire de l'affection n'infirment en rien les principes généraux qui, depuis longtemps, servent de base à la thérapeutique médicale. Une bonne hygiène, le bien-être, une alimentation reconstituante, le séjour à la campagne, au bord de la mer, les bains de sable marin, les eaux de Salins, Salies de Béarn, etc., contribuent à limiter l'action du mal, qui reste circonscrit et curable. Les iodures, le quinquina, l'huile de foie de morue, le fer, sans avoir des vertus spécifiques, rendront d'utiles services.

Traitement chirurgical. — Les foyers tuberculeux du rachis sont difficilement accessibles, ce qui explique l'impuissance du chirurgien pour aller porter les instruments jusque sur le mal lui-même. Cependant les tentatives hardies de BŒCKEL, ISRAEL (1882), DELORME (1886), trouveront des imitateurs, et dans un avenir qui n'est peut-être pas très lointain la thérapeutique du mal vertébral ne sera pas réduite au seul traitement des symptômes.

Les deux principales méthodes de traitement sont : 1° les révulsifs : 2° l'immobilisation.

A. *Méthode révulsive.* — Vulgarisée par P. Pott, la méthode révulsive est encore employée de nos jours, surtout dans les premières périodes de la maladie. On lui reconnaît généralement l'avantage de calmer les douleurs. Signalons parmi les principaux agents de cette méthode les sinapismes, les sangsues, les vésicatoires, la pommade stibiée, le croton tiglium, l'iode, le moxa de Larrey, la potasse caustique, les cautères, le thermo-cautère ou le fer rouge. Ils n'ont aucune raison d'être employés quand il n'y a pas de troubles médullaires.

B. *Immobilisation.* — Son but est de calmer la douleur et d'enrayer, dans la mesure du possible, les progrès de l'ostéite tuberculeuse. Les uns cherchent à immobiliser complètement la colonne vertébrale (Bonnet, Delpech, Trélat, Michel), d'autres se contentent d'une immobilisation relative (Boyer, Sanson, Nélaton, Bouvier). Les éclectiques, avec Gosselin, conseillent l'immobilité au moment où l'on peut craindre la gibbosité.

Suivant Nélaton, il serait préférable de laisser un peu de jeu à la colonne, afin que le tassement des corps vertébraux, qu'il regardait comme une circonstance favorable, pût se produire. Pour Lannelongue, les appareils d'immobilisation agissent surtout par l'allègement qu'ils procurent à la région affectée et Puel les considère comme des appareils de soutènement. Leur but est de transmettre au bassin et aux membres inférieurs le poids des parties du corps qui sont situées au-dessus de la vertèbre malade.

L'immobilisation mérite donc d'être conservée à toutes les périodes de la maladie; on la réalise par le repos au lit, l'emploi de la gouttière de Bonnet perfectionnée, des corsets orthopédiques de Nélaton, Taylor, Bonnet, et le corset à tuteurs postérieurs. Les appareils modelés sont susceptibles de rendre des services; la plupart se composent d'une demi-cuirasse postérieure en cuir, en gutta-percha, en plâtre ou en bois, complétée en avant par des lacets ou un corset de toile. Grâce à ces moyens, on enraye un peu la marche de la maladie, on amende les symptômes, mais la guérison complète est exceptionnelle.

Traitement des symptômes. — A. *Gibbosité.* — Lorsque la gibbosité existe, faut-il chercher à la faire disparaître? Gilbert d'Hercourt rapporta, en 1858, deux succès; mais sa conduite trouva des contradicteurs convaincus, peu d'imitateurs. En Angleterre, Bamfield a préconisé le *prone system*, qui consiste à faire coucher les enfants sur le ventre pour obtenir l'ouverture de l'angle de la gibbosité par tassement. Ce traitement, qui doit être longtemps prolongé, est généralement proscrit. Plus récemment, Reyher, Bergmann ont appliqué la *distraction's methode* au traitement de la gibbosité et font l'extension et la contre-extension dans le même but que Bamfield. Maas réalise cette indication en couchant les patients sur un coussin dorsal ou un plan incliné disposé de telle sorte que les disques vertébraux aient leur plus grand écartement; les malades sont équilibrés sur leur centre de gravité.

En novembre 1874, Lewis Sayre, professeur de chirurgie orthopédique à
l'hôpital de Bellevue à New-York, après avoir suspendu un petit malade à
l'aide d'un appareil spécial emboîtant la nuque et le cou (fig. 30) et obtenu
ainsi le redressement de la colonne vertébrale affaissée, imagina de l'immobiliser dans la nouvelle position, à l'aide de bandes de tarlatane trempées dans le plâtre et constituant une sorte de corset plâtré « plaster

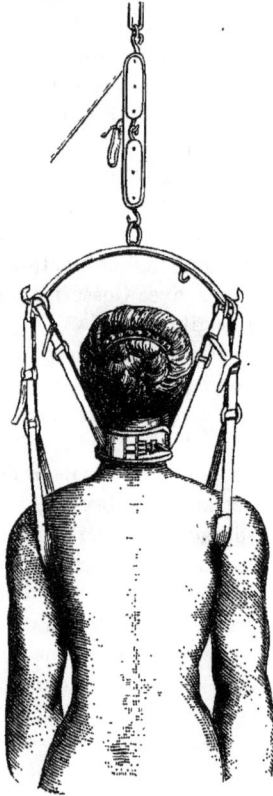

Fig. 33. — Appareil à suspension de Sayre.

Jacket ». L'enfant s'étant trouvé fort bien de cette sorte d'appareil, le corset
plâtré fut employé journellement à Bellevue. L. Sayre prétend obtenir ainsi
de nombreux avantages. Tout d'abord, cet appareil assurerait le repos des
parties lésées, puis la cuirasse, prenant son point d'appui sur le bassin et le
tronc, ne saurait occasionner ni excoriation, ni gêne; en troisième lieu, c'est
un appareil peu coûteux que tous les chirurgiens doivent pouvoir construire;
enfin, comme toutes les cuirasses, celle-ci, tout en immobilisant les parties,
ne prive pas les sujets des bienfaits de l'air frais, du soleil et du changement de lieu.

Nombre de chirurgiens ont employé le corset plâtré de L. Sayre; il a cel-

tainement rendu et rendra encore de grands services; mais, ainsi que le dit
LANNELONGUE, « malgré l'enthousiasme provoqué par cette méthode, il y a
tout au moins de fortes restrictions à faire dans son application ». Le chirurgien de l'hôpital Trousseau fait remarquer avec juste raison, que le corset
plâtré ne convient à proprement parler qu'au mal de POTT des vertèbres
situées au-dessous de la sixième dorsale jusqu'aux derniers lombaires. Les
altérations dorsales supérieures, cervicales, cervico-dorsales, lombo-sacrées
échappent à la méthode. En second lieu, l'appareil immobilise mal, la gibbosité se produit quand même, et le frottement des surfaces vertébrales ulcérées n'est pas supprimé.

Certainement l'appareil n'est pas parfait, mais ce n'est pas une raison
pour le proscrire absolument avec D. MOLLIÈRE. « On tire sur une articulation malade, dit le chirurgien de Lyon, on écarte les parois des cavernes vertébrales, et l'on empêche ainsi le processus de guérison possible, la cicatrisation par affrontement des parois. Non seulement le malade n'en guérit
pas, mais il en meurt; adoptez donc pour principe de ne jamais appliquer la
méthode de SAYRE; je veux dire la pendaison aux maux de Pott avec suppuration. » MOLLIÈRE avait cependant vu employer la traction dans les coxalgies
tuberculeuses, et cela avec succès; dès lors, pourquoi proscrire dans un cas
ce qui est utile dans le cas similaire ?

A côté de cet appareil nous devons signaler celui de TAYLOR, qui permet
aussi la marche et présente à certains égards plus d'avantages que le corset
plâtré. « Il est constitué essentiellement, dit LANNELONGUE (tubercul. vertéb.,
p. 233), par deux attaches formées chacune de deux pièces articulées, placées verticalement en arrière du tronc, au niveau des gouttières vertébrales,
et fixées en bas, à la face du sacrum, par une ceinture pelvienne. A l'extrémité supérieure de ses attelles, s'attachent des courroies qui attirent le
thorax et même la tête d'avant en arrière ; c'est dire que cet appareil cherche
à redresser la gibbosité d'une manière permanente. »

B. *Abcès par congestion.* — 1° *Résolution.* — On a employé dans ce but la
compression directe, quand l'abcès superficiel est peu éloigné de son point
de départ; elle a donné quelques succès. Les collections peuvent bien diminuer sous l'influence de ce traitement simple ou par l'usage des révulsifs
(iode), des pommades résolutives ; des moxas (LARREY), des vésicatoires
(ABERNETHY) ; il ne faut pas trop compter sur la guérison.

2° *Evacuation.* — Avant l'emploi des procédés antiseptiques, les opérateurs, peu soucieux de se trouver aux prises avec les phénomènes
septiques qui suivaient l'ouverture des abcès, attendaient l'évacuation
spontanée; de nos jours, dès qu'il est démontré que l'abcès augmente de
volume et que la résorption n'est plus à espérer, il est indiqué d'intervenir.
Plusieurs méthodes sont en présence : 1° la ponction simple avec aspiration ;
2° la ponction suivie d'une injection modificatrice ; 3° l'ouverture large par
une ou plusieurs incisions ; 4° l'extirpation de l'abcès par l'incision et le
grattage.

La ponction simple se pratique d'ordinaire avec les appareils aspirateurs,
elle est employée pour assurer le diagnostic; comme moyen thérapeu-

tique, en effet, elle ne saurait, malgré la compression dont on la fait suivre, s'opposer à la reproduction du liquide.

Dans ce but, VELPEAU et BONNET ont, après la ponction, pratiqué *une injection de teinture d'iode*. Actuellement, l'iodoforme ayant pris la place de l'iode, VERNEUIL se sert de solution éthérée d'iodoforme à 5 p. 100; il a pu, grâce à des injections répétées, mener à bien le traitement de vastes abcès contenant 4 à 5 litres de liquide. Si au cours du traitemeut surviennent des phénomènes inflammatoires, il faut inciser et évacuer.

Lorsque la tension de la poche faisait craindre l'imminence de la suppuration, nos prédécesseurs, à l'exemple d'ABERNETHY et de BOYER, évacuaient le contenu de l'abcès par une ponction sous-cutanée faite avec le bistouri; le liquide se reproduisait et de nouvelles ponctions devenaient nécessaires. Aujourd'hui les précautions antiseptiques permettent d'inciser largement et à ciel ouvert, on pratique des lavages et l'on protège par un pansement méthodique l'orifice de la plaie. Toutes les fois que la région est accessible au bistouri, le chirurgien doit extirper la paroi de l'abcès et du foyer osseux lui-même, ou bien il gratte et évide avec la curette, enlevant tout ce qui est suspect. Divers auteurs, J. BŒCKEL, TRÈVES, DUPLOUY, n'ont pas craint d'aller à travers la masse sacro-lombaire ouvrir des abcès du psoas; ce dernier chirurgien a pu retirer ainsi des fragments osseux cariés.

C. *Paralysies*. — Les troubles nerveux occasionnés par le mal de POTT sont curables ou incurables. D'après CHARCOT et RICARD, les paralysies curables se développent lentement et sont accompagnées de contraction; la sensibilité n'est pas abolie, les muscles ne sont pas atrophiés, l'irritabilité musculaire et l'excitation réflexe sont conservées; les sphincters ne sont pas relâchés; il n'y a ni escarre ni abcès par congestion. On a essayé contre ces paraplégies l'extension et la contre-extension, mais aujourd'hui, il semble admis que ces moyens mal supportés sont bien inférieurs au corset de SAYRE. On a vu des malades recouvrer l'usage de leurs membres à la suite de l'application du « plaster Jacket ».

Nous devons signaler aussi l'initiative hardie et couronnée de succès de MAC EWEN. Un enfant de neuf ans était atteint de paraplégie consécutive à la flexion angulaire de la colonne vertébrale avec ankylose, MAC EWEN enleva l'arc postérieur de cinq vertèbres dorsales, et peu à peu les mouvements revinrent (*Médecine contemp.*, 1884). Cet exemple a été imité par G.-A. WRIGHT (1888), mais l'amélioration ne fut que passagère. Les cas réunis par CHIPAULT (*Gaz. des hôp.*, 1890) ne sont guère encourageants.

§ 2. — Lésions syphilitiques du rachis.

La syphilis serait susceptible de produire des lésions vertébrales; c'est ce qui résulte des travaux de LANCEREAUX, LAGNEAU, ZAMBACO, des recherches de FOURNIER, consignées dans la thèse de LEVOT (Paris, 1881). Pendant longtemps l'existence de ces manifestations rachidiennes de la vérole a été mise en doute, faute de preuves suffisantes. Aujourd'hui les syphilographes admettent avec VERNEUIL, FOURNIER, la réalité de ces altérations. Elles se présentent sous trois formes : 1° la periostite ; 2° l'exostose ; 3° l'ostéite gommeuse ou carie syphilitique.

Les exostoses ont été signalées par CLOQUET, VIRCHOW, WILSON, MUNICH, GODELIER, MICHEL, FOURNIER. Dans les faits rapportés par ces cinq derniers auteurs, le diagnostic n'a été posé que par suite de l'efficacité du traitement spécifique. Plusieurs de ces exostoses faisaient saillie dans le canal vertébral.

Si les doutes sont déjà légitimes au sujet des exostoses, ils le deviennent bien davantage encore pour la carie et la nécrose. Cependant la coïncidence de la syphilis donne une probabilité aux observations d'OLLIVIER (d'Angers), PORTAL, ZAMBACO, BECK. Dans les faits d'AUTENRIETH, DAVASSE, YVAREN, DOMIVEL, LEYDEN, la lésion vertébrale n'était que secondaire et résultait de la propagation de syphilides gommeuses, pharyngiennes, rectales, etc. Une femme syphilitique observée par FOURNIER, présentait entre autres lésions tertiaires, un mal de POTT des trois dernières vertèbres lombaires. Malgré ces faits, la conviction n'a pas été faite dans notre esprit parce que la tuberculose et la syphilis peuvent coexister chez le même sujet ; en outre, tout ce que nous savons des ostéites syphilitiques ne correspond pas à ce qui a été décrit.

Ici, comme pour l'ostéite tuberculeuse, la rachialgie est le symptôme primordial, avec le caractère des douleurs ostéoscopes. Lorsque l'altération s'est propagée à la moelle ou à ses enveloppes, on voit apparaître les symptômes ordinaires des lésions médullaires, et entre autres la paraplégie. Les seuls caractères qui permettent de soupçonner la nature du mal sont : la coïncidence d'autres lésions syphilitiques, l'âge adulte et surtout l'influence bienfaisante du traitement spécifique (iodure et mercure associés).

CHAPITRE IV

TUMEURS DU RACHIS

1° CANCER DU RACHIS

Bibliographie. — HAWKINS, *Trans. of the Med. Soc.*, 1841. t. XXIV. — CHARCOT. *Gaz. hebdom.*, 1864. — TRIPIER, Thèse Paris. 1866. — GENRET, Thèse Paris, 1870. — PITOT, *Ibid.*, 1874. — DELARUE, *Ibid.*, 1876.— GALLAND, *Bull. Soc. anat.*, 1877, p. 11. — SENÈS, Thèse Paris. 1884-85.
Articles RACHIS des *Dictionnaires*.

Ce terme générique servait à désigner les tumeurs malignes du rachis à une époque où leur nature était encore inconnue ; les espèces les plus fréquentes sont : le carcinome, le sarcome, les myxomes.

Au point de vue étiologique, il y a lieu de distinguer quatre variétés du cancer du rachis :

1° Ceux qui se développent primitivement dans le rachis. Jusqu'à ces dernières années, on n'en connaissait qu'une dizaine de cas ; les recueils périodiques enregistrent de temps à autre quelque fait nouveau et ce nombre serait
aujourd'hui doublé ;

2° Ceux qui résultent de la propagation au rachis d'un carcinome, d'un
sarcome, nés dans un organe voisin ; d'après les auteurs, ce seraient les
plus rares. Les cancers de l'œsophage, du sein, du médiastin, du pancréas,
exceptionnellement ceux des organes génito-urinaires (DUPLAY) seraient susceptibles d'envahir et parfois d'user les corps vertébraux ;

3° Ceux qui ne sont que les manifestations secondaires à distance d'une
tumeur développée primitivement dans un organe éloigné ; leur fréquence
est plus grande : le carcinome du sein, sans qu'on puisse en trouver la
raison, est celui qui produit le plus souvent les cancers vertébraux secondaires. PITOT a conclu de ses recherches que le cancer vertébral était plus
commun qu'on ne le supposait dans le cas de cancer utérin ;

4° Certains cancers du rachis résultent de la propagation au squelette de
tumeurs médullaires ou méningées. HUENICKEN a publié (*Berlin. Klin. Wochens.*, 1878) un cas de sarcome médullaire de la région dorsale ; la tumeur
en se développant s'était creusée, aux dépens des dixième et onzième corps
vertébraux, une cavité capable de loger un œuf de poule.

Cette affection, exceptionnelle dans la première période de la vie, puisqu'on
n'en connaît qu'un cas, s'observe le plus ordinairement de quarante à cinquante ans et particulièrement dans le sexe féminin.

Anatomie pathologique. — Habituellement le cancer intéresse les corps
vertébraux les plus volumineux, surtout ceux des dernières vertèbres dorsales et lombaires. L'état de la vertèbre dépend en partie, comme il est facile
de le comprendre, de la nature de la tumeur. Tantôt l'affection débute dans
le périoste, comme dans un cas de WEISS (*Wien. med. Wochens.*, 1879) où il
s'agissait d'un sarcome globo-cellulaire, tantôt par le tissu osseux. L'altération se présente sous deux aspects différents : dans l'un, le foyer secondaire, nettement circonscrit, a tous les caractères des néoplasmes primitifs ;
dans l'autre, le produit morbide est comme infiltré dans le tissu osseux,
auquel il s'est substitué en déterminant une ostéomalacie remarquable et
assez prononcée pour qu'on puisse couper les os au couteau : la coupe offre
un aspect gélatineux, translucide.

Sous l'influence de ces transformations et par l'effet du poids du corps, les
vertèbres malades s'écrasent, donnant ainsi lieu à une variété de gibbosité
et à des compressions nerveuses. C'est ce qui arriva dans un fait relaté par
BUSH (10ᵉ *Congrès allemand*, 1881) : la onzième vertèbre thoracique s'était
affaissée au point de n'avoir plus que 5 millimètres de hauteur. Quant à la
moelle, elle est d'autant plus facilement intéressée par le produit pathologique, comprimée ou altérée dans ses éléments, que la tumeur a une origine
centrale et envahissante.

Symptômes. — Si quelques-unes de ces tumeurs se développent silencieusement et passent inaperçues, ordinairement les tumeurs malignes vertébrales
déterminent : 1° de très violentes douleurs en ceinture exaspérées par les

mouvements : elles sont constantes également au niveau de la région malade : 2° des phénomènes de compression et des troubles de la motilité. La douleur irradiante et la paraplégie, phénomènes les plus communs, ont fait donner par Charcot à cet ensemble de symptômes, le nom de paraplégie douloureuse des cancéreux. Les troubles de la nutrition, les éruptions cutanées, les escarres ne sont pas rares ; la gibbosité n'apparaît que tardivement. A la période cachectique les malades prennent la teinte jaune paille et il se produit çà et là des thromboses vineuses.

L'affection marche toujours plus vite quand elle est secondaire que quand elle est primitive ; dans le premier cas, la mort arrive en six mois ou un an, tandis que, dans le second, les malades peuvent survivre deux ou trois ans. Le pronostic est toujours fatal.

Diagnostic. — Est-il possible de reconnaître une tumeur maligne primitive de la colonne vertébrale ? Ici encore l'expérience n'a guère que le souvenir des erreurs commises, car il n'y a aucun signe pathognomonique. C'est avec le mal de Pott qu'on a le plus souvent confondu l'affection et Norton (*The Lancet*, 1879) relate une de ces erreurs commises sur une femme de trente-cinq ans, qui avait un carcinome lombaire.

Quand le néoplasme est secondaire, le diagnostic devient moins difficile, parce que l'attention est déjà éveillée par la tumeur primitive, de telle sorte qu'on peut soupçonner la nature réelle des accidents nerveux ou douloureux quand ils existent. Qu'il suffise de citer, parmi les maladies susceptibles d'être confondues avec le cancer du rachis, l'anévrysme aortique, les kystes hydatiques, les affections chroniques des méninges spinales.

Traitement. — Il s'agit ici d'une maladie actuellement incurable ; le traitement sera donc exclusivement palliatif ; il faut avant tout calmer les douleurs, problème difficile à résoudre, car la morphine et les opiacés perdent vite leur efficacité. Les antispasmodiques, la belladone, les préparations calmantes et anesthésiques, les douches, rendront en pareil cas de réels services.

2° KYSTES HYDATIQUES

Nous avons déjà dit que les vertèbres étaient quelquefois le siège de kystes hydatiques. (Voy. Kystes des os.) Quoique rare, cette affection a été observée un certain nombre de fois ; ces faits sont consignés dans la thèse de Bellencontre (Paris, 1876). La tumeur a une origine osseuse, extra-rachidienne ou intra-rachidienne. Les kystes qui viennent du dehors pénètrent dans le canal vertébral par les trous de conjugaison qu'ils agrandissent ; c'est ce qui arriva dans un cas de Jœnicke (*Revue de* Hayem, t. XVIII, p. 120). La collection se rompt parfois dans le canal, plus ordinairement elle comprime la moelle et détermine des altérations de cet organe, mentionnées à propos de la compression, à savoir le ramollissement ou l'induration.

Quelle que soit l'origine du kyste hydatique, le symptôme primordial est encore ici la douleur, qui reconnaît pour cause la compression des racines nerveuses au niveau des trous de conjugaison. Mazet, Dubois ont signalé la production de gibbosités par suite de l'affaissement des corps vertébraux ; les grosses tumeurs font parfois saillie à la région dorsale. Enfin, à mesure que l'affection intéresse la moelle, on constate les troubles progressifs dus à la compression de cet organe.

Le diagnostic n'a jamais été posé, et il est à présumer qu'on ne fera pas beaucoup mieux dans l'avenir. Même dans le cas où la tumeur vient faire saillie sur les parties latérales du rachis, Rey, Pellet, Mazet ont incisé, se croyant en présence d'un abcès par congestion. On a insisté sur la douleur locale persistante. Mais quelle est l'affection rachidienne qui ne détermine pas ces douleurs? La ponction exploratrice dans les cas de tumeur extérieure rendrait d'utiles services.

Le traitement, faute de diagnostic, est réduit à peu de chose et doit être purement symptomatique ; ce n'est qu'autant qu'il existerait une tumeur fluctuante qu'on pourrait songer à la ponction où même à l'incision ; encore faut-il avouer que cette intervention très rationnelle n'est pas jusqu'ici encourageante.

3° TUMEURS DIVERSES DU RACHIS

Parmi les autres tumeurs du rachis, nous signalerons :

Les *exostoses* qui, pour la plupart, seraient syphilitiques. Cloquet a trouvé chez un malade, depuis longtemps paraplégique, une exostose très dure des lames de la dixième vertèbre dorsale. La tumeur, du volume d'une grosse balle, oblitérait le canal vertébral ; la moelle était complètement aplatie à ce niveau. Virchow a cité un cas d'exostose de la région cervicale ; Houel a présenté à la Société de Chirurgie, en 1878, une exostose cartilagineuse des vertèbres lombaires, compliquant un spina-bifida.

Tamburini (*Revue de* Hayem, t. X, p. 601) a décrit, sous le nom d'ostéomes, de petites plaques blanchâtres des méninges rachidiennes, irrégulières, de un à deux millimètres de diamètre, constituées par des tissus osseux. Ces corps étoilés seraient peut-être liés à la paralysie générale.

L'*enchondrome* a été observé dans le rachis (Virchow, Paget). Cette tumeur y acquiert un assez grand volume, et peut amener la compression de la moelle avec toutes ses conséquences fâcheuses.

Gowers et Horsley (*New-York Med. Journ.*, 1888) ont enlevé avec succès un myxome. Le patient, homme de quarante-deux ans, avait une paralysie complète du mouvement et de la sensibilité, qui remontait jusqu'au niveau de la sixième dorsale. Cette paralysie s'accompagnait de spasmes des membres inférieurs et d'épilepsie spinale, il y avait en même temps une rétention d'urine avec cystite. L'opération permit de reconnaître l'existence d'un myxome. La plaie se réunit par première intention, les membres paralysés reprirent peu à peu leurs mouvements, et, lors de la publication de l'observation, le malade pouvait faire une lieue sans fatigue.

4º ALTÉRATIONS DES VERTÈBRES PAR LES ANÉVRYSMES

Les rapports immédiats qui existent entre l'aorte et le rachis, expliquent la possibilité de l'usure d'un certain nombre de corps vertébraux par les anévrysmes de cette artère. Il se produit, en cette circonstance, une véritable résorption de l'os par le fait d'une ostéite raréfiante, toujours très lente. Des recherches récentes, il résulte, en effet, que ce travail de corrosion n'est pas dû à une véritable ostéite, mais est effectué par les cellules géantes de la moelle et par la régression fibreuse des trabécules osseuses.

Il est difficile de comprendre pour quel motif cette altération se produit dans certains cas et fait absolument défaut dans quelques autres, bien que

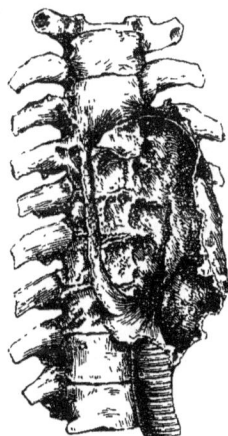

Fig. 34. — Erosion des vertèbres dorsales par un anévrisme de l'aorte. (Musée du Val-de-Grâce.)

le volume de la tumeur soit parfois considérable. C'est habituellement au niveau des vertèbres dorsales que siège l'usure des vertèbres, qu'il s'agisse d'anévrysmes de la crosse de l'aorte ou de l'aorte descendante. Nous avons fait représenter (fig. 34) une pièce du musée du Val-de-Grâce qui montre bien cette curieuse altération ; la moitié des corps vertébraux de plusieurs vertèbres sont rongés, et les disques intervertébraux font saillie au niveau de chaque interligne. On comprend que par les progrès de l'anévrysme et à l'occasion d'un effort, d'une chute, d'un traumatisme quelconque, un affaissement de la colonne vertébrale puisse produire une gibbosité dorsale.

Les symptômes de cette altération sont fort obscurs; presque toujours, on constate seulement une vive douleur dans la région rachidienne, une impuissance fonctionnelle qui se traduit par la difficulté de la station debout. Le diagnostic d'une semblable lésion reste très épineux; tout au plus peut-on, après avoir reconnu l'existence de l'anévrysme, soupçonner une usure des vertèbres, d'après la douleur et les troubles fonctionnels. Cette affection est au-dessus des ressources de l'art.

CHAPITRE V

VICES LE CONFORMATION DU RACHIS

§ 1er. — Spina-bifida. — Hydrorachis.

Bibliographie. — FLEISCHMANN, *De vitiis cong. circa thoracem*, Erlangen, 1822. — A. COOPER, *Med. Chir. Transact.*, 1811, t. II, p. 324. — MALGAIGNE, *J. de chirurgie*, 1843, t. III, p. 38. — HOLMES, *Surg. Treatment of Children's diseases*, trad. française, 1870, p. 93. — LABOULBÈNE, *Gaz. Méd.*, 1869, p. 661. — J. MORTON, *Britisch Med. J.*, 1872, t. I, p. 364-632. — M. DUNCAN, *Edinburgh Med. J.*, 1873, t. XXI, p. 343. *Société de chirurgie de Paris*, 1876. — J. MORTON, *Traitement du spina-bifida.* trad. française, Paris, 1878. — DARESTE, *Comptes rendus de l'Ac. des sciences*, 1879, t. LXXXXI, p. 1042. — TOURNEUX et MARTIN, *J. de l'anat.*, 1881, t. VI, p. 1. — LEBEDEFF, *Archiv. de Wirchow*, 1881, t. LXXXVI, p. 263. — WERNITZ, *Dissertatio inaugurale Schmidt's Jahrb.*, 1881, t. CXCI, p. 33 à 66, et 151 à 157. — VON RECKLINGAUSEN, *Wirchow. Archiv.* B et CV, p. 243, *Traité opératoire.* SINCLAIR, GRASSI, LOBKER (*Rev. de* HAYEM., 1887, p. 287). *Soc. chir.*, 1891. Thèses de Paris. — 1843, CAILLE. — 1853, DECOURT. — 1857, BÉVALET. — 1858, EBRA, ROBIN. — 1874, DELEFOSSE. — 1891, BELLANGER.

Le défaut de soudure d'un ou de plusieurs arcs vertébraux, pendant les premiers mois de la vie intra-utérine, donne lieu à une affection congénitale, connue depuis TULPIUS, sous le nom de spina-bifida, ou encore d'hydrorachis.

Étiologie. — Les causes du spina-bifida sont très obscures. On a bien invoqué les coups, les chutes dans le cours de la grossesse, l'hérédité; CRUVEILHIER, VIRCHOW, ayant remarqué qu'au niveau de la tumeur existait souvent une dépression analogue à une cicatrice, ont pensé que l'adhérence de cette partie du corps aux membranes de l'œuf pouvait expliquer l'hydrorachis.

Aujourd'hui, tout le monde admet que cette maladie est la conséquence d'un arrêt de développement du rachis pendant le premier mois de la vie embryonnaire. Cet arrêt, d'après DARESTE, porterait sur les deux plis du mésoderme qui limitent le sillon médullaire et sont le point de départ du derme, de l'arc vertébral et des méninges. Normalement, ces lames émettent par leurs bords supérieurs des prolongements qui viennent s'unir sur la ligne médiane de l'embryon entre le feuillet séreux et le tube médullaire. L'arrêt de développement total, portant sur tous ces éléments formateurs, ceux du squelette, par exemple, aboutira à la formation du spina-bifida. Les éléments qui produisent le derme et les méninges peuvent se souder, tandis que le squelette reste arrêté. DARESTE affirme qu'il y a toujours en même temps des modifications importantes de la moelle par suite de l'arrêt de développement du capuchon céphalique de l'amnios.

D'après TOURNEUX et MARTIN, chez l'embryon atteint de spina-bifida, la moelle persiste sous forme de gouttière, formant ainsi une nappe médullaire en contact avec le liquide amniotique. Plus tard, une couche lamineuse et épithéliale, dépourvue de poils et de glandes sudoripares, recouvre les éléments nerveux; dans quelques points, le tissu nerveux peut être en contact direct avec l'épiderme.

Toutes ces théories, pas plus que celles de LEBEDEFF, ne donnent la raison étiologique du spina-bifida et de la tumeur qui fait hernie à travers l'ouverture rachidienne : elles se bornent à fournir des explications plausibles des lésions anatomiques que l'on observe. Il nous semble, après avoir lu un grand nombre de travaux publiés sur ce sujet, qu'on a décrit sous le même nom des tumeurs différentes, et que l'anatomie pathologique n'est pas achevée. Pour LANNELONGUE, le trouble de l'évolution rachidienne qui occasionne le spina-bifida, reconnaîtrait une cause pathologique indéterminée, mais constante, (adhérences amniotiques), ainsi qu'en témoignant l'aspect cicatriciel de l'enveloppe tégumentaire de ces tumeurs. Peut-être faudrait-il appliquer au spina-bifida la théorie que BERGER met en avant pour expliquer l'encéphalocèle, et reconnaître une affection médullaire, comme lésion initiale.

D'après CHAUSSIER, sur 22.293 naissances relevées à la Maternité de Paris, on trouve 132 malformations, parmi lesquelles 22 cas de spina-bidifia. SPENGLER, CAMPER, HOHL ont cité des faits de coïncidence de ce vice de conformation chez deux enfants d'une même famille, et dans une observation de OGLE, l'un des enfants avait un spina-bifida, l'autre était hydrocéphale. Ce n'est d'ailleurs pas là un fait isolé, car il est aujourd'hui bien démontré qu'un certain nombre de malformations congénitales coïncident avec l'hydrorachis; la plus fréquente est assurément le pied bot, ordinairement double. Citons encore les positions vicieuses, l'hydrocéphalie, les luxations congénitales de la hanche, l'extroversion de la vessie, les troubles des fonctions recto-urinaires.

Anatomie pathologique. — D'après la statistique de WERNITZ portant sur 245 cas, le spina-bifida s'observerait sur toutes les parties de la colonne vertébrale, dans les proportions suivantes : 53 fois au sacrum; 127 fois à la jonction des vertèbres lombaires et sacrées; 9 cas dorso-lombaires; 6 au niveau des vertèbres dorsales : 3 fois à la jonction des vertèbres cervicales et dorsales, et 12 fois au niveau de la colonne cervicale; dans 35 cas, le siège n'était pas indiqué.

Le spina-bifida est unique ou multiple, rarement on en voit plus de deux; la ligne médiane est leur siège ordinaire, et ce n'est que dans des faits exceptionnels qu'on a noté l'hydrorachis latéral ou antérieur à travers les corps vertébraux non soudés. Quand il s'accompagne d'hydrorachis, fait le plus commun, le spina-bifida se présente sous la forme d'une tumeur ovoïde, à grand diamètre vertical (fig. 35). Si la plupart ont un volume qui varie entre un œuf de pigeon et une petite orange, d'autres prennent exceptionnellement des dimensions insolites. BROCA parle d'un cas où la tumeur mesurait 62 centimètres de circonférence. Tantôt la tumeur est sessile, tantôt elle a un pédicule : cette disposition varie naturellement suivant l'étendue de l'orifice qui établit la communication avec le canal médullaire.

Les auteurs classiques admettent peut-être, un peu théoriquement, deux
espèces d'hydrorachis : externe et interne ; le liquide, dans le premier cas,

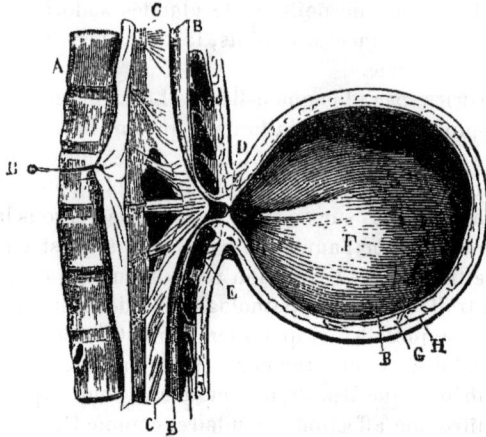

Fig. 35. — Spina-bifida dorsal. (Extrait du *Bull. de thérap.*, t. LIV, p. 305.)

siégerait entre la moelle et ses enveloppes, tandis que, dans le second, il
aurait son origine dans le centre même de la moelle. Cette distinction n'a

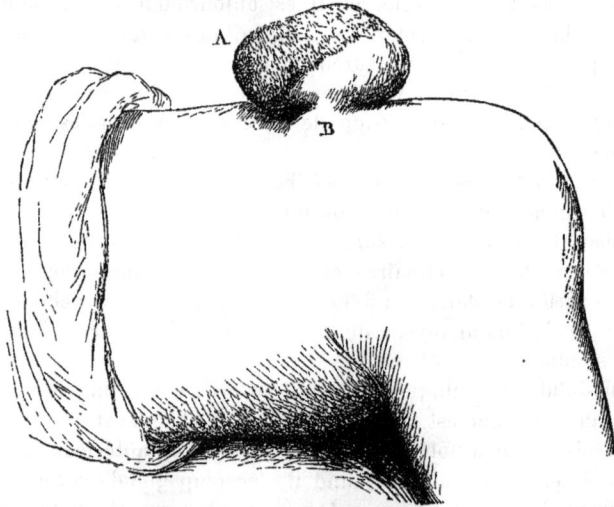

Fig. 36. — Spina-bifida lombaire. — A. Tumeur recouverte de peau violacée. — B. Pédicule.
(Extrait du *Bull. de thérap.*, t. LIV, p. 258.)

plus aujourd'hui une grande importance, parce que les recherches les plus
récentes, celles de TOURNEUX et MARTIN en particulier, tendent à prouver que
la moelle joue un rôle très faible dans le développement du spina-bifida, et

que le liquide n'est pas habituellement dans la séreuse elle-même. On a encore réservé le nom de méningocèle aux tumeurs qui ne contiennent que de la sérosité.

Nous examinerons successivement : 1° les enveloppes; 2° le contenu; 3° la fente du squelette.

1° *Enveloppes.* — Suivant les auteurs, la tumeur serait recouverte par la peau, le tissu cellulaire, les aponévroses, en un mot, par tous les tissus normaux de la région. D'après les recherches de Tourneux et Martin, au niveau du centre déprimé, la peau est notablement modifiée. A la place du derme, il existe une membrane fibreuse, épaisse, lisse, variant de 1 à 2 millimètres : des cellules épidermiques recouvrent cette membrane qui ne con-

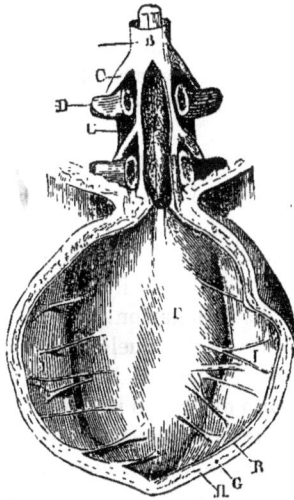

Fig. 37. — Spina-bifida lombaire. (Extrait du *Bull. de thérap.*, t. LIV, p. 305.)

ient ni bulbes pileux, ni glandes sudoripares, tandis qu'ils abondent dans le bourrelet périphérique où le derme est très épais. Souvent, à ce niveau, la peau est dense, hypertrophiée, vascularisée, violacée (fig. 36). Dans cinquante-huit des cas réunis par Wernitz, elle était amincie et transparente, sept fois légèrement excoriée, trente-huit fois ulcérée, trois fois recouverte d'une cicatrice, et, dans quatre cas, épaisse et ferme. Smith, Chaumont, Paget ont noté plusieurs fois des kystes sous la peau.

Les descriptions des couches profondes varient beaucoup; pour les uns, la poche limitante est constituée par la dure-mère rachidienne, et de fait, dans un certain nombre de méningocèles, les choses se passent ainsi; pour d'autres, la dure-mère est située en arrière de la couche de substance nerveuse, et celle-ci fait dès lors partie de la paroi; c'est ce qui existait dans un cas étudié par Tourneux. « Au-dessus de la lame fibreuse cutanée, on rencontre une couche de substance nerveuse, qui prolonge, en quelque sorte, la moelle épinière dans les parois de la poche. » Cette couche est çà et là interrompue par des cordons lamineux; elle contient des myélocytes et des cellules nerveuses en voie de développement. Dans certains points, le tissu nerveux, en l'absence de la lame fibreuse, est directement recouvert par l'épiderme.

2° *Contenu*. — La tumeur renferme une quantité variable d'un liquide séreux, alcalin, faiblement albumineux, quelquefois un peu sucré. Au moment de la mort, dans un cas cité par WERNITZ, on trouva 3306 grammes de liquide. Sa composition n'est pas identique à celle du liquide céphalo-rachidien; il peut devenir lactescent et même sanguinolent après les ponctions. La poche qui le contient est uni ou multiloculaire; on a même noté deux cavités, dont l'une renfermait les éléments nerveux, l'autre formait un vrai kyste isolé (fig. 37). La moelle affecte, par rapport à la collection liquide, trois positions différentes:

a). Nous avons vu qu'elle peut être accolée à la paroi postérieure, en dehors du liquide qui, suivant TOURNEUX et MARTIN, a pris naissance dans l'espace sous-arachnoïdien, et a refoulé en arrière la moelle plus ou moins dissociée;

b). Si la collection liquide se développe en arrière de la moelle, celle-ci conserve sa position dans le canal vertébral, et l'hydrorachis n'est constitué que par la méningocèle;

c). Enfin, dans certains cas, la moelle repliée sur elle-même baigne dans le liquide; les nerfs qui en partent se réfléchissent brusquement pour aller sortir au niveau des trous de conjugaison.

3° *Squelette*. — Les altérations du squelette ont été divisées en trois groupes par FLEISHMANN, suivant le degré de la fissure; nous croyons inutile de reproduire ces divisions qui n'ont pas d'importance. Habituellement, le spina-bifida ne porte que sur une ou quelques vertèbres, et l'écartement des lames varie entre 3 et 6 centimètres. Dans plusieurs observations, il est dit qu'on pouvait introduire le petit doigt par l'orifice de communication. Si cet orifice vient à s'oblitérer, la tumeur extérieure s'isole et se transforme ainsi en un kyste congénital.

Symptômes. — Au moment de la naissance, il n'existe pas toujours une tumeur appréciable et elle ne se développe que progressivement; dans la description nous aurons en vue, l'affection arrivée à sa période d'état. La tumeur, de volume variable, régulière, ovoïde, sessile ou nettement pédiculée, occupe exactement la ligne médiane; la peau qui la recouvre, généralement lisse, amincie, transparente, quelquefois ulcérée, présente ordinairement une dépression. A la palpation l'hydrorachis est mou, fluctuant surtout à son sommet, tandis qu'à sa base on perçoit les saillies des lames vertébrales atrophiées, recouvertes par le bourrelet épais dont nous avons parlé. Vient-on à comprimer la tumeur, elle se réduit dans une certaine mesure et cette manœuvre détermine parfois des douleurs irradiantes dans les membres, des phénomènes de contractures ou de paralysie. MORETTI a noté la parésie permanente des membres inférieurs et, dans un autre cas, des contractures cloniques; de plus, il existe souvent des troubles fonctionnels urinaires et digestifs, des troubles trophiques dans les parties qui sont innervées par queue de cheval. Les enfants atteints de spina-bifida sont rarement bien portants et l'état général ne tarde pas à ressentir le contre-coup de la lésion locale.

Sous l'influence des cris, des efforts, de la toux, la tumeur acquiert toujours un volume plus considérable, tandis qu'elle diminue par le repos, le sommeil, la position horizontale.

Marche et terminaisons. — Abandonné à lui-même, le spina-bifida évolue de plusieurs manières : 1º il reste stationnaire, ce qui arrive exceptionnellement et seulement dans les cas où il n'y pas de tumeur extérieure, ou quand celle-ci communique avec le canal médullaire par un orifice très étroit; 2º il peut guérir spontanément soit par le fait de l'oblitération du canal de communication quand la tumeur est pédiculée et la formation d'un kyste extérieur, soit par la fermeture de la fissure vertébrale. On a quelquefois noté l'affaissement définitif de la tumeur après l'évacuation accidentelle du liquide; 3º la mort est la terminaison la plus fréquente de cette redoutable affection. Sur 98 enfants non opérés, 28 sont morts dans la première semaine, 5 dans la seconde, 1 dans la troisième, 3 après un mois, 5 après six mois, 3 après un an, 20 après cinq ans. Dans les premiers jours de la vie, la tumeur s'accroît, la peau s'amincit et peut se rompre; l'infection qui en résulte amène la méningite rachidienne fatale. Dans les cas où la terminaison est moins rapide, l'état général s'altère, la tumeur s'ulcère, laisse suinter le liquide par des fissures invisibles et la moindre contusion suffit pour amener les mêmes accidents que précédemment. La formation d'un abcès dans la poche extérieure a pu exceptionnellement amener la guérison (CHEEVER, HUTCHINSON).

Diagnostic. — Une tumeur congénitale située sur la ligne médiane, présentant tous les caractères décrits plus haut et dont la base est adhérente au rachis, ne peut guère être confondue avec d'autres affections; les saillies des lames vertébrales sont caractéristiques; cependant on a commis des erreurs et plusieurs chirurgiens ont opéré, croyant être en présence de lipomes. Une ponction exploratrice lèverait les doutes. Il est possible de confondre le spina avec un kyste congénital, mais la pression de ces derniers ne donne jamais lieu à des accidents nerveux.

Il est plus important, au point de vue des indications, de savoir discerner la myélocèle de la méningocèle. On se basera pour faire le diagnostic différentiel sur la présence d'une dépression à la surface de la tumeur, sur son siège dorso-lombaire et il faudra tenir grand compte des troubles nerveux moteurs, sensitifs ou trophiques, spontanés ou provoqués par une compression légère. Malgré cela, l'hésitation est permise, surtout si l'on admet, ce qui nous paraît exagéré, que la moelle occupe le sac cinq fois sur six cas (DUPLAY).

Pronostic. — Ce que nous avons dit de la mort fréquente et rapide des enfants atteints de spina-bifida, autorise à regarder le pronostic de cette affection comme très grave. Cependant elle est compatible avec la vie puisque un malade dont parle CALLENDER était âgé de soixante-treize ans; on connaît plusieurs exemples de survie jusqu'à vingt, trente et même cinquante ans (SMITH, HOLMES, BROCA, BEHREND). D'après WERNITZ, la paralysie seule, sans pied bot ni hydrocéphalie, n'aggrave pas le pronostic (quinze morts, dix-sept guérisons, sept inconnus sur trente-neuf cas) ; il semblerait au contraire que la coïncidence du pied bot fut d'un fâcheux augure, car sur 34 cas de ce genre il y en a 27 morts ; enfin les deux tiers de ceux qui étaient compliqués d'hydrocéphalie ont succombé.

Traitement. — Le chirurgien appelé à donner ses soins à un enfant porteur d'un spina-bifida ne doit plus, à moins de contre-indications spéciales, se borner à un traitement palliatif, et à faire porter une pelote concave maintenue par une ceinture. Il ne faudrait abandonner l'enfant que dans le cas où il serait trop chétif, ou si la tumeur, très volumineuse, contenait manifestement des parties nerveuses. Et encore n'est-ce pas là pour quelques chirurgiens, MORTON entre autres, une contre-indication absolue. Les chiffres relevés par WERNITZ parlent, à notre sens, plus haut que la théorie. Sur 150 spina-bifida opérés, 86 ont guéri, 67 ont succombé ; ces résultats encourageants, comparés à l'expectation, doivent lever les hésitations.

Le traitement curatif comprend : 1° la *compression* avec des pelotes ou même avec du collodion riciné (BEHREND); elle sera indiquée quand la tumeur est petite et assez facilement réductible.

2° La *ponction simple :* le premier mode de traitement qui se présente à l'esprit est de tout le plus mauvais parce qu'il amène tôt ou tard l'inflammation du sac. GUNTHER a fait soixante-dix ponctions en quatre mois, VACCA vingt-sept et YOUNG trente-cinq. Il faudrait, si on l'employait, la faire suivre de la compression. VOGHT, rejette complètement cette méthode plus dangereuse qu'utile.

3° Les *injections*, employées depuis VELPEAU, CHASSAIGNAC, comptent le plus grand nombre de succès. On les fait précéder d'une ponction, en ayant soin de ne jamais vider complètement la tumeur ; de plus, on obture autant que possible temporairement l'orifice de communication avec le canal médullaire. On a employé l'iode et la glycérine iodée.

BRAINARD injecte de la teinture d'iode et ensuite évacue le liquide ; sur seize cas, il a obtenu onze guérisons, quatre morts et un cas sans changement. L'injection iodo-glycérinée de MORTON jouit depuis dix ans de la faveur chirurgicale (iode 60 centigrammes, iodure de potassium 2 grammes, glycérine 31 grammes). Après l'évacuation de la moitié du liquide de la tumeur, on injecte de 2 à 7 grammes de la liqueur. Appliqué dans quinze cas, ce procédé a amené l'atrophie du sac douze fois, et mérite donc d'être recommandé, malgré quelques insuccès.

4° La *ligature* simple qui a réussi à BEAUNIER est inférieure à la ligature élastique qui a donné de beaux résultats entre les mains de LAROYENNE et de nombreux chirurgiens italiens. GIGON s'est servi de l'écraseur linéaire avantageusement.

5° L'*incision* simple compte plus d'insuccès que de succès.

6° L'*excision* avec réunion des parties molles semble, depuis quelques années et surtout depuis l'emploi de la méthode antiseptique, se réhabiliter dans l'esprit des chirurgiens. Les observations récentes (PERIER) prouvent la valeur de cette méthode.

7° L'*écrasement* du pédicule à l'aide de clamp ou des pinces de Rizzoli a été tenté dans ces dernières années par Rizzoli, Parona : ces auteurs ont publié quatre succès. La pince est laissée à demeure jusqu'à la réunion adhésive et la tumeur gangrenée est enlevée de bonne heure. Nous ne ferons que mentionner le séton, le fer rouge, justement délaissés.

Rien ne saurait mieux fixer dans l'esprit la valeur réelle des différents moyens de traitement que l'étude de la statistique suivante empruntée à Wernitz et comprenant cent cinquante-trois opérations :

	Opérés.	Guéris.	Morts.
Compression	4	4	.
Ponction	57	17	40
Injection	55	42	13
Ligature	16	10	6
Incision	5	2	3
Excision	8	6	2
Amputation	5	4	1
Autoplastie	3	1	2
	153	86	67

Aussi, étant données les ressources dont dispose la chirurgie moderne, c'est à l'excision suivie de suture qu'il faut accorder la préférence, dans le choix des méthodes thérapeutiques. Suivant les remarques de Bellanger, l'impossibilité de savoir à l'avance si le sac renferme des éléments nerveux impose l'ouverture exploratrice du sac.

CHAPITRE VI

DÉVIATIONS DU RACHIS

Bibliographie. — Lachaise, *Précis sur les courb. de la col. vertébrale*, Paris, 1827. — Pravaz, *Nouv. méth. de trait. des déviations*, Paris, 1827. — Delpech, *Traité de l'orthomorphie*, Paris, 1828. — Pravaz, *Arch. gén. de méd.*, 1828, t. XVII, p. 296. — Mayor, *J. des progr. des sc. méd.*, t. XIII, 1829. — Heidenreich, *Orthopædie*, Berlin, 1831. — Mellet, *Manuel d'orthopédie*, Paris, 1835. — Humbert et Jacquier, *Traité des difformités*, 1838. — J. Guérin, *Mém. sur l'extension sigmoïde*, 1839. ; *Sur les déviations*, *Gaz. méd.*, 1839, p. 103, et *Gaz. méd.*, 1840, p. 360. — Malgaigne, *Bull. de l'Acad. de méd.*, 1844-45. — Bouvier, *Leçons cliniques sur les maladies de l'appareil locomoteur* et *Atlas*, Paris, 1858. — Meding, *Gymnastique suédoise*, Paris, 1862. — Brodhurst, *Curvatures of the Spine*, London, 1865. — Duchenne (de Boulogne), *Physiologie des mouvements*, Paris, 1867. — P. Bouland, *Bull. de la Soc. méd. pratique*, 1868 et 1872. — Dally, *Bull. de thérap.*, 1871, t. LXXXI. — Pravaz, *Bull. de la Soc. de chir.*, 1874 et 1875. — W. Adams, *Lect. on Pathol. and treatment of Curvations*, London, 1875. — Sayre, *Spinal Diseases and Spinal Curvations*, London, 1877, et 2° édition, Paris, 1883, trad. Thorens. — Trélat, *Soc. de chir.*, 1877 ; *Revue mensuelle*, 1879, t. III, p. 600. — Gueneau de Mussy, *Union méd.*, 1880. — Nicoladoni, *Die Torsion der Skoliotischen*

Wirbelsaule, Stuttgard, 1882. — DUBREUIL, *Éléments d'orthopédie*, Paris, 1882. —
P. VOGHT, *Moderne Orthopœdie*, Stuttgard, 1883. — DE SAINT-GERMAIN, *Éléments de
d'orthopédie*, Paris, 1883. — LEWIS SAYRE. *Chirurgie orthopédique*, 1887. — SIG-
FRED LÉVY. *Trait. mécanique*, Copenhague, 1884. — WALSHAM, *Saint-Barth.
hosp. Report*, 1884, t. XX, 20, p. 193. — E. FISCHER, *Geschichte, Behandlung*,
etc., Strasbourg, 1885, — et *Cent. f. chir.*, 1885, n° 25 et 48, p. 846. *Bibl.* —
RUPPRECHT, *Cent. f. chir.*, 1886. — NEBEL (Ext. de Sayre). *Deut. med. Woch.*, 1885,
n° 6, 7 et 8. — VON HACKER, *Wien. med. Wochen.*, 1887. — MOLLIÈRE, *Clin.
chir.*, 1888. — BRADFORT, *Bost. med. and Surg. Journ.*, 1888, FISCHER, *Berlin.
Klin. Woch*, 1888, HOFFA, eod. loc. — PHOCAS, *Gaz. des Hôp.*, 1890.

Thèses. — 1841, CHASSAIGNAC (Concours). — 1863, SOTTAS. — 1869, CHANTREUIL.
— 1880, RÉGNIER, BOYER, BARTHEZ. — 1881, COULOMB (Lyon).— 1883, BAUDRY (Agr.)
(bibl. récente).

Articles RACHIS et DÉVIATIONS des *Dictionnaires*, et surtout dans le *Dict. encyclop.*,
par BOUVIER et BOULAND.

Définition, Division. — On donne le nom de déviations du rachis à des
courbures anormales et persistantes de la colonne vertébrale qui résultent
de l'inclinaison des vertèbres.

Parmi ces déviations, les unes sont symptomatiques d'une affection des
vertèbres (mal de Pott, rachitisme, torticolis); d'autres, idiopathiques ou
plûtôt mal connues dans leur pathogénie, sont liées à un vice de nutrition
des corps vertébraux. Les courbures anormales se font dans deux plans diamétralement opposés : les unes dans un plan vertical et antéro-postérieur, les
autres dans le plan vertical transversal. Les premières déviations antéro-
postérieures comprennent : 1° la *cyphose*, lorsque la courbure anormale, plus
accentuée en arrière, forme une bosse ou gibbosité postérieure ; 2° la *lordose*,
quand le rachis incurvé en avant fait une saillie antérieure exagérée. La
courbure d'une déviation est toujours désignée d'après le sens dans lequel
la convexité est tournée : de même, par comparaison avec un arc, on se sert
des expressions de *corde* et de *flèche* pour indiquer la grandeur de l'arc et
le degré de l'ouverture de l'angle que la corde sous-tend.

Les déviations dans le plan transversal se font à droite ou à gauche de
l'axe médian et portent le nom générique de *scolioses ;* elles ne sauraient
exister sans une déviation spéciale appelée *torsion* des vertèbres.

1° CYPHOSE. — EXCURVATION

Nous avons dit qu'elle consistait dans une courbure anormale antéro-postérieure à convexité postérieure ; le dos, comme le dit BOUVIER, est voussé
en contre-haut.

Étiologie. — La cyphose appartient à tous les âges de la vie, surtout quand
elle est symptomatique d'une affection vertébrale; néanmoins on admet trois
périodes auxquelles elle apparaît de préférence : dans l'enfance, l'adolescence et la vieillesse.

La cyphose infantile est rare quand elle n'est pas liée au rachitisme ou au
mal de Pott. En naissant, l'enfant n'a pas de courbures vertébrales fixes ;

elles n'apparaissent que peu à peu, et, d'après Coulomb, l'affaissement alternatif en avant ou en arrière des disques intervertébraux serait la cause première des courbures normales. Les courbures ne conservent leur fixité que par l'action des ligaments jaunes, la rétraction progressive des surtouts ligamenteux antérieur et postérieur et le poids de la partie supérieure du corps : ce sont les mêmes causes exagérées par la faiblesse des muscles spinaux qui détermineraient les courbures anormales et en particulier l'excurvation.

Dans la période juvénile, la cyphose légère est fort commune, principalement chez les jeunes filles, et résulte de causes analogues favorisées par un état de santé défectueux, et par la faiblesse musculaire. Les attitudes vicieuses à la période de l'éducation (voussure du dos), celles des myopes en particulier, le défaut de proportion entre la hauteur des bancs et celle des tables, peut-être l'hérédité, sont des causes invoquées pour expliquer la cyphose statique à cet âge. Le rhumatisme y prédispose beaucoup.

La colonne vertébrale se voûte avec l'âge, surtout chez les personnes qui ont fait pendant longtemps un travail exigeant la flexion du tronc (bureaucrates, cultivateurs). Ce n'est autre chose que la persistance d'une courbure primitivement temporaire.

Anatomie pathologique. — Les lésions de la cyphose intéressent les vertèbres et les organes qui s'y rattachent : lorsqu'elle est essentielle, l'affection porte sur un grand nombre de vertèbres, on l'appelle alors générale. La plupart des cyphoses partielles sont liées au mal de Pott, au rachitisme, ou résultent d'attitudes vicieuses. A priori, il est évident que l'on doit trouver dans la cyphose confirmée une diminution de hauteur en avant des corps vertébraux et des disques, une augmentation en arrière ; il y a toujours également un écartement des apophyses transverses, des lames vertébrales et même des apophyses épineuses. Ces altérations sont d'autant plus marquées que l'angle cyphotique est moins obtus, et notablement plus accentuées sur les vertèbres qui se trouvent au sommet de l'angle. La partie antérieure des corps présente une excavation verticale et un véritable renflement au niveau des disques.

Assez communément, on constate l'ankylose des vertèbres déviées, tantôt par fusion des disques, plus souvent par des ankyloses périphériques partielles qui sont dans quelques cas, comme dans la pièce représentée (fig. 38), formées de véritables bourrelets osseux au niveau des disques intervertébraux. Les jetées périphériques sont assez fréquemment partielles et n'occupent qu'un côté, d'autres fois la soudure a lieu entre les diverses parties de l'arc postérieur. La colonne vertébrale du montreur d'ombres chinoises Séraphin, conservée au musée Dupuytren, est un type curieux de cyphose générale avec ankylose.

La déformation du rachis amène des modifications importantes du thorax, surtout quand la courbure très forte porte sur la partie inférieure de la région dorsale. L'axe antéro-postérieur de la poitrine s'allonge, tandis que le transversal est raccourci ; le sternum repoussé en avant s'incurve sur lui-même. Les modifications pelviennes, étudiées par Chantreuil, ont pour effet d'élargir le détroit supérieur au détriment de l'inférieur.

Symptômes. — Les cyphotiques présentent une voussure dorsale plus ou moins prononcée ; la tête et le cou sont portés en avant, les épaules rapprochées en dedans et en avant, les omoplates saillantes en arrière, la poitrine est comme rentrée.

Dans les cas plus accentués, lorsque la lésion a son siège à la région dorsolombaire, il y a une voussure dorsale et parfois même une lordose de compensation qui porte la tête en arrière. Cette variété (rachitiques et vieillards) gêne la marche parce que le centre de gravité du corps est déplacé en avant et les vieillards ne peuvent marcher qu'à l'aide d'un bâton ou de béquilles,

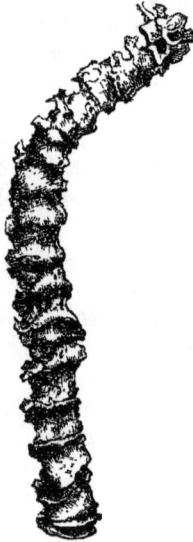

Fig. 38. — Cyphose vertébrale avec ankylose périphérique. (Musée du Val-de-Grâce.)

qui élargissent la base de sustentation. Les cyphotiques à un degré prononcé présentent tous les troubles viscéraux des gibbeux, sur lesquels nous reviendrons en parlant de la scoliose.

Diagnostic. — DE SAINT-GERMAIN conseille pour reconnaître la cyphose rachitique de placer l'enfant sur le ventre et de le soulever légèrement par les pieds ; dans les cas légers, la voussure disparaît et fait même place à un certain degré de lordose. La même manœuvre chez un enfant atteint du mal de Pott n'amène pas la résolution de la courbure ou détermine une vive douleur.

Traitement. — A peine est-il besoin de dire qu'il ne concerne que la cyphose infantile et juvénile ; les indications à remplir s'adressent d'une part à l'état général et aux causes qui favorisent la déviation, d'autre part, aux déviations elles-mêmes. L'huile de foie de morue, les phosphates, les ferrugineux, les bains de mer, les eaux salines mères, les eaux sulfureuses rendront d'utiles services. La gymnastique suédoise, l'hydrothérapie, l'électricité (courants continus) sont également recommandables ; citons encore l'échelle

orthopédique, l'attelage, l'exercice du bâton, le décubitus sur un plan horizontal et dur, la natation, l'emploi des corsets de TAYLOR, à tuteurs postérieurs, l'appareil de soutien de LEBELLÈGUE. Il ne faut pas oublier que, pour
être efficaces, ces derniers doivent prendre point d'appui sur le bassin.

2° LORDOSE

SYN. : — Incurvation. — Ensellure.

Cette déviation, plus rare que la précédente, peut être également symptomatique ou essentielle ; son lieu d'élection ordinaire est la région lombo-
sacrée, tandis qu'on la rencontre exceptionnellement à la région dorsale. Les
races latines sont naturellement disposées à la lordose et cette tendance
acquiert son maximum chez certaines peuplades de l'Afrique ; la déviation
ne devient pathologique que chez les personnes qui ont une attitude spéciale, le haut du corps penché en arrière ; les marchands qui portent un
éventaire, les personnes obèses, les femmes enceintes ou affectées de tumeurs
abdominales obligées de ramener le tronc en arrière pour conserver l'équilibre ; la persistance de ces attitudes vicieuses conduit à la lordose lombaire.
MUSSONABE a vu deux fois la lordose persister après l'accouchement. Signalons encore parmi les causes de cette incurvation le rhumatisme chronique,
ou une courbure de compensation de la scoliose.

La lordose symptomatique reconnaît souvent pour cause une paralysie des
extenseurs ou des fléchisseurs du rachis. Les fléchisseurs paralysés ne contre-
balancent plus l'action de la masse commune et le bassin se trouve fortement relevé en arrière. Dans d'autres cas on a noté la paralysie des fessiers
et des muscles qui s'insèrent à l'ischion, celle des sacro-spinaux (LACHAISE,
DUCHENNE). Enfin une variété congénitale appartient à la tératologie.

Anatomie pathologique. — Les lésions sont inverses de celles de la cyphose ;
les corps vertébraux sont plus hauts en avant qu'en arrière, les disques plus
épais dans les mêmes points ; les apophyses transverses sont rapprochées et
les apophyses épineuses très serrées ; quant aux lames, en quelque sorte comprimées verticalement, elles se bombent en arrière. La colonne décrit une
courbe très saillante dans l'abdomen, surtout au niveau de l'angle sacro-verté-
bral, qui proémine et modifie le diamètre du détroit supérieur ; le bassin est
également plus vertical que dans l'état normal, le pubis plus en arrière. Inversement à ce qu'on trouve dans la cyphose, le diamètre antéro-postérieur
du thorax diminue, tandis que le transverse n'est pas modifié. L'ankylose, plus
rare que dans la cyphose, a été constatée quelquefois ; les muscles spinaux
sont rétractés.

Symptômes. — L'attitude des lordosiques est trop connue pour qu'il soit
nécessaire de la décrire longuement (fig. 39 et 40); la tête est portée en
arrière, le ventre saillant, les reins ensellés comme si le sacrum formait
une croupe horizontale. Le décubitus permet de constater une grande excavation des reins dans la lordose essentielle, qui fait défaut dans la lordose

paralytique. La déformation du thorax amène souvent des troubles fonctionnels de la respiration et de la circulation.

Traitement. — En dehors des moyens généraux on a recommandé la gymnastique suédoise, l'ascension du plan incliné, le corps penché en avant ; la suspension au revers d'une échelle penchée, en s'efforçant de rapprocher les pieds des mains, l'exercice de la grenouille aux anneaux. Les corsets, les lits

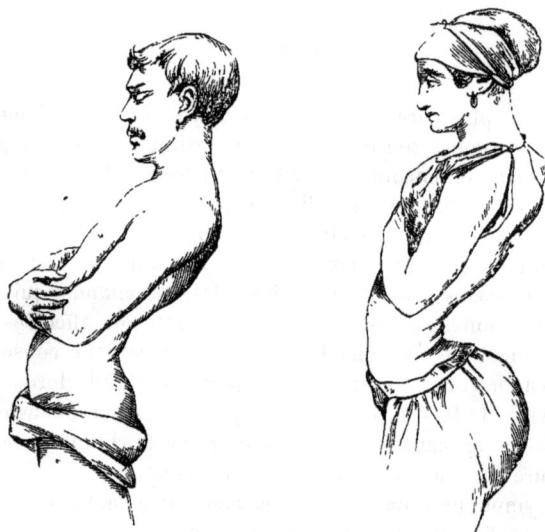

Fig. 39 et 40. — Lordoses lombaires d'après Bouvier.

orthopédiques trouvent leur indication dans les cas rebelles ; d'ailleurs le chirurgien variera le traitement suivant son ingéniosité et l'adaptera aux cas et au milieu. Régnier, après s'être guéri de la lordose, a, dans sa thèse intéressante, préconisé divers exercices dans lesquels le bassin est le point mobile.

3° SCOLIOSE

Définition. Divisions. — La scoliose ou déviation du rachis dans le plan transversal se fait à droite ou à gauche ; il y a toujours en même temps une distorsion de la colonne sur son axe.

Il existe plusieurs espèces de scolioses ; les unes sont congénitales et d'ordre tératologique ; les autres, acquises, sont divisées par P. Vogt en trois groupes : 1° scolioses traumatiques (luxations, fractures) ; 2° scolioses inflammatoires (pleurésies, etc.) ; 3° scolioses dues à la pesanteur. Ce dernier groupe, le plus important, nous occupera presque exclusivement ; il comprend trois variétés, les scolioses *rachitiques, statiques* et *professionnelles*.

Etiologie. —Les causes de la scoliose sont encore fort obscures et tout porte à croire qu'elles sont multiples. La scoliose ne serait donc qu'un symptôme commun à diverses maladies qui intéressent profondément la nutrition et qui ont entre elles des affinités plus ou moins éloignées. Faute de mieux, nous exposerons succinctement les théories émises pour expliquer ces déviations, ainsi que les causes prédisposantes et déterminantes généralement admises.

Nous nous trouvons en présence de cinq théories :

1° *Théorie physiologique.* — On sait que normalement la colonne vertébrale présente un certain nombre de courbures et en particulier une légère déviation latérale aortique à la partie supérieure du thorax. BOULAND, se basant sur ce fait et sur la fréquence de la scoliose dorsale à concavité gauche, a pensé que cette déviation n'était que l'exagération des courbures normales.

2° *Théorie osseuse.* — La scoliose serait produite par un arrêt de développement d'une moitié latérale de quelques corps vertébraux. Cette théorie, d'accord avec l'anatomie pathologique, basée sur l'asymétrie des corps vertébraux, ne fait que constater un fait. Cependant si elle explique la scoliose héréditaire, elle rend moins bien compte de la scoliose de la seconde enfance et de celle des vieillards. Il est difficile, en effet, d'admettre qu'un vice formatif reste jusqu'à dix ou douze ans à l'état latent, et traduise ensuite brusquement sa présence à une période déjà avancée de l'évolution du système osseux vertébral. C'est, jusqu'à présent, la théorie la plus accréditée ; la scoliose se produirait comme le genu valgum, l'asymétrie des traits de la face, des deux moitiés de la tête (BUSCH, MIKULICZ, VOLKMANN). Ce défaut d'harmonie dans les propriétés des deux moitiés de la partie antérieure de la colonne a des conséquences graves par suite des fonctions du tronc et du poids du corps.

3° *Théorie musculaire* de MAYOR, MÉRY, MALGAIGNE. — Pour MAYOR, les muscles contracturés agiraient sur la colonne vertébrale à la façon des cordes sur un arc flexible et l'infléchiraient, à une période où par défaut d'ossification, par ramollissement pathologique du tissu osseux, elle présente encore une certaine malléabilité. DELPECH, BOYER, J. GUÉRIN faisaient jouer le rôle principal à la rétraction des muscles. En réalité, cette théorie repose, comme la précédente, sur la constatation des lésions anatomiques des muscles et serait plausible si l'on pouvait expliquer l'origine de la lésion musculaire, ce que personne n'a fait, sauf dans les cas fort rares de paralysie unilatérale.

La théorie musculaire aurait reçu un appoint nouveau dans la découverte récente de lésions médullaires dans la scoliose (KLIPPEL, *Gaz. Hebd.*, mars 1891). Toutefois, il reste encore à démontrer si ces lésions des cornes antérieures de la moelle sont primitives ou bien consécutives à la déformation vertébrale.

4° *Théories articulaires et ligamenteuses.* — PARÉ, et plus récemment MALGAIGNE, DUPLAY, invoquent la laxité exagérée et primitive des parties fibreuses qui réunissent les vertèbres ; l'altération osseuse serait consécutive. VOLKMANN, BUHRING et SCHILDBACH, DALLY admettent une déformation des articulations et l'usure des cartilages et des os par pression sur les surfaces de soutien.

5° *Théorie costale de* HUETER. — Ce pathologiste, et après lui LESSER font jouer un rôle important au rachitisme costal qui deviendrait la maladie primitive.

Ces diverses théories sur la genèse de la scoliose ne seraient pas nécessaires, d'après les expériences de physiologie pathologique. Sous l'influence du poids du corps et dans le cas de faiblesse congénitale ou acquise de la colonne, la pesanteur engendre d'abord la première courbure latérale et bientôt les courbures de compensation. Au moment où cette inflexion latérale est arrivée à son maximum, par suite de la disposition anatomique des surfaces articulaires et la résistance des ligaments jaunes, le mouvement de rotation commence autour de ce point d'arrêt. Le poids du corps, après l'inflexion même légère, ne tombe plus normalement sur le plan supérieur des vertèbres et tend à les faire glisser. Les vertèbres sont mieux fixées en arrière qu'en avant ; les apophyses épineuses s'écartent peu, tandis que les corps s'écartent davantage par rotation. Les expériences de JUDSON sont favorables à cette interprétation.

Causes prédisposantes. — La scoliose est fréquente à trois périodes de la vie : 1° dans la première enfance, de trois à cinq ans ; 2° de huit à treize ans ; 3° dans la vieillesse à partir de cinquante ans. Les filles sont beaucoup plus sujettes à la scoliose que les garçons, sauf dans l'enfance, période à laquelle le rachitisme affecte également les deux sexes. Cette affection est beaucoup plus commune chez les enfants malingres ; le séjour dans les grandes villes, une alimentation défectueuse, mal appropriée à l'âge de l'enfant, insuffisante en phosphates, sont encore des causes prédisposantes dont il faut tenir compte. KÖLLIKER (de Leipzig), — *Cent. f. chir.*, 1886, p. 373 — a réuni 721 cas de scoliose vraie non secondaire. Sur ce nombre, on trouve 577 femmes et 144 hommes. Dans les formes graves, le nombre des sujets du sexe masculin augmente ; il devient même prédominant dans les formes très graves. DRACHMANN, sur 1308 scoliotiques, compte 1221 filles (92,35 p. 100), sur 87 garçons.

L'hérédité est admise par la plupart des auteurs, et de fait elle ne saurait être niée (25 p. 100 d'après les relevés d'EULENBURG). Ce serait un argument favorable à la théorie osseuse de BOUVIER et BOULAND. Les maladies générales, la convalescence des grandes fièvres, souvent suivie d'un accroissement anormal du squelette pendant que les muscles restent un peu atrophiés, la tuberculose, le rhumatisme, la syphilis sont peut-être les facteurs les plus importants de la scoliose. On connaît déjà les relations étroites qui unissent le rachitisme et la syphilis ; l'ostéomalacie ne doit pas être étrangère à l'étiologie de la scoliose. VINCENT admet un rachitisme spécial lors de la seconde enfance.

Causes déterminantes. — Ces causes assez nombreuses sont :

1° Les lésions musculaires, les paralysies partielles, de même que les contractures et les rétractions sont susceptibles d'engendrer des déviations scoliotiques : DUCHENNE (de Boulogne) a observé la scoliose consécutive à l'hémiplégie ;

2° Les brides cicatricielles, les brûlures, l'inflammation d'un organe voisin : la plus curieuse de ces scolioses est assurément celle qui succède aux pleurésies anciennes par suite de la rétraction du thorax ;

3° Les inclinaisons instinctives, statiques du rachis, provoquées par le besoin d'équilibre, comme dans le torticolis, dans le cas d'inégalité congénitale ou acquise des membres, de luxation congénitale du fémur, de claudication en général;

4° Les affections douloureuses chroniques, la rachialgie, les pseudo-névralgies ont maintes fois amené des scolioses permanentes;

5° Les attitudes vicieuses. Le fait de porter un fardeau sur la même épaule ou sur le même bras imprime au rachis une inflexion vicieuse. Dally attribue une influence prédisposante aux mauvaises attitudes des écoliers, et en particulier il a signalé les dangers de la station unifessière gauche dans l'écriture anglaise: pour lui c'est l'origine des quatre cinquièmes des scolioses. L'opinion de Dally est acceptée par Volkmann, Schenk. Ce dernier, sur 200 écoliers a trouvé 160 scolioses totales gauches et chez 34 une scoliose en S. La compensation ne se fait pas toujours dans les vertèbres, mais par un déplacement du bassin. L'action de broder, de jouer du violon agissent également comme causes déterminantes chez les sujets prédisposés. A ces causes, il faut encore ajouter les lésions traumatiques que les parents ne manquent pas d'invoquer, les tumeurs voisines, le cancer des vertèbres et même l'astigmatisme.

Anatomie pathologique. — La région dorsale supérieure ou moyenne est le plus souvent affectée; d'où le nom de scoliose normale, donné par Bouvier; en outre la concavité de la courbure est en général tournée à gauche, c'est-à-dire, comme l'avait déjà remarqué Sabatier, du côté où l'aorte adhère aux corps vertébraux. La convexité est à droite; chez les enfants au-dessous de sept ans on observe aussi souvent les scolioses dorsales gauches que les droites. En dehors de la courbure aortique primitive il se produit presque toujours des courbures de compensation, les unes supérieures (sus-aortiques), les autres inférieures (sous-aortiques); leur direction est naturellement inverse de la dorsale primitive.

La scoliose simple sans courbure de compensation, assez rare, se rencontre dans le rachitisme, les pleurésies ou l'empyème guéris; elle donne lieu à de grandes difformités puisqu'il n'y a pas de compensation.

La scoliose double à deux courbures est plus rare; la compensation se fait assez exactement, la tête reste dans l'axe, à moins que les courbures soient plus ou moins inégales. Au contraire, les scolioses à trois et quatre courbures sont très communes, surtout les premières; presque toujours les inflexions s'écartent de chaque côté de l'axe qui passe par les premières cervicales et le sacrum, mais il y a des exceptions, car on voit dans les musées des pièces où tout le rachis, par suite d'un affaissement irrégulier des vertèbres lombaires, est en dehors de cet axe (fig. 41).

La scoliose à trois ou quatre courbures comprend quatre types, suivant le siège de la courbure principale:

1° Type cervico-dorsal à courbure supérieure dominante gauche;

2° Type dorsal qui est celui qu'on rencontre le plus souvent dans les scolioses avancées et qui peut donner lieu à des déviations considérables de la tête en dehors de l'axe;

3° Type lombo-dorsal affectant deux variétés, suivant qu'il existe trois ou quatre courbures ; dans le cas de trois courbures, la convexité est tournée à gauche ; la compensation se fait par deux inflexions dorsales ou une dorsale et l'autre lombo-sacrée : souvent aussi il y a un mouvement de torsion des vertèbres déformées, deux courbures accessoires au dos et une dans la région lombaire inférieure ;

4° Type sygmoïde ou en S, le plus fréquent et qui présente, d'après Bouvier et Bouland, cinq variétés d'un intérêt moins immédiat.

La scoliose dorsale simple, serait la plus commune d'après Kölliker. Sur les 721 cas qu'il a réunis, cet auteur a trouvé 466 scolioses simples dont

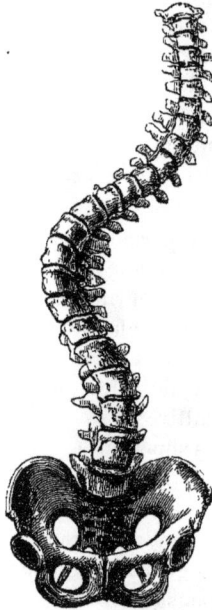

Fig. 41. — Scoliose dorsale droite principale avec trois courbures de compensation.

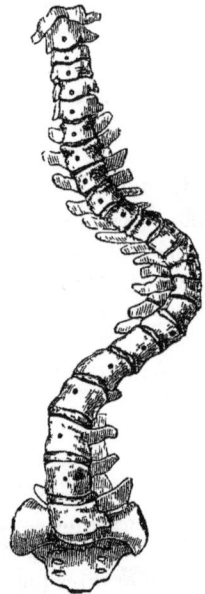

Fig. 42. — Scoliose. — Figure destinée à montrer le mouvement de la torsion des vertèbres.

391 dorsales. Sur 222 cas de scoliose double, il existait 172 cas de scoliose double dorsale droite avec courbure lombaire gauche ; la scoliose dorsale gauche avec courbure lombaire droite, moins fréquente, a été rencontrée dans 22 observations seulement.

Modifications des parties constituantes de la colonne vertébrale. — Toutes les parties qui composent le rachis sont intéressées dans les divers types de scoliose.

Du côté de la concavité de la courbure, il y a constamment une diminution de hauteur des corps vertébraux et des ligaments variables suivant l'angle de la courbure. De plus, surtout à la région lombaire, il existe toujours une gouttière transversale à la partie moyenne du corps de la vertèbre, due à l'étalement des plateaux supérieur et inférieur. On trouve fréquemment, au niveau des vertèbres dorsales, un renflement dans le plan horizontal, d'où résulte un défaut de symétrie dans les deux parties latérales du corps. Mentionnons encore la déformation désignée depuis DELPECH sous le nom d'affaissement rhomboïdal ou losangoïde, et qui se traduit par la présence à la surface des corps de véritables sillons osseux obliques, semblant indiquer que la vertèbre a été comme tordue sur son axe. La coupe verticale et transversale d'un corps vertébral devient, dans ce cas, un losange (fig. 43).

Les parties postérieures du rachis ne sont pas les moins intéressées ; l'arc

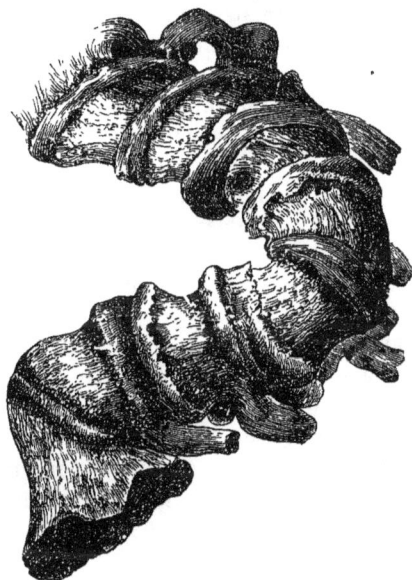

Fig. 43. — Scoliose. — Torsion des vertèbres lombaires. — Déformation losangoïde.
(Musée du Val-de-Grâce.)

postérieur montre en effet une réduction latérale comme les corps ; les apophyses épineuses, d'abord peu modifiées, finissent par prendre une direction oblique du côté de la concavité de la courbure et se tordent en quelque sorte sur elles-mêmes ; les lames comprimées perdent de leur hauteur et se courbent ; les apophyses articulaires du côté concave sont écrasées, tassées, parfois soudées, tandis que, du côté de la convexité, elles présentent un écartement, sans toutefois quitter leurs rapports normaux.

Les trous de conjugaison, ordinairement rétrécis et allongés transversalement du côté de la concavité, sont agrandis du côté de la convexité. Il n'est pas jusqu'aux trous vertébraux qui n'offrent des modifications dans leur forme. L'ankylose se produit quelquefois, rarement par pression directe des corps, beaucoup plus souvent par des jetées périphériques, ou par soudure des lames et des apophyses.

Les vertèbres présentent encore suivant leur axe vertical, indépendamment de leurs déformations, des positions anormales ; elles sont d'autant plus inclinées que la courbure est plus forte, et fréquemment leur axe vertical est devenu horizontal. Enfin, il y a en outre un mouvement de rotation que l'on comprend bien en jetant les yeux sur une colonne de scoliose très prononcée (fig. 42). Regarde-t-on la face antérieure de la pièce, on voit en certains points les masses postérieures et même les apophyses ; retournez la pièce et vous apercevrez au point correspondant une partie latérale du corps de la vertèbre. Cela tient exclusivement à un mouvement spiroïde exécuté par les divers segments du rachis. Mais, contrairement à ce qui existe dans la torsion physiologique, la spire change de sens au niveau de chaque courbure ; dans les grandes déviations, les convexités sont tournées en arrière, les concavités en avant. C'est de cette façon qu'un scoliotique peut être en même temps cyphotique.

Thorax. — Des modifications si importantes dans la disposition des diverses vertèbres ont pour conséquence de changer la direction des arcs costaux. Sur la convexité des courbures, les côtes sont dirigées en arrière, et présentent une courbure et une inflexion au niveau de leurs angles. Au contraire, celles de la concavité fortement poussées en avant tendent à devenir rectilignes. Serrées les unes contre les autres, elles peuvent même se souder entre elles et avec le rachis. Assez souvent les côtes descendent jusque dans le bassin, surtout d'un côté.

Du côté de la convexité des courbures, les côtes forment donc une voussure ou gibbosité qui fait une saillie latérale assez variable, encore accrue par la présence de l'omoplate. Le thorax est toujours modifié dans sa forme ; dans le cas de scoliose sygmoïde dorsale, il y a deux gibbosités opposées ou inégales. On constate habituellement une voussure anormale à la face antérieure de la poitrine ; le sternum bombé, plus rarement excavé, devient le sommet d'une gibbosité antérieure et ne se trouve plus en face du rachis. La cage thoracique dont la coupe représente normalement une ellipse à grand diamètre transversal, affecte une disposition inverse dans la scoliose, et son grand diamètre devient oblique ovalaire. L'une des gouttières vertébrales est rétrécie à l'angle aigu, l'autre disparaît (fig. 44 et 45).

Le *bassin* est quelquefois déformé ; d'après les recherches récentes, il le serait presque toujours ; on a signalé une courbure latérale du sacrum et du coccyx. Suivant Bouvier « les déformations du bassin paraissent dépendre de la manière dont le poids du corps est transmis, à travers les os coxaux, du rachis aux membres inférieurs ». Ordinairement les modifications sont plus apparentes que réelles et résultent de la disposition vicieuse qu'affecte la cage thoracique. La tête, les os des membres ne sont généralement pas déformés, et le manque de proportions de ces derniers comparés au tronc imprime au squelette des scoliotiques un habitus spécial.

Les *muscles* ne s'altèrent que consécutivement, on les trouve dégénérés fibro-graisseux du côté de la convexité. Pravaz a noté que les faisceaux du transversaire épineux deviennent plus courts du côté de la convexité. L'altération musculaire, au moins à une période avancée, ne joue aucun rôle dans le maintien des déviations qui résistent aux pressions le fait des modifications osseuses et articulaires. D'après Bouvier et Bo

quelques-uns de ces muscles, certains faisceaux du grand épineux entre
autres. changent de fonction et ajoutent leur action à celle des muscles de la
concavité : c'est là le résultat de la déformation et de la torsion.

La moelle présente des modifications en rapport avec le degré de déformation ; d'une manière générale elle n'a pas à souffrir et les nerfs ne sont pas
étranglés au niveau des trous de conjugaison. Mais d'autres viscères se
trouvent notablement gênés dans leurs fonctions, par suite du déplacement
qu'ils éprouvent et des compressions anormales. Au premier rang plaçons le
cœur, les poumons qui sont à l'étroit dans la cage thoracique déviée, diminuée
encore par le refoulement en haut du diaphragme ; la mort surviendrait souvent d'après NEIDERT par fatigue du cœur. L'aorte thoracique suit absolument

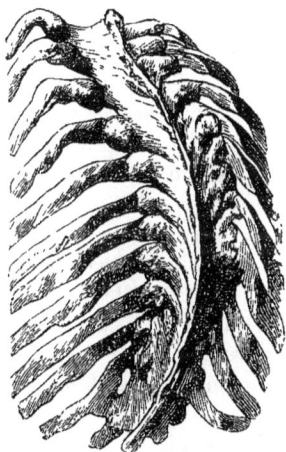

Fig. 44. — Scoliose dorsale droite vue par la
face postérieure. Courbure des apophyses
épineuses moins prononcés que celles des
corps vertébaux.

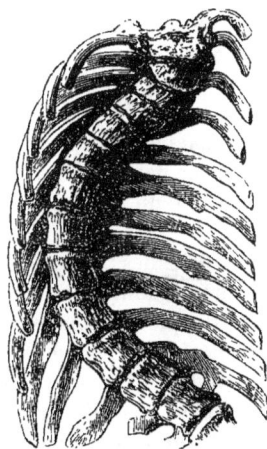

Fig. 45. — La même pièce vue par la face
antérieure. — Déformation de la cage thoracique. (Musée du Val-de-Grâce.)

les courbures de la colonne vertébrale, il est loin d'en être de même pour
l'œsophage. Cependant, d'après von HACKER dans les cas de scoliose très marquée, quand deux courbures de compensation se produisent l'une au-dessus
de l'autre, il peut y avoir une inflexion de l'œsophage et une flexion antéro-
postérieure de ce conduit qui peut apporter au cathétérisme, avec des sondes
rigides un obstacle insurmontable ; en général l'acte de la déglutition est presque normal. Cette inflexion est plus marquée quand la courbure de la colonne
vertébrale dans la partie inférieure du thorax est tournée à gauche au lieu
d'être à droite. Les organes abdominaux, le foie, les reins subissent également l'influence fâcheuse des courbures anormales.

Symptômes. — BOUVIER admet dans la scoliose trois degrés ou périodes,
en se basant sur les signes extérieurs et principalement sur les déviations de
l'épine. A la première période, l'épine paraît dans la rectitude, sauf dans le
cas de courbure unique. A la deuxième période, les courbures de la colonne

sont indiquées par la déviation des apophyses épineuses. La troisième, période de gibbosité, est caractérisée par la prédominance croissante de l'une des courbures sur l'autre, d'où l'apparition de la bosse.

Ces préliminaires posés nous pouvons aborder maintenant les symptômes propres de la scoliose, qui sont extérieurs ou fonctionnels.

Signes extérieurs. — Les deux principaux signes de la scoliose sont : la déviation des apophyses épineuses et l'asymétrie des deux côtés du dos ou des lombes. L'un ou l'autre de ces symptômes peut faire défaut, rarement tous deux à la fois ; aussi la scoliose latente est-elle exceptionnelle. Pour apprécier la déviation de l'épine, on se sert d'un fil qui réunit l'apophyse épineuse de la septième vertèbre cervicale à la crête sacrée, le malade étant debout ou assis les bras croisés. On s'assure en pressant les apophyses épineuses avec les doigts qu'elles sont toutes dans la rectitude, ou qu'elles forment une courbe plus ou moins prononcée en dehors du fil. Il est facile avec une règle graduée de mesurer la flèche et la corde de l'arc. La flèche peut varier de quelques millimètres à 6 ou 7 centimètres ; on reconnaît de la même manière les courbures de compensation. — L'épaule droite est ordinairement un peu plus élevée que l'autre, disposition qui s'accentue à mesure qu'on passe d'un degré à un autre ; presque toujours il y a des courbures sygmoïdes.

L'asymétrie des deux côtés du tronc se traduit généralement par une saillie plus prononcée du côté droit ; la ligne qui rejoint le creux de l'aisselle à l'épine iliaque est concave à droite tandis qu'elle est rectiligne du côté opposé. La bosse costo-scapulaire, toujours latérale, soulève l'omoplate, prend parfois un développement exagéré (côte de melon) et correspond à une gibbosité analogue costo-sternale à l'autre extrémité du diamètre oblique de la poitrine. La gibbosité lombaire s'observe quelquefois.

Dans les cas de scoliose très prononcée, il n'y a pas seulement un déplacement latéral ; la colonne est tordue sur elle-même, et un certain nombre d'apophyses épineuses se cachent sous les muscles spinaux de la convexité. Les hanches sont généralement sur le même plan, mais l'une est cachée par les parties molles du côté où penchent les vertèbres inférieures. La tête et le cou conservent rarement leur rectitude, s'inclinent en avant et latéralement par suite de la déviation principale cervico-dorsale, ou par le fait d'une courbure de compensation, quand il s'agit d'une scoliose dorsale principale. Notons encore la proéminence de l'abdomen, la marche oblique des gibbeux et leur attitude spéciale.

On comprend que suivant les types de scoliose les symptômes extérieurs varient sensiblement ; nous reproduirons ici la description du type le plus commun, la scoliose dorsale principale droite d'après BOUVIER et BOULAND :

« Courbure épineuse dorsale très accentuée occupant les deux tiers supérieurs de la colonne dorso-lombaire ; courbure lombaire légère et inclinée à droite ; pas ou peu d'indices de la courbure cervico-dorsale ; gibbosité costale droite décrivant une courbe presque parallèle à celle des apophyses épineuses, mais descendant plus bas que cette dernière, ce qui réduit la dépression lombaire droite à un léger sillon placé très bas ; à gauche, au-dessous du plan formé par le scapulum et les côtés déprimés, creux profonds en forme de gouttière oblique et plus bas saillie lombaire gauche allongée et inclinée à droite supérieurement comme les apophyses épineuses correspondantes ; hanche droite couverte et même débordée par le reste du tronc fortement déjeté dans ce sens ; hanche gauche au contraire découverte et rendue plus saillante par le creux qui la surmonte et qui forme entre elle et le creux axillaire une profonde échancrure dans le galbe de ce côté du tronc ; par suite de l'inclinaison du tronc, changement de rapport des épaules et des hanches, tel qu'une verticale abaissée du creux de l'aisselle droite tombe en dehors de la hanche correspondante, tandis que la verticale abaissée du creux de l'aisselle gauche tombe de plusieurs centimètres en dedans de l'extrémité saillante de la hanche gauche : à la hauteur des épaules et vers le cou inclinaison opposée du tronc qui se reporte à gauche ; de là abaissement de l'épaule gauche beaucoup plus rapprochée du bassin que la droite, de sorte que si les membres supérieurs sont rapprochés des parties latérales du tronc. l'extrémité de la main droite reste plus éloignée du sol que l'extrémité de la main gauche ; à la région antérieure saillie costale antéro-gauche plus ou moins prononcée. »

Symptômes fonctionnels. — La scoliose ne détermine des troubles fonctionnels sérieux que si les déformations thoraciques sont très accentuées ; les troubles respiratoires, la dyspnée, etc., tiennent le premier rang ; de là aussi l'engouement pulmonaire, le catarrhe bronchique. Viennent ensuite les troubles cardiaques, les palpitations, l'état syncopal, les névralgies cardiaques. Une semblable gêne de l'hématose, de la circulation et des fonctions digestives, ne tarde pas à altérer la santé générale et à produire l'amaigrissement. Quant aux phénomènes médullaires, ils sont rares, même dans les cas de scoliose en vilebrequin, ce qui tient à la lente évolution du mal.

Marche. Terminaison. — La scoliose est une maladie chronique, souvent progressive quand elle n'est pas de bonne heure et convenablement traitée. Généralement elle augmente jusqu'à l'âge de vingt-cinq ans, époque à laquelle le squelette a achevé son accroissement. Stationnaire à l'âge adulte, elle peut encore s'aggraver lorsque, par le fait de la vieillesse, les os sont devenus plus mous.

Diagnostic. — L'exposé des symptômes caractéristiques permettra de reconnaître aisément la scoliose confirmée ; aucune autre affection ne se présente avec ces caractères. La gibbosité du mal de Pott est sur la ligne médiane et donne lieu à la cyphose ; la bosse est anguleuse. Il y a cependant des cas où l'hésitation est permise, quand le mal de Pott détermine une légère scoliose ; mais alors les commémoratifs, les troubles nerveux, mettront le chirurgien sur la voie. La scoliose des pleurétiques a un type spécial et son origine la fera reconnaître.

Au début il est parfois difficile d'apprécier la déviation, et le chirurgien doit examiner très attentivement la ligne des apophyses épineuses, comme nous l'avons indiqué. L'inspection des membres permettra d'établir les relations de la scoliose avec le rachitisme.

Pronostic. — La scoliose n'est pas incompatible dans ses degrés légers avec un état de santé relativement satisfaisant ; mais l'affection au début est-elle susceptible de guérir spontanément ? Contrairement à l'opinion émise par DEPAUL, DE SAINT-GERMAIN ne le croit pas et base sur ce fait la nécessité d'un traitement hâtif et rationnel. Le pronostic au second degré est d'autant plus favorable, que pendant l'exploration on aura pu constater l'effacement total ou partiel des courbures anormales par des attitudes combinées ; en effet la thérapeutique n'est pas impuissante en pareil cas. On conçoit qu'il y a là des éléments d'appréciation sérieux dont le chirurgien tirera parti pour donner son opinion aux parents.

Dès que la scoliose est confirmée, dès qu'il y a une bosse permanente très prononcée, le pronostic est bien plus grave : 1° parce que, sauf de rares exceptions, nous n'avons pas grand pouvoir ; 2° parce que les troubles fonctionnels graves compromettent souvent la vie des malades et leur ôtent les moyens de pourvoir à leur subsistance.

Traitement. — Les trois grandes indications thérapeutiques de la scoliose sont : 1° prévenir la déviation ; 2° corriger les déformations : 3° maintenir la correction.

1° *Moyens prophylactiques.* — Nous ne saurions indiquer ici les mesures hygiéniques propres à améliorer l'état général du nouveau-né. Il faudrait remonter aux parents, aux unions disproportionnées, faire intervenir les affections héréditaires. De même l'alimentation de la première enfance, si importante d'après quelques auteurs, doit attirer l'attention du médecin ordinaire. Dans la seconde enfance, il faut éviter toutes les causes qui peuvent faire prendre à l'enfant des attitudes vicieuses ; celles-ci d'abord temporaires, deviennent ensuite définitives, la constitution aidant. Dans ce but, on a recommandé dans les écoles, les attitudes symétriques et leur interruption fréquente par des intervalles de repos. L'écriture inclinée, déjà proscrite par les ophtalmologistes, ne l'est pas moins par les hygiénistes au point de vue qui nous occupe (THORENS, DALLY).

Moyens curatifs. — Nous n'insisterons pas sur le traitement général, non pas que nous le considérions comme inutile ; mais parce que la pathogénie de l'affection restant encore indécise, la thérapeutique générale ne saurait sortir des banalités qu'on retrouve à propos de toutes les affections chroniques. Les phosphates de chaux, les amers, les ferrugineux, etc., trouveront ici leur indication.

L'histoire du traitement de la déviation comprend, d'après BAUDRY, trois périodes. Pendant la première, qui depuis HIPPOCRATE va jusqu'à ANDRY (XVIIIe siècle), la thérapeutique rudimentaire de la scoliose se borne à exercer des tractions sur les deux extrémités de la colonne et des pressions sur la gibbosité. La seconde période commence avec ANDRY en 1741 et va jusqu'à LACHAISE (1827). Le traitement de l'affection devient moins primitif et l'on cherche à utiliser les attitudes favorables pour compenser la déviation. Déjà les anciens primitifs sont perfectionnés, les lits orthopédiques font leur apparition, les machines à extension sont essayées. LACHAISE inaugure la troisième période par une réaction contre les appareils et l'application de la mécanique au traitement de la scoliose. Grâce aux travaux de BOUVIER, essentiellement éclectique, la scoliose, mieux étudiée, devint à l'ordre du jour ; il dut s'attacher à lutter contre la myotomie rachidienne préconisée par J. Guérin et aujourd'hui abandonnée ou très restreinte (Volkmann). Pour Bouvier, les indications du traitement sont au nombre de deux : 1° ramener les vertèbres dans leur position normale ; 2° leur faire conserver cette position par le seul effet de la constitution du rachis et par l'action des muscles qui le supportent et le meuvent. La gymnastique active (Bouland, Kjoelstad) ou passive (gymnastique suédoise de Ling) ont tour à tour joui de la faveur des chirurgiens. Enfin aujourd'hui la méthode de suspension et d'immobilisation par le corset plâtré de Sayre est un moyen de traitement à la mode ; son inventeur a certainement réalisé un progrès réel.

Les divers moyens dont dispose le chirurgien sont :

1° *La gymnastique et les manipulations*. — La gymnastique générale a été de tout temps conseillée et mise en pratique dans le traitement de la scoliose ; elle demande une surveillance assidue et un choix judicieux des exercices ; la suspension, l'échelle orthopédique, le char ondulatoire de Pravaz, la natation dans l'air ou dans l'eau, appartiennent à cette catégorie. Dans le but d'assouplir les articulations vertébrales, Dally a eu recours aux manipulations, à une sorte de massage, qui ne trouvent leur indication que dans les cas légers.

La gymnastique suédoise de Ling (*Cinésithérapie de* Dally) a pour base des mouvements doubles, exercés par le malade dans un sens et par un groupe de muscles déterminés ; l'aide résiste en sens inverse. Mentionnons encore dans ce groupe la session unilatérale du côté opposé à la déviation ou sur un plan incliné transversalement (Duchenne (de Boulogne), Volkmann). D'autres exercices font intervenir le malade directement de sorte qu'il peut se traiter seul. Tel est le procédé de la glace (Roth) qui consiste à corriger l'attitude vicieuse de la tête en face d'un miroir ; Kjoelstad apprend à ses malades à tenir le corps dans la rectitude et les bras horizontaux devant une glace sur laquelle on a tracé une croix dont la branche horizontale est à la hauteur des épaules. Enfin Bouland a préconisé la gymnastique respiratoire.

2° *Corsets et ceintures orthopédiques*. — Au début, ces engins très primitifs ont été imaginés dans le but de repousser les parties saillantes pour redresser la colonne ; les uns agissent par pression directe, les autres par la méthode d'inclinaison, d'autres enfin par extension verticale.

Parmi les corsets à pression, citons ceux de Bouvier et Bouland, Mathieu, le corset à barettes de Ducresson, le corset de Duchenne. Ce sont des appareils de soutènement assez médiocres.

Les ceintures employées par la méthode d'inclinaison ont pour but d'exercer une pression unique et très forte sur le thorax et dans un seul sens, afin de renverser les courbures par inclinaison. Le corset de Hossard, la ceinture de Mathieu réalisent cette indication en prenant un point d'appui sur le bassin. D'après Bouvier et Bouland, ces appareils assez réputés luttent contre la pression sans rétablir l'équilibre.

La méthode d'extension et de soulèvement se propose de lutter contre le poids du corps qui infléchit et tord les vertèbres ; les appareils ont donc pour mission de transmettre le poids de la tête et des membres supérieurs au bassin sur lequel ils prennent point d'appui. Tels sont les appareils de BONNET, BIGG, GOLDSMILD, PANAS, TRÉLAT, LE FORT, COLLIN, NYROP, trop vantés par les uns, trop décriés par d'autres. Ces corsets ou ceintures, bons appareils de soutien, empêchent de perdre le bénéfice des autres méthodes ; mais ils n'ont pas par eux-mêmes une grande valeur curative parce qu'ils n'agissent ni sur la flexion, ni sur la rotation.

Pour réduire la difformité, la *suspension latérale* de LORENZ mérite le premier rang ; elle se combine avec la pression au niveau de la gibbosité et des manipulations directes sur la région déviée. BARWELL a proposé un appareil qui rend de grands services surtout dans les scolioses totales. Le malade est couché dans le décubitus latéral, homonyme de la convexité de la scoliose ; une large bande entoure le thorax et vient se fixer à une moufle attachée au plafond à l'aide d'une corde. Le malade est suspendu ainsi pendant un temps variable.

3° *Méthode de Sayre.* — La méthode de suspension de SAYRE, dont nous avons déjà eu l'occasion de parler à propos du mal de Pott, comprend ici encore deux temps :

1° La suspension qui se fait par la tête et les aisselles et dont le but est de diminuer les courbures du rachis (fig. 33) ;

2° L'immobilisation par le corset plâtré pour fixer la poitrine dans la nouvelle position. Le corset doit être remplacé au bout de trois ou quatre mois. Mais après divers essais, SAYRE est arrivé à formuler ses idées sur sa méthode dans la scoliose de la façon suivante : « On croit trop souvent que le corset plâtré dans la scoliose a un but curatif et doit être un appareil inamovible, comme dans le mal de Pott. Je demande au contraire qu'il soit bien entendu que dans le traitement de la scoliose il n'est qu'un adjuvant des exercices gymnastiques, si nécessaires pour la cure de cette difformité, en développant les muscles affaiblis. Le corset plâtré n'est appliqué que pour maintenir le redressement du tronc déterminé par l'auto-suspension. Je le répète et j'y insiste, le corset plâtré doit être enlevé la nuit et chaque fois que le malade fait des exercices gymnastiques. » (SAYRE, *Lect. on the Orthop. Surgery*, 2e édit., 1883.)

Ainsi comprise, cette méthode n'a plus d'autre originalité que de mouler le corset sur le tronc au moment de la suspension, ce qui permet de le surprendre dans une position favorable. La suspension était, en effet, une vieille méthode que NUCK, LEVACHER, GLISSON, DELPECH, ADAMS, LEE, CAZIN avaient déjà utilisée. Malgré quelques critiques, les chirurgiens de tous les pays s'accordent pour reconnaître les bons effets de la méthode de SAYRE. DE SAINT-GERMAIN la considère comme susceptible de rendre de grands services, sauf dans les cas de scoliose à très forte courbure. La plupart des auteurs qui ont attaqué ce traitement reprochent au corset plâtré d'affaiblir les muscles, d'empêcher les exercices gymnastiques, de gêner les mouvements respiratoires : il est vrai que presque tous ont eu recours à la cuirasse complète, inamovible, aujourd'hui abandonnée. SONNENBURG, DUPLAY, ADAMS, SHŒNBORNE, VOGT, les chirurgiens lyonnais se sont prononcés en faveur de la méthode ;

Heather, Bigg, J. Guérin, et d'une facon générale tous ceux qui avaient déjà un traitement personnel la rejettent. L'application de la cuirasse a été également modifiée, et entre autres changements on a substitué le corset poro-plastique de Cocking au maillot de Sayre ; les appareils à suspension ont été eux aussi perfectionnés par Belly, Laroyenne, etc.

4° *Lits orthopédiques*. — Ces appareils, longtemps en vogue, n'ont plus guère aujourd'hui qu'un intérêt historique, car ils sont généralement délaissés, peut-être à tort. Parmi les plus connus, citons ceux de Bouvier, de Pravaz, Guérin, Barwell, Bigg, Buring. Tous présentent un plan horizontal résistant, des lacs et des ceintures pour faire l'extension et la contre-exten- sion du rachis, des vis, des plans inclinés, des liens élastiques pour exécuter des pressions latérales.

Les lits orthopédiques ne sont que des perfectionnements de la vieille méthode de traitement par le repos dans le décubitus horizontal. Elle n'est pas acceptée par Bouvier ; de Saint Germain, au contraire la considère, comme très efficace. Ces lits dispendieux, difficiles à employer dans les familles, trouvent mieux leur place dans les établissements orthopédiques; ils présentent en outre les inconvénients du décubitus longtemps prolongé. Aussi faut-il combiner leur emploi avec les moyens dynamiques, la gymnastique et l'élec- tricité, vantées à juste titre par Duchenne (de Boulogne).

LIVRE III

MALADIE DE L'ŒIL ET SES ANNEXES

Bibliographie générale. — *A). Traités spéciaux.* — STŒBER, 1834. — MACKENZIE, Trad. WARLOMONT et TESTELIN, 4ᵉ édit., 1856. — WARTHON JONES, Trad. FOUCHER, 1862. — DE WECKER, 1ʳᵉ édit., 1863; 2ᵉ édit., en collaboration avec LANDOLT, 1883. — FANO, 1866. — MAURICE PERRIN, 1872. — GALEZOWSKI, 1875 : *Traité de diagnostic*, en collaboration avec DAGUENET, 1883. — PANAS, *Les Kératites*, 1876; *Affect. de l'appart lacrymal*, 1877; *Les Membranes profondes; les Rétinites*, 1878. — SICHEL, 1879. — DE WECKER et MASSELON, *Thérap. ocul.*, 1879. — MEYER, 1880, — YVERT, *Blessures de l'œil*, 1880. — AUGEL, 6ᵉ édit. (New-Vork), 1882. — ABADIE, 2ᵉ édit., 1883. — DE SAINT-GERMAIN et VOR, *Des maladies des yeux chez les enfants*, 1887. — COURTER et PROST. *Chir. ocul.* (Londres), 1888. — FOX et GOULD, *Diseases of the Eye. Philadelphie*, 1888. — HERSING, *Compendium für Augenheilkunde Stuttgard*, 1888, 6ᵉ édit. — MAX KNIES, *Précis d'ocul.* (Wiesbaden), 1888. — ADOLF VOSSIUS, *Précis d'ocul.*, Leipsig, 1888. — TROUSSEAU, *Leçons de thérap. ocul.*, 1889. — KŒNIGSTEN, *Traité des affec. ocul.* Vienne, 1889. — VACHER, *Manuel* (Paris), 1889.

B). Principaux recueils périodiques. — 1º *Annales d'oculistique.* (Ce recueil fondé depuis 1837, contient des tables générales publiées tous les quatre ans qui facilitent beaucoup les recherches, on y trouvera tous les renseignements désirables. *Archives d'ophtalmologie* de PANAS, LANDOLT, GAYET, BADAL. Bibliographies très complètes.)

Journaux allemands. — *Archiv für Augenheilkunde, par* KNAPP et HIRSCHBERG. — *Archiv für Ophthalmologie.*

Journaux anglais. — *Ophtalmic Hospital Reports.* — *Archiv of Ophthalmology.*

CHAPITRE PREMIER

AFFECTIONS CHIRURGICALES DE L'ORBITE

§ 1ᵉʳ. — Lésions traumatiques de l'orbite.

Bibliographie. — BERTHERAND, *Coup de feu de l'or. Recueil de Mém. de méd. et ch. mil.*, 2ᵉ série, t. VII, 1851; *Ann. d'ocul.*, t. XXXIII, 1855. — WHITE COOPER, *Leçons sur les plaies de l'Or.* (eod. loc.). — A. LANDER et A. GEISSLER, *Die Vertlezungen des Auges*, Leipsig, und Heidelburg, 1864. — ANNANDALE, *Edimburgh Med. Journ.*, 1877. — DUCELLIEZ, *Recueil d'opht.*, 1878. — GAYET, *Fract. directe* (Lyon médic., 1878.

— Brière, *Ann. d'ocul.*, t. LXXX, p. 57, 1879. — Berlin, *Die Krankhèiten der Or.*, Leipzig, 1880. — Goldzieher, *Les blessures par armes à feu de l'Orb., troubles visuels conséc.*, *Wien. Med. Woch.*, nᵒˢ 16 et 17, 1881. — Loverdos, *Fract. du plancher*, Thèse de Paris, 1882. — Berned, Thèse de Paris, 1883. — Fontais, *Recueil d'ophth..* 1884. — Besnard, Thèse de Paris, 1886. — Fraser, *Lancet*, 1886. — Nimier, *Blessures de l'œil, pendant la guerre de 1870-71*, *Arch. de méd. milit.*, sept. 1889. Le lecteur consultera en outre les divers traités de blessures par armes à feu, l'article Orbite, de Le Dentu. *Dict. de méd. et chir. prat.*, 1877, et celui de Chauvel, *Dict. encycl.* (Bibliographie).

1º CONTUSIONS ET PLAIES CONTUSES

Les contusions légères du rebord orbitaire occasionnent d'ordinaire un épanchement sanguin qui infiltre le tissu lâche des paupières, et se traduit par une ecchymose péri-orbitaire plus ou moins accentuée. Lorsque le coup a porté directement sur le bord orbitaire supérieur, c'est-à-dire sur l'arête mince, vive et tranchante qui termine ce bord, la blessure présente parfois un tel caractère de netteté, qu'elle semble avoir été faite par un instrument effilé et tranchant. Cependant la plaie des téguments seule est fort nette: du côté des parties profondes la solution de continuité s'élargit et s'accompagne souvent d'épanchements sous-périostiques, et, s'il y a communication avec l'air, de phlegmons et de fusées purulentes. Ces complications sont assez fréquentes, et nous devons encore signaler la possibilité de l'existence d'une fracture du rebord osseux, d'épanchements sanguins dans la cavité orbitaire, épanchements qui pourront être plus tard le début d'un phlegmon de l'orbite, enfin des troubles du côté de la vision, troubles que, dans notre ignorance, nous décorons du nom d'amaurose. Cette amaurose immédiate ou tardive, parfois de courte durée, est presque incurable dans maintes circonstances.

Dans quelques cas de ce genre, l'ophtalmoscope a permis de découvrir l'existence d'un décollement rétinien; mais, en général, on ne trouve aucune lésion; plusieurs auteurs croient que la maladie est d'origine réflexe et la considèrent comme le résultat de la lésion des nerfs sus ou sous-orbitaires. À la suite d'accidents semblables, Fontan (de Brest) a signalé un daltonisme très marqué: chez les marins et les employés de chemin de fer, il sera donc nécessaire d'examiner le sens chromatique de tout homme qui aura eu une contusion de l'œil ou du rebord orbitaire.

Le traitement est ici des plus simples : après avoir désinfecté la plaie, on en réunira les bords par quelques points de suture.

2º PLAIES PÉNÉTRANTES DE L'ORBITE SANS LÉSIONS DES PAROIS OSSEUSES

Ces plaies sont produites le plus souvent par des instruments piquants (épée, fleuret, poinçon, canif). L'aspect de la blessure, son siège, l'examen de l'instrument, le récit des conditions dans lesquelles s'est produit l'accident, l'issue de pelotons graisseux par la plaie, une certaine gène dans les mouvements de l'œil, parfois un exophtalmos léger sont les symptômes principaux de la lésion.

Lorsqu'elles sont simples, ces plaies guérissent en général avec facilité. La réunion immédiate est la règle lorsqu'on est sûr de l'asepsie de la plaie. Il peut survenir cependant des complications graves par suite de la lésion de vaisseaux, de nerfs importants ou du séjour d'un corps étranger dans la plaie.

Traitement. — Après avoir lavé la région blessée, on appliquera sur le globe oculaire quelques doubles d'ouate ou de gaze antiseptique; puis, à l'aide d'une bande de flanelle, on comprimera légèrement de manière à immobiliser l'œil. Il faut s'abstenir soigneusement de toute exploration au stylet.

3° FRACTURES DE L'ORBITE

Les fractures de l'orbite peuvent être simples ou exposées. La saillie formée par le bord orbitaire explique la fréquence des fractures directes de cette région dans les rixes, les chutes, etc. Les instruments piquants, contondants et surtout les projectiles de guerre produisent souvent des fractures exposées. Dans la statistique de la guerre d'Amérique, Otis signale 1,190 cas de coups de feu de la région orbitaire.

Les fractures exposées varient depuis la simple fêlure jusqu'au broiement complet. Du reste, en général, la lésion osseuse est de peu d'importance, comparée aux complications graves qui l'accompagnent. Dans les faits signalés par Otis, on trouve 63 cas avec perte absolue de la vision, 725 avec perte de la vue d'un seul côté. La mortalité fut considérable tant par les lésions cérébrales que par les lésions vasculaires. Les plaies par instruments divers (épée, canne, fourche, couteau, etc.) sont plus rares; elles intéressent fréquemment la voûte orbitaire supérieure où elles acquièrent un haut degré de gravité. Berlin a relevé 52 cas de fractures directes ainsi produites, avec mort ; ces faits n'ont rien de surprenant, étant donné le voisinage du cerveau et de vaisseaux importants.

Les fractures simples intéressent surtout les bords saillants des parois ; supérieures et inférieures; elles consistent en fêlures, fissures, fentes, qui peuvent se propager jusqu'à la base du crâne et plus tard donner lieu à des complications sérieuses.

Les symptômes des fractures avec plaies sont d'ordinaire multiples; la vue et le toucher permettront facilement de reconnaître la lésion osseuse. Les complications les plus fréquentes portent sur le globe de l'œil, le nerf optique, les vaisseaux contenus dans la cavité orbitaire ou dans son voisinage, et enfin sur le cerveau. La perte de la vision absolue ou unilatérale survient tantôt immédiatement, tantôt consécutivement; elle résulte d'une lésion directe de l'œil ou de lésions du cerveau au niveau du chiasma, des nerfs optiques.

Les fractures simples sont bien moins faciles à reconnaître; lorsqu'il existe seulement une fêlure, l'exploration la plus minutieuse ne donne souvent que des renseignements bien imparfaits; aussi ne faut-il pas être trop affirmatif dans le pronostic, et se rappeler que du côté du cerveau et de la vue les complications les plus graves peuvent survenir.

Traitement. — Le repos, l'application de compresses résolutives et antiseptiques constituent les seuls moyens de traitement applicables aux fractures simples; pour les fractures compliquées on ne peut tracer à l'avance aucune règle; d'une façon générale on se bornera à extraire les esquilles libres, à relever celles qui sont enfoncées et dont la présence pourrait déterminer des accidents, enfin à rendre le foyer aseptique.

4° ÉPANCHEMENTS SANGUINS

Le sang épanché dans l'orbite provient de deux sources différentes : des vaisseaux contenus dans la loge orbitaire ou de ceux que l'on trouve dans les cavités voisines, il existe alors une communication accidentelle. Ce liquide s'accumule : 1° entre l'os et le périoste; 2° dans le tissu cellulaire; 3° entre l'œil et la capsule de Tenon (WECKER).

Les symptômes de ces épanchements sont : un exophtalmos plus ou moins marqué, suivi d'une ecchymose sous-conjonctivale et palpébrale. Cet exophthalmos gêne les mouvements de l'œil, détermine de la diplopie et de la mydriase; enfin des troubles circulatoires ne tardent pas à se montrer du côté de la rétine.

Ces épanchements se résorbent en général rapidement; avec eux disparaissent les accidents ci-dessus signalés. Les révulsifs et la compression constituent le meilleur traitement; si l'on jugeait nécessaire une intervention plus active, on ferait un large débridement.

5° CORPS ÉTRANGERS

Bibliographie. — J.EKER, *Corps étr.*, *Ann. d'opht.* de JAMAIN, t. VI, 1856. — DEMARQUAY, *l'Union méd.*, 2° série, t. IV, 1859. — PAGENSTECHER, *Ann. d'ocul.*, t. LII, 1864. — A. CLARKE, *eod. loc.*, t. LIV, 1865. — BOREL, *Bull. de thérap.*, t. LXXX, 1871. — DELÈS, *Diss. Inaug.*, Bonn, 1875. — LAWSON, *The Lancet*, t. II, 1877. — FALK, *Diss. Inaug.*, Greisswald, 1878. — RICHET, *Gaz. des hôp.*, 1880.

Les corps qui se logent dans la cavité orbitaire sont très variables, les balles et les grains de plomb toutefois comptent parmi les plus nombreux. Des phénomènes inflammatoires graves peuvent résulter de leur présence ; dans quelques cas ils sont parfaitement tolérés, la plaie se ferme et ils s'enkystent. Toutefois on les a vus occasionner ultérieurement des accidents de compression divers du côté du globe oculaire.

L'instrument vulnérant peut encore s'enclaver dans la paroi osseuse, ou aller se loger dans l'épaisseur même des centres nerveux. Si la lésion est récente, le corps étranger visible, il faut essayer de le saisir et de l'extraire. Lorsque la lésion est ancienne, le corps étranger enclavé ou enkysté, la conduite du chirurgien variera suivant le degré de tolérance des tissus pour cet hôte incommode.

§ 2. — Maladies inflammatoires de l'orbite.

Bibliographie. — DE GRÆFE, *Ann. d'ocul.*, t. XLIX, 1863. — HORNER, *Klin. Monatbl. f. Augenheilk.*, 1863. — HULKE, *Ann. d'oc.*, t. LIII, 1865. — SICHEL, *Mém. sur la carie, de l'orb. Ann. d'oc.*, t. LXIV, 1870. — SPENCER WATSON, *On the Diagnosis of the Periostitis in the Orb..* in *The Pract.*, 1872. — PANAS, *Bull. et mém. de la Soc. de chir..* 3e série, t. II, 1875. — SICHEL (fils), *Arch. gén. de méd.*, 6e série, t. XVI, p. 448, 1878. — CHEVALLEREAU, *Gaz. d'opht.*, t. IV, 1879. — THIRY, *Presse med. belge*, 1880. — ADLER HANS, *Wien. Med. Press.*, t. XXII, p. 799. — BAYER, *Prager. Med. Woch.*, 1881, t. VI, p. 221. — ANTON. SCHWENDT, *Des phlegm. de l'orb. suivis de cécité. Inaug. Diss.* Bâle. 1882. — PUICHAGUT, Th. Paris, 1884. — BOUILLY, *Gaz. des hôp.*, 1885.

1º PHLEGMON DE L'ORBITE

Le phlegmon de l'orbite, affection rare, peut se montrer spontanément à la suite des fièvres graves ; mais ordinairement il est consécutif aux lésions traumatiques de la cavité orbitaire ou du squelette. Parmi les causes qui lui donnent naissance, signalons : les blessures et fractures de l'orbite; la présence de corps étrangers dans la cavité orbitaire ; les lésions osseuses chroniques périphériques ; les opérations qui se pratiquent sur les voies lacrymales, les muscles de l'œil (strabisme, énucléation du globe oculaire).

Un ensemble de phénomènes généraux graves (fièvre intense, céphalée) annoncent l'apparition du phlegmon. Rapidement les paupières sont rouges, tuméfiées ; on les entr'ouvre avec peine et l'on aperçoit le globe de l'œil immobilisé, comme enveloppé de toutes parts par la conjonctive infiltrée. Les phénomènes généraux s'aggravent, le malade accuse des douleurs péri-orbitaires des plus vives ; elles deviennent tensives, pulsatives ; l'œil semble chassé au dehors ; la pupille est dilatée, la vision confuse.

Le phlegmon de l'orbite se termine bien rarement par résolution ; ordinairement la suppuration survient, le pus se fait jour près de l'angle interne, à la paupière supérieure (RIBERY, DEMARQUAY). ou bien il perfore les parois de l'orbite et se crée une issue par laquelle il s'écoule dans les cavités voisines: (fosses nasales, antre d'Hygmore, fosse zygomatique) ; on l'a même vu traverser la fente sphénoïdale et déterminer du côté des méninges et du cerveau des complications mortelles.

D'après SCHWENDT, la mortalité serait de 20 p. 100 dans le phlegmon unilatéral de l'orbite ; si l'inflammation atteint les deux orbites à quelques jours d'intervalle, le pronostic est presque toujours fatal. Le phlegmon double entraînerait fréquemment une perte absolue de la vision, complication qui se bornerait à un quart des cas dans le phlegmon unilatéral. La cécité est consécutive soit à une perforation de la cornée, soit à la phtisie du globe oculaire ou à l'atrophie du nerf optique. Il existe encore une troisième terminaison possible, l'induration ; le tissu cellulaire reste alors infiltré et dur, l'œil saillant, presque immobile. La maladie ne pourrait être confondue qu'avec le phlegmon de l'œil lui-même ; mais les commémoratifs et le mode de développement du mal suffiront à éviter cette erreur.

Traitement. — Tant que la résolution est possible, les sangsues, les onctions mercurielles, les dérivatifs sur le tube digestif seront employés tour à tour. Si le mal continue à progresser, on aura recours aux applications de compresses antiseptiques chaudes ; dès que la fluctuation peut être soupçonnée, il faut se hâter de donner issue au pus par une large incision pratiquée en suivant le sillon oculo-palpébral supérieur ou inférieur. Si, malgré ces précautions, il survenait une perte absolue de la vision avec panophthalmie concomitante, on serait autorisé à enlever le globe de l'œil.

2° PÉRIOSTITE DES PAROIS DE L'ORBITE

L'inflammation du périoste de l'orbite est aiguë ou chronique, limitée à certains points ou diffuse, fait rare. La périostite aiguë reconnaît pour causes les contusions violentes, les refroidissements, etc. Les symptômes sont à peu de chose près ceux du phlegmon ; les douleurs pulsatives présentent un degré d'acuité considérable, l'exophtalmos se montre moins accentué que dans le cas précédent. Beaucoup plus fréquente est la périostite chronique. Cette lésion se trouve d'ordinaire sous l'influence d'un état général : rhumatisme, syphilis, tuberculose. Les symptômes auxquels elle donne lieu sont des plus vagues : douleurs sourdes plus vives la nuit que le jour (forme syphilitique), empâtement des paupières « chémosis ». Le périoste épaissi forme une masse souvent sensible à la pression, dont la présence gêne les mouvements de l'œil ; cette tumeur persiste indéfiniment, ou bien le pus se collecte ; la suppuration entraîne une destruction plus considérable de l'os sous-jacent. Le pronostic est grave, la maladie peut en effet déterminer la formation d'un phlegmon de l'orbite, ou amener la perte de la vision par suite de compression du nerf optique.

Suivant la nature du mal, on prescrira simplement des révulsifs ou le traitement antispécifique. Si le pus se collecte, il faut aller à sa recherche ; on s'assure alors de l'état du squelette ; si l'on constate la présence de lésions osseuses, il faudra gratter le foyer, le drainer et faire dans sa cavité des injections antiseptiques. La guérison, même dans les cas heureux, ne s'obtient qu'au prix de cicatrices indélébiles.

§ 3. — Tumeurs de l'orbite.

Bibliographie. — *Tumeurs de l'orbite en général et tumeurs solides.* — A. BÉRARD, *Bull. gén. de thérap.*, t. XXVII, p. 276, 1844. — CHASSAIGNAC. *Sarcomes de l'Or. Bull. de la Soc. de Chir.*, 1ʳᵉ série, t. II, p. 430, 1852. — MAISONNEUVE, *Exost. éburnée, Arch. d'opht.* de JAMAIN. — DOLBEAU, *Ibidem*, t. V, 1855. — CARRON DU VILLARD, *Études sur l'exophthalmie. Ann. d'ocul.*, t. XL, 1858. — LETENNEUR,

Exost. de l'Orb. Bull. gén. de thérap., t. LXXXIII, p. 90, 1872, et *Bull. de la Soc. de chir.*, 3° série, t. II, 1873. — SCHWARTZ, *Bull. Soc. anat.*, 1874. — GUYON, *Sarc. fasc. Bull. et mém. de la Soc. de chir.*, t. I°ʳ, 1875. — LINDSLEY, *Exost. de l'Or., New-York Med. Record*, 1879. — JANEULSON, *Cancer caverneux. Berlin. klin. Wochensch.*, n° 6, 1879. — RICHET, *Epithélioma de l'orb., le Praticien*, Paris, 1880. — WARLOMONT, *Lip. de l'Or. Ann. d'ocul.*, t. LXXXIV, 1880. — STEDMANNBULL, *Contr. à l'an. path. des tum.*, etc., *New-York Med. Journ.*, 1881. — HULKE, *Ostéome de l'orbite, The Lancet*, 1882. — HUBER, *Inaug. Diss.* Zurich, 1882. — GALENZA, *Giorn. d. ac. R. di Torino*, mai 1882. — LEDARD, *the Lancet*, 1882. — PANAS, *Diagnost. des tumeurs de l'or. Semaine méd.*, 1883. — RICHET, *Tumeurs de l'or. Sem. med.*, 1886. — ABADIE, *Union medic.*, 1887. — GAYET, *Tumeurs symétriques des orb. Arch. d'oph.*, 1888. — LAGRANGE, *Soc. de chir.*, 1891.

Thèses de Paris. — 1852, DAGUENET. — 1853, DEMARQUAY (Agrég.). — 1854, BOGROS. — 1865, FLEYS. — 1877, BARBOT. — 1882, DUFAIL. — 1888, MALPAS.

TUMEURS EN GÉNÉRAL

Les productions pathologiques que l'on rencontre dans la cavité orbitaire représentent, d'après la statistique de BERLIN, 41 p. 100 des maladies de cette région ; ces tumeurs peuvent provenir soit des parois même de l'orbite, soit des organes contenus dans cette cavité. Par suite de leur développement, les tumeurs des régions voisines pénètrent aussi dans la loge orbitaire et donnent lieu à tous les symptômes des tumeurs de l'orbite elles-mêmes : quelle que soit leur origine, les néoplasmes de l'orbite présentent un certain nombre de caractères communs, qui varient suivant la période de leur développement. L'évolution des tumeurs de l'orbite se divise en trois périodes :

1° *Période de début.* — Pendant cette première phase, le produit morbide peu développé révèle sa présence par de simples troubles fonctionnels : diminution de l'acuité visuelle, gêne des mouvements du globe oculaire, œdème sous-conjonctival. Suivant que la tumeur siège en tel ou tel point, que la compression porte sur les vaisseaux, le nerf optique, les filets moteurs ou sensitifs, tel ou tel symptôme prédomine : l'interprétation des faits est souvent bien difficile, et le mal, à cette période, peut facilement passer inaperçu.

2° *Période d'état.* — La masse néoplasique, ne trouvant plus assez de place dans la cavité orbitaire, tend à en chasser les organes qui y sont contenus, de là un certain nombre de symptômes caractéristiques. Signalons rapidement :

a. La projection en avant du globe oculaire (exophthalmie, exophthalmos) ou la déviation de l'organe (fig. 45), variable avec le point d'implantation du néoplasme et se produisant toujours dans une direction opposée à ce point.

b. La gêne des mouvements qui s'accentue de plus en plus.

c. Le ptosis de la paupière supérieure et l'ectropion de l'inférieure.

d. Les troubles visuels variés dus à la compression du globe oculaire lui-même (photophobie, diplopie, anomalie de la réfraction, hypermétropie ou

myopie acquise) ou à la compression du nerf optique (congestion péri-papillaire, plus tard névrite optique).

3° *Période*. — La tumeur fait saillie à l'extérieur : dès lors, on peut apprécier sa forme, sa consistance, l'état poli ou rugueux de sa surface, sa mobilité, ses adhérences, les pulsations qui l'animent, etc.

Division des tumeurs de l'orbite. — Les principales tumeurs que l'on rencontre dans la cavité de l'orbite sont : 1° les tumeurs solides : lipomes,

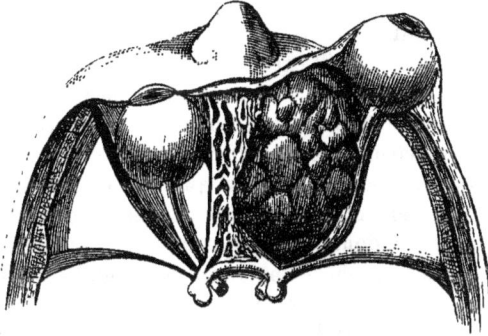

Fig. 46. — Tumeur de l'orbite. — Le globe de l'œil est chassé en avant et dévié. — Figure
empruntée au supplément du *Traité des maladies des yeux* de MACKENZIE.

fibromes, exostoses, tumeurs de mauvaise nature ; 2° les kystes ; 3° les tumeurs sanguines, anévrysmoïdes ou pulsatiles.

1° TUMEURS SOLIDES

On ne trouve pas un seul cas démontrant d'une façon péremptoire l'existence du lipome de l'orbite ; les observations de fibromes et d'enchondromes
sont aussi fort discutables.

Exostoses. — Les exostoses de l'orbite proviennent des parois mêmes de
la loge, ou ont leur origine dans un des sinus voisins. Celles qui naissent
directement dans cette cavité se développent parfois aux dépens du périoste,
plus souvent aux dépens du diploé osseux. Sur 30 cas de ce genre, BERLIN
trouve 19 exostoses éburnées, 7 mixtes, une purement spongieuse et trois
cartilagineuses ; la variété éburnée est donc la plus fréquente. D'après
ABADIE, ces productions, de même que les exostoses des sinus dont nous parlerons ultérieurement, seraient pédiculées ou libres. Les exostoses de l'orbite
sont le plus souvent solitaires ; dans quelques cas, il existait deux tumeurs
symétriquement placées, fort rarement on en a rencontré plusieurs. Le
volume de ces masses est très variable ; en général grosses comme une noisette, elles peuvent atteindre le volume d'un œuf de poule et parfois même
les dimensions d'une tête de fœtus (TEXTOR).

La cause de ces exostoses est la plupart du temps inconnue, on invoque
alors le rhumatisme, la syphilis : ces tumeurs étant surtout fréquentes chez

les adolescents, DOLBEAU, DUPLAY et autres les rapprochent des exostoses de croissance.

· Le développement de ces néoplasmes donne lieu aux symptômes ordinaires des tumeurs de l'orbite. Dès que la production est assez développée, on constate à la palpation l'existence d'une masse dure, arrondie, bosselée, indolore à la pression. Si cette tumeur acquiert un développement considérable, elle défonce les parois de l'orbite, pénètre dans les cavités voisines où sa présence occasionne une série de troubles fonctionnels.

Les exostoses de l'orbite constituent une affection sérieuse contre laquelle il faut instituer un traitement des plus actifs.

On doit toujours, surtout s'il existe des symptômes de syphilis, essayer le traitement antispécifique ; si la tumeur ne diminue pas, si par son volume elle occasionne des accidents sérieux, l'intervention chirurgicale devient nécessaire. Il faut bien savoir que les difficultés sont parfois considérables; on s'en fera une juste idée lorsqu'on saura que des opérateurs de la valeur de MAISONNEUVE et de KNAPP ont été obligés de laisser des opérations inachevées. Pour remédier aux douleurs produites par la pression de la tumeur sur le globe oculaire, BERLIN propose l'ablation de ce globe; intervention hardie assurément, mais légitime dans certaines circonstances.

Sarcomes. — Les sarcomes de l'orbite constituent, d'après BERLIN, l'immense majorité des tumeurs de cette région. Cet auteur en décrit plusieurs formes : 1° *Cylindrome* (sarcome carcinomateux de SATTLER). Tumeur à structure aréolaire, récidivant sur place avec facilité, mais n'ayant aucune tendance à se généraliser. 2° *Sarcome plexiforme.* Variété fort rare qui se développe au voisinage de la glande lacrymale. 3° *Myxo-sarcome.* Variété aussi très rare, à récidive rapide. 4° *Fibro-sarcome.* Sarcome à cellules rondes, fusiformes, variété de beaucoup la plus fréquente ; ces néoplasmes naissent dans le tissu cellulaire de l'orbite, principalement aux dépens du périoste de cette cavité. BERLIN classe dans ce groupe non seulement les tumeurs fibreuses, fibroïdes, fibro-plastiques, mais encore les encéphaloïdes et le squirrhe des anciens. Leur récidive est fatale ; ils se généralisent souvent en peu de temps. 5° *Mélano-sarcome.* Les mélano-sarcomes de l'orbite sont presque toujours consécutifs à des tumeurs de même nature qui ont pris naissance dans le crâne, la conjonctive ou la choroïde ; leur malignité est extrême, la récidive se fait avec une rapidité désespérante.

Il existe aussi dans la science quelques cas de carcinomes, de névromes plexiformes, de lymphadénomes de l'orbite. Ces différents néoplasmes présentent les caractères généraux des tumeurs de l'orbite. La mollesse, la rénitence de certains d'entre eux ont pu en imposer quelquefois et faire croire à la présence de kystes. Les tumeurs mélaniques seules, par leur coloration noirâtre ou gris noirâtre, semblable à celle de la tourbe dont elles ont aussi la consistance, offrent un ensemble de caractères qui permet de les reconnaitre avec facilité. Dans tous les autres cas, l'examen histologique est nécessaire au diagnostic.

La fréquence des récidives, la rapidité avec laquelle ces tumeurs se propagent dans le cerveau, la dure-mère, les os du crâne, font que certains chirurgiens croient prudent de s'abstenir de toute opération, considérant que celle-ci active trop souvent le développement du mal. Ici encore, nous croyons dangereuses les opinions exclusives; la manière d'agir dépendra de l'état général du sujet, de la marche de la tumeur, des accidents qu'elle occasionne, etc. En tout cas, le pronostic est des plus graves; tôt ou tard, en effet, la tumeur récidivera et sa généralisation entraînera la mort.

2° KYSTES DE L'ORBITE

Bibliographie. — RICHARD, *Kyste derm. de l'orbite. Discuss. à la Soc. de chir.*, *Bull.*, 1re série, t. V, 1855. — GIRARDI, *Mém. de la Soc. de méd.* de Halle, p. 255, 1862. — A. DE GRÆFE. *Arch. f. Opht.*, t. X, *Abth.* I, p. 205, 1864, et *Ibid.*, t. XII, s. 194, 1866. — GIRAUD-TEULON, *Bull. de la Soc. de chir.*, 2e série, t. XI, 1870. — BRESGEN (de Kreuznach), *Échinocoque de l'orbite, Berlin. klin. Wochens.*, 1874. — LAWSON, *Tumeur hyd. volumin. The Lancet*, 1876. — BRIÈRE, *Ann. d'ocul.*, 1877. — BERGER, *Kystes huileux*, *Bull. de la Soc. de chir.*, t. VI, p. 594, 1880. DEMONS. *eod. loc.*, 1880. — TALKO, *Sixième cas de kyste séreux congénital*, *Ann. d'ocul.*, t. LXXXIV, p. 176, 1880. — MULES, *Tumeur hydat. de l'orb.*, *The Lancet*, n° 25, 1882. — J. CHAUVEL, *Soc. de chir.*, 1883.— PANAS, *Union méd.*, 1886.

Thèses de Paris. — 1869, CH. RÉGNIER. — 1877, GACIGUTA.

Les kystes de l'orbite se divisent en : congénitaux et acquis.

Les kystes congénitaux peuvent occuper l'angle externe ou l'angle interne de l'œil. Ainsi que VERNEUIL et BROCA l'ont nettement établi, ces kystes sont dus à l'enclavement d'une portion du feuillet externe du blastoderme; ce sont des kystes dermoïdes, qualification que justifient amplement la texture de leurs parois et la nature de leur contenu : on a en effet trouvé dans leur intérieur des concrétions calcaires, des poils, des cellules épidermiques, des masses visqueuses, etc. Au moment où le sujet arrive à la puberté, ces kystes subissent souvent un développement rapide. De ces kystes, il faut rapprocher une variété de tumeur signalée pour la première fois par BROCA en 1862, et que l'on connaît sous le nom de kystes huileux prélacrymaux. Il existe aujourd'hui onze observations de ce genre dues à VERNEUIL, PERRIN, LE DENTU, ALBERT, DESPRÉS, HIRSCHBERG. Le contenu de ces tumeurs est un liquide opalin, fluide, renfermant des traces évidentes de matières grasses.

Les kystes développés après la naissance, kystes acquis, comprennent deux groupes bien distincts : les kystes séreux et les kystes hydatiques.

a). Kystes séreux. — Ils se développent au milieu du tissu cellulaire de l'orbite sans aucune cause appréciable ; d'après quelques auteurs, ils prendraient aussi naissance dans les petites bourses séreuses qui existent normalement et sont destinées à faciliter le jeu des muscles de l'œil. On a voulu rattacher à ces kystes les prétendus faits d'hydropisie de la capsule de TENON, signalés par CARRON DU VILLARD. L'existence de cette variété de tumeur n'est pas suffisamment démontrée pour que nous puissions nous en occuper ici.

b). Kystes hydatiques. — Dans ce groupe, on range les tumeurs kystiques qui renferment à la fois dans leur intérieur et des échinocoques et des cysti-

erques. Ces produits sont rares, BERLIN a pu cependant en réunir quelques
observations, dont plusieurs fort douteuses.

Symptômes. Marche. Pronostic. — Jusqu'au moment où ils sont accessibles
par la palpation, les kystes ne présentent d'autres symptômes que ceux qui
caractérisent d'ordinaire les tumeurs de l'orbite. Dès que l'on peut palper la
masse, la forme, la rénitence spéciale que l'on éprouve, parfois la fluctuation
mettent sur la voie du diagnostic. L'existence du kyste établie, à quelle variété a-t-on affaire ? La question est fort difficile à résoudre. Cependant le
siège de la tumeur à l'angle interne ou externe de l'œil, l'origine, le mode de
développement du mal, les adhérences de la masse à l'os, sa mobilité sur les
parties superficielles pourront faire penser à un kyste dermoïde. La ponction
suivie de l'examen histologique du liquide rend de grands services ; malheureusement, cette petite opération n'est pas toujours innocente, elle
nécessite en effet une asepsie rigoureuse. La marche des kystes est fort lente,
mais, grâce à leur accroissement incessant, ils entraînent la perte de la
vision et parfois la mort par pénétration de la tumeur dans la cavité crânienne.

Traitement. — Les divers traitements que l'on peut employer contre ces
tumeurs sont : la ponction simple ou suivie d'injection iodée, l'incision.
l'excision de la poche, suivie d'un pansement destiné à faciliter le rapprochement des parois, enfin l'extirpation du sac. Ce dernier procédé
est assurément le meilleur, malheureusement il n'est pas applicable à
tous les cas.

3º TUMEURS VASCULAIRES

Bibliographie. — VELPEAU, *Bull. de thérap.*, t. XVII, p. 127, 1839. — FOUCHER,
Tumeur séreuse, Gaz. des hôp., 1858. — AUBRY (de Rennes), *Tum. orb. avec puls.,
Bull. de la Soc. de chir.*, 2ᵉ série, t. V, 1865. — WECKER, *Gaz. hebd.*, 1867. —
L. LE FORT, *Valeur thérap. de la lig. de la carot. primit., Ibid.*, 1868. — TERRIER,
Revue crit., Arch. gén. de méd., 6ᵉ série, t. XVIII, p. 171, 1871. — TH. HOLMES,
Orbit. anévrysm.. The Lancet, 1873, t. II. — NIEDEN, *Centralbl. f. Chir.*
1874-1875. — RIVINGTON. *Transact. of the Roy. Med. and. Surg. Soc.*, 1875,
t. LVIII, p. 483. — H. WOLF, *Ueber pulsirenden Exopht. Diss. Inaug.*, Bonn.
1876. — BITSCH, *Tum. puls.* in *Klin. Monatsbl. f. Augenheilk.*, 1879. — KLEINS.
Schmidt's Jahrb.. t. CLXXXVI, p. 274, 1880. — SATTLER, *Ueber pulsirendes
Exopht.*, GRÆFE. und SŒMICH. *Handbuch der Augenheilk.*, Bd. VI, Leipsig, 1880
(Bibl.). — YVERT, *Recueil d'opht.*, 3ᵉ série, t. III, 1881. — PEYROT, *Angiome
fibreux de l'orbite, Gaz. des Hôp.*, 1882. — BERGER, *Anévr. art. veineux. Soc. de
chir.*, t. XII, 1881. — WEISS, *Tum. puls. de l'orbite traitée par l'Électrol. Méd.
News*, 5 août et 7 octobre 1882. — GAYET, *Ann. d'ocul.*, 1883. — DEMPREY, *Brit.
Med. Journ.*, 1886. — SILCOCE, Adam FROST, HUTCHINSON, *Société d'ophth. de
Londres*, 1886. et *Semaine Méd..* 1886. — L. LE FORT. — *Revue de Chirurgie*, 1890.
Bibl. complète.

Thèses de Paris. — 1865, ICHARD. — 1865. DUPONT. FLEYS. — 1867, LABURTHE. — 1870,
DELENS. DUMÉE. — 1887. Malpas.

A. — TUMEURS ANÉVRYSMOIDES OU PULSATILES

Avec TERRIER, nous grouperons sous ce titre la plupart des tumeurs décrites, autrefois sous le nom d'anévrysmes, de tumeurs érectiles artérielles, d'anévrismes cirsoïdes, etc., caractérisées toutes par les trois symptômes suivants : *Pulsations, bruit de souffle, exophthalmie*. La pathogénie de ces néoplasmes a donné lieu à bien des discussions et à de nombreuses hypothèses. Au commencement de ce siècle, TRAVERS (1809) décrit le premier ces tumeurs, et les considère comme de véritables anévrysmes par anastomose des vaisseaux de l'orbite ; son opinion est admise sans contestation pendant de longues années. Après lui, GUTHRIE (1823), se basant sur l'observation anatomique, fait de ces tumeurs des anévrysmes de l'artère ophtalmique. DEMARQUAY, dans sa thèse en 1853, divise les tumeurs pulsatiles de l'orbite en deux groupes : anévrysmes artério-veineux et anévrysmes de l'artère ophthalmique. Plus tard ce même auteur, rejetant l'existence des anévrysmes par anastomose de l'orbite (1859), range tous les cas de ce genre dans l'anévrysme diffus, primitif ou consécutif.

Après la publication des faits observés par NÉLATON (1855 et 1865) et dans lesquels, à la suite de lésions traumatiques, le chirurgien français avait démontré l'existence d'un anévrysme artério-veineux par rupture de la carotide dans le sinus caverneux, la théorie de l'anévrysme intra-orbitaire par anastomose est battue en brèche. DELENS, HOLMES, WALTHER, RIVINGTON se rangent à l'avis de NÉLATON et placent le siège de ces productions en dehors de l'orbite dans le sinus caverneux. SCHLOEFKE (1879) n'admet même plus l'existence d'une tumeur pulsatile intra-orbitaire. SATTLER, dans un remarquable mémoire (1880), est plus éclectique et, tout en reconnaissant la fréquence beaucoup plus grande de la rupture de la carotide au niveau du sinus caverneux, il ne nie pas l'existence des tumeurs pulsatiles intra-orbitaires.

C'est à peu près aux mêmes conclusions qu'arrive le professeur LE FORT qui, dans un travail fort intéressant, analyse et commente avec son remarquable esprit critique toutes les observations parues jusqu'en 1890. Nous lui ferons de nombreux emprunts.

Division. — Les tumeurs pulsatiles de la région orbitaire peuvent siéger dans l'orbite ou dans le crâne.

Dans l'orbite nous trouvons : 1° des anévrysmes vrais ; 2° des anévrysmes traumatiques, faux, circonscrits ou artério-veineux de l'artère ophthalmique ; 3° des anévrysmes cirsoïdes ou par anastomose (très rares) ; 4° des tumeurs érectiles, absolument exceptionnelles ; 5° le cancer vasculaire.

Dans le crâne ont été signalés : 1° les anévrysmes artério-veineux (varices anévrysmales) par rupture de la carotide interne dans le sinus caverneux, de beaucoup les plus nombreux ; 2° les anévrysmes de la carotide interne ; 3° une tumeur intra-crânienne existant au niveau du sinus et comprimant ce sinus (cas d'OTTINGEN de Dorpat, 1873) ; une oblitération des sinus recevant le sang du sinus caverneux (cas d'AUBRY, *Gaz. des hôpit.*, 1864).

Fréquence. — Après avoir examiné les observations relatives aux différents cas que nous venons de signaler et montré comment ils peuvent produire les symptômes capitaux du mal, LE FORT arrive aux conclusions suivantes : « Les anévrysmes de la carotide au niveau du sinus, ceux de l'artère ophthalmique, l'oblitération des sinus peuvent donner naissance à l'exophthalmos pulsatile, mais ces cas sont rares. Les autopsies ont montré la fréquence bien autrement grande des ruptures de la carotide ; l'expérience montre que le plus grand nombre de cas ont pour point de départ un traumatisme, une rupture probable de la base du crâne et je crois que sans aller aussi loin que SATTLER et que SCHLŒFKE, on peut dire que l'exophthalmos a presque toujours pour cause une rupture de la carotide dans le sinus caverneux. »

Étiologie. — Les tumeurs pulsatiles de l'orbite peuvent apparaître spontanément ou succéder à une lésion traumatique. Toutes les causes qui gênent la circulation encéphalique favorisent leur développement : congestion cérébrale, efforts de toux, grossesse, etc. Parmi les causes traumatiques, les fractures de la base occupent le premier rang ; puis viennent les lésions directes de l'orbite lui-même : coups de canne, de parapluie, coups de fleuret, blessures par projectiles divers.

Symptômes. — *a). Période de début.* — Dans les cas spontanés, la maladie peut être annoncée par de la céphalalgie, des vertiges, des bourdonnements d'oreilles ; le plus souvent, brusquement au milieu des apparences de la meilleure santé, le malade perçoit un bruit strident, un déchirement, une véritable détonation ; il lui semble que quelque chose s'est brisé dans sa tête. Cet accident est immédiatement suivi d'un bruit de sifflement, d'un souffle plus ou moins rude qui s'établit d'emblée. A la suite des traumatismes, les symptômes de la blessure dominent tout d'abord la scène pendant un temps variable ; plus tard seulement s'établissent les signes de l'anévrysme, et c'est le bruit de souffle qui attire tout d'abord l'attention du patient.

b). Période d'état. — Arrivées à leur période d'état, les tumeurs pulsatiles, quelle que soit leur origine, présentent trois symptômes absolument caractéristiques : 1° une exophthalmie variable suivant les cas ; elle est tantôt directe, tantôt et plus souvent latérale ; 2° la présence de pulsations, de souffles ordinairement continus.

La compression profonde exercée par la tumeur se traduit par de la diplopie et un abaissement de l'acuité visuelle qui peut aller jusqu'à la cécité. Du côté de la conjonctive, on constate la présence d'un chémosis assez accentué ; de plus, il existe un œdème des paupières dont la peau, lisse, tendue, sillonnée par de grosses veines, présente une teinte violacée ; signalons encore l'existence d'une tumeur pulsatile à l'angle interne de l'orbite.

L'examen ophthalmoscopique montre habituellement les lésions de la neuro-rétinite par stase (*Stauung's papille* des Allemands); parfois quelques hémorrhagies papillaires, parfois enfin une simple congestion rétinienne.

La compression exercée sur la carotide primitive du côté correspondant entraîne une diminution considérable, même la disparition complète des battements et du souffle, fait des plus importants pour le diagnostic.

Diagnostic. — L'anévrysme cirsoïde, les angiomes, les cancers vasculaires de l'orbite, accompagnés souvent d'exophthalmie, de souffle à l'auscultation et de bruits intra-crâniens, peuvent être et ont été confondus avec l'exophtalmos pulsatile ; ils s'en distinguent par trois caractères importants : 1° les vaisseaux pulsatiles péri-orbitaires sont des artères et non des veines ; 2° le maximum de pulsations est en dehors, non en dedans du globe de l'œil : 3° s'il existe une tumeur pulsatile, elle est au côté *externe*, non au côté *interne* de l'orbite.

Marche. Pronostic. — Abandonnées à elles-mêmes, les tumeurs de ce genre peuvent guérir, ce qui est rare ; le plus ordinairement, leur développement incessant détermine la mort du malade. La terminaison fatale survient brusquement par suite de la rupture de l'anévrysme, ou bien le malade s'éteint lentement, succombant à des hémorrhagies successives.

Traitement. — « De l'examen des faits obtenus par les diverses méthodes thérapeutiques, résultent les enseignements suivants : *La compression directe*, tout à fait illogique, est aussi tout à fait inefficace. *La galvano-puncture* est dangereuse et peut amener de graves accidents. Les *injections coagulantes*, malgré les deux succès de Bourguet et de Desormeaux, aussi bien que les injections d'ergotine, sont également dangereuses. L'*extirpation* ne pourrait s'appliquer qu'à des tumeurs orbitaires et non à l'exaphthalmos d'origine vasculaire ; il ne reste en présence que la compression de la carotide et sa ligature.

Les faits démontrent abondamment l'inefficacité de la compression de la carotide, elle ne compte que quatre succès sur vingt-neuf cas, soit 86 p. 100 d'insuccès contre 13 p. 100 de succès.

La ligature de la carotide primitive a donné 61 p. 100 de succès, dont 54 p. 100 de succès complets. Elle expose sans doute à des accidents mortels, mais ces accidents ne sont pas tant à redouter qu'après la ligature faite pour d'autres causes.

La ligature des deux carotides n'est applicable que dans des cas exceptionnels et lorsque la ligature d'une seule de ces artères n'a pas été suivie de succès.

On pourrait être tenté de proposer la ligature isolée de la carotide interne ; mais, outre que cette opération présente plus de difficultés, l'existence des anastomoses, des branches de l'artère ophthalmique et des rameaux orbitaires et péri-orbitaires de la carotide externe, est une raison de plus pour engager à lier le tronc commun des carotides.

Il résulte de l'étude des observations et par conséquent des leçons de l'expérience clinique, que la ligature de la carotide primitive est le seul traitement logique et efficace à conseiller contre l'exophthalmos pulsatile. » (L. Le Fort.)

B. — TUMEURS NON PULSATILES

Dans cette classe, Chauvel fait rentrer les angiomes simples et caverneux, les tumeurs érectiles veineuses et artérielles, enfin les tumeurs veineuses proprement dites, ou dilatations variqueuses des veines de l'orbite. L'angiome simple débute ordinairement par la peau des paupières et ne pénètre que plus tard dans l'orbite. Cette variété de tumeurs est toujours congénitale ; une pression lente et un peu continue la réduit, les cris et les efforts l'augmentent.

L'angiome caverneux est plus profond ; il se développe dans l'orbite même et présente une structure réticulée analogue à celle du tissu caverneux de la verge. Cette variété de tumeur, d'ordinaire indolente, croît avec une lenteur extrème. L'examen le plus attentif n'y fait découvrir ni souffle, ni pulsations.

L'extirpation est applicable aux angiomes caverneux, le plus souvent bien limités ; parfois ils ont nécessité l'ablation du globe oculaire (DE GRÆFE). Dans les cas d'angiomes simples qui occupent une étendue considérable de la surface palpébrale, l'extirpation est fréquemment impossible, et, avec LE DENTU, nous lui préférons les injections coagulantes.

C. — TUMEURS VEINEUSES

Ces tumeurs, bien étudiées par YVERT, sont fort rares. Il n'en existe guère que cinq cas dans la science. Elles sont constituées par une masse bleuâtre qui occupe en général le grand angle de l'œil et présente quelques caractères pathognomoniques. Le volume de ces productions oscille entre celui d'un pois et celui d'une amande. Toutes les causes qui tendent à entraver la circulation veineuse intra-crânienne font augmenter le volume de la tumeur ; de ce nombre sont : les cris, les efforts, surtout la flexion forcée de la tête en avant. Les causes contraires amènent la disparition plus ou moins complète de cette dilatation ; aussi le matin, au réveil, ces tumeurs sont à peine sensibles ; de même la pression, jointe au renversement de la tête en arrière, suffit à les réduire complètement. La compression exercée sur la carotide n'entraîne aucun changement dans la masse morbide ; il est loin d'en être de même, ainsi que l'a démontré NÉLATON, lorsque l'on comprime la jugulaire. Pareille lésion peut très bien exister pendant des années sans entraîner aucun trouble du côté de la vision, témoin le fait observé par YVERT.

Tous les auteurs sont d'accord pour admettre qu'il s'agit de tumeurs veineuses en communication avec les sinus du crâne ; aussi, à moins de circonstances particulières, est-il bon de s'abstenir, croyons-nous, de toute intervention chirurgicale.

4° DIAGNOSTIC DES TUMEURS DE L'ORBITE

Le diagnostic des tumeurs de l'orbite comprend la solution des problèmes suivants : 1° établir l'existence de la tumeur orbitaire et la différencier des affections avec lesquelles elle pourrait être confondue ; 2° déterminer la nature de la tumeur, son siège, son origine, ses rapports, etc.

1° *La tumeur existe-t-elle ?* — Il est bien difficile, ainsi que nous l'avons vu, de reconnaître l'existence des tumeurs de l'orbite pendant la première période de leur développement. Plus tard, lorsque l'on constate une exophthalmie manifeste, il faut se demander quelle en est la cause. Ce symptôme, en effet, n'est pas spécial aux seules tumeurs de l'orbite ; les épanchements sanguins, les corps étrangers intra-orbitaires lui donnent aussi naissance : mais les commémoratifs, l'apparition d'une ecchymose palpébrale, l'exploration attentive de la région et les fistules, s'il en existe, viendront confirmer ces données. Si l'exophthalmos est dû à la formation d'un emphysème, la crépitation caractéristique de la tumeur suffira à en faire reconnaître la nature.

Les auteurs de *Compendium* décrivent sous le nom d'exophthalmos atonique, une affection des plus rares, due à la paralysie plus ou moins complète des muscles du globe oculaire, et caractérisée par une sorte de projection de l'œil en avant. Cet état est facile à distinguer de l'exophtalmos dû à une tumeur, car en soulevant légèrement le globe oculaire on le remet aisément en place.

Enfin, la présence d'un corps thyroïde volumineux et l'existence de palpitations cardiaques avec l'exophthalmos feront reconnaître la maladie de BASEDOW.

2° La tumeur existe, quelle en est la nature ? — Nous procéderons dans cette recherche par élimination. Tout d'abord, il est en général facile de reconnaître à première vue si la production est d'origine inflammatoire. Ainsi se trouvent exclus les phlegmons aigus ou chroniques, les périostites, ténonites, etc. Puis les tumeurs non inflammatoires sont pulsatiles ou non : exophthalmos, avec pulsations isochrones à celles du pouls et bruit de souffle : tels sont, avons-nous dit, les principaux symptômes des tumeurs anévrysmoïdes. Ces signes étant le plus souvent faciles à constater et disparaissant par la compression de la carotide primitive, on peut encore éliminer rapidement les tumeurs anévrysmoïdes. Cependant, il faut se rappeler que certains cancers ont occasionné des erreurs et entraîné le chirurgien à faire la ligature de la carotide.

Les lésions inflammatoires et anévrysmoïdes exclues, la consistance de la tumeur est solide ou liquide, premier point à établir ; il n'est pas toujours facile de se prononcer, car quelques tumeurs solides (sarcomes, encéphaloïdes, myxomes) sont manifestement fluctuantes, tandis que certains kystes petits et à parois épaisses roulent sous les doigts sans qu'on puisse y découvrir aucune trace de fluctuation. Nous avons fort heureusement dans ce cas une ressource précieuse, la ponction exploratrice.

Les tumeurs solides, dit DUPLAY, peuvent être dures, demi-dures ou molles.

Les tumeurs *dures* sont : les périostoses et les exostoses. Les périostoses siègent d'ordinaire sur le rebord orbitaire ; leur développement s'accompagne de douleurs ; elles n'occasionnent que des troubles légers du côté de l'œil. Les exostoses, au contraire, viennent de la partie profonde de la cavité ou des cavités voisines ; leur consistance spéciale, leur développement indolent mais progressif, les troubles sérieux qu'elles déterminent les feront facilement reconnaître.

Les tumeurs *demi-dures* sont presque toujours des sarcomes, les fibromes et enchondromes étant fort rares. ainsi que nous l'avons déjà dit. — La marche rapide de la production, les douleurs vives qui l'accompagnent, son accroissement, la rapidité avec laquelle elle récidive et ulcère les téguments faciliteront le diagnostic.

Les tumeurs *molles* peuvent être des lipomes, des kystes dermoïdes et surtout des tumeurs malignes ramollies. Nous pouvons exclure d'emblée le lipome, tumeur absolument hypothétique, et les kystes dermoïdes qui ont un siège et un aspect caractéristiques ; nous ne conserverons ainsi dans ce groupe que les tumeurs malignes ramollies.

Viennent enfin les tumeurs liquides; elles sont réductibles ou non. Les tumeurs réductibles sont : les angiomes et les tumeurs variqueuses. L'angiome simple est caractérisé par la présence, sur la paupière supérieure, d'une masse rougeâtre ou violacée se gonflant sous l'effort. L'angiome caverneux profondément situé se développe lentement, sans douleurs. Les tumeurs variqueuses occupent l'angle interne de l'œil où elles constituent une collection bleuâtre. facilement réductible, dont le volume augmente lorsque le malade incline la tête en avant, et diminue lorsqu'il la relève ou qu'il reste quelque temps dans la position horizontale.

Les tumeurs liquides non réductibles sont : les abcès et les kystes. Les accidents qui ont marqué le développement de la production, le temps qu'elle a mis à se former sont ici d'une haute importance. Les abcès sont souvent précédés de symptômes inflammatoires ; les kystes, au contraire, se développent sans aucune trace d'inflammation. Le diagnostic est-il incertain, la ponction exploratrice et l'examen du liquide lèveront tous les doutes.

D'élimination en élimination, on arrive à établir le diagnostic sur des bases sérieuses ; il faut alors se demander d'où provient la tumeur, déterminer exactement son siège et son volume. Les commémoratifs, l'étude attentive des troubles qui existent du côté du globe oculaire et des divers organes contenus dans l'orbite, l'ordre dans lequel ces phénomènes se sont développés. l'examen des cavités voisines constitueront des bases certaines pour la solution de ces nouveaux problèmes.

CHAPITRE II

MALADIES DE L'APPAREIL LACRYMAL

§ 1er. — Affections de la glande lacrymale.

Bibliographie. — A. VON GRÆFE, *Z. Pathol. d. Thrænendrüze, Arch. f. Opht.*, Bd. IV, A. 2, s. 258, 1858. — ARLT, *Die Krankheiten des Thranenorgans*, Wien, 1863. — POLAILLON, *Path. de la G. L. Dict. encyclop.*, 2e série, t. Ier, p. 24, 1868 (Bibliogr.). — SAUTEREAU, *Tumeurs de la G. L.* Th. Paris, 1870. — VARIOT, *Dacryoadénite aiguë*, Th. de Paris, 1875. MARULA, *Extirp. de la G. L.* Th. de

Paris, 1876. — Panas, *Leçons sur les aff. de l'app. lacrym.*, 1877. — Abadie, *De quelques indic. nouv. d'extr. de la G. L.*, *Gaz hebd.*, 1878. — Knapp, *Tum. de la G. L.. Path. et trait.. Med. Rec. New-York*, juin 1880. — Simon Snell., *Inc. de la G. L.. Ophl. Review.* juin 1882. — Carré, *Inflamm. de la G. L.*, *Gaz. d'opht.*, mai 1882. *Bull. New-York med. Journ.*, 1882.

1º LÉSIONS TRAUMATIQUES

Logée au fond d'une cavité spéciale, la glande lacrymale doit à la protection que lui accorde le rebord orbitaire, d'échapper souvent aux traumatismes. Larrey, cependant, rapporte qu'un fragment de balle a pu pénétrer dans cet organe dont il nécessita l'extraction. De Græfe et Panas ont noté, à la suite de plaie de la paupière supérieure. le prolapsus de cette glande qui, dans les deux cas. se réduisit avec la plus grande facilité et qu'un seul point de suture suffit à maintenir en place.

On ne connaît pas de fistule consécutive à une plaie de la portion orbitaire de cette glande ; cet accident se produit quelquefois à la suite des solutions de continuité des conduits excréteurs ; un simple point de suture préviendra cette complication.

2º INFLAMMATION DE LA GLANDE LACRYMALE. — DACRYOADÉNITE

A. *Dacryoadénite aiguë.* — Des deux formes, c'est la moins commune ; Panas n'a pu en relever que dix cas. Elle apparaît d'emblée à la suite d'un traumatisme. d'une impression de froid. ou se montre consécutivement à une lésion de la cornée. de la conjonctive. D'après de Græfe, la scrofule, c'est-à-dire la tuberculose. jouerait un rôle important dans l'étiologie de cette affection.

Le début de la maladie est brusquement annoncé par des douleurs vives à l'angle externe de l'œil ; bientôt survient un gonflement dur et phlegmoneux de la paupière supérieure. Si la portion orbitaire se prend, il se produit un exorbitis latéral. avec diplopie légère. Ces symptômes sont accompagnés d'un mouvement fébrile assez marqué. La dacryoadénite se termine par résolution. par suppuration, ou passe à l'état chronique. De ces terminaisons. la suppuration est la plus fréquente ; le pus vient sourdre du côté de la peau ou dans le cul-de-sac conjonctival ; en peu de jours, tout est terminé.

Pour modérer l'inflammation et calmer la douleur, on aura recours aux émissions sanguines locales, aux cataplasmes, fomentations, frictions mercurielles simples ou belladonées. Dès que l'on soupçonnera la présence d'une collection purulente, il faudra lui donner issue. L'incision sera faite parallèlement aux plis palpébraux, un léger drainage assurera l'écoulement du pus, puis on pansera suivant la méthode ordinaire.

B. *Forme chronique.* — La dacryoadénite chronique est généralement consécutive à une conjonctivite chronique et se montre de préférence chez les sujets lymphatiques. De Græfe l'a vue trois fois succéder à la compression exercée par un pansement appliqué sur le globe de l'œil. L'origine syphilitique est admise par SICHEL; BULL, HORNER et KONN auraient vu les deux glandes prises simultanément.

La lésion est caractérisée par un gonflement de la paupière supérieure, qui se développe lentement, sans douleur ni rougeur. La palpation révèle l'existence d'un corps dur arrondi, du volume d'une noisette, qui roule sous les doigts. En renversant la paupière supérieure, on voit la glande hypertrophiée venir faire saillie dans le cul-de-sac supéro-externe de la conjonctive. D'après PANAS, nous ne savons rien de positif sur les modifications qu'éprouve la sécrétion lacrymale. La marche de l'affection est des plus lentes, et de temps à autre surviennent des poussées subaiguës.

On prescrira des frictions sur la paupière avec une pommade résolutive. Suivant les cas, on fera prendre ensuite au malade de l'iodure de potassium, ou bien on le mettra à l'usage de l'arsenic et de l'huile de foie de morue.

3° FISTULES

Les fistules de la glande lacrymale elle-même sont on ne peut plus rares; d'ordinaire la fistule siège sur un des conduits excréteurs. Cette petite infirmité peut succéder à un traumatisme. ARLT en a vu un cas à la suite de la destruction de la paupière supérieure par un lupus; toutes les ulcérations peuvent agir de même. L'ouverture anormale siège toujours sur la face cutanée de la paupière. Dans un cas observé par JARJAVAY, cependant, le conduit était ouvert du côté de la conjonctive. L'oblitération de ces fistules donne lieu à la formation d'abcès ou de petits kystes par rétention. Pour détruire ces fistules, BEER préconise la cautérisation au nitrate d'argent; ce traitement est habituellement insuffisant; aussi, dans un cas, DE GRÆFE fut-il conduit à faire l'ablation de la glande. Comme le fait remarquer PANAS, il vaudrait mieux, à l'exemple de JARJAVAY et BOWMANN, essayer de transformer la fistule cutanée en fistule conjonctivale.

4° TUMEURS DE LA GLANDE LACRYMALE

A. *Tumeurs liquides. Kystes. Dacryops.* — Les kystes de la portion principale de la glande lacrymale ne sont pas fréquents. SCHMIDT, BENEDICT, DUPUYTREN ont toutefois rapporté des observations de kystes hydatiques de cette glande. Ces tumeurs siègent d'ordinaire sur la portion palpébrale; elles résultent d'une oblitération mécanique ou cicatricielle d'un des conduits excréteurs et de l'accumulation des larmes dans le cul-de-sac glandulaire. Ces kystes sont simples ou fistuleux.

Le dacryops constitue à la partie supérieure et externe de la région palpébrale une tumeur molle, fluctuante; en renversant la paupière supérieure, on constate que cette petite masse est transparente. L'examen histologique de sa paroi interne, fait par LEGROS, a révélé la présence d'un épithélium cylindrique, absolument semblable à celui qui revêt les conduits excréteurs de la glande. Le liquide enfermé ne présente pas la même composition que les larmes : on y trouve de l'eau, de l'albumine, des sels inorganiques et des traces de graisse (RÉVEIL).

Le traitement consiste dans l'extirpation du kyste ou l'établissement d'un orifice artificiel, par la destruction d'une partie de la tumeur qui s'ouvre alors directement dans le cul-de-sac conjonctival.

B. *Tumeurs solides.* — Il existe deux variétés bien distinctes de tumeurs de la glande lacrymale :

1° Les tumeurs bénignes, dont PANAS a pu réunir quinze observations et qui sont généralement des adénomes;

2° Les tumeurs malignes ; ces dernières se développent primitivement dans la glande, ou bien un néoplasme existe en un point quelconque de l'orbite, et la glande n'est envahie que consécutivement.

Parmi les tumeurs qui se montrent spontanément, nous devons noter le cancer vert ou chloroma. MACKENZIE, qui a rapporté un certain nombre d'observations de ce genre, suppose que l'on est en présence d'une variété de sarcome. La coloration verte, d'après ROBIN, serait due à une altération spéciale de l'hématosine.

Une simple sensation de tension, une gêne légère annoncent tout d'abord la formation des tumeurs de la glande lacrymale; puis bientôt, à l'angle supérieur et externe de l'orbite, apparaît une légère saillie ; la paupière supérieure est gonflée, distendue, l'œil larmoyant. A mesure que le néoplasme se développe, il chasse en avant et en bas le globe de l'œil; cette pression occasionne de la gêne dans les mouvements et une diplopie plus ou moins marquée. La tumeur continuant à se développer, l'exophthalmos devient de plus en plus manifeste; on a même vu dans quelques cas l'œil, entièrement chassé de l'orbite, pendre à l'extérieur. La cornée, dépourvue alors de la protection des paupières, ne tarde pas à s'ulcérer, et l'œil se vide.

Il importe de différencier les tumeurs de la glande lacrymale des productions similaires qui peuvent se former dans l'orbite. On se laissera guider par les commémoratifs ; le mode de développement du mal, son siège exactement limité à l'angle externe de l'œil, pendant les premiers temps au moins, constituent d'excellents indices.

Le pronostic dépend du volume qu'a atteint le néoplasme et surtout de sa nature. Dans toutes les observations de chloroma, les récidives rapides ont fatalement entraîné la mort.

L'extirpation de la glande est le seul traitement rationnel ; après cette opération, l'œil luxé reprend d'ordinaire sa place ; il persiste quelquefois un léger ptosis.

§ 2. — Maladies des points et conduits lacrymaux.

1° LÉSIONS TRAUMATIQUES. — FISTULES

Bibliographie. — DÉSORMEAUX, *Bull. de l'Acad. de Méd.*, t. XV, p. 181, 1849-50.
— LECOMTE, *Note sur un cas de fistule traum. du C. L. sup.*, *Recueil des mém.*

de méd. et pharm. milit., 3ᵉ série, t. XX, 1868. — Rava, Ann. d'ocul., t. LXIV, 1870, et t. LXVII, 1872. — Talko, Fist. du C. L., Klin. Monatsbl. f. Augenh., 1872, et Ann. d'ocul., 1873. — Rocaful, Bless. du C. L., Ann. d'ocul., t. LXXIII, 1875. — Veleau, Dev. des points et obst. des C. L., Th. de Paris, 1877. — Higghens, Masses fong. dans le C. L. sup., Brit. Med. Journ., 18 octobre 1879. — Camuset, Les tumeurs à leptotrix des voies lacrym., Revue clin. du S.-O., octobre 1882.

Les conduits lacrymaux peuvent être sectionnés dans les divers traumatismes des paupières ou dans le cours des opérations chirurgicales que l'on pratique sur la région ; ils peuvent être ouverts encore par des ulcérations de toute nature, d'où l'existence du larmoiement.

Si l'accident est récent, il faut affronter avec soin les lèvres de la plaie ; la réunion manque rarement, mais le travail de cicatrisation détermine habituellement la formation d'un rétrécissement. Lorsqu'il existe déjà une fistule, il est prudent, à l'exemple de Leconte, de transformer d'abord la fistule cutanée en fistule conjonctivale, puis de tenter ultérieurement de rétablir le cours normal des larmes.

2° RÉTRÉCISSEMENTS. — DÉVIATIONS

Les rétrécissements siègent surtout sur le point lacrymal inférieur ; nous venons de dire qu'ils pouvaient avoir une origine traumatique ; le plus souvent, cependant, ils sont consécutifs à la déviation des points lacrymaux (Bowmann).

Cette déviation se produit en dehors — éversion — ou en dedans — inversion. L'éversion reconnaît pour causes toutes les affections qui déterminent la formation de l'ectropion : l'eczéma des paupières, la blépharite ciliaire, la conjonctivite granuleuse lui donnent souvent naissance. L'inversion accompagne l'entropion ; elle est une conséquence forcée de l'atrophie sénile du tissu cellulaire de l'orbite. Le larmoiement, symptôme commun à toutes les affections des voies lacrymales, appelle l'attention du malade et du chirurgien. Par un simple examen, on reconnaît facilement le rétrécissement des points lacrymaux ; lorsque l'atrésie porte sur les conduits lacrymaux, il n'est possible d'affirmer son existence qu'après un examen direct au stylet.

Le traitement consiste dans la dilatation ou l'incision du point ou du conduit lacrymal. L'incision est préférable à la dilatation ; en pratiquant cette petite opération, il faut avoir soin de tourner le tranchant de la lame en dedans et en bas, de façon que la solution de continuité baigne bien exactement dans le cul-de-sac conjonctival. Pour empêcher les lèvres de cette petite plaie de se réunir, on passera chaque jour la sonde entre ses bords.

3° CORPS ÉTRANGERS DES POINTS LACRYMAUX

Bibliographie. — Chéreau, Observ. de calculs lacrym., Union médicale, t. VII, 1853. — A. von Græfe, Konkret. Unterens Trænenorchen d. Pilzbilaung,

Arch. f. Opht., Bd. 1er. s. 284, 1854. — FŒRSTER, *Pilz Massen in unteren Thränen Canälchen. Arch. f. Opht.*, Bd. XV, 1869, et *Ann. d'ocul.*, 1870. — BUGIER, *Six calculs extraits du C. L.* in *Recueil d'opht.*, 2e série, 1874. — POULET, *Traité des corps étrangers.* 1879.

Les corps étrangers que l'on rencontre dans les conduits lacrymaux viennent généralement du dehors. Les cils pénètrent fréquemment dans ces canaux (MACKENZIE, MONTEATH). KNESCHEKE, MONOYER ont signalé la présence de barbes d'épis : TAYLOR y a trouvé des fragments de métaux, de pierre. Il peut encore se développer dans ces conduits de véritables calculs analogues à ceux des canaux salivaires ; on les nomme *dacryolithes*. Enfin, DE GRÆFE a constaté dans ces petits canaux des parasites, que CONHEIM et LEBERT ont reconnu appartenir au genre *leptotrix buccalis*. DE GRÆFE, à lui seul, a pu réunir onze observations de ce genre.

La présence de ces corps étrangers entraîne naturellement l'irritation du conduit et son inflammation. Celle-ci se traduit par de l'épiphora et de la suppuration ; la région est gonflée, tuméfiée, douloureuse, l'occlusion des paupières difficile. L'examen à l'œil nu, surtout à la loupe, permettra de reconnaître la présence de cils, de barbes d'épis. L'exploration au stylet révélera l'existence des dacryolithes ; le stylet frottera sur ces petits calculs et l'on percevra une consistance dure et pierreuse. Les amas de leptotrix donneront la sensation d'une masse molle et sans résistance, mais seul, dans ce cas, l'examen histologique permettra d'affirmer le diagnostic.

Le traitement consiste dans l'ablation du corps étranger ; le plus ordinairement, pour faciliter cette manœuvre, il faut inciser tout d'abord les points et conduits lacrymaux ; puis, afin de s'assurer que les voies lacrymales sont libres, on passera un stylet de BOWMANN ou on fera quelques injections détersives.

4° POLYPES. — VICES DE CONFORMATION

La muqueuse des points lacrymaux, lorsqu'elle est chroniquement enflammée, forme parfois de véritables polypes. Ces petites tumeurs, assez gênantes, doivent être enlevées et leur pédicule cautérisé. Bien souvent tout cela n'est possible qu'après l'incision préalable des points et conduits lacrymaux, dont il faut ensuite surveiller la cicatrisation pour éviter la production d'adhérences.

Les vices de conformation le plus fréquemment observés sont : l'imperforation et l'absence des points lacrymaux, ainsi que l'atrésie des canalicules ; on a signalé encore des faits de canalicules supplémentaires. Le traitement de ces divers cas est absolument le même que celui des obstructions et des rétrécissements acquis. Il existe une seule indication : rétablir le cours des larmes.

§ 3. — Affections du sac lacrymal et du canal nasal.

1° LÉSIONS TRAUMATIQUES

Bibliographie. — SICHEL., *Remarques sur les intumescences des voies lacrym.,*
France médic., n° 41, 1868. — GALEZOWSKI, *Blessures du can. nas., Journ.*
d'opht., 1872.

Protégé par le rebord orbitaire. le sac lacrymal est rarement atteint par
les agents du traumatisme; on a cependant quelquefois l'occasion d'observer des plaies pénétrantes, produites par des instruments effilés ou des
grains de plomb. Les lésions du canal nasal sont un peu plus fréquentes; il
est presque toujours intéressé à la suite des fractures des os du nez et de la
branche montante des maxillaires supérieurs. Il en résulte une hémorrhagie
rapidement suivie de la production d'ecchymose, et de plus un emphysème
habituellement assez limité, mais qui augmente toutes les fois que le
malade est obligé de se moucher. Bien plus graves sont les accidents consécutifs : les fragments osseux déplacés oblitèrent partiellement ou totalement le canal lacrymal et occasionnent la formation de tumeurs ou de
fistules lacrymales qu'il est bien difficile de guérir. Signalons encore la
fréquence des lésions de la muqueuse du canal nasal, à la suite de cathétérismes mal faits. Cet accident pouvant entraîner la formation de brides cicatricielles, d'ostéo-périostite, on ne saurait prendre trop de précautions pour
l'exécution de cette petite opération.

Il faut réunir les plaies du sac lacrymal toutes les fois que cela est possible.
Lorsqu'une fracture a intéressé le canal nasal, on doit relever les esquilles.
ROGNETTA, pour assurer le rétablissement du canal, avait conseillé de laisser
dans son intérieur une sonde à demeure. Cette pratique est dangereuse; il
vaut mieux, suivant le conseil de PANAS. faire de temps à autre des cathétérismes temporaires.

2° RÉTRÉCISSEMENT DU CANAL NASAL

Les causes de ces rétrécissements sont des plus variées. Nous avons déjà
signalé leur production à la suite de traumatismes. Le rétrécissement peut
reconnaître pour cause la présence d'une tumeur développée dans les cavités
de la face : fosses nasales, sinus frontaux ; il peut encore être occasionné
par l'existence dans le canal d'un corps étranger, d'un calcul. Les lésions
syphilitiques et tuberculeuses lui donneraient aussi naissance. La muqueuse
du canal nasal et du sac étant la continuation directe de la pituitaire, l'inflammation se propagera facilement de l'une à l'autre, cela nous explique la
fréquence des affections des voies lacrymales chez les sujets prédisposés au
coryza. L'inflammation de la conjonctive peut aussi envahir la muqueuse des
voies lacrymales.

Les rétrécissements des voies lacrymales déterminent un certain nombre
de troubles. qu'ABADIE classe très méthodiquement en trois groupes :

1° L'œil étant sain ainsi que ses annexes, le malade accuse une sensation de cuisson pénible, une fatigue de la vue qui lui rend difficile tout effort sérieux et impossible le moindre travail à la lumière. Il n'y a pas encore de larmoiement, le rétrécissement est incomplet. La maladie est à sa période initiale : il faut pouvoir la soupçonner, car quelques cathétérismes en temps opportun préviendront le développement d'une affection plus tard incurable.;

2° Le rétrécissement existe. Les symptômes précédents n'ont pas disparu, mais ils préoccupent peu le malade qui se plaint surtout de larmoiement. L'écoulement des larmes est généralement plus abondant le matin que le soir; l'impression du froid, du vent, un travail soutenu en augmentent l'intensité. La fosse nasale du côté correspondant est le siège d'une sécheresse désagréable :

3° Lorsque le rétrécissement est ancien, le contact incessant des larmes détermine, du côté de la conjonctive, des points et des conduits lacrymaux, un certain nombre de troubles sur lesquels GALEZOWSKI a particulièrement insisté : eczéma des paupières, ectropion, conjonctivite lacrymale. Enfin, complication fréquente, on voit survenir une tumeur lacrymale.

3° TUMEUR ET FISTULE LACRYMALES. — DACRYOCYSTITE

Bibliographie. — BÉRAUD, *Arch. gén. de méd.*, 1853-54-55.—BOWMANN, *On Lacrym. Obstr. Opht. Hosp. Report.*, 1857, t. Ier, p. 88. — LAGNEAU (fils), *Arch. gén. de méd.*. 1857. — SICHEL, *Trait. de la T. et F. L.*, France méd., 1850, et *Gaz. méd.*, 1861.— G. CRITCHETT, *Malad. de l'app. lac.*, Ann. d'ocul., 1864, t. LXI, p. 79 et 207. — SPERINO, *Du trait. radical de la T. et F. L.*, etc., par N. MANFREDI, Turin, 1864. — STILLING, *Ann. d'ocul.*, t. LIX, p. 224, 1868. — ARLT, *Trait.*, etc., Ibid., t. LXII, 1869. — BERLIN, *Ann. d'ocul.*, t. LXI, 1869. — SICHEL, *Bull. de thérap.*,1870. — TERRIER, *Mal. de l'app. L. (Revue critique)*, Arch. gén. de méd., t. Ier, 1874. — BADAL, *Etiologie des mal. des voies lacr.*, Soc. de biologie, t. XXIX, 1877. — PARINAUD, *Arch. gén. de méd.*, t. Ier, p. 667, 1882. — DEHENNE, *Thérap. des voies lavrym.*, Rev. clin. du S.-O., sept. 1882. — ARMAGNAC, eod. loco,1882. — STEVENSON et JESSOP, *Brit. med. Ass., Dublin*, 1887. — WILLIAMS, *Saint-Louis med. Journ.*, 1887. — DE WECKER, *Congrès d'Heidelberg*, 1888.
Thèses de Paris. — 1863, VÉTELAY, SUBERT.— 1865, BLOT, F.-M. CHAUVEL, L. MASSON. —1866, BÉRAUD, CALMELS, HANTRAYE, LESTERPT. — 1869, CHAMPRIGNAUD, TALHANDIER. — 1870, COQUERET. — 1872, DAYMARD, DEBOUDT, GUÉMENT, NAUDIER. — 1873, FERRAND, DRANSARD, NIKIPHORAKIS. — 1874, BOSQ, GUILLAUMIN, BÉTHOUT. — 1877, PASQUET, WEBER.— 1878, SABADINI.— 1879, ESPINOZA. — 1880, PUEL, BALCZEWSKI. — 1881, BOISSON. — 1882, MAYER. — 1883, D'ANDRIA.
Th. de Bordeaux. — 1877, PEYRET, *Extirp. de la glande lacrym.*
TH. MONTPELLIER, 1889. — GUILLOU, *Extirp. de la glande.*

L'inflammation du canal lacrymo-nasal se traduit par l'existence d'une tumeur limitée au grand angle de l'œil, de là sa dénomination de *tumeur lacrymale* ou *dacryocystite*. Elle se présente sous deux formes : aiguë ou chronique, la première succédant d'ordinaire à la seconde. A la longue, la tumeur lacrymale aboutit à la formation d'une fistule.

Historique.— *Œgilops* était le nom sous lequel les anciens désignaient la tumeur lacrymale ; comme l'existence des voies d'excrétion des larmes leur était inconnue, ils rattachaient la formation de l'œgilops à la carie de l'unguis. A. Vesale et Fallope, ayant découvert les conduits lacrymaux et le canal qui leur fait suite, Anel commença à entrevoir la véritable nature de la maladie, qui fut bien décrite en 1734 par J.-L. Petit, dans un mémoire présenté à l'Académie des sciences.

Etiologie. — Les diverses lésions que nous avons examinées dans les pages précédentes (traumatismes, tumeurs, rétrécissements des voies lacrymales) sont les causes ordinaires de la dacryocystite. Nous devons signaler aussi les oblitérations congénitales notées par Dolbeau et Galezowski. Certaines personnes ont un aplatissement spécial de la face. qui entraîne un rétrécissement du canal nasal et partant prédispose à l'inflammation.

L'influence du sexe est ici très manifeste, les femmes sont beaucoup plus souvent atteintes que les hommes. On a accusé le catarrhe de la muqueuse pituitaire de se communiquer aux voies lacrymales. Abadie prétend aussi que l'ostéo-périostite alvéo-dentaire se propage parfois jusqu'à ces conduits; enfin, pour expliquer certains cas, Badal a fait intervenir les vices de réfraction, en particulier l'hypermétropie.

Anatomie pathologique. — Quelques dissections de tumeurs lacrymales faites par Janin. Auzias-Turenne, Voisin, Béraud. Dolbeau, et l'examen de pièces provenant d'ablations du sac pratiquées dans un but thérapeutique ont mis en lumière les lésions anatomiques de la dacryocystite.

Dans la plupart des faits de ce genre, on a constaté une inflammation franche de la muqueuse lacrymo-nasale. Berlin. examinant des pièces enlevées sur le vivant, a trouvé la muqueuse rouge et tapissée d'excroissances polypoïdes de diverses grosseurs ; l'étude micrographique lui a démontré qu'en certains points l'épithélium avait été détruit.

Parfois, le sac était dilaté et les diverses couches qui le composent épaissies et fongueuses; sa cavité est remplie de mucus ou de muco-pus. Il n'est pas rare de rencontrer des lésions osseuses consistant en ostéites et nécroses du côté de l'unguis et des petits os du nez. Ces ostéites peuvent être consécutives à l'inflammation des parties molles ou aux manœuvres brutales de cathétérisme, mais elles peuvent aussi être primitives, c'est là ce que l'on observe chez les sujets dits scrofuleux. La syphilis tertiaire agit de la même façon; Lagneau fils a rapporté un certain nombre de cas qui ne laissent aucun doute à cet égard.

Pathogénie. — Deux théories, la théorie mécanique et la théorie inflammatoire, ont été alternativement invoquées pour expliquer le mode de développement de la tumeur lacrymale, et ces deux théories sont encore en présence.

Avant la découverte des voies lacrymales, l'inflammation était la seule cause admise pour expliquer la formation de l'œgilops. Lorsque la dissection eut nettement établi l'anatomie des voies lacrymales, on fit intervenir l'obstruction mécanique de ces voies. Battue en brèche plusieurs fois, cette nouvelle explication a repris dans ces dernières années une place prépondérante, grâce aux travaux de Bowmann, Critchett, Weber, Stilling; etc. La théorie inflammatoire n'est cependant pas complètement abandonnée et, en France, PANAS et TERRIER admettent que la phlegmasie des voies lacrymales est toujours primitive, le rétrécissement serait alors la conséquence des altérations de la muqueuse.

Ni l'une ni l'autre de ces théories ne saurait avoir la prétention d'expliquer tous les cas, aussi pensons-nous avec les classiques que, suivant les circonstances, c'est tantôt à l'une, tantôt à l'autre des deux manières de voir qu'il faudra rapporter les faits observés.

Symptômes. — MACKENZIE a divisé en cinq périodes les diverses phases par lesquelles passe la tumeur lacrymale.

Première période. Larmoiement. — Les larmes, au lieu de suivre leur trajet normal, coulent sur la joue du patient, qui se plaint de picotements, de cuissons, de fatigues du côté des paupières. D'abord intermittent, l'écoulement devient continu ; le passage brusque du froid au chaud, le vent froid, la poussière l'augmentent notablement ; la caroncule et la région du grand angle de l'œil sont rouges et gonflées et, selon la remarque judicieuse de GALEZOWSKI, il y a toujours un certain degré de conjonctivite et de blépharite ciliaire.

Deuxième période. Mucocèle. — Peu à peu on voit se développer à la racine du nez, dans la région du sac lacrymal, une petite grosseur du volume d'un pois. Parfois bridée par le tendon de l'orbiculaire, de manière à être bilobée, cette tumeur est en général moins développée le matin que le soir. En pressant sur cette masse, on fait sourdre par les points lacrymaux, habituellement très dilatés, un liquide louche, blanchâtre, constitué par du muco-pus, rarement par du pus véritable. Le malade prend l'habitude d'évacuer lui-même le contenu de cette poche par un simple mouvement de pression. Abandonnée à elle-même, cette infirmité persiste pendant des années. De temps à autre surviennent des poussées inflammatoires et la maladie passe à l'état aigu.

Troisième période. Dacryocystite aiguë. Abcès. — La dacryocystite aiguë, tumeur lacrymale enflammée, phlegmon du sac, s'annonce par une sensation de douleur et de chaleur et des picotements à l'angle interne de l'œil ; puis, rapidement se produit dans la région du sac une tuméfaction phlegmoneuse qui envahit les parties voisines, joue, paupière inférieure, et peut faire croire à un érysipèle. Cependant, les douleurs deviennent pulsatives, la tumeur fait saillie et le pus se fraye un passage à l'extérieur. L'ouverture qui lui donne issue se trouve en général située au-dessous du tendon de l'orbiculaire. Dès ce moment, les douleurs cessent, le gonflement inflammatoire disparaît, l'écoulement purulent se modifie rapidement, bientôt ce sont simplement des larmes qui s'écoulent par l'orifice : la fistule lacrymale est établie.

Quatrième période. Fistule lacrymale. — L'orifice ou les orifices de ces fistules diffèrent suivant les circonstances. Parfois on trouve un orifice unique très petit, par lequel suintent à peine quelques gouttes de liquide, le sac n'a subi aucune modification ; ce serait là, au dire de MACKENZIE, une sorte de guérison spontanée de la tumeur lacrymale. Plus ordinairement la région du sac est envahie par des fongosités, des trajets fistuleux décollent les parties molles de la région, ils aboutissent à des clapiers dans lesquels se forment de temps à autre des abcès qui donnent naissance à leur tour à un nouvel orifice fistuleux.

Cinquième période. Nécrose. — A la longue, le pus décolle le périoste, il se fait des nécroses par dénudation, qui portent sur l'unguis, les os du nez et s'étendent parfois jusqu'à la branche montante du maxillaire. Ces conséquences funestes de la dacryocystite sont rares, et se rencontrent surtout chez les individus peu soigneux qui ne se sont soumis à aucun traitement.

Il faut bien savoir aussi que cette série d'accidents n'est pas absolument fatale ; nombre d'individus ont porté pendant de longues années une tumeur lacrymale, sans qu'il survienne d'accidents aigus.

Diagnostic. Pronostic. — Il nous semble bien difficile de se tromper en présence d'une affection des voies lacrymales ; pour peu, en effet, qu'elle soit sérieuse, le malade attire lui-même l'attention du médecin sur ce sujet. Les cas de larmoiement commençant passent au contraire facilement inaperçus et du patient qu'ils préoccupent peu, et du praticien qui néglige trop souvent l'examen des voies lacrymales.

Au point de vue du pronostic, les affections des voies lacrymales sont graves. Il est aisé d'obtenir rapidement une amélioration sensible dans l'état d'un individu atteint de tumeur, de fistule ou d'abcès des voies lacrymales ; mais la pratique enseigne bien vite combien il est peu commode, malgré les soins les mieux dirigés, de faire disparaître complètement le larmoiement.

Traitement des affections des voies lacrymales. — Avec PANAS, nous diviserons en trois grandes méthodes les divers traitements préconisés contre les lésions que nous venons de passer en revue :

1° *Destruction de l'appareil lacrymal.* 2° *Rétablissement du cours normal des larmes.* 3° *Création de voies nouvelles pour cet écoulement.*

Ce dernier procédé est généralement abandonné aujourd'hui.

Première méthode. — Destruction de l'appareil lacrymal.

A) Destruction du sac lacrymal. — Deux moyens sont surtout en usage : 1° La *cautérisation actuelle* ou *potentielle.* 2° L'*excision.*

La cautérisation actuelle, procédé le plus anciennement employé, est entièrement délaissé ; les chirurgiens donnent maintenant la préférence aux caustiques. Le sac est incisé, nettoyé ; on touche toute la surface intérieure à l'aide d'un pinceau trempé dans une solution caustique, puis on remplit la cavité de coton sec (procédé de SPÉRINO). En un temps plus ou moins long, l'escarre est éliminée. Le sac lacrymal étant détruit, la tumeur lacrymale se trouve radicalement guérie et le malade n'est plus exposé aux poussées inflammatoires. D'après SPÉRINO, l'élimination du sac n'abolit pas la perméabilité des voies lacrymales. Malgré ce que cette assertion a d'extraordinaire, elle est basée sur l'observation de faits indiscutables ; cependant les choses ne se passent pas toujours ainsi ; en général, il persiste après cette petite opération un larmoiement incurable. — 2° *Excision, extirpation du sac.* — Déjà préconisé par CELSE. ce moyen a été repris par BERLIN (1866). puis par BUSINELLI: il est actuellement délaissé.

B) Extirpation de la glande. — Proposé et exécuté par BERNARD, en 1843, ce procédé compte quelques partisans, parmi eux ABADIE. Ce chirurgien a pratiqué un certain nombre de fois cette opération; il a pu ainsi faire cesser des larmoiements qui avaient résisté jusqu'alors à tous les modes de traitement.

Deuxième méthode. — Procédés mis en usage pour rétablir le cours normal des larmes.

1° *Injection.* — Le mérite de cette méthode revient à ANEL (1712). L'instrument dont il s'est servi. encore en usage de nos jours, porte le nom de seringue d'ANEL. On emploie des canules très fines qui peuvent facilement passer par les points lacrymaux : sinon on débride préalablement ces petits orifices. Le liquide qui sert à l'injection est de l'eau bouillie ou chargée de substances antiseptiques. L'injection est fort utile tant que la lésion à traiter est une simple inflammation; dès qu'il existe un rétrécissement, cette méthode thérapeutique devient insuffisante.

2° *Dilatation progressive des voies lacrymales.* — Procédé de BOWMANN. Après avoir débridé auparavant points et conduits lacrymaux, on fait pénétrer soit par le conduit lacrymal supérieur. soit par l'inférieur, une série de petites sondes dont la grosseur varie depuis le diamètre d'un crin jusqu'à $0^m,001$ (fig. 47). Ces sondes sont laissées en place pendant vingt minutes environ.

La guérison des rétrécissements par la méthode de BOWMANN est toujours fort lente ; aussi, pour abréger le traitement, WEBER a-t-il songé à faire le cathétérisme forcé.

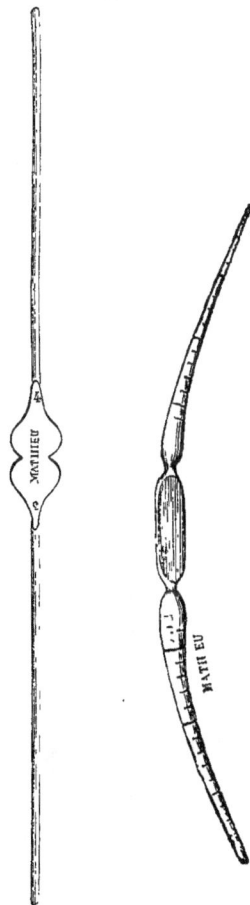

Fig. 47. — Stylet   Fig. 48. — Sonde
de Bowmann.   de Weber.

3° *Cathétérisme forcé.* — WEBER se sert d'une double sonde conique (fig. 48). Un des côtés de cet instrument offre à son extrémité le volume du n° 1 de BOWMANN, et à sa base $0^m,0015$ à $0^m,002$ de diamètre environ. Les conduits lacrymaux étant incisés, cette sonde est enfoncée vigoureusement dans le canal nasal, de façon à forcer les obstacles ; le n° 4 ou le n° 5 de BOWMANN peut ensuite passer d'emblée. C'est là un procédé dangereux auquel nous préférons de beaucoup la *stricturotomie*.

4° *Stricturotomie* (Méthode de STILLING). — Se basant sur les résultats que donne l'urétrotomie dans le rétrécissement du canal de l'urètre, STILLING, à l'aide d'un petit couteau, pénètre dans l'intérieur du sac et l'incise sur plusieurs points de sa circonférence. Les résultats de l'opération sont des plus bénins ; d'après l'auteur, il est absolument inutile d'avoir recours au cathétérisme consécutif. La stricturotomie est mise en usage par presque tous les chirurgiens ; la plupart y joignent la dilatation ou l'emploi d'injections modificatrices que l'on porte à l'aide d'une sonde dans l'intérieur du canal. De cette manière la longueur du traitement est d'ordinaire considérablement abrégée.

En terminant, nous croyons devoir prévenir que, dans certains cas, le larmoiement persiste malgré tous les moyens de traitement.

CHAPITRE III

MALADIES DES PAUPIÈRES ET DU SOURCIL

1ᵉʳ. — Lésions traumatiques et inflammatoires.

Bibliographie. — MASLIEURAT-LAGÉMART, *De l'ecchymose de l'œil et des paupières comme moyen de diagnostic dans les plaies de tête*, Arch. gén. de méd., juillet 1841. — DÉSORMEAUX, *Bless. de la paupière inf. avec lésion du canal nasal*, 1840. ZANDER und GEISSLER, *Die Verletzungen des Auges*, Leipzig, 1864. — VON ARLT, *Blessures de l'œil*. Traduct. Hœltenhoff, 1877.

1° CONTUSIONS. — ECCHYMOSES, PLAIES ET PLAIES CONTUSES

Les paupières, grâce au tissu cellulaire lâche qu'elles contiennent, sont un des sièges de prédilection de l'ecchymose : apparaissant peu après le traumatisme, l'ecchymose, même étendue, est l'indice d'un accident de peu d'importance. Nous avons vu, au contraire, que son apparition tardive constituait un des symptômes les plus sérieux de l'existence des fractures de la base du crâne.

Dans les cas légers, l'emploi des résolutifs, une compression méthodique et régulière constituent tout le traitement.

Les plaies par instruments tranchants ont une gravité bien différente, suivant qu'elles sont superficielles ou profondes et que la paupière est intéressée parallèlement ou perpendiculairement à son axe. Les plaies profondes, en effet, peuvent léser le ligament palpébral, le releveur de la paupière, la glande ou les conduits lacrymaux. Il est indiqué dans tous ces cas de réunir la solution de continuité avec toutes les précautions possibles, afin d'éviter les difformités. Si la blessure a intéressé les conduits lacrymaux, on veillera à assurer le rétablissement du cours des larmes.

Les plaies contuses seront de la part du chirurgien l'objet de soins particuliers ; leur cicatrisation vicieuse expose souvent à la formation d'ectropions.
de plus, elles sont fréquemment le point de départ d'érysipèles graves. Pour
tous ces motifs, on devra ici faire une antisepsie rigoureuse.

C'est à prévenir l'ectropion, dans la mesure du possible, que les efforts du
chirurgien doivent tendre lorsqu'il se trouve en présence de ces vastes pertes
de substance produites par les brûlures. La suture des paupières, jusqu'à
cicatrisation complète des parties, est quelquefois indiquée (NÉLATON).

2° INFLAMMATION DES PAUPIÈRES

Le furoncle et l'anthrax, assez rares sur les paupières, s'accompagnent toujours d'œdème. Les cas de mort, observés par infection purulente consécutive
à une phlébite de la veine ophthalmique et des sinus, obligent à une grande
prudence dans le traitement. Si l'on fait une incision, toutes les précautions
antiseptiques devront être minutieusement prises.

L'érysipèle débute parfois sur les paupières à la suite des plaies et autres
solutions de continuité, plus souvent il est consécutif. Il entraîne habituellement la formation d'un phlegmon cause d'un œdème considérable. Le
phlegmon reconnaît encore pour cause les traumatismes, ou se montre
pendant la convalescence des fièvres graves. Dès que le pus est collecté, il
faut lui donner issue par une incision parallèle aux plis palpébraux.

A. — ORGEOLET ET CHALAZION

Bibliographie. — RYBA, *Prager Vierteljahrsch.*, IV, 1845. — FROEBELIUS, *Méd.
Zeits. Russl.*, 1852 et 1853. — DE VINCENTIIS, *Ann. d. opthalm.*, t. IV, p. 208, 1875 :
*Della strutura e genesi del chalazione con osservazioni sulla origine epitheliale
delle cellule giganti.* Napoli, in-8. — FUCHS, *Arch. f. Oph.* 1878, Bd. XXIV, s. 421.
— LAGRANGE, *Journ. de Méd.* de Bordeaux, 1884. — BURCHARDT, LAGRANGE, *Ann.
d'oculist.*, 1885. — PONCET, *Congrès franç. d'oculist.*, 1886. — VASSAUX, PONCET,
BOUCHERON, *Soc. de biologie.*, 1886. — LAGRANGE, *Arch. d'opht.*, 1889.

1° *Orgeolet.* — L'orgeolet est caractérisé par la production, sur le bord
libre des paupières, d'un bouton dur et rougeâtre, du volume d'une tête
d'épingle. En quelques jours, cette masse devient blanchâtre, acuminée, puis
s'ouvre et laisse échapper un petit bourbillon. Les douleurs qui accompagnent l'orgeolet sont plus ou moins vives ; le gonflement des paupières est
parfois considérable. Il n'est pas rare de voir plusieurs orgeolets se
développer simultanément ; de plus, la maladie est sujette à des récidives
fréquentes et finit par entraîner la perte des cils. Les auteurs ne sont pas
absolument fixés sur la nature de cette tumeur. DESMARES, NÉLATON la
localisent dans les glandes de Meibomius ; VELPEAU et RICHET en placent le
siège dans les follicules pileux, PANAS et ABADIE dans les glandes sébacées
ciliaires (acné ciliaire).

Le traitement consiste dans l'application de simples petits cataplasmes de
fécule. Si les douleurs et l'inflammation sont un peu intenses, on ouvrira la

tumeur avec un couteau étroit comme celui de DE GRÆFE. Pour prévenir les récidives, le malade évitera de travailler à la lumière, de s'exposer à la poussière et prendra de temps à autre un verre d'eau purgative.

2° *Chalazion.* — Peu de lésions ont donné lieu à d'aussi nombreuses discussions que cette affection. Nous grouperons les diverses théories émises sous trois chefs :

a. — La théorie la plus ancienne considère l'affection comme un simple kyste par rétention des glandes de Meibomius (TAVIGNOT, CARON DU VILLARD);

b. — D'autres auteurs, THOMAS (de Tours), CH. ROBIN, ont fait du chalazion une tumeur absolument indépendante du cartilage tarse. Ce serait un véritable néoplasme de la paupière ;

c. — La majorité des classiques admettent aujourd'hui que le chalazion a toujours pour origine les glandes de Meibomius ; sous une influence quelconque : irritation, présence de microcoques-Poncet (de Cluny), le contenu de l'une de ces glandes augmente de consistance et ne peut s'échapper ; la rétention de ce produit irrite le cul-de-sac glandulaire, dont les éléments se mettent à proliférer sous forme de cellules embryonnaires. La structure de ce tissu nouveau est absolument analogue à celle des bourgeons charnus (PANAS, LAGRANGE).

Ainsi se développe une véritable adénite, bientôt accompagnée de périadénite. Cette inflammation périglandulaire détruit le tissu fibro-cartilagineux du tarse, et, comme les glandes de Meibomius sont plus rapprochées de la face conjonctivale que de la face antérieure du cartilage, il se fait d'ordinaire dans le tarse, du côté de la conjonctive, une perte de substance dans laquelle repose le tissu nouveau « *Chalazion interne* ». Celui-ci fait saillie sous la conjonctive. Parfois, cependant, c'est du côté de la face antérieure que le tarse se laisse éroder et l'adénite gagne le tissu cellulaire sous-cutané. — « *Chalazion externe.* » Ce dernier peut atteindre un développement considérable et en imposer pour un néoplasme cutané (LAGRANGE).

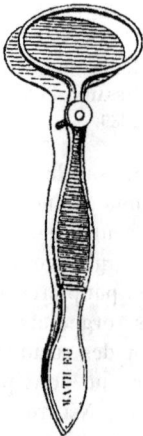

Fig. 49. — Pince à chalazion de Desmarres.

En résumé, le chalazion doit être considéré comme un granulome consécutif à la rétention des produits de sécrétion des glandes de Meibomius. Dans l'intérieur de la tumeur on trouve de jeunes cellules embryonnaires et des débris épithéliaux, au milieu desquels PONCET a signalé la présence de gros microcoques.

Symptômes. — Plus fréquent à la paupière supérieure qu'à la paupière inférieure, le chalazion est caractérisé par la présence, dans l'épaisseur de ces voiles membraneux, d'une ou de plusieurs petites tumeurs plus ou moins saillantes, adhérentes au cartilage tarse, et dont le volume varie de celui d'une lentille à celui d'un gros pois. En retournant la paupière, on remarque au niveau du chalazion une tache rougeâtre formée par la conjonctive fortement injectée. Le chalazion, indolore d'ordinaire, peut s'enflammer et suppurer, enfin il constitue une infirmité disgracieuse et gênante.

Traitement. — Le seul traitement efficace est l'extirpation. Suivant la situation occupée par le chalazion, on l'attaquera par la face cutanée ou par la face conjonctivale de la paupière. L'hémorrhagie pendant le cours de l'opération étant souvent gênante, on l'évitera par l'emploi de la pince à chalazion de DESMARES (fig. 49) ou bien un aide tendra la paupière en la soutenant avec la plaque de corne. En enlevant la tumeur, on doit prendre des précautions pour ne pas perforer la paupière : si ce petit accident se produisait, on y remédierait facilement par la suture.

B. — BLÉPHARITE CILIAIRE

Bibliographie. — TAVIGNOT, *Ann. d'ocul.*, t. XVIII, 1847. — ESCOLAR, *eod. loc.*, t. XXX, 1853. — BENZ, *eod. loc.*, t. XXXIX, 1858. — STILLING, *eod. loc.*, LXIV, 1870. — Art. de GOSSELIN, *Dict. de méd. et chir. prat.*, 1866. — Art. de TESTELIN. *Dict. encycl des sciences méd.*, 1re série, t. IX, 1868 (Bibliogr.). — WEBER (AD.), *Ann. d'ocul.*, 1875, t. LXXIV, — ROY, *Bull. de thérap.*, t. XCV, 1878. — KROLL, *Berl. klin. Voch.*, n° 9, 1881. — GUÉRIN-ROZE, *B. tuberculeuse*, Gaz. hebd., fév. 1882. — LÉVISTE, *Bléph. due à la présence de pediculi pubis dans les cils. Journal des Connaissances médicales*, 1882. Traitement de la bléph. — PAMARD, *Journ. de méd. et chir. prat.*, 1886.
Thèses de Paris. — 1838, PRIMGNAUD-LESTANG. — 1844, LEDURE. — 1859, MISSET. — 1867, CHANUT, CHAUTIN. — 1869, GRANGUILLOT. — 1871, PETIT. — 1873, HERMANO-WICZ. — 1881, VERNIER.

Etiologie. — La blépharite ciliaire, généralement sous la dépendance du lymphatisme chez l'enfant et l'adolescent et de l'arthritisme chez l'adulte, est presque toujours limitée au bord libre des paupières. Elle a son siège dans les bulbes ciliaires et les glandes qui y sont annexées. Parmi les causes locales de cette affection, signalons :

1° Les influences extérieures : poussières, gaz irritants, présence de pédiculi pubis dans les cils des paupières supérieures, exposition à une lumière trop vive ;

2° Le mauvais état de la conjonctive et des voies lacrymales ; cette cause, d'après GALEZOWSKI, interviendrait dans un tiers des cas au moins ; c'est au mauvais état des voies lacrymales que l'on doit attribuer la fréquence de la blépharite ciliaire dans la race juive ;

3° Un état anormal de la réfraction, fréquemment l'hypermétropie mal corrigée ;

4° Enfin, STILLING a montré que la blépharite reconnaissait souvent pour origine un état morbide particulier des cils qui sont durs, rigides, noirâtres ; il suffit d'enlever les cils ainsi altérés pour voir l'affection se modifier rapidement.

Formes. — Avec ABADIE, nous étudierons la blépharite simple et la blépharite ulcéreuse.

La blépharite ciliaire simple revêt un certain nombre de formes. Tantôt il y a une rougeur légère du bord libre des paupières qui s'exagère sous certaines influences, c'est la *blépharite érythémateuse*. Dans d'autres cas, on constate à la base des cils de petites pellicules qu'un léger frottement rend plus apparentes : *blépharite furfuracée pytiriasique.* Ces deux variétés s'accompagnent de démangeaisons, d'une sensation de cuisson des plus désagréables qui s'accentuent si le malade essaye de se livrer à un travail soutenu, ou s'il s'expose à une lumière trop vive ou au grand air. Là peut se borner tout le mal ; mais habituellement la sécrétion glandulaire est altérée, le bord libre des paupières se recouvre de croûtes ; entre les cils, à leur base, on découvre de petites pustules. Les croûtes tombent, les pustules s'ouvrent, laissant à leur place de petites ulcérations qui mettent à nu le follicule pileux. Les paupières sont fortement collées au réveil, et les efforts que fait le malade déterminent l'arrachement des cils dont la vitalité est déjà profondément modifiée : *blépharite ulcéreuse.* Si cette situation se prolonge, les ulcérations gagnent en profondeur ; un écoulement puriforme s'établit ; le bord des paupières, dépourvu de cils, s'épaissit, s'indure ; du tissu cicatriciel se forme à la place des ulcérations (*tylosis*). Irrité par l'écoulement incessant des matières puriformes, le derme de la paupière inférieure s'enflamme, s'ulcère : ainsi se développe un ectropion avec déviation du point lacrymal. Dès lors, le globe de l'œil, incomplètement protégé, peut s'enflammer : la lésion, qui jusqu'alors n'avait constitué qu'une infirmité désagréable, devient dangereuse et donne à ceux qui en sont atteints un aspect repoussant.

Traitement. — Modifier l'état général, telle est la première indication ; puis, suivant les cas, le chirurgien devra traiter les voies lacrymales, corriger la réfraction, extraire les cils malades ou détruire les parasites. Le patient doit ensuite prendre un certain nombre de précautions, éviter les irritants : poussière, fumée de tabac, veilles prolongées, etc. Avant toute intervention thérapeutique, il faut débarrasser les paupières des produits sébacés, des pellicules, des croûtes qui entretiennent les ulcérations et empêchent l'action des topiques. Dans ce but, on fera laver les paupières plusieurs fois par jour avec des compresses trempées dans une solution de bicarbonate de soude à $\frac{1}{100}$ chauffée au bain-marie. Ces compresses devront être aussi chaudes que les paupières pourront le supporter. Quelquefois cette solution devient irritante, il est bon en ce cas de la remplacer par une solution de borax également à $\frac{1}{100}$.

Lorsque les paupières sont rouges, tuméfiées, douloureuses, les croûtes abondantes, des cataplasmes de fécule appliqués le soir pendant une heure ou deux donnent les meilleurs résultats. En se couchant, le malade frottera le bord libre de ses paupières avec un peu de pommade au précipité jaune à 1 gr. p. 20 d'excipient ; il pourra encore employer avec avantage la pommade d'*Hébra* : (baume du Pérou, 1 gramme ; huile d'olives, 30 grammes ; emplâtre de plomb simple, 30 grammes).

Au réveil, ces parties seront soigneusement lavées à l'eau chaude. D'une façon générale, on évitera l'emploi des nombreuses pommades dont le précipité rouge est la base ; ce corps est trop irritant.

Lorsqu'il existe des ulcérations, on touche le bord libre de la paupière avec du sulfate de cuivre, un crayon mitigé de nitrate d'argent ou la pointe d'un galvano-cautère. Un procédé dont nous nous sommes toujours bien trouvés est le suivant. Avec un cristal de sulfate de cuivre bien poli, nous frottons vigoureusement la surface libre des paupières, de façon à arracher les croûtes et à ouvrir en même temps les petits abcès. Cette intervention est suivie de douleurs vives que le malade calmera par l'application de compresses froides : en revanche, elle détermine rapidement une amélioration notable.

3° DERMATOSES SPÉCIALES AUX PAUPIÈRES

A. — ZONA OPHTHALMIQUE

SYNONYMES. — Z. frontal. — Z. facial. Herpès zoster. — Zoster. — Herpès zoster frontalis.

Bibliographie. — HUTCHINSON, *Opht. Hosp. Rep.*, t. V, p, 191, 1866 et t. VI, p. 181 et 263. — JOHNEN, *Deutsche Klinik.* n° 25, 1868. — JEFFRIES (JON.), *Boston Med. and Surg. Journ.*, 27 mars et 3 juin 1869. — RUDOLF JACKSCH, *Inaug. Diss.*, Breslaw, 1869. — JEFFRIES (JON.), *Trans. of the Americ. Ophthalm. Soc.*, p. 101. 1870. — J. KOCKS, *Inaug. Diss.*, Bonn, 1871. — HYBORD, Th. de Paris, 1872 (Bibliogr.). — JACLARD, *Inaug. Diss.*, Genève, 1874. — MARC PACTON, Th. de Paris, 1878 (Bibliogr.) ; JAMAIN et TERRIER, 1881 (Bibliogr. très complète). — VIDAL, *Journ. de méd. et chir. prat.*, 1883.— BESNIER, *Journ. de méd. et de chir.*, 1884.— GUÉRIN, Th. de Paris, 1884. — GOULD, *The Polyclinic*, 1888.

Le zona ophthalmique, signalé pour la première fois en 1866 par HUTCHINSON, étudié en 1868 par VERNON, JON JEFFRIES et STEFFAN, est bien connu en France depuis la remarquable thèse de HYBORD (Paris, 1872).

L'éruption est généralement précédée de douleurs névralgiques assez intenses, limitées au trajet des nerfs sus ou sous-orbitaires, au globe de l'œil, ou envahissant tout un côté de la face. Ces douleurs sont accompagnées de fièvre, de malaise ; dans quelques cas, rares du reste, l'éruption survient brusquement; d'ordinaire elle se fait en deux temps. D'abord, sur le trajet connu d'un nerf se rencontrent des plaques érythémateuses tantôt confluentes, tantôt disséminées ; l'apparition de ces plaques est suivie de sensations de démangeaisons et de brûlures. Deux ou trois jours après, ces plaques se couvrent de vésicules disséminées ou confluentes. Cette éruption, d'après JACKSCH, détermine une élévation locale de température qui peut aller jusqu'à 1° ; après trois ou quatre jours, les vésicules s'ulcèrent, il s'en écoule un liquide qui se concrète en formant une couche épaisse et noirâtre. Ces croûtes tombent après une dizaine de jours et laissent des cicatrices de couleur rouge brunâtre, qui deviennent ensuite gaufrées.

L'éruption se limite exactement à la ligne médiane et siège de préférence sur le front ; sa présence dans le territoire cutané du nerf nasal serait, d'après HUTCHINSON, l'indice certain de complications oculaires. L'anatomie nous donne l'explication de ce fait, le rameau nasal du nerf ophthalmique de Willis fournit en effet quelques-uns des nerfs ciliaires.

Les lésions oculaires le plus habituellement observées sont une conjonctivite assez intense, rarement compliquée de vésicules, une kératite vésiculaire qui détermine l'ulcération de la cornée et peut même s'accompagner d'iritis.

Diagnostic. Pronostic. — Les douleurs névralgiques qui précèdent l'apparition du mal, la localisation de l'éruption, son développement en deux temps, l'existence de complications oculaires, suffiront à faire reconnaître la maladie. Le pronostic est absolument subordonné à la gravité de ce dernier groupe de lésions. Fréquemment après la guérison, il persiste des névralgies rebelles: on a même signalé le développement de paralysies musculaires.

Anatomie pathologique. — Les travaux de CHARCOT et de ses élèves ont démontré d'une manière générale que tout zona, quel que soit son siège, est la manifestation cutanée d'une névrite, qui est ici localisée au ganglion de GASSER. C'est là ce qu'ont établi quelques autopsies, une en particulier faite par WEISS (*Arch. für Heilkunde*, p. 261, 1871). Cet auteur a vu le trijumeau. sain jusqu'à son entrée dans le ganglion de GASSER, être ensuite plus gros, plus vasculaire que celui du côté opposé. Au point où la branche ophthalmique sort du ganglion, le tissu nerveux était infiltré de pus.

Étiologie. — Cette affection s'observe particulièrement à l'âge adulte et chez les sujets du sexe masculin. D'après PANAS, elle serait plus commune en Angleterre et en Allemagne qu'en France ; les arthritiques y sont particulièrement prédisposés. Les causes déterminantes sont habituellement le froid et le traumatisme, LEUDET a invoqué l'action de l'oxyde de carbone.

Traitement. — On badigeonnera la partie envahie par l'éruption avec du collodion élastique iodoformé, en même temps que l'on cherchera à atténuer les upus nerveuses (révulsifs, purgatifs). Le chirurgien doit surtout se préoccuper de l'existence des complications cornéennes, plus tard les névralgies persistantes attireront son attention.

B. — XANTHELASMA

SYNONYMES. — Plaques jaunes des paupières. — Molluscum sebaceum xanthoma. — Chromocrimie partielle et cutanée (LEROY DE MÉRICOURT). — Mélastearrhée (GINTRAC). — Stéarrhea nigricans (E. WILSON), etc.

Bibliographie. — KAPOSI, *Traité des maladies de la peau.* — CHAMBARD, *Ann. de dermat. et syphil.*, p. 5-241-363, 1879 (Bibliogr.). — HANOT, *Soc. de biologie*, 1884.

« On donne le nom de xanthélasma, dit KAPOSI, à des taches ou à de petites nodosités de la peau siégeant le plus souvent sur les paupières, offrant une coloration jaune paille, citron ou soufre, ou d'un blanc jaunâtre, généralement bien limitées, plates et semblant être une simple altération de couleur de la peau. »

D'après les recherches de GERBER et SIMON, le xanthélasma serait dû à une prolifération des cellules du tissu conjonctif du derme avec dégénérescence graisseuse consécutive.

Décrite pour la première fois par RAYER, en 1835, la maladie a été l'objet d'un assez grand nombre de travaux ; le plus complet et le plus intéressant est celui de CHAMBARD. Assez rare dans nos pays, le xanthélasma paraît siéger de préférence sur les paupières du côté gauche : il se présente sous deux formes bien distinctes : xanthélasma plan et xanthélasma tubéreux.

Souvent le xanthélasma est lié à l'existence de lésions hépatiques, quelquefois aussi il coïncide avec le diabète. Il constitue en réalité une affection bénigne qui persiste indéfiniment sans s'aggraver ni se modifier,

Le seul traitement rationnel jusqu'ici consiste à extirper les plaques ou à les inciser et à faire ensuite le raclage.

5° TROUBLES DE SÉCRÉTION. CHROMYDROSE

Bibliographie. — LEROY DE MÉRICOURT, *Arch. gén. de méd.*, 5° série, t. X, p. 430, 1857, et *Bull. Acad. de méd.*, t. XXIII, p. 1141, 1858. — DAUVÉ, *Ann. d'ocul.*, t. LIII, p. 236, 1865. — HARDY, art. *Chromydrose, Nouv. Dict. de méd. et de chir. prat.*, t. VII. 1867. — PARROT, *Dict. des sc. méd.*, 1re série, t. XVII, 1873. — FOX COLCOOT. *The Lancet*, n° 23. 1881, t. Ier.

La chromydrose, dont l'existence a tour à tour été niée et admise, est caractérisée par l'apparition de taches bleuâtres sur la peau des paupières. Ces taches se laissent facilement enlever lorsqu'on les frotte avec de l'huile, puis la matière colorante se reproduit parfois immédiatement, dans d'autres cas, après vingt-quatre heures seulement. Sa composition serait, d'après ROBIN, analogue à celle de la cyanosine, et suivant ORDONNEZ, elle présente des analogies frappantes avec les tumeurs mélaniques.

La maladie a été surtout observée chez les femmes, en particulier sur des personnes qui habitaient le bord de la mer. Elle serait intimement liée à certains troubles de la menstruation.

Il importe de ne pas prendre pour de la chromydrose les badigeonnages faits avec un cosmétique quelconque, dans un but de simulation. L'application d'une couche de collodion sur la paupière permettra de voir si la matière se dépose directement sur la peau, ou si on la rencontre uniquement sur l'épiderme artificiel. On y joindra l'examen micrographique et chimique de la substance recueillie. Nous sommes absolument désarmés en présence de cette singulière sécrétion ; il faut s'en tenir aux soins de propreté et à l'application de compresses astringentes.

6° TUMEURS DES PAUPIÈRES

Bibliographie. — SICHEL., *Arch. gén. de méd.*, 1846. *Kystes séreux et Revue médico-chirurg.*, 1847, t. Ier, p. 224; *Ann. d'ocul.*, 1848, t. XX. — WALTON, *Rev. médico-chirurg.*, 1851, t. XV. — SCHIRMER, *Obs. de sarcomes, Ann. d'ocul.*, 1869, p. 68. GALEZOWSKI. *Journ. d'opht.*, 1872, p. 129. — A. YVERT. *Recueil d'opht.*, 1880. — STEDMANN BULL, *Anat. path. des tumeurs des paup.*, in *New-York Med. Journ.*, sept. 1880,

Thèses de Paris. — 1838, AMIOT. — 1839, ADENOT. — 1841, JODST. — 1862, DORSAUX. — 1866, H. THOMAS. — 1868. GAISSET. — 1869, PUYO.

A. — TUMEURS SOLIDES. — ÉPITHÉLIOMA

Parmi les tumeurs bénignes peu fréquentes, on a signalé des lipomes, quelques névromes plexiformes et surtout des verrues.

Les tumeurs malignes sont rarement primitives, la plupart du temps la paupière est envahie peu à peu par un néoplasme qui a pris naissance dans une région voisine ; il faut toutefois faire une exception pour le cancroïde ou épithélioma des paupières. Cette affection, apanage de la vieillesse, occupe le plus souvent le grand angle de l'œil ; l'ectropion, les irritations locales, la présence de verrues sont autant de causes prédisposantes.

D'après Panas, l'épithélioma de la paupière se présente sous deux formes bien distinctes : *Epithélioma avec noyaux indurés profonds* et *Epithélioma papillaire*.

La première variété est caractérisée par des nodosités qui bientôt s'excorient et se recouvrent de croûtes. L'ulcération s'étend rapidement en largeur et forme une surface à bords irrégulièrement taillés, dont le fond saigne au moindre contact. Plusieurs noyaux peuvent s'ulcérer simultanément ou consécutivement ; les solutions de continuité qui se forment ainsi se réunissent parfois, constituant une vaste perte de substance : épithélioma phagédénique

Dans la forme papillaire, on voit des excroissances rougeâtres, recouvertes d'une croûte qui tombe et laisse à nu une surface saignante. D'après Michel, le point de départ du mal serait dans les glandes sébacées.

Cette variété de néoplasme a une marche lente, mais sans cesse progressive ; elle envahit la conjonctive et même le globe oculaire, et quel que soit le procédé de traitement employé (caustiques ou instruments tranchants), la récidive est fatale.

B. — TUMEURS A CONTENU LIQUIDE

1° *Angiomes*. — Les angiomes des paupières sont presque toujours congénitaux. Nous n'insisterons ici ni sur leurs symptômes, ni sur leur pathogénie, ces tumeurs ayant été étudiées au point de vue général.

Contre les angiomes des paupières, on a successivement employé : compression, acupuncture, injections coagulantes, vaccination, caustiques, instrument tranchant. Quel que soit le procédé auquel il donne la préférence, le chirurgien doit faire tous ses efforts pour éviter la formation d'un ectropion.

2° *Kystes*. — Les tumeurs de ce genre le plus souvent observées sur les paupières sont : les kystes sébacés et les kystes transparents appelés aussi kystes sudoripares. Les kystes hydatiques sont très rares, on n'en connaît guère que cinq à six observations.

a. *Kystes sébacés*. — Leur mode de développement est des plus simples. L'orifice d'une des glandes sébacées de la peau s'obture, les masses épithéliales et graisseuses qu'elles contiennent, ne pouvant s'épancher au dehors, se concrètent et forment une petite tumeur qui a reçu le nom de *comédon* ou *millet*. Le millet s'observe surtout sur le bord libre des paupières, là où existent des poils peu développés. Dans certains cas, les paupières sont entièrement tatouées par la présence de nombreuses productions de cette nature (*herpès miliaris*). Le traitement est simple : on débouchera l'orifice de ces petits kystes avec une aiguille à cataracte, puis il faudra en extraire le contenu.

b. *Kystes transparents. Kystes sudoripares.* — De temps à autre on rencontre encore sur les paupières une variété de kystes, dont le volume atteint bien rarement celui d'une fève et qui contiennent toujours un liquide limpide et transparent comme les larmes. L'examen histologique de deux cas de ce genre, fait par KIENER, a montré que le point de départ de ces productions était, non pas dans les glandes sudoripares, mais bien dans les follicules sébacés dont la paroi hypertrophiée sécrète ce liquide.

Le meilleur mode de traitement consiste à exciser une partie de la paroi du sac et à cautériser le fond avec un crayon de nitrate d'argent.

§ 2. — Troubles fonctionnels.

1° BLÉPHAROSPASME

Bibliographie. — NIVERT, etc., *Bull. de Thérap.*, oct. 1861. — De GRÆFE, *Ann. d'ocul.*, t. XLV, p. 182, 1861. — SEELIGMULLER, *Ann. d'ocul.*, t. LXVIII, 1872. — TILLAUX, *Bull. de thérap.*, 15 août 1872. — PANAS, *Leçons sur le strabisme*, 1873. — BROOKLYN, *Transact. of the Amer. Ophtalm. Society*, 1874, p. 207. — BUZZARD, ZEHENDER, *Ann. d'ocul.*, t. LXXIV, 1878. — CORNWEL, *Journ. de méd. et de chir. prat.*, t. XLI, p. 362, 1880. — PANAS, *Arch. d'opht.*, p. 385, 1880. — GIRAUD, th. de Lyon, 1889.

On désigne sous ce nom la contraction spasmodique et involontaire du muscle orbitaire (ABADIE). Ce spasme s'accompagne presque toujours d'une photophobie intense, fait parfaitement en rapport avec les données physiologiques. Le blépharospasme peut être de cause directe, mais beaucoup plus souvent, quinze fois sur vingt d'après PANAS, il serait d'origine réflexe.

Le blépharospasme de cause directe résulte de l'irritation, de la compression, des blessures du nerf facial. Dans le spasme réflexe, l'irritation porte sur une des branches du trijumeau par l'intermédiaire de la corde du tympan et du petit pétreux superficiel ; elle retentit ensuite sur le facial. Nous rencontrons en effet ce symptôme : 1° dans la plupart des lésions traumatiques ou inflammatoires de la conjonctive, de la cornée et de l'iris ; corps étrangers, conjonctivite, kératites superficielles, etc.; 2° dans toutes les lésions de l'appareil dentaire, dans le tic douloureux de la face ; 3° enfin dans toutes les lésions de la face intéressant un filet quelconque du trijumeau. SŒMISCH a vu le blépharospasme succéder à une lésion des téguments du crâne ; on l'observe souvent chez des femmes anémiées ou hystériques ; la maladie est alors due à des troubles de l'appareil génital.

Symptômes. — Le blépharospasme est tonique ou clonique. La première forme, caractérisée par l'occlusion complète et permanente des paupières, est heureusement très rare ; elle s'accompagne de lésions du côté de la cornée et de troubles dans la circulation intra-oculaire. De ces deux complications, la première reconnaît pour cause l'irritation cornéenne produite par la formation d'un entropion, la deuxième résulte de la compression exercée sur le globe de l'œil (DE GRÆFE).

Plus fréquente est la forme clonique, caractérisée par des contractions intermittentes de l'orbiculaire dont la durée varie de quelques secondes à une minute, ou par de véritables attaques pendant lesquelles la contraction se trouve portée à son maximum. Ces crises cèdent brusquement après quelques heures. Plusieurs malades peuvent calmer partiellement la douleur et diminuer l'intensité des attaques en exerçant une compression sur certains lieux d'élection que DE GRÆFE a signalés le premier (émergence du sus et du sous-orbitaire, du nerf dentaire, du lingual, etc.).

Traitement. — Rechercher avec soin les causes du blépharospasme, telle est la première indication à remplir ; cela fait, le traitement variera suivant les circonstances. Quelle que soit l'origine du mal, il est nécessaire d'examiner de temps à autre l'éclat de la cornée. S'il se produit des altérations à la surface de cette membrane, il faut à tout prix diminuer la compression ; le meilleur moyen que nous ayons à notre disposition est la section du muscle orbiculaire. Une branche de ciseaux est introduite dans le cul-de-sac externe de la conjonctive, puis poussée aussi avant que possible jusqu'au rebord orbitaire ; alors, d'un seul coup, on sectionne les parties molles dans toute leur étendue. Cette petite opération, absolument inoffensive, donne les meilleurs résultats. La cocaïne agit aussi très favorablement, mais, son action étant passagère, après un certain temps le spasme reparaît ; nous employons d'habitude en chirurgie oculaire la solution suivante :

Eau distillée. . . . . 5 grammes.
Eau de laurier-cerise . . . X gouttes.
Chloryd. de cocaïne . . . 0 20 cent.

Le traitement est surtout difficile lorsqu'on ne peut découvrir l'origine du mal. C'est dans des cas de ce genre que l'on a employé successivement la compression des nerfs, les injections de morphine, les courants continus (REMACK), le massage de l'orbiculaire, la métallothérapie (ABADIE), la dilatation forcée du sphincter palpébral (CORNWEL). Si malgré tous ces moyens le spasme persiste, une intervention plus active est nécessaire, et dès lors on a le choix entre l'élongation, la section ou mieux la résection du nerf sus-orbitaire.

2° CHUTE DE LA PAUPIÈRE SUPÉRIEURE. — PTOSIS

Bibliographie. — SICHEL, *Différentes espèces de ptosis*, Ann. d'ocul., 1844 Dt. XII, p. 187. — DE GRÆFE, *Opérat. du ptosis*, Ibid., 1886, t. LV, p. 147. — PANAS, *Leçons sur le strabisme*, 1873. — LANDOUZY, *Blépharopt. cérébrale*, Arch. gén. de méd., t. II, 1877. — PAGENSTECHER, Congrès méd. de Londres, 1881. — DE WECKER,

Ann. d'ocul., juillet-août 1882. — MÉTRY, Th. Paris, 1885.— TERPANDROS, Th. Paris, 1886. — PANAS. *Arch. d'opht.*, 1886. — DARIER, Soc. franç. d'ophth., 1888.

Deux causes bien différentes occasionnent la formation du ptosis : l'insuffisance du releveur de la paupière supérieure ou l'hypertrophie de la paupière elle-même.

L'insuffisance d'action du releveur est due le plus habituellement à une paralysie du nerf de la troisième paire (moteur oculaire commun) ; elle peut être occasionnée aussi par la compression directe du filet nerveux spécial qui se rend au muscle releveur. Enfin on a vu le tendon de ce muscle être intéressé dans une plaie.

L'hypertrophie de la paupière supérieure est la conséquence forcée du développement d'une tumeur en cette région, mais elle reconnaît ordinairement pour cause l'existence de granulations. Dans quelques circonstances le ptosis est congénital.

Si le ptosis est d'origine paralytique, les courants continus, la médication antisyphilitique seront fréquemment indiqués. Pendant la durée du traitement, il sera bon de relever la paupière supérieure à l'aide d'une petite pince spéciale, sorte de serre plate, dite pince à ptosis. GOLDZIEHER recommande le port d'une paire de lunettes sur la monture desquelles on fait appliquer une plaque de corne recourbée, à bord postérieur échancré de manière à venir s'appliquer contre la paupière, au-dessus du globe oculaire. En mettant les lunettes sur le nez, la plaque de corne relève la paupière (fig. 50). Dans

Fig. 50.— Pince à ptosis.

les cas rebelles, DE GRÆFE a conseillé d'exciser une partie de l'orbiculaire des paupières, muscle antagoniste du releveur. PAGENSTECHER a tenté de faire suppléer le releveur affaibli par le muscle frontal, et cela grâce à l'existence d'une cicatrice cutanée. Son procédé ainsi qu'une modification fort ingénieuse proposée par DE WECKER ont donné des résultats satisfaisants dans les cas de paralysie incomplète ; mais il est prudent de s'abstenir de toute opération lorsque la paralysie du muscle est complète.

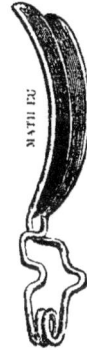

§ 3. — Vices de conformation. — Difformités.

1° ANKYLOBLÉPHARON. — ADHÉRENCES DU BORD LIBRE DES PAUPIÈRES

Bibliographie. — AMMON, *Zeitschrift für Ophtal.*, Bd. II, 1839. — HAMEZ, *Ann. d'ocul.*, t. LV, 1865. — Richet, *Bull. de thérap.*, t. LXI, p. 349. — CUSCO, *Nouveau procédé de canthoplastie*, *Union méd.*, p. 477, 1872. — ALTHOF, *Canthoplasty, A Clinical Study*, *Trans. of the Americ. Ophthalm. Soc.*, p. 232, 1874.

Cette difformité, désignée aussi sous le nom de blépharophimosis, est bien rarement congénitale ; elle reconnaît le plus souvent pour cause la cicatrisation vicieuse d'ulcérations consécutives aux brûlures, à la blépharite, aux conjonctivites, etc. L'ankyloblépharon siège d'habitude à la commissure externe des paupières et peut se compliquer de symblépharon. Contre cette petite infirmité, plusieurs procédés opératoires ont été proposés; les plus employés sont :

1° Le procédé d'AMMON. autoplastic par bordage. Il consiste à sectionner d'un seul coup de ciseau la commissure dans une étendue suffisante, puis à unir la muqueuse à la peau par quelques points de suture, de façon à empêcher la réunion de la plaie.

2° Le procédé de RICHET ou anaplastie par bordage. Cet auteur pratique sur les téguments deux incisions en forme de V à sommet externe, enlève les parties jusqu'à la conjonctive qui reste seule dans le fond du triangle; celle-ci est à son tour divisée en son milieu, rabattue en haut et en bas, puis fixée aux incisions cutanées.

2° SYMBLÉPHARON

Bibliographie. —VON AMMON, *Zeitschrift für Opht.*, Bd. III, s. 235, 1833. — BRULET, *Ann. d'ocul.*, 1848, t. XIX, p.37. — ARLT, *Prager Vierteljarschrift*, t. Ier, p. 461, 1854. — TEALE, *Opht. Hospit. Report*, t. III, p. 253, 1860-1861. — KNAPP. *Arch. f. Opht.*, t. IV, p. 270, 1868. — WOLFE, *Glascow Méd. Journ.*, 1873 et *Ann. d'Ocul.*, LXXI, p. 121, 1874. — WECKER-MASSELON, *Ann. d'ocul.*, t. LXXI, p. 127, 1874, et LXXIII, p. 154, 1875. — GILLET DE GRANDMONT, *Courrier médical*, 1875. Thèse de Paris. — 1874, CLEC'H.

On entend par symblépharon, dit PANAS, l'adhérence anormale par cicatrice de la conjonctive palpérale et du bord libre des paupières avec la conjonctive bulbaire et même la cornée. Le symblépharon est complet ou incomplet, suivant que l'adhérence occupe simplement une petite étendue de la conjonctive ou qu'elle s'étend jusqu'au cul-de-sac même de la muqueuse. Cette infirmité est presque toujours consécutive à des brûlures, plus rarement elle reconnaît pour cause une conjonctivite. Lorsqu'il est incomplet, le symblépharon est facilement curable ; il suffit de sectionner la bride et de suturer la plaie faite à la conjonctive bulbaire. Le symblépharon complet est beaucoup plus rebelle : la difficulté consiste surtout à éviter les récidives. Parmi les différents procédés opératoires conseillés[1], nous donnons la préférence à celui de TEALE. Il consiste à séparer tout d'abord la paupière du globe oculaire, puis, pour combler la perte de substance, on taille dans la conjonctive saine deux lambeaux que l'on fait glisser et que l'on fixe au niveau de la surface cruentée.

Dans ces dernières années, WOLFE a fait la transplantation de la conjonctive d'un lapin. Ce procédé, mis en usage depuis lors par DE WECKER et ABADIE, n'a pas donné tous les résultats qu'on en attendait.

---

[1] Pour la description des divers procédés opératoires, nous renvoyons le lecteur aux ouvrages de médecine opératoire, aux traités spéciaux, en particulier à l'excellent traité de DE WECKER (*Chirurgie oculaire*), O. Doin, éditeur, 1879.

3° DÉVIATION DES CILS EN DEDANS

Bibliographie. — CUNIER, *Ann. d'ocul.*, 1841, t. V, p. 264. — WALTON, *Medic. Times and Gaz.*, 1850. — WINN, *Ibid.*, juillet 1852. — GAILLARD, *Arch. d'opht.*, t. V, p. 238, 1855. — DUVAL (d'Argenton) *Ann., d'ocul.*, t. XXXI, p. 155. — ARLT, *Wien. Méd. Zeitsch.*, 1858. — SNELLEN, *Wien. Med. Woch.*, n° 27, 1860. — WARLOMONT, *Trait. par la ligature, Ann. d'ocul.*, t. XLIII, p. 169, — JASCHE. *Petersb. Med. Zeitsch.*, p. 230, 1865. — KNAPG, *Klinik Monatsbl.*, p. 422, 1871. — SPERINO, *Ann. d'ocul.*. t LXVIII, p. 281, 1872. — J.ESCHE, *Jäsche's Operat. für Entropium u. Districhiasis, Klinisch. Monastbl.*, p. 97. 1873, et *Ann. d'ocul.*, 1871. — DE WECKER, *Opérat.* de SNELLEN, *Gaz. hebd.*, n° 26, 1573. — BERLIN, *Ann. d'ocul.*, t. LXXIII, p. 281, 1875. — PANAS, art. PAUPIÈRES, 1878. — GAYET, *Ann. d'ocul.*, 1882. — DOR, *Lyon Med.*, 1884. — VOSSIUS. 19ᵉ Congrès d'ophth. d'Heidelberg. 1887. — PFALZ, *Arch. f. ophth.*, t. XXXIII. — VAN MILLINGEN, *Arch. d'ophth.*, 1888.

Traitement par le thermo-cautère, TERRIER et TROUSSEAU, Soc. de chir., 1885. — WARLOMONT, *Ann. d'ocul.*, 1885. — PEDRAZZOLI, *Rivista clin. di Bologna*, 1885. — TERRIER, *Arch. d'oph.*, 1885.

Thèses de Paris. — 1863, GAUTHERIN. — 1868, COURSAGET. — 1873, MENU. — 1878, GAYE. — 1885, BRANCHU, ISSOULIER.

Thèse de Lyon. — 1883, PARANT.

Thèses de Montpellier. — 1885, AUDOUL, MATIGNON. — 1888, ARNAVIELHE.

A. — TRICHIASIS ET DISTICHIASIS

Le trichiasis est constitué par le renversement des cils en dedans ; mais, contrairement à ce qui se passe dans l'entropion, les cils seuls sont déviés, la paupière reste intacte. Le trichiasis, suivant son étendue, est partiel ou total : si les deux rangées de cils prennent part à la difformité, on dit qu'il y a districhiasis.

Les cils déviés frottent contre la conjonctive et contre la cornée, de là un certain nombre de troubles : conjonctivite, dépolissement de la cornée, ulcérations superficielles. Ces lésions s'accompagnent toujours de blépharospasme. et, comme le fait remarquer ABADIE, la contracture augmente le trichiasis, lequel à son tour entretient la contracture ; c'est un véritable cercle vicieux. Il peut résulter de cet ensemble des accidents fort graves, même la perte de la vue.

Traitement. — Il est palliatif ou curatif. Parmi les moyens palliatifs, un des plus employés est l'épilation à l'aide des pinces. Il est nécessaire d'y revenir souvent ; aussi DUVAL (d'Argenton) a-t-il proposé de se servir du sulfure de calcium qui donne une épilation plus complète et plus durable. Ce corps, qui représente une sorte de bouillie, doit être employé fraîchement préparé ; on l'applique sur le bord libre des paupières en garantissant l'œil avec la plaque d'ivoire ; après quatre à six minutes, la région est lavée à grande eau. Pour obtenir un effet plus durable, on fait suivre cette application d'une cautérisation au nitrate d'argent ou au thermo-cautère.

Lorsque le trichiasis est un peu étendu, il exige un traitement semblable à celui de l'entropion.

Le distichiasis (de θρίξ. poil, et δισστιχος, deux rangées) est caractérisé par la présence d'une ou plusieurs rangées de cils supplémentaires déviés en arrière, il nécessite du reste le même traitement que le trichiasis, est plus tenace et plus difficile à guérir.

B. — ENTROPION

Dans cette affection, il n'y a plus seulement déviation des cils, mais encore renversement de la paupière. L'entropion est plus ou moins considérable, quelquefois la paupière enroulée sur elle-même pénètre jusqu'au cul-de-sac conjonctival. La maladie se présente sous deux formes : — à l'état aigu, entropion d'origine musculaire ; — à l'état chronique, entropion d'origine cicatricielle.

1° *Entropion musculaire.* — La première variété, conséquence d'un spasme de l'orbiculaire, siège de préférence à la paupière supérieure et se rencontre dans presque toutes les kératites superficielles, nous avons indiqué dans le paragraphe précédent son mode de développement. Parfois les causes les plus légères déterminent l'apparition de ce spasme, on le voit survenir par exemple chez les sujets âgés, par suite de la compression exercée par le bandeau appliqué pour maintenir les pansements après les opérations de cataracte. Il suffit alors d'enlever le bandeau pour voir disparaître cette complication. Dans les cas rebelles, VIDAL DE CASSIS, NÉLATON ont employé des serres-fines. M. PERRIN, PANAS se servent aussi avec avantage d'instruments analogues dont les mors sont plats et non garnis de griffes ; le collodion, les bandelettes agglutinatives sont encore très utiles. Si ces moyens ne suffisaient pas, on pourrait débrider l'angle externe pour vaincre le spasme.

2° *Entropion cicatriciel.* — Toutes les lésions traumatiques qui intéressent le cul-de-sac conjonctival peuvent déterminer la formation de cette variété. Dans la plupart des cas, cependant, l'entropion reconnaît pour cause la rétraction du tissu cicatriciel à la suite de granulations anciennes, entropion trachomateux. Le renversement se produit avec d'autant plus de facilité qu'il existe dans ce cas une altération, une sorte de ramollissement du cartilage tarse.

Enfin PANAS signale parmi les causes de l'entropion la fonte du tissu cellulograisseux de l'orbite, *entropion bulbaire*.

Diagnostic. Pronostic. — Le diagnostic est des plus faciles, l'enroulement de la paupière suffira à différencier l'entropion d'avec le trichiasis. Le pronostic dépend du degré de la maladie, mais surtout de la cause qui lui a donné naissance.

Traitement. — Au point de vue thérapeutique, il existe deux cas bien différents : 1° l'entropion intéresse simplement le bord libre, les parties molles de la paupière ; 2° le squelette, c'est-à-dire le tarse, participe lui-même à la déviation. Le premier de nos types cliniques n'est en réalité qu'un trichiasis forlement accentué ; les mêmes opérations doivent donc être mises en usage dans les deux cas ; trois procédés nous semblent particulièrement indiqués.

I. — *Transplantation du sol ciliaire. Procédé* J.ESCHE, ARLT. — L'opération comprend trois temps. 1° Le chirurgien plonge un couteau étroit au milieu du bord libre de la paupière et le fait ressortir à 0^m,005 environ sur la face cutanée de l'organe. Promenant l'instrument parallèlement au bord libre, il divise à petits coups et dédouble la paupière en deux feuillets, dont l'antérieur ou cutané porte les cils. 2° Sur la face cutanée, une deuxième incision de forme ovalaire, dont les deux extrémités rejoignent celles de la précédente, circonscrit un lambeau de 0^m,004 à 0^m,005 de diamètre en son milieu, on le détache en enlevant la peau et l'orbiculaire. 3° Quatre à cinq

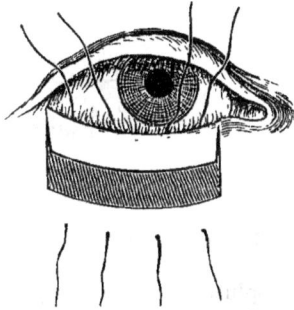

Fig. 51. — Entropion. — Procédé de PANAS.

points de suture rapprochent les bords de la plaie et transportent le sol ciliaire.

II. — *Procédé d'*ANAGNOSTAKIS. — Cet auteur fait, à 0^m,004 ou 0^{m}005 du bord libre, parallèlement à ce bord, une incision qui comprend simplement la peau ; il met ainsi à nu les fibres de l'orbiculaire et en fait l'incision au niveau du bord du cartilage tarse ; puis, à l'aide de quelques points de suture, il réunit le lambeau cutané ciliaire au bord supérieur du cartilage. Dans ce procédé, plus simple que le précédent, il n'y a pas de dédoublement du sol ciliaire, pas d'ablation de lambeau cutané.

III. — *Procédé de* PANAS. — Ce chirurgien a combiné très avantageusement les deux procédés. Après avoir fait une incision horizontale sur la paupière à 0^m,002 ou 0^m,003 de la rangée des cils, incision qui comprend la peau et l'orbiculaire jusqu'au tarse, le chirurgien dissèque avec soin, lentement, de haut en bas ou de bas en haut, le lambeau marginal, en rasant la face antérieure du tarse. Cette dissection est continuée jusqu'à ce que l'on soit parvenu sous la muqueuse du bord libre, qui doit être laissée intacte. Le fil à suture est passé non plus sur le bord du tarse, mais dans le ligament suspenseur de la paupière, beaucoup plus résistant ; puis l'aiguille plonge sous le lambeau cutané et vient définitivement sortir derrière la rangée des cils (fig. 51).

Lorsqu'il y a renversement du cartilage tarse (deuxième type clinique)

AMMON, puis STREATFIELD et SNELLEN ont proposé de faire subir au cartilage une perte de substance, de façon à en faciliter le déroulement. La figure 52, empruntée ainsi que la précédente à la *Chirurgie oculaire* de DE WECKER, permet facilement de se rendre compte de la méthode employée par SNELLEN.

Vers 1883, TERRIER, GALEZOWSKI et nombre d'autres praticiens ont remis en honneur le fer rouge, préconisé jadis par CELSE, ALBUCASIS, GUY DE CHAULIAC, A. PARÉ, DIONIS, DELPECH. L'usage du thermo-cautère a rendu l'opération facile et commode ; la manière de procéder est des plus simples : après avoir

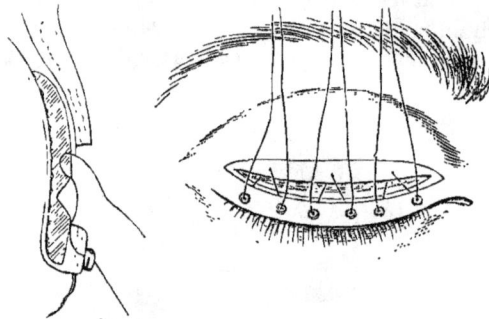

Fig. 52. — Entropion. — Procédé de SNELLEN.

lavé les paupières avec une solution antiseptique, on introduit la plaque d'écaille qui est confiée à un aide ; de la main gauche le chirurgien étale la paupière sur cette plaque, de la droite il promène le thermo-cautère parallèlement au bord ciliaire à 0^m,003 ou 0^m,004 de lui, il trace ainsi un sillon plus ou moins profond suivant les cas. Lorsqu'il existe des déformations anciennes, l'incision doit avoir le plus de profondeur possible et entamer la surface du tarse.

4° ECTROPION

Bibliographie. — WARTHON JONES, *Med. Gaz. London*, 1836, t. XVIII, p. 223. — SICHEL, *Bull. de thérap.*, sept. 1851, et *Ann. d'ocul.*, t. XXVI, 1851. — MIRAULT (d'Angers), *Ann. d'ocul.*, t. XXVI, 1851. — A. GUÉRIN, *Bull. gén. de thérap.*, 1862, p. 118. — A. DE GRÆFE, *Ann. d'ocul.*, 1865, p. 119. — RICHET, *Journ. d'Opht.*, février 1872. — G. MARTIN, *Trait. par les sutures de SNELLEN*, *Ann. d'ocul.*, t. LXIX, p. 107, 1873. — WADSWORTH, *Boston Med. and Surg. Journal*, 28 déc. 1876. — REUSS, *Eulenb. Real Encycl. d. ges. Heilk.*, Bd. IV, p. 305. — MEYER et CAUDRON, *Ectropion cicatr.*, etc., *Revue clin. d'ocul. du S.-O.*, nov. 1881. SNELL, *The Lancet*, t. II, n° 3, 1882.
Thèses de Paris. — 1860, CAZELLES. — 1866, CRUVEILHER fils (Th. d'agrég.). — 1876, COTTERET. — 1880, CLÉMENT.

Définition. — Le mot ectropion est employé pour désigner le renversement en dehors de la paupière.

Étiologie. — Les causes de l'ectropion sont nombreuses : c'est fréquemment une complication de l'eczéma des paupières et des blépharites anciennes. On l'observe encore, ainsi que nous le verrons, dans toutes les affections aiguës de la conjonctive (conjonctivites purulentes, blennorragiques, etc.). Le mécanisme de la production de cette complication est des plus simples : l'inflammation détermine un gonflement considérable de la muqueuse qui, pressée de tous côtés par l'orbiculaire violemment contracturé, ne tarde pas à faire hernie et à se renverser (ectropion spasmodique). Au lieu d'être occasionné par la contracture spasmodique de l'orbiculaire, l'ectropion peut au contraire résulter de l'atonie partielle de ce muscle. Dans ce cas, l'ectropion porte toujours sur la paupière inférieure qui se renverse sous l'influence de la pesanteur (ectropion paralytique).

Enfin l'ectropion est habituellement occasionné par la présence de cicatrices résultant de la destruction traumatique ou pathologique des téguments des régions environnantes ou de leur adhérence vicieuse au squelette. L'importance de cette cause est telle, que PANAS, à l'avis duquel nous nous rangeons entièrement, voudrait que le mot *ectropion* fût exclusivement réservé pour désigner le renversement cicatriciel des paupières, et propose de se servir du mot *éversion* pour désigner tous les cas de renversement qui auraient une origine différente. Mentionnons en dernier lieu l'existence de quelques cas d'ectropion congénital.

Symptômes. — L'ectropion entraîne rapidement une déviation des points lacrymaux, d'où un écoulement incessant de larmes sur la joue, qui, en irritant la peau, contribue à augmenter le mal. Par suite de son exposition permanente au contact de l'air, la conjonctive s'altère, le corps papillaire s'hypertrophie considérablement (ectropion sarcomateux). Si les deux paupières sont renversées et qu'en raison de ce renversement le globe oculaire ne puisse plus être recouvert, des troubles sérieux ne tardent pas à se montrer du côté de la cornée ; il peut même survenir une perforation de cette membrane et la fonte purulente de l'œil.

Traitement. — Le traitement variera avec la cause du mal. Le renversement d'origine inflammatoire disparaîtra de lui-même dès que commencera à s'améliorer l'état de la conjonctive. Si l'orbiculaire est paralysé, on essaiera de s'opposer à la chute de la paupière par l'application de bandelettes collodionnées ; on aura soin en outre d'inciser le point lacrymal inférieur. A la suite de cette petite opération, dans les cas légers, la guérison se fait rarement attendre. C'est aussi contre ces cas légers que l'on emploiera à la paupière inférieure les sutures de SNELLEN : les deux extrémités d'un fil de soie sont armées d'aiguilles légèrement courbées ; on les plonge successivement dans le cul-de-sac conjonctival, à 0^m,01 de distance ; leur pointe dirigée en bas va sortir sur la peau de la joue à 0^m.01 ou 0^m.02 du cul-de-sac. De cette façon une anse de fil est placée dans le fond de la gouttière. En serrant les fils, la muqueuse sera forcément attirée en bas, et la paupière inférieure se redressera. Les fils sont noués sur la joue et laissés en place jusqu'à ce qu'ils soient éliminés par la section des tissus. Lorsque la lésion est très prononcée et surtout d'origine cicatricielle, il faut avoir recours à l'autoplastie.

Parmi les nombreux procédés conseillés, nous donnons la préférence à ceux de WARTHON JONES, ALPHONSE GUÉRIN et RICHET.

I. — *Procédé de* WARTHON JONES (fig. 53 et 54). — Deux incisions formant un V à sommet inférieur circonscrivent la cicatrice, le lambeau est détaché des parties profondes par la dissection : on peut alors relever la paupière

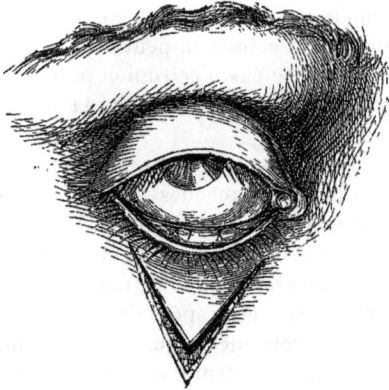

Fig. 53. — Procédé de WARTHON JONES. —   Fig. 54. — Procédé de WARTHON JONES.—
Tracé et dissection du lambeau [1].   Le lambeau est remonté et fixé en place
                                               par des lambeaux de suture.

inférieure qui déplace le sommet du V dans son ascension. Les parties étant en place, les lèvres de la plaie sont fixées dans leur nouvelle situation par des points de suture. Le V est transformé ainsi en Y.

II. — *Procédé de* A. GUÉRIN. — On dissèque deux V se touchant par le

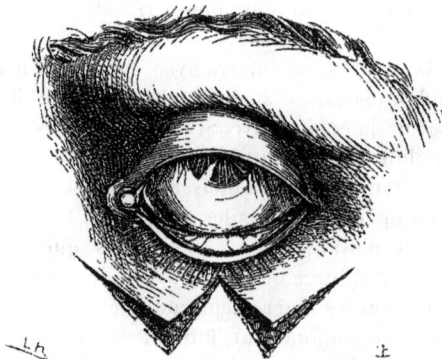

Fig. 55. — Procédé de A. GUÉRIN. — Tracé et dissection des lambeaux.

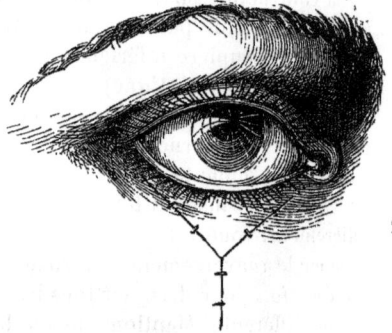

sommet de leurs branches internes. La paupière est relevée, les lèvres de la plaie suturées (fig. 55).

---

[1] Toutes les figures qui suivent sont empruntées au *Traité des maladies des yeux* du Dr ABADIE.

III. — *Procédé de* RICHET (fig. 56 et 57). — Une première incision est pratiquée parallèlement au bord ciliaire, à 0^m,002 au-dessous. On mobilise le bord ciliaire qui est redressé, puis tout d'abord on procède à l'occlusion des paupières, après avivement préalable. On fait ensuite une deuxième incision parallèle à la première, et à 0^m.01 plus bas, elle circonscrit un lambeau cutané

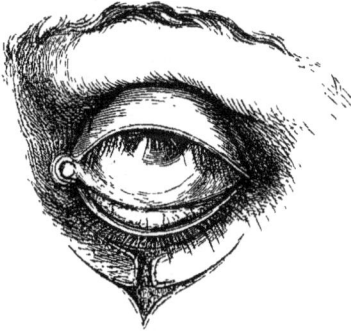

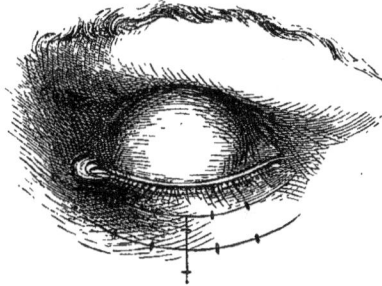

Fig. 56. — Procédé de RICHET. — Tracé et dissection du lambeau.

Fig. 57. — Procédé de RICHET. — Lambeau mis en place et suturé.

en forme de pont qui est disséqué et remonté. Si ce pont est trop large, on lui fait subir en sa partie médiane une perte de substance. Enfin, une dernière incision longitudinale, qui par l'écartement des tissus donne une plaie triangulaire, contribue encore à mobiliser tout le système : il reste à suturer.

§ 4. — **Maladies du sourcil.**

1° LÉSIONS TRAUMATIQUES

Les lésions traumatiques du sourcil ne présentent en général aucune gravité; de plus, elles se confondent ordinairement avec celles de la région orbitaire; pour ce double motif leur étude ne nous arrêtera pas longtemps.

La lésion de l'artère sus-orbitaire a pu donner lieu, dans certains cas, à une hémorrhagie inquiétante; on a cependant toujours arrêté assez facilement l'écoulement sanguin par la compression médiate ou immédiate. Autant que possible, on doit chercher à réunir les lèvres de la plaie, en s'entourant de précautions antiseptiques, et en ayant soin d'assurer le drainage de manière à éviter phlegmons et érysipèles.

Les blessures de ce genre s'accompagnent souvent de lésions diverses du nerf sus-orbitaire; nous reviendrons ultérieurement sur les troubles de la vue qu'occasionne cette complication.

Toutes les fois que, pour un motif quelconque, on devra porter l'instrument tranchant sur cette région, il faudra prendre les précautions les plus minutieuses. L'un de nous a perdu un de ses malades dans l'espace de douze heures par phlébite suppurée des veines temporales et du sinus caverneux, consécutive à un furoncle de la queue du sourcil; l'observation, relatée dans tous ses détails par CHARVOT (*Dic. encyclop.*, SOURCILS), prouve que l'on ne saurait être trop circonspect.

2° KYSTES DERMOÏDES

Bibliographie. — VERNEUIL, RICHET, FOLLIN, JARJAVAY, *Bull. de la Soc. de chir.,* 1859. — VERNEUIL, *Soc. de chir.*, 1877. — LE DENTU, *Ibid.*, 1879. — NICAISE, *Revue de chir.*, t. III, p. 806, 1883. BARBULÉE, *France méd.*, 1884. — LEFORT, *Recueil d'ophth.*, 1886. — LARGER, *Soc. de chir.*, 1889. — LE LAN, th. Montpellier, 1889. — LANNELONGUE, *Kystes congénitaux*, 1880. — *Affections congénitales,* 1891. Thèses de Paris. — 1869, RÉGNIER. — 1874, LAMPS. — 1885, BOURET.

Anatomie pathologique. — Le mode de développement des kystes dermoïdes a déjà été exposé dans le premier volume de cet ouvrage, nous savons que leur origine remonte jusqu'à la période embryonnaire. Ces tumeurs se forment au niveau de la fente branchiale fronto-maxillaire. Au moment de la soudure des deux bords de la fissure, survient un arrêt de développement, les bourgeons limitant cette fente se soudent superficiellement sans se réunir dans toute leur étendue ; une certaine quantité de peau reste incluse dans les points où la réunion n'a pas eu lieu, formant une petite poche close de toutes parts qui se développe plus tard. Les produits que l'on pourra rencontrer dans son intérieur sont ceux qui se trouvent normalement à la surface de la peau ou qui sont sécrétés par cette membrane ; ainsi s'explique la présence de poils, de matière sébacée. Cependant, comme le fait remarquer NICAISE : « La membrane enveloppante d'un kyste dermoïde peut ne présenter la structure de la peau que dans une partie de son étendue, le reste étant formé par une simple membrane cellulo-fibreuse. » Il faudrait donc admettre alors avec cet auteur que, dans certains cas, il y a inclusion non d'un sac de peau, mais d'un simple lambeau cutané. On a rencontré quelques tumeurs de même nature au-dessous du sourcil près du sac lacrymal (kystes prélacrymaux de VERNEUIL). D'autres auteurs, en particulier LE DENTU, en ont signalé près de la racine du nez. A côté des kystes dermoïdes d'origine congénitale, LARGER prétend qu'il en existe une deuxième variété d'origine traumatique. Supposez qu'à la suite d'un coup ou d'une chute, le rebord tranchant de l'orbite ait blessé une glande sébacée, il se formera un kyste par rétention ; il peut aussi se faire que le périoste soit coupé, déchiré, et qu'un petit lambeau cutané enfoncé dans la plaie devienne végétant, consécutivement finisse par produire une tumeur revêtant en clinique et même à l'examen microscopique tous les caractères d'une tumeur dermoïde congénitale.

Les kystes dermoïdes sont naturellement recouverts par la peau, le tissu sous-cutané et le muscle sourcillier. Leur base adhère au périoste et même aux os sous-jacents qui sont parfois comme creusés d'une dépression. Leur volume est d'ordinaire celui d'une noisette, rarement d'une noix ; quelquefois cependant on en a vu qui avaient celui d'une mandarine.

Symptômes. Marche. — Ces kystes se présentent sous forme d'une petite masse indolente, régulièrement arrondie, de consistance mollasse. La peau glisse facilement sur eux, et lorsqu'on essaye de les mobiliser, on sent qu'ils sont comme implantés sur l'apophyse orbitaire externe. Les parents ne manquent pas de raconter que cette petite tumeur remonte à la première enfance. — Généralement, vers l'âge de sept à huit ans, le volume du kyste augmente assez vite, puis reste ensuite stationnaire.

Traitement. — L'énucléation est la seule intervention chirurgicale rationnelle.

CHAPITRE IV

MALADIES DE LA CONJONCTIVE

§ 1er. — Inflammations simples de la conjonctive.

1° HYPÉRHÉMIE DE LA CONJONCTIVE. — CATARRHE SEC

On désigne sous ce nom l'injection anormale de la conjonctive ; elle peut être étendue à la totalité de la membrane, ou au contraire limitée à certaines régions. En général, cet état n'occasionne aucun trouble de sécrétion, c'est à peine si le matin les paupières sont un peu humides. De là le nom de catarrhe sec, sous lequel on désigne la maladie.

Symptômes. — Cet état détermine des picotements, des démangeaisons, une sensation spéciale de corps étranger. Les paupières semblent lourdes, le malade éprouve une sorte de somnolence ; tout travail soutenu, lui est absolument impossible. Les phénomènes douloureux augmentent, le soir, à la lumière artificielle.

Étiologie. — Parmi les causes qui favorisent le développement de cette affection, signalons tout d'abord l'influence du froid et le séjour dans un milieu rempli de poussière. Cela nous explique la fréquence de la maladie chez certains ouvriers. A ces facteurs il faut ajouter les lésions de l'appareil lacrymal, puis quelques troubles de réfraction : hypermétropie, astigmatisme.

Traitement. — La thérapeutique variera naturellement avec la cause même du mal. Souvent quelques injections dans les voies lacrymales amèneront une amélioration sensible ; dans d'autres cas, il suffira de corriger la réfraction du malade. Lorsque la lésion est produite par une cause inhérente à la profession du sujet, il se trouvera bien de porter des lunettes protectrices ; en même temps on prescrira des lavages ou des pulvérisations à l'eau chaude et l'usage d'un collyre légèrement astringent.

2° CONJONCTIVITE CATARRHALE

Bibliographie. — Le lecteur trouvera, dans le traité de DE WECKER et LANDOLT, une bibliographie très complète pour toutes les maladies de la conjonctive ; elle se

termine en 1876. — GALEZOWKI, *Essai sur la conj. lacrym.*, *Gaz. des Hôp.*, 1868.
— GOSSELIN, *Mém. sur l'origine par contagion des conj. cat.*, *Arch. gén. de méd.*,
6ᵉ série, t. XIII, p. 385, 1869. — DE WECKER, *Origine des conj. cat.*, *Gaz. hebd.*,
1869. — GUENEAU DE MUSSY, *Conj. épidém. dite des foins. Recueil d'oph.*, 1871.
— GUIGNET, *Conj. chron. simple, Ibid.*, 1881. — BRACHET, *Les conj. simples, nat.
et trait., Recueil d'opht.*, 1882.
Thèses de Paris. — 1857, RAOUT. — 1867, VAUTRIN. — 1873, QUÉNETTE, BLAZY. —
1879, GUÉRINEAU, GIFFO. — 1885, TOUCHET.

Étiologie. — Les diverses causes que nous avons énumérées dans le paragraphe précédent ont dans l'étiologie de la conjonctivite catarrhale un rôle
capital, il faut y joindre l'influence de la constitution.

La conjonctivite catarrhale est commune chez les rhumatisants; de plus,
elle acquiert chez ces sujets un caractère de ténacité tout particulier. Enfin,
dans quelques circonstances, cette maladie est certainement contagieuse :
cela nous explique son mode d'apparition sous forme épidémique, dans les
quartiers populeux, les prisons, les asiles.

Symptômes objectifs. — L'injection de la muqueuse, plus considérable que
dans le catarrhe sec, occupe surtout la surface postérieure des tarses et les
culs-de-sac, dans lesquels on trouve çà et là de petites taches ecchymotiques;
les paupières gonflées présentent, sur leur bord libre et au grand angle de
l'œil, une teinte rougeâtre; la muqueuse semble épaissie et veloutée. Les
sécrétions sont altérées; au début, elles se montrent plus abondantes, mais
encore liquides, puis elles deviennent filantes, et enfin il se forme du muco-pus.
Il se concrète sous forme de filaments entre les lèvres de l'ouverture palpébrale,
en petits caillots dans les culs-de-sac conjonctivaux. Le matin au réveil, les
yeux sont collés, agglutinés par des croûtes friables, jaunâtres, melliformes.
En explorant les culs-de-sac, on rencontre parfois dans leur intérieur de
petites vésicules presque transparentes, dont la structure est analogue à
celle des follicules clos, et qu'il ne faut pas confondre avec les granulations
(*conjonctivite folliculaire*).

Symptômes subjectifs. — À la sensation de corps étranger et à la lourdeur des
paupières déjà signalées, se joignent des démangeaisons incessantes qui se
localisent sur le bord libre des paupières, surtout au grand angle de l'œil,
fréquemment aussi un larmoiement assez intense qu'augmentent la lumière
vive et le grand air. Cette sécrétion continuelle des larmes, et par suite la
présence constante d'une mince couche liquide dans le cul-de-sac conjonctival,
donnent lieu à des troubles de réfraction qui rendent la vision distincte difficile et la lecture impossible. Sur le soir, tous ces phénomènes subissent
une recrudescence considérable. Il n'est pas rare de constater la présence de
douleurs orbitaires affectant la forme névralgique.

Pronostic. — La conjonctivite catarrhale est une affection des plus bénignes
qui évolue en général en huit ou dix jours, elle peut très facilement passer à
l'état chronique.

Traitement. — Dans la plupart des cas, il faut se garder d'une intervention
trop active. Au début, on prescrira un purgatif salin, puis, plusieurs fois par
jour, le patient appliquera sur ses paupières fermées des compresses trem-

pres dans une solution d'acide borique à 4 p. 100. Ces fomentations, employées aussi chaudes que possible, calment la sensation de tension, de chaleur et les démangeaisons.

Les collyres astringents sont particulièrement indiqués : (sulfates de zinc, de cuivre, borate de soude, à la dose de 0^{gr},05 ou 0^{gr},10 pour 30 grammes d'eau distillée) ; quatre ou cinq fois par jour plusieurs gouttes de ce collyre seront instillées entre les paupières.

L'inflammation, parfois très intense, les sécrétions presque purulentes rendent nécessaire une intervention plus active. Après avoir retourné les paupières, on touchera la muqueuse des culs-de-sac avec une solution de nitrate d'argent à 1 gr. pour 50 gr. d'eau distillée. Il faut, dans ce cas, avoir encore sous la main un deuxième pinceau trempé dans une solution saturée de sel marin, avec lequel on neutralisera l'excédent du caustique. Ces cautérisations seront faites une fois par jour ; dès que l'inflammation commencera à diminuer, on reviendra aux collyres astringents.

3º CONJONCTIVITE PHLYCTÉNULAIRE

SYNONYMES. — Conjonct. lymphatique, scrofuleuse, herpétique.

Bibliographie. — BONNET. *Emploi de l'iode dans les opht. scrof.*, *Comptes rendus de l'Acad. des sciences*, 1852. — CRITCHETT, *Strumous ophtalmia*, *The Lancet*, t. Ier, 1885. — E. WILLIAMS, *Ann. d'ocul.*, t. LXV, p. 9, 1871. — TAVIGNOT, *Étiol. et thérap. des opht. scrof.*, *Journ. des conn. méd. chir.*, t. XVIII, 1871. — LEGROUX, *Trait. de la conjonct. phlyct. par la caut. galvan.*, *Gaz. d'opht.*, t. Ier, 1879. — CORNWELL, *Herpes of the Conjunct. Phlyctenular Conjonctivitis*, *Calif. Med. Journ.*, 1881. — MANOLESCU, *L'iodoforme en chirurgie oculaire*, *Arch. d'ophthalm. franc.*, 1883.

La conjonctivite phlycténulaire est caractérisée par le développement, sur la conjonctive, de phlyctènes ou de pustules, qui deviennent le centre d'une injection assez intense.

Cette forme, presque spéciale à l'enfance, est si commune chez les sujets lymphatiques, que plusieurs auteurs, SICHEL et STŒBER entre autres, la considéraient comme une manifestation du tempérament, dit scrofuleux. La misère physiologique a une grande influence sur l'apparition de la maladie.

Variétés anatomiques. — La conjonctivite phlycténulaire se présente sous trois formes bien distinctes (DE WECKER) : 1º conjonctivite phlycténulaire proprement dite; 2º conjonctivite miliaire; 3º conjonctivite pustuleuse.

A. *Forme phlycténulaire.* — De beaucoup la plus fréquente, cette variété est caractérisée par l'existence d'une ou plusieurs vésicules (jamais plus de quatre à cinq), demi-transparentes, saillantes, coniques, nettement limitées.

Ces vésicules siègent sur la conjonctive bulbaire ou sont placées à cheval sur le bord cornéen, empiétant sur cette membrane. Chacune des phlyctènes occupe le sommet d'un triangle formé par les vaisseaux hyperhémiés de la conjonctive ou de la sclérotique.

B. *Forme miliaire.* — Le limbe conjonctival est semé de petites élevures

analogues à des pointes d'épingles, l'inflammation est augmentée, le cercle
périkératique des plus accusés ; cette forme est la plus rare.

C. *Forme pustuleuse*. — Ce ne sont plus des vésicules que l'on rencontre
dans cette dernière variété, mais bien de véritables pustules d'un blanc jaunâtre, qui siègent à la jonction de la sclérotique et de la cornée. Ces pustules
ne tardent pas à s'ulcérer, laissant apercevoir leur fond rempli de tissu sphacélé.

Symptômes. — Tant que la lésion n'a pas gagné la cornée, le malade accuse
peu de douleurs ; les troubles fonctionnels se bornent à une sensation de
corps étranger. Dès que cette membrane est envahie, immédiatement se
montrent : larmoiement, photophobie, blépharospasme. Limitée à la conjonctive, la maladie, même dans sa forme pustuleuse, guérit avec facilité :
nous verrons qu'il n'en est pas ainsi dans les cas de complication du côté de
la cornée.

Traitement. — Pendant les premiers jours, matin et soir, on introduira
dans l'œil malade, soit avec un pinceau, soit à l'aide d'un tuyau de plume
d'oie, un peu de poudre de calomel porphyrisé. Il est bien entendu que ce
médicament ne sera jamais employé pendant que le malade sera soumis à un
traitement par l'iodure de potassium. Lorsque les douleurs sont très violentes, quelques instillations d'une solution de cocaïne suffiront à les calmer
et à faire cesser le blépharospasme.

Dès que la phlyctène est ulcérée, le calomel sera remplacé par la pommade
de PAGENSTETCHER dont matin et soir, avec la pointe d'un stylet, on introduira
gros comme un pois entre les paupières. (Lanoline ou vaseline 15 grammes,
oxyde jaune de mercure 0,75 grammes.

En même temps on soignera l'état général ; huile de foie de morue, préparations martiales et arsenicales à l'intérieur, frictions sèches, ablutions d'eau
salée seront employées alternativement.

§ 2. — Conjonctivites purulente et diphtéritique.

1° CONJONCTIVITE PURULENTE

Bibliographie. — *Ophthalmie purulente en général.* — GUYON, *Comptes rendus de
l'Acad. des sc.*, t. XXV, p. 306, 1852. — DECONDÉ, *Ann. d'ocul.*, 1858. — THIRY.
Quelques considér. O. P., Presse méd. belge, 1872. — GOSSELIN. *Trait, par l'al-
cool, Recueil d'opht.*, p. 97, 1878. — ARMAIGNAC, *Etiol. et trait., Revue clin.
d'ocul. du S.-O.*, juin-juillet 1880. — FUCUS, *Revue Scient.*, Paris, 1881. — M. PER-
RIN, PANAS, *Acad. de Méd.*, 1883. — VIGNES, *Soc. d'ophth.*, Paris, 1888.
Thèses de Paris. — 1852, JOSSIC. — 1854, MAHMOUD-YOUNIS. — 1856, RICHARD. — 1858.
CORDIER. — 1866, GACHÉ. — 1875, FOUILLOUD, BUYAT. — 1876, BOGUES. — 1883.
PÉCHIN.
Ophthalmie des nouveau-nés. — N. GUILLOT, *Traitement, Gaz. des Hôp.*, p. 258.
1858. — A. GOSCHLER, *D. Augenbleun. d. Neugeborenen*, etc., *Allg. Wiener Med.
Zeitung*, 1867 et 1870. — CUIGNET, *Rec. d'opht.*, 1876, p. 221. — D. HAUSSMANN.
Prophylact. Behand., etc., *Centralbl. f. Gynæk.*, 1881. — ARMAIGNAC, *Etiol. et

Traitement, Revue clin. d'ocul. du S.-O., juin-juillet 1883. — HORNÈR, *Trait.*, *Corr. Blatt für Schw. Aerzte*. avril 1882. — SCHIRMER, *Th. d'Erlangen*, 1883. — CRÉDÉ, *Arch. f. Gynekol.*, t. XXI, 3. — TERRIER, *Revue de Chir.*, 1883. — MAC KEOWN, *The Lancet*, février 1885. — UPPENKAMP, *Th. Berlin*, 1885. — RIVIÈRE, *Ann. de Gynécol.*, 1887. — HIGGENS, *The Lancet*, 1887. — H. COHN, HEGAR, GASSE-ROW, SCHATZ-KORN, *Discussion-Tagebl., d. 59, Naturforschervers, Berlin*, n° p. 124, 1886. — AUVARD, *Gaz. hebd.*, 1887.

Thèses de Paris. — 1869, MAURICE. — 1876, LOOTEN. — 1877, CHRÉTIEN. — 1878, LABAGHE. — 1883, ESCALAÏS, CONNEN.

Ophthalmie blennorrhagique. — RICARD, *Consid. prat. sur l'O. B., Bull. de Thérap.*, 1841, t. XXI, p. 847. — CULLERIER, *Leçons clin.*, 1861. — BOUNIÈRE, *Recherches sur l'opht., Arch. gén. de méd.*, 1874. — DOR, *Nouv. méth. de Trait.*, Lyon médical, t. XXXIII, p. 346, 1880. — FROIDBISE, *Ann. de la Soc. de méd. de Liège*, 1887. — ONODI, *Cent. f. die méd. Wiss*, n° 13, 1887. — BURCHARDT, *Cent. f. prak. Augenh*, 1888.

Thèses de Paris. — 1851, PENANGUER. — 1858, GUYOMAR. — 1866, TIXIER. — 1868, CH. COHAIG, LEBEGUÉ. — 1879, JACOB.

Symptômes. — Quelle que soit son origine, la conjonctivite purulente présente au point de vue clinique un ensemble de symptômes des plus caractéristiques. Pour la facilité de la description, avec ABADIE nous diviserons la maladie en trois périodes distinctes.

1° *Période de début.* — Les symptômes observés avant l'établissement de la sécrétion purulente sont ceux de la conjonctivite catarrhale suraiguë. La conjonctive, fortement injectée, d'un rouge sang, ne tarde pas à s'infiltrer et devient le siège d'un chémosis considérable. Les paupières, tuméfiées, sont fortement tendues sur le globe de l'œil; il s'en échappe un liquide jaune citrin; le blépharospasme, joint à l'existence de douleurs des plus vives, rend l'exploration difficile. Cette première période a généralement une durée fort courte, trente-six à quarante-huit heures, trois jours au maximum.

2° *Période d'état.* — La sécrétion précédente fait place à un écoulement franchement purulent, le pus remplit les culs-de-sac, s'écoule d'une façon continue sur la joue ou reste accumulé sous les paupières qu'il distend. Ce pus est excessivement contagieux, une seule goutte portée sur la conjonctive saine suffit à inoculer la maladie. Au moment où commence à s'établir la sécrétion purulente, le gonflement des paupières diminue, les douleurs se calment. Il faut être prévenu de cette détente, ne pas se laisser égarer par cette accalmie, car le patient traverse une période des plus critiques, et du côté de la cornée les complications les plus redoutables sont à craindre. — Habituellement, il se fait entre les lamelles de cette membrane une infiltration purulente, qui se traduit à l'éclairage oblique par une tache gris jaunâtre. Cette infiltration entraîne la destruction du tissu propre de la cornée sur une étendue variable, ou bien d'emblée s'établissent des ulcérations qui creusent en profondeur. Dans les deux cas, si le processus morbide ne s'arrête pas, la cornée se perfore, le contenu de l'œil se vide au dehors. Enfin parfois, et les observations de ce genre sont malheureusement encore trop fréquentes, la cornée tout entière devient opaque, se nécrose et tombe d'une seule pièce ; l'œil est alors absolument perdu. La quantité de pus sécrété est souvent telle, que quelques instants après le lavage le mieux fait, les culs-de-sac regorgent de nouveau.

3° *Période de déclin.* — La durée de la sécrétion purulente est variable ; cependant, vers la fin du premier septénaire, elle commence à diminuer sensiblement. Le pus devient de moins en moins épais, puis la sécrétion reprend les caractères du début. Le boursouflement de la conjonctive diminue aussi, mais lorsque la maladie n'a pas été traitée, la membrane reste pendant long-temps épaissie et indurée.

Étiologie. — La conjonctivite purulente est une affection de la première moitié de la vie. On la rencontre chez les nouveau-nés, les enfants et les adultes. Dans presque tous les cas, on trouve pour expliquer son apparition une inoculation directe. Chez les adultes et les enfants, le principal agent de contage est le pus d'origine blennorrhagique, parfois il provient des yeux d'un sujet atteint lui-même d'ophthalmie purulente. La maladie est souvent mono-culaire et plus fréquente à droite qu'à gauche. Chez les nouveau-nés, le virus spécifique est principalement dû à la vaginite granuleuse et pénètre dans l'œil de l'enfant pendant les dernières périodes du travail. L'expulsion lente, la rupture prématurée de la poche des eaux, le volume de la tête du fœtus favorisent l'infection. La conjonctivite chez ces petits êtres débute toujours le troisième ou quatrième jour après la naissance, circonstance qui milite en faveur de l'inoculation. Sur ces divers points, les auteurs sont d'un avis unanime ; il n'en est plus de même pour les cas dans lesquels la maladie affecte un caractère épidémique, ainsi qu'on l'observe de temps à autre sur les bateaux, dans les prisons, les hôpitaux, dans tous les lieux, en un mot, où sont réunis de grandes masses d'individus placés dans de mauvaises con-ditions hygiéniques. Le contage est-il alors médiat ou immédiat, y a-t-il inoculation directe, est-on en présence d'une épidémie ? Pour nous, le doute ne saurait être possible, nous avons l'intime conviction que l'ophthalmie puru-lente est produite par un microbe spécial et qu'un contage direct est néces-saire à son développement ; ce microbe est quelquefois le gonococcus de NEISSER, qu'on retrouve parfois dans l'écoulement vaginal de la mère; chez les adultes, la présence du gonococcus est constante. Du reste, dans toutes les prétendues épidémies que l'on a observées, les conditions les meilleures se trouvaient réunies pour favoriser l'inoculation ; dans quelques cas même le mécanisme par lequel se faisait cette inoculation a pu être reconnu : témoin l'histoire de la fameuse épidémie de l'hôpital de Gand, à propos de laquelle VAN ROOSBROECK démontra que l'inoculation se faisait par deux éponges, dont l'une servait à nettoyer les yeux des enfants sains, l'autre les yeux des enfants malades, mais que l'on plongeait ensemble dans la même cuvette.

La maladie ne pourrait-elle donc pas apparaître spontanément ? Nous ne le croyons pas, et la prétendue forme rhumatismale décrite par M. PERRIN ne doit être acceptée qu'avec la plus grande réserve.

Diagnostic et pronostic. — L'intensité de l'inflammation, l'acuité des dou-leurs au début, puis l'écoulement purulent, les complications du côté de la cornée permettront facilement de reconnaître l'ophthalmie purulente. En interrogeant le malade, on s'efforcera de savoir si, dans un acte quelconque, il n'a pas été exposé à un contage direct.

La seule affection avec laquelle on pourrait confondre l'ophthalmie purulente est la conjonctivite granuleuse aiguë, mais en prenant la précaution de retourner la paupière on reconnaîtra sans peine la présence de granulations.

Le pronostic est des plus graves, nous avons dit que déjà après quarante-huit heures, il pouvait exister du côté de la cornée des complications sérieuses : aussi dès les premiers moments faut-il attaquer vigoureusement le mal : différer dans un cas semblable est dangereux ; retarder, criminel. En effet, si l'ophthalmie purulente négligée entraîne presque sûrement la perte de la vision, c'est en revanche une des maladies sur lesquelles la thérapeutique a le plus de prise. Aussi, dans la majorité des cas, avec un traitement convenable, la guérison sera complète.

Traitement. — A. *Préventif.* — Le praticien doit prévenir les malades atteints de blennorrhagie des dangers auxquels les exposerait l'inoculation, et leur recommander de prendre toutes les précautions nécessaires pour éviter cette redoutable complication.

Depuis quelques années, le nombre des ophthalmies purulentes des nouveau-nés a beaucoup diminué, grâce aux précautions antiseptiques dont s'entourent les accoucheurs. Pendant les derniers jours qui précéderont l'accouchement, il est prescrit de faire aux femmes, au moins une fois par jour, un lavage de la cavité vaginale avec une solution antiseptique. A l'étranger, nombre d'accoucheurs, d'après les conseils de CRÉDÉ, font immédiatement après la naissance laver les yeux de l'enfant avec une solution antiseptique faible ; puis, après avoir écarté les paupières, ils instillent une goutte d'une solution de nitrate d'argent à 2 p. 100. Grâce à ces précautions, l'ophthalmie des nouveau-nés a presque disparu.

B. *Curatif.* — Au milieu des médications diverses préconisées contre cette ophthalmie purulente, il en est une sur la valeur thérapeutique de laquelle on peut entièrement compter. Elle consiste dans l'emploi judicieux et rationnel des cautérisations avec le crayon mitigé ou une solution convenable de nitrate d'argent, associé aux irrigations, surtout aux réfrigérants, enfin, de temps à autre, aux déplétions sanguines. Avant toute intervention, il est prudent d'évacuer le pus contenu entre les paupières, par un lavage fait avec un irrigateur dans lequel on mettra une des solutions :

	Grammes.		Grammes.
Acide phénique	10	Acide salicylique	10
Glycérine	50	Borate de soude	5
Eau distillée	950	Eau distillée	1000

Toutes les précautions devront être prises pour que le liquide purulent, dont on connaît l'activité contagieuse, ne puisse être projeté dans l'œil du chirurgien ou de ses aides. Ce lavage terminé, il est indispensable, tant pour diriger le traitement que pour mettre sa responsabilité à couvert, de s'assurer de suite de l'état des cornées. Les écarteurs à manche sont fort utiles pour cette exploration.

On procède alors aux cautérisations pour lesquelles il faut avoir à sa disposition deux solutions, munies chacune d'un pinceau.

Solution n° 1.		Solution n° 2.	
	Grammes.		Grammes.
Eau distillée.............	30	Eau distillée...............	30
Nitrate d'argent..........	1	Chlorure de sodium à saturation	

La paupière supérieure est d'abord retournée, puis le pinceau trempé dans la solution n° 1 est promené sur la muqueuse jusqu'à ce qu'elle pâlisse sous l'action du caustique, dont on neutralise l'excès par un large badigeonnage avec le pinceau n° 2. La paupière supérieure remise en place, on fait de même le badigeonnage de la paupière inférieure. Le renversement des paupières, si nécessaire pour atteindre les culs-de-sac, est parfois des plus difficiles, par suite du spasme de l'orbiculaire, et surtout des plus douloureux; il sera prudent de le faire précéder de plusieurs instillations de cocaïne; le cas échéant, on pourrait recourir au chloroforme.

Avant la cautérisation, on fait avec le scarificateur de Desmarres quelques incisions parallèles à bord libre des paupières. Dès que la cautérisation est terminée, les applications froides doivent être instituées, ainsi que les lavages dans les cas où le pus est sécrété abondamment.

L'importance des applications froides est capitale, mais elles doivent être continues ; les compresses seront renouvelées avec le plus grand soin et une exactitude rigoureuse. Un vase contient de l'eau phéniquée à 1 p. 100 avec quelques morceaux de glace, on y fait tremper de petites compresses : toutes les trois minutes les compresses placées sur les yeux sont enlevées et remplacées par de nouvelles.

Lorsque la sécrétion est abondante, on doit en outre tous les quarts d'heure nettoyer les culs-de-sac en faisant pénétrer entre les paupières un jet d'eau phéniquée ou boratée.

Les cautérisations doivent être commencées aussitôt que possible, on les répétera toutes les vingt-quatre heures. La solution au 30ᵉ suffit d'ordinaire ; dans les cas très graves, il ne faudrait pas hésiter à employer une solution au 1/20 ou au 1/15. Dès que l'inflammation diminue, on éloigne les séances de cautérisation et l'on emploie une solution moins forte.

Les applications froides demandent à être continuées au moins pendant quarante-huit heures ; elles seront reprises avec toute la rigueur à la moindre poussée inflammatoire.

Complications. — S'il existe de petites ulcérations, on se bornera à instiller matin et soir quelques gouttes d'un collyre à l'ésérine. Si l'ulcération a déjà creusé en profondeur, que la perforation de la cornée soit à craindre, il faut prendre l'avance et faire la paracentèse de la chambre antérieure. Les instillations d'ésérine seront ensuite répétées plusieurs fois par jour, et le traitement ordinaire continué avec la plus grande rigueur. Enfin, la cornée est parfois le siège d'ulcérations profondes ; dans ces cas, après les cautérisations et les instillations d'ésérine, on emploiera le bandeau compressif, de façon à éviter l'issue de l'humeur vitrée et la perte de l'œil. Lorsque la maladie est monoculaire, il sera bon dès le début de mettre l'œil sain à l'abri de la contagion par une obturation minutieuse. — Tous les linges qui auront servi pendant le traitement du malade, les pinceaux et autres objets susceptibles de devenir agents de contage seront incinérés.

Higgens préconise l'emploi des moyens suivants : 1° laver les yeux minutieusement avec une solution d'acide borique à 5 p. 100 ; 2° recouvrir toute l'étendue de la conjonctive et remplir les culs-de-sac avec la pommade : oxyde jaune de mercure, 80 cent., acide borique 1 gr., chlorydrate de cocaïne 0,25 à 0,50, vaseline 30 gr. : 3° couvrir les yeux avec un linge bien imbibé de cette pommade et mettre un bandeau. Faire le pansement, suivant les cas, toutes les quatre ou toutes les deux heures.

2° CONJONCTIVITE DIPHTHÉRITIQUE

On décrit sous ce nom deux affections bien distinctes :

La première, étudiée par Bouisson, Chassaignac, Desmares. Gosselin, est caractérisée par un dépôt de fausses membranes à la surface de la conjonctive ; nous la désignerons sous le nom de *conjonctivite croupale* ou *pseudomembraneuse*.

La deuxième, rare dans nos pays, particulièrement étudiée en Allemagne par de Graefe, Jacobson, Hirschberg, se distingue, non plus par un simple dépôt de fausses membranes, mais bien par une infiltration fibrineuse dans le tissu même de la membrane.

A. — CONJONCTIVITE CROUPALE

Bibliographie. — Bouisson, *Ann. d'ocul.*, t. XVI, 1847. — Chassaignac, *Ibid.*, t. XVIII, p. 138. — Magne, *Gaz. des hôp.*, 1858. — C. Raynaud, Th. de Paris, 1866. — Hirschberg, *Etiologie de la conj.*, Berlin. *Klin. Woch.*, 1869. — Twedy, *Traitement de la conj.*, The Lancet, t. Ier, 1880. — Potu, Th. Paris, 1883. — Winemann-Pétresco, *Soc. franc. d'opht.*, 1888.

La maladie présente ordinairement pendant les premiers jours les caractères d'une conjonctivite catarrhale intense ; on voit ensuite apparaître à la surface de la membrane, de préférence dans les culs-de-sac et sur la conjonctive oculaire, des pellicules grisâtres ou jaunâtres, d'aspect lardacé, que l'on peut arracher par simple traction. La sécrétion de la conjonctive est alors seulement séreuse, puis survient un écoulement franchement purulent qui détache et entraîne les fausses membranes. Cet écoulement terminé, la muqueuse se retrouve dans un état de parfaite intégrité, sans aucune cicatrice.

Cette conjonctivite, essentiellement contagieuse, se présente souvent en même temps que d'autres manifestations de la diphtérie.

Le pronostic est bénin, en tant que manifestation locale, mais on sait quelle est la gravité de la maladie générale.

Traitement. — Pendant la première période du mal. on emploiera les compresses froides. absolument comme dans la conjonctivite purulente : de temps à autre la conjonctive sera badigeonnée avec un pinceau trempé dans une solution phéniquée au 1/50. Dans la deuxième période, on instituera le traitement classique de l'ophthalmie purulente. Plus encore que dans cette dernière affection, il faut insister sur les précautions à prendre contre la contagion.

B. — CONJONCTIVITE DIPHTHÉRITIQUE

Bibliographie. — DE GRÆFE. *Trait. par les caustiques, Arch. f. opht.*, Bd I, 1845. — JACOBSON. *Ibid.*, Bd. II, 1860. — DE WECKER. Th. de Paris. 1861. — ALF. DE GRÆFE, *Trait. antisept.. Klin. Monatsbl. f. Augenk.*, 1873. — THYRI, *Trait., Revue médic. belge.* 1876. — BARETTE. COPPEZ *Congrès d'opht. de Paris*, 1887, *Arch. d'opht..* 1882, p. 132. — COUTANCE, Th. Paris, 1887.

Symptômes. — 1° *Période de début*. — Les paupières sont enflammées et tuméfiées. ainsi qu'au début de la conjonctivite purulente. La muqueuse palpébrale, au lieu d'être vascularisée et saignante comme dans le cas précédent, est au contraire pâle, blafarde. En scarifiant la conjonctive, la surface de section présente un aspect lardacé et donne peu de sang. Il existe en effet, dans l'épaisseur même du parenchyme de la muqueuse, un exsudat fibrineux qui étouffe les vaisseaux et détermine les troubles de sécrétion les plus graves.

2° *Période d'état*. — Après deux ou trois jours, la cornée, privée de sa nutrition, s'altère; autour d'elle se forme un cercle grisâtre qui s'ulcère rapidement; il n'est pas rare de voir la membrane ainsi sphacélée se détacher d'un seul bloc. Pendant ce temps, un travail inflammatoire se manifeste du côté de la conjonctive. en donnant lieu à tous les symptômes de la conjonctivite purulente ; la suppuration détache l'exsudat et entraîne des lambeaux de tissu sphacélé.

3° *Période de cicatrisation*. — De vastes pertes de substance se forment ainsi sur la conjonctive, leur cicatrisation entraîne des accidents sérieux : entropion, trichiasis.

Cette forme de la maladie a été observée particulièrement sur les enfants en bas âge; DE GRÆFE la considère comme une manifestation d'un état général grave dans le cours de la diphthérie ; elle affecte d'ordinaire un caractère épidémique. Le diagnostic est en général facile, mais il faut éviter de confondre cette variété avec la précédente.

Traitement. — Plusieurs médications ont été successivement mises en usage, malheureusement aucune méthode n'a donné de résultats bien satisfaisants. Pendant la période de début, les uns vantent l'usage des compresses chaudes, les autres donnent la préférence au froid. L'emploi du jus de citron, vanté par FIEUZAL, a rendu de véritables services à COPPEZ. Dès que la suppuration sera commencée, on emploiera les cautérisations au nitrate d'argent.

Les accidents cornéens réclament toute la sollicitude du chirurgien ; on fera, suivant les cas. des instillations d'ésérine ou d'atropine. ABADIE, pour prévenir la perforation. conseille la paracentèse de la chambre antérieure.

§ 3. — Affections dues aux granulations.

1° CONJONCTIVITE GRANULEUSE

Bibliographie. — F. CUNIER, *Mém. sur l'opht. contag.*, Bruxelles, 1849. — SICHEL, *Ann. d'ocul.*, t. XLII, p. 219, 1859. — WOLFRING, *Arch. f. Opht.*, Bd. XIV, A. 3. s. 30, 1868. — HAIRION, *Des gran. conj.*, Ann. d'ocul., t. LXIII, p. 5, 1870. — BADER, *Trait. The Lancet*, t. II, p. 604, 1871. — SÄMISCH, *Berl. Klin. Woch.*, 1872. — SICHEL, *Arch. gén. de méd.*, t. II, p. 274 et 425, 1874. — IWANOFF, *Anat. path. du trach.. Ann. d'ocul.*, t. LXXXI, p. 167, 1879. — PARIZOT, *Revue cl. inique du S.-O..* 1883. — HARTRYDIE, *The Lancet*, 1883. — DARIER, *Congrès français d'oculist.*, 1886. — ALT, *Améric Journ. of ophth.*, 1886. — PONCET, *Soc. de Chir..* 1886. — PANAS. *Union méd.*, 1887. — SCHMIDT-RIMPLER, 7e *Congrès d'ophth. d'Heidelberg*, 1888. — A. TROUSSEAU, *Revue gén de clin. et de thérap.*, 1889. — DELAGENIÈRE, *Traitement par le naphtol.* — B. *Archives d'ophth.*, 1889. — DARIER, ABADIE. VIGNES, *Soc. d'opht.*, 1889. — ARNAUTS, *Trait. par le sublimé. Ann. d'ocul.*, 1891. — DARIER, *Congr. franç. de Chir.*, 1891.

Thèses de Paris. — 1865, SICARD. — 1868, J. ROY. — 1869, LELIÈVRE. — 1871, BUGIEP. — 1874, COHEN. — 1876, GUTTIEREZ. — 1879, FOXONNET. — 1880, BRUNEL DE BONNEVILDE. — 1882, GENDRON. — 1883, AUVRAY. — 1884, WON KCHEWICH. — 1886. DESORMES.

Le jequirity dans le traitement de l'ophthalmie granuleuse. — DE WECKER, *Acad. des sciences*, 1882, 1883, et *Ann. d'ocul.*, 1882-83-84. — MOURA-BRAZIL, *Acad. des sciences et Ann d'ocul.*, 1882. — A. SATTLER et L. DE WECKER. *Ophthalmie jequiritique*. Paris, 1883 (Bibl.) — TERRIER, *Gaz. des hôpitaux*, 1882. *Bull. de la Soc. de Chir.*, 1883. — *Société ophth. d'Heidelberg*, 1883. *Discussion* (SATTLER, V. HIPPEL, FURSTER). — *Société française d'ophth.* 1884. *Discussion* (COPPEZ, NICATI, ABADIE, LANDOLT, etc.). — SATTLER, *Congrès de Copenhague*, 1884. — WARLOMONT, *Ann. d'oculist.*, 1885. — COURSERANT, *Congrès français d'oculist.*, 1886. — DARIER. — PONCET, *eod. loc.*

Thèses de Paris. — 1883. CARETTE. — 1884. CHAUZEIN (Bibl.).

Thèses de Bordeaux. — 1883, BERNARD.

Thèse de Lyon. — 1883, BORDET.

Thèse de Nancy. — 1884, BRUNSWICK.

Sous le nom de conjonctivite granuleuse, nous décrirons toutes les affections dans lesquelles on trouve à la surface de la conjonctive de petites saillies du volume d'un grain de millet. Ces saillies constituent les *granulations*.

Vers 1879, les recherches histologiques de SÄMISCH et IVANOFF démontrèrent qu'il fallait établir une distinction entre les granulations. Tantôt, en effet, ces petites saillies sont formées simplement par le développement exagéré d'un des éléments normaux de la membrane (papilles follicules, lymphoïdes), ce sont de *fausses granulations*; tantôt, au contraire, il existe de véritable spetits néoplasmes, résultant de la formation d'un tissu nouveau, *granulations vraies*.

La première variété, dite conjonctivite granuleuse fausse ou folliculaire : guérit complètement sans laisser de traces: dans la deuxième forme, dite par opposition conjonctivite granuleuse vraie ou franche, il restera toujours à la

surface de la conjonctive des cicatrices indélébiles. Fort utile au point de vue
anatomo-pathologique, cette distinction ne saurait exister au point de vue
clinique.

Structure des granulations. — La coupe d'une granulation présente une
structure caractéristique. Sa base, directement implantée sur le tissu même
de la conjonctive, est formée par l'accumulation de faisceaux de tissu fibreux
très serrés. A mesure que l'on avance à la périphérie, les faisceaux deviennent de plus en plus rares, on y rencontre presque exclusivement un amas de
cellules fortement tassées, au milieu desquelles on distingue avec peine quelques vaisseaux sanguins ; le tout est enveloppé par de l'épithélium (fig. 58).

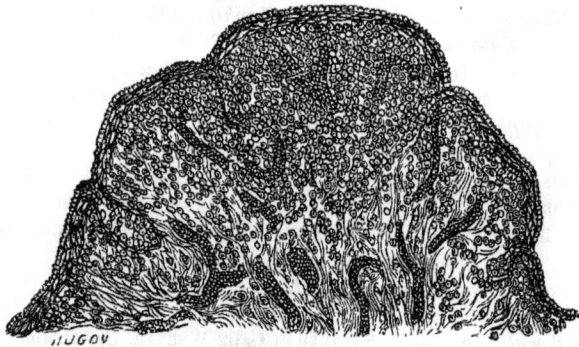

Fig. 58. — Coupe microscopique d'une granulation, d'après Sœmish.

Lorsque la granulation est récente, les cellules prédominent ; c'est au contraire le tissu fibreux qui est le plus abondant dans les granulations anciennes. Le développement de ce tissu constitue les cicatrices indélébiles dont
nous avons parlé. Sattler (Congrès d'opht. d'Heidelberg, 1881) prétend avoir
trouvé dans le pus sécrété un micrococcus, dont la présence serait constante.
Poncet a confirmé ces recherches et montré les micrococques sur les coupes
mêmes des granulations ; enfin Schmidt-Rimpler a pu cultiver ce microbe, qui
liquéfie la gélatine et se présente sous forme de diplocoques soudés l'un à
l'autre en forme de grains de café.

Etiologie. — Affection essentiellement contagieuse, la conjonctivite granuleuse résulte toujours d'une inoculation directe ; aussi est-elle fréquente dans
les classes pauvres, les quartiers populeux, les bateaux, prisons, hôpitaux,
et tous les lieux où sont agglomérées des masses d'individus.

La conjonctivite granuleuse se développe avec la plus grande facilité dans
les pays où la malaria existe à l'état endémique : par contre, et c'est là un
fait observé depuis longtemps, l'affection est rare dans les altitudes élevées.
La malaria, en débilitant le sujet, prépare-t-elle un terrain propice au parasite,
ou bien les causes qui favorisent l'action du miasme tellurique influent-elles
aussi sur le développement du germe granuleux ? C'est là ce que nous ne
savons pas encore.

Les granulations se rencontrent de préférence chez les adolescents et les adultes.

Symptômes. — Le début de la conjonctivite granuleuse, dans nos climats au moins, est des plus insidieux. Les malades accusent une sensation analogues à celle qui résulte de la présence d'un corps étranger sous la paupière : on constate l'existence d'une légère photophobie, une sécrétion cireuse agglutine au réveil le bord libre des paupières, qui présente constamment une teinte rouge assez intense. Ces organes eux-mêmes sont épais et charnus ; emportée par son poids, la paupière supérieure tombe sur le globe de l'œil. le ptosis ainsi produit est caractéristique. En renversant les paupières, on trouve leur face interne parsemée de petites saillies jaunâtres, demi-transparentes (granulations).

Les auteurs ont successivement comparé ces petites végétations à des grains de semoule. de tapioca cuit, de sagou, au frai de grenouille, etc.

Ces granulations siègent de préférence dans les culs-de-sac, sur la conjonctive des tarses supérieurs (DE WECKER et LANDOLT). Suivant leur nombre, la conjonctivite granuleuse est dite bénigne, diffuse ou grave (ABADIE).

Dans la forme bénigne, les granulations sont rares, les symptômes subjectifs peu marqués. Dans la forme diffuse, les culs-de-sac sont remplis de granulations. la muqueuse épaissie offre une teinte grisâtre gélatiniforme. Enfin, dans la forme grave. la conjonctive bulbaire se prend à son tour, puis après elle la cornée ; nous y reviendrons.

Il n'est pas rare, dans le cours de la conjonctivite granuleuse, de voir survenir des poussées aiguës. La sécrétion de la muqueuse, jusqu'alors peu abondante, augmente notablement, devient séro-purulente, même purulente, les troubles du côté de la cornée s'aggravent, des ulcérations se forment bientôt.

Complications. Terminaison. — Pour peu que la maladie soit intense, des troubles ne tardent pas à se montrer du côté de la cornée. Généralement ses lames sont infiltrées. elle paraît dépolie et présente un aspect grisâtre. à sa superficie rampent de gros vaisseaux (PANAS). Tantôt ils forment une couche excessivement mince, *pannus tenuis ;* tantôt, au contraire, une couche épaisse, charnue. *pannus crassus.* Les altérations occupent le plus souvent le segment supérieur de l'œil, mais la cornée tout entière peut être envahie; l'œil présente alors l'aspect d'une cerise ou d'une mûre. Des ulcérations plus ou moins profondes se développent. elles entraînent parfois la perforation de la cornée et l'enclavement de l'iris. Abandonnée à elle-même, la maladie persiste pendant des années: les granulations en effet ne peuvent guérir qu'en se transformant en tissu cicatriciel. Dans les cas légers, la présence de ces ilots cicatriciels est sans importance; mais lorsque les granulations ont été abondantes. ce tissu détermine par sa rétraction des troubles très graves : enroulement de la paupière, entropion par incurvation des tarses, déviation des points lacrymaux, etc.

Pronostic. — La conjonctive granuleuse est une affection des plus graves: si l'on n'intervient pas, elle n'a qu'une bien faible tendance à marcher vers la guérison. L'existence de complications cornéennes. en particulier d'ulcérations, aggrave singulièrement le pronostic.

Traitement. — Il ne faut pas songer ici à détruire directement la granulation. On doit, suivant en cela l'exemple de la nature, favoriser la suppuration lente qui détruira à la longue le tissu néoplasique. En général, c'est aux cautérisations par le sulfate de cuivre que l'on s'adresse pour cela. On taille un cristal en usant ses aspérités sur une toile grossière et humide, puis on touche légèrement la conjonctive. La cautérisation ne sera pas renouvelée avant que l'inflammation résultant du premier attouchement soit complètement calmée. Suivant le conseil d'ABADIE, on pourrait encore employer ce sel sous forme de glycérolé à 1 gramme pour 8 grammes de glycérine. Le sous-acétate de plomb constitue aussi un excellent topique, à la dose de 15 grammes de sous-acétate de plomb liquide pour 15 grammes d'eau. On doit savoir varier les caustiques de temps à autre, car, ainsi que le font remarquer DE WECKER et LANDOLT, les granulations semblent s'habituer à l'action d'un seul caustique et rapidement il perd son action. — S'il survient des poussées aiguës, on emploiera les injections phéniquées, la glace, le sous-acétate de plomb.

JAMES recommande l'emploi d'acide borique pulvérisé; les paupières étant retournées, l'acide est répandu à leur surface à l'aide d'un pinceau; la quantité employée doit être suffisante pour couvrir les parties sur lesquelles on l'applique. La fréquence des attouchements varie, suivant les cas, de trois fois par jour à trois fois par semaine. PANAS a employé (1889) le naphtol B en solution et en pommade. La solution contient 0,20 centigrammes de naphtol par litre d'eau, les pommades sont formées de 0,10, 0,20, 0,30 centigrammes de naphtol mélangés à 30 grammes de vaseline. — Cette pommade étant introduite dans les culs-de-sac, le chirurgien fait un massage de deux ou trois minutes au plus, puis procède au lavage avec la solution naphtolée. Il faut éviter que la pommade touche la cornée. Le naphtol donnerait des résultats remarquables, surtout contre le trachome.

Dans les cas rebelles, DARIER, se basant sur l'origine microbienne de la maladie, affirme que l'on ne peut être sûr de la guérison des granulations qu'après avoir détruit le tissu morbide. Le patient étant endormi et toute la surface conjonctivale bien étalée, de manière à ce qu'aucune partie malade ne passe inaperçue, on scarifie d'abord la conjonctive qui est ensuite grattée à la curette, enfin brossée énergiquement avec une brosse à dents très dure trempée dans le sublimé. En quatre ou cinq jours, il se produit une amélioration rapide, et en peu de temps les granulations sont remplacées par une cicatrice lisse et souple.

Il faut aussi surveiller l'hygiène du malade; autant que faire se pourra, il abandonnera les logements humides et les pays palustres. Habiter dans un air pur, sur les montagnes fait plus pour la guérison que le traitement le mieux dirigé.

Le pannus de la cornée ne demande d'ordinaire aucune intervention spéciale, il disparaît habituellement à mesure que les granulations s'amendent.

Dans les cas très graves, on a essayé de détruire les végétations en provoquant une inflammation franchement suraiguë de la conjonctive. Ce résultat peut être obtenu en inoculant entre les paupières une goutte de pus blennorrhagique ou de pus pris sur un sujet atteint de conjonctivite purulente. C'est là un procédé dangereux qui doit être manié avec la plus grande prudence.

De Wecker (août 1882) a proposé de remplacer l'inoculation du pus blennorrhagique par des lotions faites sur la conjonctive avec la macération de graines pulvérisées du jéquirity (arbus precatorius), On provoquera ainsi. dit cet auteur, une ophthalmie purulente de nature croupale, dont on peut doser l'intensité suivant le nombre des lotions et la force de la solution que l'on emploie. Cette ophthalmie, dont le chirurgien peut modérer à son gré l'intensité, ne fait courir aucun risque à la cornée; toutefois il ne faudrait pas croire que le médicament s'appliquât à toutes les conjonctivites granuleuses et fût toujours parfaitement innocent ; il semble particulièrement convenir aux conjonctivites granuleuses invétérées, parvenues à la période fongueuse.

Le mode d'emploi du jéquirity est des plus simples. Après avoir décortiqué les graines. on en fait macérer 6, 9 ou 15 grammes pendant vingt-quatre heures dans 300 grammes d'eau froide, on obtient de cette façon des solutions à 2, 3 et 5 p. 100. — Les macérations sont employées dès qu'elles ont été filtrées.— La solution dont on se sert habituellement est celle à 3 p. 100. On ne fait usage de la solution forte 5 p. 100 que dans les cas exceptionnels où l'on veut obtenir une inflammation de forte intensité. On lave la conjonctive avec les solutions ainsi préparées, après avoir pris le soin de renverser les paupières.

2o OPHTHALMIE GRANULEUSE. — OPHTHALMIE MILITAIRE
OPHTHALMIE PURULENTE D'ÉGYPTE

Bibliographie. — Larrey, *Relat. chir. de l'expéd. de l'armée d'Orient.* Paris, 1804.— Vleminckx, *Rapp. au min. de la guerre sur l'opht. de l'armée*, Bruxelles, 1834. — Decondé, *Bull. méd. belge*, 1837 ; *Ann. de la Soc. de méd. de Gand*, 1840, t. II, p. 122; *Hygiène de l'opht. des armées*, Liège, 1844. — F. Cunier, *Ann. d'ocul.*, 1847, 1850. — Thiry, *Ibid.*, t. XXII, 1849, p. 103. — Warlomont. *Ibid.*, t. XXXIX, p. 193, 1858, t. XLI, t. XXLII, 1850. — F. Cuignet, *Opht. d'Algérie*, Lille, 1872. — Laveran, *Traité d'épidémiologie*, 1875. — L. Collin, *Traité d'épidémiologie*. 1879. Desormes, th. de Paris, 1885-86. — Kartulis, *Cent. f. Bart.*, 1er no 10, 1887. — M. Howe, *7e congrès intern. d'opht.* — Heideberg, 1888.

Ces diverses dénominations caractérisent une conjonctivite grave qui semble nous venir d'Égypte. C'est à la suite de leur séjour dans ce pays que les soldats des armées française et anglaise ont été atteints ; le rôle de ces deux armées dans l'importation de l'affection au début nous semble absolument indiscutable. Depuis lors, les armées les plus éprouvées, et aujourd'hui encore le plus fréquemment atteintes, sont l'armée italienne et plus encore l'armée belge.

Étiologie. — Parmi les circonstances qui favorisent le développement de la maladie, on a signalé : les températures élevées, l'exposition directe des hommes à la chaleur, à l'irradiation solaire, et surtout l'influence des milieux et habitations humides. Les militaires ont été toujours atteints en bien plus grand nombre que la population civile ; dans cette dernière, les enfants sont tout d'abord frappés.

De même que la conjonctivite granuleuse, dont elle n'est du reste qu'une variété, l'ophthalmie d'Egypte est une affection essentiellement microbienne, qui se transmet par contage direct ; en Belgique, l'ophthalmie n'a envahi la population civile qu'au moment du licenciement des soldats malades. Howe pense qu'en Egypte les mouches qui se posent fréquemment sur les yeux des indigènes deviennent l'origine réelle et fréquente de la propagation de l'ophthalmie granuleuse. En faisant promener ces mouches sur des plaques de gélatine, on voit se former partout où leurs pattes ont touché des colonies de microbes considérés comme spécifiques de l'ophthalmie.

Symptômes. — La maladie se présente sous deux formes bien nettes, aiguë et chronique.

a. — *Forme aiguë*. — Fort semblable à l'ophthalmie blennorrhagique, la conjonctivite granuleuse d'Égypte se manifeste à l'état aigu par une série de symptômes inflammatoires ; écoulement purulent, chémosis. Le pronostic est moins grave que celui de la conjonctivite blennorrhagique ; cependant on a vu des ulcérations de la cornée et la fonte purulente de l'œil survenir dans le cours de la maladie.

b. — *Forme chronique ou granuleuse*. — Elle est absolument semblable à la forme grave de l'ophthalmie granuleuse ordinaire : ces deux variétés se combinent du reste souvent ; de là, selon les auteurs, les descriptions les plus variables.

Traitement. — La médication locale variera suivant la marche qu'affectera le mal. Dans la forme aiguë, on aura recours aux lavages antiseptiques, aux applications froides, aux cautérisations légères. La variété dite granuleuse sera traitée ainsi qu'il a été dit dans le chapitre précédent.

Le traitement sera poursuivi pendant longtemps ; il ne faut pas se contenter d'une guérison approximative. Les granuleux doivent être isolés, on les logera dans des locaux spéciaux où seront réunies les conditions hygiéniques les plus favorables ; on aura surtout grand soin d'éviter l'encombrement.

§ 4. — Altérations diverses de la conjonctive.

1° XÉROPHTHALMIE. — XÉROSIS

Bibliographie. — H. COHN, *Ub. Xerosis Conjonctiv.*, Breslau, 1869. — CAMUSET, *Gaz. des hôp.*, 1875. — CUIGNET. *Recueil d'opht.*, 1875. — TERRIER, *Arch. gén. de méd.*, 1876. — SATTLER, MICHEL. SCHLEICH. *Congrès de Heidelberg*, 1883. — KUSCHBERT, *Deuts. med. Woch.*, 1884. — FRAENKEL et FRANKE, *Arch. Augenheil.*, 1887.
Thèses de Paris. — 1836, DUPREZ. — 1873, HERMANOWICZ. — 1875, MIXIER. — 1880, FRUGIER.

On désigne sous ce nom l'atrophie partielle ou totale des éléments de la conjonctive. Les auteurs distinguent généralement deux formes.

1° *Xérosis partiel, epithelialis, glabra*. — L'atrophie occupe simplement quelques points limités de la conjonctive ; elle porte sur les couches superficielles de la membrane, en particulier sur l'épithélium. On rencontre d'ordinaire cette altération sur la conjonctive bulbaire au niveau des parties exposées à l'air pendant l'ouverture des paupières. Il existe là un petit triangle à sommet externe, à base dirigée vers la cornée.

Cette variété succède parfois à la conjonctivite phlycténulaire, fréquemment elle concorde avec l'héméralopie ; elle serait alors la conséquence d'un trouble nutritif. Une sorte de xérosis aigu se montre dans les affections typhoïdes et le choléra; il serait dû à la déperdition considérable de liquide que subit l'organisme (ABADIE). Enfin, d'après GAMA LOBO, on observe au Brésil, en particulier sur les jeunes nègres, une variété d'affection qui se rapproche beaucoup de celle que nous venons de signaler.

2° *Xérosis parenchymateux* (xérosis général on squammeux). — La conjonctive, mate, terne, dure, dépolie, est recouverte d'écailles pulvérulentes; il est difficile de renverser les paupières, généralement soudées au globe de l'œil par de véritables brides cicatricielles. A la longue, la cornée, dont la nutrition est compromise, se trouve elle aussi envahie ; on la voit se recouvrir de fines écailles réunies les unes aux autres par du mucus (TERRIER). Les malades accusent une sensation de sécheresse, de frottement; les mouvements de l'œil sont difficiles, les conduits lacrymaux se rétrécissent peu à peu, ce qui entraîne le développement d'un épiphora incurable.

Nos connaissances sur l'étiologie de cette singulière affection sont des plus vagues. ALIBERT, LASSÈGUE, HARDY ne seraient pas éloignés d'y voir une manifestation psoriasique. Au congrès de Heidelberg (1883) SATTLER, MICHEL, SCHLEICH avaient présenté diverses préparations tendant à montrer l'origine bacillaire du xérosis, mais jamais, par les inoculations de culture du bacille, il n'a été possible de reproduire la maladie ; de plus, FRAENKEL et FRANKE (1887) affirment que ce bacille ne se rencontre pas seulement dans les sécrétions de la conjonctivite xérotive, mais encore dans divers autres types cliniques d'inflammation conjonctivale.

Pronostic. — Le xérosis partiel guérit sans laisser de traces ; le xérosis total, au contraire, constitue une maladie des plus rebelles, presque au-dessus des ressources de l'art.

Traitement. — Parmi tous les liquides préconisés pour remédier à la sensation de sécheresse si désagréable des paupières, le lait et la glycérine pure sont ceux qui ont donné les meilleurs résultats. OLLIER a obtenu une amélioration notable en suturant les paupières et en maintenant l'occlusion pendant un an. ABADIE conseille de tenter, comme dans le symblépharon, la transplantation de la conjonctive d'un animal.

2° PTÉRYGION. — ONGLET CELLULEUX

Bibliographie. — JOBERT, *Cure radic.*, *Monit. des sc. méd.*, 1860. — KNAPP, *Arch. f. Opht.*, Bd XIV, s, 367, 1868. — MANNHARDT, *Ibid.*, Bd. XXII, A. I, s. 81, 1876. — KLEIN, *Transpl. von Schleimhaut*, *Allg. Wiener med. Zeitsch.*, 1876. — MAUREL, *Modif. au procédé de Desmarres*, *Bull. de thérap.*, 1879. — PONCET (de Cluny), *Arch. d'opht.*, t. Ier, 1880. — G. MARTIN, *Cautéris. ignée*, *Ann. d'ocul.*, t. LXXXV, p. 144, 1881.

Thèses de Paris. — 1877, LARROQUE, ROUDOULY. — 1881, CARASSAN.

Définition. — On donne ce nom à un épaississement partiel de la conjonctive; les parties hypertrophiées affectent une forme triangulaire.

Siège. Nombre. — Habituellement solitaire, le ptérygion siège de préférence à la partie interne de la fente palpébrale; le sommet de ce petit triangle est tangent à la cornée, sa base répond à la caroncule lacrymale. Dans les cas, d'ailleurs fort rares, de ptérygion double, l'un est externe, l'autre interne. On a noté des observations de ptérygion multiple; BEER en a vu trois sur le même œil, VELPEAU cinq.

Étiologie. — Les causes mécaniques semblent jouer un certain rôle dans le développement de la maladie, qui se montre surtout chez les sujets exposés par leur profession à l'action des poussières irritantes : tailleurs de pierre, de meules. Cette petite infirmité est plus fréquente dans les pays chauds que dans nos climats, on l'observe de préférence chez les adultes.

Symptômes. — Le ptérygion forme un petit triangle rougeâtre, vasculaire, dont le sommet empiète toujours plus ou moins sur la cornée. Suivant son épaisseur, on le désignait naguère sous les qualificatifs de tenuis, membraneux, charnu ou sarcomateux, pinguis ou graisseux. Les bords n'adhèrent pas toujours aux parties sous-jacentes, on peut les soulever et glisser un stylet entre la production et la sclérotique. Tant qu'il n'a pas envahi le champ pupillaire, le ptérygion n'est qu'une simple infirmité, les troubles qu'il occasionne sont ceux de la conjonctivite légère. Dès que le champ pupillaire est envahi, le trouble apporté à la vision en fait une affection gênante.

Anatomie pathologique. — Beaucoup de théories ont été émises pour expliquer la présence du ptérygion.

1° Le ptérigion est constitué par une simple hypertrophie des divers éléments de la conjonctive (CH. ROBIN, FANO, DE WECKER).

2° Un ulcère se forme à la périphérie de la cornée, la conjonctive contracte des adhérences en ce point; tel est pour ARLT le mécanisme ordinaire par lequel se développe le ptérygion. Le tiraillement résultant de la cicatrice entretiendrait l'ulcération cornéenne qui continue à progresser vers l'ouverture pupillaire.

3° Pour PONCET (de Cluny), « au niveau du ptérygion, l'épithélium cornéen se renfle et forme un revêtement solide, se continuant d'une part sur le repli muqueux, se prolongeant de l'autre sous le ptérygion avec la membrane de Bowmann. A l'extrémité de cette dernière membrane, qui ne s'avance jamais aussi loin que celle de Descemet, le microscope démontre la présence d'un foyer de vibrions logés entre la cornée et la conjonctive, dissolvant les faisceaux de ces deux membranes, effectuant, en un mot, un véritable travail sous-muqueux. C'est la cause principale de la progression silencieuse de la pointe du ptérygion ».

Traitement. — Les collyres sont inutiles. Comme méthodes opératoires on emploie : la ligature, l'excision, la transplantation.

La ligature et l'excision ne donnent jamais de résultats bien satifaisants; ces méthodes, en effet, ne mettent pas à l'abri de la récidive et exposent à des accidents graves.

Le procédé le plus rationnel pour éviter les récidives est la transplantation, conseillée par DESMARRES. Après avoir détaché la production de sòn sommet vers sa base, on fait dans le segment inférieur de l'œil une incision de 6 à 8 millimètres sur la conjonctive, parallèlement à la circonférence de la cornée. Les bords de l'incision s'écartent, formant une plaie triangulaire dans laquelle on enclave le ptérygion en le fixant à l'aide de points de suture. Pour détruire les vibrions en peut, à l'exemple de MARTIN (de Bordeaux), toucher l'ulcère cornéen avec la pointe d'un galvano-cautère ou une solution forte d'acide phénique.

3° TUMEURS DE LA CONJONCTIVE

Bibliographie. — SICHEL, *Mém.*, *sur les kystes séreux de l'œil*, *Arch. gén. de méd.*, 4e série, t. XI, p. 430, 1846. — RYBA, U. *Dermoïdgeschw.*, *Prager Vierteljahrsch.*, 1853. — FANO, *Lipome de la conj.*, *Gaz. des hôp.*, 1869 ; *Mélanose. Ibid.*, 1872 et 1873; *Kystes muqueux*, *Journ. d'ocul. et de chir.*, 1874. — CHAPMANN et KNAPP, *Un cas d'épithélioma*, *Arch. f. Augenkeilk.*, Bd. IV, 1876. — WARLOMONT, *Dict. encycl.*, t. XIX (Bibliogr.). — H. BOUSQUET, *Mélano-sarcome de la C.*, *Bull. de la Soc. anat.*, 1876. — MEYER, *Épithélioma du limbe C.* etc., *Gaz. des Hôp.*, 1881. — BŒEGEL, *Arch. f. ophth.*, XXXII, n° 1.
Thèses de Paris. — 1878, FABRE. — 1879, THOU (Tumeurs rares).

A. — *Tumeurs bénignes*. — On a signalé sur la conjonctive la présence de lipomes et même d'ostéomes (DE GRÆFE, DE WECKER). Ces tumeurs étant fort rares, il nous suffit de les avoir signalées. Parmi les productions bénignes, les plus fréquentes sont : la pinguécula, les polypes ou verrues et les kystes.

1° *Pinguécula*. — Ce mot est employé pour désigner une petite tumeur jaunâtre, habituellement située vers le bord interne de la cornée, près de la caroncule.

La pinguécula s'observe particulièrement chez les vieillards ; elle siège dans le tissu cellulaire sous-conjonctival. Ainsi que l'ont démontré les recherches récentes de DE WECKER, la pinguécula est constituée exclusivement par du tissu cellulaire condensé. Cette tumeur n'occasionne en général aucune gêne ; si elle devient trop apparente, il faut en faire l'ablation.

2° *Polypes*. — Les polypes de la conjonctive forment de petites masses habituellement pédiculées. Ils siègent le plus souvent vers la commissure externe. Leur structure est la même que celle des polypes des autres muqueuses. Lorsqu'ils deviennent un peu gênants, il est facile de les enlever. Il est bon de cautériser le point d'implantation de ces néoplasmes, si on ne veut les voir récidiver rapidement.

3° *Kystes*. — Les kystes de la conjonctive paraissent avoir une origine différente. Ordinairement ils proviennent de l'hypertrophie d'une grandule ; d'autres, d'après DE WECKER, se développeraient aux dépens d'un lymphatique hypertrophié ; enfin RYBA a signalé quelques cas de kystes dermoïdes qui résultaient d'un arrêt de développement, par suite duquel persisterait par place l'enveloppe cutanée qui recouvre primitivement les yeux.

Le traitement de ces divers kystes est simple, il faut les enlever ou inciser le sac, puis cautériser ses parois.

B. — *Tumeurs malignes.* — La variété le plus souvent observée est le mélano-sarcome. La tumeur débute par une petite masse pédiculée, analogue à un polype. Après l'ablation de cette production, la récidive est rapide; l'un de nous a rapporté un cas de ce genre dans lequel la généralisation s'est faite en moins d'un an; le néoplasme avait envahi les ganglions, le diploé des os du crâne, les vertèbres, etc.

L'épithélioma est rarement primitif, il succède d'ordinaire aux cancroïdes palpébraux, variété commune.

On a signalé encore un certain nombre de cas de lymphadénomes et de carcinomes ; ces divers néoplasmes sont d'un pronostic très grave; il faut les enlever aussi largement que possible, et, malgré toutes les précautions, s'attendre à des récidives.

C. — *Lésions syphilitiques.* — Les plus communes sont les chancres et les gommes. Les chancres siègent d'ordinaire sur la conjonctive oculaire, en dehors du bord cornéen. DE WECKER, DESMARRES, FOURNIER en ont rencontré dans le cul-de-sac conjonctival, GALEZOWSKI à la paupière supérieure.

Les gommes occupent de préférence l'angle externe de l'œil au niveau de l'insertion des muscles droits (DE WECKER, BRIÈRE). Il faut éviter de les confondre avec l'épithélioma : le traitement spécifique devra tout d'abord être employé, bien souvent il suffira seul à lever tous les doutes.

4° — LÉSIONS TRAUMATIQUES [1]

A. — *Corps étrangers.* — L'introduction de corps étrangers dans les culs-de-sac conjonctivaux constitue un accident presque journalier. Les plus fréquemment observés sont : les insectes, les fragments de charbon, de coke, de pierres, des paillettes de fer. Habituellement ces corps restent libres dans les culs-de-sac conjonctivaux, parfois ils s'implantent dans l'épaisseur de la membrane, quelquefois ils se logent dans le tissu cellulaire sous-conjonctival; plus rarement on a vu des coques de millet, de chènevis, fixées à la face externe de la conjonctive par la seule pression atmosphérique.

Leur présence occasionne immédiatement une série d'accidents : gêne considérable, rougeur de la conjonctive, photophobie, larmoiement. Ces phénomènes douloureux, que tout le monde connaît pour les avoir éprouvés, se calment comme par enchantement dès que le corps étranger a été expulsé.

Si l'on ne procède pas à cette ablation, les symptômes s'aggravent, la conjonctivite acquiert une intensité très grande, les paupières se gonflent, le frottement continuel occasionné par la présence du corps étranger devient intolérable. Douleurs et frottements sont encore augmentés par le spasme réflexe de l'orbiculaire; de là, la nécessité de procéder le plus tôt possible à l'examen de l'œil et à l'extraction du corps étranger.

La présence de corps, même volumineux, a été parfois méconnue ; pour éviter semblable erreur, il faut agir méthodiquement, explorer les culs-de-sac à l'aide d'une loupe. Dans ce but, après quelques instillations préalables d'une solution de cocaïne, la paupière inférieure étant renversée, le malade sera

priéde regarder fortement en haut, puis on fera basculer la paupière supérieure ;
le malade alors regardera en bas, tout à fait en bas. De cette façon toute l'é-
tendue des culs-de-sac se montre aux yeux de l'explorateur. Le corps étranger
étant découvert, on procèdera à son extraction ; le doigt, un stylet, un pinceau, un fragment de papier roulé suffisent lorsque l'objet est libre ; s'il est
enclavé, on se servira pour l'extraire d'une aiguille à cataracte. Parfois on est
obligé de faire l'excision d'un lambeau conjonctival. Des compresses froides
seront ensuite appliquées en permanence durant quelques heures.

B. — *Plaies.* — Les blessures de la conjonctive, plaies et plaies contuses,
sont superficielles ou profondes. Les plaies superficielles, éraillures, occasionnent une conjonctivite assez intense, mais n'ont aucune gravité. Les plaies
profondes avec perte de substance, les plaies contuses, surtout si l'on n'intervient pas, sont d'un pronostic plus sérieux. Il peut se former des cicatrices
vicieuses qui gênent considérablement les mouvements du globe oculaire.

Pour calmer la douleur, on applique sur le globe de l'œil des compresses
froides et, si cela est nécessaire, on fera quelques instillations de cocaïne. Si
la plaie est étendue, dans les cas de plaies à lambeaux en particulier, on réunira les lèvres de la solution de continuité par quelques points de suture.

C. — *Brûlures.* — Les brûlures de la conjonctive peuvent résulter de l'action de corps portés à des températures élevées ou incandescentes, et du
contact d'agents chimiques ou corrosifs.

La gravité de ces lésions dépend avant tout de leur profondeur et de leur
étendue. Elles occasionnent la formation d'une escarre grisâtre qui, après
quelques jours, est éliminée et remplacée par une surface bourgeonnante.

Plus encore que dans les cas précédents, il est difficile d'éviter la production d'adhérences et de cicatrices vicieuses.

Si l'on est présent au moment de l'accident, on fera laver les yeux à grande
eau ; s'il s'agit d'un caustique chimique, on neutralisera son action à l'aide
d'une solution acide ou alcaline, suivant les circonstances. Dans les cas de
brûlure par la chaux, la solution sucrée concentrée, recommandée par Gosselin, donne les meilleurs résultats. Les collyres irritants doivent être absolument proscrits, on les remplacera par du lait ou de l'huile d'amandes
douces. À la chute des escarres, pour s'opposer à la formation de cicatrices
adhérentes, on a conseillé d'introduire dans les culs-de-sac un petit cylindre
de plomb, une émulsion de graine de lin ; on pourra aussi, suivant le conseil
d'Abadie, rompre de temps à autre les adhérences ; malgré tout, il faut s'attendre à voir se former des cicatrices vicieuses.

CHAPITRE V

MALADIES DE LA CORNÉE ET DE LA SCLÉROTIQUE

§ 1ᵉʳ. — Lésions traumatiques de la cornée.

Bibliographie générale. — ARLT, *Blessures de l'œil*, 1877. — YVERT, *Blessures de de l'œil*, 1880. — CRESPI, *Statistique sur les blessures de l'œil*, *Recueil d'Opht.*, 1879. — MÉJASSON, Thèse de Paris, 1879. — JAUBERT, *Plaies de la cornée*, Montpellier, 1880. — AGNEW, *Ann. d'ocul.*, t. LXXXV, 1881, p. 273. — PIERSON, Th. de Lyon, 1883. — GEOFFROY, Th. de Bordeaux, 1885-86. — HEINRICH WEIDMANN, 1762, *cas de Blessures de l'œil*. Th. Zurich, 1888.

1° BLESSURES DE LA CORNÉE

A. — *Piqûres.* — Les piqûres de la cornée sont pénétrantes ou non. Les piqûres pénétrantes peuvent être simples ou compliquées de la lésion des organes profonds. Les piqûres non pénétrantes ou pénétrantes simples sont un accident des plus bénins, lorsque le corps vulnérant est dans un état de propreté convenable et qu'il ne reste aucune substance étrangère dans la plaie; il ne survient alors aucun accident, témoin la paracentèse de la chambre antérieure.

Les choses se passent différemment lorsque l'agent vulnérant laisse dans la petite plaie des substances étrangères. Il se produit alors une kératite plus ou moins intense, accompagnée d'ordinaire d'hypopion et d'iritis. Les blessures de la cornée par les barbes des épis de blé, assez fréquentes chez les moissonneurs, se font remarquer entre toutes par leur gravité et l'intensité des accidents qu'elles provoquent.

B. — *Éraillures.* — Les éraillures de la cornée sont communes ; bien que sans gravité, elles déterminent de la photophobie, des douleurs considérables, et nécessitent pendant quelques jours le repos absolu de l'organe.

C. — *Coupures.* — Les sections de la cornée sont complètes ou incomplètes, simples ou compliquées. Lorsque le sujet est sain, que l'instrument n'a laissé aucun agent morbide entre les lèvres de la plaie et qu'il n'y a pas de perte de substance, ces lésions guérissent en général avec facilité. La réunion se fait rapidement, une simple ligne grisâtre reste comme témoignage de la solution de continuité. Les plaies pénétrantes s'accompagnent toujours de l'issue d'une quantité plus ou moins grande d'humeur aqueuse. Ce liquide se reproduisant rapidement, sa sortie ne constitue pas un accident bien grave, mais elle favorise la hernie de l'iris, complication fâcheuse, puisqu'elle entraîne l'adhérence de cette membrane et plus tard, dans certains cas, le développement d'un staphylome.

Chez les sujets dont les voies lacrymales ou la conjonctive sont en mauvais état, chez les granuleux par exemple, une plaie cornéenne est toujours sérieuse ; elle peut entraîner le développement d'une kératite avec hypopion. Le pronostic est tout aussi fâcheux lorsque le blessé est atteint d'une maladie générale grave : diabète, albuminurie.

Traitement. — Dans toutes ces lésions, le repos absolu de l'organe est la première indication à remplir. Si la blessure est légère, après avoir lavé l'œil avec une solution d'acide borique ou salicylique au 1/100 et introduit entre les paupières quelques gouttes d'une solution d'atropine ou de pilocarpine, on fera l'occlusion hermétique de l'organe. Existe-t-il une hernie de l'iris, elle sera réduite à l'aide d'un stylet mousse, puis l'ésérine remplacera l'atropine ; le bandeau compressif immobilisera ensuite le globe de l'œil ; malgré toutes les précautions, la réduction, dans certaines circonstances, est absolument impossible : il ne faut pas hésiter à faire la section de la partie d'iris enclavée. Enfin, dans les cas où la plaie est étendue, quelques auteurs, CRITCHETT, WILLIAM, DE WECKER, conseillent la suture du lambeau.

2° CORPS ÉTRANGERS

Bibliographie. — CHASSAIGNAC, *Extract. des corps étr.*, *Gaz. des Hôp.*, 1852, n° 56, p. 222. — LAWSON, Même sujet, in *Opht. Hospit. Reports*, 1869, et *Ann. d'ocul.*, t. XLII. — GAYAT, *Etude sur les corps étr.*, etc. Paris, 1872. — SCHIRMER, *Extraction d'une particule de fer au moyen de l'électro-aimant. Deuts. med. Woch.*, n° 47, 1882. — ZAHL, *Utilité de l'électro-aimant pour l'extract. des particules de fer*, *Inaug. Diss. Greifswal*, avril 1883. — G. SCHMITZ-KLIN, *Monatsbl. f. Augenheilk*, 1887.
Thèses de Paris. — 1866, DUBLANCHET. — 1874, FLEURY. — 1878, MOUILLERON.

La présence de corps étrangers sur la cornée constitue un accident presque journalier. Les substances que l'on rencontre le plus fréquemment sont des fragments de métaux, parcelles d'acier, de fer, de cuivre, des morceaux de pierre, de charbon. Les ouvriers employés à travailler les métaux fournissent ici le contingent le plus élevé. Les hommes sont plus souvent atteints que les femmes, et l'œil droit paie un tribut beaucoup plus élevé que l'œil gauche, faits que nous explique suffisamment la nature des travaux qui déterminent ces blessures.

L'œil, sur la cornée duquel s'est implanté un corps étranger, devient rouge, larmoyant ; le malade accuse une douleur des plus vives. Lorsque le corps n'est pas complètement enclavé, à chaque mouvement de clignement la paupière frotte sur les petites aspérités qu'il présente, circonstance qui augmente l'intensité des douleurs.

Par l'examen direct à l'œil nu, en prenant simplement la précaution de faire regarder le patient dans différentes directions, de façon que la lumière arrive sous des incidences diverses, on pourra, la plupart du temps, reconnaître l'existence d'un corps étranger. Dans quelques cas, la chose n'est plus aussi simple ; il est de toute nécessité de recourir à l'éclairage latéral (éclairage oblique) et de s'aider d'une loupe. Le corps étranger apparaît sous la forme d'un petit point noir ou gris ; lorsque l'accident remonte déjà à quelques jours, on remarque tout autour un cercle gris jaunâtre, début du travail éliminateur. Le corps étranger découvert, il faut l'extraire immédiatement ; le malade est placé debout ou assis, la tête appuyée contre le mur, fixée, si faire se peut, par les mains d'un aide, l'œil en pleine lumière ; le chirurgien écarte les paupières avec le pouce et l'index de la main gauche, maintenant en même temps le globe oculaire par une pression douce, puis à l'aide d'une aiguille à cataracte ou d'une curette tranchante, il extrait le corps étranger.

L'emploi de la cocaïne, supprimant la douleur, facilite beaucoup ces petites opérations.

Les corps étrangers implantés profondément dans la cornée y pénètrent obliquement et apparaissent sous forme de points ; en essayant de les enlever avec l'aiguille, on les enfonce davantage et ils tombent quelquefois dans la chambre antérieure qui se vide, d'où souvent complications du côté de l'iris et du cristallin. Si au contraire, dans un pareil cas, on se contente d'attendre en instillant pendant six ou huit jours un mydriatique et surtout de la cocaïne, on ne tarde pas à voir survenir un commencement d'élimination ; il devient alors facile d'enlever les corps étrangers soit avec des pinces, soit avec l'électro-aimant, à moins qu'il ne s'élimine tout seul.

3° BRULURES

Bibliographie. — GOSSELIN, *Mém. sur l'opht. causée par la proj. de la chaux,* Arch. gén. de méd., 1855, 5° série, t. IV, p. 313. — TERRIER, *Revue mens. de méd. et chir.*, 1879, t. IV, p. 400. — BRIONNE, Thèse de Paris, 1880. — DUJARDIN, *Exsudats albumin. à la suite de brûlures superficielles de la cornée, Recueil d'opht.*, 1882. — TRÉLAT, *Gaz. des Hôpit.*, 1883.

Comme celles de la conjonctive, les brûlures de la cornée peuvent être produites directement par la flamme, fait rare, la combustion de la poudre, les substances gazeuses, par le contact de corps en ignition ; mais parmi les causes les plus fréquentes, il faut citer le contact d'agents chimiques ; acides minéraux, chaux vive, etc.

Dans les cas légers, il existe un simple dépolissement dû à la chute de l'épithélium ; dans les cas plus sérieux, la cornée, aux points atteints, est le siège d'opacités grisâtres ; enfin, dans les cas graves, on voit une tache blanchâtre qui semble constituée par de l'albumine cuite.

De toutes les brûlures de la cornée, les plus graves incontestablement sont celles qui résultent du contact de la chaux ; on ne peut tout d'abord prévoir l'étendue de la lésion, et plus tard il survient fréquemment des suppurations étendues, de véritables nécroses qui ouvrent largement la chambre antérieure.

Laver à grande eau, de façon à enlever complètement l'agent vulnérant, elle est l'indication immédiate. Suivant les cas, on pourra employer une solution acide ou alcaline, eau de Vichy, eau de savon. Dans les brûlures par la chaux, Gosselin préconise l'emploi d'une solution sucrée qui formerait avec la base un saccharate de chaux soluble. Govea a conseillé d'enlever avec un instrument tranchant les parties opacifiées ; ce procédé ne convient qu'aux brûlures légères et très limitées. On aura soin, pendant les jours suivants, de surveiller l'inflammation si vive qui ne manque pas de se produire après semblables accidents ; les instillations adoucissantes (huile, lait) sont particulièrement indiquées.

§ 2. — Lésions inflammatoires.

1° DES KÉRATITES EN GÉNÉRAL

Définition. — On désigne sous le nom de kératite l'inflammation de la cornée.

Étiologie. — Les causes des kératites peuvent être réduites à trois principales : 1° la kératite est la manifestation d'un état général : scrofule, syphilis, diabète ; 2° la kératite est due à une lésion des organes périphériques : maladies de la conjonctive, cyclite, glaucome, paralysie du trijumeau, lésions dentaires ; 3° la kératite résulte d'une lésion directe de l'organe : kératite traumatique.

Symptômes. — *Signes objectifs*. — Tout d'abord, l'épithélium de la cornée est dépoli, la membrane a perdu son éclat ; puis une infiltration de leucocytes se fait entre les mailles ; la cornée semble infiltrée, ramollie, boursouflée ; un développement anormal de vaisseaux périkératiques accompagne ces lésions. Le nombre et le volume de ces vaisseaux est en raison directe de la durée de la maladie, et dépend surtout de son plus ou moins de profondeur ; ils envahissent souvent la surface de la membrane (pannus).

Signes subjectifs. — Douleur, photophobie, larmoiement, tels sont les symptômes subjectifs. La douleur et la photophobie sont d'autant plus intenses que les lésions sont plus superficielles. Dans les éraillures, ces phénomènes sont excessivement marqués ; ceci s'explique facilement si l'on se rappelle la structure histologique de la cornée et la disposition du plexus nerveux superficiel. Les douleurs s'irradient le long du trijumeau et reviennent par accès.

Anatomie pathologique. — Dans la première moitié de notre siècle, les observateurs n'admettaient pas que l'inflammation pût exister dans les tissus invasculaires : cornée, cartilage. Plus tard, l'étude intime du processus conduisit l'école allemande à localiser dans les corpuscules de la cornée le siège primitif des accidents inflammatoires. Le noyau de ces corpuscules se segmente par multiplication endogène jusqu'à ce que la vésicule se rompe, en laissant échapper une quantité plus ou moins considérable d'éléments jeunes. Ces éléments, ne trouvant pas une nutrition suffisante, tantôt subissent la dégénérescence graisseuse et disparaissent à la longue, puis tout rentre dans l'ordre ; dans d'autres cas, ils donnent lieu à la formation de cellules de pus.

Cette théorie, propre à l'école de Virchow, particulièrement défendue par His, est loin d'être universellement admise par les auteurs modernes. Conheim, Feltz, Axel, Key, Wallis, pensent que les corpuscules ainsi infiltrés entre les mailles de la cornée ne sont que des globules blancs du sang, issus par diapadèse des vaisseaux sanguins. Enfin, de nos jours, Cornil, Ranvier, Gayet et d'autres admettent une opinion mixte, et pensent que les corpuscules qui caractérisent l'inflammation viennent et de la segmentation des cellules propres, et de l'issue des leucocytes hors des vaisseaux. (Voir *Inflammation*.)

Marche, Pronostic, Traitement. — Les kératites ont généralement une marche aiguë. Les formes torpides, assez rares, sont presque toujours sous la dépendance d'un état constitutionnel. Le pronostic est subordonné à l'étendue de l'infiltration et à la nature de la maladie. Le traitement, des plus variables sera exposé à propos de chaque forme en particulier.

2° KÉRATITE PHLYCTÉNULAIRE

synonymes. — Kératite superficielle (Desmarres).— Eczémateuse, lymphatique ou scrofuleuse (de Wecker, Panas). — Vasculaire simple (Sichel). — Pustuleuse (Terrier).

Bibliographie. — Giraud-Teulon, *Emploi du calomel*, etc., *Ann. d'ocul.*, 1865, t. LIV. — Pagenstecher, *Oxyde jaune amorphe*, *Ibid.*, p. 361. — Iwanoff, *Ann. d'ocul.*, t. LXIII, p. 278, 1870. — Martinache, *Cautérisation*, etc., *Pacific. med. and Surg. Journal*, nov. 1873. — Gayet, *K. phlyct.*, *Dict. encycl.*, t. XX, 1877. — Courserant, *Cautérisat. ignée*, *Journ. des conn. médic. chir.*, 1879. — Dujardin, *K. infant.*, *Bull. de thérap.*, 1881. — Ludwig, *Emploi du fer rouge*, Inaug. diss., Erlangen, 1883. — Manolescu, *De l'iodoforme dans la R. Arch. d'opht. franç.*, 1883. — Snell, *Fer rouge. Brit. med. Journ.*, 1883. — Bissmeyer, th. Bonn, 1884. — Burchardt, *Central. f. Augen.*, 1887. — Augagneur, *Province méd.*, 1788. — Panas, *Gaz. méd. de Paris*, 1889. — Kuhn, th. P., 1889.

Ces divers qualificatifs servent à désigner une variété de kératite caractérisée par la formation de vésicules sur la cornée même ou à la périphérie.

Étiologie. — La kératite phlycténulaire, affection presque spéciale à la première, surtout à la deuxième enfance, est beaucoup moins fréquente chez les adolescents, rare chez les adultes, presque inconnue chez les vieillards.

La plupart des auteurs la rattachent à la scrofule : elle coïncide souvent, du reste, avec des éruptions impétigineuses de la face et du cuir chevelu.

Augagneur, allant plus loin dans les relations de cause à effet, prétend que la kératite phlycténulaire est le plus souvent sous la dépendance d'une rhinite chronique. Cette rhinite serait la conséquence d'une inoculation et proviendrait parfois de la rougeole, plus habituellement de l'impétigo du cuir chevelu dont le virus est inoculé directement par les doigts de l'enfant.

Symptômes objectifs. — Cette affection est caractérisée par la présence d'une ou plusieurs vésicules au centre ou à la phériphérie de la cornée, à la jonction de cette membrane avec la sclérotique. Il n'est pas rare de voir en même temps des vésicules semblables sur la conjonctive.

A l'éclairage oblique, la phlyctène se présente sous forme d'une petite.élé-

vation transparente ou blanchâtre. Elle occupe le sommet d'un triangle vasculaire dont la base se perd sur la conjonctive bulbaire. On rattache d'ordinaire à cette maladie une variété curieuse dite : *kératite en bandelette ou en
fusée*, dont voici le mode de développement. Sur un point du limbe cornéen,
se forme une petite vésicule à laquelle aboutit un triangle vasculaire assez
accusé ; la vésicule se transforme bientôt en ulcère qui gagne peu à peu,
empiétant sur le centre de la cornée. Le travail de destruction marche transversalement, laissant derrière lui une bandelette blanchâtre.

Signes subjectifs. — Douleurs vives, photophobie très intense, larmoiement, tels sont les symptômes caractéristiques. Fréquemment existe un
spasme de l'orbiculaire qui augmente la douleur, rend l'examen difficile et
nécessite une intervention spéciale. La photophobie est toujours très accusée :

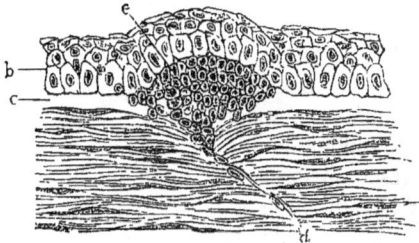

Fig. 59. — Kératite phlycténulaire. — Amas de cellules accumulées sous l'épithélium (*e*)
et le long des filets nerveux (*d*).

les petits malades se cachent la figure avec la main, baissent la tête, recher-
chent les lieux obscurs, et ne veulent à aucun prix venir à la lumière. Les
douleurs surviennent parfois par accès ; elles sont des plus violentes.

Marche. Terminaison. — La kératite phlycténulaire est habituellement une
affection bénigne. En général, au bout de peu de jours, la vésicule se rompt,
sa cavité se déterge, l'épithélium cornéen se reproduit, puis tout rentre dans
l'ordre. Dans les cas moins heureux, il s'établit un véritable ulcère, les symptômes s'aggravent et la guérison ne s'obtient qu'au prix d'un tissu cicatriciel. Ainsi se forment de petites taches superficielles dont on ne peut bien
constater la présence qu'à l'aide de l'éclairage oblique. Ces taches, lorsqu'elles se trouvent dans le champ pupillaire, diminuent notablement l'a-
cuité visuelle. La kératite phlycténulaire est très sujette aux récidives et
parfois se montre sous forme de poussées.

Anatomie pathologique. — Les lésions anatomiques nous sont aujourd'hui
bien connues, grâce aux recherches d'IWANOFF. La phlyctène est formée par
un amas de jeunes cellules entre l'épithélium et la lame de BOWMAN. Ces
cellules pénétrant dans le tissu propre de la cornée, le long des filets nerveux
terminaux, les enserrent, les compriment, les étouffent (fig. 59). Cette compression des filets nerveux terminaux explique les douleurs violentes que
nous avons signalées.

Les vaisseaux qui arrivent jusqu'à la base de la phlyctène résultent,
d'après ARNODT, du bourgeonnement des vaisseaux de la conjonctive.

D'autres auteurs, CARMALT et STRICKER, pensent qu'ils se développent primitivement dans les espaces fusiformes des lames cornéennes.

Traitement. — A. — *Traitement général.* — La kératite phlycténulaire est un indice de misère physiologique, aussi faudra-t-il insister sur l'emploi des toniques, faire comprendre aux parents l'importance de l'hygiène, d'ablutions froides, bains salés, promenades au grand air. A cause de la photophobie, on munira l'enfant de lunettes fumées très foncées et en forme de coquille.

B. — *Traitement local.* — Quatre fois par jour on fera dans l'œil des instillations du collyre suivant : 3 centigrammes de sulfate neutre d'atropine pour 10 grammes d'eau distillée. Si les douleurs étaient trop violentes, on joindrait à ce médicament quelques gouttes d'une solution de cocaïne.

Les instillations seront suivies d'une insufflation de poudre de calomel. Plusieurs fois dans la journée, on appliquera sur les paupières du sujet des compresses trempées dans une solution chaude, contenant 4 grammes d'acide borique p. 100 gr. d'eau.

Dès que la phlyctène commence à se déterger, il faut abandonner les insufflations de calomel et les remplacer par la pommade au précipité jaune : 75 centigrammes à 1 gramme pour 20 grammes de vaseline. Plusieurs auteurs, en particulier MANOLESCU, ont employé avec succès l'iodoforme en poudre impalpable, obtenu par l'évaporation répétée de l'éther iodoformé. L'emploi de cette poudre serait incomparablement supérieur à tous les moyens usités jusqu'à ce jour. L'iodoforme en poudre convient particulièrement aux ulcères asthéniques et rongeants, en pommade il est merveilleux pour les ulcères asthéniques. L'iodol, d'après A. TROUSSEAU, donnerait des résultats tout aussi satisfaisants. Des applications souvent renouvelées de pommade modifient heureusement les surfaces ulcérées, surtout si l'on a soin de les toucher matin et soir avec un pinceau fin trempé dans la solution :

Pommade à l'iodol.		Solution d'iodol.	
Iodol	3 gram.	Iodol	3 gram.
Vaseline	10 —	Alcool	35 —
		Glycérine	36 —

Conséquent avec ses idées sur l'étiologie de la maladie, AUGAGNEUR dirige le traitement contre la rhénite chronique, et conseille l'emploi, sous forme de prise, d'une poudre composée à parties égales de camphre, acide borique et bismuth.

Si la contracture de l'orbiculaire est trop intense, si la compression qu'elle détermine menace d'entraîner des troubles du côté de la cornée, il pourra être indiqué de débrider la commissure; avec l'usage de la cocaïne, les indications de cette petite opération ont notablement diminué.

Rappelons enfin que depuis longtemps SAUVAGE avait conseillé d'ouvrir la phlyctène avec une aiguille, et que, sur les conseils de MARTINACHE, plusieurs chirurgiens cautérisent légèrement la production avec un fer rouge.

3° KÉRATITE VASCULAIRE. — PANNUS

Bibliographie. — FURNARI, *Tonsure conjonct.*, *Gaz. méd.*, 1862, p. 15, 83, etc. — IWANOFF, *Beitr. z. Path. Anat. d. Hornhaut; Klinische Beobachtung über Augenheilk.*, Wiesbaden, 1886, s. 126. — CHISOLM, *Trait. du pannus par la térébenthine, Ann. d'ocul.*, 1873. — RACHLMANN, *Arch. f. Ophth.* Band XXXIII. *Traitement par inoculation blennorrhagique.* — FALLOT, *Ann. d'ocul.*, 1848, t. XX, p. 91. — TORRI, *Ibid.*, 1858, t. XXXIX, p. 127. — BRIÈRE, *Bull. de thérap.*, sept. 1873, *Ann. d'ocul.*, 1875, t. LXXIV, p. 76, et 1879, t. LXXXI, p. 31. — BERTHELOT, Thèse de Paris, 1880. — PONCET, *Arch. d'opht.*, 1881, t. Ier.

Définition. — On désigne sous ce nom une variété de kératite superficielle, caractérisée par une infiltration cellulaire dans les couches externes de la cornée et la formation de vaisseaux sanguins en quantité plus ou moins grande.

Étiologie. — La kératite panneuse est le type des kératites secondaires : elle succède presque toujours, en effet, à une altération antérieure de la cornée, des paupières ou de la conjonctive. Parmi les lésions de la cornée susceptibles de lui donner naissance, signalons la kératite phlycténulaire, surtout lorsque cette affection revêt la forme périodique, et encore la kératite parenchymateuse. Les affections des paupières qui peuvent occasionner la formation d'un pannus sont le trichiasis et l'ectropion. Enfin, parmi les maladies de la conjonctive, les granulations sont la cause de la majorité des pannus, de là le nom de kératite granuleuse sous lequel quelques auteurs désignent la maladie.

Anatomie pathologique. — Les phénomènes anatomiques qui caractérisent la formation de la kératite panneuse ont encore été étudiés par IWANOFF; ils se divisent en trois périodes bien distinctes :

1° *Période d'infiltration.* — Il se produit une infiltration de cellules dans la couche profonde de l'épiderme cornéen, entre la couche épithéliale et la lame élastique antérieure, dite lame de Bowman; celle-ci cède à la longue, et lorsqu'elle est rompue, l'infiltration envahit les lames superficielles de la cornée.

2° *Période de vascularisation.* — Dans l'épaisseur de ces cellules infiltrées, à la surface du tissu même de la cornée, on voit au bout de peu de temps circuler des globules rouges. Tout d'abord, il est peu probable que cette circulation se fasse dans des conduits à parois propres; le sang paraît couler librement en écartant les cellules. Ultérieurement on peut voir à la loupe la continuité des vaisseaux cornéens avec ceux de la conjonctive, ils franchissent le bord supérieur de la cornée en colonnes serrées, suivant le méridien vertical dans les cas typiques. Lorsque la lésion est plus avancée, cette disposition caractéristique des vaisseaux disparaît, et dans les vieux pannus les vaisseaux suivent toutes les directions.

3° *Période d'organisation; formation des cicatrices.* — Cette dernière phase est caractérisée par la tendance des cellules à s'organiser. Parmi les cellules infiltrées, qui sont d'abord rondes, les unes subissent la métamorphose graisseuse, les autres se transforment en cellules fusiformes, lesquelles bientôt donnent naissance à du tissu connectif, les vaisseaux sont étouffés; dès lors il reste sur la cornée des cicatrices indélébiles.

Symptômes. — Les symptômes de la kératite vasculaire diffèrent considérablement suivant le développement de la maladie. Dans une première forme (*pannus tenuis*), la cornée, trouble, est légèrement opaque dans une étendue variable, c'est à peine si l'on rencontre quelques vaisseaux à la périphérie. Dans d'autres cas, au contraire, en particulier dans le pannus trachomateux dont le siège est presque toujours le segment supérieur de la cornée, la surface de la membrane, entièrement opaque, rugueuse, altérée par les frottements incessants des granulations de la paupière supérieure, est parsemée

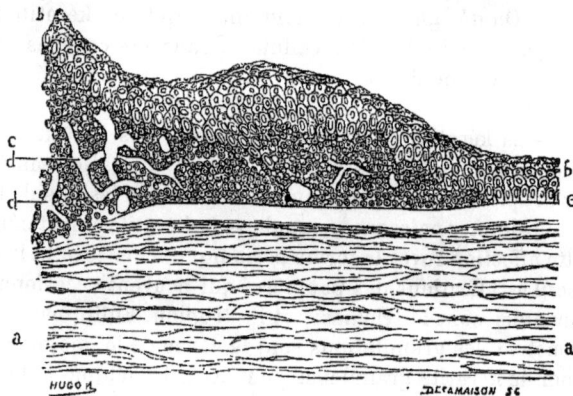

Fig. 60. — Pannus superficiel (*d*), vaisseaux développés au milieu des cellules infiltrées sous l'épithélium.

de gros vaisseaux qui se continuent directement avec ceux de la conjonctive. Il n'est pas rare de rencontrer entre ces vaisseaux de véritables granulations semblables à celles de la conjonctive. L'œil ainsi altéré présente l'aspect d'une mûre : *pannus crassus*.

Les symptômes fonctionnels sont beaucoup moins accusés que l'on pourrait s'y attendre. Dans les cas légers, on constate parfois un peu de photophobie, du larmoiement; ces phénomènes, indépendants de l'état de la cornée, se trouvent souvent en rapport avec la cause initiale : trichiasis, ectropion. Dans les cas graves, les douleurs sont presque nulles; le malade accuse une sensation de corps étranger, la muqueuse sécrète un liquide purulent qui s'échappe par l'ouverture palpébrale. Il existe cependant un symptôme constant : la diminution de l'acuité visuelle dès que le champ pupillaire est envahi par l'infiltration.

Marche, Diagnostic. — La kératite vasculaire très superficielle peut guérir sans laisser de traces ; mais, pour peu que les lames de la cornée aient été détruites, il se forme un tissu de cicatrice, et dès lors il persistera indéfiniment des taches qui, si elles sont dans le champ pupillaire, entraîneront une gêne considérable de la vision. Il n'est pas absolument rare de voir survenir des abcès de la cornée qui déterminent une perforation, et, plus tard, l'enclavement de l'iris. Parfois encore, la cornée devient conique (kérato-cone); aussi, dans ses cas les plus bénins, la kératite vasculaire est-elle une affection des plus sérieuses.

Traitement. — Dans les cas légers, lorsqu'il n'existe pas de granulations, le pannus disparaît de lui-même dès qu'on a fait cesser la cause qui lui a donné naissance (entropion, trichiasis). Lorsqu'il existe un pannus sarcomateux granuleux, une intervention plus active est nécessaire. L'abrasion de la conjonctive tout autour de la cornée (péritomie), proposée par FURNARI dès 1861, a donné quelques succès. L'afflux sanguin est interrompu dans les vaisseaux du pannus qui s'atrophie à la longue. Si cette opération ne donnait pas de résultats satisfaisants, on a encore comme ressource les badigeonnages avec le jéquirity, et surtout l'inoculation de pus blennorrhagique.

4º KÉRATITE INTERSTITIELLE OU PARENCHYMATEUSE

SYNONYMES. — Kératite disséminée, DESMARRES. — K. interlamellaire, A. SICHEL. — K. diffuse, DE WECKER. — K. hérédo-syphilitique, HUTCHINSON. — K. cachectique, Soc. de chir.

Bibliographie. — HUTCHINSON, Opht. Hosp. Reports, 1857-59, t. Iᵉʳ, p. 226; t. II, p. 54 et 258, 1859-60; Clinical Mem. on cert. Dis. of the Eye and Ear. cons. of inheret Pyph., London, 1853.—MAURICE PERRIN, PANAS, GIRAUD-TEULON, Bull. de la Soc. de chir., 1871. — JAKOWLEWA PULCHERIA, Thèse de Zurich, 1873. — ABADIE, Union méd., 1850, 3ᵉ série, t. XXIX, p. 1041. — PALINAUD, Kérat. interst. et syph. hérédit., Arch. gén. de méd., nov. 1883. — ABADIE, Inject. sous-cutanées de bichl. de mercure. Ann. d'oculist., 1883. — LEPLAT, Ann. d'oculist., 1884.— TROUSSEAU, PONCET, ABADIE, Congrès d'ophth. de Paris, 1887.— HALTENHOFF, Revue méd. de la Suisse Romande, 1887.
Thèses de Paris. — 1875, LE DAUPHIN, DESMAZES. — 1877, BUFFÉ. — 1879, LACOMBE, LAFFITTE. — 1880, DABADIE. — 1882, CARBONÉ. — 1883, COUZON, COPPENS. — 1884, LELEU. — 1886-1887, LAVERGNE.

Ces divers qualificatifs servent à désigner une variété de kératite, décrite d'abord par DESMARRES et SICHEL. Elle est caractérisée par la formation d'un trouble nuageux à la surface de la cornée; les lésions se limitent tout d'abord à la périphérie en un point circonscrit. L'éclairage oblique, auquel il est toujours nécessaire d'avoir recours, permet de reconnaître à la surface de cette tache une foule de points grisâtres qui lui donnent un aspect granité (PANAS). Peu à peu l'opacité augmente, quelques vaisseaux se forment à la périphérie, l'épithélium s'exfolie en certains points; l'aspect de la membrane devient de plus en plus terne; il est impossible de distinguer l'état des parties profondes.

Les symptômes généraux sont le plus ordinairement d'une grande bénignité : le malade accuse simplement une diminution de la vision. Cette forme de kératite débute toujours par un seul œil; mais il n'est pas rare, au moment où elle arrive à sa période d'état, de voir l'œil resté sain se prendre à son tour (ABADIE). D'après cet auteur, et nous avons eu souvent l'occasion de vérifier la vérité de cette assertion, il existe une autre variété de la même maladie : *la kératite interstitielle vasculaire.* Celle-ci se manifeste par la formation dans les couches superficielles de l'organe, de fines arborisations vasculaires ; les malades se plaignent de douleurs très vives, avec photophobie des plus intenses.

Marche. Pronostic. — En général, la kératite parenchymateuse insterstitielle est une affection que l'on considère comme peu grave ; elle guérit sans laisser de traces sérieuses, mais il faut bien savoir que l'on est en présence d'une maladie essentiellement tenace qui persiste pendant des mois, souvent même pendant des années ; parfois elle laisse après elle un léger albugo. Dans quelques cas (forme grave d'ABADIE) la marche de la maladie est plus rapide, les opacités plus accusées, il persiste du côté de la cornée des lésions incurables.

Étiologie. — La kératite diffuse se rencontre d'ordinaire chez les adolescents de seize à vingt ans ; la plupart des auteurs, en France, la considèrent comme une manifestation du tempérament dit scrofuleux. Elle est plus fréquente chez les jeunes filles que sur les sujets du sexe masculin. Depuis 1858, HUTCHINSON a attiré l'attention sur la coexistence presque constante de cette affection et de certaines altérations dentaires. Les dents présentent des crénelures, sont comme usées, et leur couronne prend la forme d'un V renversé. Ces altérations dentaires étant pour cet auteur le caractère de la syphilis héréditaire, il en a conclu que la lésion oculaire était, elle aussi, sous la dépendance de la syphilis ; de là le qualificatif spécial sous lequel HUTCHINSON désigne la maladie. Cette opinion, soutenue aussi par HALTENHOFF, a été discutée à la Société de chirurgie en 1871, et n'a pas rencontré de partisans. Les auteurs français mettent la kératite interstitielle sous la dépendance de la misère organique, quelle qu'en soit du reste la cause ; la syphilis interviendrait alors, au même titre que les autres facteurs, pour entraîner la déchéance de l'organisme. Au congrès d'ophthalmologie de Paris de 1887, PONCET, JAVAL et LANDOLT ont insisté sur le rôle capital du paludisme dans certaines circonstances.

Traitement. — Le médecin doit tout d'abord prévenir le patient que la maladie sera de longue durée, et qu'il ne devra pas désespérer de la guérison. Puis il faut dès le principe améliorer l'état général ; les toniques de tout genre, huile de foie de morue, préparations martiales, quinquina, seront alternativement employés. On recommandera une hygiène appropriée et autant que possible le séjour à la campagne. De plus, chaque jour au milieu du principal repas, le malade prendra 0 gr. 50 ou 1 gramme d'iodure de potassium. Dans les formes graves, il faut augmenter rapidement les doses, que l'on peut porter à 2, 3 et 4 grammes et plus, si cela est nécessaire. Chez des malades soumis depuis longtemps en vain à l'iodure de potassium et aux préparations mercurielles intus et extra, ABADIE a obtenu des résultats inespérés des injections sous-cutanées de bichlorure de mercure. Il injecte d'ordinaire dix gouttes de la solution suivante : bichlorure de mercure 1 gramme, chlorure de sodium 2 grammes, eau distillée 100 grammes. On fait une injection tous les deux jours ; après dix injections, le malade est laissé en repos pendant huit jours, puis nouvelle série de dix injections, nouveau repos, et reprise encore une fois jusqu'à trente injections.

Localement, on prescrira soit des fomentations chaudes, soit des vaporisations avec l'appareil de Lourenço, qui seront répétées trois ou quatre fois par jour, et suivies d'une instillation de quelques gouttes d'un collyre d'atropine à 5 centigrammes pour 20 grammes d'eau. Nous verrons ultérieurement de quelle façon on doit traiter les lésions qui peuvent persister.

5° SUPPURATIONS DE LA CORNÉE

Bibliographie. — Trousseau, *Arch. gén. de méd.*, 5ᵉ série, t. VII, p. 460, 1856. — De Graefe, *Ind. Thérap. d. Chronis. Keratitis*, *Arch. f. Opht.*, Bd. VI, A. 2, 1859. — Weber, *Arch. f. Opht.*, Bd. VIII, 1861. — Walton, *The Lancet*, t. Iᵉʳ,.p. 362, 1867. — Arlt, *Lehere von Hornhaut-Abcesse*, *Arch. f. Opht.*, Bd. XVI, 1870. — Vulpian, *Altérat. de la cornée après sect. de la 5ᵉ paire*, *Gaz. méd.*, 1873. — Bergmeister, *Kl. Beobach, u. Stat. d. Hornhaut-Abcesse*, *kl. Monatsbl. f. Augenheilk.*. 1874. — Buzzi, *La kérat. chez les aliénés*, *Ann. d'ocul.*, t. LXXIII, p. 31, 1875. — Gayet, *Dict. encycl. des sc. méd.*. t. XX, 1877 (Bibl.); *Abcès superficiels de la cornée*, *Lyon médic.*, t. XXX, 1879. — Rhein, *Kérat. névro-paralyt.*, Inaug. dissert., Bonn, 1880. — Danesi, *Kérat. purul.*, *Boll. d'Oculist.*, 1883. Thèses de Paris. — 1844, Lhommeau. — 1879, Vagnat. — 1881, Boguier. Thèses de Lyon. — 1885, Lann. — 1887, Montagnon.

Étiologie. — Les causes qui peuvent amener la suppuration de la cornée sont multiples : 1° Nous avons déjà signalé la formation fréquente d'abcès dans le cours de certaines maladies inflammatoires de la conjonctive (conj. granul. aiguë, conj. blennorr., etc.), puis leur apparition à la suite de lésions directes de la cornée par des instruments chargés de substances septiques. 2° Un traumatisme simple détermine le même résultat, si le sujet est atteint de lésions chroniques de la conjonctive ou des voies lacrymales. Le malade alors s'inocule lui-même. Le traumatisme agit de la même manière chez les sujets dont l'état général est mauvais (alcooliques, diabétiques, paludiques). 3° Dans le cours de la variole, il se fait fréquemment sur la cornée une éruption pustuleuse qui détruit localement le tissu de l'organe. C'était là, avant la découverte de la vaccine, une des causes de cécité les plus fréquentes. Semblables altérations se voient encore dans le cours des fièvres graves ; elles sont alors secondaires et se montrent au déclin de la maladie. 4° Enfin, sous le nom de kératite neuro-paralytique, on désigne une variété d'inflammation de la cornée qui reconnaît pour cause un trouble de nutrition consécutif à une lésion de la cinquième paire (Expériences de Magendie, Claude Bernard, Schiff, Snellen, etc.).

Formes. — La suppuration de la cornée est circonscrite (abcès de la cornée) ou diffuse (kératite purulente diffuse). Le développement de l'abcès de la cornée s'accompagne d'ordinaire de phénomènes aigus : forme sthénique des auteurs ; l'infiltration diffuse, au contraire, a une marche essentiellement torpide : forme asthénique.

A. — ABCÈS DE LA CORNÉE

Symptômes. — A. — *Signes objectifs.* — Sur une partie de la cornée l'épithélium s'altère, sa surface devient terne ; bientôt, sur cette partie ainsi modifiée, on aperçoit un ou plusieurs petits points grisâtres ou blanchâtres. Ces taches s'agrandissent, se réunissent, formant une collection qui soulève parfois les lames les plus superficielles de la membrane. Déjà la coloration de cet amas s'est modifiée, la teinte centrale, jaunâtre au début, est devenue jaune clair, enfin jaune paille (ABADIE). Elle tranche nettement sur les parties périphériques d'un ton blanc laiteux. Ces collections sont tantôt arrondies, tantôt en forme de croissant ; la première variété se rencontre au centre, la seconde à la périphérie de la cornée.

Les abcès de la cornée sont superficiels ou profonds, ce qu'il est facile de distinguer par l'éclairage oblique ; quelle que soit leur forme, ils s'accompagnent toujours d'une injection périkératique plus ou moins considérable. Fréquemment l'abcès de la cornée se complique d'iritis ou d'hypopion (épanchement de pus dans la chambre antérieure). La quantité de liquide ainsi épanché est très variable ; tantôt il existe une toute petite quantité de pus qui se dispose en croissant, tantôt une collection assez abondante occupe toute la partie inférieure de la chambre antérieure. Les auteurs sont encore peu d'accord sur l'origine de ces épanchements. Les uns pensent que l'abcès s'est ouvert directement dans la chambre antérieure ; d'autres font sortir le pus des lames de la cornée par diapédèse ; enfin, d'après STROMEYER, les leucocytes proviendraient du plexus vasculaire qui entoure la chambre antérieure, ou des vaisseaux de l'iris enflammé.

B. — *Signes subjectifs.* — Le malade se plaint de douleurs ciliaires violentes qui s'irradient le long du trajet des nerfs de la cinquième paire ; il existe en même temps une photophobie intense et du larmoiement. Tels sont les troubles fonctionnels auxquels donne lieu l'abcès de la cornée. Au moment où la collection purulente s'ouvre, il survient immédiatement une rémission considérable des symptômes.

Marche. Terminaison. Pronostic. — Suivant les causes qui leur donnent naissance, la formation de ces collections purulentes est lente ou rapide. Tant que l'abcès n'a pas pris une teinte jaune paille, il est susceptible de se résorber. Une fois ouvert, l'abcès ne se répare qu'en laissant à sa place une cicatrice indélébile ; il peut se transformer en ulcère et même déterminer la suppuration du globe oculaire. Un abcès de la cornée est donc toujours une lésion sérieuse, et le praticien ne doit pas oublier que le mauvais état général du sujet, ainsi que certaines lésions des annexes de l'œil, peuvent avoir sur sa marche une influence capitale.

Traitement. — Au lieu de débiliter les malades, comme on le faisait jadis en prescrivant des émissions sanguines, il faut insister, au contraire, sur les toniques et l'hygiène. L'œil sera lavé trois ou quatre fois par jour avec de l'eau boriquée tiède à 4 p. 100 on instillera ensuite deux ou trois gouttes d'une solution d'atropine à laquelle on associera un collyre à la cocaïne si les douleurs sont trop violentes.

Dès que le pus est collecté, il faut inciser l'abcès ; s'il se forme un épanchement dans la chambre antérieure, la paracentèse est indiquée ou bien l'abcès sera ouvert par l'incision de Sœmisch ; nous y reviendrons.

B. — INFILTRATION DIFFUSE

Le pus, au lieu de se collecter, se répand en nappe entre les lamelles de la cornée, fusant dans une étendue plus ou moins considérable ; les lamelles superficielles dissociées ne tardent pas à se nécroser, ainsi se forme un ulcère d'une étendue variable. Si le processus destructeur continue sa marche, la cornée peut être détruite dans toute son épaisseur et sur une grande surface. Presque toujours alors surviennent des complications graves : issue du cristallin, suppuration du globe oculaire, etc. Dans les cas les plus heureux, il se forme un leucome partiel et souvent un staphylome. Chose assez remarquable, la formation de ces diverses lésions est presque indolente. La photophobie est le seul symptôme qui attire l'attention du malade. Cette forme torpide se rencontre surtout dans les fièvres graves et consécutivement aux traumatismes qui portent sur un organe déjà malade. La forme même de cette kératite, sa marche, son origine, nous portent à penser qu'il s'agit là d'une affection septique. Les recherches de STROMEYER sur le développement de l'ulcère serpigineux, recherches que nous exposerons plus loin, confirment entièrement cette manière de voir. Aussi croyons-nous nécessaire d'insister ici sur l'emploi des antiseptiques ; plusieurs fois par jour, on lavera l'œil avec une solution d'acide borique à 4 p. 100 ; le pansement antiseptique sera appliqué dans toute sa rigueur ; on soumettra en outre le malade aux prescriptions générales et locales que nous avons exposées dans le chapitre précédent.

6° ULCÈRES DE LA CORNÉE

Bibliographie. — SŒMISCH, *Das Ulcus Corneæ serpens*, Bonn, 1869, et *Berlin. Klin. Wochens*, n° 49, 1869. — PAGENSTECHER, *Thérap. d. Ulc. Corn.*, *Klin. Monatsbl. f. Augenheilk*. Bd. VIII, 1870. — ERTETH, *Centralb. f. med. Wissenschaft*, 1873. — MARTINACHE, *Ulcers of the Corn. treat. by act. cautery*, *Pacif. med. and Surg. Journ.*, 1873, et *Ann. d'ocul.*, 1875. — HORNER, *Keratitis mycotica*, *Klin. Monatsbl.*, 1875.— BALOGH (Colornan), *Sphaero-Bacterien, in der entzundeten Hornhaut*, *med. Centralb.*, 1876. — HORNER, *Ueber Keratit. Myk. Klin. Monatsbl.*, 1877. — KOLL (Th.), *Inaug. diss.* Bonn., 1878. — JUST, *Der Borsaure Verbant, bei Ulc. etc. Centralb. f. Pratk Augenheilk*, 1878. — MARTIN, *Mode d'act. des cautéris. ignées*, *Journ. de méd. de Bordeaux*, 1880. — FERRY, *Med. Times and Gaz.*, 1880. — BURNHAM, *Ophth. hosp. Report*, t. X, 1881. — CARRÉ, *Gaz. d'ophth.*, 1882. — ANGE-VERDÈSE, *Arch. d'ophth.*, 1880. — TARTUFERI, *Hypopion dans l'Ulcus serpens*, *Giorn. dell' Acad. di med. di Torino*, 1883. — KRAUSE, *Forschritte der medicine*, 1884. — LANDESBERG, *Centralb. f. prakt. Augenheilk*, 1884. — TROUSSEAU, *Soc. de thérap.*, 1886. — KRUEGER, *Trait. par le fer rouge*, *Diss. inaugurale*, Kiel, 1886. — GILLET-DE-GRANDMONT, *Gaz. des hôp.*, 1886. — HIGGHENS, *Ophth. societ. of London*, 1887. — A. VERDÈSE, *Arch. d'oph.*, 1887. — FREELAND-FERGUS, *Glascow. med. Journ.*, mars 1888. — SIEMENS, *Rech. bactér. sur l'hypopion*, Ann. di Ophthalm., 1888. — CATTAN, *Amer Ophth. Soc.*, 1888. — CALDERON, *La Médic. pratic.*, 1888. — GOTS-CHALK, *Inaug. Dissert*. Bonn, 1889.

Thèses de Paris. — 1857, LELIÈVRE. — 1872, JAPIOT. — 1873, FOSSE. — 1876, TAR-RIEUX. — 1877, PASSERAT. — 1879, GÉLIS, SIKORA, VALUDE. — 1880, LATOUR DE SAINT-IGEST. — 1885-86, THOUMAS. — 1887-88, ABDEL-KADER-BEN-HENRI (Jean-Lin).

Les ulcères de la cornée qui ont une origine et un mode de développement similaires diffèrent absolument au point de vue de la marche et du pronostic, de là deux groupes bien distincts, l'ulcère simple et l'ulcère serpigineux ou hypopion.

Étiologie. — Les causes qui favorisent le développement des ulcères de la cornée sont exactement celles que nous avons invoquées pour expliquer la formation d'abcès : traumatismes et affections vésiculaires de la cornée, maladies de la conjonctive, de l'iris, paralysie du trijumeau, fièvres graves, etc.. Mais pourquoi dans telle circonstance se forme-t-il un ulcère simple, dans telle autre un ulcère infectant. Cela tient tout simplement aux conditions mêmes de la blessure ou du milieu. Les recherches de LEBER et plus tard de STROMEYER ne laissent aucun doute sur la nature microbienne de la maladie. Ces auteurs, en inoculant des substances septiques sur de petites plaies de la cornée du lapin, sont arrivés à produire une variété de kératite absolument semblable à l'ulcère serpigineux. Si donc, sur un sujet sain, la cornée est blessée par un instrument non contaminé, nous aurons un ulcère simple ; au contraire, supposez un instrument malpropre, un individu surmené ou atteint depuis longtemps d'une affection chronique de la conjonctive ou des voies lacrymales, toutes les conditions du contage se trouvant réunies, vous verrez se développer un ulcère infectant. Ce dernier est particulièrement fréquent dans la classe ouvrière (tailleurs de pierre, moissonneurs).

Anatomie pathologique. — 1° *Période de développement*. — Elle est caractérisée par une destruction du tissu de la cornée, laquelle, selon les circonstances, porte sur la couche épithéliale seulement, ou attaque encore le tissu même de la cornée (substance fibrillaires et cellules). Autour de l'ulcère, le tissu cornéen est infiltré de cellules lymphoïdes, dont le nombre varie suivant que son développement a été plus ou moins rapide. Pendant cette première période, les bords de l'ulcère sont dentelés, crénelés, mal limités ; le fond est opaque, recouvert de détritus formés par les parties détruites.

2° *Période d'état*. — Par suite de l'élimination des détritus et de la disparition d'un certain nombre de leucocytes infiltrés, le tissu cornéen reprend en partie sa transparence.

3° *Période de réparation*. — Dès que l'ulcère est détergé, une couche épithéliale de nouvelle formation ne tarde pas à le revêtir dans toute son étendue. A ce moment, les douleurs qui jusqu'alors avaient été considérables, les filets nerveux étant à nu, cessent par suite de la présence de ce nouveau revêtement. Le fond de l'ulcère est poli, brillant ; la cavité qu'il constitue diminue peu à peu en profondeur. Entre l'épithélium de nouvelle formation et le tissu propre de la cornée, se dépose une substance dont la structure est très approximativement la même que celle de la cornée, avec une transparence beaucoup moindre.

Ainsi se passent les phénomènes dans les cas les plus simples. Parfois, au lieu de se déterger, l'ulcère continue à creuser en profondeur ; alors surviennent des perforations de la cornée, qui entraînent comme conséquence la formation de fistules cornéennes, de synéchies, d'enclavement de l'iris, etc.

A. — ULCÈRES SIMPLES

Symptômes objectifs. — Les ulcères simples sont superficiels ou profonds. Dans le premier cas, il est difficile, par l'examen à la lumière directe, de se rendre compte de la forme de l'ulcère ; l'éclairage oblique est plus favorable. La cornée ainsi examinée présente une sorte d'éraillure, comme si elle avait été déchirée par un coup d'ongle. Lorsqu'il est plus étendu, l'ulcère simple affecte la forme d'une perte de substance plus ou moins grande, tantôt circulaire, tantôt taillée en cupule. De là autant de qualificatifs différents donnés à la lésion. Les bords taillés à pic sont crénelés, irréguliers ; le fond est couvert de débris épithéliaux, de masses pultacées. L'ulcère occupe soit les parties centrales, soit la périphérie de la cornée ; autour de lui, la conjonctive est d'ordinaire fortement injectée.

Symptômes subjectifs. — Douleurs violentes, photophobie bien accentuée, larmoiement, tels sont les symptômes qui accompagnent les ulcères de la cornée ; nous avons déjà expliqué la cause de ces douleurs, de cette photophobie, par la présence du réseau nerveux sous-épithélial. L'existence de ce plexus nous permet encore de comprendre pourquoi les ulcères superficiels sont très douloureux et les ulcères profonds presque indolents. À un moment donné, les douleurs diminuent très rapidement ; cette accalmie dénote le début du travail réparateur, elle est l'indice de la formation de nouvelles couches épithéliales.

Marche. Pronostic. — Ainsi que nous l'avons exposé, l'ulcère de la cornée peut très bien guérir, laissant simplement comme trace de son existence une tache légèrement blanchâtre qui s'éclaircit peu à peu , souvent les taches sont plus épaisses (leucome, albugo) et n'ont aucune tendance à s'éclaircir. Enfin nous rappelons qu'il peut survenir une perforation de la membrane avec toutes ses conséquences. Pour tous ces motifs, l'ulcère de la cornée constitue toujours une maladie grave qui nécessite un traitement sérieux.

Traitement. — Tant que l'ulcère est superficiel, accompagné de douleurs violentes, il faut employer l'atropine ; si, au contraire, la perte de substance est considérable, s'il existe une menace de perforation, on aura recours à l'ésérine et au bandeau compressif. Dès que l'ulcère sera parvenu à sa période d'état, l'usage de la pommade au précipité jaune trouvera son indication.

B. — ULCÈRE SERPIGINEUX. — ULCÈRE INFECTANT OU RONGEANT. — ULCÈRE A HYPOPION

On désigne sous ce nom une variété particulière d'ulcère caractérisée par sa marche essentiellement envahissante, l'existence constante d'un hypopion et une tendance fatale à la perforation de la cornée.

Symptômes. — L'ulcère infectant apparaît le plus souvent sur la partie centrale de la membrane, sous forme d'une perte de substance sphérique ou ovalaire, dont les bords sont taillés à pic. Autour de cette perte de substance, le tissu cornéen est infiltré, boursouflé ; il présente une coloration gris jaunâtre, sale, sur laquelle se détachent de petits points blanchâtres. Un des côtés de l'ulcère offre en général un bord plus élevé que les autres ; c'est toujours par ce point spécial que se développe la solution de continuité. Dès les premiers jours, l'éclairage oblique révèle l'existence d'un trouble de l'humeur aqueuse, qui est tout d'abord louche et ne tarde pas à devenir purulente (hypopion).

Comme symptômes fonctionnels, nous retrouvons : douleur, photophobie, larmoiement ; mais ces deux derniers phénomènes sont moins accusés que dans les cas précédents ; la douleur seule persiste, elle prend la forme de névralgies frontales pongitives, dont la persistance fatigue beaucoup le malade.

Pathogénie de l'hypopion. — Les auteurs ne sont pas d'accord sur la provenance de l'hypopion qui accompagne la kératite serpigineuse avant la perforation.

WEBER avait affirmé que l'ulcère cornéen s'ouvrait d'abord à l'intérieur et prétendu montrer par des sondages délicats l'existence d'un trajet direct entre cette chambre et l'abcès. Devant l'insuffisance de cette explication et eu égard à la résistance qu'oppose la membrane de Descemet aux cellules lymphoïdes, nombre de praticiens préféraient faire dériver l'exsudat contenu dans la chambre antérieure, de l'iris ou du corps ciliaire en proie, eux aussi, à un processus inflammatoire. Reprenant les recherches sur ce sujet, A. VERDIER (1879) affirme que la cornée contribue directement à la formation de l'hypopion, grâce à une perforation de la lame de Descemet, qui a lieu avant même que le processus ulcéreux primitif perfore toutes les couches cornéennes.

Pronostic. — Si l'on n'intervient pas, le pronostic de la maladie est particulièrement grave ; la perforation de la cornée peut survenir avec rapidité, et il est à craindre que là ne se bornent pas les désordres. C'est en effet dans ces circonstances que l'on voit se former un phlegmon de l'œil avec toutes ses conséquences.

Traitement. — Au début, alors que l'ulcère présente encore un développement peu considérable et qu'il n'existe pas d'épanchement dans la chambre antérieure, on fera laver les yeux plusieurs fois par jour avec une solution antiseptique (acide borique à 4 p. 1000), puis, à l'aide d'un pinceau, on touchera le fond de l'ulcération avec de la liqueur de van Swieten ou avec une solution alcoolique d'iodol d'après la formule : iodol, 3 grammes ; alcool,

35 grammes ; glycérine, 62 grammes. Il est préférable même, suivant la méthode préconisée par Martinache, Gayet, Sattler, de cautériser légèrement la solution de continuité avec la pointe du thermo-cautère ; on instillera ensuite quelques gouttes d'une solution d'ésérine.

D'après Landesberg, ces instillations suffisent pour amener la guérison, elles seraient même de beaucoup supérieures à l'incision de Sœmisch et à l'emploi de l'iodoforme.

Si, malgré cette précaution, le mal ne s'amende pas, ou si au moment où le chirurgien est consulté il existe déjà un hypopion, l'hésitation n'est plus possible : il faut inciser l'ulcère dans toute sa largeur, suivant la méthode de Sœmisch : les paupières étant écartées, le globe de l'œil fixé, on pénètre avec un couteau de de Græfe dans la chambre antérieure, à 0^m,002 du bord de l'ulcère, le couteau vient ressortir en plein tissu sain à 0^m,001 ou 0^m,002 du bord ulcéré, puis on sectionne très lentement par des mouvements de va-et-vient ; la section doit être dirigée de façon qu'elle divise toujours en son milieu le bord boursouflé de l'ulcère. L'humeur aqueuse s'écoule, entraînant le pus avec elle ; si des débris floconneux restaient entre les lèvres de l'incision, on les retirerait avec des pinces. Trois ou quatre fois par jour, on instille dans l'œil malade quelques gouttes de la solution ordinaire d'ésérine ; lavage et occlusions antiseptiques seront pratiqués chaque fois avec la plus grande rigueur. Le lendemain, l'humeur aqueuse est reformée : avec un stylet de Bowmann ou l'extrémité d'un couteau de Weber, on ouvre de nouveau les lèvres de la plaie : l'humeur aqueuse s'écoule encore, entraînant une seconde fois pus et matière pultacée ; le traitement est continué comme il a été dit. Chaque jour on renouvelle la même manœuvre, jusqu'à ce que l'ulcère commence à se déterger, que l'humeur aqueuse soit transparente et ne contienne plus aucun débris floconneux ; alors seulement on laisse l'incision se cicatriser, puis on emploie la pommade au précipité jaune ou à l'iodol.

§ 3. — Accidents consécutifs aux lésions cornéennes.

1° PERFORATIONS ET FISTULES DE LA CORNÉE

Terminaison fréquente des ulcères de la cornée ; la perforation de cette membrane entraîne fatalement l'issue de l'humeur aqueuse, la projection en avant des milieux de l'œil et une hypérhémie considérable des membranes profondes.

La perforation peut être centrale ou périphérique. Dans le premier cas, c'est la face antérieure du cristallin qui vient s'appliquer contre la face postérieure de la cornée ; ainsi se forment, pour peu que le contact soit intime, des opacités incurables. Lorsque la perforation est périphérique, l'iris vient faire hernie dans la plaie. Si son bord libre est enclavé, il en résulte une déformation de la pupille : *Synéchies*. La présence de synéchies est pour l'œil malade une source de dangers ; elles occasionnent des douleurs à forme névralgique, déterminent la formation d'un kératocône ou l'apparition d'un glaucome. La perforation très étendue de la cornée constitue un accident presque toujours fort grave ; le cristallin et l'humeur vitrée peuvent être expulsés, puis fréquemment la suppuration envahit le moignon de l'œil. Bien souvent les petites perforations ne se cicatrisent pas, il persiste une fistule cornéenne par laquelle filtre constamment l'humeur aqueuse. Ces fistules n'ont aucune tendance à la guérison, ce qui tient, ainsi que l'a démontré Arlt, à la présence de la membrane de Descemet qui, repoussée en avant, tapisse la paroi de cette sorte de canal. Semblable lésion ne saurait exister sans entraîner des troubles sérieux.

Traitement. — Le chirurgien doit s'opposer, par tous les moyens en son pouvoir, à la perforation de la cornée. Si donc, malgré ses soins, cet accident semble imminent, il ne faut pas hésiter : la ponction de la cornée sera faite séance tenante. Le bandeau compressif, l'emploi des mydriatiques ou des myotiques préviendra la formation des synéchies. La fistule ne guérira qu'après destruction de la membrane épithéliale qui tapisse ses bords. Abadie et de Wecker conseillent de l'arracher avec de petites pinces.

2° OPACITÉS DE LA CORNÉE

Bibliographie. — Malagaigne, Desmarres, Magne, *Ann. d'ocul.*, 1843, t. XI. — Sozkalski, *Arch. für. Phys. Heilk.*, 1847. — Nussbaum, *Deutsche klinik.*, 1853. — Abatte, *Bull. de thérap.*, 1862. — D. de Luca, *Action du sulfate de soude*, etc. ; *Acad. des sc.* et *Gaz. des Hôp.*, 1867. — De Wecker, *Tatouage de la cornée*, *Ann. d'ocul.*, t. LXVII, p. 69, et t. LXIX, p. 104, 1873. — Power, *Transpl. de la cornée*, Congrès opht. de Londres, 1873. — Poncet, *Trépan. de la cornée*, *Progrès méd.*, 1874, et *Gaz. méd.*, 1875. — Panas, *Bull. de la Soc. de chir.*, 1878. — Neelsen et Angelocci, *Klin. Monatsbl.*, 1880. — Gillet de Grandmont, *Gaz. d'opht.*, mai 1881. — Adler, *Trait. des taies de la cornée par l'électrolyse*, *Sem. méd.*, 1885. — Rucker, th., Munich, 1885. — Hubert, *Emploi de l'électrolyse*, Congrès des ophtal. franc., 1887. Thèses de Paris. — 1867, Brousse. — 1874, Kahn. — 1884-85, Ambresin.

Les pertes de substance de la cornée, lorsqu'elles sont un peu profondes, guérissent en laissant une cicatrice le plus souvent opaque ; suivant leur étendue et surtout leur défaut de transparence, ces taches ont reçu des noms différents et ont été divisés en quatre groupes.

1° *Taies. Néphélions. Nubécules. Achlys.* — Ces noms servent à désigner de petites opacités fort légères, dont seul l'éclairage parvient à nous révéler l'existence. — 2° *Albugo* ou *macula*, cicatrices d'un blanc grisâtre, à bords mal limités, mais encore superficielles et demi-transparentes. — 3° *Leucomes.* On donne ce nom à des taches d'un aspect blanc nacré, à reflets brillants et tendineux, qui pénètrent plus ou moins profondément dans l'épaisseur de la membrane, et font habituellement saillie au-dessus d'elle. — 4° A ces opacités, nous joindrons les taches qui résultent de l'infiltration de substances étrangères entre les lamelles de la cornée (taches métalliques).

Symptômes. — Les troubles fonctionnels occasionnés par une taie de la cornée dépendent tout naturellement de la situation qu'elle occupe par rapport à l'ouverture pupillaire, puis de son étendue, mais surtout de son plus ou moins de transparence. A ce dernier point de vue, l'observation attentive révèle des faits assez singuliers. Un leucome central de la cornée, lorsqu'il occupe seulement une partie du champ visuel, gêne beaucoup moins la vision qu'un albugo ou un néphélion de même grandeur qui serait à la même place. DONDERS a donné de ces faits contradictoires en apparence une explication des plus simples. Le leucome arrête complètement les rayons lumineux dans l'étendue du champ pupillaire qu'il recouvre ; dans les parties restées libres, les rayons continuent leur marche normale et vont s'entre-croiser sur la rétine ; seules, l'étendue du champ visuel et l'intensité d'éclairage de l'image sont diminuées. Supposez, au contraire, l'existence d'une taie, d'un albugo ; les rayons lumineux arrivant sur cette surface ne seront pas complètement arrêtés comme dans le cas précédent ; ils traverseront le tissu morbide; mais, réfractés d'une façon irrégulière, au lieu de se réunir en un seul vaisseau, ils formeront sur la rétine des cercles de diffusion.

De plus, une cicatrice ne peut se former sur la cornée sans entraîner une déformation, un changement de courbure de cette membrane, et partant un astigmatisme cornéen. Pour remédier à ces imperfections, l'œil atteint se dévie assez fréquemment (strabisme).

Diagnostic. — Reconnaître l'existence d'une tache de la cornée est généralement chose facile ; cependant certains néphélions très légers réclament un examen plus attentif; mais là ne doivent pas se borner les investigations du chirurgien : il faut déterminer la profondeur des taches, rechercher s'il existe une déformation de la cornée et si tous ces phénomènes ne sont pas compliqués par la présence d'une synéchie. L'examen de l'œil à l'éclairage oblique ou à l'aide d'un miroir plan (procédé KNAP et MAUTHNER) facilitera beaucoup la plupart de ces recherches. La lumière réfléchie par le fond de l'œil traversant sur la cornée des surfaces inégalement réfringentes, décélera les moindres inégalités.

Pronostic. — Les taches de la cornée constituent toujours une lésion sérieuse, mais dont la gravité varie singulièrement avec leur position, leur épaisseur, la cause qui leur a donné naissance et surtout avec l'âge du sujet. Chez les jeunes enfants, en particulier, il n'est pas absolument rare de voir ces taches disparaître complètement sous l'influence du traitement.

Traitement. — Il diffère beaucoup suivant la nature de la lésion : 1° *taches superficielles : néphélion, albugo.* On peut espérer faire disparaître les taies légères, particulièrement lorsque ces lésions sont de date récente et les malades encore jeunes. Trois ou quatre fois par jour, on fera prendre au malade, à l'aide d'un appareil approprié, une douche de vapeur de vingt à vingt-cinq minutes de durée. Après chaque douche, on insufflera dans l'œil de la poudre de calomel, ou bien on mettra entre les paupières un peu de pommade au précipité jaune. Cette médication, employée pendant longtemps et avec persévérance, donne souvent des améliorations très remarquables. HUBERT conseille l'électrolyse ; les séances doivent être courtes et la force du courant ne pas dépasser 5 ou 10 milliampères. S'il s'agit d'infiltrations métalliques, on peut essayer l'abrasion superficielle des lamelles de la cornée. BOWMANN, MALGAIGNE, GULTZ ont obtenu ainsi de beaux succès.

Lorsqu'on ne peut modifier un albugo central, nous avons dit, étant donné les phénomènes de diffusion qui accompagnent cet état, qu'il serait préférable d'avoir à sa place un leucome absolument opaque. Guidé par cette idée et aussi pour masquer l'aspect blanc nacré du leucome, ABADIE, en 1868, a imaginé le tatouage de la cornée. Par cette petite opération, on donne à la tache une teinte foncée qui s'oppose au passage des rayons lumineux. On pourrait encore améliorer la vision et faciliter la lecture, en faisant porter au malade des lunettes sténopéiques.

2° *Leucome.* — Il ne faut pas espérer détruire les leucomes ; le traitement le plus sérieux serait ici impuissant ; dès lors, en présence d'une tache de ce genre qui ne gêne pas trop la vision et ne s'accompagne pas de synéchie, il faut s'abstenir de toute intervention. Si le malade se plaint de l'aspect disgracieux de la tache, le tatouage fait avec quelques précautions étant dans ces circonstances parfaitement inoffensif, on ne doit pas lui refuser cette légère satisfaction. Si le leucome, au contraire, occupe en partie le champ pupillaire, la vision est gênée ou rendue impossible ; l'établissement d'une pupille artificielle est alors absolument indiqué. « Cette pupille, dit de WECKER, sera pratiquée au-dessous de la partie cornéenne, présentant comme transparence et emplacement les meilleures conditions optiques, et l'on s'efforcera, par son étroitesse, d'atteindre autant que possible les qualités de la fente sténopéique. » Ajoutons que, dans certains cas, l'iridectomie est des plus utiles pour amener l'éclaircissement des opacités ; dans ce cas, ce n'est plus une iridectomie optique qu'il faut faire, mais une section fort large. Enfin, lorsque la cornée tout entière est occupée par un leucome, la cécité est complète. Les tentatives, fort louables du reste, faites par plusieurs opérateurs, DESMARRES, PLOUVIEZ en France, WURSTER, KŒNIGSHOFFER en Allemagne, pour transplanter sur l'œil humain la cornée d'un animal, sont restées sans résultat. D'autres chirurgiens, NUSSBAUM, ABATTE, ABADIE, ont essayé de trépaner la cornée et de placer dans l'ouverture ainsi faite une cornée artificielle : ils n'ont pas été plus heureux ; aussi, jusqu'à ce jour, des lésions semblables sont-elles au-dessus des ressources de l'art.

3° STAPHYLOME

Le staphylome est une anomalie de courbure de la cornée caractérisée par une saillie de cette membrane. Cette affection, généralement consécutive aux lésions inflammatoires ou traumatiques, comprend deux variétés : *staphylome opaque, staphylome pellucide.*

A. — STAPHYLOME OPAQUE

Le staphylome opaque ou cicatriciel n'est en réalité qu'une variété de leucome, avec déformation de la cornée et enclavement de l'iris. Suivant que la cornée entre tout entière ou en partie dans sa composition, le staphylome est total ou partiel.

Pathogénie. Étiologie. — Le staphylome cicatriciel est presque toujours consécutif à une perforation ou une destruction plus ou moins étendue du tissu cornéen. Le mode de formation du staphylome est facile à comprendre. Toute perforation de la cornée, avons-nous dit, entraîne immédiatement l'issue de l'humeur aqueuse et un prolapsus de l'iris ; des adhérences s'établissent entre cette membrane et les bords de la perforation, que vient combler à la longue le tissu cicatriciel. Pendant que se passent ces phénomènes, l'iris est tiraillé, les nerfs ciliaires sont irrités ; il en résulte une hypersécrétion de l'humeur aqueuse qui détermine l'augmentation de la pression intra-oculaire : dès lors, le tissu cicatriciel, beaucoup moins résistant que le reste de la cornée, cède le premier. La formation du staphylome nécessite donc un défaut d'équilibre entre la pression intra-oculaire et la résistance du tissu de nouvelle formation. Supprimez l'augmentation de tension, supposez qu'il n'y ait pas d'hypersécrétion de l'humeur aqueuse ou que la cicatrice permette la filtration du liquide, cette cicatrice restera plate, ne subira pas de déformation ; il y aura simplement un leucome.

Variétés. Symptômes. — La tumeur formée par le staphylome est très variable ; tantôt la cornée tout entière constitue en avant du globe de l'œil une sorte de boule : staphylome total, globuleux. La déformation peut être assez considérable pour gêner l'occlusion des paupières. Dans d'autres cas, une partie seulement de la membrane est atteinte : staphylome partiel. Ce dernier est le plus souvent excentrique (SICHEL). La fréquence des ulcérations dans le segment inférieur de la cornée nous explique pourquoi le staphylome occupe d'ordinaire la partie inférieure de cette membrane. Il présente les formes les plus variées, est conique, pyramidal, bosselé, etc. La coloration de la tumeur est généralement blanc bleuâtre ; fréquemment, surtout dans le cas de staphylome total, de nombreux vaisseaux sanguins serpentent à sa surface.

Les troubles fonctionnels dépendent du volume du staphylome et du degré d'opacité de la cornée à son niveau. Dans les cas de staphylome partiel, la vision peut être conservée ; elle diminue cependant à la longue, ce qui tient aux troubles qu'occasionne du côté de la papille l'augmentation de la pression intra-oculaire. Il n'est pas rare d'observer des poussées inflammatoires, accompagnées de violentes douleurs péri-orbitaires.

Marche. Pronostic. — Le staphylome peut rester longtemps stationnaire. Parfois la cicatrice s'ulcère, l'humeur aqueuse s'échappe, ce qui diminue pour un certain temps la pression intra-oculaire. Lorsque le liquide ne trouve aucune issue, l'œil devient dur comme une bille ; de temps à autre surviennent alors des poussées inflammatoires du côté des membranes profondes. Enfin le staphylome peut s'ulcérer à son sommet, accident qui entraîne la formation de fistules incurables et la suppuration du globe oculaire.

Le staphylome est une affection des plus sérieuses : non seulement l'œil malade est fortement compromis, mais encore sa présence constitue pour l'œil du côté opposé une menace incessante de danger. Il ne faut pas oublier, en effet, qu'il existe un enclavement de l'iris ; or, les tiraillements exercés sur cette membrane détermineront, un jour ou l'autre, l'apparition d'une ophthalmie sympathique.

Traitement. — Suivant l'époque à laquelle on observe le malade, le traitement du staphylome sera préventif ou curatif. Toutes les fois qu'à la suite d'une ulcération de la cornée on aura constaté un prolapsus de l'iris, on s'efforcera, ainsi qu'il a été dit, d'en obtenir la résolution à l'aide d'instillations d'ésérine. Si la réduction ne se fait pas ou si la hernie est trop considérable, on excisera la partie herniée. Au moment où le malade vient consulter le chirurgien, le staphylome peut être encore récent ; il faut alors essayer de favoriser la formation d'une cicatrice solide. Pour cela, dès que l'on s'apercevra d'une augmentation de la pression intra-oculaire, on pratiquera une ponction de la chambre antérieure, en ayant soin d'appliquer ensuite un bandeau compressif. Si la ponction plusieurs fois répétée ne suffisait pas, on pourrait faire une iridectomie.

Lorsque le staphylome existe déjà depuis un certain temps, sa présence peut être la cause de douleurs. Dans ce cas, au moindre trouble qui se manifeste sur l'œil sain, au moindre symptôme pouvant faire prévoir une ophthalmie sympathique, il faut intervenir. Plusieurs auteurs conseillent encore l'excision du staphylome par le procédé CRITCHETT. Cette opération consiste à traverser avec quatre ou cinq aiguilles les bords supérieur et inférieur de la sclérotique, entre les muscles droits et le bord postérieur de la tumeur qui ensuite est excisée. On rapproche alors les points de suture, la réunion se fait rapidement, il reste un beau moignon sur lequel il est très facile d'adapter un œil artificiel. Malheureusement, cette opération séduisante en apparence atténue à peine les chances d'ophthalmie sympathique que court l'œil sain. La zone ciliaire, en effet, n'a pas été enlevée, le moignon est soumis aux poussées glaucomateuses ; aussi est-il plus chirurgical et surtout plus sûr de procéder de suite à l'énucléation.

B. — STAPHYLOME PELLUCIDE

SYNONYMES. — Kératocone. — Ectasie conique de la cornée.

On désigne, sous ces différentes dénominations, une déformation de la cornée qui devient conique, tout en conservant sa transparence.

Etiologie. — Nos connaissances sur les causes et la pathogénie du kératocone sont encore des plus vagues ; tout ce que nous pouvons affirmer, c'est que le kératocone s'observe surtout chez les sujets de quinze à vingt ans, et qu'il est plus fréquent en Angleterre que dans notre pays. DE GRÆFE en fait une affection de nature glaucomateuse ; SICHEL (fils) considère cette anomalie comme étant congénitale ; ABADIE assure qu'il s'agit d'un trouble nutritif. Fréquemment le staphylome pellucide se montre sur les deux yeux.

Symptômes. — En examinant de face un œil atteint de kératocone, la difformité n'est pas toujours reconnue d'emblée ; la cornée cependant paraît plus brillante qu'à l'état normal. L'éclairage oblique met en relief une surface conique pellucide. Le sommet du cône correspond exactement au centre de la membrane ; il n'est pas rare d'y constater la présence d'une opacité légère. Si l'on met le sujet en face d'une fenêtre, l'image de cette dernière, réfléchie par la cornée mal déformée, se présente bien différente de ce qu'elle est à l'état normal.

Pareille lésion ne saurait exister sans entraîner des troubles sérieux de la réfraction. Tout d'abord le malade accuse une légère amblyopie, puis, plus tard, une myopie fortement accentuée, accompagnée d'un astigmatisme irrégulier des plus manifestes. Ces divers troubles sont toujours très appréciables à l'ophthalmoscope. Il est rare d'observer des douleurs et des poussées intra-oculaires; l'augmentation de pression n'a pas été notée; il n'en est malheureusement pas de même du ramollissement du globe de l'œil.

Traitement. — *a*). *Palliatif.* — DONDERS a conseillé l'emploi des lunettes sténopéiques; elles permettent les études de cabinet, les travaux minutieux; mais, comme avec de semblables instruments le champ visuel est on ne peut plus restreint, dans beaucoup de cas ces lunettes sont plus gênantes qu'utiles. RŒLHMANN a fait construire des verres à courbure compensatrice de la convexité cornéenne, enfin ABADIE s'est bien trouvé de l'emploi des verres concaves forts.

b) Moyens curatifs. — Un des plus rationnels est certainement le procédé conseillé par DE GRÆFE. Cet auteur propose d'exciser au sommet du cône un petit lambeau comprenant les 2/3 de l'épaisseur de la cornée, puis de cautériser légèrement le fond de la plaie pendant les jours suivants, de façon à retarder la guérison; on favorise ainsi la formation d'une cicatrice, dont la rétractilité corrige en partie la saillie cornéenne; malheureusement il reste alors un leucome fort gênant. Dans le même but, BOWMANN a fait la trépanation de la cornée, et COURSERANT a conseillé de perforer le sommet du staphylome avec la pointe d'un galvano-cautère. A la suite des diverses opérations qu'il a essayées ou vu faire, PANAS (*Arch. d'opht.*, 1885) reste persuadé que le kératocone cède rarement à nos moyens chirurgicaux. Le traitement qu'il préconise consiste en instillations répétées et prolongées de myosiques : 1° quatre fois par jour deux gouttes d'un collyre à l'ésérine à $\frac{1}{100}$; 2° quatre fois par jour deux gouttes d'un collyre à la pilocarpine à $\frac{2}{100}$. Compression douce mais constante du globe oculaire et, dans les cas graves, cautérisation ignée du centre de la cornée.

§ 4. — Maladies de la sclérotique.

1° LÉSIONS TRAUMATIQUES

Bibliographie. — BARETTI, *Gazette italienne, Etats sardes*, janvier, 1833. — WHITE COOPER, *Ruptures de la sclérotique*, Ann. d'ocul., t. XXII, p. 157, 1854. — POMMEROY, *Sut. de la sclér.*, Boston Med. and Surg. Journal, 1856. — G. LAWSON, *Plaie par ponct. de la sclér.*, etc., Suture Opht. Hosp. Rep., 1869, et Ann. d'ocul., t. LXVII., 1872. — TH. WINDSOR, *Traité de plaies de l'œil par la suture*, Ann. d'ocul., même volume, p. 223. — CH. KERZENDORFER, *Deux cas de plaies pén. de la sclér.*, Arch. d'opht. et d'otol., 1879. — ABADIE, Soc. franç. d'opht., 1885. — HUGUES, Arch. f. opht. Bd. XXIII.
Thèses de Paris. — 1866, DUBLANCHET. — 1879, FRIBOURG.
Thèse de Bordeaux. — 1885, CICUTAT.

A. — RUPTURES DE LA SCLÉROTIQUE

Les contusions du globe de l'œil, lorsqu'elles sont un peu violentes, occasionnent parfois une rupture de la sclérotique. Parmi les causes les plus fréquentes de cet accident, il faut signaler les coups portés par les corps orbes : coups de poing, de bâton, coups de balle à jouer, chute sur un corps mousse.

L'observation clinique des faits permet d'établir un certain nombre de propositions précises :

1° La rupture se produit toujours dans le point diamétralement opposé à celui qui a été contus ;

2° D'une façon constante, la solution de continuité est située à 3 ou 4 millimètres en arrière du cercle scléro-cornéen, au niveau même de la région ciliaire (YVERT), en général à la partie supérieure et interne du globe de l'œil, entre l'insertion du droit interne et du droit supérieur, un peu en avant du tendon de ce dernier muscle ;

3° La plaie ainsi produite est d'ordinaire très nette.

Plusieurs raisons ont été invoquées pour expliquer le siège constant de ces ruptures. Pour YVERT, le motif de cette circonstance est purement mécanique, le choc se transmet intégralement dans toutes les directions ; la rupture, dès lors, doit se faire dans le point le moins résistant de l'enveloppe, en arrière de la cornée, au niveau des insertions musculaires des droits. Quant à la localisation de la déchirure au voisinage des droits supérieur et interne, elle est expliquée par la forme même de l'orbite qui laisse à découvert le globe oculaire en bas et en dehors, c'est-à-dire au point diamétralement opposé.

Symptômes. — La forme de ces ruptures est le plus souvent celle d'un croissant allongé, généralement la conjonctive résiste et une ecchymose sous-conjonctivale très accusée masque la lésion ; à la pression, on constate que le globe de l'œil est moins résistant que celui du côté opposé. Fréquemment l'iris est hernié dans la plaie, il peut même avoir été sectionné, de là des modifications de la pupille. Le cristallin, qui a conservé sa situation normale, est légèrement tremblottant. Le corps vitré, la choroïde et la rétine sont intacts, aussi la vision subit-elle peu d'altérations.

Pronostic. — La gravité des ruptures de la sclérotique dépend de la présence ou de l'absence d'enclavement de l'iris. L'existence de semblable complication entraîne toujours pour plus tard une menace d'ophthalmie sympathique.

Traitement. — L'intervention est des plus simples. Plusieurs fois par jour on instillera entre les paupières une goutte d'un collyre à l'ésérine, de façon à prévenir ou à réduire le prolapsus irien ; on appliquera ensuite un bandeau compressif. Si des accidents inflammatoires menacent de se produire, on fera une application de sangsues dans la région temporale. Telle sera la conduite générale dans tous les cas ; l'issue du corps vitré et la luxation du cristallin ne modifient en rien les indications ; plus tard, lorsque la plaie scléroticale sera cicatrisée, on interviendra.

B. — PLAIES DE LA SCLÉROTIQUE

Les plaies de la sclérotique se divisent en plaies non pénétrantes et plaies pénétrantes ; dans le premier cas, la membrane a été intéressée partiellement ou en totalité, mais la choroïde et la rétine sont intactes ; dans le second cas, la blessure a intéressé aussi les membranes profondes, le corps vitré communique directement avec l'extérieur.

Les plaies par instrument piquant, bornées à la sclérotique seule, n'ont aucun intérêt. Il n'en est plus de même lorsque l'instrument a pénétré dans la cavité oculaire : on peut alors constater, peu après, la présence d'un épanchement sanguin dans le corps vitré, ou assister ultérieurement au développement d'une irido-choroïdite.

La gravité des plaies par instrument tranchant varie aussi suivant qu'elles sont pénétrantes ou non, suivant leur profondeur et leur situation. Le plus ordinairement, elles siègent dans le segment antérieur de l'œil et malheureusement au voisinage de la région ciliaire. Les plaies non pénétrantes sont de simples érosions, ou bien la blessure a divisé la membrane dans toute son épaisseur. Les érosions n'ont aucune gravité, quelques gouttes d'atropine en instillation, le repos absolu de l'organe, assuré par un bandeau compressif, suffiront dans tous les cas. Il est rare qu'une blessure par instrument tranchant soit limitée à la sclérotique, nous croyons même le fait pratiquement impossible. Généralement, la choroïde et la rétine sont aussi déchirées. L'issue du corps vitré est alors fréquente ainsi que la luxation du cristallin, la lentille même peut être expulsée et l'œil se vider complètement.

Ces plaies s'accompagnent d'écoulement sanguin dû à la blessure de la choroïde ; le sang s'écoule librement au dehors, s'infiltre sous la conjonctive ou se répand dans le corps vitré. Les troubles de la vision sont alors très accentués, les douleurs au contraire presque nulles, au point que certains malades, se doutant peu de la gravité de leur état, sont restés parfois plusieurs jours sans réclamer du secours.

Pronostic. — Le pronostic des plaies de la sclérotique dépend des complications : (issue du corps vitré, luxation du cristallin). Par elle-même, en effet, la division de la sclérotique n'a pas une gravité bien grande, surtout si l'on y remédie par un traitement approprié.

Traitement. — Lorsque la membrane fibreuse est intéressée dans sa totalité, que la plaie soit pénétrante ou non, il ne faut pas se borner, comme on le faisait jadis, à la simple compression du globe oculaire ; on doit recourir d'emblée à la suture des lèvres de la plaie. Cette petite opération sera faite avec du fil de catgut ou de soie phéniquée ; elle comprendra toute l'épaisseur de la sclérotique, de manière à prévenir l'issue de l'humeur vitrée et à donner une cicatrisation régulière. CRITCHETT, BOWMANN, WINDSOR, GALEZOWSKI ont obtenu ainsi de fort beaux résultats.

2° INFLAMMATION DE LA SCLÉROTIQUE : SCLÉRITE, ÉPISCLÉRITE, PÉRISCLÉRITE

Bibliographie.— Sichel. *Bull. de thérap.*, t. XXXII, 1847, p. 209. — White Cooper, *Ann. d'ocul.*, 1853, t. XXIX, p. 98. — Taylor, *Ibid.*, 1860, t. LXIII, p. 280. — Sturgis, *Sclérite syphil.*, *Arch. f. Derm.*, t. Ier, New-York, 1875. — Abadie, *Salicyl. de soude en thérap. ocul.. Bull. gén. de thérap.*, t. CXVII, 1879. Thèses de Paris. — 1873, Masmontfil. — 1876, Renaud. — 1884, Campart.

Signes physiques. — L'inflammation de la sclérotique se montre tout d'abord sous forme d'une tache rouge bleuâtre, dont la teinte s'accentue peu à peu jusqu'à devenir lie de vin. A mesure que la nuance se développe, on voit se former un léger soulèvement, une bosselure au centre des parties ainsi maculées. Cette saillie représente un bouton de volume variable qui a la plus grande analogie avec une phlyctène conjonctivale. Son siège habituel est le segment inférieur de l'œil, à la jonction de la cornée avec la sclérotique, près de l'insertion du droit externe. Le plus souvent il n'y a qu'un seul bouton; cependant on en rencontre deux et même trois. Fréquemment la sclérite a été prise pour une kératite phlycténulaire; mais, fait caractéristique, ce bouton est recouvert dans toute son étendue d'un lacis vasculaire formé par les vaisseaux de la conjonctive et mobile sous la pression du doigt; or, rien de semblable dans le cas de phlyctène, affection constituée par une simple saillie de l'épithélium. Contrairement encore à cette dernière, la petite tumeur qui forme la sclérite ne s'ulcère jamais.

Symptômes fonctionnels. — La douleur occasionnée par l'épisclérite est habituellement presque nulle; il n'y a pas de photophobie, le malade se plaint simplement d'un peu de gêne dans les mouvements des paupières et de larmoiement. Cette atonie complète contraste singulièrement avec la rougeur intense de la tache. Les choses se passent différemment dans quelques cas fort rares (forme aiguë du mal); les malades accusent alors une douleur intense, avec photophobie et larmoiement.

Complications. — Lorsque la saillie sclérale est situé tout près de la cornée, cette membrane, dans la partie qui avoisine le bouton, devient le siège d'une opacité gris jaunâtre, mate, diffuse; on peut encore constater l'existence de troubles inflammatoires du côté de l'iris.

Marche. Terminaison. — La marche de la maladie est très lente, elle persiste pendant douze ou quinze mois, puis disparaît complètement, ne laissant d'autre trace de son passage qu'une pigmentation de la sclérotique.

Étiologie. — L'épisclérite, affection assez rare, se montre ordinairement chez les adultes. Elle semble avoir avec le rhumatisme des affinités très nettes; de Wecker prétend même que son apparition sur une personne jusque-là indemne de toute manifestation rhumatismale suffit pour que l'on puisse affirmer l'existence de cette diathèse. Quelques praticiens ont pu rattacher cette affection à la syphilis, enfin Yvert l'aurait vue survenir après un traumatisme.

Traitement. — Tous les auteurs sont unanimes pour proscrire l'emploi des collyres irritants. Plusieurs fois par jour, le malade fera des fomentations chaudes sur les paupières ou prendra des douches de vapeur. Pendant le reste du temps et aussi durant la nuit, on appliquera le bandeau compressif. L'atropine ne doit être employée que s'il existe une complication du côté de l'iris. De Wecker insiste sur l'emploi des injections hypodermiques de pilocarpine (sept à huit gouttes de chlorhydrate); il donne en même temps de l'iodure de potassium à la dose de 1 ou 2 grammes par jour. Abadie, chez les rhumatisants, prescrit le salicylate de soude à la dose de 4 grammes par jour. Au lieu de pilocarpine, pour favoriser la sudation, il fait prendre la décoction de Zittmann. Si ces moyens ne suffisent pas, il faut recourir à la péritomie.

CHAPITRE VI

MALADIES DE L'IRIS ET DE LA CHOROÏDE

1° MALADIES DE L'IRIS

§ 1er. — Lésions traumatiques.

1° PLAIES DE L'IRIS

Bibliographie. — White Cooper, *De la déchirure du cercle interne de l'iris*, Ann. d'ocul., 1855, t. XXXIX, p. 246. — Dohmen, *Klinische Monatsbl. f. Augenh.*, 1867, et *Ann. d'ocul.*, 1869, t. LXII. — Abadie, art. Iris, *Nouv. dict. de méd. et chir. prat.*, t. XIX, 1874. — Arlt, Yvert, *Traité des blessures du globe de l'œil.*

Les plaies de l'iris, quelle que soit leur cause, s'accompagnent toujours de lésions du cristallin; on ne conçoit même pas, sauf les cas d'éraillure de cette membrane ou d'absence du cristallin, l'existence d'une plaie traumatique de l'iris sans lésion de la lentille.

Le fait seul de la lésion de l'iris donne lieu à un certain nombre de symptômes spéciaux. 1° Il existe toujours dans la chambre antérieure un épanchement sanguin (hypoéma), dont l'abondance varie. 2° L'iris est en général fortement contracté. 3° La plaie de l'iris, déformée par le spasme réflexe, paraît linéaire (coloboma de l'iris). 4° Lorsque la lésion cornéenne ou scléroticale sans laquelle la plaie de l'iris ne saurait exister est un peu étendue, il existe presque constamment un prolapsus irien; on peut conclure de là que le pronostic dépend bien plus des complications que de la plaie de l'iris même. Aussi, dans la majeure partie des cas, le chirurgien devra-t-il garder une grande réserve.

Pendant les premiers jours, on s'attachera à prévenir les complications inflammatoires : émissions sanguines, révulsifs, réfrigérants, instillations d'ésérine, bandeau compressif seront employés avec avantage. On s'assure qu'aucun corps étranger n'est resté entre les lèvres de la plaie ou sur ses bords. L'iris hernié peut être enclavé dans la plaie cornéenne ou scléroticale : il faut tenter de réduire cette hernie et, si l'on peut y parvenir, faire l'excision du prolapsus.

2° CORPS ÉTRANGERS DE L'IRIS ET DE LA CHAMBRE ANTÉRIEURE

Il n'est pas absolument rare de voir des corps étrangers enclavés dans l'iris ou logés dans la chambre antérieure. Ils ont généralement pénétré en traversant la cornée, rarement la sclérotique. Les substances que l'on rencontre le plus souvent sont celles que nous avons déjà énumérées à propos de la cornée : fragments de pierre, de verre, parcelles métalliques diverses. Reconnaître la présence de ces corps étrangers n'est pas toujours chose facile de prime abord; ils peuvent être cachés au fond d'un pli de la membrane, et s'ils sont tombés dans la chambre antérieure, entraînés par la pesanteur, ils vont ordinairement se loger dans les parties déclives de la chambre. Deux causes rendent alors leur recherche difficile : l'existence d'un hypoéma et l'opacité du bord scléral derrière lequel ils peuvent être cachés en partie; aussi faut-il procéder très méthodiquement dans les recherches. Les commémoratifs, l'existence d'une plaie cornéenne mettront sur la voie du diagnostic; l'examen direct et surtout l'éclairage latéral permettent ensuite de reconnaître le corps du délit.

J. EGER, JACOBS ont vu des corps étrangers parfaitement tolérés; d'autres auteurs ont signalé des cas d'enkystement, mais il faut bien savoir que ce sont là d'heureuses exceptions. Habituellement la présence d'un corps étranger occasionne une violente inflammation suivie de suppuration, laquelle entraîne une destruction plus ou moins complète de la cornée et même la fonte purulente de l'œil. La possibilité de semblables lésions nécessite une intervention des plus actives. On doit s'efforcer d'enlever le corps étranger : s'il est libre dans la chambre antérieure, l'issue de l'humeur aqueuse consécutive à la simple incision de la cornée suffira pour le chasser; s'il est enclavé dans l'iris, il faut essayer de l'extraire à l'aide d'une pince, et au besoin pratiquer l'iridectomie.

§ 2. — Inflammations de l'iris.

1° IRITIS AIGUE

Bibliographie. — QUADRI, *Ann. d'ocul.*, t. XXXVII, 1857, p. 31. — DUNCALFE, *Du rhumat. et de l'iritis gonorrhéique*, *Brit. méd. Journ.*, juin 1860. — TAVIGNOT, *Gaz. méd. de Paris*, 1864. — SCHIESS-GEMUSEUS, *Klin. Monatsbl. Augenheil.*, 1870, et *Ann. d'ocul.*, t. LXVI, 1871. — HUTCHINSON, *The Lancet*, t. Ier, p. 1, 1873. — CUIGNET, *Recueil d'opht.*, 1879. — JULIAN, J. CHISOLM, *Archives f. Opht.*, t. IX, New-York, 1880. — ABADIE, *Clin. opht.*, p. 61, 1881. — CLEMENS, th. Berlin, 1882. — DEHENNE, *Union médicale*, 1887.

Thèses de Paris. — 1855, MACRY. — 1866, DEGROND. — 1880, G. DRON. — 1884, ALIX.

Etiologie. — La syphilis étant mise à part, l'iritis aiguë simple, spontanée, primitive, est presque toujours une manifestation rhumatismale. L'impression du froid est le plus souvent dans ce cas la cause déterminante. L'iritis se montre encore dans le cours de la blennorrhagie. Les lésions directes, les traumatismes déterminent aussi l'inflammation aiguë de cette membrane. Enfin l'iritis peut être consécutive et succéder aux lésions des autres membranes : cornée, sclérotique, choroïde, etc. On observe habituellement l'iritis primitive sur les adultes, elle paraît plus fréquente chez les sujets du sexe masculin. Suivant la cause à laquelle ils croyaient devoir rattacher cette maladie, les auteurs ont décrit des iritis scrofuleuse, arthritique, rhumatismale, syphilitique.

Symptômes. — A. — *Objectifs.* — L'inflammation de l'iris se manifeste : 1° Par une altération de couleur de la membrane, qui devient surtout apparente lorsqu'on examine alternativement les deux yeux (il faut, à ce point de vue, se défier de certaines anomalies de coloration que présentent les deux iris sur le même sujet) ; on constate en même temps l'existence d'une injection périkératique assez intense. 2° L'humeur aqueuse est généralement augmentée de quantité et trouble (iritis séreuse); l'éclairage oblique fait reconnaître dans ce liquide l'existence de flocons nuageux : parfois de véritables exsudats recouvrent le champ pupillaire (forme plastique exsudative). Ces différentes lésions déterminent une diminution de l'acuité visuelle. 3° Au bout de peu de jours, l'éclairage oblique permet de constater la présence d'adhérences entre le bord libre de la membrane et la cristalloïde antérieure (synéchies postérieures). L'existence de ces adhérences entraîne une déformation du petit cercle de l'iris : l'instillation de quelques gouttes d'atropine rend ces déformations encore plus évidentes. L'infiltration et les synéchies expliquent le défaut de mobilité que présente presque toujours alors cette membrane.

B. — *Signes subjectifs.* — Douleur, photophobie, larmoiement. Pendant les premières heures du début du mal, les malades accusent simplement une sensation de pesanteur ; bientôt surviennent des douleurs assez vives, lancinantes, qui affectent la forme de névralgies et s'irradient le long du trijumeau, occupant parfois toute une partie de la tête (hémicrânie).

La photophobie, beaucoup moins intense que dans les lésions cornéennes, existe cependant ; elle revêt quelquefois un caractère d'acuité extrême, ce qui doit faire songer à une lésion choroïdienne.

Marche. Terminaison. — Abandonnée à elle-même, l'iritis aiguë se termine souvent par résolution. Après un laps de temps qui varie de trois semaines à deux mois, les phénomènes locaux et généraux s'amendent, mais il persiste toujours un nombre plus ou moins considérable de synéchies qui entravent le jeu normal de l'iris et sont la cause fréquente de rechutes. Dans les cas graves, une couronne de synéchies soude complètement la membrane à la cristalloïde ; l'existence de ce cercle de synéchies est une menace constante pour l'organe. Ces adhérences déterminent l'apparition de poussées glaucomateuses, et à la longue la formation d'une irido-choroïdite qui amènera l'atrophie complète du globe. Parfois enfin des exsudats recouvrent toute l'ouverture pupillaire et nécessitent une intervention chirurgicale spéciale. Hâtons-nous de dire qu'un traitement approprié prévient facilement la formation des divers accidents que nous venons de signaler.

Diagnostic. — Il est en général des plus simples : la présence de l'injection périkératique que nous avons signalée, peut induire en erreur et faire croire à l'existence d'une conjonctivite. L'examen de l'iris, l'absence de sécrétion, la violence des douleurs permettront facilement d'éviter la confusion.

Traitement. — Dès le début, on fera à la tempe une application de sangsues, en même temps on prescrira d'instiller quatre fois par jour dans l'œil quatre ou cinq gouttes d'une solution d'atropine.

Sulfate neutre d'atropine..........	0gr.10 ou 0gr. 15cent.
Acide borique...................	0 20cent.
Eau distillée....................	20 grammes.

L'œil sera condamné au repos absolu et protégé contre la lumière soit par des lunettes fumées forme coquille, soit par un bandeau noir. Lorsque les douleurs sont très violentes, on fait appliquer autour de l'orbite une forte couche de pommade belladonée ; ce moyen est encore fort utile lorsque l'atropine ne peut être tolérée en instillations. Après quatre ou cinq jours, les douleurs diminuent habituellement ; si elles augmentent, on aura recours au sulfate de quinine ou aux injections de morphine. Parfois la sécrétion trop abondante de l'humeur aqueuse accroît la tension intra-oculaire et nécessite la ponction de la chambre antérieure.

Dès le début du traitement, on se trouvera bien de faire prendre au malade quelques purgatifs salins. Si l'affection paraît être franchement rhumatismale on prescrira 3 ou 4 grammes de salicylate de soude par jour.

Enfin, d'une façon générale, dans toute iritis le patient sera soumis à un régime sévère et évitera les refroidissements.

2° AQUO-CAPSULITE OU DESCEMÉTITE

SYNONYMES. — Kératite ponctuée. — Iritis séreuse.

On désigne sous ce nom une variété d'iritis caractérisée par une sécrétion abondante de l'humeur aqueuse, et la présence sur la membrane de Descemet de petits dépôts blanchâtres : kératite ponctuée.

Symptômes. — L'éclairage oblique permet de reconnaître sur la face postérieure de la cornée et dans sa partie inférieure un pointillé, si fin et si serré dans certains cas que l'on ne peut le distinguer qu'à la loupe (PANAS). En même temps existent les signes ordinaires de l'iritis ; l'humeur aqueuse, plus abondante, est légèrement trouble, mais d'après PANAS, ne deviendrait pas purulente.

Étiologie. — La kératite ponctuée se montre fréquemment dans le cours de la blennorrhagie concurremment avec les affections articulaires. Les anciens lui donnaient le nom d'iritis métastatique. PANAS, pour rappeler son origine, propose de la nommer : irido-kératite rhumatismale blennorrhagique. On a vu cette variété d'iritis se produire en l'absence de toute blennorrhagie ; elle était alors sous l'influence de la syphilis. Enfin, signalons la fréquence plus grande de l'aquo-capsulite chez l'homme que chez la femme.

Pronostic. Traitement. — En général le pronostic de la kératite ponctuée est bénin. On se conformera pour le traitement aux données exposées dans le paragraphe précédent, auxquelles, suivant les cas, on ajoutera l'emploi des sudorifiques ou de l'iodure de potassium.

3° IRITIS SYPHILITIQUE

Bibliographie. — TAVIGNOT, *Gaz. des Hôp.*, 1848. — MELCHIOR ROBERT, *Ann. d'ocul.*, 1851, t. XXVII. — HUTCHINSON, *Iritis dans la syphilis infant.*, *Med. Times and Gaz.*, t. II, p. 13, 1860. — DE GRÆFE et COLBERG, *Arch. für Opht.*, 1861, t. VIII. — HENRI SCHMIDT, *Berlin. Klin. Wochenchr.*, 1872. — DROGNAT-LANDRÉ, *Ann. d'ocul.*, t. LXXIII, 1875. — STURGIS (F.-R.) (New-York), *A lecture upon Syphilitic iritis*, *Med. Bull.*, vol. III, n° 2, p. 251, 1881.

Thèses de Paris. — 1867, FELLETIN. — 1872, BARBEYRON. — 1873, ROSSIGNEUX. — 1877, SERRIGNY. — 1878, KOURCHOUD. — 1881, POPP.

Parmi les causes qui déterminent l'inflammation de l'iris, la syphilis tient le premier rang. Soixante fois sur cent, dit PANAS, l'iritis peut être rattachée à cette diathèse. C'est généralement dans le cours des périodes secondaire et secondo-tertiaire, que cette inflammation se montre, on doit donc la classer parmi les accidents de transition. Pendant la période tertiaire de la vérole l'iritis est très rare. RICORD, ROLLET, LANGLEBERT, PANAS contestent même la possibilité de semblable coïncidence.

Symptômes. — La syphilis imprime à l'inflammation de l'iris un cachet spécial. Le petit cercle de la membrane présente une teinte d'un rouge cuivré ; la membrane tout entière offre des reflets fauves, métalliques : on rencontre fréquemment à la face externe de ce diaphragme de petites tumeurs d'un brun jaunâtre, sessiles. D'après COLBERG, ces masses sont des productions gommeuses en voie d'évolution ; elles siègent habituellement près du bord papillaire (*condylomes*).

L'iritis syphilitique se fait encore remarquer par la plasticité des exsudats et la rapidité avec laquelle se forment les synéchies. Parfois, dès les premiers jours, la pupille tout entière est recouverte par un exsudat qui se transforme rapidement en fausse membrane.

Contrairement aux autres variétés de la même affection qui sont habituellement monoculaires, l'iritis syphilitique envahit souvent les deux yeux simultanément ou successivement. De toutes les formes d'iritis, c'est la plus indolente ; sa marche est généralement subaiguë, presque insidieuse.

Diagnostic. Pronostic. — L'aspect particulier de l'iris, l'existence de condylomes, l'indolence, la marche de l'affection mettront sur la voie du diagnostic ; l'examen général du malade, la découverte d'autres lésions dues à la même cause générale confirmeront les soupçons. Le pronostic est sérieux ; l'iritis syphilitique laisse après elle des couronnes de synéchies qu'il est bien difficile de détacher ; les récidives sont fréquentes, de plus il existe souvent des complications graves du côté des membranes profondes.

Traitement. — Après avoir institué le traitement ordinaire de l'iritis (instillations d'atropine), on attaquera la maladie générale. L'iritis étant une manifestation de la période secondo-tertiaire, les malades seront soumis au traitement mercuriel. Les frictions faites au niveau des plis articulaires avec de l'onguent napolitain sont ici préférables aux autres modes d'administration du mercure ; on prescrira en même temps de l'iodure de potassium en solution, rapidement on portera les doses du médicament jusqu'à 4 et 5 grammes.

4° IRITIS CHRONIQUE

L'inflammation aiguë de l'iris laisse souvent après elle, ainsi que nous l'avons fait observer plusieurs fois, des synéchies en quantité plus ou moins abondante. Leur présence constitue une menace incessante pour l'œil ; de plus, dans de semblables conditions, l'inflammation ne se résout pas entièrement, il persiste toujours un état subinflammatoire : *Iritis chronique*. De temps à autre, sous l'influence d'une des causes que nous avons signalées dans l'étiologie de l'iritis, surviennent des poussées inflammatoires : *Iritis à rechute*.

Dans ces différentes affections, la membrane, terne, d'un rouge sale, semble être infiltrée. Le liquide accumulé dans la chambre postérieure, à cause de la présence des synéchies, repousse en avant l'iris qui paraît bombé. Le cristallin, par suite du contact incessant de l'humeur aqueuse, ne tarde pas à s'infiltrer, ainsi se forment des opacités ; enfin il n'est pas rare d'assister à la propagation de l'inflammation aux membranes profondes : *Irido-choroïdite*.

Traitement. — Il est de toute importance de tenter la destruction des adhérences ; on emploiera pour cela des solutions fortes d'atropine ou de duboisine dont on pourra faire alterner l'usage avec les instillations d'ésérine. Lorsque ces moyens sont insuffisants, lorsque surtout il se produit des poussées inflammatoires, il faut sans hésiter pratiquer une iridectomie.

§ 3. — Tumeurs de l'iris.

Bibliographie. — A) *Kystes.* — STŒBER, *Ann. d'ocul.*, t. LIV, p. 79, 1865. — HULKE, *Ibid.*, t. LXII, p. 43, 1869. — MONOYER, *Gaz. méd. de Strasbourg*, 1872. — ROTH-MUND, *Ann. d'ocul.*, t. LXVIII, p. 280, 1872. — FR. HOSCH, H. SATTLER, *Ibid.*, t. LXXV, 1876. — GIRAUD-TEULON, *Bull. de la Soc. de chir.*, 1881. — MASSE, *Arch. gén. de méd.*, 1883.

B) *Tubercules.* — GRADENIGO, *Ann. d'ocul.*, t. LXIV, 1870. — PARINAUD, *Bull. de la Soc. de chir.*, 1879. — WOOLF, *Tuberculose de l'iris*, in *Brit. Med. Jour.* (mars), et *Ann. d'ocul.*, 1882. — PONCET (de Cluny), *Soc. de chir.*, 1882.

Les tumeurs de l'iris ne sont pas très fréquentes ; on les divise en tumeurs bénignes et tumeurs malignes.

A. — *Tumeurs bénignes.* — Dans ce groupe, nous avons signalé l'existence de gommes et de granulomes ; les seules productions présentant ensuite quelque intérêt sont les kystes.

Les kystes sont habituellement consécutifs à un traumatisme. Rothmund a pu réunir trente-sept cas de ce genre, sur lesquels vingt-huit reconnaissaient semblable origine. D'après la nature de leur contenu, ces kystes ont été divisés en quatre groupes : kystes séreux, dermoïdes, épithéliaux, parasitaires. Les kystes séreux sont de beaucoup les plus fréquents.

Différentes opinions ont été émises pour expliquer leur mode de formation. Les uns, avec Bowmann et Robin, admettent qu'ils se développent dans un dédoublement du tissu cellulaire de l'iris. De Wecker, dont l'opinion nous paraît très acceptable, pense qu'à la suite du traumatisme il se produit quelques synéchies qui emprisonnent une certaine quantité d'humeur aqueuse. Ainsi se forme une sorte de petite cavité close, dont les parois continuent à sécréter ; la quantité d'humeur aqueuse emprisonnée augmente et refoule l'iris.

Pour expliquer l'origine des kystes épithéliaux, Rothmund, se basant sur les travaux de Reverdin, pense qu'au moment du traumatisme et par son action même une partie d'épithélium conjonctival détachée va se greffer sur l'iris ; des cils avec leur bulbe pilaire pourraient ainsi avoir été transportés.

Les kystes constituent des tumeurs d'un bleu noirâtre ardoisé, arrondies ou piriformes. Tout d'abord leur présence n'occasionne aucun accident, mais dès qu'ils ont atteint un certain volume, ils déterminent des irido-cyclites, ultérieurement des accidents sympathiques dans l'œil du côté opposé.

Traitement. — La ponction simple ne mettant pas à l'abri des récidives, il faut ouvrir la chambre antérieure et enlever la tumeur ; cette ablation entraînera naturellement une perte de substance de l'iris.

B. — *Tumeurs malignes*. — Il existe dans la science quelques observations de sarcome ou mélano-sarcome. Les seules tumeurs intéressantes dans ce groupe sont les tubercules de l'iris. Ils ont été bien étudiés par Gradenigo (de Venise). Ces tubercules sont constitués par de petites productions grisâtres, dont le volume varie entre celui d'une tête d'épingle et celui d'un pois. Les sujets chez lesquels ils se développent ont généralement déjà quelques manifestations tuberculeuses du côté du poumon. Souvent aussi le tubercule de l'iris est la première manifestation de la diathèse. La présence de ces néoplasmes occasionne rapidement des accidents inflammatoires, parfois même des hémorrhagies de la chambre antérieure. La destruction des manifestations tuberculeuses étant une règle chirurgicale, chaque fois que la chose est possible, il faut dans le cas présent sacrifier le globe de l'œil.

2° MALADIES DE LA CHOROIDE

§ 1er. — Lésions traumatiques.

1° PLAIES ET APOPLEXIES

Les piqûres et coupures de la choroïde constituent toujours une complication des blessures de la sclérotique. Nous ne reviendrons pas sur ce que nous avons déjà dit à ce sujet. Parmi les lésions traumatiques spéciales à cette membrane, il convient de citer les épanchements sanguins et les ruptures. Ces lésions sont consécutives à des contusions directes ou indirectes du globe oculaire.

. Les apoplexies traumatiques de la choroïde, d'après Yvert, passeraient souvent inaperçues. Deux circonstances rendent compte de cette particularité. 1° Ces apoplexies ne déterminent d'ordinaire qu'une diminution insignifiante de l'acuité visuelle. 2° Elles siègent habituellement au voisinage de l'ora serrata, à la partie antérieure de la choroïde, aussi sont-elles assez difficiles à découvrir. L'épanchement sanguin se fait tantôt dans l'épaisseur même de la choroïde, tantôt en dehors, dans l'épaisseur de la lamina fusca, tantôt enfin en dedans, dans le corps vitré. Suivant la situation de l'épanchement, les symptômes observés sont bien différents.

Le repos et la compression de l'œil malade suffiront, dans la plupart des cas, pour obtenir la résorption de l'épanchement et prévenir les complications.

2° RUPTURES

Bibliographie. — Caillet, Thèse de Strasbourg, 1869. — Joy. Jeffries, *Ann. d'ocul.*, t. LXXII, 1874. — Perrin, *Dict. encycl.*, 1re série, t. XVIII, 1875. — Achard, Thèse de Paris, 1877. — Pooley, *N.-York méd. Journ.*, 1883. — Buard, Th. Montp., 1888. — Hughes, *Arch. f. ophtal.*, 1888.

Les ruptures de la choroïde, sur lesquelles De Græfe a le premier attiré l'attention en 1854, ont été étudiées depuis par Ammon, Arlt, Maurice Perrin, etc.

En réunissant toutes les observations de ce genre éparses dans la science, on arrive à un total de soixante cas environ (Achard, Yvert). Ces déchirures siègent de préférence à la région postérieure du globe de l'œil, au voisinage du nerf optique, entre la papille et la macula. D'après Hughes, la rupture de cette membrane se produirait par le mécanisme suivant. Le globe est atteint tangentiellement par un corps contondant qui lui imprime un mouvement de torsion et n'élève que très peu la pression intra-oculaire; cette torsion se trouve subitement arrêtée par le nerf optique et le globe oculaire reprend sa place. Or, pendant ce mouvement de torsion, la choroïde se déchire absolument comme lorsqu'on ferme une fenêtre brusquement, le carreau de verre éclate, tandis que le cadre en bois résiste. La fragilité de la choroïde, due à sa structure éminemment vasculaire, explique pourquoi cette membrane se déchire seule tandis que la rétine et la sclérotique résistent grâce à leur élasticité. Pendant les premiers jours qui suivent le traumatisme, les ruptures passent facilement inaperçues, masquées par l'épanchement sanguin qui les accompagne toujours. Dès que le fond de l'œil est éclairable, on aperçoit tout d'abord un foyer hémorrhagique assez abondant avec infiltration de la rétine; après la résorption de cet épanchement, on découvre une ou deux bandelettes d'un blanc nacré, disposées sous forme de cercles concentriques à la papille, d'étoiles, de croix, etc.; en avant de ces bandelettes serpentent les vaisseaux rétiniens, absolument intacts. Les symptômes fonctionnels varient nécessairement, suivant l'époque à laquelle on examine l'œil blessé. Au début, par suite de la présence d'un épanchement sanguin dans le corps vitré, la vision est considérablement diminuée, même complètement abolie ; à mesure que le sang se résorbe, l'acuité se rétablit insensiblement et peut même redevenir normale. Il persiste néanmoins des altérations diverses du champ visuel. « La temporisation aidée de quelques soins d'hygiène et le repos de la fonction nous paraissent être les meilleurs moyens de traitement à opposer à la rupture de la choroïde et aux accidents qu'elle occasionne » (M. Perrin).

§ 2. — Lésions inflammatoires.

1° CHOROÏDITE PARENCHYMATEUSE. — CHOROÏDITE EXSUDATIVE

Bibliographie. — J. EGER, *Ueber Choroïdalexsudate, Est. Zeitschr. f. prakt. Heilk.*, n° 4, 1855. — FALLOT, *Ann. d'ocul.*, 1856, t. XX, p. 133. — CUSCO, *Dict. de méd. et chir. prat.*, art. CHOROÏDE, t. VII, 1868. — DROGNAT-LANDRÉ, *Ann. d'ocul.*, 1587, t. LXXIV. — MAURICE PERRIN, *eod. loc.* — COURSERANT, *Chor. antérieure*, Thèse de Paris, 1877. — BERLIN, *Ch. plast: nach Schussverletzungen der Orbita*, *Wien. méd. Wochens.*, 1881.

Anatomie pathologique. — « La choroïdite exsudative est caractérisée par un épanchement fibrineux à la surface ou dans l'épaisseur du tissu choroïdien, et par l'hypergenèse du tissu de cette membrane » (A. SICHEL).

Elle siège de préférence dans la couche chorio-capillaire : les éléments de nouvelle formation qui se sont développés subissent diverses transformations (dégénérescence granulo-graisseuse, formation du pus) ; parfois ils se transforment en tissu fibreux, même osseux. Telle serait l'origine des plaques osseuses dont nous avons déjà signalé la présence, et que l'on rencontre de temps à autre dans le globe oculaire. Tantôt l'exsudat est limité à certains points, tantôt au contraire la choroïde tout entière est envahie ; on pourrait alors croire à l'existence d'une tumeur intra-oculaire.

Étiologie. — Cette affection assez fréquente dans l'enfance est souvent consécutive aux lésions inflammatoires des méninges ; chez l'adulte, elle se montre à la suite des fièvres graves et pendant les épidémies de méningite cérébro-spinale. D'après PANAS et BERLIN, la choroïdite plastique reconnaîtrait encore le traumatisme pour cause déterminante ; quelques auteurs ont fait intervenir le rhumatisme et la syphilis.

Symptômes. — *Signes objectifs.* L'examen ophthalmoscopique presque toujours possible au début du mal, révèle l'existence de plaques blanchâtres, un peu teintées en rose, dont les bords vagues se confondent graduellement avec le reste de la membrane. Ces plaques légèrement saillantes présentent une surface inégale, tomenteuse, bosselée ; quelquefois elles sont recouvertes de vaisseaux distendus que l'on voit manifestement traverser la plaque et passer en avant d'elle. C'est là un fait capital pour le diagnostic, la présence de ces vaisseaux en avant de la plaque permet d'affirmer que la lésion ne siège pas dans la rétine.

Lorsque la choroïde est envahie dans sa totalité, nous avons dit que l'aspect du fond de l'œil pouvait faire croire à l'existence d'un néoplasme, des cas de ce genre se rencontrent surtout chez les jeunes enfants.

Ces différents troubles de nutrition déterminent l'apparition rapide de corps flottants que l'on rencontre en abondance dans le corps vitré ; souvent aussi se produisent des décollements brusques de la rétine.

Signes subjectifs. — La choroïdite plastique affecte tantôt une forme aiguë, tantôt une forme subaiguë ou chronique. Dans la forme aiguë la douleur est vive, pongitive, prenant de temps à autre la marche de crises névralgiques. D'après MAURICE PERRIN, il ne serait pas rare de rencontrer un cortège de symptômes fébriles assez accusés ; une injection périkératique violente, accompagnée parfois de chémosis, dénote la gêne de la circulation profonde. La tension oculaire augmente, l'acuité visuelle est toujours diminuée ; de plus, les malades accusent diverses sensations lumineuses, éclairs, photopsies.

Dans la forme chronique on retrouve ces mêmes phénomènes, mais ils sont beaucoup moins accusés.

Terminaison. Pronostic. — Après un laps de temps variable, la maladie aboutit habituellement à la phtisie de l'œil. Les masses exsudatives englobent parfois les vaisseaux ciliaires ; cette complication est des plus graves, elle peut en effet entraîner la perforation de la cornée et la fonte purulente de l'œil. Enfin, il faut bien savoir que l'inflammation peut se répercuter à la longue sur l'œil du côté opposé et occasionner des accidents sympathiques.

Traitement. — Nous sommes presque désarmés en présence de cette redoutable affection. On a conseillé d'employer au début les mercuriaux, l'iodure de potassium, les saignées locales ; il est rare que semblables moyens arrêtent la marche envahissante du mal. L'iridectomie réussit quelquefois à calmer la douleur, mais malgré tout ce que l'on puisse faire, la marche de la maladie est fatale ; aussi, à la moindre manifestation du côté de l'œil opposé, faut-il se hâter de pratiquer l'énucléation.

2° CHOROÏDITE PURULENTE

SYNONYMES. — Ophtalmitis. — Panophtalmitis. — Phlegmon de l'œil.

Bibliographie. — DE GRÆFE u. SCHWEIGER, *Arch. f. Opht.*, 1860, Bd. VI, A II, S. 261. — RITTER, *Ueber die Entstehung der Panoph.*, *Ibid.*, Bd. VIII, A. I, S. 30, 1861. — GALEZOWSKI, *Ann. d'ocul.*, 1862, t. XLVIII, p. 267. — KNAPP, *Métastat. Choroid.*, *Arch. f. Opht.*, Bd. XIII, A. I. S. 127, 1867. — GAYAT, *Lyon méd.*, t. XI, 1872. — PONCET (de Cluny), *Recherches d'anat. path.* (broch.), Paris, 1875. — FR. HOSCH, *Embolische Panopht. im Puerperim*, *Arch. f. Opht.*, Bd. XXVI, 1880. — POUSSON, *Arch. d'opht.*, 1881, p. 174. — ROLLAND, Tarbes, 1887. — DESPAGNET, th. de Paris, 1887.

Symptômes. — La choroïdite a généralement un début des plus brusques ; elle est annoncée par des douleurs très violentes, puis bientôt la gêne apportée à la circulation profonde détermine une injection de la conjonctive, qui se gonfle et prend une teinte rouge violacé. Le chémosis présente dans ce cas un caractère absolument spécial, le tissu de la membrane est épaissi, comme lardacé (chémosis sarcomateux). Les paupières, particulièrement la supérieure, sont rouges, luisantes ; le globe de l'œil fortement tendu, fort sensible à la pression, semble immobilisé dans l'orbite ; la vision est complètement abolie. En peu de jours, parfois même avec une rapidité vraiment surprenante, un vaste hypopion se produit ; bientôt la cornée s'infiltre de pus, devient opaque, se ramollit et se perfore. Dans quelques circonstances c'est la sclérotique qui cède ; l'ouverture se produit alors au niveau de l'insertion de l'un des muscles droits. Pendant le cours de ces accidents, le malade accuse des douleurs lancinantes, pongitives, dues à la compression des nerfs ciliaires. Un cortège de symptômes fébriles graves accompagne ces divers accidents, dès que la perforation s'est produite, les souffrances se calment subitement et la fièvre tombe. La perforation n'est pas absolument fatale. La maladie en effet, surtout lorsqu'elle est circonscrite, peut se terminer par résolution, ce sont les cas les plus heureux. Toutefois, on doit bien savoir que la guérison n'est jamais absolue ; l'acuité visuelle reste toujours sensiblement diminuée ; enfin la phtisie du globe oculaire est à redouter.

Étiologie. — La choroïdite purulente est le plus souvent d'origine traumatique. Les plaies pénétrantes du globe oculaire, principalement lorsqu'elles se compliquent du séjour d'un corps étranger, prédisposent à cette terrible affection. Il faut signaler aussi l'influence des traumatismes chirurgicaux ; certains procédés d'opération de cataracte ont dans l'étiologie de cette affection un rôle tout spécial. Les accidents de cette nature ont diminué considérablement depuis l'introduction de la méthode antiseptique dans la chirurgie oculaire. La choroïdite purulente apparaît aussi à la suite des ulcères serpigineux de la cornée ; on l'a vue encore éclater brusquement au milieu d'une fièvre grave et compliquer les accidents puerpéraux, elle serait due alors au transport par les capillaires d'organismes inférieurs ; dès qu'ils trouvent des conditions nécessaires à leur développement, ces organismes se reproduisent en donnant lieu suivant les régions à des accidents divers : choroïdites, arthrites, etc. (POUSSON).

Pronostic. — Après ce que nous venons de dire, il est inutile d'insister sur la gravité du pronostic. Lorsqu'il se produit une perforation, le pus peut se répandre dans le tissu cellulaire ambiant ; sa présence détermine alors la formation d'un phlegmon de l'orbite, lésions dont le danger nous est connu.

Traitement. — Au début de la maladie, on doit par tous les moyens possibles tenter d'arrêter les progrès du mal : émissions sanguines locales, réfrigérants, révulsifs intus et extra seront tour à tour employés. Dans les cas de blessure du segment antérieur de l'œil, si l'on soupçonne la moindre infection, il faut faire toutes les heures des irrigations antiseptiques.

Malgré les soins les plus minutieux, la suppuration survient malheureusement trop souvent. Dès que la présence du pus est manifeste, on doit s'efforcer de calmer la douleur ; les compresses antiseptiques chaudes remplaceront alors les applications froides ; en même temps on alternera ou l'on combinera ensemble les injections de morphine, les doses de chloral et les prises

de sulfate de quinine. Si les douleurs ne cèdent pas, si le pus vient apparaître
dans la chambre antérieure, il est indiqué de débrider largement le globe
oculaire dans le sens du méridien horizontal (J. SICHEL, DESMARRES). On continuera ensuite l'emploi des émollients et des narcotiques. Plus tard lorsque
les accidents seront calmés, la question d'énucléation pourra se présenter;
mais sous aucun prétexte on ne doit pratiquer cette opération durant la
période aiguë du mal; DE GRÆFE, en effet, a vu deux fois la mort être la
conséquence de semblable conduite.

3° CHOROÏDE DISSÉMINÉE

SYNONYMES. — Choroïdite plastique. — Chor. atrophique. — Chor. aréolaire, etc.

Bibliographie. — FORSTER, *Ueber eine Seltene Krank. form. Choroïdea.*— *Med. Cent.
Zeitung,* n° 37, 1860; *Choroïdit. Areol.* — *Opht. Beitræge,* p. 99, Berlin, 1862. —
NAGEL, *Ann. d'ocul.*, t. LXI, p. 259, 1869. — IWANOFF, *eod. loc.*, t. LXIII, p. 280, 1870.
— A. SICHEL, *eod. loc.*, t. LXVII, p. 129, 1872. — SHON, *eod. loc.*, t. LXXVII, p. 65,
1877. — J. HUTCHINSON, *Cases of Syph. Chor. Opht.*, *Hosp. Reports.* t. VII, p. 315,
1877 et t. IX, p. 76, 1879. — GOLDZIEHER, *Pest. Med. Chir. Press,* 1882. — HUTCHIN-
SON, *Brit. med. journ.*, 1887.

Définition. — On désigne sous ce nom une lésion de la choroïde, caractérisée par l'apparition sur le fond de l'œil de taches blanchâtres ou noirâtres,
de grandeur et de volume variables, disséminées sans aucun ordre.

Symptômes. — a.—*Signes ophtalmoscopiques.* — Dans une première période
qui passe souvent inaperçue, un examen attentif permet de constater la présence de taches rougeâtres dont la teinte se fond graduellement avec la coloration normale du fond de l'œil. Ces taches occupent habituellement la région
équatoriale; à la longue elles pâlissent, deviennent jaunâtres, puis blanchâtres, enfin s'entourent d'un cercle de pigment. La maladie arrivée à sa
période d'état est caractérisée : 1° par l'existence de taches d'un blanc
bleuâtre éclatant ; 2° par des dépôts de pigment (fig. 61). Taches et masses
pigmentaires offrent un aspect des plus variables suivant les sujets. Le pigment forme fréquemment un simple liseré au bord de la tache blanche; dans
d'autres cas, il constitue des amas noirâtres analogues à des dépôts char-
bonneux. Les vaisseaux de la rétine rampent en avant de ces plaques sans
subir aucune modification. Les îlots pigmentaires se détachent très nettement, le fond de l'œil étant plus pâle qu'à l'état normal. Les taches blanches
peuvent présenter toutes les dispositions, toutes les formes. Parfois elles
sont peu nombreuses, limitées à la partie antérieure ou postérieure de l'œil;
dans quelques cas, il existe une plaque unique occupant la région maculaire :
Choroïdite maculaire. Enfin le nombre de ces taches peut être considérable,
le fond de l'œil présente alors l'aspect d'une véritable mosaïque. AUBERT et
FÖRSTER ont donné le nom de *Choroïdite aréolaire* à une variété de la maladie
dans laquelle les plaques atrophiques, nombreuses, à bords très nettement
limités, sont groupées autour de la macula.

b. — *Troubles fonctionnels.* — Les troubles fonctionnels occasionnés par la maladie ne sont jamais très accusés. Il n'est pas rare de rencontrer une acuité visuelle encore satisfaisante, malgré la présence de taches atrophiques nombreuses. Cependant tout en pouvant se diriger, les malades sont incapables de lire les caractères un peu fins. L'examen du champ visuel révèle toujours l'existence de scotomes nombreux.

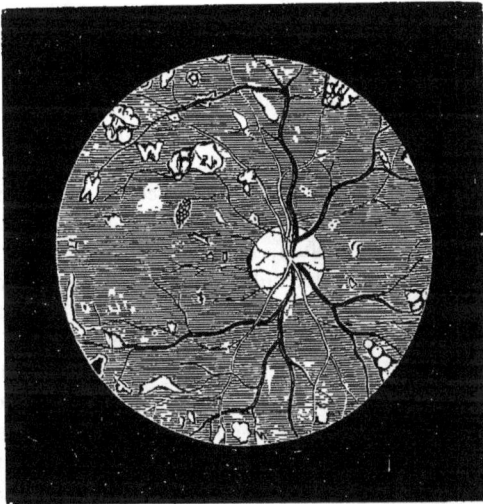

Fig. 61. — Choroïdite disséminée.

Anatomie pathologique. — La choroïdite aréolaire, décrite par Förster, est caractérisée par de petites tumeurs formées par des amas de cellules privées de pigment. Dans une autre forme (ch. disséminée ordinaire), Iwanof a rencontré des excroissances verruqueuses développées aux dépens de la membrane élastique de la choroïde, *dont le pigment est intact*. Plus tard, en certains points, il s'altère et disparaît en partie ; de là, les teintes diverses de la tache qui, d'abord jaunâtre, pâlit ensuite de plus en plus. Une troisième variété est caractérisée par la prolifération des cellules noires de l'épithélium. Schultze et Barachin pensent que les cellules qui prolifèrent ainsi appartiennent plutôt à la rétine qu'à la choroïde ; il est certain en tous cas que ces cellules pénètrent souvent dans l'épaisseur de la rétine. Ces différentes formes entrent à la longue dans une phase ultime, période atrophique. Celle-ci est caractérisée par la production du tissu conjonctif, dont la rétraction entraîne la formation d'adhérences solides entre la choroïde et la rétine. Dans quelques cas, ainsi que l'ont signalé Poncet (de Cluny) et Rémy, les éléments conjonctifs de cette dernière membrane prolifèrent aussi, étouffant les éléments propres, de là, les scotomes.

Marche. Terminaison. Pronostic. — La marche de la maladie est essentiellement lente et chronique. Les taches s'étendent peu à peu, se réunissent pour constituer de grandes plaques atrophiques, au niveau desquelles les éléments de la rétine sont détruits. Lorsqu'une de ces plaques se développe au voisinage de la macula, la cécité est rapidement complète.

Diagnostic. — Il est en général facile de reconnaître la choroïdite disséminée. La teinte spéciale des taches, leur délimitation nette, les dépôts de pigment qui les bordent constituent autant de signes caractéristiques. On ne pourrait guère confondre cette maladie qu'avec la scléro-choroïdite postérieure. Nous verrons qu'alors l'atrophie est limitée à la périphérie de la papille, et de plus qu'elle se complique souvent d'un degré élevé de myopie. La rétinite pigmentaire peut aussi quelquefois donner le change; mais cette affection est caractérisée par des taches noirâtres qui suivent le trajet des vaisseaux, il n'existe pas de plaques blanchâtres, enfin presque toujours le malade accuse un certain nombre de troubles visuels (*héméralopie*).

Étiologie. — La syphilis est la seule affection constitutionnelle dont l'influence sur le développement de la choroïdite soit établi. On a invoqué encore le rhumatisme, la scrofule, dont l'action est loin d'être aussi bien démontrée. Chez la femme, la choroïdite disséminée se développe parfois au moment de la ménopause. D'après HUTCHINSON : 1° La contusion de l'œil produit des altérations entièrement semblables à celles qui existent dans les autres formes de choroïdite, mais elles sont toujours bornées à l'organe blessé;

2° La choroïdite disséminée double se présente parfois comme maladie héréditaire indépendamment de la syphilis, elle est alors associée à des troubles du système nerveux, surtout à une grande faiblesse intellectuelle;

3° Certaines personnes parfaitement bien portantes ont des choroïdites à rechute accompagnées d'iritis, qu'il faut ranger dans le groupe des cyclites;

4° Les jeunes gens sont sujets à une espèce spéciale de choroïdite hémorrhagique indépendante de la syphilis, mais ne différant en aucune façon des formes qu'engendre cette diathèse;

5° Il existe enfin d'autres variétés de choroïdite disséminée, qui ne peuvent prendre place dans aucune des catégories sus-nommées, mais qui ressemblent identiquement par leur terminaison aux altérations provoquées par la syphilis, sans que l'on ait aucune raison de soupçonner cette dernière.

Traitement. — La syphilis étant souvent en cause, c'est par la médication antispécifique qu'il faut débuter, frictions mercurielles tout d'abord, plus tard sudatifs, révulsifs sur le tube digestif, solutions d'iodure de potassium. On peut ainsi dans quelques cas, surtout au début, parvenir à enrayer le mal, mais trop fréquemment la médication est impuissante et l'affection continue sa marche. Le malade portera des verres teintés, évitera la grande lumière et les travaux minutieux.

4° IRIDO-CHOROÏDITE. — CYCLITE

Bibliographie. — POWER, *Ann. d'ocul.*, t. LII, p. 250, 1864. — SCHIESS-GEMUSEUS, *Klin. Monatsbl. f. Augenh.*, 1870. — KIPP, *Gonorrhœic Ir. Cycl.*, in *New-York Med. Rec.*, t. XVII, 1880.

Thèses de Paris. — 1873, C. DENIS. — 1875, CALDÉRON. — 1880, BRUN (*Trait. de l'Ir. chron. par le salicyl. de soude*).

Étiologie. — L'irido-choroïdite apparaît quelquefois spontanément ; presque toujours dans ces circonstances elle est liée à un état diathésique spécial : goutte, rhumatisme (MIDLEMOE, MACKENSIE, DOLBEAU, CHARCOT). La maladie peut encore débuter d'emblée chez les sujets syphilitiques.

Bien plus fréquemment l'irido-choroïdite est consécutive. Parmi les causes qui peuvent lui donner naissance, citons en première ligne l'existence de synéchies anciennes. Plus les adhérences sont nombreuses, plus le danger sera grand. Les traumatismes de l'œil, ceux surtout qui atteignent la région ciliaire, la présence d'un corps étranger dans le globe oculaire, ont aussi une influence capitale sur l'apparition de la maladie. Quelques corps, en particulier les grains de plomb, sont souvent tolérés pendant un certain temps, puis brusquement surviennent des poussées inflammatoires et la maladie apparaît.

Anatomie pathologique. — Les lésions de l'irido-choroïdite sont différentes suivant la période à laquelle on peut les observer. L'iris généralement hypertrophié adhère à la cristalloïde antérieure ; de même la choroïde est fortement unie à la sclérotique. SWEIGER et MULLER ont rencontré des globules purulents dans le cercle ciliaire. Au niveau du segment antérieur de l'œil, la sclérotique est amincie, comme bouillonnée. Il n'est pas rare en même temps d'observer des troubles du côté des milieux : opacités et ratatinement du cristallin, liquéfaction du corps vitré au milieu duquel flottent des corpuscules pigmentaires.

Symptômes. — L'irido-choroïdite se manifeste généralement par des douleurs très vives apparaissant par accès comme celles de l'iritis. La pression exercée à la partie antérieure du globe de l'œil, au niveau du cercle ciliaire, les exaspère. On constate une diminution sensible de l'acuité visuelle et un rétrécissement notable du champ de la vision. Tous les signes que nous avons énumérés à propos de l'iritis aiguë se retrouvent avec une intensité variable, l'injection périkératique attire particulièrement l'attention. On observe encore ici, suivant les circonstances, les trois formes que nous avons notées dans le chapitre précédent : séreuse, plastique, parenchymateuse. Cette dernière variété s'accompagne fréquemment de la présence d'un hypopion qui se reproduit et se résorbe à plusieurs reprises. En peu de temps quelquefois, les divers phénomènes prennent une acuité surprenante ; on voit se développer une conjonctivite intense, avec chémosis ; le globe oculaire devient dur au toucher ; le pus envahit la chambre antérieure, et si l'on n'intervient pas, il se produit, soit dans la sclérotique, soit dans la cornée, une perforation par laquelle le globe oculaire se vide avec rapidité (sclérochoroïdite purulente). La douleur affecte alors une intensité extrême et s'accompagne de phénomènes généraux graves.

Cette forme suraiguë se manifeste spécialement à la suite des plaies traumatiques ou chirurgicales du globe oculaire, et complique souvent la méningite cérébro-spinale épidémique.

Diagnostic. — L'intensité des douleurs, leur persistance, l'injection périkératique considérable, l'existence de poussées inflammatoires antérieures du côté de l'iris, mettront sur la voie du diagnostic. Les commémoratifs contrôlés par l'examen attentif de l'organe atteint permettront d'être bientôt fixé sur la véritable cause de la maladie.

Pronostic. — L'irido-choroïdite, quelles que soient son origine et sa nature, constitue toujours une affection des plus sérieuses. De toutes ses variétés, la forme séreuse est la moins dangereuse, la forme purulente la plus redoutable ; non seulement elle détermine la perte de l'organe qui s'atrophie par la suite, mais elle peut donner lieu à des complications dangereuses, en particulier au phlegmon de l'orbite, maladie dont nous avons vu la gravité (panophthalmie).

Traitement. — L'irido-choroïdite primitive étant, comme nous l'avons vu, sous la dépendance d'un état constitutionnel, c'est à cet état qu'il faut s'attaquer. Suivant les cas, on emploiera la teinture de colchique, le salicylate de soude. L'usage des eaux alcalines sera très utile pour prévenir les récidives. A. Sichel préconise beaucoup l'emploi des mercuriaux.

L'irido-choroïdite traumatique réclame une intervention plus énergique ; il faut à tout prix assurer une libre communication entre les deux chambres de l'œil, et, sans tarder, pratiquer une large iridectomie. Lorsqu'un. corps étranger est logé dans le globe oculaire, il faut, autant que possible, tenter l'extraction de cet hôte incommode. L'emploi des aiguilles aimantées, s'il s'agit de corps métalliques, rendra quelque service ; dans tous les cas, on s'aidera du miroir chaque fois que l'état des milieux permettra l'éclairage. Malgré ces divers adjuvants, ces sortes de recherches sont toujours très difficiles ; aussi, si le corps étranger détermine des poussées inflammatoires, surtout si l'on constate le même accident du côté de l'œil opposé, faut-il recourir d'emblée à l'énucléation.

§ 3. — Ophthalmie sympathique.

Bibliographie. — Tavignot, *Gaz. des Hôp.*, 1849, p. 496. — Pritchard, *Provinc. Med. and Surg. Journ.*, 1851, et *Ann. d'ocul.*, t. XXXII, p. 172. — Taylor, *Med. Times and Gaz.*, 1856, p. 439. — Pagenstecher, *Arch. f. Opht.*, t. Ier, 1862. — Czerny, *Bericht über die Wiener Augenklinik*, Wien, 1867, p. 187. — De Græfe, *Clinique opht.* (traduct. Meyer), Paris, 1867. — Foucher, *Journ. des conn. medico-chir.*, 1867. — Arlt, *Wien. Med. Wochens.*, 1873. — Alt, *Ophtalmic Hosp. Reports*, 1877, p. 252. — Rossander, *Ann. d'ocul.*, t. LXXV, p. 301. — Congrès de Genève, Rapport de Warlomont, 1877. — Goldzieher, *Klin. Monatsbl. f. Augenheilk.*, t. XV. — Boucheron, *Gaz. méd. de Paris*, 1876, p. 37. — Willi am C. Ayres, *Archiv. fur Augenheilkunde*, 1883. — Abadie, *Arch. d'opht.*, 1884. — Deutschmann, *Pathogénie*, etc. V. *Gfés, Arch. f. opht.*, t. XXXI, § 2, p. 277. — Nieden, *Central. f. pract. Augenh.*, 1885. — Gifford, *Arch. f. Augenheilk*, 1886. — Dianoux, *Soc. franç. d'opht.*, 1886. — Abadie, *Semaine Med.*, 1890.

Thèses de Paris. — 1833, De Brondeau. — 1866, Rondeau. — 1868, Jacquet. — 1869, Lacqueur. — 1871, Ledoux. — 1873, Dransart. — 1877, Vigneaux. — 1878, Reclus (Agrég.) (Bibliogr. très étendue). — 1879, Redard, Section des nerfs ciliaires et du nerf optique (Bibl.). — 1883, Sabaterie. — 1885, Fauchard. — 1886, Colonna. — 1888-89, Louvet.

Thèses de Montpellier. — 1886, Chevalier. — 1888, Sire.

Thèse de Nancy. — 1887, Etienne.

Définition. — Lorsqu'un traumatisme a intéressé l'un des yeux ou que cet organe a été le siège de certaines lésions inflammatoires (iritis chronique, irido-choroïdite, etc.) à une époque plus ou moins éloignée, on peut voir apparaître, du côté de l'œil sain, des troubles fonctionnels ou trophiques, que l'on désigne sous le nom générique d'ophthalmie sympathique.

Historique. — C'est à Mackenzie (1844), que revient l'honneur d'avoir le premier étudié et décrit l'ophthalmie sympathique. Avant les descriptions de cet auteur, il existait cependant quelques observations de ce genre éparses dans la science, elles étaient dues à Demours (1818), Wardrop (1819), A. Bérard (1843). Mackenzie pensait que l'inflammation se transmettait de l'œil blessé à son congénère par l'intermédiaire du nerf optique. Tavignot (1849) repousse cette idée et croit à l'existence d'une névralgie ciliaire. A partir de cette époque, l'attention des observateurs est attirée sur ce sujet, et bientôt paraissent une série de travaux parmi lesquels il convient de citer ceux de Czerny, Muller, Pagenstecher; plus tard, les recherches de de Græfe, Foucher, etc.

Étiologie. — En 1844, Mackenzie affirmait qu'un traumatisme antérieur était absolument nécessaire au développement de l'ophthalmie sympathique. Dix ans après, Taylor démontrait, en s'appuyant sur des faits indiscutables, que la maladie pouvait très bien apparaître à la suite de lésions inflammatoires du globe oculaire en l'absence de tout traumatisme. Cette assertion universellement acceptée aujourd'hui n'a pas été admise sans contestations. Toutefois, l'origine traumatique est beaucoup plus fréquente que l'origine spontanée ; c'est là ce que prouvent surabondamment les statistiques. Ainsi, sur 75 cas de ce genre, Khendorf en trouve 55 d'origine traumatique, soit 73 p. 100 ; sur 100 cas, Alt en trouve 83 d'origine traumatique, soit 83 p. 100.

Toutes les lésions traumatiques du globe oculaire peuvent occasionner le développement de l'ophthalmie sympathique, mais les blessures de la cornée ou de la sclérotique avec enclavement de l'iris, le séjour de corps étrangers tiennent ici le premier rang. La gravité de ces lésions est d'autant plus grande qu'elles se rapprochent davantage de la région ciliaire.

Les blessures du globe oculaire ne possèdent pas seules ce triste privilège. On a vu l'ophthalmie survenir à la suite de blessures des nerfs ciliaires (Rondeau, Dransart), d'une chute sur la nuque (Courty); dans ce dernier cas, il y avait probablement déchirure par contre-coup des membranes profondes.

En dehors du traumatisme, l'irido-choroïdite spontanée, l'ectasie du corps ciliaire, les ossifications de la choroïde, le glaucome, sont les causes principales de cette redoutable affection. La crainte de semblable complication nous a fait, on se le rappelle, repousser l'opération de Critchett, les observations d'ophthalmie sympathique due à la présence d'un moignon douloureux ne sont pas en effet très rares.

Pathogénie. — Les diverses théories successivement émises pour expliquer la transmission des accidents de l'œil malade à l'œil sain peuvent être réduites à trois :

1° *La transmission se fait par les vaisseaux.* — Admise par Mackenzie pour expliquer quelques faits spéciaux, cette théorie fut bientôt abandonnée, même par son auteur.

2° *La transmission se fait par le nerf optique.* — L'inflammation débute par la rétine, gagne le nerf optique, se propageant par son intermédiaire jusqu'au chiasma (névrite ascendante centripète). Là, elle se réfléchit sur le nerf du côté opposé dont elle détruit peu à peu les éléments (névrite centrifuge). Émise pour la première fois par Mackenzie, cette théorie battue en brèche par Muller dès 1858, puis par Pagenstecher et Czerny, a trouvé d'ardents défenseurs, parmi lesquels il convient de citer : Mooren, Colsmany et Alt en Amérique.

3° *La transmission se fait par les nerfs ciliaires.* — Cette opinion, émise en 1849 par Tavignot, rallie aujourd'hui la majorité des suffrages. Elle s'appuie sur les travaux de Muller, Pagenstecher, Czerny, Lawson, Critchett, Golsieher, William C. Ayres, et sur les remarquables expériences de Cl. Bernard, Vulpian, M. Duval, Laborde, etc. Le point de départ de l'inflammation est dans les nerfs ciliaires du côté malade ; par leur intermédiaire, elle arrive jusqu'au bulbe, franchit le raphé grâce aux fibres commissurales, et atteint le noyau d'origine du trijumeau correspondant (*névrite ascendante* ou *centripète*). De là, le processus reprend en sens inverse le chemin qu'il vient de parcourir et gagne l'œil sain (*névrite descendante*). William C. Ayres ayant examiné huit bulbes énucléés pour ophthalmie sympathique a constaté, du côté des nerfs ciliaires, un épaississement notable des fibres nerveuses et une infiltration interstitielle de ces dernières par des éléments cellulaires arrondis et privés de noyau. Il existait aussi dans ces fibres un nombre considérable de globules fortement réfringents, des gouttes de myéline qui remplissaient, sous forme d'une chaîne de perles, les gaines des faisceaux de fibres dépourvues de leur contenu.

4° *L'ophthalmie sympathique est une maladie microbienne d'origine infectieuse.* — Due à Leber et Deutschmann, cette nouvelle théorie, à laquelle nombre de cliniciens et surtout Abadie se sont ralliés en France, semble parfaitement rendre compte des faits. Voici en général comment les choses se passent : « A la suite d'une blessure, soit que l'agent vulnérant fût lui-même infectieux, soit qu'une asepsie rigoureuse n'ait pas mis la plaie à l'abri de l'infection, les tissus au niveau du point lésé sont envahis par les microbes. Ceux-ci, émanés de ce foyer pathogène pullulent, gagnent de proche en proche les parties profondes de l'œil, pénètrent dans le chiasma et finissent par atteindre le nerf optique du côté opposé. Si l'on n'y met obstacle, le second œil se désorganise à son tour d'une façon complète et irrémédiable, et la cécité est définitive. » (Abadie.)

Symptômes. — Les symptômes de l'ophthalmie sympathique varient suivant la nature des accidents qu'elle détermine. Ces accidents sont de deux sortes : 1° *Troubles fonctionnels* ; 2° *Lésions inflammatoires.* Les troubles fonctionnels le plus fréquemment observés sont des troubles de la sécrétion, du mouvement, de l'accommodation, de la perception, enfin des troubles névralgiques. Parmi les affections inflammatoires, l'iritis et l'irido-choroïdite tiennent le premier rang, elles affectent souvent la forme plastique ; on a signalé encore des kératites suppurées et diverses altérations rétiniennes. Rien de plus variable que l'apparition de ces phénomènes; ils se montrent tantôt peu de jours. tantôt des années après l'accident et se font remarquer par leur gravité excessive, leur marche des plus rapides qui, en trois semaines, peut déterminer une cécité absolue.

Diagnostic. — L'ophthalmie sympathique ne présente par elle-même aucun caractère distinctif. C'est uniquement sur l'examen attentif des faits, et sur l'étude de leur enchaînement que le chirurgien devra se baser ; d'une façon générale. comme le dit ABADIE, « lorsqu'un œil étant perdu par une cause quelconque. il survient sur l'autre des accidents dont il est difficile d'expliquer l'apparition, il faut toujours songer à la possibilité d'une influence sympathique ». On devra encore, suivant les conseils de DE GRÆFE, explorer de temps à autre, avec la pointe d'un stylet mousse, le pourtour de la marge cornéenne de l'œil indemne, et, si l'on constate l'existence d'un point fixe très douloureux, on pratiquera sans retard l'énucléation de l'œil sympathisant.

Traitement. — Le traitement médical est absolument impuissant, il faut recourir à l'intervention chirurgicale. On a proposé successivement : l'amputation du segment antérieur de l'œil (WARDROP, BARTON); l'iridectomie de l'œil sympathisant; la section des nerfs ciliaires (DE GRÆFE, MEYER); la névrotomie optico-ciliaire (BOUCHERON, DIANOUX). Aucune de ces méthodes ne nous paraissant donner une somme de garanties suffisantes, nous donnons la préférence à l'énucléation. Cette opération, pratiquée pour la première fois par PRITCHARD (de Bristol), en 1854, se fait préventivement ou curativement.

Énucléation préventive. — Nous ne saurions mieux poser les indications de l'énucléation préventive qu'en citant les conclusions du rapport de WARLOMONT au congrès de Genève en 1867 : « Quand un œil vient d'être détruit par une cause traumatique, et que tout espoir d'y voir subsister ou revenir un degré de vision utile est perdu, c'est rendre un service immense au blessé que de l'en débarrasser, séance tenante, par l'énucléation avec anesthésie ; on lui épargne les suites immédiates de l'ophthalmitis, les longues suppurations, on le rend pour ainsi dire du jour au lendemain à ses travaux, enfin on le préserve à coup sûr des accidents consécutifs; quand il y a des raisons de croire que le globe blessé renferme un corps étranger, l'indication d'énucléation devient plus impérieuse encore. L'opération est non moins indiquée lorsqu'à la suite d'une inflammation spontanée la vision est abolie, et que l'œil est le siège de poussées inflammatoires fréquentes. »

Énucléation curative. — Chaque fois que dans l'œil sympathisant, la vision est abolie, il faut l'énucléer; telle est à peu près la seule indication nette. Les formes de l'ophthalmie sympathique étant des plus variables, nous ne saurions passer en revue toutes les circonstances dans lesquelles l'énucléation est indiquée, nous pensons en général que dès que l'on est nettement fixé sur la nature des troubles observés sur l'œil sain, il faut se hâter d'intervenir.

Injections modificatrices antiseptiques dans l'intérieur de l'œil (ABADIE). — Si l'ophthalmie sympathique est due à la présence de microbes, il faut les empêcher de se développer et les détruire, aussi ABADIE a-t-il tenté de faire tant dans l'œil sympathisé que dans l'œil sympathisant des injections d'une à deux gouttes d'une solution de sublimé au 1 p. 1000 même à 1 p. 500. L'avenir dira ce que l'on doit attendre de ces tentatives.

§ 4. — Glaucome.

Bibliographie. — BRISSAUD, *Traité de la catar. et du G.*, Paris, 1709. — SICHEL, *Ann. d'ocul.*, 1841 et 1842, t. V, VI, VII, et t. IX, 1844. — DE GRÆFE, *Arch. f. Opht.*, déc. 1854 ; 1855, p. 299 et 248, *Ann. d'ocul.*, 1857, t. XXXVIII, 1857, *Arch. f. Opht.*, 1857, III, p. 456 ; 1860, VI, 2 s., p. 150. — CUSCO, *Ann. d'ocul.*, 1862. — BOWMAN, *Brit. Med. Journ.*, 1864. — FOLLIN, PERRIN, LE FORT, RICHET, *Bull. de la Soc. de chir.*, 1864. — TESTELIN et WARLOMONT, *Ann. d'ocul.*, 1866. — STILLING, *Arch. f. Opht.*, 1868 et 1869. — LAQUEUR, *Ann. d'ocul.*, 1869. — SICHEL (fils), *Ann. d'ocul.*, 1871. — QUAGLINO, Congrès périodique de Londres, 1872. — GRANCLÉMENT, *Lyon médical*, 1875. — CHIBRET, *Ann. d'ocul.*, 1878. — ABADIE, in *Ibid.*, 1879, t. LXXXI, p. 137. — DE WECKER, *Guér. du G. par la sclérotomie*, Montpellier, séance du 19 août 1879. — ABADIE, *Ann. d'ocul.*, 1881. — DRIVER, Th. Berlin, 1882. — GAYET, art. G. du *Dict. encycl.*, mars 1883, 4e série, t. IX (Bibliographie très complète). — ABADIE, *Bull. de thérap.*, nov. 1883, p. 385. — BADAL, *Arr. du nasal externe*, *Ann. d'ocul.*, 1882, 1883, et *Gaz. hebd. des Sc. méd. de Bordeaux*, 1883. — ABADIE, *Ann. d'ocul.*, 1883. — GAYET, *Dict. encycl. G.*, 1883. — Bibl., PRIESTLEY SMITH, *the Lancet*, 1883. — LAGRANGE, *Arr. du nasal externe*, *Ann. d'ocul.*, 1884. — JOHNSON, *A new Meth. for treat. discr. Glauc.*, London, 1884. — JAVAL, *Sem. Méd.*, 1886. — MASSELON, Congrès français d'ocul., 1886. — LAGRANGE, *l'Opér. de BADAL*, *Ann. d'ocul.*, 1886. — A. BIRNBACHER et W. CZERMAK, *Arch. f. Opht.*, t. XXXII, f. 2, p. 1. — PANAS, *Bull. de l'Acad. de méd.*, 1886. — LANDSBERG, *Etiologie*, 59e *Naturforschervers in Berlin*, n° 5, p. 156, 1886. — SCHŒN, Congrès de Heidelberg, 1887. — DE LA PERSONNE, *Revue gén. de clin. et de thérap.*, 1887. — RHEINDORF, *Klin. monastsbl. f. Augenh.*, 1887. — SNELLEN, Congrès de Heidelberg, 1888. — STRAUB. — STOTLING, *Arch. f. Opht.*, XXXIV. — PICQUÉ, DE WECKER, *Arch. d'Opht.*, 1889. — LOGETCHNIKOFF, Congrès des médecins russes, Saint-Pétersbourg, et *Ann. d'ocul.*, 1889. — WILSON, *Path. du G. — Brit. med. Journ.*, 1889. — BULL, analyse de 90 cas, etc., *Americ. Opht., Soc.* — KRUKOFF, analyse de 1,430 cas. — Westnik, *Opht.*, 1889.
Thèses de Paris. — 1861, PAMARD ; DAGUENET. — 1866, SICHEL. — 1870, JARY. — 1874, HACHE. — 1876, MADAME RIBARD. — 1878, PROUFF. — 1881, ALIN ; INTERIANO. — 1882, TROUSSEAU.
Thèses de Bordeaux. — 1883, AMANIEU. — 1884, ESTAUD. — 1885, LAFFONT.

Définition. — On doit réserver aujourd'hui le nom de glaucome à une affection essentiellement caractérisée par l'augmentation lente ou rapide de la pression intra-oculaire, entraînant à sa suite des altérations anatomiques diverses, et en particulier l'excavation du nerf optique (ABADIE).

Historique. — Jusqu'au commencement du siècle dernier, le glaucome a été considéré comme une lésion du cristallin. En 1705, BRISSAUD, se basant sur le résultat de ses dissections, déclare que le cristallin n'est pas en cause dans le glaucome, et localise cette maladie dans le corps vitré. Cette opinion est adoptée jusqu'en 1851, époque de la découverte de l'ophthalmoscope. Les divers observateurs qui se succèdent vers cette époque, J. Sichel, Mackensie, Coccius, étudient surtout les symptômes cliniques de l'affection. Les premiers qui emploient l'instrument d'Helmoltz pour examiner le fond de l'œil, interprètent fort mal les lésions que leur révèle l'ophthalmoscope, et l'un des plus remarquables de ces chirurgiens, Jæger, s'exprime ainsi : « Le nerf optique a subi des altérations pathologiques, il présente des couleurs d'un jaune verdâtre et *fait saillie*. » Il était réservé à de Græfe de relever cette erreur. La dureté spéciale du globe oculaire dans le cas de glaucome n'avait pas échappé au professeur de Berlin ; il en concluait naturellement qu'au lieu d'être saillant, le nerf optique, dans un cas semblable, devait au contraire être repoussé. H. Muller put bientôt (1856) démontrer macroscopiquement les assertions de de Græfe et établir pièces en main l'existence d'une excavation du nerf optique dans le glaucome. L'étude clinique conduisit encore de Græfe à la découverte d'un symptôme important du glaucome : les pulsations de l'artère centrale de la rétine.

Pathogénie. — L'étude du glaucome commence donc véritablement à de Græfe qui considère cette affection comme une sorte de *choroïdite séreuse* due à des troubles circulatoires. Donders n'admet pas cette opinion : le glaucome est pour lui une névrose primitive, essentielle des nerfs ciliaires, qui détermine une hypersécrétion du liquide. — Dans ces dernières années, une nouvelle théorie a été émise. Elle repose sur les expériences de Lebert et Schwalbe, sur les recherches de Weber, Pagenstescher, etc., et sur les remarquables résultats fournis par l'iridotomie : c'est la théorie dite mécanique, de Wecker en est chez nous le principal représentant. Pour les partisans de la nouvelle doctrine, l'augmentation de pression intra-oculaire qui caractérise le glaucome est due non pas à une hypersécrétion des liquides de l'œil, mais bien à des troubles qui surviennent du côté des voies de filtration, troubles qui empêchent l'écoulement normal du liquide ; aussi de Wecker définit-il le glaucome : « L'expression d'un trouble d'équilibre entre la sécrétion et l'excrétion, avec augmentation du contenu de l'œil et de sa pression. »

Aucune de ces trois théories ne satisfait entièrement l'esprit, aucune ne peut suffire à expliquer les divers phénomènes cliniques ; il est probable que, suivant les cas, le glaucome peut être rattaché à telle ou telle lésion, peut-être même plusieurs concourent-elles simultanément à sa production.

Étiologie. — Les causes du glaucome sont encore bien obscures. Inconnue chez les enfants, rare chez les adultes, cette affection atteint surtout les sujets de quarante à soixante ans. Le glaucome semble plus fréquent chez la femme que chez l'homme. Sur 1087 cas de glaucome, Gayet trouve 517 hommes et 570 femmes. On a invoqué l'hérédité, dont l'influence est bien loin d'être prouvée ; il n'en est pas de même de l'action du tempérament, cette affection atteint plus fréquemment les arthritiques que les autres sujets. Enfin, parmi les vices de réfraction, l'hypermétropie semble favoriser l'apparition du glaucome (Laqueur).

Symptômes principaux. — 1° *Douleur.* — La douleur est un symptôme constant, elle existe dans toutes les manifestations de la maladie. Dans le glaucome aigu, des souffrances intenses, intolérables, annoncent le début du mal ; fréquemment elles affectent le type névralgique, envahissent le front, la tempe, la joue, en un mot toutes les branches de la cinquième paire; elles s'accompagnent de symptômes graves : fièvre, nausées, vomissements. Les auteurs sont unanimes pour attribuer ces douleurs à la compression des nerfs ciliaires ; l'accalmie subite que procure l'iridectomie démontre suffi-samment la vérité de cette manière de voir.

2° *Augmentation de tension.* — Les paupières étant fermées, si on palpe le globe oculaire, on le sent dur, résistant ; c'est presque la sensation que donne une bille d'ivoire. L'expérience est bien plus concluante si l'on a soin d'explorer comparativement l'œil malade et l'œil sain, ou les yeux d'un sujet sain.

3° *Troubles de la conjonctive, de la zone antérieure de l'œil et des pau-pières.* — Les vaisseaux de la conjonctive, fortement injectés sont gorgés de sang ; il n'est pas rare de constater l'existence d'un chémosis séreux assez abondant, et d'un lacis vasculaire qui recouvre en partie la cornée. Ces lésions dénotent la gêne apportée dans la circulation du segment postérieur de l'œil par l'augmentation de pression. Les paupières sont gonflées, viola-cées et bleuâtres.

4° *Troubles et anesthésie de la cornée.* — En général, la cornée dépolie est beaucoup moins sensible ; ces troubles, cette insensibilité s'expliquent très bien par la compression des nerfs ciliaires.

5° *Rétrécissement de la chambre antérieure.* — Le rétrécissement de la chambre antérieure plus ou moins accentué trahit, dit GAYET, une poussée centrifuge de l'humeur vitrée, contre laquelle ne peut réagir le liquide de la chambre antérieure ; l'iris, légèrement bombé, est dilaté et immobile ; cette membrane se montre plus pâle que celle du côté opposé, par places on y voit des taches grisâtres. Signalons encore l'aspect verdâtre spécial du cristallin, et la présence d'opacités sur la lentille.

6° *Signes ophthalmoscopiques.* — Il n'est pas rare de rencontrer dans l'hu-meur vitrée des corps flottants en nombre variable, des troubles de nutrition du côté de la choroïde ; enfin, lorsqu'on peut éclairer le fond de l'œil, l'aspect de la papille est absolument caractéristique. La lame criblée, refoulée par la pression intra-oculaire, présente une excavation que surplombent les bords de l'anneau sclérotical. De là une série de caractères particuliers : l'excava-tion, blanchâtre au centre, est légèrement ombrée à la périphérie, les bords taillés à pic. Les vaisseaux de la rétine, en arrivant au bord de l'excavation, se réfléchissent de façon à gagner le point d'émergence au centre de la papille. La margelle de l'excavation signalée plus haut masque une partie de leur trajet ; aussi semblent-ils former en ce point une sorte de crochet et dispa-raître pendant un certain temps. L'observateur voit deux plans de vaisseaux absolument distincts l'un de l'autre ; un premier, plus profond, plan papil-laire, émerge du centre du nerf optique et va se perdre sur les bords de l'excavation ; le deuxième, plan rétinien, émerge sous le bord saillant, il ne semble exister aucune communication entre les deux groupes de vaisseaux (fig. 62). Au niveau du crochet, les vaisseaux s'aplatissent, s'étranglent un

peu, ce qui leur donne la forme d'une tête de clou, de massue, signalée par
J.EGER. En imprimant de légers mouvements de latéralité à la lentille, le bord
et le centre se déplacent en sens inverse, aussi, dit GAYET : « Toutes les fois
que l'ophthalmoscope révèle : 1° un anneau embrassant une ombre portée qui
a toute la largeur de la papille ; 2° un déplacement inverse du bord et du
centre ; 3° une interruption brusque des vaisseaux, on peut diagnostiquer à
coup sûr une excavation glaucomateuse. » Un examen attentif permet encore
de reconnaître les pulsations de l'artère centrale de la rétine et la dilatation

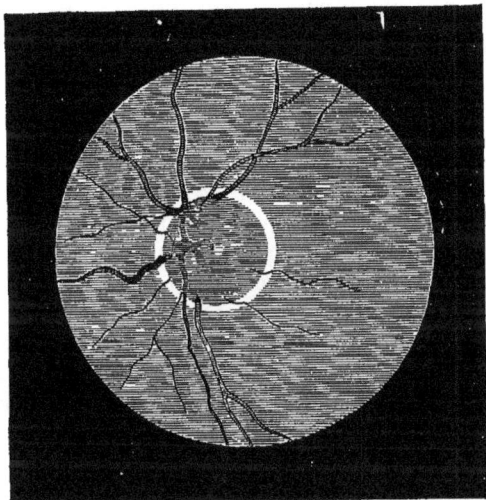

Fig. 62. — Excavation glaucomateuse du nerf optique.

des veines. Ces signes sont d'autant plus accusés que la pression est plus
forte.

7° *Troubles fonctionnels*. — Ils sont nombreux; nous signalerons rapidement l'apparition de cercles irisés autour des objets lumineux, la diminution
du champ visuel ; le rétrécissement commence par le côté interne ou nasal
pour se rapprocher progressivement du centre, le côté externe gardant longtemps ses proportions normales. Citons encore des impressions lumineuses
subjectives (photopsie, chromopsie).

Division. — Avec la plupart des auteurs, nous décrirons successivement :
1° le glaucome aigu; 2° le glaucome chronique ; 3° le glaucome secondaire.

1° GLAUCOME AIGU

Prodromes. — L'attaque glaucomateuse est annoncée soixante-dix à
soixante-quinze fois sur cent par un ensemble de symptômes assez manifestes. Ces symptômes sont : 1° un obscurcissement passager de la vue ; 2° un
affaiblissement subit de l'accommodation ; 3° la formation de cercles irisés
autour des lumières (HALO), des douleurs ciliaires violentes à forme névral-

gique. Ces divers phénomènes peuvent s'amender et reparaître plusieurs fois avant l'attaque elle-même. La durée de ces prodromes varie de quelques jours à deux ans.

Période d'état. — L'attaque glaucomateuse commence généralement par des douleurs intolérables autour de l'orbite. Elles sont caractérisées par leur début brusque survenant en général au milieu de la nuit, et leur extrême intensité. Bientôt se montrent tous les signes que nous avons énumérés. La conjonctive s'injecte, un chémosis considérable apparaît ; à la palpation, on éprouve la sensation spéciale de bille d'ivoire ; la pupille dilatée est bombée, absolument immobile, insensible aux attouchements. La vision diminue très rapidement : en quelques heures, dans certains cas, le malade est incapable de distinguer une forte lampe placée devant son œil (*glaucome foudroyant*). Il existe toujours un rétrécissement du champ visuel, plus prononcé du côté nasal. Rarement on peut parvenir à éclairer le fond de l'œil, l'humeur aqueuse et le corps vitré étant troubles. Lorsque cet examen est possible, il permet simplement de constater une stase veineuse et une diminution du calibre des artères, les signes ophthalmoscopiques précédemment décrits ne se montrent que plus tard. Fréquemment l'attaque de glaucome s'accompagne de symptômes fébriles graves, avec délire, vomissements, enfin tout un cortège qui peut faire croire à une affection cérébrale.

Marche. Terminaison. — En peu de jours les symptômes précédents s'amendent, la vision revient peu à peu, mais il persiste toujours une diminution du champ visuel, de la dureté du globe oculaire, de la paresse de l'iris, quelques synéchies. Rarement l'accès est unique ; d'habitude, quelques semaines, quelques mois après, une nouvelle attaque éclate brusquement, puis les crises se rapprochent de plus en plus et la cécité devient absolue. Dans d'autres cas, la maladie passe à l'état chronique. Ce n'est qu'après un certain temps, lorsque déjà plusieurs attaques se sont produites que l'on constate à l'ophthalmoscope l'existence d'une excavation papillaire. L'excavation, en effet, ne se produit pas d'une façon immédiate ; il faut que l'augmentation de tension ait eu le temps de déprimer la papille.

Dans la forme foudroyante, il suffit de quelques heures, d'une nuit pour que la vision soit absolument et irrévocablement perdue.

2° GLAUCOME CHRONIQUE

D'après la présence ou l'absence d'accidents inflammatoires, on a établi deux formes de glaucome chronique : 1° glaucome chronique inflammatoire ; 2° glaucome chronique non inflammatoire ou simple.

a). *Glaucome chronique inflammatoire.* — La marche de la maladie est continue, uniforme ; nous ne retrouverons plus les attaques suraiguës, et les périodes de rémission signalées précédemment ; à peine de temps à autre aurons-nous à mentionner de légères poussées inflammatoires. La douleur, premier symptôme appréciable, est beaucoup moins aiguë que dans le cas précédent, plusieurs médecins la prennent à tort pour de la migraine (PANAS).

Les veines sous-conjonctivales sont fortement augmentées de volume, l'œil est terne. la cornée dépolie, insensible. La tension oculaire, très élevée, augmente de jour en jour. Si, avec Bowmann, on indique la tension normale par T; $Tn + 1$? représentera une augmentation très légère, presque douteuse de la pression intra-oculaire ; $Tn + 1$ une augmentation faible ; $Tn + 2$ une augmentation manifeste ; $Tn + 3$ une augmentation considérable. De même on aura $Tn - 1$? diminution douteuse ; $Tn - 1$ diminution franche ; $Tn - 2$ diminution considérable ; $Tn - 3$ diminution très considérable.

L'humeur aqueuse est louche, la pupille fortement projetée en avant. Des opacités diffuses envahissent le cristallin. Alors devient très manifeste cet aspect glauque qui avait surtout attiré l'attention des anciens. L'ophthalmoscope révèle ici tous les symptômes que nous avons décrits : excavation papillaire, artères grêles, veines gonflées. La vision diminue de plus en plus en acuité et en étendue, de temps à autre se montrent des crises aiguës pendant lesquelles la cécité est complète ; puis la vision reparaît subitement : ces alternatives de vision et de cécité sont caractéristiques.

La maladie aboutit vite à une perte absolue de la vision, elle passe quelquefois à l'état aigu; mais on peut voir aussi les phénomènes inflammatoires s'amender, et la variété non inflammatoire s'établir.

b). *Glaucome chronique simple.* — Les signes extérieurs sont presque négatifs ; rien du côté de la cornée, pas de changement dans les milieux de l'œil; seul l'iris paraît un peu paresseux. La tension oculaire est beaucoup moins considérable que dans le cas précédent, on l'a même vue être absolument normale. Les troubles fonctionnels attirent tout d'abord l'attention, l'acuité et le champ visuels diminuent. L'examen ophthalmoscopique ne peut laisser subsister aucun doute, il permet en effet de constater tous les signes que nous avons signalés, portés ici à leur plus haut degré.

La marche de la maladie est lente mais continue ; abandonné à lui-même, le glaucome simple aboutit fatalement à la cécité ; bien rarement il survient des modifications brusques, cependant on a vu le glaucome simple passer à l'état aigu.

3° GLAUCOME SECONDAIRE OU CONSÉCUTIF. — GLAUCOME HÉMORRHAGIQUE

De Græfe a décrit sous ce nom toutes les variétés de glaucome, consécutives à une affection oculaire antérieure. Or l'augmentation de tension, fait dominant et caractéristique du glaucome, est due, si l'on se rappelle ce que nous avons dit, à une hypersécrétion des liquides de l'œil ou à un trouble survenu dans les voies d'excrétion ; dès lors, on le conçoit, par l'un ou l'autre de ces mécanismes, presque toutes les affections oculaires peuvent déterminer l'apparition du glaucome. De là plusieurs variétés, suivant que la maladie est consécutive aux affections de la cornée, de l'iris, du cristallin, de la choroïde ou de la rétine. Nous décrirons spécialement le glaucome consécutif aux hémorrhagies rétiniennes ou glaucome hémorrhagique.

Le glaucome hémorrhagique constitue une des variétés les plus graves et les plus insidieuses. Son apparition est en général annoncée longtemps à l'avance par une succession d'hémorrhagies rétiniennes. Comme toutes les hémorrhagies de la rétine, celles-ci se caractérisent par une diminution de l'acuité visuelle plus ou moins brusque et l'apparition de lacunes dans le champ visuel (scotome). A l'ophthalmoscope on constate les signes classiques de l'hémorrhagie rétinienne, la papille est rouge, injectée, mais nullement excavée. Cette forme est beaucoup moins rare qu'on ne pourrait le supposer (DE GRÆFE, LAQUEUR). On l'observe en général chez les sujets dont les artères sont athéromateuses. Les travaux de LIOUVILLE ont montré qu'il existe presque toujours dans les vaisseaux de la rétine des anévrysmes miliaires, analogues à ceux que l'on a signalés dans les artères du cerveau. « Méfiez-vous de ces rétinites hémorrhagiques, localisées d'abord sur un œil, qui surviennent chez des malades âgés, dont les radiales sont rigides, elles sont souvent l'indice avant-coureur d'une attaque glaucomateuse (ABADIE). » Bientôt en effet, après un laps de temps qui, d'après DE GRÆFE, varie de un à trois mois, apparaissent les phénomènes glaucomateux. La tension oculaire augmente, la cornée devient terne, l'iris est immobile et dilaté ; on constate l'existence de larmoiement, de photophobie ; en même temps, le malade ressent des douleurs intolérables. Elles sont à peine modifiées par l'iridectomie, et l'on est obligé, en présence d'un état semblable, d'en venir à l'énucléation.

Traitement du glaucome. — Les accidents du début seront combattus par des instillations d'ésérine, il ne faut pas se servir de collyres à l'atropine. « L'instillation d'une seule goutte d'atropine peut produire une aggravation irremédiable dans un œil affecté de prodromes glaucomateux (JAVAL). » D'après le même auteur, la cocaïne, malgré la diminution de pression qu'elle détermine, amènerait des effets aussi funestes que l'atropine.

Si, malgré l'ésérine, le mal persiste, il faut en venir sans tarder à l'iridectomie. Conseillée pour la première fois par de GRÆFE en 1856, cette opération réussit surtout dans le glaucome aigu, *elle doit être pratiquée à une époque aussi rapprochée que possible du début du mal.* Dans ces conditions, elle calme la douleur, permet au malade de conserver la vue et prévient les récidives.

Employée contre le glaucome chronique inflammatoire, ses résultats sont beaucoup moins brillants, surtout beaucoup moins constants. En général, l'iridectomie permet alors au malade de conserver l'acuité visuelle qu'il avait au moment de l'opération, on voit même quelquefois la vision se rétablir partiellement, alors qu'au moment de l'opération elle était absolument nulle ; en revanche, dans certains cas, l'intervention chirurgicale a été absolument impuissante à arrêter la marche du mal.

La théorie nouvelle, qui tend à expliquer le glaucome par un embarras dans les voies d'excrétion, a conduit ses partisans à substituer la *sclérotomie* à l'iridectomie.

Cette opération convient particulièrement : 1° dans les cas de glaucome hémorrhagique ; 2° dans le glaucome chronique simple ; 3° dans les formes irrégulières alors que l'iridectomie est restée impuissante.

Se basant sur les relations anatomiques qui existent entre le nerf nasal et le ganglion ophthalmique, BADAL (*Soc. de chir.*), 1882, a proposé et pratiqué l'arrachement des filets du nerf nasal externe. Cette petite opération a donné « très souvent de bons résultats dans le glaucome chronique ». (LAGRANGE.) L'intervention chirurgicale, en pareille circonstance, est simple, toujours bénigne, si l'on s'entoure de précautions convenables, aussi n'y a-t-il aucun inconvénient à commencer par pratiquer cet arrachement chez tous les glaucomateux. En cas d'insuccès, en effet, il sera toujours temps d'avoir recours à l'excision de l'iris.

Enfin, dans les formes glaucomateuses, où les opérations seules se montrent impuissantes, PANAS conseille de revenir à l'usage des myotiques sous forme de collyres; prolongés pendant longtemps, ils donneraient quelques résultats.

§ 5. — Scléro-choroïdite.

1° SCLÉRO-CHOROÏDITE POSTÉRIEURE. — STAPHYLOME POSTÉRIEUR

Bibliographie. — SICHEL, *Arch. f. Opht.*, Bd. III, A. 2, 1857, et *Ann. d'ocul.*, t. XLIV, 1860. — E. MEYER, *Gaz. des Hôp.*, 1864. — GIRAUD-TEULON, *Ann. d'ocul.*, 1866, t. LVI, et *Acad. de médecine*, 27 novembre 1866. — SCHIESS-GEMUSEUS, *Thérapie et Myopie*, Bâle, 1873. — THOMPSON, *Ann. d'ocul.*, t. LXXV, 1876. Thèses de Paris. — 1850, ROMAIN, NOIZET. — 1874, BACCHI. — 1879, COTTENOT.

Définition. — On désigne sous ces noms un genre de choroïdite atrophique qui occupe le pôle postérieur de l'œil, au pourtour du nerf optique, et s'accompagne souvent d'ectasie de la sclérotique.

Symptômes. — *Examen ophthalmoscopique.* — L'examen à l'ophthalmoscope (image droite) permet de constater à la partie externe du nerf optique l'existence d'un croissant blanc bleuâtre se continuant directement avec la papille. Tout d'abord, c'est une simple bandelette, un liseré étroit qui borde cette dernière, *staphylome au premier degré* (fig. 63). Les lésions restent ainsi simples chez certains sujets; le plus souvent la tache s'agrandit, s'étendant surtout dans le sens horizontal, devient semi-elliptique, mais occupe toujours le côté externe du nerf optique, *staphylome au deuxième degré*. Enfin, les cornes du croissant débordent la papille en haut et en bas, puis vont bientôt se rejoindre en dedans; la papille est alors enfermée dans une véritable ellipse, *staphylome complet, staphylome au troisième degré, staphylome péri-papillaire* (fig. 64). Les contours du staphylome sont généralement faciles à reconnaître; les bords de la papille, dont la teinte rougeâtre est augmentée, tranchent nettement sur cette tache blanchâtre; quant au bord périphérique ou choroïdien du staphylome, il se montre nettement limité par une ligne noirâtre, lorsque la maladie est arrivée à sa période d'état; il paraît au contraire irrégulier, festonné, tant que la lésion est en voie d'évolution. Cette tache blanchâtre est traversée par de fins vaisseaux rétiniens qui passent en avant d'elle. Le staphylome acquiert parfois du côté externe des dimensions considérables, rarement cependant il arrive jusqu'à la macula. La bande atrophique peut être limitée à la partie supérieure ou inférieure de la papille, ou former autour d'elle un cercle étroit, *staphylomes irréguliers.*

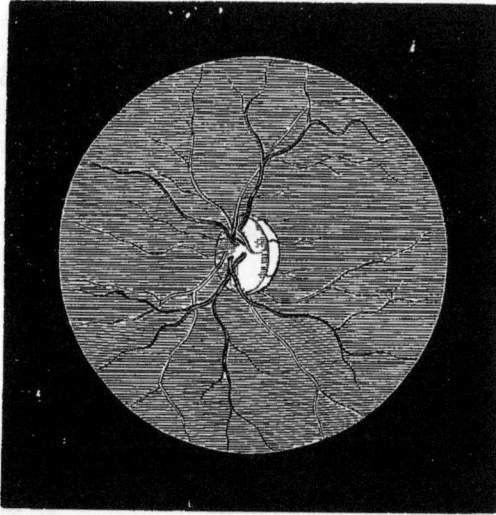

Fig. 63. — Staphylome postérieur occupant le côté interne de la papille (1ᵉʳ degré), image renversée.

Complications. — Il n'est pas rare de rencontrer concurremment avec le staphylome, ou de voir se développer après lui des plaques de choroïdite dis-

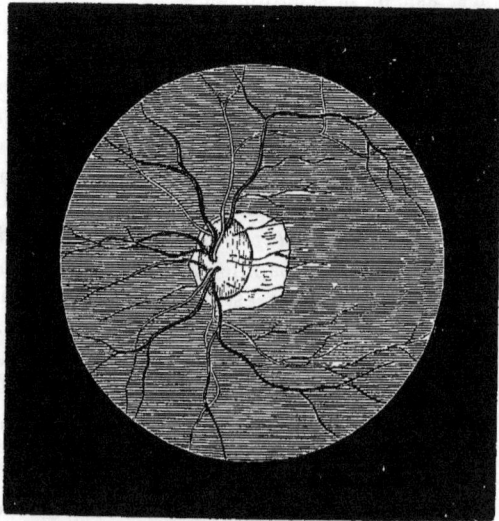

Fig. 64. — Staphylome péri-papillaire (3ᵉ degré).

séminée. Souvent une plaque se montre au niveau de la macula, s'avance à la rencontre de l'atrophie péri-papillaire et se confond avec elle. Ces troubles constituent pendant longtemps les seules lésions, puis, si la choroïdite progresse, des flocons se forment dans le corps vitré qui se trouble, la rétine accompagne d'abord les autres membranes, dans leur mouvement d'expansion, puis si la tension devient trop considérable, ne pouvant plus les suivre elle s'en sépare brusquement (*décollement*).

Signes cliniques. — Les signes observés sont d'abord ceux de la myopie qui accompagne fatalement l'allongement antéro-postérieur de l'œil. La myopie progresse rapidement, le globe oculaire ne tarde plus à présenter une forme ovoïde ; en faisant regarder le malade complètement en dedans, on voit la sclérotique devenir de plus en plus foncée à mesure que l'on se rapproche du pôle postérieur de l'œil. Les mouvements du globe oculaire sont considérablement gênés ; les parois de l'organe plus longues qu'à l'état normal viennent heurter contre la paroi orbitaire ; de plus, il existe presque toujours un strabisme interne, quelquefois un strabisme externe sur la formation duquel nous reviendrons.

Signes fonctionnels. — Le malade se plaint surtout du développement progressif de la myopie ; il remarque en outre que les efforts nécessités par le travail lui deviennent pénibles, puis l'acuité de la vision diminue, des mouches volantes fixes viennent encore gêner la vue. En examinant le champ visuel, on constate l'augmentation progressive de la tache aveugle, des scotomes plus ou moins étendus, enfin survient une cécité presque complète, par suite de décollement rétinien ou par atrophie totale de la membrane.

Étiologie. Pathogénie. — Les causes qui favorisent la formation d'un staphylome sont prédisposantes et efficientes. Parmi les premières nous rangerons tout ce qui contribue à diminuer la résistance de l'enveloppe oculaire. La sclérotique traversée dans la partie postérieure par le nerf optique et de nombreux vaisseaux est normalement moins résistante en ce point ; de plus, chez certains sujets, il existe au voisinage du nerf optique une solution de continuité de la membrane, conséquence d'un arrêt de développement congénital.

Au nombre des causes efficientes, il faut signaler toutes les circonstances qui favorisent la congestion et l'augmentation de la pression intra-oculaire. Les efforts d'accommodation, les travaux délicats, l'éclairage insuffisant sont dans ce cas ; les pupitres bas, mal éclairés, ont sous ce rapport une influence néfaste. Les myopes travaillant presque le nez sur leur ouvrage sont obligés à des efforts considérables de convergence pour obtenir l'entre-croisement des axes optiques ; fatigués par de semblables efforts, les muscles droits internes deviennent bientôt insuffisants (*asthénopie musculaire*); dès lors, s'établit un strabisme divergent ; or, comme l'a démontré GIRAUD-TEULON, pendant cette série de contractions, le muscle droit externe résistant s'enroule autour du globe oculaire à la façon d'une sangle et le comprime ; il en serait de même des obliques, l'action combinée de ces muscles augmenterait encore la pression intra-oculaire.

Diagnostic. Marche. Pronostic. — Le diagnostic de la maladie est toujours facile ; nous avons vu que tantôt elle avait une marche rapide, tantôt une marche lente ; de là dépend le pronostic. Le staphylome à marche lente constitue une infirmité bénigne ; le staphylome à marche rapide, au contraire, est une affection des plus graves puisqu'il peut entraîner des hémorrhagies rétiniennes, la formation d'une glaucome et surtout un décollement de la rétine.

Traitement. — Tout d'abord il faut s'opposer au développement de la myopie. On s'efforcera de faire comprendre aux parents, surtout aux chefs d'institutions, la nécessité de placer les jeunes myopes dans des salles d'étude bien éclairées, et de leur donner des pupitres élevés. Leurs travaux devront être entrecoupés de temps à autre de récréations pour permettre aux divers muscles de l'œil, surtout au muscle ciliaire, de se reposer ; enfin on aura soin de choisir aux jeunes sujets des verres appropriés à leur degré de myopie.

Les phénomènes de congestion, les accidents inflammatoires seront combattus par les moyens ordinaires (émissions sanguines locales, révulsifs salins, douches sur le rachis). Le spasme de l'accommodation, phénomène assez fréquent chez le myope, vient-il à se produire, il faut faire cesser tout travail, et si cela est nécessaire, pendant quelques jours, on instillera de l'atropine, de façon à mettre le muscle ciliaire au repos absolu. Lorsque les muscles droits internes deviennent insuffisants, surtout lorsqu'il existe un peu de strabisme externe, l'usage des prismes sera indiqué pour aider l'action de ces muscles ; si cela ne suffisait pas, on en viendrait à la ténotomie partielle ou totale des droits externes.

2° SCLÉRO-CHOROÏDITE ANTÉRIEURE

Symptômes subjectifs. — La scléro-choroïdite antérieure est caractérisée par une injection de la sclérotique, absolument comparable à celle que nous avons signalée dans l'épisclérite. Seulement dans la sclérite, il existe un seul foyer, une seule tache ; ici, au contraire, on trouve deux ou trois boutons formant autant de foyers inflammatoires, qui se confondent entre eux et entourent complètement la cornée. Cette membrane, au voisinage des taches, est bientôt le siège d'infiltrations diffuses, en même temps des synéchies postérieures se forment au même niveau. A la longue, l'inflammation diminue, la sclérotique et la choroïde s'amincissent, toute la partie antérieure de l'œil devient staphylomateuse ; des troubles graves apparaissent du côté des organes profonds, la cécité peut même devenir complète.

Symptômes fonctionnels. — La maladie présente deux variétés bien distinctes : l'une aiguë, l'autre subaiguë ou torpide. Dans la variété aiguë, nous retrouvons les douleurs ciliaires à forme névralgique que nous avons si souvent signalées ; dans la forme torpide, les phénomènes douloureux sont presque nuls, la diminution de la vision est alors le symptôme principal ; elle se fait lentement et progressivement. Il est difficile de voir à l'ophthalmoscope les lésions choroïdiennes situées sur un plan trop antérieur.

Étiologie. Pronostic. Traitement. — Nous ne savons presque rien sur les causes de cette affection. Elle se montre de préférence chez les jeunes sujets à degré de myopie fort élevé ; elle est plus fréquente chez la femme que chez l'homme.

Le pronostic est des plus graves ; rarement la maladie s'arrête, rarement aussi elle disparaît sans laisser de traces. Au début, on cherchera à combattre l'inflammation par les moyens habituels (émissions sanguines locales, dérivatifs sur le tube digestif, sudorifiques). Le salicylate de soude, d'après ABADIE, donnerait parfois les meilleurs résultats. Si, malgré cette médication, le mal continue ses progrès, il faut pratiquer une large iridectomie afin de diminuer la tension intra-oculaire.

§ 5. — Tumeurs de la choroïde.

1° SARCOMES DE LA CHOROÏDE

Bibliographie. — KNAPP, *Klin. Monatsbl. f. Augenheilk.*, Bd. III, S. 278, 1865. — BECKER, *Arch. f. Augen. u. Ohrenheilk.*, Bd. II, S. 214, 1870. — SPENCER-WATSON, *Brit. Med. Journ.*, 1877. — BULL, *New-York Med. Record*, t. XVII, 1880. — STORY, *Brit. Med. Journ.*, t. Ier, p. 515, 1881.
Thèse de Paris. — 1873, BRIÈRE (Bibliog.).

Symptômes. Marche. — La plupart des auteurs, avec KNAPP et BECKER, divisent la marche de cette affection en quatre périodes.

Première période. — Les débuts de la tumeur sont caractérisés par l'apparition de sensations lumineuses subjectives (éclairs, étincelles) et l'existence d'un scotome assez considérable dont le malade s'aperçoit généralement par hasard. Au bout d'un certain temps, l'examen ophthalmoscopique permet de constater l'existence d'un décollement de la rétine, qui présente alors un certain nombre de caractères, à l'aide desquels on le distinguera facilement du décollement simple. 1° Tandis que ce dernier siège le plus ordinairement en bas, le décollement symptomatique d'une tumeur peut siéger en n'importe quel point. 2° La mobilité de la membrane décollée est très faible, il y a peu de flottement (J. SICHEL). Ce caractère doit immédiatement faire songer à l'existence d'un néoplasme intra-oculaire. Il faut alors chercher à découvrir la surface de la tumeur ; un examen attentif permettra dans la plupart des cas de reconnaître la présence de *deux réseaux vasculaires* d'apparence différente. Le premier est formé par les artères et les veines de la rétine ; le second plus fin, rosé, capillaire, plus difficile à voir, est constitué par ces vaisseaux de nouvelle formation développés à la surface du néoplasme. La présence bien constatée de ces deux plans vasculaires est un signe pathognomonique (O. BECKER, M. PERRIN, PANAS).

Deuxième période. — Le néoplasme continuant son développement, sa présence occasionne une augmentation de la pression intra-oculaire qui se traduit par l'apparition des symptômes du glaucome. Les douleurs sont très vives, plus intenses la nuit que le jour. L'iris dilaté, immobile, est repoussé en avant, soit par la pression intra-oculaire, soit par le sarcome lui-même, dont la présence est alors facile à constater.

Troisième période. — La tension intra-oculaire baisse brusquement, les douleurs cessent ; la tumeur, continuant son accroissement successif, a rompu la sclérotique et fait hernie dans le tissu cellulaire de l'orbite ; quelquefois la perforation se fait en avant, aux dépens de la cornée.

Quatrième période. — Le sarcome se généralise, les tumeurs de volume variable se montrent dans certaines régions, en particulier à l'hypochondre droit ; le foie étant presque toujours le premier organe envahi, le malade maigrit, prend une teinte jaune paille, ses forces diminuent peu à peu et la mort vient terminer la série des accidents.

Diagnostic. Pronostic. — Le diagnostic des sarcomes de la choroïde est des plus difficiles pendant les deux premières périodes de la maladie. Nous avons vu combien les précautions sont nécessaires pour éviter l'erreur. Tant que l'on n'aura pas reconnu l'existence ou l'absence manifeste des *deux plans de vaisseaux*, il faudra éviter de se prononcer entre le sarcome de la choroïde et le simple décollement de la rétine.

Le pronostic est ici d'une haute gravité ; nous savons du reste que les tumeurs mélaniques récidivent avec une grande facilité et malgré l'intervention la plus radicale.

Traitement. La seule intervention rationnelle est l'énucléation ; elle doit être pratiquée aussi rapidement que possible. Si la tumeur avait déjà envahi le tissu cellulaire de l'orbite, le chirurgien enlèverait tout le contenu de cette cavité.

2° TUBERCULES DE LA CHOROIDE

Bibliographie. — DE GRÆFE, Congrès opht. de Paris, 1867. — PONCET (de Cluny), *Gaz. méd.*, 1875. — WEISS, *Ann. d'ocul.*, 1877. — TH. ANGER, *Bull. de la Soc. de chir.*, 1878. — BRUCKNER, *Inaug. Diss.*, Gottingen, 1881. — REMY, Th. P., 1883. — VOSTAZIEWIEZ, Th. Paris, 1886.

Historique. — DE GRÆFE, le premier, constata en 1855 l'existence de tubercules sur la choroïde de l'œil d'un porc. MANZ, en 1858, observa le même fait à l'autopsie d'un tuberculeux. BASCH, CONHEIM rapportèrent des faits semblables ; enfin, en 1868, DE GRÆFE et TH. LEBER établirent les signes ophthalmoscopiques de la maladie.

Symptômes. — Les tubercules se présentent à l'examen ophthalmoscopique sous la forme de petites *saillies grisâtres*, toujours nettement limitées par du tissu choroïdien normal. Leur siège de prédilection est le pôle postérieur de l'œil ; ces saillies se rencontrent en effet de préférence au voisinage de la macula. Quelquefois les tubercules sont isolés, généralement il en existe quatre ou cinq, CONHEIM a pu en compter jusqu'à cinquante, enfin PONCET (de Cluny) a démontré qu'il existait parfois une véritable infiltration de la choroïde.

Les symptômes subjectifs sont presque nuls, ce qui explique comment cette localisation a passé et passe encore souvent inaperçue.

Les tubercules de la choroïde se montrent de préférence dans le cours de la tuberculose miliaire aiguë. D'après CONHEIM, lorsqu'on s'aperçoit de leur existence, on peut toujours affirmer la présence de produits similaires dans plusieurs autres organes. TH. ANGER admet que ces petites productions peuvent être la première manifestation de la maladie.

Le traitement est absolument nul. Les tubercules de la choroïde apparaissent habituellement à une période avancée de la tuberculose. Si l'on constatait leur présence comme accident initial, il serait évidemment indiqué de pratiquer l'énucléation.

CHAPITRE VII

MALADIES DE LA RÉTINE ET DU NERF OPTIQUE

MALADIES DE LA RÉTINE

§ 1er. — Inflammation de la rétine.

1° RÉTINITE IDIOPATHIQUE

Bibliographie. — IWANOFF, *Arch. f. Opht.*, Bd. XI, A. 1, S. 136, 1862. — DROGNAT-LANDRÉ, *Ann. d'ocul.*, 1876. — WARLOMONT et DUWEZ, *Dict. encycl.*, 3° série, t. IV. 1876. — PANAS, *Leçons sur les rét.*, 1878, et art. RÉTINITE, *du Dict. de méd. et chir. prat.*, t. XXXI, 1882 (Bibliogr. complète).

Symptômes. — *Signes objectifs.* — Pendant la première période de la maladie (hyperhémie rétinienne) le fond de l'œil est plus rouge qu'à l'état normal, puis il prend une teinte grisâtre, bientôt il devient difficile de limiter la papille dont les bords flous se confondent avec les parties périphériques. Les veines sont dilatées, légèrement tortueuses. Si l'inflammation persiste pendant un certain temps, le tissu conjonctif qui forme la charpente de la rétine prolifère : *rétinite parenchymateuse ;* suivant que cette prolifération est générale, ou plus ou moins accentuée en tel ou tel point, la rétinite est dite *interstitielle diffuse, périvasculaire ou circonscrite par foyers.* Cette dernière forme se localise particulièrement autour de la macula et du nerf optique.

Signes subjectifs. — Pendant les premiers temps, le malade recherche l'obscurité, tout travail qui exige la moindre attention lui est complètement impossible. Plus tard, les troubles visuels sont variables, suivant que la zone d'hyperhémie est plus ou moins rapprochée de la couche des éléments sensoriels. Cela nous explique pourquoi, à des troubles sérieux correspondent parfois des altérations insignifiantes et réciproquement.

Traitement. — Le malade devra renoncer à ses occupations, puis on le préservera de l'action de la lumière par de fortes lunettes bleu cobalt. La thérapeutique sera différente ensuite avec les phénomènes observés. Suivant les cas, on prescrira des sangsues à la tempe, quelques dérivatifs sur le tube digestif et l'usage des sudorifiques.

2° RÉTINITES SECONDAIRES

A. — RÉTINITE ALBUMINURIQUE

Bibliographie. — LANDOUZY, *Ann. d'ocul.*, t. XXII, 1849 et t. XXVI, 1851. — LÉCORCHÉ, Thèse de Paris, 1858. — LIEBREICHT, *Arch. f. Opht.* — BOUSSEAU, Thèse de Paris, 1868. — ARGYL ROBERTSON, *Ann. d'ocul.*, t. LXVI, p. 49, 1871. — W. OXLEY, *The Lancet*, 1879. — ABADIE, *Union méd.*, 1882. — MILEY, *Opht. Soc.*, London, 1888. — WEKCS, *Arch. f. Opht.*, 1888.

Signalée par LANDOUZY (de Reims), cette affection a été étudiée au point de vue anatomique par TURCK; puis LIEBREICHT, DE GRÆFE, etc., décrivirent successivement les divers symptômes ophtalmoscopiques.

Symptômes. — *Examen à l'ophthalmoscope.* — Un des premiers signes consiste dans un gonflement de la papille. Il existe une infiltration séreuse, un

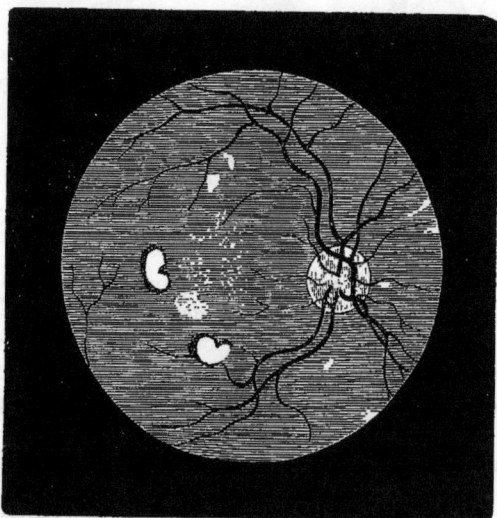

Fig. 65. — Rétinite albuminurique. — Forme bénigme.

véritable œdème, aussi le fond de l'œil est-il nuageux et flou ; les artères sont amincies, les veines volumineuses, bientôt apparaissent des altérations pathognomoniques : *taches blanchâtres* et *foyers hémorrhagiques*.

Comme le fait remarquer PANAS, il existe deux sortes de taches blanchâtres. Les premières qui apparaissent, petites, côtoient les vaisseaux qu'elles recouvrent quelquefois ; elles sont formées par l'hypertrophie des fibres nerveuses de la rétine (*hypertrophie gangliforme de* VIRCHOW), on les rencontre principalement au pourtour du nerf optique et dans la région maculaire où elles offrent une disposition et un aspect caractéristiques. Elles sont groupées autour de la macula comme des rayons, et constituent un piqueté blanchâtre plutôt qu'une véritable plaque. On dirait qu'avec un pinceau chargé de céruse on a éclaboussé le fond de l'œil. Cet aspect particulier est dû à la disposition des fibres radiées en ce point (fig. 65).

Les plaques de la deuxième variété, plus grandes, rondes, ovales ou réniformes, d'une coloration blanc jaunâtre, sont plus profondes; les vaisseaux rétiniens passent en avant; au lieu d'être formées par des éléments nerveux, celles-ci sont constituées simplement par des amas granulo-graisseux. Avec le temps, ces taches s'agrandissent, se réunissent, et finissent par faire autour

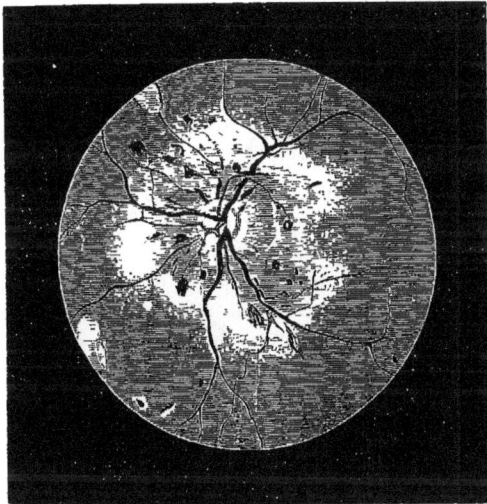

Fig. 66. — Rétinite albuminurique. — Forme grave

de la papille [une large zone blanchâtre sur laquelle tranchent les foyers hémorrhagiques. Ces foyers dont le nombre varie suivant la gravité des cas, se rencontrent à une certaine distance de la papille sur le trajet des vaisseaux (fig. 66). Généralement les deux yeux sont atteints simultanément, mais les altérations sont toujours plus avancées sur l'un d'eux que sur l'autre.

Troubles fonctionnels. — Il est singulier de voir les fonctions de l'organe presque intactes, alors que les lésions révélées par l'ophthalmoscope sont déjà assez accentuées. Quelques malades se plaignent simplement de l'existence d'un léger nuage devant les yeux; quelquefois on constate un scotome considérable. DONDERS et DE GRÆFE ont observé des cas de rétinite albuminurique accompagnés de cécité, celle-ci serait alors due à des troubles anémiques.

Etiologie. Pathogénie. — La variété de rétinite que nous venons de décrire est un symptôme, et non une complication de l'albuminurie. En réunissant les statistiques de divers auteurs, on arrive à conclure qu'il existe des lésions rétiniennes, onze fois sur cent cas d'albuminurie. D'après Forster, cette proportion serait un peu trop considérable, et la rétinite ne se montre-rait que dans les proportions de 6 à 7 p. 100. Contrairement à ce que l'on pourrait croire, il n'y a aucun rapport entre l'étendue de la lésion oculaire et les altérations rénales ; de plus, la rétinite albuminurique se rencontrerait non seulement dans le mal de Brigth, mais encore dans toutes les affections rénales qui s'accompagnent d'albuminurie. Aussi Mauthner, réfutant la déno-mination de *rétinite néphrétique* acceptée par quelques auteurs, propose-t-il de réserver à cette maladie le nom de *rétinite albuminurique*.

Anatomie pathologique. — Wecks ayant examiné six globes atteints d'al-térations diverses chez des brightiques, a constaté que la majorité des alté-rations, porte sur les artères de la rétine et du nerf optique, oblitérées dans un grand nombre de points, par suite de la dégénérescence hyaline de leurs parois. Les couches de la rétine, surtout la couche des fibres nerveuses étaient envahies par des exsudats ou par du sang en nature qui dissociaient les éléments ; dans certains points l'hémorrhagie déchirant la limitante interne et l'hyaloïde, le sang s'était répandu dans le corps vitré, ailleurs une exsudation séreuse avait séparé la rétine de la choroïde ce qui répond aux décollements limités observés pendant la vie. Enfin, dans les cas plus anciens, on voyait par places le tissu scléreux envahir toute l'épaisseur de la rétine ; une section transversale du nerf optique montrait que les trabécules du tissu connectif notablement épaissies étouffaient les éléments nerveux.

Diagnostic. Pronostic. — Les lésions ophthalmoscopiques dont nous avons essayé de présenter une vue d'ensemble sont tellement caractéristiques, que souvent l'ophthalmoscope a mis les cliniciens sur la voie du diagnostic de la maladie générale, les lésions maculaires jointes à la présence d'hémorrhagies permettront seules d'affirmer la nature de l'affection.

La marche de cette rétinite est lente, avec des alternatives d'amélioration et d'aggravation : comme le pronostic, elle dépend du reste absolument de l'état général du sujet.

Traitement. — Le traitement local est ici complètement nul. Au début de la maladie, les révulsifs trouveront parfois leur indication ; les émissions san-guines pourraient être utiles, mais elles sont sévèrement contre-indiquées par l'état général. C'est donc surtout le traitement de l'albuminurie elle-même qui devra occuper le médecin.

B. — RÉTINITE DIABÉTIQUE

Bibliographie. — Testelin, *Ann. d'ocul.*, t. LXIX, 1863. — Mohamed Off, Thèse de Paris, 1870. — Th. Leber, *Arch. f. Opht.*, Bd. XXI, 1875. — Panas, art. Rétinite du *Dict. de méd. et chir. prat.*, 1882.

La rétinite diabétique survient généralement à une période ultime du dia-bète ; elle est rare, car Th. Leber a pu à peine en réunir dix-neuf cas.

Les signes révélés par l'ophthalmoscope sont à peu de chose près ceux que nous avons signalés dans le cas précédent. Cependant les foyers hémorrhagiques sont plus fréquents, les plaques blanchâtres au contraire plus rares. Ces hémorrhagies siègent dans les couches profondes de la rétine et s'accompagnent souvent d'épanchements sanguins dans le corps vitré. Les plaques, beaucoup moins abondantes, présentent des bords irréguliers, déchiquetés ; il n'y a rien d'uniforme dans leur disposition.

Les renseignements fournis par l'examen du fond de l'œil ne sont pas suffisants pour le diagnostic ; avant de se prononcer il faudra examiner fréquemment les urines. Ainsi seulement on pourra distinguer l'une de l'autre la rétinite albuminurique et la rétinite diabétique ; il ne faut pas en effet compter sur les signes fonctionnels, identiques dans les deux cas.

Ici encore le traitement local est nul, c'est à l'état général qu'il faut s'adresser.

C. — RÉTINITE LEUCÉMIQUE

Cette variété, signalée tout d'abord par LIEBREICHT, survient chez les malades atteints de leucocythémie : elle a été étudiée ensuite par OTTO, BECKER, MAURICE PERRIN et PONCET.

Le fond de l'œil, au lieu de sa coloration normale, présente une teinte jaune-orange que LIEBREICHT attribue à la coloration des vaisseaux rétiniens ; les veines très dilatées sont bordées par un liseré blanchâtre. De place en place, particulièrement au niveau de la macula, apparaissent des foyers hémorrhagiques et quelques plaques blanches ; celles-ci résulteraient d'une accumulation de leucocytes sortis par diapédèse des vaisseaux sanguins.

Dans cette variété de rétinite, on devra s'attacher encore à modifier l'état général.

D. — RÉTINITE SYPHILITIQUE

Bibliographie. — FORSTER, *Klin. Monatsbl. f. Augenheil.*, 1871. — GALEZOWSKI, *Arch. gén. de méd.*, 1871. — HUTCHINSON, *Opht. Hosp. Report*, 1874. — CRITCHETT, *Opht. Society*, juillet 1882. — CAPON, thèse, Paris, 1883. — PANAS, *Union méd.*, 1885.

Symptômes. — La rétinite spécifique présente le plus souvent un début lent et insidieux. Les signes fonctionnels sont alors de peu d'importance, puis de jour en jour ils vont en augmentant ; le malade peut à peine distinguer les objets qu'il aperçoit comme à travers un nuage. Plusieurs auteurs ont signalé l'existence de photopsies, de mouches volantes. D'après PANAS, la perception des couleurs serait elle-même altérée dans certains cas. A l'ophthalmoscope, le fond de l'œil paraît uniformément noir, nébuleux ; son aspect est grisâtre, plombé, il est presque impossible d'apercevoir la papille. Les vaisseaux perdus dans cette sorte de nuage peuvent être suivis d'une façon imparfaite, mais cependant suffisante pour que l'on puisse affirmer l'absence complète d'hémorrhagies et d'exsudats (ABADIE, DE WECKER). Le corps vitré est trouble, diffus ; près de son pôle postérieur on voit de temps à autre voltiger de fines opacités, analogues à des poussières balayées par le vent. Caractères importants : la rétinite syphilitique est toujours monoculaire ; au moins à ses débuts; le malade n'éprouve aucune douleur, à peine accuse-t-il parfois une légère sensation de tension.

Marche. Terminaison. — Convenablement traitée, cette affection disparaît sans laisser de traces; les malades recouvrent une acuité visuelle satisfaisante, souvent même normale. Malheureusement les récidives sont fréquentes, presque fatales. Après chaque atteinte, on remarque une diminution notable de la vision; à la longue on voit apparaître des taches de pigment, des plaques atrophiques dans la rétine et la choroïde, lésions fatalement incurables.

Étiologie. — La rétinite syphilitique est un accident de la période de transition, c'est-à-dire qu'elle apparaît tantôt à la fin de la deuxième, tantôt au commencement de la troisième période de la syphilis. Les altérations rétiniennes peuvent être la première manifestation oculaire de la maladie; plus fréquemment, l'organe sur lequel se montre la rétinite a déjà présenté quelques troubles du côté des autres membranes, en particulier du côté de l'iris. La syphilis est toujours la cause efficiente du mal, mais l'état général du sujet a sur l'apparition des accidents une influence bien manifeste.

Diagnostic. — Le début de l'affection, sa marche lente, l'absence de douleurs éveilleront l'attention; l'examen ophthalmoscopique révélera l'existence des lésions que nous avons exposées; pour confirmer son opinion, le chirurgien devra interroger son malade, et surtout rechercher avec soin s'il ne porte pas des traces de manifestations syphilitiques antérieures.

Pronostic. — La rétinite syphilitique est une affection grave contre laquelle il faut agir rapidement; on se rappelle ce que nous avons dit de la fréquence des récidives et des complications qui peuvent se produire.

Traitement. — La seule médication sur laquelle on puisse compter est le traitement mixte. L'iodure de potassium sera prescrit à doses élevées, rapidement il faut arriver à faire prendre six et huit grammes du médicament sans s'arrêter aux accidents d'iodisme. Dans l'administration du mercure on évitera la voie stomacale. Nous donnons la préférence aux frictions mercurielles, en ayant la précaution non pas seulement de combattre mais de prévenir la stomatite mercurielle par l'emploi de poudres dentifrices astringentes. Au traitement mixte PANAS ajoute l'usage des sudorifiques (Joborandi, pilocarpine).

Un dernier point est de soustraire les malades à la lumière et de leur faire passer plusieurs mois dans l'obscurité. Si l'on ne peut obtenir que le patient se soumette à cette mesure, il faut au moins boucher complètement l'œil malade.

E. — RÉTINITE PIGMENTAIRE

SYNONYMES. — Rétinite tigrée. — R. héméralopique. — Dégénérescence scléreuse concentrique (A. SICHEL).

Bibliographie.—LIEBREICHT, *Deutsch. Klin.*, n° 6, 1861. — SICHEL, *Ann. d'ocul.*, 1865. — HUTCHINSON, *Opht. Hosp. Reports*, 1869. — TH. LEBER, *Arch. f. Opht.*, Bd. XVII, 1870. — LANDOLT, *Ann. d'ocul.*, 1873. — HOCQUARD, Thèse de Paris, 1873 (Bibliog.). — PONCET, *Ann. d'ocul.*, 1875. — HUIDIEZ, *Ann. d'ocul.*, t. LXXVIII, 1877.—J. HUT-

CHISON, *Opht. Hosp. Review*, 1881. — GAYET, *Arch. d'opht.* 1882. — DERIGS, *Th. de Bonn*, 1882. — DE LAPERSONNE, *Arch. d'opht.*, 1884. — ANCKE, *Centr. f. prakt. Augenh.*, 1885. — DARIER, *Arch. d'opht.*, 1887. — PELTESOHN, *Centr. f. prakt. Augenh.*. 1888.

Voyez les traités spéciaux et art. RÉTINITE des *Dictionnaires*.

Définition. — On désigne sous ce nom une altération particulière de la rétine, caractérisée par l'héméralopie, le rétrécissement concentrique du champ visuel, et la présence de dépôts pigmentaires dans la région équatoriale de la membrane. Ces dépôts peuvent manquer (*rétinite pigmentaire sans pigment*).

Étiologie. — On admet en général l'existence de deux variétés de cette affection (*Rétin. pigm. congénitale* et *Rétin. pigm. acquise*). Cette division, basée sur le moment de l'apparition des phénomènes morbides, demande à être établie sur des observations précises; il est bien rare en effet, si l'on interroge attentivement les malades de la deuxième catégorie, de ne pas constater l'existence de troubles oculaires antérieurs.

Les causes de cette affection nous sont encore inconnues; nous savons cependant que très souvent elle est héréditaire. Dans un certain nombre de cas, les sujets atteints de rétinite pigmentaire sont issus de parents consanguins. LIEBREICHT, qui le premier a fait cette observation, a beaucoup exagéré cette influence. On a constaté encore la coïncidence de la maladie avec la surdi-mutité (LIEBREICHT, HOCQUARD), avec l'idiotie (HORING). Quelques auteurs ont rencontré sur des sujets porteurs de rétinite tigrée, d'autres altérations congénitales, malformations des doigts, des orteils, etc. (WARLOMONT, HORING, DE WECKER). L'influence de la syphilis, à qui MANHARDT et surtout GALEZOWSKI ont voulu faire jouer un rôle capital, est loin d'être bien établie. Les deux yeux sont atteints dans la majorité des cas. GALEZOWSKI prétend avoir rencontré quelques faits de la rétinite pigmentaire unilatérale; d'après PANAS, il s'agissait alors d'altérations de la choroïde.

Symptômes. — La rétinite tigrée est, avons-nous dit, caractérisée par trois symptômes fondamentaux : *héméralopie, rétrécissement concentrique du champ visuel, lésions ophthalmoscopiques.* L'héméralopie est pour ainsi dire un signe précurseur de la maladie; d'après DONDERS et MAES, elle serait due à une sorte de torpeur de la membrane nerveuse. Il suffit pour constater ce symptôme de mettre le malade dans une demi-obscurité, immédiatement il lui est difficile de distinguer les objets ; sa démarche devient incertaine.

L'héméralopie est toujours le premier trouble accusé par le malade. Le rétrécissement du champ visuel ne survient qu'ensuite ; sa marche est lente, mais continuellement progressive. La vision centrale persiste pendant longtemps; à la longue cependant elle disparaît à son tour, la cécité est alors complète.

Les signes révélés par l'ophthalmoscope sont : des *dépôts pigmentaires et des troubles circulatoires* (fig. 67). Les amas de pigment, localisés tout d'abord dans les régions équatoriales de l'œil, sur le trajet des vaisseaux, ressemblent absolument à des ostéoplastes que l'on aurait collés sur la rétine.

Leur nombre varie considérablement, aussi un examen attentif est-il parfois nécessaire pour constater leur présence ; la pupille sera dilatée par l'atropine, puis on explorera les régions équatoriales, en faisant placer l'œil malade dans les positions extrêmes. Il n'existe du reste aucune relation entre la quantité des amas pigmentaires et l'intensité des symptômes subjectifs. Parfois tous les autres symptômes de la rétinite ont été constatés, et cependant, malgré l'examen le plus minutieux, il est impossible d'apercevoir une seule tache noirâtre. Ce sont ces cas que Th. LEBER propose de nommer *rétinite pigmentaire sans pigment*. D'après PELTESOHN, ce serait là le premier stade de la maladie.

Les altérations vasculaires résultent, ainsi que nous allons le voir, de l'hy-

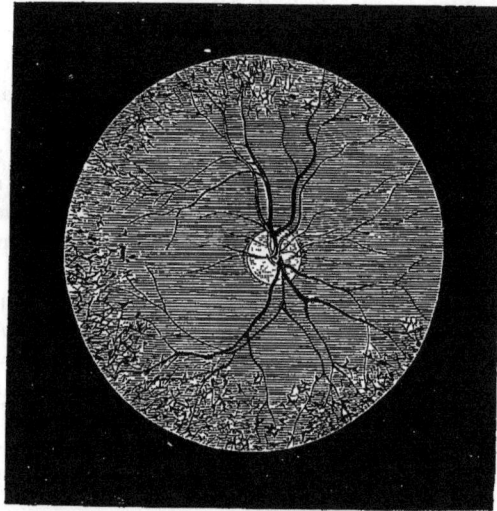

Fig. 67. — Rétinite pigmentaire.

pertrophie du tissu conjonctif des parois des vaisseaux ; leur calibre est diminué, aussi les artères apparaissent-elles comme de petits filets rougeâtres excessivement minces ; parfois même, à une certaine distance de la papille, leur calibre étant complètement oblitéré, on ne voit plus que des bandes blanchâtres qui suivent le trajet des veines. La papille, anémiée, est plus blanche qu'à l'état normal.

La choroïde reste pendant longtemps intacte ; parfois on constate quelques troubles du côté du corps vitré ; enfin, assez fréquemment, il existe une cataracte polaire postérieure ; ces opacités ne sont cependant pas constantes, ainsi que le prétendent MAUTHNER et LANDOLT.

Marche. Durée. Terminaison. — La marche de la maladie est toujours essentiellement lente ; d'après DE GRÆFE, elle commence généralement entre six et dix ans, et se termine par la cécité vers trente-cinq ou quarante ans.

Diagnostic. Pronostic. Traitement. — L'affection qui nous occupe a été souvent confondue avec la chorio-rétinite ; on évitera l'erreur si l'on veut bien se rappeler les faits suivants : dans cette dernière maladie, le pigment est disposé sans ordre, les artères sont normales, entre les taches pigmentaires apparaissent les plaques atrophiques, jamais on ne constate d'héméralopie. Malgré l'absence de pigment, lorsque le rétrécissement manifeste du champ visuel et l'héméralopie sont réunis, on est autorisé à porter le diagnostic de rétinite héméralopique.

Après ce que nous avons dit, il est inutile d'insister pour démontrer la gravité de cette affection. Les traitements les plus divers ont été essayés contre cette implacable maladie, mais sans aucun résultat.

Anatomie pathologique. Pathogénie. — Les avis des auteurs sur la nature de la rétinite pigmentaire sont très différents. DONDERS en fait une inflammation chronique de la rétine avec hypertrophie du tissu conjonctif de cette membrane. MULLER et LANDOLT se rangent à son opinion. D'après SCHWEIGER, la rétinite pigmentaire débute par la choroïde et les couches externes de la rétine, les éléments nerveux ne seraient atteints que plus tard. MAUTHNER pense qu'il s'agit d'une affection essentielle, d'une atrophie sans processus inflammatoire. Les recherches anatomo-pathologiques de LANDOLT nous semblent particulièrement précises. Cet auteur ayant examiné au microscope les yeux de deux sujets atteints de rétinite pigmentaire, a vu les éléments nerveux de la rétine étouffés, comprimés par du tissu conjonctif de nouvelle formation. Les parois des vaisseaux étaient complètement transformées en cordons fibreux ; comme le fait remarquer LANDOLT, il y a analogie complète entre ce processus inflammatoire et celui de la cirrhose hépatique.

§ 2. — Lésions des vaisseaux de la rétine.

1° EMBOLIE DE L'ARTÈRE CENTRALE DE LA RÉTINE

Bibliographie. — DE GRÆFE, *Arch. f. Opht.*, 1859. — LIEBREICHT, *Deutsch. Klin.*, 1861. — DE WECKER, *Gaz. hebd.*, 1868. — KNAPP, *Ann. d'ocul.*, t. LXII, 1869. — A. SICHEL, *Arch. de physiol.*, 1872. — SWANZY et FITZGERALD, *Dublin Med. Journ.*, 1876. — WALTER, *Brit. Med. Journ.*, 1881.

Signalée par JÆGER en 1854, cette affection a été pour la première fois reconnue sur le vivant par DE GRÆFE (1859).

Symptômes. Signes subjectifs. — Le début de la maladie est brusque : subitement les malades s'aperçoivent qu'un de leurs yeux est impuissant à distinguer les objets qui les entourent ; au bout de peu de temps, ils ne voient même plus la lumière du jour, la cécité devient complète. Quelquefois (MAUTHNER, KNAPP, DE WECKER ont rapporté des cas semblables) ces accidents sont précédés de troubles bizarres, le malade rapporte avoir eu des alternatives de cécité et de vision. MAUTHNER pense qu'il existe une oblitération primitivement incomplète, de l'artère par un embole mobile flotte au cours du sang, oblitérant tantôt complètement, tantôt partiellement le calibre du vaisseau : de là les phénomènes observés. Dans quelques cas, le caillot, trop petit pour oblitérer le calibre total du vaisseau, est chassé jusque dans une des divisions de l'artère : cet accident produit une diminution du champ visuel.

Signes ophthalmoscopiques (fig. 68).—Les artères, très amincies, paraissent complètement exsangues, la papille est blanche, anémiée. La pression exercée sur l'œil ne produit plus le phénomène du pouls artériel (Knapp). Plus tard une infiltration grisâtre envahit le fond de l'œil, dont l'aspect rappelle celui de la rétinite syphilitique (M. Perrin). La macula se détache beaucoup mieux qu'à l'état normal, elle offre un aspect rouge sombre, que Liebreicht attribue à un simple contraste de teintes; pour d'autres auteurs,

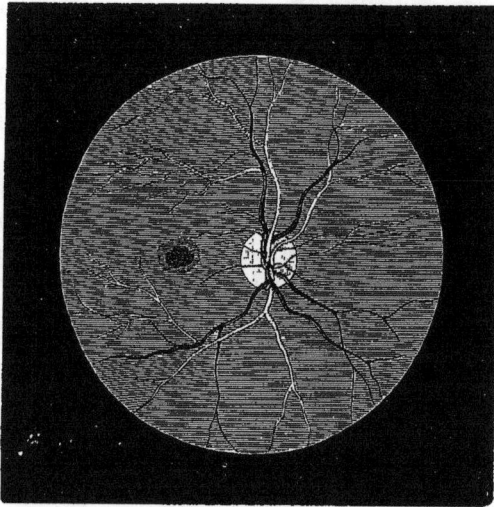

Fig. 68. — Embolie de l'artère centrale.

il existerait une véritable infiltration sanguine de la région. Les veines présentent aussi un phénomène bien curieux, parfaitement décrit par de Græfe : la colonne sanguine y est comme fragmentée et animée de légers mouvements d'oscillation.

Diagnostic. — L'apparition brusque des symptômes, l'examen ophthalmoscopique, l'existence d'une lésion cardiaque, à laquelle dans la plupart des cas on doit rapporter l'origine des embolies rétiniennes, suffiront pour établir le diagnostic.

Étiologie. Pronostic. — Presque toujours l'embolie rétinienne est sous la dépendance d'une affection cardiaque; le plus souvent cette affection est précédée, accompagnée ou suivie de lésions similaires du côté des artères du cerveau; aussi, indépendamment de la cécité presque incurable qu'elle détermine, cette forme d'apoplexie est-elle un symptôme d'une haute gravité.

Traitement. — La plupart des tentatives opératoires et thérapeutiques ont échoué; Liebreicht cite quelques améliorations survenues à la suite de la paracenthèse et de l'iridectomie. Ces petites opérations agissent en favorisant le rétablissement de la circulation collatérale, par la diminution de la pression intra-oculaire.

2° RÉTINITE HÉMORRHAGIQUE

SYNONYME. — Apoplexie de la rétine.

Bibliographie. — LIEBREICHT. *Arch. f. Opht.*, 1855. — CHARCOT et BOUCHARD, *Arch. de phys.*, 1868. — H. LIOUVILLE, *Comptes rendus Acad. des sc.*, 1870. — HUTCHINSON, *The Lancet*, 1876 et *Med. Times and Gaz.*, 1878. — BOUCHUT, *Paris médical*, 1879. — H. EALES, *Ann. d'ocul.*, 1881, t. LXXXVI. — DUJARDIN, *Progrès médic.*, 1881 Thèses de Paris. — 1862, CRESCENCIO DE BOVES. — 1864, DANTHON. — 1868, COURTOIS. — 1870, ED. LARRIEU (Bibliogr.). — 1871, H. LIOUVILLE.

Etiologie. — Les hémorrhagies de la rétine se rencontrent, ainsi que nous l'avons vu, avec plusieurs lésions de cette membrane; mais, dans un certain nombre de cas, elles constituent une entité morbide spéciale.

Ces hémorrhagies peuvent être habituellement rattachées à l'une des causes suivantes :

1° *Altérations du sang.* — A cette classe appartiennent les hémorrhagies que l'on observe dans l'albuminurie, le diabète, le scorbut, l'anémie, le purpura, l'impaludisme, la fièvre typhoïde, le typhus, etc.

2° *Altérations des parois vasculaires.* — Toutes les causes qui diminuent la résistance des vaisseaux favoriseront les apoplexies, ainsi agissent : la sclérose des parois (athérome) et la formation des anévrysmes miliaires décrits par LIOUVILLE.

3° *Circonstances qui déterminent une augmentation de la pression intra-vasculaire.* — Dans ce groupe rentrent les affections cardiaques, les tumeurs du cou, du médiastin, dont la présence gêne la circulation en retour; les efforts physiologiques, quintes de toux, vomissements; enfin les lésions traumatiques du globe oculaire.

Symptômes. — Si l'on examine à l'ophthalmoscope l'œil d'un malade atteint d'hémorrhagies de la rétine, on constate l'existence de taches d'un rouge noirâtre sur le trajet des vaisseaux sanguins. L'aspect de ces taches est différent. Lorsque le sang est extravasé dans la couche des fibres nerveuses, cas le plus fréquent, les taches ont l'aspect de petites flammèches; parfois elles sont assez nombreuses, le fond de l'œil présente alors un piqueté hémorrhagique (FOLLIN). Si l'épanchement siège dans les couches profondes de la rétine, les plaques sont circulaires; il est alors bien difficile de les différencier d'avec les hémorrhagies de la choroïde; généralement on constate en même temps un léger œdème péri-papillaire. Ces hémorrhagies se localisent de préférence autour de la macula et de la papille, au niveau de la bifurcation des vaisseaux.

Les signes fonctionnels sont très différents suivant le siège des apoplexies; lorsqu'elles occupent la région équatoriale, le malade s'aperçoit à peine de leur présence; si au contraire elles sont situées à la région maculaire, elles occasionnent des troubles sérieux, parfois même une cécité complète.

Diagnostic. Marche. Pronostic. — Les apoplexies de la rétine peuvent être facilement confondues avec les hémorrhagies de la choroïde ; cependant ces dernières, généralement plus volumineuses, régulières, se rencontrent en n'importe quel point. Elles n'ont pas de rapports précis avec les vaisseaux rétiniens ; si par hasard une de ces plaques s'est formée au niveau d'un vaisseau, celui-ci conserve sa forme, son calibre, et passe en avant de la lésion.

Les hémorrhagies rétiniennes se résorbent à la longue, mais il persiste habituellement à leur place une tache nacrée environnée de pigment ; les éléments de la rétine sont quelquefois atrophiés en ce point, cela nous explique pourquoi on rencontre chez les malades des scotomes dans le champ visuel. Le pronostic est absolument subordonné à la cause sous l'influence de laquelle l'hémorrhagie s'est produite ; il dépend aussi, comme nous l'avons vu, du siège occupé par l'épanchement, de la coexistence des anévrysmes miliaires de l'encéphale et de la rétine, CHARCOT, BOUCHARD, LIOUVILLE donnent à ces lésions une importance capitale, car elles sont pour ainsi dire un symptôme précurseur de l'hémorrhagie cérébrale.

Traitement. — On doit surtout s'attacher à soigner l'état général, la médication locale n'a ici aucune importance.

§ 3. — Décollement et tumeurs de la rétine.

1° DÉCOLLEMENT DE LA RÉTINE

Bibliographie. — IWANOFF, *Ann. d'ocul.*, 1868, t. LX. — PONCET, *Gaz hebd.*, 1873; *Gaz. méd.*, 1874; *Ibid.*, 1876-1874. — MASSELON, *Ann. d'ocul.*, 1875. — KŒHLMANN, *Arch. f. Opht.*, Bd. XXII, 1876. — LASINSKI, *Ann. d'ocul.*, 1879. — ABADIE, *Gaz. hebd.*, 1881. — LEBER, *Ber. ub. d. XIV Versamml. d. Opht. Ges.*, p. 18 et 165, 1883, et *Ann. d'ocul.*, t. XC, p. 49 — SNELL, *Brit. med. Journ.*, 1886. — BETTREMIEUX, *Arch. d'opht.*, 1886. — PONCET, COPPEZ, *Congrès d'opht.* de Paris, 1887. — GUAITA, *Ann. d'ocul.*, 1887. — DE WECKER, GILLET DE GRANDMONT, *Congrès d'opht.* de Paris, 1888. — DE WECKER, GRAND CLÉMENT, ABADIE. *Congrès d'opht.* de Paris, 1889.
Thèses de Paris. — 1864, LAVAGNE, — 1876, ST., RIBARD (drainage), — VOUTIERS. — 1877, GRIZOU (drainage). — 1879, SAUVEUR, COURRIS. — 1881, DEBIERRE. Th. Bordeaux, 1887, PUECH.

Symptômes. — a. *Signes ophthalmoscopiques.* — En examinant le fond de l'œil à l'image droite, on est frappé immédiatement de la différence de couleur que présentent ses parties. En faisant regarder le malade dans différentes directions, on voit deux régions bien distinctes ; dans l'une, la rétine a conservé sa teinte normale, dans l'autre, il existe une masse bleuâtre à reflets chatoyants. Elle semble comme plissée, et pendant les mouvements du globe oculaire, est animée d'ondulations ou tremblote comme de la gelée. La partie décollée étant plus rapprochée qu'à l'ordinaire, le cristallin sert de loupe, et l'on peut étudier facilement les détails de la membrane. Les vaisseaux paraissent plus volumineux qu'à l'état normal, ils oscillent avec la rétine décollée; au niveau des plis, ils semblent interrompus, on les perd brusquemment de vue sur les bords du décollement (fig. 69).

L'examen à l'image renversée, offrant une vue d'ensemble du fond de l'œil, vient alors compléter les données précédentes. Il permet de constater une congestion assez accusée de la papille, et l'existence d'une ligne blanchâtre qui délimite nettement les parties saines et les parties malades. L'étendue du décollement est très variable; il est parfois insignifiant, et l'on a vu des cas dans lesquels la rétine, complètement décollée, ne tenait plus que par le nerf optique et les procès ciliaires, elle présente alors l'aspect d'un entonnoir :

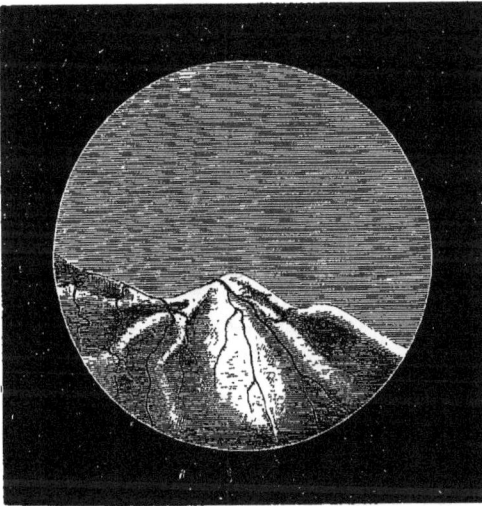

Fig. 69. — Décollement de la rétine.

KNAPP la compare très justement au calice d'une convolvulacée à demi épanouie. Il n'est pas rare de rencontrer des altérations du corps vitré qui gênent beaucoup l'exploration.

b. *Signes fonctionnels.* — Subitement le malade s'aperçoit qu'il peut à peine distinguer les objets, il croit être frappé de cécité; bientôt il constate que la cécité n'est pas complète; mais les objets lui paraissent diminués de volume, ou plutôt il ne peut en découvrir qu'une partie; pour apercevoir le reste, il est obligé de changer de position. De plus, les lignes droites semblent sinueuses, les contours des objets sont déformés. Ce symptôme, qui fait rarement défaut, est connu sous le nom de *métamorphopsie.* Il peut encore exister des mouches volantes dues aux altérations du corps vitré.

Diagnostic. — Avec les symptômes précédents, si l'on procède méthodiquement à l'examen du malade, le diagnostic du décollement de la rétine offre peu de difficultés. Cette lésion pourrait être confondue cependant avec le décollement produit par une tumeur de la choroïde; nous avons suffisamment insisté sur les symptômes différentiels, en particulier sur l'existence, dans ces cas d'un double plan de vaisseaux. Nous verrons bientôt qu'il est encore possible d'éviter l'erreur dans les cas de gliome.

Etiologie. Pathogénie. — D'après les recherches de la société d'ophthalmologie de Paris les décollements de la rétine se rencontrent dans les proportions de 1 sur 200 maladies oculaires pour les décollements simples et de 1 sur 500 pour les décollements doubles.

La proportion des décollements simples aux décollements doubles est de 1 sur 9.

Les décollements se rencontrent dès l'âge le plus tendre, leur nombre s'élève rapidement de dix à vingt ans, puis de vingt à trente ans par bonds égaux.

La période d'état existe entre quarante et soixante-dix ans avec un maximum à soixante ans. Après soixante-dix ans, la diminution est brusque. Les décollements traumatiques, ont leur maximum à vingt ans.

Les hommes sont atteints de décollement dans la proportion de 62 p. 100 et les femmes de 38 p. 100, après cinquante-cinq ans l'égalité existe pour les deux sexes.

Parmi les professions les plus exposées à cette affection sont : les couturières, les employés aux écritures, les écoliers, les étudiants. Les cultivateurs fournissent un large contingent.

La myopie fournit 37 p. 100 des cas observés, les choroïdites 16 p. 100, les traumatismes 19 p. 100, enfin 28 p. 100 sont rangés sous la rubrique « causes diverses ».

Parmi les causes diathétiques les plus souvent invoquées, nous trouvons : la syphilis, la goutte et le rhumatisme.

Plusieurs théories ont été mises en avant pour expliquer le mécanisme par lequel se produit ce phénomène. Pour DE GRÆFE, la rétine, moins extensible que la sclérotique et la choroïde, ne peut suivre le mouvement de distension de ces membranes dans la choroïdite ectatique, à un certain moment elle les abandonne (*décollement par extension*). Pour IWANOFF, le décollement rétinien serait précédé d'un mouvement de retrait du corps vitré ; entre ce corps et la rétine s'accumule un liquide séreux, puis, la rétraction continuant, la rétine est déchirée, et le liquide pénètre en arrière de cette membrane. Cette opinion est partagée par LEBER, qui a tenté de la faire prévaloir au congrès d'Heidelberg (1883).

Siège. Marche. Pronostic. — D'après DE WECKER et PANAS, le décollement, au moins à ses débuts, occupe le plus souvent les parties supérieures et équatoriales de l'œil ; pour GALEZOWSKI, au contraire, il débuterait habituellement par les parties inférieures. Cela dépend du moment auquel on l'observe ; quel que soit le point où se produise le décollement, le liquide obéissant à l'action de la pesanteur, tend à envahir les parties déclives. Tous les décollements quelle que soit leur origine, s'ils évoluent, se terminent par l'atrophie du bulbe.

Traitement. — On a proposé successivement la ponction simple ou avec aspiration le drainage de l'œil (DE WEICKLER) l'iridectomie (PONCET). Ces procédés donnent des résultats tellement incertains qu'ils ont été abandonnés par la plupart des oculistes.

L'enquête a semblé démontrer que la majorité des membres de la société française d'ophthalmologie n'a pas eu d'heureux résultats des méthodes opératoires, essayées jusqu'ici.

L'abstention paraîtrait donc devoir s'imposer pour éviter les conséquences de l'ophthalmie sympathique. GUAITA (de Sienne) (1887) préconise l'emploi méthodique des instillations d'ésérine répétées quatre fois par jour et à la dose de 0,50 à 0,75 p. 100. Il aurait obtenu ainsi des améliorations rapides, et, en tous cas, l'ésérine sera toujours un puissant adjuvant de l'iridectomie.

La méthode de SCHŒLER (injection d'une ou deux gouttes de teinture d'iode dans la cavité) a donné quelques résultats.

2° GLIOME

SYNONYMES.— Fongus médullaire. — Fongus hématode encéphaloïde.

Bibliographie. — SICHEL, *Arch. d'opht.*, t. III, 1854. — DE GRÆFE, *Arch. f. Opht.*, 1855-1867. — IWANOFF, *Journ. de l'anat. et de la physiologie*, 1870-1871. — KNAPP, *Arch. f. Opht. and Otol.*, t. II, 1871-1872 ; in *Ibid.*, 1874. — GAYET et PONCET, *Arch. de physiologie norm. et path.* 1875. — SANTARNECCHI, *Ann. di ottalmologia*, 1878. — DE VINCENTIIS, *Ibid.*, 1881. — PONCET, *Arch. d'opht.*, 1882. — VETSCH, *Archiv. f. Augenheilk.*, 1883. — BOMPE, *Thèse de Gœttingue*, 1884. — SNELL, *Brit. méd. Journ.*, 1884. FOUCHARD, th. Paris, 1885 (Bibliog.). — THEOBALD, *Arch. d'opht.*, t. V, 1885. — SINCLAIR, *Congrès de Washington*, 1887.

Le gliome est une tumeur de mauvaise nature qui se développe aux dépens des éléments de la rétine.

Anatomie pathologique. — Les travaux de RANVIER et d'IWANOFF ont démontré que le gliome résultait de la prolifération des éléments conjonctifs, dont l'ensemble constitue la trame de la rétine. Les recherches d'IWANOFF lui ont permis d'établir en outre que le gliome ne se développait pas seulement aux dépens de la couche granuleuse externe, fait admis par SCHULTZE, mais que, dans certains cas, il pouvait prendre naissance dans les couches les plus internes; enfin d'après PONCET toutes les couches de la rétine participent à la formation du gliome, en revenant à l'état embryonnaire.

Étiologie. — Les causes qui favorisent le développement du néoplasme nous sont à peu près inconnues. Cette affection appartient en général à la première enfance, la plupart des cas de gliome ont été observés de quatre à six ans. Plusieurs auteurs, LERCHE, J. SICHEL, DE GRÆFE, ont signalé des séries de gliomes se développant successivement sur des enfants issus du même père et de la même mère.

Symptômes. — Les débuts du mal sont des plus insidieux ; habituellement ils passent inaperçus, ce qui s'explique facilement, étant donné le jeune âge du sujet. Le plus souvent, les parents s'aperçoivent fortuitement que la pupille de l'enfant présente des reflets grisâtres avec des tons chatoyants (*œil de* *chat amaurotique des anciens*). A ce moment, l'examen du malade, à l'éclairage oblique ou au miroir, permet de constater l'existence d'une tumeur déjà assez volumineuse, à surface inégale, parcourue par des vaisseaux tortueux. Peu à peu la tension oculaire augmente, détermine des accidents glaucomateux, puis la rupture du globe oculaire. Le néoplasme se développe librement, il envahit successivement le tissu cellulaire de l'orbite, et fait hernie entre les paupières ; chose curieuse, l'aspect du néoplasme est alors bien différent : il forme une masse fongueuse, rougeâtre, bourgeonnante, qui saigne au moindre contact. Enfin, dernière période, la masse se généralise, envahit l'orbite, le cerveau, des collections se forment au loin, particulièrement dans le foie ; ces accidents entraînent rapidement la mort.

Lorsque, prévenu par un fait semblable, le chirurgien surveille les autres enfants de la même famille, il peut parfois observer la maladie tout à fait au début ; la rétine est en ce cas parsemée de taches d'un blanc bleuâtre.

La marche de la maladie est rapide, la terminaison ordinaire est la mort.

Diagnostic. — Les seules affections avec lesquelles pourrait être confondu le gliome sont : la choroïdite exsudative et le décollement de la rétine. Mais, outre que dans la choroïdite parenchymateuse, les exsudats ne présentent pas le même aspect que le gliome, cette affection est précédée d'accidents inflammatoires sérieux et de douleurs violentes.

Le décollement rétinien peut lorsqu'il est complet donner parfois le change ; cependant la marche ultérieure de la lésion, dans le cas de gliome, dissipera bientôt tous les doutes.

Traitement. — Il faut, dès que la présence du néoplasme est constatée, énucléer le globe de l'œil. Le nerf optique sera enlevé aussi loin que possible : quelles qu'aient été les précautions prises, les récidives sont toujours à craindre.

§ 4. — Maladies du nerf optique.

1° NÉVRITE OPTIQUE

Bibliographie. — DE GRÆFE, *Gaz. hebd.*, 1859 et *Zehend. Monat. Bl.*, 1863-1864. — BOUCHUT, *Gaz. des Hôp.*, 1865-1867-1868. — ALBUT, *Med. Times and Gaz*, 1868. — SOCIN, *Deutsche Arch. f. klin. Med.*, 1871. — ANNUSKE, *Von Græfe's Arch.*, 1873. — JACKSON, *Opht. Hosp. Report*, 1875 et 1876. — GRASSMANN, *Berl. klin. Woch.*, 1879. — PARINAUD, *Ann. d'ocul.*, 1879. — EDMUNDS, *St-Thomas Hosp. Reports*, t. XI, 1882. — SCHLUTER, Th. Berlin, 1882. — PICQUÉ, *Arch. d'opht.*, 1888.
Thèses de Paris. — 1870, REYNAUD-LACROZE. — 1875, DEDÔME. — 1883, JAMIN. — 1886, ROI.
Consulter en outre les classiques et art. RÉTINITE des *Dictionnaires.* — WARLOMONT et DUVEZ, *Dict. encycl.*, 1877. — PANAS, *Dict. de méd. et Chir. prat.*, 1882 (Bibliogr.).

Étiologie. — Toute névrite optique, d'après PANAS, est consécutive à une lésion dont elle dépend et qu'il s'agit de découvrir ; l'inflammation du nerf optique, en effet, est un symptôme et non une entité morbide spéciale. Parmi les causes qui peuvent lui donner naissance, il faut citer : 1° les tumeurs cérébrales et diverses variétés de méningite ; 2° les affections inflammatoires et phlegmoneuses de l'orbite ; 3° la névrite est parfois sous la dépendance d'un état général : syphilis, albuminurie ; 4° enfin, dans un certain nombre de cas, il est manifestement impossible de rattacher la névrite à aucune affection, on dit alors qu'il existe une inflammation *primitive, essentielle.*

Variétés. — Au point de vue anatomo-pathologique, les auteurs admettent deux formes bien distinctes de névrite.

Première variété. — L'inflammation est limitée à l'extrémité papillaire du nerf optique, la rétine participe à peine au processus. On désigne en France cette affection sous le nom de *névrite par étranglement*, ce qui est à peu près la traduction des mots *Staung's Papille*, par lesquels DE GRÆFE l'avait d'abord dénommée.

Deuxième variété. — L'inflammation, localisée au début en un point quelconque du nerf optique, gagne de proche en proche, arrive jusqu'à la papille et s'étend sur la rétine qui n'est jamais envahie dans une bien grande étendue. C'est la *névrite descendante*, encore appelée *névro-rétinite* ou *neuro-rétinite.*

Pathogénie. — Il est facile de saisir le mode de développement de la névro-rétinite et de comprendre que le nerf optique soit envahi par le processus inflammatoire, à la suite des phlegmons du tissu cellulaire de l'orbite ; mais comment une tumeur cérébrale peut-elle déterminer la formation d'une névrite ? Diverses théories ont été émises pour expliquer ce fait.

1° Pour DE GRÆFE, la tumeur par son volume augmente la tension intracranienne, et détermine ainsi la gêne de la circulation dans le sinus caverneux. Des troubles sérieux ne sauraient dès lors tarder à se produire du côté des veines de la rétine, dont le sang, par l'intermédiaire de la veine centrale et de la veine ophthalmique, se déverse dans ce sinus. Cette gêne apportée à la circulation en retour amène une imbibition du nerf optique qui s'étrangle sur l'orifice inextensible de la sclérotique. Cette théorie, séduisante par sa simplicité, repose malheureusement sur des données anatomiques fausses : comme l'a démontré SEZEMANN ; en effet, la veine ophthalmique s'anastomose largement avec la veine angulaire, origine de la faciale ; si donc la circulation venait à être gênée du côté du sinus, ce qui est loin d'être démontré, elle se rétablirait rapidement de l'autre côté.

2° Les expériences de SCHWALBE ont établi qu'il existe une communication entre la cavité sous-arachnoïdienne et la cavité virtuelle comprise entre les deux gaines du nerf optique (espace vaginal). Dès lors, pour cet auteur, le liquide arachnoïdien, poussé par cet excès de pression, pénètre dans l'espace vaginal où il s'accumule, déterminant ainsi l'étranglement. Cette théorie, qui a été vérifiée nécroscopiquement (faits de PANAS, de LEBER) compte un certain nombre de partisans.

3° D'après PARINAUD, la névrite serait due à un œdème du nerf optique, toujours précédé d'un œdème du cerveau et d'une hydropisie ventriculaire.

4° Enfin ABADIE, rejetant complètement l'origine mécanique pense qu'il s'agit de troubles trophiques, dus à la compression par la tumeur des vaso-dilatateurs, ou des vaso-constricteurs qui assurent la vitalité de ce nerf. Ces éléments seraient multiples et répandus un peu partout, puisque la névrite se montre quel que soit le siège de la tumeur.

La théorie de PARINAUD est loin d'être en rapport constant avec les faits cliniques ; celle d'ABADIE repose sur de simples hypothèses : la seule qui nous paraisse établie sur des bases sérieuses est celle de SCHWALBE.

Signes ophthalmoscopiques. — Le fond de l'œil est plus rouge qu'à l'état normal ; la papille, nuageuse, rougeâtre, comme boursouflée, semble faire saillie. Le déplacement parallactique que l'on communique à l'image, en imprimant de légers mouvement à la lentille dans l'examen à l'image renversée permet parfaitement d'apprécier cette saillie. Les veines dilatées, tortueuses, brunâtres sont parfois animées de battements (pouls veineux). A côté d'elles, les artères paraissent grêles, le disque nerveux est sillonné par de petits vaisseaux de nouvelle formation, tacheté par de légères extravasations sanguines. Une infiltration légère masque les parties périphériques ; elle est habituellement de peu d'étendue. Dans la névrite descendante, les caractères sont les mêmes, le relief de la papille est seul moins appréciable ; à la longue, la scène change, la papille devient plus pâle, l'infiltration disparaît, la période d'atrophie commence.

Signes fonctionnels. — Les signes fonctionnels n'ont fréquemment aucun rapport avec les lésions intra-oculaires. Du reste, ainsi que l'a démontré IWANOFF, fibres et cellules nerveuses peuvent rester longtemps intactes. PANAS donne comme un symptôme assez fréquent de la *Staung's Papille*, des attaques brusques et répétées de cécité absolue qui peuvent atteindre un œil ou les deux yeux, et qui s'accompagnent de coma, de convulsions, de paralysies. Ces attaques ont une durée variable, quelques heures, quelques jours ; elles laissent toujours après elles une diminution sensible de l'acuité visuelle ; celle-ci du reste s'altère à la longue, la vision des couleurs subit aussi des modifications notables.

Pronostic. Valeur séméiologique. — Le pronostic de la névrite est fort grave : non seulement en effet, elle peut déterminer l'atrophie, mais il faut encore se rappeler que cette lésion est parfois sous la dépendance d'une affection qui entraînera la mort du malade. ANNUSKE, en réunissant un certain nombre d'observations de tumeurs cérébrales, a recherché quelle pouvait être la valeur séméiologique de la névrite dans ces cas. Cet auteur est arrivé à établir : 1° que la névrite est un symptôme presque constant dans les tumeurs cérébrales ; 2° que sa fréquence et son apparition précoce sont d'une haute valeur clinique pour le diagnostic. L'aspect du fond de l'œil ne peut toutefois, comme le fait remarquer ABADIE, nous renseigner en rien, ni sur le siège, ni sur la nature, pas plus que sur le volume de la tumeur. JACKSON, cependant, affirme que lorsqu'elle s'accompagne de convulsions unilatérales, la névrite optique dénote l'existence d'une tumeur au voisinage du corps vitré.

Traitement. — Nous ne saurions indiquer ici que des règles fort générales ; la thérapeutique, en effet, est subordonnée à la nature de la cause même de la névrite. Pendant la période inflammatoire, on aura recours à la médication révulsive : plus tard on emploiera les courants continus, les injections de strychnine. Si le malade peut être soupçonné de syphilis, on établira un traitement en conséquence.

2° ATROPHIE DES NERFS OPTIQUES

Bibliographie. — CHARCOT et TURNER, *Soc. de biol.*, 1853. — DE GRÆFE, *Zehn. Monat. Bl.* Bd. III, 1865. — HUTCHINSON, *Opht. Hosp. Rep.* 1866 et 1869. — MAGNAN, *Gaz. méd.*, 1870. — LIOUVILLE, JEOFFROY, *Ibid.*, 1870. — CHARCOT, *Mouvement médic.*, 1872. — LEBER (TH.), *V. Græfe's. Arch.*, n° 1, 1873. — CHARCOT, *Leçons sur les maladies du système nerveux*, 1874. — DAVIDSON, *Ann. d'ocul.*, 1877. — MAGNAN, *Gaz. médic.*, 1878. — SNELL, *Opt., Rew.*, 1882.

Thèses de Paris. — 1856, TURNER. — 1878, LEBRIS.

Thèse de Lyon. — 1885, BERGOUGNOU.

Il existe deux variétés d'atrophie des nerfs optiques, désignées sous les noms d'*atrophie grise* et d'*atrophie blanche*, bien distinctes au point de vue anatomo-pathologique. Dans la première variété, que PANAS propose de nommer *médullaire* ou *parenchymateuse*, les altérations débutent par la myéline ; plus tard, mais plus tard seulement, survient une prolifération de la charpente conjonctive du nerf. L'atrophie blanche, au contraire, est caractérisée par l'hyperplasie primitive du tissu conjonctif qui, en se développant, comprime, étouffe les fibres nerveuses, *névrite interstitielle*. Le résultat final est le même : ces deux formes se terminent par la transformation du nerf qui est remplacé par un cordon de tissu fibreux.

Etiologie. — De même que la névrite, l'atrophie est simple, essentielle ou symptomatique ; cette dernière est divisée par PANAS en cinq groupes : 1° atrophie mécanique ou par compression ; 2° atrophie par inflammation du tissu du nerf ; 3° atrophie par arrêt de la circulation du nerf ; 4° par lésion du nerf ou des centres ; 5° atrophie par dégénérescence grise, sclérosique ou primitive, atrophie tabétique, de toutes la plus fréquente.

Signes ophthalmoscopiques. — La papille pâlit peu à peu, puis à la longue devient blanchâtre, enfin totalement blanche, mais d'un blanc mat : on dirait un pain à cacheter blanc collé sur un fond rouge. La cause de ces changements de coloration est facile à comprendre. La teinte rosée que présente la papille à l'état normal est due aux capillaires qui existent dans la trame du nerf optique ; or ces capillaires, comprimés par le tissu de nouvelle formation, disparaissent graduellement ; de là les variations observées. Les artères et les veines diminuent de volume ; les premières, en particulier, deviennent filiformes. L'aspect de la papille n'est pas absolument le même dans tous les cas ; on a cherché, d'après la diversité de teintes qu'elles présentent, à différencier entre elles les névrites ; mais ces divers caractères ne sont pas assez tranchés pour servir à une classification.

Signes fonctionnels. — La diminution de l'acuité est le premier symptôme qui attire l'attention du malade, elle va constamment en croissant ; dans presque tous les cas aussi, on a constaté une perversion du sens chromatique ; c'est d'abord le vert que le malade voit gris ou jaune ; plus tard le bleu, puis le rouge cessent aussi d'être vus d'une façon distincte. Les renseignements les plus précieux sont fournis par l'examen du champ visuel (*campimétrie*). Celui-ci présente généralement un rétrécissement concentrique ; quelquefois des recherches attentives révèlent l'existence de vastes scotomes ; fréquemment les résultats ainsi obtenus sont loin d'être en rapport avec les troubles révélés par l'ophthalmoscope. D'après les recherches de Charcot, les choses se passeraient souvent de cette manière dans les atrophies d'origine tabétique. Cet examen, fait de temps à autre, fournit des conclusions importantes pour le pronostic.

Diagnostic. — La coloration et l'aspect de la papille n'ont aucune valeur en l'absence des signes fonctionnels, les variétés physiologiques que présente le fond de l'œil sont en effet très grandes, suivant les individus. L'existence de ces différents troubles étant constatée, le diagnostic (atrophie papillaire) ne saurait être discuté ; il faut alors se demander quelle est la cause de la névrite, établir la variété anatomique en question. Pour cela on s'adressera tout d'abord aux commémoratifs : en interrogeant le malade on apprendra si l'affection s'est montrée spontanément ou si elle a succédé à une névrite, à une lésion quelconque des membranes de l'œil ou des organes contenus dans l'orbite, on examinera aussi l'état général. Lorsque l'atrophie a débuté spontanément sans qu'on puisse rattacher sa présence à aucune cause, elle est d'origine inconnue, essentielle, ou bien c'est un symptôme avant-coureur de l'ataxie locomotrice : bien souvent en effet, cette affection est le premier signe par lequel se manifeste le tabes ; or, dans la première de ces formes (atrophie essentielle), la papille rétractée, présente une sorte d'excavation, une diminution considérable du système vasculaire. Dans l'atrophie tabétique, au contraire l'excavation est rare (de Wecker) ; la papille, au lieu d'être blanche, présente une teinte bleuâtre, ses veines sont tortueuses ; le contour du disque est irrégulier.

Pronostic. — L'atrophie de la papille par elle seule, indépendamment de la lésion dont elle est l'indice, est d'une gravité considérable : une fois commencée, la maladie ne s'arrête plus ; parfois, en particulier dans l'atrophie blanche, elle peut subir un temps d'arrêt. Dans tous les cas, la diminution rapide de la vision excentrique, facile à apprécier par l'examen du champ visuel, est un signe de fort mauvais augure, qui doit faire craindre la perte progressive de la vision (J. Sichel).

Traitement. — Les médications les plus diverses ont été successivement employées contre cette redoutable affection, mais toujours sans succès. Les courants continus, l'iodure de potassium, les injections de strychnine, de pilocarpine ont leurs partisans et leurs détracteurs ; nous croyons, avec Panas, qu'il faut s'occuper principalement de soutenir les forces du malade et, sauf certains cas bien spéciaux, ne pas trop insister sur la médication locale.

3° TUMEURS DU NERF OPTIQUE

Bien étudiées par Jocqs (thèse de Paris, 1887) ces tumeurs sont rares, l'auteur en effet a pu avec grand'peine en réunir 62 cas.

Ces productions toujours primitives, c'est-à-dire originaires du nerf lui-même et de ses enveloppes sont parfaitement encapsulées ; elles prennent naissance dans l'espace intervaginal ou dans le nerf lui-même, et elles détruisent rapidement les tubes nerveux, du moins au centre ; à la périphérie ils sont seulement atrophiés.

Il est très rare que le néoplasme se prolonge jusqu'à la papille, et envahisse le globe ; il est plus fréquent de voir l'envahissement du chiasma, avec atrophie rapide de la papille opposée ; quelquefois même ces néoplasmes dépassent le chiasma et s'étendent dans la substance cérébrale.

Les variétés le plus souvent rencontrées sont par ordre de fréquence : le sarcome, le myxosarcome, les fibromes, les gliomes avec ou sans dégénérescence myxomateuse, enfin les psammomes et les endothéliomes. Le névrome est exceptionnel.

Tout à fait au début, la tumeur manifeste sa présence par l'existence d'une diplopie assez accusée. Ce symptôme disparaît assez rapidement pour faire place à l'amblyopie, c'est-à-dire à une diminution de la vision. Cette amblyopie est due à l'atrophie rapide des éléments nerveux, atrophie parfaitement appréciable à l'ophthalmoscope. Plus tard, survient une exophthalmie, le globe de l'œil repoussé d'un côté ou de l'autre, rarement directement en avant, conserve une mobilité relative. A une période plus avancée, le néoplasme devient accessible par la palpation, c'est généralement au niveau de l'angle supéro-interne de l'orbite qu'il se montre de préférence.

D'ordinaire indolentes les tumeurs du nerf optique ont au début une marche extrèmement rapide, mais qui subit ensuite un ralentissement manifeste, elles restent encapsulées jusqu'au moment où elles envahissent la portion intra-cranienne du nerf optique.

Le traitement consiste dans l'ablation de la tumeur aussi complète et aussi précoce que possible : il est nécessaire de sacrifier l'œil, ce qui rend l'extirpation beaucoup plus facile, et facilite l'antisepsie, il n'y a du reste pas d'hésitation possible, car les yeux laissés en place s'atrophient presque toujours.

CHAPITRE VIII

MALADIES DU CRISTALLIN ET DU CORPS VITRÉ

1o MALADIES DU CRISTALLIN

§ 1er. — Lésions traumatiques.

1o SUBLUXATIONS ET LUXATIONS

Bibliographie. — MONOYER, *Nouveau Dict. de méd., et chir. prat.*, t. X, p. 569, 1869 (Bibliogr.). — MANFREDI, *Ann. d'ocul.*, 1871, t. LXVI. — DUFOUR, *Ibid.*, 1874, t. LXXI. — BADAL, *Union médic.*, 1878, 3o série, t. XXVI. — WHITE COOPER, ARLT,

. Yvert, Traité des blessures du globe de l'œil. — Gayet, *Dict. encyclop.*, 1re série, t. XXIII, p. 344, 1879 (Bibliogr.). — Fleury, *Soc. Chir.*, 1880. — Ealee, *Lancet*, fév. 1883. — Deienne, *Union Méd.*, 1885. — Montagnon. *Arch. d'opht.*, 1887. — Forster, *Congrès de Heiderberg*, 1887.

Thèses de Paris. — 1865, Durand. — 1875, Massie. — 1878, Eug. Rodet. — 1879, Pédebidou. — 1881 Laurent.

Thèse de Lyon. — 1884, Penet.

Thèse de Lille. — 1885, Calisti.

Définition. — « Le cristallin est déplacé ou luxé toutes les fois que l'axe antéro-postérieur de cette lentille forme avec l'axe correspondant de l'œil un angle manifeste, ou s'en écarte d'une manière sensible. » (De Wecker.)

Division. — La luxation du cristallin peut être complète ou incomplète ; cette dernière est connue sous le nom de subluxation. La luxation complète se produit en avant ou en arrière de l'iris (luxation dans la chambre antérieure et dans le corps vitré). Nous ne nous occuperons pas de la luxation dans la chambre postérieure, variété d'ailleurs très rare ; mais si les membranes qui constituent le globe oculaire sont ouvertes par une cause quelconque, le cristallin s'échappe au dehors. Deux cas peuvent alors se présenter : 1° la conjonctive est intacte, la force qui a produit la luxation n'est pas assez considérable pour que le cristallin rompe cette membrane, il se loge au-dessous d'elle (*luxation sous-conjonctivale*) ; 2° enfin la lentille est projetée complètement au dehors, chassée comme un noyau de cerise (*luxation complète*).

Étiologie. — Le traumatisme auquel succède le déplacement du cristallin peut avoir atteint directement le globe oculaire lui-même ; ainsi se passent toujours les choses lorsque la lentille est chassée du globe oculaire ; ces luxations reconnaissent les mêmes causes que la rupture de la sclérotique, sans laquelle semblable accident ne saurait se produire. Mais le déplacement est aussi parfois consécutif à un choc sur une région voisine : coups portés sur la tempe, l'occiput. On l'a vu survenir encore à la suite d'un ébranlement produit par un effort physiologique. Ainsi Hogg a rapporté (*The Lancet*, 1860) l'observation d'une luxation du cristallin, consécutive à un accès d'éternûment. Le cristallin ne peut se déplacer sans qu'il y ait déchirure de la zone de Zinn, ou rupture de la cristalloïde. Suivant que cette dernière membrane est intacte ou rompue, le pronostic est bien différent. Dans le premier cas, en effet la lentille luxée ne subira aucune altération, du moins ne s'altérera qu'à la longue ; dans le second, le cristallin deviendra rapidement opaque, même sera résorbé.

Symptômes. — a. *Subluxation.* — Trois signes permettront de reconnaître cette lésion : 1° la déformation de l'iris, qui est bombé sur une partie de sa circonférence, affaissé sur l'autre ; 2° le tremblotement de cette membrane, limitée à la partie qui n'est plus soutenue ; 3° l'aspect spécial que présente le contour brillant du cristallin lorsqu'on l'éclaire directement à l'aide du miroir ; il se montre alors sous forme d'une ligne sombre et noirâtre.

Lorsque le cristallin est transparent, le malade accuse parfois un symptôme bizarre, il voit double, l'œil sain étant fermé (diplopie monoculaire).

Ceci s'explique facilement. Parmi les rayons lumineux qui vont se réunir sur la rétine, les uns ont traversé le cristallin, les autres, passant à côté de la lentille, traversent des milieux dont l'indice de réfraction est différent ; il y aura donc deux images. Pour le même motif, si l'on examine à l'image renversée le fond de l'œil du malade, on verra deux papilles.

Lorsque le cristallin est devenu opaque, on aperçoit une masse noirâtre qui occupe une partie du champ pupillaire, le fond de l'œil ne peut être éclairé que par la partie latérale, l'œil est fortement hypermétrope.

b. *Luxation dans la chambre antérieure.* — Le diamètre antéro-postérieur de la chambre est allongé ; cet allongement se fait principalement au détriment de l'iris qui est repoussé en arrière, et présente la forme d'un entonnoir ; cette membrane, n'étant plus soutenue, est agitée à chacun des mouvements de l'œil et de la tête par des ondulations caractéristiques. L'examen direct permet facilement de reconnaître la lentille, fréquemment opaque. Dans quelques cas, le cristallin s'est résorbé, l'hypermétropie est très élevée. Cet état de l'œil privé de son cristallin se nomme *aphakie.*

c. *Luxation dans le corps vitré.* — Le diagnostic est facile lorsqu'il n'existe pas d'hémorrhagie dont la présence dans le corps vitré rende l'examen manifestement impossible ; les images de Sanson et de Purkinje n'existent plus, phénomène constant dans l'aphakie, puis l'iris dilaté tremblote encore à chaque mouvement. L'éclairage direct permet facilement de reconnaître la position de la lentille qui, privée de la cristalloïde, s'opacifie d'ordinaire rapidement. C'est en bas, en avant de l'équateur de l'œil, qu'il faut chercher le cristallin. Il se déplace du reste à chacun des mouvements brusques du malade.

d. *Luxation sous-conjonctivale.* — Cette lésion se traduit aussi par des symptômes très nets. 1° Il existe sous la conjonctive, généralement près de l'insertion des droits supérieur et interne, lieu d'élection des ruptures de la sclérotique, une masse arrondie, transparente ou opaque. 2° La cornée est aplatie, très facilement dépressible (Gosselin), ce qui s'explique par l'issue d'une partie du corps vitré.

3° Presque constamment on trouve une rupture de l'iris, et comme conséquence, un hypohéma. Enfin, dans la luxation complète, on constate la présence d'une déchirure scléroticale cornéenne avec tous les symptômes de l'aphakie.

Pronostic. — Le pronostic dépend des complications qui, par le fait du traumatisme, ont pu se produire du côté des membranes profondes, et aussi des accidents qui se développeront, le cristallin agissant à la façon d'un corps étranger. Dans ces conditions on comprend combien le chirurgien devra être réservé.

Traitement. — L'intervention chirurgicale et la médication varieront suivant les cas. En toute circonstance, on doit prendre les précautions nécessaires pour prévenir le développement des accidents inflammatoires.

1° *Subluxation.* — Les auteurs conseillent de tenter la réduction de la lentille en imprimant des mouvements et des secousses légères à la tête ; si l'on y parvenait, il faudrait instiller de l'ésérine et condamner le malade au repos.

2° *Luxation dans la chambre antérieure*. — Dans ce cas, d'après ARLT, la seule conduite rationnelle est l'extraction immédiate.

3° *Luxation dans la chambre postérieure*. — Tant que le cristallin est toléré, il ne faut pas intervenir ; à la moindre menace d'inflammation, il est urgent d'extraire la lentille.

4° Enfin, lorsque le cristallin est chassé au dehors, s'il est arrêté sous la conjonctive, on le retirera par une légère incision ; puis, dans les deux cas, la rupture de la sclérotique sera traitée ainsi qu'il a été dit ; plus tard, un verre convenable corrigera l'aphakie.

2° CATARACTE TRAUMATIQUE

Bibliographie. — DE GRÆFE, *Ann. d'ocul.*, 1865, t. LIV, p. 270. — TRÉLAT, *Journ. d'opht.*, Paris, 1872. — PIÉCHAUD, in-8, 1877. — WOLFE, *Brit. Medic. Journ.*, 1880. — GALEZOWSKI, *Recueil d'opht.*, 1881. — BOER, *Arch. d'opht.*, 1886. Consulter les Traités spéciaux des *Blessures du globe de l'œil*.
Thèses de Paris. — 1866, AMALRIC, DELACROIX. — 1867, BONDY. — 1868, GRIMA. — 1874, DÉMAZURE. — 1877, AUDIBERT. — 1879, SARAZIN.

Définition. — On désigne sous le nom de cataracte traumatique l'opacification partielle ou totale du cristallin, survenue sous l'influence d'un traumatisme qui a agi sur le globe de l'œil directement ou à distance.

Étiologie. — Toutes les blessures du globe de l'œil intéressant le cristallin occasionnent la formation d'une cataracte d'origine directe ; mais, ainsi que la luxation, l'opacification peut encore se former après un ébranlement du cristallin ; ce dernier est consécutif, soit à une contusion du globe oculaire lui-même (coups de poing, de balle à jouer, etc.), soit à un choc sur la tête, lequel, par l'intermédiaire des parois crâniennes, se transmet jusqu'à l'organe de la vision. Enfin on a vu des cataractes se développer à la suite de l'action de la foudre (BRISSEAU, RIVEAU-LANDRAU, SERVIER). Les cataractes traumatiques sont plus fréquentes qu'on ne pourrait le penser tout d'abord ; en réunissant les statistiques de JEFFRIES, DE WECKER, YVERT, FIEUZAL, on arrive à établir que sur cent cataractes, six ou huit reconnaissent semblable origine. Dans ce nombre, les enfants qui fréquentent les écoles fournissent un assez fort contingent ; généralement, dans un faux mouvement d'un camarade, le petit malade a reçu sur l'œil un coup de plume, dont la pointe a intéressé l'iris et le cristallin.

Pathogénie. — Pour qu'une cataracte traumatique puisse se former, quelle que soit du reste son origine, nous croyons une rupture de la cristalloïde indispensable. Dès que cette membrane est déchirée, les fibres cristalliniennes se trouvent en contact avec l'humeur aqueuse et commencent à s'imbiber.

L'existence d'une déchirure de la cristalloïde est indiscutable dans le cas de lésions directes, de plaies du globe oculaire par instrument piquant ou tranchant ; mais en est-il de même lorsque la cataracte se développe à la suite d'une lésion à distance ? Fréquemment alors la commotion a produit une déchirure appréciable à l'examen, parfois aussi, dit DUPLAY, la capsule n'est pas déchirée, « l'ébranlement qu'a subi le cristallin a suffi à le faire devenir opaque ». Cette théorie de l'ébranlement, déjà émise par STŒBER, n'est pas admise par tous les auteurs, pas plus du reste que l'absence de lésions sur la cristalloïde.

Marche. Pronostic. — La marche et la gravité des accidents dépendent de l'étendue de la déchirure de la cristalloïde, de l'âge du sujet, et des lésions qui existent simultanément sur les autres membranes.

Lorsque la plaie a une étendue minime, l'opacité se limite rapidement, la cristalloïde se cicatrise, le contact avec l'humeur aqueuse devient impossible. Dans ces conditions, si le sujet est jeune, on a le droit d'espérer la résorption complète de la cataracte ; cette heureuse terminaison est la règle chez les enfants.

A l'âge adulte, une simple piqûre du cristallin suffit pour amener le ramollissement de la lentille. Ce résultat est fatal, même chez les enfants, lorsque la déchirure occupe une certaine étendue. Le cristallin présente alors un aspect blanc grisâtre laiteux.

Enfin, lorsque l'ouverture est considérable, les masses cristalliniennes se gonflent; des débris de cristallin peuvent tomber dans l'humeur aqueuse, de là des poussées inflammatoires à forme glaucomateuse.

Traitement. — Le sujet est-il jeune, la blessure peu grave, on se bornera à combattre les accidents antiphlogistiques, à prévenir la formation des synéchies ; puis plus tard, si l'opacité persiste, il restera toujours comme ressource de pratiquer une iridectomie optique.

Si la déchirure est plus considérable, que les parties de la lentille herniées et gonflées déterminent des accidents glaucomateux, DE GRÆFE conseille de procéder d'emblée à l'extraction. Son avis n'a pas prévalu ; les auteurs préfèrent généralement attendre, et, suivant le conseil de VERNECK, pratiquer de temps à autre des paracentèses de la chambre antérieure.

Enfin, si la cataracte est complète, que faire ? Au point de vue de l'esthétique, l'extraction peut être proposée, mais il faut bien savoir que la vision est presque fatalement compromise. Rarement en effet les opérés de cataracte traumatique ont une acuité visuelle satisfaisante.

3° CORPS ÉTRANGERS

La présence d'un corps étranger dans le cristallin est un accident assez rare ; généralement, la lentille offre une résistance peu considérable, les corps ne font que la traverser pour aller se fixer plus loin. Ici comme toujours, lorsqu'il s'agit d'une partie quelconque du globe oculaire, les corps étrangers sont constitués par des fragments de métaux, des débris de pierre, etc.

Pour arriver jusqu'au cristallin, le corps est obligé de traverser la cornée ou la sclérotique ; les lésions sont moins graves dans le premier cas que dans le second. Effectivement, le corps peut avoir traversé l'ouverture pupillaire, et la cornée seule est alors intéressée, ou bien il existe une lésion de la cornée et de l'iris ; la sclérotique, au contraire, ne peut être atteinte sans qu'il y ait en même temps blessure de la choroïde ou du cercle ciliaire.

Symptômes. — Les accidents déterminés par la présence d'un corps étranger dans le cristallin sont très variables suivant les cas. Lorsque le corps atteint le cristallin perpendiculairement, qu'il obture complètement l'ouverture faite à la cristalloïde en s'y encastrant, l'humeur aqueuse n'arrive pas au contact des fibres de la lentille ; dès lors il peut s'écouler un long espace de temps avant le début de l'opacification. Si au contraire le corps a éraillé la membrane sur une assez grande étendue, pour les motifs exposés précédemment, l'opacification sera rapide. Dans quelques cas, le corps étranger est bien toléré, sa présence ne détermine aucun accident inflammatoire, le plus souvent il occasionne une réaction variable, mais qui est toujours très vive quand le corps ciliaire a été atteint.

Diagnostic. — Reconnaître la présence d'un corps étranger du cristallin n'est pas chose facile, surtout lorsqu'une cataracte s'est déjà formée. Il faut procéder dans les recherches le plus méthodiquement possible. Après avoir interrogé le malade, on cherchera sur la cornée, l'iris ou la sclérotique s'il n'existe pas de traces d'une lésion ancienne. Dès que cette enquête peut laisser supposer la présence d'un corps étranger, la pupille sera dilatée, puis on procédera à un examen minutieux par l'éclairage direct et par l'éclairage oblique. Certaines substances métalliques présentent alors des reflets spéciaux, ou bien leur présence a déterminé la formation de taches de rouille. L'existence d'un de ces deux symptômes est capitale.

Pronostic. — Le pronostic est toujours des plus graves : indépendamment de la cataracte qui se formera tôt ou tard, il peut se produire des phénomènes inflammatoires (irido-choroïdite), quelquefois suivis de l'atrophie du globe oculaire.

Traitement. — Pendant les premiers jours, on se bornera à prévenir et à combattre les accidents inflammatoires. Plus tard, la conduite à tenir dépendra des phénomènes qui surviendront. Si le corps n'occasionne aucune réaction, s'il gêne peu la vue, il faut le laisser en place ; si, tout en étant bien toléré, il trouble la vision, une iridectomie optique pourra être indiquée. Dans le cas où des accidents inflammatoires viendraient à paraître, on devra tenter l'extraction du corps étranger. C'est là une opération fort difficile, à laquelle souvent il faudra préférer l'extraction du cristallin lui-même.

§ 2. — Lésions de nutrition.

1° CATARACTES

Bibliographie. — *Traités généraux.* — Sichel, *Traité de l'opérat., de la cataracte,* Paris, 1837. — Sanson, *Traité de la cat.,* 1842. — Tavignot, *Mém. sur les cat. second.,* 1843. — Mirault, *Ibid., Ann. d'ocul.,* 1844. — Richard, *Diverses esp. de cat.* (Th. de concours, 1853). — Foucher (Em.), *Leçons sur la cat.,* 1868. — Warlomont, art. Cataracte, *Dict. encycl.,* 1re série, 1872 (Bibliogr.).
Anatomie pathologique. — Sichel, *Ann. d'ocul.,* 1842-43. — Lebert, *Ann. d'ocul.,*

1851. — BROCA, *Mém. sur la cat. caps.*, *Arch. d'opht.*, 1854. — ROBIN, *Arch. d'opht.*, 1856, t. V, p. 117. — DUBARRY, Th. de Paris, 1857. — LÉCORCHÉ, art. DIA-BÈTE, *Arch. gén. de méd.*, 5° série, 1861, t. XVII et XVIII. — TEILLAIS, *C. diabét.*, *Ann. d'ocul.*, 1876. — GAYET, *Lyon médic.*, 1880. — ROBERT, Th. de Paris, 1881-Traitement. — DAVIEL, *Mém. Acad. royale de chir.*, 1753. — DE GRÆFE, *Arch. f. Opht.*, 1855. — CRITCHETT, *Ann. d'ocul.*, 1854, t. LII. — FOLLIN, *Arch. gén. de méd.*, 1866. — DE GRÆFE, *Extract. linéaire modifiée* (traduct. MEYER), 1866. — WARLO-MONT, *Ann. d'ocul.*, t. LXXI, p. 1. — SICHEL, *Extract. chez les diabét.*, *Bull. de thérap.*, 1878. — CAMUSET, *Gaz. des hôp.*, 1880. — CRITCHETT, *Opht. Rev.*, London, 1882. — KNAPP, *New-York med. Journ.*, 1883. — TAYLOR, *Brit. med. journ.*, 1883. — COWEL, *Leçons sur les C.*, London, 1883. — CHIBRET, *Ann. d'ocul.*, 1884. — GALEZOWSKI, *les Cataractes et leur traitement*, Paris, 1885. — BETTREMIEUX, CHIBRET, *Arch. d'opht.*, 1886. — ABADIE, *Arch. d'opht.*, 1888. — PANAS, eod. loc. — KNAPP, *Archiv. of opht.*, 1888. — GALEZOWSKI, FIEUZAL, MOTAIS, PROUFF, *Soc. franç. d'opht.*, 1888. — GAYET et SCHWEIGGER, *Congrès de Heidelberg*, 1888. — CRITCHETT, PRIDGIN TEATE, SNELL. *Brit. med. journ.*, août et sept. 1889. — DE WECKER, *Bull. med.*, août 1889.

Thèses de Paris. — 1850, NÉLATON (Concours). — 1853, RICHARD. — 1854, CARTON. — 1863, MAUDUY. — 1872, GROS. — 1873, BAUDRY. — 1874, GÉLY-GUINARD. — 1877, FORTRES, CUISINIER. — 1879, QUIOC, GAUPILLAT. — 1880, BERTHÉLEMY. — 1881, UHLMANN. — 1883, LÉVISTE, SAUVAGE, A. CLAIN. — 1886-87, RIVIÈRE, BETTREMIEUX. — 1887-88, PEIGNON, VION.

Thèses de Nancy. — 1877, STŒBER. — 1886, RENARD.

Définition. — D'une façon générale, on désigne sous le nom de cataracte l'opacification partielle ou totale du cristallin.

Division. — On divise habituellement les cataractes en trois groupes : 1° *cataracte vraie*, elle siège dans le cristallin lui-même, *cataracte lenti-culaire;* dans sa capsule, *cataracte capsulaire*, ou à la fois dans la lentille et la capsule, *cataracte capsulo-lenticulaire.*

2° *Cataracte fausse.* — Dans ce groupe se trouvent réunis tous les dépôts qui peuvent se former dans le champ de la pupille, mais qui n'ont aucun rapport avec le cristallin.

3° *Cataracte secondaire.* — Cette variété se développe après les opérations de cataractes, d'où son nom de *secondaire;* elle résulte de l'opacification de la cristalloïde.

Cette classification doit être abandonnée : les divers exsudats que l'on nom-mait jadis *cataracte fausse* ont une origine qui nous est bien connue aujour-d'hui, ils n'ont rien de commun avec les cataractes, ce groupe doit donc être éliminé ; quant aux cataractes secondaires, qu'elles se forment avant ou après une opération, elles n'en sont pas moins capsulaires.

Nous admettrons donc, d'après leur siège anatomique, trois variétés de cataracte : *lenticulaire, capsulaire, capsulo-lenticulaire.*

Fréquence suivant l'âge et le sexe. — Sur 500 malades atteints de cette affection, DE GRÆFE et WALKER ont trouvé 268 hommes et 232 femmes; SICHEL, sur 659 cataractés, trouve 302 hommes et 357 femmes. L'influence du sexe est donc très peu marquée. Le nombre des cataractes augmente avec celui des années, la vieillesse étant une des causes principales du développement des opacités.

Étiologie — Au point de vue étiologique, nous admettons avec ABADIE trois groupes distincts de cataractes.

1° *Des cataractes simples* ou *primitives*. — Elles résultent uniquement, dit cet auteur, d'altérations survenues dans la constitution des fibres du cristallin. 2° *Des cataractes consécutives* à d'autres lésions oculaires. 3° *Des cataractes* qui dépendent d'un état morbide de l'organe entier.

Les cataractes simples reconnaissent-elles uniquement pour cause la sclérose sénile du cristallin ? C'est là une hypothèse difficile à admettre, car alors, comment expliquer qu'elles ne soient pas en plus grand nombre, pourquoi ne se forment-elles pas simultanément dans les deux yeux ? Avec O. BECKER, nous pensons que le développement de la maladie est probablement lié à une affection générale ou à une lésion locale, qui l'une et l'autre ont passé jusqu'ici inaperçues.

L'influence exercée par les maladies des membranes ou des milieux de l'œil paraît bien mieux démontrée. Le développement de la cataracte est lié de la façon la plus intime aux changements qui peuvent survenir dans l'humeur aqueuse ; de plus, l'opacification du cristallin complique souvent les irido-choroïdites chroniques et le glaucome, les atrophies choroïdiennes (DUBARRY), le décollement de la rétine et la rétinite pigmentaire (IWANOFF).

Parmi les maladies générales que l'on considère comme favorisant la formation des opacifications, citons : les affections cardiaques (FURNEAUX-JORDAN), la goutte (ROSAS), les fièvres graves (TRÉLAT, PANAS). Enfin la cataracte constitue un accident assez fréquent chez les diabétiques. Sur 35 malades de ce genre atteints de lésions oculaires, GALEZOWSKI a trouvé 22 cas d'opacités cristalliniennes ; on a encore rencontré des cataractes chez les phosphaturiques, les albuminuriques (TESSIER, DOR).

Parmi les causes prédisposantes, l'hérédité invoquée par SAMSON et MAUNOIR a seule une action incontestable ; l'influence de certaines professions dans lesquelles les ouvriers travaillent à des températures élevées (forgerons, verriers), celles des climats chauds semblent beaucoup moins considérables.

Pathogénie. — Le développement des cataractes est intimement lié au mode de nutrition du cristallin. Or, les expériences de LEBER ont démontré que cette nutrition s'effectue par suite d'un échange exosmo-endosmotique entre le cristallin et l'humeur aqueuse. Cet échange se fait à travers la couche épithéliale qui tapisse la cristalloïde ; il nécessite l'intégrité absolue de l'épithélium et la composition normale de l'humeur aqueuse. Si par une cause quelconque une de ces conditions vient à changer, des troubles ne tardent pas à se produire. Nous avons vu, par exemple, une lésion minime de la cristalloïde occasionner la formation d'une cataracte traumatique. De même, si pour un motif quelconque la composition de l'humeur aqueuse varie, la nutrition n'étant plus normale, le cristallin s'opacifiera. Or, une foule de circonstances font varier la composition de l'humeur aqueuse ; la densité de ce liquide, en effet, est en rapport avec celle du sérum du sang ; dès lors, si la densité du sérum augmente, il en sera de même de celle de l'humeur aqueuse, ce qui suffira pour rendre l'osmo-exosmose impossible.

Telle serait la cause de la formation d'opacités chez les diabétiques, dont l'humeur aqueuse devient plus dense par suite des déperditions d'eau que subit l'économie (diabète insipide), ou de la présence de sucre (Stœber, Donders, Becker). Frerichs admet en outre le mélange de ce liquide avec l'acide lactique ; même fait se produit mécaniquement chez les cholériques, dont le sérum s'épaissit par suite des déperditions que subit l'organisme. C'est encore de la même façon qu'agiraient les sueurs profuses (de Wecker, Abadie). Ainsi s'expliquerait la fréquence de cataractes chez les forgerons, les verriers et autres artisans, qui ont souvent des sueurs considérables.

L'expérimentation a confirmé ici la théorie. Kunde, en injectant du chlorure de sodium dans les veines des grenouilles, de manière à augmenter la densité de leur sérum, a obtenu la formation d'opacifications.

Anatomie pathologique. — A. *Cataracte lenticulaire.* — Ch. Robin reconnaît dans ce groupe quatre variétés :

1° *Cataracte dure.* — Elle est caractérisée par la présence d'un noyau central extrêmement dur, dont la coloration varie : il peut être jaune-ambré, brun, noir vert. La cataracte sénile est le type de ce genre. Les opacifications débutent tantôt par le noyau, tantôt par les masses corticales de la lentille.

Le développement de la cataracte dure est toujours excessivement lent.

2° *Cataracte molle.* — L'opacification au début affecte dans ce cas la forme de stries, de lignes, dont le mode de distribution a donné naissance à différentes dénominations : *C. striée, C. étoilée, C. à trois branches, C. barrée, C. fenêtrée, C. déhiscente, C. pointillée,* etc.

La cataracte molle débute habituellement par les couches corticales ; arrivée à son développement complet, elle présente une teinte d'un blanc bleuâtre avec reflets chatoyants, et se développe d'ordinaire chez des sujets encore jeunes ; son évolution est rapide. Les cataractes traumatiques, ainsi que nous l'avons vu, affectent fréquemment cette forme ; il en est de même des cataractes diabétiques, et de celles qui sont sous la dépendance d'une lésion des membranes profondes de l'œil.

3° *Cataracte liquide.* — On a cru pendant longtemps ces cataractes formées par l'altération d'une couche liquide que l'on supposait exister à la face antérieure du cristallin (humeur de Morgagni). De là le nom de *Cat. morgagnienne* donné à l'affection. Nous savons aujourd'hui que ce liquide n'existe pas pendant la vie. L'humeur de Morgagni résulte de la dissociation, après la mort, des cellules qui constituent la couche de consistance gommeuse de la face antérieure du cristallin (Ch. Robin). La cataracte liquide, cystique ou morgagnienne, se forme par une destruction morbide analogue, avec production de gouttes graisseuses et de granulations solides. La présence de ces éléments explique la teinte laiteuse spéciale de ces cataractes.

4° *Cataracte pierreuse.* — La lésion consiste ici en dépôts de sels calcaires (phosphates de chaux en particulier) qui, d'après Ch. Robin, s'incrustent molécule à molécule dans les éléments du cristallin. La lentille est tantôt grisâtre, tantôt d'un blanc crayeux ; habituellement sa consistance est très considérable, quelquefois cependant la cataracte est friable, comme crayeuse, on la dirait constituée par du plâtre qui a mal pris.

B. *Cataracte capsulaire et capsulo-lenticulaire.* — D'après la dénomination de la cataracte capsulaire, on pourrait croire que les opacités siègent dans la capsule elle-même : or, il n'en est rien. C'est là un fait que MALGAIGNE a démontré le premier. Les recherches plus minutieuses des histologistes nous ont appris que la cristalloïde conserve dans tous les cas sa transparence. Les opacités toujours sous-jacentes résultent de la prolifération des cellules de la face antérieure du cristallin. Ces cataractes sont la plupart du temps secondaires, et se forment seulement lorsque le noyau est déjà complètement opaque. D'après ABADIE, il existerait cependant des cas dans lesquels l'altération est incontestablement primitive ; elle serait alors liée à un processus inflammatoire de l'iris ou de la région ciliaire. Ces dépôts se montrent sous forme de plaques blanchâtres occupant la région papillaire ; à l'éclairage oblique, leur coloration tranche nettement sur la teinte jaunâtre du noyau central. La cataracte est dite antérieure lorsque les opacités siègent sur la cristalloïde antérieure, postérieure dans le cas contraire : cette dernière est presque toujours capsulo-lenticulaire, et d'un diagnostic plus difficile que celui de la première variété.

Symptômes. — 1° *Troubles fonctionnels.* — Les sujets atteints de cataracte se plaignent d'une diminution croissante de l'acuité visuelle, les objets leur apparaissent comme à travers un brouillard qui s'épaissit de jour en jour. — 2° Ils aperçoivent souvent dans leur champ visuel des points noirs semblables à des mouches, à des fils. Ces points sont fixes, et se déplacent seulement avec l'œil du malade dont ils suivent exactement les mouvements ; ils résultent de l'obstacle apporté par les opacités au passage des rayons lumineux. De plus, lorsque le cataracté regarde une source de lumière (lampe, bougie, bec de gaz), la flamme lui paraît irisée. — 3° La vision des sujets atteints de cataracte présente de curieuses particularités, qui varient du reste suivant que les opacités se forment au centre ou à la périphérie. Si les opacités sont centrales, le malade distingue mieux les objets en les regardant obliquement ; de plus, son acuité visuelle augmente dans les lieux à demi obscurs et diminue lorsque la lumière est un peu vive ; ainsi la vue est meilleure le matin au petit jour et le soir au crépuscule que pendant la journée. L'explication de ces faits est simple ; l'iris est resté mobile, dans la demi-obscurité la pupille se dilate, et comme les parties périphériques de la lentille sont encore transparentes, les rayons lumineux arrivent facilement au fond de l'œil ; au grand jour au contraire, ou dans un lieu éclairé, la pupille devient punctiforme, les rayons lumineux qui traversent cet orifice sont arrêtés par les parties centrales du cristallin ; dès lors, pas de vision. Ces faits nous expliquent encore la démarche spéciale du malade ; le cataracté s'avance la tête penchée en avant, souvent il se fait un écran avec sa main placée devant ses yeux. Au contraire, le malade atteint de lésions profondes, celui que l'on appelait jadis amaurotique, marche la tête haute et les yeux grands ouverts comme pour recevoir le plus de rayons lumineux possible. Si les opacités occupent la périphérie, les phénomènes sont moins

marqués, et de plus absolument inverses. Ainsi le malade voit plus distinctement à la lumière que dans une demi-obscurité.

Examen à l'éclairage oblique. — A l'éclairage oblique « les opacités
apparaissent avec une grande netteté dans le champ pupillaire, sous forme
de taches plus ou moins régulièrement triangulaires, de couleur blanc
grisâtre, lorsqu'elles siègent dans la substance corticale antérieure, ou
au contraire gris jaunâtre, lorsqu'elles occupent la substance corticale postérieure » (A. SICHEL). Si la cataracte est complète, sa coloration varie, ainsi
que nous l'avons vu, avec les circonstances.

Examen avec le miroir de l'ophthalmoscope. — Si l'on éclaire le fond de
l'œil avec un miroir, la lumière renvoyée par la rétine illumine fortement
l'ouverture pupillaire, qui apparaît généralement comme un disque rouge.
Mais, par la pensée, interposez sur le trajet des rayons ainsi réfléchis des
points obscurs, ils arrêteront une partie des rayons et se projetteront sous
forme de taches plus ou moins foncées sur le bord du disque rouge. L'examen
au miroir permet ainsi de reconnaître exactement le nombre et la grandeur
des opacités. Pour ces recherches, le miroir plan est préférable au miroir
concave ; la lumière peu intense du premier, facilement arrêtée, décèle les
moindres taches. On pourra compléter cet examen par la recherche des
images de SAMSON et de PURKINJE.

Diagnostic différentiel. — Avec les méthodes que nous venons d'exposer,
il est généralement facile de diagnostiquer l'existence d'une cataracte, et de
la différencier d'avec les affections profondes de l'œil. Mais il ne suffit pas
de dire : il existe une cataracte ; il faut encore en établir la nature et savoir
si elle est simple ou compliquée.

La nature de la cataracte se reconnaît surtout par l'éclairage latéral. La
cataracte dure se présente généralement alors avec une teinte ambrée, d'autant plus intense que la consistance du noyau est plus grande ; lorsqu'il existe
encore des parties transparentes, l'éclairage oblique les décèle rapidement.
Les cataractes molles offrent une teinte blanc bleuâtre, avec des opacités
périphériques. Enfin les cataractes liquides ont un aspect laiteux bien caractéristique. Nous avons déjà indiqué toutes ces nuances, nous ne nous y
arrêterons pas plus longtemps.

Au point de vue du pronostic et des indications opératoires, il est surtout
nécessaire de savoir si la cataracte est simple ou compliquée. Il faut ici procéder avec ordre et méthode. Tout d'abord, on examinera l'état de la cornée
et de l'iris. Les altérations de cette dernière : changement de coloration,
immobilité de la pupille, existence de synéchies antérieures ou postérieures,
sont autant d'indices précieux. Ce premier examen terminé, on doit interroger avec soin le malade, s'informer de l'espace de temps qui s'est écoulé
depuis l'apparition des accidents dont on constate les vestiges, demander
dans quelles circonstances et comment ils ont apparu, s'ils ont été précédés
ou accompagnés de douleurs, etc. Le chirurgien examinera alors la consistance du globe oculaire du malade, en pressant doucement et alternativement sur chacun des deux yeux. Si ces deux organes étaient atteints, il pren-
drait pour terme de comparaison la consistance fournie par l'œil d'un sujet

sain. Tout changement dans la tonalité du globe oculaire doit faire songer à une lésion des membranes profondes

Pour nous renseigner sur l'état de ces membranes, il faut, dit Abadie, examiner successivement : 1° l'état de la perception lumineuse ; 2° l'étendue du champ visuel ; 3° la faculté de projection de la rétine.

Quelle que soit l'existence de la cataracte, lorsqu'il n'existe pas de complication intra-oculaire, le malade doit pouvoir distinguer la lumière d'une lampe placée à trois ou quatre mètres, et même accuser les variations d'intensité de l'éclairage, que produit à volonté l'observateur en baissant la mèche de la lampe ou en masquant la lumière.

L'exploration du champ visuel se fait à l'aide d'une bougie que l'on promène dans toutes les directions autour de l'œil ; il faut que le malade puisse toujours indiquer la position de la flamme et le côté par lequel vient la lumière. Reste enfin la faculté de projection de la rétine sur laquelle nous renseigneront les phosphènes.

Pronostic. — Abandonnée à elle-même, la cataracte est une affection qui entraîne fatalement la cécité. Mais hâtons-nous d'ajouter que les méthodes de traitement dont nous disposons modifient très heureusement la gravité du pronostic. Les résultats de l'intervention chirurgicale varieront bien entendu avec la nature même de la lésion. De toutes les variétés, la cataracte complètement dure, simple, sénile, est celle qui guérit le plus facilement. Dans quelle proportion ? Il est bien difficile de donner des chiffres, car ainsi que le fait remarquer Warlomont, la plupart des statistiques des oculistes sont des réclames mal déguisées où la sincérité fait trop souvent défaut, et il faut se défier des 97 et 98 p. 100 de succès que nous voyons publier à chaque instant. Sans rien préciser, nous nous bornerons à dire que la cataracte [donne de bons résultats opératoires. Il est loin d'en être de même malheureusement pour les cataractes liquides. Quant aux cataractes compliquées, le chirurgien n'est autorisé à intervenir que sur la demande formelle du malade, et après que ce dernier aura été prévenu des accidents auxquels il s'expose.

Traitement. — Nous nous bornerons aux indications générales de traitement, renvoyant le lecteur aux traités spéciaux ou aux ouvrages de médecine opératoire pour la description de l'opération elle-même.

Tout d'abord, on doit bien savoir qu'il n'existe aucun traitement interne, aucun moyen pharmaceutique, aucun baume qui jouisse de la propriété de faire dissoudre les cataractes ou de les arrêter dans leur évolution. Il faut recourir à une intervention chirurgicale ; cependant le chirurgien devra surveiller de temps à autre son malade, lui faire porter des lunettes bleu cobalt; instiller de loin en loin quelques gouttes d'atropine de façon à améliorer la vision, etc. Les indications de l'opération comportent un certain nombre de questions.

1° *Quand doit-on opérer la cataracte ? Faut-il attendre qu'elle soit arrivée à maturité ou autrement dit soit complète ?* Évidemment il est plus facile d'opérer lorsque cette dernière condition est remplie; mais avant que la cataracte soit complète, il se passe souvent un temps fort long pendant lequel le malade est dans une situation précaire, surtout s'il a besoin de pourvoir à sa subsistance par son travail. Aussi vaut-il mieux prendre pour règle de conduite d'opérer dès que la lésion entraîne une diminution de l'acuité visuelle incompatible avec les nécessités de la vie ; il n'y a du reste aucun inconvénient à agir de la sorte, si l'on prend la précaution d'enlever avec soin les masses corticales.

2° *La cataracte est unilatérale, l'œil du côté opposé est sain, faut-il opérer?* Avec DE GRÆFE et la plupart des auteurs, nous croyons que dans ce cas on doit opérer. Si l'œil du côté opposé est absolument sain, l'opération aura pour résultat de rétablir la vision binoculaire et d'agrandir le champ visuel ; s'il est malade, on ne peut attendre pour intervenir que le sujet soit complètement aveugle.

3° *Doit-on opérer les deux à la fois?* Les avis sont partagés. Cependant nous croyons, avec la majorité des chirurgiens, qu'il vaut mieux commencer par opérer un seul œil. Si malgré les précautions prises, il survenait des accidents, on aurait la ressource d'opérer ultérieurement le second œil.

2° LUXATION SPONTANÉE

Bibliographie. — J. SICHEL, *Ann. d'ocul.*, 1847, t. XVIII, p. 127. — QUAGLINI, *Giorn. d'ottalm. ital.*, 1860. — HORING, *Réduction d'une lux.*, *Ann. d'ocul.*, t. LXII, 1869. — DUVAL, Thèse de Paris, 1874. — MAUREL, *Bull. de thérap.*, 1878. — BELLOUARD, *Arch. d'opht.*, 1881. — HASSNER, *Wien. med. Woch.*, 1882.

Spontanées ou traumatiques, les luxations du cristallin présentent les mêmes symptômes et réclament un traitement semblable. Pour éviter des répétitions inutiles, nous nous bornerons à établir les causes de cette affection, et à en discuter la pathogénie.

Étiologie. Pathogénie. — Dans les conditions normales, le cristallin est solidement maintenu dans sa position par la zone de Zinn qui lui forme une sorte de ligament suspenseur, et aussi par les adhérences intimes qui existent entre cette lentille et l'humeur vitrée. Toute cause qui modifiera ces rapports normaux sera susceptible d'entraîner une luxation ; ainsi agissent les ruptures de la zone. Ces dernières se produisent mécaniquement, ou reconnaissent pour origine un état pathologique de cette membrane. On observe les ruptures mécaniques dans la myopie progressive et dans quelques cas de staphylome de la région ciliaire. Les ruptures pathologiques sont généralement liées à des altérations du corps vitré (synchisis étincelant) ; d'après BELLOUARD, elles pourraient résulter aussi d'un état morbide du tractus uvéal et de l'appareil choroïdien. Sur les yeux atteints de semblable lésion, le moindre traumatisme hâtera la luxation.

3° LÉSIONS CONGÉNITALES. — CATARACTES CONGÉNITALES

Bibliographie. — HUTCHINSON, *Opht. Hosp. Report*, 1869. — J. CHAUVEL, *Arch. gén. de méd.*, t. Ier, 1874. — CRITCHETT, *Ann. d'ocul.*, 1875. — DOR, *Lyon médic.*, 1880. Thèses de Paris. — 1858, MORAUD. — 1867, RUCK. — 1873, DENIS. — 1874, DURAND.

On rencontre parfois chez les tout jeunes enfants, des opacités partielles ou totales du cristallin; elles ont reçu le nom de cataractes congénitales et présentent diverses variétés, on étudie en général les trois suivantes :

1° *Cataracte zonulaire, stratifiée, périnucléaire.* — Cette variété de cataracte est caractérisée par la présence d'une opacité centrale circulaire. Mais tandis que dans la cataracte nucléaire, l'opacité va en augmentant de la périphérie au centre, ici c'est absolument le contraire ; le noyau central conserve sa transparence, et les parties opaques forment autour de lui un cercle complet. — *Cataracte périnucléaire.* — Généralement bi-latérale, la cataracte zonulaire s'accroît pendant les premières années de la vie et reste ensuite absolument stationnaire. La vision, considérablement gênée, est meilleure dans une demi-obscurité qu'au grand jour.

Lorsqu'elle reste stationnaire, cette cataracte doit être respectée; pour améliorer la vision, on pourrait toutefois tenter une iridectomie. Si la maladie a de la tendance à progresser, ce que dénote la présence de stries rayonnées dans l'épaisseur du cristallin, la discission ou l'extraction sera indiquée.

Cataracte polaire, antérieure, postérieure. — Ces formes sont caractérisées par la présence d'opacités qui occupent l'un des pôles du cristallin. La cataracte polaire antérieure fait parfois une saillie très appréciable dans la chambre antérieure, elle prend alors le nom de *cataracte pyramidale.* Cette variété se complique souvent de la présence d'opacités ou de cicatrices sur la cornée : on doit la considérer comme le résultat d'une inflammation de cette membrane avec ou sans perforation.

Ces opacités ne déterminent pas en général une gêne suffisante pour nécessiter une opération.

3° *Cataracte molle complète.* — Le cristallin, complètement opaque dans ce dernier cas, présente un aspect gris-bleuâtre, la vision est impossible. Il faut alors intervenir au plus tôt; la discission est généralement le procédé recommandé.

§ 3. — Maladies du corps vitré.

1° OPACITÉS DU CORPS VITRÉ. — MOUCHES VOLANTES

Bibliographie. — J. SICHEL, *Gaz. des Hôp.*, 1862. — PAGENSTECHER, *Centralb. für die med. Wissenschaft*, 1869. — CARNUS, Thèse de Paris, 1874, *Trait. par les courants continus.* — F. PONCET, *Ann. d'ocul.*, 1873.

Il existe deux variétés bien distinctes de mouches volantes : les unes subjectives, les autres objectives. Les premières tiennent habituellement à une fatigue de l'accommodation, elles sont absolument invisibles à l'ophthalmoscope et leur étude ne saurait nous arrêter; les secondes, parfaitement appréciables, nous occuperont seules.

Symptômes. — L'examen direct de l'œil au simple miroir permet de reconnaître dans le corps vitré la présence de corps floconneux grisâtres ou noirâtres, qui se déplacent avec la plus grande facilité sous l'influence des mouvements du globe oculaire lui-même. Le nombre de ces flocons est très variable dans certaines formes de rétinite spécifique, nous avons vu qu'ils tourbillonnaient parfois comme des flocons de poussière soulevés par le vent. Ils peuvent être en quantité assez grande pour que l'examen du fond de l'œil soit rendu difficile ; la papille apparaît alors rougeâtre, nuageuse, on dirait qu'elle est vue à travers un brouillard.

Les troubles fonctionnels occasionnés par la présence de ces corps dépendent de leur nombre. Lorsqu'ils sont très abondants, la vision distincte est gênée, presque impossible ; lorsque, au contraire, leur nombre est restreint, ils constituent une affection agaçante plutôt qu'une véritable infirmité. Toutes les fois que le malade veut fixer un objet, il voit dans son champ visuel, un ou plusieurs points noirs (*mouches volantes*). Ce phénomène, surtout appréciable lorsque la vue se porte sur des surfaces blanches, est connu sous le nom de *myodésopsie* ou *myédésopsie*. Le sujet apprend à se débarrasser momentanément de ces mouches en imprimant divers mouvements au globe oculaire, mais elles ne tardent pas à se montrer de nouveau.

Pronostic. Étiologie. — Les opacités du corps vitré sont habituellement une conséquence ou un symptôme d'une affection inflammatoire des membranes profondes. On les rencontre souvent chez les myopes atteints de scléro-choroïdite ; nous avons vu qu'elles étaient fréquentes dans les diverses rétinites, à la suite des hémorrhagies choroïdiennes ou rétiniennes. Aussi leur pronostic est-il des plus variables suivant l'origine. Chez les myopes en particulier, leur apparition est toujours d'un fâcheux augure ; elle dénote une sur-activité nouvelle survenue dans le processus morbide ; souvent même les mouches volantes sont le signe précurseur d'un ramollissement du corps vitré ou d'un décollement de la rétine.

Traitement. — La thérapeutique est absolument subordonnée à la cause qui a donné naissance aux opacités ; suivant les cas, on aura donc recours aux révulsifs ou aux mercuriaux. Il faut corriger avec soin la réfraction, et conseiller au malade d'éviter les travaux prolongés.

2° RAMOLLISSEMENT DU CORPS VITRÉ — SYNCHISIS SIMPLE ET SYNCHISIS ÉTINCELANT

Bibliographie. — *Synchisis étincelant.* — DESMARRES, *Ann. d'ocul.*, 1845. — BOUISSON, *Comptes rendus Ac. des sc.*, t. XXV, 1847. — BLASIUS, *Deutsche Kl.*, 1849. — GROS, *Ann. d'ocul.*, 1857. — F. PONCET, *Ann. d'ocul.*, 1876. — CHAMBÉ, Thèse de Paris, 1876.

Le ramollissement du corps vitré (synchisis simple), phénomène physiologique chez les vieillards, se montre parfois à l'état pathologique chez les sujets jeunes. Presque toujours, les causes qui favorisent son développement sont celles que nous venons d'indiquer pour expliquer la présence des corps flottants ; la rapidité plus ou moins grande avec laquelle se déplacent ces corps est du reste un des seuls symptômes qui nous permettent d'apprécier la diminution de consistance de l'humeur vitrée.

Parfois, au lieu des points noirâtres que nous avons signalés dans le chapitre précédent, l'examen à l'ophthalmoscope permet de découvrir dans le corps vitré une multitude de paillettes brillantes, se déplaçant avec une grande rapidité. « On ne saurait mieux se faire une idée de cette curieuse affection qu'en se rappelant l'aspect d'une bouteille d'eau-de-vie de Dantzig que l'on vient d'agiter » (A. Sichel). Cette singulière maladie a été désignée sous le nom de *Spinthéropie* (Sichel). Desmarres (père) lui a donné le nom de *Synchisis étincelant*, qualification restée depuis classique.

Poncet (de Cluny), ayant eu l'occasion d'examiner un cas de ce genre et d'en faire l'autopsie, a reconnu que ces corps étaient formés par des cristaux de cholestérine et de thyrosine ; il existait aussi des cristaux plus volumineux de phosphate de chaux déposés à la surface de cellules en voie de prolifération.

3° ÉPANCHEMENTS DE SANG DANS LE CORPS VITRÉ

Les épanchements sanguins intra-oculaires ne sont pas rares, très souvent les corps étrangers observés dans le corps vitré n'ont pas d'autre origine. Ces épanchements affectent différentes formes : tantôt ils se produisent en nappe et siègent non pas dans le corps vitré, mais entre cette humeur et la rétine ; dans d'autres cas, l'hémorrhagie est plus brusque, la membrane hyaloïde est déchirée et le sang s'écoule dans l'humeur vitrée elle-même où il forme de gros flocons brunâtres. Enfin quelquefois l'hémorrhagie se fait d'une façon fort curieuse : le sang collecté repousse la membrane limitante avec l'hyaloïde, et s'encapuchonne en formant un petit sac retenu par un pédicule analogue au mésentère (*hémorrhagie sacciforme de* Sichel). Les troubles fonctionnels occasionnés par ces accidents dépendent de la quantité de sang répandu et de la forme de l'épanchement. En général, ces épanchements se résorbent avec assez de facilité, cependant ils constituent toujours un symptôme grave ; ils dénotent en effet l'existence de lésions sérieuses du côté des parois des vaisseaux, et récidivent fréquemment. Le traitement applicable à ces divers accidents est celui des hémorrhagies rétiniennes.

CHAPITRE IX

ANOMALIES DE LA RÉFRACTION
AFFECTIONS DES MUSCLES MOTEURS DU GLOBE DE L'ŒIL

§ 1er. — Anomalies de la réfraction.

Bibliographie. — Giraud-Teulon, *Phys. et path. de la vision binoculaire,* Paris, 1861. — *De l'œil. Notions élém.,* etc., 1867. — Helmholtz, *Optique Physiol.,* traduct. Javal, 1867. — Meyer, *Réfrac. et accommodation,* 1869. — Perrin (Maurice),

Traité pratique d'opht. et d'optométrie, 1872. — LANDOLT, *Leçons sur le diagn. des mal. des yeux*, 1877. — ARMAIGNAC, *Ophthalmoscopie et optométrie*, 1878. — SOUS, *Traité d'optique*, 1881. — MASSELON, *Examen fonctionnel de l'œil*, 1882. — CHAUVEL, *Précis théor. et pratique de l'examen de l'œil*, 1883. — LAGRANGE, *Leçons sur les anomalies de la réfraction et de l'accommodation*, 1890. — Voyez aussi les Traités des *Maladies des yeux*.

Nous supposerons connues les notions élémentaires de physiologie et de physique optique indispensables à l'intelligence des anomalies de la réfraction. Dans l'œil emmétrope, les rayons lumineux parallèles, c'est-à-dire

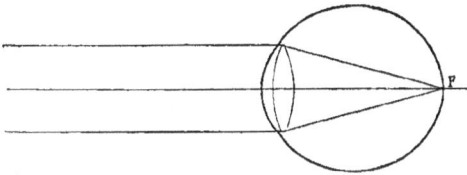

Fig. 70. — Œil emmétrope. — Les rayons lumineux parallèles font leur foyer sur la rétine en F.

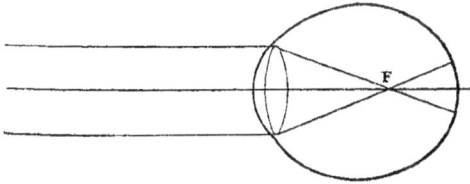

Fig. 71. — Œil myope. — Trop long ou trop réfringent. Les rayons lumineux parallèles centrés en F produisent sur la rétine des cercles de diffusion.

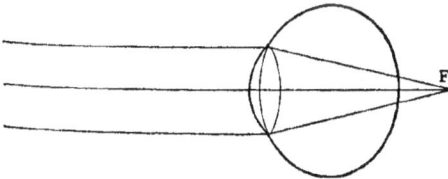

Fig. 72. — Œil hypermétrope trop court ou pas assez réfringent. Les rayons lumineux parallèles rencontrent la rétine avant leur foyer.

venus de l'infini, font leur foyer sur la rétine. Si l'œil est trop long, ou, ce qui revient au même, les milieux trop réfringents, le foyer de ces rayons parallèles se fait en avant de la rétine qui ne perçoit que des images diffuses. Cet état amétropique porte le nom de *Myopie*. Si l'œil est trop court, ou si les milieux sont trop peu réfringents, les rayons parallèles vont faire leur foyer au delà de la rétine, qui percevra encore une image confuse. Ce vice de réfraction, inverse du précédent, porte le nom d'*Hypermétropie*. En jetant un coup d'œil sur les figures 70, 71, 72, on se rendra compte de ces définitions.

Enfin, s'il y a inégalité du pouvoir réfringent entre divers méridiens du globe oculaire, si par exemple le vertical est plus réfringent que l'horizontal, l'un d'eux fera son foyer sur la rétine, tandis que l'autre le fera en deçà ou au delà. Ce défaut de convergence de tous les rayons en un même point, cause de confusion des images, porte le nom d'*astigmatisme* (α privatif, στιγμα, point) ; il existe donc trois états amétropiques ou vices de réfraction : la myopie, l'hypermétropie, l'astigmatisme.

1° MYOPIE

Étiologie. — Si beaucoup de myopies sont héréditaires, il en est qui sont acquises ; le nombre des myopies aggravées par le fait du travail est considérable, ainsi que le prouve la proportion croissante de la myopie à mesure qu'on se rapproche de la fin des études. Les efforts de convergence nécessaires pour la vision de près ne sont pas indifférents à sa production, parce qu'ils tendent à allonger l'axe antéro-postérieur de l'œil. La myopie tient assez fréquemment, surtout lorsqu'elle est très prononcée, à une altération de l'œil lui-même, et elle est presque toujours liée au staphylome postérieur ou excavation péri-papillaire. D'ailleurs les lésions souvent inappréciables ou bornées à une pigmentation insuffisante acquièrent dans la myopie progressive une gravité exceptionnelle ; la choroïdite atrophique en est quelquefois la conséquence.

Symptômes. — Le myope voit mal ou pas du tout de loin, tandis qu'il voit beaucoup mieux de près. La vision de loin est sensiblement améliorée par l'interposition entre l'œil et l'objet d'un trou sténopéique ou d'un verre concave. Le myope réalise instinctivement la première de ces dispositions en clignant des yeux (μυειν, cligner). L'œil myope est plus long que l'emmétrope ; ses pupilles sont généralement dilatées.

D'après la définition même, le myope ne voit pas à l'infini, et l'on donne le nom de *punctum remotum* au point le plus éloigné qui soit perçu nettement. Les rayons divergents émanés de ce point font leur foyer sur la rétine elle-même, et c'est pour cela qu'ils sont perçus. Plus un individu est myope, plus le punctum remotum est rapproché de l'œil. La myopie progressive procède par poussées successives, congestives et douloureuses, du côté des membranes de l'œil et des annexes ; les yeux rouges, sensibles, tendus, « semblent trop gros pour l'orbite », il y a de plus des mouches volantes et l'acuité visuelle baisse dans une proportion notable, surtout pour les parties périphériques.

Tous les myopes sont sujets à une affection qui porte le nom d'asthénopie musculaire par insuffisance des muscles droits internes, et d'où résulte le strabisme divergent. Cette altération tient à la fatigue qu'éprouvent de bonne heure les muscles de la convergence mis en action dans la fixation des objets rapprochés. Contrairement à un préjugé assez accrédité, les yeux myopes sont mauvais ; des recherches de Giraud-Teulon, il résulte en effet que l'acuité visuelle du myope est souvent inférieure à la normale pour les faibles numéros de la myopie, 1, 2, 3 dioptries, et que l'acuité normale devient l'exception pour les myopies fortes, 5, 6, 7, 8 dioptries ; dans ce dernier cas beaucoup de ces amétropes n'ont même plus l'acuité visuelle égale à $\frac{1}{2}$.

On mesure le degré d'amétropie au moyen des dioptries. On dit qu'une myopie est de $\frac{1}{2}$, 2, 5, 10 dioptries, etc. Pour comprendre la signification de ces termes, nous devons expliquer ce qu'est une dioptrie.

On a représenté par l'unité la valeur réfringente d'une lentille d'un mètre de longueur focale, et on lui a donné le nom de dioptrie. La longueur focale d'une lentille de 1 dioptrie étant d'un mètre, celle de la lentille de 2 dioptries est deux fois moindre, c'est-à-dire 0m,50 ; celle de 4 dioptries est de 0m,25 ; 8 D. = 0m,125, etc. Il par conséquent facile de trouver la longueur focale d'un chiffre quelconque de dioptries en divisant 100 centimètres ou 1 mètre par le nombre de dioptries. Ainsi, 5 dioptries $= \frac{100}{5} = 20$ centimètres de longueur focale. Nous verrons bientôt, à propos de la mesure de la myopie, l'importance de ces données. Si l'on veut passer du système des dioptries à celui des pouces, il suffit de diviser le chiffre 36 (unité des verres gradués en pouces) par le chiffre des dioptries et réciproquement. Exemple : 9 dioptries $= \frac{36}{9} = 4$ pouces, ou le n° 4 du commerce ; $=$ encore $\frac{100}{9} = 0^m,111$ de longueur focale. Inversement, un verre n° 12 correspond en dioptries à $\frac{36}{12} = 3$ dioptries, et sa longueur focale est $\frac{100}{3} = 0^m,333$. Le chiffre de dioptries de myopie compatible avec le service militaire est de 6 dioptries, à condition qu'après correction l'acuité soit supérieure à $\frac{1}{4}$ de l'œil droit, $\frac{1}{12}$ de l'œil gauche.

Diagnostic et mesure de la myopie. — La détermination et la mesure de la myopie sont deux opérations distinctes.

1° *Détermination.* — L'examen doit porter sur chaque œil séparément parce qu'il y a souvent des divergences entre l'un et l'autre (anisométropie). Pour déterminer la myopie, après s'être enquis des commémoratifs, on place le malade à 5 mètres devant une échelle métrique de SNELLEN, PERRIN, DE WECKER, MONOYER, et l'on a soin de faire fermer l'un des yeux avec la paume de la main. Généralement le malade ne peut pas lire les gros caractères, mais en le rapprochant du tableau, en plaçant devant son œil un trou sténopéique, une lentille biconcave de 2 dioptries, il y a une amélioration notable. A côté de ces moyens, bons dans la pratique, mais tous subjectifs, il en est un autre objectif qui consiste à examiner les vaisseaux du fond de l'œil avec le miroir ophthalmoscopique seul ; ceux-ci se déplacent en sens inverse de l'observateur.

2° *Mesure.* — La connaissance du punctum remotum du myope est très importante pour la mensuration de la myopie, parce que cette distance est égale à la longueur focale de la lentille biconvexe qui représente l'excès de réfringence de l'œil myope ; et comme pour annuler une lentille biconvexe il faut placer devant elle une lentille biconcave de même valeur, en connaissant la distance du punctum remotum on aura en centimètres la longueur focale de la lentille biconcave qui corrige la myopie, c'est-à-dire le nombre de dioptries de la myopie. Ainsi une personne commence à distinguer les caractères ordinaires d'imprimerie à 0m,50 ; son punctum remotum est à 0m,50 ; l'œil observé a en plus qu'un œil emmétrope une lentille convergente dont la longueur focale est de 0m,50. Pour l'annuler il faut placer devant l'œil du myope une lentille divergente ou biconcave de $0^m,50$ de longueur focale. Or $\frac{100}{50} = 2$ dioptries $= \frac{36}{2} = 18$ pouces. Cette personne a une myopie de 2 dioptries $= \frac{1}{18}$ dans l'ancien système, c'est-à-dire aura besoin d'un verre n° 18 du commerce.

On peut encore déterminer le punctum remotum du myope objectivement à l'aide du miroir ophthalmoscopique. A cet effet l'observateur mesure la distance qui sépare son œil de celui de l'observé, au moment où en se rapprochant il cesse de voir nettement l'image des vaisseaux du fond de l'œil. Cette longueur se compose de deux parties : 1° la distance de l'observateur à son punctum proximum ; 2° la distance de l'œil myope au point où se fait l'image extériorisée des vaisseaux, c'est-à-dire le punctum remotum du myope. En retranchant de la longueur totale connue le punctum proximum de l'observateur, déterminé à l'optomètre et par conséquent également connu, on a le punctum remotum de l'observé, c'est-à-dire, comme on l'a vu plus haut, la mesure de sa myopie. Si, par exemple, au moment où l'observateur en se rapprochant commence à voir les vaisseaux, la distance qui sépare son orbite de celui du malade est de $0^m,45$, il suffit de retrancher le punctum proximum du médecin, soit par exemple, $0^m,12$ pour avoir la distance cherchée $x = 0^m,45 - 0^m,12 = 0^m,33$. Or $\frac{100}{33} = 3$. Donc la myopie est de 3 dioptries $= \frac{36}{3} = 12$ pouces.

Ce moyen, excellent quand il s'agit d'expertises où l'on a besoin de mensurations objectives, peut être remplacé par la mensuration avec les divers optomètres, PERRIN, BADAL, PARENT, etc., ou par l'essai des verres. Ce dernier procédé, vulgairement employé, consiste à faire passer devant l'œil une série de verres concaves, jusqu'à ce que la vision au loin soit suffisante. Il faut éviter de prendre des verres trop forts qui fatiguent la vue. Les ophthalmoscopes à réfraction (LANDOLT, DE WECKER, PARENT, BADAL) permettent également en regardant à l'image droite et en faisant passer des verres successifs jusqu'à ce que les vaisseaux soient nettement visibles, de mesurer, avec une approximation suffisante, le degré de la myopie. Nous renvoyons aux traités spéciaux pour de plus amples détails.

Enfin, quand la myopie se complique d'insuffisance des droits internes, l'emploi de verres prismatiques à base tournée en dedans rendra de grands services.

2° HYPERMÉTROPIE

On a vu que l'œil hypermétrope pouvait être considéré comme un œil trop court ou pas assez réfringent ; les rayons parallèles venus de l'infini font leur foyer principal au delà de la rétine qui ne reçoit que des images confuses. Si la rétine est éclairée, les rayons lumineux qui en émanent, venant d'un point situé entre le foyer principal et la lentille, sortent en divergeant. Puisque par définition l'œil hypermétrope n'est pas assez réfringent, on conçoit que pour le ramener à l'emmétropie, il faudrait lui ajouter une certaine quantité de réfraction, une certain nombre d'unités réfringentes, de dioptries en un mot. On dit alors que l'œil a une hypermétropie de n dioptries. Les choses se passent ainsi dans la réfraction statique, dans l'œil atropinisé, par exemple ; mais il existe dans l'œil une puissance qui permet de mettre au point la chambre claire, de remédier au défaut de réfringence statique ; c'est l'accommodation. Le muscle ciliaire, en aplatissant le cristallin, ajoute de la réfringence et permet à l'emmétrope de voir depuis l'infini jusqu'à $0^m,10$; c'est-à-dire qu'à vingt ans l'œil a 10 dioptries d'accommodation, $0^m,10$ représentant la longueur focale de la lentille de 10 dioptries $\left(\frac{100}{10}=10\right)$. L'œil hypermétrope utilise pour augmenter sa réfringence cette réserve facultative, et il ajoute à sa réfraction statique la quantité de dioptries nécessaire pour voir à l'infini et en deçà. Ainsi les hypermétropes encore jeunes corrigent eux-mêmes instinctivement leur infirmité. Dans ce cas l'hypermétropie est latente. Malheureusement ce pouvoir d'accommodation s'use, baisse avec l'âge, l'excès de travail, etc., et, après avoir employé toute sa réserve, l'hypermétrope n'en a plus assez pour corriger la réfraction statique qui persiste ; alors l'hypermétropie devient manifeste. L'hypermétropie totale est la somme des hypermétropies latente et manifeste ; pour la mesurer il suffira de paralyser l'accommodation. Prenons un exemple : un malade âgé de quarante ans a besoin d'un verre convexe de 2 dioptries, pour lire son journal ; il a une hypermétropie manifeste de 4 dioptries, mais il a utilisé en outre toute la puissance réfringente facultative dont il dispose qui sera seulement de 8 dioptries, et qui mesure l'hypermétropie latente. En additionnant ces deux quantités on a 12 dioptries, l'hypermétropie totale de ce malade.

Symptômes. — La maladie, essentiellement congénitale, tient dans la majorité des cas au raccourcissement du diamètre antéro-postérieur. Plus rarement les milieux n'ont pas une réfringence suffisante, comme dans l'absence du cristallin (aphakie) congénitale ou acquise. En faisant regarder un hypermétrope en dedans, on peut voir en dehors l'insertion du tendon du droit externe. Dans les degrés légers d'hypermétropie, la vision encore bonne de loin laisse à désirer pour les distances rapprochées, parce que le malade ne peut pas s'appliquer d'une façon continue. Malgré ses efforts, toute application prolongée produit une sensation pénible de fatigue et de tension intra-oculaire ; il se plaint même de maux de tête, de douleurs péri-orbitaires, et après des essais infructueux, il est obligé de cesser son travail. Ces efforts aboutissent de bonne heure au strabisme convergent et à l'asthénopie accommodative. Dans les degrés élevés d'hypermétropie, l'accommodation est impuissante à pallier le vice de réfraction ; l'hypermétropie manifeste est plus grande, le malade ne voit bien ni de près ni de loin. A la longue l'hypermétropie produit une congestion habituelle des membranes profondes et des conjonctives, une diminution sensible de l'acuité visuelle.

Détermination et mesure de l'hypermétropie. — Les commémoratifs, la difficulté de voir nettement de près et de faire un travail prolongé sans éprouver de la douleur péri-orbitaire, du larmoiement, mettent sur la voie. Placez le sujet à 5 mètres d'une échelle métrique pour l'acuité, et faisant fermer l'un des yeux, déterminez son acuité. L'hypermétropie est-elle forte, la personne ne voit pas distinctement les gros caractères; est-elle légère, les caractères pourront être lus et on peut trouver une acuité égale à 1/2, 1/4 et même à l'unité. A la distance de vision attentive, l'hypermétrope peut lire; mais au bout d'une seconde l'hésitation commence, la lecture se ralentit, le malade se frotte l'œil et finalement lit très mal. C'est un signe caractéristique. L'interposition d'un trou sténopéique ou d'un verre convexe (2 D.) devant l'œil de l'observé placé à 5 mètres de l'échelle métrique améliore notablement l'acuité, ce qui indique un état a ⊟ étropique et hypermétropique. Outre ces moyens subjectifs on peut encore s'assurer objectivement qu'un individu est hypermétrope, avec le miroir seul. L'image virtuelle des vaisseaux de la rétine se déplace dans le même sens que l'observateur.

La mesure de l'hypermétropie varie suivant qu'on désire obtenir l'hypermétropie totale ou seulement manifeste. Si l'on veut mesurer la première, le meilleur est de paralyser l'accommodation au moyen de l'atropine, et de faire passer successivement les verres convexes sériés jusqu'à ce que la vision de loin et de près soit suffisante pour permettre le travail; il ne suffit pas de donner à l'hypermétrope des verres pour la vision éloignée, il en faut également ment pour la vision rapprochée. Le numéro du verre indiquera le degré d'hypermétropie. Veut-on mesurer l'hypermétropie manifeste? on se sert du même procédé, sans avoir paralysé l'accommodation. L'emploi des optomètres est précieux parce qu'il permet de mesurer l'hypermétropie totale et l'amplitude de l'accommodation. Enfin on a encore recours à l'ophthalmoscope à réfraction, qui sert à mesurer avec une approximation d'une demidioptrie le degré d'hypermétropie. A cet effet, on regarde l'image droite des vaisseaux et l'on fait passer devant l'œil des verres concaves gradués jusqu'à ce que le double contour des artères ne soit plus visible. Le numéro qui a été nécessaire mesure l'hypermétropie.

Traitement. — L'emploi des verres convexes guérit ce vice de réfraction et relâche l'accommodation, aussi les hypermétropes, dès le jeune âge, doivent-ils porter des lunettes convenablement choisies; le numéro le plus fort qui permet de voir nettement à la distance de vision attentive sera le meilleur. Mais, contrairement à ce qui arrive pour la myopie, l'hypermétrope est obligé de changer ses verres à mesure qu'il avance dans la vie, parce que son pouvoir accommodateur diminue.

3° ASTIGMATISME

Ce vice de réfraction tient à une différence de courbure des méridiens de la cornée; il est régulier quand la différence porte sur deux méridiens perpendiculaires l'un à l'autre, le vertical et l'horizontal par exemple, tandis qu'il est irrégulier lorsque cette disposition fait défaut, ou qu'il y a en même temps des inégalités de réfringence des autres milieux de l'œil, le cristallin entre autres. D'après HELMHOLTZ, l'œil normal est légèrement astigmate, et tous les états amétropiques s'accompagnent d'un léger degré d'astigmatisme; de là les noms d'astigmatisme simple, myopique, hypermétropique. L'un des méridiens étant emmétrope, l'autre peut être myope ou hypermétrope ; de même les deux méridiens, tout en étant myopes ou hypermétropes, peuvent l'être inégalement. Sans entrer dans les détails techniques qui sont nécessaires pour comprendre la marche des rayons lumineux dans l'œil astigmate, nous dirons qu'un œil ainsi constitué ne donne pas d'images nettes, parce que si l'un des méridiens forme sur la rétine un foyer, l'autre méridien plus ou moins réfringent donne une image diffuse. L'étude physiologique et optique de l'œil astigmate montre que « ce sont les lignes perpendiculaires au méridien qui n'a pas son foyer sur la rétine qui ne sont pas vues nettement ».

L'astigmatisme gêne notablement la vision, et dans les degrés un peu élevés l'empêche presque complètement ; les lettres, à une certaine distance, sont confuses et le malade ne voit bien que celles qui correspondent à un diamètre dont il se sert le plus souvent. Ainsi telle personne voit mieux les lignes horizontales ; telle autre les lignes verticales. Il suffit de placer l'observé en face du cadran d'une horloge dont les heures sont réunies par leurs diamètres correspondants pour savoir : 1° si l'œil est astigmate ; 2° quel est le sens, ou mieux l'inclinaison du méridien astigmate. Ainsi un œil distingue mieux la ligne qui correspond à onze heures et à cinq heures et moins bien celle qui réunit deux heures à huit heures. Cette seule épreuve donne l'inclinaison du méridien astigmate, facile à calculer en degrés. Mais pour mesurer l'astigmatisme, il faut quelque chose de plus, c'est mesurer la différence de réfringence entre les deux méridiens considérés. On peut y arriver par tâtonnement de la façon suivante : on place devant une échelle métrique le malade dont on a déterminé le méridien astigmate. Supposons que les lignes horizontales soient mal vues ; cela tient à une imperfection du méridien vertical. On met donc le malade à la même distance du cadran horaire, en ayant soin d'adapter à son œil une fente sténopéique verticale, il voit mal. On fait alors passer devant l'œil une série de verres convexes ou concaves jusqu'à ce que les lignes horizontales soient vues nettement. Le numéro du verre obtenu indique la différence de courbure des deux méridiens ; il indique par conséquent la quantité de réfraction qu'il faudra ajouter ou retirer au méridien vertical pour le rendre égal à l'autre. Or, il y a un moyen pratique de faire cette addition et cette soustraction en respectant les autres méridiens, c'est d'adapter à une monture un verre cylindrique (appartenant à la section d'un cylindre), en ayant soin que l'axe corresponde au méridien qui reste fixe, et la courbure au méridien à corriger. Dans le cas présent, l'axe des verres serait horizontal.

Il y a d'autres moyens de reconnaître et de mesurer l'astigmatisme ; ainsi, examinée à l'image droite, la papille est allongée dans un sens ; à l'image renversée, elle est allongée dans le diamètre inverse. A l'aide des optomètres on peut également reconnaître l'astigmatisme, l'inclinaison des méridiens et la valeur dioptrique de l'astigmatisme. On remplace à cet effet les cadrans à lettres par des tambours portant des lignes horizontales, ou un cadran horaire. Après avoir déterminé l'inclinaison de l'axe du méridien astigmate, on cherche, au moyen de la vis mobile, combien de dioptries convexes ou

concaves il faut ajouter pour voir nettement les lignes qui étaient vues con-
fusément. Que l'œil soit myope ou hypermétrope, on procède de la même
façon que pour l'astigmate simple. Il y a deux méridiens qui tous deux sont
trop convergents ou pas assez, ce qui ne les empêche pas de l'être inégalement. Dans ce cas, on les ramène à l'égalité au moyen des verres cylindriques.

4° ANOMALIES DE L'ACCOMMODATION

L'accommodation ou réfraction dynamique, réalisée par l'action du muscle
ciliaire sur le cristallin, donne à l'œil le pouvoir de se mettre au point pour
une distance quelconque entre l'infini et le punctum proximum. Cette puissance est susceptible de s'altérer de diverses manières : 1° elle s'affaiblit avec
l'âge, et cette altération engendre ce qu'on appelle la presbytie ou pres-
byopie ; 2° elle peut être paralysée complètement ; 3° le muscle ciliaire peut
être contracturé d'une façon spasmodique (spasme de l'accommodation).

1° *Presbytie.* — Tout homme à vingt ans dispose de 10 dioptries d'accommodation ; avec l'âge cette quantité diminue, ce qui tient à ce que le muscle
ciliaire est moins fort, les milieux moins parfaits. A un moment donné, de
quarante à cinquante ans, quelquefois plus tôt, l'œil n'a pas la force de produire assez de convergence pour la vision rapprochée. Voilà pourquoi le
presbyte ne voit pas de près, éloigne le livre, ou encore interpose entre le
livre et son œil une lumière qui accroît l'intensité lumineuse. Cette affection
augmente insensiblement et constamment ; il suffit pour y remédier de prescrire au presbyte des verres convexes qui lui permettent de voir de près, et
de changer ces verres tous les deux ou trois ans, à mesure qu'ils sont insuffisants.

Il ne faut pas confondre cette affection, d'ordre dynamique, avec l'hypermétropie, d'ordre statique, bien qu'elles soient améliorées toutes deux par
les verres convexes. L'hypermétrope comme le myope devient presbyte, et
quand l'hypermétrope devient presbyte, l'hypermétropie manifeste augmente
peu à peu.

2° *Paralysie. Parésie de l'accommodation.* — Dans cette affection, la
pupille est agrandie (mydriase) par le fait de la paralysie du muscle ciliaire,
et elle est de plus immobile. L'œil ainsi privé d'accommodation se trouve
transformé en une chambre claire, et ne voit bien qu'à l'infini s'il est emmétrope. Un autre symptôme de cette lésion est la polyopie produisant les
images multiples uni-oculaires. Avant d'arriver à la paralysie complète, l'œil
a dû faire de grands efforts pour s'adapter aux distances, ce qui explique
pourquoi la parésie ciliaire s'accompagne si souvent d'asthénopie accommodatrice.

Cette paralysie est généralement liée à une maladie nerveuse ou à un état
général : syphilis, rhumatisme, amblyopies toxiques, etc. Aussi le traitement
doit-il s'adresser à la cause plus qu'à ses effets ; on ne peut avec des verres
remplacer le pouvoir d'accommodation ; d'ailleurs l'acuité visuelle baisse
très rapidement dans ces conditions.

3° *Spasme de l'accommodation*. — Le spasme de l'accommodation est, comme nous l'avons dit, une complication fréquente de l'hypermétropie ; mais il existe spontanément chez certains malades et peut produire une myopie spasmodique, myopie à distance, par contraction des muscles. D'après certains auteurs, la myopie vraie débuterait par une crampe accommodatrice. Les personnes atteintes de spasme de l'accommodation ont du myosis, des douleurs, de la photophobie, de l'injection périkératique et conjonctivale, qui diminuent par le repos. Il suffit, dans certains cas, de prescrire le verre approprié pour faire disparaître ces symptômes ; l'emploi de l'atropine au début rend également des services ; enfin, il faut s'adresser à la cause même qui produit l'irritation des nerfs ciliaires.

§ 2. — Lésions des muscles moteurs du globe oculaire.

1ᵉ PARALYSIES DES MUSCLES DE L'ŒIL. — STRABISME PARALYTIQUE

Bibliographie. — DESMARRES (fils), Thèse de Montpellier, 1864. — DE GRÆFE, Berlin, 1867, Paris, 1870, trad. A. SICHEL. — BOILAND, Thèse de Paris 1872. — GIRAUD-TEULON, *Trait. par les courants continus*, Soc. de chir., 1872 ; *Attitude caract. des paralysies*, Ann. d'ocul., 1874. — PANAS, *Leçons sur le strab., les paralysies*, etc., 1874. — CAMUSET, Gaz. des Hôp., 1875. — PENGRUEBER, Thèse de Paris, 1876. — PARINAUD, Gaz. hebd., 1877. — LANDOUZY, *Déviat. conjuguée de la tête et des yeux*, etc., in *Progrès méd.*, 1879. — GRASSET, *Même sujet*, Montpellier médic., 1879. — BADAL, *Diplopie paralyt.*, Ann. d'ocul., 1880, t. LXXXIV. — STELLWAG V. CARION, *Diagn. des paralysies*, Vienne, 1882, p. 373. — LANDOLT, art. STRABISME, *Dict. encyclop.*, 1883 (Bibliogr.). — COMTE-LAGAUTERIE, Thèse Paris, 1883. — LANDOLT, *Arch. d'opht.*, 1887.

Étiologie. — Une des conditions essentielles pour qu'un muscle exécute les mouvements au gré de la volonté, consiste dans l'intégrité de l'appareil chargé de transmettre à ce muscle les ordres de cette volonté ; cet appareil de transmission a les nerfs pour organes. Or, les nerfs peuvent être altérés soit à leur origine (noyau central), soit sur leur parcours : de là deux variétés bien distinctes de paralysie, paralysie d'origine centrale, paralysie d'origine périphérique.

1° *Paralysies d'origine centrale*. — Elles reconnaissent pour cause toutes les affections susceptibles d'altérer la substance cérébrale. Parmi ces causes, les accidents tertiaires de la syphilis (exostoses, gommes) tiennent assurément le premier rang. Immédiatement après la syphilis, il faut citer l'ataxie locomotrice ; depuis longtemps on avait observé des malades chez lesquels la paralysie de certains muscles de l'œil avait été le symptôme avant-coureur du tabes : nous savons aujourd'hui, grâce aux recherches de PIERRET, que ces paralysies sont liées à une forme spéciale de l'ataxie dite : *forme encéphalique*.

2° *Paralysies d'origine périphérique*. — La priorité appartient encore ici à la syphilis. Son action se porte directement sur le nerf lui-même, et donne lieu au développement d'une névrite interstitielle diffuse, ou à la formation de petites tumeurs noueuses rougeâtres, que l'on a considérées comme des gommes (ESMARCK, DIXON). Les nerfs, tout en restant sains, peuvent être comprimés par des tumeurs ou des productions anormales : ainsi agissent tous les néoplasmes développés sur le trajet de ces organes, les périostites qui diminuent le calibre des anneaux ou conduits ostéo-fibreux qu'ils traversent. Dans le développement de ces périostites, la syphilis tient encore une place sérieuse, puis vient le rhumatisme (périostite à frigore). On a accusé aussi le rhumatisme d'agir sur le névrilème, et de déterminer le gonflement inflammatoire de cette membrane, gonflement qui comprimerait les éléments nerveux.

Les lésions inflammatoires, les traumatismes de toutes sortes, les affections les plus diverses siégeant dans l'orbite, peuvent encore produire une paralysie musculaire. Enfin, pour être complets, nous signalerons quelques cas de paralysie des muscles de l'orbite survenus sous l'influence de la diphtérie, de la glycosurie, à la suite de maladies infectieuses ou exanthématiques, dans le cours de l'état puerpéral (GUBLER).

Symptômes généraux. — 1° *Diminution de la motilité du globe oculaire.* — Ce premier signe est facile à reconnaître, étant donné les constantes suivantes : à l'état normal, dans l'abduction extrême, le bord externe de la cornée atteint la commissure externe des paupières ; dans l'adduction, son bord interne se cache sous la caroncule ; si l'on regarde directement en haut ou en bas, les paupières recouvrent alternativement la moitié supérieure ou inférieure de la cornée.

2° *Déviations primitive et secondaire. Leur rapport.* — Supposons une paralysie du droit externe de l'œil gauche[1]. Si l'on fait fixer par le sujet un objet situé directement devant lui, quels que soient ses efforts, l'œil malade est toujours légèrement dévié dans la direction du muscle antagoniste (droit interne) dont l'action prédomine. Cette déviation que subit ainsi l'œil sain est dite : *déviation primitive*.

Si maintenant on place l'objet dans la direction du muscle paralysé (à gauche du sujet dans le cas présent), pour arriver à fixer cet objet, le malade est obligé de faire des efforts d'autant plus considérables que la paralysie est plus accentuée ; mais ces efforts ne s'exercent pas seulement sur le muscle malade, ils agissent avec la même intensité sur le muscle associé qui est sain ; il en résulte pour cet œil une exagération du mouvement normal, que l'examen simultané des deux yeux rend encore plus manifeste. C'est la *déviation secondaire*, déviation toujours plus grande que la déviation primitive.

3° *Diplopie.* — Si l'on fait fixer un objet à un sujet atteint de paralysie musculaire, l'œil sain se dirige sur l'objet, l'œil malade ne peut y arriver, il y aura donc deux lignes visuelles, partant deux images : *diplopie.* On rend ce phénomène facilement appréciable de la façon suivante. Une lame de verre colorée en rouge est placée devant l'œil sain du sujet, puis on lui fait

---

[1] Pour éviter les répétitions nous supposerons que les paralysies siègent sur l'œil gauche.

regarder la flamme d'une bougie. L'image de celle-ci va se faire sur la macula de l'œil sain, dont la ligne visuelle a une direction normale ; sur l'œil malade, au contraire, l'impression lumineuse aura son siège en un point plus ou moins éloigné de la macula. Ainsi se produiront deux images, une rouge, l'autre blanche, cette dernière est appelée fausse image.

D'une façon générale *la fausse image se trouve toujours dans une direction opposée à la déviation de l'œil malade.* La raison en est simple ; en effet, toute impression lumineuse faite en un point autre que la macula, est extériorée dans une direction opposée.

La diplopie est dite *homonyme,* lorsque la fausse image apparaît du côté de l'œil dévié (à gauche du malade dans le cas supposé) ; on la dit *croisée* dans le cas contraire.

4° *Fausse projection.* — On désigne de cette manière la difficulté qu'éprouve le sujet à estimer la position et surtout la distance des objets. Ainsi, l'œil sain étant fermé, si l'on dit au malade de toucher un corps qui lui est présenté, il porte les mains brusquement à côté, généralement au delà de la position normale de l'objet ; cela résulte d'une fausse interprétation de l'effort musculaire. Pour voir un corps placé à une distance donnée, le malade sait qu'en temps ordinaire il fait un effort *n ;* pour voir le même objet, la paralysie l'oblige à faire un effort double, par exemple ; se rendant un compte inexact de ces divers temps, il attribue cet effort à un excès de distance, et place l'objet examiné à une distance double.

Pour résumer cet exposé, nous dirons avec Landolt :

1° Dans toute paralysie incomplète, la déviation secondaire est plus grande que la déviation primitive.

2° Le défaut de motilité et la diplopie augmentent dans la direction de l'action du muscle paralysé ; aussi en faisant fixer un objet situé dans la direction du muscle paralysé, la fausse image paraît fuir et s'éloigner de celle fournie par l'œil sain et *vice versa.*

3° La fausse image est toujours projetée dans le sens du muscle paralysé. De là résulte :

a. Que l'image fournie par l'œil malade se trouve constamment située du côté opposé à la cornée déviée (lorsque le droit externe est paralysé, l'image est externe, et la cornée attirée par l'antagoniste est interne).

b. Qu'en fixant avec l'œil dévié seul, le malade se trompe sur la position des objets et les suppose reportés du côté du muscle paralysé [1].

Ces quelques considérations nous permettront d'exposer sommairement les symptômes propres aux paralysies que l'on rencontre le plus fréquemment dans la pratique.

A. *Paralysie du moteur oculaire externe* (nerf de la sixième paire).

1° La position normale, dans le cas de paralysie de la sixième paire, est l'adduction, il existe donc un strabisme convergent.

2° Suivant le degré de la paralysie, l'excursion du globe de l'œil en dehors

Landolt, *Tableau synoptique des mouvements des yeux et de leurs anomalies.*

est plus ou moins développée, les mouvements se produisent par une série de saccades, indice des efforts successifs du malade.

3° La diplopie est homonyme. Les doubles images sont à la même hauteur et parallèles. Leur distance augmente lorsque l'objet est placé dans la direction du muscle paralysé. Dans la direction contraire, il n'y a pas de diplopie. Ainsi dans le cas que nous avons supposé (paralys. du droit ext., œil gauche), la diplopie disparaît brusquement lorsque l'objet dépassant la ligne médiane est porté à droite du sujet. La raison de ce fait est bien simple : le muscle paralysé devient alors inutile à la vision distincte. Aussi les lignes de visée étant en concordance, il n'existe plus qu'une seule image. Il est facile maintenant de comprendre la raison pour laquelle les malades inclinent toujours la tête à droite, ils évitent ainsi la diplopie très gênante. Nous rappelons que les phénomènes de fausse projection sont ici très marqués.

B. *Paralysie du muscle grand oblique* (Nerf pathétique, quatrième paire). — Ce muscle a pour action de diriger la pupille en bas et tout à fait en dehors, il complète le mouvement qu'ont d'abord commencé le droit inférieur et le droit externe : isolément, il ne produit aucun des mouvements physiologiques de l'œil ; aussi les symptômes de sa paralysie sont-ils moins nets que dans les cas précédents.

1° La déviation, surtout sensible lorsqu'on fait regarder un objet situé directement en bas, consiste en une inclinaison de l'organe en haut et en dedans (action du petit oblique, muscle antagoniste). La déviation secondaire, très appréciable, fait voir l'œil sain dirigé presque complètement en bas et en dedans.

2° La diplopie est homonyme, les deux images sont superposées ; la fausse image, c'est-à-dire celle que perçoit l'œil malade, est située au-dessous de l'image perçue par l'œil sain.

3° Pour atténuer la diplopie, le malade penche la tête en bas et la dirige vers le côté sain.

C. *Paralysie de la troisième paire* (Nerf moteur oculaire commun). — Ce nerf envoie des rameaux aux muscles droits supérieur et inférieur, petit oblique, releveur de la paupière supérieure, enfin au sphincter de l'iris et au muscle ciliaire. Les symptômes sont différents suivant que la paralysie est complète ou incomplète.

1° *Paralysie complète.* — Le premier symptôme qui frappe l'observateur est le prolapsus de la paupière supérieure, le malade peut à peine la relever ; ce mouvement s'améliore un peu lorsque l'œil sain est fermé. Une fois les paupières entr'ouvertes, le globe de l'œil semble projeté en avant, un seul mouvement reste possible, l'abduction ; la pupille est dilatée, immobile, la paralysie du muscle ciliaire gêne la vision. L'œil, attiré par le droit externe, est en strabisme divergent. La diplopie, toujours très appréciable, est croisée (paralysie du muscle droit interne).

2° *Paralysies incomplètes.* — Les symptômes observés sont très variables suivant que tel ou tel muscle est atteint, ou que la paralysie porte sur un seul ou sur plusieurs. Nous avons déjà parlé de la paralysie du droit interne ;

celle des droits supérieur ou inférieur est si facile à apprécier que nous n'insisterons pas sur son diagnostic.

Marche. Terminaison. Pronostic des paralysies musculaires. — La marche des paralysies musculaires, leur pronostic dépendent de la cause même sous l'influence de laquelle elles ont apparu. Les paralysies d'origine syphilitique, rhumatismale, diphtéritique, guérissent en général d'une façon complète et avec une rapidité assez grande. Les paralysies d'origine centrale s'améliorent aussi à la longue ; mais bien rarement le muscle recouvre l'intégrité de ses fonctions. Quelle que soit l'origine du mal, toutes les fois qu'une paralysie persiste pendant un certain temps, il faut craindre de voir devenir permanente la rétraction du muscle paralysé.

Traitement. — La thérapeutique est absolument subordonnée à l'étiologie de la maladie, et nous ne pouvons avoir la prétention d'exposer ici les diverses médications applicables à chaque cas spécial. Mais en attendant le retour des mouvements, le chirurgien peut considérablement améliorer l'état du malade en supprimant ou corrigeant la diplopie, phénomène le plus désagréable de tous. Nous pouvons arriver à ce résultat par deux procédés bien simples : 1° en obturant un des yeux avec un objet quelconque (lunettes noires, dépolies, bandeau, etc.) ; c'est généralement l'œil malade que l'on recouvre ainsi ; 2° en corrigeant la diplopie à l'aide d'un prisme approprié. D'une façon générale, on doit employer l'électricité dans le cours du traitement, c'est un agent très efficace dans les paralysies musculaires récentes, en particulier dans les paralysies d'origine rhumatismale, syphilitique, diphtéritique.

2° NYSTAGMUS

Bibliographie. — FRIEDREICH, *Greifswald. Med. Beitrage, ij.* Report, 41, p. 43, 1864. — FANO, *Ann. d'ocul.*, 1868. — GADAUD, Thèse de Paris, 1869. — BADER, *Guy's Hospital Reports*, t. XXI, 3° série, 1876. — RAVAUD, Thèse de Paris, 1877. — DRANSART, *Ann. d'ocul.*, 1877. — WARLOMONT, *Dict. encyclop.*, 1879. — KEUSS, *Centralb. f. Aug.*, nov. 1880.

Définition. — On désigne sous ce nom un mouvement anormal et rythmique des yeux (PANAS).

Fréquence. Forme. Symptômes. — Le nystagmus est une affection assez rare, puisque PANAS, sur un total de six mille individus atteints d'affections oculaires, trouve seulement neuf cas de nystagmus. Le mouvement oscillatoire se produit habituellement dans le sens transversal, quelquefois cependant le globe de l'œil est animé de véritables mouvements de rotation. L'affection est le plus souvent binoculaire, les émotions exagèrent ces mouvements, qui diminuent lorsque le malade est calme. L'action du sommeil est variable ; d'ordinaire, le nystagmus se montre toujours inférieur à la normale, toutefois ces malades sont beaucoup moins gênés qu'on ne pourrait le croire ; ils ont conscience des mouvements qui animent leurs globes oculaires, sans être jamais tentés de croire que les objets se déplacent.

Étiologie. — Le nystagmus est un symptôme, non une entité morbide. Sa présence dénote l'existence d'une affection des membranes ou des milieux de l'œil, ou une lésion des centres nerveux. La première variété (*nystagmus d'origine oculaire*) fréquemment congénitale, se rencontre avec l'amblyopie, la rétinite pigmentaire, l'albinisme. Javal a démontré que le nystagmus était parfois lié à une anomalie congénitale de la réfraction : astigmatisme régulier ou irrégulier, hypermétropie. Ce serait alors les mouvements de rotation que l'on observerait de préférence. Le nystagmus se manifeste encore à la suite des lésions acquises : taies de la cornée, cataractes. Enfin, chez les mineurs, à un âge avancé, apparaît un nystagmus spécial, dû selon toute probabilité aux efforts d'accommodation considérables que ces ouvriers sont obligés de faire et aux positions vicieuses que leur travail nécessite.

Le nystagmus d'origine centrale, spécialement étudié par Vulpian, Gaudud. etc., est sous la dépendance de lésions siégeant, soit sur les circonvolutions cérébrales au voisinage du pli courbe (centre moteur des muscles de l'œil), soit sur la moelle allongée, au point de jonction du bulbe rachidien avec la protubérance annulaire, point d'origine des nerfs moteurs oculaires communs et externes.

Traitement. — Il est subordonné à la cause étiologique. On examinera donc le malade avec soin; ses vices de réfraction seront corrigés s'il est nécessaire. Dans les cas de lésions des membranes ou des milieux transparents (taies, cataractes congénitales), l'iridectomie a donné des succès; Diffenbach, Chelius, Boehm ont proposé la ténotomie. Cette opération n'a jamais donné de résultats satisfaisants.

3° STRABISME

Bibliographie. — Castorani, *Comptes rendus Acad. des sc.*, 20 juillet 1856. — Critchet, *Clin. européenne*, 1859. — Donders, *Arch. f. Opht.*, 1863. — Giraud-Teulon, *Strab. et diplopie*, Paris, 1863. — Roulet, Thèse de Paris, 1868. — Javal, Thèse de Paris, 1868; *Ann. d'ocul.*, 1871. — Miard, *Journ. d'opht.*, 1872. — Quedel, Thèse de Paris, 1875. — Nicati, *Tropométrie*, *Gaz. des Hôp.*, 1877. — Boucheron, *Thérap. du strab.*, *Progrès médic.*, 1880. — Landolt, *Dict. encycl. des Sc. médic.* Landolt et Raymond, *Congrès de Heidelberg*, 1888. — Landolt, *Arch. d'opht.*, 1888.

Définition. — On appelle strabisme toute direction anormale de la ligne visuelle de l'un ou des deux yeux (Landolt).

Division. — Suivant la direction occupée par l'œil dévié, le strabisme est dit : *interne* ou *convergent*, *externe* ou *divergent*, *supérieur* ou *inférieur*. On l'appelle *monoculaire* ou *binoculaire*, lorsque la déviation porte sur un seul ou sur les deux yeux. Parfois elle se manifeste tantôt sur un œil, tantôt sur l'autre, le strabisme est dit alors *alterne*. Au point de vue pathogénique, il existe deux variétés : 1° le strabisme *vrai*, *fonctionnel* ou *concomitant*; 2° le strabisme *paralytique*. Dans le premier cas, lorsqu'on examine chaque globe oculaire séparément, on constate que la motilité est parfaitement conservée sur chacun d'eux; dans le second, il existe toujours une paralysie musculaire. Enfin, chez certains sujets, chez les hypermétropes en particulier. l'angle α, c'est-à-dire l'angle que forme la ligne visuelle avec l'axe optique, acquiert une grandeur considérable (7 à 8 degrés); il en résulte que si le sujet fixe un objet situé devant lui, les centres des cornées sont portés en dehors; les lignes visuelles étant alors parallèles, il y a strabisme *apparent* ou *faux*. Il suffit, pour distinguer le strabisme faux du vrai, de mesurer l'angle α, ou bien encore de rechercher si la vision binoculaire existe ou non. Dans le premier cas, le strabisme est seulement apparent; dans le second, il est réel.

Symptômes. Diagnostic. — Trois signes suffisent à établir le diagnostic du strabisme et à le différencier d'avec les paralysies musculaires.

1° *Dans le strabisme, la mobilité de l'œil malade est intacte mais pervertie.* — Pour s'assurer de ce fait, il suffit de couvrir l'œil sain : on peut voir ainsi que l'œil dévié a conservé tout son champ d'excursion; mais les mouvements, au lieu d'être répartis proportionnellement entre chacun des muscles, sont pervertis, le muscle contracturé a toujours un champ d'excursion beaucoup plus vaste que celui de son antagoniste.

2° *La déviation primitive est égale à la déviation secondaire.* — Nous avons vu qu'il était loin d'en être ainsi dans le strabisme paralytique : aussi, bien constaté, ce symptôme suffit à lui seul pour que l'on puisse affirmer le diagnostic.

3° *La diplopie n'existe pas dans le strabisme vrai, ou du moins elle est à l'état latent.* — La diplopie étant un phénomène désagréable et gênant, le malade finit par s'habituer à faire abstraction de l'image fournie par l'œil dévié, ceci d'autant plus facilement, que cette image formée sur les couches externes de la rétine est beaucoup moins nette et moins éclatante que celle de l'œil sain. La chose est si vraie qu'en mettant devant l'œil sain un verre coloré qui diminue l'éclat de l'image perçue par cet œil, la diplopie reparaît de suite (expérience de JAVAL).

Mensuration du strabisme. — « Suivant notre définition, dit LANDOLT, le strabisme consiste en une déviation de la ligne du regard d'un œil, le degré du strabisme est donc donné par l'angle formé par la direction que la ligne du regard devrait avoir et celle qu'elle a en réalité. C'est ce que nous appelons l'angle du strabisme. L'œil tournant autour d'un centre de rotation immobile, c'est ce centre de rotation qui est le sommet de l'angle. La mesure du strabisme trouve donc son expression dans le nombre de degrés de l'angle du strabisme. »

Pour mesurer cet angle, il existe deux méthodes : l'une *objective*, l'autre *subjective*. Nous nous bornerons à décrire la première, de beaucoup la plus facile.

Méthode objective. — Un périmètre et une bougie sont nécessaires. L'œil dévié est placé au centre du périmètre. On prie le sujet de fixer un objet situé à 4 ou 5 mètres, sur le prolongement du rayon médian. Dans ces conditions, cette dernière ligne nous donne la direction réelle que devrait avoir le rayon visuel normal. Soit PP le périmètre, G l'œil dévié, D l'œil droit (fig. 73). En engageant le malade à fixer le point O, GO donnera la direction que devrait avoir l'œil gauche. Il faut trouver sa direction normale; pour ce, nous promenons la flamme d'une bougie sur le périmètre, jusqu'à ce que son image se réflète au centre de la cornée; nous obtenons ainsi une ligne Gx, qui représente non pas la ligne visuelle de l'œil dévié, mais son axe optique; vu le peu d'amplitude le l'angle α, ces lignes peuvent, sans grand inconvénient, être prises l'une pour l'autre. L'arc Ox représente en millimètres le degré du strabisme.

On se sert encore souvent d'instruments nommés strabomètres, sortes de règles divisées en millimètres, à l'aide desquelles on prétend mesurer le stra-

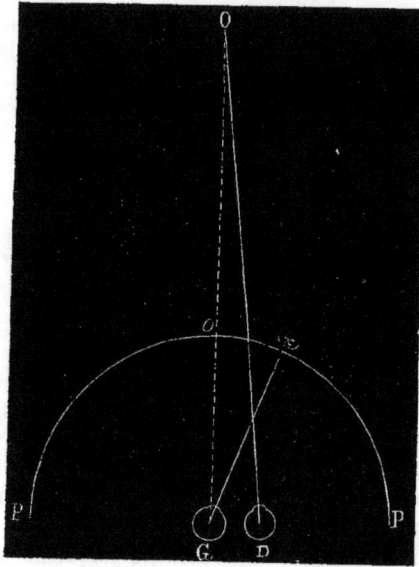

Fig. 73. — Mensuration du strabisme. (D'après LANDOLT.)

bisme. Comme les angles ne se mesurent pas par des lignes, il faut abandonner ces évaluations grossières.

Étiologie. — Nous avons vu, en étudiant la myopie et l'hypermétropie, que ces deux états se compliquaient souvent l'un de strabisme divergent, l'autre de strabisme convergent. Ainsi, sur cent soixante-deux cas de strabisme convergent, DONDERS a trouvé cent trente-trois hypermétropes. Les états amétropiques sont en effet la cause la plus commune du strabisme; d'autres phénomènes interviennent encore, en particulier la prépondérance congénitale de tel ou tel muscle. Enfin on a fait jouer un certain rôle aux taies de la cornée, au leucome, aux cataractes congénitales (strabisme optique de J. GUÉRIN), leur influence est loin d'être parfaitement établie.

Traitement. — Lorsque le strabisme est de date récente, en corrigeant la réfraction à l'aide de verres convenables, en faisant exécuter au muscle antagoniste une gymnastique rationnelle à l'aide de prismes, du stéréoscope, on peut espérer améliorer cette infirmité; mais lorsque la déviation est très marquée, ou que les lésions sont anciennes, il faut le plus souvent en venir à la strabotomie.

LIVRE IV

MALADIES DE L'OREILLE

Bibliographic générale. — *Principaux traités sur les maladies de l'oreille.* — ITARD, *Traité des maladies de l'oreille et de l'audition*, Paris, 1821 et 1842. — HUBERT-VALLEROUX, Paris, 1846. — KRAMER (W.), Traduction MÉNIÈRE, 1848. — TRIQUET, 1856. — BONNAFONT, 1860 et 1873. — TRIQUET, *Leçons cliniques*, 1863-65. — DE TRŒLTSCH, *Maladies de l'oreille*, Traduction SEIGEL, Paris, 1868; Traduction KUHN et LÉVY, 1870. — MIOT, *Traité pratique*, 1871. — TOYNBEE, Traduction DARIN, 1874. — URBANTSCHITSCH, Traduction CALMETTES, 1881. — Article OREILLE du *Dict. encyclopédique*, par LADREIT DE LACHARRIÈRE, 1882 (Bibliogr. très complète). — MIOT et BARATOUX, 1884. — POLITZER, Traduction JOLY, 1884. — FIELD, *Diseases of the ear*, 3º édit., London, 1885. — ROOSA, Traité pratique, in-8º, New-York, 1885. — HARTMANN, *Maladies de l'oreille*, 3º édit., Berlin, 1885. — DALBY, *Leçons sur les maladies et traumatismes de l'oreille*, Londres, 1885.— KIRCHNER, *Manuel des maladies de l'oreille*, Brunswick, 1885. — LÉVI, *Manuel*, etc., 1885. — U. PRITCHARD, *Manuel*, etc., in-8º, London, 1886. — POMMEROY, *Maladies de l'oreille*, New-York, in-8º, 1886. — GRAZZI, *Manuel d'otologie*, Florence, 1886. — COZZOLINO, *Leçons sur*, etc., Naples, 1886. — TURNBULL, *Manuel clinique*, 2º édit., Philadelphie, 1887. — LŒWE, *Hygiène et maladies*, Berlin, 1887. — MACNAUGHTON (JONES), *Manuel*, etc., Londres, 1887. — GRUBER (J.), *Manuel*, etc., Wien, 1888. — FOUCHER (de Montréal), 1888. — BUCK (A.), *Manuel*, etc., New-York, 1889. — BURNETT, *Les Affections de l'oreille*, Philadelphie, 1889. — HARTMANN, *Die Krankheiten des Ohres*, etc., Berlin, 1889. — HAMON DU FOUGERAY, *Hygiène de l'oreille*, in-12, Paris, 1889. — KIRCHNER, in-8º, 3º édition, Berlin, 1890. — DALBY, *Short contrib. to aural surgery*, 2º édit., in-8º, Londres, 1890.

CHAPITRE PREMIER

EXPLORATION DE L'OREILLE

Bibliographie. — MÉNIÈRE, *Gaz. méd.*, 1840. — *Auscultation appliquée au diagnost. des mal. de l'oreille*, *Bull. Acad. de méd.*, t. XXII, p. 731, et *Gaz méd.*, 1859. — GENDRIN, SCHNEPF, *Auscultation*, etc., *Acad. des sc.*, 1856. — GELLÉ, *Bull. Acad. de méd.*, 1868, *Explor. de l'oreille moyenne par l'endotoscope.* — LÉVY, *Explor. de*

---

¹ Toutes nos figures sont empruntées au traité des *Maladies de l'oreille* de POLITZER (trad. Joly. O. Doin, édit., 1884).

l'oreille à l'état phys. et path., Paris, 1872. — COOPER, *On a New Aural. Bill. Speculum*, in *Med. Times and Gaz.*, 1878. — LUC, *Remarques sur l'examen fait avec le diapason.* 58e réunion des médecins allemands. Strasbourg, 1885. — KNAPP, *Nécessité d'adopter une méthode uniforme pour exprimer les résultats de l'examen de l'acuité auditive, eod. loco.* — TILLAUX, *Examen des maladies de l'oreille, journ. de méd. et chir. prat.*, 1887, p. 157. — LUC, *Explor. du pharynx nasal, Arch. gén. de méd.*, 1887. — DUPLAY, *Technique des moyens de diag. et trait. des maladies des oreilles et des fosses nasales*, 1889.

Thèses de Paris. — 1871, MIOT. — 1877, SERVET. — JACOB, 1887-1888.

L'exploration de l'oreille se fait à l'œil nu ou à l'aide d'instruments spéciaux.

L'examen à l'œil nu nous renseigne sur l'état du pavillon et de la première partie du conduit auditif externe. En portant fortement le pavillon de

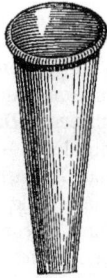

Fig. 74.—Spéculum de WILDE.

l'oreille en arrière de façon à redresser la courbure normale du conduit, on parvient, chez quelques sujets, à éclairer le conduit jusque dans sa profondeur, et même à apercevoir une partie de la membrane du tympan. Si l'on veut obtenir des renseignements plus précis et surtout étudier les maladies de la membrane du tympan ou de la caisse, il faut avoir recours aux spéculums qui sont d'une seule pièce bivalves ou trivalves, c'est aux premiers que nous donnons la préférence. Pour les besoins de la pratique, il est nécessaire d'en avoir plusieurs de calibres divers (fig. 76). On les introduira toujours avec beaucoup de douceur, en ayant soin de porter au préalable le pavillon en arrière. A l'éclairage solaire, d'ordinaire insuffisant, on substitue avec avantage un faisceau de lumière fourni par une lampe, qu'à l'aide d'un miroir on projette dans le conduit

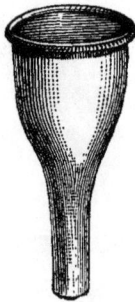

Fig. 75.—Spéculum d'ERHARD.

auditif. S'il est besoin d'avoir les mains libres, on se sert d'un réflecteur adapté sur le front avec une bande de tissu élastique (TRŒLTSCH), ou assujetti sur le milieu d'une monture de lunettes (DUPLAY). Ces miroirs sont percés d'un trou en leur centre comme les miroirs ophthalmoscopiques, on les emploie, du reste, de la même façon.

Il existe encore d'autres instruments nommés otoscopes : le meilleur, bien qu'il laisse à désirer, est l'otoscope anglais de BRUNTON qui a l'avantage de grossir les objets. (On désigne aussi sous le nom d'otoscope des tubes qui permettent l'auscultation de l'oreille.) Avec le spéculum ou les divers otoscopes, il est facile de voir la membrane du tympan, mais nous n'avons aucun renseignement sur sa mobilité et son état de tension. C'est pour combler cette lacune qu'en 1864, SIEGLE (de Suttgard) a imaginé de fermer par une lame de verre l'extrémité évasée d'un spéculum, et d'adapter sur la paroi latérale un tube en caoutchouc par lequel on peut à volonté faire le vide ou laisser pénétrer de l'air dans le conduit auditif (fig. 77). Il est possible dès lors de faire mouvoir la membrane du tympan et de constater si elle est libre ou adhérente. Cet instrument porte le nom de spéculum pneumatique, et rend chaque jour les plus grands services.

Ces premières notions étant acquises, il est nécessaire de savoir si la trompe d'Eustache est perméable ou non. Divers procédés sont employés pour arriver à ce résultat.

A. *Procédé de* Valsalva. — Le malade fait pénétrer lui-même l'air dans ses trompes. Après une inspiration profonde, la bouche et les narines étant fermées, il fait une expiration forte et prolongée, l'air accumulé dans la cavité buccale et le pharynx pénètre dans la trompe si elle est

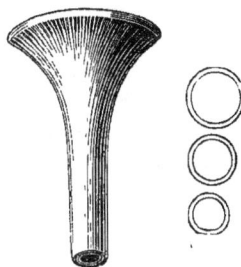

Fig. 76. — Spéculum de Po-litzer en caoutchouc durci.

perméable, puis arrive dans l'oreille moyenne où sa présence détermine le claquement du tympan, une sensation de plénitude et un bourdonnement particulier.

B. *Procédé de* Politzer. — Ce ne sont plus les poumons du malade qui lancent la douche d'air, mais bien un instrument à insufflation quelconque, une poire en caoutchouc, par exemple. L'embout de l'appareil est introduit dans une narine, le malade ou le chirurgien obture celle du côté opposé en

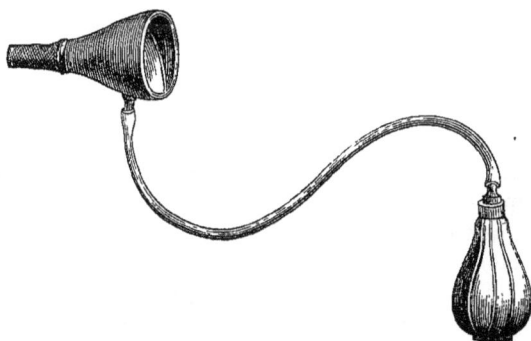

Fig. 77. — Spéculum de Siegle avec poire à insufflations.

la pressant avec le doigt. On fait avaler au patient une gorgée d'eau, pendant cet acte l'orifice postérieur du pharynx est oblitéré, le chirurgien presse sur la poire, l'air pénètre dans les fosses nasales et leur arrière-cavité dont il ne peut plus sortir, aussi, trouvant béant l'orifice de la trompe, il s'introduit dans l'oreille moyenne.

C. *Procédé de* Toynbee. — Ce procédé est absolument l'inverse des précédents, en ce sens qu'au lieu d'insuffler de l'air dans les caisses, on fait aspirer par le patient celui qui est normalement contenu dans ces cavités. Le malade ferme la bouche et le nez, comme dans le procédé de Valsalva, puis fait un mouvement de déglutition. Il se produit une sensation de vacuité qui indique que l'air a été aspiré, en même temps la pression de l'air extérieur déprime le tympan.

D. *Insufflation directe. Catéthérisme.*—Une sonde dont le type est la sonde d'ITARD est introduite par les fosses nasales jusque dans l'orifice pharyngien de la trompe; puis à l'aide d'un appareil, par cette sonde on lance directement dans la trompe de l'air ou des vapeurs médicamenteuses. Il est nécessaire d'avoir, pour ces manœuvres, une série de sondes de divers calibres.

Le passage de l'air dans la trompe, sa pénétration dans la caisse, déterminent des bruits différents suivant l'état de ces organes. Le chirurgien peut parfaitement s'en rendre compte en prenant un tube en caoutchouc dont une des extrémités est introduite dans le conduit auditif externe de l'oreille à examiner, l'autre dans le conduit auditif du chirurgien. Cette petite opération constitue l'auscultation de l'oreille.

Pour compléter la série des renseignements qui peuvent être nécessaires, il faut ensuite étudier l'état de la fonction et voir si l'acuité auditive est normale ou altérée. Cet examen se fait à l'aide d'une montre ou du diapason. Ces instruments sont d'abord tenus à la distance maxima de la portée auditive, puis rapprochés graduellement jusqu'à ce que le malade distingue nettement le tic tac ou le son. On mesure alors cette distance à l'aide d'un ruban métrique, puis cette expérience, répétée sur un sujet sain, permet d'évaluer l'état de l'acuité auditive.

La montre et le diapason peuvent être employés d'une autre manière. Ces instruments appliqués directement sur le crâne, on recherche de quelle façon les bruits sont transmis par l'intermédiaire des parois crâniennes. LUCÆ et POLITZER ont démontré que les os du crâne, quand un corps sonore est en contact immédiat avec eux, transmettent directement une partie du son à l'épanouissement du nerf auditif, l'autre partie arrivant par la voie naturelle (chaîne des osselets, labyrinthe).

De plus on a observé que si on bouche légèrement les conduits auditifs, le son est beaucoup mieux entendu que lorsqu'ils sont ouverts. De là un certain nombre de conclusions pratiques. Si, par exemple, un sujet déclare ne pas entendre le tic tac d'une montre placée à quelque distance de son oreille et l'entend encore lorsque la montre est appliquée sur le crâne, il faut en conclure que le labyrinthe est intact, et que la lésion siège dans une des parties de l'appareil conducteur, etc. De là aussi, plusieurs méthodes employées pour déjouer la simulation de surdité si fréquente dans l'armée, mais sur lesquelles le cadre de cet ouvrage ne nous permet pas d'insister.

Il faut savoir toutefois qu'il n'y a pas toujours un rapport direct entre la perception des sons et des bruits chez les divers sujets. Ainsi, tel sujet qui peut encore percevoir d'une façon convenable le tic tac d'une montre, entend fort mal les paroles; tel autre, au contraire, peut suivre une conversation continue, et ne pas percevoir le tic tac de la montre. L'examen de la sensibilité auditive doit donc porter sur la perception des sons et des bruits. Depuis longtemps, les médecins se sont préoccupés d'avoir un appareil qui leur permît d'évaluer plus exactement la diminution de l'acuité auditive.

La montre et le diapason sont en effet très défectueux, parce que ces instruments ne donnent pas tous le même bruit et le même son, ensuite parce que la distance minima à laquelle ils sont entendus est toujours d'une mensuration difficile. Sans vouloir examiner les différentes phases par lesquelles a passé la question, nous nous bornerons à signaler les progrès accomplis depuis l'application de l'électricité à cette mensuration. Deux audiomètres ont été construits successivement : 1° par un électricien anglais, Hughes ; 2° par Gaiffe, sur les indications de Ladreit de Lacharrière. Ce dernier appareil nous semble particulièrement commode (*Ann. des mal. de l'oreille et du larynx*. t. VIII, 1882, p. 134).

CHAPITRE II

MALADIES DU PAVILLON DE L'OREILLE

§ 1er. — Lésions traumatiques et inflammatoires.

1° CONTUSIONS. — PLAIES

La situation superficielle du pavillon de l'oreille, et le voisinage de la boîte crânienne contre laquelle il est peut-être comprimé par le traumatisme, expliquent la fréquence des contusions de cet organe. Suivant la violence du coup, on constate une simple rougeur, un gonflement des téguments, et même des épanchements sanguins sous-cutanés. Le cartilage qui constitue le squelette de la région est parfois fracturé.

Les plaies du pavillon de l'oreille peuvent être produites par des instruments piquants, tranchants ou contondants. Les morsures sont loin d'être rares; leur gravité est très variable, une partie notable de l'organe se trouve parfois sectionnée par ce mécanisme. Ces différentes solutions de continuité guérissent en général avec facilité, la réunion par première intention est toujours la règle, pourvu que l'on intervienne en temps opportun.

Traitement. — Les contusions du pavillon de l'oreille demandent simplement l'application de compresses résolutives. Si le cartilage a été fracturé, il faut avoir soin de remettre en place les fragments, et pour maintenir la réduction, d'appliquer le pavillon contre la tête à l'aide d'un bandage. L'esthétique exige que l'on tente toujours la réunion dans les plaies du pavillon de l'oreille, quelle que soit du reste l'étendue du traumatisme. Dans les cas de plaies contuses, après avoir avivé les bords de la solution de continuité, on procédera de la même manière. En agissant ainsi, l'un de nous a pu restaurer l'oreille d'un ivrogne qui, dans une chute, avait eu son cartilage complètement dénudé, les parties molles avaient été retournées comme un doigt de gant.

Dans toutes ces circonstances, il faut appliquer un bandeau contentif, et

prendre la précaution d'isoler le pavillon du crâne par une légère couche
d'ouate pour éviter la formation d'adhérences; l'appareil sera modérément
serré.

2° ÉRYTHÈME

L'érythème du pavillon, affection assez commune, se rencontre particulièrement chez les enfants dits scrofuleux. L'intensité plus grande de la
maladie pendant la saison froide lui a fait donner par TRIQUET le nom d'en-
gelure, que lui a conservé LADREIT DE LACHARRIÈRE.

Symptômes. — L'érythème est caractérisé par une rougeur diffuse qui se
localise de préférence sur le lobule et le tragus; ces parties sont en même
temps tuméfiées et augmentées de volume. Une sensation de prurit désagréable force le malade à se gratter; la congestion, à certains moments,
augmente d'intensité, et par places se forment de petites phlyctènes remplies de sérosité. La lésion peut se propager au conduit auditif, elle amène
alors une diminution considérable de l'ouïe. Dans quelques cas, on a vu au
moment de la puberté se produire une amélioration marquée.

Traitement. — Cette manifestation morbide est absolument sous la dépendance de l'état général du sujet. L'huile de foie de morue et autres préparations iodées feront donc la base du traitement. Localement il faut avoir
recours aux lotions excitantes (baume de Fioraventi, glycérolé au borax et
à l'alun, badigeonnages à teinture d'iode pure).

3° ECZÉMA

Le pavillon de l'oreille est un des sièges de prédilection de l'eczéma. Il
peut y être primitif ou consécutif et s'y manifester sous deux formes, aiguë
et chronique. Parmi les causes locales qui favorisent le plus son développement, il convient de signaler la bizarre coutume qui consiste à percer le
pavillon de l'oreille pour y suspendre des bijoux.

L'eczéma aigu se traduit par une rougeur vive du pavillon de l'oreille,
accompagnée de sensation de chaleur et de démangeaisons. Chez les enfants,
chez les adultes au moment de la puberté, la forme vésiculaire (eczéma impé-
tigineux) n'est pas rare.

L'eczéma chronique est beaucoup plus fréquent, surtout beaucoup plus
tenace. Il affecte tantôt la forme squameuse, tantôt la forme humide. Cette
dernière se localise le plus souvent au point d'insertion de la conque sur
l'apophyse mastoïde. Si la maladie persiste longtemps, elle amène un épaississement du pavillon qui en efface les saillies et dépressions, et le transforme en une masse rougeâtre et disgracieuse.

Traitement. — Les préparations arsenicales et les purgatifs légers sont indiqués ici comme pour les autres manifestations eczémateuses. Localement,
s'il s'agit d'une poussée aiguë, on couvrira les parties d'une poudre inerte
(amidon, lycopode). Dans la forme impétigineuse, on s'appliquera à faire
tomber les croûtes avec les cataplasmes de fécule. Les corps gras en général

doivent être sévèrement proscrits; nous ne faisons d'exception que pour l'onguent diachylon d'Hébra, dont l'usage amène souvent une guérison des plus rapides. Dans la forme chronique, les enveloppements de caoutchouc facilitent la chute des croûtes, on peut ensuite employer une pommade avec : Vaseline, 15 grammes; Précipité jaune, 0gr,75. Les lotions avec des solutions de sulfate de zinc ou de nitrate d'argent, les attouchements avec de l'huile de cade ou de bouleau, pure ou mitigée, les sulfureux, les alcalins, trouvent aussi leurs indications.

4° ÉRYSIPÈLE

L'érysipèle du pavillon de l'oreille peut être primitif; bien plus souvent il succède à un érysipèle des parties voisines (face, cuir chevelu). En général, il évolue à la façon ordinaire et ne présente rien de particulier; notons cependant l'apparition, d'ailleurs très rare, de phlyctènes brunâtres, de plaques gangreneuses et la formation d'abcès sous-cutanés. Chez les femmes, on observe parfois des poussées d'érysipèle qui se montre périodiquement à chaque époque menstruelle.

5° PÉRICHONDRITE

La périchondrite du pavillon de l'oreille, étudiée par Knapp, passe fréquemment inaperçue, on la confond avec l'othématome. La périchondrite débute d'ordinaire par un gonflement qui occupe la partie externe du conduit auditif, et s'étend progressivement aux deux faces du pavillon de l'oreille, sauf l'hélix et le lobule. Puis surviennent des séries d'abcès, le pus décolle les téguments dans une étendue considérable. Le lobule, au milieu de tout cela, reste parfaitement intact. La guérison du mal est lente, elle entraîne toujours des déformations de l'oreille, par suite de la disparition du cartilage sur une surface plus ou moins grande.

L'absence de sang dans les collections différencie cette affection de l'othématome; l'intégrité du lobule empêchera de songer à un abcès généralisé.

§ 2. — Tumeurs du pavillon de l'oreille.

1° HÉMATOME

Bibliographie. — A. Foville, *Recherches sur les tumeurs sanguines du pavillon*, *Gaz. hebd.*, 1859, p. 430. — Gudden et Will, *U. Othem.*, *Schmidt's Jahrbucher*, Bd. CXXI, 1864. — Wirchow, *Traité des tumeurs*, 1867. — Phillimore, *Note on H., etc.*, *Brit. Med. Journ.*, 1874. — Biauté, *Ann. médico-psychol.*, 1877. — Bouteille, *Tum. sang. du pavillon chez les aliénés*, *Marseille médical*, t. XVII, p. 449, 1880. — Sockeel, *Étude sur l'H.*, Douai, 1881. — Lebrun, *La Clinique de Bruxelles*, 1887.
Thèses de Paris. — 1853, Merlaud. — 1855, Bastien. — 1858, Mallez. — 1870, Claverie. — 1883, Tétard. — 1887-88, Hoffmann.

Le pavillon de l'oreille est le siège d'une tumeur spéciale, formée par un épanchement sanguin, à laquelle on donne le nom d'*hémathocèle du conduit auditif*, d'*hématome* ou d'*othématome*. Le sang épanché se loge entre le cartilage et le périchondre.

Étiologie. Symptômes. — L'othématome a été observé chez les lutteurs, boxeurs, athlètes, etc. ; il reconnaît pour cause, ainsi que l'a démontré JANJAVAY, les froissements incessants que supporte le pavillon pendant les exercices violents auxquels se livrent ces divers sujets (origine traumatique). La maladie apparaît aussi spontanément, particulièrement chez les aliénés. Il existe des cas dans lesquels on n'a pu retrouver aucune trace de

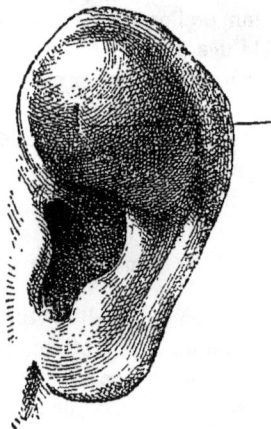

Fig. 78. — Hématome du pavillon de l'oreille. Incision de la tumeur (*a*).

contusion. Pour expliquer le développement de la tumeur, on est obligé d'admettre l'existence de troubles de nutrition qui, d'après les travaux de BROWN-SÉQUARD, seraient en rapport immédiat avec une lésion des corps restiformes. Pour E.-R. HUN, l'apparition d'un othématome chez un individu sain d'esprit précède généralement le développement d'une maladie mentale.

L'hématome peut être bilatéral; fréquemment cependant il est unique et occupe le pavillon du côté gauche. Son siège d'élection est la fossette scaphoïdienne; il se présente sous forme de tumeur arrondie, molle, fluctuante, qui acquiert parfois le volume d'un œuf de poule (fig. 78). Abandonné à lui-même, l'épanchement sanguin se résorbe, mais avec une lenteur des plus grandes, laissant à sa place une masse dure, bosselée, qui déforme le pavillon. La suppuration peut survenir et entraîner des désordres graves, en particulier la destruction des cartilages. Pour ces divers motifs, il faut intervenir.

Traitement. — La compression simple ou aidée de la ponction est souvent insuffisante, le liquide se reproduisant avec facilité. Nous ne parlerons que pour mémoire du massage, proposé par MEYER et employé par CLARENCE

J. Blake. Nous conseillons d'inciser largement, puis après avoir évacué le liquide, de laver la cavité avec une solution antiseptique; ceci fait on tamponnera la poche avec de la gaze iodoformée. Lebrun a employé avec succès le traitement par les injections d'éther iodoformé, préconisé pour les abcès froids.

2° ANGIOMES

Les angiomes du pavillon de l'oreille se présentent tantôt étendues aux parties environnantes sous forme de taches, tantôt sous forme de tumeurs. Veineuses ou artérielles, ces tumeurs ne donnent lieu à aucune considération particulière, leur traitement ne diffère en rien de celui des productions du même genre. L'intervention la plus rationnelle est l'extirpation.

3° TUMEURS SOLIDES

Bibliographie. — Charcot, *Concrét. tophacées chez les goutteux*, Gaz. méd., 1860. — St. Yel, *Tum. fibr. du lobule de l'oreille*, Gaz. des Hôp., 1864. — Demarquay, *Cancroïde du pavillon*, Gaz. des Hôp., 1869. — Magdelain, *Fibrome. etc.*, Bull. de la Soc. de chir., 1869. — Knapp, *Fibrome*, etc., Ann. des maladies de l'oreille, 1876. — Lafargue, *Des tumeurs malignes du pavillon de l'oreille*, Thèse de Paris, 1879. — Hessler, Arch. f.|Ohrenh., t. XX, p. 242, 1884. — Hastrup, *Hospital Tidende*, août 1886.

Les tumeurs solides du pavillon de l'oreille sont rares. Le cancer paraît être la production la plus fréquente, et, parmi ses variétés, c'est le cancroïde qui a été le plus souvent rencontré. Velpeau, Sédillot, Demarquay ont rapporté des cas de ce genre; d'après ce dernier auteur, les tumeurs malignes de cette région affecteraient une marche particulièrement rapide; en présence de semblable affection, il ne faut pas hésiter à faire une opération radicale, et à enlever le pavillon. Les tumeurs fibreuses sont aussi peu communes. Triquet a observé un fibrome du volume de la moitié d'un œuf de poule, situé à la partie postérieure de la conque qu'il repoussait en avant. Hastrup a examiné sept Esquimaux atteints d'une tumeur solide fibreuse siégeant au lobule de l'oreille. Dans quatre cas, elle était unilatérale, dans les trois autres bilatérales, sa grosseur variait du volume d'une noisette à celui d'un gros poing d'enfant. Quand elle était très volumineuse, elle attirait en bas le lobule de l'oreille et descendait jusque sur l'épaule. Ce néoplasme est absolument spécial aux femmes; son développement se fait lentement et sans douleurs, il naît au pourtour de l'orifice destiné à recevoir les boucles d'oreilles, ne constitue pas une affection dangereuse, et ne donne lieu à une indication opératoire que si son développement en fait une infirmité ridicule.

Témoin a communiqué à Ladreit de Lacharrière une observation singulière de lymphadénome du pavillon de l'oreille; J. Roosa, Nicaise, Dubreuil ont cité quelques cas de sarcome. Notons encore la présence assez fréquente de dépôts calcaires sur le bord libre de l'hélix chez les goutteux (Garrod). Enfin,

CONSTANTIN PAUL a signalé une variété de tumeur assez curieuse qui se développe chez les strumeux à la suite de la perforation du lobule de l'oreille. Enfin HESSLER a observé une gomme sur le pavillon de l'oreille.

§ 3. — Vices de conformation du pavillon de l'oreille.

1° VICES DE CONFORMATION CONGÉNITAUX

a. **Anomalies par défaut**. — L'absence congénitale du pavillon de l'oreille est peu commune; d'après LADREIT DE LACHARRIÈRE, elle coïncide fréquemment avec d'autres malformations (bec-de-lièvre); l'absence, du reste, n'est jamais totale, il existe toujours un cartilage rudimentaire représentant le pavillon. Il n'est pas rare de constater l'absence de certaines parties (hélix, anthélix, lobule).

b. **Anomalies par excès**. — MIGNOT, CASSEBOHM et ROSSI ont signalé des cas de pavillons surnuméraires. Le lobule est parfois démesurément développé. BOYER, dans un cas, dut en faire l'incision. Les autres parties peuvent être elles aussi hypertrophiées.

c. **Anomalies de position**. — Il faut mentionner les auricules qui s'insèrent sur la joue, l'épaule, le cou, et celles qui, tout en étant dans leur situation normale, sont complètement renversées (URBANTSCHITSCH).

d. **Anomalies de connexion**. — Le pavillon peut être enroulé sur lui-même, le bord libre de l'hélix adhère fréquemment alors à la partie antérieure de l'organe. On a vu encore le lobule et toute la conque divisés en deux parties (coloboma auris de LINCKE). La chirurgie est le plus souvent impuissante pour remédier à de semblables infirmités. C'est à la prothèse qu'il faut s'adresser.

2° VICES DE CONFORMATION ACQUIS

Les difformités acquises comprennent : 1° Toutes les adhérences vicieuses du pavillon, consécutives aux lésions traumatiques ou inflammatoires de cet organe. On préviendra leur formation en surveillant avec soin les pansements.

2° Les pertes de substance consécutives aux lésions de tout genre. Dans toutes les plaies du pavillon de l'oreille, tenter la réunion immédiate doit être une règle absolue.

3° Les différents bijoux que l'on suspend aux oreilles occasionnent chez certaines personnes, en particulier chez les sujets strumeux, la fente du lobule de l'oreille; c'est là une infirmité des plus disgracieuses. On peut y remédier en avivant les deux lèvres de la solution de continuité et en les affrontant avec quelques points de suture.

CHAPITRE III

MALADIES DU CONDUIT AUDITIF

§ 1er. — Lésions traumatiques

1° PLAIES. — FRACTURES

Bibliographie. — MORVAN, *Du saignement par l'oreille à la suite des violences sur le menton*, Arch. gén. de méd., t. II, p. 653, 1856. — SONRIER, *Fract. par contre-coup du conduit audit. ext.*, Gaz. des Hôp., 1869. — LE BAIL, *Valeur séméio-logique de l'othorrhagie traumatique*, Thèse de Paris, 1873. — DUPLAY et E. MAROT, *Progès médical.*, 1876. — GAUTHIER, *Écoulem. sanguins par l'oreille*, Thèse de Paris, 1879. — BAUDRIMONT, *Bull. de la Soc. de chir.*, 1882. — VINY, Thèse de Lyon, 1887.

Les plaies intéressant le conduit auditif seul, sont rares. On comprend cependant que cette région puisse être blessée par les instruments du chirurgien pendant les manœuvres d'exploration, ou par des corps étrangers introduits par le sujet lui-même ou par une autre personne, pour les soins de propreté par exemple. Les solutions de continuité ainsi produites sont de peu d'importance ; elles occasionnent simplement une légère inflammation.

On a signalé aussi des brûlures du conduit auditif résultant de l'introduction de corps en ignition ou de liquides trop chauds.

Les fractures des parois du conduit auditif sont le plus souvent occasionnées par une chute sur le menton. Le condyle du maxillaire, repoussé, presse contre la paroi antérieure du conduit ; de là des fissures, des fêlures, des enfoncements. Ces lésions sont fréquemment favorisées par l'amincissement de la paroi antérieure du conduit qui est souvent transparente et papyracée (VOLTOLINI, SONRIER). L'écoulement sanguin par l'oreille, avec quelques symptômes de contusion cérébrale et une douleur très vive pendant les mouvements spontanés ou provoqués du maxillaire inférieur, constituent les symptômes principaux de ces fractures, souvent confondues avec celles du rocher. Comme le fait remarquer DUPLAY, il est possible, en examinant attentivement le malade, en le surveillant pendant quelques jours, d'arriver à un diagnostic précis. La douleur limitée en un point qui s'accroît à chacun des mouvements du maxillaire, quelquefois l'existence concomitante d'une plaie des parties molles, sont des symptômes sérieux et sur lesquels on peut se baser pour affirmer que la fracture est limitée aux parois du conduit auditif. La commotion cérébrale, l'écoulement sanguin par les oreilles, pourront donner le change et faire croire à l'existence d'une fracture du rocher. En cas de doute, le chirurgien devra se conduire absolument comme s'il était sûr de l'existence de cette dernière lésion ; il sera temps de modifier le traitement dès qu'on aura reconnu l'erreur.

2° CORPS ÉTRANGERS

A. — CORPS ÉTRANGERS VENUS DU DEHORS

Bibliographie. — MARCHAL (de Calvi), *Bull. Acad. de méd.*, t. IX, p. 11, 1844. — DESPRÈS, *Gaz. des Hôp.*, 1873. — TILLAUX, *Extraction des C. E.*, *Bull. de thérap.*, t. LXXXIV, p. 204, 1873. — HÉNOCQUE, *Soc. de biologie*, 1874. — BOURGEOIS, *Bull. gén. de thérap.*, 1878. — POULET, *Traité des C. E. en chirurgie*, Paris, 1879. — MOURE, *Revue mens. de laryngol. de Bordeaux*, t. Ier, 1880. — ROUSTAN, *Montpellier médic.*, 1880. — MOURE, *Journ. de méd. de Bordeaux*, 1885. — HEDINGER, *Zeitschr. f. Ohrenheilk.*, 1885. — BATTAMMS, *La meilleure méthode d'extract.*, etc., *Brit. med. Journ.*, 1886. — FOURLETON et PRITCHARD, *Eod. Loc.*, 1886. — JACQUEMARD, *Revue mens. de laryngol.*, 1888. — BARCLAY (ROBERT), *New-York med. Journ.*, 1889. — PERRON, *Gaz. hebd. des sc. méd. de Bordeaux*, 1889.

Les corps venus du dehors sont généralement introduits par des enfants, ou oubliés par de grandes personnes (ouate). Quant aux insectes, ils pénètrent pendant le sommeil (puces, mouches, perce-oreille, coccinelle, yule, etc.). Cet accident est fréquent à la campagne, chez les moissonneurs. La nature des corps inanimés est extrêmement variable ; POULET les divise en deux groupes, suivant qu'ils sont réguliers ou irréguliers. Parmi les premiers, les uns sont durs et inaltérables (boutons, billes, grains de corail, etc.) ; d'autres cassants (verre, coquillages, perles) ; d'autres enfin organiques et altérables (haricots, pois, café, mie de pain, noyaux de cerises, etc.). Dans le groupe des corps irréguliers, il y a également lieu de distinguer ceux qui sont mous et susceptibles d'être coupés (grains de blé, d'avoine, épis), et ceux qui sont rigides (épingles, aiguilles, plomb, etc.). Les corps étrangers sont parfois tolérés par le conduit auditif externe, et il n'en résulte qu'une diminution de l'acuité auditive ; il n'en est pas ainsi le plus ordinairement, leur présence détermine des accidents plus ou moins graves, parmi lesquels on a signalé une perversion de l'ouïe et la production de bourdonnements qui fatiguent beaucoup les patients. DELEAU cite un malade qui, ayant un grain d'avoine dans l'oreille, entendait le bruit d'un essaim d'abeilles. Le simple contact du corps étranger produit généralement une irritation pénible, parfois même une souffrance très aiguë. Les douleurs sont d'ailleurs en rapport avec la profondeur à laquelle l'objet se trouve arrêté, et avec son irrégularité ; les insectes sont toujours fort mal supportés. Les troubles réflexes sont également fréquents ; on a noté quelquefois des troubles convulsifs, de véritables accès épileptiques ; mentionnons encore un chatouillement du pharynx, une sécrétion salivaire anormale pouvant atteindre un degré très élevé (POWER, LATOUR). Nous avons nous-mêmes observé un cas de toux spasmodique qui était occasionnée, depuis quatorze ans, par la présence d'un haricot dans l'oreille ; ce fait n'est pas isolé et MAYER en a relaté d'autres. HEYDENREICH a cité un cas d'hémicranie réflexe. La compression produite par le fait du gonflement des corps étrangers détermine des accidents plus sérieux, des troubles fonctionnels graves, et même la paralysie du facial.

Parmi les accidents consécutifs, nous signalerons tout d'abord l'inflammation qui peut survenir sous l'influence de causes fort diverses, quelquefois après une longue période d'indolence. Dans ce cas, la douleur devient très aiguë, et le gonflement rétrécit notablement le conduit auditif. L'otite externe qui se développe aboutit parfois à la suppuration Sur 77 cas, MAYER a noté 15 fois la suppuration du conduit; c'est assez dire qu'elle n'est pas très rare, elle a une grande tendance à passer à l'état chronique. Il est moins commun de voir le pus accumulé entre le corps étranger et le tympan provoquer des accidents graves, des perforations et des ulcérations, et l'otite moyenne purulente avec toutes ses éventualités et ses complications, abcès du cerveau, phlébite des sinus, méningite. SABATIER a vu une boulette de papier déterminer la mort de cette façon, et un noyau de caroubier a pu provoquer une méningite (POULET).

Des accidents nerveux graves ont été quelquefois la conséquence du séjour d'un corps étranger dans l'oreille. FABRICE DE HILDEN a cité des cas d'épilepsie qui n'avaient pas d'autre cause; dans un cas, l'extraction d'une perle de verre suffit à guérir le malade. Une yule (mille pattes) produisit des phénomènes analogues. On comprend aisément que les corps étrangers pointus soient susceptibles de léser directement les parois du conduit ou la membrane du tympan. Sur les 77 cas de MAYER, le tympan avait été percé 13 fois, soit par le corps étranger, soit par les manœuvres opératoires. Un œillet de corset a pu séjourner pendant des mois dans la caisse sans entraîner d'accidents. BELBEDER a vu, en revanche, l'implantation d'un grain d'avoine dans les membranes amener des accidents convulsifs et la mort. Il n'y a pas de proportion entre le volume du corps étranger et la gravité des accidents; ainsi un individu, à qui son épouse avait versé du plomb fondu dans le conduit auditif, a pu guérir; tandis qu'une fille de vingt-cinq ans, dont FLEURY rapporte l'histoire, mourut de méningite cinq jours après l'introduction d'une aiguille dans l'oreille.

Sort des corps étrangers. — A part la surdité relative, les corps inertes réguliers sont souvent tolérés. WINTERBOTHAM dit qu'un noyau de cerise séjourna sans accidents pendant soixante-dix ans. Un grain de chapelet a été toléré quarante ans (MARCHAL DE CALVI). TULPIUS aurait vu un noyau de cerise gonfler et germer dans le conduit. L'expulsion spontanée est très rare et a lieu par la suppuration; quant à l'expulsion par le pharynx, signalée par ALBERS pour une aiguille, elle est exceptionnelle. Si l'on veut avoir une idée du pronostic de cette affection, il suffit de jeter les yeux sur la statistique de MAYER qui, sur 77 cas, trouva 13 fois la blessure du tympan; cinq fois hémorragie abondante après tentative d'extraction; la terminaison par suppuration est signalée quinze fois; une fois écoulement considérable de sérosité; deux fois atrophie d'un bras; deux fois anesthésie de toute une moitié du corps; deux cas d'épilepsie. Ce tableau paraîtra certainement un peu sombre, la raison en est que seuls les faits intéressants sont livrés à la publicité.

Diagnostic. — L'utilité des commémoratifs est certainement considérable, mais il est convenable qu'ils soient soumis à une critique des plus sévères; trop souvent des indications erronées ont amené des tentatives d'extraction, alors qu'il n'y avait jamais eu aucun corps introduit. Les troubles fonctionnels ne peuvent non plus permettre d'affirmer la présence d'un corps étranger, ces symptômes se rencontrant en effet dans plusieurs autres affections. Il est donc nécessaire d'avoir recours à l'otoscope; on s'aidera aussi du stylet, avec lequel on percutera et on grattera le corps du délit. Malgré ces précautions, les annales de la science sont riches en erreurs commises : Gosselin a pris une exostose éburnée du conduit pour un corps étranger; Velpeau, Dalay, Demarquay, Poulet rapportent d'autres erreurs graves et instructives qui ont quelquefois coûté la vie aux malades.

Traitement. — Comme règle générale, on doit extraire les corps étrangers de l'oreille, quelle que soit leur nature, et c'est aux injections simples ou forcées qu'on doit donner la préférence. Il faut s'abstenir de toute manœuvre, se borner à des injections toutes les fois que le diagnostic n'est pas rigoureusement posé. Les injections suffisent du reste dans la majorité des cas, et nous ne saurions trop le répéter, c'est là le moyen classique, le seul qui ne donne aucun accident entre les mains peu exercées. Si cependant les injections suffisamment prolongées échouent, le chirurgien examinera attentivement la position du corps étranger, sa nature, sa fixité, et il s'assurera de l'état du conduit.

On a employé pour les insectes des injections médicamenteuses, de l'huile, de la colle épaisse (Bourgeois), des agglutinatifs, des vapeurs de chloroforme, de la fumée de tabac (Morgagni, Tillaux). Lorsque les corps étrangers sont réguliers et fixes, on se sert de crochets, d'épingles coudées, préférables aux leviers, curettes, stylets. Les pinces de Mathieu, le forceps de Bourgeois trouvent assez rarement l'indication de leur emploi. Les rétropulseurs sont d'un maniement difficile, et on a beaucoup de peine à les faire pénétrer au delà du corps étranger, même en passant en haut ou en bas dans le sens du grand axe du conduit. La section du corps étranger a réussi dans les cas de grains d'avoine, de blé. Fleury a divisé de la même manière une aiguille. Le Fort a cherché à faire éclater une tête de poupée en émail qu'il ne pouvait extraire : nous ne signalerons que pour le déconseiller l'emploi du galvanocautère dont s'est servi Voltolini pour détruire un noyau de cerise.

Quant à l'extraction par une voie artificielle, proposée par Paul d'Egine, Tulpius, Tröltsch; elle consiste à inciser, à sectionner le pavillon à la base de la conque. Malgré l'avis assez favorable de Duplay, nous pensons que c'est une mauvaise opération, justement délaissée, et à laquelle on doit préférer les injections. Signalons en terminant un procédé des plus simples par lequel, à la campagne, on pourra commencer. Il faut prendre un crin de cheval plié en double de manière à former une anse, l'introduire le plus profondément possible (le malade est couché sur le côté); on imprime alors au crin un mouvement de torsion, lentement, doucement. Au premier ou au deuxième tour, le corps étranger serait entraîné au dehors avec l'anse.

L'accumulation de cérumen obstruant plus ou moins et parfois totalement le conduit auditif externe est assez fréquente.

Causes. — Les bouchons de cérumen se développent d'ordinaire lentement. Le manque de soins est une des causes prédisposantes. Cela nous explique la fréquence de la maladie chez les enfants et les jeunes gens de la classe ouvrière, qui vivent au milieu de la poussière des ateliers. Cependant, cette cause seule ne suffirait pas, il faut y joindre une augmentation de la sécrétion normale, ou un obstacle à l'écoulement des produits sécrétés dû soit à une étroitesse, soit à une courbure très prononcée du conduit auditif (DUPLAY).

Symptômes. — Un des premiers phénomènes qui attirent l'attention du malade est une diminution progressive de l'acuité auditive, accompagnée de démangeaisons et d'une sensation de plénitude du conduit. Pour se débarrasser, les malades tirent sur le pavillon, essayent avec divers instruments de nettoyer leur conduit auditif, et de cette façon tassent de plus en plus la masse morbide. Parfois les patients accusent des bourdonnements, des vertiges, résultant de la compression exercée sur le tympan par la collection. Généralement, ces divers symptômes se montrent graduellement, quelquefois aussi la surdité survient brusquement à la suite d'un coup, d'une chute qui a subitement détaché le corps étranger, et amené tout à coup l'obturation.

L'examen avec un morceau de papier roulé en stylet permet de constater une diminution de longueur du conduit ; avec le spéculum, au lieu de la membrane du tympan, on aperçoit une masse brunâtre ou blanchâtre et parfois même, chez les enfants, d'aspect jaunâtre et melliforme. Ces différences de coloration tiennent à la nature même de l'amas cérumineux, et aussi au temps qui s'est écoulé depuis sa formation. La constitution de ces dépôts est variable. D'ordinaire ils résultent simplement d'un mélange de matière sébacée et cérumineuse; dans d'autres cas, au milieu du bouchon se trouvent des poils, des débris épidermiques, qui le font ressembler à un tissu feutré et réticulé. Enfin, dans quelques observations, le bouchon est formé par la desquamation en doigt de gant de l'épiderme du conduit auditif, cette desquamation se répétant un certain nombre de fois, l'emboîtement des cônes arrive à constituer une masse éburnée d'une dureté caractéristique (*bouchon épidermique*).

Diagnostic. — L'examen au spéculum permettra toujours de reconnaître la présence d'un amas de cérumen; on pourrait aussi, à l'aide d'une tige de papier, introduire alternativement dans les deux conduits, déterminer la longueur respective de chacun. Le peu de résistance de ce stylet improvisé permet de se livrer impunément à semblable manœuvre. Il faut se rappeler l'existence possible de lésions labyrinthiques que nous avons signalées; on évitera ainsi, au moment de l'examen, de se laisser induire en erreur.

Pronostic. — L'accumulation de cérumen constitue en général une affection bénigne. Il existe cependant un certain nombre de faits qui démontrent que le contact permanent des bouchons de cérumen peut déterminer du côté de la membrane du tympan de sérieux accidents ; enfin, les concrétions de ce genre sont parfois l'indice de lésions graves des parties profondes de l'oreille. La statistique suivante, que nous empruntons à TOYNBEE, montre combien le pronostic doit être réservé. Sur 165 cas d'extraction de bouchons de cérumen, cet auteur a constaté 60 guérisons radicales, 43 améliorations marquées, 62 améliorations légères ou nulles.

Au point de vue du pronostic et du rétablissement de l'acuité auditive, l'exploration à l'aide de la montre et du diapason appliqués sur le crâne, peut rendre ici des services. Si le bruit est mieux perçu du côté obturé que du côté sain, les parties profondes sont intactes, le bouchon enlevé, l'acuité se rétablira. Si le contraire est observé, il y a beaucoup à craindre que l'acuité auditive, après l'extraction, ne soit sérieusement diminuée.

Traitement. — L'injection d'eau suffira dans la plupart des circonstances, à condition qu'elle soit poussée pendant quelques minutes et projetée avec une certaine force. Il faut éviter de diriger le jet perpendiculairement sur la membrane tympanique. On le fera frapper contre la paroi supérieure du conduit auditif, le remous détachera et emportera le dépôt. Si le bouchon est très dur, pendant quelques jours on versera dans l'oreille, matin et soir, un peu de la solution : bicarbonate de soude 1 gr., glycérine 15 gr., qu'on laissera dans le conduit de huit à dix minutes. Le bouchon se ramollira peu à peu et l'injection l'enlèvera ensuite avec facilité.

Le conduit auditif, à la suite de ces manœuvres, est légèrement enflammé ; de plus, le moindre bruit est ressenti très vivement ; aussi a-t-on l'habitude de conseiller durant les premiers jours l'usage de quelques instillations astringentes, et de faire obturer le conduit à l'aide d'un tampon d'ouate.

§ 2. — Inflammations du conduit auditif.

1° INFLAMMATION CIRCONSCRITE. — FURONCLE

La plupart des auteurs localisent cette maladie dans les glandes sébacées et les follicules pileux ; il s'agirait donc de furoncles du conduit auditif. D'autres prétendent que l'inflammation siège dans les glandes sudoripares, nous aurions alors cette variété d'abcès décrits par VERNEUIL sous le nom d'hydradénite. Pour DUPLAY, c'est tantôt l'une, tantôt l'autre de ces deux lésions que l'on observe.

Étiologie. — Les causes les plus bizarres (diathèse spéciale — troubles des voies digestives) avaient été invoquées pour expliquer la formation des furoncles de l'oreille, nous savons aujourd'hui qu'il s'agit d'une affection parasitaire. Les microbes trouvent dans la présence des glandes sébacées et la température du conduit un milieu des plus propices à leur développement.

Symptômes. — Une sensation désagréable de prurit, de tension avec chaleur et douleur annonce le début de la maladie. A ce moment, on constate à l'entrée du conduit auditif, d'ordinaire non loin du méat, un point rougeâtre.

Bientôt se forme une petite saillie acuminée; la rougeur augmente, le conduit auditif et le pavillon sont rouges et tendus, les ganglions préauriculaires et mastoïdiens gonflés et douloureux. Les douleurs, elles aussi, vont en croissant, elles sont parfois assez fortes pour arracher des cris aux malades. Le maximum de la douleur peut très bien ne pas être perçu dans le conduit auditif, il y a en effet des irradiations dans les dents et en d'autres points, le long des branches du trijumeau. Les souffrances ont une exagération vespérale franche, suivie d'une rémission matinale. Les mouvements de la mâchoire inférieure augmentent la douleur. Ces symptômes s'accompagnent de phénomènes fébriles avec leur cortège ordinaire : état saburral, inappétence, etc. Il faut mentionner encore l'existence de bourdonnements d'oreille et une diminution graduelle de l'acuité auditive, dus au gonflement progressif des tissus. L'affection peut se terminer par résolution, le plus souvent cependant, vers le troisième ou quatrième jour, au sommet de la tumeur se fait une petite ulcération par où s'écoulent quelques gouttes de pus et des débris floconneux. Dès ce moment, les douleurs disparaissent spontanément.

Diagnostic. Pronostic. — Il est facile, par le simple examen, de reconnaître l'otite externe circonscrite, mais nous croyons encore impossible de localiser d'une façon précise le siège de l'affection, et de dire s'il s'agit d'un furoncle ou d'une hydradénite. Du reste, le traitement étant le même, la chose a peu d'importance. Le pronostic de la maladie, malgré les souffrances violentes que nous avons signalées, est généralement bénin. Parfois, ici comme dans les autres parties du corps, les furoncles se montrent par poussées, ils ne laissent pas alors de constituer une affection des plus désagréables.

Traitement. — Les cautérisations au nitrate d'argent (WILDE), les badigeonnages au sulfate de zinc (2 à 4 grammes pour 30 grammes d'eau) (TROLTSCH), employés dès le début, suffiraient, dit-on, à arrêter le développement du mal. Nous avons peu confiance en ces moyens. Si l'inflammation est trop vive, on se trouvera bien d'appliquer quelques sangsues (4 à 6 chez les adultes, 1 à 3 chez les enfants). Il faut avoir soin, dans ces cas, de fermer avec un tampon d'ouate le conduit auditif pour éviter la pénétration de ces animaux dans son intérieur. Les décoctions de pavot, les solutions émollientes avec addition de chorhydrate de morphine ou de cocaïne, les cataplasmes, seront utilisés avec avantage contre les douleurs; mais pour juguler la maladie et calmer la souffrance, le moyen par excellence consiste dans une incision large et profonde de la peau du conduit. Etant donné l'origine parasitaire de la lésion, il sera bon de faire de fréquentes injections à l'aide d'un liquide antiseptique (solutions à l'acide borique ou au sublimé à 10 p. 100). WEBER-LIEL conseille comme traitement abortif l'injection sous-cutanée d'acide phénique étendu; on doit injecter seulement 2 à 4 gouttes; l'auteur emploie la solution à 5 p. 100.

En même temps, on traitera l'état général; on administrera un émétocathartique, un ou plusieurs purgatifs, on mettra le malade à l'usage de l'eau de Vichy.

§ 3. — Inflammation généralisée. — Otite externe diffuse.

1° OTITE EXTERNE AIGUE

L'inflammation aiguë du conduit auditif, affection des plus fréquentes, se remarque chez les enfants et les adolescents plus souvent que chez l'adulte.

Étiologie. — Les causes de la maladie sont aussi nombreuses que variées. Elle est primitive ou consécutive. *Primitive*, elle reconnaît pour cause l'influence d'un agent extérieur, le froid, les traumatismes divers du conduit auditif, l'introduction dans cette cavité de corps étrangers, de liquides irritants ou septiques, du pus blennorrhagique (HUNTER, VIGAROUX, ITARD, TRIQUET). *Consécutive*, l'otite aiguë est souvent due à la propagation au conduit auditif d'une affection de la face ou du cuir chevelu (érysipèle, eczéma, etc.); on l'observe encore à la suite des fièvres graves : rougeole, scarlatine, variole. Pour terminer cette énumération, signalons la présence de lésions syphilitiques, dont l'existence dans le conduit détermine l'apparition d'un écoulement, et mentionnons enfin l'influence des états constitutionnels et infectieux : rhumatisme, tuberculose.

Symptômes. — Les premiers symptômes de la maladie consistent dans un état de sécheresse exagérée du conduit avec sensation de chaleur et démangeaisons; bientôt survient un gonflement considérable qui obstrue le conduit et rend l'examen fort difficile, sinon impossible. Les douleurs des plus violentes sont, comme dans le cas précédent, augmentées par les mouvements des mâchoires; les malades accusent une surdité graduellement croissante, des bourdonnements, des battements, phénomènes dus à l'inflammation de la membrane du tympan qui accompagne presque toujours l'otite. Dans certains cas, les douleurs s'irradient le long des branches du trijumeau; cette inflammation détermine une réaction fébrile et un état saburral assez marqué.

Après deux ou trois jours, les symptômes locaux et généraux s'amendent, et on constate l'apparition d'un écoulement d'abord séro-purulent, plus tard purulent. La quantité du liquide ainsi sécrétée varie suivant l'origine de la maladie. L'écoulement continue en général pendant une quinzaine de jours, de purulent devient séreux, puis diminue peu à peu, et vers la fin du troisième septénaire, ordinairement tout a disparu.

La marche de la maladie n'est pas toujours aussi franche; chez les sujets lymphatiques, l'abondance de la sécrétion reste la même et la maladie passe à l'état chronique. Dans d'autres circonstances, heureusement fort rares, l'inflammation se communique aux couches sous-jacentes (otite, périostique); enfin, elle peut gagner la membrane du tympan et la caisse. Nous verrons plus tard la gravité spéciale de ces complications.

Diagnostic. Pronostic. — L'inflammation diffuse du conduit auditif est habituellement difficile à reconnaître. Le furoncle pourrait donner le change;

mais alors, l'inflammation n'occupe pas toute l'étendue du conduit auditif, elle est surtout accentuée en un point, la petite masse est acuminée, le gonflement n'est pas uniforme.

La difficulté qu'il y a pour examiner le tympan doit rendre le chirurgien fort réservé sur le pronostic, car si le plus souvent la maladie guérit sans laisser de traces, il faut se rappeler la possibilité des complications que nous avons signalées.

Traitement. — Avant l'apparition de l'écoulement, on doit chercher à modérer l'inflammation et à calmer la douleur. La première indication sera remplie par une application de sangsues au niveau du tragus. Les vésicatoires que l'on a l'habitude de placer en arrière de l'apophyse mastoïde n'ont aucune action. Il convient donc d'abandonner ces dérivatifs qui ne sont pas toujours exempts d'inconvénients. Pour calmer la douleur, on instillera dans l'oreille des solutions émollientes et calmantes (décoction de pavot, de guimauve). Les douches locales de vapeur constituent aussi un excellent moyen. Dès que l'écoulement commence à diminuer, les instillations avec des substances astringentes (acétate de plomb, sulfate de zinc) trouveront leurs indications.

2° OTITE EXTERNE CHRONIQUE

Étiologie. — L'inflammation chronique du conduit auditif externe est une terminaison fréquente de l'otite aiguë ; elle s'établit d'emblée, prend la forme humide chez les tuberculeux et constitue ces écoulements rebelles connus sous le nom d'otorrhée, qui sont très communs chez les enfants et les adolescents. A l'âge adulte, la maladie est plutôt sous la dépendance de l'arthritisme, l'écoulement est alors nul ou presque nul (forme sèche).

Symptômes. — 1° *Forme humide.* — Quelle que soit son origine, l'otite externe chronique se traduit par un écoulement du conduit auditif dont la quantité et la coloration varient. Il est tantôt clair, jaune citrin ou séreux, tantôt au contraire louche, jaune verdâtre : son odeur peut être très faible ou âcre, et repoussante. KESSEL (*OEsterr. ærtzl. Vereinszeitung*, n° 5, 1885) a montré qu'il contenait des cocci, des bactéries et des bacilles saprogènes. Les parois du conduit semblent légèrement injectées, macérées ; elles sont recouvertes par un enduit blanchâtre, ou par des croûtes d'un brun jaunâtre. La membrane du tympan, opaque, présente la même coloration.

2° *Forme sèche.* — L'écoulement est peu considérable ; en revanche, il existe des démangeaisons fort désagréables avec sensation de chaleur et de plénitude. Le derme est épaissi, des lamelles épidermiques mortifiées et plus ou moins adhérentes en tapissent les parois, l'épaississement ne tarde pas à envahir la membrane du tympan ; l'acuité auditive est toujours diminuée.

Marche. Complications. — Abandonnée à elle-même, la maladie a peu de tendance à la guérison ; dans les cas les plus heureux, sa durée est toujours très longue. La persistance des divers états que nous venons de décrire peut entraîner des complications graves du côté des organes voisins. Nous avons signalé l'épaississement de la membrane du tympan, son ulcération, ajoutons la formation de polypes et le développement d'une otite moyenne consécutive. Enfin, l'inflammation envahit parfois les parties sous-jacentes et donne naissance à la variété d'otite dite périostique, dont nous verrons plus tard la gravité.

Traitement. — Dans la forme humide, on fera plusieurs fois dans la journée, avec toutes les précautions convenables, des lavages du conduit avec de l'eau boriquée ou phéniquée tiède ; ils seront suivis de l'instillation de quelques gouttes d'une solution astringeante (collyre au sulfate de zinc, de cuivre, au nitrate d'argent, etc.), dont on graduera peu à peu les proportions. Ces mêmes instillations seront aussi employées avec avantage dans la forme sèche. Enfin, le médecin traitera surtout l'état général ; chez les tuberculeux, les toniques, les préparations iodurées, l'huile de foie de morue seront employés de préférence ; chez les arthritiques, c'est à la médication arsenicale ou sulfureuse qu'il faut s'adresser.

3° OTITE PÉRIOSTIQUE

L'inflammation du périoste et de l'os, rare après l'otite externe aiguë, plus fréquente dans les otites chroniques anciennes, se montre aussi parfois à la suite des fièvres éruptives (rougeole, scarlatine) ; on a signalé encore cette affection comme complication possible de la syphilis à la troisième période.

Symptômes. — L'otite périostique est caractérisée par l'apparition brusque de douleurs sourdes, térébrantes, dont la violence augmente pendant la nuit. En même temps, on constate l'existence d'un gonflement œdémateux du conduit auditif, dont la lumière est obstruée et transformée en une simple fente. Les symptômes s'amendent parfois, le plus souvent apparaît une suppuration intense bientôt suivie de la nécrose d'une portion du conduit osseux. Dans quelques circonstances, l'affection semble entrer en voie de résolution, mais il persiste un gonflement notable des parties molles, la maladie passe à l'état chronique, de temps à autre surviennent alors des poussées aiguës. D'après GELLÉ (Soc. de Biologie, 1884), il existerait une variété d'otite périostique circonscrite caractérisée par la formation au fond du conduit auditif de petites tumeurs rosées arrondies, circonscrites ; la présence de ces masses est peu douloureuse, elles guériraient facilement, en trois ou quatre semaines.

Complications. — L'ostéo-périostite peut se propager au dehors ; elle envahit alors l'apophyse mastoïde, la partie écailleuse du temporal, et détermine des troubles du côté de l'articulation temporo-maxillaire, origine de certaines tumeurs blanches. Dans d'autres cas plus graves, l'inflammation gagne les parties profondes, se communique aux méninges et au cerveau, entraînant des accidents mortels. Les rapports intimes de la paroi supérieure du conduit auditif avec la fosse cérébrale moyenne, les anastomoses de ses vaisseaux avec ceux du diploé et des sinus, expliquent fort bien la possibilité de semblables accidents, sans qu'il existe aucune lésion du côté de la caisse (TROLTSCH, TOYNBEE, DUPLAY).

Diagnostic. Pronostic. — L'apparition de douleurs térébrantes dans le cours d'une otite, leur augmentation pendant la nuit, l'état du sujet, les commémoratifs mettront sur la voie du diagnostic. L'élimination des séquestres est toujours de longue durée, leur présence entretient la suppuration; la guérison ne survient qu'après leur expulsion.

La violence des douleurs, la suppuration, la possibilité des complications que nous venons de signaler, font de l'ostéo-périostite une affection des plus graves.

Traitement. — On cherchera à calmer les douleurs par des frictions d'onguent mercuriel belladoné autour de l'oreille, par des injections de morphine, une application de sangsues. Les injections émollientes, les douches chaudes seront aussi fort utiles. Dès que la suppuration est établie, que le conduit auditif devient perméable, on insistera sur les irrigations tièdes, avec une solution d'acide borique ou salicylique à 4 p. 100. Les séquestres seront extraits dès que leur motilité le permettra. La guérison étant commencée, il faudra surveiller avec soin la cicatrisation afin de s'opposer à la production d'adhérences et de rétrécissements. Nous verrons ultérieurement le traitement à employer lorsque l'inflammation a envahi l'apophyse mastoïde.

4° OTITE PARASITAIRE

Les parasites de l'oreille, signalés pour la première fois par MEYER en 1844, ont été étudiés surtout par SCHWARTZ, WREDEN et LÉVY. Les variétés le plus souvent observées sont l'*aspergillus nigricans flavescens*, et l'*aspergillus fumigatus* (BÉZOLD). Le siège d'élection de ces parasites est la partie postérieure du conduit auditif, au voisinage de la membrane du tympan. Ils se montrent sous forme de fausses membranes recouvertes d'un dépôt blanchâtre et velouté, parsemé de points noirâtres et rougeâtres. Les malades se plaignent de douleurs, de bourdonnements, accusent une sensation de compression du côté de la membrane du tympan, et deviennent rapidement sourds. Spontanée ou provoquée, la chute de la fausse membrane entraîne une prompte amélioration.

Le développement de la maladie résulte de l'introduction de spores, dont la germination est favorisée par la présence d'une légère humidité du conduit auditif.

Le pronostic est généralement bénin, la maladie dure de une à six semaines, mais elle récidive avec la plus grande facilité.

Traitement. — Après avoir enlevé les fausses membranes, il faut faire des instillations avec une solution antiparasitaire : hypochlorite de chaux 1 p. 300 (WREDEN); alcool absolu (WEBER, LIEL); acide salicylique 2 p. 100 (BÉZOLD); nitrate d'argent, solution au 1/4 (LADREIT DE LACHARRIÈRE).

§ 4. — Tumeurs du conduit auditif externe.

1° TUMEURS SÉBACÉES

Toynbee a donné ce nom à une affection des plus rares, constituée par une accumulation de cellules épidermiques disposées par couches superposées, enfermées dans une membrane spéciale. Ces productions auraient une marche incessante, détruiraient peu à peu les parois du conduit, et entraîneraient la mort du sujet en ouvrant la cavité cranienne. Le traitement consiste : 1° à inciser le sac; 2° à vider avec une curette les masses épithéliales; 3° à arracher les parois avec des pinces convenables.

2° EXOSTOSES

Les tumeurs osseuses du conduit auditif ont été étudiées par Welker, Triquet, Bonnafont, etc. Généralement, il est admis que ce genre de tumeur est rare; contrairement à cette opinion, Ladreit de Lacharrière pense que les exostoses du conduit auditif sont aussi fréquentes que celles des autres parties du corps.

La cause du développement de ces tumeurs est encore peu connue : on a prétendu qu'elles étaient d'origine goutteuse ou rhumatismale (Toynbee), syphilitique (Triquet). Une irritation mécanique du conduit, comme celle qui résulte de la présence de pus dans son intérieur, est souvent l'origine des exostoses de l'oreille (G. Flied). Enfin Duplay incline à admettre l'origine congénitale de ces productions.

D'après J. Patterson Cassels, ces tumeurs se présenteraient sous deux formes. Tantôt le conduit auditif, dans toute sa portion osseuse, serait le siège d'un travail pathologique qui arriverait à former une sorte de bouchon obturateur (*hyperostose*); tantôt au contraire, en un point particulier se développerait une masse bien limitée (*exostose*). Cette dernière variété serait de beaucoup la plus fréquente.

Il existe parfois une seule tumeur dont le développement progressif diminue peu à peu la lumière du conduit; dans d'autres cas, plusieurs masses nées de points opposés se portent à la rencontre les unes des autres, puis se confondent. Les exostoses se présentent sous forme de petits corps durs, arrondis, mamelonnés, à surface lisse ou légèrement ondulée; elles peuvent acquérir la dureté de l'ivoire; d'ordinaire elles naissent de la paroi supérieure du conduit auditif, Tröltsch prétend avoir toujours rencontré ces tumeurs simultanément dans les deux conduits; d'après Wild et Bonnafont, au contraire, elles sont unilatérales.

Leur développement est lent; le seul symptôme auquel elles donnent lieu est une diminution croissante de l'ouïe, parfois cependant les malades accusent des douleurs violentes revenant par accès névralgiques. Le siège des exostoses semble dans ce cas jouer un certain rôle; les exostoses situées près du méat sont insensibles, celles qui sont profondes sont douées d'une extrême sensibilité.

Traitement. — S'il existe encore un passage entre la production et le conduit, on a conseillé la dilatation à l'aide d'un mandrin (BONNAFONT), de tiges de laminaria (BREMER). Ces procédés sont le plus souvent insuffisants; il vaut mieux attaquer la tumeur à l'aide de rugines appropriées; dans le cas d'obturation complète, il faut la perforer. MATHEWSON, G.-P. FIELD, BREMER ont employé avec succès le perforateur ou foret mécanique des dentistes. L'opération est principalement indiquée quand on constate une obturation complète déterminant la surdité, et surtout lorsqu'une collection purulente enfermée dans la cavité tympanique ne peut trouver issue au dehors. Inutile d'ajouter que le malade aura été soumis au préalable à la médication antispécifique.

§ 5. — Vices de conformation.

a. Dilatation anormale. — Les sujets atteints d'otite sèche avec épaississement de la membrane du tympan, présentent fréquemment une largeur excessive du conduit auditif dont la courbure est en même temps redressée, de sorte qu'avec l'auriculaire on peut arriver directement sur le tympan. Nous sommes absolument impuissants contre pareille affection, le seul remède consiste à faire mettre un peu d'ouate dans le conduit auditif.

b. Obturation. — L'obturation du conduit auditif peut être congénitale ou acquise. L'obturation congénitale (imperforation) coïncide souvent avec une malformation des organes voisins (absence du pavillon de l'oreille moyenne, arrêts de développement de la face, etc.). Dans d'autres cas, un simple opercule cutané oblitère le méat, en se continuant directement avec la peau des parties environnantes; enfin l'obstacle peut siéger dans le conduit lui-même en un point plus ou moins rapproché de la membrane du tympan. Avant d'entreprendre une opération quelconque, il faut tout d'abord s'assurer de la conformation des organes et de la fonction auditive; puis on cherchera à se rendre compte de l'épaisseur de l'obstacle, et de ses rapports avec le tympan. On se renseignera par l'exploration directe au stylet, ou à l'aide d'une aiguille à acupuncture. La profondeur à laquelle siège l'obstacle, son mode de sensibilité à la pression fourniront aussi des indications très utiles.

Le traitement est des plus simples. Il consiste, si l'obstacle n'est pas trop épais, à faire une incision cruciale de la membrane, puis à exciser chacun des lambeaux. On touchera les bords de la solution de continuité avec le nitrate d'argent, une mèche empêchera ensuite la réunion des parties. Pour détruire ces obstacles, quelques auteurs ont encore employé les caustiques; LESCHEVIN et BONNAFONT préconisent le nitrate d'argent; LADREIT DE LACHARRIÈRE, la pâte de Canquoin.

L'oblitération acquise ou cicatricielle du conduit auditif est rare. Elle siège toujours dans la portion fibro-cartilagineuse du conduit. Les brûlures, l'otite aiguë, en sont les causes les plus ordinaires. Les méthodes opératoires précédemment indiquées sont applicables à ce genre de lésions.

c. Rétrécissements. — Les rétrécissements du conduit auditif peuvent être d'origine cutanée ou osseuse. Les premiers tiennent à un épaississement spécial du derme ou à une lésion herpétique du conduit. Nous avons indiqué déjà le mode de formation des retrécissements d'origine osseuse

Les manifestations herpétiques seront traitées comme dans les autres régions. On se trouvera bien d'envoyer le malade aux eaux minérales d'Auvergne, en particulier à la Bourboule. S'il existe un épaississement du derme, comme il persiste d'ordinaire une sorte de fente, on tentera d'obtenir la dilatation avec de la laminaire ou des morceaux d'éponge préparée. Les rétrécissements d'origine périostique seront traités à leur début par l'iodure de potassium à haute dose, et, plus tard, attaqués directement avec les instruments.

CHAPITRE IV

MALADIES DE LA MEMBRANE DU TYMPAN

§ 1er. — **Lésions traumatiques de la membrane du tympan.**
Perforations. — Ruptures.

Bibliographie. — Clarke, *Amer. Journ. of. the Med. Sciences*, 2e série, t. XXXV, p. 13, 1858. — W.-B. Dalby, *The Lancet*, 1873, t. Ier, p. 842. — Siméon Snell, *Ibid.*, 1875, t. II, p. 275. — Sayons (E.), *Philad. Med. and. Surg. Rep.*, 1879. — Turnbull (Ch. S.), *eod. loc.* — Polo, Thèse de Paris, 1886. — Stewart (H.), *The Lancet*, 1889.

La membrane du tympan, bien que protégée contre les agents extérieurs par sa résistance assez considérable, et surtout par sa situation, est cependant assez fréquemment le siège de plaies et déchirures.

Causes. — L'action du traumatisme peut être directe ou indirecte; dans le premier cas, la perforation est d'ordinaire unique; dans le second, il peut y avoir double et triple solution de continuité, on a même vu quelquefois la membrane transformée en crible.

a. Perforations de cause directe. — Les lésions de cette nature peuvent être produites : 1° par les corps étrangers de tout genre que l'on introduit accidentellement ou volontairement dans le conduit auditif (cure-oreilles, crayons, plumes); 2° par les instruments du chirurgien, pendant les manœuvres nécessitées pour l'extraction des corps étrangers; 3° par un jet de liquide dirigé perpendiculairement et sans précaution aucune contre la membrane du tympan.

b. Perforations de cause indirecte. — Beaucoup plus fréquentes, elles reconnaissent pour cause les ébranlements violents de l'air ambiant, les variations brusques de la pression atmosphérique.

La rupture se fait, suivant les cas, de dedans en dehors, ou de dehors en dedans. La compression brusque de l'air atmosphérique dans le conduit auditif est la cause la plus fréquente de la rupture de dehors en dedans. Un soufflet vigoureusement appliqué sur le pavillon de l'oreille, la violence de la chute chez les plongeurs, déterminent des accidents semblables ; la détonation des substances explosibles donne lieu aux mêmes effets : déchirure du tympan chez les artilleurs produisant la rupture de dedans en dehors, en condensant l'air dans la caisse, les efforts de toux, de chant, d'éternûment, le cathétérisme par le procédé de POLITZER, etc. Le cathétérisme direct occasionne parfois des lésions analogues, ces cas doivent être considérés comme rares. Enfin, DUPLAY fait observer qu'on a vu se produire des déchirures

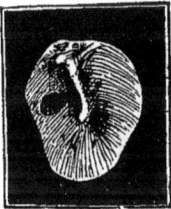

Fig. 79. — Rupture ovale dans le quadran antéro-supérieur de la membrane du tympan d'une jeune fille. Cette rupture a été produite par la chute d'une grosse caisse sur l'oreille.

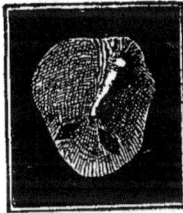

Fig. 80. — Rupture double par la chute sur l'oreille, chez une femme de trente ans : aspect le troisième jour après l'accident.

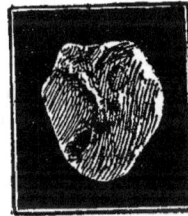

Fig. 81. — Rupture dans le segment antéro-inférieur du tympan, sur un enfant, à la suite d'un soufflet.

indirectes de la membrane du tympan, par suite de violences exercées sur le crâne. à une distance plus ou moins grande de l'oreille.

Siège. — Forme. — Les perforations traumatiques, sans être rares dans la moitié supérieure de la membrane du tympan, occupent fréquemment la partie inférieure. Les déchirures de cause indirecte se rencontrent d'une façon presque constante dans la partie postérieure et inférieure de cette membrane, en arrière du manche du marteau.

Dans les déchirures de cause directe, la forme de la blessure peut rappeler celle de l'instrument ; les déchirures de cause indirecte ont une forme quelconque, linéaire, ovalaire, triangulaire (fig. 79, 80 et 81).

Symptomatologie. — La déchirure du tympan donne lieu d'ordinaire à une douleur assez violente qui peut occasionner la syncope. Peu après apparaît un écoulement sanguin qui sera naturellement d'autant plus abondant que la blessure siégera plus près du point où se trouvent les vaisseaux, c'est-à-dire du manche du marteau. Cette hémorrhagie prend quelquefois des allures inquiétantes, ainsi que DUPLAY l'a observé. Habituellement, la déchirure du tympan entraîne une diminution de l'acuité auditive ; parfois, c'est le contraire que l'on observe, ce qui dépend de l'état de la membrane du tympan et de celui de la caisse avant l'accident. Des lésions diverses des osselets et de la caisse peuvent compliquer les déchirures de cause directe.

Diagnostic. — On doit tout d'abord nettoyer et laver le conduit avec soin, puis l'examen direct permettra facilement de reconnaître la perforation. Si l'on fait exécuter au malade une insufflation par le procédé de Politzer, on entend un sifflement d'autant plus aigu que la perforation est plus petite; on peut de la même façon faire sortir par l'oreille de l'eau et surtout de la fumée. Il est beaucoup plus difficile, dans les déchirures par cause directe, de déterminer les lésions des organes profonds. La perte de connaissance, les troubles cérébraux, l'écoulement de sang et de liquide séreux par l'oreille, ont pu donner le change et faire croire à une fracture de la base. Duplay, dont nous partageons entièrement l'avis, pense que plusieurs prétendues fractures du rocher qui se sont terminées par la guérison étaient uniquement des cas de déchirure du tympan, accompagnés de commotion cérébrale.

Pronostic. — Les déchirures simples n'ont aucune gravité, mais s'il y a eu contusion ou perte de substance, on doit craindre l'inflammation de la membrane et la suppuration de la caisse. Les altérations de l'ouïe qui se produisent à la suite des ruptures disparaissent complètement dans la plupart des cas, et l'audition redevient normale, à moins que la suppuration n'ait amené du côté de l'oreille la formation d'altérations graves.

Traitement. — Il faut débarrasser le conduit des caillots qu'il contient; si l'écoulement sanguin ne s'arrêtait pas, on toucherait le point par où s'échappe le sang avec un pinceau imbibé de perchlorure de fer. On fera mettre au malade un petit tampon d'ouate dans l'oreille, on l'engagera à ne pas se moucher bruyamment, à ne pas crier, de façon que les lambeaux puissent se réunir.

§ 2. — Inflammation de la membrane du tympan.

Bibliographie. — W. Kramer, *Gaz. méd.*, 1850. — O. Böck, *Abcess. Arch. f. Ohrenh.*, Bd., S. 135, 1866. — Bonnafont, *Union médic.*, 1872. — Moorhead, *Tympanic Abcess.*, *Brit. med. Journ.*, Aug. 31, 1878. — Creswel-Baber, *Tymp. Abcess.*, *St-George's Hosp. Reports*, t. VIII, 1877-1878, et t. IX, 1879.

L'inflammation de la membrane du tympan a été désignée par Lincke et Wilde sous le nom de *myringite*. Avec Tröltsch et Duplay, malgré l'opinion contraire de Ladreit de Lacharrière, nous pensons que la myringite est rarement primitive; le plus ordinairement, elle se montrerait consécutivement à une inflammation du conduit auditif et surtout de la caisse. Elle peut être aiguë ou chronique.

1° MYRINGITE AIGUE

Bibliographie. — Deleau, Paris, 1862. — Gruber, *Allgem. Wien. Med. Zeit.*, 1863. — Delstanche (fils), Bruxelles, 1871. — Miot, *Progrès méd.*, 1876. — Bonnafont, *Ann. des mal. de l'oreille*, 1878. — Paquet, *Ann. des mal. de l'oreille*, 1881.

Étiologie. — Toutes les causes qui déterminent l'apparition de l'otite aiguë se retrouvent dans l'étiologie de la myringite. Signalons cependant d'une façon plus spéciale l'action du froid (courants d'air, injections d'eau froide, bains froids, etc.). Nous avons déjà parlé de la présence de parasites dans le conduit auditif. Ils peuvent être le point de départ de l'inflammation (myco-myringite, WREDEN). Mentionnons encore l'influence, sur l'apparition de la maladie, des troubles des fonctions gastro-hépatiques (LADREIT DE LACHARRIÈRE).

Symptômes. — La myringite a d'ordinaire un début brusque. Le plus souvent, au milieu de la nuit, d'après TRÖLTSCH, apparaissent des douleurs

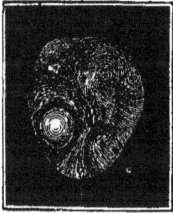

Fig. 82. — Vésicule de la grosseur d'un grain de chenevis devant l'ombilic. Sur un homme de vingt-quatre ans, chez qui l'inflammation de la membrane du tympan existait depuis deux jours. Le troisième jour de la maladie l'ampoule avait disparu, la membrane terne était couverte çà et là de taches noires ecchymotiques ; le quatrième jour, l'ouïe, un peu diminuée pendant la présence de l'ampoule, était redevenue complètement normale.

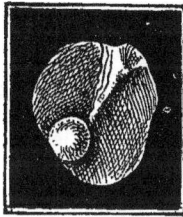

Fig. 83. — Vésicule transparente, à éclat nacré, dans le quart postéro-inférieur de la membrane tympanique d'un jeune homme, chez qui l'inflammation existait depuis dix-huit heures. Distance de l'audition seulement un peu diminuée ; le jour suivant, l'ampoule avait disparu.

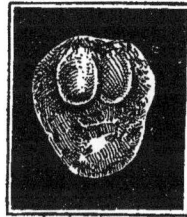

Fig. 84. — Vésicule et abcès sur la membrane tympanique droite d'un jeune homme, chez qui l'inflammation de la membrane durait depuis vingt-quatre heures.

violentes, accompagnées de bourdonnements, de battements, etc. Les souffrances affectent la forme de crises et peuvent être assez intenses pour déterminer de l'agitation et du délire. H. GUÉNEAU DE MUSSY a signalé un symptôme spécial, la toux myringitique, phénomène réflexe provoqué par la sensation de picotement de la muqueuse de la gorge.

Les dernières portions du conduit auditif participent à cette inflammation, aussi l'examen au spéculum est-il parfois assez difficile. Il permet de constater une vascularisation considérable de cette membrane qui semble avoir été injectée artificiellement. A sa périphérie, sous forme de points rouges ou noirs, se montrent de légères ecchymoses, dues à la rupture des petits vaisseaux. Bientôt l'apparence ordinaire de la membrane est modifiée, elle prend l'aspect mat du verre dépoli. D'après POLITZER (loc. cit., p. 202), dans les degrés les plus légers de la myringite ayant son siège dans les couches superficielles du derme, il y a seulement infiltration séreuse de ces couches, avec ecchymoses irrégulières, disséminées, ou formation sur la membrane

d'une ou plusieurs vésicules transparentes de la grosseur d'un grain de chènevis, remplies d'un liquide séreux dont l'éclat et la translucidité leur donnent l'aspect de belles perles coquillères (myringite bulleuse) (fig. 82 et 83).
Ces cas sont rares, habituellement après trois ou quatre jours il se forme
quelques gouttes de pus, l'épithélium tombe, laissant le derme à nu. On a
signalé aussi la formation d'abcès interlamellaires qui s'ouvrent au dehors
et peuvent déterminer la perforation du tympan. Leur fréquence a été beaucoup exagérée, car Bœch, sur 550 cas, ne les a rencontrés que quatre fois.
Parfois on voit simultanément une vésicule et un abcès (fig. 84). La suppuration est donc la terminaison la plus constante ; la résolution et la formation
d'ulcérations sont rares (Duplay).

La suppuration et les douleurs diminuent peu à peu, puis tout rentre dans
l'ordre, mais il persiste pendant un temps assez considérable un épaississement marqué de la membrane. Lorsqu'une ulcération a détruit les couches
superficielles du tympan, il reste de petites opacités.

Diagnostic et pronostic. — Il est facile de reconnaître la myringite tant que
l'inflammation est limitée à la membrane du tympan, mais les difficultés
sont bien plus grandes lorsque la caisse est prise en même temps. La guérison est en général complète, le malade retrouve toute son acuité auditive,
à condition, bien entendu, qu'il n'existe pas de complications du côté de la
caisse.

Traitement. — Comme dans les cas d'otite, on aura recours aux antiphlogistiques et aux injections calmantes dans l'oreille. Il est bon de faire une
révulsion du côté du tube digestif à l'aide de purgatifs légers répétés pendant plusieurs jours de suite. Le malade devra autant que possible éviter
les efforts de toux, se moucher très doucement, de façon à prévenir les perforations.

2° MYRINGITE CHRONIQUE

Étiologie. — L'inflammation chronique de la membrane du tympan peut
succéder à la myringite aiguë, mais le plus souvent elle s'établit d'emblée.
Ce mode de début est particulièrement fréquent chez les jeunes enfants et
les adolescents ; chez la femme, d'après Wilde, on l'observerait surtout de
quinze à trente ans. La maladie est presque toujours sous la dépendance d'un
vice constitutionnel ou acquis ; aussi, dans la plupart des cas, avant que
la membrane du tympan soit atteinte, a-t-on déjà eu l'occasion de constater
des lésions sérieuses du côté du conduit auditif.

Symptômes. — La myringite chronique se développe lentement, sans douleurs, puis bientôt apparaît le symptôme principal, l'humidité du conduit
auditif ou un écoulement. Cet écoulement est peu abondant au début, le liquide
sécrété est tout d'abord jaunâtre ou citrin, bientôt il devient blanchâtre et
répand une odeur fade et repoussante. L'acuité auditive diminue rapidement.
A l'examen, la membrane présente une teinte jaunâtre sale ; à sa surface se
dessinent par place, en particulier autour du manche du marteau, des vaisseaux dilatés. La couche épidermique de la membrane en contact avec le pus

ne tarde pas à se détruire, ainsi se forment à la surface du tympan de petites ulcérations, des bourgeons charnus, des excroissances, des granulations qui entretiennent la suppuration (fig. 85 et 86). La membrane présente alors l'aspect d'une framboise ou d'une mûre. C'est cette forme spéciale de la maladie que Masiloff et Kessel désignent sous le nom de myringite villeuse. Il n'est pas rare de voir se développer des pustules qui entraînent la perforation de la membrane, et plus tard un écoulement purulent de la caisse.

Diagnostic et pronostic. — Le diagnostic est d'ordinaire assez facile, il faut éviter cependant de prendre pour un polype des végétations du tympan.

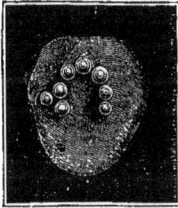

Fig. 85. — Excroissances perlées arrondies, sur la membrane tympanique gauche d'un jeune homme chez qui l'affection de l'oreille datait depuis un an.

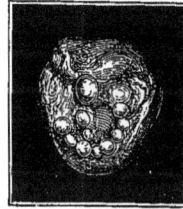

Fig. 86. — Granulations sur la membrane tympanique chez une jeune fille atteinte depuis plusieurs années d'écoulement d'oreille.

Le pronostic est grave ; la maladie en effet, quoi qu'on fasse, est de longue durée, la membrane s'épaissit ou se détruit peu à peu ; dans les deux cas, il reste une surdité assez prononcée et presque incurable.

Traitement. — Il faut à tout prix tarir l'écoulement purulent. Plusieurs fois par jour on fera des lavages avec une solution antiseptique tiède, puis avec des solutions légèrement astringentes, infusions de feuilles de noyer, de thé. La cavité bien nettoyée, on instillera quelques gouttes d'une solution de sulfate de cuivre, de zinc, d'alun, de nitrate d'argent, etc. Les attouchements avec la teinture d'iode, les insufflations de poudre d'alun, dans les cas de granulations, sont assez utiles. Lorsque les granulations sont très développées, Ladreit de Lacharrière conseille de les détruire à l'aide de flèches faites avec de la pâte et du chlorure de zinc, additionnés de 0gr, 01 de morphine.

Le traitement général sera institué dès le début.

§ 3. — Lésions diverses.

1° NÉOPLASMES

Il existe dans la science un certain nombre de faits relatifs à des productions singulières observées à la surface du tympan. Ainsi Back, Politzer, Urbantschitsch ont signalé une forme particulière de prolifération épidermique constituant de véritables cornes. Trölsch et Politzer ont observé de petits kystes. Parfois enfin la membrane est le siège de petites ossifications (Mucke, Bochaleck, Politzer).

2° DÉGÉNÉRESCENCE DE LA MEMBRANE DU TYMPAN

a. *Sclérose.* — Sous ce nom, Ladreit de Lacharrière désigne une lésion caractérisée « par la transformation et l'opacité des éléments organiques qui constituent les couches internes et externes de la membrane du tympan ». Cette opacité résulterait du développement de cellules graisseuses entre la couche externe et la moyenne ou, disposition plus fréquente, entre cette dernière et l'interne.

La maladie, généralement consécutive à l'inflammation chronique de la membrane du tympan, se montre toujours assez longtemps après la dispari-tion de cette affection, et se fait remarquer par la lenteur avec laquelle elle se développe. La sclérose est caractérisée par l'apparition de petits points floconneux qui gagnent de la périphérie au centre et finissent par envahir complètement la membrane : celle-ci présente alors un aspect blanchâtre, cotonneux, et semble épaissie. En même temps, la membrane subit d'ordi-naire une rétraction progressive, de là l'existence de bourdonnements, de sifflements. Abandonnée à elle-même, l'affection n'a aucune tendance à s'ar-rêter, mais elle est susceptible de guérir par un traitement approprié.

On a conseillé l'usage des instillations de borate de soude ou d'iodure de potassium, à la dose de 0^{gr}, 10 pour 20 grammes d'eau, en même temps il sera bon de faire tous les deux jours des insufflations énergiques dans la caisse ; la gymnastique à laquelle on soumet ainsi la membrane lui rendrait rapidement sa souplesse.

b. *Épaississement fibreux.* — La dégénérescence fibreuse est encore une conséquence de l'inflammation chronique du conduit auditif et de la mem-brane du tympan. Des exsudats fibreux se sont organisés le long du trajet des vaisseaux et les ont oblitérés. La membrane présente une teinte louche, un aspect grisâtre, uniformément répandu à sa surface. L'aspiration pneu-matique démontre que sa mobilité est diminuée, à l'examen direct sa conca-vité est plus considérable qu'à l'état normal. Les patients sont incom-modés par des bruissements perpétuels qu'ils comparent aux bruits produits par une chute d'eau, par le passage du vent dans les feuilles, ou par des sif-flements analogues à ceux des locomotives. L'acuité auditive est considéra-blement diminuée. La maladie est ordinairement incurable ; cependant les insufflations d'air dans la caisse, la section de la membrane du tympan (myringodectomie) ont parfois donné quelques résultats.

c. *Plaques calcaires.* — On observe encore la formation de dépôts calcaires dans l'épaisseur de la membrane du tympan. Comme les lésions précédentes, cette affection reconnaît pour cause l'inflammation chronique de la mem-brane du tympan, et fréquemment, si l'on en croit quelques auteurs, elle serait le symptôme d'un processus analogue du côté de la caisse. Les particules calcaires se déposent à l'intérieur des gaines tubaires des fibrilles

(WENDT). La calcification peut se limiter à une seule couche de la lame fibreuse ou envahir toute la membrane. Les dépôts se font par plaques isolées ou multiples (fig. 87 et 88), parfois la membrane en est entièrement recouverte. Il existe toujours des bourdonnements et une diminution de l'acuité en rapport avec l'étendue du dépôt. Nous ne connaissons aucun

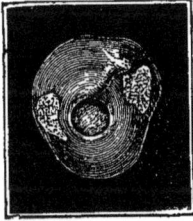

Fig. 87. — Perforation centrale, dépôts calcaires circonscrits dans la membrane tympanique devant et derrière le manche du marteau. — Sur une jeune fille de dix-sept ans, chez qui la suppuration de la caisse survint huit ans auparavant. — Arrêt de la suppuration depuis deux ans. Persistance de l'audition : Langage 1 millim. 2/2. (Oreille droite.)

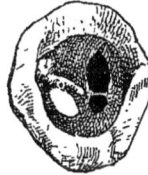

Fig. 88. — Perforation double de la membrane. tympanique gauche ; les deux trous sont séparés par un petit pont ; devant le manche du marteau, dépôt calcaire allongé.

traitement que l'on puisse employer avec quelques chances de succès contre cette maladie.

3° RELACHEMENT DU TYMPAN

La membrane du tympan, dans quelques circonstances, perd de sa consistance et se relâche. A l'examen, elle se présente sous la forme d'une cupule dont le fond est déprimé. Si le malade vient à souffler dans ses trompes (procédé de VALSALVA), ou mieux encore si l'on fait l'aspiration à l'aide du spéculum pneumatique, on voit la membrane se déprimer sous l'influence de la pression de la caisse et faire saillie en sens inverse.

La cause de cet état est mal connue. BONNAFONT, TOYNBEE, ont accusé les inflammations répétées de l'oreille, GUBLER, les insufflations brusques faites dans la caisse, etc.

Les malades sont en général atteints d'un notable degré de surdité, cependant les bruits les affectent désagréablement, ils entendent faux les notes les plus justes. Ils remédient partiellement à cette série de maux en redressant leur membrane par l'insufflation d'air dans la trompe, par le procédé de VALSALVA ; mais l'amélioration ainsi obtenue n'est que temporaire et disparaît au premier mouvement de déglutition.

On a tenté de raffermir les tissus par l'emploi des astringents, les résultats ainsi obtenus n'ont pas été satisfaisants. BONNAFONT conseille d'inciser la membrane du tympan ; le tissu cicatriciel entraînerait la rétraction de la membrane et remédierait en partie à l'infirmité. LADREIT DE LACHARRIÈRE touche de temps à autre la membrane avec un pinceau trempé dans du collodion élastique ; celui-ci, en se solidifiant, force les tissus à se rétracter.

CHAPITRE V

AFFECTIONS DE L'OREILLE MOYENNE

§ 1er. — Inflammation.

La caisse du tympan étant en communication immédiate avec la trompe, l'inflammation ne saurait atteindre une de ces parties sans retentir en même temps sur l'autre. Aussi, sous le nom d'otite moyenne, a-t-on l'habitude de décrire l'inflammation simultanée de la caisse et de la trompe.

L'inflammation de l'oreille moyenne diminue à mesure que les sujets avancent en âge. Très fréquente pendant la première enfance, la maladie s'observe encore souvent pendant l'adolescence, puis devient rare à l'âge adulte; elle est si exceptionnelle chez les vieillards que TERRIER, chargé pendant assez longtemps d'un service à Bicêtre, n'a jamais eu occasion de l'observer. — L'otite moyenne, parfois primitive, est bien plus souvent consécutive. — Primitive, elle reconnaît dans son origine les causes déjà énumérées à propos des otites externes : action du froid, traumatismes, introduction de corps étrangers dans la caisse, injections de liquides irritants, etc. — Consécutive, l'otite moyenne a des causes nombreuses : 1° Elle se montre à la suite de l'inflammation d'une des parties avec lesquelles la caisse communique : trompes, pharynx nasal, membrane du tympan, conduit auditif. 2° Elle est la manifestation d'un état général : otite tuberculeuse, syphilitique. 3° Elle apparaît dans le cours d'une affection aiguë, on l'a surtout observée pendant les fièvres éruptives : rougeole, scarlatine, variole, fièvre typhoïde. D'après CORDIER, elle serait constante dans le cours de la rougeole. On a de temps à autre l'occasion de voir l'otite moyenne se développer durant l'évolution d'une affection des voies respiratoires ; bronchite, pneumonie, pleurésie, grippe (Gesté).

Enfin on a signalé une inflammation de la caisse, d'origine diphtéritique, et la maladie a été observée dans le cours de l'albuminurie (DIEULAFOY), du diabète (LADREIT DE LACHARRIÈRE). L'otite moyenne chronique succède d'ordinaire à la forme aiguë, souvent aussi c'est l'inverse qui se produit et fréquemment les deux affections se confondent, ou plutôt la maladie présente un type unique avec des périodes de recrudescence et d'accalmie. Pour faciliter la description, nous conserverons la division classique de l'affection et nous étudierons : 1° l'otite moyenne aiguë ; 2° l'otite chronique.

1° OTITE AIGUE

SYNONYMES. — Otite interne (TRIQUET). — Otite aiguë de la caisse (BONNAFOND)
Catarrhe aigu de l'oreille moyenne (TROELTSCH)

Suivant l'intensité de l'inflammation, l'otite aiguë doit être divisée en trois formes bien distinctes : congestive, exsudative, purulente.

Anatomie pathologique. — a. *Forme congestive ; catarrhe aigu simple.*— Les lésions consistent en une simple congestion de la muqueuse, de la caisse et de la trompe. Comme cette dernière en son point le plus rétréci ne possède que 0^m,001 de diamètre, elle est rapidement obstruée; de là une surdité plus ou moins prononcée. L'inflammation est souvent uniformément répartie, parfois aussi elle se localise sur certains points : membrane du tympan, chaîne des osselets, paroi labyrinthique. Ce gonflement ne saurait se produire sans entraîner une diminution considérable de cette cavité. Si la résolution ne survient pas, bientôt apparaît l'exsudat.

b. *Période exsudative.* — L'exsudat peut être liquide, et dans ce cas il est formé par de la sérosité simple, citrine, mélangée à des mucosités ou à du pus; dans d'autres circonstances, on observe de véritables dépôts constitués par des tractus fibrineux qui s'étendent d'un point à l'autre de la caisse, ou des mucosités analogues à celles que l'on rencontre autour du pharynx nasal. Le tympan se laisse fréquemment perforer, la suppuration pénètre alors dans la caisse détruisant la chaîne des osselets; ces corps contractent des rapports anormaux ou sont éliminés avec les produits de sécrétion.

c. *Suppuration.*— Pour peu que l'inflammation se prolonge, les sécrétions ne tardent pas à être purulentes. Dans le liquide ainsi exsudé ZAUFAL (de Prague) a rencontré divers bacilles, en particulier le bacillus pneumoniæ de FRIEDLAENDER, le diplococcus de FRAENKEL et le septrococcus pyogènes.

D'après NETTER, il y aurait lieu d'admettre quatre variétés bien distinctes d'otite suppurée, caractérisée chacune par un microbe particulier :

1° *Otite à septrocoques.*—C'est de beaucoup la plus fréquente, elle donnerait comme complication l'abcès mastoïdien, la méningite suppurée, la phlébite des sinus et la pyohémie ;

2° *Otite à pneumocoques.*—Cette forme est commune, elle peut s'observer dans le cours de la pneumonie due à l'état isolé primitif. Le liquide de cette otite est moins franchement purulent que celui de l'otite à septrocoques, il est visqueux. La marche de l'affection est plus rapide, moins sujette à complication, bien qu'on ait observé des méningites suppurées ;

3° *Otite avec microbes de Friedlaënder.* — L'existence de cette otite qui est basée au début sur une observation de ZAUFAL est aujourd'hui indiscutable ;

4° *Otite à staphilocoques.* — NETTER a rencontré le staphilococcus aureus dans 4 cas d'otite, mais le microbe n'existait pas à l'état isolé. (*Annales des mal. de l'oreille*, 1888.)

La muqueuse de la caisse présente çà et là de petites ulcérations, parfois même elle est complètement détruite et transformée en une sorte de putrilage gangreneux (*otite gangreneuse*, WEDREN). L'inflammation peut même se communiquer aux parties sous-jacentes, envahir le périoste et l'os. Dans ces cas, le pus gagne rapidement le conduit auditif externe, l'apophyse mastoïde et la fosse temporale ; la membrane du tympan est alors entièrement détruite (*otite périostique de* Duplay). Si cet état se prolonge pendant quelque temps, l'oreille interne se prend à son tour, le temporal est érodé, détruit ; des accidents graves se produisent du côté des méninges, du cerveau ou des sinus, et ne tardent pas à entraîner la mort.

Symptômes. — Les phénomènes déterminés par ces trois manières d'être d'une même affection peuvent être classés en trois groupes, suivant leur degré de gravité.

a. Les malades accusent une sensation de plénitude de l'oreille, une légère difficulté dans l'audition, des bourdonnements humides lorsqu'ils toussent ou se mouchent, ou bien encore pendant la durée de la déglutition ; le tout sans fièvre, sans prostration. La trompe d'Eustache est d'ordinaire complètement obstruée. L'exploration de la membrane révèle simplement un peu de rougeur sur le trajet du manche du marteau. Les phénomènes disparaissent souvent au bout de quelques jours ; dans d'autres cas, ils s'aggravent.

b. Alors des douleurs sourdes, lancinantes, insupportables, se font sentir dans la profondeur de l'oreille, s'irradient dans différentes directions, envahissant le côté correspondant de la tête et du cou. La déglutition, la mastication sont pénibles ; la toux, l'éternuement, l'action de se moucher deviennent aussi la cause de souffrances ; la pression sur l'apophyse mastoïde provoque des crises spasmodiques. Les bourdonnements sont constants ; sous l'influence de la douleur, il n'est pas rare d'observer une série de phénomènes nerveux : insomnie, délire, etc. L'intensité de l'action fébrile est variable ; chez les enfants elle affecte parfois un caractère de grande acuité, il faut être prévenu de ces faits, car bien souvent des erreurs ont été commises, et on a cru à l'existence d'une méningite. Triquet et Duplay signalent des paralysies faciales concomitantes, qui s'expliquent par la propagation de l'inflammation de la caisse au périnèvre ; les rapports qu'affectent le facial avec la paroi interne de la caisse rendent cette propagation des plus faciles. Le tympan, bombé, fortement injecté, est tendu du côté du méat ; il présente une teinte spéciale, et ressemble, dit Politzer, à une plaque de cuivre poli. Le triangle lumineux a presque entièrement disparu. Bien que l'injection soit assez franche autour du manche du marteau, pendant les premiers jours il en reste une partie visible, mais quand l'infiltration a gagné les couches superficielles de la membrane, il finit par disparaître, et sa trace n'est plus marquée que par un ligne rougeâtre (S. Duplay). A cette période, la surdité est presque complète, l'examen de la trompe absolument impossible, peu à peu les phénomènes inflammatoires s'amendent, la surdité diminue, les trompes redeviennent de nouveau perméables ; mais, d'après Duplay, il persisterait un affaiblissement considérable de l'acuité auditive, même dans les cas les plus heureux.

c. Du pus se forme dans la caisse (catarrhe aigu purulent). La douleur, la fièvre, l'agitation, le délire augmentent d'intensité, un gonflement œdémateux envahit le conduit auditif et la région mastoïdienne. Le pus, enfermé dans la caisse par suite de l'obstruction de la trompe, presse sur la membrane qui bombe et fait saillie en dehors. Par suite de cette pression constante et du ramollissement inflammatoire, cette membrane finit par se perforer : dès lors, le pus s'écoule au dehors. Cet écoulement est constamment suivi d'une accalmie considérable. Par un traitement approprié, on peut obtenir la guérison du mal ; le catarrhe se tarit, la membrane se cicatrise, il ne reste pas forcément une diminution sensible de l'ouïe. Quelquefois, malgré tous les moyens de traitement, l'écoulement continue et la maladie passe à l'état chronique.

Si, par exception, la membrane du tympan ne cède pas, le pus ne pouvant s'écouler puisque la trompe est entièrement obstruée, l'inflammation se propage aux cellules mastoïdiennes, au cerveau et à ses enveloppes et entraîne la mort, terminaison particulièrement à redouter chez les jeunes enfants.

Diagnostic. — L'otite moyenne aiguë est assez fréquemment confondue avec la myringite ; cependant l'otite externe, qui presque toujours accompagne ou précède la myringite, permettra le plus souvent d'éviter l'erreur. Lorsque dans la myringite, l'inflammation se limite exactement à la membrane du tympan, les symptômes étant presque les mêmes, ce n'est qu'en tenant compte de l'intensité des phénomènes morbides, puis des résultats fournis par l'exploration de la trompe, que l'on pourra établir son diagnostic. Chez les enfants, nous le répétons, la maladie est commune, fait que l'on doit avoir présent à l'esprit lorsque se montrent des phénomènes du côté du cerveau. Chez les adultes, l'otite moyenne survient souvent pendant le cours des fièvres graves, elle passe alors facilement inaperçue, ce qui implique la nécessité de procéder fréquemment à l'examen des oreilles.

Pronostic. — L'otite moyenne aiguë est toujours une affection sérieuse. Chez les jeunes enfants, les lésions produites entraînent parfois la surdimutité ; chez les adultes, une diminution totale de l'acuité auditive. Dans quelques cas, le pronostic acquiert une gravité des plus grandes ; la maladie, ainsi que nous l'avons vu, peut entraîner la mort.

Traitement. — Pendant la période aiguë du mal, il faut s'attacher à calmer la douleur. Sangsues et injections de morphine seront employées avec avantage, les instillations calmantes, les fumigations rendront aussi des services. On insistera sur les révulsifs du côté du tube digestif ; nous donnons dans ce cas la préférence aux purgatifs salins répétés de temps à autre. Dès que la présence d'une collection liquide dans la caisse se manifeste, il faut lui donner issue en faisant une ponction dans le point le plus saillant de la membrane du tympan (S. Duplay). Que la perforation soit ainsi l'œuvre du chirurgien ou qu'elle se produise spontanément, il faudra favoriser la suppression de la suppuration par des injections chloralées à 1/20 ou boriquées à 4 p. 100.

2º INFLAMMATION CHRONIQUE DE LA CAISSE OTITE MOYENNE CHRONIQUE

L'inflammation chronique de la caisse reconnaît les mêmes causes que l'inflammation aiguë ; en outre, elle est souvent la conséquence d'une lésion du pharynx nasal, laquelle est presque toujours la manifestation d'un état général (tuberculose, herpétisme, syphilis), de là la fréquence, la ténacité si grande de la maladie, et la cause de la prétendue hérédité signalée par quelques auteurs.

Anatomie pathologique. — Les auteurs rangent en trois catégories les lésions produites par l'otite moyenne.

a. *Otite catarrhale.*—Avec Toynbee et Ladreit de Lacharrière, nous pensons que l'otite catarrhale chronique se présente sous deux formes : dans le premier cas, la membrane sécrète un liquide plus ou moins séreux ; dans le second, la sécrétion est presque nulle, mais il existe un épaississement considérable de la muqueuse. La forme séreuse est de beaucoup la moins grave ; le liquide sécrété en quantité variable trouve dans la trompe une voie d'écoulement, ou dans le cas contraire détermine la rupture de la membrane du tympan. La sortie du liquide est toujours suivie d'une accalmie, l'inflammation diminue, et avec quelques soins la maladie peut guérir.

Bien plus grave est l'hyperhémie de la membrane de la caisse. L'épaississement occupe d'ordinaire toute l'étendue de l'oreille moyenne ; or, dans une cavité contenant des organes aussi délicats, semblable lésion ne saurait exister sans occasionner les troubles les plus sérieux : oblitération de la trompe d'Eustache, épaississement, vascularisation de la membrane du tympan. Les désordres sont surtout accentués du côté de la paroi interne de la caisse et de la chaîne des osselets. Les petites cavités ou niches au fond desquelles se trouvent placées la fenêtre ronde et la fenêtre ovale sont presque obstruées, ce qui nous explique la difficulté qu'ont les ondes sonores pour parvenir jusqu'au labyrinthe. La muqueuse qui entoure l'étrier participe elle aussi au gonflement, et comme elle se continue avec celle de la fenêtre ovale, il se forme ainsi une sorte de puits au fond duquel l'étrier est enseveli (S. Duplay). L'inflammation se communique encore à la muqueuse qui environne la chaîne, elle détermine la disjonction de l'enclume et de l'étrier, accident qui entraîne une surdité presque incurable ; enfin les ligaments qui unissent les petites articulations se prennent à leur tour ; de là des troubles divers, rétractation du ligament suspenseur du marteau, du tendon du muscle tenseur du tympan et de celui du muscle de l'étrier, lesquels peu à peu subissent la dégénérescence graisseuse. Les produits de sécrétion sont en quantité fort minime, mais ils se font remarquer par leur extrême plasticité et la facilité avec laquelle ils s'organisent ; ainsi se forment des brides fibreuses, qui unissent des parties normalement séparées. Sur 1,300 autopsies, Toynbee a constaté 202 fois la présence d'adhérences dans la caisse. Les lésions les plus fréquentes en ce genre sont la réunion de l'étrier au promontoire ou à la fenêtre ovale, et les adhérences entre la membrane du tympan et la paroi labyrinthique.

b. *Otite sèche insterstitielle* (Trœltsch), *sclérémateuse* (S. Duplay). — Ces différents qualificatifs servent à distinguer une forme particulière de la maladie, caractérisée par le développement d'éléments anatomiques de nouvelle formation dans l'épaisseur même de la muqueuse. Ces produits s'organisent, et la membrane pâlit en même temps qu'elle augmente de densité. On ne connaît pas encore très bien la nature intime du phénomène, mais comme dans la forme précédente, les dépôts sont loin d'être répartis d'une façon uniforme : tantôt la paroi externe de la caisse est seule malade, le tympan présente alors la forme spéciale que nous avons décrite sous le nom de sclérose de la membrane du tympan; parfois aussi le tympan est intact, mais il existe des lésions incurables du côté de la paroi labyrinthique. D'après la plupart des auteurs, en particulier Toynbee et Duplay, le périoste de la caisse serait en même temps le point de départ de productions calcaires, d'exostoses, d'hyperostoses. Ces altérations, surtout fréquentes du côté de la paroi labyrinthique, aboutiraient à l'ankylose de la base de l'étrier dans la fenêtre ovale. Ladreit de Lacharrière prétend que cette hypothèse n'est pas vérifiée par l'observation. Les plaques calcaires, d'après cet auteur, existent souvent du côté de la membrane du tympan sans qu'il y ait trace de sclérose, et l'ankylose des osselets, affection des plus fréquentes, se produirait chez les rhumatisants et les goutteux dans des conditions bien différentes de la sclérose,

Symptômes. — a. *Otite catarrhale.* — Le premier symptôme accusé par le malade est une diminution plus ou moins considérable de l'ouïe, parfois même une surdité complète. Le degré de la surdité, nécessairement lié aux altérations de la caisse, varie suivant le siège occupé par les lésions. Tous les auteurs s'accordent à reconnaître l'influence de l'état atmosphérique sur cette infirmité. La surdité serait surtout accusée pendant les temps froids et humides; le séjour des malades dans une atmosphère sèche et douce, au contraire, déterminerait une amélioration momentanée. Avec la diminution de l'ouïe, il faut signaler l'existence presque constante de bourdonnements dont l'intensité, la nature et le mode varient aussi à l'infini. Tel malade entend le sifflet d'une locomotive, tel autre le murmure du vent dans les arbres, celui-ci le bruit d'une chute d'eau, celui-là un bourdonnement véritable, etc. Les douleurs, rarement très vives, sont le plus ordinairement sourdes mais continues, avec des exacerbations périodiques. Certains sujets, les enfants en particulier, ont la sensation de la présence d'un corps étranger, et font pour le retirer des tentatives incessantes. L'examen direct permet de constater du côté de la membrane du tympan des symptômes assez nets. Au début de l'affection, le tympan présente un aspect rosé dû à une congestion plus ou moins active; plus tard la membrane est grisâtre, opaque. A moins que le liquide accumulé dans la caisse ne maintienne le tympan, généralement celui-ci est déprimé. Les segments antérieur et postérieur forment deux excavations au milieu desquelles fait saillie le manche du marteau. Le triangle lumineux a parfois disparu complètement, mais en tout cas son étendue est toujours diminuée. La présence d'une collection liquide dans l'intérieur de la caisse est d'ordinaire facile à reconnaître. Si l'épanchement est abondant, la membrane est repoussée en dehors ; la collection est-elle au contraire peu considérable, le liquide se réunit naturellement dans la partie inférieure de la caisse, la membrane présente alors une teinte différente dans ses parties inférieures et supérieures. Le niveau du liquide est indiqué par une ligne noirâtre en forme de croissant, à concavité supérieure. La forme et la direction du croissant varient avec les mouvements que l'on imprime au malade (fig. 89, 90, 91). Si la trompe est perméable et que la douche d'air puisse passer, l'auscultation de l'oreille permettra de reconnaître un bruit de gargouillement particulier, semblable aux râles sous-crépitants. Sous l'influence d'un traitement approprié, la maladie est susceptible de s'améliorer ; dans

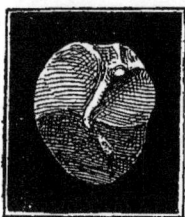 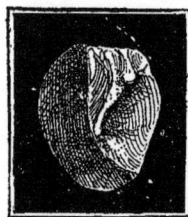 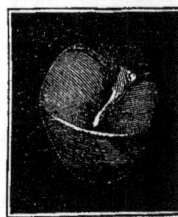

Fig. 89. — Accumulation d'exsudat dans la partie inférieure de la caisse. Ligne de niveau ondulée. Sur une femme syphilitique de quarante ans. Enlèvement de l'exsudat au moyen de la paracentèse.

Fig. 90. — Déplacement de la ligne de niveau de l'exsudat par le renversement de la tête en arrière dans le même cas.

Fig. 91. — Accumulation d'exsudat fluide dans la partie inférieure de la caisse, marquée par une ligne chatoyante. Sur un jeune homme, dans le cours d'un fort rhume de cerveau.

d'autres cas, il se fait une poussée, et brusquement l'écoulement devient purulent.

b. *Forme sèche.* — Cette variété, particulièrement fréquente chez les adultes et les vieillards, semble spéciale aux arthritiques ; son début est des plus insidieux. Une légère diminution de l'acuité auditive est le premier symptôme qui attire l'attention du malade. La perte de fonction va toujours en augmentant. Jamais on n'observe de ces alternatives de haut et de bas signalées dans la forme précédente, jamais de douleurs. La surdité présente un certain nombre de caractères spéciaux. Le malade, par exemple, perçoit encore d'une façon assez satisfaisante le tic tac d'une montre, alors qu'il est incapable de suivre une conversation, surtout si plusieurs personnes y prennent part. Ce fait particulier démontre une diminution de la faculté d'accommodation, et partant l'existence de lésions graves du côté de la chaîne des osselets. Autre particularité : le patient entend beaucoup mieux au milieu du bruit, en voiture, en chemin de fer, par exemple. Ces phénomènes caractérisent l'ankylose des osselets (LADREIT DE LACHARRIÈRE) ; bientôt surviennent des bourdonnements : sifflements, bruissements, bruits de compression. Intermittents tout d'abord, ces bruits par leur persistance deviennent au bout de peu de temps une source de tourments pour le malade.

L'examen révèle des lésions multiples. Le tympan épaissi, rétracté, présente les diverses altérations que nous avons déjà décrites en parlant de sa dégénérescence fibreuse : teinte gris jaunâtre sale, rétraction de la membrane avec saillie du marteau, dépressions et saillies par suite d'adhérences, disparition du triangle lumineux. L'examen avec le spéculum pneumatique fait reconnaître une diminution notable dans la motilité de la membrane, due à l'existence d'adhérences. Au moment de l'aspiration, en effet, chacune des adhérences détermine à la surface du tympan la formation de dépressions marquées par autant de points lumineux. La trompe est en général largement perméable, aussi l'auscultation pratiquée au moment où l'on fait une insufflation permet d'entendre un souffle véritable ; lorsqu'il y a rétrécissement, l'air pénètre par saccades, ce que dénotent une série de sifflements successifs et inégaux.

La marche de la maladie est des plus lentes ; parfois elle reste stationnaire pendant un temps assez long, mais reprend ensuite son développement progressif, et conduit presque fatalement à la perte absolue de l'ouïe. Les insufflations d'air dans la caisse ne donnent aucune amélioration.

Diagnostic. — A l'aide des divers symptômes que nous avons énumérés et par un examen attentif du pharynx nasal, de la trompe et de la membrane du tympan, il est d'ordinaire facile de reconnaître l'otite moyenne, de déterminer sa forme et le siège exact des lésions. Au début, pourtant, il est parfois peu commode de dire si l'on se trouve en face d'une lésion labyrinthique ou d'une affection de la caisse. Cependant, on se souviendra que les bruits dans le cas de lésion du labyrinthe sont des bruits musicaux ou métalliques (bruits de voix, de cloches) ; puis on aura recours à l'exploration de l'ouïe à l'aide du diapason appliqué sur le crâne. Si le malade entend mieux les sons du côté malade que du côté sain, il est probable que le labyrinthe est intact ; si le contraire se produit, les lésions sont profondes.

Pronostic. — Quelle que soit sa forme, l'otite moyenne abandonnée à elle-même est une affection sérieuse ; parfois aussi, malgré les soins les plus intelligents, elle entraîne des désordres graves et souvent une surdité incurable. Il faut savoir qu'au début une médication bien entendue peut enrayer la marche de la maladie, malheureusement les sujets se préoccupent peu à cette époque des troubles qu'ils ressentent, et lorsqu'ils viennent réclamer des secours, les lésions souvent sont déjà trop avancées.

Traitement. — Comme dans toutes les affections de cette nature, on instituera tout d'abord un traitement général en rapport avec la constitution du sujet.

Il est un point sur lequel tous les auteurs sont d'accord, c'est l'influence néfaste de l'eau froide. L'hydrothérapie sous toutes ses formes, les bains de mer devront être sévèrement proscrits ; en revanche, la médication thermale rend de véritables services. Il faut attaquer la lésion localement ; nous avons insisté à différentes reprises sur les relations intimes qu'ont entre elles les affections du pharynx nasal et les maladies de la caisse, aussi commencera-t-on par traiter les lésions pharyngiennes. Les fumigations, les pulvérisations, les irrigations nasales sont fort utiles. Dans certains cas, l'ablation des amygdales et la section de la luette seront indiquées.

Les révulsifs appliqués sur l'apophyse mastoïde constituent d'utiles adjuvants, ceux auxquels nous donnons la préférence sont : les vésicatoires, la teinture d'iode et les pointes de feu.

Pour agir efficacement sur la muqueuse de la caisse, une seule voie nous est offerte, c'est la trompe d'Eustache. Les injections d'air faites directement dans la caisse à l'aide de la sonde d'Itard, peuvent rendre à la membrane et à la chaîne des osselets une partie de leur souplesse. De plus, quand la trompe est perméable, l'insufflation permet de faire pénétrer dans la caisse des vapeurs et des poudres médicamenteuses. Il suffit pour cela de faire barboter l'air dans un vase à deux tubulures contenant une solution de la substance que l'on veut employer, l'air entraîne avec lui une quantité suffisante de vapeur. D'après LADREIT DE LACHARRIÈRE, lorsqu'il y a une certaine atonie de la membrane, chez les sujets lymphatiques par exemple, la teinture d'iode, l'ammoniaque, l'acide acétique sont particulièrement favorables; lorsque les sécrétions deviennent abondantes, chez les tuberculeux en particulier, les balsamiques et le goudron seront très utiles. Comme fort souvent, malgré l'emploi de ces divers procédés, l'amélioration est à peine sensible, on a songé à introduire non plus des vapeurs, mais les liquides modificateurs eux-mêmes jusque dans la caisse. Ces sortes d'injections sont diversement appréciées par les auteurs; DUPLAY les croit très innocentes, LADREIT DE LACHARRIÈRE, au contraire, ayant observé des accidents assez graves, recommande la plus grande modération dans leur emploi.

Une intervention plus chirurgicale est parfois nécessaire; lorsqu'on voit se former brusquement un épanchement abondant dans la caisse, il vaut mieux lui donner issue que d'attendre la perforation spontanée de la membrane.

L'opération peut se faire soit à l'aide d'une aiguille spéciale, soit avec un petit couteau à cataracte. S'il existe une voussure, on ponctionne dans le point culminant; sinon, on incise en arrière, parallèlement au manche du marteau. Il faut bien savoir, toutefois, que l'orifice ainsi formé sera de courte durée, la membrane se cicatrisant toujours rapidement, malgré les efforts du chirurgien. Pour calmer les bourdonnements, on a proposé un certain nombre d'opérations plus ou moins bizarres : section du tendon, du muscle du marteau, destruction des adhérences. On comprend que dans un traité de ce genre, nous nous bornions à mentionner semblables procédés thérapeutiques.

3° OTITE PURULENTE CHRONIQUE

Étiologie. — L'otite purulente chronique, vulgairement désignée sous le nom impropre d'*otorrhée*, est parmi les affections de l'oreille une des plus graves et des plus fréquentes. Elle survient d'habitude dans le cours de la première enfance, puis diminue un peu pendant l'adolescence; cependant, dans les conseils de revision, elle compte parmi les causes les plus communes de l'exemption. Malgré cette épuration, l'otite purulente est loin d'être rare dans les salles des hôpitaux militaires. La maladie peut succéder aux diverses inflammations de la caisse, particulièrement à l'otite purulente aiguë, aux myringites, etc. La négligence des malades contribue beaucoup à l'apparition du mal.

Anatomie pathologique. — Les lésions principales occasionnées par cet écoulement sont : 1° la perforation de la membrane du tympan ; 2° la dissociation de la chaîne des osselets ; 3° un état fongueux de la muqueuse ; 4° parfois des lésions beaucoup plus sérieuses, intéressant le squelette et les organes voisins.

1° *Perforations du tympan.* — Phénomène presque constant. Ces perforations se rencontrent sur toute la surface de la membrane ; habituellement

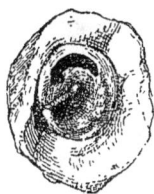

Fig. 92. — Perte de substance dentelée, en forme de croissant, dans le quadrant antéro-inférieur de la membrane tympanique droite.

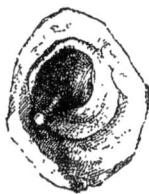

Fig. 93. — Perte de substance dentelée, en forme de cœur, de la membrane tympanique droite.

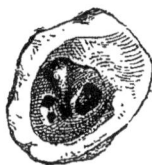

Fig. 94. — Membrane tympanique gauche, perforée en trois endroits ; une ouverture plus grande derrière le manche du marteau : deux trous plus petits devant le manche.

elles occupent le segment inférieur en avant ou en arrière du manche du marteau. L'étendue de ces perforations est très variable ; tantôt elles sont punctiformes, tantôt le tympan est entièrement détruit ; leur forme est d'habitude ovalaire ; les bords de l'orifice peuvent être déchiquetés, crénelés, ils sont parfois libres, mais il n'est pas rare de les voir contracter des adhérences avec les parties voisines, particulièrement avec le promontoire (fig. 92 à 96).

2° *Altérations de la chaîne des osselets.* — On rencontre des cas dans lesquels la chaîne des osselets a disparu en totalité, ce sont là des exceptions. Le plus souvent, il existe une simple solution de continuité dans cette chaîne, conséquence de la destruction de la longue branche de l'enclume.

3° La muqueuse de la caisse est d'ordinaire boursouflée, injectée, indurée ; dans quelques-uns de ses points, principalement autour des fenêtres, on rencontre des exostoses. Signalons encore un état spécial dans lequel la muqueuse est inégale, mamelonnée, tomenteuse, et d'un aspect analogue à celui de la conjonctive dans les conjonctivites granuleuses. C'est l'otite fongueuse ou granuleuse de DUPLAY.

4° *Lésions du squelette.* — Les lésions du squelette ne se montrent que très tardivement, à la suite de suppurations prolongées ; rarement elles sont primitives. Les rapports anatomiques de la caisse avec l'étage moyen de la base du crâne en haut, le golfe de la jugulaire en bas, le sinus latéral en arrière, le labyrinthe en dedans, les cellules mastoïdiennes en dehors, expliquent les lésions si graves que l'on observe quelquefois (méningite, ulcération des vaisseaux, suppuration des cellules, phlébite des sinus, infection purulente, abcès du cerveau et du cervelet).

Symptômes. — L'écoulement de pus par l'oreille est un des premiers symptômes qui attirent l'attention du malade. La quantité ainsi que la nature de cet écoulement varient beaucoup suivant les sujets. La sécrétion, parfois insignifiante, est dans d'autres cas assez abondante pour salir l'oreiller du patient pendant la nuit. Sa coloration varie du gris jaunâtre au vert clair. ZAUFAL a observé des cas de suppuration bleue. Si l'écoulement est de date

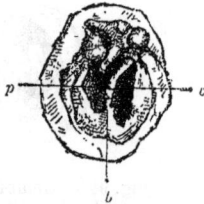

Fig. 95. — Perforation double de la membrane tympanique gauche, vue de l'intérieur.
v, perforation antérieure. — p, perforation postérieure. — b, pont allant de l'extrémité inférieure du manche du marteau, au reste inférieur de la membrane tympanique, chez un jeune homme mort de la phtisie pulmonaire.

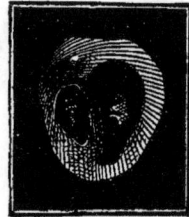

Fig. 96. — Perforation double à gauche sur une jeune fille de dix-neuf ans, souffrant depuis l'enfance d'une suppuration chronique de l'oreille moyenne.

récente, son odeur est fade, désagréable, mais assez faible ; elle devient ultérieurement très forte et repoussante. D'après URBANTSCHITSCH, la plupart des malades accuseraient des altérations du goût ; lorsque le pus s'écoule dans le pharynx, ils ont une saveur horrible, des nausées, des vomissements. L'otite chronique n'est pas accompagnée de douleurs continuelles, mais parfois surviennent brusquement des souffrances très vives affectant la forme névralgique ; au dire de DUPLAY, ce serait l'indice de poussées d'otite périostique.

Lorsque les cellules mastoïdiennes participent à l'inflammation, les douleurs présentent une intensité toute spéciale. L'acuité auditive est toujours diminuée, cependant il n'y a aucun rapport à établir entre cette diminution et les lésions observées. La perforation de la membrane du tympan, par exemple, ne correspond en rien au degré de surdité. L'état de la membrane se reconnaît parfaitement, à condition toutefois que l'on procède à l'examen après avoir nettoyé convenablement le conduit auditif.

Les débris de la membrane sont tantôt injectés, tantôt au contraire pâles, macérés, recouverts par des dépôts purulents. Dans certains cas, l'ouverture est assez large pour permettre d'apercevoir la muqueuse de la caisse. L'insufflation d'air dans la trompe, lorsque celle-ci est perméable, occasionne d'abord un écoulement purulent assez considérable, puis un sifflement caractéristique.

Marche. Terminaisons. — L'otite purulente chronique, quel que soit le traitement que l'on mette en usage, a toujours une longue durée. Si la maladie est un peu ancienne, ce n'est ni par semaine, ni par mois, mais bien par années, qu'il faut compter le temps nécessaire à la guérison. L'écoulement étant tari, la perforation de la membrane reste béante ou s'oblitère ; dans ce dernier cas, il se forme une cicatrice déprimée, blanchâtre, souvent adhérente (fig. 97, 98). Fait curieux, loin d'améliorer l'ouïe, la cicatrisation de la membrane du tympan entraîne au contraire, d'habitude, une diminution de

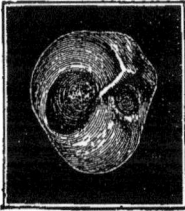

Fig. 97. — Enfoncements cicatriciels et épaississements funiculés de la membrane tympanique. — Sur un jeune homme de dix-neuf ans, qui a eu dans l'enfance une otorrhée.

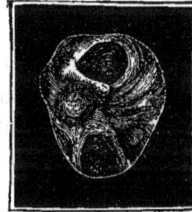

Fig. 98.—Grande cicatrice derrière le manche du marteau, sur un homme qui a eu dans l'enfance une otorrhée du côté droit, et chez qui, pendant qu'il était en observation, se produisit une atrophie semblable à une cicatrice derrière le manche du marteau.

l'acuité auditive, et détermine l'apparition de bourdonnements, symptômes de la compression du labyrinthe. Il peut survenir dans le cours de la maladie des paralysies dues à la lésion et même à la destruction du facial, et des troubles d'ordre réflexe : convulsions, attaques d'épilepsie.

Diagnostic. — Le diagnostic est ordinairement simple, cependant les perforations très petites sont difficiles à reconnaître, l'insufflation d'air dans la caisse est alors fort utile. Si une bulle de pus s'engage dans l'orifice, on ne tarde pas à constater qu'elle est animée de battements isochrones à ceux du pouls, symptôme pathognomonique.

L'otite moyenne étant reconnue, il faut se demander quel est l'état de la chaîne des osselets, de la caisse et de ses parois, autant de questions bien difficiles, parfois même insolubles. En général, on doit s'abstenir de toute exploration au stylet, car on peut ainsi occasionner les accidents les plus graves.

Pronostic. — L'otorrhée constitue une affection sérieuse, mais la maladie peut guérir ou tout au moins subir une amélioration considérable. On voit quelquefois la suppression de l'écoulement déterminer une amélioration légère, mais comme le plus souvent les lésions sont anciennes et graves, c'est là un résultat sur lequel on n'est pas autorisé à compter.

Traitement. — Comme dans toutes les affections que nous avons passées en revue, le traitement général doit tenir ici une grande place. Nous ne reviendrons pas sur ses indications. La médication locale bien dirigée est des plus puissantes. On devra tout d'abord faire plusieurs fois par jour des injections détersives, qui seront immédiatement suivies d'instillations avec des solutions légèrement astringentes (alun, sulfate de zinc, de cuivre, acétate de plomb à la dose de 0^{gr},05 à 0^{gr},10 p. 100 gr. d'eau). Si l'odeur est forte, les solutions d'iode, d'acide phénique, borique, de permanganate de potasse et surtout d'hydrate de chloral à 1/100 seront employées avec avantage. Parfois il peut être nécessaire de modifier les surfaces malades ; on aura recours pour cela aux cautérisations faites avec le crayon mitigé.

Tympans artificiels. — Lorsqu'il existe une perforation considérable et que l'acuité auditive est affaiblie, on a songé à améliorer la fonction en obturant l'ouverture anormale, il faut bien entendu que la suppuration soit tarie. Les premières tentatives en ce genre datent du xvii° siècle, elles sont dues à MARCUS BAUZER (1640) ; puis, cent ans plus tard, LESCHEVIN (1763) reprit ces essais. Dans le cours de notre siècle, YEARSLEY et TOYNBEE se sont particulièrement occupés de la question. Le premier de ces auteurs se bornait à introduire dans la perforation une boulette de coton. Le tympan artificiel de TOYNBEE est constitué par une lamelle de caoutchouc de forme circulaire ; à son centre est implanté un fil d'argent qui permet de faire entrer et sortir à volonté le petit appareil. GAMPIETRO (de Naples) a proposé l'emploi d'un autre tympan maintenu en place par un petit ressort. — Ces divers modèles ont rendu parfois mais bien rarement des services ; jusqu'à ce jour aucun d'eux ne réunit toutes les conditions désirables : facilité d'introduction, stabilité et innocuité.

4° OTITE TUBERCULEUSE

Bibliographie. — GRISOLLE, *Arch. gén. de méd.*, 1837. — TASSEL, *Soc. anat.*, 1854, t. XXIX, p. 276. — WILDE, *Mon. des Hôp.*, 1854. — LE MAITRE, *Soc. anat.*, 1848. — MOREL-LAVALLÉE, *Gaz. méd.*, 1850. — MARCÉ, *Ibid.*, 1875. — DE LA BELLIÈRE, Thèse de Paris, 1874. — LAVENTURE-AUGÉ, Thèse de Paris, 1875. — GILLETTE, *Ann. des maladies de l'oreille*, 1879.

Étiologie. — Il n'est pas rare d'observer chez les tuberculeux des inflammations aiguës ou chroniques de la caisse du tympan. Ces lésions surviennent d'ordinaire à une période avancée de la maladie ; parfois, au contraire, elles sont un des phénomènes initiaux. — Sur quatre-vingt-trois phtisiques hommes, DE LA BELLIÈRE a rencontré dix cas d'otite tuberculeuse ; sur trente-cinq phtisiques femmes, deux seulement avaient des lésions d'oreilles.

Deux opinions sont en présence pour expliquer le développement de cette otite. Les uns, RILLET et BARTHEZ, MÉNIÈRE, WILDE, TOYNBEE admettent que l'otite moyenne est consécutive à des productions tuberculeuses de la caisse ou du rocher. D'autres, en particulier GRISOLLE, TRIQUET, HARDY, BÉHIER, pensent que la maladie est consécutive aux altérations du pharynx nasal, si fréquentes chez les tuberculeux.

Anatomie pathologique. — La muqueuse de la caisse est épaisse et fortement injectée, la membrane du tympan participe à cette congestion, la vascularisation est surtout très accentuée vers la partie inférieure correspondant au manche du marteau. Sur la muqueuse de cette cavité des ulcérations ne tardent pas à paraître, puis on constate dans la caisse la présence d'un liquide séro-purulent ou purulent. Des ulcérations de même nature se forment sur la face interne de la membrane du tympan, particulièrement dans sa portion sous-ombilicale, les couches de la membrane sont peu à peu détruites, aussi ce diaphragme est-il rapidement perforé. Le plus souvent, la perforation est unique et très grande, le tympan disparaît presque en totalité. Une fois commencé, ce travail destructeur ne saurait s'arrêter ; bientôt des lésions se montrent du côté du squelette, il se fait de l'ostéite tuberculeuse qui se localise fréquemment du côté du rocher.

Symptômes. — L'otite tuberculeuse à ses débuts affecte rarement une marche aiguë. Ordinairement les premiers symptômes consistent dans un affaiblissement progressif de l'ouïe, quelques bourdonnements, puis ensuite de l'otorrhée. Pendant les premiers jours, ce n'est pas du pus véritable qui s'écoule par le conduit, mais une sécrétion abondante, blanchâtre et épaisse ; au bout de quelque temps, l'écoulement se transforme et devient franchement purulent. L'odeur de ce pus est d'abord simplement fade ; plus tard, lorsque existent les lésions osseuses, il devient fétide et possède des propriétés irritantes. A l'examen direct, on constate l'existence de la perforation, puis l'insufflation unie à l'auscultation permet, lorsque la trompe est perméable, de reconnaître la présence d'un liquide dans la caisse.

Marche. — Pronostic. — La marche de l'otite tuberculeuse est rapide ; dès que le squelette est atteint, on peut voir survenir les complications que nous avons déjà signalées à propos de l'otite moyenne chronique : méningite, encéphalite, infection purulente, ulcération des vaisseaux. De La Bellière a signalé en outre la présence d'une arthrite fongueuse de l'articulation temporo-maxillaire, et l'un de nous a déposé au musée du Val-de-Grâce une pièce où cette propagation est des plus évidentes. Les symptômes ne permettent que le diagnostic : otite purulente chronique ; c'est en se basant sur l'état général, l'examen bactériologique et l'inoculation, que l'on déterminera s'il s'agit de lésions tuberculeuses.

Traitement. — Le traitement local est le même que celui de l'otite purulente : c'est surtout l'état général qu'il faudra modifier par une médication appropriée.

5° OTITE DES NOUVEAU-NÉS

Bibliographie. — Bonnafont, *Bull. de l'Acad. de méd.* 1867. — Schwartze, in-8°, Berlin, 1868. — Barety et Renaut, *Arch. de phys.*, mai 1869. — Parrot, *Soc. méd. des Hôp.*, avril 1869.

L'inflammation de la caisse, si l'on en croit les médecins des hôpitaux d'enfants, serait une affection des plus fréquentes chez les nouveau-nés ;

elle existerait deux fois sur trois, d'après TRÖLTSCH; trois fois sur quatre, d'après WREDEN. Les conditions physiologiques déplorables dans lesquelles se trouvent trop fréquemment les petits êtres qui constituent la clientèle des hôpitaux d'enfants, l'alimentation insuffisante ou de mauvaise nature, l'athrepsie, en un mot, expliquerait la cause de cette fréquence (PARROT). L'étude de cette maladie est de date récente; à son histoire sont particulièrement attachés les noms de TRÖLTSCH, WREDEN, PARROT, WENDT, BARETY et RENAUD.

Étiologie. — Deux causes expliquent la fréquence de cette otite chez les nouveau-nés. D'une part, les phénomènes physiologiques qui se passent dans la caisse au moment de la naissance; d'autre part, la fréquence très grande de lésions concomitantes du côté des voies respiratoires. Au moment de la naissance, la caisse qui ne renferme aucune trace d'air, est remplie par un bourrelet muqueux dépendant de la muqueuse de la caisse. Dès que les mouvements respiratoires s'établissent, ce bourrelet se résorbe rapidement (en vingt-quatre heures d'après WREDEN). Le développement de l'organe, sa nutrition très active sont évidemment des causes prédisposantes de l'inflammation. Concurremment, chez presque tous les petits malades existent des lésions graves du côté des voies respiratoires : on a signalé principalement la pneumonie lobulaire. Les uns (c'est la théorie qui paraît adoptée actuellement et qui explique les otites à pneumocoque dans la grippe, la pneumonie, etc., etc) admettent que l'inflammation se communique par propagation des voies respiratoires à l'oreille prédisposée (WREDEN). Pour d'autres, l'affection des voies respiratoires agirait mécaniquement, en empêchant l'air de pénétrer dans la caisse. Enfin pour PARROT, BARETY et RENAUT, l'affection serait primitive et reconnaîtrait l'athrepsie pour cause principale.

Anatomie pathologique. — La caisse du tympan est remplie par une sorte de masse tantôt rougeâtre, semi-transparente et gélatineuse, tantôt jaune-verdâtre, comme du mucus concrété; parfois on y rencontre un liquide jaunâtre ayant la consistance du pus séreux (PARROT). Ces deux altérations correspondent à des lésions bien différentes du côté du squelette. Avec les concrétions que nous avons signalées, les osselets sont en place; après lavage, on peut constater qu'ils sont le siège d'une rougeur assez prononcée. Dans le second cas, le mal est plus avancé; lorsque l'oreille est remplie d'un pus séreux, les parois de la caisse sont complètement à nu, et les osselets dépouillés de leur enveloppe flottent dans le liquide. Il n'y a d'ordinaire aucune lésion appréciable du conduit auditif, la trompe est aussi intacte, c'est à peine si l'on y découvre une légère congestion. La membrane du tympan est saine sur sa face externe; sur sa face interne, au contraire, elle est injectée, ramollie, friable, mais presque jamais perforée. Une seule fois WREDEN a constaté l'existence d'une perforation.

Le processus inflammatoire de cette forme d'otite serait absolument analogue à celui du catarrhe de la muqueuse respiratoire. Le pus se formerait par génération endogène; les exsudats déposés à la surface de la caisse subiraient la transformation granulo-graisseuse (BARETY et RENAULT). Signalons encore, d'après ces auteurs, des altérations spéciales observées du côté des muscles des osselets, et qui ne seraient autres que de véritables myosites.

Symptômes. Traitement. — Il est fort difficile d'examiner les oreilles des nouveau-nés, et encore bien plus de donner un caractère quelconque aux plaintes et cris poussés par ces petits êtres, aussi la symptomatologie est-elle encore à faire. Cette variété d'otite passe ordinairement inaperçue, le diagnostic n'est possible qu'à l'autopsie, quand bien même on arriverait à établir des symptômes précis, le traitement serait toujours fatalement borné à bien peu de chose, étant donné le danger que ferait courir au malade une intervention très active.

§ 2. — Polypes de l'oreille.

Bibliographie. — Bonnafont, *Mém. sur*, etc., Paris, 1851, *Union médic.*. 1864. — Motte, *Mém. de l'Acad. roy. belge*, 1876. — Ladreit de Lacharrière, *Ann. des mal. de l'oreille et du larynx*, t. II, p. 206, 1876. — Victor Lange, *eod. loc.*, t. III, 1877. — Buig (Albert), *Mitheil. d. ver. d. Aerzte, Niederosterr*., 1881. — Voltolini, *Monatsschr. f. Ohrenh.*, Bd. XV, p. 21, 1881. — Politzer, *Wien. Med. Wochens.*, t. XXIX, p. 16, 18, 19, etc. — J.-B. Weydner. *Struct. des polypes, Zeitschr. fur Ohr.*, t. XIV, p. 6, 1884. — Estelberg, *Traitement des polypes*, etc.. *Centralb. f. ges. thérap.*, 1885, et broch. in-8°, Vienne, 1886. — Kiesselbach, *Histologie des polypes de l'oreille. Monats f. Ohrendeilk*, 1887. — Lœwe, *Ablation, eod. loco*, 1887. — Rohrer. *Traitement. Arsch. f. Ohrenh.*, 1889.

Étiologie. — Les auteurs ont beaucoup discuté pour savoir si les polypes de l'oreille étaient toujours consécutifs à une suppuration ancienne, ou s'ils pouvaient prendre naissance en l'absence de tout écoulement. La question nous semble tranchée aujourd'hui; avec Duplay, nous admettrons que les polypes qui naissent du conduit auditif et de la membrane du tympan sont presque toujours, sinon toujours, consécutifs à une otite externe purulente ou à une myringite chronique; les polypes de la caisse, au contraire, tout en reconnaissant pour cause cette forme d'otite moyenne que l'on nomme otite fongueuse, peuvent aussi d'après quelques chirurgiens, se développer primitivement en l'absence de toute suppuration; ils perforent ensuite la membrane du tympan pour se faire jour au dehors.

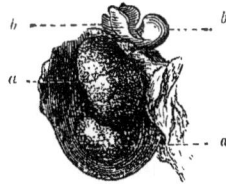

Fig. 99. — Plusieurs polypes arrondis lobulés à la surface externe de la membrane du tympan; *p. p.*, polypes en forme de massue; *a. a'.*, polypes arrondis lobulés.

Fréquence. Siège. Point d'implantation. — Les polypes de l'oreille sont assez fréquents. Hissel, sur 7,943 malades atteints d'affections de l'oreille, trouve 280 cas de polypes. — Ces petites productions peuvent prendre naissance dans la caisse, sur la membrane du tympan (fig. 99), ou sur les parois du conduit auditif. Contrairement à l'opinion admise par Bonnafont, on sait aujourd'hui que les polypes de la caisse sont de beaucoup les plus communs. Huit fois sur dix les polypes auraient cette origine, d'après Ladreit

DE LACHARRIÈRE. Le pédicule est tantôt simplement inséré sur la muqueuse, tantôt il pénètre profondément jusqu'au périoste; il peut même avoir pris naissance sur cette membrane (MEISSNER).

Anatomie pathologique. Division. — STEUDNER, dans un mémoire publié en 1869, divise les polypes de l'oreille en trois groupes : 1° polypes muqueux, 2° polypes fibreux, 3° myxomes. Sur trente-trois cas de polypes de l'oreille, vingt-sept appartenaient au premier groupe, cinq au second, il n'y avait qu'un seul myxome. Cette dernière variété est donc fort rare. Il en est de même de l'angiome décrit depuis lors par BUCK; aussi, au point de vue pratique, pouvons-nous diviser les polypes de l'oreille en polypes muqueux ou mous, et polypes fibreux ou durs.

Les polypes muqueux sont constitués par une masse de tissu conjonctif jeune contenant dans son intérieur des vaisseaux, des glandes, parfois des

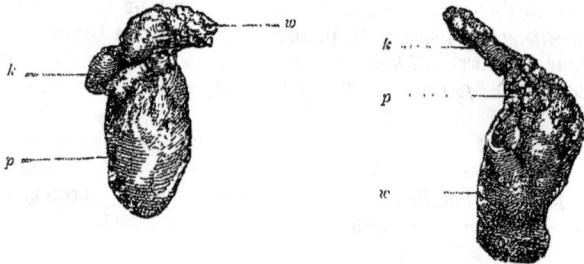

Fig. 100 et 101. — Deux polypes fibreux du conduit auditif. — w. Racine.
p. Mamelons du polype. — k. Corps du polype.

kystes, et recouverte d'une enveloppe épithéliale. Cette enveloppe est formée tantôt par de l'épithélium pavimenteux stratifié, tantôt par une ou plusieurs couches d'épithélium cylindrique, on y rencontre aussi parfois des cellules à cils vibratiles. Les polypes fibreux, qui d'après STEUDNER naissent de la couche périostique du conduit auditif et de la caisse, peut-être même de la couche fibreuse de la membrane du tympan, ont un stroma essentiellement fibreux, et contiennent des vaisseaux peu développés, mais dans leur intérieur on ne rencontre ni glandes ni kystes. Leur revêtement est un épithélium pavimenteux qui recouvre de petites papilles analogues à celles de la peau. D'après WEYDNER, le plus grand nombre des polypes de l'oreille est associé à l'otite moyenne suppurée, ce sont de simples granulations. A la longue, les vieux polypes subissent la transformation conjonctive, mais dans les plus anciens, on retrouve encore des cellules rondes surtout à la périphérie. Quand l'otorrhée manque, on trouve à peu près une autre cause irritante des parois. Tout polype est donc ordinairement d'abord une tumeur composée de granulations qui tendent à la transformation conjonctive, bien que souvent elles n'y parviennent pas. Le pédicule du polype est tantôt long et filiforme, tantôt au contraire court et large (fig. 100 et 101).

Symptômes subjectifs. — Un certain nombre de phénomènes permettent de soupçonner la présence des polypes de l'oreille; que ces néoplasmes en soient

la cause ou la conséquence du fait, il existe toujours un écoulement purulent assez abondant et surtout des plus fétides. Fréquemment les malades
se plaignent de troubles nerveux graves (bourdonnements, douleurs névralgiques, syncopes, vomissements). Ce sont là des phénomènes qui dénotent
d'une façon manifeste l'existence d'une compression labyrinthique. Elle peut
s'exercer directement, ou par l'intermédiaire de la membrane du tympan et
de la chaîne des osselets. Dès que le polype a acquis un certain développement, il entraîne toujours une diminution manifeste de l'ouïe. Le degré de
surdité, dit LADREIT DE LACHARRIÈRE, peut être un moyen de constater si la
tumeur siège dans le conduit auditif ou dans la caisse. Dans le premier cas,
en effet, le polype agit simplement comme un corps étranger, il empêche le
passage des ondes sonores, mais en revanche la perception crânienne est
renforcée. Si au contraire le polype occupe la cavité même de la caisse, la
perception crânienne est abolie comme les autres.

Symptômes objectifs. — Le polype est quelquefois assez volumineux pour
être aperçu au méat; en tout cas l'examen de l'oreille permettra facilement
d'en constater l'existence. Il se présente alors sous forme d'une petite masse
à surface lisse et granuleuse dont l'aspect rappelle celui d'une framboise ou
d'une mûre; sa coloration varie du rouge vineux au blanc jaunâtre pâle. Il
saigne au moindre contact. Le diagnostic est en général des plus faciles, les
polypes ont un aspect presque caractéristique, et leur mobilité ne permettra
pas de les confondre avec les productions osseuses de la caisse. Le polype
étant reconnu, il faut déterminer son point d'implantation ainsi que la
forme et la nature du pédicule. On arrive à ce résultat en glissant un stylet
entre la masse et la paroi du conduit, et en exerçant quelques tractions.

Pronostic. — Les polypes de l'oreille constituent en réalité un état morbide sérieux dont le pronostic doit être réservé. D'une part, ainsi que nous
l'avons vu, l'acuité auditive est diminuée, et il serait téméraire de croire
que l'on obtiendra toujours d'une opération une amélioration sensible.
Enfin, certains polypes récidivent avec facilité et se comportent absolument
comme des tumeurs de mauvaise nature.

Traitement. — Pour débarrasser le patient de son infirmité, nous avons à
notre disposition un certain nombre de procédés qui constituent deux méthodes
générales : 1° destruction lente du polype; 2° ablation.

a. *Destruction du polype.* — Les auteurs ont eu successivement recours à
tous les caustiques. On a employé le nitrate d'argent (BONNAFONT), un mélange
de potasse et de chaux (TOYNBEE), la pâte de Canquoin (NÉLATON), l'acide chromique, le chlorure de zinc en flèches (LADREIT DE LACHARRIÈRE). En général, il
est difficile de limiter l'action des caustiques, ils sont insuffisants pour
détruire les polypes, même de petite dimension, et doivent être réservés pour
agir sur le pédicule restant après ablation. C'est ici le lieu de mentionner le
traitement par l'alcool rectifié, préconisé par A. POLITZER contre les productions granuleuses ou polypeuses siégeant dans le conduit auditif externe, la
caisse ou la membrane. Le manuel opératoire est le suivant : tout d'abord
il faut évacuer le pus et nettoyer le conduit auditif, puis avec une cuiller
à café verser dans cette cavité l'alcool légèrement chauffé. Le malade devra

le conserver dix ou quinze minutes. Cette instillation détermine une sensation de chaleur, rarement une forte cuisson. Si la douleur était trop intense,
il serait bon de couper l'alcool avec son volume d'eau distillée. Les instillations doivent être répétées trois fois par jour. Le traitement dure plusieurs
semaines. L'alcool agit en coagulant le mucus et l'albumine, puis le contenu
des vaisseaux dans les couches superficielles est plus tard coagulé à son
tour, ce qui amène la rétraction des tissus. L'action de l'alcool est indépendante de la structure des produits morbides. Les fibromes se rétractent et

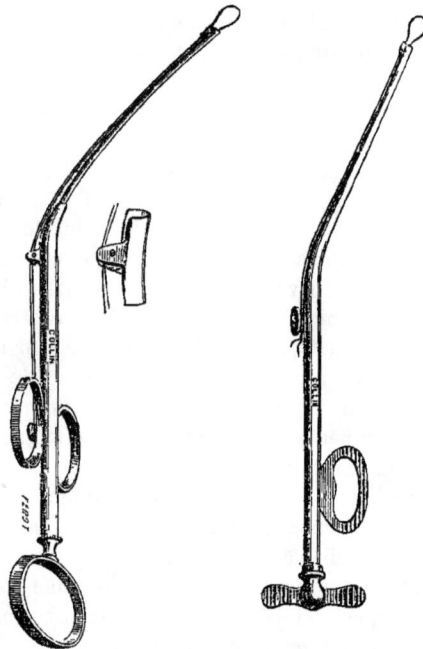

Fig. 102. — Serre-nœud de WILDE.

disparaissent aussi sûrement, bien qu'avec plus de lenteur que les polypes à
cellules arrondies. D'après l'auteur, ce traitement devrait être particulièrement employé :

    1° Quand il reste dans le conduit auditif et surtout dans la caisse des débris
de polypes qui ne peuvent être extraits par une opération ;

    2° Quand il existe des granulations multiples dans l'oreille externe et sur la
membrane du tympan ;

    3° Dans les cas de prolifération diffuse considérable de la muqueuse de l'o-
reille moyenne ;

    4° Lorsqu'un obstacle mécanique s'oppose à la destruction, à l'aide d'un
instrument tranchant, des polypes du conduit auditif ;

    5° Chez les personnes pusillanimes, les enfants chez lesquels l'opération,
toujours très difficile, ne peut être souvent faite qu'en cas de nécrose.

b. *Ablation.* — 1° *Excision.* — L'excision se pratique à l'aide de ciseaux, de couteaux, ou d'instruments spéciaux (cuillers tranchantes, etc.). Ce procédé est rapide, mais il expose aux hémorrhagies, il n'en est plus de même de l'anse galvanique, excellent procédé qui malheureusement demande un appareil instrumental particulier.

2° *Ligature.* — C'est de tous les procédés le meilleur, chaque fois qu'il est possible de passer en arrière de la tumeur une petite anse de fil. Parmi tous les instruments proposés dans ce but, nous donnons la préférence au serre-nœud de Wilde (fig. 102).

Relativement au choix de la méthode, du reste, on ne peut donner que des indications générales ; la nature, le volume, la position du polype, le plus ou moins de largeur du méat et du conduit auditif aideront le chirurgien et le conduiront à adopter tel ou tel procédé.

TUMEURS DIVERSES

Les tumeurs de la caisse sont assez rares. Fischer et Robertson ont observé chacun un cas de sarcome de l'oreille ; Bœke aurait rencontré un ostéosarcome ; Duplay, Schwartze, Brunner ont rapporté des cas d'épithéliome, et Schwartze a recueilli dans la science un certain nombre d'observations de tumeurs malignes de la caisse.

Quelle que soit la nature de ces tumeurs, elles s'annoncent en général par des douleurs intolérables, avec écoulement séro-purulent par l'oreille. Elles se présentent d'ordinaire sous forme de masses fongueuses qui saignent au moindre contact et offrent, d'après Duplay, une coloration gris jaunâtre d'une consistance assez ferme.

Le diagnostic est difficile, il est indiqué d'avoir recours le plus. tôt possible à l'examen histologique. La marche de la maladie est rapide, la mort survient d'habitude par complication ou hémorrhagie. Nous sommes presque sans ressources devant ces affections.

Enfin Itard, Bonnafont, Gruber ont signalé l'existence de tumeurs d'aspect crayeux, qui semblent formées par des masses épithéliales et de la cholestérine (cholestéatomes).

CHAPITRE VI

MALADIES DE LA TROMPE D'EUSTACHE

La trompe d'Eustache est un conduit ostéo-cartilagineux qui met en communication la caisse du tympan avec l'arrière-cavité des fosses nasales. Elle se compose de deux portions, l'une cartilagineuse, l'autre osseuse ; chacune d'elles présente la forme d'un cône ; pour constituer le canal, ces deux cônes s'unissent par leur sommet tronqué, et leur point de réunion porte le nom d'isthme. D'après Tillaux, la longueur du conduit varie entre 0ᵐ,033 et 0ᵐ,040, soit 0,037 en moyenne. Sur ces 0ᵐ,037, 0ᵐ,027 appartiennent à la portion cartilagineuse, 0ᵐ,010 à la portion osseuse. Au niveau de l'isthme, point le plus étroit, la cavité de la trompe ne mesure que 0ᵐ,002 de hauteur sur 0ᵐ,001 de largeur. Ceci nous explique la facilité avec laquelle ce conduit est obturé sous l'influence des congestions ou des poussées inflammatoires.

La trompe est donc en réalité une région de passage ne présentant pas de maladies spéciales, mais participant successivement aux affections du pharynx nasal et de la caisse. Aussi les lésions traumatiques étant mises à part, seuls l'obstruction et l'engouement de la trompe donnent lieu à des indications particulières.

1° LÉSIONS TRAUMATIQUES

Les lésions de ce genre, intéressantes pour nous, sont celles qui peuvent résulter des manœuvres mal faites ou brutales, pendant les tentatives de cathétérisme. Le bec de la sonde déchire parfois la muqueuse, ce qui provoque des épistaxis. Une fois la membrane ainsi éraillée, si l'on pousse des injections d'air avec force et sans ménagements, on verra se développer un emphysème qui s'étend rapidement au voile du palais et à l'arrière-gorge, où il détermine des accidents de suffocation. Des cas de ce genre, hâtons-nous de le dire, sont excessivement rares. Pendant le cours d'une longue pratique, Ladreit de Lacharrière n'a observé cette complication qu'une fois : le cathétérisme avait été pratiqué par un de ses élèves qui s'était servi, pour insuffler l'air, de l'appareil ordinaire de Richardson, bien préférable, cependant, aux souffleries que l'on fait fonctionner avec le pied.

On ne saurait trop recommander de nettoyer avec soin la sonde après chaque cathétérisme, un certain nombre de cas de syphilis inoculée par ce procédé ont été signalés à l'époque où ce danger n'était pas encore connu.

2° OBSTRUCTION DE LA TROMPE

Bibliographie. — 1° *Cathétérisme de la trompe.* — Bonnafont, *Union médicale,* 1854. — Lévy, *Ann. des maladies de l'oreille et du larynx,* 1877.
Thèses de Paris. — 1849, Damour. — 1863, Deleau.
2° *Catarrhe et obstruction de la trompe.* — Boudant, *Lyon médical,* 1869. — D'Hubert, Th. de Paris, 1872. — Baratoux, *Mouvement médical,* 1877.

Sous le nom d'engouement, d'obstruction de la trompe, on réunit toutes les affections qui ont pour résultat d'oblitérer le canal tubaire et d'empêcher l'entrée de l'air dans la caisse. L'obstruction peut siéger soit à l'orifice pharyngien, soit à l'orifice tympanique de ce conduit. Cet état reconnaît des causes nombreuses.

1° L'inflammation aiguë ou chronique de la muqueuse de la trompe ; 2° les tumeurs qui se développent dans la trompe elle-même ou qui prennent naissance dans son voisinage, et obturent ensuite ce canal en comprimant ses parois ; 3° les corps étrangers, concrétions de mucus, caillots sanguins, etc.; 4° les paralysies incomplètes du voile du palais ; 5° un certain nombre de lésions, granulations, ulcérations syphilitiques ou autres, peuvent en se cicatrisant entraîner le rétrécissement et même l'oblitération de l'orifice tubulaire.

Symptômes. — L'obstruction de la trompe empêche le libre accès de l'air dans la caisse du tympan. Celui qui est ainsi enfermé dans cette cavité ne pouvant être renouvelé se résorbe, dès lors la pression exercée sur les deux faces de la membrane du tympan étant inégale, celle-ci se laisse déprimer et refouler en dedans par l'air qui pénètre dans le conduit auditif. La chaîne des osselets obéit à l'impulsion de la membrane, et l'étrier pressant sur la fenêtre ovale comprime le liquide du labyrinthe ; de là, au début, des bourdonnements, puis plus tard un bruit de sifflet et une diminution manifeste de l'ouïe. L'examen du tympan décèle une concavité anormale, une saillie exagérée du manche du marteau, une déformation du triangle lumineux, allongé et rétréci. L'exploration directe de la trompe (procédés de VALALVA, de POLITZER, cathétérisme avec insufflation), unie à l'auscultation de l'oreille, donnera des renseignements plus précis. Enfin l'examen rhinoscopique avec un bon éclairage, permettra de reconnaître, s'il existe une tumeur, une bride cicatricielle ou toute autre cause d'obturation de l'orifice tubaire.

Pronostic. — Étant donné l'ensemble des lésions que détermine l'obstruction de la trompe, le pronostic dépend du temps qui s'est écoulé depuis l'origine du mal. Si l'obstruction est de date récente, sous l'influence de la rentrée de l'air, et surtout après quelques couches d'air, la membrane du tympan ne tardera pas à reprendre sa souplesse, et la chaîne son élasticité première. Si au contraire la maladie est ancienne, il pourra se faire que le rétablissement de la perméabilité ne soit plus possible, que la membrane du tympan ait contracté des adhérences, que la chaîne des osselets soit ankylosée, nous serons alors en présence d'une infirmité incurable.

Traitement. — Rétablir la perméabilité du conduit, et cela dans le plus bref délai, tel est le devoir qui s'impose au chirurgien. Suivant les cas, le traitement sera des plus variables. L'obstruction résultant le plus souvent d'un catarrhe naso-pharyngien, c'est cette maladie qu'il faudra traiter tout d'abord. S'il existe une tumeur qui comprime les parois du conduit, on commencera par l'enlever ; après cette opération seulement, on aura recours au cathétérisme. Lorsqu'une cicatrice a obturé l'orifice tubaire, l'instrument tranchant peut être employé pour détruire l'obstacle ; ces opérations sont délicates, parfois même impraticables.

Dans ces cas, DELEAU, ITARD, DUPLAY ont proposé la perforation artificielle du tympan. Cette manière d'agir est certainement rationnelle, mais il ne faut pas trop compter sur les résultats que l'on obtiendra, étant donné la facilité avec laquelle se réunissent les solutions de continuité ainsi obtenues.

CHAPITRE VII

MALADIES DE L'APOPHYSE MASTOÏDE

§ 1er. — **Lésions traumatiques.** — **Plaies simples et compliquées.** — **Fractures.**

Bibliographie. — A.-H. Buck, *Diseases of the Mastoïd process*, *Arch. f. Ophtalm. a. Otology*, t. III, 1873. — Poinsot, *Région mast.* (*Pathologie*), *Dict. des sc. médic.* — Boullet, *Plaies et fract. de l'apophyse mast.*, Th. de Paris, 1878. — Gorham-Bacon, *Mal. de l'ap. mast.*, *Arch. of. otol.*, Décembre 1889.
Abcès mastoïdien. — Thèses de Paris. — Warnet, 1873. — Woinant, 1877. — Gervais, 1879. — E. Ménière, *Périostite aiguë*, Congrès d'Amsterdam, 1879.
Trépanation de l'apophyse mastoïde. — Knapp, *Ann. des maladies de l'oreille et du larynx*, 1882, p. 100. — Scherrer, *Inaug. diss.*, Zurich, 1889. — Ricard, *Acad. de méd.*, 1888, et *Gaz. des Hôp.*, 1889.
Thèses de Paris. — 1868, Délaissement. — 1874, Brochin. — 1873, Gierszinski. — 1879, Ducasse.

Les plaies des parties molles de la région mastoïdienne ne présentent aucun intérêt. La lésion des petites artères auriculaires ou mastoïdiennes constitue la seule complication un peu importante qui puisse survenir. Pas plus que les plaies des autres régions du crâne, celles-ci ne doivent être traitées à la légère ; elles exposent en effet à l'érysipèle et à tous les accidents qu'il entraîne à sa suite.

Ces blessures peuvent être produites par des instruments piquants, tranchants ou contondants. Les lésions par instruments piquants et tranchants sont rares ; on ne les observe guère que dans les tentatives criminelles. Les plaies par instruments contondants, et particulièrement celles qui résultent de l'action des projectiles de petit calibre, sont beaucoup plus fréquentes.

Il est extraordinaire de voir l'agent du traumatisme borner son action aux parties molles ; le plus souvent la pyramide osseuse est intéressée en même temps. Tantôt on observe une simple dépression, un enfoncement de la paroi externe de l'apophyse et des cellules mastoïdiennes, tantôt il existe avec cela des fêlures plus ou moins profondes ; enfin, une portion de la pyramide peut avoir été détachée. Ce dernier cas est presque spécial aux blessures par armes de guerre.

L'action des projectiles est soumise ici, comme partout, aux lois que nous avons exposées, elle dépend de la vitesse avec laquelle le projectile aborde les tissus, de l'angle d'incidence qu'il forme avec eux, et de son volume. Nous retrouvons, mieux accusées, les lésions que nous avons déjà énumérées, on peut rencontrer : une simple dépression, un sillon léger, une gouttière (cas de Larrey), une plaie en séton avec ou sans enclavement du projectile, enfin un éclatement complet. L'enclavement du projectile est fréquent avec les revolvers de petit calibre.

Symptômes. — La structure de l'apophyse mastoïde, le voisinage de l'oreille et des centres nerveux, impriment aux fractures de cette région un caractère tout spécial.

Pendant les premiers moments qui suivent l'accident, la commotion cérébrale inévitable détermine toujours un certain degré d'hébétude. Indépendamment de l'écoulement sanguin qui accompagne fatalement la division des parties molles, l'ouverture des cellules mastoïdiennes donne lieu à une hémorrhagie assez sérieuse ; de plus, une fêlure peut arriver jusqu'au sinus latéral, et il n'est pas besoin d'insister pour faire comprendre l'importance de cette nouvelle lésion. Au lieu de s'écouler librement au dehors par la plaie, le sang pénètre quelquefois dans l'oreille moyenne ; de là, à la faveur d'une perforation de la membrane du tympan ou du décollement de ce diaphragme (Trélat), il s'écoule par le conduit auditif externe (otorragie) ou, trouvant la trompe perméable, vient tomber dans l'arrière-gorge. En faisant exécuter au malade l'expérience de Valsalva, il n'est pas rare de constater l'issue de l'air ou d'un liquide spumeux par les cellules ouvertes. Chevance aurait vu un cas de pneumatocèle consécutif à un enfoncement de l'apophyse, sans lésion des parties molles.

Pronostic. — Semblables traumatismes peuvent guérir, mais il est à craindre que la réaction inflammatoire ne détermine une méningite ou un abcès du cerveau. La présence d'un corps étranger donne à toutes ces blessures une gravité spéciale. Dans les cas les plus heureux, ce corps occasionne une suppuration abondante par laquelle il est entraîné ; ou bien, après un certain temps, des trajets fistuleux s'organisent et il persiste pendant des années un écoulement séro-purulent : bien plus souvent, les accidents cérébraux emportent le malade. Ces différentes lésions peuvent entraîner une surdité incurable.

Traitement. — Relever les fragments enfoncés, arrêter l'hémorrhagie soit en comprimant la carotide du côté correspondant, soit à l'aide d'un tamponnement, et surtout prévenir les accidents inflammatoires, telle doit être la conduite du chirurgien dans les cas simples. La gravité des accidents déterminés par la présence d'un corps étranger indique nettement la conduite à tenir ; il faut, à l'exemple de Dupuytren et de Larrey, extraire le corps étranger chaque fois que la chose est possible, mais attendre son élimination spontanée toutes les fois que sa position profonde rend l'intervention trop périlleuse.

§ 2. — Lésions inflammatoires de l'apophyse.

1° PÉRIOSTITE

L'inflammation du périoste de l'apophyse mastoïde résulte le plus souvent de la propagation à cette membrane d'une affection similaire, déjà existante

dans la caisse ou le conduit auditif externe. Elle peut encore être la conséquence des lésions traumatiques.

Symptômes. — Cette périostite est annoncée par des douleurs très violentes,
accompagnées de fièvre et parfois de délire. Bientôt les parties deviennent
rouges, tuméfiées, il se forme derrière l'oreille un gonflement œdémateux
par suite duquel le pavillon semble détaché de la tête et porté en dehors et en
avant. Après deux ou trois jours de souffrances intolérables, la tumeur s'acumine, les douleurs diminuent, une collection purulente s'est formée (abcès
sous-périostique). Il faut rapidement donner issue au liquide, car des décollements étendus peuvent se produire du côté des os du crâne, ou le pus fusera
dans la gaine du sterno-mastoïdien.

Pronostic. Traitement. — Cette variété de périostite est grave, vu les souffrances qu'elle détermine et les complications qu'elle peut entraîner. Dès le
début de la maladie, on cherchera à arrêter l'inflammation et à calmer la
douleur par l'emploi des révulsifs (vésicatoires, surtout pointes de feu) et les
injections calmantes. Si, malgré ces moyens, le processus ne s'arrête pas, il
faut, suivant le conseil de WILDE, pratiquer sur toute la hauteur de l'apophyse
mastoïde, en arrière du sillon auriculo-mastoïdien dans lequel se trouve située
l'auriculaire postérieure une incision allant jusqu'à l'os ; généralement alors
les accidents immédiats disparaissent, et le patient peut attendre la cicatrisation toujours fort tardive. Si déjà il y a du pus formé, on fera des ouvertures en nombre suffisant, puis on assurera par le drainage l'écoulement des
liquides.

2° INFLAMMATION. — OTITE DES CELLULES MASTOÏDIENNES

Étiologie. — Cette inflammation est habituellement consécutive à l'otite
moyenne aiguë et surtout aux écoulements chroniques de la caisse ; cela n'a
rien de surprenant, étant donné les rapports qui existent entre ces deux
cavités. Parfois la maladie se montre à la suite d'un traumatisme, de l'impression du froid, ou consécutivement à la périostite suppurée de l'apophyse.

Symptômes. — Dès le début de cette otite, le malade accuse des douleurs
vagues, généralisées, qui se localisent et deviennent fort violentes, le plus
souvent les souffrances affectent un caractère intermittent. Pendant plusieurs
jours ce sont là les seuls symptômes observés, puis un gonflement œdémateux
apparaît derrière l'oreille, le sillon auriculo-mastoïdien est refoulé ; à la
longue, le pus enfermé dans cette cavité finit par repousser la lamelle osseuse
qui du côté de la face externe limite les cellules ; cette paroi s'amincit et se
laisse enfin perforer. Ainsi se forme un abcès sous-périostique dont l'ouverture met à nu la cavité des cellules mastoïdiennes. Bien que la guérison de
semblable lésion soit toujours fort longue, la formation d'un abcès sous-
périostique est un des modes de terminaison les plus heureux de la maladie.
L'inflammation peut en effet, dans le cas contraire, se communiquer aux
méninges et au cerveau, et donner lieu à une encéphalo-méningite mortelle.
Dans d'autres circonstances, survient une phlébite du sinus latéral qui détermine la mort par infection purulente. Signalons les abcès à distance qui se

développent dans le lobe temporal chez l'adulte, et parfois dans le cervelet chez l'enfant. Ces abcès, généralement uniques, siègent du même côté que la lésion mastoïdienne, — ils sont jusqu'ici au-dessus des ressources de l'art.

Diagnostic. — Il n'est pas toujours facile de différencier l'affection qui nous occupe d'avec la périostite. Cependant, au début, l'existence d'un empâtement œdémateux, la rougeur et la perforation de la région, feront songer au développement d'une périostite. Plus tard, lorsque la lamelle osseuse a été perforée, il est bien difficile de reconnaître la nature de la lésion que l'on a sous les yeux.

Traitement. — Les révulsifs, les émissions sanguines locales sont absolument inutiles dans ce cas. Sans perdre un temps précieux à cette médication, le chirurgien pratiquera le plus tôt possible l'incision de WILDE, puis si les douleurs ne se calment pas, il faut ouvrir les cellules mastoïdiennes. Exécutée pour la première fois au siècle dernier par J.-L. PETIT, et ayant occasionné la mort de J.-J. Berger, médecin du roi de Danemark (1795), cette opération était tombée en désuétude. Elle a été reprise plus tard par SAISSY, ITARD, FORGET, FOLLIN. On la pratique soit avec un bistouri court et solide, soit avec une tréphine. RICARD conseille l'emploi de la gouge et du maillet, et avec HARTMANN et POLETZER, il recommande des trépanies dans le quart antérieur et supérieur de l'apophyse. Les résultats sont généralement très satisfaisants : sur cent vingt trépanations réunies par GERVAIS, la mort serait survenue vingt fois.

CHAPITRE VIII

MALADIES DE L'OREILLE INTERNE

§ 1er. — Lésions inflammatoires de l'oreille interne. — Affections du labyrinthe.

1° HYPERHÉMIE

La congestion de l'oreille est une affection assez fréquente. Elle complique souvent les fièvres graves ; de plus, chez les rhumatisants, les goutteux, les herpétiques, on observe aussi des congestions de ce côté. Enfin, les travaux de Cl. BERNARD, MAGENDIE, LABORDE nous ont démontré l'influence spéciale qu'exercent sur l'oreille les lésions du trijumeau, du bulbe, du sympathique et du ganglion de Gasser.

Symptômes. — Trois phénomènes principaux décèlent la congestion de l'oreille interne : 1° une surdité plus ou moins accusée ; 2° des bourdonnements ; 3° des vertiges. Comme dans toutes les maladies du labyrinthe, les bourdonnements consistent en bruits musicaux, tantôt incessants, tantôt passagers ; ces bruits deviennent plus intenses après les repas, pendant la digestion, ou lorsque le malade se baisse. Les variations de température ont une influence assez marquée sur leur apparition ou leur augmentation,

Traitement. — La thérapeutique est variable suivant la nature de la maladie. D'une façon générale cependant, on se trouvera bien de l'emploi des purgatifs salins, et de l'usage des médicaments qui excitent la sécrétion de la pituitaire et des glandes salivaires (iodure de potassium, chlorhydrate de morphine). Mais ce sont les révulsifs et les courants continus qui ont donné les meilleurs résultats.

2° OTITE LABYRINTHIQUE AIGUE

Sous ce nom VOLTOLINI décrit une affection presque spéciale à l'enfance, qui se manifeste par une fièvre violente, de la céphalalgie, du coma. Ces symptômes s'amendent rapidement, mais la maladie laisse comme trace de son passage une surdité parfois absolue ; de plus, lorsqu'on met les petits malades sur leur séant. ils chancellent comme pris de vertige. Un certain nombre d'auteurs, en particulier DUPLAY, croient que cette otite prétendue n'est qu'une méningite localisée, ou une inflammation des ventricules. Pour LADREIT DE LACHARRIÈRE, au contraire, il s'agit d'une entité morbide spéciale, qui serait plus fréquente qu'on ne se l'imagine. D'après cet auteur, l'otite labyrinthique peut être primitive ou consécutive, elle se montrerait alors dans le cours des fièvres graves, à la suite des méningites, ou serait consécutive à un état inflammatoire de la caisse (otite moyenne). Qu'elle soit primitive ou consécutive, la maladie est toujours d'une gravité extrême. Si, en effet, elle ne compromet pas toujours l'existence du sujet, elle occasionne habituellement une surdité incurable qui, vu l'âge de l'enfant, entraîne fatalement la mutité.

3° MALADIE DE MÉNIÈRE

SYNONYMES. — Otite labyrinthique aiguë. — Hémorrhagie du labyrinthe. Syndrome de MÉNIÈRE. — Surdité apoplectiforme (KNAPP).

Bibliographie. — MÉNIÈRE, *Bull. de l'Acad. de médecine*, t. XXVI, 1861, et *Gaz. médicale*, 1861. — CHARCOT, *Progrès médical*, 1874. — LADREIT DE LACHARRIÈRE, *Annales des maladies de l'oreille et du larynx*, 1875. — GUYE, *Revue mensuelle de médecine et de chirurgie*, t. IV, 1880. — RAYNAUD (M.), *Revue médic. franç. et étrangère*, 1880. — BURNETT, *Policlinic*, 1887. — BRUNNER, *Corresp., blatt. f. schw., Aerzte*, 1887. Thèses de Paris. — 1874. BONNENFANT, VOURY. — 1875, LASBATS. — 1876, LEO. — 1878, MORISSET. — 1881, PALASNE DE CHAMPEAUX. — 1882, NAKACHIAN. — 1885, LELARGE.

Ces différents termes servent à désigner un ensemble de symptômes que l'on rapporte à des troubles survenus du côté de l'oreille interne. Décrits pour la première fois par MÉNIÈRE, ils ont été étudiés par CHARCOT, KNAPP, LADREIT DE LACHARRIÈRE, DUFFIN, etc.

Symptômes. — Les principaux symptômes du mal sont les suivants : vertiges, nausées, état syncopal, tintements d'oreilles, bourdonnements passagers ou persistants, surdité. Cette affection présente deux formes bien tranchées, suivant son début. Parfois, au milieu des apparences de la santé la plus parfaite, un individu tombe subitement comme foudroyé. Les membres sont dans la résolution; la face est pâle, baignée de sueur; cependant la connaissance ne tarde pas à revenir, dans quelques cas même, il n'y a pas de perte de connaissance; à la suite de l'attaque, il persiste toujours des vertiges, des bourdonnements, une céphalalgie plus ou moins intense. « Jamais il n'y a d'embarras de la parole, de spasmes musculaires, soit dans la face, soit dans les membres; jamais dans ceux-ci on n'observe d'engourdissements, de fourmillements, aucune sensation rappelant une aura, jamais de paralysie ni de paresse temporaire. » (CHARCOT.) Les plus légers mouvements communiquent au malade l'impression du mal de mer; la sensation vertigineuse est continuelle, le malade se cramponne aux objets qui l'environnent, la position horizontale seule atténue ce symptôme; même dans cette position toutefois, la sensation d'équilibre instable continue.

La crise est beaucoup moins accentuée dans la deuxième variété; il n'y a pas de perte de connaissance, le sujet est sain en apparence, mais il accuse de temps à autre une sensation de vertige qui, transitoire tout d'abord, devient ensuite permanente; quelques-uns ont une tendance marquée à tourner sur eux-mêmes, ces divers états s'accompagnent à la longue de nausées, de vomissements. Tels sont les deux types principaux. Parmi ces symptômes, l'état syncopal, les vomissements, la céphalalgie ne sont que passagers; ils diminuent aux attaques suivantes et finissent par disparaître complètement; les bourdonnements et les vertiges sont beaucoup plus durables, la surdité est constante. Chaque attaque, ainsi que l'avait fait observer MÉNIÈRE, peut être précédée d'un bourdonnement; CHARCOT a vu des malades dont les crises étaient annoncées par un bruit de sifflement (aura). Les bourdonnements consistent ici en bruits sonores, musicaux; ce sont souvent des sifflements, des carillons de cloches, des chants d'oiseaux. Plusieurs malades entendent un orchestre complet. D'après les observations de KNAPP, la forme de la surdité varie beaucoup d'individu à individu, les uns n'entendent que les sons graves, d'autres perçoivent seulement les sons aigus.

Anatomie pathologique. — Nos données sur ce point sont très incomplètes. MÉNIÈRE, ayant pu examiner les oreilles d'une jeune fille morte avec tous les symptômes de la maladie, a constaté l'existence d'une exsudation hémorrhagique dans les canaux semi-circulaires et le vestibule. VOLTOLINI et POLITZER, chez deux malades mortes avec fracture du rocher, et ayant présenté des signes indiscutables de l'affection qui nous occupe, trouvèrent un épanchement sanguin dans les canaux semi-circulaires, le labyrinthe et la cavité tympanique. En somme, rien de précis; aussi MÉNIÈRE a-t-il dû s'appuyer sur les données de la physiologie pour arriver à localiser le siège du mal du côté du labyrinthe et des canaux semi-circulaires. FLOURENS avait démontré, dès 1822, que la section des canaux semi-circulaires produisait un mouvement de rotation déterminé par la direction même du canal, il était donc naturel d'attribuer les mouvements que nous avons signalés à une lésion de ces canaux. La surdité, elle aussi, est bien d'origine labyrinthique, nous n'en voulons pour preuve que la différence dans la perception des sons si variable avec les divers malades, et l'existence de bruits musicaux. (Voy. *Bourdonnements*.)

Étiologie. — La maladie de MÉNIÈRE est primitive ou consécutive. *Primitive*, son début est ordinairement brusque ; l'attaque frappe le malade en pleine santé. MÉNIÈRE, dans un cas de ce genre, a accusé l'influence du froid humide ; BRUNNER, une chaleur trop forte. Plusieurs auteurs font intervenir une prédisposition héréditaire ou acquise. *Consécutive*, la maladie peut survenir après une lésion de l'oreille, ou reconnaître pour cause une maladie diathésique. Dans un certain nombre d'observations, l'affection a succédé à une otite purulente ou a été occasionnée par des polypes de la caisse. Quelques auteurs ont voulu voir dans les troubles de l'ouïe qui se manifestent dans le cours des fièvres graves, un ensemble de lésions comparables à la maladie de MÉNIÈRE. Comme le fait remarquer DUPLAY, ce sont là des hypothèses que rien ne justifie. D'après LADREIT DE LACHARRIÈRE, la tuberculose et la syphilis auraient grande part dans la production de cette redoutable lésion. Enfin la maladie peut être d'origine traumatique : elle se montre, par exemple, lorsqu'un coup porté sur un point quelconque du crâne a déterminé un ébranlement du labyrinthe, mais surtout après les fractures transversales du rocher.

Pronostic. — Le pronostic est des plus graves, tant au point de vue de la santé générale du sujet qu'au point de vue de l'avenir de la fonction auditive.

Traitement. — Malgré bien des recherches, nous sommes encore presque désarmés devant cette affection. On a successivement employé les révulsifs, le mercure, l'iode et leurs composés. L'électricité n'a pas donné de résultats. Le seul médicament qui a paru agir dans ce cas est le sulfate de quinine à la dose de 60 à 80 centigrammes par jour. On continue son usage pendant huit à quinze jours, sans tenir compte de l'exaspération apparente des bourdonnements ; on cesse pendant un temps égal, puis on reprend le traitement et ainsi de suite jusqu'à ce qu'on ait obtenu le résultat désiré. Sous l'influence de cette médication, le vertige et les bourdonnements diminuent, mais la surdité s'accentue de plus en plus. C'est donc au détriment de la fonction qu'il semble anéantir que le sulfate de quinine soulage le malade.

Dans ces derniers temps, CHARCOT a essayé le salicylate de soude à la dose de 2 grammes par jour pendant la première semaine, et 3 grammes pendant la troisième. Comme pour le sulfate de quinine, on interrompt le traitement pour le reprendre ensuite.

Pendant la période active du traitement, quel que soit le médicament employé, il y a une augmentation considérable des bruits subjectifs ; l'amélioration survient généralement après la reprise du traitement ; on n'a jamais obtenu de guérison complète, le malade conserve toujours quelques troubles d'équilibre.

§ 2. — Bourdonnements.

Les bourdonnements constituent un des symptômes les plus fréquents des maladies de l'oreille. Ils gênent beaucoup les patients qui ne cessent d'attirer l'attention des médecins sur ce sujet. Les malades, en général, apprécient diversement les sensations qu'ils éprouvent. On peut cependant, d'après leurs récits, établir un certain nombre de types distincts. — 1° *Bruit de roulement ou de vague*. C'est tantôt le bruit que l'on perçoit en appliquant un coquillage sur l'oreille, tantôt celui qui résulte d'un roulement de tambour ou de voiture, entendu de loin. — 2° *Bruissement*. C'est le murmure du vent dans les feuilles, le bruit d'une chute d'eau entendue à distance. — 3° *Bruits musicaux*. Ils consistent en sifflements, piaulements, tintements métalliques, airs musicaux divers.

Ces bruits sont continus ou intermittents; nous devons en déterminer la cause, et rechercher les lésions auxquelles on peut les rattacher. LADREIT DE LACHARRIÈRE propose la classification suivante, qui nous paraît des plus commodes et des plus rationnelles. Il divise les bourdonnements en trois catégories : — 1° *Bruits résultant de l'occlusion des voies naturelles : conduit auditif et trompe d'Eustache*. Ce sont en général des bruits de roulement, de vague. — 2° *Bruits de compression*. La compression exercée sur le labyrinthe par l'intermédiaire de la chaîne des osselets augmente la pression intra-labyrinthique; de là résultent des bruissements continus ou intermittents, suivant que la compression est elle-même continue ou intermittente. — 3° *Bruits labyrinthiques*. Ils sont toujours musicaux, on pourrait les traduire par une phrase musicale. Ces bruits sont dus à des altérations nerveuses ou à des alternatives d'augmentation et de diminution de la pression intra-labyrinthique. Leur intensité est quelquefois très grande, ils affectent alors un caractère de continuité tel, qu'ils poussent les malades au suicide.

Cette classification a pour elle l'avantage de la simplicité; de plus, un bruit étant donné, d'après sa nature on peut presque immédiatement en reconnaître la cause. On nomme *sensations sonores subjectives* tous les bruits que l'on peut rattacher à une altération quelconque de l'ouïe, mais il existe encore un certain nombre de bruits qui reconnaissent pour cause des vibrations sonores produites dans l'intérieur du corps; DUPLAY les désigne sous le nom de bruits internes; URBANTSCHITSCH, sous celui de bruits entotiques. Les affections du cœur, les anévrysmes du cou et de la tête s'accompagnent de bruits pulsatiles, avec tintements d'oreille qui seraient dus au retentissement des artères voisines. L'anémie et la chlorose s'accompagnent aussi de tintements métalliques; ces bruits, d'après BOUDET (de Lyon), seraient sous la dépendance de la circulation dans la veine jugulaire interne, dont le golfe s'abouche dans le sinus par un orifice rétréci. A cette particularité anatomique se joindraient des troubles dynamiques de la circulation, qui auraient pour résultat d'en augmenter la vitesse. L'ingestion de certains médicaments, sulfate de quinine, salicylate de soude, occasionne des troubles semblables.

LIVRE V

MALADIES DU NEZ ET DE SES ANNEXES

Bibliographie générale. — SPENCER-WATSON, *Diseases of the nose and its accessory cavities*, London, 1875. — VOLTOLINI, *Die Rhinoscopie und Pharyngoscopie*, Breslau, 2e édition, 1879. — SOLIS-COHEN, *Diseases of the Troat nasal passages*, New-York, 1879, 2e édit. — CARL MICHEL, Traduct. française de CAPART, *Traité des maladies des fosses nasales*, etc., Bruxelles, 1879; édition allemande, Berlin, 1876. — BOSWORTH, *Manuel of Diseases of the nose*, New-York, 1881. — ZUCKERKANDL, *Anatomie der Nasenhole*, Wien, 1882. — BRESGEN, *Path. und therap. der Nasen Mundrachen*, Wien, 1884. — MOREL-MACKENSIE, *Manuel of diseases of the nose*, etc., London, 1884, traduc. MOURE et CHARAZAC, 1887. — MIOT et BARATOUX, *Maladies de l'oreille et du nez*, Paris, 1884-1889. — BEVERLEY-ROBINSON, *A Practicas treatise of nasal catarrh.*, New-York, 1885. — SAYOUS, *Maladies du nez et de la gorge*, Philadelphie, 1885. — DALBY, *Diseases of the nose. The Lancet*, 1885. — MOURE, *Manuel pratique des maladies des fosses nasales.* Paris, 1886. — BABER (Creswel), *Guide pour servir à l'examen du nez*, in-8o, Londres, 1886. — SCHEFF, *Maladies des fosses nasales et de leurs cavités accessoires*, Berlin, 1886. MORDENHAUER, *Die Krankheiten der Nasenhælen und der Nasenrachenraumes*, in-8o, Leipsig, 1886. Traduction POTIQUET, Paris, 1888. — LENNOX-BROWNE, *Guide pratique des maladies de la gorge et du nez*, 2e édit., Londres, 1887. — CHIARI, *Erfahrungen auf dem Gebiete der Hals und Nasenkrankheiten*, Vienne, 1888. — PH. SCHECH, *Die Krankheiten der Mundhœle, der Tracheus und der Nase*, 2e édit., Vienne et Leipsig, 1888. — VOLTOLINI, *Maladies du nez et du pharynx nasal*, Breslau, 1889. — S. DUPLAY, *Technique des principaux moyens de traitement*, etc., in-12, Paris, 1889.

CHAPITRE PREMIER

MALADIES DU NEZ

§ 1er. — Lésions traumatiques.

Bibliographie. — KAITNER (de Bordeshom), *Deutsche klinik*, no 12, 1873. — ADAMS, *The Lancet*, 8 mai 1873. — SPENCER-WATSON, *Diseases of the Nose*, London, 1875, p. 295.
Consultez en outre les Traités des FRACTURES et les Classiques.

1° CONTUSION

Les contusions du nez sont un des accidents les plus fréquents parmi les lésions traumatiques de la face. La saillie formée par la pyramide nasale explique suffisamment cette particularité. Elles reconnaissent pour cause les traumatismes de tout genre, particulièrement les chocs par suite de chutes ou survenus dans le cours d'une rixe.

Lorsque le coup a porté à la racine du nez, si la violence a été considérable, on observe sur les parties latérales de l'organe une ecchymose qui s'étend jusqu'aux paupières ; il n'est pas rare de constater en outre des symptômes très nets de commotion cérébrale. Ces lésions déterminent une douleur assez vive, et s'accompagnent d'ordinaire d'épistaxis rarement abondante. Au lieu de s'épancher ainsi librement à l'extérieur, le sang s'infiltre parfois sous la muqueuse et la décolle (bosse sanguine). Il peut encore se former de petits abcès qui proéminent sous la peau ou dans les fosses nasales. On voit même survenir une rhinite purulente, CHASSAIGNAC en a rapporté un cas des plus intéressants.

Au lieu d'une simple contusion, on observe quelquefois, surtout à la suite des chutes, l'existence de plaies contuses qui varient depuis la simple éraillure de l'épiderme jusqu'à l'écrasement complet des parties molles.

2° PLAIES

a. Plaies par instruments piquants. — Bornées aux parties molles du nez, ces plaies ont une minime importance. Si la violence du traumatisme est considérable, la pointe de l'instrument peut pénétrer dans les fosses nasales ou les cavités environnantes : sinus de la face, cavités orbitaires, encéphale, etc.; la lésion des parties molles est alors insignifiante ; les complications priment tout.

b. Plaies par instruments tranchants. — Ces plaies sont verticales ou transversales. Quelle que soit leur direction, l'indication est formelle ; il faut toujours rapprocher les bords de la solution de continuité de façon à éviter plus tard les difformités.

On a observé aussi les sections partielles ou totales du nez. Dans ces circonstances encore, on doit, imitant en cela l'exemple que nous en a donné A. PARÉ, remettre en place la partie enlevée, affronter les lambeaux par la suture à points passés, introduire dans les fosses nasales des bourdonnets de gaze antiseptique qui maintiendront en place les parties séparées et assureront l'intégrité du calibre des narines, en un mot prendre toutes les précautions convenables pour assurer la réunion immédiate. BÉRENGER-FÉRAUD a pu réunir soixante-cinq observations dans lesquelles des tentatives de ce genre ont été couronnées d'un plein succès (*Gaz. des Hôpitaux*, 1870, p. 53).

3° FRACTURES ET LUXATIONS DES OS PROPRES DU NEZ

Étiologie. — Les fractures des os propres du nez, ainsi que celles de l'apophyse montante du maxillaire, habituellement décrites en même temps, résultent toujours de l'action d'une cause directe : coups, chute, projectiles. Elles peuvent être simples, compliquées ou comminutives.

Symptômes. — Déformation de la région, ecchymose, crépitation, tels sont les symptômes principaux. Ils sont bientôt masqués par un gonflement considérable accompagné d'emphysème étendu parfois à une partie de la face. Comme dans toutes les contusions, il y a toujours production d'une épistaxis plus ou moins abondante. A la racine du nez, le squelette étant beaucoup plus résistant que dans le reste de la pyramide, les fractures exigent pour se produire une violence considérable, et s'accompagnent de symptômes de commotion cérébrale. Un accident assez fréquent à la suite des lésions qui nous occupent, est la perte plus ou moins complète de l'odorat. Dans les cas de ce genre, on admet que la puissance vulnérante a occasionné la rupture de la lame criblée, et que les fibres du nerf olfactif ont été déchirées. Si la lame criblée est fracturée dans une étendue suffisante, il peut survenir des épanchements de liquide céphalo-rachidien. Le trait de fracture intéresse parfois aussi le canal nasal, d'où l'apparition d'un épiphora, d'une tumeur lacrymale, etc. Ces sortes de fractures, ainsi que l'a fait remarquer MALGAIGNE, guérissent presque toujours sans interposition d'aucun cal. Ce n'est donc pas au travail de réparation qu'il faut attribuer les déformations observées, mais bien à l'impossibilité de relever les fragments.

Les projectiles de guerre détruisent parfois le nez dans une étendue plus ou moins considérable; ils pénètrent fréquemment dans la cavité des fosses nasales, brisent les cornets, et le plus souvent, continuant leur course, vont se loger dans les cavités voisines ou dans les os de la base du crâne. Parfois ils restent enclavés entre les cornets; grâce à la fragilité de ces petits os, il n'est pas difficile de les extraire.

Diagnostic. — Il n'est pas toujours aussi simple qu'on pourrait le croire de reconnaître une fracture du nez. Sur 25 cas de ce genre, rassemblés par HAMILTON, 14 avaient été méconnus par les chirurgiens. Le gonflement qui survient après l'accident, l'indocilité du patient, justifiée du reste par la douleur à laquelle donnent lieu les explorations, permettent facilement de comprendre la possibilité de semblables erreurs.

Pronostic. — Ces fractures ne sont graves que par les complications qu'elles peuvent entraîner. Citons entre autres : 1° l'emphysème qui s'étend parfois à toute la face et même au cou; 2° l'érysipèle; 3° des symptômes de commotion cérébrale survenant parfois tardivement.

Traitement. — Il faut tenter de relever les os enfoncés et de les maintenir en place. Il est souvent peu commode de remplir la première indication. BOYER a conseillé de repousser les fragments à l'aide d'une sonde en gomme introduite dans les fosses nasales; la sonde de femme est préférable. POINSOT préconise l'emploi de petits ballons en caoutchouc que l'on introduirait vides dans les fosses nasales et que l'on gonflerait ensuite, procédé qui nous semble plus ingénieux que pratique. Une fois les os revenus en place, comme les fragments sont d'ordinaire engrenés, le déplacement n'a pas de tendance à se reproduire.

Luxations. — Il existe dans la science une seule observation de luxation des os propres du nez, due à Bourguet d'Aix. Nous ne nous y arrêtons pas.

§ 2. — Lésions inflammatoires et ulcéreuses.

1° LÉSIONS INFLAMMATOIRES

a. Lésions des parties molles. — Les ulcérations qui siègent au pourtour des fosses nasales sont fréquemment le point de départ d'érysipèle. Les furoncles ne sont pas rares dans cette région; ils déterminent de vives douleurs et un gonflement considérable; comme ceux de la lèvre supérieure, ils peuvent occasionner des accidents graves (phlébite des veines de la face et des sinus, pyohémie, mort).

Les abcès du nez, lorsqu'ils ne se rattachent pas à une lésion du squelette, ne présentent aucune indication particulière; on se bornera à les ouvrir le plus vite possible.

b. Lésions du squelette : ostéite, nécrose. — La périostite et l'ostéite des os du nez sont assez fréquentes. Presque toujours les lésions de ce genre reconnaissent pour cause la syphilis.

Lorsque cette affection a été négligée, la nécrose détruit le squelette, dès lors l'organe s'affaisse. La formation de ces ostéites détermine habituellement du côté des fosses nasales la production d'un écoulement purulent, accompagné de l'issue d'esquilles plus ou moins volumineuses. Pendant toute la durée du travail éliminateur, existe une odeur des plus insupportables (ozène).

2° ULCÉRATIONS DU NEZ

Bibliographie. — Volkmann, *U. den Lupus u. seine Behandl.*, *Samml. kl. Vortrage*, 1ʳᵉ série, n° 13, 1870. — Balmanno-Squire, *On Lupus and its Treat. by a New Method*, London, 1875. — Ernest Besnier, *le Lupus et son traitement*, *Revue générale*, in *Ann. de derm.*, t. Iᵉʳ, 1880; *eod. loc.*, t. IV, 1883. — Moure, *Revue de Laryngologie*, 1887.
Consultez en outre les différents Traités de *Maladies de la peau*.

Les ulcérations que l'on rencontre sur le nez sont d'origine syphilitique, ou résultent de la marche envahissante du lupus et des tumeurs cancéreuses.

a. Ulcérations syphilitiques. — Chancres et plaques muqueuses sont rares dans cette région. Les ulcères syphilitiques du nez se développent d'ordinaire consécutivement aux lésions osseuses que nous venons de signaler, ou apparaissent à la suite de gommes. Ils présentent l'ensemble des symptômes qui caractérisent l'ulcère spécifique.

b. Lupus. — Le nez est un des sièges d'élection du lupus qui, dans la majorité des cas, débute à la pointe ou sur les ailes de l'organe. Le lupus se montre dans le jeune âge, et paraît plus fréquent chez les filles que chez les garçons. Les formes le plus souvent observées sont celles du lupus érythémateux, et du lupus ordinaire ou de WILLIAN.

Le lupus érythémateux est tantôt en plaques (*lupus discoïde érythémateux*); tantôt disposé sous forme d'ilots (*lupus érythémateux agminé*); enfin ce sont de grandes plaques rouges (*lupus érythémateux généralisé*). La maladie, dans ce cas, s'accompagnerait d'albuminurie. Les bords de la plaque, rougeâtres, sont élevés sur le centre, où la peau déprimée et luisante se recouvre d'écailles sèches fortement adhérentes.

Bien autre est l'aspect du lupus ordinaire. Il existe au début une coloration spéciale de la peau, puis sur un point se forment des saillies papuleuses, rougeâtres, dont le volume augmente rapidement. Les tubercules se développent en peu de temps, puis s'excorient et, après un écoulement de sérosité purulente, des croûtes se forment. « Si l'on enlève la croûte, dit HÉBRA, on met à nu une plaque rouge recouverte d'un pus abondant, crevassée et supportant des excroissances papillaires saignantes. » Le volume de l'organe semble augmenté, et une palpation attentive fait reconnaître une masse mollasse formée par des fongosités. L'ulcération que nous avons signalée au-dessus de la croûte augmente un peu, détruisant profondément la peau et les parties molles. Nous n'insisterons pas sur les difformités produites par cette redoutable maladie. L'évolution du lupus est d'ordinaire lente, puis il affecte la forme maligne. Abandonnée à elle-même, cette affection a une marche essentiellement envahissante, parfois cependant elle s'arrête peu à peu. La guérison se fait au prix de cicatrices vicieuses ; le malade est exposé aux récidives.

Traitement. — Depuis longtemps on a essayé contre le lupus les toniques, les amers, l'huile de foie de morue, les dépuratifs, etc. CALL ANDERSON a conseillé contre le lupus les toniques érythémateux, l'iodure d'amidon à la dose de deux ou trois cuillerées à café par jour. E. BESNIER emploie dans les mêmes cas l'iodoforme, qu'il fait prendre en pilules à la dose de 0 gr. 10 à 0 gr. 20, suivant l'âge des sujets et leur résistance.

Le traitement local, généralement adopté aujourd'hui, consiste dans l'emploi des scarifications linéaires préconisées depuis quelques années par BALMANO SQUIRE et E. VIDAL : l'emploi du thermo ou du galvano-cautère a donné les meilleurs résultats.

§ 3. — Tumeurs du nez.

1° ÉLÉPHANTIASIS

On désigne sous ce nom une tumeur constituée par l'hypertrophie de la peau du nez et même des parties voisines de la joue. La masse ainsi formée acquiert parfois un développement considérable. GUÉRIN a présenté à l'Académie de médecine le moule d'un nez hypertrophié à un point tel, que sa longueur était de 0ᵐ,16 et que sa largeur d'une joue à l'autre mesurait 0ᵐ,22. Tantôt l'hypertrophie est générale et l'organe malade a conservé sa forme ; dans d'autres cas au contraire, l'augmentation de volume est partielle.

Anatomie pathologique. — La plupart des auteurs sont unanimes à admettre qu'il s'agit d'une hypertrophie générale des éléments du derme. DEVERGIE en fait une affection du système vasculaire ; HARDY, GOSSELIN, GUÉRIN croient qu'il s'agit d'une variété d'acné (acné hypertrophique) ; OLLIVIER, qui a eu occasion d'examiner le produit morbide, le trouve constitué presque exclusivement par une hypertrophie du tissu conjonctif qui étouffe et détruit presque complètement les autres tissus. Le travail hypertrophique envahit aussi le périoste et le périchondre. La gaine externe des vaisseaux semble prendre une grande part au développement de ces tumeurs ; les vaisseaux sont en effet béants à la coupe et forment à la périphérie de la masse un réseau vasculaire des plus développés, ce qui donne à ces productions un aspect caractéristique.

Étiologie. Traitement. — Cette singulière affection débute d'ordinaire à l'âge adulte. L'abus des boissons alcooliques, l'habitude de repas copieux, influent sur son développement ; mais parfois elle se montre chez des sujets très sobres et sans que l'on puisse bien savoir pourquoi.

Le seul traitement qui nous paraisse rationnel est la décortication de la tumeur, proposée et mise en usage par OLLIER. L'emploi du thermo-cautère facilitera le manuel opératoire en mettant à l'abri des hémorrhagies.

2° RHINOSCLÉROME

Bibliographie. — HÉBRA, *Traité des maladies de la peau* (Trad. A. Doyon), t. II, fasc. 2, Paris, 1873. — JOHANN MIKULICZ, *Arch. f. klin. Chir.*, Bd. XX, Berlin, 1877, et *Arch. gén. de méd.*, t. II, 1877. — MAXIMILIAN ZEISSL, *Wiener Medtzin. Wochens.*, n° 22, 1880, p. 621, et *Revue de dermat.*, 1880, p. 263. — A. FRISCH (de Vienne), *Étiologie du rhinoscl.*, *Revue de derm.*, p. 590, 1882. — CELSO PELLIZARI, *le Rhinosclérome*, Florence, 1883, analysé *Ann. de derm. et syphil.*, 1883, t. IV, p. 549 — CORNIL et ALVAREZ, *Académie de méd.*, 1885, *Semaine méd.*, p. 100, 1885. — JANOWSKI V., *Wiener med. Presse*, 1886. — PALTAUF et EISELBERG, *Fortschr. der med.*, 1886. — DOUTRELEPONT, *Monat. f. prakt. derm.*, n° 11, 1886. — DITTRICH, *Wien. med. Press.*, 1887. — DOUTRELEPONT, *Deuts. med. Woch.*, 1887. — WOLKOWITSCH, *Centr. f. med. Wiss.*, 1887, *Mandelbaum. Wratsch.*, 1886. — NIKIFOROFF, BOIEFF, PARLOFF, STÉPANOFF, *Medicinskoïe obozrénié*, n° 20, 1888. — DEL CHIAPPA, *Giornale ital. del mal. vener*, 1888. — STUKOWENKOW, *Medic. Rundschau*, 1887, et *Vierteljahr. f. derm. und syph. Hefs.*, 3, 1888. — DITTRICH, *eod. loc.* — ROBERTSON, *Brit. med. assoc.*, 1889.

Sous ce nom, HÉBRA et KAPOSI ont décrit une affection absolument spéciale qui siège d'ordinaire sur le nez et les parties voisines.

« Elle se présente sous forme de plaques, de bourrelets, de nodosités de la peau et de la muqueuse, surtout de la cloison des ailes du nez, ainsi que de la partie avoisinante de la lèvre supérieure. Ces productions planes ou formant un léger relief nettement limité, sont isolées ou confluentes, douloureuses à la pression, très dures, élastiques ; on peut avec le doigt glisser sur le bord libre de la plaque et la détacher en quelque sorte des parties sous-jacentes. Elles sont complètement inhérentes à la peau et se déplacent avec elle. » (Kaposi.) La surface de ces productions n'a pas une coloration différente de celle de la peau.

L'affection débute d'habitude par une aile du nez, par la cloison, puis se propage peu à peu. Au bout de quelques mois, dit Kaposi, le nez semble *coulé dans du plâtre*, tellement il est raide et immobile ; la pression des doigts est impuissante à rapprocher ses parois. La maladie n'a aucune tendance à l'ulcération ; elle marche lentement, mais d'une façon continue, envahit la muqueuse buccale, les gencives, le voile du palais, occasionne des troubles du côté de la phonation, de la déglutition, de la respiration.

Anatomie pathologique. — Les opinions étaient fort partagées sur la nature de cette maladie, lorsqu'en 1882, Frisch (de Vienne) annonça avoir constaté dans les tissus atteints de rhinosclérome, la présence de microccoques particuliers qu'il déclara être le microbe spécifique de la maladie. Les assertions de Frisch furent bientôt confirmées par les recherches des savants français, allemands, italiens et russes. Sur des pièces que lui avaient apportées le Dr Alvarez (de San-Salvador), Cornil a pu établir qu'il s'agit « d'une néoplasie, caractérisée par une infiltration du derme épaissi par de petites cellules, par une sclérose des petits vaisseaux entourés d'une couronne de cellules rondes, par de grandes cellules à protoplasma réticulé contenant des bâtonnets pourvus de capsules hyalines tout à fait spéciaux et des boules hyalines. Ces bâtonnets (bactéries de 1 à 3 µ de longueur, sur 0 µ 5 à 0 µ 8 de large) sont au nombre de 10 à 30 dans une grande cellule, de beaucoup plus nombreuses, de telle sorte qu'elles forment une masse ovoïde remplissant complètement une cellule ».

Paltauf, Eiselberg et les médecins russes, Kranzfeld et Wolkowitch réussirent à isoler le microbe du rhinosclérome et à en obtenir des cultures pures. Toutefois, les tentatives faites pour inoculer ce microbe aux animaux avaient complètement échoué, lorsqu'en 1888 Stépanoff et Klein, médecins russes, comblèrent cette lacune. Ces auteurs se servirent tantôt de fragments de rhinosclérome pris sur un malade, tantôt de cultures pures du microbe. Les inoculations furent pratiquées dans la chambre antérieure de l'œil d'un cobaye, terrain très favorable au développement des microbes du rhinosclérome. On pouvait bientôt constater, à travers la papille, l'apparition d'une masse jaunâtre semblable à une cataracte qui augmentait toujours en se rapprochant de plus en plus de la cornée. Les animaux étaient sacrifiés deux mois après l'inoculation et on trouvait la chambre antérieure bourrée d'une masse blanc jaunâtre dont l'ensemencement donnait toujours lieu au développement de cultures spécifiques.

Ces expériences prouvent : 1° que le rhinosclérome est une affection contagieuse et inoculable aux animaux ; 2° que le microbe de Frisch est le microbe spécifique du rhinosclérome

Partorf, à son tour, établit par l'observation clinique que cette maladie, que l'on avait crue spéciale aux parties supérieures des voies respiratoires, était susceptible d'apparaître dans les autres régions du corps.

Traitement. — Tous les traitements employés jusqu'à ce jour ont échoué contre cette redoutable affection. Cependant le mal se développant toujours, des accidents graves peuvent survenir. L'extirpation de la partie atteinte est la seule conduite rationnelle, et encore la lésion se reproduit-elle avec rapidité.

§ 4. — Vices de conformation et difformités du nez et des narines.

Bibliographie. — Chassaignac, *Soc. de chir.* et *Gaz. des Hôp.*, 1851. — Bouisson, *Tribut à la chirurgie*, t. Ier, 1858. — Ollier, *Bull. de thérap.*, 1866, t. XLIV, p. 399. — Rouge, *Nouv. proc. de rhinopl.*, Lausanne, 1868. — Dolbeau et Félizet, art. Rhinoplastie, *Dict. encyclopéd.*, 3e série, t. IV (Bibliogr.). — Ronaldson, *Imperforat. congén. des arrière-narines*, *Edimb. Med. Journ.*, mai 1881.

a. *Vices de conformation.* — Ces sortes de lésions sont congénitales ou acquises. Dans un seul cas, dû à Maisonneuve, on a constaté à la naissance une absence complète du nez.

Fernet (*Bull. de la Soc. anat.*, 1864) a publié un exemple d'absence de la cloison chez un fœtus mort-né, il existait en outre un bec de lièvre double, les paupières et les nerfs optiques étaient absents. On constate quelquefois sur la cloison des pertes de substance congénitale qui font communiquer entre elles les deux fosses nasales. Portal, Hildebrand, Hyrtl ont rapporté des cas de ce genre.

Lefferts (*Philad. Med. News*) a décrit un cas de cloison double chez un homme âgé de vingt-cinq ans.

b. *Difformités.* — Les déviations du nez constituent les difformités les plus fréquentes : elles sont encore congénitales ou acquises. Il est bien difficile de remédier aux déviations du premier genre ; cependant, comme elles résultent habituellement d'une incurvation du cartilage de la cloison, on pourrait, suivant en cela l'exemple d'Heylen, de Chassaignac, de Blandin, réséquer ou amincir ce cartilage de façon à rendre à l'organe une disposition normale.

Les déviations acquises sont dues le plus souvent à la présence de cicatrices vicieuses, consécutives aux lésions les plus diverses (brûlures, gelures, plaies, ulcères, etc.). Nous n'avons pas à rappeler ici ce que nous avons déjà dit sur les précautions à prendre dans le traitement des plaies pour éviter la formation de cicatrices vicieuses ; la difformité existant, une opération autoplastique peut seule lui porter remède.

Une autre variété de difformité acquise consiste dans la destruction partielle ou totale du nez et des narines par le lupus, les néoplasmes divers, la gangrène, les gelures, les congélations. Ici encore, c'est à la rhinoplastie que l'on doit s'adresser ; cependant, vu les résultats peu favorables fournis par les procédés réputés les meilleurs, le chirurgien, avant d'intervenir, devra se demander s'il ne serait pas préférable de faire construire un appareil de prothèse.

Signalons encore les excès de longueur de l'organe. RICHET rapporte que BLANDIN remédia avec un plein succès à un excès de longueur du nez en réséquant le cartilage de la cloison.

c. *Vices de conformation des narines.* — Les vices de conformation des narines sont : le rétrécissement et l'oblitération.

Les rétrécissements sont congénitaux ou acquis.

D'une façon générale, chaque fois que dans la première enfance il existe une gêne dans la respiration nasale, la physionomie prend rapidement un caractère particulier : « Le nez, dit DUPLAY, est petit, pincé ; la lèvre supérieure est trop courte et, dans l'état de repos des muscles de la face, n'arrive pas au contact de la lèvre inférieure, les incisives supérieures restent constamment à découvert chez les individus qui présentent ce facies ; la voix est en général nasonnée, ou du moins offre un caractère particulier. » Le malade ne peut respirer pendant longtemps sans avoir la bouche ouverte.

Les rétrécissements acquis, toujours cicatriciels, sont reconnaissables par la présence, autour de l'orifice rétréci, d'une bande plus ou moins épaisse de tissu inodulaire. Toutes les causes qui peuvent détruire ou ulcérer le bord des narines donnent naissance à cette infirmité.

Le chirurgien appelé à traiter de semblables lésions doit diriger la cicatrisation de façon à s'opposer le plus possible à la formation du rétrécissement ; plus tard, il ne faut intervenir que si la cicatrice occasionne une gêne sérieuse dans les fonctions. Les procédés par lesquels on peut essayer de remédier à cette infirmité sont : la dilatation et l'incision.

La dilatation progressive se fait soit avec des tiges de laminaria, soit avec de l'éponge préparée ; quelle que soit la substance employée, c'est une opération lente et douloureuse.

L'incision employée seule donne de mauvais résultats ; combinée à la dilatation, elle réussit mieux, mais est passible des mêmes reproches que la dilatation elle-même ; aussi nous croyons préférable, si l'on juge une intervention nécessaire, de recourir de suite à l'autoplastie.

L'oblitération congénitale d'une ou des deux narines est encore plus rare que leur rétrécissement. Il existe quelquefois une simple membrane obturant l'orifice antérieur ; dans d'autres cas, la lésion est plus sérieuse : il y a adhérence complète entre une ou les deux ailes du nez et de la cloison. Dans tous les cas, il est indiqué d'intervenir le plus tôt possible et de rétablir le passage de l'air.

CHAPITRE II

MALADIES DES FOSSES NASALES

§ 1ᵉʳ. — Exploration des fosses nasales.

Pour se rendre un compte exact de l'état des fosses nasales, on doit rechercher tout d'abord si l'air passe facilement à travers ces cavités, tant pendant l'inspiration que pendant l'expiration. Après avoir fait fermer la bouche du malade, on le prie d'aspirer et d'expirer avec force, les deux narines ouvertes, puis chacune d'elles étant ensuite alternativement fermée. Ces recherches bien simples donnent déjà des renseignements fort utiles, elles permettent de savoir : 1° si le courant d'air traverse les fosses nasales ; 2° comment il les traverse ; 3° si pendant le passage de l'air il ne se produit pas de bruits anormaux (bruit de drapeau) ; 4° enfin, on peut s'assurer si l'air expiré est inodore ou non.

A cet examen il faut joindre l'exploration *de visu* de ces cavités *(Rhinoscopie)*.

a. *Rhinoscopie antérieure* (miroir frontal). — Il faut avoir à sa disposition un spéculum spécial et un éclairage approprié. Les spéculums sont uni-

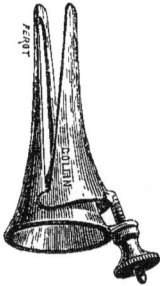

Fig. 103. — Spéculum de Terrier.   Fig. 104. — Spéculum de Duplay.

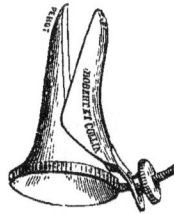

valves, bivalves ou trivalves, les plus commodes sont certainement ceux de Terrier (fig. 103) et de Duplay (fig. 104). « On l'introduit fermé, dit Duplay, la valve immobile répondant à la cloison, et on le pousse doucement jusqu'à la limite de la portion cartilagineuse et osseuse ; puis, écartant la valve externe, on porte la dilatation aussi loin que possible. » En faisant incliner la tête du malade dans différents sens, on voit le cornet et les méats inférieurs et moyens, la cloison, le plancher des fosses nasales et jusqu'au pharynx.

b. *Rhinoscopie postérieure*. — L'examen de l'ouverture postérieure des fosses nasales et de la cavité naso-pharyngienne présente plus de difficultés. On le pratique à l'aide d'un miroir analogue au miroir employé pour l'examen du larynx, mais un peu plus petit : *miroir pharyngien*. L'arrière-gorge étant éclairée avec soin, on place le miroir près de la paroi postérieure du pharynx, dans une position inverse de celle qu'on lui donne pour examiner le larynx, la langue fortement abaissée est tenue au dehors. Le voile du palais, qui se relève spasmodiquement par suite de la présence de l'instrument, gêne d'ordinaire l'examen. On a proposé pour l'abaisser divers appareils, généralement mauvais ; il est préférable de faire prononcer au malade la syllabe nasonnée *on*. — En agissant ainsi et en inclinant le miroir dans différentes directions, on aperçoit toute la face postérieure des fosses nasales

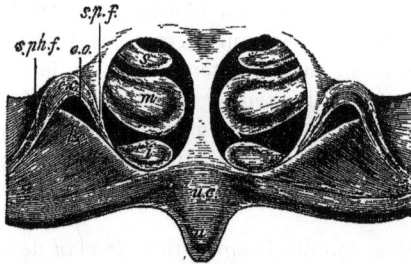

Fig. 105. — Image rhinoscopique postérieure.

s. cornet supérieur. — *m.* cornet moyen. — *i.* cornet inférieur. — *e.c.* bourrelet de la trompe d'Eustache. — *c.o.* orifice de la trompe. — *u.c.* bourrelet de la luette. — *u.* luette. — *s.ph.f.* repli salpingo-pharyngien. *s.p.f.* repli salpingo-palatin (d'après Morell-Mackenzie).

divisée en deux parties par la cloison. Les Allemands donnent à ces ouvertures le nom de *Choane* et appellent les choanes, ou l'orifice des choanes, l'ouverture postérieure des fosses nasales tout entière (fig. 105).

§ 2. — Lésions traumatiques des fosses nasales.

Bibliographie. — Jarjavay, *Fracture du cartilage de la cloison*, etc., *Bull. gén. de thérap.*, t. LXXII, p. 539, 1867. — Beaussenat, *Tumeurs sanguines et purul. de la cloison*, Th. de Paris, 1864. — De Casabianca, *Affect. de la cloison des fosses nasales*, Th. de Paris, 1876. — Péan, *Hématome de la cloison*, *Clinique chirurg.*, t. III, 1882.

1º FRACTURES DE LA CLOISON

Elles sont fort rares, ce qu'expliquent la constitution ostéo-cartilagineuse du septum médian et sa position. Presque toujours ces lésions reconnaissent pour cause les chocs directs sur la racine du nez ou son extrémité.

Symptômes. — A la suite des accidents de ce genre, on observe une épistaxis plus ou moins abondante, avec douleur en un point limité. Si l'on saisit la cloison entre les deux index introduits légèrement dans les fosses nasales, on sent manifestement de la crépitation. Si la fracture intéresse seulement le cartilage, cette crépitation ressemble à un claquement (Jarjavay). Lorsque le septum est complètement divisé, il forme dans une des fosses nasales une saillie anormale qui gêne la respiration et rend la voix nasonnée. Il peut exister simultanément une déformation marquée de la face. Le choc produit fréquemment encore une bosse sanguine ou détermine plus tard la formation d'un abcès, auquel succède parfois une fistule qui persiste jusqu'à l'élimination d'un petit séquestre.

Pronostic. — Les fractures de la cloison ont une minime importance ; cependant, lorsqu'elles s'accompagnent d'abcès et se compliquent de l'issue d'esquilles, il peut persister une déformation de la face assez disgracieuse.

Traitement. — Il faut essayer de réduire ces fractures soit avec une sonde, soit avec une pince longue et plate embrassant la cloison sur une partie de son étendue. Les complications seront ensuite traitées suivant les règles ordinaires.

2° BOSSES SANGUINES DE LA CLOISON

La formation de bosses sanguines sur l'une ou l'autre face de la cloison constitue un accident assez fréquent à la suite des contusions du nez. Cette singulière lésion peut résulter d'une simple inflexion de la cloison, grâce à laquelle la muqueuse se détache sur une étendue plus ou moins grande (DUPLAY, DE CASABIANCA). Pour JARJAVAY, au contraire, elle serait toujours symptomatique d'une fracture.

Début. Marche. Symptômes. — Les bosses sanguines se développent avec rapidité : après quelques minutes, quelques heures au plus, on voit à peu de distance de l'ouverture des narines, d'un côté et le plus souvent des deux côtés de la cloison, une tumeur plus ou moins volumineuse, à surface unie, régulière, de couleur rouge foncé ou ecchymotique. Presque constamment il existe une communication manifeste entre les deux tumeurs, et la pression exercée sur l'une se transmet à celle du côté opposé, observation complètement en faveur de l'opinion de JARJAVAY sur l'existence d'une fracture. La douleur est d'ordinaire peu importante. Si l'on ne donne pas issue à ces collections, elles occasionnent la production d'un abcès.

Diagnostic. Pronostic. — Il est habituellement facile de reconnaître l'existence d'une bosse sanguine, le temps qui s'écoule entre le moment de l'accident et l'apparition de la tumeur constitue le principal élément de diagnostic. Le pronostic est absolument subordonné à l'intervention du chirurgien.

Traitement. — Dès que l'épanchement est assez considérable pour que l'on ne puisse espérer que ses parois se recolleront, il faut craindre la suppuration, et afin de prévenir tout accident, donner issue au liquide à l'aide d'une simple ponction faite à la lancette ou avec la pointe d'un bistouri. Un crin doublé en anse sera introduit dans la poche pour assurer l'écoulement ; on pratiquera pendant quelques jours des lavages antiseptiques.

3° ÉPISTAXIS TRAUMATIQUE

Le mot *épistaxis* est employé depuis Vogel et Pinel pour désigner l'écoulement du sang par les narines, quelle que soit du reste son origine.

L'épistaxis reconnait de nombreuses causes étiologiques, mais seule l'épistaxis d'origine traumatique doit nous occuper ici. Sous ce nom nous étudierons toutes les hémorrhagies nasales survenant à la suite d'un coup, d'une chute, par l'introduction d'un corps étranger dans les narines, et celles qui se produisent pendant les opérations pratiquées dans la cavité nasale.

Le pronostic des épistaxis est très variable. L'épistaxis consécutive aux contusions et chutes est généralement bénigne ; au contraire, après l'ablation des polypes, il peut être difficile de se rendre maître du sang. A la suite des fractures de la base du crâne, qui s'étendent parfois jusqu'à la lame criblée de l'ethmoïde, il n'est pas rare d'observer des écoulements sanguins qui peuvent durer au delà de vingt-quatre heures ; ils sont remplacés ensuite par un écoulement d'abord séro-sanguinolent, puis entièrement séreux. L'épistaxis acquiert alors une véritable valeur diagnostique.

Traitement. — Contre ces hémorrhagies on emploie des moyens locaux et des révulsifs. Les moyens locaux mis en usage dans ce cas sont fort nombreux ; parmi les plus employés, citons : l'application de compresses froides sur le nez, l'aspiration par les narines d'un mélange d'eau froide et de solutions astringentes ou hémostatiques. Signalons en particulier les solutions concentrées d'antypirine à 50 p. 100 ; l'emploi des mêmes liquides ou d'eau pure extrêmement chaude, 48° environ, en injections (douches de Weber); la compression de la faciale près de l'aile du nez pendant quelques minutes. Corner recommande la pulvérisation d'une solution de perchlorure de fer et d'eau à parties égales. Comme moyens révulsifs, on a employé des compresses froides appliquées sur le scrotum ou sur les seins, des ventouses sèches ou scarifiées à la nuque, la ligature des extrémités au-dessus du genou, l'élévation forcée du membre supérieur correspondant à la narine par laquelle se fait l'hémorrhagie (Négrier). On peut en même temps faire prendre à l'intérieur de l'ergot de seigle des boissons acides, du sulfate de quinine. Si tout cela échoue, il faut en venir au tamponnement, pour lequel une sonde en gomme est de beaucoup préférable à la sonde de Belloc. Hartmann (*Zeitschrift f. Ohrenheilk.*, t. X) conseille d'explorer d'abord la cavité nasale, de chercher le méat ou la fosse d'où le sang s'échappe, puis de tamponner directement ce méat ou cette fosse à l'aide d'ouate et de pinces. Ce tamponnement direct serait, d'après l'auteur, le plus sûr moyen d'arrêter le sang ; c'est aussi le moins incommode pour le malade. La présence du tampon naso-pharyngien est fort désagréable, et dans trois cas l'auteur a vu survenir une otite moyenne après cette intervention.

§ 3. — Corps étrangers des fosses nasales.

1° CORPS ÉTRANGERS INANIMÉS. — CALCULS

Bibliographie. — VERNEUIL, *Calcul développé dans les fosses nas.*, *Gaz. des Hôp.*, mai 1859. — BRION et DELORE, *Corps étrangers des narines*, *Gaz. méd. de Lyon* 1867. — TILLAUX, *Corps étr.*, *Soc. de chir.*, janvier 1876. — POULET, *Traité des corps étrangers en chir.*, Paris, 1879. — CZARDA, *Gaz. méd. de Paris*, 1884. — KOHLER, MORELLI, SCHLESINGER, BERTIN, *Klin. Wochens.*, 1886. — BRYSON-DELAVAN, *New-York med. Record* et *Revue mens. de laryng.*, 1886. — MATTHEW-MORIARTY, *Brit. med. Journ.*, 1886. — THÉMOIN, *Divers procédés d'extract.*, *Rev. des mal. de l'enfance*, 1887.

Les corps étrangers les plus divers peuvent pénétrer dans les fosses nasales. Cet accident n'est pas rare chez les enfants, qui fréquemment introduisent en jouant de petits objets tels que haricots, noyaux de cerises, boutons de chemise, etc., dans l'orifice antérieur des narines. Il suffit ensuite d'une aspiration violente pour que les corps soient entraînés. En général, ils vont alors se placer sur le plancher des fosses nasales, au-dessous du cornet inférieur, sans produire ni dégâts, ni fractures. Chez l'adulte, c'est habituellement par suite d'un traumatisme que se fait la pénétration. Les corps que l'on rencontre dans ces cas sont des débris d'armes ou d'instruments introduits dans un but criminel, parfois de petits projectiles ou des débris de projectiles. Ces corps vont se loger en n'importe quel point ; ils pénètrent avec violence en produisant une fracture de la cloison ou des cornets. Enfin l'introduction d'un corps étranger peut se faire d'arrière en avant par l'orifice postérieur des fosses nasales ; c'est le plus souvent pendant une expiration brusque lorsqu'on avale de travers, ou pendant les efforts de vomissement que se produit semblable accident. Les objets chassés par ce mécanisme vont ordinairement se loger dans le méat moyen. Par suite de leur séjour dans les fosses nasales, les corps étrangers subissent un certain nombre d'altérations. Les uns s'imbibent de liquide et augmentent de volume : fragments d'éponge, graines diverses, ces dernières même peuvent germer, et BOYER rapporte le fait suivant : « Un pois introduit dans le nez d'un enfant, germa et poussa dix ou douze racines dont la plus longue mesurait trois pouces et quatre lignes. » Les corps durs inaltérables s'incrustent souvent de sels calcaires dus à la sécrétion de la muqueuse. C'est là le mode de développement le plus fréquent des calculs des fosses nasales, ou rhinolites. Ces sortes de calculs peuvent aussi se former spontanément, cependant ce serait là un fait assez rare, si l'on en croit DEMARQUAY qui n'a pu rencontrer que quelques cas de ce genre ; quelle que soit leur origine, les rhinolites ont un volume qui varie entre celui d'une lentille et celui d'une fève. Leur surface est rugueuse, irrégulière ; ils sont stratifiés, et on en a vu qui présentaient à leur centre une cavité dans laquelle BROWN a rencontré une fois de la substance albumino-graisseuse, et qui d'ordinaire contient du pus. Les analyses d'Axmann, Bouchardat, Geiger, ont démontré que ces cavités contenaient des carbonates et phosphates de chaux, de soude et de magnésie, des chlorures alcalins et des traces de sulfate.

Symptômes. Marche des accidents. — Un corps étranger introduit dans les fosses nasales agit tout d'abord par action de présence et par action mécanique. Par sa présence, il détermine des troubles fonctionnels réflexes, de l'irritation ; par action mécanique, il occasionne des phénomènes de compression qui, en s'alliant aux précédents, leur impriment un caractère spécial. L'irritation produite par le corps étranger occasionne une série d'éternûments ; alors instinctivement, pour se débarrasser de cet hôte incommode, le patient fait de violents efforts d'inspiration et d'expiration. Le résultat de ces manœuvres est en général l'apparition d'une épistaxis légère, puis le corps étranger finit par se loger dans une dépression et le malade n'y songe plus. S'il s'agit d'un enfant, par crainte d'être grondé, il se garde bien de raconter l'accident qui lui est arrivé.

Plus tard le malade a la respiration gênée, de l'enchifrènement, sa voix est nasonnée ; en même temps il n'est pas rare qu'il se plaigne de douleurs névralgiques s'irradiant dans la face et l'orbite. A ce moment, si le corps du délit n'est pas reconnu et extrait, il survient une suppuration abondante et fétide (ozène symptomatique). Il se produit aussi des modifications dans l'état local, la muqueuse ulcérée bourgeonne autour du corps et peut même le recouvrir partiellement. Les accidents se calment à la longue, puis reparaissent de temps à autre ; quelquefois la tolérance s'établit, mais d'habitude ces divers phénomènes ne cessent qu'après la sortie du corps étranger.

Diagnostic. — Les commémoratifs, la succession des divers accidents ci-dessus mentionnés, mettent le médecin sur la voie du diagnostic, puis il faut pratiquer un examen méthodique et consciencieux de la cavité nasale. Malgré toutes les précautions, il est parfois bien difficile d'arriver à un diagnostic exact. Bon nombre de praticiens, même des plus sérieux, se sont laissé induire en erreur, et ont pris des corps étrangers pour des polypes. D'autre part, l'ozène qui accompagne si souvent le séjour prolongé de ces différentes substances dans les fosses nasales, l'ichor fétide qui en découle, expliquent comment on a pu confondre les accidents produits par les corps étrangers avec ceux occasionnés par des ulcères scrofuleux, syphilitiques, des nécroses et des caries des os du nez. Tôt ou tard de nouveaux examens, nécessités par l'inefficacité du traitement, permettent de reconnaître la véritable cause du mal.

Pronostic. — L'affection n'est grave que par ses complications, qui se calment en général rapidement dès que le corps du délit a été enlevé.

Traitement. — L'examen ayant permis de constater l'existence d'un corps étranger, l'indication est formelle : il faut sans retard procéder à son extraction. Bryson-Delavan conseille de nettoyer d'abord soigneusement les fosses nasales, puis de faire sur la muqueuse plusieurs applications d'une solution de cocaïne à 4 p. 100. Ces attouchements amènent une contraction des vaisseaux qui forment le tissu érectile des fosses nasales, la muqueuse turgescente s'affaisse et laisse un espace spacieux et large, par lequel les instruments pénètrent avec facilité. L'extraction par les pinces est parfois impossible, soit parce que l'examen le plus minutieux ne permet pas de découvrir le corps étranger, soit parce qu'il est si solidement enclavé qu'il est nécessaire d'user de violence pour l'extraire. Si l'on est en présence d'une personne raisonnable, M. MACKENZIE conseille de pratiquer par la narine libre des injections d'eau salée tiède, le liquide revenant par derrière dans la narine opposée repousse l'objet contenu dans cette dernière.

Dans le cas où on ne parviendrait pas à retirer le corps du délit par l'orifice antérieur des narines, on chercherait à le repousser en arrière, en prenant des précautions pour éviter qu'il ne tombe dans le larynx.

Enfin si tous ces moyens restaient inutiles et si les symptômes devenaient graves, une intervention chirurgicale plus sérieuse, l'opération de ROUGE (de Lauzanne) (abaissement de l'auvent nasal), pourrait être indiquée.

2° CORPS ÉTRANGERS ANIMÉS. — PARASITES DES FOSSES NASALES

Bibliographie. — COQUEREL, *Arch. gén. de méd.*, 1858. — MOREL, *Recueil des mém. de méd. milit.*, 3° série, t. XIV, 1865. — JACOB, *Ibid.*, 1866. — WEBER, *Ibid.*, 1867. — FRANTZIUS, *Virch. Arch.*, Bd. XLIII, 1868. — P.-A. SCHMITT, *Texas Courrier*, 1884. — PIERRE, Th. de Paris, 1887-1888.

Les accidents de cette nature, rares dans nos pays, sont assez fréquents sous d'autres climats : Sénégal, Guyane, Inde, etc. On se trouve généralement en présence de larves de mouches; en France, c'est à la larve de la mouche bleue (*Calliphora vomitoria*) que l'on a presque toujours affaire; dans les colonies, à celle de la *Lucilia hominivorax*.

L'animal ne s'introduit pas en nature dans les fosses nasales, mais il dépose ses œufs à l'entrée de ces cavités, sur les moustaches par exemple. Les œufs sont ensuite entraînés par les mouvements d'inspiration du sujet, et, trouvant dans ce milieu chaud et humide des conditions favorables à leur développement, ils se tranforment en larves. Ceci explique la fréquence de la maladie pendant la saison de la ponte; on l'observe spécialement chez les individus qui dorment au grand air et qui, comme les nègres, ont les narines largement ouvertes.

Symptômes. Diagnostic. — La présence de ces parasites donne lieu à une céphalée persistante et des plus intenses; bientôt se fait par les narines un écoulement ichoreux, sanguinolent, avec lequel sortent parfois quelques larves de mouches; la partie supérieure de la face et les paupières sont le siège d'un gonflement œdémateux; la peau est chaude, sèche, la température élevée; la fièvre s'accompagne de délire violent avec convulsions épileptiformes; la tuméfaction augmente; quelquefois un ulcère se forme à la racine du nez, il sécrète une matière purulente, fétide; dans le fond grouillent des larves dont le nombre et le volume varient. Les symptômes généraux s'aggravent, puis le malade meurt au milieu des convulsions, dans des douleurs atroces. Lorsqu'on soupçonne la présence de larves dans les fosses nasales,

PIERRE conseille de placer sous le nez du malade un bourdonnet imbibé de benzine, sous l'influence des vapeurs de cette substance, les larves s'agitent dans les fosses nasales, produisant un fourmillement caractéristique, il est rare du reste que sous cette influence l'une d'elles ne se détache et sorte de la cavité, surtout si l'on prend soin de faire moucher le malade.

Pronostic. — Le pronostic de l'affection est souvent mortel; si la guérison survient, c'est après une série d'accidents, au prix d'une difformité sérieuse due à une nécrose plus ou moins étendue.

Traitement. — On conseille de faire dans ces cas des injections avec de l'eau chlorurée, une décoction de tabac, une solution de sublimé à 5 centigrammes pour 30 grammes d'eau. MOREL recommande, d'après un pharmacien militaire, DAUZAT, l'emploi du chloroforme comme spécifique pour la destruction des larves. Les inhalations de chloroforme suffisent d'ordinaire à détacher et à chasser les larves, mais si elles sont profondément situées, il conseille de faire des injections de chloroforme mélangé de la moitié de son volume d'eau ; le mélange est agité et injecté avant que les deux liquides aient eu le temps de se séparer. PIERRE préfère les injections et inhalations de benzine. Le liquide lancé en injection, ne pénétrant que difficilement dans les diverses anfractuosités des fosses nasales, en particulier dans les sinus frontaux, nous pensons avec les auteurs du *Compendium* qu'il serait utile de trépaner le sinus dès le début, de façon à faire ensuite des lavages abondants.

§ 4. — Lésions inflammatoires des fosses nasales.

1° ABCÈS DE LA CLOISON

Signalés pour la première fois par J. CLOQUET en 1830, ces abcès ont été étudiés ensuite par FLEMING, BÉRARD, VELPEAU, TRÉLAT, etc.

Étiologie. — Nous avons déjà vu que l'abcès de la cloison succédait aux bosses sanguines. Il peut être aussi consécutif à une inflammation de voisinage, et symptomatique de la présence d'un corps étranger ou d'une lésion du squelette. Il n'est pas rare d'observer la formation de ces abcès dans le cours des affections fébriles graves : variole, fièvre typhoïde, etc.

Ils sont, suivant leur marche, aigus ou chroniques.

Symptômes. — A. *Abcès aigus.* — Les abcès de cette catégorie ont presque tous une origine traumatique. Les phénomènes inflammatoires apparaissent en général quelques jours après l'accident initial. La peau du nez devient rouge, puis surviennent des douleurs spontanées, lancinantes, avec céphalalgie, larmoiement, et parfois photophobie. La muqueuse de la cloison est rouge, enflammée. Deux ou trois jours après, on découvre non loin de l'ouverture des narines, deux tumeurs rouges, chaudes, luisantes, se correspondant très exactement par leur base. La fluctuation est ordinairement facile à percevoir, elle se transmet toujours de l'un à l'autre côté; il existe en effet d'une façon à peu près constante une perforation qui paraît siéger le plus souvent au point de jonction de la cloison et du vomer. Semblable tumeur ne saurait persister sans entraîner une série de troubles : gêne de la respiration, de la voix, diminution et abolition de l'odorat.

B. *Abcès chroniques.* — Tout autres sont les symptômes des abcès chroniques ; ils se développent d'une façon lente et insidieuse, sans fièvre, sans douleur. Les troubles fonctionnels, gêne de la respiration, voix nasonnée, diminution de l'odorat et du goût, qui vont en s'accentuant de plus en plus, déterminent seuls le malade à s'occuper de son état. La tumeur assez volumineuse présente un aspect analogue à celui de l'abcès aigu, mais la muqueuse a conservé sa coloration normale ; il n'y a ni rougeur ni douleur. La fluctuation est manifeste si la collection est bilatérale, règle moins constante que dans le cas précédent.

Diagnostic. — Les abcès aigus ne pourraient être confondus qu'avec les bosses sanguines ; les symptômes fébriles qui caractérisent leur développement, et surtout le temps qui s'écoule entre le traumatisme et le moment de l'apparition de la tumeur, permettront d'éviter l'erreur. Il est plus difficile de reconnaître un abcès chronique, fréquemment il a été pris pour un polype. Afin d'éviter cette méprise, on se rappellera que le polype siège habituellement plus haut ; les polypes muqueux s'insèrent toujours sur les parois externes des fosses nasales, la seule présence de la tumeur sur la cloison devra mettre en garde.

Pronostic. — Les abcès aigus n'offrent en général aucune gravité. Les abcès chroniques sont plus sérieux, et des suppurations interminables en sont parfois la conséquence. Ils peuvent entraîner une exfoliation du cartilage ou du vomer. La perte de substance qui en résulte occasionne une déformation du nez, en même temps du nasonnement de la voix.

Traitement. — Ces abcès seront ouverts le plus vite possible. Une seule incision suffit pour les abcès chauds ; pour les abcès froids, il est préférable d'en faire une de chaque côté de la cloison et de passer un fil. Dans les deux cas, il est indiqué de faire des lavages antiseptiques.

2° CORYZA

A. — CORYZA AIGU OU RHUME DE CERVEAU

Bibliographie. — *Traitement*, etc., *Bull. gén. de thérap.*, 1845, 1850 et 1854. — Luc, *Recueil des mém. de méd. et chir. mil.*, 3° série, t. XIII, p. 126, 1865. — Gardner, *Bost. Med. and Surg. Journ.*, 1867. — Desnos, *Dict. de méd. et chir. prat.*, t. IX, 1868 (Bibliogr.). — Brochin, *Dict. encycl.*, 1re série, t. XXI (Bibliogr.), 1878. — Scheff, *Wien. med. Presse*, n° 20, 1880. — *Traitement du coryza par le sulf. d'atrop.*, *France médicale*, 1882.

Les causes les plus fréquentes du rhume de cerveau sont les transitions brusques de température, la grippe et l'action de certaines substances sur la muqueuse des fosses nasales, poudres, vapeurs, gaz irritants. Mentionnons encore l'usage de l'iodure de potassium en solution.

Symptômes. — Le coryza est annoncé par une sensation de sécheresse spéciale des fosses nasales, avec chatouillements, éternûments. Lorsque les sinus frontaux sont particulièrement atteints, il existe une céphalée intense avec fièvre et sensation de compression des globes oculaires. Ces symptômes persistent pendant deux jours environ, puis s'écoule par les fosses nasales un liquide séreux très alcalin, de saveur salée, contenant, d'après SIMON, 90 p. 100 d'eau. Cet écoulement est continuel, le patient n'a d'autre occupation que celle de se moucher. L'examen au spéculum fait reconnaître un gonflement considérable du cornet inférieur, il est presque accolé à la cloison, et la muqueuse présente une teinte rouge vif. En examinant l'arrière-cavité nasale, on voit la partie postérieure des cornets tuméfiés et d'un gris rougeâtre; souvent le cornet inférieur fait saillie hors des choanes (KARL MICHEL).

L'écoulement persiste pendant quelques jours, puis arrive la période de coction; le liquide séreux est remplacé par une sécrétion d'un mucus épais, verdâtre, dans lequel RANVIER a constaté la présence de cellules épithéliales à cils vibratiles avec ou sans plateau, et de cellules granuleuses.

L'inflammation, au lieu de rester localisée aux fosses nasales, peut envahir les annexes de ces cavités (voies lacrymales, sinus); de là, du larmoiement, une céphalée sus-orbitaire des plus pénibles avec sensation d'éclatement des orbites; enfin, un ensemble de symptômes tels, que des praticiens, même parmi les plus sérieux, ont pris le coryza pour une affection grave.

L'inflammation se propage rapidement à l'arrière-gorge, de là à la trompe, parfois à l'oreille moyenne, elle occasionne alors l'apparition de douleurs vives dans les oreilles, avec bourdonnements et sifflements. Pendant toute la durée de la maladie, le patient abattu, courbaturé, est presque incapable de se livrer à un travail sérieux. En sept ou huit jours, d'ordinaire, la guérison est complète. Tout le monde sait avec quelle facilité le coryza récidive, il peut aussi passer à l'état chronique.

Traitement. — Il faut renoncer à l'idée de faire avorter la maladie, et lui laisser suivre son cours. Lorsque la céphalée frontale est trop intense, on se trouvera bien de prescrire des cachets contenant 0,15 cent. de sulfate de quinine et 0,40 cent. d'antipyrine. Contre la gêne respiratoire, la sensation de plénitude des fosses nasales, on a conseillé de faire renifler des solutions d'acide phénique, de sel marin; d'autres ont préconisé les inhalations de vapeurs acétiques, iodées (LUC), ammoniacales, etc. Ces procédés peuvent rendre momentanément la liberté aux narines, mais ils n'abrègent en rien la maladie. Si le stade de la sécrétion muco-purulente menace de se prolonger, MICHEL conseille de faire d'avant en arrière et d'arrière en avant des insufflations de nitrate d'argent avec la poudre suivante : nitrate d'argent, 1 gramme; talc, 20 grammes. Ces insufflations sont pratiquées deux ou trois fois par jour; en général, après quelques séances, tout rentre dans l'ordre. Abandonnée à elle-même, l'affection met plusieurs jours à guérir; la seule précaution que doivent alors prendre les malades consiste à attendre tranquillement dans une chambre à température constante, la cessation naturelle de leurs maux.

B. — CORYZA CHRONIQUE

Bibliographie. — TROUSSEAU, *Journal des connaissances médic. chirurg.*, 2ᵉ et 3ᵉ année, 1834 et 1836. — MASCAREL, *Effet des eaux thermales du Mont-Dore*, etc., in *Nouv. dict. de méd. et chir. prat.*, t. IX, 1868. — E. TILLOT, *Ann. des mal. de l'oreille et du larynx*, t. Iᵉʳ, p. 112, 1875, et t. V, p. 81, 1879. — SOLIS-COHEN, *Med. Journ.*, 1883. — GEO, N., MONETTE, *Journ. of the med. Amer.*, 1886. — MAJOR, *Canad. med. and Surg. Journ.*, 1887. — VALENTIN, *Corresp. Blatt. f. Schw. Aertze*, 1887. — LACOARRET, Th. Bordeaux, 1888.

Le catarrhe chronique des fosses nasales est caractérisé par une inflammation lente mais persistante de la muqueuse de Schneider, accompagnée de besoins fréquents de se moucher et de nasonnement de la voix.

D'après DUPLAY, ce serait une affection spéciale à l'enfance et à l'adolescence. Avec TERRIER, nous pensons, pour l'avoir souvent constaté, que le coryza chronique n'est pas rare chez les adultes. L'étroitesse congénitale des fosses nasales est une circonstance prédisposante (DUPLAY). Parmi les causes qui peuvent déterminer cette lésion, on a cité l'usage immodéré du tabac à priser, l'habitude de faire passer par le nez la fumée de tabac (LADREIT DE LACHARRIÈRE).

Nous pensons que l'on doit rechercher la principale cause du mal dans le tempérament même de l'individu.

Symptômes. — Le coryza chronique présente deux variétés bien distinctes : forme humide et forme sèche.

a. La forme humide, presque spéciale à l'enfance, est caractérisée par l'existence d'une sécrétion nasale exagérée, la production d'un muco-pus jaune verdâtre, qui a une grande tendance à se concréter et à former des croûtes très adhérentes. L'examen des fosses nasales, après un lavage minutieux, montre la muqueuse rouge, légèrement épaissie, sans aucune trace d'ulcération.

b. Le coryza sec est beaucoup plus fréquent chez l'adulte, presque toujours on peut le rattacher à l'herpétisme. Il est caractérisé par la sécheresse de la muqueuse des fosses nasales, une gêne de la respiration, avec sensation d'obstruction des plus désagréables qui force le malade à renifler fréquemment. La sensibilité de la pituitaire est émoussée ; à l'examen elle présente un aspect terne, blanchâtre, les cornets sont gonflés. La cloison est quelquefois le siège principal du mal. Le plus ordinairement, il existe en même temps une pharyngite granuleuse chronique. D'après KARL MICHEL, lorsque le coryza est d'ancienne date, on trouve la muqueuse hypertrophiée, relâchée ; l'hypertrophie porte principalement sur la face concave du cornet inférieur et du cornet moyen, il n'est pas rare de rencontrer en ces points de petits polypes ; au dire de VALENTIN, il y aurait absence complète de l'épithélium vibratile qui normalement revêt la plus grande partie des fosses nasales supérieures.

Les malades atteints de catarrhe chronique n'ont généralement pas de mauvaise odeur. La plupart des auteurs sont d'un avis contraire ; ceci n'a rien de surprenant, car on a fréquemment confondu la maladie qui nous occupe avec l'ozène, que nous étudierons plus tard.

Diagnostic. Pronostic. — Il est facile de reconnaître le catarrhe chronique simple, en se basant sur les symptômes, l'aspect de la muqueuse, etc. C'est une affection de longue durée, contre laquelle échouent le plus souvent toutes les ressources de la thérapeutique. Fort heureusement, il s'agit là bien plutôt d'une simple infirmité que d'une maladie véritable. Cependant l'inflammation peut gagner les trompes et déterminer du côté de l'oreille des altérations sérieuses.

Traitement. — Matin et soir, le malade fera des irrigations dans les fosses nasales avec une solution de sel marin ou de permanganate de potasse. MOREL MACKENZIE préconise la lotion suivante : bicarbonate de soude 2 grammes, chlorate de soude 4 grammes, sucre blanc 5 grammes, pour un litre d'eau. Le meilleur procédé pour ces irrigations consiste dans l'emploi du siphon de WEBER.

Un tube courbé en siphon plongé dans un vase contenant le liquide, ce vase est placé à un mètre ou un mètre et demi au-dessus de la tête du patient. A ce siphon est adapté un caoutchouc qui porte un embout, lequel peut entrer à frottement doux dans une des narines. Le siphon amorcé, le patient introduit l'embout dans une narine, penche la tête en avant, puis, tenant la bouche ouverte, fait passer le courant d'eau. Si l'on a soin de faire un léger mouvement d'inspiration, le liquide trouve le pharynx fermé et ressort par la narine opposée.

Après ces lavages, COZZOLINO conseille l'emploi des poudres suivantes prisées douze ou quinze fois par jour :

Alun pulvérisé . ⎫		
Borax. . . . . . ⎬ aà	2 gr. »	
Menthol.	0 20	
Tannate de zinc. ⎫		
— de bis- ⎬ aà	3 »	
muth. . . . . ⎭		
Lycopode.	8 gr. »	

Salycilate de zinc ⎫		
Tannate de bis- ⎬ aà	4 gr. »	
muth. . . . . ⎭		
Borax pulvérisé. . . .	2 »	
Salol	1 50	
Talc bien pulvérisé. .	8 »	

C. — CORYZA CASÉEUX

Sous ce nom, DUPLAY a décrit une affection singulière, caractérisée par l'accumulation dans les fosses nasales d'une masse de graisse mêlée à des globules de pus, et parcourue par un réseau de fibrilles semblables à des fibres élastiques.

C'est là une maladie assez rare ; MAISONNEUVE l'a signalée pour la première fois en 1855. Un certain nombre de cas ont été publiés depuis par VERNEUIL, GUYON, REVERDIN, PÉRIER (1879, *Soc. de Chir.*). Enfin, POTIQUET en a publié une étude d'ensemble (*Gaz. des Hôpitaux*, 1889).

Les causes occasionnelles du mal sont peu connues, presque constamment le coryza caséeux a succédé à une affection antérieure ; érysipèle des fosses nasales, coryza chronique. D'après POTIQUET, il ne s'agirait pas d'une entité morbide spéciale, mais bien de masses épithéliales dues, soit à l'existence d'un kyste, soit à une inflammation antérieure, soit à la présence d'un corps étranger.

Symptômes. — Le début de la maladie est ordinairement caractérisé par une sensation de gêne de la narine malade, et un écoulement assez abondant de liquide purulent et fétide mélangé de grumaux caséeux. Il existe habituellement de l'ozène, puis la sensation d'obstruction augmente de plus en plus, l'odorat diminue; enfin, apparaissent tous les signes de l'accumulation de matières dans les fosses nasales. Le visage se déforme, le nez est élargi, la cloison des fosses nasales refoulée du côté sain. « Presque toujours, dit DUPLAY, à certain moment il se fait de véritables poussées aiguës phlegmoneuses, pendant lesquelles la tumeur grossit très rapidement, et devient le siège de douleurs intolérables, d'élancements, de battements profonds dans la région orbitaire, et souvent se perfore en plusieurs points qui deviennent fistuleux. » Ces symptômes sont accompagnés de phénomènes généraux graves : fièvre, amaigrissement, cachexie. L'examen au spéculum ne donne pas toujours de renseignements bien précis. La tumeur apparaît sous forme d'une masse blanchâtre, charnue, qui ressemble à un polype et mieux encore à un encéphaloïde. Le stylet s'enfonce sans peine dans cette substance dont la consistance est molle et butyreuse. Ces manœuvres ne déterminent aucun écoulement sanguin, fait important pour le dignostic différentiel avec l'encéphaloïde.

Diagnostic. — Le coryza caséeux a donné lieu à des erreurs fréquentes pendant les premiers temps de l'apparition du mal : au début, il a été confondu avec un polype; plus tard, les chirurgiens ont cru se trouver en présence d'une lésion osseuse, d'un encéphaloïde, etc. La marche du mal, l'intégrité des ganglions, l'absence d'hémorrhagie, la résistance spéciale du tissu, et surtout l'examen d'une partie de la production nous mettront sur la voie du diagnostic.

Traitement. — Il consiste dans l'ablation de la masse par les voies naturelles, à l'aide de spatules et de curettes, d'irrigations fréquemment répétées. Le malade forcera les parties divisées à sortir en s'aidant par des expirations brusques et saccadées. La matière caséeuse enlevée, il reste à prévenir les reproductions. Les irrigations avec les liquides dont nous avons conseillé l'emploi dans le coryza chronique trouveront encore ici leur indication. Après un certain temps, tout rentre dans l'ordre, les parties reviennent sur elles-mêmes et la guérison a lieu, mais il peut persister des déformations incurables.

§ 5. — Ulcérations et lésions tuberculeuses des fosses nasales.

1° ULCÉRATIONS

Bibliographie. — Thèses de Paris. — 1857, PIEDNOEL. — 1865, DESAIRE. — 1876, DE CASABIANCA.

Consultez en outre la bibliographie de l'*Ozène*, des *Coryzas* et les Classiques.

Définition. — Sous le nom d'ulcères des fosses nasales, on étudie toutes les affections qui peuvent donner lieu au développement et à la présence d'ulcérations dans ces cavités; il ne s'agit pas d'une entité morbide spéciale, mais bien de la manifestation de divers états particuliers. Quelle que soit leur origine, les ulcères des fosses nasales présentent généralement un symptôme commun : la punaisie; aussi, pendant longtemps ont-elles été confondues en un même groupe et désignées sous le nom général d'*ozène*. C'est là une qualification impropre : nous verrons, en effet, dans un chapitre suivant, que le mot ozène correspond à une affection spéciale des fosses nasales.

Siège. — Les ulcérations ont été observées sur les différentes parties des fosses nasales, cependant, comme le fait observer DE CASABIANCA, elles sont beaucoup plus fréquentes sur la cloison que sur la paroi externe. Leur présence en ce point est particulièrement fâcheuse à cause des difformités irrémédiables qu'entraîne la nécrose du squelette, conséquence presque obligée des ulcères scrofuleux et syphilitiques. De plus, les ulcérations légères, qui, sur un autre point, paraissaient inaperçues, sont fréquemment ici suivies de perforations.

Causes. — Les causes qui peuvent occasionner les ulcérations de la cloison sont nombreuses et variées. A ce point de vue, nous pouvons les diviser en un certain nombre de groupes : ulcères simples; ulcères professionnels; ulcères consécutifs aux fièvres graves ou infectieuses; enfin, ulcères diathésiques. Dans ce dernier groupe prendront part les ulcères syphilitiques, herpétiques, diabétiques. Les ulcères dits scrofuleux constituent une entité morbide bien spéciale, le lupus des fosses nasales.

A. — ULCÈRES SIMPLES

Ces ulcères succèdent souvent à l'inflammation aiguë ou chronique de la membrane de Schneider, parfois aussi ils sont symptomatiques de la présence d'un corps étranger, d'un calcul. Ils peuvent être consécutifs aux suppurations du sinus maxillaire. Leur guérison est généralement rapide lorsqu'a disparu la cause qui leur a donné naissance.

Les ulcères simples des fosses nasales déterminent, presque toujours, outre les symptômes ordinaires du coryza, une sensation de chatouillement, de gêne, de cuisson dans les fosses nasales. Le nez est rempli de croûtes sous lesquelles se trouvent les ulcères. La punaisie est loin d'être constante.

B. — ULCÈRES PROFESSIONNELS

Bibliographie. — CHEVALLIER et BÉCOURT, *Ann. d'hygiène*, 2° série, t. XX, p. 83, 1863. — DELPECH et HILLAIRET, *eod. loc.*, t. XXXI, p. 5, 1869. — LAYET, *Hygiène des professions*, 1875. — CARTAZ, *France méd.*, 1887.

Les ouvriers qui travaillent à la fabrication des chromates, ceux qui sont exposés aux poussières arsenicales (fabrication de fleurs artificielles, de papiers peints), les ouvriers qui emploient du mercure dans leurs travaux,

sont fréquemment atteints d'ulcérations siégeant d'une façon presque exclu‐
sive sur la cloison. Ceci s'explique, d'après DE CASABIANCA, par la conformation des fosses nasales dans l'espèce humaine, conformation grâce à
laquelle la colonne d'air qui pénètre dans les fosses nasales converge d'abord
vers la cloison médiane, et y laisse déposer toutes les particules irritantes
dont l'air est chargé. La sécrétion est peu abondante sur la muqueuse de la
cloison; dès lors, les corps étrangers, déposés par le mécanisme ci-dessus
indiqué, restent en place et détruisent rapidement la membrane de Schneider.
Bientôt le cartilage est perforé, la perforation siège toujours à un centimètre
ou deux du bord inférieur de la sous-cloison.

C. — ULCÈRES CONSÉCUTIFS AUX MALADIES INFECTIEUSES

Bibliographie. — H. ROGER, *Soc. méd. des Hôp.*, mars 1860. — CORBEL, LECŒUR,
Gaz. des Hôp., 1860, p. 178 et 214. — LAGNEAU, *Gaz. hebd.*, 1863. — JOFFROY, *Soc.
anat.*, 1870.
Thèse de Paris. — 1842, DECHAUX.

Depuis longtemps GRIESINGER avait signalé la fonte gangreneuse du nez
dans certaines épidémies de typhus des armées. Nous avons vu que les ulcérations des fosses nasales étaient constantes dans la morve et le farcin; on
les observe encore dans le cours des fièvres typhoïdes à forme adynamique
(LECŒUR, LAGNEAU), à la suite d'attaques de rhumatisme articulaire aigu
(H. ROGER), de la variole, de la rougeole (JOFFROY, DECHAUX). LEGROUX et
PFEIFFER pensent que la formation de ces petites pertes de substances serait
favorisée par la dessiccation des mucosités, phénomène constant dans le
cours de ces diverses affections.

D. — ULCÉRATIONS DIATHÉSIQUES

a. *Ulcérations syphilitiques.* — KARL MICHEL prétend n'avoir pas rencontré
une seule ulcération des fosses nasales que l'on puisse attribuer de près ou
de loin à la syphilis. Faire de toutes les ulcérations des fosses nasales des
lésions syphilitiques est une exagération; cependant, il faut bien reconnaître avec FOURNIER que les fosses nasales constituent pour la syphilis un
véritable foyer d'élection.

Chez l'adulte, les ulcérations des fosses nasales d'origine syphilitique se
rencontrent surtout dans le cours de la période tertiaire; elles sont rares
pendant la période secondaire, et l'existence du chancre, quoique possible,
n'a pas encore été constatée.

Chez les enfants, le coryza syphilitique est un des premiers accidents de
la syphilis héréditaire, D'après DIDAY, il serait l'indice de la formation de
plaques muqueuses. Dès que ces dernières se sont développées, la sécrétion
du coryza change de nature, elle devient sanguinolente, ou il se forme des
croûtes assez abondantes pour obstruer les narines. MAIR a signalé la
destruction totale du nez dans un cas de ce genre; ce sont là des faits excep-

tionnels, car en général le travail obstructeur ne va pas jusqu'au squelette.

Siège. — Les lésions syphilitiques dues à des accidents tertiaires siègent le plus ordinairement à l'union des narines avec les fosses nasales, soit sur la cloison, soit sur la partie antérieure et inférieure du cornet moyen. C'est la forme ulcéreuse que l'on observe de préférence ; les gommes sont rares, et de plus elles passent facilement inaperçues. L'ulcération peut débuter par les parties molles, ou se montrer consécutivement à une lésion du squelette. Le vomer est un des os le plus souvent atteints, puis viennent, par ordre de fréquence, la lame perpendiculaire de l'ethmoïde et les cornets (NIEMEYER). ROUGE a vu la nécrose commencer par la voûte palatine. Enfin, la syphilis atteint parfois le plafond des fosses nasales, c'est-à-dire cette portion que l'on pourrait appeler naso-crânienne (FOURNIER). Il n'est pas besoin d'insister sur la gravité toute particulière d'une semblable localisation, gravité que nous explique suffisamment le voisinage des centres nerveux.

Lorsqu'il existe des plaques muqueuses, elles siégeraient principalement à la partie supérieure du voile du palais et dans les arrière-narines.

Symptômes. — Les ulcérations spécifiques présentent un certain nombre de caractères spéciaux. Tout d'abord elles ont pour siège de prédilection la partie antérieure des fosses nasales, et sont recouvertes de croûtes brunâtres et épaisses. Si l'on enlève ces croûtes, l'ulcération apparaît sous forme de godet, avec des bords irréguliers. Rapidement le travail de destruction atteint les parties profondes et le squelette. Il existe en même temps de l'enchifrènement avec tous les signes du coryza chronique. Nous ne saurions mieux faire que de reproduire ici la description qu'en a donnée FOURNIER.

« On constate : 1° un jetage nasal, avec expulsion de matières purulentes, le besoin de se moucher est plus fréquent, les matières vertes, pyoïdes, sanieuses, sont souvent striées de sang ; 2° quelquefois, mais d'une façon non constante, paraissent des épistaxis plus ou moins abondantes ; 3° enfin, et surtout, symptôme prédominant, par son importance, l'air expiré est fétide. L'ozène ainsi produit a des degrés variables, tantôt léger, à peine appréciable seulement quand on s'approche de façon à respirer le souffle de la personne affectée, tantôt moyen, tantôt intense, tantôt excessif, épouvantable, atroce. »

Les lésions des os s'accompagnent parfois de douleurs très violentes. Les désordres s'étendent au loin, et dans certains cas on a vu des portions assez considérables du squelette détruites et éliminées. Il en résulte une déformation caractéristique du nez; dépourvue du soutien que lui fournit normalement le squelette, la base de cet organe s'affaisse, pendant que la pointe se relève. Lorsque la destruction atteint la voûte des fosses nasales, ostéite naso-crânienne (FOURNIER), les accidents les plus graves peuvent survenir du côté des centres nerveux. Ils affectent tantôt une marche aiguë, tantôt une marche chronique, et parfois même aboutissent à la formation d'abcès du cerveau (ROSENTHAL, CHAUVEL).

Ulcères d'origine herpétique. Ulcères chez les diabétiques. — Il existe d'autres ulcères que l'on ne peut rattacher à aucune des causes ci-dessus énoncées. Dans ce groupe rentrent les ulcères herpétiques, qui affectent la forme d'éruptions croûteuses, impétigineuses, et s'accompagnent de démangeaisons. Boyer, et plus tard Trousseau, ont particulièrement insisté sur ce genre de lésions.

Enfin Terrier a observé chez un diabétique des ulcérations circinées saignant au moindre contact, et qui disparurent rapidement sous l'influence d'un traitement approprié.

Diagnostic différentiel des diverses ulcérations. — Les ulcérations des fosses nasales n'ayant aucun symptôme qui leur soit propre, l'existence de semblable affection ne peut être affirmée qu'après un examen méthodique et complet. L'ulcération étant reconnue, il faut en déterminer la nature. Lorsqu'on est en présence d'ulcères professionnels ou d'origine traumatique, les antécédents du malade, les commémoratifs fourniront des renseignements suffisants. C'est ainsi en s'aidant des antécédents et par un examen attentif du sujet, que l'on parviendra à rattacher les lésions à la syphilis. Du reste, dans les cas où rien ne vient expliquer l'origine des ulcérations, on doit toujours soupçonner l'existence de cette dernière diathèse et agir comme si l'on était certain de sa présence.

Pronostic. — Il est, on le comprend, absolument subordonné à la nature de la maladie, à l'étendue et à la profondeur des parties atteintes. Les ulcères professionnels, si le malade continue à vaquer à ses occupations ordinaires, déterminent des accidents sérieux, et nous avons vu que les lésions syphilitiques pouvaient entraîner la mort.

Traitement. — Le traitement local des ulcérations des fosses nasales consiste à laver avec soin ces cavités, puis à faire des attouchements avec un pinceau trempé dans une solution médicamenteuse : teinture d'iode, nitrate d'argent, sulfate de zinc, etc. Dans les cas d'ulcérations professionnelles, il faudra éloigner le malade des ateliers jusqu'à la guérison, et ne lui permettre d'y rentrer qu'en se soumettant aux règles strictes de l'hygiène.

Comme traitement général, on devra, dans la majorité des cas, souvent même malgré les assertions contraires du malade, recourir à l'iodure de potassium à haute dose, 4 à 6 grammes par jour.

2° LÉSIONS TUBERCULEUSES DES FOSSES NASALES

Bibliographie. — Consulter les différents Traités sur la *Scrofule* et les *Scrofulides*, la bibliographie de l'*Ozène* et du *Coryza* et les Classiques.
Thèse de Paris. — 1877, Moinel.

La tuberculose se localise fréquemment dans les fosses nasales où elle trahit sa présence par différentes manifestations : le catarrhe chronique, les ulcérations simples et le lupus.

a. *Catarrhe chronique.* — Le catarrhe nasal des tuberculeux affecte le plus souvent d'emblée la forme chronique : il est simple ou compliqué d'impétigo des fosses nasales, caractérisé par une gêne considérable de la respiration nasale ; le malade, obligé d'avoir constamment la bouche ouverte, a de l'enchifrènement, du nasonnement de la voix La muqueuse des fosses nasales sécrète en plus ou moins grande abondance des mucosités purulentes. Celles-ci se dessèchent, forment des croûtes qui contribuent avec la tuméfaction de la pituitaire, symptôme constant, à obturer les cavités nasales. Le nez est gonflé, hypertrophié; si l'on regarde la pituitaire, on la trouve rouge, comme fongueuse. La lèvre supérieure, également augmentée de volume, présente à sa face externe une rougeur plus ou moins vive due à l'irritation de la peau par le liquide excrété. Ce gonflement du nez et de la lèvre supérieure, la gêne apportée à la respiration par l'hypertrophie de la muqueuse, donnent au facies de l'individu une expression caractéristique, qui est comme le cachet du tempérament dit autrefois scrofuleux.

b. *Ulcérations*. — La forme précédente se complique fréquemment d'ulcérations plus ou moins étendues, mais en général peu profondes; les petites solutions de continuité n'ont aucun siège d'élection particulier, présentent une forme irrégulière, des bords déchiquetés. D'ordinaire, elles sont masquées par des croûtes jaunâtres; lorsque, par un traitement approprié, on a fait tomber ces dernières, on aperçoit les ulcérations dont l'aspect est grisâtre. Leur marche est essentiellement chronique, il est fort difficile de débarrasser le malade de cette infirmité.

c. *Lupus des fosses nasales*. — Les ulcérations tuberculo-ulcéreuses que l'on range sous le nom collectif de lupus sont loin d'être rares dans les fosses nasales. Fréquemment elles ne sont que la propagation d'une lésion qui a déjà exercé ses ravages sur le nez, la face, l'arrière-gorge. Parfois cependant, elles débutent manifestement sur place, et, le plus souvent, dans ces derniers cas, elles succèdent au coryza chronique.

Chez un certain nombre de sujets, l'origine de la maladie est pour ainsi dire mécanique; elle résulte de la pénétration des poussières irritantes dans les fosses nasales,

Symptômes. Lésions anatomiques. — Les symptômes du début sont ceux du coryza chronique. Ils vont en s'accentuant progressivement, la perception des odeurs, d'abord moins nette, ne tarde pas à être nulle, puis bientôt un tubercule indolent gêne et obture l'ouverture des fosses nasales. Ce tubercule ou plutôt cette agglomération tuberculeuse constitue un amas molasse et fongueux. L'examen de la cavité, qui n'est possible qu'après l'excision de cette tumeur, montre la lésion localisée sur la partie antérieure de la cloison. Celle-ci est tuméfiée, couverte de croûtes jaunâtres ou grisâtres, au-dessous desquelles se trouvent de petites masses molles, fongueuses, qui saignent au moindre contact. Entre ces tubercules on constate la présence d'ulcérations torpides peu profondes, dont le fond est recouvert par une couenne jaunâtre caractéristique. Ces ulcérations gagnent lentement les parties profondes, arrivent au cartilage et le perforent.

Le nez, épaissi, est augmenté de volume; la peau qui le recouvre, lisse, tendue, donne à la palpation une sensation molasse; il n'existe du reste aucune douleur; les os sont hypertrophiés. Au début, on constate un écoulement de mucosités assez abondant, mais qui ne présente jamais, même dans les cas où l'ulcération va jusqu'au squelette, les caractères de fétidité que l'on rencontre d'ordinaire dans les lésions similaires.

Diagnostic. — Le lupus des fosses nasales peut être confondu avec différentes affections, les ulcérations syphilitiques entre autres. Cependant les antécédents du malade, la marche de l'ulcération, absolument indolente dans le cas de lésion tuberculeuse, qui au contraire s'accompagne de vives douleurs dans le cas de lésions syphilitiques, enfin l'efficacité du traitement spécifique, serviront de base au diagnostic.

Il faut, au début de la maladie, éviter de confondre le lupus avec les polypes muqueux et l'épaississement de la cloison. On se rappellera que les polypes muqueux sont on ne peut plus rares sur la cloison, on n'en connait en effet aucune observation authentique.

Marche. Pronostic. — Les scrofulides des membranes muqueuses, dit Bazin, toutes choses égales d'ailleurs, sont plus graves, plus opiniâtres, plus difficiles à guérir que celles de la peau. Elles sont plus dangereuses, par leur suite, en ce qu'elles peuvent apporter un trouble aux fonctions des organes des sens. Ajoutez encore que, sur les muqueuses, le travail morbide, et surtout le travail ulcératif marchent plus vite que sur la peau, s'étendent et se propagent aux tissus cartilagineux, fibreux et osseux, laissant toujours à leur suite des difformités ou des infirmités graves; en outre, la maladie a une tendance des plus accentuées à se propager au pharynx et surtout au larynx. Enfin, le mal peut gagner de dedans en dehors, détruire le nez et donner lieu à des difformités affreuses.

Traitement. — Le traitement général est ici de la plus haute importance. L'huile de foie de morue, les iodures, sont les remèdes les plus efficaces que l'on puisse employer. D'après Homolle, l'action de l'iodure se montre surtout favorable et prompte lorsqu'on a tout d'abord gorgé le malade d'huile. On pourra encore utiliser les pilules d'iodoforme et l'iodure d'amidon. Localement, on fera des applications de teinture d'iode pure ou mitigée et d'acide chromique en solutions plus ou moins étendues; le cautère galvanique sera aussi employé avec avantage. Enfin, autant que possible, le malade ira faire usage des bains de mer, des eaux chloro-bromo-iodurées fortes dont les types sont en France : Salies de Béarn, et Salins (Jura).

§ 6. — Ozène.

Bibliographie. — Karl Michel, *Maladies du nez et du pharynx*, Traduct. franc. par A. Capart, Paris, 1879. — Gottstein, *Berliner klinische Wochenschrift*, 1878. — Hartmann, *Deutsche med. Wochenschr.*, n° 13, 1878. — Kurz, *Memorabilien*, 1878. — Fraenkel, *Anat. path.*, in *Virchow's Archiv.*, t. LXX, 1, 1879. — Cozzolino, *Revue intern. des sc. méd. de Naples*, 1879; *Formes cliniques*, Naples, 1881, anal., in *Rev. des sc. méd.*, t. XV, p. 648. — Brugelmann, *Monatsch. fur Ohren.*, 1884. — S. Wyss, *Complications auriculaires de l'Ozène*, Genève, 1886. — Chaveriat, Th. Montp., 1886. — Thédenat, *Montp. méd.*, 1887. — Valentin, *Corresp. Blatt. f. Schweiz. Aerzt.*, 1887. — Reimann, *Micr. Organ. dans les secret. nas. de l'Ozène.* *Inaug. Diss.*, Wurtzbourg, 1887. — Hajek, *Soc. des méd. de Vienne*, 1887. — Bronner, *Med. Press. and Circ.*, 1888. — Ebstein, *Deut. med. Wochens.*, 1889. — Martin, Th. de Paris, 1889.

Jusque vers 1880, le mot *ozène* a servi à désigner un symptôme spécial, commun à différentes affections des fosses nasales, et caractérisé par la fétidité de l'air expiré. Suivant que l'on pouvait rattacher la lésion initiale à telle ou telle diathèse, l'ozène recevait des qualificatifs différents : ozène scrofuleux, ozène syphilitique. TILLOT et CALMETTES, en France; HARTMANN, GOTTSTEIN, ZAUFAL, en Allemagne; COZZOLINO, à Naples, s'étant spécialement occupés de cette question, ont établi qu'il existerait deux formes d'ozène bien distinctes. La première, seule admise par les auteurs avant eux, comprend les ozènes qui reconnaissent pour cause une lésion de la muqueuse nasale ou du squelette sous-jacent (*pseudo-ozène*). — La deuxième forme, *ozène vrai*, constitue une entité morbide spéciale, sans perte de substance à la muqueuse, sans lésions osseuses. C'est cette affection dont nous allons essayer de présenter l'histoire.

Causes de l'ozène. — L'existence d'ulcérations de la muqueuse ou de lésions osseuses n'a pas été la seule cause mise en avant pour expliquer la présence de l'ozène, car SAUVAGE, au siècle dernier, avait cru pouvoir attribuer la fétidité de l'haleine à la rétention du mucus et de l'air, par suite de l'étroitesse des fosses nasales. DUPLAY et TILLOT, parmi les contemporains, ont admis la même opinion. HARTMANN, ZAUFAL pensent aussi que la mauvaise odeur est due au séjour et à la décomposition des mucosités, mais au lieu d'attribuer cette accumulation à l'étroitesse des fosses nasales, ils mettent en avant une opinion diamétralement opposée, et, pour eux, l'accumulation des matières résulte de l'excessive largeur des fosses nasales, qui s'oppose au balayage des mucosités par le courant d'air expiré.

Cette largeur des fosses nasales coïncide généralement avec la conformation particulière du nez que l'on nomme *nez camard*. L'organe est aplati, ses parois latérales sont déjetées en dehors ; le cornet inférieur, qui par son volume contribue à diminuer le diamètre des fosses nasales, a souvent disparu, en outre le cornet moyen est excessivement petit. Il en résulte qu'au lieu de la fente que l'on observe d'ordinaire dans les fosses nasales d'un individu bien conformé, on trouve une cavité, un véritable antre. Le courant d'air expiré ne peut pas balayer cette cavité, dès lors les mucosités s'y accumulent; se trouvant dans un air humide et chaud, elles ne tardent pas à se décomposer, d'où l'ozène. Comme les auteurs précédents, GOTTSTEIN admet aussi que la largeur des fosses nasales favorise l'accumulation des croûtes, mais d'après lui, la muqueuse est toujours malade. L'affection serait un catarrhe chronique arrivé à la troisième période (période atrophique). MICHEL ne trouve pas cette explication satisfaisante, et se basant : 1° sur le peu d'importance des lésions observées dans des fosses nasales ; 2° sur la manière dont les mucosités se déposent sur l'extrémité postérieure des cornets, la voûte du pharynx, et sur leur réapparition constante; 3° sur la ténacité de la maladie qui ne pourrait exister si la muqueuse des fosses nasales en était seule le siège, il pense que l'ozène est la conséquence d'un catarrhe chronique des sinus sphénoïdaux et ethmoïdaux, avec rétention, puis décomposition des matières sécrétées.

En somme, de cet exposé rapide il résulte que toutes les causes qui favoriseront l'accumulation des matières, qu'il y ait ou non lésion de la muqueuse, détermineront la formation de l'ozène. Nous dirons donc :

Définition. — L'ozène est une affection due à la largeur ou à l'étroitesse exagérée des fosses nasales, avec altération consécutive de la muqueuse enflammée, dont les sécrétions s'accumulent, puis se décomposent en produisant une fétidité caractéristique.

Anatomie pathologique. — D'après VALENTIN, l'ozène vrai ne détermine jamais d'ulcérations de la muqueuse qui est seulement pâle et amincie. En revanche, il provoque une atrophie des cornets et même des bourrelets tubaires, une disparition du tissu caverneux et de l'épithélium vibratile. Généralement les sinus restent indemnes. Les croûtes, ressemblant à une pellicule de crème desséchée, sont formées par des amas de bactéries. Quand on traite les croûtes par des matières colorantes alcalines, on distingue parfois entre les bactéries des vestiges d'épithélium cylindrique et constamment des restes de cellules rondes à noyaux multiples. Les bactéries sont diverses de formes et de dimensions. En outre du mégacoque de LŒWENBERG, on aperçoit des sarcines et des bâtonnets gros et courts qui liquéfient à froid rapidement l'agar-agar. Enfin on trouve des granulations irrégulières, fortement réfringentes, que VALENTIN considère comme de nature grasse. La leucine et la tyrosine manquent presque toujours dans l'ozène.

Symptômes. — L'ozène se développe habituellement de douze à seize ans, au moment de la puberté. Les individus atteints de cette infirmité se plaignent d'un certain nombre de troubles fonctionnels : ils ont le nez bouché par des amas de croûtes verdâtres, moulées en cornets, qu'ils parviennent avec beaucoup de peine à détacher en aspirant un peu d'eau. Ces croûtes obstruent parfois le pharynx nasal et donnent à la voix un timbre nasonné. L'obstruction des fosses nasales est assez complète pour que le malade, pendant la nuit, soit obligé de respirer la bouche ouverte. Les sujets porteurs de cette affection sont tristes, se plaignent de céphalée, de lourdeurs de tête, et éprouvent pour les aliments un dégoût insurmontable ; mais jamais ils ne s'aperçoivent par eux-mêmes de la mauvaise odeur qu'ils exhalent. Rien dans l'état général des malades n'est susceptible d'expliquer cette infirmité, il n'y a aucun caractère de strume bien tranché, pas de syphilis le plus souvent. La conformation de la face doit seule être incriminée ; d'habitude le nez est camard, la face comme écrasée ; la déformation peut être assez accentuée pour entraîner de l'épiphora. Cet aspect spécial se retrouve souvent chez les ascendants du malade.

Diagnostic. Pronostic. — Le diagnostic est en général facile. Un enfant n'ayant jamais rien eu du côté des fosses nasales, se plaint au moment de la puberté de sécheresse dans les narines, expulse de temps à autre et toujours avec peine des croûtes verdâtres, infecte son entourage, tels sont les éléments du diagnostic : la rhinoscopie complètera ces renseignements. L'affection est la plupart du temps incurable, elle constitue donc, surtout au point de vue social, une infirmité des plus sérieuses. Une médication appropriée, cependant, peut pallier en partie le mal.

Complications. — 1° L'ozène est très fréquemment compliqué de lésions auriculaires. La participation de l'espace naso-pharyngien au processus inflammatoire prédispose à ces lésions. Les complications auriculaires se développent de préférence du côté où les lésions de l'ozène sont plus intenses.

2° Dans la moitié des cas, les lésions auriculaires ne sont pas accompagnées de symptômes subjectifs, bruits d'oreille ou surdité. Ce sont : ou des résidus d'anciens processus inflammatoire de la période hypertrophique de l'ozène, épaississements du tympan, calcification, ou bien les lésions de la période atrophique, altérations du pavillon de la trompe, insuffisance fonctionnelle (collapsus) du canal tubaire, enfoncement et raréfaction du tympan.

3° Dans un quart des cas, les complications auriculaires sont plus graves, elles se produisent pendant la période atrophique et sont accompagnées généralement de surdité et de sensations subjectives. Les affections constatées par Wyss (de Genève) sont : a, l'otite catarrhale aiguë ou subaiguë avec ou sans exsudat; b, l'otite suppurée aiguë ou chronique; c, l'otite moyenne chronique sèche avec ou sans labyrinthite.

Traitement. — Tout d'abord, il faut débarrasser le nez de ses mucosités par des irrigations. Plusieurs procédés peuvent être employés. Un des plus simples consiste à faire matin et soir des irrigations avec le siphon de Weber. On se sert de préférence des solutions de sel marin et de chlorate de potasse (une cuillerée à café dans un litre d'eau). Contre l'odeur, les injections avec une solution de permanganate au 1/1000° nous paraissent spécialement indiquées. Le nez étant ainsi complètement débarrassé de ses croûtes, on touchera les parties malades de la muqueuse avec un bourdonnet de coton trempé dans le liquide suivant : teinture d'iode 10 grammes, eau distillée 10 grammes, iodure de potassium 1 gramme, laudanum de Sydenham 3 grammes; puis, suivant le procédé conseillé par Gottstein, on introduira dans les fosses nasales un tampon d'ouate de la grosseur du pouce et de 3 à 5 centimètres de longueur, en s'arrangeant de façon qu'il ne soit pas visible. Ce tampon sera enfoncé d'avant en arrière, parallèlement à la direction du cornet inférieur, et changé deux ou trois fois dans les vingt-quatre heures.

Au lieu du tampon, Cozzolino préconise une des poudres suivantes que l'on fait priser douze ou quinze fois dans les vingt-quatre heures :

Salol	5 gr. »		Bichlorure de Hg. . .	0 gr. 10
Acide borique	3 »		Résorcine	1 50
Acide salycilique. . .	0 50		Acide benzoïque . . .	2 »
Acide thymique. . . .	0 20		Acide borique.	12 »
Talc pulvérisé	8 »			

§ 7. — Tumeurs des fosses nasales.

1° POLYPES MUQUEUX. — MYXOMES

Bibliographie. — Gosselin, Th. de concours, 1850. — Billroth, *Uber den Bau der Schleim Polypen*, Berlin, 1855. — Pozzi, *Mixome polype ulcéré*, in *Bull. de la Soc.*

an., 1872. — TERRILLON, *Bull. gén. de thérap.*, t. XXXVII, 1874. — JOAL, *Arch. gén. de méd.*, 7° série, t. IX, 1882. — LAEGE, *Deuts. med. Woch*, 1887. — POLLOSSON, *Prog. méd.*, 1887. — STEWART-MILLIGAN, *Brit. med. Journ.*, 1889. Thèses de Paris. — 1872, KUEHNEMANN. — 1874, GUICHET. — 1877, LÉMÉRÉ.

Étiologie. — Les causes qui déterminent le développement des polypes dans les fosses nasales nous sont absolument inconnues. Les uns invoquent l'influence d'un traumatisme, d'autres le froid humide, les coryza répétés, etc., une déviation de nutrition (ROKITANSKY). Tout ce que l'on peut affirmer, c'est que, contrairement aux polypes fibreux, ces tumeurs se rencontrent de préférence à l'âge adulte, qu'elles sont fréquentes dans les deux sexes; cependant on les observerait plus souvent chez l'homme que chez la femme.

Anatomie pathologique. — Les polypes muqueux constituent d'habitude des tumeurs molles, demi-transparentes, de consistance pulpeuse ou gélatineuse. Leur forme dépend de leur volume et de leur nombre. Lorsqu'ils sont uniques et peu développés, ils sont globuleux, ovoïdes; mais, par suite de leur accroissement, ils s'adaptent à la cavité qui les contient, se moulent sur ses parois, se divisent en plusieurs lobes (polypes en grappe, rares). Ils peuvent du reste acquérir un volume considérable, dépasser l'orifice des narines, et pendre sur la lèvre ou dans le pharynx. Très rarement ces tumeurs sont uniques, rarement aussi on les rencontre dans une seule des fosses nasales. Le nombre des polypes peut s'élever jusqu'à trente ou quarante (KARL MICHEL).

Chaque tumeur a un point d'attache isolé, le plus ordinairement l'implantation se fait par un pédicule long et étroit, ce qui donne à la masse enlevée l'aspect d'une poire. Dans d'autres cas, le point d'implantation est large et épais, la tumeur semble alors, dit DUPLAY, un bourgeonnement de la muqueuse. Les polypes sont le plus habituellement attachés à la paroi externe des fosses nasales, en particulier au cornet moyen; rarement on les rencontre sur le cornet inférieur ou la voûte, jamais sur le plancher ni sur la cloison. Au point de vue histologique, ces tumeurs sont des myxomes. Plus ils sont anciens, plus ils renferment de tissu conjonctif, partant plus ils sont durs. Ceux dont le développement est récent offrent une consistance molle, presque liquide. Leur surface est recouverte par une couche de cellules épithéliales à cils vibratiles, et par des papilles toujours hypertrophiées, absolument semblables à celles de la pituitaire; tantôt ils présentent une grande vascularité, tantôt ils contiennent très peu de vaisseaux et sont dépourvus de nerfs.

Symptômes. — Pendant la première période de leur développement, les symptômes des polypes sont ceux du coryza chronique : sécheresse de la muqueuse, enchifrènement, voix nasonnée. Les changements de température ont sur ce prétendu coryza une influence des plus marquées. Pour expliquer ce fait, on prétend que les polypes sont hygrométriques. De temps à autre se produit une sécrétion profuse, soit muqueuse, soit purulente. Peu à peu la masse augmente de volume, occasionne une gêne respiratoire qui va en croissant; le malade a parfaitement la sensation d'un corps étranger qui se déplace pendant l'inspiration et l'expiration. Parfois le polype est plus accessible à la vue par l'orifice antérieur des fosses nasales, il faut alors examiner l'arrière-gorge avec le miroir et le doigt.

Complications. — La présence des polypes, en certains points des fosses nasales, occasionne parfois des accidents de compression : ainsi, en pressant sur la paroi antérieure des fosses nasales, ils peuvent déterminer des troubles du côté des voies lacrymales; de même, quand ils pénètrent dans l'arrière-cavité des fosses nasales, leur présence gêne parfois les mouvements de la trompe ou obture son orifice, de là une altération mécanique et passagère de l'ouïe. On observe aussi un abaissement du voile du palais. Depuis longtemps on a signalé l'influence spéciale qu'exerce l'existence des polypes du nez sur l'apparition des accès d'asthme. VOLTOLINI avait rapporté un cas de ce genre en 1872; depuis lors, des faits semblables ont été publiés par HANISCH, PORTER, DALY, TODD, SPEMER, etc. Cet asthme symptomatique se manifesterait principalement chez les sujets arthritiques, il résulterait d'une action réflexe consécutive à une irritation de la muqueuse nasale : les accidents s'amenderaient et disparaîtraient en partie par suite de l'ablation de la tumeur. On constaterait encore des troubles nerveux provoqués par les tumeurs polypeuses du nez (éternûments spasmodiques se montrant par accès).

Diagnostic. — Il est généralement simple; cependant il n'est pas rare de voir prendre pour un polype la saillie formée par les replis de la muqueuse sur les bords des cornets. Dans certains cas même, ces derniers ont été, par suite de semblable erreur, fracturés et arrachés. Les déviations de la cloison peuvent encore donner le change; cependant, dans les cas de ce genre, un examen attentif et l'exploration au stylet permettent d'éviter l'erreur. On se gardera aussi de confondre avec un polype les collections sanguines ou purulentes dont nous avons signalé la fréquence sur la cloison; leur siège seul doit mettre ici le chirurgien en éveil. Lorsqu'un corps étranger a pénétré dans les fosses nasales, lorsque surtout il y a séjourné quelque temps, qu'il est enveloppé de fongosités, l'hésitation est possible et l'erreur facile. Comme le traitement applicable dans les deux cas est identique, la méprise ne saurait avoir aucune conséquence. Il n'est pas toujours facile de déterminer le nombre des polypes et leur point d'implantation exact. Ce dernier devra être recherché à l'aide d'un stylet que l'on glissera entre la paroi nasale et la tumeur.

Marche et pronostic. — Abandonnés à eux-mêmes, les polypes ont une marche lente, mais progressive pendant un certain temps, puis ils restent stationnaires. Ils peuvent se détacher spontanément dans un effort d'éternûment par exemple, mais ce sont là des faits rares. L'existence de polypes muqueux constitue une simple infirmité qui ne met jamais en danger les jours du malade; cependant la gêne qu'ils occasionnent, la facilité de la récidive, en font une infirmité désagréable.

Traitement. — Les seuls procédés commodes sont : l'excision et l'arrachement. L'excision avec les instruments tranchants est abandonnée, on la pratique à l'aide du polypotome de WILDE (fig. 102) ou de l'anse galvanique. Cette dernière méthode a été introduite dans la pratique par VOLTOLINI; MICHEL en fait les plus grands éloges. L'arrachement, procédé fort ancien, a été pendant longtemps exécuté un peu à l'aveugle. Il n'était pas rare alors de ramener une portion plus ou moins considérable de la muqueuse, de fracturer un cornet ou l'ethmoïde; aujourd'hui, suivant les conseils de DUPLAY, on peut, avec un bon éclairage et des petites pinces, régulariser l'opération et éviter ces dégâts. Une fois le polype enlevé, il faut examiner avec soin les narines et voir s'il n'existe pas d'autres tumeurs qui seraient attaquées de la même façon. Pendant ces manœuvres, il s'écoule toujours une assez grande quantité de sang, cette hémorrhagie est loin de faciliter les recherches. Après avoir fait ainsi un nettoyage complet de ces cavités, on touchera durant quelques jours le point d'implantation des polypes avec une solution caustique ou avec le galvano-cautère; il est indiqué aussi de prescrire au malade des injections ou des pulvérisations avec des substances astringentes. Malgré ces précautions les récidives sont fréquentes.

2° OSTÉOMES DES FOSSES NASALES

Bibliographie. — LENOIR, CLOQUET, GIRALDÈS, LARREY, *Bull. de la Soc. de chir.*, 1856. — MAISONNEUVE, *Ac. des sc.* et *Gaz. des Hôp.*, 1863. — DOLBEAU, *Bull. acad. de méd.*, t. XXXI, 1865-66. — LEGOUEST, *eod. loc.* — RENDU, *Arch. gén. de méd.*, août 1870. — DOLBEAU, PAMARD, *Bull. de la Soc. de chir.*, 1872. — BORNHAUPT, *Ach. f. klin. Chirurgie*, Bd. XXVI, Heft 3, p. 588, 1881. — PANAS, *Congrès français de chirurgie*, 1885. — FILLMANNS, 14° Congrès des chirurg. allemands, *Sem. méd.*, 1885, p. 166. — MONTAZ, *Gaz. des Hôp.*, 1888.
GILBERT, OLIVIER, Th. de Paris, 1869.

Définition. — On désigne sous ce nom une variété de tumeurs osseuses qui se développent dans l'intérieur des fosses nasales ou de leurs annexes, et sont caractérisées par leur peu d'adhérence ou leur absence complète d'adhérence au squelette.

Historique. — L'étude de cette affection est de date récente. A la thèse d'OLLIVIER (1869), au mémoire de RENDU (1870), travaux qui fixèrent à l'époque l'état de la question, il faut ajouter les recherches de LEGOUEST et DOLBEAU, et une remarquable étude de BORNHAUPT.

Anatomie pathologique. — Il existe deux classes bien distinctes d'ostéomes, les uns dits éburnés dont le tissu a une dureté excessive, supérieure à celle de l'ivoire; les autres celluleux, constitués par des aiguilles osseuses, qui renferment dans leur intérieur une matière rougeâtre et gélatineuse. Les premiers, plus fréquents que les derniers, sont généralement hérissés de saillies et mamelonnés; le volume de ces tumeurs, très variable, est en rapport avec leur âge.

Leur forme, ovoïde au début, devient ensuite comme celle des polypes, des plus irrégulières (fig. 106). Ces productions osseuses sont enveloppées de toutes parts par la muqueuse nasale. Bien que d'ordinaire les ostéomes soient solidement enclavés dans les fosses nasales, on a vu des cas dans lesquels il n'y avait aucune adhérence entre la masse et le squelette; le pédicule, quand il existe, est toujours fort grêle.

Etiologie. — Les différences que nous venons de signaler dans l'implantation de ces tumeurs expliquent les divergences d'opinion qui existent encore entre les auteurs au sujet du mode de développement des ostéomes. CLOQUET les considérait comme des polypes ossifiés. ROKITANSKY en faisait des enchondromes également ossifiés. Ces deux théories sont abandonnées, et la plupart des auteurs supposent qu'il s'agit d'une variété particulière d'exostoses. VIRCHOW les désigne sous le nom d'*Enostoses*, et les fait dériver du diploé osseux. Pour MICHEL (de Nancy), les exostoses éburnées proviennent du périoste, les exostoses celluleuses de la moelle. L'opinion de ces deux auteurs ne peut être défendue, les os de la face n'ayant pas de substance médullaire. D'autres chirurgiens, parmi lesquels il convient de citer VERNEUIL, DOLBEAU, DUPLAY, ne tenant aucun compte des faits dans lesquels on a constaté l'existence d'un

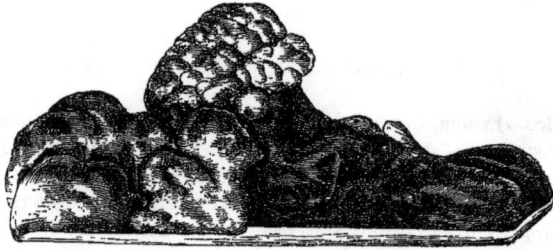

Fig. 106. — Ostéome des fosses nasales. — Pièce déposée au Musée du Val-de-Grâce par LEGOUEST. La tumeur, sectionnée par le milieu, repose sur sa coupe.

pédicule, font dériver directement les ostéomes de la membrane de Schnéider; ils se formeraient par une déviation de nutrition parfaitement inconnue (DUPLAY). D'après BORNHAUPT, l'hypothèse la plus plausible est la suivante : Les ostéomes de l'orbite, comme ceux des cavités de la face en général, prendraient naissance dans le périoste qui tapisse les os de cette région. D'abord complètement formé de substance osseuse compacte, l'ostéome devient spongieux au centre par suite du travail de résorption intérieure. Le tissu spongieux se rencontre surtout avec abondance dans les ostéomes anciens; il serait en rapport avec l'âge de la tumeur. Pour TILLMANNS (de Leipsig), les ostéomes tirent leur origine de l'ethmoïde, ils grandissent jusqu'à ce qu'ils rencontrent une résistance, puis leur pédicule plus mou s'atrophie et ils deviennent libres.

Symptômes. — C'est par les troubles qu'il occasionne que l'ostéome attire d'ordinaire l'attention du malade, qui alors seulement se décide à venir demander les secours de l'art; la masse à cette époque existe déjà depuis longtemps.

Pendant les premiers temps de son développement, les symptômes auxquels l'ostéome donne lieu sont ceux du coryza chronique ulcéreux; on observe parfois des démangeaisons insupportables et de l'épistaxis. La gêne respiratoire, peu marquée au début, augmente à mesure que la masse se développe; en même temps se produisent des phénomènes de compression. Ce sont d'abord des douleurs assez vives, reparaissant par accès, puis plus tard des déformations, des troubles fonctionnels : déviation de la cloison, larmoiement, diplopie, exophthalmie. A l'examen, on constate l'existence d'une masse dure, rénitente, rosée, lorsqu'elle est recouverte par la muqueuse, grisâtre si elle est déjà dénudée.

Diagnostic. — Le diagnostic se fait par exclusion. Nous n'insisterons pas sur les signes qui différencient ces tumeurs des exostoses développées sous l'influence d'un traumatisme ou de la syphilis, pas plus que sur la confusion possible avec un polype ou une tumeur de mauvaise nature, l'erreur ici ne saurait se produire. Il n'en est plus de même lorsqu'il s'agit d'un corps étranger, d'un calcul; les symptômes sont absolument les mêmes, l'exploration directe peut seule donner des renseignements sur la dureté excessive de la tumeur, signe caractéristique.

Marche et pronostic. — La marche de la tumeur, tout en étant lente et chronique, est essentiellement progressive; parfois ces productions restent longtemps stationnaires, puis soudain, sous l'influence de causes encore mal connues, elles prennent un développement inaccoutumé. On les voit alors déformer complètement la face et constituer, au milieu des os écartés, une saillie mamelonnée. Il faut éviter de confondre ces tumeurs avec les hypertrophies que présentent parfois les os de la face. (Voy. *Maxillaires.*)

De cet exposé on peut conclure que, sans mettre directement en danger les jours du malade, les ostéomes constituent néanmoins une affection grave.

Traitement. — Il faut enlever ces tumeurs. Nous conseillons d'abattre d'emblée la pyramide nasale afin d'ouvrir une voie large et spacieuse, car jamais jusqu'ici on n'a pu morceler ces productions. Les délabrements que l'on est obligé de faire sont souvent assez considérables; mais on doit hésiter d'autant moins que les suites de l'opération sont d'ordinaire bénignes. Dès que la voie est assez large, l'extraction devient facile.

3° TUMEURS DIVERSES

Différentes tumeurs peuvent encore se rencontrer dans les fosses nasales ; les sarcomes et les épithéliomes tiennent tout d'abord le premier rang, ils se montrent en général consécutivement à une affection semblable de la lèvre et du nez. Lorsqu'ils sont primitifs, le diagnostic est souvent difficile, on a pu les confondre avec des polypes et même avec des tumeurs sanguines (RENDU). L'examen histologique d'une partie de la masse devra être fait dans les cas douteux. DE CASABIANCA a recueilli quelques faits de chondromes observés par RICHET, ERICHSEN, BRYANT. Il s'agissait toujours de jeunes sujets, et toujours aussi ils avaient pris naissance aux dépens du cartilage de la cloison. MICHON, VOILLEMIER, VERNEUIL ont constaté des cas d'adénomes. Ces tumeurs ayant une marche et des symptômes analogues à ceux des polypes fibreux, il est nécessaire de les enlever complètement et le plus tôt possible. Signalons encore un cas de tumeur érectile de la cloison, publié par VERNEUIL.

§ 8. — Vices de conformation.

1° ÉTROITESSE ET OBSTRUCTION DES FOSSES NASALES

L'étroitesse des fosses nasales peut résulter d'un manque de développement, soit dans le diamètre vertical, soit dans le diamètre transversal; ce dernier est de beaucoup le plus gênant. La diminution de hauteur est presque toujours sous la dépendance de cette déformation spéciale de la voûte palatine que l'on nomme voûte ogivale qui imprime un facies caractéristique aux sujets qui en sont atteints. Fréquemment on observe en même temps chez eux une hypertrophie de la muqueuse, qui vient encore diminuer le calibre des fosses nasales. Aussi la respiration se fait-elle par la bouche, de là des troubles du côté de l'arrière-gorge. Cette affection est incurable à l'âge adulte; chez les jeunes enfants, on pourrait peut-être, à l'aide d'appareils spéciaux, étaler la voûte palatine et pallier la difformité.

EMMERT, LUSCHKA, VOLTOLINI, BETH, COHEN et DONALDSON ont rapporté des exemples d'occlusion congénitale des arrière-fosses nasales. Le malade d'EMMERT, un garçon de sept ans, présentait une obstruction osseuse des deux choanes. il en était de même sur une jeune fille soignée par LUSCHKA. C'était, au contraire, une membrane épaisse qui obstruait les fosses nasales d'un nouveau-né dont DONALDSON a rapporté l'observation.

2° DÉVIATIONS DE LA CLOISON

Bibliographie. — CHASSAIGNAC, *Bull. de la Soc. de chir.*, 1851-52. — WELCKER, *Asymmetrien der nase*, Stuttgard, 1882. — LOEWENBERG, in-8°, Paris, 1883. — WALSHAM, *The Lancet*, 1883. — BERGER, *Soc. de chir.*, 1884. — ROUT, *Revue méd. de la Suisse romande*, 1886. — COZZOLINO, *Il morgagni*, 1886. — VAN DER POEHL, *N. Y. med. Record.*, 1886. — HARTMANN, *Soc. de méd. de Berlin*, et *Sem. méd.*, 1886. — HEYMANN, *Centralb. f. chir.*, 1886. — BAUMGARTEN, *Deut. med. Woch.*, 1886, n° 22, p. 313. — JARVIS, *The med. Rec.*, 1887. — SCHAUS, *Arch. f. klin. chir.*, t. XXXV. — MAX BREGEN, *Wiener. mediz. Presse*, 1887. — ROSENTHAL, Th. de Paris, 1888-89, et *Arch. gén. de méd.*, 1889.

Fréquence. Étiologie. — Les déviations de la cloison nasale sont très communes. Sur 117 crânes THEILE avait trouvé la cloison déviée dans les deux tiers des cas. ZUCKERKANDL, examinant 370 crânes, constate l'asymétrie dans 37,8 p. 100. Enfin MACKENZIE et TAYLOR, dont les recherches portent sur 2,152 crânes, arrivent au chiffre de 79,9 p. 100.

D'après ces auteurs, les races supérieures seraient plus spécialement prédisposées à cette difformité qui dans la majorité des cas siège sur la portion cartilagineuse.

On attribue ces incurvations à l'habitude de se moucher avec la même main ou de dormir la face tournée toujours du même côté; d'autres prétendent qu'il existe un défaut de proportion entre la hauteur des fosses nasales et celles de la cloison qui, ne trouvant pas à se loger, se dévie.

A ces causes accessoires joignons les traumatismes, les tumeurs adénoïdes, et surtout la syphilis et la tuberculose, qui nous paraissent avoir une importance plus marquée.

Symptômes. Diagnostic. — La déformation porte plus fréquemment sur la lame quadrangulaire que sur la portion osseuse de la cloison. L'éperon qui en résulte siège plus fréquemment à gauche qu'à droite.

Les déviations osseuses siègent d'ordinaire au-dessous de la jonction de la lame du vomer avec la lame perpendiculaire de l'ethmoïde. Elles sont toujours accompagnées d'une concavité infundibuliforme du côté opposé de la cloison. Rarement cet éperon occupe toute la largeur de la cloison, il existe d'ordinaire, en arrière ou en avant, une partie intacte. Un certain nombre d'anomalies accompagnent cette déformation. Ce sont : la voussure exagérée du palatin, la disposition irrégulière des dents et l'hypertrophie du cornet moyen du côté de la saillie. Lorsque l'éperon est très accentué, il se produit de la sténose et des troubles réflexes.

Ce vice de conformation a souvent donné lieu à des erreurs de diagnostic ; fréquemment cette déformation a été prise pour un polype ou un épithélioma ; un patient que nous avons examiné croyait avoir un ostéome pour lequel un chirurgien avait voulu lui réséquer le maxillaire.

Traitement. — Les moyens à employer contre cette petite infirmité ont beaucoup exercé la sagacité des chirurgiens; ROSENTHAL, en effet, a pu réunir *trente et une* méthodes opératoires proposées par divers auteurs pour remédier à ces déviations. Sans entrer dans des détails sur ce sujet, nous nous bornerons à rappeler qu'il ne faut intervenir que s'il existe une gêne sérieuse dans les fonctions ; on aura recours alors avec succès aux résections avec le ciseau, conseillées par DUPLAY, BERGER, HEYMANN.

Dans les cas légers, MICHEL conseille aux malades d'exercer plusieurs fois par jour, avec le doigt, une légère pression sur le nez, du côté opposé.

CHAPITRE III

MALADIES DE L'ARRIÈRE-CAVITÉ DES FOSSES NASALES

§ 1er. — Lésions traumatiques. — Corps étrangers.

Les traumatismes du pharynx nasal sont rares ; on conçoit cependant qu'un projectile, un instrument piquant pénètre cette région. Alors, il existe du côté des fosses nasales ou de la voûte palatine des dégâts assez sérieux avec lesquels se confond la lésion spéciale du pharynx nasal. Ces plaies n'ont du reste aucun symptôme propre ; plus tard, leur cicatrisation peut entraîner des troubles graves : adhérences du voile du palais, occlusion de la trompe, etc.

Les corps étrangers que l'on rencontre dans cette petite cavité y ont pénétré soit par les fosses nasales, soit par le pharynx. C'est de cette façon que des sangsues avalées pendant la déglutition de l'eau, ont pu se fixer au pharynx ou cheminer dans l'arrière-cavité des fosses nasales. Quant aux substances inertes, plusieurs fois elles se sont trouvées projetées dans les fosses nasales de deux façons différentes : ou bien des matières rejetées par l'estomac en grande abondance forcent la barrière naturelle formée par le voile du palais, et quelques parcelles vont s'arrêter dans le sinus, les cornets ou les méats ; ou bien, au moment de la déglutition, une surprise une frayeur, un coup, l'éternûment, le rire, troublent le jeu régulier des muscles ; une expiration involontaire a lieu et repousse brusquement le corps étranger dans l'arrière-cavité des fosses nasales. HICKMANN, LOUWNDES ont rapporté des cas de ce genre ; il s'agissait d'anneaux métalliques assez volumineux. Le premier mode de pénétration pendant les vomissements est peut-être plus commun qu'on ne serait tenté de le croire tout d'abord ; ainsi s'expliquerait la présence en cette région d'un certain nombre de corps étrangers qui avaient pu passer inaperçus.

§ 2. — Lésions inflammatoires.

1° CORYZA CHRONIQUE. — CATARRHE NASO-PHARYNGIEN

Bibliographie. — TROELTSCH, *Trait. des mal. de l'oreille et du pharynx.* — H. WENDT, in *H. V. Ziemssen's Handb. der Spec. Path. u. Thérap.*, Bd. VII, Leipzig, 1874. — A. HARTMANN, *Berl. klin. Wochens.*, n° 14, 1878. — LENNOX BROWNE, *The Throat and its Diseases*, London, 1878. — MARTIN, F. COOMES, *Journ. of Ot.*, 1882. — MAX BRESGEN, *Berlin klin. Woch.*, n° 36, p. 552 et n° 37, p. 566, 1882, et *Der chronische Nasen und Raschen. Katarrh.* Wien, 1883.

Étiologie. — Le catarrhe naso-pharyngien peut succéder au coryza aigu ou chronique des fosses nasales, à une angine, et mieux à une lésion inflammatoire de la trompe et de l'oreille. Très souvent son existence coïncide avec celle de l'angine granuleuse dont il est, dans bien des cas, la conséquence. Maladie des climats froids, mais surtout des climats humides, ce catarrhe paraît spécial aux arthritiques ; l'abus de l'alcool et du tabac a une influence considérable tant sur son apparition que sur sa persistance.

Symptômes. — Les malades se plaignent de chatouillements dont la persistance est des plus désagréables ; ils accusent une sensation d'obstruction, de plénitude, comme celle que produirait l'accolement de diverses parties de la muqueuse ; de là résultent des quintes de toux qui ont un timbre rauque particulier. Les patients ont une manière de tousser caractéristique ; ils essaient de diriger le courant d'air expiré de façon à balayer la cavité naso-pharyngienne, de là un ronflement désagréable ; ils expulsent ainsi de temps à autre de petites mucosités parsemées de points grisâtres ou noirâtres, formées probablement par les débris de substances diverses contenues en suspension dans l'air, et qui s'arrêtent en cet endroit. Pendant la nuit les matières s'accumulent, le matin, leur expulsion nécessite un travail spécial et occasionne des quintes de toux parfois assez violentes pour déterminer des vomissements. L'examen de la gorge fait constater l'existence de lésions propres à l'angine granuleuse ; de plus, la rhinoscopie révèle une hypertrophie manifeste de la muqueuse, qui peut, en certains points, obturer complètement le calibre des fosses nasales. « L'extrémité postérieure des cornets, dit K. Michel, est inégale, bosselée, d'un gris brillant ; ils font saillie hors des choanes, reposent sur le voile du palais, parfois même recouvrent en partie l'orifice des trompes. »

Complications. — Ainsi que nous l'avons vu en étudiant les maladies de l'oreille, le catarrhe chronique peut amener la surdité, occasionner des bourdonnements, soit parce que le gonflement de la muqueuse détermine l'occlusion partielle de l'orifice tubaire, soit parce que les mucosités obstruent cet orifice ; dans d'autres cas le catarrhe se propage à l'oreille moyenne, ou entraîne la destruction atrophique des muscles tubaires (Urbantschitsch).

Marche. — Le catarrhe naso-pharyngien a une marche essentiellement lente : les malades ont souvent des périodes d'amélioration qui coïncident la plupart du temps avec l'état de sécheresse ou d'humidité de l'atmosphère. Cette affection peut guérir ; il faut bien savoir toutefois que telle n'est pas sa terminaison constante ; au bout d'un temps en général assez long, survient la forme atrophique, caractérisée par la disparition des glandes de la région ; dans d'autres circonstances, le tissu adénoïde s'hypertrophie (origine des tumeurs adénoïdes, H. Wendt).

Diagnostic. — Il repose sur les différents symptômes énumérés ci-dessus, principalement sur l'examen au miroir. La coexistence de l'angine granuleuse et de troubles du côté de l'oreille renseigne d'une manière fort utile sur la marche de la maladie.

Pronostic. — Le catarrhe naso-pharyngien constitue une infirmité fort gênante, dont la durée est très longue, et qui peut occasionner des complications sérieuses du côté de l'ouïe.

Traitement. — La médication à employer est à peu près celle que nous avons conseillée pour le catarrhe chronique des fosses nasales. Il faut surtout insister sur les inhalations faites avec des solutions salines ou alunées, envoyer les malades à Marlioz ou Cauterets, à la Bourboule, au Mont-Dore. Dans le cas de granulations, on touchera de temps à autre le pharynx avec un crayon de nitrate d'argent mitigé au tiers. Lorsqu'il existe un gonflement de la muqueuse, qu'elle est hypertrophiée, les cautérisations au galvanocautère sont tout spécialement indiquées (K. Michel).

2° TUMEURS ADÉNOÏDES DU PHARYNX NASAL

Bibliographie. — Wilhem Meyer, *The Lancet*, t. II, 1869, p. 771. — Wilhem Meyer, *Arch. f. Ohrenheilk.*, Bd. VII, s. 241 et Bd. VIII, p. 129-241, 1874. — Gustave Justi, *Samml. klinischer Vortrage*, n° 125, Leipzig, 1878. — B. Lœwenberg, Paris, 1879 et Congrès international de Londres, 1880. — W. Meyer (de Copenhague),

LœWENBERG, *Annales des maladies de l'oreille et du larynx*, t. VII, 1881. — R. SCHALLE (d'Hambourg), *Annales des maladies de l'oreille*, t. VIII, 1883, *Végétations adénoïdes*, p. 337. — BRESSWEL BABERG, *Ibid.*, t. IX, 1883, p. 100. — R. CALMETTES, *Revue d'otologie*, et *Gaz. méd. de Paris*, p. 306, 1883. — TH. DAVID, Congrès de Rouen, 1883. — PEYSSON, Thèse de Paris, 1883. — THÉDENAT, *Montpellier méd.*, févr. 1884. — MERMOD, *Revue de la Suisse romande*, 1885. — GRANCHER, *Ann. des maladies de l'oreille*, etc., 1886. — LEROUX, *Journ. des conn. méd.*, 1886. — CHATELLIER, Th. de Paris, 1886, et *Ann. des maladies de l'oreille*, 1886. — LÉVY, *Revue méd. de l'Est*, 1887. — LANNOIS, *Lyon méd.*, 1887. — LUBLINSKI, *Deuts. med. ztg.*, 1887. — NOQUET, *Bull. méd. du Nord*, 1887. — BRONNER, *The Lancet*, 1887. — CALMETTES, *Gaz. méd. Paris*, 1887. — KILLIAN, *Deuts. med. Woch.*, 1887. — SEGOND, *France méd.*, 1887. — COUPART, *Revue de clin. et de thérap.*, 1887. — SOUSTRE, Th. de Paris, 1887-1888. — GOURRAUD, *Gaz. méd. de Nantes*, 1889. — KRAKAUER, *Berl. klin. Wochens.*, 1889. — SCHWENDT, *Cor. Blatt. f. Schw. Aerzte*, 1889. — RUAULT, *Congrès français de Chir.*, 1891.
Thèse de Montpellier, 1885, FABRE.
Thèse de Lyon, 1886, COLLET.

Historique. — C'est à MEYER, de Copenhague (1868), que l'on doit le premier travail intéressant sur la question ; depuis, plusieurs mémoires remarquables ont été publiés sur ce sujet ; citons, parmi les principaux, les travaux de MICHEL, LœWENBERG, SCHALL, CRESSWEL BABERG, etc.

Pathogénie. Anatomie pathologique. — La lésion anatomique consiste dans l'hypertrophie du tissu adénoïde qui existe dans la muqueuse de l'arrière-cavité nasale, et surtout à la partie postérieure et supérieure du pharynx nasal, où l'abondance de ce tissu lui a fait donner par LUSCHKA le nom d'amygdale pharyngienne. Il se produit ainsi des tumeurs molles, de forme et de volume variables, constituées par un épithélium cylindrique quelquefois cilié et une quantité considérable de tissu adénoïde rétiforme de HIS contenant dans sa trame un grand nombre de cellules lymphatiques ; on y rencontre parfois de véritables follicules et des glandes agglomérées de structure éminemment vasculaire. Ces tumeurs tantôt plates, tantôt pédiculées ou allongées (LœWENBERG), sont disséminées ou agglomérées (MEYER) ; au niveau de l'amygdale pharyngienne elles se rassemblent, de façon à ne plus former qu'une masse souple et élastique à surface inégale. Sur les parties latérales du pharynx, ces petites productions sont écartées les unes des autres, la muqueuse présente un aspect tomenteux ; elle est comme hérissée. D'après LœWENBERG, l'affection ne serait qu'un degré avancé de la pharyngite granuleuse.

Étiologie. — Certains auteurs admettent l'origine congénitale de ces tumeurs ; MEYER, tout en constatant l'influence de l'hérédité, mentionne comme cause accidentelle le coryza, les irritations locales. Les cliniciens sont unanimes pour admettre l'influence des climats froids et brumeux sur le développement de ces productions. D'une façon générale, c'est là une affection de l'adolescence.

Symptômes. — La suppression de la respiration nasale, un manque de résonnance de la voix, un défaut spécial de prononciation (voix morte de

Meyer) qui force le patient à prononcer *m* et *n* comme *b* et *d*, une expression particulièrement insignifiante de la physionomie, attirent tout d'abord l'attention.

Le malade se plaint de l'existence de mucosités difficiles à expulser et souvent teintées de sang. Comme dans toutes les affections où l'on est obligé de respirer la bouche ouverte, il existe le matin une sensation de mal de tête et de sécheresse du pharynx. L'hypertrophie de la muqueuse qui détermine cette gêne respiratoire entraîne un certain nombre d'autres complications, dont la plus importante est une surdité plus ou moins accentuée. Cette surdité tient à une obstruction des trompes, d'origine mécanique.

La difficulté de la respiration entraverait, au dire de Lœwenberg, le développement de la poitrine chez les enfants. David pense que les végétations adénoïdes entraînent une modification de la physionomie caractérisée par l'ouverture permanente de la cavité buccale, l'allongement de la face, l'affaissement des joues, par suite, la saillie des pommettes, la projection en avant des incisives supérieures.

Par suite de la gêne apportée au passage de l'air dans les fosses nasales, la respiration d'après cet auteur ne pourrait être que buccale, la voûte palatine subirait alors une pression constante ; comme chez les jeunes enfants elle est encore en voie de développement, et, de plus, dans les cas de végétation, spécialement ramollie, il en résulterait la déformation particulière que nous avons signalée.

A l'examen rhinoscopique on aperçoit des végétations recouvrant en partie les choanes. Ordinairement arrondies, ces végétations, d'un rose pâle, présentent le volume d'un grain de chènevis ou celui d'une groseille, quelquefois elles forment de véritables grappes suspendues à la voûte du pharynx comme des stalactites. Il n'est pas toujours possible chez l'enfant de pratiquer l'examen rhinoscopique, il faut alors avoir recours au toucher en passant l'index derrière la luette. On éprouve une sensation analogue à celle que l'on aurait en palpant une agglomération de vers.

Diagnostic. Pronostic. — Les végétations adénoïdes pourraient être confondues avec les polypes, un abcès rétro-pharyngien ou une hypertrophie de la muqueuse de l'arrière-cavité. Mais, ainsi que le fait remarquer M. Mackenzie, si l'on tient compte de l'âge du malade et des symptômes si nets que déterminent les végétations il devient pratiquement impossible de commettre une erreur.

Cette affection peut entraîner une gêne sérieuse dans la respiration nasale et déterminer une inflammation de la trompe d'Eustache, nous croyons néanmoins avec Mackenzie que l'on a beaucoup exagéré l'importance de cette lésion et, dans bien des cas, ces tumeurs doivent s'atrophier chez l'adolescent au moment où la cavité naso-pharyngienne se dilate.

Traitement. — Il doit être à la fois général et local. Le traitement général aura pour but d'améliorer la constitution du sujet, puis on devra inviter le malade à s'interdire absolument les excès de tabac et d'alcool.

Localement on pourra employer les irrigations, inhalations, et autres méthodes en usage dans le traitement du catarrhe naso-pharyngien. Pour détruire les végétations, une intervention plus radicale est généralement nécessaire. On peut attaquer ces productions par la bouche ou les narines. La voie buccale est généralement préférable. On se sert pour cette petite opération d'instruments spéciaux (curettes à bords tranchants, pinces tranchantes de LŒWENBERG, couteau annulaire de MEYER), ou simplement de l'ongle. Quel que soit le procédé employé, l'instrument doit être guidé par le doigt et la vue. Pour rendre le champ opératoire plus accessible, HOPMAN (de Cologne) a eu l'idée de relever le voile du palais à l'aide d'un tube en caoutchouc; ce tube, introduit par une narine et ressortant par la bouche, est noué au-devant de la lèvre supérieure, le voile du palais est ainsi tenu dans une anse.

Toutes ces opérations doivent se faire en une seule séance; pour cela, on insensibilise la région par des attouchements avec une solution de cocaïne, et si le malade est trop indocile, chez les enfants en particulier, rien ne s'oppose à ce que l'on emploie le chloroforme.

§ 3. — Ulcérations de l'arrière-cavité des fosses nasales.

1° ULCÉRATIONS TUBERCULEUSES

Bibliographie. — ISAMBERT, *Bull. et mém. de la Soc. méd. des Hôp.*, 2° série, t. VIII, p. 107, 1871, et t. IX, 1872, — BUCQUOY, ISAMBERT, HAYEM, FERRÉOL, C. PAUL, *eod. loc.*, 2° série, t. XI, 1874. — CADIAT, *Soc. anat.*, 1874. — GEE SAMUEL, *St.-Bartholomew's Hospit. Reports*, t. XI, 1875. — RUHLE, *Ub. Pharynx Krankheiten, Sammlung klin. Vortrage*, n° 6, Leipzig, 1876. — PAUL KOCH, *Oblitérat. cicatric. de la nar. gauche (suite probable de pharyngo-laryngite scrofuleuse)*, *Ann. des mal. de l'oreille*, 1878.
Thèses de Paris. — 1865, JULLIARD. — 1871, FOUGÈRES. — 1873, KOCH. — 1875, LEMAISTRE, HOMOLLE. — 1877, SOURRIS. — 1878, GELADE, FAUVERTEIX, LOOTEN (Agrég.), SPILLMANN (Agrég.). — 1880, BARTH, CHASSAGNETTE.

Étiologie. — Les ulcérations tuberculeuses (appelées jadis scrofuleuses) de la gorge sont fréquemment consécutives à d'autres manifestations de la même maladie, érythème, état granuleux; elles peuvent aussi apparaître d'emblée et primitivement. Toutes les causes qui produisent l'irritation de cette région, usage immodéré de la voix, abus du tabac, favorisent leur développement.

Formes. — La maladie se présente sous deux formes bien distinctes.

a. *Forme superficielle.* — Elle est caractérisée par des ulcérations de profondeur variable, qui débuteraient toujours sur la paroi du pharynx. Tantôt il y a simplement destruction de l'épithélium; dans d'autres cas, la lésion est plus profonde, la muqueuse et les parties sous-jacentes sont atteintes. A l'examen, on constate sur la paroi postérieure du pharynx l'existence de petites saillies constituées par les follicules hypertrophiés. Les ulcérations siègent tantôt au sommet du cône formé par ces saillies, tantôt dans les interstices qu'elles laissent entre elles. D'après ISAMBERT, quelle que soit la place occupée par ces ulcérations, elles apparaissent constamment au sommet des granulations. L'aspect de ces petites solutions de continuité est assez caractéristique : irrégulières et plus étendues en longueur qu'en largeur, elles présentent un fond blanc jaunâtre ; lorsqu'elles sont en assez grand nombre, la paroi postérieure du pharynx prend un aspect marbré. Cette variété spéciale a une grande tendance à envahir les fosses nasales. Vu leur peu de profondeur, ces ulcérations, en se cicatrisant, n'entraînent aucun accident.

Les symptômes auxquels donne lieu cet état spécial sont peu importants ; aussi les ulcérations superficielles passent souvent inaperçues. Le malade se plaint cependant de sécheresse de la gorge ; chaque matin, comme dans toutes les affections granuleuses du pharynx, il expulse des crachats moulés, parfois sanguinolents. La déglutition est rarement douloureuse.

b. *Forme grave.* — Les scrofulides graves seraient particulièrement une affection de la jeunesse, qui atteindrait plutôt les femmes que les hommes (Homolle). Elles siègent de préférence sur le voile du palais, le pharynx (C. Paul), et pour Hillairet, débuteraient presque toujours par le fond du pharynx. D'après Homolle, « le voile du palais est le point où s'observe presque exclusivement le lupus primitif de la gorge ; les piliers, les amygdales et le fond du pharynx ne seraient envahis que secondairement ».

Le travail de destruction gagne profondément, ulcérant la muqueuse et envahissant parfois la couche musculaire du pharynx. Le fond de l'ulcère, jaunâtre, comme lardacé, offre un aspect comparable à celui du tissu graisseux sous-cutané ou à du mastic. Les bords en sont mal arrêtés, beaucoup moins franchement taillés que ceux de l'ulcère syphilitique ; ils sont pâles et ne présentent pas de liséré spécial.

Les phénomènes fonctionnels sont aussi peu marqués que dans le cas précédent, et les symptômes auxquels donne lieu la maladie diffèrent peu de ceux du catarrhe naso-pharyngien. Signalons cependant de temps à autre l'apparition de douleurs vives, très aiguës, s'irradiant d'un côté à l'autre jusque dans l'oreille. La marche de ces ulcérations est essentiellement envahissante, elles détruisent les piliers, la luette, gagnent la face supérieure et se propagent du côté des fosses nasales.

2° ULCÉRATIONS SYPHILITIQUES

Bibliographie. — H. Wende, in *Ziemssen's Handb. d. Speciell. Path. u. Thérap.*, Bd. VII. S. 299, Leipzig, 1874. — Ch. Mauriac, *Syphilose pharyngo-nasale*, Paris, 1877. — Fournier, *Journ. de méd. et chir. prat.*, 1879.
Thèse de Paris. — 1874, Machon. — 1875, Chaboux.

Les ulcérations syphilitiques de l'arrière-cavité des fosses nasales se développent d'ordinaire sur le voile du palais, et débutent fréquemment par la partie postéro-supérieure. De là elles s'étendent sur la luette, les piliers, quelquefois atteignent l'épiglotte et le larynx.

Leur forme est caractéristique, elles sont semi-circulaires ou elliptiques ; leurs bords, nettement taillés, comme à l'emporte-pièce, sont entourés d'un liseré rouge sombre luisant, couleur de jambon; leur fond présente une teinte gris perle, une mince couche de pus adhérent le recouvre. Les parties sont infiltrées, épaissies; le voile du palais, rougeâtre, semble être tendu. D'après FOURNIER, ces ulcérations se font remarquer par leur tendance spéciale à envahir les parties sous-jacentes. A la longue, une série de bourgeons charnus viennent recouvrir ces pertes de substance, il se fait enfin une cicatrice radiée blanchâtre, souvent vicieuse; il n'est pas rare de voir la cicatrisation déterminer une atrésie du conduit palato-pharyngien, l'obstruction de l'orifice tubaire, quelquefois même l'occlusion complète de l'arrière-cavité des fosses nasales. Les symptômes fonctionnels sont beaucoup plus accusés que dans les cas précédents; la voix est enrouée, il existe de l'enchifrènement, les malades se plaignent de douleurs très intenses que la déglutition -augmente. Lorsque les ulcérations intéressent les bords du pavillon de la trompe, outre le caractère particulier que prend alors la douleur, on constate des troubles divers du côté de l'ouïe : bourdonnements, surdité. Ces phénomènes sont dus, soit au rétrécissement de l'orifice tubaire, soit à la propagation des accidents inflammatoires du côté de la caisse (H. WENDT). D'une façon presque constante, l'air respiré a une odeur fétide; de temps à autre, il s'écoule des narines un muco-pus également fétide, parfois sanguinolent, qui se concrète en croûtes très étendues. L'accumulation de ces croûtes dans la région naso-pharyngienne occasionne de fréquents accès de toux.

Diagnostic différentiel. — Malgré l'examen le plus sérieux, reconnaître la nature des ulcérations de l'arrière-gorge est souvent difficile. Il faut se baser sur l'ensemble des symptômes locaux et généraux, sur les commémoratifs, enfin sur les résultats fournis par le traitement déjà employé. Le tableau ci-après facilitera les recherches :

ULCÉRATIONS TUBERCULO-SCROFULEUSES	ULCÉRATIONS SYPHILITIQUES
1° Les ulcérations tuberculeuses se développent de bas en haut, d'arrière en avant.	1° Les ulcérations syphilitiques se développent de haut en bas, d'avant en arrière.
2° Le début est lent, insidieux, sans douleur, sans réaction fébrile.	2° Le début est rapide, les douleurs sont souvent très vives, les poussées inflammatoires fréquentes.
3° L'ulcère n'a aucune forme caractéristique, ses bords sont irréguliers, déchiquetés, décollés.	3° L'ulcère est arrondi, taillé à pic. Ses bords faits à l'emporte-pièce sont indurés, œdématiés.
4° L'ulcère scrofuleux se rencontre le plus souvent sur le voile du palais et la partie postérieure du pharynx, rarement sur les amygdales.	4° L'ulcère syphilitique affectionne particulièrement les amygdales ou leur voisinage.
5° L'ulcération est peu profonde, les troubles fonctionnels à peine accusés.	5° Les tissus semblent fondre sous l'influence du travail ulcératif; en vingt-quatre heures, la déglutition et la phonation peuvent être très gênées.
6° L'engorgement ganglionnaire est peu fréquent, s'il existe; les ganglions atteints sont considérablement hypertrophiés, se ramollissent et fatalement arrivent à la suppuration (ganglions strumeux).	6° L'engorgement ganglionnaire est plus fréquent surtout à la première et deuxième période, les ganglions sont petits, durs; ils n'arrivent jamais à la suppuration (ganglions syphilitiques).

7° Les cicatrices sont mates, tendues, superficielles, irrégulières. Il existe, en général, des symptômes manifestes de scrofule.	7° Les cicatrices sont plus régulières, radiées, profondes. L'examen du malade, surtout les commémoratifs, permettent ordinairement d'établir l'existence de la syphilis.

Pronostic. — Dans les deux cas, le pronostic est sérieux. Ces ulcérations, par les désordres qu'elles produisent, par les cicatrices vicieuses qu'elles laissent après elles, entraînent des troubles graves dans les différentes fonctions, en particulier compromettant l'audition. Les ulcérations spécifiques sont plus facilement curables que les autres ; mais il faut se rappeler que leur marche est rapide, et qu'en peu de temps des désordres irrémédiables peuvent se produire.

Traitement. — Il doit être naturellement subordonné à la nature des ulcérations. Lorsqu'il s'agit de lésions scrofuleuses, on fera suivre au malade le traitement que nous avons déjà indiqué à propos des ulcérations scrofuleuses des fosses nasales. Les attouchements avec la teinture d'iode pure ou mitigée sont particulièrement indiqués. Lorsqu'il s'agit d'ulcères spécifiques, c'est à l'iodure de potassium que l'on doit s'adresser ; il faut prescrire d'emblée des doses assez élevées, en ayant soin, pour ne pas fatiguer le malade, de faire prendre le médicament au milieu du repas.

Nous avons signalé l'existence de douleurs fort intenses, contre lesquelles on emploiera une des préparations suivantes : laudanum pur ou étendu, teinture de coca concentrée, glycérine, morphine, etc. Les pulvérisations faites avec la solution : bromure de potassium, 10 grammes ; hypochlorite de morphine, 0^{gr},20 ; eau, 100 grammes, donneront aussi de bons résultats.

Enfin, la période aiguë étant terminée, le malade aura tout intérêt à aller faire une saison aux eaux de Challes.

§ 4. — Tumeurs de l'arrière-cavité des fosses nasales.

1° MYXOMES ET FIBRO-MYXOMES

Bibliographie. — LEGOUEST, *Soc. de chir.*, 1879. — U. TRÉLAT, *Bull. de la Soc. de chir.*, 1871 et 1877.

Thèses de Paris. — 1874, GUICHET. — 1875, MATHIEU. — 1883, NIGOT.

Thèses de Nancy. — 1882, GEHIN.

Les myxomes et fibro-myxomes, bien qu'ils soient beaucoup moins fréquents dans l'arrière-cavité des fosses nasales que dans les fosses nasales proprement dites, ont cependant été observés quelquefois dans cette région (LEGOUEST, TRÉLAT, DUPLAY).

Anatomie pathologique. — Ces tumeurs s'insèrent d'habitude dans les parties supérieure, antérieure, latérales et inférieure de cette cavité. Leur implantation à l'apophyse basilaire n'a pas encore été signalée.

Le volume de ces polypes est variable, ils atteignent parfois la grosseur d'une noix, d'un œuf de pigeon ; une tumeur de ce genre, extirpée par TRÉLAT, ressemblait par sa forme et son volume à un testicule appendu à son cordon. Leur pédicule est généralement grêle et présente une longueur variable.

La consistance de la masse varie suivant que l'on se trouve en présence d'un myxome pur ou d'un fibro-myxome. Les myxomes purs sont mollasses, rougeâtres, comme charnus. Les fibro-myxomes sont fermes, cependant leur dureté est moindre que celle des fibromes.

Symptômes. — Au début, ces tumeurs donnent lieu à des symptômes analogues à ceux du coryza : gêne de la respiration, enchifrènement, céphalalgie ; à mesure que le volume de la masse augmente, la gêne de la respiration croît aussi proportionnellement ; puis, lorsqu'elle a dépassé les choanes, surviennent de temps à autre des nausées. Les malades se plaignent d'une gêne mécanique dans l'accomplissement de la déglutition. Quelques-uns accusent une surdité intermittente. Ces phénomènes sont d'autant plus accentués que le polype a acquis un volume plus considérable.

L'examen de l'arrière-cavité des fosses nasales, l'exploration digitale, permettront de reconnaître les caractères principaux de la tumeur.

Diagnostic. — C'est surtout avec les fibromes ou polypes naso-pharyngiens qu'il faut éviter de confondre les polypes mous. Toutes les fois qu'on se trouvera en présence d'une tumeur de l'arrière-cavité des fosses nasales, molle, rouge, qui dans le cours de son développement n'a donné lieu à aucune hémorrhagie inquiétante, il faut penser à l'existence d'un polype muqueux. Dans les cas douteux, on sera toujours autorisé à enlever une partie de la masse pour en faire l'examen histologique. La présence de productions semblables dans les fosses nasales, fait assez commun, confirmera les renseignements fournis par l'exploration.

Pronostic. — Le pronostic est généralement bénin, ces tumeurs enlevées récidivent rarement ; leur ablation peut se faire par des procédés simples, et les opérations préliminaires sont la plupart du temps inutiles.

Traitement. — Si l'on parvient à porter un fil sur le pédicule de la tumeur, la ligature ou la section, en faisant passer dans le fil un courant galvanique, sont les procédés les plus simples. TRÉLAT a fait construire des pinces courbes avec lesquelles on peut, en passant par la bouche, aller saisir la production à sa base et l'arracher. Si avec ces procédés on ne parvenait pas à enlever le polype, il faudrait, à l'exemple de LABBÉ, BOECKEL, se créer un chemin par la boutonnière palatine.

2° POLYPES FIBREUX. — FIBROMES NASO-PHARYNGIENS

Bibliographie. — VERNEUIL, *Gaz. hebd.*, 1859 et 1860. — LEGOUEST, *Bull. de la Soc. de chir.*, 1853, 1860, 1865, 1866, 1868, 1869. — VERNEUIL, *Ibid.*, 1860, 1862, 1863, 1866, 1868. — RAMPOLLA, *Soc. de chir.*, 1860. — OLLIER, *Bull. de la Soc. de chir.*, 1864, et *Discussion sur le traitement*, *Bull. de la Soc. de chir.*, 1873. — POZZI, *Gaz. hebd.*, 1874. — GOSSELIN, *Clinique chirurg.*, 2° édit., t. Ier, 1879. — E. BOECKEL, *Soc. de chir.*, 1879. — MARCHAND, *Soc. de chir.*, 1879. — COLIGNON, *Ablat. des* *polypes naso-phar. sans op.*, Lyon, 1880. — HARTMANN, *Deutsch. Med. Woch.*, n° 7, 1881. — J. GRYNFELTT, *Gaz. hebd. de Montpellier*, n° 17, 19, 23, 1882. — P. LIN-COLN, *Med. News*, 26 mai 1883. — VERNEUIL, *Soc. de chir.*, 1884. — TRÉLAT, *Le Praticien*, 1885. — TILLAUX, *Tribune méd.*, 1885, et *Gaz. des hôpit.*, 1886. — DE ROSSI, 1° Congrès de la *Soc. ital. de chir.*, Gênes, 1887. — MICHEL (CARL), *Monatss f. Orenheilk.*, 1887. — KÖNIG (de Gottingen), *Centr. fur. chir.*, 1888. — HEYN-DENREICH, *Semaine méd.*, 1888. — M. BRIDE, *Edimburg. med. Journ.*, 1888. — OLLIER, *Soc. de chir.*, 1889.

Thèses de Paris. — 1850, GOSSELIN (Concours). — 1854, VAUTHIER. — 1855, DORNELLAS, (Concours), FERRIER, BREVET. — 1857, BŒUF, E. DESPRÉS. — 1864, ROBIN-MASSÉ. — 1867, POSTEL. — 1869, BAUDRIMONT. — 1872, DUC. — 1875, GOGUEL. — 1878, SIMONDÈS. — 1879, BRULÉ. — 1885, DEGAIL.

Les polypes naso-pharyngiens comptent parmi les affections graves de la face. Ils ont été bien étudiés par NÉLATON et ses élèves, ROBIN-MASSÉ, DOR-NELLAS, puis par GOSSELIN, et successivement par la plupart des chirurgiens contemporains.

Étiologie. — La cause de ces singulières productions nous échappe complè-tement. Tout ce que nous apprend l'observation, c'est que l'on doit classer les polypes parmi les maladies de l'adolescence ; on les a en effet toujours observés de quinze à vingt-cinq ans ; de plus, ils semblent être l'apanage presque exclusif du sexe masculin ; nous ne connaissons que deux observa-tions dans lesquelles leur présence chez la femme soit établie d'une façon indiscutable, elles sont dues à VERNEUIL.

Anatomie pathologique. — a. *Structure.* — Ces polypes sont constitués par de longues fibres parallèles, parfois enroulées sur elles-mêmes ; entre ces fibres on rencontre des cellules plasmatiques, à prolongements étoilés, reliés par un tissu cellulaire très lâche. En général, on ne trouve pas dans ces tumeurs de vaisseaux bien développés, leur ablation cependant occa-sionne parfois des hémorrhagies graves. La raison de cette contradiction apparente nous est donnée par la disposition de la muqueuse des fosses nasales, qui enveloppe entièrement la production morbide, et subit une vas-cularisation anormale.

b. *Point d'implantation.* — Au lieu de s'implanter à la façon des polypes muqueux, par un pédicule grêle et allongé, les polypes fibreux s'insèrent d'ordinaire par une base large. Les auteurs ne sont pas absolument d'accord sur la question de savoir où se fait l'implantation de ces tumeurs. Pour GOSSELIN, cette insertion peut se faire : 1° dans les fosses nasales elles-mêmes, surtout sur la partie la plus reculée de la lame de l'ethmoïde et des cor-nets, *insertion nasale ;* 2° à la limite du pharynx et des fosses nasales, sur l'aile interne de l'apophyse ptérygoïde, *insertion naso-pharyngienne ;* 3° sur l'apophyse basilaire et les premières cervicales, *insertion basilaire.*

La possibilité de ces diverses insertions est généralement admise par la plupart des auteurs qui se sont occupés de la question (VERNEUIL, FOLLIN, LAUGIER, SPILLMANN). Si l'on en croit NÉLATON, l'insertion serait unique et fixe. « Les polypes naso-pharyngiens s'implantent toujours dans le même point de la base du crâne, au niveau du périoste très épais qui recouvre la face inférieure de l'apophyse basilaire. » (*Traité de pathologie*, 2ᵉ édit., t. III, p. 750.) LORAIN a signalé l'existence en ce point d'un renflement spécial de la fibro-muqueuse, dont la présence expliquerait cette origine constante.

L'insertion basilaire est certainement de beaucoup la plus fréquente; mais qu'elle soit constante, c'est là ce que l'examen exact des faits ne permet pas de soutenir. Les cas rapportés par DUBOIS (d'Abbeville), FLAUBERT, VERNEUIL, FOLLIN, contredisent absolument cette manière de voir. Dans toutes ces observations, outre le point d'insertion basilaire, il existait des adhérences en

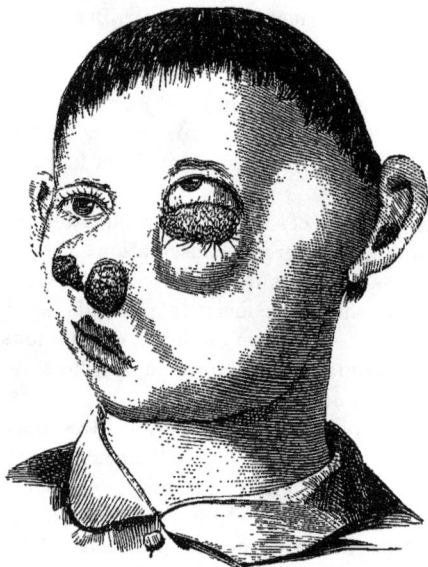

Fig. 107. · Déformations de la face par un polype naso-pharyngien. (Musée DUPUYTREN.)

divers endroits. Ces dernières ne seraient-elles pas secondaires, nous ne saurions l'affirmer.

c. *Volume.* — Le volume de la tumeur est variable, en se développant elle envahit l'arrière-cavité des fosses nasales, les narines, les divers sinus, la fosse ptérygoïdienne, luxe, disloque les os de la face, défonce l'orbite, pénètre dans la cavité, expulse le globe de l'œil, et peut même, par un travail lent mais continu, arriver jusque dans la cavité crânienne. On la voit aussi descendre dans le pharynx et parfois jusqu'au larynx.

Symptômes. — Leur étude se divise en trois périodes distinctes. Pendant les premiers temps, les polypes se développent d'une façon insidieuse. Les seuls phénomènes auxquels ils donnent lieu sont ceux du coryza, se compliquant d'épistaxis qui apparaissent d'abord de temps à autre, puis fréquemment. Ces épistaxis sont rebelles, assez sérieuses pour mettre parfois en danger la vie du malade. Leur persistance, la facilité avec laquelle elles se reproduisent, déterminent le chirurgien à explorer les fosses nasales, ce qui permet alors de reconnaître dès le début, pour ainsi dire, la présence du polype.

La tumeur ne tarde pas à grossir; elle occasionne du côté de la respiration une gêne graduellement croissante ; le malade perçoit manifestement la sensation d'un corps étranger, peu à peu les sécrétions deviennent purulentes, fétides, la masse se développe de plus en plus, fait saillie à l'arrière-gorge, à la partie antérieure des fosses nasales, pénètre dans la cavité orbitaire, disloque la face et occasionne des déformations caractéristiques (fig. 107). Enfin, si l'on n'intervient pas, apparaissent par suite du développement incessant du mal, les déformations et les troubles que nous venons de mentionner ; les hémorrhagies sont de plus en plus fréquentes et la mort vient parfois terminer ce lugubre tableau.

Marche. — Chacune de ces périodes a une durée assez longue. Les polypes mettent d'ordinaire plusieurs mois avant de déterminer des désordres graves. D'après LEGOUEST, les polypes fibreux auraient une tendance naturelle à s'arrêter dans leur développement et même à rétrocéder, lorsque les malades arrivent à l'âge adulte. Quelques faits rapportés par GOSSELIN, LAFONT, GUYON, confirment cette manière de voir. Ces observations ont une conséquence pratique importante ; si, en effet, il était permis d'affirmer que les polypes nasopharyngiens rétrocèdent seuls à certaines époques, le chirurgien devrait se borner à s'opposer à l'accroissement exagéré du mal, et toute intervention radicale exigeant de grands délabrements serait inutile : il suffirait de mettre le malade dans un état qui lui permit d'atteindre la période de rétraction de la tumeur.

Diagnostic. — Pendant les premiers temps de leur développement, les polypes fibreux sont souvent pris pour un simple coryza. L'examen méthodique de l'arrière-cavité des fosses nasales peut seul permettre d'éviter l'erreur; à une période plus avancée, les polypes ont été confondus avec des tumeurs cancéreuses ; mais, si l'on hésite, on se rappellera que le cancer ne se développe guère que dans la deuxième période de la vie, qu'il s'accompagne toujours de douleurs, de retentissement ganglionnaire, d'altération de la santé, qu'il forme une masse mollasse, tandis que le polype est dur et résistant.

D'après S. DUPLAY, les abcès rétro-pharyngiens présenteraient parfois des symptômes qui auraient permis de les confondre avec les polypes; dans ces circonstances, la recherche de la fluctuation, surtout la ponction exploratrice, suffiront à lever tous les doutes.

Enfin, il est rare que l'on prenne un polype muqueux pour un fibrome ; cependant, il peut arriver que les deux tumeurs existent ensemble, et que l'on ne découvre le fibrome qu'après l'ablation du polype muqueux.

Il est nécessaire, une fois la nature de la tumeur établie, de déterminer exactement son point d'implantation, de reconnaître le nombre et la situation de ses divers prolongements. L'exploration avec le doigt ou avec les sondes mousses peut seule nous donner des renseignements précis à ce sujet: comme souvent elle est rendue bien difficile par le volume du polype, il en résulte que, dans bien des cas, on doit se borner à de simples conjectures. Les prolongements pharyngiens et faciaux sont toujours faciles à reconnaître, mais les difficultés sont grandes lorsqu'il s'agit de savoir s'il existe un prolongement du côté de la base du cerveau. Cependant l'existence d'une céphalalgie intense et persistante, la somnolence, les vertiges, et surtout l'apparition de troubles oculaires (œdème péri-papillaire, plus tard atrophie), devront faire craindre de graves complications.

Pronostic. — Les polypes naso-pharyngiens, par les troubles qu'ils occasionnent du côté des organes des sens, les déformations qu'ils entraînent, la facilité avec laquelle ils récidivent, constituent une affection des plus graves; enfin, comme le fait remarquer SPILLMANN, ils peuvent déterminer la mort de différentes façons : 1° par asphyxie, la tumeur presse sur la base de la langue et arrête la respiration; 2° par production d'accidents cérébraux; 3° par des hémorrhagies incoercibles; 4° par un véritable empoisonnement, dû à l'absorption des sécrétions fétides qui arrivent dans l'estomac.

Traitement. — La gravité d'une semblable lésion nécessite une intervention active et aussi radicale que possible. La première idée qui vient à l'esprit consiste à attaquer le polype par les voies naturelles; malheureusement, c'est toujours difficile et fréquemment impossible. En présence de ces difficultés, les chirurgiens ont cherché à s'ouvrir une voie artificielle pour aller attaquer la tumeur; de là divers procédés dont nous partagerons l'étude en deux groupes distincts : 1° moyens employés pour détruire le polype lui-même; 2° opérations préliminaires destinées à faciliter l'accès de la tumeur.

A. *Moyens employés pour détruire le polype.* — Avec SPILLMANN, nous rangerons dans ce groupe : l'arrachement, le broiement, la ligature, l'excision, la rugination, la destruction du néoplasme par l'angle galvanique ou le thermo-cautère.

1° *Arrachement.* — Ce procédé a rendu de grands services; il était particulièrement employé par les chirurgiens du siècle dernier, et convient spécialement aux polypes dont la base d'implantation est petite et bien circonscrite. Des pinces solides et partant assez volumineuses sont nécessaires, on comprend dès lors qu'il est difficile de passer avec ces instruments par les voies naturelles. Après semblable opération, il n'est pas rare d'observer des hémorrhagies rebelles qui se montrent parfois tardivement; en outre, au point d'insertion de la tumeur, il y a souvent arrachement de fragments osseux; comme le fait remarquer FORGET, cet arrachement est d'autant plus à craindre, qu'au niveau de l'insertion des polypes le tissu osseux est toujours partiellement aminci et détruit. A la suite de lésions de ce genre, on a vu survenir des accidents cérébraux qui ont entraîné la mort (GOSSELIN, FLEURY, OLLIER).

2° *Broiement.* — Employé par VELPEAU, ce procédé est aujourd'hui abandonné.

3° *Ligature.* — L'origine de cette méthode opératoire remonte à GUILLAUME DE SALICET; elle consiste à prendre dans une anse de fil le pédicule de la tumeur, puis à l'écraser. La ligature convient aux tumeurs peu volumineuses, à pédicule bien limité; on l'emploie surtout lorsqu'on peut opérer par les voies naturelles; mais, malgré l'aide d'instruments spécialement construits dans ce but, on a beaucoup de peine, lorsque le polype a un certain développement et présente une insertion basilaire, à passer l'anse du fil.

4° *Compression par les pinces.* — Il est évident que si l'on arrive à saisir la base de la tumeur dans des pinces à pression solides, en les laissant en place, les parties comprimées se mortifieront rapidement. Au lieu de détruire ainsi le polype en une seule fois, on peut le morceler progressivement. Ce procédé a donné un bon résultat à LETENNEUR (de Nantes) qui s'est servi de pinces analogues à l'entérotome de DUPUYTREN.

5° *Écrasement.* — CHASSAIGNAC a proposé d'employer la chaîne d'écraseur; elle est difficile à passer, nécessite toujours une opération préalable; de plus, on ne peut ainsi faire une ablation complète.

6° *Excision.* — Procédé à rejeter, car il détermine parfois des hémorrhagies graves.

7° *Rugination.* — La rugination est le plus souvent une opération complémentaire; elle permet, lorsque la majorité de la masse a été enlevée par un des procédés précédents, de détruire les derniers vestiges du mal. BORELLI, A. GUÉRIN, HERGOTT, KŒNIG, ont attaqué d'emblée les polypes avec la rugine; l'index gauche introduit dans l'arrière-gorge guide la pointe de l'instrument. Cette méthode est rarement applicable.

8° *Caustiques, Galvano-cautère. Thermo-cautère.* — Après s'être ouvert une large voie pour arriver jusqu'au polype, plusieurs chirurgiens l'ont attaqué à l'aide du caustique de Canquoin, employé sous forme de flèches (DENUCÉ), ou de pâte que l'on introduit dans des trous faits au préalable dans la tumeur (RICHARD).

Le galvano-cautère a rendu et rend ici de grands services, on peut, en effet, donner à l'anse galvanique les formes les plus bizarres, la pousser jusqu'au point d'implantation du néoplasme, puis, faisant plonger graduellement la pile, on porte le fil à une température variable. Il est ainsi possible de faire des sections rapides ou lentes. et de se mettre à l'abri du sang. Le thermocautère peut être également mis en usage, mais il est d'un emploi peu commode.

B. *Opérations destinées à faciliter l'accès du polype.* — Les procédés principaux employés par les chirurgiens pour arriver plus facilement sur la base de la tumeur, sont classés de la façon suivante en tenant compte de la région qu'ils intéressent :

1° *Voie nasale.* — Cette méthode consiste à se frayer un passage à travers le nez : *a*, en agrandissant simplement son orifice antérieur (LEGOUEST) ; *b*, en faisant une incision sur la partie médiane (VERNEUIL, KŒNIG) ; *c*, en détachant le nez à sa racine sur un de ces côtés pour le renverser sur l'autre comme une tabatière (CHASSAIGNAC); *d*, en abattant l'auvent nasal (OLLIER).

2° *Voie maxillaire ou jugale.* — SYME, FLOBERT, OLLIER, dans le but de s'ouvrir un passage, conseillent l'ablation du maxillaire supérieur. La gravité de cette opération préliminaire est moins considérable qu'on pourrait être tenté de le croire. Sur vingt-sept cas qu'il a réunis, MICHAUX (de Louvain) ne compte que trois morts.

Pour éviter les difformités, MICHAUX, en 1843, a proposé de substituer les

résections partielles aux résections totales. Plusieurs chirurgiens, en particulier GUÉRIN, MAISONNEUVE, DEMARQUAY, ont pratiqué des opérations de ce
genre.

3° *Voie palatine.* — Au commencement du siècle dernier, un chirurgien
d'Avignon, MANNE, incisa le voile du palais pour atteindre le polype; DIFFEN-
BACH, MAISONNEUVE, FOUCHER, HUGUIER ont repris cette opération; NÉLATON, en
1848, ajouta à l'incision de MANNE l'ablation de la moitié postérieure de la
voûte osseuse, et créa la voie palatine. C'est de tous les procédés celui dans
lequel on commet le moins de dégâts; de plus, l'ouverture peut être tenue
béante pendant un certain temps, ce qui permet de détruire la tumeur lentement, mais sûrement. BŒCKEL s'est servi avantageusement de l'incision trans-

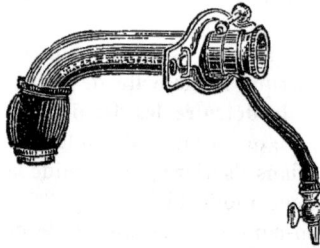

Fig. 108. — Canule de TRENDELENBURG, modifié par F. SEMON.

versale du voile du palais. Dans le cours de ces diverses opérations, il coule
toujours dans la bouche une quantité considérable de sang, qui, si le malade
est endormi, pénètre dans les voies aériennes. Cette menace incessante
d'asphyxie a fait renoncer en partie à l'emploi du chloroforme. Afin de faire
bénéficier le malade des avantages du sommeil anesthésique, tout en le mettant à l'abri des accidents, les chirurgiens allemands font la trachéotomie et
emploient la canule à tamponnement de TRENDELENBURG (fig. 108).

Après avoir ainsi énuméré les procédés mis en usage contre les polypes
naso-pharyngiens, nous devons examiner quels sont parmi ces procédés ceux
qui conviennent aux différents cas que l'on peut rencontrer dans la pratique :

1° Chez les enfants et les adolescents, alors que la période atrophique est
encore éloignée, il n'y a pas à hésiter, l'intervention est de rigueur, il faut
l'imposer. H. BOUSQUET a perdu un malade de 18 ans, dont les parents refu-
sèrent pendant deux ans l'opération, des douleurs de la tête intolérables les
forcèrent à se soumettre, mais il y avait un prolongement cérébral (*Soc. de
chir.*, 1809);

2° Si le polype occasionne des hémorrhagies graves, l'indication est encore
plus urgente. Dans ces deux cas, il faut une opération complète, partant une
ouverture large, de manière à avoir une voie suffisante. On ne doit donc pas
hésiter à abattre un ou les deux maxillaires supérieurs;

3° Chez l'adulte, alors que rien ne presse et que l'on peut espérer la régression, on peut essayer d'attaquer la tumeur par les voies naturelles, le galvano-
cautère est alors fort utile. L'incision palatine qui laisse une porte béante
sur la tumeur, rend aussi de grands services.

CHAPITRE IV

AFFECTIONS DES SINUS DE LA FACE

1° MALADIES DU SINUS MAXILLAIRE

Bibliographie générale. — SARDAILLON, Th. d'agrég., Paris, 1844. — LECLERC
(J.-A.), Th. de Paris, 1849. — GIRALDÈS, Th. de conc., Paris, 1851. — POINSOT,
Maladies des sinus, in *Nouv. dict. de méd. et chir. prat.*, t. XXIV, p. 69, 1877
(Bibliogr.). — GUYON, art. MAXILLAIRE du *Dict. encyclopédique*, 1872 (Bibliogr.
très étendue). — BERGMANN, *Deutsche Chir.*, Lief. 34, 1880.

§ 1er. — Lésions traumatiques. — Corps étrangers.

1° TRAUMATISME

La situation du maxillaire supérieur, la saillie que forme sa paroi antérieure, expliquent la fréquence relativement assez grande des traumatismes
de cette région.

Les plaies par instruments piquants et tranchants ne donnent lieu à aucun
phénomène spécial. Les contusions et fractures sont loin d'être rares, ces
dernières sont d'ordinaire de cause directe. Les unes et les autres reconnaissent pour origine les chutes sur la face, les coups portés sur cette région
dans les rixes; enfin, en chirurgie d'armée, l'action des divers projectiles.
Pour éviter des redites, nous reviendrons sur ces fractures en faisant l'histoire de celles des maxillaires supérieurs.

Les contusions peuvent, au dire de JOURDAIN, DUPUYTREN, VELPEAU, déterminer la formation de collections sanguines dans l'intérieur du sinus. BER-
MOND (*Bull. méd. de Bordeaux*, nov. 1840), dans une observation fréquemment citée, aurait trouvé près de 1,000 grammes de liquide dans la cavité
d'Hygmore. Au moment de l'opération, le malade se rappelait avoir reçu
une contusion vingt ans auparavant. BOISSARIE a rapporté, en 1879, à la
Société de chirurgie, un fait analogue. Dans ce cas, cependant, il n'y avait
pas eu de contusion; aussi, l'auteur conclut-il à l'existence d'un épanchement qui se serait produit dans une cavité kystique. Le traitement consisterait à ouvrir le sinus, à le drainer et à faire dans sa cavité des injections
détersives.

2° CORPS ÉTRANGERS

Les corps étrangers du sinus maxillaire sont le plus ordinairement des
projectiles de toute espèce, qui ont défoncé une des parois de l'antre
d'Hygmore et se sont logés dans son intérieur. On a rencontré encore dans

ce sinus des bourdonnets de charpie oubliés, un dé métallique qui avait servi de bout à un parapluie (BÉCLARD). Quelquefois un dentiste maladroit, voulant extraire une molaire, la repousse dans la cavité.

Les corps étrangers du sinus maxillaire peuvent pénétrer dans cette cavité : 1° par les voies naturelles, on a vu des mouches s'introduire par les fosses nasales, arriver dans l'antre d'Hygmore et y déposer leurs œufs ; 2° en fracturant la paroi antérieure (projectiles de tout genre) ; 3° par une ouverture anormale. Après l'ablation d'une dent, lorsqu'il persiste une communication entre la cavité buccale et le sinus, quelques parcelles alimentaires pourront s'introduire dans cette cavité (DUPLAY). Enfin, LANCONI aurait rencontré des calculs dans ce sinus.

Ces corps déterminent d'ordinaire, par leur présence, une inflammation des plus vives qui péut arriver jusqu'à la suppuration (abcès du sinus), après laquelle persiste une fistule. Cependant PERCY, RAVATON, DESPRÈS ont cité des cas de tolérance surprenants.

L'existence d'une fistule fera soupçonner la présence d'un corps étranger; une sonde introduite par ce conduit arrivera quelquefois à rendre le fait évident. Dès lors, il faudra, la lèvre supérieure étant soulevée, faire une incision dans le pli gingivo-labial, trépaner la paroi antérieure du sinus et extraire cet hôte incommode.

§ 2. — Inflammations du sinus maxillaire.

Bibliographie. — DRACKE, *Anthropologia nova*, Londoni, 1721. — JOURDAIN, *Traité des dépôts dans le sinus maxil.*, etc., Paris, 1761, et *Journ. de méd. et de pharm.*, par BACKER, VANDERMONDE et DONT, 1754-1793. — SALTER, *Holme's Syst. of. Surgery*, 1870. — D.-H. GOODWILLIE, *The Antrum of Higmore and some of its diseases*, med. news., sept. 1884. — BERKELEY-HILL, *Med. Times*, 1884. — GOODLEE, *eod. loc.*, 1884. — MICKULIEZ, *Traitement*, 15° Congrès de la *Soc. allem. de chirurgie*, *Sem. méd.*, 1886. — ZIEM (de Dantsig), *Monatschrift. f. Orhenheilkunde*, 1886 — SCHIFFERS (de Liège), *Soc. franc. de Laryng. et otol.*, 1887. — SCHNEIDER, *Deutsche Monats. f. Ohrenh.*, mars 1887. — LINCK, *Wien. med. Wochens.*, 1888. — BRESGEN, *Ziem. Berl. klin. Wochensch.*, 1889. — BAYER, — HARTMANN, *Deut. med. Wochens.*, 1889. — LUC, *Revue critique, Arch. de Laryngol.*, 1889. Thèses de Paris. — 1876, H. BOUSQUET. — 1879, TRÉMOUREUX. — 1882, DE MADEC. — 1891, GAPIN.
Thèse de Montpellier. — 1890, SOBLEVILLE.

Etiologie. — L'inflammation des sinus maxillaires complique fréquemment le coryza aigu, ou bien elle est consécutive aux traumatismes divers de la région, aux lésions des parties voisines ou enfin aux affections épidémiques et diathésiques.

Parmi les causes d'origine traumatique, nous devons signaler d'abord les contusions et fractures, mais surtout l'introduction d'un corps étranger dans la cavité du sinus.

De toutes les causes qui produisent les inflammations de l'antre d'HYGMORE, les plus communes sont certainement les maladies des dents, du périoste alvéolo-dentaire et des gencives. Sur 50 cas d'abcès du sinus, l'un de nous a constaté que 40 au moins étaient consécutifs à des altérations de ce genre. Enfin, JOURDAIN prétend avoir observé la présence de pus dans les sinus d'individus morts de fièvres malignes, en particulier de la variole. La syphilis, par suite des ravages qu'elle exerce sur les os de la face, peut revendiquer ici la première place.

Variétés. — L'inflammation du sinus peut être simple, ou déterminer la suppuration de cette cavité, bien improprement désignée sous le nom d'*abcès du sinus maxillaire*.

a. *Inflammation simple.* — L'inflammation simple se manifeste par des douleurs sourdes, térébrantes, absolument analogues à celles de la névralgie

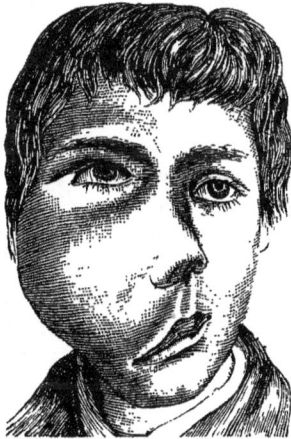

Fig. 109. — Abcès du sinus maxillaire. — Déformation (d'après ALBERT).

dentaire. avec laquelle elle est presque toujours confondue. Le malade expulse en se mouchant des mucosités verdâtres, parfois sanguinolentes. L'affection passe souvent inaperçue, elle est souvent le premier stade de l'inflammation suppurative.

b. *Inflammation suppurative. Abcès du sinus.* — Les abcès du sinus donnent lieu à deux ordres de symptômes : généraux et locaux.

Les symptômes généraux, de beaucoup les moins graves, se bornent à quelques accès de fièvre accompagnés de nausées et de vomissements. Bien autrement importants sont les symptômes locaux. La douleur dont a voulu faire jadis un signe pathognomonique est mal localisée, néanmoins elle est loin d'être rare, comme on l'a prétendu. Le symptôme pathognomonique, révélateur du mal, est l'écoulement de pus par la narine correspondante. Cet écoulement a lieu pendant les efforts que le malade fait pour se moucher ou lorsqu'il penche la tête en bas et en avant. Ce pus a des caractères bien nets : 1° son odeur est des plus désagréables, elle rappelle celle du poisson pourri ; 2° sa couleur, d'un brun chocolat ; son aspect épais, crémeux. Parfois ce liquide ne peut trouver aucune issue ; dans ce cas, il se développe une ostéite des parois du sinus qui occasionne une déformation de la face du côté malade (fig. 109), une légère ophthalmie, une saillie de la voûte palatine, laquelle fait un relief appréciable à la vue et au toucher. A la longue, si le chirurgien n'intervient pas, une ouverture spontanée se produit, le pus s'écoule, puis une fistule s'établit.

Marche. Terminaison. — Tels sont les caractères de l'abcès franchement aigu. Fréquemment le pus ne s'écoule que d'une façon intermittente, la cavité se vide fort mal. Cependant les symptômes inflammatoires s'amendent, et il persiste un écoulement qui devient des plus fétides.

La douleur, dans ces cas chroniques, est à peine marquée ; de temps à autre surviennent des poussées inflammatoires avec exaspération des douleurs.

Lorsqu'ainsi les phénomènes inflammatoires persistent, il peut se produire des perforations de la voûte palatine, des nécroses considérables du maxillaire ; on a vu même survenir la phlébite des sinus (MAIR), et une méningite suppurée (FOUCHER). Enfin SALTEZ, BRUCK, GALEZOWSKI ont signalé des troubles sérieux du côté de la vision.

Diagnostic. — Les abcès du sinus maxillaire ont été confondus avec les diverses tumeurs tant solides que liquides qui se développent dans l'intérieur de cette cavité. Tout d'abord, une lésion du sinus étant donnée, il faut se demander si l'on est en présence d'une tumeur solide ou liquide. Pendant les premiers temps de la maladie, la question est presque insoluble ; plus tard, l'existence d'une traînée de pus sur la cloison ou sur la convexité du cornet inférieur, permettront de supposer et d'affirmer l'existence d'une collection purulente du sinus.

On a conseillé (G. MARCHAND) de cathétériser le sinus avec un stylet garni d'ouate. Celui-ci, ramené souillé de pus, ne laissera aucun doute sur l'existence de la collection.

La seule difficulté consiste à pénétrer dans le sinus et la chose nous paraît difficile sans incision préalable ; aussi ne croyons-nous pas, comme l'auteur précité, qu'il faille complètement rejeter la ponction exploratrice.

Pronostic. — D'une façon générale, la terminaison des abcès du sinus est la guérison, néanmoins cette règle n'est pas absolue ; de plus, avant d'arriver à ce résultat, diverses complications peuvent se produire. Rarement, ainsi que nous l'avons dit, l'écoulement s'établit par les fosses nasales, et même dans ces cas heureux, l'orifice du sinus étant situé plus haut que le fond de cette cavité, il reste toujours une certaine quantité de pus dans l'antre d'Hygmore Si l'on veut éviter les conséquences que peut entraîner la présence de ce liquide (fistules, nécroses, etc.), il ne faut pas hésiter à proposer l'intervention chirurgicale.

Traitement. — La première indication, la seule même, est de donner issue au pus. Plusieurs procédés ont été conseillés pour cela.

1° Au siècle dernier, ALLOUEL (1737), et JOURDAIN (1765) tentent de pénétrer dans le sinus par les voies naturelles. Ce procédé, condamné par l'ancienne Académie de chirurgie, est justement abandonné de nos jours, malgré les tentatives qu'ont faites pour le réhabiliter les auteurs du *Compendium* et quelques spécialistes de nos jours.

2° Dès 1718, H. MEIBOMIUS avait proposé d'enlever une ou plusieurs dents, de préférence celles qui sont malades, et d'ouvrir en perforant les alvéoles, une voie à l'écoulement du pus. DOWPER, en 1721, précise ces données et prescrit l'ablation de la première molaire.

3° LAMORIER (*Bull. et Nouv. Acad. de Chirurg.*, 1743) décrit un procédé différent. La commissure des lèvres écartée avec le doigt introduit dans la bouche, le chirurgien examine la saillie formée par l'os malade; cette saillie reconnue, il incise la muqueuse au-dessous de ce point, puis l'os étant mis à nu, il le traverse avec un trépan perforatif. Au commencement de ce siècle, DESAULT conseille de pénétrer un peu plus bas, au niveau de la fosse canine.

Avec RICHET, nous donnons la préférence au procédé de LAMORIER, par la raison que l'ouverture située dans le lieu le plus déclive permet l'écoulement facile des liquides et la pratique des injections. « On commence, dit RICHET, par enlever une des molaires et, comme toutes répondent au sinus, s'il en est de cariées, ce sont celles-là qu'il faut choisir; si toutes au contraire sont intactes, c'est la deuxième ou la troisième qu'il faut arracher de préférence. »

Que l'on adopte l'une ou l'autre de ces deux dernières méthodes, il faut introduire un drain dans le trajet, et faire dans la cavité des injections détersives. Au moment des repas, on fermera l'orifice du drain à l'aide d'un petit fausset, de façon à éviter la pénétration de parcelles alimentaires dans l'antre d'Hygmore.

Se basant sur ce fait que le sinus est un appendice de la cavité nasale, MIKULICZ (de Cracovie) estime qu'il faut rétablir la communication avec celle-ci. Cette communication est obtenue par l'auteur en pénétrant avec un bistouri à double tranchant dans l'antre d'Hygmore, tout près du méat inférieur, on pratiquera en ce point une large ouverture. L'hémorrhagie est parfois considérable, mais, grâce à cette large fente, les lavages sont faciles.

§ 3. — Tumeurs à contenu liquide.

1° KYSTES DU SINUS MAXILLAIRE

Bibliographie. — BÉRAUD, *Soc. de biol.*, 1851. — GIRALDÈS, *Mém. de la Soc. de chir.*, 1853, t. III. — VIRCHOW, *Path. des tumeurs*, t. Ier, p. 242. — MARCHANT, Th. de Strasbourg, 1868.
Thèse de Paris. — 1878, SOULÉS.

Les kystes que l'on rencontre dans le sinus maxillaire sont des kystes muqueux; ils reconnaissent pour origine la dilatation des glandes folliculaires, dont GIRALDÈS le premier a démontré la présence dans l'épaisseur de la muqueuse de cette cavité. Cet auteur a constaté sur des pièces anatomiques l'existence de deux variétés de kystes bien distinctes : 1° des kystes miliaires formés par la dilatation de la partie périphérique du canal excré-

teur ; 2° des kystes plus considérables résultant de la dilatation du corps folliculaire tout entier. Nous ne nous occuperons pas des tumeurs de la première
classe, elles ne constituent en quelque sorte que la période de début des kystes
folliculaires, et, vu leur peu de volume, elles passent facilement inaperçues.

Anatomie pathologique. — Le développement des kystes muqueux, dit
Giraldès, coïncide habituellement avec un état fongueux de la muqueuse.
Leur nombre est variable, leur volume, qui habituellement est celui d'un
gros pois, peut atteindre la grosseur d'un œuf de pigeon. La matière contenue dans leur intérieur est un liquide visqueux, filant, transparent, parfois
jaunâtre ; on y a rencontré fréquemment des cristaux de cholestérine (Béraud,
Giraldès, Jobert). La membrane d'enveloppe est constituée par du tissu

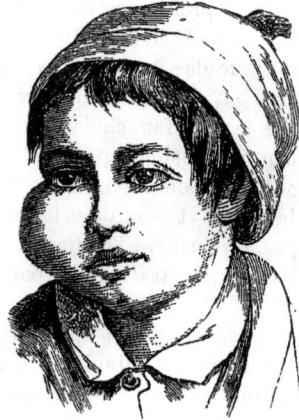

Fig. 110. — Kyste du sinus maxillaire. — Déformation (d'après Gensoul).

fibreux, une couche épithéliale incomplète tapisse la face interne, dans les
tumeurs dont le développement est considérable (Luschka).

Cette membrane renferme des vaisseaux dans son épaisseur ; de leur présence Boissarie a cru pouvoir conclure, dans le cas précédemment cité, que
le sang épanché dans la cavité du sinus résultait d'hémorrhagies qui se
seraient produites dans les kystes préexistants.

Symptômes. — A leur début, et tant que la cavité osseuse peut les contenir, les kystes ne traduisent leur présence par aucun symptôme ; mais, dès
qu'ils remplissent l'antre d'Hygmore, ils réagissent contre les parois qu'ils
distendent. La dilatation se fait parfois d'un façon uniforme, toutes les faces
de la cavité y prennent part ; habituellement c'est une de ses parties qui se
laisse distendre de préférence ; de là, suivant les cas, une saillie anormale
du côté de l'orbite, de l'œil, du palais, des fosses nasales, de la joue (fig. 110).

Le plus ordinairement, c'est la paroi antérieure qui cède la première ; la
joue s'arrondit, en même temps, la tumeur fait saillie dans le repli gingivo-
labial. Bientôt, en pressant sur la joue, on constate l'existence de deux symptômes particuliers : la crépitation parcheminée et la fluctuation.

La crépitation parcheminée est due à l'élasticité de la lamelle osseuse amincie qui, cédant sous la pression, reprend ensuite sa place. Ces kystes se développent sans aucune douleur, leur marche est lente, mais incessante.

Diagnostic. — Les symptômes précédents ne permettent d'affirmer qu'une seule chose, l'existence d'une collection liquide; la ponction exploratrice est nécessaire le plus souvent pour confirmer le diagnostic. Nous verrons, en étudiant une autre variété de kystes du maxillaire supérieur, les kystes dits périostiques, que, même en s'aidant de la ponction, il n'est pas toujours possible de savoir si la tumeur est située dans le sinus lui-même ou en avant.

Pronostic. — Les kystes des sinus constituent une affection bénigne essentiellement curable. Après la guérison il persiste parfois une légère saillie de la joue, qui, d'après nos observations, diminue peu à peu et finit par disparaître entièrement.

Traitement. — Si l'on était sûr de l'existence d'un kyste unique, il suffirait de faire une ponction et quelques injections dans sa cavité, mais, comme le fait remarquer GIRALDÈS, la coïncidence presque constante de plusieurs kystes rend nécessaires une intervention plus sérieuse. Il faut ouvrir largement le sinus dans le sillon labio-gingival, et nettoyer sa cavité; on fera ensuite le drainage et des injections antiseptiques. La destruction de la paroi du kyste peut donner lieu à des hémorrhagies faciles à arrêter par le tamponnement de l'antre d'Hygmore.

2° HYDROPISIE DU SINUS MAXILLAIRE

Bibliographie. — VERNEUIL, *Bull. de la Soc. de chir.*, t. III, 1852-53. — FANO, *Union médicale*, 1867.

JOURDAIN désignait, sous le nom d'hydropisie du sinus, la formation dans cette cavité d'un épanchement de lymphe. Aucun fait n'est venu confirmer l'existence de cette singulière lésion; en revanche, on comprend très bien que, par suite de l'oblitération de l'ouverture qui met en communication le sinus et les fosses nasales, il puisse se produire une rétention des matières sécrétées par la muqueuse enflammée chroniquement. Le fait rapporté à la Société de chirurgie par VERNEUIL montre la possibilité de semblable lésion, qui est exceptionnelle.

Les symptômes auxquels donne lieu l'hydropisie du sinus sont exactement ceux que nous avons exposés dans le chapitre précédent. Cette affection réclame du reste le même traitement que les kystes muqueux. .

3° FISTULES DU SINUS MAXILLAIRE

Avec les auteurs du *Compendium*, nous diviserons les fistules du sinus maxillaire en deux groupes : fistules cutanées et fistules buccales.

Les fistules cutanées siègent sur la joue à différentes hauteurs, les fistules buccales, dans le sillon labio-gingival ou sur la voûte palatine: enfin il existe encore une variété de fistule buccale (fistule-alvéolaire) dans laquelle l'écoulement se fait par la cavité alvéolaire d'une dent enlevée.

Étiologie. — Ces fistules, ainsi que nous l'avons vu, sont fréquemment consécutives à une lésion du sinus. Le plus souvent elles succèdent à un abcès, à un kyste; quelques-unes sont d'origine traumatique, d'autres enfin symptomatiques de la présence d'un corps étranger, d'un séquestre, d'une lésion osseuse de la cavité.

Symptômes. — Les fistules cutanées ont leur orifice en cul de poule au sommet d'une petite saillie mamelonnée et rougeâtre; l'orifice des fistules buccales est au contraire le plus ordinairement déprimé. Quelle que soit la nature de la fistule, elle laisse échapper un muco-pus fétide dont l'écoulement est particulièrement abondant au moment où le malade se mouche; souvent alors de l'air s'échappe par cet orifice. Un stylet introduit par l'ouverture anormale arrive dans l'intérieur de la cavité d'Hygmore, et fréquemment cette opération permet de reconnaître la véritable cause du mal.

La fistule est généralement unique, son orifice étroit, son trajet plus ou moins sinueux. Abandonnés à eux-mêmes, ces trajets peuvent parfois se cicatriser à la longue, mais habituellement ils persistent tant que la cause du mal n'a pas disparu.

Traitement. — Les fistules cutanées dont l'orifice est peu considérable sont faciles à guérir; il suffit, d'après le conseil de Bérard, d'assurer l'écoulement du liquide par une ponction du sinus au niveau du sillon labio-gingival, et de transformer ainsi la fistule cutanée en fistule buccale; au bout de peu de jours, le pus ne s'écoulant plus sur la joue, la fistule cutanée se cicatrise d'elle-même. Si la perte de substance est très grande, il faut avoir recours à une opération d'autoplastie, après avoir assuré l'écoulement buccal.

Les fistules buccales sont beaucoup plus tenaces, leur guérison ne pouvant s'établir qu'après la suppression de la cause qui leur a donné naissance; de là, toute une série d'indications spéciales, sur lesquelles nous n'insisterons pas. Si par un motif quelconque le chirurgien est obligé de respecter la fistule, il aura soin d'introduire dans son conduit une canule dont on obturerait l'orifice avec un morceau d'éponge; le malade, de temps à autre, enlèverait le bouchon pour vider le contenu de la cavité, et faire dans son intérieur des injections détersives.

§ 4. — Tumeurs solides du sinus maxillaire.

Bibliographie. — Luschka, *Arch. de Virchow*, Bd. VIII, 1855. — D'Espine, *Soc. anat.*, 1872. — Dumesnil, *Soc. de chir.*, 1876. — Heurtaut, *Ibid.*, 1877. — Panas, *Congrès franç. de chir.*, 1885.
Thèse de Paris. — 1868, Fourdrignier.

On peut rencontrer dans la cavité du sinus maxillaire des tumeurs diverses. Les unes ont pris naissance dans les parties périphériques et n'envahissent le sinus qu'accidentellement, nous n'avons pas à les étudier ici; d'autres, au contraire, se développent dans la cavité même du sinus où elles croissent ensuite : ce sont ces dernières que nous aurons en vue. Leur nature est parfois fort différente, cependant toutes présentent une série de symptômes communs nécessitant un traitement semblable ; aussi, pour éviter les répétitions, nous décrirons ensemble les symptômes et le traitement de ces différentes affections.

Les tumeurs qui se développent le plus souvent dans le sinus maxillaire sont, par ordre de fréquence : les sarcomes, les ostéomes, les enchondromes, les épithéliomes, les carcinomes, les adénomes et les lipomes.

a. *Sarcomes.* — Les sarcomes ont généralement une dureté, une résistance notables, qui résultent de la présence du tissu fibreux en quantité assez considérable ; parfois cependant ils sont mous et friables, ce qui tient à l'existence d'une grande quantité de cellules entre les fibres ; presque toujours, dans ce dernier cas, ils renferment des vaisseaux sanguins en abondance.

b. *Ostéomes.* — Les observations d'ostéomes du sinus maxillaire ne sont pas rares : BORDENAVE, COOPER, HUGUIER, MICHON, FERGUSSON, PAGET, PÉAN, PAYS et d'autres encore ont observé des faits de ce genre. Nous avons exposé, en étudiant les ostéomes des fosses nasales, la pathogénie, la structure et le développement de ces masses.

c. *Fibromes.* — Les fibromes doivent déjà être rangés parmi les tumeurs rares, ils sont parfois très vasculaires (MAROX) et donnent lieu à des hémorrhagies graves. PAGET a signalé dans leur intérieur la présence de kystes contenant une sérosité jaunâtre. DEMARQUAY a rencontré une de ces tumeurs infiltrée de sels calcaires.

d. *Enchondromes.* — Les enchondromes observés principalement chez les jeunes sujets naissent habituellement des parois mêmes du sinus, par un pédicule grêle et étroit qui ne tarde pas à se rompre ; ils peuvent acquérir à la longue des dimensions considérables. Il est rare de voir des enchondromes vrais, ce sont le plus souvent des ostéo-chondromes.

e. *Épithéliomes.* — Genre de tumeurs relativement rare ; ils semblent formés, par l'hypergenèse des éléments épithéliaux que l'on rencontre dans les nombreuses glandes que renferme la fibro-muqueuse des sinus (RANVIER).

On a signalé encore dans les sinus la présence de carcinomes et d'adénomes ; VIAUD, MAISONNEUVE et PÉAN ont eu chacun l'occasion de rencontrer dans ces cavités des néoplasmes constitués par une substance semblable à du suif (tumeurs graisseuses) et qui étaient peut-être des kystes dermoïdes.

Symptômes. — Les symptômes, provoqués par la présence de tumeurs dans la cavité du sinus, diffèrent absolument suivant le moment de leur développement.

Tant que la masse peu volumineuse ne remplit pas l'intérieur du sinus, son existence peut passer inaperçue, elle détermine simplement alors une sensation de pesanteur, une gêne spéciale accompagnée parfois de douleurs vives et lancinantes qui peuvent donner le change, et faire croire à des douleurs névralgiques.

Dès que le volume de la production est supérieur à celui de la cavité dans laquelle elle est contenue, la scène change. Les douleurs deviennent plus violentes, et l'on voit bientôt apparaître des déformations semblables à celles

que nous avons signalées à propos des polypes : chute des dents, perforations de la voûte palatine, nasonnement, larmoiement, déformation de la
face, diplopie, exophthalmie, troubles cérébraux, etc. Ces déformations sont
plus ou moins accusées, suivant le sens dans lequel prédomine le développement de la production.

Diagnostic. — Il est complexe et difficile. Il faut tout d'abord se demander
si le néoplasme a son origine dans le sinus ou dans les parties environnantes;
or, malgré l'étude des commémoratifs et l'examen le plus minutieux, c'est là,
fréquemment, un problème insoluble. On doit ensuite rechercher si la tumeur
est solide ou liquide; la ponction seule dans un cas semblable fournira des
renseignements sérieux. La crépitation parcheminée, symptôme caractéristique de l'amincissement des surfaces osseuses, peut encore se rencontrer ici.

Puisqu'on est à peu près sûr d'être en présence d'une tumeur solide, il
faut en déterminer la nature. La marche du mal, l'état général du malade,
son âge, la présence ou l'absence de ganglions ont donné d'utiles renseignements; puis on cherchera, par la palpation ou à l'aide d'un trocart, à déterminer la consistance du néoplasme. La dureté spéciale des exostoses, par
exemple, suffira pour les faire reconnaître; mais pour différencier les
enchondromes, fibromes, etc., il sera souvent nécessaire d'enlever un morceau de la tumeur et d'avoir recours à l'examen histologique.

Traitement. — Enlever ou détruire le néoplasme, tel est le devoir du chirurgien. Pour ce faire, il faut créer une voie qui permette l'accès du mal,
c'est-à-dire ouvrir largement le sinus; on enlève ensuite la masse par un
procédé quelconque.

Lorsqu'on se trouve en présence d'une tumeur de mauvaise nature, il est
parfois nécessaire pour détruire ses prolongements de faire une résection
partielle du maxillaire supérieur, souvent même, comme cela ne suffit pas,
la résection totale est indiquée; malheureusement cette opération, quoique
radicale, est impuissante dans la plupart des cas pour mettre le malade à
l'abri de la récidive.

Fréquemment, ainsi que nous l'avons dit, la nature du mal est inconnue;
dès lors, le chirurgien se comportant comme s'il se trouvait en présence d'un
cas simple, proposera au malade une opération légère, en ayant soin de le
prévenir que si, contre toute probabilité, il rencontre une tumeur de mauvaise nature, il sera seul juge de l'ablation du maxillaire supérieur.

2° MALADIES DES SINUS FRONTAUX

§ 1er. — Lésions traumatiques. — Corps étrangers.

1° TRAUMATISMES

Bibliographie générale. — *Traumatismes.* — DESCHAMPS, *Traité des mal. des
fosses nas. et de leurs sinus*, Paris, 1804. — DEZEIMERIS, *Observ. sur les mal. des
sinus front., Journ. l'Expérience*, t. IV, p. 401. — ROZET, *Observ. de hernie de la*

muqueuse nasale, etc., *Rec. des mém. de méd. et pharm. mil.*, 3e série, t. XXI, 1868.
— Steiner, *Uber die Entwickelung der Stirnohlen*, Arch. f. klin. Chir., 1871.
Bd. XIII. S. 144. — Desprès, *Emphys. du sinus*, Gaz. des Hôp., 1872. — Kelburne King, *Two cases of. Punct, Fract.*, et Brit. Med. Journ., t. II, p. 390, 1875. — Péan, *Fist. du sinus frontal*, Gaz. des Hôp., 1881.
Consultez en outre les *Traités de chirurgie d'armée.*

Lorsqu'un traumatisme intéresse la région des sinus frontaux, suivant sa violence, il se borne simplement à fracturer la paroi inférieure du sinus dont la cavité se trouve ainsi ouverte, ou bien la paroi postérieure est elle-même intéressée; dès lors, on se trouve en présence d'un accident bien autrement important : il y a fracture de la base du crâne. Les sinus frontaux sont parfois défoncés, dans les chutes, les rixes, les tentatives de meurtre, etc., ou encore par l'action d'un projectile arrivé à la fin de sa course. Ces lésions donnent lieu de prime abord à un ensemble de phénomènes communs à tous les cas; enfoncement des os, crépitation, épistaxis, peu de temps après le traumatisme, on constate autour de la racine du nez et des paupières la crépitation gazeuse de l'emphysème. Cet emphysème augmente pendant les efforts que le malade fait pour se moucher; habituellement il reste limité à la partie supérieure de la face, mais il peut s'étendre et se généraliser : dans le fait rapporté par Desprès, on sentait la crépitation à la région frontale, au cou, au thorax, à l'abdomen, jusqu'au niveau du pli de l'aine, à la région lombaire, dans les bras, et même dans la paume de la main. L'enfoncement du sinus détermine d'ordinaire, par suite de la déchirure de la pituitaire, la formation d'un épanchement sanguin assez considérable dans l'intérieur de la cavité (Larrey).

Pendant les mouvements d'inspiration et d'expiration, l'air soulève parfois les débris de la membrane muqueuse affaissée. Ces mouvements communiqués ainsi à la muqueuse peuvent inquiéter le chirurgien; ils auraient été pris, dit Boyer, pour des pulsations du cerveau.

Les plaies par instruments piquants et tranchants sont rares. Lorsque l'ouverture ainsi produite est assez grande, le diagnostic est en général des plus simples; lorsqu'au contraire la plaie est étroite et sinueuse, malgré la présence de l'emphysème, il est souvent difficile d'affirmer si l'instrument a pénétré jusque dans la cavité du sinus. Dans ces différentes lésions, on pourrait se demander si la paroi postérieure du sinus a été atteinte et s'il existe une fracture du crâne; en cas d'incertitude, il faut se rappeler que les manœuvres d'exploration peuvent être ici dangereuses, partant les proscrire sévèrement. On se conduira dès lors comme si l'existence de la fracture du crâne était démontrée; toutes les précautions précédemment indiquées pour prévenir les complications seront rigoureusement prises.

Les fractures de la paroi antérieure des sinus frontaux constituent un accident relativement bénin, cependant le voisinage du cerveau pourrait entraîner des complications sérieuses; de plus, à la suite des blessures de ce genre, il persiste fréquemment une fistule aérienne.

Le traitement est simple : après avoir relevé les fragments, on enlèvera le sang épanché, les corps étrangers, les esquilles, puis on affrontera les bords de la solution de continuité des téguments; il sera prudent, pour éviter les accidents de rétention, de mettre un drain qui assurera l'écoulement des liquides.

2° CORPS ÉTRANGERS

Nous ne reviendrons pas sur ce que nous avons dit des insectes qui s'introduisent dans les sinus frontaux par les fosses nasales. La pointe d'un fleuret, d'un couteau a pu se briser dans la paroi antérieure du sinus, pénétrer dans sa cavité, ou rester enclavée dans le tissu osseux. HALLER a cité le cas d'une jeune fille, dans le sinus de laquelle resta pendant neuf années l'extrémité antérieure d'un fuseau. LARREY rapporte l'observation du chevalier ERASME, qui conserva quatorze ans dans son sinus l'extrémité antérieure d'une javeline. Des projectiles de guerre ont encore pu se loger dans les cavités et y séjourner durant de longues années. Ainsi HUTIN rapporte le cas d'un général français, dans le sinus frontal duquel une balle pénétra à la bataille de Waterloo; elle resta en place pendant douze ans, puis un jour le malade la rendit tout à coup en crachant. PERCY, BAUDENS ont cité des faits semblables. On trouve dans l'*Histoire de la guerre d'Amérique* huit observations de balles enclavées dans les sinus frontaux. Deux cas amenèrent la mort; l'un des blessés succomba à la suite d'un abcès du cerveau, deux autres blessés devinrent idiots par la suite; l'un avait une hémiplégie, l'autre se plaignait d'atroces douleurs de tête avec névralgies.

Symptômes. — Les corps étrangers des sinus frontaux donnent lieu à un certain nombre d'accidents caractéristiques. Le blessé de HUTIN, par exemple, était sujet à des accès violents de céphalalgie. En renversant la tête en arrière et en l'inclinant en avant, il sentait manifestement le projectile se déplacer. Fréquemment, la présence du corps étranger détermine l'inflammation et la suppuration de la muqueuse. Un symptôme presque constant, dans ces cas, est l'existence d'un trajet fistuleux par lequel on pourra introduire un stylet et aller à la recherche du corps étranger.

Traitement. — Extraire le corps étranger, telle est la seule conduite à suivre, pour cela, on agrandira l'orifice qui lui a donné passage par une couronne de trépan, ou à l'aide d'un ciseau et du maillet.

§ 2. — Inflammation. — Abcès. — Fistules.

Bibliographie. — BETBÈZE, *Gaz. des Hôp.*, 1866. — FAUVEL, *Gaz. hebd.*, 1866. — SŒLBERG WELS, *Abcess.*, etc., *Operat. Cure*, in *The Lancet*, 1870. — *Traitement des collect. muqueuses du sinus*, in *Bull. de thérap.*, 1872. — BELL, TAYLOR, SPENCER WATSON, *Med. Times and Gaz.*, 1875. — LAUZET, Th. de Paris, 1875. — 1880, *Ibid.*, BERTHON. — HEINEKE, *Deutsche chirurgie*, Lief. 31, p. 246, 1882. — NOTTA, *Union médicale*, 1883. — W. SCHUTTER, *Monats. f. Ohrenkeilk*, 1888. — LABIT, *Ann. de la Polyclin.*, 1889. — WEIN LECHNER, *Bull. méd.*, 1889, SAISS. *Med. news*, 1889. — MONTAZ, *Dauphiné médical*, 1891.

1° INFLAMMATION

L'inflammation simple des sinus frontaux est le plus ordinairement un symptôme du coryza, souvent même c'est un des signes avant-coureurs de cette affection.

En dehors des cas simples, l'inflammation peut succéder à un traumatisme, à une affection du squelette, et même se montrer spontanément. Rarement, dans ces dernières circonstances, elle reste limitée aux symptômes du coryza, bientôt il se forme une collection purulente (abcès).

Symptômes. — Au début, l'inflammation de la muqueuse des sinus se traduit par une douleur lancinante, localisée exactement au-dessus et de chaque côté de la racine du nez, avec irradiations péri-orbitaires. Vingt-quatre ou quarante-huit heures après, survient par les fosses nasales un écoulement de sérosité claire, parfois teintée de sang. En général, cet écoulement se tarit en peu de jours, et les douleurs disparaissent. L'orifice infundibuliforme qui fait communiquer les sinus frontaux avec les fosses nasales, peut être obturé par l'inflammation de la muqueuse, ou par la présence de mucus desséché ; dès lors, le liquide ne pouvant s'écouler s'accumulera. Ainsi se formerait l'hydropisie du sinus frontal, appelée encore *mucocèle* par SPENCER WATSON.

Les symptômes de cette tumeur sont, au début, exactement les mêmes que ceux de l'inflammation ; plus tard la ponction exploratrice permettra seule de les différencier d'après les abcès du sinus.

2° ABCÈS DU SINUS FRONTAL

Étiologie. — On a vu les abcès du sinus frontal se montrer dans le cours d'une maladie grave, ou consécutivement à une lésion du squelette, parfois ils sont symptomatiques de la présence d'un corps étranger, mais le plus ordinairement ils succèdent à un traumatisme : coups, chutes, etc.

Symptômes. — Durant les premiers jours, on observe tous les signes locaux et généraux qui caractérisent une inflammation vive, puis à la partie interne du sourcil se développe une tumeur solide, dure ; elle se ramollit avec une très grande lenteur, phénomène qu'explique facilement la résistance de la paroi osseuse. La paroi du sinus étant surtout mince du côté externe ou orbitaire, il n'est pas rare, avant l'apparition de la fluctuation, d'observer des symptômes de compression du côté du globe oculaire : gêne des mouvements, exophthalmie, déviation de l'œil en dehors. Dès que la paroi osseuse est suffisamment amincie, on peut reconnaître la crépitation parcheminée, puis la fluctuation.

Complications. — La tumeur se développe parfois du côté de la paroi postérieure du sinus ; il se produit alors des symptômes de compression cérébrale. DEZEMEIRIS, puis SPENCER WATSON ont même signalé des accidents sérieux dus à l'épanchement de pus dans la cavité cranienne défoncée.

Terminaison. — Le plus ordinairement, lorsque le chirurgien n'intervient pas, il se fait une ouverture cutanée au niveau de la queue du sourcil. Après un temps plus ou moins long, la suppuration se tarit; souvent il persiste une fistule par laquelle de temps à autre de petites esquilles sont éliminées. Le pus peut encore se faire jour du côté de l'orbite, et occasionner des phlegmons graves; nous avons vu le danger de sa pénétration dans le crâne.

Diagnostic. — L'inflammation des sinus frontaux est facile à diagnostiquer; en général, le malade ne réclame les secours du médecin qu'à une période avancée, alors qu'une tumeur s'est déjà formée. Les commémoratifs, surtout l'intensité des douleurs endurées, la rapidité avec laquelle s'est formée la masse morbide mettront sur la voie du diagnostic; dans les cas douteux, la ponction exploratrice permettra d'éviter l'erreur.

Traitement. — Dès que l'on a des preuves sérieuses de l'existence d'une collection liquide, il ne faut pas hésiter à lui donner issue, soit en ouvrant à l'aide du ciseau la paroi osseuse amincie, soit en y portant une couronne de trépan, puis on fera des lavages antiseptiques. Dans un cas de ce genre, nous avons vu Broca passer un tube à drainage par l'infundibulum jusque dans les fosses nasales, de façon à assurer l'écoulement du liquide.

3° FISTULES DES SINUS

Les fistules des sinus frontaux peuvent être spontanées (syphilis, scrofule); le plus souvent, cependant, elles succèdent aux traumatismes de la région, en particulier aux plaies par armes à feu. Paulet nous a raconté le fait d'un officier chez lequel, à la suite d'un coup de feu, avait persisté une fistule du sinus. Lorsque le malade soufflait fortement, en fermant la bouche et le nez, l'air s'échappait de sa fistule avec assez de force pour aller éteindre une bougie à plusieurs centimètres de distance.

Symptômes. — Les fistules du sinus frontal ont un orifice de grandeur variable, un trajet plus ou moins sinueux. L'orifice cutané peut être situé dans la région fronto-sourcilière, ou caché sur les parties latérales, dans l'orbite. Il est ordinairement déprimé en cul de poule; une sérosité citrine s'en échappe de temps à autre, mais le symptôme pathognomonique est l'issue de l'air par la fistule lorsqu'on fait souffler le malade, la bouche et les narines étant fermées. Le patient se plaint de douleurs violentes qui affectent la forme névralgique. L'exploration de la fistule à l'aide d'un stylet permettra de se rendre compte de la direction et de la longueur du trajet; elle donnera aussi des renseignements fort utiles sur la cause qui entretient l'écoulement.

Pronostic. — Les fistules du sinus frontal constituent une infirmité assez désagréable, leur gravité dépend de la cause qui les a occasionnées. Les fistules spontanées sont plus tenaces que les fistules traumatiques.

Traitement. — Il est entièrement subordonné à l'origine de la fistule. Dans le cas de fistule spontanée, c'est à la lésion initiale qu'il faut s'adresser. Si le trajet fistuleux a succédé à un traumatisme, il faut, après avoir enlevé les esquilles libres ou adhérentes, aviver les bords de l'orifice et suturer. Pour que la cicatrisation se fasse sans accidents, il est nécessaire de rétablir tout d'abord l'orifice normal de communication.

§ 3. — Tumeurs des sinus frontaux.

Bibliographie. — Johnson, *Kystes muqueux de la narine droite, British. Med. Journ.*, mars 1874. — Garreau, *Kystes des sinus frontaux*, Th. de Paris, 1881. — Bertheux, *Ibid.*, Th. de Paris, 1882. — Badal, *Soc. de chir.*, 1884. — Martin, Th. de Paris, 1887-1888.
Consulter en outre la bibliogr. des *Ostéotomes*.

1° *Tumeurs liquides*. — Les tumeurs de ce genre que l'on peut rencontrer dans la cavité des sinus frontaux peuvent être formées par l'accumulation de

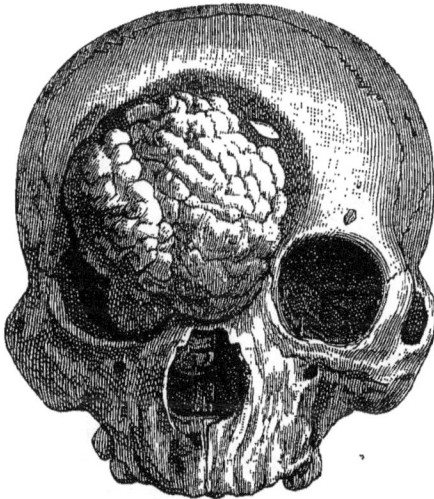

Fig. 111. — Ostéome du sinus frontal (d'après Arnold).

muco-pus, de sang, de pus, ou par des kystes hydatiques, dont nous avons avec peine relevé trois observations dues à Brous, Langenbeck et Robert Keate.

La distension anormale du sinus est le seul signe qui puisse faire soupçonner l'existence d'une collection liquide qui nécessite généralement l'ouverture du sinus, suivie du nettoyage et du drainage de cette cavité.

2° *Tumeurs solides*. — a. *Polypes*. — Comme dans les autres cavités en communication avec les fosses nasales, on rencontre dans les sinus maxillaires des polypes fibreux et muqueux. Les polypes fibreux viennent de l'arrière-cavité ou pharynx nasal; les polypes muqueux, au contraire, se développent primitivement dans ces sinus aussi bien que dans l'antre d'Hygmore; Martin a pu en réunir dix cas environ.

Le seul traitement efficace consiste à trépaner le sinus pour aller enlever la tumeur dont on cautérisera le point d'implantation.

b. *Ostéomes*. — Les ostéomes sont, parmi les tumeurs solides, celles que l'on rencontre le plus fréquemment dans les sinus frontaux. Nous avons déjà étudié ailleurs leur pathogénie et leur mode de développement. Ils peuvent acquérir un volume assez considérable pour gêner les mouvements du globe oculaire, ou entraîner des accidents de compression du côté du cerveau. Le diagnostic ne peut être fait que lorsque la tumeur a acquis un certain développement. Alors, soit que l'ostéome ait ouvert la paroi antérieure du sinus, soit que le chirurgien y ait porté une couronne de trépan, la dureté du néoplasme, son aspect mamelonné suffiront à le faire reconnaître. La figure 111 nous montre un bel exemple de ce genre de production.

LIVRE VI

MALADIES DE LA BOUCHE

CHAPITRE PREMIER

AFFECTIONS DES LÈVRES ET DES JOUES

Bibliographie générale. — EARLE, *On Diseases of the Lip.*, *Med. Chir. Tr.*, t. XII, p. 271, 1822. — AMMON, *J. f. Chir. u. Augenheilk.*, t. III, n° 2. — BOUISSON, *Gaz. méd.*, 1859. — BRYANT, *Guy's Hosp. Reports*, 3ᵉ s., t. VII, p. 6. — HUMPHRY, *Med. Times a. Gaz.*, 1861, t. Iᵉʳ, p. 61. — DIDAY, *Gaz. méd. de Lyon*, 1862. — VERNEUIL, *Gaz. hebd.*, 1868, p. 724. — BOUISSON, *Lèvres*, *Dict. encyclop. des sc. méd.*, Paris, 1869. — LAUGIER, *Lèvres*, *Dict. de méd. et chir. pratiques*, 1873. — G. POLTOCK, *Diseases of the Lip.*, *System of Surgery by Holmes and Hulke*, 3ᵉ éd., t. II. 1883. — G. MARCHANT, *Lèvres*, *Encycl. intern. de J. Ashhurst*, 1886.
Tumeurs. — PAILLARD, *J. des progrès*, 1ʳᵉ série, t. III, p. 213, 1827. — HEURTEAUX, Th. de Paris, 1860.
Thèses de Paris. — 1841, RIGAUD (Conc.). — 1861, LORTET. — 1878, GOUTARD. — 1879, DHOSTE. — 1882, MEUNIER.
Thèse de Montpellier. — 1836, BURIN. — Thèse de Lyon. — 1881, BERNARD.

§ 1ᵉʳ. — Lésions traumatiques.

Les *piqûres* n'ont d'ordinaire aucune gravité, et ne donnent lieu à des accidents qu'autant qu'elles sont produites par un instrument chargé de principes septiques ou par le dard d'un insecte.

Les *coupures* offrent suivant leur siège, leur profondeur, leur direction, des variétés nombreuses : sont-elles superficielles, transversales ou obliques, elles guérissent facilement, ne laissent à leur suite aucune difformité sérieuse; au contraire, les plaies par instrument tranchant qui intéressent toute l'épaisseur de la lèvre en même temps que le bord libre de l'organe exposent à la production d'un bec-de-lièvre accidentel. Parmi les accidents immédiats de ces sortes de plaies, citons l'hémorrhagie artérielle, d'autant plus à craindre que la solution de continuité siège au voisinage des commissures où les coronaires labiales sont plus volumineuses.

Les *contusions* des lèvres sont généralement produites par des chutes ou l'action d'un corps mousse ; habituellement l'organe est comprimé entre l'agent vulnérant et les arcades dentaires. Il en résulte une attrition fort variable des fibres musculaires, un gonflement rapide de la lèvre par le fait de l'épanchement sanguin, et une ecchymose sous-muqueuse assez étendue.

Quant aux *plaies contuses*, elles reconnaissent les mêmes causes ou sont le résultat de l'action des projectiles ; dans ce dernier cas, il y a presque toujours une perte de substance de la lèvre, parfois une destruction étendue, source de hideuses difformités. Les bords des plaies sont contus, noirâtres, infiltrés de sang, et l'ecchymose sous-muqueuse fait rarement défaut. A côté de ces traumatismes, il convient de mentionner les plaies multiples qui accompagnent quelquefois les tentatives avortées de suicide, chez les malheureux qui s'introduisent le canon d'une arme dans la bouche ou sous le menton. Les gaz produits par la déflagration de la poudre, dans leur expansion subite déchirent en un ou plusieurs point les bords de l'orifice buccal, en donnant lieu à des plaies très irrégulières dont les conséquences sont graves, tant au point de vue de l'esthétique, qu'au point de vue des fonctions. Enfin la morsure d'un animal amène parfois la déchirure de la lèvre ; on a vu un coq enlever d'un coup de bec une portion de la lèvre ; BOUISSON parle d'un enfant qui, s'étant placé à l'embouchure d'un terrier, eut la lèvre arrachée par les dents d'un furet.

Traitement. — Arrêter l'hémorrhagie par la compression, l'eau froide, les astringents et au besoin la torsion ou la ligature, nettoyer les bords de la blessure, enlever les corps étrangers, raser les poils, tels sont les premiers soins à donner au blessé dans le cas de traumatisme des lèvres. Les piqûres simples doivent être abandonnées à elles-mêmes ; les coupures superficielles seront recouvertes d'un pansement protecteur et légèrement compressif. Si ces plaies sont importantes, si toute l'épaisseur de l'organe est intéressée, l'indication formelle est de chercher la réunion immédiate. C'est dans cette région que la suture entortillée trouve le mieux son application ; il faut avoir soin, si la solution de continuité occupe toute l'épaisseur de la lèvre. de faire passer les épingles assez profondément pour mieux assurer l'hémostase. SOCIN (de Bâle) recommande de recouvrir la région blessée avec le mélange suivant : oxyde de zinc, 50 ; eau, 50 ; chlorure de zinc, 5. Le praticien doit préparer lui-même cette pâte au moment de s'en servir, puis on l'étend ensuite avec un pinceau ou une spatule sur la plaie suturée. Le mélange se sèche au bout de quelques minutes pendant lesquelles on y incorpore de minces flocons d'ouate pour augmenter sa résistance. On obtient ainsi une croûte solide, imperméable à l'air, qui assure une asepsie complète de la plaie, fait important dans une région où aucun pansement ne peut tenir.

Bien autrement difficile est la conduite à suivre dans les cas de plaies contuses multiples ; si l'indication de la réunion conserve toute sa valeur, son application est beaucoup moins simple. En effet, les bords de lambeaux peu favorables à la réunion immédiate tendent à suppurer ; aussi le chirurgien doit-il, dans la mesure du possible, rafraîchir les lèvres de la solution de continuité, abraser les tissus mortifiés afin de tenter la suture avec chance de succès. C'est surtout dans les cas de déchirures multiples qu'il faudra apporter le plus grand soin dans ces opérations primitives, préférables aux restaurations chéiloplastiques ultérieures.

§ 2. — Inflammations.

1° FURONCLE ET ANTHRAX

1° **Furoncle.** — Plus communs à la lèvre supérieure qu'à l'inférieure, les *furoncles* présentent quelques particularités ; toujours très douloureux, ils s'acuminent fort lentement, déterminent de la fièvre, des maux de tête, de l'inappétence. Ils s'accompagnent d'un gonflement très marqué de la lèvre, Nous avons déjà eu l'occasion de signaler la possibilité de la phlébite des sinus crâniens à la suite de ces inflammations. L'application de solutions antiseptiques, l'incision précoce de la tumeur sont les meilleurs moyens de traitement.

2° **Anthrax.** — A côté du furoncle, il faut placer l'*anthrax* qui a été l'objet de travaux importants de VERNEUIL, REVERDIN ; ces auteurs ont spécialement attiré l'attention sur la forme grave, infectieuse. A la coupe, les anthrax présentent un aspect aréolaire, par suite de l'interposition entre les faisceaux musculaires de petits points jaunes qui ne sont autre chose que des foyers miliaires infiltrés de leucocytes. Plus tard ces granulations, en se modifiant, deviendront des bourbillons et s'entoureront d'une zone rouge foncée. Ainsi l'affection se propage au loin en infiltrant les muscles et le tissu cellulaire. Les ganglions pré-auriculaires ou les sous-maxillaires se tuméfient ; en même temps, les veines voisines deviennent le siège de lésions inflammatoires, de phlébites à des degrés divers. Tantôt il n'y a qu'un thrombus et oblitération de la veine faciale ou de ses branches ; tantôt les lésions sont plus accentuées, les thrombus se ramollissent et suppurent. Ces altérations peuvent ; se propager par la veine ophthalmique aux sinus crâniens ou aux jugulaires dans les cas mortels, on a maintes fois rencontré des abcès métastatiques viscéraux.

Symptômes. — L'anthrax simple évolue comme à l'ordinaire, s'acumine et vide à l'extérieur par plusieurs pertuis ou cratères, des produits gangréneux : en dehors du gonflement et de la douleur, qui sont très marqués, l'affection ne présente pas de caractères spéciaux. Les choses se passent différemment dans la forme septique ; toute la face se tuméfie, la douleur s'irradie, la phlébite se propage aux régions voisines ; des traînées d'un rouge brunâtre, violacées, marbrent la face ; l'œil fixe, légèrement exophthalmié, est entouré d'un chémosis séreux. Les téguments sont douloureux, et l'on trouve parfois de petites collections sanguines ou purulentes le long des vaisseaux et jusque dans l'orbite. Pendant ce temps, la lèvre reste tendue, ligneuse et se recouvre même çà et là de plaques gangréneuses. Toutes ces altérations locales sont

précédées et accompagnées de symptômes généraux graves ; si la transmission se fait aux sinus craniens, on ne tarde pas à voir survenir une fièvre
intense accompagnée de délire d'abord, puis, ultérieurement, de coma ;
le malade peut mourir par suite de la propagation de l'inflammation aux
méninges, et avec des symptômes typhiques. D'autres fois les symptômes,
tout en restant graves, n'offrent pas autant d'acuité ; la mort arrive par le
fait de septico-pyohémie.

Diagnostic. — On a dit qu'on pouvait confondre l'anthrax avec la pustule
maligne, et S. Gros décrit encore cette affection sous nom d'inflammation
charbonneuse ; mais la vésicule centrale de la pustule, le cercle vésiculeux
qui entoure ensuite l'escarre sont caractéristiques. L'érysipèle débute rarement par la lèvre, et ne présente pas les petits cratères bourbillonneux de
l'anthrax.

Traitement. — L'anthrax comme le furoncle de la lèvre devront être ouverts
de bonne heure et largement, afin d'éviter la phlébite et la diffusion du principe septique. Parmi les chirurgiens, les uns donnent la préférence au bistouri et préconisent l'incision cruciale ; d'autres, avec Verneuil, surtout dans
les cas où l'on a lieu de craindre la phlébite, conseillent l'emploi des cautérisations ignées. D. Mollière recommande de faire dans la tumeur des ponctions multiples avec la pointe du thermo-cautère, puis de recouvrir la région
malade avec une pâte antiseptique. Les pulvérisations phéniquées rendront
ici les plus grands services.

2° PHLEGMON ET ABCÈS

On voit parfois survenir à la suite des traumatismes et principalement des
contusions, un gonflement de la lèvre, avec rougeur, tension, battements,
adénopathie sous-maxillaire ; en même temps la fièvre apparaît. De semblables symptômes correspondent au phlegmon labial qui tantôt se termine par
résolution, tantôt aboutit à la formation d'un abcès ; le pus tend à se porter
de préférence vers la peau. La formation d'abcès à la suite d'épanchements
sanguins ou encore de fièvres graves a été signalée.

Prévenir le développement du phlegmon par un pansement convenable et
dans le cas de plaies septiques ouvrir de bonne heure les abcès, tels sont les
préceptes thérapeutiques utilisés en pareil cas.

§ 3. — Tumeurs des lèvres.

Certaines tumeurs des lèvres sont exceptionnelles et ne méritent qu'une
simple mention. Ainsi Aubert, Demarquay ont rencontré des lipomes ; le
chondrome et le fibrome y ont été signalés par Paget, Duplay, Dhoste,
Goodhart (*The Lancet*, 1876, t. II, p. 576), Robinson (*Amer. derm. Assoc.*,
1886). Un adéno-chondrome du volume d'une noisette a été enlevé par
Humphry. Enfin, Ransford parle d'une corne implantée sur la lèvre inférieure.

Nous passerons successivement en revue l'hypertrophie, les kystes, les adénomes, les angiomes et le carcinome.

1° HYPERTROPHIE OU MACROCHYLIE

Il ne faut pas confondre la tumeur hypertrophique des lèvres, affection rare, avec l'infiltration œdémateuse regardée pendant longtemps comme un

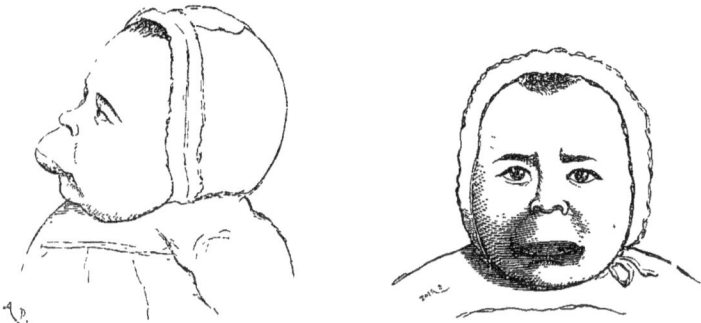

Fig. 112 et 113. — Hypertrophie de la lèvre supérieure. Cas de DOLBEAU.
(*Extrait du Bull. de Thérap.*, t. LXXXVII, p. 446.)

caractère de la scrofule ; on ne connaît qu'un petit nombre d'exemples de ces hypertrophies vraies. Aux cas de HOLMES, DOLBEAU, DUPLOUY, réunis par DHOSTE (Th. de Paris, 1879), il faut ajouter ceux de DAWIES COOLEY, GURDON

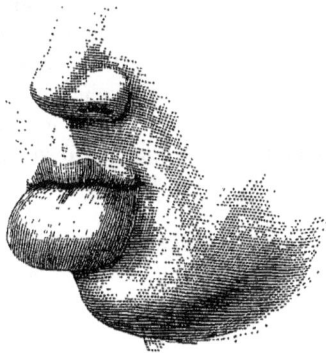

Fig. 114. — Macrochilie de la lèvre inférieure (d'après DHOSTE).

BUCK. Les causes en sont fort mal connues, et la seule autopsie que l'on possède est due à GRANCHER ; la pièce, provenant de la malade de DOLBEAU, était essentiellement formée de faisceaux conjonctifs feutrés qui n'avaient pas étouffé les fibres musculaires. De plus, on a constaté l'existence de fentes et de lacunes qu'il serait possible d'attribuer à des lymphatiques dilatés. La macrochylie, comme la macroglossie, devrait dès lors être considérée comme un lymphangiome.

La tumeur, congénitale ou acquise, siège indifféremment à l'une ou l'autre lèvre, ainsi qu'on peut le voir sur les figures 112, 113 et 114, et présente les caractères suivants. Son volume est assez considérable pour déformer la région ; chez le petit malade de Dolbeau, la lèvre haute de $0^m,03$, longue de $0^m,07$, mesurait $0^m,025$ d'épaisseur et masquait le bord libre de la lèvre inférieure. Dans le fait de Duplouy, la lèvre inférieure, éversée, formait un énorme boudin recouvert par la muqueuse. A la palpation, ces sortes de tumeurs offrent une consistance fibreuse uniforme ; elles sont indolentes, ne s'accroissent pas pendant les cris ou efforts ; le développement vasculaire superficiel ne présente rien d'anormal.

Le traitement chirurgical convient seul en pareil cas. Duplouy a obtenu une légère amélioration par les mouchetures, l'ignipuncture; mais on devra donner la préférence à l'opération sanglante. Trois procédés ont été conseillés : 1° Pétrequin pratique la résection d'un lambeau cunéiforme médian, suivie de la suture entortillée. 2° Paillard réséquait au moyen d'une incision muqueuse transversale une partie de l'épaisseur de la lèvre. 3° Dolbeau, Duplouy ont fait une sorte d'évidement interstitiel de la lèvre et ont ensuite suturé la peau et la muqueuse, procédé qui nous semble préférable.

2° KYSTES

On rencontre aux lèvres deux variétés de kystes ; les uns se développent aux dépens de la peau et contiennent de la matière sébacée ; les autres, sous-muqueux, peuvent être considérés comme des hydropisies des glandules normales oblitérées. La première variété, exceptionnelle, ne présente aucun intérêt particulier ; les kystes sous-muqueux uniques ou multiples, parfois en forme de grappe, sont plus fréquents ; leur contenu est un liquide clair, filant, leur volume dépasse rarement celui d'un gros pois ou d'une noisette; enfin le kyste devient dur et saillant lorsque les muscles se contractent. Quelques-uns se rompent spontanément ; d'autres deviennent fistuleux; généralement ils restent stationnaires. Ces tumeurs n'occasionnent qu'une gêne fonctionnelle légère.

L'excision partielle avec cautérisation de la poche ou encore l'extirpation sont de beaucoup préférables à l'incision et à la ponction simple, qui ne mettent pas suffisamment à l'abri des récidives.

3° ADÉNOMES

L'adénome, ainsi que la variété appelée polyadénome, se rencontrent également aux lèvres. Ces tumeurs, qui n'acquièrent jamais un grand volume, sont nettement circonscrites, et prennent naissance dans les glandules sous-muqueuses. Essentiellement bénins, ces néoplasmes ne s'infiltrent pas dans les tissus voisins et ne s'accompagnent pas d'adénopathie ; la dégénérescence kystique de quelques parties de la tumeur et son ulcération auraient été observées. L'énucléation suivie de suture de la muqueuse devra être employée contre cette affection.

4° TUMEURS ÉRECTILES. — ANGIOMES

De tous les organes, les lèvres sont les plus exposées aux tumeurs érectiles ; d'après un relevé de PORTA, sur quatre-vingt-neuf angiomes de la face, dix siégeaient aux lèvres. On les rencontre de préférence sur des sujets du sexe féminin et à la lèvre inférieure ; ceux des commissures sont exceptionnels. Ordinairement congénitales, ces tumeurs succèdent à des nœvi ou se développent pendant la première enfance.

La lèvre, augmentée de volume, présente au début une tache violacée située sur la face muqueuse, plus rarement sur la peau. D'autres fois, au lieu d'une tache, il existe une végétation mollasse, framboisée, reposant sur une base assez large. Il est toujours possible de voir par transparence les petits capillaires dilatés qui forment à la périphérie de la tumeur des arborisations plus ou moins prononcées. Sans insister sur la structure de ces productions morbides décrites ailleurs, nous nous bornerons à dire qu'elles affectent d'habitude le type de l'angiome veineux chez les adultes et les vieillards, le type artériel dans l'enfance. Néanmoins ces tumeurs ne sont presque jamais pulsatiles, mais toutes les causes qui gênent la circulation veineuse, l'effort, les cris, etc., les rendent turgescentes.

Telles sont sans doute les raisons de l'accroissement assez rapide de la tumeur, dans le jeune âge. En effet, l'angiome ne reste pas souvent stationnaire, il s'étend en surface et en profondeur. Si quelques-uns s'arrêtent dans leur développement et peuvent même rétrograder, il est beaucoup plus commun de les voir envahir la commissure, les joues et les autres parties de la bouche. PÉAN a reproduit des exemples de tumeurs érectiles très volumineuses de la face, qui avaient eu pour point de départ un angiome labial. Enfin ces tumeurs seraient susceptibles de subir diverses transformations : quelques-uns s'ulcèrent et engendrent de la sorte des hémorrhagies à répétition qui ne laissent pas que d'être inquiétantes. HOLMES y aurait rencontré des kystes séreux ; BOUISSON a observé leur transformation en néoplasme malin. Ce qui pourrait donner un peu de vraisemblance à cette opinion, c'est que les angiomes en s'ulcérant deviennent végétants, fongueux, et prennent quelques-uns des caractères du cancroïde.

Les divers modes de traitement des angiomes sont applicables à ceux des lèvres ; il en est un certain nombre auxquels on doit recourir de préférence. Les petites tumeurs circonscrites, en plaques ou pédiculisées, pourront être traitées par l'inoculation vaccinale ; les cautérisations avec un pinceau imbibé d'acide nitrique, la pâte de Vienne, l'acupuncture, les injections de perchlorure de fer rendront dans quelques cas des services. L'excision de la production morbide, par une incision en V ou en coin, avec suture des bords de la plaie, sera bien préférable. Dès que l'angiome a pris un développement plus considérable, les moyens qui précèdent ne conviennent plus ; l'extir-

pation entraînerait des pertes de substance difficiles à réparer et des hémorrhagies ; en pareil cas, on a eu recours avec avantage aux cautérisations
profondes avec le galvano-cautère, aux ligatures multiples par le procédé de
RIGAL, aux injections d'ergotine, de perchlorure, en ayant soin de circonscrire la tumeur avec de grandes pinces à forcipressure de PÉAN.

5° ÉPITHÉLIOMA DES LÈVRES

Le cancer des lèvres était autrefois divisé en deux groupes : le cancer vrai
et l'épithéliome. Cette distinction purement théorique ne saurait être admise
aujourd'hui, car l'unité des carcinomes nous semble suffisamment démontrée, aussi nous nous bornerons à décrire le cancroïde ou épithéliome des
lèvres.

Étiologie. — Le cancroïde, commun à la lèvre inférieure, est exceptionnel
aux commissures. WÖRNER (*Brun's Clinique de Tubingue, Bd. II*, p. 129),
réunissant les statistique allemandes de BILLROTH, KOCHER, PARTSCH, etc.,
arrive à un total de 866 cas sur lesquels on compte 782 hommes, soit 90,4
p. 100 et 84 femmes 9,6 p. 100. La lèvre supérieure était atteinte dans la
proportion de 5,6 p. 100. Extrêmement rare avant l'âge de trente ans, l'épithéliome labial présente son maximum de fréquence de quarante à soixante
ans ; c'est donc une maladie spéciale à l'âge mûr et à la vieillesse. Les conditions de l'existence ne seraient également pas étrangères à sa production ;
en effet, le cancroïde labial, si l'on en croit BOUISSON, serait plutôt l'apanage
des classes pauvres que des classes aisées.

On a beaucoup écrit sur les causes déterminantes du cancer labial, et la
plupart des auteurs ont tour à tour incriminé toutes les irritations mécaniques
de natures diverses auxquelles les lèvres sont exposées. LASSUS a cité le cas
d'un engraisseur de volailles, qui fut atteint de cancroïde à l'endroit où il
était mordu à la lèvre par le bec de ses victimes. L'irritation produite
par l'usage du tabac est une cause des plus fréquentes du cancroïde labial.
BOUISSON a surtout défendu cette thèse avec conviction et talent, sinon avec
succès, en montrant la fréquence croissante du cancroïde avec l'augmentation de la consommation du tabac à fumer ; il incrimine, non sans quelque
raison, les irritations répétées produites par la vapeur âcre du tabac, par le
contact des pipes à court tuyau, vulgairement désignées sous le nom de
« brûle-gueules ». Malgré cela, on ne saurait attribuer à ces causes locales
d'autre influence que de déterminer chez ceux qui y sont prédisposés l'évolution de la maladie. « Tel sujet, dit BOUISSON, chez lequel la disposition
morbide au cancer fût restée latente, s'il n'eût pas soumis un organe à un
contact irritant habituel, est après un certain temps affecté d'un cancer aux
lèvres, si ces parties subissent l'excitation qu'y concentre l'habitude de
fumer. »

Le cancroïde, d'après les faits publiés par LEWIN (*Berl. klin. Woch.*, 1880),
succéderait fréquemment au psoriasis labial.

Symptômes. — Les auteurs ont décrit des variétés cliniques multiples
plus théoriques que réelles. Au niveau d'une ancienne plaque de psoriasis

labial, d'une excroissance cornée, d'un papillome, parfois même d'une fissure, se développe insensiblement une petite tumeur à peine saillante, plus irritante par sa persistance que par la douleur qu'elle détermine ; le malade arrache avec les dents ou les doigts des parcelles de cette production. Bientôt l'épithéliome passe à la seconde période ; sa base s'étend et s'indure, devient légèrement douloureuse ; un certain nombre de papilles hypertrophiées forment un relief, se recouvrent de croûtes sèches adhérentes, qui se fendillent et saignent facilement quand on veut les détacher. Au centre on voit se former une ulcération sanieuse d'où s'écoule une sérosité fétide ; les bords indurés, cornés, conservent à mesure qu'ils s'éloignent leurs caractères primitifs. Ainsi, l'altération néoplasique envahit toute l'épaisseur de la lèvre et s'étend également en surface avec une rapidité fort variable, généralement assez faible. Arrivé à sa période d'ulcération, le cancroïde de la lèvre se présente avec des caractères qui le feront aisément reconnaître ; il est à la fois rongeant et végétant, c'est-à-dire que la masse formée par la tumeur se détruit à la surface d'une façon irrégulière ; de là des croûtes grisâtres, limitées par des bourgeons charnus facilement saignants. A ce moment, les fibres musculaires de l'orbiculaire étouffées par la production morbide ont plus ou moins disparu ; peu à peu les traînées épithéliales se propagent au loin le long des vaisseaux, des nerfs, des lymphatiques, et arrivent en suivant le trajet de ces derniers aux ganglions correspondants.

La période de l'adénopathie n'a pas à proprement parler de limites bien précises, car de bonne heure les ganglions sont indurés ; cependant leur évolution néoplastique ne commence que plus tard ; elle existe d'après HEURTEAUX, LORTET, dans la moitié des cas opérés, et c'est généralement au moment où l'épithéliome s'ulcère que l'activité de la colonie ganglionnaire devient manifeste. Parmi les ganglions qui sont le plus communément intéressés, citons ceux des régions sous-maxillaires et sus-hyoïdiennes. Lorsque la maladie est avancée, les ganglions plus volumineux contractent des adhérences avec les parties voisines et la peau, perdent leur mobilité, leur dureté, soulèvent les téguments, déterminent des phénomènes de compression, surtout quand ils occupent les deux côtés du cou. Il n'est pas rare de les voir s'enflammer, devenir fluctuants, douloureux : une collection se forme, son contenu purulent et fétide est évacué par une incision ou se fait spontanément jour au dehors ; dans l'une et l'autre éventualité, il en résulte une fistule de mauvaise nature qui reproduit à brève échéance tous les caractères de la tumeur primitive, s'ulcère de plus en plus, s'étend en surface, s'accompagne de suppurations diffuses et, dans tous les cas, contribue pour une large part à amener la cachexie dont il nous reste à parler.

Cachexie. — Le cancroïde labial peut parfois rester pendant un certain temps stationnaire, mais il ne rétrograde jamais, et s'il semble guérir en un point, il repullule plus activement ailleurs ; c'est ainsi qu'il se propage aux joues, aux maxillaires, aux gencives, au plancher de la bouche ; la salive coule abondamment de la lèvre ulcérée ; les malades deviennent bientôt un objet de dégoût pour leur entourage et pour eux, leur existence n'est qu'une longue souffrance. Abandonné à lui-même le cancroïde amène insensiblement la déchéance de l'organisme ; si quelquefois on a noté la formation de tumeurs secondaires dans des organes éloignés, et jusque dans le cœur, le plus ordinairement la cachexie résulte de l'épuisement, de la septicémie et d'une sorte d'altération du sang fort mal connue sur laquelle SAPPEY a insisté dans ces dernières années.

Diagnostic. — Au début, l'âge du sujet, ses habitudes, le siège de la production morbide peuvent faire soupçonner la nature de la lésion. Plus tard les progrès du mal, l'ulcération, l'inefficacité des moyens de traitement simples permettent d'affirmer l'existence d'un cancroïde.

Les seules affections avec lesquelles on pourrait sérieusement confondre le cancroïde sont : les manifestations syphilitiques des lèvres et les ulcérations tuberculeuses. Le chancre induré ressemble au cancroïde quand il siège à la lèvre inférieure ; les auteurs ont voulu différencier les deux sortes d'indurations, chose un peu difficile ; le chancre s'ulcère beaucoup plus vite et évolue rapidement ; de plus, il s'accompagne d'adénite immédiate et volumineuse ; la constatation de la roséole lève facilement le doute. La gomme de la lèvre est profonde, tandis que le cancroïde est superficiel ; de plus, la gomme devient fluctuante, se ramollit, ce qu'on n'observe pas dans l'épithéliome. Le syphilome ulcéré gommeux ou scléreux pourrait encore mieux donner le change. En dehors des considérations d'âge, de sexe, en dehors des antécédents, on peut étayer son diagnostic d'après les caractères suivants : les gommes ulcérées ont été précédées d'une période de crudité, l'ulcération est rarement isolée, le traitement spécifique l'améliore rapidement ; l'ulcère gommeux est un ulcère sans tumeur, disposition inverse de celle du cancroïde. Ici un fond sanieux avec des croûtes et un ichor fétide, là un fond bourbillonneux ; d'une part, les ganglions sont engorgés ; de l'autre, les ganglions syphilitiques sont indifférents. Ces considérations nous paraissent suffisantes pour permettre de distinguer les deux maladies. Toutefois dans certains cas de sclérogommes de la lèvre inférieure le diagnostic est des plus difficiles. (TUFFIER, *Rev. de chir.*, 1885.)

L'ulcération tuberculeuse est plutôt superficielle, ses bords déchiquetés semblent rongés, ils sont peu ou pas indurés, un semis blanchâtre assez caractéristique s'observe sur l'ulcération et autour d'elle. Enfin il est exceptionnel de voir cette lésion chez des sujets indemnes de toute autre localisation tuberculeuse.

Pronostic. — Une affection qui n'a pas de tendance spontanée à la guérison est toujours sérieuse. Si l'on ajoute que, malgré l'intervention chirurgicale, la récidive est très commune on se fera une idée de la gravité du pronostic. PARTSCH (*Centr. f. Chir.*, 1885) sur 98 cas de cancer des lèvres observés à Breslau trouve 33 p. 100 de récidive après ablation ; environ 36 p. 100 des sujets vivent cinq à six ans sans récidive (KOCK, WINIWARTER), mais on a vu des opérés vivre pendant quinze et vingt ans (THIERSCH, HUTCHINSON). WORNER (*Brun's Clin. de Tubingen*) sur 277 opérés a fait 221 fois une seule incision en coin et 28 fois fut obligé de réséquer les maxillaires. Ces opérations fournirent 142 récidives dont 87,2 p. 100 pendant la première année, 12,7 après une ou plusieurs années, une seule fois la récidive se fit attendre neuf ans.

Sur les 89 opérés sans récidive 32, soit 13 p. 100, vivaient encore au moment de la publication du travail, 71, soit 25,63 p. 100, étaient morts sans récidive dans un laps de temps de huit ans après l'opération. L'auteur ne peut pas dire si l'extirpation primitive des ganglions de la région donne plus de chances de succès. Il est donc indiqué d'intervenir car de tous les épithéliomes, c'est celui qui offre la plus grande somme de circonstances favorables à l'acte opératoire : organe accessible, réparation autoplastique aisée, limites du mal circonscrites, au début du moins, récidives faciles à surveiller.

Traitement. — Extirper le cancroïde aussi largement, aussi promptement que possible, telle est l'indication qui s'impose au chirurgien. Il ne devra donc pas perdre un temps précieux à essayer des palliatifs dangereux, à irriter la tumeur par des caustiques.

Aux cas légers pris au début convient l'excision ; si la tumeur est déjà plus volumineuse, limitée au bord de la lèvre et encore circonscrite, l'excision cunéiforme pourra suffire ; elle consiste à évider la lèvre en faisant deux incisions à son bord libre, et à enlever, après dissection de la peau et de la muqueuse, un lambeau cunéiforme. Quelques points de suture ferment la plaie.

Dès que la muqueuse ou la peau non seulement sont ulcérées, mais paraissent légèrement malades, c'est à l'excision en V qu'il faudra donner la préférence. Après avoir circonscrit la tumeur à une certaine distance avec deux pinces à forcipressure, on taille dans l'épaisseur de la lèvre, de haut en bas, un lambeau en V à pointe inférieure, comprenant toute l'épaisseur de l'organe ; les lambeaux, mobilisés s'il est nécessaire, sont ensuite rapprochés par la suture entortillée. Mentionnons en outre l'ablation horizontale de DUPUYTREN, et les différents procédés de la cheiloplastie, qui conviennent dans les cas où le néoplasme a intéressé une plus grande partie des lèvres ; après l'extirpation de la tumeur, la perte de substance est comblée au moyen de lambeaux autoplastiques, pris au menton, à la région sus-hyoïdienne, aux joues qu'on amène par glissement ou par renversement.

§ 4. — Ulcérations des lèvres.

Nous n'étudierons ici que les ulcérations syphilitiques et tuberculeuses, mais auparavant, il est bon de dire qu'on observe dans le jeune âge, principalement chez les lymphatiques, des fissures profondes, très rebelles, plus communes à la lèvre inférieure ; elles coïncident généralement avec un gonflement œdémateux chronique de l'organe, se montrent de préférence pendant l'hiver, et déterminent de vives douleurs spontanées ou par le fait du contact irritant de certains aliments. Ces fissures, qui sont peut-être liées à une altération de la santé générale, résistent aux traitements simples. On a conseillé, pour guérir ces sortes de crevasses, la cautérisation avec un fil imbibé d'une solution de nitrate d'argent.

Les *ulcérations syphilitiques des lèvres* appartiennent aux trois périodes de l'affection, c'est-à-dire qu'on y rencontre des chancres, des plaques muqueuses et des ulcérations tertiaires consécutives à des gommes. De tous les chancres céphaliques, celui des lèvres est le plus commun; les femmes y sont plus exposées que les hommes, il n'est même pas rare de le rencontrer chez les enfants. A peine est-il besoin d'indiquer les circonstances multiples qui expliquent cette localisation anormale de l'ulcération syphilitique primitive; à la sodomie buccale, cause fréquente, il faudrait ajouter les baisers impurs, la circoncision, l'allaitement, l'usage d'instruments culinaires contaminés, de pipes ou de cigares imprégnés de virus. La syphilis labiale des verriers aurait pour origine, d'après Rollet, l'habitude qu'ont ces ouvriers de se servir des mêmes tubes de fer pour souffler le verre.

En dehors de ces considérations, le chancre labial évolue dans les conditions ordinaires, s'indure à sa base, devient douloureux, se recouvre parfois d'une croûte grisâtre; l'adénite sous-maxillaire médiane indurée fait rarement défaut. Un des points les plus intéressants de leur histoire est la possibilité de les confondre avec un épithélioma à son début; cependant les commémoratifs, l'âge du sujet, la rapidité de l'adénopathie, les accidents secondaires, l'ulcération circonscrite du chancre, l'influence du traitement, serviront de base à un diagnostic différentiel.

Les plaques muqueuses des lèvres, fort communes, affectent les deux types érosif et papuleux; elles ont leur siège de prédilection au niveau des commissures où à la face interne des lèvres; leur ténacité est bien connue, surtout lorsqu'elles sont sans cesse irritées par l'usage du tabac ou de l'alcool.

Le syphilome en nappe siège de préférence à la lèvre supérieure. Quant aux ulcérations gommeuses, peu communes, elles présentent dans leur histoire, leur anatomie pathologique et leur marche, une grande analogie avec celle de la langue. La confusion de l'affection avec le cancroïde ne résiste pas à un examen sérieux; l'ulcération gommeuse a été précédée d'une tumeur indolente, qui s'est ramollie, puis vidée, son fond bourbillonneux diffère de la surface ichoreuse saignante de l'épithéliome. L'adénopathie fait défaut; enfin l'efficacité du traitement spécifique est caractéristique.

Ulcérations tuberculeuses. — Si l'on ne comprend sous ce nom que les tubercules ramollis, suppurés, on peut dire avec Féréol, Spillmann que cette affection se rencontre très rarement; mais si avec nombre d'auteurs on y fait entrer le lupus, le cadre s'élargit notablement. Dans un cas de Féréol, l'ulcère large comme une pièce de deux francs, siégeait au niveau de la commissure labiale droite; cet ulcère, à bords taillés à pic empiétait sur la joue. Son fond blafard ne dépasse guère le tissu sous-muqueux; à sa périphérie la muqueuse a une teinte violet pourpre avec un semis de petits points jaunâtres.

Le lupus ne procède pas ainsi; il offre également une ulcération de la lèvre, mais la détruit à la fois en surface et en profondeur, ronge un côté pendant qu'il se cicatrise de l'autre. C'est de cette façon qu'au bout d'un temps toujours assez long, se produisent des difformités graves, et en particulier l'atrésie de l'orifice buccal, affection dont il sera question plus loin. Au traitement hygiénique qui convient à cette maladie, il faudra joindre un traitement local, des cautérisations énergiques. Nous leur préférons le grattage avec la curette de Volkmann; au besoin, le chirurgien devra recourir à divers procédés cheiloplastiques pour remédier à l'atrésie et aux difformités.

§ 5. — Déformations et vices de conformation des lèvres.

1º DÉFORMATIONS

Bibliographie. — DECÈS, *Soc. de chir.*, 1859. — GUSSENBAUER, *Arch. de Langenbeck* t. XXI. p. 526, *Ibid.*, t. XXIII, p. 231 et 877. Thèse de Paris. — 1881, ROSNE (Bibl.).

Les déformations reconnaissent généralement pour causes les lésions traumatiques ou inflammatoires, les pertes de substance qui succèdent aux brûlures, aux plaies par armes à feu, aux ulcérations syphilitiques lupeuses. Nous étudierons successivement l'*ectropion* des lèvres et l'*atrésie*.

A. — ECTROPION

Le tissu cicatriciel, agissant en vertu de son pouvoir rétractile, tend à dévier les organes mobiles avec lesquels il se trouve en connexion. C'est de cette façon que les causes ci-dessus énoncées produisent l'ectropion qui siège bien plus souvent à la lèvre inférieure. Celle-ci se renverse, puis la muqueuse, sans cesse exposée à l'air, sans perdre sa sensibilité, s'indure, s'épaissit. Suivant les degrés, gencives et dents sont découvertes, bientôt la salive s'écoule au dehors ; dans les cas où la cicatrice s'étend au cou, la tête se fléchit fortement et son redressement, assez limité, ne devient possible que par suite du déplacement de la peau de la région sternale.

Cette affection nécessite presque toujours l'intervention chirurgicale ; dans les cas simples, il suffit de produire une perte de substance à la muqueuse et de suturer ensuite. Dès que la bride cicatricielle a plus d'étendue, il est indispensable de recourir à des opérations autoplastiques, les unes dans le but de mobiliser la cicatrice, les autres pour remédier à la déformation devenue persistante. Ces opérations doivent être parfois multiples ; le chirurgien pourra se servir à la rigueur du tissu inodulaire, à la condition qu'il soit convenablement nourri.

B. — ATRÉSIE

Toute diminution notable de l'orifice buccal porte le nom d'atrésie : nous ne ferons que mentionner l'atrésie congénitale, vice de conformation exceptionnel, souvent lié à d'autres malformations ; elle n'est susceptible d'un traitement chirurgical qu'autant qu'il existe une cavité buccale bien constituée.

L'atrésie accidentelle, beaucoup moins rare, reconnaît pour cause la plupart des lésions que nous avons mentionnées plus haut : les ulcérations gangreneuses des lèvres, les lésions traumatiques, les affections syphilitiques ou tuberculeuses ; les brûlures, le noma y prédisposent particulièrement. Elle a d'autant plus de chances de se produire que la lésion occupe le voisinage des commissures.

Il y a lieu de décrire deux variétés principales d'atrésie : 1° l'atrésie est *simple* lorsque l'orifice buccal se trouve rétréci, par le fait seul de la soudure des lèvres ou de leur rétrécissement cicatriciel ; 2° l'atrésie devient *compliquée* quand, en même temps que le rétrécissement de la fente labiale, il y a perte de substance, adhérences anormales aux gencives, ou au plancher de la bouche, déplacements ou déviations acquises cicatricielles. Aussi les variétés d'atrésie compliquée, fort nombreuses, échappent-elles à une description succincte. Tantôt l'orifice buccal est réduit à une petite ouverture qui admettrait à peine un tuyau de pipe ; tantôt il a plus de largeur, mais alors, par suite des pertes de substance, des rétractions cicatricielles, les lèvres atrophiées, amincies, sans élasticité, se collent sur les arcades dentaires auxquelles elles adhèrent plus ou moins intimement.

En dehors de la difformité apparente, l'atrésie détermine toujours des troubles fonctionnels assez graves ; le symptôme prédominant est la difficulté de l'alimentation ; les malades sont quelquefois réduits à se nourrir d'aliments liquides, qu'ils aspirent avec un tube ou qu'ils versent au moyen d'une tasse munie d'un bec.

Tôt ou tard la mastication devient pénible, très difficile ; les dents elles-mêmes subissent des modifications importantes, s'inclinent généralement vers la partie interne ; enfin la parole est fort gênée. A côté de ces désordres, il faut placer l'écoulement de la salive dans les cas graves, compliqués de perte de substance et d'atrésie avec adhérences ; c'est là un des symptômes les plus communs à la suite des plaies par armes à feu qui intéressent les lèvres. Ces infirmités retentissent à la longue sur la santé générale ; la difficulté de la préhension des aliments suffirait à elle seule pour expliquer l'affaiblissement progressif des malades ; on a cité des exemples de mort.

Traitement. — Tous ceux qui se sont trouvés aux prises avec des cas de ce genre avant la confirmation de l'atrésie, ont remarqué combien le chirurgien a peu d'action pour empêcher la production du rétrécissement ; les plus sages précautions échouent alors contre l'invincible rétractilité du tissu fibreux. Les dilatateurs de tous genres, les tiges de laminaire, de gentiane, l'éponge préparée, etc., de même que le massage, n'ont qu'une efficacité momentanée. Le traitement chirurgical dans les cas simples comprend : l'incision après la création d'une commissure artificielle par le procédé du bottock, l'incision et la suture en ourlet ou cutanéo-muqueuse. Il est aisé de comprendre que l'incision simple n'a qu'une efficacité temporaire ; malgré tous les efforts du chirurgien, en effet, la récidive est la règle, elle n'a sa raison d'être qu'autant qu'on aurait créé en quelque sorte des commissures artificielles, en faisant cicatriser sur un corps étranger une perte de substance circulaire pratiquée à l'emporte-pièce dans la joue au moyen d'une canule coupante. Il suffit d'inciser ensuite le pont charnu ou cicatriciel entre la bouche atrésiée et cet orifice artificiel pour agrandir la fente buccale ; c'est ce qu'on appelle le procédé du bottock, en raison de son analogie avec la coutume de certaines peuplades qui se percent les joues pour y placer des anneaux (Botocudos).

Cette opération peut être avantageusement remplacée par l'incision et la suture cutanéo-muqueuse, ou même par la suture en ourlet; celle-ci consiste à abraser les bords de l'atrésie en respectant la muqueuse, et à suturer ensuite à la peau les bords de la muqueuse renversée. Ce dernier procédé porte le nom de VERNET (1817) ou de DIFFENBACH. Les résultats obtenus par ces divers moyens sont assez satisfaisants; malheureusement ils ne conviennent plus à l'atrésie compliquée, l'on doit alors s'adresser à d'autres opérations moins bien réglées, dont le succès dépend beaucoup de l'ingéniosité et de l'habileté du chirurgien. Peu d'opérations chirurgicales exigent autant de tact que la judicieuse détermination des interventions successives qu'il faut entreprendre; on devra remédier à l'atrésie, combler les pertes de substance, obvier à l'écoulement de la salive, détruire les adhérences vicieuses gingivo-labiales qui engendrent plus tard le rétrécissement des mâchoires. C'est peut-être à la suite des tentatives de suicide avortées ou dans les plaies de la cavité buccale par armes de guerre, que toutes ces difficultés atteignent leur maximum; en pareille circonstance, on aura recours à la cheiloplastie et l'on procédera par opérations échelonnées. Dans les cas qui sont au-dessus des ressources de l'art, la prothèse rendra des services pour dissimuler de hideuses déformations.

2° VICES DE CONFORMATION DES LÈVRES ET DE LA BOUCHE.
BEC-DE-LIÈVRE

Bibliographie. — FRANCO, *Traité des hernies*, 1561. — A. PARÉ, *Œuvres*, édit. Malgaigne, 1840, t. II, p. 84. — DELAFAYE, *Mém. de l'Acad. de chir.*, t. Ier. — LOUIS, *Ibid.*, t. IV et V. — DESAULT, *Œuvres chir.*, 1798-99, t. I, p. 150. — BLANDIN, Th. de Conc., 1836 et *J. de Malgaigne*, 1843, p. 33. — DESPRÈS, Th. de conc., 1841. — RIGAUD, *Ibid.*, 1841. — CLÉMOT, *J. de Malgaigne*, 1844, p. 1. — MIRAULT, *Ibid.*, 1844 et 1845. — DUBOIS, *Bull. de l'Acad. de méd.*, t. IX, 1845. — COSTE, *Hist. gén. et part. du dévelop.*, 1848, t. Ier. — SÉDILLOT, *Gaz. méd. de Paris*, 1856, 1861, et Acad. des sciences, 1863; *Bull. de la Soc. de chir.*, 1856 et 1857. — HENRY, *Bull. de la Soc. de chir.*, 1861. — DEBOUT, *Bull. de thérap.*, 1862, t. LXIII. — GIRALDÈS, *Bull. de la Soc. de chir.*, 1865, — *Arch. de Langenbeck*, t. XXV, p. 887 et 899. — TERRILLON, *Arch. gén. de méd.*, 7e s., t. II, p. 513, *Revue mensuelle*, 1879, t. III, p. 435. — BOECKEL, *Gaz. méd. de Strasbourg*, 1878. — LANNELONGUE, *Soc. de chir.*, 1879, t. V, p. 617. — ALBRECHT, *Cent. f. chir.*, 1884, p. 521, et *Arch. f. Klin. chir.*, 1885, t. XXXI, p. 227. — DE SAINT-GERMAIN, *Chirurgie orthopédique*, 1883. — DUVAL, M. et HERVÉ, G., *Comptes rendus de la Soc. de biologie*, 1883. — TURNER, *Journ. of anat. and phys.*, 1884-85. — BARRAUD, *Revue mensuelle des maladies de l'enfance*, 1885. — TRÉLAT, ANGER, BERGER, *Soc. de chir.*, 1885. — CZERNY, 14e *Congrès de chir. all.* et *Sem. méd.*, 1885. — WENZEL, ALBRECHT, 15e *Congrès des chir. all.*, *Semaine méd.*, 1886. — A. BROCA, *Bull. de la Soc. anat.*, 1887, *Ann. de Gyn. et d'obst.*, 1887, et *Gaz. hebd. de méd. et chir.*, 1887. DEMARQUAY, art. BEC-DE-LIÈVRE, *Dict. de méd. et chir. prat.*, et BOUISSON, *Ibid.*, *Dict. encycl. des sc. méd.*
Thèses de Paris. — 1823, LAROCHE. — 1836, HUSSON. — 1852, NORMAND. — 1857, PÉRIAT. — 1859, BOYMIER. — 1866, THÉVENIN. — 1868, HAMY. — 1875, PETIEAU.

— 1876, GRIVEAUD. — 1877, NORY. — 1880, VERRIER. — 1883-84, DENISE. — 1886-87, ROSSI.
Thèse de Montpellier. — 1825, BONFILS.

Définition. — On désigne depuis A. PARÉ sous le nom de bec-de-lièvre, la division permanente et congénitale des lèvres, produite par le défaut de soudure des bourgeons maxillaires et frontaux. La ressemblance de l'affection avec la lèvre supérieure du lièvre lui a valu ce nom, généralement adopté dans toutes les langues (*harelip*, angl.; *Hasenscharte*, all.). Quoique connue des anciens, cette difformité n'a été bien étudiée que depuis FRANCO, PARÉ; deux points de son histoire ont spécialement attiré l'attention, sa pathogénie et surtout son traitement.

Étiologie. — Nous ne ferons que rappeler les opinions anciennes qui attribuaient le bec-de-lièvre aux causes les plus diverses; les uns ont incriminé

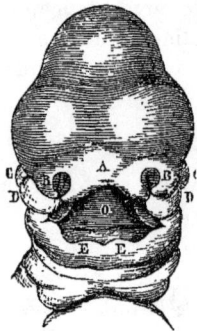

Fig. 115. — Embryon de 30 jours.   Fig. 116. — Embryon de 40 jours.

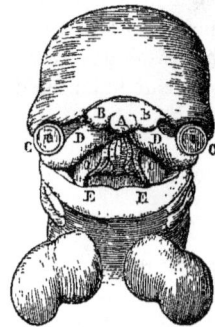

A. Bourgeon incisif. — BB. Rudiments des ailes du nez. — CC. Yeux refoulés en arrière. — DD. Bourgeons maxillaires supérieurs. — EE. Bourgeons qui forment la lèvre inférieure. — OO. Rudiments de la voûte palatine.

l'action de la langue trop volumineuse, maintes fois l'imagination de la mère a été accusée. CRUVEILHIER et VELPEAU acceptaient l'idée d'une maladie intra-utérine. De toutes les causes banales et hypothétiques, la moins incertaine est assurément l'hérédité. Son influence ne saurait être contestée; en effet, FRITZSCHE (1878) a trouvé l'hérédité dans 26 p. 100 des cas.

La seule théorie généralement admise aujourd'hui est celle de l'arrêt de développement. Grâce aux progrès de l'embryogénie, on a pu expliquer toutes les variétés simples ou compliquées du bec-de-lièvre. Voici sur quelles bases repose la théorie, d'après COSTE.

La cavité buccale ainsi que les fosses nasales ont une origine commune; c'est plus tard seulement qu'une cloison transversale les sépare. Vers le vingtième jour, c'est-à-dire à la fin de la troisième semaine, la tête de l'embryon est représentée par le capuchon céphalique. On distingue à la partie supérieure de ce dernier trois bourgeons principaux; l'un médian se dirige en bas, les deux autres latéraux, symétriques, sont situés un peu plus bas.

Or, le bourgeon médian a pour mission de former-le front, le nez et la lèvre supérieure, tandis que les bourgeons latéraux sont les rudiments des deux maxillaires de chaque côté. Voyons comment les trois petits bourgeons, en marchant à la rencontre les uns des autres, vont constituer la face et ses cavités. De la partie inférieure des bourgeons latéraux se détachent de bonne heure deux prolongements qui, en se réunissant, forment le maxillaire inférieur. Un feuillet muqueux, sorte d'opercule, recouvre tous ces bourgeons, mais disparaît à la fin de la quatrième semaine, de sorte que la face est constituée par une cavité plus ou moins profonde, limitée par les bourgeons formateurs, et ouverte en avant.

A mesure que les bourgeons maxillaires supérieurs tendent à se rapprocher, des modifications importantes se produisent dans le bourgeon médian supérieur. Celui-ci se creuse en effet à sa partie moyenne, et on voit apparaître sur les côtés de cette échancrure deux saillies secondaires encore appelées bourgeons incisifs ou intermaxillaires, parce qu'ils sont destinés à former l'os incisif en se rapprochant.

La rencontre des bourgeons maxillaires et des bourgeons incisifs a lieu à la fin de la cinquième semaine; en même temps des prolongements horizontaux apophysaires, émanés des bourgeons maxillaires supérieurs, vont à la rencontre l'un de l'autre et subdivisent ainsi toute la grande cavité faciale en deux cavités secondaires. Vers le quarantième jour, l'échancrure qui séparait les bourgeons incisifs disparaît, et de cette façon les os incisifs et la lèvre supérieure se trouvent complétés. La cavité nasale est à son tour subdivisée en deux parties par une cloison verticale née d'un appendice du bourgeon médian.

Quatre parties concourent donc à la formation de la lèvre supérieure. Ce sont : sur la ligne médiane, les deux bourgeons incisifs; latéralement, les deux bourgeons maxillaires supérieurs. Il existe ainsi deux lignes de soudure latérales et une médiane; chacune d'elles pourra devenir l'origine de malformations. De même, les bourgeons maxillaires supérieurs et inférieurs sont primitivement séparés l'un de l'autre par une fente; enfin, les bourgeons maxillaires inférieurs doivent normalement se souder sur la ligne médiane. Avec ces données jusqu'ici classiques, il nous sera facile de comprendre les variétés du bec-de-lièvre.

Variétés. — Les auteurs admettent deux sortes de bec-de-lièvre, *simple* ou *composé :* le premier n'intéresse que les parties molles des lèvres ; le second, au contraire, résulte d'un vice de conformation plus étendu ; à la division de la lèvre s'ajoute celle des os qui forment la voûte palatine et celle du voile. Nous nous servirons indistinctement des dénominations de bec-de-lièvre simple ou superficiel, compliqué ou profond.

A. — BEC-DE-LIÈVRE SUPERFICIEL OU SIMPLE

La division porte sur les parties molles seules, mais l'absence de soudure peut intéresser des points différents. De là les divisions classiques en bec-de-lièvre latéral, médian, commissural ou génien. Suivant l'étendue de la fente, on distingue un bec-de-lièvre complet ou incomplet.

Bec-de-lièvre latéral. — Il est unique ou double ; le mode de production de cette malformation est d'ailleurs facile à comprendre. Le défaut de soudure du bourgeon maxillaire supérieur au bourgeon incisif donne naissance au

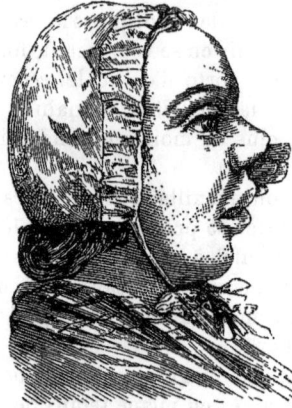

Fig. 117. — Bec-de-lièvre double avec déviation et adhérence du lobule à la sous-cloison.

bec-de-lièvre unilatéral qui siège habituellement à gauche, en dehors du sillon sous-nasal ; la variété bilatérale a pour cause l'absence de soudure des deux côtés. La lèvre divisée verticalement présente une encoche plus ou

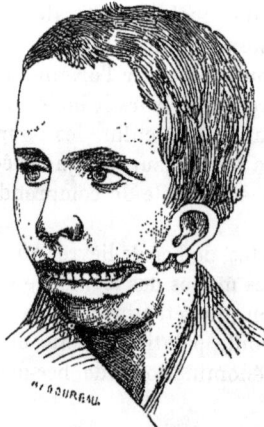

Fig. 118. — Bec-de-lièvre commissural.

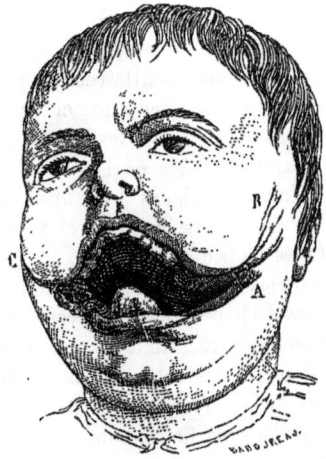

Fig. 119. — Bec-de-lièvre commissural double. D'après MURALT.

moins profonde en forme de V renversé ; les bords de la fente s'écartent par l'action des fibres de l'orbiculaire et des diducteurs. Parfois la solution de continuité de la lèvre remonte jusqu'à la narine, et même on l'a vue se continuer dans le sillon naso-génien.

Supposons maintenant que le défaut de soudure se soit également produit à droite et à gauche, et nous aurons alors le bec-de-lièvre superficiel bilatéral; on y retrouve les trois parties constituantes de la lèvre supérieure; le tubercule médian qui correspond à l'os incisif qui porte le nom de *lobule médian*. Ce tubercule offre des variétés nombreuses; tantôt il est bien constitué, recouvert d'une muqueuse richement vasculaire, tantôt il est rudimentaire, ratatiné, atrophié; ici il est libre de toute adhérence, recouvre les incisives, ou là il proémine à la façon d'une petite trompe, ailleurs encore il est soudé au lobule du nez (fig. 117). Enfin les encoches latérales peuvent être inégales, plus ou moins hautes; le nez est en général aplati, ce qui rend la difformité plus hideuse que dans le cas précédent.

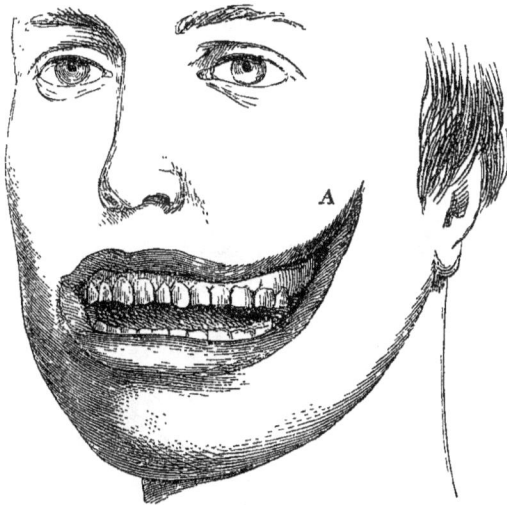

Fig. 120. — Bec-de-lièvre génien. Macrostome.

Bec-de-lièvre médian. — Cette variété exceptionnelle a été rencontrée aux deux lèvres; elle résulte de l'absence de soudure des deux moitiés des bourgeons incisifs en haut et des deux bourgeons maxillaires inférieurs en bas. A quoi bon relater les contestations qui se sont élevées à propos des quelques cas publiés? Nous tenons pour certaine l'existence de cette difformité, tout en reconnaissant que c'est une pure curiosité tératologique. Le bec-de-lièvre médian inférieur serait peut-être moins exceptionnel, les exemples épars dans la science ont été réunis par Lannelongue (*Soc. de chir.*, 1879) à propos d'un cas qu'il a observé et opéré; il existait en même temps, comme dans plusieurs observations, une division du maxillaire inférieur sur la ligne médiane.

Bec-de-lièvre génien ou commissural. — Si les bords des bourgeons maxillaires supérieurs et inférieurs ne se soudent pas, la bouche reste démesurément grande, et l'on se trouve en présence du bec-de-lièvre transversal, encore appelé génien ou commissural. Debout, Peltet, auxquels on doit une étude de cette variété, ont publié les cas fort rares de cette anomalie, qui peut être simple ou double, transversale ou oblique. Généralement la fissure se prolonge assez loin en arrière ou en haut; il en résulte une difformité considérable, et quelquefois, par suite de la situation anormale de l'orifice du canal de Sténon, un écoulement salivaire incommode (fig. 118, 119, 120).

B. — BEC-DE-LIÈVRE PROFOND OU COMPLIQUÉ

Il peut siéger aux deux lèvres mais presque toujours à la lèvre supérieure. Rien n'est plus simple que de comprendre d'après l'embryogénie le mode de formation du bec-de-lièvre profond. Tantôt l'arrêt de développement porte sur un côté, plus fréquemment sur le gauche; non seulement la lèvre, mais encore l'os intermaxillaire ou incisif ne se soude pas au maxillaire supérieur.

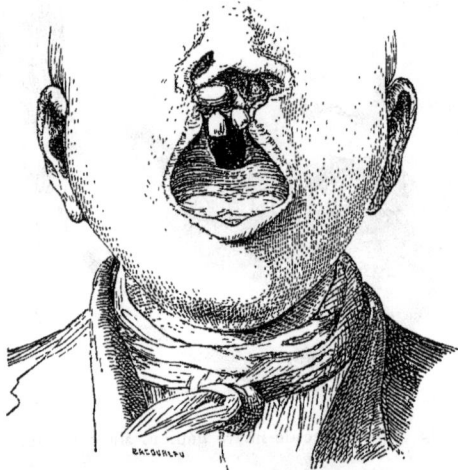

Fig. 121. — Bec-de-lièvre compliqué avec saillie de l'os inter-maxillaire, division de la voûte palatine. Gueule de loup.

Le bec-de-lièvre se continue alors en arrière jusqu'au canal palatin antérieur. On l'appelle dans ce cas bec-de-lièvre *labio-alvéolaire*. Tantôt les apophyses palatines et les deux bourgeons qui doivent former le voile ne se réunissent point; dès lors, en même temps que le vice de conformation qui précède, existe un bec-de-lièvre *profond total* ou *labio-palatin*.

De même que le bec-de-lièvre superficiel peut être unilatéral ou bilatéral, de même aussi le bec profond peut intéresser un seul ou les deux côtés. On a donc ainsi quatre variétés de bec-de-lièvre profond : 1° labio-alvéolaire unique ou double; 2° labio-palatin uni ou bilatéral (fig. 121).

Le siège de la fissure osseuse et son point de départ ont été l'objet de nombreuses discussions. Après les recherches de Gœthe et de Coste, il avait été admis que la fente passait entre l'incisive latérale et la canine, séparant l'incisif du maxillaire, et dans le bec-de-lièvre bilatéral l'os intermaxillaire portait les quatre canines.

Or, en 1879, ALBRECHT vint affirmer que l'opinion admise jusqu'alors était erronée. D'après cet auteur, la fissure latérale labio-alvéolaire ne passe pas entre le maxillaire supérieur et l'os incisif, mais bien entre l'incisive médiane et l'incisive latérale, elle serait ainsi inter-incisive. Parfois on la rencontre entre l'incisive médiane et la canine, mais alors l'incisive latérale est absente. Il résulte de là, que le tubercule médian dans le bec-de-lièvre bilatéral porte deux incisives seulement et non quatre ; on voit de temps à autre des tubercules médians avec quatre incisives, mais il s'agit alors d'anomalies dentaires.

L'opinion d'ALBRECHT a été confirmée par les recherches de BRUNS et de KŒNIG et combattue par Th. KOLLIKER qui oppose à cette manière de voir des

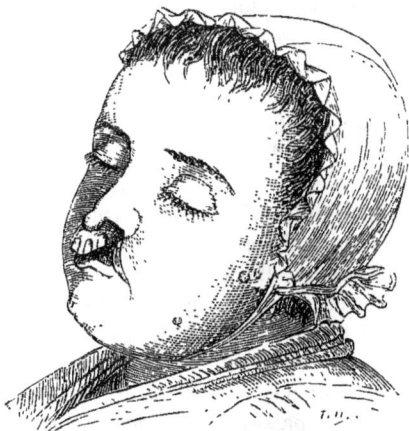

Fig. 122. — Bec-de-lièvre labio-alvéolaire avec saillie de l'os inter-maxillaire.

dénégations formelles. En 1887, A. BROCA a repris cette étude, et l'examen ainsi que la dissection de nombreuses pièces l'ont conduit à affirmer l'exactitude de la théorie d'Albrecht.

1° *Fissure labio-alvéolaire unilatérale*.—Dans cette variété, outre la division latérale de la lèvre supérieure, il existe une absence de soudure entre l'os incisif et les maxillaires. L'os incisif n'est donc plus soudé à ses arcs-boutants latéraux, il est seulement adhérent au maxillaire du côté opposé et au vomer. Souvent la difformité est très apparente, ce qui tient à l'atrophie notable du maxillaire correspondant, à la malformation et à la projection en avant de l'os incisif qui soulève cette portion de la lèvre.

2° *Fissure labio-alvéolaire bilatérale*.—Cette fissure résulte de l'absence de soudure des os incisifs aux maxillaires ; de là deux fentes qui se dirigent obliquement en arrière pour se réunir au canal palatin antérieur. Dès lors l'os incisif, privé de ses moyens d'union latéraux, est en quelque sorte appendu au vomer. Sous l'influence de causes diverses, assez mal connues, il arrive fréquemment que ce bourgeon médian projeté en avant, s'insère à la sous-cloison et même au lobule du nez (fig. 122).

3° La *fissure labio-palatine unilatérale*, de beaucoup la plus fréquente, siège habituellement à gauche. Au lieu de s'arrêter au trou palatin, la fente se prolonge directement en arrière, en dehors de la ligne médiane, et peut se continuer jusqu'au voile du palais, généralement divisé en deux parties égales. L'atrophie fréquente du maxillaire du côté correspondant détermine une asymétrie de la face parfois très marquée; la fosse nasale gauche communique librement avec la cavité buccale.

4° La *fissure labio-palatine double* constitue une malformation encore plus compliquée; les deux fentes labio-alvéolaires se continuent en arrière avec deux divisions antéro-postérieures plus ou moins écartées, partielles ou totales, qui se réunissent au niveau du voile palatin divisé d'ordinaire sur la ligne médiane. Ces deux fentes antéro-postérieures ne sont séparées que par le bord inférieur saillant de la cloison nasale, quelquefois aplati. D'ailleurs, cette malformation offre des variétés multiples ; souvent la voûte ogivale empiète sur les fosses nasales; quant à l'écartement, il présente des diversités nombreuses. MAYLARD a publié un cas où l'un des deux côtés n'existait qu'en arrière. (*The Lancet*, 1883, t. II, p. 897.) Lorsqu'en même temps que la fente labio-palatine double, le bourgeon médian est atrophié, il en résulte une difformité considérable qui constitue la *gueule-de-loup* (*Rictus lupinus*).

Enfin, mentionnons un autre vice de conformation qui accompagne quelquefois le bec-de-lièvre compliqué; ce sont des fistules de la lèvre inférieure, déjà signalées par DEMARQUAY, RICHET, et dont FRITZSCHE a pu réunir quinze cas. « Sur la lèvre inférieure, un peu épaisse, mamelonnée, se trouvent dans la portion muqueuse de la lèvre deux petits trous situés latéralement et symétriquement près de la ligne médiane. » Au fond, on aperçoit un orifice qui sécrète un liquide salivaire; ces trous borgnes, appelés *sacculi* par MURRAY, se perdent au milieu de l'épaisseur de la lèvre, et la muqueuse fait hernie par l'orifice quand l'enfant crie. Sur quinze cas, treize fois il y avait coïncidence de bec-de-lièvre.

Symptômes. Terminaisons. — A peine est-il besoin de dire que le bec-de-lièvre entraîne à sa suite des troubles fonctionnels, d'autant plus graves qu'il est plus compliqué. La succion, fort difficile dans le bec-de-lièvre simple, devient impossible dans le bec-de-lièvre profond, simple ou double, d'où la nécessité de nourrir les enfants à la cuiller. Pour cette raison, beaucoup de nouveau-nés, surtout ceux qui sont atteints de bec-de-lièvre compliqué, succombent de bonne heure. Suivant KŒNIG, une partie meurt de faim, tandis que ROSE, qui ne croit pas devoir faire jouer le rôle principal à l'inanition, incrimine la débilité générale, la diarrhée et aussi l'état catarrhal des fosses nasales, du pharynx et des bronches.

Si les enfants survivent, ils sont porteurs d'une difformité qui, en dehors d'un aspect hideux, gêne la déglutition, la phonation, et souvent les exclut de beaucoup de professions. C'est surtout dans les cas où le tubercule médian est projeté en avant, quand les dents sont déviées, saillantes, la lèvre largement fendue en deux points différents, en un mot quand il existe une gueule-de-loup, que les malheureux enfants présentent une physionomie repoussante.

Le bec-de-lièvre ne guérit pas spontanément, du moins après la naissance, car on a noté quelques cas de réunion spontanée pendant la vie intra-utérine. Jacquin (*Gaz. des Hôp.*, 1882) a publié un fait dans lequel on voyait nettement sur la lèvre la cicatrice d'un bec-de-lièvre simple unilatéral.

C. — TRAITEMENT DU BEC-DE-LIÈVRE

Moment de l'opération. — Les chirurgiens sont loin d'être d'accord sur l'époque à laquelle il convient de pratiquer l'opération du bec-de-lièvre. Les uns, avec LEDRAN, HEISTER, P. DUBOIS, interviennent aussitôt que possible après la naissance, et d'une façon générale les accoucheurs sont partisans de l'opération hâtive. Au contraire, DIONIS, BOYER, DUPUYTREN, GOSSELIN, P. BROCA, conseillent l'opération tardive, entre la cinquième et la sixième année. Enfin, la plupart des chirurgiens sont éclectiques et se laissent guider par des considérations qui varient d'un fait à un autre. En Allemagne, WEBER, KŒNIG, sont favorables à l'opération hâtive, et peut-être aujourd'hui cette ligne de conduite trouverait-elle à la Société de chirurgie moins d'opposition qu'il y a vingt ans. Toutefois, les statistiques allemandes ne sont pas faites pour encourager l'intervention trop précoce. GOTTHELF, de Berlin (XIVe *Congrès allemand*, 1883), donne les résultats suivants, pour la pratique des becs-de-lièvre avant six mois :

1° Bec simple. Simple avivement et incision superficielle libératrice, morts : 38.2 p. 100; 2° Bec simple. Détachement d'adhérences labiales et géniennes, morts : 44 p. 100; 3° Bec simple. Avec refoulement du tubercule médian, morts : 50 p. 100.

Les trois principaux facteurs qui entrent en ligne de compte dans le choix du moment de l'opération sont : 1° la variété du bec-de-lièvre; 2° l'état général de l'enfant; 3° le milieu. Il ne faut opérer hâtivement que les becs-de-lièvre simples, superficiels, quand l'enfant est vigoureux, lorsque l'opération ne nécessite pas de grands débridements et partant expose moins à l'hémorrhagie.

Si l'enfant a du coryza ou de l'entérite, s'il se nourrit mal, s'il a de la diphtérie, enfin si l'affrontement nécessite des débridements étendus, mieux vaut attendre et pratiquer l'opération différée dans le cours de la première année; les uns préfèrent intervenir du deuxième au sixième mois, d'autres du sixième au douzième, d'autres évitent, autant que possible, l'époque de la dentition.

Dans tous les cas de bec-de-lièvre profond, compliqué, la conduite généralement conseillée est la suivante. L'expérience a appris qu'il valait mieux ne pas intervenir hâtivement et que l'opération en deux temps était beaucoup préférable. Aussi, est-il recommandé de différer la première opération jusqu'à l'âge d'un an, pour réunir les lèvres et déplacer le tubercule médian vicieusement implanté. On remédiera plus tard, vers l'âge de six ans, aux divisions de la voûte palatine et du voile. D'ailleurs, le chirurgien, pen-

dant la première année, pourra avantageusement préparer les parties, assouplir la lèvre par des massages et des bandages unissants appropriés.

SÉDILLOT, DE SAINT-GERMAIN, conseillent, avec raison, de faire respirer à l'enfant quelques bouffées de chloroforme.

Opérations du bec-de-lièvre superficiel simple. — L'opération consiste :
1° à aviver les bords de la fente ; 2° à les réunir. Sans entrer dans les détails

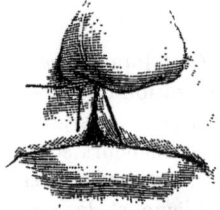

Fig. 123. — 1° Tracé des incisions.   Fig. 124. — Suture des lambeaux.
Procédé de GIRALDÈS.

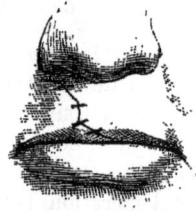

du manuel opératoire, nous exposerons succinctement les règles qui président à ces deux temps.

a. *Avivement.* — L'enfant placé sur les genoux, la tête solidement fixée
par un aide, on abrase avec des ciseaux ou le bistouri le bord libre de la
fente et l'angle supérieur, en ayant soin de proportionner les plaies qui sont
faites aux deux branches du V, pour obtenir leur correspondance exacte.

b. *Réunion.* — C'est à la suture qu'on accorde aujourd'hui la préférence,
sans rejeter toutefois les moyens unissants qui constituent d'utiles auxi-

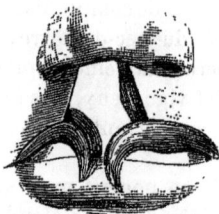

Fig. 125.— Procédé de HENRY, de Nantes.   Fig. 126. — Procédé de CLÉMOT et de MALGAIGNE.

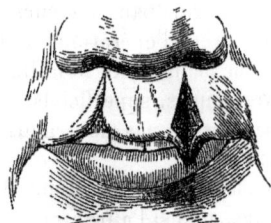

liaires. Tous les procédés de suture ont trouvé des défenseurs et, il faut le
dire, également des détracteurs. La suture entortillée sur des épingles,
a été employée par la plupart des chirurgiens français. Il faut avoir
soin d'enfoncer les épingles profondément, en commençant par le bas, afin
de produire l'hémostase grâce à une compression convenable. On conseille
encore de passer une broche à la base de la lèvre pour mieux assurer la
contention. Au bout de trois ou quatre jours, les épingles sont enlevées et
remplacées par un bandage unissant, des bandelettes de taffetas ou des
mèches collodionnées. Nombre d'opérateurs, dans le but d'éviter les désunions

qui résultent de l'indocilité des enfants et de l'action incessante de la langue, laissent les épingles ou les fils en place plus longtemps. Aujourd'hui les sutures à l'aide de fils de soie ou de crins de Florence sont le plus généralement employées.

Telle est, en substance, l'opération du bec-de-lièvre simple : elle a été modifiée à l'infini afin d'éviter l'encoche qui trop souvent persiste au bord libre de la lèvre restaurée. A cet effet, on a cherché à utiliser les portions enlevées dans l'avivement en leur laissant un point d'attache à l'un et l'autre bord du bec-de-lièvre. C'est là le principe des procédés de CLÉMOT, MALGAIGNE, MIRAULT, NÉLATON, HENRY, GIRALDÈS, etc. ; un coup d'œil jeté sur les figures en donnera une idée.

Si le bec-de-lièvre superficiel est bilatéral, les moyens ordinaires ne conviennent qu'autant qu'il s'agit d'un bourgeon médian, charnu, souple, élas-

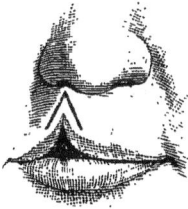

Fig. 127. — Tracé des incisions.

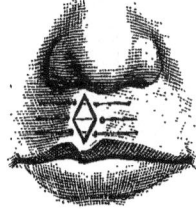

Fig. 128. — Renversement du lambeau et suture.

Procédé de NÉLATON.

tique, quadrilatère. Dans le cas où le tubercule est trop difforme, mal constitué, mieux vaut l'enlever que de l'intercaler entre les deux parties de la lèvre, à moins que, suivant l'exemple de DUPUYTREN, on puisse ramener le lobule vicieusement implanté et s'en servir pour reconstituer la sous-cloison.

Opérations du bec-de-lièvre profond, compliqué. — Nous n'aurons en vue ici que le bec-de-lièvre labio-alvéolaire unique ou double. Si le bec-de-lièvre compliqué est unilatéral, les chances de restauration sont déjà moindre que précédemment : 1° parce que les deux parties de la lèvre sont situées sur des plans inégaux ; 2° parce que souvent l'os incisif, quoique soudé à celui du côté opposé, fait une saillie anormale en avant et repousse la lèvre ; 3° par suite de l'atrophie de la lèvre. Cependant, les procédés de restauration seront encore les mêmes que pour le bec-de-lièvre simple, mais il faudra redoubler de précautions, bien mobiliser la lèvre et au besoin imiter la conduite de DUPLAY, qui, dans un cas semblable, a sectionné avec un ciseau les attaches de l'os incisif à l'autre maxillaire ; il a pu ainsi faire pivoter cet os en arrière, et le suturer aux deux maxillaires, après l'avoir avivé du côté du bec-de-lièvre.

Pour faciliter le rapprochement des lèvres en pareil cas, PHILIPS a conseillé d'appliquer de chaque côté du nez deux petites plaques de liège et de les embrocher, ainsi que les ailes, avec une forte épingle à tête ; la serre-fine de GUERSANT remplira le même but.

Fissure labio-alvéolaire double. — Ici les indications varieront selon les circonstances ; comme le fait remarquer Terrillon, il n'existe pas un procédé qui réponde à toutes les nécessités d'une bonne réparation. Tout dépend, en effet, de la position qu'occupe l'os incisif, des adhérences vicieuses qu'il a contractées, de l'état de la muqueuse qui le recouvre. Aussi, le chirurgien doit-il être éclectique et modifier, le cas échéant, les méthodes que nous allons brièvement énumérer, renvoyant aux traités spéciaux pour tout ce qui concerne le manuel opératoire. Les principaux procédés sont :

1° *La résection de l'os incisif ou procédé de Franco.* — Après avoir disséqué les parties molles, Franco conseillait de retrancher avec les ciseaux ou la scie le tubercule osseux incisif ; le chirurgien opère ensuite comme dans les becs-de-lièvre simples. On reproche à cette résection d'exposer à l'hémorrhagie, d'amener le retrait des maxillaires et d'empêcher ainsi la correspondance des arcades dentaires ; suivant Langenbeck, elle diminue les chances de l'uranoplastie ultérieure dans les cas de bec labio-palatin en détruisant les artères palatines antérieures. Néanmoins, Richet, partisan de ce procédé, pratique l'opération de bonne heure, en deux temps, à quelques jours d'intervalle. Dans le premier temps, il résèque ou enlève l'os intermaxillaire ; afin d'éviter le sang, il se sert d'une pince écraseur spéciale ; la restauration est pratiquée ultérieurement.

2° *Utilisation de l'os intermaxillaire qu'on fait basculer en arrière.* — Desault espérait atteindre ce but par la compression directe ; Gensoul, en fracturant les attaches de l'os incisif à la cloison ; le premier moyen est insuffisant, le second n'a pas eu plus de succès parce qu'il est aveugle et qu'on n'est pas maître de produire la fracture où on la désire. L'opération de Blandin, bien mieux réglée, consiste à créer une perte de substance triangulaire à la cloison en arrière de l'os incisif, et à faire basculer ce dernier en l'enfonçant dans la perte de substance. Bien qu'on ait avivé et suturé, ce procédé ne donne pas toujours des résultats satisfaisants ; il y a souvent beaucoup de sang. Si Broca, grâce à la suture métallique, a obtenu la soudure de l'os incisif, Roser n'a pu le faire rentrer dans l'alignement en raison de son volume, et Esmarch, pour y arriver, a dû enlever les deux dents extrêmes de l'os intermaxillaire.

Plusieurs auteurs ont perfectionné le procédé de Blandin ; ainsi, Mirault faisait une résection partielle du vomer en forme de rectangle en arrière de l'os incisif qu'il enfonçait ensuite ; Terrillon attaque par la bouche le pédicule de l'incisif avec une gouge et un marteau ; Rose exécute la même opération par le haut, afin d'éviter le sang pendant ce premier temps de l'opération. On a conseillé de pratiquer préalablement le décollement du périoste de chaque côté de la cloison et de couper l'os après. Bardeleben emploie cette heureuse modification ; après avoir sectionné la cloison, il fait glisser en arrière par pression le fragment antérieur qui vient ainsi doubler le postérieur. L'os incisif suit le mouvement et se trouve reporté en bas et en arrière. La réunion de la lèvre n'est exécutée que plusieurs mois après la mobilisation de l'os intermaxillaire.

Si les parties molles sont mal nourries ou trop atrophiées pour permettre la restauration simple, il faudra en pareil cas chercher des lambeaux sur les parties latérales, c'est-à-dire recourir à la chéiloplastie ; tels sont entre autres les procédés de Simon, de Sédillot (fig. 129).

Accidents de l'opération. — L'hémorrhagie est un des accidents les plus graves de l'intervention ; elle peut inquiéter par son abondance et sa persistance. Griveaud (Th. de Paris, 1876) a bien étudié les causes et les effets de cette hémorrhagie. Tous les temps de l'opération y exposent, mais, d'après ses recherches, la gravité augmente avec les diverses manœuvres dans l'ordre suivant : avivement, décollement, hémorrhagie consécutive, opérations de Franco et Blandin. La mort peut en être la conséquence ; elle arrive alors, soit par la pénétration du sang dans les voies aériennes, soit par l'épuisement qui résulte d'une hémorrhagie trop abondante et persistante.

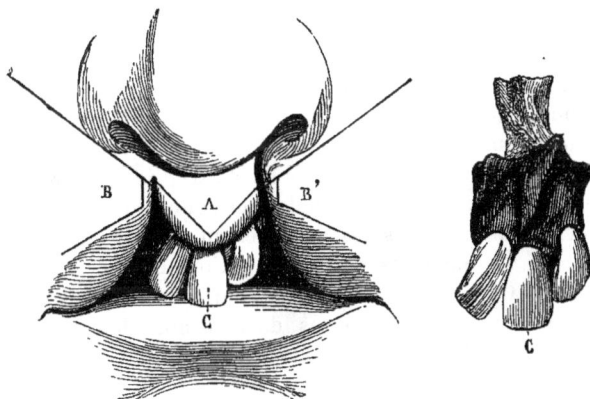

Fig. 129. — Procédé de Sédillot pour bec-de-lièvre double.

Toutes choses égales, les enfants très jeunes y sont plus exposés, parce que, aspirant continuellement le sang dans leurs mouvements de succion, ils s'éteignent parfois dans un état de calme trompeur. Il est presque superflu de dire que ces hémorrhagies sont justiciables des moyens ordinaires ; l'application de la suture entortillée convenablement serrée ou d'un sachet de glace remédiera à cet accident.

L'érysipèle empêche quelquefois le succès de l'opération.

Si la réunion échoue, il ne faut pas trop se désespérer, et chercher, par des bandages unissants convenables, la réunion secondaire ; d'ailleurs, une opération ultérieure permettra de compléter la restauration. Cette intervention en plusieurs temps a même été érigée en principe, car on a proposé, dans le but d'éviter une opération trop sérieuse pour certains enfants débiles, de faire des avivements successifs et d'appliquer chaque fois un point de suture.

§ 6. — Affections des joues.

Bibliographie. — HASSELMANN. *Arch. de Langenbeck*, t. XX, p. 681. — *Ibid.*, t. XXII, II. 3. — *The Lancet*, 1882, t. Ier, p. 481. — *Arch. gén. de méd.*, 1879, t. III, p. 99. — *Schmidt's Jarhb. Tumeurs.* t. CLXXVI, p. 231, t. CLXXXVIII, p. 174. Consultez les *Traités classiques* et les articles des *Dictionnaires*.

Ier PLAIES. — BRULURES

Les traumatismes des joues, sans être très rares, présentent à peine quelques particularités dignes d'attirer l'attention ; ce sont : 1° la facilité de leur réunion, qui tient à la grande vascularité des téguments ; 2° l'éventualité de cicatrices vicieuses dans le cas de plaies contuses et irrégulières ; 3° la section du canal de Sténon, lorsque la plaie siège un peu en arrière.

1° En raison de la disposition naturelle des parties à la cicatrisation, il est commandé de recourir dans tous les cas à la réunion immédiate ; les plaies simples par armes à feu ne doivent pas faire exception à la règle.

2° Les joues constituant un voile mobile en connexion avec divers orifices, paupières, nez, bouche, toutes les cicatrices un peu étendues auront pour conséquence des tiraillements et des déviations de ces orifices ; de là des déformations de la bouche, l'ectropion, et, dans tous les cas, une difformité parfois hideuse. En outre, les pertes de substance laissent des cicatrices rétractiles qui gênent le jeu de la mâchoire quand elles sont susceptibles de se combler, qui créent au contraire des orifices agrandis et anormaux lorsque la réparation est impossible. Aussi le chirurgien peut-il être·amené à pratiquer des opérations autoplastiques dans le but de remédier à ces défectuosités.

3° Enfin, la section du canal de Sténon constitue une complication assez grave, parce qu'elle expose beaucoup à la fistule salivaire. En effet, si la réunion des deux bouts du canal sectionné est possible, il n'en faut pas moins reconnaître qu'elle se fait exceptionnellement. Habituellement toute la plaie se cicatrise, sauf au niveau du conduit qui excrète la salive parotidienne. On a vu également la salive accumulée former en amont du conduit rétréci une tumeur salivaire qui croît au moment des repas, et qui se vide ensuite peu à peu. Ce serait, d'après PERCY, une sorte de sac intermédiaire aux deux portions du canal. Si l'oblitération du conduit survenait, comme dans un cas de BOREL, on observerait alors les phénomènes de rétention, ultérieurement la sclérose décrite par VAILLARD et ARNOZAN.

Le précepte de la réunion immédiate ne doit pas être modifié par suite de la blessure du canal de Sténon, mais si cette tentative échoue, on emploiera l'un des procédés que nous décrirons à propos des fistules salivaires. Malgré leur simplicité ordinaire, les plaies des joues exposent à quelques accidents ; nous avons vu un coup de feu déterminer la suppuration de la boule de BICHAT, l'érysipèle n'y est également pas très rare.

2° TUMEURS DES JOUES

Aux joues comme aux lèvres on rencontre nombre de tumeurs, les unes exceptionnelles, les autres relativement plus fréquentes ; parmi ces dernières, nous signalerons spécialement les épithéliomas.

Le lipome y a été observé quelquefois (Gouzand) ; il est sous-cutané ou sous-muqueux, et peut être assez mou pour faire croire à un kyste. On compte une dizaine de cas de kystes séreux des joues ; ils ont été réunis par Guterbock (*Arch. de Langenbeck*, t. XV, p. 484). D'après *Ranke*, cette région serait quelquefois le siège de tumeurs lymphatiques ou lymphangiomes. Étudié par Kindlet (*Inaug. Diss. Munschen*, 1884), ce néoplasme formerait des kystes unis ou multiloculaires dont la paroi interne est tapissée d'un

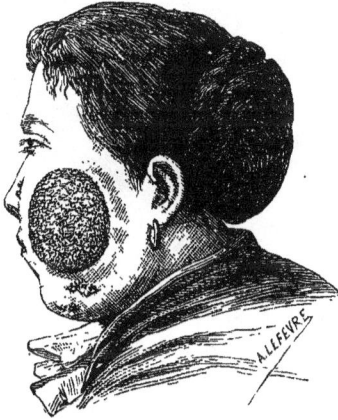

Fig. 130. — Épithélioma de la joue.

épithélium. Sur dix-huit cas de ce genre réunis par Kindlet, douze étaient congénitaux, trois spontanés, les autres avaient succédé à des traumatismes. Esmarch a enlevé un cysto-sarcome de la joue ; Péan, des sarcomes vrais fasciculés.

Les kystes sébacés des joues ne sont pas très rares ; lents à se développer, ils acquièrent les dimensions d'une noix, proéminent, deviennent très adhérents à la peau ; aussi faut-il les enlever de bonne heure pour éviter leur inflammation et la formation d'une cicatrice déprimée, difforme.

Les angiomes, considérés comme peu communs par les auteurs, se rencontrent assez souvent aux joues. En dehors du cas classique de Lenoir, on en trouve plusieurs exemples dans les publications étrangères, entre autres ceux de Gay, Carpentier (*The Lancet*, 1881 et 1882). Les uns prennent naissance dans la région, d'autres résultent de la propagation d'une tumeur érectile labiale à la région génienne ; seuls les premiers sont opérables.

Les variétés d'épithélioma que l'on rencontre aux joues sont :

1° L'adénome sudoripare, affection spéciale aux vieillards ; elle présente

des foyers multiples superficiels au début et curables. Les taches congénitales, les nœvi pilosi fréquents dans la région sont habituellement leur point
de départ.

2° L'épithélioma ou cancroïde de la joue, ordinairement superficiel, plus
rarement térébrant, offre une surface à la fois végétante et ulcéreuse. Tantôt il succède à la variété précédente; tantôt il naît spontanément, et l'ulcération circulaire qu'il forme s'étend peu à peu à toute la joue sous la forme
d'une plaque saillante, sanieuse, recouverte de croûtes adhérentes, de bour-

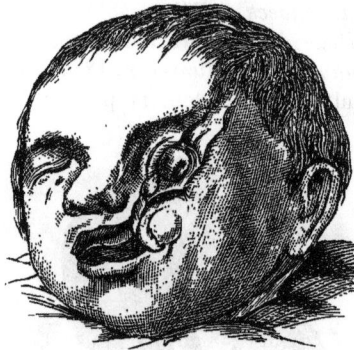

Fig. 131. — Fente congénitale génienne (d'après HASSELMANN).

geons charnus facilement saignants. D'ailleurs ses symptômes, sa marche,
n'offrent rien de particulier; c'est une affection rebelle qui récidive presque
toujours. Quand le cancroïde est très étendu en surface, l'extirpation devient
difficile, parce qu'on a de la peine à restaurer les joues en raison de la trop
grande perte de substance.

Lorsque l'épithélioma débute par la face interne des joues, il est beaucoup
plus grave, car il se propage plus promptement aux parties voisines et aux
ganglions.

Vices de conformation. — La plupart sont des becs-de-lièvre compliqués
avec division de la joue et des paupières. La figure 131 en donne une idée.
(Voy. *Bec-de-lièvre.*)

CHAPITRE II

MALADIES DES DENTS, DES GENCIVES ET DES MAXILLAIRES

Bibliographie générale. — JOURDAIN, *Traité des maladies et opér. chir. de la bouche,*
1778. — FAUCHARD, *Le Chirurgien dentiste,* 1786. — GARIOT. 1805. — BOYER,
1818. — FOX, 1821. — LEMAIRE, 1824. — DÉSIRABODE, 1846. — OUDET, 1862. —
WELD, *Pathologie der Zähne,* Leipzig, 1870. — TOMES, Trad. franç., 1873. —

Harris et Austen, Traduct. Andrieu, 1874. — Coleman, 1881, et trad. franc., 1885.
— Baume, Leipzig, 1882. — Taft, Philadelphia, 1883. — Andrieu, *Leçons clin. sur
les mal. des dents*, 1886. — David Th., *Bibliographie française de l'art dentaire*,
1889. Le lecteur trouvera dans cet ouvrage les renseignements désirables.
Consulter en outre les divers articles : Dents, Carie dentaire, Maxillaires, Machoires,
des deux dictionnaires (Bibliogr.).

1° MALADIES DES DENTS

§ 1er. — Accidents qui accompagnent l'évolution dentaire.

Bibliographie. — Toirac, *Accidents provoqués par l'érupt. de la dent de sagesse,* in
Revue médic., 1828. — Trousseau, *Gaz. des Hôp.*, 1848. — Duplay, *Arch. gén. de
méd.*, 1873, t. XX, et *Progrès médical*, 1878. — Magitot. *Arch. gén. de méd.*, 1881.
— Blachez, *Gaz. hebd.*, 1882. — H. Roger, *Union méd.*, 1885. — Costet, *Gaz.
hebd.*, Paris, 1887. — Gallas, Th. de Bordeaux, 1889.
Thèses de Paris. — 1873, Chevassu, Morcrette. — 1876, Arnulphy, Comoy. — 1878,
Heydenreich (Agrégat.), Calmels. — 1881, Levêque, Augé. — 1884-85, Abadie,
Colle. — 1886-87, Cornudes.

Les phénomènes physiologiques de l'évolution dentaire se divisent en cinq
périodes bien distinctes, pendant lesquelles peuvent se produire quelques
accidents locaux ou généraux :

1re Période. — *Première dentition. Éruption des vingt dents temporaires,
du sixième au trente-deuxième mois. Phénomènes morbides concomitants.*
— C'est une exagération, de faire intervenir l'évolution dentaire à propos
du moindre trouble survenu dans la santé d'un enfant, mais Magitot et Lévêque nous semblent avec des idées tout aussi erronées, lorsqu'ils affirment
que la théorie des accidents dits de première dentition n'est basée jusqu'à
présent sur aucune preuve absolue. Certainement un enfant peut percer toutes
ses dents sans le moindre signe de malaise, cependant la plupart des auteurs,
Rilliet et Barthez, Guersant, Valleix, Bouchut, sont unanimes pour attribuer
à l'apparition des premières dents une influence manifeste sur la santé de
ces petits êtres. « La bouche devient chaude, les gencives se tuméfient,
paraissent luisantes, en même temps que la position de chaque dent se
marque exactement, quelque temps avant son apparition, par une saillie de
la gencive, la salive coule très abondamment. Cet état s'accompagne généralement d'un léger mouvement fébrile; l'enfant souffre, il est constamment
de mauvaise humeur, maussade, et pousse parfois des cris plaintifs[1]. »
Presque toujours en même temps le petit malade a de la diarrhée et de la
congestion du côté des centres nerveux; il est assoupi, somnolent, parfois
même surviennent des convulsions, aussi croyons-nous le débridement de
la gencive parfaitement indiqué dans quelques cas. Cette opération faite

---

[1] West. *Maladies de la première et de la seconde enfance.*

avec les précautions nécessaires ne saurait entraîner les accidents qu'on lui a attribués.

Accidents des deuxième et quatrième périodes. — *Éruption des quatre premières molaires de cinq à six ans, des quatre secondes molaires de onze à douze ans.* — Les phénomènes morbides qui se montrent durant ces périodes consistent simplement en troubles du côté de la gencive. Il peut se faire que la dent à sa sortie reste coiffée par une partie du tissu gingival; entre le pont menbraneux et la dent viendront s'accumuler des débris d'aliments, du tartre; ces corps étrangers détermineront par leur présence une irritation violente de la gencive, et même la formation de pus. Il suffit de débrider et d'enlever le capuchon gingival pour voir les accidents disparaître.

Accidents de la troisième période. — *Chute des vingt dents temporaires; leur remplacement par vingt dents permanentes.* — Les accidents que nous avons déjà signalés du côté des gencives peuvent se montrer de nouveau à cette période; mais, en outre, les dents permanentes sont beaucoup plus volumineuses que les dents temporaires qu'elles doivent remplacer; les premières trouvaient place sur le maxillaire, les dernières ne s'y logeront que si cet os a subi un développement convenable. Or, l'arcade alvéolaire peut être trop large ou trop étroite. Dans le premier cas, les dents seront écartées, la bouche disgracieuse; dans le second, ces organes, ne trouvant pas à se placer, subiront les déviations les plus variées, ou bien elles agiront mécaniquement les unes sur les autres. Ainsi se produiraient des périostites et gingivites expulsives, qui peuvent aller jusqu'à déterminer la destruction du bord alvéolaire et la perte d'une ou plusieurs dents. Pour éviter ces complications et permettre aux dents de se disposer symétriquement, A. Després conseille d'en enlever une et même deux. Cette intervention nous semble très rationnelle; on enlèverait alors la première grosse molaire, particulièrement sujette à la carie.

5° Période. — *Éruption des quatre dernières molaires dites : dents de sagesse.* — Les accidents nombreux et souvent très graves occasionnés par l'éruption des dents de sagesse ont été bien étudiés dans ces dernières années.

Pathogénie. Étiologie. — 1° Au moment où apparaissent les dents de sagesse, le tissu des gencives présente une solidité, une résistance bien supérieure à celle qu'il avait dans le jeune âge; aussi la dent a-t-elle souvent beaucoup de peine à se frayer un passage, de là un certain nombre de lésions qui varient depuis l'irritation simple jusqu'au phlegmon des gencives; 2° il existe parfois une disproportion entre le volume de la dent et la place qu'elle est destinée à occuper. Cette disproportion peut résulter d'une insuffisance d'espace sur l'arcade dentaire, ou du volume exagéré de la dent; 3° dans quelques cas, cette dernière reste incluse dans le maxillaire, soit parce que l'alvéole est fermé par le rapprochement des lamelles osseuses (Jourdain), soit parce que l'angle formé par la branche verticale et l'arcade alvéolaire est trop étroit.

Telles sont les causes qui peuvent déterminer les troubles de la cinquième période de dentition. Presque toujours c'est le manque d'espace sur l'arcade alvéolaire qui entrave la dentition normale; aussi les accidents sont-ils plus fréquents à la mâchoire inférieure, où l'espace compris entre la deuxième molaire et la branche montante est presque nul, qu'à la supérieure, où la dent trouve facilement à se placer sur la tubérosité du maxillaire.

Fréquence. — Sur cent étudiants interrogés au hasard, à la clinique de MAGITOT, DAVID a pu s'assurer que soixante-quinze avaient éprouvé des souffrances au moment de l'éruption de la dent de sagesse. La nature et la gravité des lésions étant mises à part, ces manifestations douloureuses sont donc presque la règle. Parmi ces soixante-quinze jeunes gens, deux seulement avaient eu des complications du côté du maxillaire supérieur.

D'après HEYDENREICH, ces troubles seraient plus communs chez l'homme que chez la femme, ce qui pourrait s'expliquer, ainsi que le fait remarquer cet auteur, par la prédominance du prognatisme et les dimensions plus grandes de l'arcade maxillaire inférieure sur les sujets du sexe féminin.

Forme et nature des accidents. — La plupart des auteurs rangent ces accidents en trois groupes : *Inflammatoires, nerveux et organiques.*

1° *Accidents inflammatoires.* — Ils sont limités aux parties molles, accidents muqueux; ou bien le squelette est intéressé, accidents osseux.

a. *Accidents muqueux.* — Cette forme est très fréquente ; sur les soixante-quinze cas réunis par DAVID, soixante-dix fois les phénomènes morbides avaient été limités aux parties molles. Les phénomènes inflammatoires du côté de la muqueuse comprennent la gingivite simple, phlegmoneuse et ulcéreuse. Dans les cas les plus bénins, il existe une légère irritation de la gencive qui passe inaperçue. Bientôt la dent apparaît à l'extérieur, mais parfois les lambeaux gingivaux forment autour de cet organe des sortes de végétations qu'irrite constamment le rapprochement des mâchoires ; en outre, entre ces parties et la dent vont s'accumuler des débris de matières alimentaires dont la présence contribue encore à augmenter la gingivite ; la suppuration ne tarde pas à se montrer dans ces culs-de-sac qui deviennent de véritables foyers de production de carie. Ceci nous explique la fréquence de cette altération sur les dents de sagesse. Lorsque la gencive résiste plus énergiquement, il se forme autour de la dent un véritable abcès au milieu duquel, suivant l'expression de CHASSAIGNAC, la dent est enkystée. Le pus finit par se faire jour à l'extérieur, et la dent reste comme encapuchonnée au milieu des débris gingivaux. L'inflammation peut se propager en arrière, gagner le voile du palais, les amygdales, ou s'étendre en avant sur les gencives ; ce serait là, d'après CATALAN et DAVID [1], l'origine d'un certain nombre de gingivites ulcéro-membraneuses que l'on observe sur les soldats.

Dans quelques cas enfin, la dent de sagesse se développe dans une direction vicieuse, et sa présence occasionne des ulcérations du côté de la langue et des joues.

b. *Accidents osseux. Constriction.* — Les lésions qui se produisent du côté du squelette sont absolument spéciales au maxillaire inférieur : tantôt elles sont consécutives aux altérations que nous venons de signaler, tantôt elles se montrent d'emblée. Dans les deux cas, il existe une ostéo-périostite des maxil-

---

[1] *Des gingivites, Gaz. des hôp.,* 1876-1879.

laires plus ou moins intense, plus ou moins étendue, affection sur laquelle nous reviendrons. L'inflammation dans le cours de l'ostéo-périostite, se propage facilement du tissu osseux ou du périoste aux muscles qui s'insèrent au maxillaire : masséters et ptérygoïdiens; alors survient la constriction des mâchoires. Cette constriction, si l'inflammation a duré peu de temps et n'a été que superficielle, peut disparaître complètement; si au contraire elle a persisté pendant longtemps, le muscle subit la dégénérescence fibreuse et la lésion devient permanente.

2° *Accidents nerveux.*— Ils consistent en névralgies, spasmes, troubles du côté des yeux et des oreilles, etc. Ces lésions, qui se rencontrent dans toutes les affections dentaires accompagnées d'inflammation, ne sauraient nous arrêter.

3° *Accidents organiques.* — Nous ne ferons que signaler cette dernière catégorie de phénomènes pathologiques communs à l'éruption anormale de toutes les dents, ils comprennent des kystes folliculaires, des odontomes et des néoplasmes.

Traitement. — La thérapeutique est différente, suivant que les lésions sont bornées aux parties molles, ou intéressent le squelette. Dans le premier cas, il faut inciser la gencive, puis l'exciser périphériquement de façon à dégager complètement l'organe; les complications du côté des parties voisines seront traitées par des gargarismes au chlorate de potasse, ou des attouchements avec l'acide chromique, le nitrate d'argent, etc. : les accidents du côté du squelette nécessitent l'extraction de la dent. Cette petite opération n'est pas toujours facile, la constriction des mâchoires s'opposant fréquemment à l'introduction de la clef ou du davier, mais alors on aura recours à la langue de carpe. Si l'extraction de la dent de sagesse était par trop difficile on pourrait, à l'exemple de Toirac, arracher la deuxième grosse molaire.

§ 2. — Lésions traumatiques.

1° FRACTURES DES DENTS

Étiologie. — Suivant leur solidité, les dents résistent plus ou moins aux influences extérieures. Lorsqu'elles ont été évidées par la carie, la moindre violence suffit pour les fracturer. Parmi toutes les dents les incisives sont les plus exposées aux traumatismes extérieurs, les molaires se fracturent ordinairement dans les efforts pour broyer des corps durs, enfin les tentatives d'extraction jouent ici un rôle important, la fracture siège alors d'ordinaire au collet.

Les causes déterminantes de ces fractures sont : 1° les violences extérieures : coups, chutes, efforts de mastication ; 2° les manœuvres chirurgicales nécessitées par les tentatives d'extraction avec la clef et le davier. Les dents situées à la partie antérieure de l'arcade dentaire sont naturellement plus souvent intéressées que les autres par les violences extérieures.

Division. — Suivant que la cavité de la pulpe est ouverte ou non, la fracture est dite *simple* ou *pénétrante*. Parmi les fractures simples non pénétrantes on rencontre les fêlures, fissures, écornures, éraillures, puis les pertes de substance plus sérieuses qui intéressent une partie ou la totalité de la couronne, sans que la cavité de la pulpe soit mise à nu.

Symptômes. — Dans les écornures et éraillures, l'émail est parfois seul atteint; mais aussi une parcelle d'ivoire est emportée parfois. Au moment de l'accident, le malade éprouve une impression fort désagréable, la dent conserve ensuite longtemps une sensibilité très grande aux variations brusques de la température. Cette petite lésion peut guérir absolument comme la carie, par la formation d'un cône de condensation; dans la plupart des circonstances, toutefois, ce point dans lequel l'émail a été enlevé servira de porte d'entrée à la carie. Lorsqu'une portion considérable de la couronne est détruite, il s'ensuit une douleur fort vive, avec sensation d'ébranlement et de craquement; la souffrance persiste pendant un temps variable. La fracture pénétrante donne lieu aux mêmes symptômes immédiats; les symptômes consécutifs dépendent de la façon dont la pulpe se comporte. (Voir *Carie et Pulpite*.)

Pronostic. Traitement. — Les écornures ne présentent aucune gravité, il suffira d'abattre les parties saillantes à l'aide d'une lime et de régulariser la surface fracturée. Les fractures simples de la couronne réclament un traitement semblable, mais ici on fera bien de retarder ces manœuvres de quelques jours, et d'attendre que les souffrances soient calmées; puis, à l'aide de pansements astringents, de caustiques ou du fer rouge, on favorisera le développement de dentine secondaire. Les fractures pénétrantes sont de toutes les plus graves; la pulpe exposée à l'air s'enflamme bientôt si on l'abandonne à elle-même, aussi est-il indiqué de la détruire dans le plus bref délai, soit par l'extraction directe, soit par les caustiques, soit avec le fer rouge. Ultérieurement la dent sera traitée comme si elle était atteinte de carie pénétrante.

2º LUXATIONS

Les causes qui déterminent la fracture des dents peuvent, dans un certain nombre de cas, ébranler ces organes, voire les luxer complètement hors de l'alvéole. Les dents à une seule racine sont bien plus souvent que les autres exposées à ce genre d'accidents. Les tentatives de greffe dentaire ont suffisamment prouvé que les dents extraites de leurs alvéoles sont susceptibles de se consolider, même après avoir séjourné plusieurs heures hors de la cavité buccale. Aussi le traitement doit-il consister dans tous les cas à remettre les dents dans leur position normale et à les maintenir en place. Ce dernier résultat est obtenu, soit à l'aide de la ligature, soit en moulant sur l'arcade dentaire une coiffe de gutta-percha. Plus simplement, on introduit entre les mâchoires une plaque de liège et on maintient le maxillaire en place à l'aide d'une fronde ou d'un chevestre. Il faut recommander au patient de ne pas mâcher avec l'organe malade avant la consolidation, généralement complète en 4 ou 5 jours.

Lorsque, par les altérations qu'il présente, l'organe ne vaut pas la peine d'être conservé, lorsque surtout il s'agit d'un chicot, l'extraction est le seul procédé rationnel, elle doit être faite le plus vite possible.

§ 3. — Lésions vitales et organiques des dents.

1º INFLAMMATION DE LA PULPE. — PULPITE

Bibliographie. — ALBRECHT, *Die Krankheiten der Zahnpulpa*, Berlin, 1858. — BRUCK, *Beitrage zur Path. der Zahnpulpa*, Breslau, 1871. — MAUREL, Th. de Paris, 1873. — BRANDT, *Inflam.*, etc., Bonn., 1884. — A. WITZEL, *Compend. der Path. der Pulp. Krankheiten*, in-8º, Hagen, 1886.

Etiologie. — L'inflammation de la pulpe dentaire résulte de l'action des agents septiques intra-buccaux sur cette pulpe ; il faut par conséquent qu'elle se trouve mise à nu. Aussi la maladie se montre-t-elle de préférence comme complication de la carie, consécutivement à un traumatisme qui détermine la fracture de la dent, ou bien encore à la suite de la pénétration d'un corps étranger dans la cavité centrale de l'organe. On a encore accusé l'impression brusque du froid ou de la chaleur.

Anatomie pathologique. — 1ᵉʳ degré. La pulpe est rouge, plus volumineuse qu'à l'ordinaire. Cette coloration rougeâtre distingue nettement la pulpe enflammée de la pulpe saine qui est grisâtre ;

2º A un degré plus avancé, la pulpe encore augmentée de volume, étranglée, se montre rouge brunâtre et parsemée à la coupe de petits noyaux hémorrhagiques ;

3º La suppuration s'établit, la pulpe ne tarde pas à se détruire entièrement et à constituer un putrilage noirâtre qui, en l'absence de communication extérieure bien établie, pénètre les canalicules de l'ivoire et donne à la dent une teinte jaunâtre plus ou moins foncée (*dent morte*).

Symptômes. — Le symptôme caractéristique de la pulpite est la douleur. Elle est tout d'abord légère et diffuse, comparable à la sensation qui résulte de la présence d'un corps étranger entre les dents ; la percussion, le contact des corps chauds accroissent les souffrances. Tels sont les signes de la congestion de la pulpe (première période) qui peut durer vingt-quatre heures ; après ce laps de temps, cet organe ayant acquis un volume plus considérable s'étrangle contre les parois inextensibles de sa cavité. Les douleurs deviennent très vives, lancinantes, les élancements se groupent par accès horriblement énervants. Vaincus par la souffrance qu'exaspèrent la congestion céphalique, les exercices violents, le décubitus dorsal, les plus courageux ne savent quelle position prendre, le sommeil est impossible.

La pulpite confirmée se termine dans la plupart des cas par la suppuration. Le pus s'écoule au dehors dans le cas de carie pénétrante, et les accidents cessent subitement, ou bien il arrive par les racines jusqu'au fond de l'alvéole sur le périoste alvéolo-dentaire qui s'enflamme à son tour ; on voit alors se produire une série de phénomènes que nous décrirons bientôt (abcès, fluxion, fistules). Dans quelques circonstances, lorsque l'inflammation est restée limitée au premier degré, on trouve des productions dentinaires de nouvelle formation, grains, cloisons, ossification de la pulpe.

Traitement. — Dans le cours de la première période, on essayera de calmer l'inflammation par l'usage de la glace, une application de sangsues, en faisant des scarifications profondes à la gencive. La cautérisation ponctuée avec le galvano-cautère a donné aussi de bons résultats. Mais, dès que la pulpe est suppurée, il est absolument indispensable de débrider. Cette petite opération, connue en chirurgie dentaire sous le nom de « trépanation ou de ponction », se pratique en des lieux d'élection variables, suivant la nature de la dent, mais fréquemment au collet.

2° CARIE DENTAIRE

Bibliographie. — OUDET, *Mém. sur...*, Paris, 1862. — NEUWMANN, *Arch. für klin. Chir.*, Berlin, 1864. — MAGITOT, *Traité de...*, Paris, 1867, art. CARIE *du Dict. encycl.*, t. XII, 1872 (Bibliogr. très étendue). — *Limites de la curabilité de la carie*, *Transact. of the Intern. Med. Congr.*, London, 1881. — *Indicat. thérap.*, *Gaz. hebd.*, 1883.
Influence des micro-organismes. — SKLIFASSOVSKY, *Wratch*, n° 5, 1880. — FRANZIUS, *Wratch*, n° 5, 1880. — W. MILLER, *Arch. f. exp. Path.*, Bd. XVI, Heft 3 et 4, 1882. — RICHARDSON, *Brit. med. Journ.*, 1881. — GALIPPE, PIETKIEWIEZ, *Revue d'hygiène et de police sanitaire*, 1883. — H. SEWILL, *The Lancet*, 1884. — SHER, *Revue des sc. méd.*, t. XXVII, p. 636. — GALIPPE, *Soc. de Biol.*, 1885. — MILLER, *Deutsch. med. Wochens.*, 1885-86 et 87. — BUSCH, *Deutsch. med. Woch.*, 1886, n° 2 (*Centr. f. ch.*, 1886, n° 25). — GALIPPE et VIGNAL, *Soc. de Biol.*, 1889.
Thèses de Paris. — 1879, CRUET, COMBE, FEUILTAINE. — 1883-84, TRICHET.

Définition. — On désigne sous le nom de carie dentaire une altération particulière des tissus durs de la dent, consistant en une destruction progressive des parties atteintes analogue à l'ulcération (DAVID).

Théorie de la carie. — Les diverses théories émises pour expliquer la formation de la carie peuvent être réduites à trois principales :

1° *Théorie vitale et organique.* — « La destruction des tissus de la dent est le résultat de l'inflammation de l'organe (FAUCHARD, JOURDAIN). » « Elle se produit par gangrène et mortification (HUNTER, MECKEL, DUVAL). » Ces deux hypothèses sont abandonnées aujourd'hui, car l'inflammation de l'émail et de l'ivoire est encore à démontrer ; en outre, si ces tissus étaient atteints de gangrène ou de nécrose, les deux lésions procéderaient aussi bien de l'intérieur à l'extérieur que de l'extérieur à l'intérieur, cependant aucune carie interne sans orifice extérieur n'a été rigoureusement constatée.

2° *Théorie chimique.* — « La carie résulte d'une décomposition chimique des tissus de la dent par un acide. » Emise par ROBERTSON (1836), cette théorie a été soutenue par REGNART (1838), TOMES, MAGITOT (1860).

3° *Théorie parasitaire.* — L'origine parasitaire indiquée par FICINUS (1846) fut défendue par NEWMAN et ERDL, puis par LEBER et ROTTENSTEIN qui reconnaissaient comme agent exclusif de la carie un cryptogame, le *Leptothrix buccalis*.

Schrott décrivit dans les produits de la carie le *Protococcus dentalis*, Clark la bactérie dentaire, Klebs le *Spirochaete dentium* et le *Penicillum micros-porum*. W. Muller décrit cinq espèces de bactéries, qu'il désigne par les premières lettres de l'alphabet grec. Galippe et Vignal isolent, eux aussi, six espèces de micro-organismes.

Physiologie pathologique. — *Développement de la carie.* — Il est générale-ment admis aujourd'hui, ainsi que le fait remarquer Bouchard (*Thérap. des maladies infect.*, 1889, p. 254) que la carie est le résultat d'agents infectieux multiples. « Les fermentations incessantes qui s'opèrent dans la bouche aux dépens des débris alimentaires donnent naissance à des acides, tels que l'acide acétique, l'acide tartrique, l'acide butyrique qui décalcifient les couches superficielles de la dent et mettent à nu la dentine. » Ceci constitue le premier stade du processus chimique.

La dent étant dépourvue de son enveloppe protectrice, ses canalicules se trouvent ouverts aux agents microbiens qui s'y insinuent et achèvent la la mortification du tissu dentaire (2° stade ou processus pathologique). Enfin les tissus mortifiés tombent en putréfaction et se dissocient (3° stade).

La carie serait donc inconnue si la réaction buccale n'était jamais acide, ou si la dent conservait intacte son enveloppe extérieure presque inorganique (émail et cuticule) qui la protège contre l'action néfaste du milieu buccal. Mais il n'en est pas toujours ainsi, et dans certaines conditions que nous pré-ciserons, le milieu buccal devient souvent acide. D'autre part, les dents abso-lument saines sont rares; la couche d'émail ou simplement même son vernis protecteur, la cuticule fait défaut en différents points, soit par malformation congénitale, soit par altération accidentelle. C'est à la faveur de ces imper-fections que l'élément destructeur attaque le tissu propre de la dent. Telle est l'origine de la carie qui procède toujours de l'extérieur à l'intérieur, et ne saurait se développer sans une porte d'entrée, qui peut être très petite, passer inaperçue, mais dont l'existence est constante.

Etiologie. — Les causes de la carie sont les unes prédisposantes, les autres efficientes.

A. *Causes prédisposantes.* — 1° *Influence de la race.* — Deux races bien distinctes (Celtes et Kimris) se divisent le sol français. La première de ces races possède des dents bien conformées, à structure solide; les Kimris au contraire ont des dents défectueuses qui s'altèrent avec rapidité (Magitot); ce fait explique la prédominance de la carie dans certains pays (Normandie, départements du S.-O.), et sa rareté dans d'autres contrées (Auvergne, et quelques parties de la Bretagne).

2° *Conditions anatomiques de la dent elle-même.* — On remarque fréquem-ment à la surface de la dent des défauts de structure congénitaux ou acquis. Les altérations congénitales sont superficielles ou profondes; les premières consistent en sillons formés par l'enfoncement, l'amincissement ou l'absence de l'émail, les secondes résultent de certains défauts de texture de l'ivoire qui est plus faible qu'à l'état normal. Ces lésions se rattachent à des troubles

survenus pendant la période intra-folliculaire, aussi les retrouve-t-on identiques sur les dents homologues (caries symétriques). Dans ce groupe on doit
encore faire rentrer les lésions constitutionnelles : l'influence de la syphilis
héréditaire sur le développement des dents est aujourd'hui manifestement
établie. depuis les recherches d'HUTCHINSON. Les organes ainsi altérés sont de
petit volume, comme usés, sur leur couronne se remarquent des crénelures,
des sillons particuliers. (Voir *Érosion*.) Le rachitisme agirait de la même
fait des plus naturels si, comme le disait PARROT, le rachitisme est lui-même
façon une manifestation de la syphilis héréditaire.

Les altérations acquises comprennent toutes les modifications accidentellement produites sur les tissus de la dent : fêlures, fissures, fractures, luxations,
usures occasionnées par l'usage des brosses et des poudres dentifrices dures,
usures résultant du mouvement des mâchoires l'une sur l'autre, etc. Il faut
surtout retenir que les malformations originelles et les caractères de races
tiennent le premier rang. Ces derniers étant héréditaires, il est facile de comprendre que l'hérédité doit être un des facteurs principaux de la carie.

B. *Causes efficientes*. — L'élément acide, agent de la carie, est variable.
En effet, parmi les substances que l'homme introduit dans sa bouche pour des
motifs divers, un certain nombre jouissent de la propriété d'altérer tous les
tissus qui rentrent dans la composition des dents, lorsqu'elles restent longtemps en contact avec cet organe, citons : les acides acétique, citrique,
malique, lactique, butyrique, le chlorure d'antimoine, le perchlorure de fer,
etc. D'autres corps attaquent uniquement l'émail ; de ce nombre sont les aluns,
le chlorure de sodium, la teinture d'iode, etc. ; enfin une dernière catégorie
n'a d'action manifeste que sur l'ivoire ou le cément (acide tannique, iodure
de potassium, sulfate de cuivre, acide acétique, tartrique), mais ces substances,
introduites en nature dans la bouche pour l'alimentation ou dans un but thérapeutique, ne constituent pas les causes les plus fréquentes de la carie, la
durée de leur action est du reste éphémère. Au contraire, certains états de la
bouche dans lesquels la salive présente une réaction acide sont pour ainsi
dire permanents ; tel est un état normal, héréditaire même, de la salive, dans
laquelle le mucus abonde et occasionne une fermentation lactique constante.
Ces conditions se retrouvent encore accidentellement dans le cours de certaines
affections de la bouche et du pharynx (phlegmons, abcès), et des maladies
générales aiguës ou chroniques. En outre, la cavité buccale, par son atmosphère humide, sa température constante, constitue un milieu essentiellement
favorable aux fermentations ; aussi les débris d'aliments retenus entre les
dents ne tardent-ils pas à se putréfier, donnant ainsi naissance à des acides
divers, parmi lesquels les acides lactique et butyrique ; ce dernier, qui se forme
directement ou qui dérive de l'acide lactique, se rencontre communément
dans la bouche et doit être considéré comme l'agent le plus actif de la carie.

Fréquence. — Le tableau ci-dessous, obtenu en dépouillant les statistiques
de HITCHCOCK. MAGITOT, DAVID, qui portent sur cinquante mille cas de carie,
montre la répartition de cette affection sur les diverses dents.

TABLEAU COMPARATIF DE LA FRÉQUENCE DE LA CARIE SUR LES DIVERSES DENTS

Canines......... 4.7 p. 100	{ supérieures. 3,9 p. 100	2ᵉ grosse molaire. 7,3 p. 100
	{ inférieures.. 0,46 —	1ʳᵉ prémolaire.... 10,4 —
Incisives centrales. 7,6 —	{ supérieures. 7 3 —	2ⁿ — .... 13 —
	{ inférieures.. 0,29 —	2ᵉ grosse molaire. 16,2 —
Incisives latérales.. 8,4 —	{ supérieures . 7,9 —	1ʳᵉ — .. 29,4 —
	{ inférieures.. 0,46 —	

La carie est plus fréquente à la mâchoire supérieure qu'à l'inférieure. Le sexe féminin y est plus exposé, dans le rapport de 3 : 2. Cette maladie se montre aux diverses périodes de la vie, et pour les dents permanentes atteint son maximum vers cinquante ans ; les dents de la première dentition sont aussi souvent frappées que les dents permanentes, mais le mauvais état des premières n'a pas d'influence directe sur la manière d'être des secondes.

Lieux d'élection de la carie. — Les points où se développera la carie sont déterminés à l'avance, soit par l'existence d'un vice de conformation (carie de la face triturante et de la face externe des molaires), soit par l'accumulation de débris alimentaires (carie des faces latérales, carie interstitielle), ou par les dépôts de mucosités au niveau du collet (carie de coup d'ongle). Les parties convexes sont rarement atteintes.

Symétrie. Contagion. — Lorsqu'une dent est cariée, il est de règle que son homologue se prenne peu à peu à cause de la symétrie de structure anatomique ; la présence d'une dent malade ne détermine pas fatalement l'altération des dents voisines, cependant elle agit sur celles-ci en servant de réceptacle aux agents délétères. La propagation du mal se fait ici par contact.

Division. — Sans vouloir contester la justesse des classifications adoptées dans les traités spéciaux, au point de vue chirurgical, il n'existe réellement que deux formes de carie, suivant que la cavité de la pulpe est ouverte ou non.

a. *Carie simple non pénétrante.* — L'altération, parfois limitée à l'épaisseur de l'émail, détruit le plus souvent une partie de l'ivoire, sans atteindre la cavité centrale de la dent (fig. 132).

b. *Carie compliquée pénétrante.* — L'altération a détruit toute la couche d'ivoire et ouvert la chambre pulpaire (fig. 133).

1º *Carie simple.* **Anatomie pathologique.** — Nous comprenons dans cette variété les deux premiers degrés de la carie admis généralement par les auteurs : 1º lésion de l'émail seul ; 2º lésion simultanée de l'émail et de l'ivoire.

La carie de l'émail se présente sous forme d'un point noirâtre situé au fond d'un sillon, à la jonction de deux ou plusieurs sillons de la couronne, ou sur les faces latérales de celle-ci ; elle est indolente ; on la découvre par hasard à propos de l'examen d'autres lésions. La carie de l'émail et de l'ivoire constitue une cavité sphéroïde plus ou moins profonde, à orifice rétréci, surtout au début, à cause de l'inégale résistance de ces deux substances. Cette condition anatomo-pathologique masque souvent l'étendue de l'altération de l'ivoire une partie de la couronne peut être évidée alors que l'émail est à peine lésé. Le premier. en raison de sa texture presque inorganique, résiste pendant qu'au-dessous de lui l'ivoire est creusé par le processus ulcératif (fig. 132). Les parois de la cavité sont constituées par des couches d'ivoire ramolli et

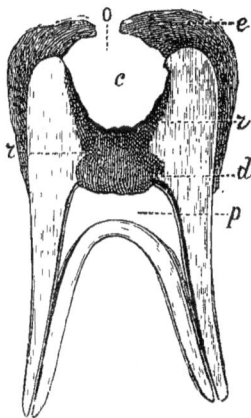

Fig. 132. — Carie du premier degré. Carie non pénétrante (figure demi-schématique). o. Ouverture de l'é-mail, porte d'entrée de la carie.— c. Cavité de la carie, l'ivoire est détruit sur une certaine étendue, la cavité pulpaire p. n'est pas ou-verte. — rr. Parties de l'ivoire épaissies par suite de l'irritation de la pulpe, cône de condensation. — d. Dentine de nouvelle forma-tion formant saillie du côté de la chambre.

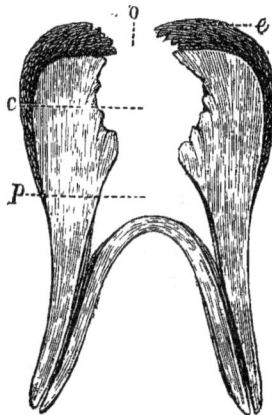

Fig. 133. — Carie du 2ᵉ degré, carie pénétrante (figure demi-schématique.) La carie de la pulpe p. largement ouverte communique avec la cavité de la carie c.

mortifié ; le contenu toujours acide est composé de détritus dentaires, de débris d'aliments, englobant des globules de graisse, des ferments de toute espèce. Il s'en dégage une odeur nauséabonde due à la fermentation.

Marche — Le plus souvent la carie a une marche rapide qui aboutit vite à la pénétration. Les parois de la cavité sont molles et présentent une colora-tion blanchâtre, humide (*coloration blanche*); quelquefois elle affecte une marche lente, gagne plutôt en surface qu'en profondeur, ses parois sont dures, sèches, il y a eu réaction de la pulpe et production de dentine secondaire. La dentine de nouvelle formation envahit les canalicules normaux de l'ivoire, les comble ; ce tissu possède alors une consistance considérable et oppose une résistance plus grande aux progrès du mal. Les parties ainsi condensées affectent la forme d'un cône dont la base superficielle correspond à la surface altérée, et dont le sommet s'enfonce à travers la dentine jusqu'à la pulpe (cône de résistance). Cette variété de carie porte le nom de carie sèche, carie cicatrisée, carie arrêtée.

Symptômes. — 1° Les caries très superficielles se présentent sous forme d'une tache noirâtre ou d'un blanc laiteux, dont l'étendue varie. Le stylet fait reconnaître une diminution notable de la résistance du tissu. Il n'existe pas de douleurs spontanées ; l'émail étant insensible par lui-même, les impressions toujours provoquées sont très fugaces. Pour ces divers motifs, ces caries passent fréquemment inaperçues. Arrivée à un degré plus avancé, la carie présente des symptômes variables suivant sa marche. Dans la carie à marche lente, la cavité peu profonde a un orifice très large par affaissement de l'émail ; la dent offre une teinte jaunâtre ou noirâtre ; par suite de la calcification des fibrilles nerveuses de Tomes ; il n'existe aucune douleur spontanée ou provoquée ; la sonde rencontre une résistance spéciale. La carie à marche rapide, dont l'orifice peut être étroit, ainsi que nous l'avons dit, est douloureuse, surtout lorsqu'elle intéresse seulement la couche superficielle de la dentine ; en ce point, en effet, se rencontre l'épanouissement des fibrilles dentaires, organes de la sensibilité. Dès que cette couche a été détruite, les douleurs diminuent, le contact d'un corps dur, les variations brusques de la température, irritant directement les fibrilles, déterminent des souffrances modérées, survenant par crises courtes. La succion et la percussion n'ont aucune influence sur la douleur.

2° *Carie pénétrante, profonde, compliquée.* — L'altération a ouvert la cavité de la pulpe et mis l'organe nerveux en communication avec l'extérieur. Par suite de cette complication, la scène change complètement.

Anatomie pathologique. — Au fond de la cavité de la carie se trouve l'orifice de pénétration. Cet orifice se produit rapidement et offre des dimensions considérables chez les jeunes sujets, ou dans la carie à marche rapide ; il est au contraire tordu, sinueux, chez les adultes, ou dans les formes lentes.

A travers cette ouverture on peut voir quelquefois la pulpe qui, au début de la pénétration, est souvent intacte, non enflammée, et apparaît alors comme un point blanchâtre ; généralement c'est une masse molle, rougeâtre, qui présente tous les caractères de la pulpite chronique ou subaiguë. Enfin, dans les caries anciennes, la pulpe a d'ordinaire disparu en partie, il n'en reste plus que des débris contenus dans des racines. Dans d'autres circonstances, elle manque totalement, le stylet peut parcourir la cavité pulpaire et les canaux radiculaires sans en rencontrer trace. Arrivée à ce degré, la carie continue la destruction de la dent, mais en suivant une marche inverse, allant alors de l'intérieur à l'extérieur, détruisant l'ivoire par sa face profonde, ne laissant à l'organe que sa coque d'émail, aboutissant à des perforations et finalement à la destruction complète (carie du 4° degré des auteurs).

Symptômes. — Les symptômes de cette variété sont différents, suivant l'état dans lequel se trouve la pulpe.

1° *La pulpe est intacte.* — Le contact direct des débris alimentaires, des liquides chauds, mais surtout froids, détermine l'apparition de crises douloureuses, vagues, mal localisées, avec irradiations névralgiques du côté de la joue. L'exploration à la sonde est absolument intolérable. La succion faite par la langue dans la cavité de la carie entraîne la congestion de la pulpe qui, sortant de sa cavité normale, s'étrangle contre les parois du conduit de pénétration, et provoque des souffrances très vives.

2° *La pulpe est enflammée*. — a. *Inflammation aiguë*. — Les douleurs, exactement localisées sur la dent malade et continues, sont sourdes pendant la période de congestion, puis deviennent lancinantes et pulsatiles. Le contact des corps chauds, la pression, la percussion sur la dent, la congestion céphalique les exaspèrent. Le volume de la pulpe se trouvant augmenté, aux signes de l'inflammation ne tardent pas à se joindre ceux de l'étranglement. Les souffrances atteignent alors leur maximum (rages de dent). L'introduction de la sonde détermine d'abord une vive douleur, mais rapidement le contact de ce corps provoque une petite hémorrhagie qui décongestionne la pulpe et ramène le calme. La succion agit de la même manière.

b. *Inflammation chronique*. — Les douleurs spontanées sont nulles, le contact d'un corps étranger, l'obturation serrée de la cavité déterminent l'apparition de crises. Les souffrances, d'intensité variable, sont, en général, tolérables ; elles s'accompagnent fréquemment d'irradiations, quelquefois de troubles sympathiques ou d'altérations diverses du côté de la vue et de l'ouïe. L'exploration, la succion sont parfaitement supportées, la dent exhale une odeur repoussante.

Diagnostic de la carie. — Les questions à résoudre pour établir le diagnostic de la carie sont les suivantes :

1° Existe-t-il une carie dentaire ? 2° A quel degré est-elle arrivée ? 3° Si la carie est pénétrante, quel est l'état de la pulpe ?

L'existence de la carie se reconnaît par l'examen direct de l'organe malade (cet examen se fait à l'aide de stylets, au miroir ; par la percussion et les injections d'eau tiède), néanmoins certaines lésions siégeant sur le collet ou sur les faces latérales de la dent passent facilement inaperçues, on peut alors croire à la présence d'une périostite ou d'une névralgie faciale ; un certain nombre de symptômes permettront cependant d'éviter l'erreur. Dans le cas de périostite alvéolo-dentaire, les dents sont ébranlées, allongées, les douleurs beaucoup moins violentes et continues. La névralgie faciale se reconnaîtra aisément par le siège des souffrances qui s'irradient en divers points, à la fois, au front, à l'occiput, dans l'oreille, au cou.

Pour déterminer le degré de la carie, un examen minutieux est nécessaire. Fréquemment la seule inspection de la cavité permet d'affirmer si la lésion est pénétrante ou non, mais dans le cas de carie centrale, à orifice étroit, il faut éviter de se prononcer à la légère. L'état de la pulpe, dans une carie pénétrante, est indiqué par la marche des différents symptômes. Nous avons déjà suffisamment insisté sur ce sujet (voir *Pulpite*).

Complications. — Les deux principales sont : la pulpite et la périostite alvéolo-dentaire.

Pronostic. — Abandonnée à elle-même, la carie guérit parfois spontanément, la plupart du temps toutefois elle détermine la perte de l'organe ; en revanche, il faut savoir que le chirurgien peut facilement arrêter la marche de la maladie. La carie est une affection curable à tous les degrés, mais les chances de guérison sont en raison inverse du degré de l'affection, de son étendue, de l'état général du malade et des complications survenues du côté du périoste et de l'alvéole.

Traitement. — Le traitement de la carie est préventif ou curatif.

a. *Traitement préventif.* — Le développement de la carie suppose une acidité préalable de la bouche, puis les micro-organismes interviennent. En alcalinisant la bouche on peut préserver l'altération dentaire qui leur ouvre les canaux de la denture. Au lieu de neutraliser les acides, on peut quelquefois par des lavages antiseptiques minutieux et répétés, l'opposer à des fermentations qui, si souvent, donnent naissance à ces acides. Il est donc utile de faire l'antisepsie de la bouche. On devrait imposer, dès le premier âge, les soins de la bouche, faire laver cette cavité non seulement au réveil, mais bien après les repas et avant le sommeil (BOUCHARD).

b. *Traitement curatif.* — Il peut se résumer dans les propositions suivantes : 1° Calmer la douleur ; 2° Arrêter la marche; 3° restaurer l'organe altéré.

c. *Traitement de la douleur.* — Dans la carie simple, la douleur est provoquée par l'irritation des fibrilles nerveuses contenues dans les canicules de l'ivoire. Cette irritation résulte du contact des corps étrangers, de l'action des températures extrêmes, etc. ; aussi conseillons-nous de procéder d'abord à la toilette de la cavité ; elle sera essuyée avec des boulettes d'ouate imbibées de liquide antiseptique. Ceci fait, le pansement se composera d'une boulette d'ouate trempée dans un liquide antiseptique, et imprégnée d'un peu de cocaïne ou de morphine si la douleur est trop violente.

La conduite sera la même dans les cas de carie pénétrante sans inflammation de la pulpe, avec la précaution expresse de faire un pansement lâche non compressif. Lorsque ce dernier organe est irrité, enflammé par le contact d'un corps étranger, le premier soin doit être de faire une minutieuse toilette de la cavité : l'ablation d'un corps étranger amène toujours une détente, puis un pansement lâche avec du coton trempé dans une solution alcoolique d'acide phénique permettra à l'organe de revenir à l'état normal, si ces moyens échouent, la pulpe est gravement atteinte, il conviendra alors d'ouvrir largement la cavité pulpaire afin d'éviter les phénomènes d'étranglement ou de les arrêter s'ils existent déjà; le pansement sera fait ensuite comme précédemment. Mais ce traitement n'est que palliatif; la pulpe malade ne pouvant être conservée, il devient nécessaire de la détruire dans le double but d'empêcher les douleurs de se reproduire, et de permettre l'obturation. La destruction de la pulpe se fait par des procédés variables suivant le cas, c'est ainsi que les dentistes l'arrachent ou la détruisent avec le cautère actuel. Nous conseillons au médecin d'employer les agents chimiques, en particulier l'acide phénique (ce caustique agit seulement après un certain nombre d'applications, en revanche il n'est pas douloureux).

Sous l'influence de ces divers moyens, la cavité de la dent cariée se modifie, la marche du mal s'arrête et il ne reste plus qu'à obturer la cavité.

d. *Obturation de la cavité.* — Cette opération remplit le double but de rendre permanent l'isolement de la cavité et de restaurer l'organe entamé. Elle se fait avec des substances diverses : or, étain en feuilles, ciments (oxychlorure et pyrophosphate de zinc), gutta-percha. Nous renvoyons aux traités spéciaux pour le manuel opératoire. Toutefois, il est bien entendu qu'on ne fera jamais une obturation définitive avant de s'être assuré de la guérison complète de la dent. S'il s'agit d'une carie simple, sa cavité doit être absolument indolore; si au contraire on est en présence d'une carie pénétrante, il ne doit plus rester de pulpe dans sa cavité ni d'écoulement par les racines. Une obturation pratiquée d'une façon intempestive aurait pour effet de déterminer l'inflammation de la pulpe restante, d'arrêter l'écoulement radiculaire et de provoquer ainsi des complications graves (périostite alvéolo-dentaire, fluxion, abcès).

Pour se mettre à l'abri de semblables accidents, on fait l'obturation temporaire. Dès que la dent paraît prête à supporter l'occlusion, on obture sa cavité avec du coton fortement imbibé de teinture de benjoin concentré, ou avec de la gutta-percha. Cette occlusion d'essai est-elle supportée sans douleur durant dix à douze jours, on est assuré qu'il n'existe plus de pulpe capable capable de s'enflammer, que tout écoulement est tari, dès lors on procède à l'obturation définitive. Si au contraire des accidents survenaient pendant ce temps d'épreuve, la guérison serait incomplète, il faudrait recommencer le traitement.

Nous ne parlons point de l'extraction, cette opération est fort rarement indiquée ici. La carie en effet peut avoir détruit complètement la couronne d'une dent sans qu'il soit besoin d'enlever les racines, que l'on se bornera alors à limer au ras de la gencive.

§ 4. — Inflammations dites du périoste alvéolo-dentaire. — Périodontites.

Bibliographie. — PAGET, *The Lancet*, 1864, t. Ier, p. 684. — MAGITOT, *Gaz. des Hôp.*, 1876, *Soc. de chir.*, 1879, et *Acad. de méd.*, 1882. — DAVID, *Arch. gén. de méd.*, 1884.
Thèses de Paris. — 1876, PIETKIEWICZ. — 1877, BARONNET. — 1880, GUEBEY.

L'inflammation du périoste alvéolo-dentaire comprend deux formes principales qui, au point de vue clinique, constituent deux entités distinctes.

La première, *périostite franche, inflammatoire*, provoquée par diverses causes locales, est la périostite alvéolo-dentaire des auteurs. L'autre, désignée sous les noms de *pyorrée inter-alvéolo-dentaire*, d'*ostéo-périostite alvéolo-dentaire*, de *gingivite expulsive*, est une affection particulière encore ma' connue et que nous décrirons à part.

1° PÉRIOSTITE ALVÉOLO-DENTAIRE. — PÉRIODONTITE SIMPLE

Étiologie. — La périostite franche, inflammatoire, se montre quelquefois sur les dents saines; elle résulte dans ce cas d'une action indirecte sur le périoste : fracture, luxation des dents, lésion des alvéoles, opérations diverses sur les dents (traction, redressement, écartement brusque, résection), impression du froid ; mais le plus souvent on se trouve en présence d'une complication de la carie pénétrante. Les causes de l'affection peuvent, dans ce cas, être fort variables. On a vu l'introduction dans la cavité de la dent d'agents caustiques qui fusent, soit au dehors vers le collet, soit intérieurement au sommet de la racine (acide arsénieux, vapeurs phosphorées), occasionner semblables accidents. Dans d'autres cas, ce sont les divers agents septiques introduits dans la carie, ou nés sur place par la gangrène des débris pulpaires ; d'autres fois, la périostite n'est qu'une propagation directe à l'inflammation de la pulpe ou de fragments pulpaires. Enfin la suractivité fonctionnelle imprimée au périoste par la destruction de la pulpe peut elle-même devenir l'origine du mal (MAUREL). Certaines inflammations du voisinage se propagent encore directement au périoste, la maladie débute alors par le collet de la dent : ainsi agissent quelques gingivites, les stomatites, etc.

Anatomie pathologique. — L'inflammation se localise généralement au sommet de la racine. De ce point de départ, le processus peut s'étendre plus ou moins loin vers le collet de la dent ; rarement il atteint toute l'étendue du périoste alvéolo-dentaire qui, chose remarquable, reste toujours sain au voisinage de son union avec la gencive. Au début de la maladie, le périoste enflammé présente des arborisations vasculaires, un épaississement variable qui occasionne le phénomène de l'allongement de la dent. En même temps, il perd de son adhérence à l'alvéole et à la dent, en sorte que pendant l'extraction il se déchire d'une façon irrégulière ; des lambeaux membraneux restent attachés soit à l'os, soit au cément.

Dans une première variété, que l'on pourrait appeler sèche, les altérations que nous venons d'exposer constituent toute la lésion. La membrane s'épaissit de plus en plus, puis arrive à constituer des variétés de tumeurs périostales, ou simplement des fongosités situées à l'extrémité de la racine. D'autres fois, après une période d'hypertrophie, le périoste s'atrophie au contraire, laissant le sommet radiculaire à nu, avec des lésions cémentaires variables. Dans le cours d'une affection semblable, le faisceau vasculo-nerveux de la pulpe se trouve fatalement altéré ; il est bientôt étranglé, mortifié, ces altérations se produisent ordinairement sans douleurs.

L'inflammation revêt encore une autre forme que nous appellerons humide, par opposition à la précédente : elle aboutit rapidement à la suppuration. Une portion du périoste se trouve détruite ; sur la limite des parties malades on observe des lambeaux ou une collerette flottante, constituée par les débris de cette membrane. Le sommet de la racine est dénudé, le faisceau vasculo-nerveux mortifié. Le pus résulte de l'inflammation du périoste et de la paroi alvéolaire contiguë, il peut être plus ou moins abondant : après s'être collecté en petite quantité au fond de l'alvéole, il se crée une issue ; le plus souvent ce liquide s'écoule par le canal de la racine, qui est resté béant, c'est de la sorte que certaines périostites passent inaperçues jusqu'au jour ou un obstacle vient obstruer ce conduit. Lorsque la racine dentaire n'est pas perméable, le pus se fraye un passage à travers le tissu osseux périalvéolaire et vient former un abcès gingival ou cutané. A la longue, si la dent n'est pas extraite, cette forme anatomique passe à l'état chronique, alors s'établit un suintement purulent soit par la dent, soit par une fistule. Si ce travail pathologique persiste durant un certain temps, indépendamment des altérations du périoste ci-dessus mentionnées (mortifications partielles, fongosités), on trouvera, en pratiquant l'extraction, des lésions du côté de la racine, mortification du sommet, résorption du cément, aspect rugueux, et l'examen poussé plus loin révélera du côté de la paroi alvéolaire l'existence de petits points de nécrose. Nous verrons ultérieurement que cette variété de périostite, d'après certains auteurs, détermine la formation de *kystes périostiques*.

Symptômes. — Dès que commence l'inflammation du périoste, cet organe se trouve comprimé entre la racine de la dent et la cavité alvéolaire. Cette congestion se traduit par une impression analogue à celle qui résulterait de la présence d'un corps étranger implanté dans l'alvéole. Le malade éprouve une sensation de gêne, de tension, bientôt une douleur plus ou moins vive que semble diminuer la pression sur l'organe malade. La dent repoussée mécaniquement paraît allongée ; après quinze ou vingt heures, les souffrances augmentent d'intensité, deviennent continues, pulsatiles. Le contact des corps chauds, le décubitus dorsal accroissent la douleur ; la dent paraît encore plus longue que naguère, et loin de calmer les douleurs, la pression les exagère. A ce moment le périoste n'est plus simplement congestionné, mais il est en pleine période de suppuration. Ces symptômes sont aggravés par l'inflammation de la paroi alvéolaire ; un abcès se forme, aussi voit-on survenir un ensemble de phénomènes généraux caractéristiques : fièvre, frissons, perte de l'appétit et du sommeil. La dent de plus en plus douloureuse, est ébranlée, la partie correspondante de la gencive, tuméfiée, présente un aspect rouge violacé ; une fluxion plus ou moins considérable déforme la région voisine, l'haleine est chaude, fétide. Cet état va en s'aggravant jusqu'à ce que la fluxion soit bien établie, ce qui indique la formation d'un abcès. Si le chirurgien n'intervient pas, le pus ne tarde pas à se faire jour ; subitement les symptômes s'amendent, la dent qui paraissait prête à tomber, reprend sa place et sa solidité. Tels sont les symptômes de la périostite franche, aiguë, suppurée.

La périostite chronique s'accompagne de douleurs moins vives, rarement spontanées, mais que réveille toute pression exercée sur l'organe malade ; de là, l'impossibilité de manger sur ce côté de la bouche. Signalons comme complication fréquente l'existence de névralgie et divers troubles fonctionnels du côté des yeux, de l'oreille. Les poussées aiguës sont communes, quelquefois même elles surviennent sur des dents que l'on considérait depuis longtemps comme guéries.

Complications. — Plusieurs accidents peuvent venir compliquer la maladie : citons parmi les plus ordinaires la propagation de l'inflammation au périoste du maxillaire, la formation de tumeurs du périoste ; quant aux abcès dentaires, ils constituent, ainsi que nous l'avons vu, une terminaison presque fatale de la périostite aiguë.

Diagnostic. Pronostic. — Le diagnostic de la périostite alvéolo-dentaire est généralement simple et facile; on pourrait confondre cette maladie avec la stomatite, la gingivite ou les névralgies ; toutefois, l'ébranlement, l'allongement, le caractère spécial de la douleur continue localisée sur une ou quelques dents, la marche des phénomènes, feront bien vite reconnaître l'erreur. L'affection par elle-même n'est pas dangereuse, mais on redoutera les complications qui, toutes choses égales d'ailleurs, sont plus graves, lorsque l'inflammation siège sur les dernières molaires.

Traitement. — Quelle que soit la cause de la périostite alvéolo-dentaire, elle peut être au début combattue quelquefois, jugulée par des émissions sanguines locales (scarifications, sangsues, etc.), par des attouchements au fer rouge, des applications de coton imbibé d'une solution caustique, acide phénique ou chromique concentré, teinture d'iode. Dès que le pus est formé, s'il ne trouve pas un écoulement naturel, il faut aller à sa recherche et forer l'alvéole. Lorsqu'on se trouve en présence d'une périostite chronique entretenue par une dent cariée, on ne peut obturer la carie sans exposer le patient à des accidents de rétention. Dans ce cas, en assurant l'écoulement du pus par un drainage alvéolaire ou dentaire, l'obturation est encore possible. Nous avons expliqué comment se forment, au sommet de la racine, de véritables masses fongueuses, causes de suppurations interminables; il faut soupçonner l'existence de cette complication lorsqu'après un certain temps l'écoulement ne se tarit pas. On doit alors enlever la dent suspecte, réséquer les parties malades, et replanter cette dent dans son alvéole. Avec quelques précautions, en peu de jours, la suppuration disparaît et la dent reprend sa solidité. Cette petite opération constitue une variété de *greffe dentaire : Greffe par restitution ou réimplantation* (DAVID). Enfin lorsque la dent est complètement altérée ou les complications du voisinage trop sérieuses, l'extraction définitive devient la règle.

2° ABCÈS. — FLUXIONS. — FISTULES DENTAIRES

La production d'abcès est une conséquence presque fatale de l'inflammation aiguë du périoste alvéolo-dentaire. Ces abcès peuvent se former par deux mécanismes bien distincts:

1° Par suite de la continuité des parties, l'inflammation du périoste dentaire se transmet au tissu gingival, ce dernier suppure rapidement et l'abcès formé se trouve avoir pour parois les parties molles de la gencive d'un côté, et de l'autre le périoste du maxillaire; cet os n'est pas dénudé, aussi la guérison est-elle rapide.

2° L'inflammation a déterminé la suppuration du périoste alvéolo-dentaire; le pus détruit cette membrane en un point, puis s'infiltre dans les mailles du tissus osseux ; la paroi de l'alvéole devient le siège d'une ostéite qui détermine une nécrose limitée, le pus ayant ainsi triomphé de ce nouvel obstacle pénètre sous le périoste gingival qu'il décolle; il existe donc au-dessous de la gencive un véritable abcès sous-périostique. Par suite du voisinage de la collection purulente, le périoste du maxillaire et la gencive s'enflamment, en même temps l'œdème envahit le tissu cellulaire périphérique. *La fluxion est formée.* — La fluxion annonce donc la formation de l'abcès, elle marque l'arrivée du pus sous les parties molles, en particulier dans les espaces celluleux para-maxillaires : l'étranglement cesse, partant les douleurs se calment rapidement, c'est là ce que le vulgaire traduit en disant : *La fluxion emporte le mal de dents.* Le gonflement peut acquérir des proportions considérables, mais il commence à diminuer aussitôt que le pus a trouvé une voie d'écoulement. L'abcès se termine dans beaucoup de cas par une ouverture du côté de la gencive, dans d'autres circonstances, la collection va s'ouvrir du côté de la peau, et si l'affection, origine première du mal, n'est pas guérie, la sécrétion continuant, un trajet fistuleux s'organise. Fréquemment ces abcès se compliquent d'adénites sous-maxillaires.

La formation d'une fistule est un des modes de terminaison de l'abcès dentaire. Suivant les cas, le trajet est unique ou multiple, parfois aussi un trajet unique à son point de départ se subdivise ensuite. La direction de ces conduits généralement étroits, anfractueux, est indiquée par une induration spéciale du tissu périphérique. Les fistules offrent un ou plusieurs orifices, cutanés ou muqueux, tantôt voisins, tantôt éloignés de la dent qui leur a donné naissance.

On les rencontre dans le vestibule de la bouche, sur la voûte palatine, ou bien en différents points des téguments : sur la joue, au cou et même au voisinage de la clavicule (DOLBEAU). Ces ouvertures sont situées au fond d'une petite dépression rougeâtre, ou portées au sommet d'une élevure violacée ; dans quelques circonstances les parties périphériques s'excorient, l'orifice fistuleux présente absolument l'aspect d'une ulcération tuberculeuse. L'écoulement du pus est permanent ou intermittent ; dans ce dernier cas, si l'orifice de la fistule se cicatrise, on peut voir survenir des poussées aiguës.

« Les fistules d'origine dentaire ne sont pas nécessairement produites par une dent cariée ou atteinte de périostite : on en rencontre qui reconnaissent pour cause la compression des maxillaires par une dent vicieusement développé (dent de sagesse inférieure, canine supérieure, etc.). »

Le diagnostic de semblables lésions est simple, la mastication n'a aucune influence sur l'écoulement, fait qui permettra de les différencier des fistules salivaires.

Traitement. — Dès qu'un abcès dentaire est formé, le chirurgien doit se hâter de donner issue au pus, de façon à prévenir les décollements, puis des injections antiseptiques seront faites dans la cavité. Malgré toutes les précautions, il est parfois bien difficile d'obtenir la guérison complète de ces abcès.

Le traitement des fistules dentaires nécessite l'ablation de la dent qui, par ses lésions, entretient la production du pus. Habituellement la guérison suit de près cette petite opération, mais il reste une cicatrice déprimée adhérente.

3° OSTÉO-PÉRIOSTITE ALVÉOLO-DENTAIRE

SYNONYMES. — Suppuration conjointe des gencives et des alvéoles (JOURDAIN, 1778). Pyorrhée inter-alvéolaire (TOIRAC). — Gingivite expulsive (MARCHAL de Calvi). Ostéo-périostite alvéolo-dentaire (MAGITOT). — Maladie de Fauchard (DAVID). Gingivite arthro-dentaire infectieuse (GALIPPE).

Bibliographie. — FAUCHARD, *Le Chirurgien dentiste*, Paris, 1728. — A. TOIRAC, *Pyorrhée*, etc., *Dict. de méd. de Beaude*, 1849, t. Ier, p. 100. — MARCHAL (de Calvi), *Acad. des sciences* et *Union méd.*, 1860. — TEISSIER, *Gaz. méd. de Lyon*, 1861. — E. AGUILHON, *Bull. de la Soc. de chir.*, 1880. — MAGITOT, *Arch. gén. de méd.*, 1867, et *Bull. acad. de méd.*, 1882. — MALASSEZ et GALIPPE, *Soc. de biologie*, 1884. — DAVID TH., *Gaz. des hôpit.*, 1885, et in-8° DELAHAYE, 1885. Thèses de Paris. — 1877, BARONNET. — 1880, GUEBEY.

Ce nom a été donné par MAGITOT à une affection encore peu connue qui serait, d'après cet auteur, caractérisée au point de vue anatomique, par une destruction lente et progressive de la membrane périostale et de la couche de cément qui lui est sous-jacente, destruction de nature inflammatoire à marche chronique, procédant constamment du collet au sommet de la racine, et entraînant fatalement la chute des dents.

Étiologie. — Voici d'après DAVID les éléments nécessaires pour déterminer la périostite alvéolo-dentaire, et le rôle qu'il faut leur attribuer dans le développement et la marche de la maladie : 1° avant tout un mauvais état général du malade : ataxie, grossesse, ménopause, diabète, rhumatisme chronique, affections du cœur, du foie, des reins, etc.; 2° un retentissement de cet état général, sur les gencives et les dents, ou si l'on veut, sur l'appareil arthro-dentaire ; localisation qui se traduit par un état sub-inflammatoire de l'alvéole, de la gencive et du ligament qui les unit à la dent, sans que nous puissions dire exactement par quel tissu l'affection commence; 3° de là résultent dans les milieux de la bouche des conditions spéciales pour le développement des microbes et le décollement de la gencive d'avec la dent qui ouvre à ceux-ci une porte d'entrée.

Cette affection débute de vingt-cinq à cinquante ans et atteint par ordre de fréquence les grosses molaires, les petites molaires, les incisives supérieures et les canines.

Anatomie pathologique. — Le processus attaque d'abord le périoste au niveau du collet de la dent, puis de là gagne le sommet de la racine. A mesure que l'inflammation se propage, les parties atteintes tout d'abord se détachent de la racine dont le cément s'enflamme et se nécrose, laissant l'ivoire à nu sur une étendue variable. Entre la membrane décollée et la dent, des globules de pus ne tardent pas à paraître, la gencive et le bord alvéolaire deviennent fongueux, l'alvéole lui-même se remplit de végétations développées aux dépens du périoste, ce tissu de nouvelle formation repousse peu à peu la dent, de là une dénomination particulière de la maladie : *gingivite expulsive.*

Symptômes. — L'ostéo-périostite alvéolo-dentaire présente trois périodes bien distinctes,

A. *Période de début.* — Les douleurs sont presque nulles. Le patient accuse simplement au niveau de l'organe malade une sensation de chaleur âcre. Une déviation de la dent attire tout d'abord son attention, puis cet organe devient légèrement mobile et semble allongé. Un petit liseré rougeâtre extrêmement étroit se dessine au collet de la dent, sur le bord de la gencive. La rougeur se propage ensuite dans le sens vertical, suivant la direction de l'altération dentaire,

B. *Période d'état.* — Le pus s'écoule constamment de la cavité alvéolaire (pyorrée inter-alvéolo-dentaire, TOIRAC). Un stylet peut pénétrer dans l'intérieur de cette cavité et faire apprécier les lésions qu'ont subies le périoste et le cément. Les douleurs sont un peu plus intenses, mais elles consistent plutôt en une sensation d'agacement qu'en souffrances véritables. L'haleine devient fétide, de petits abcès se forment sur la gencive; il existe parfois une salivation abondante.

C. *Période de terminaison.* — La dent ne tenant plus que par quelques adhérences fibreuses du sommet, devient une cause de gêne considérable. Du pus s'échappe en quantité de l'alvéole, enfin l'organe tombe, la suppuration diminue, l'alvéole se résorbe, la gencive se rétracte, la guérison est bientôt complète. Malheureusement plusieurs dents sont souvent atteintes simultanément, et la maladie se prolonge pendant longtemps.

Pronostic. — L'ostéo-périostite alvéolo-dentaire constitue une affection sérieuse; abandonnée à elle-même, elle ne saurait guérir qu'après la perte de plusieurs dents; il faut donc intervenir le plus rapidement possible.

Traitement. — Si la congestion est considérable, les douleurs vives, on appliquera une ou deux sangsues sur la gencive. Pour modifier l'état local, le fer rouge, la teinture d'iode, le perchlorure de fer, l'acide chromique pur seront employés avec avantage. En même temps, le malade usera de chlorate de potasse à la dose de 1 à 4 grammes par jour. On fera prendre ce médicament en pastilles contenant des doses suffisantes, le patient les laissera fondre dans la bouche au contact des parties affectées. Il faudra encore surveiller l'état général, examiner de temps à autre les urines, et, s'il existe quelque affection organique, instituer un traitement approprié.

§ 5. — Vices de conformation et difformités. — Anomalies dentaires.

Bibliographie. — DELABARRE, *Méth. naturelle de diriger la deuxième dentition*, Paris, 1826. — ROUSSEAU, *Anat. comp. du syst. dentaire*, Paris, 1839. — MAGITOT, *Anomalies dentaires*, Paris, 1877. — DAVID, *Déform. des max.*, Congrès de Rouen, 1883.

Thèses de Paris. — 1872, MICHALSKI. — 1876, ARNULPHY. — 1878, PERROLLAZ. — 1879, GAILLARD.

Définition. Division. — On désigne sous ce nom toute déviation du type normal de la dent, type établi par un ensemble de caractères fixes dans l'espèce, et relatifs : 1° à la forme; 2° au volume ; 3° au nombre; 4° au siège; 5° à la direction; 6° à la structure; 7° à la nutrition; 8° à l'époque d'éruption; 9° à la disposition.

A chacun de ces caractères correspond une espèce d'anomalies : la classification de celles-ci est donc la même que celle des caractères de la dent.

Les anomalies sont congénitales, elles résultent d'un trouble général ou local survenu pendant le développement des tissus dentaires, et ayant pour cause l'hérédité, l'état constitutionnel et diverses maladies intercurrentes de l'enfance, un traumatisme de la face, une malformation du maxillaire, etc. Les dents permanentes dont le développement est plus tardif, subissent de préférence ces influences. Leur fréquence est très grande, aucune arcade dentaire n'est absolument exempte d'anomalies.

1° **Anomalies de forme.** — Ces anomalies intéressent la totalité de la dent (anomalies totales); la couronne ou la racine seule (anomalies partielles). Elles peuvent aussi exister séparément, mais le plus souvent coïncident avec une anomalie de volume, de siège, de nombre.

L'anomalie totale de forme est habituellement isolée, impaire; la dent revêt les caractères les plus divers ou ceux d'une dent, il faut y songer pour ne pas prendre une anomalie de forme pour une anomalie de siège : tel est le cas pour les dents surnuméraires, qui ont habituellement le type conoïde, et ressemblent à des canines. Lorsque l'anomalie constitue une difformité, le seul remède à y apporter est l'extraction qui doit être pratiquée le plus tôt possible, pour permettre aux dents voisines de se rapprocher. La greffe n'est pas applicable en pareil cas à cause de la difformité de la racine.

L'anomalie de forme de la couronne affecte le plus souvent la mâchoire supérieure; pour les incisives, elle prend le type conoïde; pour les molaires, elle consiste dans une diminution ou une augmentation de nombre des tubercules, de la profondeur des sillons, de la longueur de la dent, etc. Le nombre et la profondeur des sillons ont une grande importance au point de vue de la production de la carie, qui débute d'habitude aux points d'intersection de ces sillons.

Les anomalies de la racine consistent, pour les incisives et les canines, dans un aplatissement plus marqué qu'à l'état normal et qui devient un obstacle au redressement par rotation brusque, dans des courbures, des inflexions en crochet, une bifidité de la racine; lésions très importantes au point de vue de l'extraction, de la destruction du nerf, de la pose des dents dites à pivot, etc. Pour les prémolaires et les molaires, les courbures et les divisions anormales de racines constituent également des difficultés sérieuses, soit pour l'extraction des dents, soit pour le traitement de la pulpe. Les anomalies de courbure, en particulier les barrures, s'opposent souvent à l'extraction ou nécessitent la fracture des alvéoles.

2° **Anomalies de volume.** — Elles peuvent également affecter une dent seule, deux dents homologues ou toutes les dents d'une même série. On les rencontre d'après leur fréquence dans l'ordre suivant; molaires, incisives, prémolaires, canines; ces anomalies se manifestent soit par la diminution de volume de la dent (nanisme, fig. 134), soit par son augmentation (géantisme, fig. 135). Elles affectent aussi tantôt la dent entière, tantôt la racine seule, mais lorsque la couronne est atteinte, la racine l'est généralement. Le géantisme dentaire nécessite souvent l'extraction lorsqu'il gêne l'éruption des dents voisines, ou altère la forme et la symétrie de l'arcade.

3° **Anomalies de nombre.** — Elles ont lieu par augmentation ou par diminution ; on les observe aux incisives et aux molaires, jamais aux canines.

L'absence complète, signalée par certains auteurs, n'existerait pas d'après Magitot ; elle résulterait de faits mal observés. Quand une dent temporaire manque, la permanente correspondante manque aussi, puisque celle-ci provient du bourgeonnement du cordon épithélial de la première. L'absence de dents de sagesse est fréquente, l'augmentation de nombre, qui a pour cause

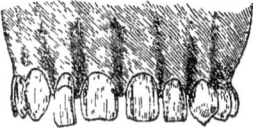

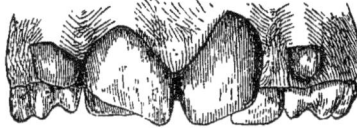

Fig. 134. — Dents permanentes de petites dimensions (Nanisme) d'après Coleman.

Fig. 135. — Dents permanentes de dimensions anormales (Géantisme) d'après Coleman.

la production exagérée des bourgeons épithéliaux partant du cordon épithélial primitif (Kolliker), atteint les deux dentitions, et plus souvent la mâchoire supérieure que l'inférieure. Les dents surnuméraires ont ordinairement le type conique, lorsqu'elles siègent dans la région antérieure ; d'autres fois, surtout au niveau des molaires, elles prennent la forme de leurs voisines ; dans quelques circonstances ne ressemblent à aucune dent.

En général, ces dents sont placées sur l'arcade alvéolaire dans la rangée ou au contact de la rangée normale.

4° **Anomalies de siège.** — L'anomalie de siège affecte une ou plusieurs dents qui peuvent se mettre soit à la place d'une autre (transposition), soit en dehors de l'arcade dentaire (migration) ; ou bien, l'arcade dentaire conservant sa série normale, on trouve une ou plusieurs dents surnuméraires sur des points éloignés du corps (hétérogénèses). On en a fréquemment trouvé dans la vessie. Dans les parties éloignées des mâchoires, les dents se rencontrent avec d'autres tissus au milieu desquels elles sont enkystées (kystes dermoïdes) ; elles sont alors tolérées ou donnent naissance à des abcès, des nécroses, etc.

Aux mâchoires, cette anomalie affecte de préférence les canines et les prémolaires supérieures ; elle se confond presque toujours en ce cas avec l'anomalie d'éruption. En effet, si une dent fait son éruption très tard, ou si ses deux voisines se montrent trop rapidement, celles-ci prennent la place de l'absente. Pareil fait se produit souvent pour les canines qui, ne trouvant pas une place suffisante entre leurs voisines, se disposent hors rang en avant ou en arrière de l'arcade.

5° **Anomalie de l'éruption.** — L'anomalie d'éruption est relative à la précocité ou au retard, aussi bien de l'éruption que de la chute des dents. Elle peut frapper les deux dentitions. Parmi les faits intéressants qui s'y rattachent, signalons :

1° L'éruption au moment de la naissance. Il faut alors considérer les dents sorties comme des dents en avance, et non comme des dents de supplément, erreur qui pousse à les arracher. L'extraction aurait pour résultat de supprimer une dent d'ailleurs normale, peut-être de compromettre la dent permanente correspondante, et d'exposer à une hémorrhagie grave (cas de mort rapporté par MAGITOT et DAVID).

2° La précocité de la chute des dents temporaires peut entraîner un arrêt de développement du maxillaire et déterminer ultérieurement des anomalies de la deuxième dentition par insuffisance de place, d'où le précepte d'empêcher cette chute par un traitement approprié.

3° Le retard de la chute des dents de lait, ainsi que la précocité de l'éruption des permanentes, peut également déterminer des anomalies de direction ou de siège de ces dernières ; mais on y remédie par des extractions faites en temps opportun.

4° La précocité de la chute des dents permanentes trouve son remède dans la prothèse.

5° Une dernière considération intéressante est celle du retard dans l'éruption des dents permanentes. Des faits d'éruption tardive ont été observés à tout âge (soixante-quatorze ans, MAGITOT et DAVID). Ils portent presque toujours sur les canines supérieures ou sur les dents de sagesse inférieures. L'éruption peut alors être entravée par le rapprochement des dents voisines, et occasionner des accidents graves (PEROLLAZ). D'autres fois ces faits, mal interprétés, sont pris pour des exemples de troisième dentition, dont aucun cas ne paraît avoir encore été rigoureusement observé.

6° **Anomalies de direction.** — L'anomalie peut frapper toute une arcade, c'est ainsi que l'inférieure se place en avant de la supérieure, ce qui donne lieu à une variété de prognatisme (*menton de galoche*). On observe le plus souvent : 1° l'inclinaison d'une ou plusieurs dents en avant ou en arrière de de la ligne de l'arcade, *antéversion, rétroversion;* en avant ou en arrière des dents voisines (*latéro-version*) ; 2° la rotation d'une dent autour de son axe, de manière à faire décrire à ses bords un quart de cercle et même davantage. Jusqu'à un certain âge (10 ou 15 ans), on peut ramener les dents déviées dans leur situation normale. On emploie à cet effet des fils qui agissent sur la dent déviée en prenant point d'appui sur les voisines ; des appareils divers garnis de fils de chanvre, de soie ou de caoutchouc, de métal ou de plaques métalliques, prenant un point d'appui sur l'arcade dentaire, et tirant ou poussant la dent de façon à lui donner sa direction normale. Il est nécessaire, avec ces procédés, d'agir lentement si l'on veut éviter les douleurs et l'ostéo-périostite alvéolo-dentaire. Ils ont l'inconvénient de nécessiter pendant longtemps la présence d'appareils dans la bouche; si en effet le traitement est interrompu trop vite, la dent reprend facilement son inclinaison vicieuse. Pour corriger les déviations par rotation sur l'axe, on préfère d'habitude la rotation brusque de la dent, pratiquée avec un davier. Une ligature ou un appareil contentif sont appliqués durant quelques jours pour que la dent ait le temps de se consolider.

7° **Anomalies de nutrition**. — Elles sont constituées par l'atrophie du follicule, hypertrophie d'un ou de plusieurs de ses éléments, ou sa dégénérescence kystique.

L'atrophie du follicule entraîne celle de la dent et son absence ; elle est fréquente pour la dent de sagesse. L'hypertrophie donne lieu à l'odontome (Broca) dont Magitot admet trois variétés : bulbaire, odontoplastique, radiculaire.

L'odontome bulbaire est une tumeur renfermant les éléments du bulbe considérablement hypertrophiés, avec un liquide séreux, séro-sanguinolent ou une multitude de bulbes agglomérés, des grains phosphatiques, des chapeaux de dentine, etc. Ils ont le plus souvent pour origine le follicule de la dent de sagesse inférieure, et siègent par suite vers l'angle de la mâchoire.

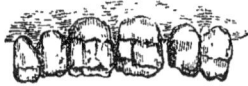

Fig. 136. — Érosion dentaire (COLEMAN).

L'odontome odontoplastique présente plusieurs variétés, suivant la partie du follicule qui lui a donné naissance. On a ainsi les odontomes adamantins, dentinaires, cémentaires, cémento-dentinaires ; ou bien tous les éléments de la couronne donnent lieu aux odontomes coronaires circonscrits ou diffus.

L'odontome radiculaire est tantôt cémentaire ou dentinaire, tantôt cémento-dentinaire : ce dernier est de beaucoup le plus commun (FORGET, VEDL). Broca a encore décrit les odontomes composés, dans lesquels entrent plusieurs follicules altérés de la même manière, et les odontomes hétérotopiques nés dans un follicule atteint d'une anomalie de siège.

La dégénérescence kystique du follicule donne naissance aux kystes folliculaires des mâchoires, sur lesquels nous reviendrons.

8° **Anomalies de structure**. — La plus importante est celle à laquelle on a donné le nom d'*érosion* (fig. 136). C'est une altération de la couronne, survenue dans le cours de la période intra-folliculaire, caractérisée par une usure, des échancrures courbes du bord libre de la dent, des sillons horizontaux circulaires siégeant sur la couronne. Elle occupe constamment avec le même caractère les dents homologues des deux mâchoires ou d'une seule. Par ordre de fréquence, viennent pour la dentition temporaire les canines, les secondes prémolaires, les premières molaires, les incisives latérales, les incisives médianes ; la dentition permanente est frappée de la façon suivante : la première molaire, les incisives inférieures et supérieures, la canine et les prémolaires, rarement la deuxième molaire et la dent de sagesse. Les divers degrés d'usure de la couronne ont été désignés par les termes d'*érosion en nappe*, quand la lésion occupe une certaine étendue ; de *dents en étages ou en escaliers*, quand les sillons sont multipliés et nettement séparés ; en *gâteaux* *de miel* (POMES), quand toute la couronne atteinte ne forme plus qu'un moignon. Au niveau des lésions, l'ivoire présente au microscope une ou plusieurs couches de globules dentinaires et d'espaces interglobulaires (GERMACK, VEDL), l'émail manque généralement.

L'érosion est attribuée à diverses causes ; toutes les pyrexies de l'enfance : le scorbut, la coqueluche (FAUCHARD, BUNON, TOMES, BROCA), la scrofule (CASTANIÉ), le rachitisme (MAHON, CASTANIÉ, NICATI), la syphilis héréditaire (HUTCHINSON, BERCKLY (fig. 137 et 138), HILL, PARROT), l'éclampsie infantile (MAGITOT, RATTIER).

Toutes ces causes agiraient en produisant un arrêt de développement de la dent en général, et une altération dans la structure de ses tissus. Signalons encore des taches brunes opaques de l'émail dues à une modification chimique

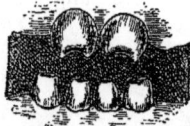

Fig. 137. — Dents syphilitiques dites d'HUTCHINSON telles quelles se présentent immédiatement après l'éruption (d'après COLEMAN).

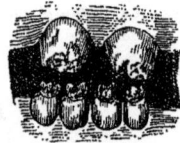

Fig. 138. — Dents syphilitiques quelque temps après l'éruption. Les parties superficielles sont usées (d'après COLEMAN).

de cette substance ; enfin une friabilité spéciale de ce tissu au niveau des sillons et des anfractuosités de la couronne.

9° **Anomalies de disposition.** — On en a décrit cinq espèces : 1° *anomalies de continuité,* par réunion de deux ou plusieurs dents voisines, suivant toute leur étendue, ou portant seulement sur la couronne ou la racine ; on les trouve le plus souvent aux incisives et aux molaires, elles ont pour cause la pression de deux sacs folliculaires dont la paroi intermédiaire a disparu. Cette disposition peut donner lieu à des difficultés d'extraction ; 2° *anomalies par disjonction* consistant dans la séparation plus marquée que d'habitude des racines ou des tubercules d'une couronne : cependant la séparation n'est jamais totale ; 3° *anomalies par atrésie du maxillaire.* — La diminution de diamètre des mâchoires, surtout à la supérieure, s'accompagne d'une augmentation de profondeur de la voûte palatine, et coïncide souvent avec des végétations adénoïdes de la cavité naso-pharyngienne (DAVID). Pour y remédier, on a recours aux pressions, avec les doigts, pratiquées matin et soir ; chez les jeunes enfants, on applique un appareil composé de deux plaques et d'un ressort exerçant une pression excentrique sur les deux moitiés de l'arcade dentaire (LEFOULON) ; 4° *anomalies par augmentation du diamètre transversal des mâchoires.* — On ne peut corriger cette difformité que chez les jeunes enfants, à l'aide des moyens agissant en sens inverse des précédents. Il existe souvent, dans cette variété, un espace vide (diastéma) normal chez le singe et les races humaines inférieures ; 5° *disposition vicieuse des arcades dentaires l'une par rapport à l'autre.* — Elle est ordi-

nairement le résultat de plusieurs anomalies de siège et de direction : les
dents des deux arcades s'engrènent anormalement les unes avec les autres.
La correction de pareilles anomalies est toujours longue et difficile.

§ 6. — Indications de l'extraction dentaire.
Accidents qui peuvent compliquer cette opération.

Bibliographie. — BLAGDEN, *Hémorrhagies consécutives*, *Med. Chir. Transact.*,
London. 1817. — DUVAL, 1823. — DELESTRE, Paris, 1870, in-8°. — MOREAU, *Hémor-
rhagies dent.*, in *Arch. gén. de méd.*, 1873. — MAGITOT et DAVID, *Hémorr. mortelles
chez un nouveau-né*, *Gaz. des Hôp.*, 1876. — MOREAU, *Union médic.*, 1877 et 1878.
— HÉMARD, *Soc. de chir.*, 1879. — MOREAU, *Arch. de méd.*, 1879. — GUÉNARD,
Journ. de méd. de Bordeaux, 1882.
Thèses de Paris. — 1802, CAIGNÉ. — 1876, LUIGI.

1° INDICATIONS DE L'EXTRACTION

En thèse générale on doit autant que possible conserver les dents ; il existe
toutefois un certain nombre de circonstances dans lesquelles nous ne saurions agir autrement. D'après MAGITOT, l'extraction est formellement indiquée :

1° Lorsqu'une dent surnuméraire déviée ou anormale détermine par sa présence une irrégularité de l'arcade dentaire, et que cette irrégularité échappe
aux moyens thérapeutiques.

2° Lorsqu'une dent frappée d'altérations avancées cause des désordres de
voisinage, phlegmons périodiques graves, abcès de la gencive ou de la joue,
fistule, etc.

3° Lorsque par suite d'une affection aiguë ou chronique de l'alvéole, des
gencives et des maxillaires, une dent sera ébranlée à un point qui ne permette plus d'espérer sa consolidation et sa conservation.

4° Nous pensons que l'extraction est encore indiquée lorsqu'on se trouve en
présence de certaines odontalgies qui résistent à tous les topiques et à la
cautérisation. Ces cas sont certainement rares, mais ils peuvent se rencontrer
dans la pratique.

L'extraction exige, dit TOMES, l'accomplissement des conditions suivantes :
1° Enlever en totalité l'organe nuisible ; 2° blesser aussi peu que possible
les tissus dans lesquels il est implanté ; 3° éviter au malade toute douleur
inutile.

Cette opération étant décidée, il faut la pratiquer sans retard. L'arsenal
chirurgical contient plusieurs instruments que l'on peut employer à cet usage.
Les principaux sont : la clef de Garengeot, les daviers et les élévatoires. Nous
ne saurions entrer dans la description des manœuvres opératoires, nous
engageons toutefois les élèves à se familiariser de bonne heure avec l'usage
des daviers. L'extraction pratiquée avec ces instruments est plus facile, moins
douloureuse pour le blessé ; et, circonstance capitale, le chirurgien peut

éviter plusieurs complications (fracture des dents, des parois alvéolaires, contusion des gencives, etc.) dont la fréquence est grande lorsqu'on se sert de la clef.

2° ACCIDENTS DE L'EXTRACTION. — HÉMORRHAGIE DENTAIRE

Le plus important le seul qui intéresse le chirurgien est l'hémorrhagie.

Étiologie. — Parmi les circonstances qui favorisent la production d'une hémorrhagie dentaire, il faut signaler toutes les manières d'être de l'organisme dans lesquelles la plasticité du sang a diminué. Ainsi agissent l'hémophilie, le scorbut, le diabète, l'anémie, différentes intoxications, en particulier l'impaludisme. Un certain nombre de lésions locales, antérieures ou consécutives à l'opération, facilitent aussi l'écoulement du sang; de ce nombre sont : les périostites alvéolo-dentaires, les fractures de l'alvéole, la présence d'une esquille dans la cavité alvéolaire, la succion, etc.

Age. Sexe. — La plupart des hémorrhagies dentaires ont été observées sur des adultes, et, chose curieuse, sur des sujets du sexe masculin. On a cependant cité deux cas d'hémorrhagies mortelles à la suite de l'extraction de dents à éruption précoce (MAGITOT et DAVID).

Symptômes. — Tantôt l'hémorrhagie suit immédiatement l'extraction et prend d'emblée un caractère inquiétant; tantôt au contraire son début est des plus insidieux. L'écoulement s'arrête aussitôt après l'extraction; plusieurs heures, quelques jours même se passent dans une sécurité apparente, puis soudain l'hémorrhagie reparaît. Fréquemment elle débute pendant la nuit, souvent alors elle est provoquée par des mouvements de succion involontaires du sujet. — Cette deuxième forme à marche insidieuse, hémorrhagie à répétition, est beaucoup plus grave que la première.

Traitement. — Avant de chercher à faire l'hémostase, il faut examiner l'alvéole malade et s'assurer qu'il n'existe aucun corps étranger, aucune esquille dont la présence s'oppose à la coagulation du sang; la cavité alvéolaire est en même temps nettoyée avec soin. Pour empêcher l'issue du sang, on a employé les styptiques (alun, tannin, acides minéraux), les hémostatiques (perchlorure de fer, eau de Pagliari), les substances résineuses en poudre, la glace, le fer rouge, l'amadou, etc... Ces moyens réussissent parfois, mais il n'est pas possible de compter sur eux d'une façon certaine.

Il n'en est plus de même du tamponnement de la cavité fait avec quelques précautions et aidé d'une compression méthodique.

Pour obturer l'alvéole on peut employer : les poudres styptiques, le plâtre, les alliages, l'agaric, l'éponge, etc., MAGITOT, lors de la discussion qui suivit la lecture de l'observation d'HÉMARD (Soc. de chir., 1879), a proposé le moyen suivant, qu'il donne comme infaillible.

« Un fragment convenable de gutta-percha étant ramolli dans l'eau, on le mélange avec une partie égale de charpie, de manière à constituer une masse à la fois fibreuse et malléable, puis avant de l'introduire et en le tenant tout prêt d'une main, on pratique un lavage soigneux et très complet de l'alvéole avec une boulette d'ouate imbibée de chloroforme. Le tampon introduit devient alors adhérent ; il est maintenu jusqu'à durcissement. On fait ensuite rapprocher les mâchoires, et les dents opposées à l'alvéole tamponné s'impriment dans la substance, et établissent la compression qu'on maintient par un bandage approprié, une fronde par exemple. Dans ma conviction, ajoute Magitot, aucune hémorrhagie alvéolaire ne peut résister à un tamponnement avec une substance telle que la gutta-percha, ou à son défaut une résine, de la cire à cacheter ramollie à chaud, en faisant en sorte par un lavage préalable de la plaie, avec le chloroforme ou l'alcool, qu'il s'effectue une adhésion absolue de la substance aux parois alvéolaires. »

Le tampon obturateur, quelle qu'en soit la substance, devra être assez gros pour dépasser le niveau du bord alvéolaire et donner un point d'appui à un compresseur ; s'il y a une perte de substance, l'obturateur doit la combler entièrement ; s'il y a une fracture, il ne faut pas qu'il écarte les fragments. Par-dessus, si l'arcade alvéolaire supérieure ne suffit pas, on mettra un coin de liège, ou, à l'exemple d'Anel, une plaque de plomb. Cependant, dans quelques cas fort rares, ces moyens peuvent être insuffisants. C'est alors que se pose la question de l'intervention chirurgicale. Brodie (1816), Blagden (1817), Hémard (1879), ont eu recours à la ligature de la carotide primitive. C'est là, nous n'hésitons pas à le dire, une conduite blâmable et absolument antichirurgicale. Si en effet une opération est nécessaire, les notions les plus élémentaires nous indiquent que c'est à la ligature de la carotide externe, non de la carotide primitive, que l'on doit avoir recours.

Il ne faut pas négliger ici l'usage de certains médicaments, du sulfate de quinine en particulier. Son action est spécialement indiquée lorsque le malade a habité un pays palustre, alors même qu'il n'aurait jamais eu de manifestations. Verneuil a pu ainsi arrêter une hémorrhagie dentaire qui avait résisté aux moyens de traitement les plus actifs. (Voir Luigi, Th. de Paris, 1876.)

2° MALADIES DES GENCIVES

§ 1er. — Lésions traumatiques et inflammatoires.

1° LÉSIONS TRAUMATIQUES

Bibliographie. — Putégnat, Gingiv. des tailleurs de verre et de cristal, Paris. 1860. — Magitot et David, Gaz. des Hôp., 1876-79. — Article Gencives du Dict. encyclop., 1881.

Les contusions, plaies contuses et déchirures des gencives se rencontrent assez communément dans le pratique de la chirurgie ; elles constituent une des complications les plus fréquentes de l'extraction avec la clef de Garengeot. Cet instrument, prend son point d'appui sur la gencive même ; comme cette dernière repose directement sur le maxillaire, si la résistance opposée par la dent est un peu considérable, la pression augmentera, et les parties molles seront écrasées. Les déchirures se produisent par un autre mécanisme : au moment où la dent luxée abandonne son alvéole, si le chirurgien n'a pas pris la précaution de détacher les adhérences de la gencive à la dent, les parties molles accompagnent ce dernier organe et sont arrachées sur une étendue variable. Cet accident est fréquent à la suite de l'extraction de la dent de sagesse inférieure, à laquelle la gencive très épaisse adhère fortement sur la face postérieure. Parfois un opérateur maladroit et peu soigneux enfonce le crochet de la clef ou les mors du davier dans les parties molles qu'il déchire ainsi directement. Enfin l'emploi de la langue de carpe ou du pied-de-biche s'accompagne forcément d'une plaie assez étendue de la gencive. Fort heureusement ces lésions ne présentent pas une gravité bien considérable. On se bornera à prescrire au malade un gargarisme antiseptique (solution au chloral), ou émollient dans lequel on ajoutera 1ᶠ 50 de chlorate de potasse pour 100 grammes d'eau.

2° LÉSIONS INFLAMMATOIRES. — GINGIVITES

Parmi les diverses formes de ginvivite, il en est qui reconnaissent pour cause la présence d'un corps étranger qui s'est introduit entre la gencive et la dent. La gingivite par dépôt de tartre, ou gingivite tartarique, est le type de cette variété.

a. *Gingivite tartarique.* — Chez quelques sujets, sous l'influence de certains états de la salive, il se fait au niveau du collet de la dent, ou sur une partie de la couronne, un dépôt de tartre dont l'abondance est parfois considérable. Bientôt cette substance sépare la gencive de la dent et pénètre entre ces organes à la façon d'un coin. La présence de ce corps étranger ne tarde pas à déterminer une réaction inflammatoire, le bord libre de la gencive se soulève et forme un bourrelet rougeâtre fongueux; si la cause persiste, l'inflammation augmente, les gencives deviennent partout fongueuses, saignent au moindre contact, il existe alors un véritable bourrelet festonné appendu au collet des dents. L'inflammation se propage à la longue au périoste alvéolo-dentaire, les dents sont ébranlées, et si l'on n'intervient pas, finissent par être expulsées.

Traitement. — La première indication est l'ablation du corps étranger; il existe pour cela des burins et grattoirs de diverses formes, mais un instrument quelconque peut être utilisé. Ce nettoyage fait, les gencives s'affaissent d'elles-mêmes; si la guérison tardait à se faire, on pourrait l'activer par des applications de chlorate de potasse ou des cautérisations avec des substances inoffensives pour les dents, tel est l'acide chromique pur; l'extrémité d'un morceau de bois taillé en spatule est trempée dans cet acide, puis promenée sur les parties malades; on obtient ainsi une escarre plus ou moins profonde, mais bien limité. Sous l'influence de ce caustique les parties se modifient, la suppuration diminue; après la chute de l'escarre, la réparation commence. A défaut d'acide chromique, on pourrait toucher les gencives avec la pointe d'un crayon de nitrate d'argent, et mieux avec le fer rouge. L'emploi alternatif du fer rouge et l'acide chromique donne les meilleurs résultats.

b. *Gingivite des fumeurs, des verriers*. — De la gingivite par dépôts de tartre, on peut rapprocher une variété de gingivite spéciale aux fumeurs. La lésion dans ce cas est provoquée par de petits débris de charbon qui viennent se déposer sur les gencives. La fumée de tabac, par son action irritante, augmente encore l'inflammation. Enfin, Putégnat a décrit une gingivite spéciale aux ouvriers employés à tailler le verre à Baccarat, l'irritation est alors produite par les fines molécules de verre qui viennent s'incruster dans les gencives, peut-être ne s'agit-il là que d'une simple variété de gingivite plombique.

§ 2. — Tumeurs des gencives.

1° HYPERTROPHIE CONGÉNITALE DES GENCIVES

Cette affection, très rare, a été signalée pour la première fois par Salter en 1859; depuis, Marc Gillivray, Gross, Heath et Watermann, en ont rapporté des exemples. L'hypertrophie des gencives est caractérisée par le développement, à la surface de ces parties, de masses dures, quelquefois pédiculées comme de véritables polypes, et qui dans d'autres cas occupent le bord alvéolaire dans toute son étendue. Ces productions résultent uniquement de l'hypertrophie des éléments qui entrent normalement dans la structure du tissu gingival. Les papilles en particulier acquièrent parfois un développement remarquable, et donnent lieu à une sorte d'ectropion des lèvres. L'extirpation est le seul traitement applicable à ces tumeurs.

2° ÉPULIS (ἐπί, sur; οὖλον, gencives)

Bibliographie. — Saurel, *Mém. sur...*, Montpellier, 1858. — Richet, *Bull. de la Soc. de chir.*, 1861. — Fouilloux, *Gaz. des Hôp.*, 1868. — *Dicuss. sur le traitement*, in *Soc. de chir.*, 1868. — Trélat, *Gaz. des Hôp.*, 1878. — Pengrueber, *France méd.*, 1884. — De Larabrie, *Arch. gén. de méd.*, 1889.
Thèses de Paris. — 1880, Gœury. — 1885-86, Philippeaux.

On désigne sous ce nom les tumeurs qui se développent sur les gencives, quelle que soit du reste leur nature.

Siège. Variétés. — Ces tumeurs siègent plus souvent à la mâchoire inférieure qu'à la supérieure. Sur vingt cas réunis par Saurel et dans lesquels le point d'implantation était indiqué, treize fois la production occupait la mâchoire inférieure, sept fois seulement la supérieure. L'épulis se développe en n'importe quelle partie de la mâchoire, plus fréquemment peut-être au niveau des grosses molaires. Son point d'origine est généralement dans un intervalle dentaire, quelquefois sur la partie labiale des gencives, rarement sur leur face buccale. Les variétés communément observées sont : le sarcome et l'épithéliome.

Anatomie pathologique. — Le sarcome affecte deux formes bien distinctes :

1° Sarcome fasciculé, tumeur fibro-plastique de LEBERT. 2° Sarcome à cellules myéloïdes, genre de néoplasme auquel E. NÉLATON et ROBIN ont donné le nom de tumeur à myéloplaxes. Enfin on a signalé quelques cas de sarcome ossifiant.

Les myxomes, d'après la plupart des auteurs, naissent du tissu osseux lui-même. MAGITOT cependant affirme avoir vu des tumeurs de ce genre directement implantées sous le périoste. Les divergences sont plus grandes encore lorsqu'il s'agit de fixer le départ de la tumeur à myéloplaxes, à laquelle on réserve spécialement le nom d'épulis sarcomateux. E. NÉLATON avait avancé que cette production dérivait toujours de la moelle de l'os, opinion encore admise aujourd'hui par CORNIL et RANVIER. Pour VIRCHOW, le sarcome à cellules myéloïdes prend son origine sur le périoste; MAGITOT localise plus spécialement le point d'implantation sur le périoste alvéolo-dentaire, enfin DOLBEAU fait provenir ces néoplasmes des petites lamelles osseuses qui séparent les cavités alvéolaires. De ces différentes opinions nous conclurons qu'il existe au point de vue de leur origine deux variétés d'épulis sarcomateuses, les unes qui prennent naissance aux dépens du tissu osseux et particulièrement de la substance médullaire, les autres qui proviennent du périoste alvéolo-dentaire.

L'épithéliome, variété de tumeur beaucoup plus rare que les précédentes, provient aussi du périoste ou du tissu osseux, il affecte spécialement la forme tubulée.

Symptômes. — L'épulis occupe généralement le bord libre des gencives, son apparition est précédée ou accompagnée de la chute de l'une ou des deux dents voisines de son point d'implantation. C'est d'abord une petite masse arrondie, du volume d'un pois et nullement douloureuse; la tumeur grandit peu à peu, envahit les deux faces du maxillaire, déterminant une gêne de plus en plus grande, mais sans jamais occasionner de douleurs; pourtant son volume est quelquefois assez considérable pour que les mouvements de la langue soient gênés, et qu'il existe une déformation du côté de la joue.

L'aspect et la consistance de l'épulis, comme dans toutes les tumeurs de ce genre, varient avec la nature du néoplasme et la période de son développement. Le sarcome à myéloplaxes offre une surface lisse, l'épithéliome au contraire est ordinairement lobulé en chou-fleur. Les épulis ne donnent jamais lieu à aucune hémorrhagie, toutefois ces néoplasmes renferment un grand nombre de vaisseaux, ils ressemblent même, dans certains cas, à des tumeurs érectiles. Leur coloration varie du reste suivant que les myéloplaxes ou les cellules myéloïdes prédominent.

La masse morbide, en se développant, se moule exactement sur les parties avoisinantes, sur les dents, sur les mâchoires, avec lesquelles elle semble faire corps. Au premier abord, on pourrait croire qu'il s'agit d'une tumeur sessile; avec un peu d'attention, surtout par l'examen au stylet, on reconnaît bien vite que le néoplasme peut être séparé des parties sous-jacentes et qu'il est implanté sur l'os par un pédicule court et solide.

: Lorsque l'épulis a acquis un certain développement, sa forme et son aspect se modifient; elle devient mamelonnée; au niveau de certaines saillies, une fluctuation évidente décèle la formation de kystes.

L'épulis sarcomateuse, quel que soit son développement, n'a aucune tendance à s'ulcérer ni à se généraliser, il n'en est pas ainsi de l'épithélioma, qui s'ulcère souvent et retentit toujours sur les ganglions périphériques.

Diagnostic. — L'épulis ne peut être confondue qu'avec les fongosités ou les tumeurs érectiles des gencives. Or, les fongosités n'atteignent jamais un grand développement, reconnaissant pour cause une lésion ancienne des gencives, du périoste ou du maxillaire lui-même, et sont constitués par des bourgeons d'un rouge vermeil qui saignent facilement. Cet ensemble de caractères suffira à différencier les deux affections. Du reste, comme le traitement est le même dans les deux cas, une erreur de diagnostic n'aurait aucune conséquence.

Les tumeurs érectiles peuvent très bien être prises à première vue pour un sarcome à myéloplaxes; cependant la tumeur érectile est congénitale, réductible à la pression, et parfois pulsatile dans toute son étendue.

Le diagnostic de l'épulis étant établi, il est important de connaître la nature de la tumeur; nous avons énuméré certains signes cliniques qui peuvent faire songer à tel ou tel néoplasme, l'examen histologique d'une partie de la masse peut seul permettre l'affirmative en pareil cas.

Marche. Pronostic. — Abandonnées à elles-mêmes, ces tumeurs arrivent fatalement à s'ulcérer; mais il est rare que la gêne apportée à l'accomplissement des différentes fonctions ne force pas le malade à réclamer le secours du chirurgien.

Le pronostic est entièrement subordonné à la nature de la tumeur. Les sarcomes récidivent fréquemment après ablation, mais ont moins de tendance à se généraliser que les tumeurs épithéliales, celles-ci envahissent rapidement le système ganglionnaire et entraînent des accidents mortels.

Traitement. — Enlever la tumeur et cautériser son point d'implantation, telle est la seule thérapeutique rationnelle. Il ne faut pas craindre de dépasser largement les limites du mal, d'enlever le bord alvéolaire et de ruginer toutes les parties suspectes. Les suites de l'opération sont des plus simples; quand bien même on aurait été obligé d'évider le maxillaire sur une grande surface, il reste seulement une difformité de l'arcade dentaire, à laquelle une pièce de prothèse portera facilement remède.

3° MALADIES DES MAXILLAIRES

§ 1er. — Lésions traumatiques.

1° FRACTURES DU MAXILLAIRE SUPÉRIEUR

Bibliographie. — DUPUYTREN, *Leçons orales de clin. chir.*, t. II, 1839. — MOREL-LAVALLÉE, *Soc. de chir.*, 1854. — PRESTAT, in *Ibid.* — VELPEAU, *Gaz. des Hôp.*, 1858. — A. GUÉRIN, *Acad. de médecine*, 1866. — LE MOYNE, *Arch. de méd. navale*, 1879.

Thèses de Paris. — 1839, Derouet-Boissière. — 1874, Lehéribel. — 1879, Chéreux, Lejeune. — 1881, Vidal. — 1883, Fillon.

Etiologie. — Les fractures du maxillaire se produisent directement ou indirectement.

1° *Fractures par cause directe.* — Cette variété, de beaucoup la plus fréquente, résulte de l'action brusque d'un corps résistant qui atteint les parties antérieures ou latérales de la face (coup de feu, coup de bâton, coup de pied de cheval) ou d'une chute sur le visage. Suivant les cas, les maxillaires supérieurs sont le siège de fractures multiples, le sinus maxillaire est largement ouvert, ou bien la lésion est mieux localisée, la solution de continuité porte alors sur les branches montantes ou au niveau de l'arcade alvéolaire. En dehors des tentatives de suicide, les fractures directes de la voûte palatine sont rares, et nous mentionnerons seulement pour mémoire les solutions de continuité du bord alvéolaire consécutives aux manœuvres d'extraction dentaire. Les fractures des branches montantes s'accompagnent souvent de lésions similaires du côté des os du nez; leurs symptômes sont à peu près les mêmes que ceux de ces dernières. Les fractures de l'arcade alvéolaire ont été bien étudiées par A. Guérin; parfois toute la parabole qui porte les dents est détachée d'une seule pièce, ou la moitié seulement de cette arcade est enlevée : fracture unilatérale.

Les solutions de continuité qui comprennent toute l'étendue de l'arcade résultent d'un coup porté sur la ligne médiane au-dessous du nez; pour produire la deuxième variété, l'agent vulnérant a agi latéralement entre le bord inférieur du malaire et l'arcade alvéolaire.

De ces lésions il faut rapprocher une deuxième variété dans laquelle non seulement l'arcade alvéolaire, mais encore la voûte palatine tout entière ont été séparées du reste des maxillaires. Cette variété intéressante, bien étudiée dans ces dernières années par Le Moyne, reconnaît toujours pour cause un traumatisme très violent.

2° *Fractures par cause indirecte.* — Dans les chutes sur la face, les maxillaires supérieurs portent rarement, ces os sont en effet protégés latéralement par les malaires, en avant par la pyramide nasale, en bas par le maxillaire inférieur; mais si la violence du choc est assez considérable, l'os malaire détaché de l'apophyse zygomatique défonce le sinus maxillaire. A la suite des chutes sur le menton, il se produit parfois, non pas un enfoncement, mais une disjonction des maxillaires supérieurs, avec fissure palatine. Cette variété de lésion signalée tout d'abord par Cloquet et Bérard (*Dict. en 30 vol.*), a été observée dans ces derniers temps par Louis Thomas et par Lannelongue. Le maxillaire inférieur agirait alors à la façon d'un coin qui pénétrerait sous l'arcade alvéolaire, ou plus vraisemblablement les mâchoires seraient brusquement appliquées l'une contre l'autre, et la violence, en se décomposant, repousserait en dehors chacun des maxillaires supérieurs, de là la disjonction.

Symptômes. — Douleur, crépitation, mobilité anormale, déformation de la région, écoulement de sang par les narines ou les choanes, apparition d'ecchymoses en divers points. Tels sont les caractères principaux de ces lésions. Généralement on observe un ou plusieurs de ces symptômes, et le diagnostic s'impose pour ainsi dire par cela même ; dans d'autres cas, en particulier dans les fractures transversales, étudiées par A. GUÉRIN, il n'y a aucun signe apparent, et l'embarras peut être très grand. Ce chirurgien conseille pour établir le diagnostic de presser sur l'apophyse ptérygoïde, on réveillerait ainsi une vive douleur en même temps qu'on percevrait la mobilité. A. GUÉRIN considère ces symptômes comme pathognomoniques, mais, d'après LOUIS THOMAS, cet ensemble de signes fait souvent défaut.

Complications. — Indépendamment d'hémorrhagies fort difficiles à arrêter et parfois assez graves pour mettre en danger les jours du malade, on peut voir survenir un emphysème circonscrit ou diffus. Dans un cas observé par RENDU, dans le service de DÉSORMEAUX, la crépitation était encore sensible au niveau des pectoraux. Il n'est pas rare non plus de constater des symptômes de commotion cérébrale, toutefois il est juste de dire que ces troubles sont peu accusés et surtout peu durables ; les maxillaires supérieurs appuyés sur la base du crâne transmettent au cerveau le choc qu'ils ont reçu, mais ce dernier arrive à la base par divers points et sa violence est considérablement atténuée. Signalons encore la présence de corps étrangers, balles ou fragments de gros projectiles, qui restent dans le fond de la plaie à la suite des coups de feu de la face, soit qu'ils passent inaperçus, soit que leur extraction ne puisse être faite. Ces corps, généralement mal tolérés, occasionnent de violentes douleurs, puis finissent, après un temps d'ordinaire fort long, par aller sortir du côté du pharynx. FAUVEL a publié l'histoire d'un blessé qui avait reçu une balle en 1870 ; le projectile, entré au-dessous de l'œil gauche, fut retiré dans le larynx en 1887, c'est-à-dire plus de dix ans après.

Marche. Pronostic. — Les fractures des maxillaires supérieurs, même lorsqu'il existe de nombreuses esquilles à la suite de coups de feu par exemple, guérissent la plupart du temps avec une merveilleuse rapidité. Rarement on observe des nécroses étendues, circonstances qu'il faut attribuer à la grande vascularité des tissus de la région. C'est là un fait d'observation qui n'avait pas échappé à nos anciens. LARREY en particulier recommande de ne pas enlever les esquilles, si tenté qu'on soit de le faire. BAUDENS, MALGAIGNE, LEGOUEST insistent à leur tour sur cette nécessité. Pendant la guerre d'Amérique, 998 traumatismes de ce genre dont les résultats sont connus, donnent 891 guérisons et 107 morts, soit 11,6 p. 100. Il faut bien savoir cependant que l'inflammation est toujours assez vive du côté des parties molles, et de plus il persistera des déformations, des fistules, etc. Les fractures sans déplacement et les fêlures passent inaperçues.

Traitement. — Si la fracture est simple sans déplacement des fragments, on se bornera à maintenir les mâchoires serrées à l'aide d'un bandage approprié, pendant une douzaine de jours environ ; le malade évitera de remuer le maxillaire inférieur, on le nourrira avec des aliments liquides. Le traitement est absolument le même dans le cas de fracture avec déplacement, mais avant d'appliquer un appareil, il faudra réduire la fracture et tenter de maintenir la réduction, ce qui n'est pas toujours chose facile ; la ligature des dents, l'application d'une gouttière en gutta-percha, suffisent quelquefois. Dans les cas difficiles il faudra, à l'exemple de GOFFRES, de SALTER et autres, imaginer un appareil approprié à la lésion. Le chirurgien ne doit compter ici que sur lui-même, car il est impossible de prévoir les diverses variétés qui pourront être observées. Pour rapprocher les maxillaires disjoints et séparés par une fissure palatine sur un enfant de trois ans, LANNELONGUE a fait construire une sorte de demi-anneau en ivoire qui embrassait l'arcade dentaire et forçait par son élasticité les deux maxillaires supérieurs à se rapprocher. Les fractures comminutives avec plaies produites par les armes à feu réclament une intervention plus active. Après avoir enlevé les corps étrangers, les esquilles libres et lavé la plaie avec une solution antiseptique, on s'efforcera de rapprocher les parties molles, qui devront être conservées avec le plus grand soin de façon à diminuer la difformité dans la mesure du possible. Lorsque la difformité consécutive est un peu considérable, ce que l'on observe en particulier à la suite des destructions produites par les éclats de gros projectiles, il vaut mieux employer la prothèse que d'avoir recours à l'autoplastie.

2° FRACTURES DU MAXILLAIRE INFÉRIEUR

Bibliographie. — FOUCHER, *Bull. de thérap.*, 1859, t. LVI. — FORGET, *Gaz. des Hôp.*, 1859. — VERNEUIL, *Soc. de chir.*, 1865. — BÉRENGER-FÉRAUD, *Bull. de thérap.*, 1868. — POLAILLON, *Soc. de chir.*, 1877. — DUBREUIL, *eod. loc.*, 1872. — DESPRÈS, *Soc. de chir.*, 1879, p. 668. — LANNELONGUE, *eod. loc.* — DESPRÈS, *Gaz. des Hôp.*, 1882, p. 121. — WILL, *The Lancet*, 1882. — HERMANN, *Deut. mil. Zeit.*, 1885. — MARTIN, *Revue de Chir.*, 1887. — WARD-COUSIN, *The Lancet*, 1888. — NERWLAND-PEDLEY, *Brit. med. Journ.*, 1889.

Thèses de Paris. — 1827, HOUZELOT. — 1865, CLUZEAU. — 1873, ARON, SAINTE-COLOMBE. — 1877, CHAPON. — 1878, DESCROSSAS. — 1879, RENARD. — 1880, RANGÉ.

Tout en étant plus communes que celles des autres os de la face, les fractures du maxillaire inférieur sont rares; plusieurs motifs expliquent cette particularité : 1° la mobilité de cet os ; 2° sa grande solidité (il est presque exclusivement formé de tissu compacte); 3° l'instinct qui nous pousse à porter les mains en avant dans les chutes, ou à nous protéger avec nos avant-bras, dès qu'un danger nous menace la tête.

Variétés. — La fracture porte sur le corps même de l'os, sur les branches montantes ou sur les condyles; elle peut être simple ou compliquée. Les fractures du corps de l'os sont de beaucoup les plus fréquentes. Sur 53 cas observées par HAMILTON, il existait 50 fractures du corps, aussi dans tout ce qui va suivre aurons-nous surtout en vue cette dernière variété. On trouve parfois un seul trait de fracture, plus souvent deux, situés de chaque côté du corps de l'os (fracture bilatérale); exceptionnellement on rencontre des fractures esquilleuses.

Étiologie. — Les solutions de continuité du maxillaire inférieur sont généralement le résultat d'une violence directe ; coup de pied, coup de poing, de bâton, coups de pied et de tête de cheval, chutes sur le menton, coup de feu telles sont les causes les plus ordinaires. Dans les tentatives de suicide, lorsque le canon de l'arme est introduit dans la bouche, la force explosible des gaz, qui brusquement se répandent dans la cavité buccale, fait éclater le maxillaire. Enfin, de temps à autre, un dentiste improvisé fracture le maxillaire avec la clef Garengeot, dans les tentatives d'extraction dentaire. Les fractures de cause indirecte, beaucoup plus rares, se produisent lorsque les deux branches de l'os sont brusquement rapprochées l'une de l'autre. Ce mécanisme déterminerait particulièrement la formation des fractures de la symphyse.

Anatomie pathologique. — A. *Fracture unique*. — Le trait de fracture est d'ordinaire situé aux environs du trou mentonnier (Syme, Liston, Miller, Hamilton), passant entre les molaires ou entre les incisives et les molaires,

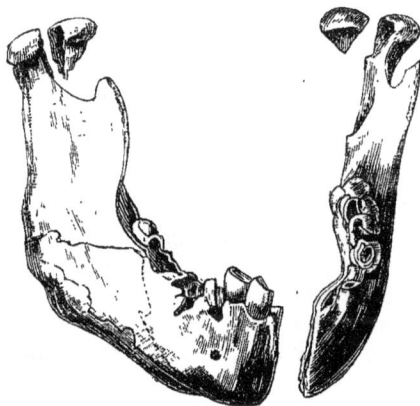

Fig. 139. — Fracture de la symphyse et des deux condyles. — Fracture incomplète de la branche droite. Thèse de Cluzeau, 1865, d'après un dessin de Farabeuf.

rarement alors la solution de continuité divise la symphyse. Boyer même affirmait que la fracture n'occupait jamais la ligne médiane ; un certain nombre de faits rapportés par des observateurs comme Malgaigne, Chassaignac, Denonvilliers, Schmidt, ne laissent aucun doute sur la possibilité de semblables accidents (fig. 139). La direction du trait de fracture est verticale ou oblique ; parfois l'obliquité est très accentuée, circonstance éminemment favorable à la consolidation.

Le déplacement, d'habitude peu considérable, presque nul dans les fractures verticales, se fait : 1° suivant l'épaisseur; 2° suivant la hauteur; 3° dans les deux sens à la fois ; 4° suivant la longueur. Il est dû surtout à l'action musculaire et à la direction du traumatisme.

Lorsque le trait de fracture passe au niveau des fibres du masséter, le déplacement est presque nul ; ce muscle maintient les fragments en place.

B. *Fracture double, bilatérale*. — Les deux traits de fracture situés de chaque côté de la ligne médiane en des points symétriques ou à une distance variable, détachent un arc osseux complet, plus rarement ils se rencontrent d'un seul côté. Le fragment médian est en général fortement attiré en bas et légèrement en arrière par l'action des muscles sus-hyoïdiens. Quelquefois on observe sur le même sujet une fracture du corps de l'os, des branches montantes ou des condyles; enfin les apophyses coronoïdes elles-mêmes peuvent être intéressées.

En chirurgie d'armée, le maxillaire inférieur est souvent atteint tant par les balles que par les éclats des gros projectiles. Les fractures par balles intéressent le corps de l'os ou les branches montantes; en vertu même de la grande résistance du maxillaire, elles sont toujours très esquilleuses. Les esquilles fortement adhérentes aux parties molles sont d'une ablation difficile; comme d'autre part elles se consolident rarement, leur présence occasionne pendant longtemps des suppurations interminables. Les fractures des branches sont plus graves que celles du corps, les esquilles restent en place maintenues par les insertions du masséter et du ptérygoïdien; de plus, le voisinage de la maxillaire interne expose à des hémorrhagies bien difficiles à arrêter. La consolidation dans tous les cas est longue, souvent vicieuse, les mouvements de la mâchoire sont la plupart du temps compromis.

Les blessures de cet os par gros projectiles s'accompagnent toujours de dégâts considérables du côté des parties molles. Ces délabrements, malgré leur gravité, n'occasionnent pas nécessairement la mort du malade, mais la guérison n'est obtenue qu'au prix de difformités, de cicatrices vicieuses que l'autoplastie et la prothèse sont souvent impuissantes à pallier.

Les choses se passent à peu près de la même manière dans les tentatives de suicide, lorsque le coup de feu est tiré sous le menton.

Symptômes. — Douleurs, déformations de la région, mobilité anormale, crépitation, impuissance fonctionnelle, tels sont les signes principaux d'une fracture du maxillaire.

A. *Fracture du corps.* — La douleur est généralement assez marquée dans cette variété de lésion, le moindre mouvement la réveille et lui communique un caractère d'acuité considérable. Il faut attribuer ces douleurs à la situation superficielle de l'os par suite de laquelle les parties molles sont fortement contuses, et aussi à la présence du nerf dentaire inférieur, lequel peut avoir été déchiré au moment de l'accident, et qui, en tout cas, est toujours tiraillé lorsqu'on fait mouvoir les fragments.

La déformation de la région est rapidement masquée par le gonflement des parties molles; toutefois, en faisant ouvrir la bouche du malade, on constate une irrégularité dans la symétrie de l'arcade dentaire. Le déplacement est parfois presque nul, mais si l'on fait exécuter quelques mouvements, la difformité devient manifeste. Malgré le gonflement, il est toujours possible d'explorer le maxillaire inférieur en promenant un doigt sur sa face postérieure ou sur son bord antérieur, dans le sillon labio-gingival. La pression réveille alors une douleur très vive localisée en un point fixe.

La mobilité anormale et la crépitation, faciles à constater dans les cas de fracture double, sont fréquemment obscures lorsqu'il existe une fracture unique dont la direction est très oblique et les fragments engrenés.

Notons enfin un écoulement de salive considérable; ce liquide, d'après GILLETTE, serait souvent teinté de sang pendant les premières heures.

B. *Fracture des branches montantes.* — Le déplacement est presque nul, le masséter et le ptérygoïdien interne maintiennent les fragments ; pour percevoir la crépitation, il faut introduire un doigt dans la cavité buccale entre la joue et les dents, et aller imprimer des mouvements à la branche montante, pendant qu'avec l'autre main on tient le maxillaire en masse. Il existe ici un symptôme pathognomonique : la douleur vive et aiguë produite par la pression exercée brusquement de bas en haut sous l'angle de la mâchoire.

C. *Fracture de l'apophyse coronoïde.* — L'apophyse coronoïde étant très accessible par la bouche lorsque le maxillaire se trouve légèrement abaissé, rien ne sera plus simple que de vérifier son état ; lorsqu'elle est complètement fracturée, elle est attirée en haut par le temporal.

D. *Fracture du condyle.* — Cette fracture, fort rare, est difficile à diagnostiquer. Dans l'abaissement de la mâchoire, on sent au-dessous de l'articulation une dépression manifeste, la crépitation est très accentuée ou nulle, suivant que les fragments sont engrenés ou non. Dans toutes les circonstances, la pression exercée de bas en haut sur l'angle de la mâchoire occasionne une vive douleur.

Complications immédiates. — Parmi les complications immédiates, il convient de citer : 1° la présence d'une plaie des parties molles, téguments ou muqueuses mettant en communication le foyer de la fracture avec l'air extérieur ; 2° l'élongation ou la déchirure du nerf dentaire inférieur ; 3° la suffocation : cet accident a été observé dans les fractures doubles de la mâchoire inférieure avec déplacement considérable du fragment antérieur, il reconnaît pour cause la chute de la langue dans l'arrière-gorge ; 4° dans quelques cas de fracture occasionnés par une chute sur le menton, il existe des signes de commotion cérébrale qui, par leur intensité, dominent entièrement la scène ; ils s'accompagnent parfois d'un écoulement sanguin abondant par les oreilles, dû le plus souvent à l'enfoncement des parois du conduit auditif. Cet ensemble de phénomènes a quelquefois donné le change et fait croire à l'existence d'une fracture du rocher.

Complications consécutives. — Signalons rapidement : 1° une salivation abondante ; 2° le gonflement des glandes sous-maxillaires et sublinguales ; 3° l'intoxication putride aiguë (RICHET) ; 4° la nécrose d'une partie plus ou moins étendue de l'os. Enfin, dans ces derniers temps, COMBES a observé un malade qui, à la suite d'une fracture consolidée du maxillaire, était dans l'impossibilité de fermer complètement les mâchoires ; un cal vicieux sur lequel les molaires supérieures venaient porter, arrêtait complètement le mouvement du maxillaire inférieur.

Pronostic. — Malgré les difficultés que l'on éprouve à maintenir les fragments en place, les fractures du maxillaire inférieur, dans la pratique ordinaire, guérissent en général avec facilité. En dépouillant la statistique de MULHEMBERG et de BÉRANGER-FÉRAUD qui ont réuni 1,650 cas de pseudarthroses, on trouve seulement 40 pseudarthroses du maxillaire inférieur. La consolidation demande un temps variable suivant l'appareil employé et la docilité du sujet. La difformité persistante est rarement considérable, les fonctions se rétablissent vite. De toutes les variétés que nous avons étudiées, la plus grave est la fracture des condyles, susceptible de déterminer la raideur des mouvements, et même l'ankylose de la mâchoire.

Traitement. — Plus de soixante appareils divers ont été proposés pour le traitement de ces fractures. Quelques chirurgiens, GIBSON, BARTON, se contentent du chevestre simple auquel ils font subir telle ou telle modification. GOSSELIN, après SYME, FERGUSSON, MAYOR, etc., conseillait d'employer la fronde dont les extrémités vont se rattacher au bonnet du malade préalablement assujetti. Cet appareil se salit vite ; mais, grâce à sa simplicité, il peut être changé toutes les fois qu'on le juge nécessaire.

HAMILTON prétend que le chevestre et la fronde ont le grand inconvénient de porter le fragment antérieur en arrière. Pour remédier à cette déviation,

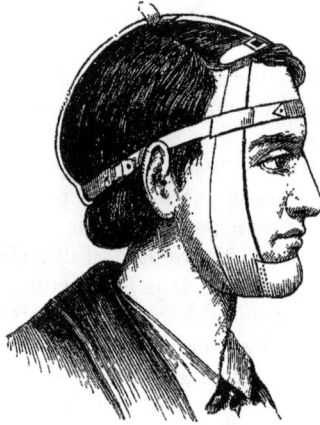

Fig. 140. — Appareil de HAMILTON.

il préconise la modification ci-contre (fig. 140), son appareil est construit avec du cuir souple et des lacs.

Les appareils mécaniques, très nombreux, prennent leur point d'appui : 1° sur le menton et la tête ; 2° sur les dents ; 3° sur les dents et le menton.

Parmi les appareils qui prennent leur point d'appui sur les dents, nous devons signaler les gouttières que l'on construit en modelant sur l'arcade dentaire une lame de gutta-percha préalablement ramollie. Ces gouttières sont très utiles, jointes à l'emploi de la fronde, elles immobilisent les fragments d'une façon très satisfaisante.

C'est à RUTTENICK, chirurgien allemand (1799), que l'on doit le premier des appareils qui prennent leur point d'appui sur les dents et sur le menton. Les modifications les plus connues sont les appareils de HOUZELOT et de MOREL-LAVALLÉE, ils sont d'une utilité douteuse.

Un dentiste de Lyon, C. MARTIN a construit un appareil qui a donné les meilleurs résultats aux chirurgiens de cette ville. Il se compose d'une pièce buccale en tôle d'acier laminé se moulant sur l'arcade dentaire supérieure ; 2° d'une pièce mentonnière en tôle ou en zinc embrassant le menton et la base de la mâchoire; 3° d'un ressort qui réunit les deux pièces. Dans les cas où la contention est difficile et le déplacement considérable, la suture osseuse conseillée par GOSSELIN et TERRIER nous semble le procédé le plus simple.

Quel que soit le mode de traitement mis en usage, le chirurgien doit veiller à ce que le malade n'absorbe pas les produits putrides qui se forment souvent dans sa bouche; 'on fera faire des lavages antiseptiques fréquents.

§ 1er. — Lésions inflammatoires.

1° OSTÉO-PÉRIOSTITE DES MAXILLAIRES

Étiologie. — L'ostéo-périostite des maxillaires est fréquemment d'origine dentaire, nous avons vu qu'elle pouvait céder à la périostite alvéolo-dentaire, et reconnaître pour cause l'évolution vicieuse d'une dent. La maladie apparaît aussi dans le cours des fièvres éruptives, *ostéo-périostite exanthématique* de SALTER, ou se montre brusquement sur un sujet en bonne santé ; elle se produit alors après une impression de froid, même sous l'influence du rhumatisme (GRAVES).

Cette affection présente deux formes bien différentes : ostéo-périostite aiguë et ostéo-périostite subaiguë ou chronique.

a. *Ostéo-périostite aiguë.* — Elle est caractérisée par la gravité des accidents et la rapidité avec laquelle ils évoluent. Un point douloureux, nettement circonscrit, apparaît sur un des maxillaires, sur le maxillaire inférieur en particulier. Bientôt se montre à côté des téguments une plaque rougeâtre, recouvrant une partie indurée. Les douleurs augmentent, l'induration gagne de proche en proche, la gencive et la joue se tuméfient. Pendant toute cette période, le patient est en proie à une fièvre très vive. Le pus ne tarde pas à se former, et si l'intervention chirurgicale est un peu retardée, on verra se produire des accidents de diverses natures. Tantôt les dents s'ébranlent, tombent, et leurs alvéoles constituent de véritables canaux par où le liquide va s'écouler ; tantôt le pus se porte du côté des parties molles, il se forme des abcès cutanés qui s'ouvrent et deviennent l'origine d'autant de trajets fistuleux. Le périoste est souvent décollé sur une étendue considérable, on observe des fusées purulentes qui se dirigent vers le crâne (périostite du maxillaire supérieur) ou vers le cou (périostite du maxillaire inférieur). La guérison survient bien rarement d'une façon simple. Dans la majorité des cas, l'os dénudé est frappé de nécrose ; nous verrons bientôt la conséquence de cette complication.

La périostite aiguë atteint plus souvent les enfants que les adultes. Chez les enfants elle est quelquefois consécutive à l'éruption des dents, mais se montre surtout dans le cours des fièvres éruptives. Dans ce dernier cas, la maladie débute constamment par le bord alvéolaire des maxillaires où elle se limite habituellement. Parfois elle s'étend à toute la hauteur de l'os et détermine la nécrose, ces faits sont rares. L'ostéo-périostite exanthématique, toujours symétrique, siège de préférence sur le maxillaire inférieur.

b. *Ostéo-périostite chronique*. — L'ostéo-périostite chronique, beaucoup plus fréquente que la forme précédente, est d'ordinaire en rapport avec les accidents de la dentition, mais il faut bien savoir que la constitution du sujet a sur son apparition une influence incontestable. Quelquefois l'inflammation ne dépasse pas le sillon labio-gingival (ostéite sous-cutanée). Cette dernière variété est d'abord caractérisée par une série de poussées inflammatoires, avec rougeur de la peau, induration des parties molles ; pendant un certain temps, ces poussées se résolvent naturellement, enfin la suppuration s'établit et le pus, comme dans le cas précédent, se fait jour du côté de la peau ou dans la bouche, l'os dénudé se nécrose. Dans un cas observé par Ollier, la suppuration durait depuis plusieurs années, cependant il n'existait pas de nécrose.

Diagnostic. — La périostite des maxillaires est généralement facile à reconnaître ; l'existence de lésions dentaires antérieures, la marche de l'affection, mettront sur la voie du diagnostic. La périostite de la branche montante du maxillaire inférieur a été quelquefois confondue avec les oreillons ; un peu d'attention suffira pour éviter l'erreur. Le gonflement dans le cas d'oreillons a son maximum en arrière de la branche maxillaire ; de plus, les oreillons ne suppurent pas, ils se montrent d'une façon épidémique, et n'ont aucune relation avec les lésions dentaires.

Enfin la périostite de la branche montante s'accompagne presque toujours de trismus, et ce symptôme manque dans le cas d'oreillons. Il est bien plus difficile de reconnaître l'ostéo-périostite de la face orbitaire du maxillaire supérieur. L'exophthalmie, quelques troubles de la vision, constituent les seuls symptômes du mal ; comme le fait remarquer Guyon, la rareté de cette forme empêche de songer à la véritable cause des phénomènes.

Pronostic. — L'ostéo-périostite du maxillaire constitue une affection sérieuse que l'on ne doit pas traiter à la légère, encore moins abandonner à elle-même. Il peut en effet survenir des complications redoutables (nécrose, inflammation du tissu cellulaire de l'orbite, etc.).

Traitement. — Pendant la période inflammatoire, on calmera les douleurs par des gargarismes émollients et des émissions sanguines. L'ablation de la dent malade qui a occasionné la périostite, suffit souvent à arrêter complètement le processus. Dès que l'on soupçonne la présence du pus, il est urgent de lui donner issue par une ou plusieurs incisions que l'on devra pratiquer du côté des gencives. Une contre-ouverture, faite sur la peau dans le point le plus favorable, servira à passer un drain qui assurera l'écoulement du pus et permettra des lavages antiseptiques.

2° NÉCROSE DES MÂCHOIRES

Bibliographie. — Maisonneuve, *Acad. de méd.*, 1854. — Hutin, *Ibid.*, 1857. — P. Broca, *The Cyclopedia of Pract. Surg.* by W. B. Costello, t. III, p. 277, London, 1862. — Ollier, *Traité expérimental et clinique de la régén. des os*, Paris, 1867. —

Guyon, Art. Maxillaire du *Dict. encycl.*, 1872 (Bibliogr. très complète). — Després, Art. Mâchoires du *Dict. de méd. et chir. prat.*, 1875. — Tédenat, *Montpellier médic.*, 1883. — Rose, *Deutsche Zeitschr. f. chir.*, t. XXV, 1887.

Étiologie. — La destruction des mâchoires par nécrose est presque toujours consécutive à l'ostéo-périostite. Nous avons vu que l'élimination des séquestres était un accident commun à la suite de la fracture des maxillaires, nous rappellerons aussi sa fréquence parmi les complications déterminées par l'éruption vicieuse des dents.

La nécrose des maxillaires a encore été observée dans le cours de quelques affections générales, en particulier de la syphilis. Salter a signalé quinze cas de nécrose survenue chez des enfants pendant la convalescence de la scarlatine, cinq pendant la convalescence de la rougeole. Enfin Bryant a réuni une dizaine d'observations de nécrose développée sans cause appréciable.

Siège. — D'une façon générale, le maxillaire inférieur est plus souvent atteint que le supérieur. Toutefois la nécrose d'origine syphilitique fait exception. Pour expliquer cette prédilection de la maladie, on a invoqué la structure compacte de cet os, son peu de vascularité, la fréquence plus grande de ses fractures, enfin la facilité avec laquelle le périoste se laisse décoller (Guyon).

Anatomie pathologique. — a. *Étendue de la nécrose.* — La destruction du tissu osseux est partielle ou totale. La première variété, commune à la suite de la périostite alvéolo-dentaire, occupe indistinctement les deux maxillaires. Elle peut très bien ouvrir le sinus maxillaire. La nécrose étendue, peu commune au maxillaire supérieur, est fréquente à la mâchoire inférieure. Le séquestre occupe d'habitude le corps de l'os, plus rarement les branches. À la suite de l'éruption vicieuse de la dent de sagesse, on a vu des nécroses partielles de l'angle de la mâchoire. La nécrose totale, rare au maxillaire inférieur, n'a jamais été observée sur la mâchoire supérieure.

B. *Caractères du séquestre.* — Le séquestre présente un aspect différent, suivant que la marche de la maladie a été rapide ou lente. Dans le premier cas, la partie éliminée est encore presque aussi lisse qu'à l'état sain ; dans le second, le séquestre porte toujours la trace du travail d'élimination. Les faces rugueuses, érodées, sont couvertes d'ostéophytes, vestiges d'un os de nouvelle formation.

C. *Mode d'élimination.* — Le temps nécessaire à l'élimination varie avec l'étendue du séquestre et la profondeur à laquelle il est situé ; suivant les circonstances, elle se fait dans la cavité buccale ou du côté des parties molles, rarement l'expulsion est spontanée.

D. *Mode de réparation.* — Les faits de réparation de parties plus ou moins étendues du maxillaire inférieur à la suite de nécrose sont assez nombreux, puisque Lessen, en 1834, pouvait déjà en réunir 34 observations.

Le maxillaire supérieur se prête moins bien à la régénération osseuse, seule la portion palatine, pourvue de périoste sur les deux faces, est susceptible de faire les frais d'une régénération.

Les phénomènes de réparation du maxillaire inférieur ont été bien étudiés par P. Broca, puis par Ollier. — Lorsqu'il se produit une mortification du corps de l'os, les lames périostiques qui recouvrent les alvéoles sont rapidement détruites ; il ne reste donc pour fournir à la réparation que le périoste des faces latérales ; aussi l'os de nouvelle formation présente-t-il la forme d'une gouttière ouverte par en haut, comparable au moule périostique qui lui a donné naissance ; de plus, cet os nouveau est toujours moins élevé que l'ancien. La raison de cette différence de hauteur est facile à comprendre ; le périoste, n'étant plus retenu dans sa position normale par les cloisons inter-alvéolaires, tend à se rétracter le long des faces du séquestre, sa rétraction sera d'autant plus facile que la partie mortifiée sera plus étendue. Aussi dans les nécroses totales du corps de l'os, le périoste complètement détaché de

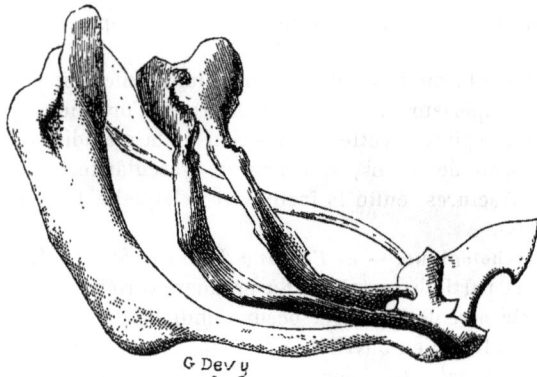

Fig. 141. — Nécrose phosphorée du maxillaire inférieur. Os de nouvelle formation. Observation de Meunier. Pièce du Musée Dupuytren.

l'os se replie au-dessous de lui, et forme un arc qui n'adhère plus à la mâchoire qu'au niveau de ses branches. Les muscles de la mâchoire s'insérant sur cette bande fibreuse la redresserait rapidement, si l'ossification dont elle est le siège ne lui donnait une certaine résistance. Dans les cas de nécrose des branches, la réparation se fait aux dépens du périoste des faces latérales. Lorsqu'une moitié du maxillaire a été détruite, l'angle formé par les deux parties du nouvel os n'est jamais bien accusé.

La figure 141 nous présente un exemple bien remarquable des efforts faits par la nature pour réparer un maxillaire inférieur complètement nécrosé. Cet os ne conserve du maxillaire normal que sa disposition arquée ; le corps et les branches ont subi dans leur configuration des modifications telles, que ce maxillaire rappelle un peu la mâchoire inférieure des batraciens, les branches sont moins larges, moins épaisses, plus courtes, plus irrégulières. Il ne reste rien du condyle, presque rien du col. Le corps se trouve réduit à un arc mince et arrondi qui s'élargit et se renforce à la symphyse. Les apophyses géni sont très développées, la longueur de cet arc osseux est moins grande que celle d'un maxillaire normal. Cette pièce remarquable a été déposée au musée Dupuytren par Meunier, interne de Bicêtre. Le malade sujet de l'observation, avait perdu son maxillaire par suite de nécrose phosphorée en 1858, et mourut à Bicêtre, vingt-deux ans après, en 1880.

Enfin la réparation peut faire complètement défaut, soit parce que le périoste a été détruit (plaies par armes à feu), soit à cause de l'âge avancé du malade ou de son état de débilité. Les dents ne sont pas toujours expulsées avec le séquestre ; parfois elles restent implantées dans le tissu gingival épaissi (Percy. Sharp, Maisonneuve), mais elles ne se reproduisent jamais ; ceci ne pourrait avoir lieu que si la nécrose détruisait une portion du maxillaire chez un enfant, en laissant intacts les germes dentaires.

Symptômes. Marche. Pronostic. — a. *Nécrose limitée au bord alvéolaire.* — Les phénomènes sont ici les mêmes, quel que soit le maxillaire intéressé. Peu après une ou plusieurs atteintes de périostite alvéolo-dentaire, un écoulement purulent apparaît au niveau d'un alvéole ; les gencives deviennent fongueuses, en même temps, le malade constate que ses dents perdent leur solidité ; après un certain temps la gencive s'altère, enfin un séquestre noir fait saillie dans la bouche.

b. *Nécrose du maxillaire inférieur.* — La nécrose du corps ou des branches du maxillaire est absolument caractéristique. A la suite d'une ostéite, se forme un abcès sous-périostique qui s'ouvre soit du côté de la peau, soit dans la bouche ; bientôt de nombreux abcès lui succèdent, ils vont s'ouvrir de la même manière. Pendant ce temps, le périoste décollé bourgeonne et s'hypertrophie. Ainsi se forme une tumeur de volume variable manifestement située sur le maxillaire, et à laquelle aboutissent divers trajets fistuleux. La région sous-maxillaire est empâtée, douloureuse. Le stylet introduit dans ces fistules conduit directement sur l'os dénudé ; peu à peu le séquestre devient mobile, mais comme la plupart du temps il est invaginé par l'os de nouvelle formation, son élimination naturelle est extrêmement longue.

c. *Nécrose du maxillaire supérieur.* — Les symptômes varient suivant la partie atteinte ; lorsque les apophyses montantes ou le corps de l'os sont intéressés, on observe des phénomènes analogues à ceux que nous venons de décrire ; les accidents qui accompagnent la nécrose d'une partie plus ou moins étendue de la voûte palatine seront étudiés ultérieurement. Après la chute des séquestres, les difformités sont moins considérables qu'on aurait pu s'y attendre. Étant donné qu'il n'y ait pas de régénération osseuse, un tissu ostéo-fibreux sert de substratum aux parties molles.

Pronostic. — Par les accidents inflammatoires auxquels elle donne lieu, les douleurs qu'elle détermine et surtout par le temps que nécessite l'élimination des séquestres, la nécrose constitue une maladie grave. Rarement elle détermine la mort chez les adultes, mais il n'en est pas toujours ainsi chez les enfants. La seule complication à craindre est l'érysipèle ; il faut aussi empêcher le malade d'absorber les matières purulentes qui parfois coulent en abondance dans la bouche. Cet écoulement de pus, fort gênant par sa fétidité, rend difficile les relations sociales ; sa persistance en fait un des symptômes les plus sérieux.

Traitement. — Dans les affections inflammatoires du maxillaire, Rose recommande une large incision faite de bonne heure et les résections tardives.

Le lieu d'élection de l'incision est le bord inférieur du maxillaire inférieur, le plus souvent atteint dans cette affection. En même temps des lavages devront être faits plusieurs fois par jour de façon à désinfecter la cavité buccale. Une fois le séquestre mobile, on doit autant que possible chercher à l'extraire par la bouche, de façon à éviter les cicatrices et à laisser intactes les couches de périoste et d'ostéophytes. Si pour un motif quelconque l'opération était impossible par cette voie, le séquestre serait attaqué par l'extérieur, le morcellement de la partie nécrosée en facilitera l'extraction. Il importe de ménager les dents qui restent saines et peuvent reprendre leurs fonctions, quand le développement d'un os nouveau autour de leurs racines les a de nouveau consolidées.

Après la guérison, l'emploi d'un appareil prothétique rendra de grands services.

3° NÉCROSE PHOSPHORÉE

Bibliographie. — On trouvera dans la Thèse de TRÉLAT la bibliographie complète de la question jusqu'en 1857, puis in *Dict. encyclop.*, la bibliogr., jusqu'en 1870. — CHUQUET, *Soc. anat.*, 1877. — SCHULTZ, Inaug. Diss., Iéna, 1877. — RUDINGER, *Deutsche Zeitsch. f. Chirurg.*, t. XXI, 1879. — WEISSBŒCH, *eod. loc.*, t. XVII. — SCHULTESS-RECHBERG, Th. de Zurich, 1879. — MEUNIER, *Soc. anat.*, 1880. — BUROW, *Berlin klin. Wochens.*, 1882. — CHENANTAIS, *Journ. de méd. de l'Ouest*, 1882. — BRUN, *France méd.*, 1883. — MAGITOT, *Ac. de méd.*, 1888. — BROCA, *Gaz. II.*, 1889. HŒCKEL, *Arch. f. kl. chir.*, 1889.
Thèses de Paris. — 1857, TRÉLAT (Agrég.). — 1873, JAGU.

Historique. — L'industrie de la fabrication des allumettes à frottement date de 1834. Quelques années après (1839), on observait à l'hôpital de Wieden (de Vienne) les premiers cas de nécrose phosphorée ; et dès 1845, LORINSER, ayant réuni neuf observations, présentait l'histoire de cette redoutable maladie. Plusieurs auteurs, tant en Allemagne qu'en France, s'occupèrent de la question.. Il convient de rappeler les mémoires de ROUSSEL, 1846 ; la thèse d'agrégation de TRÉLAT, 1857 ; et l'article de GUYON (*Dict. encyclop.*, 1872).

Étiologie. Pathogénie. — La nécrose phosphorée frappe presque exclusivement les ouvriers qui travaillent dans les fabriques d'allumettes ; elle est très rare dans les fabriques de phosphore, où les précautions hygiéniques sont prises d'une façon plus rigoureuse. Parmi les ouvriers de la première catégorie, les plus fréquemment atteints sont les employés à la trempe, à la préparation des mastics, au démontage des presses et à la mise en boîte des allumettes: ils travaillent en effet au milieu d'une atmosphère chargée de vapeurs d'acides phosphoreux et phosphorique.

On a beaucoup discuté la manière d'agir de ces différentes vapeurs sur l'organisme. LORINSER et J. ADAMS admettent une intoxication générale; STROHL invoque une action locale, une dissolution des acides dans la salive qui imbibe le tissu gingival. Cette opinion a été défendue successivement par Roussel, von Bibra et Magitot ; mais d'après ces auteurs, les vapeurs phosphorées seraient spécialement dangereuses pour les individus atteints de carie dentaire, elles iraient en s'introduisant dans les excavations anormales, irriter directement la pulpe et le périoste alvéolo-dentaire.

Pour Trélat, « ce ne sont pas les vapeurs phosphorées qui exercent une action élective sur la gencive, ce sont ces organes eux-mêmes qui sont disposés à en subir l'influence », cela à cause de la structure anatomique, en particulier de l'absence des glandes et de desquamation épithéliale qui protègent les autres muqueuses contre les agents nuisibles avec lesquels elles peuvent être en contact. Enfin, Desprès admet l'absorption des vapeurs de

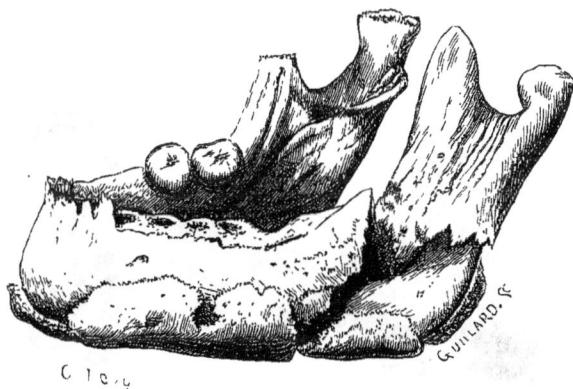

Fig. 112. — Nécrose phosphorée. — Os périostique engainant l'os ancien ancien.
Pièce de A. Guérin. (Musée Dupuytren.)

phosphore et leur élimination par les gencive ; il y aurait alors une gingivite phosphorée comme il y a une gingivite mercurielle.

Siège. — La nécrose phosphorée débute généralement par l'un ou l'autre maxillaire, elle peut ensuite gagner les différents os de la face et arriver jusqu'à la base du crâne : sur 167 observations réunies par Trélat, le maxillaire supérieur avait été atteint 74 fois. La maladie frappe indistinctement, hommes, femmes et enfants.

Anatomie pathologique. — Les phénomènes qui précèdent l'élimination du séquestre, le mécanisme de la réparation étant toujours identiques, quelle que soit la cause de la nécrose, nous n'y reviendrons pas. Le séquestre produit par l'action du phosphore présente cependant un certain nombre de caractères spéciaux. Sa surface irrégulière offre un aspect assez comparable à celui d'un morceau de bois dur rongé par les termites. Cet état est dû : 1° à l'élargissement des canalicules vasculaires, conséquence de l'inflammation éliminatrice ; 2° à la présence sur différents points du séquestre de dépôts osseux constitués par de fines lamelles disposées en travées ou en plaques, et dont la structure ne saurait être mieux comparée qu'à celle de la pierre ponce. Ces dépôts ont reçu le nom d'*ostéophytes phosphoriques*. Des productions semblables existent à la face profonde de l'os de nouvelle formation. (fig. 142 et 143).

Les lésions viscérales, rares, ont été notées par HALTENHOFF, LEUDET, BUCQUOY. Elles consistent en dégénérescence amyloïde des organes, foie, reins, que l'on doit rapporter à la suppuration prolongée.

Symptômes. — La nécrose phosphorée présente deux périodes bien distinctes.

1° *Période inflammatoire.* — Des douleurs dentaires extrêmement violentes attirent tout d'abord l'attention du malade. L'avulsion de l'organe douloureux, qu'il soit sain ou altéré, ne diminue en rien les souffrances. Presque

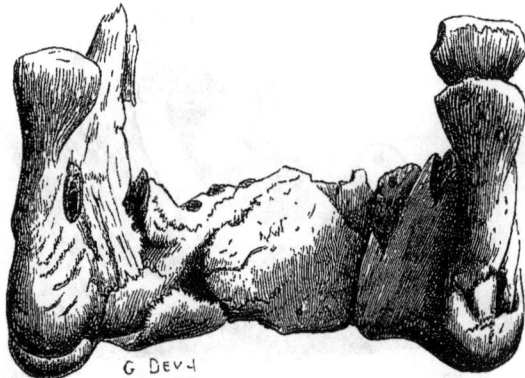

Fig. 143. — Pièce de A. GUÉRIN. — Face postérieure. — L'os ancien est complètement engainé par des dépôts nouveaux.

toujours il existe en même temps une gingivite étendue; les gencives rouges, sensibles, saignent au moindre contact. Un autre symptôme tout aussi constant est la formation, au niveau des maxillaires ou dans un point quelconque de la face, d'un gonflement inflammatoire des parties molles, qui tantôt précède, tantôt accompagne l'odontalgie. Les douleurs deviennent très violentes; la maladie envahit peu à peu toute l'étendue du maxillaire; les dents, mobiles, branlantes, déchaussées, sont chassées par les phénomènes de la périostite alvéolo-dentaire.

La maladie fait alors de rapides progrès, la tuméfaction inflammatoire gagne une partie de la face. En un ou plusieurs points se forment des abcès qui s'ouvrent soit dans la bouche, soit du côté des parties molles, et après lesquels persistent toujours des ouvertures fistuleuses.

2° *Période d'élimination.* — Lorsque le séquestre est éliminé, les douleurs et les poussées inflammatoires cessent subitement, il persiste alors un écoulement purulent qui ne se terminera qu'après l'élimination du séquestre. La marche de la maladie est essentiellement lente, la période inflammatoire est de courte durée, mais l'élimination du séquestre demande de longs mois. Pendant cette dernière période, les phénomènes généraux sont différents suivant les malades. Les uns supportent assez bien cette série d'épreuves, leur santé est certainement altérée, cependant ils peuvent continuer leur travail; les autres s'affaiblissent peu à peu et succombent.

Diagnostic. Pronostic. — Les antécédents du malade permettront facilement d'établir les causes et la nature de la nécrose, il est beaucoup moins facile de savoir à quel moment le séquestre est parfaitement mobile.

Le pronostic est très grave : la maladie déterminerait la mort dans le tiers des cas environ (TRÉLAT), dans un sixième seulement (BILLROTH).

Traitement. — Nous ne pouvons insister ici sur les différentes précautions que l'on devrait prendre dans les fabriques en vue d'atténuer les terribles effets du phosphore; en tout cas, il faudra faire comprendre aux malades combien ils ont intérêt à abandonner leurs occupations dès l'apparition des accidents.

Pendant la période inflammatoire, le traitement est semblable à celui de l'ostéo-périostite. Il ne faut pas hésiter à enlever les dents douloureuses, on ouvrira ainsi plusieurs voies à l'écoulement du pus.

A quelle époque doit-on enlever les séquestres? Faut-il attendre qu'ils soient absolument libres ou doit-on intervenir avant leur mobilisation? Les opinions des chirurgiens sont partagées sur ce sujet. Les uns, avec LORINSER, TRÉLAT, veulent que l'on attende que le mal soit parfaitement limité et le séquestre mobile; les autres, avec BILLROTH, font la résection bien avant l'élimination du séquestre. Enfin MAISONNEUVE, VERNEUIL, A. GUÉRIN adoptent une opinion mixte, et conseillent d'attendre la mobilisation du séquestre si les forces du patient le permettent, se réservant d'intervenir à n'importe quel moment si l'état général devenait inquiétant. Quelle que soit la conduite adoptée, on aura soin de prescrire au malade des lavages antiseptiques qu'il devra répéter plusieurs fois par jour, de façon à s'opposer à l'absorption du pus.

4° HYPERTROPHIE DIFFUSE DES OS DE LA FACE

SYNONYMES. — Périostose (LEDENTU). — Leontiasis ossea (VIRCHOW).

Bibliographie. — JOURDAIN, *Traité des maladies de la bouche*, 1778. — JADELOT, *Description d'une tête humaine extraordinaire*, Paris, 1799. — HOWSHIP, *Pract. Observ. on Surgery*, 1816.— ILG, *Eurige anatomische Beobachtungen*, Prag., 1811. — RYBELL fils, Th. de Paris, 1823. — STANLEY, *Treatise of the diseases of the bones*, p. 4 et 5. London, 1849. — VIRCHOW, *Pathol. des tumeurs*, Trad. franç., t. II, p. 23. — BIKERSTETH, *Transact. of the Pathol. Society of London*, t. XVII, 1866. — VRANY, *Prager Vierteljahrschrift*, 1867, t. Ier. — GUYON, Article MAXILLAIRE, *Dict. encycl.*, 2e série, t. V, p. 344. — LE DENTU, *Revue mensuelle de médecine et de chirurgie*, t. III, 1879.
Thèse de Paris. — 1884, NANU.

Il existe dans la science un certain nombre de cas d'une affection singulière, caractérisée par une hypertrophie considérable des os de la face. La figure 144, qui reproduit assez exactement une pièce déposée par l'un de nous au musée du Val-de-Grâce, en montre un exemple remarquable. Le musée Dupuytren et le musée du Collège des chirurgiens de Londres possèdent chacun un crâne semblable.

Les cas publiés jusqu'à ce jour se divisent en trois groupes : 1° la lésion a débuté par les os du crâne et y est restée circonscrite (faits de MALPIGHI, W. CRULER, VIRCHOW) ; 2° l'affection s'est développée aussi bien à la face qu'au crâne (faits de RIBELL, JADELOT, CRUVEILHIER, HOWSHIPP, BICKCERSTETH, WRANY, LE DENTU) ; 3° les os de la face seuls sont envahis par l'hypertrophie, circonstance rare. D'après LE DENTU, l'hypertrophie, limitée aux os de la face, ne serait qu'une des premières phases de la maladie.

L'hypertrophie débute d'ordinaire par le maxillaire supérieur, très rarement par le maxillaire inférieur (cas de LE DENTU). Le gonflement occupe

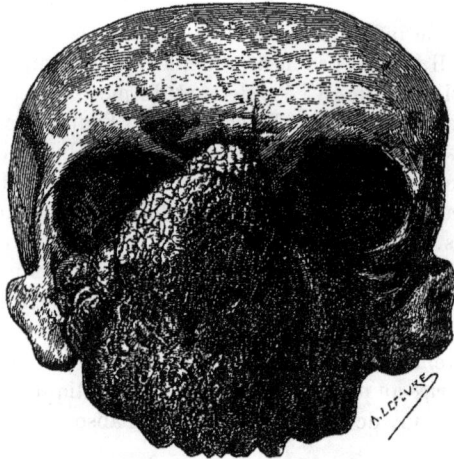

Fig. 144. — Hypertrophie des os de la face. (Musée du Val-de-Grâce.)

toujours deux points symétriques, il existe ainsi deux tumeurs dont le développement est parallèle, elles se réunissent et finissent par constituer une masse éburnée dans laquelle se trouvent englobés les divers os de la face. Les os du crâne ne seraient envahis que secondairement. Dans le fait observé par LE DENTU, le développement de la tumeur a présenté deux phases bien distinctes. Pendant une première période, le tissu de la nouvelle formation offrait une mollesse élastique à la façon des tissus fibreux condensés en tumeur. L'ossification s'est produite dans une deuxième période par noyaux distincts formant des lobules faciles à délimiter.

La substance osseuse envahit généralement le sinus maxillaire, chasse les dents de leurs alvéoles, et pénètre dans la cavité orbitaire.

La véritable nature de la tumeur est loin d'être d'établie ; VIRCHOW compare cette affection à l'éléphantiasis, et propose de la désigner sous le nom de *léontiasis ossea ;* GUYON et MONOD font remarquer avec justesse que les bosselures qui se rencontrent communément à la surface de ces sortes de productions montrent bien la part prise par le périoste à leur développement, et pour eux l'hypertrophie des maxillaires est, dans son essence, une inflammation du périoste. Pour LE DENTU, enfin, sous l'influence de la vitalité très active des os de la face et du crâne qui existe durant l'adolescence, il se fait dans le périoste une prolifération caractérisée histologiquement par des éléments fusiformes constituant toute la masse des productions nouvelles superposées à l'os ancien. Ce tissu nouveau est voué fatalement à une ossification hâtive qui n'a fait défaut dans aucun cas. L'affection serait une périostose.

Nous ignorons absolument les causes déterminantes de cette maladie ; dans tous les cas connus, sauf un, elle s'est développée sur des adolescents ou des jeunes gens.

L'hypertrophie des maxillaires, indolore par elle-même, donne lieu quelquefois à des douleurs très vives dues à la compression des troncs nerveux. Les souffrances affectent la forme de crises. L'odorat, l'ouïe, la vue sont successivement abolis, l'alimentation devient impossible, et les malades meurent d'épuisement progressif, ou à la suite de troubles cérébraux : jusqu'à ce jour, nous sommes impuissants devant cette redoutable maladie.

§ 3. — Tumeurs des maxillaires.

1º KYSTES DENTAIRES

Bibliographie. — GUIBOUT, *Union méd.* et *Soc. anat.*, 1847. — PAGET, *Surgical Path.*, t. II, p. 40, 90, 1856. — FORGET, *Mém. de la Soc. de chir.*, t. III, 1852-53. — MAGITOT, *Mém. sur les tum. du périoste dent.*, 1860. — GOSSELIN, *Gaz. des Hôp.*, 1864. — DOLBEAU, *Ibid.*, 1865. — MAGITOT, *Arch. gén. de méd.*, 1873 et *Gaz. hebd.*, 1876. — CHARCOT, *Arch. de méd.*, 1881. — TERRILLON, *Soc. de chir.*, 1881. — MAGITOT, *Soc. de chir.*, 1882. — EVE, *Brit. med. Journ. of deut. sc.*, mars 1883. — MALASSEZ, NEPVEU, MAGITOT, *Soc. de biologie*, 1884. — PAROMA, *Giorn. della R. Acad. de med. di Torino*, 1884. — MALASSEZ, *Arch. de physiol.*, 1885. — TH. DAVID, *Gaz. des hôpit.*, 1885. — LANNELONGUE et ACHARD, *Traité des kystes congénitaux*, 1886. — MAGITOT, *Congrès français de chirurgie*, 1886. — ALBARRAN, *Soc. anat.*, 1887 et *Revue de chir.*, 1888, Bibl. — MALASSEZ, MAGITOT, *Soc. de biol.*, 1888. — HADERUP (57 cas), *Inaug. diss.*, Copenhague, 1888.

Thèses de Paris. — 1840, FORGET. — 1857, DUCHAUSSOY (Agrég.). — 1865, GLÉNEREAU. — 1871, RAYNAUD. — 1878, CHIRON, PÉRIER. — 1886-87, LAFORESTERIE.

Historique. — L'histoire anatomique des kystes des mâchoires a passé par deux phases bien distinctes. Tout d'abord on a surtout cherché à établir les relations de ces kystes avec les altérations des dents ou l'évolution de ces organes ; puis, après 1874, les altérations dentaires ont été peu à peu éliminées et les kystes ont été considérés comme des productions d'origine épithéliale développées aux dépens de tissus derniers vertiges de l'évolution dentaire.

Émise par FAUCHARD (1728), la première de ces hypothèses a été défendue par DELPECH, DUPUYTREN, DIDAY, FORGET, GUIBOUT, P. BROCA et MAGITOT.

C'est en 1874 que MALASSEZ a exposé au Collège de France la théorie du développement des kystes aux dépens des *débris épithéliaux paradentaires*, persistant chez l'adulte.

Avant lui VERNEUIL avait soupçonné cette origine qu'il appliqua en 1878 aux kystes des racines. Dix ans plus tard MALASSEZ fait connaître ses recherches sur les débris paradentaires et essaie d'étendre sa manière de voir aux kystes uniloculaires et dentigères; enfin ALBARRAN (1887) généralise cette théorie à tous les kystes des mâchoires.

Fréquence. — Parmi les kystes des os, ceux des mâchoires sont de beaucoup les plus communs. Frappés de ce fait les observateurs ont cherché la raison de cette fréquence dans les rapports anatomiques des maxillaires. Le voisinage de l'épithélium pavimenteux ou adamantin des gencives a été regardé comme la cause de ces prétendus kystes.

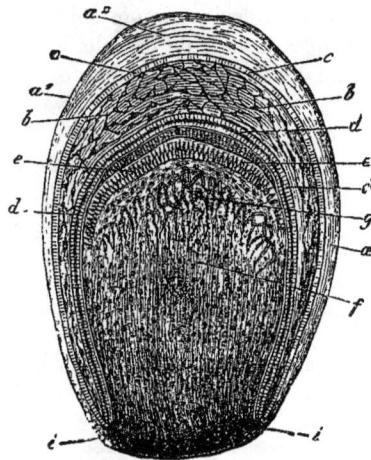

Fig. 145. — Sac dentaire d'un veau.

a. sac dentaire. — *a¹*, *a²*, parties centrales et périphériques du sac. — *b*, cellules étoilées de l'organe de l'émail, — *c*. épithélium externe de l'organe de l'émail, — *d*, épithélium interne de l'organe de l'émail, — *e*, odontoblastes, — *f*, bulbe de l'ivoire ou papille, — *g*, vaisseaux du bulbe de l'ivoire, — *i*, point ou le sac se confond avec la base de la papille de l'ivoire.

De recherches dirigées dans ce sens est née la théorie que MALASSEZ a fait sienne et dont nous allons exposer rapidement les points principaux.

Origine des kystes aux dépens des débris épithéliaux paradentaires. — Si l'on se rapporte à la période embryogénique de la formation des dents, on voit que ces organes naissent aux dépens de productions épithéliales émanées du *bourrelet épithélial* qui recouvre le bord gingival de la mâchoire. De la face postérieure de ce bourrelet épithélial, se détache la *lame épithéliale* de KÖLLIKER; puis, à l'extrémité de cette lame et de plus en plus en arrière, on trouve successivement : 1° le cordon épithélial de la dent de lait; 3° le cordon épithélial de la dent de remplacement; 3° enfin l'ébauche de la troisième dentition. Ce sont précisément les parties de ces diverses productions épithéliales qui n'ont pas servi à la formation des dents que MALASSEZ qualifie du nom de « Débris paradentaires ». Chez l'adulte, ces débris représentent une sorte de filet dont les mailles enchevêtrées avec les fibres du ligament alvéolo-dentaire enlacent la racine. Ces débris sont particulièrement fréquents au voisinage du collet de la dent et de la gencive, ils forment à ce niveau de véritables globes épidermiques (groupe supérieur). D'autres constituant un groupe moyen sont situés dans l'épaisseur de la gencive entre la muqueuse et les follicules dentaires. Enfin, plus profondément, le groupe inférieur dérive de l'organe de l'émail et tend à revêtir le type des cellules adamantines étoilées.

Division. — Laissant de côté les kystes muqueux ou kystes de GIRALDÈS que l'on rencontre spécialement dans le sinus maxillaire, nous nous occuperons exclusivement des tumeurs dont la surface interne est revêtue par un épithéliome pavimenteux ou formé de cellules adamantines.

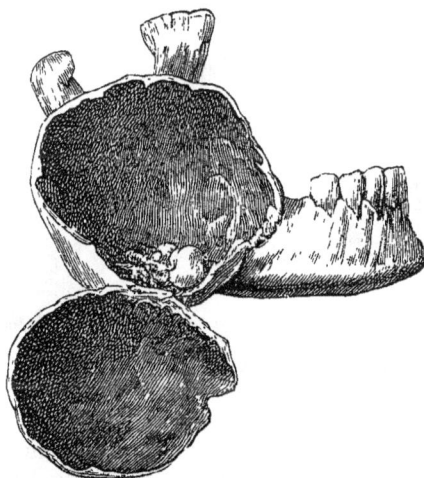

Fig. 146. — Kyste de la branche droite du maxillaire inférieur dont la cavité est rendue visible par la résection circonférentiel de la paroi externe. — Une dent molaire enclavée dans le tissu osseux fait relief au fond du kyste. Figure empruntée à FORGET.

Or parmi ces kystes, les uns remontent à la période de développement du système dentaire, ils ont comme caractère typique, de contenir dans leur intérieur des dents, des grains ou des plaques, dans la composition desquels entrent l'ivoire, l'émail ou ces deux tissus à la fois, ces sont les kystes *dentifères* (fig. 146 et 147).

Il existe d'autres kystes qui peuvent se développer à n'importe quel âge du sujet, et qui n'ont aucune relation avec l'évolution dentaire. Les uns uniloculaires, sont suspendus comme de petites vessies à la racine de la dent. Ce sont les kystes uniloculaires (fig. 148 et fig. 149). Les autres présentant des cavités multiples, n'ont aucun rapport avec la dentition ; ce sont de véritables néoplasmes. On les nomme kystes multiloculaires ou maladie kystique des mâchoires (fig. 150).

A. — KYSTES DENTIFÈRES

Siège. — Les kystes dentifères (folliculaires de BROCA) se rencontrent habituellement sur la partie alvéolaire des mâchoires, mais ils sont susceptibles de se développer auprès d'une dent qui a subi un déplacement, et alors ils peuvent occuper les points les plus variés. C'est ainsi que l'on en a rencontré sur la branche montante du maxillaire inférieur (MARJOLIN, GENSOUL), dans la fosse canine, sur le rebord orbitaire (BLAISUS, BARNES, DUBOIS) dans la voûte palatine (DUPUYTREN, MAGITOT).

Anatomie pathologique. — Habituellement uniques, les kystes dentifères atteignent rarement le volume du poing; ils écartent les lames osseuses voisines et ont une tendance manifeste à venir proéminer à l'extérieur, tant au maxillaire supérieur qu'au maxillaire inférieur. Bien que le fait ait été nié

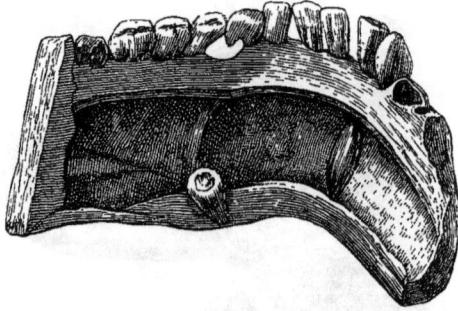

Fig. 147. — Kyste du maxillaire inférieur avec deux dents incluses.
(Musée du Val-de-Grâce.)

par MAGITOT, ils pénètrent parfois dans la cavité du sinus. ALBARRAN a réuni dix cas de ce genre. Leur paroi n'adhère pas à l'os qui les environne et leur cavité généralement unique présente parfois une ou deux cloisons qui la subdivisent. On y trouve un liquide fort variable de consistance et de coloration, le plus souvent il est clair et filant. Ces kystes doivent leur nom à la présence dans leur paroi ou dans leur cavité d'une ou plusieurs dents ou de rudiments de dents; d'habitude, il y en a une ou deux (fig. 146 et fig. 147). TOMES en a compté quinze, TELLANDER vingt-quatre, et OUDET vingt-cinq; ces faits sont exceptionnels.

Structure de la paroi. — La paroi de ces kystes est constituée par deux couches, l'une externe conjonctive, formée par un tissu embryonnaire très vasculaire, l'autre interne, constituée par un épithélium pavimenteux stratifié dans lequel, par place, on voit des cellules épithéliales étoilées anostomosées par leur prolongement (cellules adamantines). Cette paroi peut subir des modifications et s'ossifier (CARTWRIGHT).

Pathogénie. — Deux opinions sont en présence :

1° D'après BROCA, MAGITOT et la plupart des classiques, les kystes dentifères ont pour origine une *hydropisie du follicule dentaire*. — Les dents se déve-

loppent aux dépens d'un organe appelé follicule dentaire, qui se compose :
1º d'une paroi ou sac dans lequel se trouve le bulbe dentaire ou germe de
l'ivoire; 2º l'organe ou germe de l'émail (fig. 145).

Pendant la première période du développement des dents, dite période
embryo-plastique, l'organe de l'émail et le bulbe forment encore une gangue
molle et amorphe ; que par une cause quelconque un kyste vienne alors à se
produire, ces organes seront aplatis contre la paroi par la pression du liquide,
et, à l'ouverture du sac, on pourra trouver dans son intérieur des amas de
cellules épithéliales, mais pas de trace de dents ou de rudiments de dents.

La deuxième période du développement des dents, dite période *ondonto-
plastique*, correspond au moment où va commencer la dentification; les cellules dentinaires apparaissent à la périphérie du bulbe, les cellules de l'émail

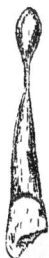

Fig. 148. — Kyste du sommet
d'une petite molaire, première période. (COLEMAN.)

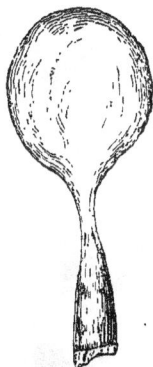

Fig. 149. — Kyste du sommet d'une petite
molaire, deuxième période. (COLEMAN.)

à la partie profonde de l'organe de ce nom. Un kyste se développant à cette
période trouvera le bulbe encore mou et fragile, cet organe se laissera donc
refouler et comprimer, mais les cellules dentaires conservant leur propriété
de produire de l'ivoire, à l'ouverture de la tumeur on pourra trouver dans
son intérieur ou sur ses parois, des débris d'ivoire formant des masses plus
ou moins volumineuses.

La troisième période, dite *coronaire*, est caractérisée par la formation de
la couronne. La paroi du sac est encore adhérente au collet de la dent, elle
abandonne bientôt la couronne pour recevoir les racines dont elle constitue
le périoste. Un kyste se formant à cette période distendra le sac, et à l'ouverture on trouvera dans son intérieur une couronne dentaire plus ou
volumineuse. Cette couronne est libre dans l'intérieur de la cavité ou adhérente à ses parois, suivant que la racine de la dent avait déjà commencé à
se former ou non (fig. 145).

Nous avons donc ainsi trois variétés de kystes folliculaires qui portent le
nom de la période de l'évolution dentaire à laquelle ils correspondent :

1° kystes embryo-plastiques; 2° kystes odonto-plastiques; 3° kystes coronaires. — Ces derniers sont de beaucoup plus fréquents.

2° D'après MALASSEZ et ALBARRAN la théorie précédente serait impuissante à expliquer tous les cas, et les kystes dentifères se développeraient comme tous les autres kystes aux dépens des débris paradentaires.

Lorsqu'une dent va sortir, elle trouve devant elle un canal tout préparé qu'elle doit parcourir; c'est l'*iter dentis*. « Supposons que par le fait d'une malformation ce canal se trouve oblitéré (formation osseuse un peu plus active), soit dévié (déviation primitive du cordon épithélial de la dent), il arrivera alors ceci : tandis que la couronne se forme et que la dent de rem-

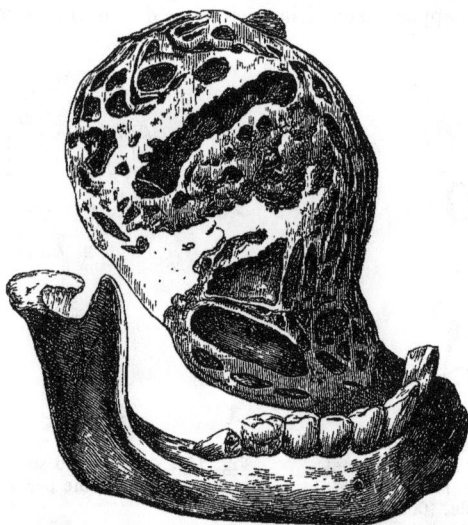

Fig. 150. — Kystes du maxillaire inférieur, branche montante. (Musée du Val-de-Grâce.)

placement est aisément contenue dans son follicule, tout se passera normalement; mais quand la racine se développera, la dent ne trouvera plus un chemin tout formé pour sortir au dehors, elle va presser alors de sa pointe sur la partie la plus large du *gubernaculum* sur l'endroit où les débris épithéliaux paradentaires sont le plus abondants sur cet endroit où, déjà à l'état normal, au moment de la poussée l'irritation produite par la dent amène la prolifération de ces débris, et cette irritation exagérée aboutira à un développement plus considérable de cet épithélium; celui-ci tendant alors à prendre sa forme typique de revêtement aboutira à la formation d'un kyste. — ALBARRAN. »

B. — KYSTES UNILOCULAIRES

Nous désignerons sous ce nom de petits kystes que l'on trouve parfois appendus à la racine d'une dent que l'on vient d'extraire; ils ont été étudiés par DELPECH (de Montpellier), 1828, décrits par FORGET sous le nom de kystes *périostiques*, MAGITOT les nomma kystes *radiculaires* et MALASSEZ, kystes *radiculodentaires*.

Anatomie pathologique. — Ces kystes se présentent sous la forme d'une petite masse arrondie ou pyriforme (fig. 148 et fig. 149), immédiatement appliqués contre une dent ou bien rattachés à elle par un pédicule plus ou moins long. L'épaisseur de la couche kystique est variable. A la coupe on trouve dans son intérieur un liquide limpide ou séro-purulent. D'après MAGITOT, « quand on ouvre un kyste dentaire périostique on tombe toujours sur la racine libre dans la cavité kystique ». Suivant ALBARRAN, il existerait des exceptions à cette règle.

Les kystes radiculaires se rencontrent sur les deux maxillaires mais de préférence à la mâchoire supérieure au niveau des incisives et des canines.

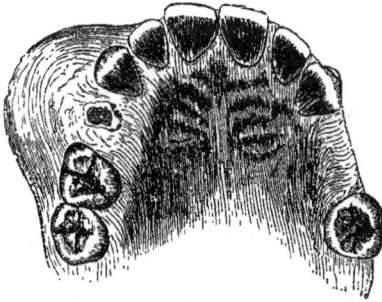

Fig. 151. — Tumeur kystique du maxillaire supérieur causée par le chicot d'une petite molaire. (COLEMAN.)

Lentement, ces petites masses se développent, elles écartent les parois osseuses et ont une tendance marquée à se porter du côté des parties molles, à la longue, on les voit venir faire saillie du côté du sillon labio-gingival. Au maxillaire supérieur les choses se passent souvent d'une façon différente : les racines de plusieurs dents se trouvent en contact avec l'antre d'Hygmore, quelques-unes même pénètrent dans son intérieur, de là, la possibilité pour ces kystes de défoncer le sinus et de se développer dans son intérieur, en simulant une hydropisie de cette cavité.

Structure. — D'après MALASSEZ, la paroi de la poche kystique est formée par du tissu conjonctif revêtu à sa surface interne d'une couche épithéliale. Le tissu conjonctif dans les couches externes est constitué par des lamelles fibreuses disposées parallèlement à la surface du kyste. Au niveau de leur insertion sur la dent, ces lamelles se confondent avec les fibres du ligament alvéolo-dentaire.

L'épithélium qui tapisse la cavité kystique présente en général plusieurs couches dont les plus profondes sont formées par des cellules malpighiennes ou adamantines et les plus superficielles par ces mêmes cellules aplaties parallèlement à la surface.

Pathogénie. — Nous retrouvons encore deux théories en présence.

1° *Théorie périostique* (MAGITOT). — D'après cet auteur les kystes dentaires seraient le résultat d'une inflammation du périoste alvéolo-dentaire. Ces petites tumeurs se développent en effet d'ordinaire sur les dents atteintes de carie, surtout de carie pénétrante.

Sous l'influence de l'inflammation chronique, le périoste s'épaissit, devient fongueux, quelques gouttes de liquide séreux se collectent entre cette membrane et la racine de la dent, dès lors si ce liquide ne trouve pas à s'écouler (après une obturation intempestive par exemple), il y aura formation d'un kyste.

2° Ces kystes proviennent des *débris épithéliaux paradentaires* (MALASSEZ, ALBARRAN).

MALASSEZ a démontré que dans les fongosités radiculo-dentaires, il existe souvent des masses épithéliales, vestiges des débris épithéliaux paradentaires les micro-organismes, si nombreux dans la bouche, pénètrent jusqu'à ces débris en suivant le canal d'une dent cariée, les irritent et provoquent la formation d'un kyste.

La théorie de MAGITOT, très en rapport avec les données de la clinique, ne saurait expliquer la présence de l'épithélium qui revêt la face interne de ces kystes.

MAGITOT a essayé trois explications différentes qui toutes démontrent combien il lui est difficile de mettre d'accord la théorie avec les faits. L'épithélium, disait-il en 1872, naît par « genèse » ; mais la genèse n'étant plus admise en 1886, il fait intervenir l'épithélium du follicule dentaire avançant que le périoste alvéolo-dentaire provient des parois mêmes de ce follicule, parois qui s'appliquent sur la racine de la dent au moment où celle-ci traversant son follicule, perce la gencive. Enfin en 1887, nouvelle explication d'après laquelle l'épithelium proviendrait d'une transformation des cellules conjonctives. Plus anatomique, la théorie de MALASSEZ, ne satisfait pas complètement l'esprit; elle explique mal la présence presque constante de ces kystes au sommet de la dent là où les débris paradentaires sont les plus rares. De plus, malgré l'intervention opportune des microbes, on ne comprend pas trop en adoptant ces opinions pourquoi les dentistes peuvent produire ces kystes presque à volonté; or c'est là un fait de pratique presque courante.

C. — SYMPTÔMES. DIAGNOSTIC. TRAITEMENT DES KYSTES D'ORIGINE DENTAIRE

Symptômes. — Le kyste dentaire constitue une tumeur de forme et de volume variables, qui fait saillie tantôt dans la bouche, tantôt du côté des parties molles de la face, enfin dans ces deux directions à la fois (fig. 150). Les kystes folliculaires dont l'origine remonte à la première enfance, acquièrent généralement un volume plus considérable que ceux qui se développent à l'âge adulte (kystes périostiques). Les premiers se forment sans donner lieu à aucune douleur; la périostite alvéolo-dentaire étant la cause des seconds, ils sont toujours au début accompagnés de vives souffrances; d'or-

dinaire le chirurgien ne peut observer ces productions que lorsqu'elles ont
acquis un certain volume. La tumeur présente alors un ensemble de caractères bien nets : elle fait corps avec l'os ; les téguments, à moins qu'il ne se
soit déjà formé des fistules, glissent facilement au-devant d'elle. Sa consistance est variable ; en certains points on constate une résistance considérable, sur d'autres une fluctuation manifeste, ou encore une sensation toute
particulière, la crépitation parcheminée. Ce dernier signe était pathognomonique pour Dupuytren, cependant on le retrouve dans presque toutes les
tumeurs des mâchoires ; il ne démontre qu'une chose, l'amincissement de la
paroi osseuse refoulée. Les symptômes fonctionnels résultent le plus souvent
de la gêne apportée dans les fonctions, toutefois on peut voir survenir des
poussées inflammatoires et, dans les observations de Legouest et Mayor,
nous trouvons signalées de vives souffrances, dues sans doute à la compression des nerfs du voisinage.

Il n'y a pas de phénomènes généraux, pas de retentissement ganglionnaire.

Diagnostic. — Deux problèmes se posent au chirurgien : 1° différencier le
kyste d'avec les autres tumeurs des mâchoires ; 2° établir un ensemble de
signes qui permettront de distinguer les kystes dentifères d'avec les kystes
uniloculaires.

Tout d'abord le siège de la tumeur, la fluctuation, la crépitation parcheminée, les petites varicosités de la muqueuse au niveau du mal, l'adhérence
de la masse aux plans osseux, l'absence de ganglions, et au besoin la position feront penser à l'existence d'un kyste.

Parmi les tumeurs des mâchoires susceptibles de donner le change, nous
devons signaler les odontomes et les sarcomes.

L'odontome et le kyste ont un développement absolument semblable, mais
le kyste tend à se porter du côté de la paroi externe, l'odontome du côté de
la paroi interne, le premier devient fluctuant, le second reste toujours très
dur. Les dents voisines ne sont pas gênées par la présence du kyste, l'odontome au contraire empêche souvent leur développement.

Les sarcomes présentent d'ordinaire un développement rapide, des hémorrhagies apparaissent fréquemment à leur surface, puis à la longue ils s'ulcèrent, cependant des erreurs ont été commises par des chirurgiens de grande
valeur. Au dire de Forget, Lisfranc trompé par les symptômes aurait réséqué
un maxillaire pour un kyste dentifère. Gensoul, Fearn, Legouest ont commis
la même erreur. Le chirurgien devra donc être sur ses gardes et, en cas de
doute, nous conseillons de recourir à la ponction exploratrice.

S'agit-il d'un kyste dentifère ou d'un kyste périostique? L'âge du malade,
le siège du néoplasme, l'examen du système dentaire, aideront à résoudre ce
problème. Les kystes uniloculaires se formant aux dépens des dents arrivées
à leur complet développement sont de tous les âges, de plus, il existe généralement pour expliquer leur apparition une carie dentaire. Toute autre est
l'origine du kyste dentifère, leur formation étant intimement liée au développement des dents de la deuxième dentition ; on les rencontre souvent sur des
sujets âgés de six à vingt ans ; parfois de vingt à trente ans, mais alors ils
correspondent à la dent de sagesse.

Il est absolument nécessaire de passer en revue la dentition et de faire pour ainsi dire l'appel des dents. Un ou plusieurs de ces organes peuvent manquer soit parce qu'ils ont été enlevés, soit parce qu'ils n'ont jamais poussé. Il est nécessaire d'insister pour avoir sur ce point des renseignements précis, car l'absence congénitale d'une dent au point où s'est développé le kyste est une quasi-certitude de la nature dentifère de celui-ci. La dentition étant complète, le kyste peut être en rapport avec une dent hétérotopique, la difficulté est alors bien plus grande et ce n'est guère que par exclusion qu'elle pourra être tranchée.

Diagnostic. Pronostic, — Les kystes dentaires constituent une infirmité gênante et disgracieuse, mais dont le pronostic en réalité est bénin. Abandonnés à eux-mêmes, ils restent stationnaires pendant de longues années, parfois leur volume augmente subitement, puis ils s'ouvrent et laissent échapper leur contenu, il se produit alors des fistules; dans quelques cas, l'inflammation s'empare de la cavité, et la mort a pu être la conséquence de semblable complication.

Traitement. — a. *Kystes dentifères.* — Le seul traitement applicable est l'extirpation du kyste. Les lèvres étant écartées les parties molles des gencives sont incisées jusqu'à l'os, puis avec un bistouri court et fort, au besoin avec la gouge, on fait sauter la partie osseuse. L'intérieur de la cavité est ensuite ruginée avec soin, puis tamponnée avec des boulettes de gaze iodoformée. Les pansements répétés chaque jour seront accompagnées de lavages à l'eau boriquée. La résection des mâchoires doit être réservée pour des cas exceptionnels, en parcourant du reste les observations, on remarque que c'est toujours par erreur que les chirurgiens ont été conduits à cette intervention par trop radicale.

b. *Kystes uniloculaires.* — Il suffit souvent, pour arrêter le développement de ces kystes et déterminer leur guérison, d'enlever la dent malade ou de nettoyer sa cavité ; un drainage s'établit alors par l'alvéole et le pus s'écoule à mesure qu'il se forme. Ce drainage naturel a donné aux chirurgiens l'idée de faire un drainage artificiel. Cette méthode applicable aux kystes peu volumineux, nécessite un traitement toujours fort long aussi, est-il préférable, dès que le volume de la tumeur est appréciable de se comporter comme nous l'avons dit ci-dessus.

D. — KYSTES MULTILOCULAIRES. — MALADIE KYSTIQUE DES MACHOIRES

Sous le nom de maladie kystique des mâchoires, les auteurs anglais décrivent des néoplasies microscopiquement composées de nombreuses poches et dont les connexions avec le système dentaire sont loin d'être évidentes.

Anatomie pathologique. — Ces tumeurs se rencontrent de préférence à la mâchoire inférieure, contrairement à l'assertion de GUYON. Toutefois il existe dans la science plusieurs observations authentiques de kystes multiloculaires développés à la mâchoire supérieure. BERNAYS (*Méd. Record*, 1855), dit en avoir réuni onze cas.

Ces néoplasmes sont susceptibles d'envahir toute la branche montante de la mâchoire (fig. 150) et d'acquérir un volume énorme. FORGET parle d'une malade opérée par LISFRANC, qui portait à la mâchoire inférieure un kyste du volume d'une tête d'enfant.

A la coupe on trouve une quantité plus ou moins considérable de cavités, dont la disposition et le volume sont des plus variables ; toutes ces cavités communiquent les unes avec les autres. Une membrane pulpeuse, épaisse, de couleur rouge et vasculaire recouvre ces kystes.

Structure. — Les examens histologiques de KOLACZEK, BUTCHMANN, EVE, BERNAYS, ALLGAYER, MALASSEZ, ALBARRAN ont fait connaître la structure de ces tumeurs.

D'après ALBARRAN, dont nous nous bornons à résumer ici le travail, le stroma de la tumeur est formé en général par du tissu fibreux, dans lequel on trouve fréquemment des bandes osseuses irrégulières de nouvelle formation. Il est important de noter au milieu de ce tissu la présence de productions épithéliales multiples d'apparence très variée, constituant des cordons, des tubes glandulaires ramifiés ou anastomosés, des masses irrégulières, des kystes microscopiques. Toutes ces productions sont constituées par de l'épithélium pavimenteux ou adamantin. Tantôt ces deux variétés existent isolément, tantôt simultanément, qu'il s'agisse des grandes ou des petites cavités, la structure de l'épithélium est la même et les modifications que l'on observe dans ce revêtement résultent uniquement de l'aplatissement des éléments produits par le liquide contenu dans la cavité du kyste.

Pathogénie. — Six théories ont été émises pour expliquer la formation de ces néoplasmes :

1° *Théorie de l'ostéite* (GOSSELIN-HEATH). — Ces kystes se développeraient par un processus lent d'ostéite raréfiante de cause souvent inconnue. La présence de l'épithélium suffit à détruire cette théorie.

2° *Théorie folliculaire* (DENUCÉ, MAGITOT, BERNAYS). — MAGITOT, le principal défenseur de cette théorie, admet trois modes spéciaux de formation : (*a*) plusieurs follicules dentaires deviennent simultanément kystiques ; (*b*) un follicule devient kystique, puis il se cloisonne pour former plusieurs loges ; (*c*) la persistance de quelques débris épithéliaux de dentition serait le point de départ d'une néoformation de follicules dentaires qui deviendraient kystiques.

3° *Théorie de la formation hétérotopique* (KOLACZEK). — Cet auteur admet que l'épithélioma kystique est congénital et serait dû à leur formation hétérotopique suivant le type glandulaire (*Archiv. fur Klin. Chir.*, 1877).

4° *Théorie paradentaire* (FALKSON, MALASSEZ). — Ces kystes proviendraient exclusivement des débris paradentaires, les plus superficiels donneraient naissance à des productions épithéliales pavimenteuses, les débris profonds seraient l'origine des néoformations adamantines.

5° *Théorie gingivale* (EVE, 1883 ; HEATH, BARKER). — EVE fait provenir ces kystes de l'épithélium de la gencive dont les tendances formatives naturelles seraient la cause des métamorphoses subies par les cellules.

6° *Théorie mixte gingivale et paradentaire* (ALBARRAN). — D'après ce dernier auteur, si dans certains cas les débris paradentaires sont l'unique point

de départ des kystes multiloculaires, il en est d'autres dans lesquels on ne
saurait nier l'origine gingivale ; on voit en effet dans certains kystes de nombreux prolongements partir de l'épithélium des gencives et sur quelques-
uns d'entre eux, il est facile de constater que les cellules centrales deviennent nettement étoilées; enfin ces deux modes pathogéniques se combinent
souvent pour donner naissance à la néoplasie.

Symptômes. — C'est en général chez des sujets adultes que la maladie a
été observée. Le kyste débute insidieusement au centre des maxillaires; en
se développant, il écarte les deux tables de l'os, se portant de préférence du
côté externe, il pénètre jusque dans l'apophyse coronoïde et dans le col du
condyle ; les dents sont repoussées, déviées, souvent même expulsées. Ainsi
se forme une tumeur bosselée, irrégulière, variable dans sa consistance,
osseuse par places, présentant ailleurs une fluctuation véritable ou de la
crépitation parcheminée. La masse morbide se développe lentement sans
douleurs; elle n'adhère pas aux téguments, les ganglions restant indemnes et
l'état général du sujet n'est pas altéré. On a vu parfois une ou plusieurs
loges s'ouvrir du côté de la peau, et laisser écouler un liquide tantôt clair,
tantôt séro-sanguinolent.

Diagnostic. — La marche de la tumeur, son siège, sa forme, l'âge du sujet
mettront le chirurgien sur la voie du diagnostic. Il n'est guère que le sarcome
qui puisse donner le change, mais les douleurs violentes qui accompagnent
le développement du sarcome, l'altération de la santé générale, la présence
d'engorgements ganglionnaires permettront d'éviter l'erreur.

Pronostic. — Nous avons dit que le kyste multiloculaire ne portait aucune
atteinte à l'état général du malade, nous ne devons donc pas le considérer
comme une tumeur maligne, cependant il faut savoir que la maladie kystique est susceptible de récidiver soit sous une forme semblable à celle de la
tumeur primitive, soit sous forme de tumeur solide sarcomateuse ou épithéliale.

Traitement. — Étant donné ce que nous venons de dire, la seule conduite
rationnelle est l'extirpation totale de la néoplasie, quand bien même il faudrait pratiquer des résections osseuses étendues.

2° TUMEURS SOLIDES DES MAXILLAIRES

Les tumeurs des maxillaires le plus fréquemment observées sont : les
fibromes, les enchondromes, les ostéomes, les sarcomes, les myxomes et les
carcinomes.

A. — FIBROMES

Les fibromes dérivent directement du périoste maxillaire, de l'os ou du
tissu conjonctif des canaux de HAVERS. Ils siègent au centre, sur la face
externe, ou sur le bord alvéolaire des maxillaires. Ces tumeurs sont constituées par des faisceaux du tissu conjonctif entre-croisés; assez fréquemment elles subissent la dégénérescence calcaire, moins souvent l'ossification

particlle. On a encore signalé la formation de cavités kystiques dans l'intérieur de ces masses qui pourraient même se transformer en sarcomes.

Symptômes. — Les symptômes fonctionnels sont presque nuls, rarement les malades se plaignent de douleurs. La tumeur croît lentement; lorsqu'elle a acquis un certain volume, elle occasionne une gêne assez considérable : à la mâchoire supérieure, une narine peut être oblitérée ; à la mâchoire inférieure, la langue déviée, repoussée, perd en partie sa mobilité, le rapprochement des arcades dentaires devient impossible. Parfois la masse se développe du côté du cou et acquiert un volume suffisant pour gêner la phonation. La sensation fournie par la palpation est variable avec la période d'accroissement de la tumeur qui, dure et résistante au début, présente ensuite une consistance élastique spéciale. La crépitation parcheminée est commune dans les fibromes. Il n'y a jamais de retentissement ganglionnaire.

Pronostic. Traitement. — Le fibrome constitue une tumeur bénigne qui généralement ne récidive pas après ablation. Les faits de transformation en sarcomes, signalés par les auteurs anglais (*recurrent fibrom*), demanderaient à être confirmés. Le seul traitement rationnel est l'ablation.

B. — CHONDROMES

BERGER a montré (*Bull. de la Soc. de chir.*, 1885) que les chondromes des maxillaires étaient moins rares qu'on l'avait supposé jusqu'alors. Il a pu réunir 24 observations précises de tumeurs cartilagineuses du maxillaire supérieur, 19 étaient des chondromes vrais, le reste appartenait à la classe des tumeurs mixtes. Ces faux chondromes sont tantôt des tumeurs ostéoïdes réellement malignes, tantôt des chondro-sarcomes qui paraissent participer dans une certaine mesure de la bénignité des chondromes proprement dits.

Le point de départ et l'implantation exacte de ces néoplasmes est souvent difficile à préciser : dans 10 cas, le mal s'était développé sur le bord alvéolaire, dans 7 il avait pour point de départ la face antérieure de l'os, 3 fois l'apophyse nasale, 3 fois l'ethmoïde ou la base du crâne.

Au point de vue de l'évolution, ces tumeurs présentent de notables différences, les faux chondromes ont constamment une évolution rapide, même très rapide (4 à 18 mois), les chondromes vrais au contraire affectent une marche très lente (5 à 35 ans), ils peuvent acquérir des développements énormes, refoulent les os, pénètrent dans les cavités voisines, orbite, crâne.

On découvre fréquemment des kystes dans l'épaisseur de ces tumeurs, qui subissent aussi la dégénérescence calcaire et l'ossification.

En revanche, les chondromes n'envahissent jamais les tissus voisins, ils ne s'ulcèrent pas et ne se généralisent ni dans les ganglions ni dans le reste de l'économie. Leur seul caractère de malignité consiste dans leur facilité à récidiver. Les chondromes purs, cependant, ne se reproduiraient pas lorsque l'extirpation a été complète, il n'en serait plus de même pour les chondro-sarcomes, et surtout pour les chondromes ostéoïdes qui ont une tendance marquée à reparaître même après les opérations les plus largement conduites.

Symptômes. Traitement. — La gêne et la déformation occasionnées par ces productions sont en raison directe de leur volume. Il n'existe presque aucun caractère qui permette d'affirmer nettement l'existence d'un chondrome, le diagnostic ne peut être établi que par exclusion. Toutes les fois qu'un malade sera porteur d'une tumeur des mâchoires déjà volumineuse, dont le développement rapide n'aura déterminé aucun trouble général, il faudra songer à un enchondrome.

La possibilité d'une récidive force le chirurgien à dépasser les limites du mal, aussi doit-on recourir à la résection partielle ou totale de l'os, et ne pas se borner à enlever simplement la tumeur.

C. — OSTÉOMES

Dans ce groupe, nous comprendrons uniquement les ostéomes périphériques, exostoses proprement dites; les tumeurs osseuses développées dans les sinus ont déjà été étudiées.

Les exostoses superficielles, très rares à la mâchoire supérieure, sont plus fréquentes au maxillaire inférieur. Elles siègent en général au voisinage du trou mentonnier ou du voisinage de cet os. Ces exostoses présentent tantôt l'aspect d'un cône, tantôt la forme d'une sphère; leur volume varie depuis celui d'un pois jusqu'à celui d'une amande. Ordinairement le patient rapporte leur origine à un traumatisme. Quelquefois elles sont manifestement sous l'influence de la syphilis. Le développement de ces petites tumeurs, fort lent, est rarement douloureux; ces caractères, joints à une dureté spéciale, permettront facilement d'établir le diagnostic.

Cette variété d'exostose constitue en réalité une affection bénigne sur les conséquences de laquelle on doit rassurer le malade. L'existence d'antécédents syphilitiques légitimerait l'emploi de l'iodure de potassium; en dehors de cette indication il ne faut pas intervenir; si cependant, par son volume, la tumeur arrivait à gêner les fonctions, il pourrait devenir nécessaire d'en faire l'ablation.

Sous l'influence de l'évolution vicieuse de la dent de sagesse ou à la suite de la carie d'une molaire, on voit quelquefois se produire au niveau de l'angle de la mâchoire et sur la branche montante une tumeur dure, de consistance osseuse, peu ou pas douloureuse à la pression, accompagnée de constriction des mâchoires. D'après JALAGUIER et LETENNEUR (de Nantes), il s'agit là d'une hyperostose ou mieux d'une périostose déterminée par l'irritation du périoste, irritation consécutive à la lésion dentaire.

Le traitement consiste à extraire la dent et à abraser toutes les masses d'os nouveau apposées sur la face externe du maxillaire.

D. — SARCOMES

Les sarcomes du maxillaire débutent par les parties centrales de l'os (sarcomes centraux), ou par les parties périphériques (sarcomes périphériques).

La plupart des sarcomes centraux appartiennent à la variété myéloïde. Ils constituent ces volumineux néoplasmes qu'Eug. Nélaton a décrits en 1860 sous le nom de tumeurs bénignes des os, de tumeurs à myéloplaxes. Nous savons aujourd'hui, grâce aux recherches de Muller, Virchow, Ranvier, etc., que ces tumeurs à myéloplaxes forment une variété de sarcomes caractérisée par la présence de nombreuses plaques à noyaux, et qu'elles ne constituent pas un ordre spécial de tumeurs. Les sarcomes centraux affectent deux formes différentes : tantôt ils constituent une masse de volume variable, qui peut atteindre la grosseur d'un œuf de poule; ces néoplasmes enfermés dans une coque osseuse sont absolument séparés des parties voisines (sarcome limité); tantôt au contraire le produit pathologique occupe le tissu spongieux de l'os, et il n'y a pas de séparation entre les parties malades et les parties saines (sarcome infiltré). Ces deux variétés peuvent subir la dégénérescence kystique. On a signalé quelquefois dans ce groupe l'existence de sarcomes fasciculés.

Les choses se passent d'une façon absolument différente dans les sarcomes sous-périostiques. La tumeur à myéloplaxes est ici très rare; au contraire, le sarcome fasciculé, tumeur fibro-plastique, se rencontre communément. Un caractère curieux de ces néoplasmes, est la facilité avec laquelle ils subissent l'ossification (cancer ostéoïde des anciens auteurs).

Les sarcomes myéloïdes se font remarquer par leur extrême vascularité qui les fait souvent confondre avec les anévrysmes des os.

Symptômes. Diagnostic. — Le sarcome des maxillaires débute en général d'une façon insidieuse, le malade s'aperçoit que certaines dents deviennent mobiles, douloureuses; elles tombent, puis dans les alvéoles vides une tumeur se développe, grossit peu à peu, écartant les lames de l'os maxillaire inférieur, repoussant la joue et la voûte palatine au maxillaire supérieur. Les téguments prennent une teinte violacée; ils adhèrent à la masse et s'ulcèrent. Un travail de même nature se fait du côté des gencives. Les douleurs, peu vives au début, augmentent alors d'intensité. Des hémorrhagies fréquentes se font à la surface des parties ulcérées; le néoplasme continue son développement, et si l'on n'intervient pas, la mort survient peu à peu par cachexie. La consistance de la tumeur est très variable suivant le développement de la trame fibreuse. Il est bien difficile de tirer de ces caractères extérieurs des conclusions fermes pour le diagnostic. Nous en dirons autant du retentissement ganglionnaire : nul dans le cas de tumeur à myéloplaxes, il est souvent considérable lorsqu'il s'agit d'un sarcome fasciculé, aussi ne peut-on souvent se prononcer qu'après l'examen micrographique.

Pronostic. — On a beaucoup exagéré la bénignité des sarcomes des mâchoires, il faut savoir que ce sont là des tumeurs qui récidivent fréquemment. Le sarcome fibro-plastique, en particulier, est susceptible d'une généralisation rapide. D'après Estlander, le jour où un malade atteint d'un ostéosarcome du maxillaire supérieur découvre le premier symptôme de son mal, il lui resterait encore un an à vivre. La gravité est beaucoup moindre pour les sarcomes du maxillaire inférieur.

Traitement. — La résection ou l'ablation de l'os sont absolument indiquées. Le chirurgien aura soin de dépasser largement les limites du mal.

E. — CANCER DES MACHOIRES

Les variétés le plus fréquemment observées sur les maxillaires sont : le carcinome médullaire ou encéphaloïde; 2° l'épithéliome.

Nous ne reviendrons pas sur la structure histologique de ces deux néoplasmes, suffisamment étudiée au chapitre des tumeurs.

Le cancer encéphaloïde naît, soit dans la couche médullaire sous-périostique, soit aux dépens du tissu spongieux des os. Il constitue une. tumeur dont la marche est fort rapide. Comme le sarcome, cette variété de carcinome offre parfois une grande vascularité, on y a constaté la présence de battements isochrones à ceux du pouls. L'épithéliome des maxillaires est le plus ordinairement consécutif. Il se développe habituellement par continuité de tissu chez des sujets porteurs de tumeurs de même nature sur les joues, les gencives, les lèvres, la langue, le plancher buccal. A son origine, le néoplasme occupe tout d'abord le bord alvéolaire. — Dans ces dernières années, VERNEUIL et RECLUS ont appelé l'attention sur une variété spéciale d'épithéliome absolument propre aux mâchoires, à laquelle ils ont donné le nom d'*épithéliome térébrant*. Ce cancer est caractérisé par la présence d'une cavité profonde, creusée dans l'épaisseur de l'os et tapissée par des bourgeons que l'examen histologique montre formés de globes épithéliaux. Pour RECLUS, ces tumeurs se développeraient aux dépens des débris du gubernaculum des dents. Quoi qu'il en soit de cette opinion, l'épithéliome térébrant se fait remarquer par une marche rapide avec tendance à envahir les ganglions.

Symptômes. — Le carcinome, à ses débuts, présente les caractères ordinaires des tumeurs des mâchoires. Toutefois, son développement s'accompagne de douleurs assez vives ; de plus, il atteint en général des sujets qui ont dépassé quarante ans.

Le néoplasme augmente rapidement de volume, chasse les dents de leurs alvéoles, pénètre dans les sinus, les cavités voisines, ou fait saillie du côté de la peau. Bientôt des altérations se forment en différents points de la muqueuse, la peau s'amincit, adhère aux parties profondes, et finit par s'ulcérer à son tour. Le retentissement ganglionnaire est fréquent, presque constant. Habituellement, on constate la présence de paquets ganglionnaires volumineux situés sous les mâchoires, dans la parotide ou sur les parties latérales du cou. La marche de l'affection est essentiellement envahissante; au bout d'un certain temps, une partie de la face est transformée en un ulcère horrible duquel s'écoule un suintement ichoreux. Des hémorrhagies répétées affaiblissent le malade qui succombe enfin, épuisé ou emporté par une nouvelle hémorrhagie.

Diagnostic. — Le diagnostic ne présente de véritables difficultés que pendant la première période de développement du mal; plus tard la marche de

la tumeur, les ulcérations, l'aspect spécial des ulcérations, deviennent absolument caractéristiques. En cas de doute, il sera toujours possible de faire
l'examen histologique.

Pronostic. Traitement. — Le pronostic des carcinomes de la mâchoire est
sérieux. Dans les cas les plus favorables, on ne peut espérer que prolonger
les jours du malade, aussi l'intervention chirurgicale doit-elle être rapide et
radicale. L'ablation de l'os malade est une règle absolue. Les contre-indications opératoires sont les mêmes que pour toutes les tumeurs analogues.

§ 4. — Maladies de l'articulation temporo-maxillaire.

1° LUXATION DE LA MACHOIRE INFÉRIEURE

Bibliographie. — NÉLATON, *Revue médico-chirurg.*, et *Soc. de chir.*, 1849. — MAL-
GAIGNE, *Gaz. des Hôp.*, 1853. — MAISONNEUVE, *Clinique chirurg.*, t. Ier, 1865. —
MATHIEU, *Arch. gén. de méd.*, 1868. — FARABEUF, *Soc. de chir.*, 1886. — A. BROCA,
Gaz. hebd., 1886, p. 758.
Thèses de Paris. — 1838, FREDET. — 1840, GABRIDI-BORGHI. — 1844, GIRALDÈS (Agrég.).
— 1860, LACOUR. — 1879, Neiss.

Variétés. Division. — Les luxations de la mâchoire inférieure se produisent en avant, dans l'immense majorité des cas. Il existe dans la science
deux observations de luxations en dehors (ROBERT, NEISS), et une seule de
luxation en arrière accompagnée d'un enfoncement de la paroi antérieure
du conduit auditif. Suivant les circonstances, le déplacement est uni ou bilatéral, la deuxième variété se rencontre deux fois sur trois (HAMILTON).

Étiologie. — Toutes les causes qui produisent l'écartement forcé des
maxillaires peuvent déterminer la production d'une luxation. Ainsi agissent :
1° les mouvements physiologiques exagérés : bâillements, rires, convulsions,
efforts de vomissement; 2° les violences extérieures : coup de poing appliqué
sous le menton, introduction d'un corps trop volumineux entre les dents,
manœuvres d'extraction dentaire.

D'après les relevés statistiques, ces luxations seraient plus fréquentes
chez les femmes que chez les hommes.

Mécanisme. — Une fois la luxation produite, pourquoi ne se réduit-elle
pas d'emblée, ou plutôt quelles sont les causes qui s'opposent à la rentrée
du condyle à sa place normale? Cette question a depuis longtemps exercé la
sagacité des chirurgiens, dont les idées sur ce sujet peuvent se rattacher à
trois théories principales.

1° *Théorie musculaire.* — (J.-L. PETIT, PINEL, BOYER). Les partisans de
cette théorie attribuent l'impossibilité de la réduction à la contraction spasmodique de certains muscles. Pour J.-L. PETIT, les condyles dépassent la
racine transverse de l'apophyse zygomatique et gagnent en avant. Il arrive
un moment où la branche montante du maxillaire inférieur devient parallèle à la direction des fibres du masséter; si le patient veut alors fermer la
bouche, la contraction de ces derniers muscles ne peut qu'appliquer plus

exactement les condyles contre la base du crâne et les pousser en avant. Cette théorie, admise par PINEL, a été reprise de nos jours par PAULET et TILLAUX.

BOYER fait observer qu'il ne se produit jamais un déplacement suffisant pour que l'action des masséters soit ainsi transformée, et pour lui la persistance du déplacement doit s'expliquer par une contraction du ptérygoïdien externe.

2° *Théorie. Accrochement de l'apophyse coronoïde sur le bord de l'os malaire.* — Cette théorie, émise jadis par HUNAULD, défendue par FABRE et DELPECH, a été plus tard habilement présentée et soutenue par NÉLATON, puis partagée presque sans restriction par MALGAIGNE et les auteurs du *Compendium.* Pour NÉLATON, l'obstacle à la réduction de la luxation est dû à ce que le sommet de l'apophyse coronoïde vient arcbouter contre l'angle inférieur de l'os malaire, en dehors du tubercule qui résulte de la jonction de cet os avec la tubérosité du maxillaire supérieur, et se loger dans la petite fossette qui existe souvent en ce point; il n'est, du reste, pas nécessaire qu'il y ait accrochement, un simple contact osseux suffit, et il peut se produire non plus par le sommet, mais par le bord antérieur de la coronoïde. Celle-ci est un peu moins près de l'os malaire que dans le cas précédent; dans l'élévation consécutive à la luxation, le sommet passe bien, mais le bord antérieur est convexe, aussi son point culminant vient butter contre la face postérieure du tubercule malaire. *Contact rétro-malaire de* MONRO.

3° *Rôle du ménisque inter-articulaire.* — En 1868, MATHIEU, professeur agrégé au Val-de-Grâce, a démontré par une série d'expériences, que dans la plupart des luxations le condyle se separait du ménisque inter-articulaire qui restait à sa place; dès lors, la tête articulaire, dans les tentatives d'abaissement de la mâchoire, vient heurter contre le bord du ménisque, qui s'oppose à sa rentrée.

4° *Rôle des ligaments stylo et sphéno-maxillaires* (FARABEUF). — Tout en reconnaissant l'exactitude des faits avancés par MONRO, J.-L. PETIT, NÉLATON, MATHIEU, FARABEUF fait observer que l'arrachement de NÉLATON est impossible 90 fois sur 100, que le contact de MONRO est possible seulement sur la moitié des sujets, enfin que la luxation se produit fort bien en l'absence du ménisque. D'où vient donc, dans certaines circonstances, la difficulté de la réduction? Plusieurs dissections minutieuses ont démontré à FARABEUF qu'il fallait alors accuser l'action des ligaments stylo et sphéno-maxillaires. Ces ligaments sont postérieurs, obliques en bas et en avant. La propulsion de la coronoïde les tend, ils ne tardent pas à s'opposer à tout abaissement de l'angle de la mâchoire, partant à toute élévation du menton; il y a antagonisme entre la force active des muscles et la force passive des ligaments.

En réalité, il est probable que dans toute luxation, os, muscles, ligaments, ménisque, se prêtent un mutuel et fâcheux concours. Toutes les théories précédentes ont donc leur raison d'être, mais leurs auteurs ont eu le tort de les considérer comme exclusives.

Symptômes. — L'aspect du malade atteint de luxation bilatérale est caractéristique (fig. 152). La bouche est largement ouverte, la mâchoire inférieure, presque immobile ; les arcades dentaires, très rapprochées à la partie supérieure, sont écartées en avant par un espace de 4 à 5 centimètres ; les incisives inférieures dépassent les supérieures. En avant du conduit auditif externe se voit un enfoncement, où normalement existe la saillie des condyles ; les joues sont aplaties, les masséters tendus comme des cordes. L'articulation des sons est gênée, surtout lorsque dans le mot à prononcer existent des consonnes labiales ; un écoulement incessant de salive par les commissures témoigne de la difficulté de la déglutition. Les douleurs sont en général assez vives.

La luxation unilatérale donne lieu aux mêmes symptômes, ils sont toutefois beaucoup moins accentués ; de plus, le menton est dévié du côté où

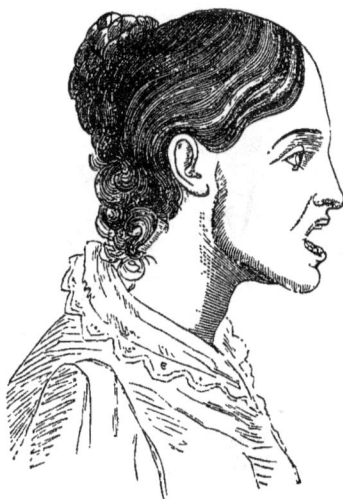

Fig. 152. — Luxation de la mâchoire, attitude du malade (*Bull. de thérap.*, t. XXXVII).

existe le déplacement. La bouche ainsi déformée, dit GIRALDÈS, rappelle celle du brochet ou du chantre de village.

Diagnostic. Pronostic. — Le diagnostic est habituellement facile à faire à première vue et à distance ; on a cependant commis des erreurs. Quelques auteurs ont cru voir une luxation lorsqu'il existait simplement un spasme, une contracture ; en revanche, des luxations manifestes ont pu passer inaperçues. Lorsque la luxation n'est pas réduite, les phénomènes ci-dessus mentionnés disparaissent peu à peu, les maxillaires se rapprochent et le malade, à la longue, peut manger et causer comme tout le monde. Du reste, quel que soit le temps écoulé depuis l'accident, on doit tenter la réduction ; elle a été obtenue par ASTLEY COOPER après 35 jours, et par MICHON et GOSSELIN après 130 jours.

Traitement. — Le but à remplir est de dégager les condyles du maxillaire, puis de les repousser en arrière.

HAMILTON conseille d'introduire un corps dur aussi loin que possible entre les molaires, de saisir le menton puis de le tirer en haut et en avant; le corps du maxillaire est ainsi transformé en une sorte de levier du premier genre.

Suivant le conseil de NÉLATON, la plupart des chirurgiens français portent les pouces en arrière sur les molaires, et abaissent directement la partie postérieure de l'os qu'ils repoussent ensuite. La figure 153 représente la position que doit prendre le chirurgien. On a conseillé de se garnir les pouces afin d'éviter les morsures.

Pour TILLAUX, le meilleur mode de réduction de la luxation temporo-maxillaire consiste à porter les deux pouces en dehors des arcades dentaires, dans le vestibule, jusque sur le bord antérieur et sur la base des apophyses

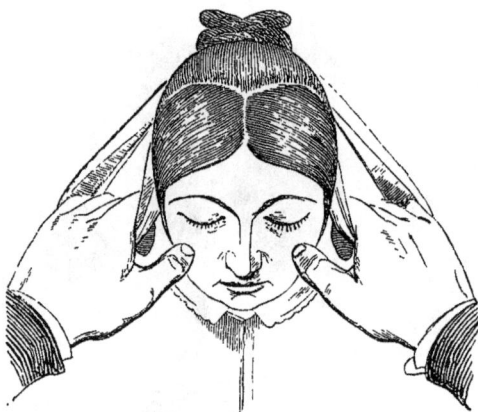

Fig. 153. — Luxation de la mâchoire. — Manœuvres de réduction
(*Bull. de thérap.*, t. XXXVII).

coronoïdes, et à imprimer à l'os un brusque mouvement en bas et en arrière.

Parfois ces procédés sont insuffisants, on doit alors endormir le malade; la résolution musculaire, occasionnée par le sommeil chloroformique favorise beaucoup les manœuvres de réduction. Enfin, dans les cas rebelles, la pince de STROMEYER simple ou modifiée par RICHET pourra rendre de grands services.

La luxation étant réduite, on maintiendra le maxillaire en place à l'aide d'une fronde ou d'un chevestre; puis il faut prévenir le patient de la facilité avec laquelle se reproduit la luxation, et en conséquence lui enjoindre d'éviter les bâillements, les éclats de rire, et en général tous les mouvements exagérés du maxillaire inférieur.

2° INFLAMMATION DE L'ARTICULATION TEMPORO-MAXILLAIRE

Bibliographie. — *Arth. aiguë.* — LIGNAC, Th. de Paris, 1879. — *Arth. sèche.* ADAMS, *Dublin Journ. of Med. sciences,* t. XIX, 1841. — SMITH, *Ibid.,* t. XXIII. — COLOMBEL, Th. de Paris, 1862.

A. — ARTHRITE AIGUE

L'inflammation aiguë de l'articulation temporo-maxillaire est rare. Bonnet, dans son *Traité des maladies articulaires*, affirme n'en avoir jamais rencontré d'exemple, les auteurs du *Compendium* arrivent à la même conclusion. Cependant, en parcourant les recueils périodiques, on peut en réunir quelques observations.

Étiologie. — L'arthrite aiguë temporo-maxillaire a été principalement observée sur des sujets rhumatisants ; généralement elle résultait d'une impression brusque de froid, et Fournier a rapporté (*Dict. de méd. et chir. prat.*, t. V, p. 224) sept observations dans lesquelles la maladie semblait liée à l'existence d'une blennorrhagie. Durodée a cité depuis un autre fait de ce genre.

L'arthrite aiguë d'origine traumatique est encore plus rare. Nous en dirons autant des arthrites par propagation ; toutefois on observe de temps à autre cet accident à la suite des périostites, des ostéo-périostites [de la branche montante de la mâchoire, et nous avons vu que les périostites du conduit auditif externe pouvaient aussi se propager à l'articulation.

Symptômes. — La douleur est un des premiers symptômes qui attirent l'attention du malade.

La souffrance, légère au début, ne tarde pas à augmenter d'intensité, elle se localise alors au niveau de l'articulation en avant du tragus. Le moindre mouvement, le plus léger contact arrachent des cris au patient ; la mastication devient bientôt impossible. Les douleurs se diffusent dans toute la tête, sur le trajet des nerfs, dans l'intérieur du conduit auditif. Après quelques jours, survient un nouveau symptôme qui consiste en une déviation fort légère des maxillaires, mais que le malade croit très considérable ; on constate en même temps la présence d'un gonflement dans les parties molles périphériques. La guérison, terminaison la plus ordinaire de cette variété d'arthrite, demande, en général, un mois, six semaines. Toutefois la maladie peut passer à l'état chronique ou se terminer par ankylose.

Traitement. — Les révulsifs (vésicatoires, pointes de feu, applications de teinture d'iode) rendent quelques services pendant la période aiguë. Plus tard, dès que les douleurs seront moins vives, le malade devra commencer à faire de légers mouvements afin de prévenir la raideur articulaire.

B. — ARTHRITE CHRONIQUE

La variété le plus souvent observée est l'arthrite sèche ou déformante. Parfois cette articulation est la première atteinte, plus souvent d'autres jointures sont déjà déformées. Les lésions anatomiques consistent dans l'usure des cartilages et du ménisque inter-articulaire : la cavité glénoïde est agrandie, le condyle déformé ; des stalactites osseuses unissent le condyle aux os de la base du crâne ; les corps étrangers articulaires ne sont pas rares, Haller, Sandifort, Adams en ont cité des cas remarquables.

L'arthrite sèche se traduit par une crépitation généralement indolente, elle occasionne une raideur de la mâchoire, une gêne des mouvements qui peut aller jusqu'à l'ankylose lorsqu'existent des stalactites volumineuses.

Il ne faut pas confondre cette lésion avec les déformations du condyle qui se produisent chez les ataxiques.

3° CONSTRICTION DES MACHOIRES

Bibliographie. — ESMARCH, Trad. VERNEUIL, *Arch. gén. de méd.*, 1860. — BONNET, *Soc. de chir.*, 1862 et 1863. — VERNEUIL, *Soc. de chir.*, et *Gaz. hebd.*, 1863. — DUPLAY, *Arch. gén. de méd.*, 1864. — RIZZOLI, *Clinique chirurg.*, 1872. — SCHULTEN, *Arch. gén. de méd.*, 1879. — SPANTON, *The Lancet*, 1881. — EWING MEARS, *Amer. J. of Med. sc.*, octobre 1883. — BENEDIKT, *Semaine médic.*, 1885. — KUSTER, 17e *Congrès all. de chir.*, 1888, et *Arch. f. klin. chir.*, 1888, t. XXXVII, p. 723. — LEVRAT, *Congrès franç. de chirurgie*, 1888. — LE DENTU, *Bull. de la Soc. de chir.*, 1891.

Thèses de Paris. — 1855, SARAZIN. — 1860, BLAVETTE. — 1866, BERRUT (Concours), MATHÉ. — 1878, BOISSON, GUYET. — 1886, ZIPFEL.

La constriction des mâchoires est un symptôme commun à différentes affections de l'articulation temporo-maxillaire ou des parties périphériques. Avec SCHULTEN, nous rangerons dans ce groupe toutes les dispositions de la mâchoire capables de produire son immobilisation permanente, totale ou partielle.

Étiologie. — En examinant les différentes lésions qui peuvent occasionner la constriction des mâchoires, on voit que cette affection se divise naturellement en quatre groupes : 1° constriction consécutive à des lésions de l'articulation temporo-maxillaire ; 2° constriction d'origine musculaire ; 3° constriction d'origine cicatricielle ; 4° constriction consécutive à une malformation congénitale de la mâchoire inférieure (on connaît une seule observation de ce genre due à LANGENBECK).

A. *Constriction consécutive à des lésions de l'articulation temporo-maxillaire.* — L'obstacle à l'accomplissement des fonctions résulte d'une ankylose de l'articulation. Cette ankylose assez rare est consécutive : 1° aux arthrites traumatiques (chutes sur le menton, coups de feu) ; 2° aux arthrites d'origine rhumatismale ; 3° aux arthrites tuberculeuses (otite moyenne) ; 4° aux arthrites infectieuses (RAUKE) ; 5° aux luxations irréductibles (MAZZONI, KŒNIG) ; 6° aux malformations congénitales (LANGENBECK).

L'ankylose est osseuse ou fibreuse, périphérique ou centrale. L'ankylose osseuse, d'après SCHULTEN, serait de beaucoup la plus fréquente ; rarement elle résulte de la présence de jetées périphériques, habituellement il existe une fusion osseuse entre le condyle et la cavité glénoïde du temporal. La lésion est presque toujours bilatérale ; nous ne connaissons qu'une seule observation d'ankylose portant sur un seul côté, elle a été rapportée par CRUVEILHIER.

B. *Constriction d'origine musculaire.* — Cette variété, dont on avait jadis beaucoup exagéré la fréquence, est devenue moins commune depuis l'emploi des anesthésiques. En général, les muscles ne s'opposent pas seuls à l'accomplissement des fonctions ; leurs lésions s'accompagnent souvent de celles d'autres organes (cicatrices, lésions articulaires). La lésion musculaire est d'habitude une myosite consécutive à un traumatisme ou aux différentes affections buccales, et surtout à l'éruption vicieuse de la dent de sagesse. On a signalé aussi quelques cas de myosite du masséter et du temporal d'origine syphilitique ou rhumatismale.

C. *Constriction d'origine cicatricielle.* — Les constrictions d'origine cicatricielle sont de beaucoup les plus fréquentes. Les cicatrices siègent ordinairement sur la joue, au voisinage des lèvres ; elles reconnaissent pour cause des ulcérations ou des gangrènes de la région (noma), plus rarement l'action d'un traumatisme (plaie ou brûlure). Les brides et adhérences ont une épaisseur et une résistance variables ; dans un cas rapporté par Rizzoli, il y avait des adhérences cartilagineuses et ostéo-fibreuses. Ces différentes circonstances doivent être bien étudiées par le chirurgien, à qui elles fournissent des renseignements fort utiles pour l'intervention.

Symptômes. Diagnostic. — Quelle que soit son origine, la constriction des mâchoires se traduit par une difficulté à ouvrir toute grande la bouche. Le maximum d'écartement possible varie suivant les cas ; il donne la mesure de la gravité de l'affection et renseigne sur la nécessité d'une intervention. Reconnaître l'ankylose ne suffit pas, il faut encore en déterminer la nature ; tout d'abord l'examen de la face et de la cavité buccale permettra de constater l'existence ou l'absence de cicatrices. La présence du tissu cicatriciel étant reconnue, il faut se demander si les lésions sont suffisantes pour entraîner la gêne des mouvements, ou si concurremment il n'existerait pas de troubles du côté de l'articulation temporo-maxillaire. Pour trancher la difficulté, on recherchera si le malade peut exécuter les mouvements d'abduction et de propulsion des mâchoires, lesquels, bien que diminués, existent cependant dans le cas d'ankylose cicatricielle, et sont au contraire abolis dans le cas d'ankylose articulaire.

En l'absence de cicatrice, la gêne des mouvements est due à une lésion des muscles ou de l'articulation. Dans presque toutes les ankyloses d'origine musculaire, le masséter est en cause ; ce muscle, situé tout près de l'articulation en contact immédiat avec la muqueuse buccale, reçoit en effet le contre-coup de l'inflammation de ces deux régions. Il faut donc examiner attentivement chacun des masséters et s'assurer de leur état. Les commémoratifs sont ici d'un grand secours. La nature musculaire de l'ankylose étant établie, il est indispensable de recourir au chloroforme pour éliminer les contractures spasmodiques ou réflexes. Lorsque la gêne des mouvements ne peut être rapportée ni aux lésions musculaires ni à l'existence des cicatrices, la constriction est évidemment d'origine articulaire. C'est par l'étude des commémoratifs que l'on arrivera au diagnostic précis : il faut rechercher s'il n'y a pas eu antérieurement une arthrite ou une suppuration de l'oreille ; enfin le chirurgien devra faire tous ses efforts pour savoir si les adhérences sont osseuses ou fibreuses.

Pronostic. — Il n'est pas nécessaire d'insister sur la gravité de la cons-

triction des mâchoires. Cette affection compromet l'alimentation, gêne la
respiration et l'articulation des sons ; de plus, si par hasard surviennent
des efforts de vomissement, le malade est exposé à des accidents de suffocation, par suite du reflux des matières vers le pharynx et les voies respiratoires.

Traitement. — L'intervention chirurgicale est absolument subordonnée à
la nature même de la constriction. Nous laissons de côté les moyens palliatifs, tels que l'ablation d'une ou plusieurs dents, qui ont simplement pour
but d'assurer l'alimentation.

1° *Constriction par suite de lésions articulaires.* — Existe-t-il encore
quelques mouvements, on peut tenter la dilatation graduelle ou brusque.
Ces procédés donnent des résultats favorables lorsque les adhérences sont
uniquement constituées par des tissus fibreux. Si au contraire on est en présence d'une ankylose osseuse, l'ostéotomie est la ressource ultime :

2° *Ankylose d'origine musculaire.* — Le massage, l'électricité, le traitement spécifique trouvent parfois leurs indications ; si au bout d'un certain
temps on ne constate aucune amélioration, il faut en venir à la section sous-
cutanée du masséter. Cette opération, faite pour la première fois par DIEU-
LAFOY (de Toulouse) pour remédier à un resserrement des mâchoires, a été
depuis pratiquée une dizaine de fois. On attaque généralement ce muscle
au-dessous de l'os de la pommette. Si les mouvements ne se rétablissaient pas,
le chirurgien pourrait encore libérer le temporal par la résection de l'apophyse coronoïde. Les sections musculaires restent le plus souvent insuffisantes, car la rétraction musculaire contre laquelle elles sont dirigées est
presque toujours symptomatique d'une lésion artificielle qui persiste.

3° *Constriction d'origine cicatricielle.* — La dilatation, les mouvements
rationnels et progressifs trouveront encore ici leur indication si la cicatrice est
récente, la gêne des mouvements peu considérable. Dans le cas contraire, le chirurgien peut pratiquer la section simple des brides ou recourir à l'autoplastie.

La section des cicatrices se fait par l'extérieur ou par la bouche ; dans ce
dernier cas, elle peut être combinée à la myotomie. Les résultats obtenus
par cette méthode sont rarement durables, aussi l'autoplastie est-elle le plus
souvent la seule méthode rationnelle. Suivant les circonstances, le chirurgien emprunte ses lambeaux aux parties voisines, et borde les incisions libé-
ratrices avec la peau ou la muqueuse. On ne saurait tracer de règles précises
sur ce sujet. L'autoplastie a donné un certain nombre de résultats entre les
mains de DIEFFENBACH, RIZZOLLI, GUSSENBAUER; souvent elle est inapplicable;
l'amélioration obtenue est de courte durée ; alors encore l'ostéotomie se présente comme la dernière ressource.

Lorsque la constriction est due à la rétraction isolée du masséter ou
simultanée du masséter du ptérygoïdien interne, le temporal étant hors de
cause, LE DENTU conseille de faire une incision le long du bord inférieur de
la mâchoire et d'aller désinsérer les attaches de ces muscles et les adhérences aussi haut que possible, les mâchoires mobilisées sont écartées avec
un coin. Les muscles contractent des adhérences nouvelles sur un point plus
élevé, et la bouche peut s'ouvrir.

Formation d'une nouvelle articulation. — Nous venons de voir combien, dans diverses circonstances, l'intervention était limitée ; cependant on ne saurait laisser en souffrance une fonction aussi importante que la nutrition. Aussi depuis longtemps les opérateurs ont-ils songé à créer une nouvelle articulation aux dépens de la branche montante du maxillaire.

Deux procédés peuvent être employés ici : la section osseuse simple (procédé de RIZZOLLI) ; la résection (procédé d'ESMARCH) :

1º Procédé de RIZZOLI. — La commissure labiale étant écartée, le chirurgien incise la muqueuse gingivale en avant et en arrière du maxillaire, passe au-dessous de cet os la branche étroite et mousse d'un ciseau ostéotome, puis coupe l'os d'avant en arrière à l'aide de la branche tranchante ;

2º Procédé d'ESMARCH. — L'os étant dénudé, le chirurgien le sectionne sur deux points avec la scie à main, la scie à chaîne ou le ciseau ; la largeur de la portion enlevée doit être de $0^m,03$ environ, sa forme est quadrangulaire ou trapézoïde. Ces deux opérations, d'une manière générale, ont peu de gravité ; la réaction consécutive est des plus faibles, le temps de la guérison a varié de trois semaines à deux mois. EVING MEARS a pratiqué la résection de l'articulation temporo-maxillaire. Le tableau ci-dessous, dont les chiffres sont empruntés au travail de SCHULTEN, montre les résultats obtenus par l'emploi de chacune de ces méthodes.

	NOMBRE DES CAS	GUÉRISON avec MOBILITÉ	RÉCIDIVES	MORTS	RÉSULTATS INCONNUS
Opération de Rizzoli.	26	13	5	3	5
Opération d'Esmarch.	40	15	8	2	15

Historique. — On a écrit de nombreux articles pour savoir à qui d'ESMARCH ou de RIZZOLI revenait l'honneur d'avoir songé le premier à établir une nouvelle articulation pour rétablir les mouvements de la mâchoire. La question nous semble cependant très simple. RIZZOLI exécuta pour la première fois son procédé en mai 1857, or, le mémoire d'ESMARCH date seulement de 1859, la priorité appartient nécessairement au chirurgien italien.

Du reste, l'idée n'était pas nouvelle. C'est un chirurgien américain, RHÉA BARTON, qui, le premier, en 1826, proposa de créer une nouvelle articulation dans les cas d'ankylose. BÉRARD, en 1837, fit remarquer que ce genre d'intervention conviendrait parfaitement à l'articulation temporo-maxillaire ; mais sa proposition, bien que reprise par VELPEAU (*Médecine opératoire*, 1839), n'eut pas de succès.

CHAPITRE III

AFFECTIONS DE LA VOUTE PALATINE, DU VOILE DU PALAIS ET DES AMYGDALES

§ 1er. — Affections de la voûte palatine.

Bibliographie. — MICHON, *Bull. de la Soc. de chir.*, 1852. — NÉLATON, *Gaz. des Hôp.*, 1852. — PANAS, *Soc. de chir.*, 1867. — LETENNEUR, *J. de méd. de l'Ouest*, 1870. *Vices de conformation.* — KRIMER, *J. de chir. de de Grœfe*, 1827. — ROUX, *Quarante années*, etc., Paris, 1854. — BAIZEAU, *Arch. gén. de méd.*, t. II, 1861. —LANGENBECK, in *Arch. f. Chir.*, t. II, 1861, et t. V, 1863. — SÉDILLOT, *Gaz. hebd.*, 1864. — PAUL, *Arch. de Langenbeck*, t. VII. — WEBER, in *Pilha et Billroth*, 2e Lief, 1866. — TRÉLAT, *Soc. de chir.*, 1866 et *passim.*—EHRMANN, *Mém. de l'Acad. de méd.*, t. XXIX, 1869. — ROUGE, *Perforations du palais*, Lausanne, 1867. — LANNELONGUE, *Soc. de chir.*, 1876. — VERNEUIL, *Mém. de chirurgie*, t. Ier, 1877. — MAGITOT, *Soc. de chir.*, 1884.

Thèses de Paris. — 1857, FANO (Conc.). — 1871, FOUGÈRE. — 1872, BEDEL. —· 1873, CHRÉTIEN. — 1880, OTT. — 1883, FOURRIER (prothèse palatine). — 1886, HERMANTIER (*Tuberculose*).

Consulter les Articles des *Dictionnaires*.

1º LÉSIONS TRAUMATIQUES DE LA VOUTE

Les blessures de la muqueuse, rares d'ailleurs, n'offrent qu'un intérêt secondaire et se cicatrisent aisément. Si les traumatismes de la voûte elle-même sont peu communs, ils n'en ont pas moins une importance réelle parce qu'ils donnent assez souvent lieu à des perforations persistantes. Sauf un cas d'écartement des apophyses palatines dont parle MALGAIGNE, il s'agit toujours de fractures plus ou moins étendues, produites par des instruments piquants, comme chez le malade de BAIZEAU, qui était tombé sur un pieu, et beaucoup plus fréquemment par des projectiles à la suite de tentatives de suicide ou de coups de feu tirés de haut en bas. LARREY, BAUDENS, BEDEL, OTIS en rapportent des exemples intéressants. Si les lésions sont limitées, les suites ne sont d'ordinaire pas très graves, mais elles exposent aux perforations, par suite à des troubles fonctionnels sérieux. L'indication formelle sera de chercher à rapprocher les fragments de la voûte, et au besoin de les maintenir au moyen de sutures ou d'un appareil de soutien. La voûte est-elle fracassée, le chirurgien, après avoir enlevé les dents déplacées, les esquilles libres, simplifiera le foyer dans la mesure du possible, prescrira un mode d'alimentation spécial en attendant qu'on puisse plus tard, soit par l'autoplastie, soit par la prothèse, remédier à la perte de substance.

2° LÉSIONS PATHOLOGIQUES

Les ostéo-périostites de la voûte sont inflammatoires, tuberculeuses ou syphilitiques.

Les *ostéites inflammatoires aiguës* résultent des traumatismes ou de la propagation d'une périostite alvéolo-dentaire. Ces affections, très douloureuses en raison des adhérences et de la dureté de la fibro-muqueuse, aboutissent presque toujours à la suppuration. L'abcès ainsi formé, toujours circonscrit, proémine vers la bouche ou dans les fosses nasales; son ouverture qui donne issue à un pus phlegmoneux soulage beaucoup. L'inflammation se termine suivant les cas, soit par nécrose et fistule, soit par guérison. Il est indiqué d'ouvrir de bonne heure ces collections; à cet effet, on devra préférer les incisions antéro-postérieures pour éviter les artères.

D'après HERMANTIER (thèse de Paris 1885-86) l'ostéite *tuberculeuse* serait beaucoup moins rare qu'on le croit. Elle se montre sous forme de perforations régulières, à bords jaune grisâtre; c'est un accident de la tuberculose déjà avancée, et il est commun d'observer simultanément des lésions de même nature du côté des lèvres, du voile du palais et de la muqueuse des fosses nasales.

L'*ostéite gommeuse*, au contraire, relativement fréquente au palais, débute insidieusement par un ou plusieurs points de périostite gommeuse; ces gommes se ramollissent, s'ulcèrent, laissent l'os sous-jacent à nu et produisent les nécroses partielles. Comme la même altération intéresse la muqueuse nasale, la chute du séquestre a pour conséquence une perte de substance qui s'accroît, tantôt circulairement, tantôt irrégulièrement.

Le traitement consistera à ouvrir les abcès, à prescrire les topiques spéciaux, s'il s'agit de tubercules; enfin la médication spécifique, jointe aux cautérisations locales, rendra de grands services dans l'ostéite gommeuse; si la perforation persiste, elle sera traitée par les moyens que nous exposerons plus loin.

3° TUMEURS DU PALAIS

Les tumeurs de la voûte sont exceptionnelles; les angiomes, d'après les recherches de FANO, occuperaient le premier rang et auraient pu, dans plusieurs cas, acquérir un assez grand développement pour proéminer dans la cavité buccale et la remplir. L'incision et la cautérisation au fer rouge ont été conseillées contre ces tumeurs, qu'il sera souvent prudent de respecter.

La palatine postérieure droite a été deux fois le siège d'anévrysmes observés par TERLING, S. GROSS; dans ce dernier cas, il s'agissait d'un officier qui avait reçu quelque temps auparavant un coup de couteau; la guérison de la tumeur, grosse comme un pois, fut obtenue par la ligature des deux bouts du vaisseau. Enfin, DUBREUIL a plus récemment observé un autre anévrysme qui fut guéri par les injections de perchlorure.

Qu'on ajoute à ces faits un certain nombre de cas d'*adénome simple* ou *kystique* (S. Gross), de *kystes séreux* (Saucerotte), de *fibrome* (Panas, Politis), de *myxcome* (Bryant), de *sarcome* (Heath), de *kyste dermoïde* (Clérault), de *kyste dentaire* (Magitot), et l'on se fera une idée de l'extrême rareté des néoplasmes de la voûte. L'extirpation doit être la règle dans tous les cas.

Il existe dans la voûte palatine une variété de tumeurs ayant pour origine l'hétérotopie d'un follicule dentaire. Cette variété se subdivise en deux sous-variétés :

a). Une première comprend les faits de simple éruption d'une couronne coiffée seulement de la muqueuse correspondante.

b). Une seconde sous-variété comprend les kystes développés au sein même d'un follicule frappé lui-même d'hétérotopie préalable;

Dans ce dernier cas, le follicule devient le siège d'une transformation kystique dont l'enveloppe n'est autre que la paroi du follicule lui-même, coiffé d'une coque osseuse, empruntée à la lame inférieure de la voûte.

Le diagnostic différentiel des tumeurs de la voûte devra toujours être subordonnée à l'examen attentif de l'état de l'appareil dentaire. Toute anomalie par diminution numérique établie, soit par l'examen actuel, soit par les renseignements rétrospectifs, devra toujours faire émettre l'hypothèse d'un fait d'hétérotopie dentaire, kystique ou non.

4° PERFORATIONS ET DIVISIONS DE LA VOUTE

Bibliographie. — Bellier, Th. de Paris, 1884-85.— Trélat, *Revue de chir.*, 1885.

La plupart des affections dont il a été question plus haut sont susceptibles de donner naissance à des perforations du palais; à côté de ces pertes de substances acquises, il en est d'autres, congénitales, liées au bec-de-lière compliqué et à l'absence de soudure des deux moitiés du voile.

Étiologie. — Les plaies de la voûte par armes à feu, lorsqu'elles ne se comblent pas par le rapprochement des lambeaux, aboutissent à la formation d'une perforation dont les dimensions varient beaucoup. De même, les nécroses partielles, syphilitiques ou tuberculeuses, en amenant la destruction d'une portion du palais, produisent une communication persistante entre la bouche et les fosses nasales. Enfin, il faut se rappeler que la perforation chirurgicale du palais constitue un des temps de l'extraction des polypes naso-pharyngiens par la voie palatine.

Un certain nombre d'enfants naissent avec une division souvent jointe à une déformation notable de la voûte qui devient ogivale, surélevée, en quelque sorte privée de clef de voûte. Dans le but d'expliquer cette malformation rarement isolée, les auteurs ont fait intervenir les frayeurs de la mère pendant la grossesse, les adhérences des membranes de l'œuf, les maladies du fœtus, l'arrêt de l'ossification. Il existe certainement un arrêt de développement de la voûte par suite de l'insuffisance de prolifération des bourgeons latéraux et du bourgeon latéral supérieur destiné à former le vomer. De plus, l'hérédité ne serait pas étrangère à la production de cette anomalie.

Anatomie pathologique. — 1° *Perforations acquises.* A peine est-il besoin

de dire qu'elles peuvent présenter des formes diverses; cependant, les perforations syphilitiques, les plus communes, habituellement arrondies ou
ovalaires, siègent vers la partie médiane et affectent la forme d'un entonnoir; leurs bords sont indurés, cicatriciels ou recouverts de bourgeons fongueux, suivant qu'elles tendent à la guérison ou à l'agrandissement
(fig. 155).

2° Tout autre est l'aspect des divisions congénitales; ces fissures sont
unilatérales, bilatérales ou *médianes complètes* ou *incomplètes ;* enfin, les

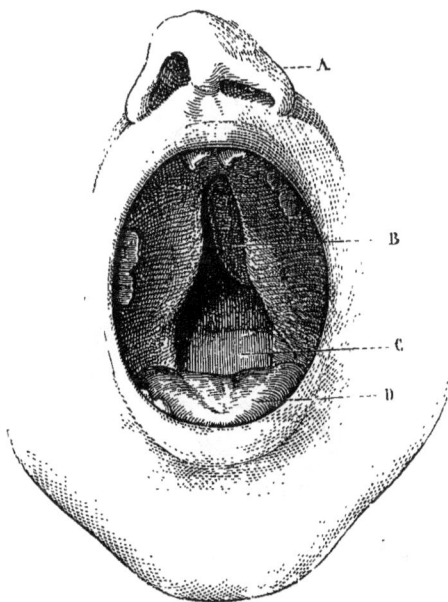

Fig. 154. — Division congénitale de la voûte et du voile du palais. Le bec-de-lièvre
superficiel a été opéré à l'âge de six semaines.

fissures incomplètes se divisent en antérieures et postérieures, simples ou
compliquées de bec-de-lièvre, avec ou sans division du voile palatin (*gueule
de loup*) (fig. 154).

La fissure unilatérale, plus fréquente à gauche, commence au niveau de
l'incisive externe, gagne le trou palatin et se prolonge plus ou moins en
arrière; sa largeur varie entre quelques millimètres et 3 centimètres. Dans
le cas de fissure bilatérale complète ou incomplète, il y a toujours complication de bec-de-lièvre double; quant à la fissure médiane, elle serait
extrêmement rare. La muqueuse qui tapisse les bords de la division est
épaisse, richement vasculaire. TRÉLAT, NOTTA, LANGENBECK ont signalé la division de la voûte osseuse du palais sans altération de la muqueuse.

Symptômes. — Toute perte de substance de la voûte palatine, toute fissure
s'accompagnent de troubles fonctionnels très importants dont on se rend facile-

ment compte. Chez le nouveau-né, la succion du mamelon est impossible :
d'où la nécessité de nourrir les enfants à la cuiller ; un peu plus tard,
comme à toutes les périodes de la vie, les aliments ont une tendance presque
invincible à pénétrer dans les fosses nasales ; par contre, les sécrétions
nasales tombent dans la bouche. L'olfaction est partiellement abolie ; mais
c'est surtout dans la phonation que les perforations déterminent de graves
perturbations. Si quelques malades parlent encore passablement lorsque
la perforation a une petite étendue, beaucoup d'enfants qui ont de grandes
fissures compliquées ne profèrent que des sons nasonnés, souvent inintel-
ligibles ; certaines consonnes sont absolument perdues. Il est bon cependant
de noter que dans quelques cas, malgré des perforations étendues de la voûte

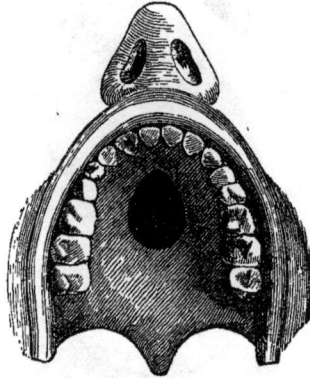

Fig. 15). — Perforation de la voûte du palais.

en même temps que du voile, les malades peuvent manger ; BERGER a présenté un cas de ce genre en 1880 à la Société de chirurgie ; la phonation
était seule altérée.

Sans doute, la nécessité rend très industrieuses les personnes qui sont
atteintes de perforations ; elles imaginent des moyens multiples pour obvier
à tous ces inconvénients ; il n'en reste pas moins certain que cette infirmité
gênante doit être traitée et que le médecin peut intervenir activement.

L'opération ne présente du reste aucune gravité. TRÉLAT n'a pas perdu un
seul malade sur 46 opérations. ROUX en a perdu un après la cinquantième
opération et cela sans aucune des précautions employées aujourd'hui.

Traitement. — 1° *Indications*. — Les chirurgiens, depuis longtemps, cherchent à remédier aux perforations et aux divisions de la voûte par la prothèse
ou par des opérations autoplastiques. Les deux méthodes comptent des partisans convaincus ; il est juste de reconnaître que depuis soixante ans, chirurgiens et mécaniciens ont réalisé des progrès notables.

L'une et l'autre méthodes présentent assurément leurs avantages et leurs
inconvénients : on est généralement d'accord pour considérer la prothèse
comme un pis-aller ; une bonne opération autoplastique ayant pour résultat
l'occlusion de la perforation sera toujours préférable aux obturateurs, aux

appareils compliqués. En effet, ces derniers irritent les parties, agrandissent quelquefois les perforations, ébranlent les dents qnand ils prennent point d'appui sur elles. Si nous ajoutons à cela leur prix assez élevé, la difficulté de se les procurer et même les dangers plusieurs fois signalés qui résultent de leur chute dans le pharynx et l'œsophage, on comprendra que leur emploi doive être restreint à des cas particuliers. Le chirurgien n'y aura recours qu'autant qu'une opération est impossible ou inefficace.

Dans les perforations accidentelles, le premier soin sera de s'assurer que l'affection qui leur a donné naissance est guérie, condition indispensable pour intervenir. Plus la perforation est étroite, plus les chances de guérison opératoire sont grandes et au delà d'une perte de substance d'un centimètre, il ne faut guère compter sur des résultats satisfaisants.

S'agit-il d'une division congénitale, la conduite du chirurgien variera suivant qu'il existe une fissure simple ou compliquée de bec-de-lièvre. Dans les cas compliqués, il courut opérer tout d'abord le bec-de-lièvre ; cette seule opération exercerait déjà une heureuse influence sur la division palatine, l'uranoplastie et la staphylorraphie seront pratiquées de six à sept ans.

Dans les cas simples, TRÉLAT s'oppose à toute intervention avant l'âge de sept ans. « Avant cet âge, elles sont dangereuses, compromises ou inutiles. »

2° *Traitement palliatif ; obturateurs.* — Mentionnons seulement les appareils primitifs et temporaires que les malades fabriquent eux-mêmes avec de la cire, du liège, du papier, de la mie de pain, etc.; bien qu'ils rendent assurément des services, ils n'en sont pas moins de beaucoup inférieurs aux instruments perfectionnés. Tous les obturateurs comprennent : 1° une plaque en caoutchouc, en vulcanite, en gutta-percha, en liège, en métal, etc., destinée à obturer la perte de substance ; 2° un appareil fixateur. C'est d'après les appareils de fixation qu'on a divisé les obturateurs en quatre classes : 1° les obturateurs à ailes ; leur plaque est munie d'un pivot qui porte à sa partie supérieure deux ailettes qu'on abaisse au moyen d'une vis de manière à les rabattre sur le plancher des fosses nasales. Quelques-uns ont la forme d'un double bouton de chemise ; 2° dans les obturateurs à verrous, la fixation est obtenue au moyen d'un verrou qu'on fait glisser sur le plancher des fosses nasales ; 3° l'obturateur à chapeau est constitué par une plaque surmontée d'un petit cylindre qu'on introduit dans la perforation ; des fils attachés aux dents servent à les fixer ; 4° les obturateurs à plaques ou plus exactement à crochets, consistent en plaques supportées par des crochets dentaires ; leur principal défaut est d'ébranler les dents.

Des appareils très ingénieux ont été imaginés par PRÉTERRE, KINGSLEY, SUERSEN, pour pallier aux inconvénients des vastes divisions congénitales de la voûte et du voile du palais ; nous y reviendrons à propos des divisions du voile.

3° *Uranoplastie.* — Cette opération anaplastique convient également aux perforations étroites et aux divisions congénitales ; les mêmes procédés sont, avec quelques modifications, applicables aux unes et aux autres. Dans le cas de petites pertes de substance, on emploiera la cautérisation des bords de la perforation, combinée avec la péritomie.

L'uranoplasie comprend trois procédés principaux :

1° *Procédé par glissement*. — Il consiste à décoller la muqueuse autour de la perforation et à suturer ensuite. Trois échecs entre les mains de Roux, Sédillot, Hulke, sont à peine compensés par un succès de Langenbeck, qui dut décoller la muqueuse jusqu'aux arcades dentaires.

2° *Procédé de renversement*. — Krimer réussit à obturer une perforation en taillant des lambeaux latéraux et en les renversant de manière que la muqueuse palatine soit tournée du côté des fosses nasales; il les sutura ensuite; ce procédé a échoué plusieurs fois. On doit préférer l'opération de renversement conseillée et pratiquée avec succès par Lannelongue; un lambeau quadrilatère adhérant inférieurement est taillé sur la cloison des fosses nasales, rabattu de haut en bas, et suturé aux bords préalablement avivés de la perte de substance.

3° *Déplacement latéral*. — Baizeau, Langenbeck conseillent d'aviver les bords de la perforation et d'inciser d'avant en arrière la fibro-muqueuse suivant le diamètre du trou sur une longueur d'un centimètre; dans un second temps deux incisions latérales sont pratiquées de chaque côté des arcades dentaires. Le décollement du pont membraneux ainsi délimité et la suture des lèvres médianes constituent les deux derniers temps de cette opération qui comptent d'assez nombreux succès.

Rose, dans un cas où l'uranoplastie classique n'était pas possible, eut l'idée de prendre un lambeau de la muqueuse des lèvres et de le porter en arrière, pour combler la perte de substance.

Résultats. — L'uranoplastie corrige ordinairement la plupart des troubles fonctionnels, mais ainsi que le fait remarquer Trélat, il est nécessaire de soumettre les futurs opérés à une éducation attentive depuis le moment où ils essayent leurs premiers mots, jusqu'à l'opération et de reprendre ensuite l'éducation après l'opération. C'est le seul moyen d'assurer le rétablissement des fonctions du langage.

Passavant a obtenu un certain nombre d'améliorations après l'uranoplastie en suturant le voile du palais au pharynx pour l'allonger; nous reviendrons sur ce point à propos de la staphylorraphie.

§ 2. — Affections du voile du palais.

Bibliographie. — *Tumeurs*. — Coyne, *Gaz. méd. de Paris*, 1874. — Desprès, *Soc. de chir.*, 1874. — Bryant, *Med. Times a. Gaz.*, 1872. — Trélat, *Soc. de chir.*, 1877, p. 714. — Dubreuil, *Gaz. méd. de Paris*, 1883.
Thèse de Paris. — 1873, Mormiche. — 1875, Python. — 1880, Ott.
Thèse de Montpellier. — 1878, Barrière.
Ulcérations. — Fougères, Th. de Paris, 1871. — Isambert, *Soc. méd. des Hôp.*, 1871, p. 107. — Verneuil, *Arch. gén. de méd.*, 1865, V. 2, p. 422. — Spillmann, Th. agrég., 1878. — Kunner, *Deutsch. Med. Wochens.*, 1881, n° 20. — Bouisson, *Gaz. méd. de Paris*, 1846. — Parmentier, *Ibid.*, 1856.
Divisions et perforations. — Trélat, *Soc. de chir.*, t. VIII, p. 460 et 2° série, t. X, p. 402, et t. VI, p. 577. — Liégeois, *Ibid.*, t. VI. — Passavant, *Arch. gén. de*

méd., 1865, t. Ier, p. 55. — Trélat, Congrès de Genève, 1877. — Préterre, *Traité des divisions de la voûte et du voile*, Paris, 1867. — Billroth, *Arch. de Langenbeck*, t. X, 1867. — Ehrmann, *Mém. de l'Acad. de méd.*, t. XXIX, 1869. — Verneuil, *Chir. repar.*, t. Ier, p. 490. — Berger, *Soc. de chir. de Paris*, 1880. — Chabrun, Th. de Paris, 1879.

1° PLAIES ET INFLAMMATION

Les plaies du voile du palais sont rares et offrent peu de particularités dignes d'attirer l'attention; en général, elles se réunissent facilement et ne donnent lieu à des pertes de substance qu'autant qu'elles sont étendues ou intéressent le bord libre de l'organe. Dans ce dernier cas les lèvres de la solution de continuité tendent à s'écarter; il peut en résulter une division acquise, des adhérences latérales anormales qui nécessitent parfois l'intervention chirurgicale et la suture. Bœckel (*Soc. de chir.*, 1879) a conseillé de substituer à l'incision médiane du voile du palais une incision transversale pour l'extirpation des polypes naso-pharyngiens par la méthode palatine. Cette plaie se réunirait facilement sans inconvénients. Weiss (de Nancy) a pratiqué cette incision avec succès.

Les inflammations du voile, très variées, sont du ressort de la pathologie interne et appartiennent à la classe des angines. Un certain nombre d'entre elles aboutissent à la suppuration, donnent naissance à des abcès qui doivent être ouverts afin de soulager les malades et diminuer la gêne de la déglutition, de la respiration, de la phonation. L'hypertrophie de la luette, son prolapsus provoquent de l'irritation réflexe du larynx et quelquefois de la toux; en pareille circonstance, après avoir essayé les poudres astringeantes, les insufflations alunées, les cautérisations au nitrate d'argent, il sera indiqué d'exciser l'organe en ayant soin de couper en deux temps la muqueuse et le muscle, sous peine de voir ce dernier faire hernie au dehors et retarder la cicatrisation de la plaie.

2° TUMEURS DU VOILE

Nous nous bornerons à signaler quelques variétés de tumeurs exceptionnelles et qui offrent peu d'intérêt; tels sont les *polypes muqueux* pédiculés qu'il faut exciser en raison de la gêne qu'ils déterminent, les *calculs* dont on ne connait que trois exemples, et qui, selon toute probabilité, prendraient naissance dans les glandes de la muqueuse. Bryant rapporte qu'il a enlevé en 1872 une *tumeur fibreuse* du voile du palais grosse comme une noix; il avait fait préalablement la trachéotomie et appliqué la canule à tampon de Trendelenburg, pour éviter la suffocation. Ott (Th. Paris, 1880) mentionne un cas de lipome du voile, et Lagroux (*Soc. anat.*, 1877) un kyste dermoïde. Trélat (*Soc. de chir.*, 1877) a enlevé un adéno-chondrome.

Les *gommes* du voile, peu communes, évoluent comme les tumeurs du même genre, et laissent parfois après leur ulcération des perforations plus ou moins étendues.

Le *cancer primitif* du voile est beaucoup moins fréquent que le cancer secondaire propagé de la langue ou du pharynx (Caselli); il s'agit dans ce dernier cas d'épithéliomes envahissants, interstitiels ou superficiels, qui détruisent l'organe, amènent de graves hémorrhagies par ulcération des vaisseaux. Cette affection peut être confondue avec les lésions syphilitiques; l'inefficacité du traitement spécifique pourra seule parfois permettre de distinguer la véritable nature du mal. D'ailleurs le carcinome du voile du palais est le plus souvent au-dessus des ressources de l'art; on se bornera à soulager les malades, à éviter les accidents asphyxiques dont ils sont menacés.

Adénomes. — Ces tumeurs, signalées par Michon, Nélaton (1852), plus fréquentes que celles qui précèdent, ont été étudiées par Letenneur, Coyne. Elles prennent naissance dans les glandules de la partie inférieure du voile du palais et sur les parties latérales dans les couches sous-muqueuses.

Autrefois on en faisait de simples hypertrophies glandulaires, d'où le nom de tumeurs adénoïdes; Coyne y aurait trouvé les éléments du sarcome glandulaire; dans un cas de Trélat, il s'agissait d'un adéno-chondrome; enfin l'adénome n'est pas toujours homogène dans toutes ses parties, et plusieurs auteurs auraient rencontré l'adénome kystique. Habituellement le volume de la tumeur n'excède pas celui d'une noix, il atteint rarement celui d'une petite orange. En se développant, elle reste d'ordinaire unilatérale, et ce n'est que dans les périodes avancées qu'elle intéresse tout le voile. Velpeau, Kruger, Anselmier ont signalé la présence de concrétions calcaires au centre.

Symptômes. — Quand le néoplasme a acquis tout son développement, il se présente avec des caractères bien décrits par Trélat; l'isthme du gosier est obstrué par une tumeur arrondie, sphéroïde, bosselée, indolente, du volume d'une grosse châtaigne, occupant l'une des moitiés latérales du voile du palais et le pilier antérieur correspondant qu'elle déforme; la luette se trouve ainsi repoussée du côté opposé. La muqueuse un peu rouge glisse assez facilement sur la production morbide; à la palpation le doigt éprouve une résistance ferme, parfois même ligneuse. Les symptômes fonctionnels, proportionnels au volume de la tumeur, consistent dans la gêne de la déglutition, de la phonation; des accès de suffocation surviennent lorsque le malade est dans le décubitus dorsal.

La marche de ces néoplasmes est généralement lente; de plus, ils ne récidivent pas après l'ablation; cependant si la nature sarcomateuse de l'adénome était démontré, il faudrait pratiquer l'extirpation le plus rapidement et le plus largement possible.

En présence d'une tumeur du voile du palais survenue insidieusement, dure, unilatérale, non adhérente à la muqueuse, développée dans le jeune âge, il faudra penser tout d'abord à un adénome. La gomme n'arrive pas sans antécédents; l'épithéliome interstitiel, fort rare, douloureux, adhère et s'ulcère de bonne heure.

Toutefois le chirurgien devra toujours s'assurer qu'il n'existe pas de battements dans la tumeur, afin d'éviter l'erreur commise par Dubreuil, qui ouvrit un anévrysme de la carotide interne croyant à un adénome. Le chirurgien de Montpellier dut lier la carotide primitive pour arrêter l'hémorrhagie immédiate qui survint. D'ailleurs, la propagation de ces anévrysmes au voile est exceptionnelle.

Après avoir incisé la muqueuse du voile, on énuclée facilement la tumeur adenoïde.

3° ULCÉRATIONS DU VOILE DU PALAIS

Nous aurons surtout en vue ici les ulcérations syphilitiques et scrofuleuses.

Les lésions dites scrofuleuses du voile du palais ont été l'objet d'une bonne description de FOUGÈRES (Th. Paris, 1871), d'ISAMBERT et de KUSSNER. On peut admettre deux variétés d'ulcérations; les unes superficielles, bénignes, les autres érosives, serpigineuses, qui marchent à la façon du lupus et déterminent finalement des désordres graves de l'organe.

Les *ulcères bénins* débutent habituellement par la paroi postérieure du pharynx, s'étendent ensuite au pilier et au voile; ils sont indolents, ne provoquent pas d'adénopathie, enfin ressemblent à des plaques muqueuses

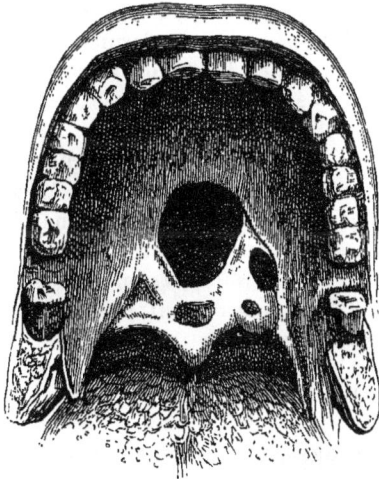

Fig. 156. — Perforations multiples du voile et de la voûte du palais. — Soudure au voile du pharynx (d'après HOEVEN, *Arch. de Langenbeck*, t. VII).

légèrement érodées, sans reflets irisés, opalins. Leur coloration est jaune, un liseré lie de vin les entoure; leur surface est souvent recouverte de mucosités jaunâtres, visqueuses.

Les *ulcères graves* encore appelés *scrofulides malignes du pharynx* ont été étudiés par PAUL (de Breslau), VERNEUIL, etc.; ils débuteraient par de gros boutons jaunâtres acuminés produisant quelquefois des adhérences et des déformations du voile palatin. Les piliers rongés par l'ulcération se rapprochent de la paroi postérieure et le voile lui-même, devenu flottant, se greffe en arrière ; BRYANT a eu l'occasion de traiter un rétrécissement considérable du pharynx qui n'avait pas d'autre origine. Il en résulte du nasonnement, le passage des aliments par la narine, et fréquemment la surdité.

Le traitement doit être médical et chirurgical, l'huile de foie de morue, le quinquina, les reconstituants, les bains sulfureux, l'exercice, le séjour à la campagne, constitueront le traitement général. Les cautérisations locales avec la teinture d'iode, le chlorure de zinc, l'acide chromique au quart, l'acide lactique rendront des services. Enfin une opération chirurgicale sera parfois nécessaire dans le but de remédier à l'atrésie de l'isthme pharyngo-nasal. MOSETIG a trépané le palais dans un cas d'occlusion complète pour obvier aux inconvénients que cette infirmité déterminait.

Les *syphilides du voile du palais* sont fort communes ; on y rencontre fréquemment à la période secondaire des plaques érosives, plates, discrètes ou confluentes, rougeâtres et opalines, d'ordinaire très superficielles. Les gommes débutent insidieusement par une rougeur et un engorgement du voile qui devient bosselé et se relève difficilement. En se ramollissant, la gomme aboutit à l'ulcération de l'une ou des deux muqueuses, de là des ulcères et trop souvent des perforations rapidement envahissantes ; de là le nasonnement et la gêne de la déglutition. Si la gomme a intéressé et détruit le bord libre du voile, les vestiges de ce dernier s'écartent de chaque côté. Le traitement spécifique mixte, joint aux topiques locaux et surtout à l'emploi du nitrate acide de mercure, fera la base de la thérapeutique des syphilides du voile.

Adhérences du voile.— Les ulcérations syphilitiques et tuberculeuses aboutissent quelquefois, ainsi que nous l'avons dit, à l'ankylose du voile au pharynx. Tantôt l'occlusion de l'isthme pharyngo-nasal est complète, tantôt partielle, avec ou sans perforation. La figure 156 empruntée à HOEVEN représente un cas d'adhérence avec perforations multiples. Cette affection altère toujours le timbre de la voix qui devient nasillarde. Malheureusement les moyens de traitement tentés contre cette infirmité, opérations ou dilatations mécaniques, réussissent assez mal.

4° VICES DE CONFORMATION. — PERFORATIONS ET DIVISIONS

Les unes et les autres peuvent être acquises ou congénitales : tous les traumatismes, les ulcérations diathésiques, sont les causes ordinaires des premières. TRÉLAT aurait observé un cas de fissure spontanée du voile du palais, postérieure à la naissance.

Les divisions congénitales dues à un arrêt de développement de l'organe sont complètes ou incomplètes, uniques ou multiples, simples ou compliquées de fentes de la voûte et toujours médianes. Dans les degrés légers, la luette, seule intéressée, devient bifide ; lorsque tout le voile est divisé, ses deux moitiés, écartées en bas et en arrière, forment un angle antérieur, à la façon de rideaux relevés. L'état de ces vestiges du voile varie d'un malade à un autre ; dans quelques cas l'organe atrophié, rudimentaire, est réduit à deux tubercules adhérents aux piliers et au pharynx ; ailleurs les deux moitiés symétriques de l'organe persistent, conservent leur contractilité et tendent à se rapprocher pendant les mouvements de déglutition.

Symptômes. — Les altérations fonctionnelles consécutives à la perforation ou à la division du voile nous sont déjà connues ; rappelons la gêne de la phonation, de la déglutition, les troubles du goût, de l'ouïe et de l'odorat. La guérison spontanée des divisions congénitales est-elle possible ? D'après une observation de TRÉLAT, la soudure serait susceptible de se faire ; de même, quelques faits tendraient à prouver que la guérison des divisions pourrait s'effectuer pendant la vie intra-utérine, ainsi qu'en témoignerait une cicatrice sur le raphé médian. Beaucoup de jeunes enfants atteints de ce vice de conformation meurent dans les premières années par le fait de la difficulté qu'ils ont pour s'alimenter.

Traitement. *Indications.* — Deux modes de traitement s'offrent au chirurgien : l'un, palliatif, consiste à obturer les divisions ; l'autre, chirurgical, a la prétention de remédier au vice de conformation. Aucune de ces méthodes n'est à l'abri de critiques ; aucune ne guérit complètement, car il faut dans les deux cas recourir ultérieurement aux exercices vocaux. On s'accorde aujourd'hui pour préférer l'opération dans les cas de division incomplète, lorsque les muscles du voile ont conservé leurs fonctions. Si les lambeaux font défaut, si les muscles sont atrophiés, mieux vaut alors employer les appareils prothétiques ; il faut également tenir compte de l'état social des malades.

Les insuccès des opérations entreprises dans la première enfance, celles de LANGENBECK entre autres, ont amené les chirurgiens à ne pratiquer la staphylorraphie qu'à partir de l'âge de sept ans. GAYRAUD croit que cette anaplastie faite avant l'uranoplastie exerce, comme l'opération du bec-de-lièvre, une heureuse influence sur les divisions de la voûte.

Obturateurs. — Il y a lieu d'en distinguer deux classes : 1° les uns s'adressent aux perforations et aux divisions simples ; 2° les autres conviennent aux cas compliqués de fente de la voûte et du voile. PRÉTERRE, SCERSEN, ont construit à cet effet des obturateurs à voile mobile, appareils ingénieux mais coûteux et partant peu pratiques. Ils ne remédient d'ailleurs qu'assez incomplètement aux défectuosités fonctionnelles. La plupart de ces engins prennent point d'appui sur les bords de la perforation (fig. 157).

Traitement chirurgical. — La cautérisation des perforations simples rend souvent des services. J. CLOQUET a conseillé de cautériser l'angle de la division pour faciliter la soudure des bords ; ce procédé conviendrait également aux absences de soudure congénitales.

Staphylorraphie. — L'autoplastie appliquée au traitement de ces difformités du voile du palais, ou staphylorraphie, quoique indiquée par LEMONNIER au siècle dernier, n'est entrée dans la pratique que depuis 1815. Elle consiste à aviver les bords de la division du voile du palais, puis à les suturer. Afin de faciliter la coaptation et d'éviter les tiraillements excessifs des sutures, DIFFENBACH, FERGUSSON, SÉDILLOT ont eu recours à des incisions latérales qui intéressent à la fois muqueuse et muscles.

L'opération la mieux réussie ne corrige pas toujours les défectuosités de la prononciation, ainsi qu'il résulte des recherches de PASSAVANT; pour obtenir l'allongement du voile du palais et l'occlusion complète de la cavité bucco-pharyngienne. Cet auteur a imaginé de suturer le voile du palais à la partie postérieure du pharynx. SCHŒNBORN améliora le procédé en taillant dans cette même paroi postérieure un lambeau qu'il fixait par des sutures entre les deux moitiés du voile du palais divisé. Les résultats de ces deux méthodes n'ont pas été satisfaisants; l'infirmité est incurable parce que la voûte palatine est mal conformée, trop courte ou trop ogivale, peut-être aussi parce que l'innervation du voile est défectueuse ou que les muscles ne

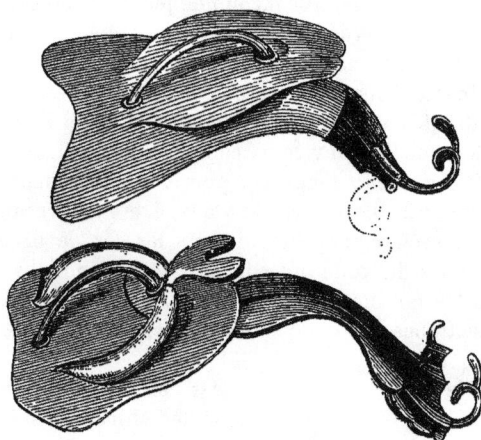

Fig. 157. — Obturateurs à voile mobile pour divisions congénitales de la voûte et du voile du palais.

sont pas suffisamment développés. La gymnastique vocale quand les sujets sont jeunes, contribue d'ailleurs dans une certaine mesure à diminuer ces *desiderata* de l'opération.

§ 3. — Affections des amygdales.

Bibliographie. — EHRMANN, *Société de chirurgie*, 1878. — POLAND, *Brit. a. Foreign Med. Chir. Rev.*, 1872, n° 98, et *Arch. gén. de méd.*, 6e s., t. XX, 1872. — PASSAQUAY, Th. de Paris, 1873. — GAILLARD, *Ibid.*, 1881, t. IX. — CHASSAIGNAC, *Gaz. des Hôp.*, 1854. — LAMBRON, *Acad. de méd.*, 1861. — CORNIL, *Union méd.*, 1881, 137. — DE SAINT-GERMAIN, *Ann. des mal. de l'oreille et du larynx*, 1875, t. Ier, p. 21, — MORELL-MACKENZIE, Trad. MOURE-BERTIER, Paris, 1882 (Bibliogr.). — 1883 BRETON, Th. de Paris. — ZUCKERKANDL, *Wien. med. Jahrb.*, 1887. — CASTEX, *Revue de chir.*, 1886 (Bibl.).

Les traumatismes de l'amygdale n'offrent aucun intérêt; SCHRŒTTER a cité cinq cas de *corps étrangers* de cet organe ; dans la plupart, il s'agit d'arêtes de poissons.

1° AMYGDALO-PHLEGMON

On a depuis longtemps comparé l'amygdale aux ganglions lymphatiques ; l'inflammation aiguë de cet organe vérifie cette analogie.

Étiologie. — Les causes les plus diverses prédisposent aux plegmons amygdaliens ; tels sont les traumatismes, les corps étrangers, l'hypertrophie ; mais à côté de ces causes, il faut faire une large place aux agents infectieux et aux influences atmosphériques.

Symptômes. — Les symptômes du début n'ont rien de caractéristique ; l'inflammation la plus légère s'accompagne souvent de phénomènes graves. La rougeur, le gonflement de l'organe et des parties voisines constituent les premiers signes, l'œdème gagne le tissu périphérique, la fièvre reste vive, les ganglions sont engorgés, les fonctions de l'isthme du pharynx extrêmement douloureuses.

A mesure que la gravité des symptômes augmente, l'état général s'altère ; le sommeil disparaît, la déglutition devient impossible, le facies change, l'haleine est fétide ; le malade anxieux, fort gêné pour respirer, expulse, avec beaucoup de peine et de souffrances, quelques mucosités épaisses, filantes. Il est parfois difficile, à cette période, d'examiner la région, le gonflement et la douleur empêchant l'écartement des mâchoires.

Avec un peu d'insistance, on peut apercevoir l'isthme du gosier, dont une tuméfaction diffuse comprenant une partie du voile et des piliers rétrécit très sensiblement l'orifice. Au bout d'une semaine, le pus collecté tend à se faire jour au dehors ; tantôt l'abcès s'accumine, se présente sous la forme d'une saillie blanchâtre au niveau de l'amygdale, du voile du palais ou des piliers. Le doigt introduit dans la gorge permet de sentir une tension élastique, difficile à définir, qui ne trompe pas quand on l'a sentie une seule fois ; la fluctuation vraie est plus difficile à percevoir.

Si la collection n'a pas été évacuée par une incision, l'abcès se crève en donnant issue à une assez grande quantité de pus phlegmoneux, fétide. On a noté un cas de mort par suffocation à la suite de l'irruption subite du pus dans les voies aériennes. Une détente très rapide de tous les symptômes suit cette ouverture ; généralement, la guérison survient au bout de peu de jours. Il faut cependant bien retenir que telle n'est pas toujours la terminaison du phlegmon de l'amygdale, qu'il récidive souvent et peut entretenir une gêne prolongée de la déglutition, amener enfin à sa suite une paresse du voile du palais et des piliers. D'autres fois le pus se porte à l'extérieur ou fuse le long du cou.

Complications. — Nous avons déjà parlé des dangers d'asphyxie pendant la première période ; ils sont encore plus grands si l'amygdalo-phlegmon est double, s'il y a œdème de la glotte ; aussi a-t-on dû, dans quelques cas, pratiquer la trachéotomie pour obvier à ces menaces. On a dit que le phlegmon ne se terminait par gangrène que dans le cours de fièvres éruptives graves ; néanmoins SOREL a noté cette complication chez un homme atteint de cachexie palustre, et son malade mourut d'hémorrhagie au moment de la chute des escarres.

L'ulcération des artères du cou dans les phlegmons de l'amygdale a été l'objet d'un travail d'EHRMANN; elle précède ou suit l'ouverture du foyer. La carotide interne est le plus fréquemment intéressée, dans trois cas seulement l'ulcération portait sur la carotide externe. On conçoit aisément toute la gravité de semblables accidents qui enlèvent nombre de malades; d'autres n'ont dû la vie qu'à la ligature de la carotide primitive, préférable dans ce cas à celle de la carotide interne. Diagnostiquer la perforation avant l'ouverture de la collection est un problème fort difficile; si DUKE, DEWARRE surent s'abstenir en pareille circonstance, CHASSAIGNAC, LISTON s'y sont mépris et ont dû lier la carotide, séance tenante.

Traitement. — Le traitement abortif ne réussit pas habituellement contre le phlegmon de l'amygdale; la cautérisation, les astringents augmentent les douleurs sans aucun profit; un vomitif administré dans le cours de l'affection rend quelquefois des services, il peut remplacer un coup de bistouri chez les personnes pusillanimes; c'est aux gargarismes boriquées, aux pulvérisations chaudes, aux badigeonnages avec la teinture d'iode qu'il faudra donner la préférence. Les incisions hâtives ne soulagent pas sensiblement les malades, parce qu'elles sont forcément timides; il faut surtout s'abstenir de porter le bistouri dans le voile du palais, d'ordinaire très gonflé. Dès que le pus est collecté, on ponctionne le pilier de l'amygdale d'avant en arrière avec un bistouri à gaine, en ayant soin de ne pas diriger la pointe en dehors pour éviter les gros vaisseaux.

2° HYPERTROPHIE DES AMYGDALES

Étiologie. — L'hypertrophie des amygdales, symptôme commun à plusieurs maladies, reconnaît des causes variées. Tout porte à croire que les maladies virulentes, les agents spécifiques, exercent une influence prédominante sur sa production. Quoi qu'il en soit, l'hypertrophie a été observée plus fréquemment chez les enfants et les adolescents du sexe masculin. Chez eux le lymphatisme y prédispose beaucoup. Plus tard, les inflammations successives, la tuberculose, la syphilis, sont les causes les plus communes du gonflement chronique de ces organes.

Anatomie pathologique. — Le volume de l'amygdale est toujours augmenté dans des proportions qui varient entre celles d'une grosse noisette chez l'enfant et d'une châtaigne chez l'adulte; sa coloration est d'ordinaire rosée, plus rarement rouge foncé. Suivant CORNIL, par suite de l'hypertrophie des follicules devenus jaunâtres, caséeux, et de la sclérose du tissu conjonctif, les cryptes sont réduites à des fentes. La coupe offre des petits foyers caséeux disséminés qui ont les plus grandes analogies avec ceux des ganglions tuberculeux. « La muqueuse de la surface et des cryptes est recouverte de son épithélium normal, mais les papilles ont disparu; le chorion est épaissi, sclérosé; il en est de même du tissu réticulé qui ne présente plus la fine fibrillation de l'état normal. Les vaisseaux sont peu abondants et entourés d'une zone de sclérose périvasculaire. » En résumé, l'hypertrophie est due à l'augmentation de volume du tissu réticulé et des follicules de l'organe jointe à l'épaississement du chorion muqueux. La seule différence qui existerait avec l'adénite tuberculeuse serait l'absence de cellules géantes. L'hypertrophie s'accompagne encore dans quelques cas de la formation de calculs.

Symptômes. — Tantôt l'affection débute insensiblement, progressivement, tantôt elle résulte de poussées inflammatoires successives; dans l'un et l'autre cas, elle se traduit par des signes physiques et des troubles fonctionnels. En examinant la gorge, on constate l'augmentation notable du volume de l'amygdale qui présente une coloration rosée, une surface lisse; si les deux organes sont pris en même temps, souvent l'un est plus développé que l'autre et le voile du palais se trouve repoussé en haut. Enfin les ganglions sous-maxillaires deviennent assez communément le siège d'une adénopathie chronique qui participe des caractères de l'hypertrophie de l'amygdale.

Parmi les troubles fonctionnels, notons des accès de gêne de la déglutition, une dyspnée qui peut suffoquer le malade et nécessiter la trachéotomie, comme dans un cas de Schaw; la voix est voilée, faible, la prononciation défectueuse; la bronchite, le coryza en sont assez fréquemment la conséquence. Depuis Dupuytren, on admet que l'hypertrophie des amygdales a parfois pour conséquence la déformation du thorax qui prend la forme d'une carène.

Les troubles de l'acuité auditive existent presque constamment dans cette maladie; tantôt la surdité est complète, d'autres fois ce sont des tintements, des bourdonnements, phénomènes qui ont été attribués à l'oblitération de la trompe par la compression, au boursouflement de la muqueuse ou à l'accumulation de sécrétions catarrhales. Mentionnons encore les troubles de l'olfaction et du goût.

L'état général, principalement chez les enfants, ne reste pas indifférent; il en résulte une certaine faiblesse de la constitution; les malades ont constamment la bouche entr'ouverte, la tête inclinée de côté; leur langue est sèche, leurs narines sont étroites et ils s'essoufflent facilement. On a d'ailleurs fait jouer à l'hypertrophie un rôle dans l'étiologie de nombre de complications qui n'ont aucun rapport avec elle, le crétinisme entre autres. Essentiellement lente et chronique, cette affection est en réalité bénigne; l'ablation de ces organes fait cesser les accidents.

Traitement. — Il y a grand avantage à prescrire aux enfants atteints de cette maladie, les fortifiants, l'huile de foie de morue, le sirop antiscorbutique, les amers, les iodures, le séjour au bord de la mer. Parmi les topiques nous signalerons les insufflations d'alun, la cautérisation avec le nitrate d'argent, les badigeonnages avec la teinture d'iode. On a beaucoup préconisé les eaux sulfureuses, en douches ou en pulvérisations. Contre les déformations thoraciques, les exercices gymnastiques ont été utilement conseillés. La ligature, encore employée en Angleterre, l'arrachement (*tonsillothlipsie de Magil*), méthode ancienne tirée de l'oubli par Borelli (1861), le massage avec le doigt enduit de poudre d'alun vanté par Quinart, sont inférieurs à l'ablation pure et simple.

L'amygdalotomie, opération courante, se pratique à l'aide du bistouri ou

de l'amygdalotome (instrument de Fahnestock). L'anesthésie, la tête pendante conseillée par Rose, pour vaincre la résistance des enfants indociles,
n'est pas sans inconvénient, mieux vaut rouler et immobiliser l'enfant dans
un drap, puis lui ouvrir la bouche à l'aide de l'ouvre-bouche abaisse-langue
de Trélat. Sous aucun prétexte on ne doit porter l'instrument tranchant sur
des amygdales qui ont été récemment le siège d'une inflammation aiguë. Un
de nos camarades qui, en pareille circonstance, s'était extirpé lui-même ses
amygdales encore enflammées, bien qu'ait pu lui dire Tillaux pour le détour-
ner de cette entreprise, eut une hémorrhagie dont Verneuil ne parvint à se
rendre maître qu'en saisissant toute l'épaisseur de la paroi pharyngienne
entre les mors d'une grande pince, à forci-pressure.

Dans les conditions ordinaires, l'écoulement sanguin, consécutif à l'ablation des amygdales, s'arrête facilement. Mais il est loin d'en être toujours
ainsi, et nombre de chirurgiens se sont trouvés aux prises avec des hémor-

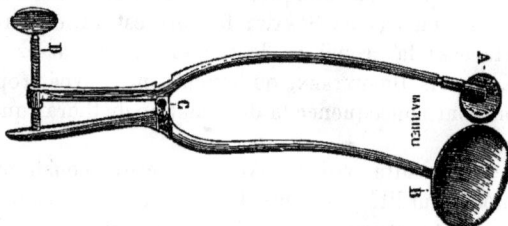

Fig. 158. — Pince de Broca destinée à faire la compression des parois du pharynx
dans les cas d'hémorrhagies.

rhagies d'autant plus inquiétantes que rien ne pouvait les faire prévoir,
et que souvent elles apparaissaient plusieurs heures après l'opération. Les
astringents, la compression de la carotide, les pinces à forci-pressure sont
parfois impuissants et quelques opérés sont morts; Lyden (*Hygyeia*, 1880)
dut lier la carotide primitive et Mac Carty la carotide externe. Comme le fait
remarquer Zuckerkandl, les tonsillaires venant de la carotide externe, c'est
toujours cette artère qu'il faudrait lier en cas de danger.

En présence de la possibilité de ces accidents, quelques chirurgiens
redoutent d'enlever les amygdales. Aussi de Saint-Germain préconise-t-il
d'atrophier les amygdales en les cautérisant avec la pointe courbe du
thermo, ou du galvano-cautère. On enfonce dans une des amygdales la pointe
de l'instrument rougi au vif, sur une profondeur de un centimètre à un centimètre et demi, trois ou quatre cautérisations sont ainsi faites. Une réaction
inflammatoire assez vive se produit, puis après quatre à cinq jours pendant
lesquels le sujet absorbe des aliments faciles à avaler et se gargarise avec
de l'eau de guimauve, tout rentre dans l'ordre. Une dizaine de jours après,
l'autre amygdale est cautérisée à son tour.

Deux ou trois séances semblables suffiraient amplement pour amener la
rétraction de l'amygdale. Sous l'influence des cautérisations, le tissu de
l'amygdale serait transformé en une gangue cicatricielle et l'inflammation

aurait ensuite beaucoup moins de prise sur ce tissu que sur le moignon amygdalien laissé par la section. L'avenir se prononcera sur cette méthode dont les résultats ne sont pas encore suffisamment certains.

3° ULCÉRATIONS ET TUMEURS DES AMYGDALES

Bibliographie. — FILLOUX, Th. de Paris, 1886.

1° Parmi les ulcérations des amygdales, celles qui reconnaissent pour cause la syphilis sont très communes. Citons tout d'abord le chancre infectant, nié à tort par VELPEAU, exceptionnellement rencontré en ce point et qui s'accompagne d'adénopathie. La région est surtout un lieu d'élection pour les plaques muqueuses; l'espace triangulaire compris entre les piliers constitue, comme le dit FOURNIER, un véritable nid à syphilides. Ce sont des érosions, parfois des plaques végétantes de petites dimensions tantôt rougeâtres, tantôt grises, cendrées, opalines, isolées ou confluentes. Elles déterminent les symptômes ordinaires de l'angine, surtout chez les fumeurs, deviennent alors douloureuses, gênent la déglutition, mais souvent passent inaperçues. Quelques-unes prennent le type ulcéreux et se présentent avec un aspect pultacé ou rougeâtre (LE GENDRE, *Arch. gén. de méd.*, 1884).

La syphilis tertiaire, gommes ou ulcérations, est rare à l'amygdale.

À côté de ces ulcérations d'origine syphilitique, il faut signaler les ulcérations tuberculeuses. Ce peut être le *lupus* rarement limité à l'amygdale, mais c'est le plus souvent l'ulcération tuberculeuse type avec ses caractères parfois difficiles à reconnaître. STRASSMANN (*Arch. f. path. anat. et Phys.* Band XCVI, Cft. 4, p. 319) a décrit la tuberculose des amygdales. Au lieu d'être une rareté, ainsi que l'avait prétendu VIRCHOW, elle serait assez commune : sur 21 cadavres de phtisiques, il aurait trouvé 13 fois des tubercules de l'amygdale. Généralement ce sont des productions de petit volume, riches en cellules géantes, les bacilles y sont rares, exceptionnels.

2° Les néoplasmes qui prennent naissance dans l'amygdale sont assez rares, et leur histoire est entourée d'obscurité malgré les recherches de POLAND, PASSAQUAY, PIÉRIN. Le *fibrome* y a été signalé par DUPUYTREN, VERNEUIL. — DAVASSE parle d'un *kyste hydatique;* DUMREICHER, d'un *polype* gros comme une amande, qui déterminait la suffocation; FRUHWALD en a vu un autre cas (*Wien. med. Woch.*, 1879, t. XX, p. 44). BRYANT aurait observé des *tumeurs adénoïdes.*

L'amygdale est encore un des sièges primitifs ou secondaires du *lymphadénome*, du *lymphosarcome* avec ou sans leucocythémie.

Cette tumeur peut être diffuse dans toute l'arrière-gorge, mais le plus souvent elle est à évolution locale : l'amygdale est volumineuse, saillante, elle n'arrive que tardivement à l'ulcération. Les symptômes auxquels elle donne lieu sont ceux de l'épithélioma que nous étudions plus loin; mais la consistance en est molle et régulière. En général, l'envahissement ganglionnaire est rapide et le malade succombe soit à l'asphyxie, soit à la généralisation de la tumeur. On a signalé l'ulcération de la carotide interne.

Le traitement médical par l'arsenic est le seul à recommander, le chirurgien ne doit pas intervenir.

Dans un fait où une tumeur de ce genre avait ulcéré la carotide, le néoplasme, pris pour un phlegmon, fut ouvert; une hémorrhagie mortelle en fut la conséquence.

Signalons aussi les calculs des amygdales étudiés par PASSAQUAY (th. de Paris). MONRO, LOUIS, BRYANT ont étudié des faits de ce genre. LARREY parle d'une pierre qui pesait 2 décigrammes. HOFMOKL cassa un amygdalotome sur une concrétion de cette nature. TERRILLON a montré au Congrès de Grenoble, 1885, un calcul du volume d'une noisette qui avait été pris pour un cancer. NIXON (*Centralb. für Ch.*, 1886) a enlevé avec un davier une pierre amygdalienne ayant 23 millimètres de diamètre.

Cancer de l'amygdale. — Sous ce titre on a compris des tumeurs diverses, plusieurs fois des lympho-sarcomes.

Les tumeurs épithéliomateuses de l'arrière-bouche, fort étudiées dans ces dernières années, ont été l'objet d'un remarquable travail de CASTEX (*Revue de chirurgie*, 1886). D'après ce chirurgien, « ces tumeurs apparaissent généralement vers l'âge mûr, sans qu'il soit possible d'incriminer particulièrement l'abus du tabac ». Elles affectent dans leur début trois modes principaux qui diffèrent par le siège des premières manifestations (débuts haryngien, auriculaire, ganglionnaire). Les symptômes fonctionnels les plus accentués sont : les douleurs dans l'oreille, la sialorrhée, la dysphagie et l'odyriophagie (douleur à la déglutition).

L'ulcération produite par ces tumeurs a une tendance remarquable à gagner en surface plutôt qu'en profondeur, elle est généralement recouverte d'un enduit pulpeux et grisâtre, envahit non seulement l'amygdale, mais encore les piliers, le voile du palais et la langue; certains épithéliomas prennent la forme térébrante.

Les ganglions rapidement envahis forment une masse qui occupe toute la partie latérale du cou jusqu'à l'apophyse mastoïde.

En général, ces néoplasmes amènent rapidement la cachexie, plusieurs malades succombent dans le cours de la première année.

Les néoplasmes de l'amygdale peuvent être confondus avec diverses affections, suivant qu'ils sont ou non ulcérés. S'il n'y a qu'une tumeur peu volumineuse, la confusion est possible avec une hypertrophie ou une gomme; la présence de ganglions, l'inefficacité du traitement spécifique, écarteront l'idée d'un néoplasme syphilitique. L'hypertrophie est spéciale à l'enfance, les tumeurs malignes appartiennent à l'âge adulte ou à la vieillesse.

S'il y a une ulcération, la nature de la tumeur est beaucoup plus difficile à préciser. L'existence d'un engorgement ganglionnaire, d'un ulcère à fond sanieux, à bords crevassés et durs, fera penser à un épithélioma; une gomme ulcérée sera précédée d'autres accidents; les hémorrhagies multiples, la douleur lancinante éveilleront l'idée d'un carcinome. Cependant il faut se rappeler que le diagnostic précis de ces néoplasmes est souvent difficile.

Traitement. — Opérer d'aussi bonne heure que possible, telle est la règle. Les indications et contre-indications se tirent de l'état local, de l'état ganglionnaire et de l'état général. Si l'affection est circonscrite et sans retentissement ganglionnaire, on doit opérer.

Quand le néoplasme plus étendu s'accompagne d'adénopathies secondaires formant une tumeur circonscrite et mobile, on peut encore opérer, car l'intervention est plutôt utile que nuisible.

« Quand la tumeur intérieure aussi bien que la masse ganglionnaire ont perdu toute mobilité, même de balancement, ce qui indique des prolongements profonds en grand nombre; quand l'exploration minutieuse des régions carotidienne et sus-claviculaire y fait constater des ganglions très durs quoique peu volumineux, l'opération est contre-indiquée. Elle me ferait qu'accélérer les progrès du mal. » (Castex.)

Le plus souvent, pour aborder ces néoplasmes, le chirurgien est obligé de créer une voie artificielle et d'opérer par le cou, avec ou sans résection du maxillaire inférieur. Les procédés sont d'ailleurs nombreux (Billroth, Polaillon. Mickulicz, Cheever, Küester, Langenbeck).

Le pronostic immédiat de ces opérations est grave par l'hémorrhagie et la pénétration du sang dans les voies aériennes. La mortalité immédiate est si considérable et la récidive si fréquente que quelques chirurgiens (Thiersch, Thélat) préfèrent ne pas intervenir dans ces cas.

CHAPITRE IV

MALADIES CHIRURGICALES DE LA LANGUE

Bibliographie générale. — Louis, *Mém. de l'Acad. de chirurgie*, Paris, 1774, t. V, p. 186. — Jourdain, *Traité des maladies de la bouche*, Paris, 1778, t. II. — Earle, *Med. Chir. Trans.*, London, t. XII. — Johnson, *Med. Chir. Review*, 1843, t. XLIII. — Müller, *Deutsch. klinik*, 1851, Bd. III, p. 273. — Fairlie Clarke, *Diseases of the Tongue*, London, 1874. — Articles Langue des *Dictionnaires* (Demarquay, *Dict.* de Jaccoud). — Butlin, *Mal. de la langue*, trad. Aigre, 1889. — Christopher Heath, *Leçons sur les malad. de la Langue. Brit. med. Journ.*, 1888.

§ 1er. — Lésions traumatiques de la langue.

Bibliographie. — Pibrac, *Mém. de l'Acad. de chir.*, t. III, 1757. — Cooper, *Guy's Hosp. Reports*, 1837, t. II. — Gant, *Bull. de thérap.*, 1860, t. LIX, p. 134. — Bertrand, *Gaz. des Hôp.*, 1863, p. 119. — Bérenger-Féraud, *Gaz. des Hôp.*, 1870, n° 53.

1° PLAIES DE LA LANGUE

Les plaies de cet organe sont relativement peu communes; les dents d'une fourchette, des arêtes de poisson, des aiguilles, ont pu accidentellement produire une piqûre. Brasdor rapporte qu'une personne en tombant s'enfonça dans la langue une aiguille à tricoter ; on dut arrêter l'hémorrhagie avec le fer rouge. Nous ne ferons que mentionner les *coupures ;* elles saignent beaucoup dans les premiers instants et se guérissent promptement ; les herbes coupantes ont bien des fois lésé la langue des enfants, sans suite sérieuse.

Seules les *plaies contuses* offrent un intérêt réel ; les morsures sont assez fréquentes chez les épileptiques, les tétaniques ; cet accident arrive encore pendant la mastication ou à la suite d'un choc brusque sous le menton, alors que la langue était interposée entre les arcades dentaires. Tantôt les lésions sont peu profondes, tantôt l'organe est presque divisé dans sa partie libre ; d'ailleurs la guérison se fait généralement vite, bien que l'hémorrhagie du début soit toujours assez sérieuse ; on s'en rend facilement maître par les boissons astringentes, l'eau vinaigrée, la glace, la compression et au besoin la ligature, le thermo-cautère. Si le lambeau mordu était un peu considérable, il faudrait recourir à la suture, qui présente l'avantage d'arrêter tout écoulement. Péan recommande cette méthode dans toutes les opérations que l'on pratique sur la langue. Gant, Bérenger-Féraud ont rapporté des cas de réunion des lambeaux détachés par morsure, malgré la division à peu près complète.

Les *plaies par armes à feu,* suivant la direction du projectile, déterminent des sillons ou des sétons, les premiers plus graves que les seconds en raison des cicatrices vicieuses qui peuvent en résulter. Rarement la lésion est aussi simple, car presque toujours elle est rendue irrégulière par les fragments de dents, les esquilles des maxillaires qui labourent profondément l'organe, et même y restent enclavés. Dans les cas de suicide, l'expansion des gaz distend toute la plaie et aggrave encore ces lésions.

L'hémorrhagie qui accompagne ces plaies prend parfois une gravité exceptionnelle et peut mettre la vie des malades en danger ; aussi est-ce à l'arrêter que le chirurgien devra s'attacher tout d'abord, et pour cela il s'adressera aux moyens que nous avons énumérés plus haut. Pendant les jours qui suivent le traumatisme, il y a souvent un gonflement considérable dû à la glossite traumatique, un écoulement abondant d'une salive au début sanguinolente, et plus tard franchement purulente. Peu à peu le gonflement diminue, la suppuration se tarit, il se forme des cicatrices irrégulières qui gênent plus ou moins les fonctions de l'organe.

Traitement. — Le premier soin du chirurgien sera, après l'hémostase, de simplifier et de nettoyer la plaie, de rapprocher les lambeaux par des sutures, de diminuer la souffrance toujours vive par des gargarismes émollients, des lotions antiseptiques, chloratées ou boratées ; de grands soins de propreté sont indispensables.

2° CORPS ETRANGERS DE LA LANGUE

Les corps étrangers que l'on a accidentellement rencontrés dans la langue ne sont pas très variés ; parmi les plus communs, nous citerons les dents, les projectiles de guerre, les fragments de tuyaux de pipes qui, à la suite de chutes, se brisent en pénétrant dans l'organe ; d'une façon générale on peut dire que ces corps sont mal tolérés, ce qui tient sans doute à l'extrême mobilité de la langue ; dans la plupart des cas, la terminaison fistuleuse est-elle la règle. A peine peut-on citer comme exemple d'enkystement un cas de MANGET, rapporté par PERCY : une balle resta pendant six ans ignorée dans la langue, sans produire d'autre accident que le bégaiement.

Au début, il y a habituellement de la glossite, des hémorrhagies et une gêne notable dans les fonctions. Les douleurs sont quelquefois vives, chez un malade d'HERBERT, une dent molaire enfoncée dans la langue par un charlatan, entretenait une fistule et déterminait des souffrances assez intenses. VELPEAU, BOUISSON durent inciser la langue pour extraire des couronnes de molaires qui avaient été entraînées par des balles. BOYER débrida également une fistule linguale chez un vieux militaire pour le débarrasser d'une balle.

On comprend plus difficilement comment un tuyau de pipe de 4 centimètres a pu être toléré dans la langue, comme dans le cas de MISSLER (*Wien. med. Wochens.*, 1871). Il ne faut pas oublier que la proximité de vaisseaux importants peut être l'origine d'hémorrhagies secondaires graves et même mortelles ; HOLMES dit qu'il existe au musée de Guy's Hospital de Londres, une pièce anatomique représentant une artère ulcérée par un tuyau de pipe dont la présence n'avait pas été soupçonnée pendant la vie. POTTIER a publié un cas analogue ; il s'agissait d'une dent entraînée dans la langue par une balle ; plusieurs hémorrhagies consécutives, provenant d'une petite plaie qui siégeait à la base de l'organe, ne tardèrent pas à mettre la vie du malade en danger ; l'incision et l'extraction firent cesser tous les accidents.

3° BRULURES

Le contact avec la langue de boissons ou d'aliments trop chauds détermine des brûlures superficielles de cet organe ; cet accident, fréquent chez les enfants, s'accompagne de très vives douleurs qui persistent d'autant plus que l'épithélium est enlevé et que les papilles du derme sont mises à nu. Dans les cas légers, la gravité de la brûlure est médiocre, tout se borne à des troubles fonctionnels passagers ; au bout de peu de jours, l'épithélium se reproduit. A un degré plus avancé, la brûlure engendre des phlyctènes, une turgescence de la muqueuse, ou bien encore le derme muqueux devient dur, résistant, et la lésion acquiert une importance beaucoup plus grande. Il peut en résulter de la glossite et même des accidents graves susceptibles de mettre en danger l'existence des malades, lorsqu'il y a en même temps brûlures des autres parties de la bouche. Les gargarismes froids et émollients, les soins de propreté constituent le traitement.

A côté de ces brûlures, nous devons placer les lésions produites par les caustiques liquides, qu'il s'agisse de tentatives de suicide ou de l'introduction par erreur de liquides corrosifs. Ces cautérisations peuvent atteindre tous les degrés, et leur traitement variera selon la nature du liquide.

§ 2. — Lésions inflammatoires de la langue. — Glossites.

Bibliographie. — FLEMING, *Dublin Quart. J.*, 1850, V. X, p. 87. — ARNOLD, *Memorab. aus der praxis*, 1856. — GIRAUD, *Gaz. des Hôp.*, 1861, p. 347. — FANO, *Union médic.*, 1862, t. XVI, p. 347. — DEMME, *Schweizer Zeits. f. Heilk.*, 1863, Bd. II, p. 73. — FORMOUL, *Union médic.*, 1867. — LYFOR, *Arch. gén. de méd.*, t. XVI, p. 129. — BELLAMY, *The Lancet*, 1877, t. Ier, p. 835. — GUÉNEAU DE MUSSY, *Arch. gén. de méd.*, 1879, t. Ier, p. 385. — MACKENZIE, *The practitionner*, t. XXVII, p. 266, 1881. — DESPRÈS, *Thèse d'agr.*, 1866. — *Bull. de la Soc. de chir.*, 1870 et 1881. — GOSSELIN, *Clinique de la Charité*, 3e édit., t. III, p. 290. — GAUTIER, Th. de Paris, 1885. — GUTERBOCK, *Deut. Zeitcht. f. chir.*, Bd. XXII, II. 3 et 4.

1º GLOSSITE PARENCHYMATEUSE AIGUE

Étiologie. — Les causes les plus diverses donnent naissance à la glossite ; en dehors des traumatismes que nous avons déjà signalés, l'inflammation parenchymateuse de la langue reconnaît encore pour cause les fièvres éruptives, les pyrexies graves ; FRANK l'a vue survenir à la suite de l'introduction dans la bouche d'une poire cuite brûlante. Les piqûres d'insectes (abeilles logées dans un fruit), le contact de la bave du crapaud (DUPONT), les caustiques et même des préparations mercurielles seraient également susceptibles d'engendrer la glossite.

GUÉNEAU DE MUSSY, à propos de deux cas d'hémiglossite consécutifs à des pharyngites et accompagnés d'herpès, fait intervenir le système nerveux, et a noté la localisation du mal dans la zone d'innervation du lingual. MACKENZIE a observé des faits qui offraient une grande analogie avec les précédents ; il y avait en même temps herpès labial et auriculaire.

Anatomie pathologique. — La glossite succède quelquefois à l'inflammation folliculaire ou papillaire de la muqueuse, qui se propage ainsi aux couches plus profondes. Dans tous les cas, le tissu cellulaire interstitiel est gonflé, hyperhémié, infiltré de sérosité et de leucocytes, comme dans toutes les inflammations. L'altération intéresse également les fibres musculaires que quelques auteurs, FÖRTSER entre autres, ont trouvées dégénérées et ramollies, D'après NIEMEYER, elles seraient au contraire rarement altérées : ces différences d'appréciations tiennent sans doute au moment de l'observation ; quand la glossite passe à la suppuration, les fibres musculaires sont partiellement détruites.

Symptômes. — La glossite débute brusquement, sans prodromes, par une douleur vive, exacerbante, accompagnée d'un gonflement progressif, partiel ou total, qui tantôt porte sur la base, tantôt sur la pointe, ou bien encore n'affecte qu'une moitié de l'organe (*hémiglossite*). D'après les faits de QUAIN, GRAVES, GUÉNEAU DE MUSSY, MACKENZIE, cette dernière forme se localise généralement sur le côté gauche.

La fièvre n'est pas commune, bien que le pouls soit fort et fréquent ; peu à peu le gonflement de la langue augmente, à tel point que l'organe, ne trouvant plus dans la bouche une place suffisante, déborde les arcades dentaires ; bientôt même, la langue fait saillie au dehors sous la forme d'une masse violacée, sèche ou fuligineuse, étranglée au niveau des dents qui impriment dans sa masse des sillons profonds. Un semblable gonflement ne peut se produire sans amener des troubles fonctionnels sérieux : la parole, la mastication, la déglutition, la respiration elle-même sont notablement gênées, et dans les cas graves, plus d'une fois l'existence a été menacée par l'œdème de la glotte. La face est toujours congestionnée; les malades assoupis, anxieux, souffrent beaucoup. D'après DEMARQUAY, il n'y aurait de salivation que dans les glossites mercurielles.

Marche. Durée. Terminaison. — La glossite évolue habituellement en peu de jours, si quelquefois elle atteint son entier développement en trente-six heures; dans d'autres cas, elle se prolonge pendant huit ou dix jours. La résolution est le mode de terminaison ordinaire ; la plupart des symptômes se calment pour disparaître ensuite complètement. Parmi les autres éventualités qui peuvent se présenter, nous citerons :

1° La mort qui survient par asphyxie; un malade dont parle LYFOR mourut en trente-deux heures ;

2° La formation d'un phlegmon diffus suppuré, susceptible d'amener des thromboses et la pyohémie (ALBERT) ;

3° La formation d'un abcès ; ce mode de terminaison n'est pas absolument rare ; dans ce cas, les symptômes ne s'amendent pas et l'on constate dans un point de l'organe un gonflement localisé, dur, très douloureux ; l'incision ou l'évacuation spontanée de la collection amènent un soulagement rapide. BELLAMY attribue à une piqûre et à la pénétration de matières septiques un abcès unilatéral de la langue, qu'il a observé chez un enfant. Le pus qui sort de ces collections est souvent fétide, il persiste pendant longtemps une induration cicatricielle ;

4° La gangrène de l'organe, surtout dans la partie comprimée en avant des dents, survient quelquefois ; l'origine septique de la glossite rend compte de cette circonstance, rare d'ailleurs.

Diagnostic. Pronostic. — L'acuité des symptômes, la marche rapide de la maladie, le gonflement de l'organe, ne permettent pas de méconnaître cette affection. L'abcès, ordinairement précédé par la glossite diffuse, détermine un gonflement localisé. — Cependant BLANDIN, COUSIN ont pris des abcès pour des kystes. Cette affection, en général bénigne, est susceptible de mettre la vie en danger si un traitement hâtif et énergique n'enraye pas les progrès du mal.

Traitement. — Tant que la glossite légère ne détermine pas de troubles fonctionnels graves, on doit recourir aux gargarismes émollients, boratés, astringents et aux fomentations.

Si les symptômes présentaient une acuité insolite, s'il y avait menace d'asphyxie, il serait indiqué (WEGER, DEMARQUAY) de pratiquer la trachéotomie. Habituellement les incisions longues et profondes sur le dos de la langue, de la base à la pointe, amènent un dégorgement notable, suivi d'un soulagement rapide. POLAND eut de la peine à arrêter l'hémorrhagie, mais c'est un fait exceptionnel. Mackenzie conseille de ne recourir aux incisions qu'avec réserve et recommande l'emploi de la glace. Les badigeonnages à la teinture d'iode, préconisés par Demme et Gross, n'ont aucune utilité.

2° GLOSSITE CHRONIQUE

Cette affection est encore mal déterminée ; on a compris sous ce titre : 1° les abcès chroniques ; 2° la glossite disséquante de Wunderlich ; 3° l'induration chronique de la langue.

A. *Abcès chroniques.* — Les abcès chroniques, fort rares, et dont l'étiologie est mal connue, sont signalés par Demarquay, Albert, Gross, Gosselin. Ce dernier aurait rencontré plusieurs fois cette lésion chez de jeunes sujets prédisposés à la tuberculose. Le pus dans tous les cas était mal lié, jaune grisâtre, peu abondant (1/2 once environ). Le gonflement localisé, la fluctuation, l'absence de douleurs constituaient les principaux symptômes. Après l'évacuation du contenu, il a suffi de toucher le fond de la poche avec un caustique, pour assurer la guérison. Cependant Fano aurait eu l'occasion de voir une *fistule sous-muqueuse* à la suite d'un abcès froid. Suivant Albert, cette variété pourrait être confondue avec un néoplasme : l'indolence, la ponction, lèveront les hésitations.

B. *La glossite disséquante de* Wunderlich débute par les parties superficielles de la muqueuse, comme la glossite papillaire, puis creuse des sillons profonds dans lesquels s'accumulent les parcelles alimentaires. Cette affection très rebelle a quelque analogie avec l'épithélioma, mais en diffère par l'absence d'adénopathie. L'inefficacité du traitement antisyphilitique distingue cette glossite des affections spécifiques ; les collutoires astringents ou caustiques, l'acide chromique, l'excision ont été conseillés contre cette maladie.

C. *Glossite chronique indurée.* — Demarquay décrit encore une forme chronique de l'inflammation, ordinairement partielle, et qui tantôt succède à la glossite parenchymateuse aiguë, tantôt à une irritation longtemps prolongée produite par une dent cariée. Dans ce dernier cas, il existerait sur les parties latérales de l'organe un noyau dur, fréquemment ulcéré à sa surface et qui provoque de la douleur pendant tous les mouvements de la langue. La suppression de la cause fait disparaître le mal ; cette variété de glossite n'est pas admise par tous les auteurs, car le contact irritant des dents provoque bien plus souvent des ulcérations simples sur lesquelles nous reviendrons.

§ 3. — Tumeurs de la langue.

Bibliographie. — Berger, *Diagnost. des tumeurs de la langue,* France médic., 1885. — Tillaux, *Gaz. des hôpit.,* 1886. — Albrecht, *Wien. med. Press,* 1885.

La langue est le siège assez fréquent de certaines productions morbides, le caucroïde entre autres ; on y rencontre aussi des kystes, des tumeurs érectiles, des lymphangiomes et plus exceptionnellement des fibromes, des lipomes, etc. WEBER cite un cas d'enchondrome graisseux de la langue. Les papillomes n'y sont pas absolument rares et ont été décrits par LAFFONT (Th. de Paris, 1881, et ALBRECHT, *Wien. med. Press.*, 1885) ; ces petites tumeurs superficielles, tantôt exclusivement épithéliales, tantôt épithéliales et vasculaires, ne présentent qu'un assez faible intérêt ; aussi nous nous bornerons à les mentionner.

1º LIPOMES

Bibliographie. — FOLLIN, *Bull. de la Soc. de chir.*, 1866. — LABAT, Th. de Paris, 1871. — LAROYENNE, *Gaz. méd. de Lyon*, t. XIX, 1877, p. 284. — MALON, Th. de Paris, 1881. — POZZI, *Soc. de chir.*, 1883, p. 572. — PONCET (de Lyon), *Gaz. des Hôp.*, 1888.

Le lipome de la langue est une affection très rare, puisque, jusqu'à ces dernières années, on n'en connaissait que quelques exemples. MALON put en réunir onze cas ; nous empruntons à son travail les éléments de notre description. Un certain nombre de ces faits ne sont même pas des lipomes purs, mais plutôt des tumeurs mixtes congénitales. Contrairement à l'opinion de MAISONNEUVE qui regarde les lipomes de la base comme fréquents, le plus grand nombre siège à 1 ou 2 centimètres du sillon médian, sur le bord de la langue. Ils prendraient naissance dans les petits amas de cellules graisseuses interfasciculaires de la région : à mesure que la tumeur se développe, elle est en quelque sorte énucléée par la contraction des fibres musculaires de la même façon que les myômes utérins et tend à faire saillie à la face dorsale de l'organe. C'est de cette manière que des tumeurs primitivement intramusculaires ou intermusculaires deviennent sous-muqueuses.

La tumeur est habituellement unique ; cependant il en existait plusieurs dans les cas de MALON, de MOLLIÈRE ; l'affection était symétrique chez le malade opéré par CAUCHOIS. Le volume du lipome varie entre celui d'une noisette et d'un œuf de poule (FOLLIN) ; plus ces tumeurs sont grosses, plus elles ont de tendance à se pédiculiser.

MALON en admet trois variétés : 1º le lipome pur ; 2º les lipomes composés, qui comprennent le fibro-lipome (FOLLIN), le lipome myxomateux (MALON), le lipome osseux (BASTIEN) : dans ce dernier cas, la tumeur est cloisonnée par des prolongements fibreux en partie ossifiés ; 3º les lipomes dermoïdes nous semblent appartenir aux kystes dermoïdes.

Symptômes. — Ces tumeurs ordinairement sessiles, ou légèrement pédiculées, soulèvent la muqueuse de la langue, qui prend une teinte jaunâtre. Le néoplasme mou, dépressible dans le lipome pur, donne aux doigts la sensation d'une fausse fluctuation ; sa mobilité varie suivant l'importance des prolongements interfasciculaires. La consistance des lipomes fibreux est plus dure.

Les symptômes fonctionnels sont toujours peu marqués car les lipomes ne deviennent gênants que par leur volume. L'indolence, le développement très lent, l'absence de ganglions sont caractéristiques. Vient-on à faire tirer la langue en dehors de la bouche, la tumeur proémine immédiatement.

Diagnostic. — Le lipome de la langue présente certaines difficultés de diagnostic; ce n'est que par exclusion qu'on arrive à soupçonner sa nature. L'épithéliome interstitiel, le seul qui ressemble un peu au lipome, tend à ulcérer les téguments, provoque de la douleur, de l'engorgement ganglionnaire. Le fibrome, très rare, siège de préférence à la base de l'organe; les productions tertiaires de la syphilis d'ordinaire multiples, forment des noyaux profonds, arrondis; la langue semble rembourrée de noisettes. Si la gomme est unique, l'hésitation ne serait permise qu'autant qu'il n'existerait pas d'antécédents, d'accidents voisins, ou que le traitement spécifique resterait inefficace. Sans parler des kystes dermoïdes exceptionnels, des tumeurs érectiles qui ont des caractères propres faciles à reconnaître, c'est avec les kystes séreux qu'on peut facilement confondre les lipomes; mais les kystes ont pour lieu d'élection la base ou la partie inférieure de la langue, tandis que les lipomes occupent la pointe; le kyste est, en outre, plus rénitent, plus facilement fluctuant.

L'extirpation doit être pratiquée aussitôt que possible. L'incision simple ou en V est le meilleur mode de traitement; on la combine avec la ligature du pédicule, ou avec le galvano-cautère, quand il y a lieu de craindre la vascularité de la tumeur, comme dans un cas de FOLLIN.

2° FIBROMES

Bibliographie. — BLANC, *Contribut. à l'étude des tumeurs fibreuses de la langue*, *Gaz. hebd.*, 1884.

On ne connaît qu'un petit nombre de fibromes linguaux; ce sont les cas de A. RICHARD, NOTTA, POOLEY, ERICHSEN, WARTERHOUSE, W. HUNT. Ils se présentent sous la forme de tumeurs dures, arrondies, tout au plus grosses comme une noix; leur siège est variable, tantôt à la base, le plus souvent à la partie inférieure de la portion libre de l'organe. Les fibromes sont superficiels ou profonds, sessiles ou pédiculés, et dans ce dernier cas affectent la forme polypeuse. Ces néoplasmes, congénitaux ou acquis, prendraient naissance dans le tissu conjonctif et fibreux de l'organe et refouleraient, en se développant, les fibres musculaires, de manière à se rapprocher de la muqueuse dont ils peuvent, mais bien rarement, amener l'ulcération. A la coupe, la tumeur blanche, nacrée, présente tous les caractères des fibromes ordinaires; on y trouve un tissu feutré, dense, parfois disposé en couches concentriques.

On conçoit aisément que la présence de semblables tumeurs, malgré leur indolence, puisse déterminer des troubles fonctionnels variables suivant leur siège, leur volume; les fibromes de la base de la langue gênent la respiration, ceux de la partie antérieure rendent la mastication et la parole plus pénibles. Il est rare de voir ces néoplasmes donner naissance par leur ulcération à des hémorrhagies graves, comme dans l'observation de Pooley. L'affection reste stationnaire, jamais les ganglions ne sont intéressés, et l'opinion de Demarquay, qui admet leur transformation en tumeur maligne, ne nous semble pas suffisamment fondée. En raison de leur rareté, les fibromes sont d'un diagnostic difficile; cependant l'absence d'adénopathie les distingue des néoplasmes de mauvaise nature. Leur dureté et leur accroissement très lent, l'absence d'antécédents, l'inefficacité du traitement spécifique, permettront de ne pas les confondre avec les gommes. L'extirpation constitue le meilleur traitement de ces productions qui ne récidivent pas.

3° KYSTES

Plusieurs variétés de tumeurs kystiques ont été observées à la langue. Ce sont :

1° *Kystes pileux. Kystes dermoïdes.* — Amatus Lusitanus, et plus près de nous Lambl, Arnold, auraient rencontré cette espèce de kystes. Récemment Nicaise (*Soc. de chir.*, 1881, p. 498), a publié un cas de kyste dermoïde de la face inférieure de la langue. Cette tumeur, du volume d'une noisette, se continuait au niveau du raphé avec un cordon très dur qui s'insérait aux apophyses géni. La poche contenait seulement une matière grasse, jaunâtre, homogène. Buchanan (*Glasgow Med. Journ.*, t. XVII, 1882) a extirpé un autre kyste dermoïde. Barker a réuni 18 cas de ce genre (*Sem. méd.*, 1888).

2° *Kystes séreux.* — Ils sont congénitaux ou acquis. P. Dubois a observé chez un nouveau-né un kyste qui siégeait à la partie inférieure de la langue et gênait la succion; Gross rapporte un cas analogue. Wright (*New-York Med. Rec.*, mai 1885) relate l'observation d'un gros kyste congénital. Chez une fille de six ans la langue projetée au dehors avait beaucoup grossi depuis deux ans, le contenu de la tumeur était séro-purulent. Les kystes séreux acquis semblent se développer dans une cavité préexistante close, ils sont tapissés à leur face interne par un véritable épithélium; leur contenu est toujours liquide, clair, et la tumeur qui siège ordinairement à la face inférieure de la langue présente un aspect spécial; on peut apercevoir à travers la muqueuse distendue la poche kystique. Lente à se développer, ces collections ne dépassent jamais le volume d'une petite noisette, sont absolument indolentes, et n'attirent l'attention qu'autant qu'elles gênent les fonctions de l'organe.

3° Les *kystes muqueux ou salivaires* prennent naissance dans les glandes muqueuses; leur contenu est plus épais, leur enveloppe moins fine et moins transparente; on les rencontre dans tous les points de l'organe. Bouisson, Billroth ont trouvé dans le liquide des cellules rondes, des granulations graisseuses et des cristaux de cholestérine.

4° Les *kystes hydatiques* présentent de grandes analogies avec les kystes séreux; aussi le diagnostic différentiel est-il fort difficile avant l'opération. Billroth, Lannelongue ont publié des observations de cette variété. Dans le cas de Lannelongue, communiqué à la *Soc. de chir.* (1879), il s'agissait d'un enfant de deux ans et demi; la tumeur siégeant près de la pointe, à droite de la ligne médiane, avait le volume d'un gros pois chiche ; MALASSEZ y trouva un cysticerque vivant. LANNELONGUE pense qu'un certain nombre de kystes séreux appartiennent à la même catégorie.

Le diagnostic de ces kystes, souvent très malaisé, ne peut être fait que par exclusion ; en tenant compte de l'indolence de la tumeur, de son développement lent, de son degré de transparence, de sa fluctuation et enfin des résultats fournis par la ponction exploratrice, on pourra arriver à les reconnaitre.

La ponction seule étant insuffisante pour amener la guérison de ces tumeurs, il faut y joindre l'injection de liquides irritants. C'est à l'excision partielle de la paroi suivie de la cautérisation, ou à l'extirpation, qu'on donnera la préférence.

4° TUMEURS VASCULAIRES

Bibliographie. — JULLIAN, Th. de Bordeaux, 1886. — LANNELONGUE, *Gaz. hebd. de Bordeaux*, 1886. — SUZANNE, *Bull. de la Soc. anat. de Bordeaux*, 1886. — CARTENOT, Th. de Paris, 1887. — MASSON. Th. de Bordeaux, 1886-1887. — TRÈVES, *Soc. de Path. de Londres et Sem. méd.*, 1888.

Les trois principales variétés sont : 1° les anévrysmes diffus ; 2° les anévrysmes circonscrits ; 3° les tumeurs érectiles.

1° *Anévrysmes diffus.* — Cette variété très rare succède d'ordinaire à un traumatisme, et survient peu de temps après la blessure, qu'il s'agisse d'un instrument tranchant (MAISONNEUVE) ou d'une plaie par arme à feu (BOUISSON). On n'y perçoit pas de battements, mais seulement un frémissement quand on comprime la langue. Cette affection se termine par résolution, par suppuration, et expose pendant toute sa durée à des hémorrhagies graves et tenaces. MAISONNEUVE employa le tamponnement sans succès et dut recourir à la ligature de l'artère linguale que l'on peut faire directement dans la plaie ou à l'aide d'un ténaculum ; ce procédé nous semble préférable à la compression bilatérale au moyen d'un fil métallique double enfoncé au milieu de la langue, et dont on lie de chaque côté les extrémités. Le fer rouge, le thermocautère, la ligature de la linguale resteront comme ressource ultime dans les cas rebelles.

2° *Anévrysmes circonscrits.* — Le seul exemple bien décrit de cette variété est le cas classique de COLOMB, observé sur un séminariste ; l'anévrysme circonscrit, du volume d'une noisette, occupait la partie dorsale de la langue. Cette tumeur pulsatile, turgescente, a été rapidement guérie par le ligature médiate des deux bouts de l'artère et l'ouverture du sac.

3° *Angiomes* ou *tumeurs érectiles.* — De toutes les tumeurs vasculaires ce sont les plus fréquentes ; une bonne étude de cette affection est due à O. FOUCHER (Th. Paris, 1882). Congénitaux ou acquis, ordinairement développés au niveau d'un nœvus, les angiomes ont été divisés par MAISONNEUVE, DEMARQUAY, en deux groupes suivant qu'ils sont artériels (télangiectasies) ou veineux (angiomes caverneux). Assez souvent il existe, dans le voisinage, d'autres affections similaires des muqueuses ou des téguments. Une malade de Briquet avait deux nœvi, l'un dans le dos, l'autre à la cuisse.

D'après Billroth, la tumeur érectile artérielle siègerait exclusivement dans le tissu sous-muqueux, s'étendrait plus en surface qu'en profondeur, et présenterait l'aspect d'une tache légèrement saillante dont la couleur varie du rose au bleu foncé. Cette variété offre tous les caractères des tumeurs de ce genre : la turgescence sous l'influence des efforts, la réductibilité à la pression, des pulsations artérielles ou même un simple frémissement. La tumeur veineuse est constituée par un tissu réticulé caverneux rempli de sang et contenant parfois des phlébolithes ; comme la précédente, elle se développe de préférence dans le tissu sous-muqueux, tout en étant susceptible d'envahir les couches sous-jacentes. La muqueuse amincie qui les recouvre laisse voir la coloration bleu foncé de l'angiome.

Les symptômes fonctionnels proportionnels au volume de l'organe n'offrent rien de caractéristique ; les symptômes objectifs classiques, joints à l'origine

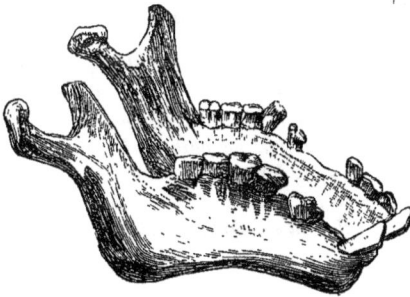

Fig. 159. — Déviation des dents et du bord antérieur du maxillaire par une tumeur érectile de la langue.

congénitale, permettront de reconnaître les angiomes. Les kystes avec lesquels on peut les confondre ne sont pas réductibles et ne deviennent point turgescents par l'effort.

Tantôt ces angiomes restent stationnaires, tantôt, après un temps variable, ils acquièrent quelquefois un développement anormal en procédant par poussées. Foucher, Gross (Syst. of Surgery, 1882, t. II, p. 451) citent des cas où la langue gonflée ne pouvait plus être contenue au dedans des arcades dentaires, et les dents incisives incessamment comprimées s'étaient déviées en avant (fig. 159). Lorsque la tumeur congénitale s'accompagne d'un gonflement notable on peut croire à l'existence d'une macroglossie. Un autre mode d'accroissement, dont Foucher rapporte plusieurs exemples, est l'extension du mal aux régions voisines, aux joues, aux lèvres, etc. L'ulcération de ces angiomes a toujours des conséquences redoutables (Deguise, Testelin, Rizzoli), susceptibles même de mettre la vie en danger. Goblet a cité un cas de mort par asphyxie due à une tumeur érectile qui obstruait entièrement le larynx.

Traitement. — Parmi les moyens de traitement recommandés contre les angiomes, il n'en est qu'un petit nombre qui conviennent ici. C'est à l'extirpation pour les tumeurs peu volumineuses, aux ligatures simples ou multiples qu'il faudra avoir recours quand l'extirpation au bistouri paraîtra impraticable. Les tumeurs très volumineuses propagées aux régions voisines sont au-dessus de nos moyens. Gross recommande encore la pâte de Vienne pour les petits angiomes. Agnew a fait avec succès cinq injections de teinture d'iode en deux mois dans un vaste angiome de la langue; le chirurgien pourra imiter la conduite de Lallemand et pratiquer des cautérisations dans la masse avec des aiguilles rougies à blanc. Aujourd'hui l'extirpation, après avoir cerné l'angiome avec les fortes pinces à forcipressure, présenterait beaucoup moins de dangers qu'autrefois; c'est à cette méthode que nous donnerions la préférence.

5° LYMPHANGIOME. — MACROGLOSSIE

SYNONYMES. — Prolongement hypertrophique. — Prolapsus. — Lingua vituli. Mégaloglossie.

Bibliographie. — Delpech, *Bull. clin. de Montpellier*, 1831, t. IV, p. 229. — Leuw, *De Macroglossiâ*, Berlin, 1845. — Humphry, *Med. Chir. Trans.*, 1853, t. XXXVI, p. 123. — Gayraud, Th. de Montpellier, 1865. — Gies, *Arch. de Langenbeck*, 1873, p. 630. — Billroth, *Élém. de path. chir.*, p. 725. — Von Winiwarter, *Arch. de Langenbeck*, 1874, t. XVI. — Nepveu, *Soc. de chir.*, 1877, p. 224. — Variot, *J. d'Anat. et de Phys.*, 1880, p. 654. — *J. of Anat. and Physiol.*, V. XIV, p. 417. — Cl. Paster, *Schmidt's jahrb.*, 1882, Bd. CXCVI, p. 33. — Gauquelin, Th. de Paris, 1882.

La macroglossie est une affection caractérisée par une augmentation considérable de la langue qui fait hernie hors de la bouche.

Jusqu'à ces dernières années, on considérait cette maladie comme un vice de conformation hypertrophique. Cependant les recherches récentes et plus exactes de Virchow, Billroth, Maas, Winiwarter, Variot, démontrent que la macroglossie est fréquemment due à des lymphangiomes; pour cette raison, nous rangeons cette curieuse maladie avec les tumeurs.

Anatomie pathologique. — Deux opinions, reposant également sur des faits, se trouvent en présence pour expliquer la macroglossie. Les uns, avec Sédillot, Bouisson, appuyés sur les observations de Weber, Bardeleben, Valanta, Gayraud, admettent une néoformation de tissu musculaire. Les autres, depuis Virchow, sans nier la possibilité de la myosite hyperplasique, considèrent le prolapsus hypertrophique congénital de la langue comme un lymphangiome, une tumeur caverneuse lymphatique.

Variot a observé l'épaississement hypertrophique de la muqueuse, l'aspect réticulé de la zone sous-muqueuse lacunaire; les parois de ces espaces étaient tapissées par des cellules plates et contenaient une matière grenue. La couche profonde était constituée par « une masse de tissu fibreux englobant les fibres musculaires dont la structure était restée normale ». Le tissu fibreux qui prédomine sur le tissu musculaire est creusé de lacunes en forme de fentes plus étroites que les lacunes des fentes supérieures. Dans plusieurs cas, ceux de Winiwarter entre autres, de véritables cavités kystiques occupaient la face inférieure de la langue, et s'enfonçaient même dans son épaisseur. Tout porte à croire qu'il existe plus d'une analogie entre cette affection et l'éléphantiasis des membres; les dilatations lymphatiques et l'hypertrophie de l'organe se retrouvent dans les deux maladies.

Étiologie. — Si le lymphangiome peut être congénital et apparaître au moment de la naissance avec tous ses caractères, ainsi que G. Pencer l'a observé, il est beaucoup plus commun de voir cette affection se développer progressivement dans les premières années de la vie. Le sexe féminin y est spécialement prédisposé; enfin la macroglossie, rare en France, le serait moins en Allemagne et en Angleterre.

Les causes les plus diverses ont été invoquées pour expliquer l'apparition de cette tumeur, et on a longuement discuté pour savoir si le prolapsus précédait le gonflement de la langue, ou s'il était la conséquence de l'hypertrophie. Les uns ont admis un excès de longueur de la langue, d'autres ont fait intervenir la surélévation du larynx par la contracture des génioglosses. Ce sont là autant d'hypothèses peu vraisemblables. Il ne faut pas ajouter plus de crédit aux rapports de la macroglossie avec l'épilepsie, les convulsions, la coqueluche, les habitudes vicieuses.

Symptômes. — Dans les premiers temps de la vie, l'enfant ne présente aucun caractère particulier. Peu à peu la langue augmente de volume, la bouche reste entr'ouverte, la salive s'écoule abondamment. A la seconde période, vers l'âge de deux à trois ans, la langue plus volumineuse, difficilement contenue dans la bouche, s'insinue habituellement entre les arcades dentaires et les lèvres qui ne peuvent se rapprocher; c'est alors que l'affection progressant assez rapidement arrive à la période d'état. A ce moment l'organe sorti de la bouche ne peut y rentrer, toutes les tentatives pour rapprocher les mâchoires n'aboutissent qu'à des morsures. Qu'on se figure une masse conique, violacée, noirâtre, sèche ou recouverte de croûtes, d'une sanie purulente, cinq et même dix fois grosse comme la langue ordinaire, herniée entre les lèvres, pendante au-devant du menton, et on aura une idée de l'aspect spécial qu'offre la langue de ces malades (fig. 160).

La tumeur molle ou dure présente à sa face dorsale des papilles hypertrophiées et à sa face inférieure un sillon ulcéreux qui résulte de la morsure des dents ; une salive sanieuse découle de la lèvre inférieure épaissie, renversée en dehors, formant en quelque sorte tablier. A la face inférieure de la portion herniée on constate des varicosités; les parties voisines ne tardent pas à subir les effets de cette ectopie pathologique. Non seulement les lèvres, mais encore les dents et la partie moyenne du maxillaire sont éversées; la face antérieure du maxillaire devient inférieure, et les dents ébranlées se recouvrent souvent d'une épaisse couche de tartre. Les molaires postérieures, dans l'impossibilité de rencontrer les supérieures, s'allongent beaucoup; de même aussi les piliers sont attirés en avant, l'os hyoïde surélevé. Une semblable lésion ne saurait exister sans déterminer des troubles fonctionnels importants; la tumeur est indolente, seuls les vains efforts que

font les malades pour mastiquer déterminent des morsures pénibles. En
effet, la préhension des aliments est aussi gênée que la déglutition ; fréquemment les malades sont obligés d'enfoncer les aliments dans le pharynx avec
les doigts. La parole est impossible, sauf dans de rares exceptions, et l'enfant
pousse seulement des cris rauques et stridents. Ces troubles graves altèrent
progressivement la santé, épuisent les malades qui maigrissent, respirent
difficilement, se plaignent de la soif et dépérissent ; un certain nombre succombent.

Cette affection, au dire de DEMARQUAY, DUPLAY, ne serait pas susceptible
d'amélioration spontanée. Cependant elle reste le plus souvent stationnaire

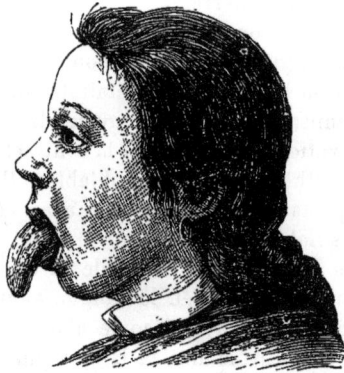

Fig. 160. — Hypertrophie de la langue.

et peut diminuer comme dans le cas communiqué en 1882 à la société de
chirurgie par QUESLAIN.

Le diagnostic de la macroglossie est tellement simple, qu'il nous semble
difficile d'hésiter. Le lymphangiome acquis (NEPVEU) est trop peu connu
pour qu'on puisse affirmer son existence.

Traitement. — Sans être très dangereuse par elle-même, la macroglossie
nécessite un traitement qui peut être palliatif ou curatif. Le sac contentif de
PIBRAC, destiné à protéger la langue, rend peut-être quelques services.

Le traitement curatif comprend : 1° la malaxation de l'organe et l'occlusion
de la bouche à l'aide d'une fronde, procédé qui compte un succès (LEBLANC.
1772), mais qui expose à l'asphyxie ;

2° L'ignipuncture a réussi entre les mains d'HELFRICH, qui enfonça vingt-
deux fois le thermocautère dans la tumeur ;

3° C'est à l'ablation qu'il faudra donner la préférence ; généralement on conseille de réséquer toute la portion qui dépasse les arcades dentaires. DEMAR-
QUAY pense qu'il faut en enlever davantage. Pour remplir cette indication, on
s'est servi de l'instrument tranchant, de l'écraseur linéaire, de la ligature
lente, simple ou élastique. Le procédé de BOYER est ordinairement employé ;
à cet effet on pratiquera dans la langue une excision en forme de V à pointe

en arrière. Les deux fragments de l'organe rapprochés seront ensuite réunis par la suture profonde et superficielle après l'hémostase. Les longues pinces à forcipressure de PÉAN rendraient en pareille circonstance des services réels. WHITEHEAD a observé la mort par asthénie à la suite de l'excision.

Sur 43 cas traités de diverses manières, F. CLAREK a trouvé 20 excisions dont une mort : la compression employée dix fois aurait donné neuf succès ; huit fois la ligature a été pratiquée et a réussi, sauf dans un cas où l'enfant est mort. Le traitement des déformations ultérieures des lèvres et des dents comprend l'excision d'un lambeau de la muqueuse de la lèvre inférieure et le redressement des dents.

6° ÉPITHÉLIOMA DE LA LANGUE

SYNONYMES. — Cancer de la langue. — Epithélioma. — Cancroïde.

Bibliographie. — LOUIS, *Mém. de l'Acad. de chir.*, 1774, t. V, p. 486. — MAISON-NEUVE, Th. de concours, Paris, 1848. — SCHLAPFER, *Ueber die vollständige Extirpat. d. Zunge*, Zürich, 1878. — BARKER, *The Lancet*, 1879, t. Ier, p. 204 et 479. — *Mém. de la Soc. de chirurgie*, passim, 1880-1882. — KOCHER, *Deutsch. Zeitchr. f. Chir.*, t. XIII, 1880. — TERRILLON, *Bull. de thérap.*, 1881, t. C, p. 247. — WOELFLER, *Arch. de Langenbeck*, 1881, t. XXVI, p. 314. — TRÉDOS, Th. de Montpellier, 1884. — LABADIE, Th. de Bordeaux, 1884. — LANDAU, *Inaug. dissert.*, Gottingen, 1885. — EVE, *Brit. med. Journ.*, 1886. — LLOYD, *The Lancet*, 1886. — JESSET, *Cancer*, etc., Londres, 1887. — LANGE, *New-York med. Journ.*, 1887. — WEINLECHNER, *Statistique Wien. med. Blatt.*, 1887. — D. MOLLIÈRE, *Clin. chir.*, 1888. — MEYER, *Statist.*, etc., Kiel, 1888. — KIRMISSON, *Bull. méd.*, 1888, p. 1203. — BARWEL, *Brit. med. Journ.*, 1889. — ESMARCH, 18e *Congrès de la Soc. all. de chir.*, 1889. — PONCET (de Lyon), *Trait. chir. du cancer de la langue*, *Prog. méd.*, 1888. Thèses de Paris. — 1872. TH. ANGER (Bibl.). — 1873, MAUVOISIN. — 1878, RICHARD. — 1881, GUILLIER. — 1882, LARRIEU. — 1884, FAURE. — 1885-86, FEUILLETAND. — 1887-88, BELLAMY.

Définition. — Il y a peu d'années, on discutait beaucoup sur le nom et la nature du cancer de la langue; sans nier la malignité de cette production morbide, les auteurs admettaient qu'on devait la distinguer du cancer vrai et la considérer comme un simple épithélioma parce qu'elle ne se généralise pas. Si l'on croit avec VALDEYER que l'épithélioma et le carcinome représentent les deux formes d'une même affection, force sera d'admettre que tous ces noms sont synonymes. Le carcinome de la langue se présente toujours sous la forme épithéliale, envahit les ganglions, mais donne exceptionnellement lieu à des tumeurs secondaires.

Etiologie. — Le cancer de la langue est spécial à l'âge mûr et à la vieillesse; si quelques auteurs l'ont observé avant quarante ans (BILLROTH, TRÉLAT), cette loi n'en est pas moins générale. De même la prédominance de l'affection dans le genre masculin est hors de toute contestation. A quoi tient cette inégale prédisposition des deux sexes? Quelques auteurs ont cherché à l'expliquer par la différence des habitudes et des mœurs de l'homme et de la femme, l'usage et l'abus du tabac, des liqueurs fortes, toutes causes irritantes et prédisposantes dont on ne saurait nier l'influence sur la production du cancer épithélial de la langue. A ces circonstances d'ordre général, il faut encore ajouter l'hérédité qui n'est pas contestable dans un certain nombre de cas, l'influence prédisposante de la syphilis (TRÉLAT). Toutes les irritations mécaniques et persistantes seraient susceptibles de déterminer à la longue l'apparition du carcinome lingual; dans cet ordre d'idées, on a fait jouer un rôle important aux érosions produites par le bord tranchant des dents cariées et des chicots. Enfin tout le monde s'accorde avec TRÉLAT pour reconnaître que le cancer est souvent précédé par des plaques épidermiques blanches, connues sous les noms de *psoriasis lingual, ichthyose, leucoplasie*. Sur douze cas d'épithélioma, le psoriasis avait été constaté neuf fois.

Anatomie pathologique. — On admet généralement deux formes de cancroïdes de la langue, suivant que l'affection débute par une plaque ulcéreuse superficielle ou par une nodosité interstitielle. Hâtons-nous d'ajouter que cette distinction n'a sa raison d'être qu'au début, car dans les périodes avancées de la maladie les deux formes se confondent. Une particularité également commune aux cancroïdes est leur siège primitif presque exclusif sur les côtés de la langue ou dans le sillon amygdalo-glosse.

1° *Épithélioma papillaire.* — Nous reviendrons, en parlant du psoriasis lingual, sur la structure de la muqueuse au niveau de ces plaques laiteuses. Au début, on constate seulement une hypertrophie papillaire qui n'a rien de spécifique, et dont les cellules épithéliales et les papilles ont la structure ordinaire. L'épithélioma n'est confirmé qu'autant qu'il y a déformation des papilles et envahissement de leur tissu conjonctif par les cellules épithéliales déformées. Les sillons interpapillaires deviennent plus profonds, la plaque végétante offre un aspect fendillé, il se forme déjà des globes épidermiques, et le fond de la végétation s'indure. L'épithélium dur, corné, adhérent, prend un aspect spécial. Peu à peu les vaisseaux papillaires sont étouffés, les couches superficielles privées de vie tombent et l'ulcération commence. La plaque se fendille, saigne au moindre contact tout en conservant l'aspect primitif; *ses bords déchiquetés sont indurés*.

2° *Épithélioma interstitiel.* — Il appartient à la forme lobulée, débute par un noyau gros comme un poids ou une noisette au niveau des sillons interpapillaires; les bourgeons épidermiques s'enfoncent dans le derme, le tissu cellulaire sous-muqueux, s'insinuent entre les vaisseaux. Quelques-uns, mieux circonscrits, sont entourés d'une vraie coque fibreuse qui résiste plus longtemps. La structure des bourgeons n'est pas la même sur tous les points de la tumeur et pour tous les cas. Dans la portion centrale, les cellules épidermiques, notablement déformées, se développent en constituant des amas concentriques qui tantôt deviennent cornés, tantôt colloïdes. Ce sont les globes épidermiques. Sur la coupe blanc rosé, fibreuse ou grisâtre de la tumeur, ils apparaissent comme de petites sphères de la grosseur d'un grain de mil, dures ou molles, susceptibles d'être énucléées avec le scalpel. Vient-on à presser cette coupe entre les doigts, on voit sourdre les amas épithéliaux des lobules sous forme de petits filaments (*vermiothes de Virchow*).

A la périphérie, les cellules épithéliales n'existent pas encore; on y trouve seulement du tissu embryonnaire qui se prolonge çà et là au loin sous forme de traînées. Tout ce que nous savons de l'histoire de la maladie tend à prouver que les lymphatiques sont envahis de très bonne heure. L'épithélium de la muqueuse, respecté pendant un certain temps, tombe à son tour, met à nu une ulcération et le cancroïde passe à la seconde période. Ainsi l'affection se développe en profondeur, se substitue au tissu de la langue qu'elle détruit, tend à se propager en outre en arrière vers les piliers et surtout vers la base. Quelques auteurs, ANGER, entre autres, admettent que la tumeur ne dépasse pas le milieu de la langue; mais la prétendue cloison est plus théorique que réelle.

Les ganglions peuvent être sains dans les premières périodes, mais ne tardent pas à se prendre quand la tumeur est ulcérée; ils forment des colonies secondaires qui participent des caractères de la tumeur mère.

Symptômes. — Nous distinguerons dans l'évolution du cancroïde de la langue quatre périodes : 1° invasion; 2° ulcération; 3° adénopàthie; 4° cachexie.

1° *Période d'invasion.* — L'affection, ainsi que nous l'avons dit, ne présente pas les mêmes symptômes dans les deux formes; de plus, la période d'invasion a peut-être une durée plus longue dans la forme papillaire. Les patients en effet font peu attention à une petite plaque indolente ou à une légère induration qui les incommode assez peu pour qu'ils négligent de la soigner; cependant la persistance du mal, la douleur que provoquent certains aliments, la gêne des mouvements de la langue finissent par éveiller leur sollicitude. On trouve alors dans la forme papillaire une plaque crevassée, fendillée, blanchâtre, près de la pointe ou sur le côté de la langue, reposant sur un fond induré. L'épithélioma interstitiel légèrement douloureux à la pression, encore plus insidieux à ses débuts, ne manifeste sa présence que par une induration sans altération encore appréciable de la muqueuse.

2° *Période d'ulcération.* — Dans l'une et l'autre forme, les bourgeons épithéliaux, après avoir étouffé tous les éléments vasculaires, tombent et produisent l'ulcération. Suivant la variété, tantôt il existe une plaque, tantôt une cavité à bords anfractueux Cette ulcération grisâtre, sanieuse, chagrinée, fendillée, hérissée de petites saillies facilement saignantes, repose sur une base indurée. Il y a à la fois un travail ulcéreux et bourgeonnant. A cette période la douleur est plus vive; aussi en a-t-on fait un symptôme caractéristique; il est certain qu'elle se propage aux trois branches du trijumeau, et RICHARD a reconnu que les douleurs auriculaires étaient presque constantes dans le cancroïde de la langue. Cette irradiation s'observerait de bonne heure et constituerait un signe diagnostic précieux. Les ganglions lymphatiques sont déjà un peu tuméfiés, mais encore peu volumineux du côté malade; il faut les chercher pour les trouver, l'état général reste satisfaisant.

Dès cette période, les troubles buccaux sont des plus manifestes, la salivation, fort abondante, s'écoule hors des lèvres avec le produit de sécrétion des néoplasmes, la cavité buccale est dans un état de putridité difficile à combattre; la parole est d'abord gênée, elle devient inintelligible; la déglutition est de plus en plus troublée.

3° *Période. Envahissement ganglionnaire.*—Par suite des progrès du mal, l'ulcération s'étend en largeur et en profondeur; les traînées embryonnaires s'enfoncent plus loin. La salive mêlée à la sanie de l'ulcère s'écoule abondamment, l'haleine devient fétide, le cancer envahit les gencives, le plancher buccal, le maxillaire inférieur. Les ganglions tuméfiés deviennent des deux côtés le siège de nouveaux foyers qui font saillie au cou où ils forment des masses plus ou moins volumineuses, isolées ou conglomérées : dans les cas graves, la chaîne carotidienne est prise elle-même. Tantôt ils continuent à grossir, tantôt ils ulcèrent les téguments ou encore donnent lieu à des abcès gangréneux, à des phlegmons diffus très graves. Les fonctions de la langue s'exécutent mal; les douleurs lancinantes privent les malades de sommeil, et l'altération des vaisseaux détermine quelquefois des ulcérations et des hémorrhagies sérieuses.

4° *Période cachectique.* — Après avoir résisté pendant un temps plus ou moins long, l'état général s'altère de plus en plus par suite de la nutrition insuffisante, de la douleur et de l'intoxication qui résultent de ce foyer sanieux, le marasme arrive et conduit à la mort.

Marche. Terminaisons. — La guérison spontanée du cancroïde est absolument inconnue; abandonné à lui-même, il tue en douze à dix-huit mois (ANGER). Tous les traitements qui n'amènent pas une cure radicale, surtout les moyens généralement employés au début, le traitement mercuriel entre autres, activent encore la marche des lésions. On a vu certains épithéliomes déterminer la mort en trois mois. PAMARD parle d'un cancroïde qui aurait été arrêté dans sa marche par un érysipèle; mais cette amélioration ne fut que passagère et le néoplasme reprit bientôt son activité.

On meurt dans le cancer de la langue de diverses manières : les uns succombent à quelque complication telle qu'une hémorrhagie foudroyante de la linguale ou de la carotide interne, une pneumonie gangréneuse, un œdème de la glotte, un érysipèle phlegmoneux, la pyohémie; d'autres s'éteignent par suite de l'épuisement, du marasme, et en partie victimes de l'inanition.

Diagnostic.—Deux cas se présentent : ou bien la tumeur n'est pas ulcérée et il n'y a que le noyau dur de l'épithéliome interstitiel, ou bien il y a une plaque ulcérée. La nodosité ne peut être confondue qu'avec une gomme, une tumeur bénigne, un abcès chronique, un foyer tuberculeux.

Les syphilomes, de l'aveu de tous les auteurs, prêtent le plus aux erreurs de diagnostic. Ils surviennent parfois plusieurs années après l'infection; de plus, ils peuvent exister longtemps à l'état de tumeur sans s'ulcérer. Ils se développent surtout dans les cas de syphilis acquise, mais la syphilis héréditaire elle-même pourrait leur donner naissance, même à un âge très avancé.

Un des bons caractères distinctifs du syphilome et de l'épithélioma, c'est que ce dernier constitue non pas un ulcère à bords décollés, mais une tumeur ulcérée et à base constamment indurée.

ESMARCH conseille l'examen histologique pour éclaircir les doutes. Il faut pour cela enlever un fragment de la tumeur, la soumettre à divers examens qui permettront d'arriver au diagnostic par exclusion. Quand, dans une tumeur des lèvres ou de la langue, on ne trouve pas la structure alvéolaire ou les cellules épithéliales du cancer, quand on ne peut y déceler ni les cellules géantes ou les bacilles de la tuberculose, ni les champignons rayonnés de l'actynomicose et qu'on ne trouve que des traces de granulations avec des éléments conjonctifs jeunes, on doit penser au syphilome.

Les tumeurs bénignes ne s'accompagnent pas de douleurs lancinantes, et les abcès froids, plus élastiques, faciles à diagnostiquer par la ponction, sont exceptionnels à la langue.

Rarement les noyaux tuberculeux acquièrent un volume considérable, l'erreur est peu facile. En cas de doute, l'examen histologique sera ici d'un grand secours : les cellules géantes, les bacilles, l'inoculation suffiront par leur présence à lever tous les doutes.

S'agit-il d'une ulcération, le diagnostic devra être établi d'après les considérations suivantes : Toute ulcération linguale qui ne s'améliore pas rapidement après l'extraction des chicots cariés, doit être considérée comme de mauvaise nature. L'ulcération tuberculeuse de la langue ne s'accompagne qu'exceptionnellement d'une induration périphérique. « Il s'agit, dit TRÉLAT, d'une lésion qui est spécifique, caractéristique, accompagnée de lésions analogues sur les parties voisines, et jamais végétante. » On peut ajouter qu'il existe rarement de l'adénopathie, qu'il y a coïncidence fréquente de phtisie pulmonaire, que les bords et le fond de l'ulcère ne sont pas durs comme ceux du cancroïde.

L'ulcération gommeuse a été précédée d'une tumeur indolente assez longtemps stationnaire et d'autres accidents vénériens; ses bords sont moins durs, les ganglions indemnes. Le traitement spécifique servira encore ici à lever les hésitations. Ainsi la douleur, la nature des bords, l'adénopathie, l'aspect, la durée du mal, doivent aider au diagnostic. Toutefois OZENNE a signalé dans sa thèse des ulcérations syphilitiquo-cancéreuses dont le diagnostic est en général fort difficile.

Pronostic. — L'épithéliome de la langue constitue une affection très grave, toujours fatale quand elle est abandonnée à elle-même ; cependant les statistiques prouvent que la récidive ne serait pas absolument constante après les opérations. « Enlevez, dit TRÉLAT, la totalité du mal à un moment quelconque de son évolution, et votre malade sera sauvé. » Cela revient à dire que le pronostic s'aggrave avec les progrès du mal.

Traitement. — *Indications.* — L'expérience ayant montré l'inutilité et les dangers de tous les traitements autres que l'extirpation, les conclusions suivantes, posées par VERNEUIL à la Société de chirurgie, et acceptées par la grande majorité des chirurgiens, doivent servir de guide au praticien : « Le traitement interne et les applications topiques n'ont jamais guéri un épithélioma de la langue ; le mercure et l'iodure de potassium sont non seulement impuissants, mais encore nuisibles. L'opération est indiquée ; pratiquée de bonne heure, quand l'épithélioma est limité, elle est efficace, peu grave et assez facile. »

Nous rappelons pour mémoire la ligature atrophiante des artères afférentes, linguales ou carotides, telle qu'elle a été pratiquée par MIRAULT.

MOORE, COSTE, HAWARD, DEMARQUAY, BROCA, ANGER. Ce moyen de traitement peut convenir pour les cancroïdes inopérables, lorsque le néoplasme donne lieu à des hémorrhagies, peut-être alors retarderait-il l'évolution fatale.

L'opération étant indiquée, quand faut-il la pratiquer, et à quel procédé doit-on donner la préférence? Tout le monde est d'accord pour opérer le plus tôt et le plus largement possible; en se hâtant, quand bien même on aurait quelque doute sur la véritable nature de la tumeur, on a plus de facilité pour dépasser les limites de la production morbide. Dès qu'il y a des traînées embryonnaires dont il est difficile d'apprécier l'étendue, nombre de chirurgiens français et étrangers conseillent d'extirper la langue en totalité. Si les ganglions sont pris, il est de toute nécessité de les enlever en totalité afin d'éviter la récidive fatale. Les seules contre-indications à l'opération sont : 1° l'envahissement de la chaîne des ganglions carotidiens; 2° la propagation du cancroïde au pharynx et au maxillaire.

Choix du procédé opératoire. — En présence d'un cancroïde de la langue, le chirurgien doit avant tout être éclectique et se laisser guider : 1° par le siège du mal; 2° par son étendue, ses ramifications, l'état du plancher buccal et surtout des ganglions. Les règles qui président au choix du procédé ont été nettement posées par VERNEUIL dans la thèse d'un de ses élèves (GUILHES, 1881). On peut à cet égard diviser tous les nombreux procédés opératoires en deux groupes : 1° ceux dans lesquels on suit la voie buccale; 2° ceux qui créent une voie artificielle, sus-hyoïdienne. Quand le cancroïde est à sa première ou à sa seconde période, qu'il est limité, facilement accessible, sans adénopathie appréciable, quand le plancher de la bouche est sain, il faut donner la préférence à la voie buccale.

Au contraire, toutes les fois que le carcinome ulcéré ou infiltré pousse des ramifications profondes dans l'organe, intéresse le plancher de la bouche, la base de la langue s'accompagne d'adénopathie sous-maxillaire simple ou double; dans les cas où l'on opère un cancer récidivé, il vaut mieux recourir à la voie sus-hyoïdienne. C'est le meilleur moyen de pratiquer l'extirpation large, l'amputation de l'organe, recommandée par la plupart des chirurgiens (REGNOLI, VERNEUIL, LANGENBECK).

Cependant quelques opérateurs, même dans ces conditions, BILLROTH, WHITEHEAD, WŒLFLER entre autres, préfèrent la voie buccale à l'opération cervicale. Il se fait certainement, à l'étranger, une réaction en faveur de la première, tandis que la seconde est prônée en France. Opérer de bonne heure conduit forcément à préférer la voie buccale; la seconde doit être réservée aux cas de nécessité.

Procédés opératoires. — Nous nous bornerons à indiquer les principaux procédés, renvoyant le lecteur pour plus de détails aux traités spéciaux. Il y a lieu de distinguer : 1° les opérations préliminaires; 2° l'extirpation proprement dite.

1° *Opérations préliminaires.* — *a.* Ligature de l'artère linguale au-dessus de la grande corne de l'os hyoïde. Les opérations qui se pratiquent sur la langue donnant beaucoup de sang, on emploie très souvent aujourd'hui la ligature préalable de l'une ou des deux artères linguales. Cette précaution facilite l'opération, quel que soit le procédé auquel on s'adresse ; néanmoins il ne convient d'y recourir que dans les extirpations larges, car on peut y suppléer dans une certaine mesure par l'emploi des grandes pinces à forcipressure de Péan, de l'écraseur, des ligatures, du thermocautère. Whitehead pousse même l'optimisme jusqu'à ne pas se préoccuper de l'hémorrhagie dans l'excision totale de la langue avec des ciseaux, et dit qu'il lui est arrivé d'enlever la langue sans faire aucune ligature.

b. Trachéotomie. — Barker, Kocher ont conseillé et pratiqué la trachéotomie préventive avec application de la canule de Trendelenburg et tamponnement antiseptique du pharynx, dans le but d'éviter l'entrée du sang dans la trachée après l'opération, et les accidents pulmonaires qui surviennent fréquemment.

c. Enfin il faudra joindre à ces opérations préliminaires le conseil donné par Boyer, Krishaber, Verneuil, d'habituer le malade, dans les cas d'extirpation de l'organe, à la sonde œsophagienne à demeure. On réussit ainsi à éviter l'inanition dont les opérés sont quelquefois menacés ; cette conduite est beaucoup plus rationnelle que la gastrotomie à laquelle a eu recours Whitehead (*Brit. med. J.*, t. II, 1882, p. 133).

2° *Procédés d'extirpation.* — A. *Voie buccale.* — Les principaux procédés que l'on peut combiner suivant les cas comprennent : l'excision avec le bistouri, les ciseaux, le thermocautère, le galvanocautère, l'écraseur linéaire de Chassaignac, la ligature sur des aiguilles, l'incision après avoir cerné la tumeur avec les grosses pinces à points d'arrêt de Péan. Pour faciliter l'accès, un certain nombre d'opérateurs ont eu recours à la section transversale de la joue (Jager, Rizzoli, Maisonneuve, Wilms).

B. *Voie sus-hyoïdienne.* — Dans ce groupe nous signalerons : 1° les procédés de Roux, Syme, Sédillot, Langenbeck, qui consistent, avec quelques modifications, à ouvrir largement la région sus-hyoïdienne en sciant le maxillaire inférieur au niveau de la symphyse. Suivant Schlapfer, c'est une opération plus meurtrière que les autres.

2° Billroth (1861) pratiquait la section temporaire d'une portion antérieure et médiane du maxillaire inférieur par deux traits de scie latéraux. Sur dix-huit opérés, ce procédé a donné à Langenbeck six morts.

3° Le procédé de Regnoli ouvre une large voie, grâce à un grand lambeau en fer à cheval qui suit le bord inférieur du maxillaire ; il permet d'attirer la langue. Verneuil, Kocher, dans les cas où les ganglions sous-maxillaires sont volumineux, font une incision sous-mentale très étendue d'un seul côté ; de plus, ils enlèvent la glande sous-maxillaire en totalité avec les ganglions qu'elle contient.

C. *Procédés mixtes.* — J. Cloquet, Nunneley, etc., ont proposé de faire la ligature de la langue en passant les fils ou les chaînes d'écraseur par une incision sus-hyoïdienne.

Traitement palliatif et traitement des complications. — Hilton a eu l'idée, dans le but de diminuer les douleurs et l'abondance de la sécrétion salivaire, de sectionner le lingual au niveau de la dernière molaire. Moore, Collin y ont eu recours avec quelque bénéfice. Le chirurgien peut encore

être amené à pratiquer des opérations partielles palliatives, pour obvier à
des complications graves, à des menaces d'asphyxie. Il faut être réservé
dans cette voie.

Si des hémorrhagies surviennent, on se trouvera bien d'appliquer localement de la glace, de l'amadou, du perchlorure de fer, et, s'il est nécessaire,
on liera la linguale ou la carotide.

Résultats des opérations. — L'extirpation du cancroïde de la langue fournit
des résultats très contradictoires, suivant les cas et la période de la maladie;
on conçoit aisément que les dangers de l'opération sont proportionnels à
son importance, et que l'extirpation totale après ligature des deux linguales
soit plus grave qu'une simple incision buccale, d'ordinaire partielle. Voici les
résultats fournis par les statistiques au point de vue de la mortalité. Sur
50 extirpations de cancroïde, Schlapfer a trouvé 11 morts des suites de
l'opération, soit 22 p. 100; Barker, sur 21 opérés, compte 8 morts; Billroth,
sur 46 malades, fit 56 opérations de 1877 à 1881 et a obtenu 42 succès opératoires; la mortalité a été de 17 p. 100. Sur ce nombre, Billroth a pratiqué
40 fois l'extirpation par la voie buccale. La mortalité a été moitié moindre
dans les cas où l'on a fait l'hémostase préventive par la ligature de la linguale. Parmi les causes les plus communes de la mort, nous citerons en
première ligne les pneumonies septiques (12 p. 100); Barker compte même
cinq complications pulmonaires sur huit morts. Viennent ensuite l'hémorrhagie secondaire, l'asphyxie par œdème de la glotte, l'érysipèle, l'inanition, et d'une façon générales toutes les complications des plaies.

Si l'on envisage le traitement chirurgical du cancroïde au point de vue
des récidives, les résultats obtenus sont si opposés qu'il est d'abord difficile
de dire dans quelle mesure l'intervention est efficace. En effet, les chiffres
varient entre 25 p. 100 et 83 p. 100! Tout ce que nous savons tend à prouver
que la réalité se rapproche beaucoup de ce dernier chiffre. Cela est si vrai
que les exemples de guérison définitive après l'extirpation sont rares, et l'on
s'estime très heureux quand la récidive n'arrive pas avant six ou sept ans.
Trélat, Verneuil, Le Dentu ont signalé, après bien d'autres, des guérisons
sans récidives, et tous les chirurgiens en comptent quelques-unes. Buchanan (*The Lancet*, 1880) a publié un cas où la récidive ne s'était pas produite
quinze ans après la première opération. Sur 14 ablations, Kocher compte un
mort par hémorrhagie secondaire, 8 récidives et 5 guérisons radicales.
Billroth, dans les 45 cas relevés par Wœlfler, a obtenu des résultats assez
satisfaisants; six fois il n'y avait pas encore de récidive au bout de deux à
trois ans, et dans quatre autres, au bout d'un an la tumeur n'était pas reve-
nue; 13 récidives fournissent 9 morts. Les opérations actuelles donnent
certainement des résultats meilleurs : 1° parce qu'on les fait plus tôt; 2° parce
qu'on opère plus largement; 3° parce qu'on se préoccupe davantage d'enlever
de bonne heure et complètement tous les ganglions.

Résulte-t-il quelque avantage de l'opération, quand bien même le néoplasme
récidive? Sur 12 opérés, Trélat a trouvé que la survie variait entre trois
et douze mois; il y a donc bénéfice au seul point de vue de la prolongation de
la vie à pratiquer l'opération.

§ 4. — Lésions syphilitiques et tuberculeuses de la langue.

1° LÉSIONS SYPHILITIQUES DE LA LANGUE

Bibliographie. — Bouisson, *Gaz. méd.*, 1846. — Lagneau, *Gaz. hebd.*, 1859. — Fournier, *France médic.*, 1874, et *Des glossites tertiaires*, Paris, 1877, *Syph. héréd. tardive*, 1886. — Gautier, *Rev. de la Suisse rom.*, 1882, n° 10. — Unna, *Viert. Jahr. f. Dermat.*, 1881. — Abraham, *Tuberc. de la langue. Transac. of the Ac. of méd.*, Dublin, III, p. 358, 1885. — Belangee, *Chancre induré de la langue*, *Presse méd. belge*, 1885. — Bruneau, *Ulcer. tuberc.*, Th. de Paris, 1887. — Mauriac, *Des glossopathies syph. tertiaires*, *Sem. méd.*, 1888, p. 101.
Thèses de Paris. — 1871, Saison. — 1872, Bridou. — 1873, Chapuis. — 1876, Simon, Hugonneau.

La langue est un lieu d'élection des manifestations de la syphilis. Si le chancre induré y a été observé rarement, il est au contraire très commun d'y rencontrer des *plaques muqueuses* et même des lésions tertiaires (*glossite tertiaire*).

A. — CHANCRE INDURÉ DE LA LANGUE

D'après les recherches de Fournier, tous les chancres linguaux seraient syphilitiques ; d'ailleurs cette lésion siège exceptionnellement à la langue, puisque sur 824 chancres, 3 seulement intéressaient cet organe. Leurs caractères ne différeraient pas de ceux des autres chancres des muqueuses ; la pointe est leur lieu d'élection, ils y affectent l'aspect d'un ulcère rond, taillé à l'emporte-pièce, à fond grisâtre et induré ; presque toujours les ganglions voisins sont indolents, quoique indurés. Après une période destructive qui varie de deux à trois semaines, les chancres linguaux se cicatrisent peu à peu. Est-il permis d'admettre avec Buzenet que ces ulcérations primitives soient susceptibles de se transformer en plaques muqueuses ? C'est au moins, suivant nous, un fait contestable.

Des lotions émollientes, quelques attouchements à la liqueur de Van-Swieten, constituent tout le traitement de cette affection.

B. — PLAQUES MUQUEUSES

Les bords et le dos de la langue sont en quelque sorte des lieux d'élection pour les plaques muqueuses qui présentent deux variétés principales : les *érosions* et les *papules*. Comme celles des lèvres, elles sont irrégulièrement arrondies ou ovalaires, recouvertes par une pellicule opaline ; leur surface est moins lisse par suite de la saillie des papilles fungiformes, et sur les parties latérales de la langue elles offrent un aspect strié, fissuraire. Ces plaques érosives, ordinairement indolentes, ne deviennent sensibles qu'au contact des aliments irritants ou des chicots dentaires. Lorsque les dents sont cariées, il n'est pas rare de voir une ou plusieurs plaques ulcéreuses végétantes, comme festonnées, et conservant l'impression des dents.

Sur le dos de la langue on trouve plutôt la forme papuleuse; les plaques légèrement saillantes donnent à l'organe, quand elles sont multiples, un aspect chagriné, bosselé, comparé par FOURNIER au dos de crapaud. Par l'irritation, ces papules deviennent hypertrophiques, acquièrent les dimensions d'un noyau de cerise et même davantage. Elles forment alors de véritables nodosités végétantes qui ont plus d'une analogie avec la sclérose interstitielle.

On rencontre encore à la période secondaire des fissures linguales, ulcérées ou cicatricielles; enfin FOURNIER signale des éruptions en *plaques lisses* « plus ou moins étendues qui se localisent exclusivement sur le dos de la langue, plaques tantôt circonscrites et lenticulaires, tantôt étalées sur une assez large surface, rougeâtres et d'un rouge plus vif notamment que les parties saines environnantes, régulières, de contour plutôt lisse que déchiqueté et assez souvent arrondies ou ovalaires ». Ces plaques lisses, sèches, non érosives, rasées, dépapillées, chauves, correspondraient dans l'esprit de FOURNIER au psoriasis lingual. Nous y reviendrons en parlant de cette affection.

C. — GLOSSITE TERTIAIRE

C'est généralement entre la cinquième et la quinzième année de la maladie qu'apparaissent le manifestations tertiaires de la syphilis linguale. Nous empruntons aux études de FOURNIER la description des glossites tertiaires qui se présentent sous deux formes, l'une *scléreuse*, l'autre *gommeuse*. De plus, chacune d'elles peut être corticale ou parenchymateuse, suivant le siège du mal.

1° *Glossite scléreuse.* — On doit considérer ces altérations comme des « néoplasies interstitielles vivantes ». Lorsqu'elles intéressent la muqueuse, elles se présentent sous la forme de plaques parcheminées dorsales, uniques ou multiples; à leur niveau, la muqueuse offre une coloration rouge sombre, comme si elle avait été rasée. Parfois l'induration s'étend en nappe en communiquant à la langue un aspect tout particulier (*aspect parqueté de* FOURNIER). D'après CORNIL, l'épaississement serait dû à l'inflammation du chorion muqueux par des éléments de nouvelle formation. Ces plaques persistent indéfiniment; l'alcool, le tabac, les chicots, les éraillures rendent la langue douloureuse et amènent des crevasses rebelles.

Lorsque l'altération intéresse en même temps le parenchyme, elle détermine une disposition lobulée de l'organe, manifeste à la vue parce que la glossite scléreuse est à la fois parenchymateuse et corticale. Elle a pour caractères d'occuper une assez grande étendue, de siéger sur la moitié antérieure de la langue.

Celle-ci devient hypertrophique, épaisse, en dos d'âne, dans les premières périodes; ce n'est que plus tard, alors que la cirrhose s'accentue, qu'elle se rétracte, se ratatine; elle offre des sillons qui limitent des mamelons saillants, des ravines profondes pouvant atteindre un demi-centimètre. Le sillon médian, le plus considérable, semble servir d'axe principal, comme dans les nervures d'une feuille. La muqueuse présente une coloration vineuse avec des plaques blanchâtres disséminées. FOURNIER a encore observé une forme hypertrophique assez prononcée pour que la langue fît saillie au dehors.

2° *Glossite gommeuse.* — Les gommes de la langue suivent au point de vue de leur évolution les quatre périodes classiques, crudité, ramollissement, ulcération, réparation. Avec FOURNIER, nous les diviserons en deux groupes, suivant qu'elles sont muqueuses ou parenchymateuses.

Les gommes muqueuses offrent l'aspect de petites saillies tuberculiformes isolées ou parfois réunies en bouquets ; elles se ramollissent insensiblement, s'ouvrent au dehors par un petit pertuis qui s'agrandit et laisse voir une masse bourbillonneuse.

Les gommes profondes, habituellement dorsales, font un relief marqué à la surface, et acquièrent les dimensions d'une noisette ou d'une olive ; comme les précédentes, après une période d'induration, elles deviennent pâteuses, se ramollissent, se vident à l'extérieur, et l'ulcère qui en résulte, à bords taillés à pics, est entouré d'une aréole dure et rouge. En s'agrandissant, l'ulcère laisse à nu le fond de la cavité qui présente un aspect pultacé, également bourbillonneux.

Outre cette forme, commune, classique, il y aurait une autre variété confluente dans laquelle les gommes sont disséminées dans la langue qui semble « rembourrée de noisettes ». FOURNIER parle encore d'une forme phagédénique serpigineuse.

Toutes ces altérations se font remarquer par le peu de troubles fonctionnels qu'elles déterminent, en un mot par leur marche insidieuse. Les ganglions restent indifférents et même, à la période d'ulcération, le malade ne souffre qu'autant que des produits d'infection se sont inoculés à la surface bourgeonnante de la plaie.

Diagnostic. — Pour établir le diagnostic différentiel des lésions syphilitiques, il est nécessaire d'admettre une distinction primordiale entre celles qui forment les tumeurs et les ulcérations. Quelle que soit leur forme, il faudra toujours s'enquérir des antécédents, rechercher s'il n'existe pas des lésions de même nature sur d'autres points du corps.

a. Les tumeurs de la langue, susceptibles d'être confondues avec les gommes, appartiennent à deux catégories différentes : 1° les néoplasmes très rares, tels que les lipomes, les kystes, les fibromes, dont on ne peut que soupçonner la nature ; 2° les productions morbides fréquentes, les cancroïdes. Or, pour différencier les premières de la gomme, en dehors des antécédents, il faut tenir compte de l'inefficacité du traitement spécifique, de la marche du mal, de son siège. Existe-t-il plusieurs tumeurs, il sera plus rationnel de penser à des gommes qu'à une autre affection. Nous avons exposé, en parlant de l'épithélioma interstitiel, les moyens de le reconnaître de la gomme. En résumé, c'est par exclusion qu'on arrivera à distinguer ces glossites.

b. Rien n'est aussi difficile que de déterminer la nature des ulcérations de la langue; on doit tout d'abord établir l'origine syphilitique de l'affection et ensuite la variété de la lésion. Une ulcération de la pointe, plus ou moins arrondie, indolente, reposant sur un fond induré, avec engorgement des ganglions sous-maxillaires, fera penser à un chancre de la langue. La coïncidence d'autres ulcérations sur la muqueuse buccale, l'existence antérieure du chancre et de la roséole ne permettront guère de confondre les plaques muqueuses avec d'autres affections; cependant, dans quelques cas, l'hésitation est permise; ainsi certains ulcères dits traumatiques, fongueux, provoqués et entretenus par le contact irritant de dents cariées, sont d'un diagnostic difficile; ce n'est qu'en faisant disparaître la cause qu'on peut reconnaître leur véritable nature.

Le psoriasis de la langue présente plus d'une analogie avec les plaques muqueuses anciennes et la glossite scléreuse. D'après CORNIL, les modifications de l'épithélium sont distinctes pour les deux cas; dans le psoriasis, la muqueuse est recouverte par un enduit blanchâtre constitué par une épaisse couche de cellules épithéliales; la muqueuse n'est ni rouge, ni lisse.

Les plaques opalines des fumeurs pourraient être prises pour des plaques muqueuses, et de fait, quelques auteurs les confondent; il y en a habituellement d'autres à la face interne des joues et au niveau des commissures labiales. Bien autrement difficile est le diagnostic entre la gomme ulcérée, l'ulcère tuberculeux et le cancroïde. Nous avons déjà insisté sur les caractères qui permettent de distinguer le cancroïde en parlant de l'ulcère tuberculeux; on verra qu'il est possible de le séparer des ulcères gommeux.

D. — SYPHILIS DESQUAMATIVE DE LA LANGUE

Une autre affection qui a été rattachée à la syphilis est connue sous le nom de syphilis desquamative héréditaire de la langue. Cette maladie, plus spéciale à l'enfance, signalée par RAYER, BARTHEZ, GUBLER, décrite par BRIDOU, a été rapportée à la syphilis par PARROT. En 1879, la Société pathologique de Londres s'occupa de la question à propos d'un cas communiqué par BARKER; les uns en faisaient une lésion parasitaire; d'autres y voyaient une manifestation de la syphilis, et récemment UNNA considère la maladie comme une trophonévrose.

Voici la description donnée par BRIDOU : « On voit d'abord sur la langue, à peu de distance de la pointe, une petite tache blanche, de 3 à 4 millimètres de diamètre, faisant un léger relief sur les parties voisines qui sont dans leur état normal; le lendemain, au même endroit, on ne trouve plus une tache, mais un petit anneau d'un diamètre au moins double. En même temps que ce cercle constitué par un enduit blanchâtre a gagné en étendue, il a desquamé dans sa partie centrale. Celle-ci est d'un rose vif, évidemment dépouillée de son revêtement épithélial; on y voit très nettement quelques papilles dénudées, et dans certains cas un peu plus volumineuses qu'à l'état normal. » GAUTIER en admet trois variétés : 1° la desquamation à découpures nettes ou desquamation géographique, en raison de son analogie avec les cartes; 2° desquamation à contours festonnés;

3° desquamation lichénoïde. Au bout de quelques jours les cercles, gagnent du terrain et forment des lignes festonnées (du huitième au dixième jour, il est impossible de suivre le cercle primitif), et de nouveau se reforment au centre. Cette manifestation, d'ailleurs très bénigne, finit par disparaître.

Traitement. — Le traitement spécifique devra être institué dans tous les cas de syphilis linguale, on le modifiera suivant la nature des accidents ; l'iodure de potassium convient spécialement aux gommes. De plus, les cautérisations locales, la proscription du tabac, des mets irritants, rendront d'utiles services.

2° AFFECTION TUBERCULEUSE DE LA LANGUE

Bibliographie. — TRÉLAT, *Arch. gén. de médecine*, 1870, p. 35. — FÉRÉOL, *Union médicale*, 1872. — NEDOPIL, *Arch. de Langenbeck*, 1876, t. XX, p. 305. — TRÉLAT, *Soc de chir.*, 1881, p. 813. — FEURER, *Wien. med. Bläter*, 1886. — BARTH, *Soc. méd. des Hôp.*, 1887. — GLEITSMANN, *New-York med. Journ.*, 1888. — PONCET, *Lyon méd.*, 1888, II, p. 169. — HEYMANN, *Soc. de méd. berl.*, et *Sem. méd.*, 1889. Thèses de Paris. — 1865, JULLIARD. — 1870, BOURCHEIX. — 1873, POUZERGUES. — 1876, LAMBERT. — 1878, GELADE, SPILLMANN (Agr. Bibliogr.).

Quoique connue au commencement de ce siècle, l'ulcération tuberculeuse de la langue n'a été bien étudiée que depuis vingt ans, grâce aux travaux de TRÉLAT et JULLIARD. De nombreuses monographies, publiées récemment, ont apporté de précieux documents à l'histoire de cette affection.

L'ulcère tuberculeux de la langue, lésion rare, se rencontre de préférence chez les phtisiques à tous les âges de la vie. L'ulcération linguale peut précéder la tuberculose pulmonaire (12 sur 65, ORLOW) surtout chez les gens âgés (NEDOPIL). L'ulcère a pour siège de prédilection le dos et les bords de la langue. D'après FÉRÉOL, l'affection débute tantôt par une hypertrophie des papilles avec tuméfaction dure de l'organe, tantôt par une fissure linéaire au fond de laquelle on aperçoit des bords frangés, décollés, et même des fibres musculaires. Peu à peu l'ulcération s'agrandit et l'on peut observer à sa surface, surtout à sa périphérie, des petits points jaunes de la grosseur d'une tête d'épingle, légèrement saillants. Ces plaques, à fond jaune, mesurant de 1 à 4 millimètres, ne deviennent un véritable ulcère qu'après la chute de l'épithélium. La plupart du temps ces ulcérations restent solitaires, mais elles peuvent encore être multiples ; les bords en sont nets, un peu déprimés, parsemés de points jaunes qu'on a cru tout d'abord être des granulations tuberculeuses, et que THAON considère comme des abcès miliaires sous-épithéliaux. L'histologie a montré en outre à NÉDOPIL que l'ulcération est formée par une petite dépression vers laquelle le bord de la muqueuse s'abaisse en revenant légèrement sur lui-même. L'ulcération est recouverte par une couche fine d'une teinte jaunâtre qu'il est facile d'enlever par le raclage. Les follicules tuberculeux envahissent jusqu'au muscle. Les bacilles se rencontrent facilement dans les produits du raclage (SALYER).

Les symptômes fonctionnels ne sont pas très marqués ; il y a de légères

douleurs que les mouvements de l'organe, le contact des aliments, les frottements accroissent; ordinairement la salive devient plus abondante, la déglutition est gênée. Une des particularités importantes de cette affection est sa
coïncidence fréquente avec les lésions tuberculeuses du poumon, du larynx
et du péritoine. Sur 23 cas SIMON a trouvé 8 fois des symptômes pulmonaires.

Cette ulcération marche lentement, surtout quand elle est la première
manifestation de la maladie; elle serait, ainsi que le prouve un fait de POU-
ZERGUES, susceptible de guérir spontanément. Habituellement l'ulcère rebelle
persiste jusqu'à la mort.

On a proposé beaucoup de traitements contre cette affection sans obtenir
de résultats bien encourageants. Ainsi les cautérisations au nitrate d'argent,
la teinture d'iode, le chlorate de potasse, le fer rouge, successivement prônés,
sont inconstants dans leur action; le traitement général ne réussit pas à lui
seul; aussi a-t-on conseillé de pratiquer l'extirpation des ulcérations tuberculeuses; sur sept extirpations relevées par SPILLMANN, on compte quelques cas
de guérison; malheureusement l'opération est souvent impuissante à arrêter
la marche du mal, et la mort est survenue plusieurs fois malgré l'ablation.

Nous ne parlerons pas du lupus de la langue, affection rare et coexistant
presque toujours avec un lupus de la face.

Diagnostic des ulcérations tuberculeuses de la langue. — Nous exposerons
succinctement, à propos de l'ulcère tuberculeux, les règles qui doivent servir
de base au diagnostic différentiel des ulcérations de la langue. DUPLAY admet
deux cas, suivant que l'ulcération repose ou non sur une tumeur. Y a-t-il
une tumeur ou une plaque dure, il est impossible d'admettre un ulcère
tuberculeux; ce dernier, superficiel, ne s'accompagne pas d'une induration
des parties profondes. Parfois cependant il existe une légère induration
inflammatoire des bords de l'ulcère. On ne pourrait, en pareil cas, penser
qu'à des ulcérations cancéreuses, syphilitiques. La gomme ulcérée n'est
jamais la première manifestation de la maladie; elle est indolente et a
été précédée par une tumeur ferme, plus tard ramollie; son fond est bourbillonneux, la langue fissurée. De même, les douleurs lancinantes, l'âge du
malade, l'adénopathie sous-maxillaire, l'existence antérieure ou concomitante du psoriasis lingual, la tendance à saigner du fond de l'ulcère, l'ichor
fétide qu'il sécrète, les bords indurés anfractueux, crevassés, sanieux, caractérisent le cancroïde.

Si l'ulcération repose directement sur la langue, il sera possible de la
confondre avec les solutions de continuité dues à un traumatisme fréquemment répété, avec les affections syphilitiques et tuberculeuses. Souvent les
ulcères simples ressemblent à des ulcérations de mauvaise nature; mais parfois l'existence d'un contact irritant est un indice qui permettra de soupçonner
la nature bénigne de la maladie, et ces probabilités se changeront en certitude lorsque l'ablation de la dent cariée aura amené une guérison rapide.
L'ulcération tuberculeuse n'a pas les mêmes allures; elle présente à sa surface et à sa périphérie les petits points jaunes caractéristiques; sa coexistence avec des tubercules pulmonaires ou d'autres lésions du voisinage la
distinguera aisément.

Les accidents syphilitiques offrent tous ici un caractère spécial. Le chancre siège à la pointe de la langue, son induration est des plus manifestes ; l'engorgement ganglionnaire existe ; il a une tendance bien nette à guérir. Du reste, l'apparition d'accidents secondaires lève rapidement tous les doutes. La plaque muqueuse est recouverte d'une pellicule opaline, irisée, caractéristique ; elle est d'ailleurs rarement isolée et coïncide avec des plaques aux commissures, au voile du palais.

Il n'est pas jusqu'à la durée de l'affection qui ne puisse dans quelques cas aider à déterminer la nature d'une ulcération. Ainsi toute ulcération qui dure depuis plusieurs années ne saurait être considérée comme cancéreuse, et si l'individu n'est pas phtisique, il faut penser à la syphilis. L'âge, les habitudes, l'essai des traitements serviraient également à préciser le diagnostic.

3° PSORIASIS LINGUAL

SYNONYMES. — Ichthyose, leukoplakia, leucoplasie.

Bibliographie. — BAZIN, *Leçons sur les affections cutanées*, 2° édition, p. 272. — MAURIAC, *Union médic.*, 1873-1874. — NEDOPIL, *Arch. de Langenbeck*, 1876, p. 324. — SCHWIMMER, *Vierteljahr. f. Dermatol. u. Syphil.*, 1877, p. 511, et 1878, p. 53. — VIDAL, *Union méd.*, 1883, n° 1 et 4. — MERKLEN, *Ann. de dermatologie*, 1883, p. 158.
Thèse de Paris. — 1873, DEBOVE.

Définition. — On désigne sous ce nom, depuis BAZIN, une affection chronique de la muqueuse de la langue, dont le caractère clinique et anatomique le plus saillant est la transformation cornée de l'épithélium buccal. Cette dénomination est vicieuse, parce qu'il n'y a presque jamais coïncidence de psoriasis cutané et buccal ; aussi lui préfère-t-on le nom de *leucoplasie*.

Parmi les auteurs, les uns admettent que l'affection en question présente, au point de vue anatomo-pathologique, de grandes analogies avec le psoriasis ; tels sont BAZIN, MAURIAC, et dans une certaine mesure, F. CLARKE, TILBURY FOX.

D'autres, KAPOSI, SIGMUND, etc., ont décrit sous le nom de psoriasis lingual syphilitique, les plaques opalines de la syphilis secondaire, et KAPOSI réservait le nom de *kératosis* au psoriasis et aux plaques opalines invétérées. Ainsi il y a eu, dès le début, une confusion regrettable, les auteurs employant le même mot pour désigner des choses différentes. Afin d'obvier à ces inconvénients, on a admis plus récemment le nom de leukoplakie (SCHWIMMER), leucoplasie (VIDAL), stomatite épithéliale chronique (BESNIER).

Symptômes. — Le début de l'affection est fort mal connu, car le hasard seul la fait découvrir. D'après SCHWIMMER, les plaques blanches seraient précédées par des plaques rouges avec de petites élevures dues au gonflement des papilles fungiformes. Au bout de quelques mois, leur coloration change, les taches deviennent grises, bleues, puis blanc d'argent. Pendant cette période, la plaque croît, et un liseré rose indique qu'elle est encore progressive.

Les dimensions des plaques varient, au début, entre celles d'un grain de mil et d'une lentille ; les papilles, d'abord saillantes, finissent par se tasser. s'aplatir ; plus tard il existe une excavation à leur niveau comme s'il y avait une dépression cicatricielle, et le tissu sous-muqueux est toujours induré. Tantôt elles restent stationnaires, surtout si un traitement convenable leur est appliqué ; tantôt elles s'étendent, prennent une forme stellaire, confluente, et le dos de la langue, induré, semble recouvert d'une cuirasse blanc nacré, avec des stries transversales ou antéro-postérieures qui transforment la surface en groupes polygonaux ; de là des craquelures, des fissures sanglantes et douloureuses. La desquamation a été nettement constatée, et on l'a comparée à celle que produit une légère cautérisation au nitrate d'argent. Quelquefois les plaques épithéliales qui s'enlèvent ainsi mesurent, d'après Vidal, de 1 à 3 centimètres.

On trouve souvent d'autres plaques ou des traînées sur la face interne des joues et des lèvres ; elles sont encore connues sous le nom de plaques des fumeurs.

Suivant Vidal, la leucoplasie présenterait un deuxième stade papillomateux qui existe en certains points seulement. Schwimmer admet une leucoplasie bénigne curable et une variété maligne aboutissant au cancroïde, avec une forme intermédiaire qui correspond à celle de Vidal. Cet état papillomateux a été désigné par quelques auteurs étrangers, F. Clarke entre autres, sous le nom de *tylose*. Des plaques dures, verruqueuses, ulcérées, pourraient aboutir à la guérison avec cicatrices ; la tylose se transformerait en épithélioma.

Les symptômes fonctionnels de l'affection sont peu marqués ; à la sécheresse de la bouche s'ajoute une gêne de la mastication, le goût est conservé ; quand il y a érosion, la surface irritée devient douloureuse.

Anatomie pathologique. — Debove considère la leucoplasie comme une cirrhose de la muqueuse avec épaississement de l'épithélium et infiltration de jeunes cellules dans le chorion. Vidal a constaté de plus l'aplatissement des papilles, la dilatation des vaisseaux et l'accumulation des leucocytes autour d'eux. Les recherches de Schwimmer et Babesiu confirment ces données. L'épithélium subit en outre la transformation cornée, la couche de Malpighi s'atrophie, le feston papillaire disparaît.

Étiologie. — Sur mille dermatoses, Schwimmer trouve quatre cas de leucoplasie. Le malade le plus jeune avait vingt-trois ans, le plus âgé soixante-deux. Inconnue chez l'enfant, rare chez la femme, cette affection peut être attribuée aux habitudes d'intempérance de l'homme, à l'usage abusif du tabac. Il est certain que ce sont là des causes prédisposantes très importantes, bien que Besnier ait observé le psoriasis sur des personnes qui ne fumaient pas. D'autres ont encore invoqué l'arthritisme, la syphilis. Cependant, sur vingt psoriasis, Schwimmer a constaté que dans quatorze cas, il n'y avait pas d'antécédents syphilitiques. C'est là une des questions les plus controversées de l'histoire de la leucoplasie ; un certain nombre de maladies, telles que la plaque opaline syphilitique, la plaque des fumeurs, ont de grandes analogies avec elle. Ces manifestations présenteraient les mêmes lésions pathologiques ; l'épithélium réagirait différemment suivant la cause. Dans la plaque opaline, l'épithélium s'épaissit, s'opacifie et tombe en laissan! une surface légèrement ulcérée. Dans la plaque psoriasique il s'épaissit, s'opacifie, mais devient corné et adhérent. F. Clarke ne serait pas éloigné de rattacher la leucoplasie à une lésion nerveuse des branches linguales.

Depuis quelques années, on fait jouer un grand rôle aux rapports étiologiques de la leucoplasie et du crancroïde : ce fait a été signalé pour la première fois en 1862 par Négligan ; en 1873, Debove attire de nouveau l'attention sur ce point. Trélat, Verneuil, Clarke récemment ont insisté sur cette question. Sur 25 malades atteints de cancroïdes, 13 avaient la leucoplasie. Suivant Vidal, le psoriasis pourrait rester inoffensif pendant quinze ou vingt ans, et l'épithélioma surviendrait dans la moitié des cas; cependant Schwimmer a vu le cancroïde succéder à des psoriasis beaucoup moins anciens.

Il est évident, après ce qui précède, que le pronostic du psoriasis doit être réservé ; sa longue indifférence n'est pas un gage absolu de bénignité, puisqu'on a observé sa transformation en épithélioma au bout de trente ans. Tantôt le cancroïde se développe au niveau d'une plaque, tantôt à côté d'elle.

Traitement. — Pour toutes ces raisons, il est indiqué de détruire de bonne heure les plaques de leucoplasie qui présentent des tendances à l'induration; les chirurgiens s'accordent généralement aujourd'hui pour proscrire les cautérisations. C'est à l'extirpation prompte et large qu'il faut donner la préférence.

§ 5. — Vices de conformation de la langue. — Névralgies de la langue.

1° VICES DE CONFORMATION DE LA LANGUE

Les vices de conformation de la langue, affections très rares, sont congénitaux ou acquis ; nous nous bornerons à exposer brièvement les principaux traits : 1° l'absence de l'organe ou son atrophie ; 2° la bifidité ; 3° l'ankyloglosse.

L'*absence de la langue*, quand elle est acquise, résulte de causes diverses, les unes traumatiques, les autres inflammatoires ; il est d'usage, chez certains peuples, de couper la langue aux parjures : le chirurgien s'y résout quelquefois pour arrêter la marche des cancroïdes ; maintes fois des malheureux qui ne réussissent pas à se suicider en se tirant un coup de revolver sous le menton, ont la langue déchirée et réduite plus tard à un petit moignon peu utile; enfin les blessés dont les régions inférieures de la face sont emportées par un gros projectile ne conservent que des rudiments de l'organe. Dans tous les cas traumatiques et même dans ceux qui sont congénitaux, il n'y a jamais absence totale de la langue. Chodet parle d'une absence unilatérale de la langue, remplacée sur un des côtés par la muqueuse repliée. Si cette affection n'est pas incompatible avec l'existence, elle n'en gêne pas moins notablement les fonctions, la succion chez l'enfant, la mastication, la déglutition, la parole. C'est donc une infirmité d'autant plus sérieuse qu'elle est irrémédiable.

La *bifidité*, exclusivement congénitale, rappelle la langue des serpents, des dromadaires, etc. ; elle accompagne d'ordinaires d'autres monstruosités analogues de la voûte et du voile du palais, du maxillaire inférieur. La réunion après avivement, comme dans le procédé en V de Boyer pour l'ablation des tumeurs, pourrait rendre quelques services.

Sous le nom d'*ankyloglosse*, on désigne des adhérences anormales de la langue aux parois buccales ; il est congénital ou acquis, inférieur, supérieur ou latéral, suivant le point où les adhérences s'établissent. On appelle *filet* l'ankyloglosse médian inférieur, dû à un excès de longueur du frein médian de la langue. Une petite opération qui consiste dans la section de la bride exubérante avec des ciseaux mousses, sur le pavillon de la sonde cannelée modifiée dans ce but par J.-L. Petit, a été conseillée pour guérir cette infirmité gênante. Elle est à peu près tombée en désuétude ; aussi ne ferons-nous que mentionner la possibilité d'accidents consécutifs, tels que l'hémorrhagie et le renversement de la langue en arrière, fort redoutés jadis.

L'ankyloglosse inférieur gêne notablement les fonctions parce qu'il s'oppose à l'occlusion hermétique du larynx par l'épiglotte repliée, et prédispose ainsi à l'entrée des aliments dans les voies aériennes. Dans un cas classique, Sédillot provoqua cette affection pour remédier à des menaces d'asphyxie déterminées par une glossite traumatique chez un blessé qui s'était fait, dans une tentative de suicide, une plaie sus-hyoïdienne. Il attira la langue au dehors par cette ouverture, et dut plus tard débrider les parties latérales de l'organe soudé au plancher buccal pour corriger l'ankyloglosse inférieur.

L'ankyloglosse latéral est d'ordinaire produit par des adhérences congénitales et surtout acquises entre les muqueuses de la langue, des gencives ou des joues ; ces brides ont une origine traumatique ou pathologique (noma, scorbut). L'excision des adhérences et l'interposition d'un corps étranger permettraient de mobiliser l'organe.

Quant à l'ankyloglosse supérieur, variété la plus rare, son existence est contestable ; la langue serait adhérente à la voûte palatine. Les faits de Lapie sont trop peu explicites pour qu'on puisse admettre l'existence de cette forme.

2° NÉVRALGIES DE LA LANGUE

Nous aurions passé sous silence cette affection si elle n'était passible d'un traitement chirurgical. Il existerait deux variétés de névralgies : 1° la névralgie simple, caractérisée par une douleur vive, unilatérale, plus fréquente à gauche qu'à droite. Toute pression sur le nerf lingual, tous les mouvements de l'organe augmentent notablement la douleur ; 2° la névrite du nerf lingual, encore mal connue, et dont Gellé a rapporté un cas compliqué de zona de la langue (*Tribune méd.*, 1876, p. 219) ; la névralgie alternait entre les branches du trijumeau, et les crises fort pénibles s'accompagnaient d'un changement de couleur de la langue qui devenait blanchâtre ; deux points particulièrement douloureux, l'un vers la pointe, l'autre sur la partie moyenne de l'organe, correspondaient à deux plaques ovalaires ulcérées. Tous les accidents disparurent au bout d'un mois.

Ces névrites sont très douloureuses et rebelles, ce qui explique l'intervention chirurgicale quand les moyens simples échouent. DEMARQUAY s'est bien trouvé d'une injection de morphine dans le tissu même de la langue. On a conseillé et pratiqué l'élongation et la résection du nerf lingual ; POLAILLON guérit un cas de névralgie épileptiforme du lingual, non traumatique, par l'élongation. LE DENTU réussit également par l'élongation à guérir un tic douloureux de la face, datant de cinq ans.

LIVRE VII

MALADIES CHIRURGICALES DU COU

CHAPITRE PREMIER

MALADIES DU COU EN GÉNÉRAL

1° PLAIES DU COU EN GÉNÉRAL

Bibliographie. — LARREY, *Mém. et campagnes*, t. II, 1812, et *Clin. chir.*, t. II, p. 124. — HENNEN, *Princip of Mil. Surg.*, 1829. — DUPUYTREN, *Leçons orales*, t. II, 1832. — DIFFENBACH, *Beob. u. Halswim den*, in *Rust's Magazin*, 1834. — BAUDENS, *Clin. des plaies d'armes à feu*, 1836. — LEGOUEST, *Traité de Chirurgie d'armée*, 1871. — OTIS, *Histoire de la guerre d'Amérique*, 1870. — GUTERBOCK, *Viertel. f. gericht. Medic.*, 1873, t. XIX, s. 1. — G. FISCHER, *Deutsche Chirurgie*, Lief. XXXIV, 1880. — *Traités généraux de chirurgie de guerre*. — Article Cou des *Dictionnaires*.
Thèse de Strasbourg. — 1868, INHEL. — Thèses de Paris. — 1869, HORTELOUP (Agrég.). — 1883, DIAZ.

§ 1ᵉʳ. — Contusions et plaies.

Contusions. — En raison de leur grande mobilité, les parties molles du cou échappent assez facilement aux contusions. L'ecchymose à la suite de la pendaison n'est pas rare, et tout le monde sait de quelle importance peuvent être, au point de vue médico-légal, les ecchymoses consécutives à la strangulation. Mentionnons encore les coups de bâton, le passage d'une roue de voiture comme cause de ces lésions ; la contusion légère n'offre aucune gravité, ou bien il y a simultanément blessure de quelque organe profond, os hyoïde, larynx, trachée, vaisseaux et nerfs. Toute l'importance résulte alors de cette complication.

Piqûres. — Cette remarque s'applique également aux plaies par instruments piquants ; celles-ci, généralement bénignes, intéressent dans quelques cas un organe sous-jacent et engendrent de la sorte des accidents sérieux.

Plaies par instruments tranchants. — Les coupures produites par les instruments les plus divers (sabres, rasoirs, couteaux, tranchets, débris de porcelaine, etc.) affectent au cou des dispositions fort variables. Elles sont superficielles ou profondes, nettes ou à lambeau, verticales, obliques ou transversales. Ces dernières résultent assez souvent de tentatives de suicide. Enfin, il est de la plus haute importance de les diviser en plaies simples et en plaies compliquées de la lésion d'un des organes propres du cou.

L'influence du peaucier sur l'écartement des plaies transversales du cou est bien connue, il en est de même des mouvements de la région ; chacun sait que les plaies profondes produites par un rasoir deviennent largement béantes quand la tête est relevée, tandis qu'elles sont linéaires pendant la flexion. D'où des indications thérapeutiques faciles à saisir.

Ces plaies lorsqu'elles sont simples guérissent avec facilité ; comme nous sommes armés aujourd'hui contre les suppurations diffuses du tissu cellulaire profond, nous pensons que la suture avec drainage doit être ici la règle.

Plaies contuses. — Des tableaux statistiques de Fischer, on peut conclure que les plaies du cou sont fréquentes aux armées. Sur 408,720 plaies de guerre, Otis compte 4,895 cas de blessures du cou avec une mortalité de 12 p. 100. La plupart des blessés succombent sans doute sur le champ de bataille par le fait de la lésion des gros vaisseaux ou des autres organes de la région. Sur le chiffre relevé par Otis, on a fait 29 fois des ligatures et 22 opérés sont morts ; sur les 14 blessés qu'on a dû trachéotomiser, 8 ont succombé.

Néanmoins les coups de feu du cou ont fréquemment une marche simple et guérissent sans produire de graves suppurations. Deux circonstances rendent compte de cette bénignité, en apparence difficile à comprendre : 1° l'élasticité et la mobilité des principaux organes du cou ; 2° la déviation des projectiles. Les coups de feux de contour étaient jadis assez communs au cou ; Hennen rapporte l'histoire d'un soldat qui avait reçu une balle au niveau de la pomme d'Adam ; la balle déviée fit sous la peau tout le tour du cou. Baudens, Podrazki, Beck, etc., ont cité des observations analogues ; cependant, il ne faut pas oublier que ce sont là des curiosités qui deviennent très rares avec les projectiles actuels.

Complications des plaies du cou. — Parmi les complications des plaies de la région cervicale, les unes sont communes à tous les traumatismes ; d'autres, spéciales au cou, nous intéresseront seules. L'*hémorrhagie*, la plus commune de toutes, sera étudiée avec les plaies des vaisseaux ; bornons-nous à dire ici que tantôt elle a lieu à l'extérieur, tantôt dans le tissu cellulaire très lâche de la région qui peut ainsi devenir le siège d'énormes épanchements. L'*emphysème*, quand il est rapide et étendu, indique l'ouverture du conduit laryngo-trachéal. Les *paralysies* consécutives à la section des nerfs, l'*entrée de l'air* dans les veines ont également été constatées dans quelques cas. Enfin de toutes les complications tardives, l'inflammation circonscrite ou diffuse du tissu cellulaire serait sinon la plus redoutable, du moins la plus fréquente ; signalons encore les hémorrhagies secondaires généralement très dangereuses.

Corps étrangers. — Le séjour des corps étrangers dans les plaies du cou est assez rare; il s'agit de fragments d'épée, de couteau, de lime, de fleuret, de grains de plomb, de projectiles de guerre. Ailleurs, des débris de chemises, de cols, des brins de crin entraînés par la balle s'arrêtent dans les trajets des coups de feu. AMADOR a retiré par le pharynx un fragment de lame de 0m,05, quarante-trois ans après la blessure; cette lame enfoncée par la nuque entretenait des abcès ainsi qu'un torticolis chronique. J.-D. LARREY relate un fait analogue. OTIS parle d'une balle qui s'était arrêtée à la surface externe de l'hypoglosse au point où il fournit sa branche descendante; le même auteur fait encore mention d'une balle qui était bridée entre un des troncs du plexus brachial et la colonne vertébrale. La présence d'un corps étranger dans les plaies du cou aggrave toujours la blessure, augmente la réaction inflammatoire, retarde la cicatrisation, en entretenant des fistules. Si quelques-uns peuvent être tolérés, il est beaucoup plus ordinaire de voir apparaître tôt ou tard des accidents inflammatoires. D'ailleurs, la suppuration amène quelquefois leur expulsion momentanée; on a vu des soies de porcs provenant de la tunique d'un militaire sortir spontanément d'un trajet fistuleux. Plus rarement le corps étranger pénètre dans une des cavités naturelles de la région. PERCY rapporte l'histoire d'un blessé de Fontenoy qui avait reçu un coup de feu au niveau du cartilage thyroïde; le seizième jour la balle fut rendue par les selles. Une autre circonstance également digne d'intérêt est la migration des corps étrangers, favorisée par la laxité du tissu cellulaire de la région et la motilité des divers organes; ce phénomène a surtout été observé pour les projectiles; ainsi dans le cas d'OTIS, la balle descendit le long de l'anse de l'hypoglosse, détermina la paralysie des muscles sous-hyoïdiens; elle fut extraite plus tard sur les parties latérales de la trachée. RAVATON retira de même au niveau de la clavicule une balle qui neuf ans auparavant s'était logée à l'angle de la mâchoire.

Au voisinage des nerfs, les corps étrangers déterminent toujours des phénomènes de compression, des névralgies qui retentissent dans le membre supérieur, des névrites susceptibles d'amener l'atrophie des muscles. Un fragment de baïonnette, dans un fait de LARREY, comprimait le nerf laryngé supérieur et empêchait l'articulation des sons. Enfin, JORET (de Vannes) a publié un cas d'anévrysme artério-veineux carotidien lié à la présence d'une balle de pistolet qui séjourna deux ans dans la veine jugulaire interne. A l'autopsie du malade, qui succomba à des accidents cérébraux, on trouva la balle enchâssée dans des tissus de nouvelle formation (*Gaz. méd.*, 1840).

Diagnostic. — Les notions anatomiques sont d'une grande utilité dans le diagnostic des plaies du cou; la forme, la direction permettront, dans une certaine mesure, de déterminer le trajet de l'instrument vulnérant; du reste les anamnestiques, l'existence ou l'absence de troubles fonctionnels, de complications fourniront des renseignements précieux. Nous aurons l'occasion d'y revenir à propos des principaux organes. On ne doit pas sonder les plaies, afin d'éviter les dangers que des manœuvres intempestives pourraient provoquer. Tout au plus serait-on autorisé à sortir de cette réserve si le corps étranger, resté dans la blessure, provoquait des accidents que l'on jugerait urgent de faire cesser. Les précautions antiseptiques rendent les explorations moins préjudiciables.

Traitement. — Les préceptes que nous exposions plus haut à propos des coupures sont également applicables aux plaies contuses; après avoir nettoyé les bords de la blessure, arrêté par quelques irrigations froides l'écoulement sanguin, enlevé les corps étrangers facilement accessibles, drainé la plaie, on appliquera un pansement antiseptique. Le malade sera placé dans la position la plus favorable au rapprochement des bords, et le chirurgien surveillera avec soin la marche de la réparation afin de prévenir les complications qui pourraient survenir.

§ 2. — Inflammations aiguës du cou. — Phlegmons.

Bibliographie. — DUPUYTREN, *Bull. de Thérap.*, t. V, p. 271, 1833. — FRORIEP, *Arch. de méd.*, 1835. — VELPEAU, *Leçons cliniques*, t. III, 1841, p. 442. — CHASSAIGNAC, *Traité de la suppuration*, t. II, p. 177 et 239. — DOLBEAU, *Bull. de la Soc. de chir.*, 1864, p. 180. — GROSS, *Amer. J. of Med. Sc.*, 1871. — GAY-CROLY, *Rev. de Hayem*, t. II, p. 887. — P. BROCA, *J. de méd. et de chir. pratiques*, 1874, p. 446. — DE SAINT-GERMAIN, *Ibid.*, 1876, p. 19. — LIDELL, *Amer. J. of Med. Sc.*, 1883, oct., p. 321. — PONFICK, *Aktinomycose des Menschen*, Berlin, 1882. — KŒNIG et RIDEL, *Deutsche Chirurgie*, Lief. XXXVI. — Articles Cou des *Dictionnaires* de JACCOUD et DECHAMBRE par SARAZIN et GILLETTE.
Thèses de Paris. — 1838, GRUJET. — 1862, MUGUET. — 1864, DUMESTHÉ. — 1869, CASTELAIN. — 1870, HERNANDEZ. — 1874, CROUZEL. — 1875, DUMONTHEIL-GRAMPRÉ. — 1876, JACQUEY.

La connaissance des différentes régions du cou et des aponévroses est absolument nécessaire pour comprendre la genèse et la marche des inflammations qui s'y développent. Anatomiquement, il existe au cou, en dehors des petites loges propres à quelques organes, quatre espaces dans lesquels le pus peut se collecter. Le premier, superficiel, situé en avant du premier plan aponévrotique, communique largement avec les régions voisines; aussi le pus peut-il se répandre facilement.

Le second est limité en avant par l'aponévrose superficielle, en arrière, par l'aponévrose moyenne tendue comme une toile entre les deux omo-hyoïdiens. On y trouve une loge secondaire formée par la gaine du muscle sterno-mastoïdien, et cet espace est fermé en bas par suite de l'insertion de l'aponévrose moyenne à la clavicule.

Le troisième espace, le plus vaste, est circonscrit en avant par l'aponévrose cervicale profonde. Rempli par un tissu cellulaire lâche, abondant, il contient les vaisseaux importants du cou, de nombreux ganglions lymphatiques échelonnés dans toute la hauteur, et se continue en bas d'une part avec le médiastin antérieur, de l'autre avec la cavité de l'aisselle. KŒNIG et HENLE le subdivisent en deux espaces secondaires, l'un qui constitue la gaine des vaisseaux carotidiens, l'autre qui communique avec l'aisselle et suit le trajet des vaisseaux sous-claviers.

Enfin, on peut admettre qu'il existe, au point de vue pathologique, un quatrième espace (espace rétroviscéral) qui s'étend de la base du crâne au diaphragme en suivant le pharynx et l'œsophage ; c'est assez dire qu'il communique largement avec le médiastin postérieur.

Étiologie. — Les phlegmons du cou reconnaissent généralement pour cause les irritations venues du dehors ; or, celles-ci sont nombreuses ; nous nous bornerons à citer les principales. Mentionnons d'abord les traumatismes de toute nature qui mettent le tissu cellulaire d'un ou plusieurs espaces en communication avec l'air extérieur, favorisant ainsi la pénétration des germes nuisibles. Le plus souvent la porte d'entrée des agents irritants, microbes ou virus, se trouve en dehors de la région elle-même ; ce sont les lymphatiques périphériques qui les véhiculent jusqu'aux ganglions si abondants dans les loges cervicales. C'est de cette façon que les lésions superficielles simples ou autres de la tête, de la face, du cou et même du thorax, peuvent devenir l'origine de foyers inflammatoires secondaires fréquemment plus intenses que le foyer primitif : telle est la classe très vaste des adéno-phlegmons. Qu'on ajoute à cela les cas multiples où la lésion périphérique échappe ou reste mal connue, les ulcérations de la bouche, du nez et des muqueuses, et l'on ne sera pas étonné de voir le phlegmon survenir à la suite des affections diphtériques, de la scarlatine, de la rougeole, des typhus, de la pyohémie. De toutes ces causes, l'une des plus communes est assurément la tuberculose ; elle provoque à la longue la suppuration du tissu cellulaire. Signalons encore les adéno-phlegmons des néoplasmes, et en particulier ceux de l'épithélioma.

Dans ces dernières années les recherches de Bollinger, Israel, Esmarch, Ponfick ont conduit à la découverte de champignons spéciaux de la bouche, qui détermine une maladie infectieuse connue sous le nom d'*actinomycose ;* Ce champignon parasite aurait une certaine analogie avec le leptotrix découvert par Cohn dans le sac lacrymal. Enfin, les auteurs allemands décrivent une sorte de phlegmon gangreneux de la glande sous-maxillaire, sous le nom d'*angine de Ludwig.* Cette forme grave du phlegmon affecte le type épidémique dans certaines contrées de l'Allemagne.

Symptômes. — En dehors des caractères généraux communs à tous les phlegmons, chaleur, douleur, gonflement, rougeur et fièvre, symptômes gastriques plus ou moins graves, les phlegmons du cou offrent encore quelques particularités.

a. *Abcès superficiels.* — Habituellement circonscrits, ils ont été observés dans toutes les parties du cou ; il est assez rare de les voir affecter une forme diffuse et se répandre dans les régions voisines. Le pus n'a aucune disposition à se porter vers la profondeur ; la collection s'acumine, s'ouvre et présente assez souvent la transformation fistuleuse.

2° *Abcès sous-aponévrotiques.* — Tandis que les phlegmons dont il vient d'être question ne s'accompagnent pas de symptômes particuliers, ceux de la région profonde gênent notablement, suivant leur siège, la mastication, la déglutition, la respiration, et à plus forte raison tous les mouvements du cou. De ce nombre sont les phlegmons sus-hyoïdiens ou de la glande sous-maxillaire; la gêne qu'ils déterminent est toujours très grande, car le pus bridé par les aponévroses fort résistantes de la loge n'a pas une tendance bien marquée à se porter au dehors; on l'a vu maintes fois fuser en arrière le long des vaisseaux, pénétrer dans la gaine carotidienne pour arriver par cette voie jusqu'au médiastin antérieur.

Telle n'est pas la tendance des abcès du second espace dans les régions inférieures du cou. Le pus collecté dans la gaine du sterno-mastoïdien (VEL-PEAU) ou sous cette gaine, rencontre en arrière la barrière que lui oppose l'aponévrose moyenne qui résiste habituellement; de plus, la loge formée par cet espace étant fermée en bas, la collection ne peut fuser dans le médiastin et proémine en avant.

3° *Phlegmon de la gaine des vaisseaux*. — Lorsque le tissu cellulaire de la gaine des vaisseaux et du troisième espace s'enflamme, l'affection prend de suite un caractère de gravité insolite; tout le cou, de la base du rocher à la clavicule, peut être envahi; le côté correspondant présente un gonflement œdémateux, pâteux, profond; la fièvre devient excessive, les phénomènes de compression sont très marqués; la température monte à 40°, le visage est cyanosé, le malade, aphone, anxieux, déglutit difficilement, respire pénible-ment. Le sterno-mastoïdien infiltré se contracture, la tête se penche du côté malade tandis que la face se dévie du côté opposé. Tels sont les symptômes du phlegmon large décrit par DUPUYTREN. Bridé de tous les côtés, le pus se fait difficilement jour au dehors et à travers l'aponévrose moyenne et peut fuser vers le médiastin antérieur. On a vu plus d'une fois la collection se vider dans le pharynx, l'œsophage ou la trachée. HUGH-SMITH cite le fait d'un abcès de la loge sous-maxillaire ouvert dans le poumon. Dans certains cas, les accidents de compression acquièrent une intensité suffisante pour amener des convulsions chez les enfants, de l'œdème de la glotte.

Dans les cas de phlegmon gangreneux, la vie court des dangers plus grands encore à cause des menaces d'ulcération des gros vaisseaux. GROSS a pu réunir trente-huit cas d'ulcération des vaisseaux du cou. On a en outre noté la phlébite, l'embolie, l'ouverture de la plèvre, les abcès du médiastin.

4° *Phlegmons et abcès du quatrième espace*. — L'histoire des abcès rétro-pharyngiens, intimement liée à celle du pharynx et de l'œsophage, sera décrite avec les maladies de ces organes.

Marche. Terminaisons. — D'une façon générale il existe, eu égard à leur marche, deux grandes variétés de phlegmons, suivant qu'ils sont circons-crits ou diffus. Les premiers, après une période aiguë et fébrile d'une durée de cinq à six jours, présentent de la fluctuation ou de l'empâtement super-ficiel si la collection est profonde. Au contraire, le phlegmon diffus a une tendance envahissante et offre une extrême gravité; la plupart des adéno-phlegmons appartiennent à la première catégorie. Les terminaisons par résolution, induration, gangrène sont de beaucoup les plus rares. Cette affection, quand elle aboutit à la suppuration, laisse à sa suite des fistules assez longues à guérir et des cicatrices qui gênent sensiblement les mouve-ments du cou.

Diagnostic. — Le diagnostic des phlegmons superficiels du cou n'offre habituellement aucune difficulté. La fièvre, le gonflement, la rougeur, la chaleur, l'impuissance fonctionnelle, les phénomènes compressifs sont autant de signes dont l'ensemble caractérise assez nettement le phlegmon circonscrit ou diffus. Mais quand il s'agit de phlegmons profonds bridés par des aponévroses très résistantes, plusieurs de ces symptômes manquent et le chirurgien se trouve réduit à de simples conjonctures. En pareille circonstance, la douleur, la tension, les anamnestiques permettront d'éviter l'erreur.

Il est deux points délicats de l'histoire des phlegmons du cou, nous voulons parler du diagnostic de leur siège exact et du moment où le pus est collecté. On n'arrive à des données assez précises sur le premier point que par une exploration attentive des symptômes physiques et des troubles fonctionnels. Quant à l'existence du pus, si elle est facile à constater dans les abcès superficiels, elle ne peut être soupçonnée dans les phlegmons profonds que d'après l'œdème pâteux du tissu cellulaire sous-cutané, la chute de la température et une rémission relative dans l'intensité de tous les symptômes. Enfin, il est de la plus haute importance de savoir reconnaître la source exacte de l'inflammation; on y arrivera assez aisément dans les cas d'adéno-phlegmon par l'inspection de la tête, de la face et des muqueuses.

Traitement. — Les méthodes abortives ont été de tout temps recommandées pour arrêter le développement du phlegmon, enrayer sa marche. Les sangsues soulagent les malades, mais sans avoir une influence marquée sur l'évolution de l'affection. Les vésicatoires, préconisés par Velpeau, Duplay, Nicaise, dans l'adéno-phlegmon, ne sont guère plus efficaces que les onguents mercuriels ou iodurés. Les applications chaudes et humides sont d'utiles adjuvants auxquels on aura recours suivant les cas, pour diminuer l'acuité des douleurs et des phénomènes généraux. Kœnig recommande dans le même but les applications froides et la vessie de glace. Bertels (de Saint-Pétersbourg) a essayé avec succès les injections phéniquées parenchymateuses à 2 p. 100. Le praticien ne devra pas insister outre mesure sur ces moyens, et se rappellera que le meilleur abortif est le débridement précoce, antiseptique, unique, s'il s'agit d'un phlegmon circonscrit; multiple et large, dans le phlegmon diffus.

A plus forte raison cette pratique doit-elle être suivie lorsqu'on est en droit de soupçonner la présence du pus, ou quand l'intensité des accidents de compression met la vie du malade en danger. Trop souvent le chirurgien hésite à porter le bistouri dans des régions dangereuses, et se contente de ponctions superficielles absolument insuffisantes. Après avoir déterminé avec soin les points les plus fluctuants, ceux qui correspondent en quelque sorte à des puits du tissu cellulaire (*Gewebslücke* des Allemands), on débride largement au bistouri les plans superficiels, en se servant des notions anatomiques indispensables; la sonde cannelée manœuvrée avec prudence remplace l'instrument tranchant dans les régions dangereuses, au voisinage des vaisseaux ou des nerfs.

§ 3. — Tumeurs du cou.

Si l'on donne au mot tumeur son acception la plus étendue, la région du cou est très souvent le siège de ces productions morbides. Il y a en effet peu de maladies des organes ou des tissus du cou qui ne s'accompagnent d'un gonflement notable, circonscrit ou diffus. Afin de mettre un peu d'ordre dans l'exposition, nous classerons les tumeurs en deux variétés :

1° Celles qui intéressent plus spécialement un organe ou un tissu ; 2° celles qui sont communes à la plupart des régions. Seules ces dernières nous occuperont. REDEL les divise en deux groupes : les tumeurs kystiques et les tumeurs solides. Évidemment cette manière d'agir est loin d'être parfaite, mais elle offre quelques avantages en clinique.

1° TUMEURS KYSTIQUES

Sous le nom de trachéocèles, les auteurs décrivent des kystes aériens, variétés de diverticules congénitaux de la trachée qui sont en communication

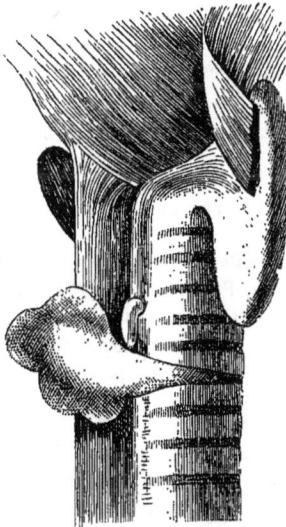

Fig. 161. — Kyste muqueux trachéal.

avec le conduit primitif par une fistule. Ces sortes de tumeurs, tapissées à leur face interne par une muqueuse, se rencontrent fort rarement. (Voy. Trachée.) Il ne faut pas les confondre avec d'autres kystes muqueux congénitaux de la trachée. La figure 161 représente une de ces tumeurs. Il en est de même des hernies pulmonaires cervicales signalées par MOREL-LAVALLÉE, J. COCKLE.

La plupart des autres kystes ont un contenu liquide ou semi-fluide. Or, un fait domine toute l'histoire de ces collections dont les variétés sont nombreuses, c'est leur origine embryonnaire ; un grand nombre existent déjà à la naissance et se rattachent à quelque anomalie formatrice. Quant au mécanisme de leur production, il est inconnu, et l'on ne peut émettre à cet égard que des hypothèses. Admettre avec les uns une perturbation dans la soudure des divers arcs branchiaux, n'est-ce pas énoncer le problème sans le résoudre. Si l'inclusion d'un fragment cutané rend compte des kystes dermoïdes ou branchiaux, beaucoup de kystes séreux ne sauraient s'expliquer par ce mécanisme. Après avoir successivement incriminé les ganglions, les lymphatiques, les vaisseaux, les bourses séreuses qui peuvent donner naissance à certaines variétés, on a imaginé d'autres interprétations. Ainsi divers auteurs ont pensé que les tumeurs polykystiques avaient une origine vasculaire ; il s'agirait là de tumeurs érectiles et de lymphangiomes dégénérés et modifiés. Pour d'autres, les tumeurs des parties supérieures du cou et de la nuque représenteraient les restes de méningocèles et d'encéphalocèles privées de leur communication avec le crâne. Enfin on a encore fait intervenir un petit organe glandulaire inconstant, analogue à la glande coccygienne de Luschka, et qui siégerait à la bifurcation des carotides. Quoi qu'il en soit, l'étiologie des kystes congénitaux du cou, les plus nombreux, est obscure. Elle l'est surtout pour certains kystes dans lesquels on a trouvé des dents, des os, et qu'on désigne sous le nom de tumeurs hétérotopiques.

Nous étudierons successivement : 1° les kystes congénitaux, qui comprennent les kystes séreux simples et composés, les kystes branchiaux ; 2° les kystes non congénitaux, et surtout les kystes hydatiques.

A. — KYSTES CONGÉNITAUX SÉREUX

Bibliographie. — BOYER, *Traité des mal. chir.*, t. VII, p. 58, 1821. — MAUNOIR, *Mém. de l'hydrocèle du cou*, Paris, 1825. — MARCHESSAUX, *Arch. gén. de méd.*, 1839, t. V, p. 269, 427. — C. HAWKINS, *London Med. Gaz.*, 1841. — MICHAUX, *Gaz. des Hôp.*, 1853, p. 148. — LORAIN, *Soc. de biologie*, 1853, et *Gaz. méd. de Paris*, t. VIII, 1853. — VERNEUIL, *Ibid.*, p. 839. — DUPUY, *Gaz. des Hôp.*, 1857. — TILLAUX, *Bull. de la Soc. de chir.*, 1867. — BUROW, *Langenbeck's Archiv*, t. XII, 1871, p. 976. — TRENDELENBURG, *Ibid.*, t. XIII, p. 404. — FANO, *Union méd.*, 1872. — ANGER, *Soc. de chir.*, 1875. — MADELUNG, *Langenbeck's Archiv*, t. XXIV, p. 71, 1879. — BOGEHOLD, *Ibid.*; t. XXVI, p. 773, 1880. — RIEDEL, *Deutsche Chir.*, Lief. 36 (Bibliogr.). — LANNELONGUE et ACHARD, *Traité des kystes congénitaux*, 1886.
Thèses de Paris.— 1851, VOILLEMIER (Concours). — 1854, VIRLET. — 1867, MONEL. — 1868, BOUCHER. — 1877, CUSSET.

Signalée par MARCHESSAUX, C. HAWKINS, étudiée par LORAIN, VIRLET, BOUCHER, cette variété de kystes est encore assez mal connue. On a divisé les kystes séreux en deux groupes, suivant qu'ils sont simples ou composés, c'est-à-dire formés de plusieurs loges.

Les *kystes séreux* simples uniloculaires occupent de préférence les parties latérales du cou, plus spécialement le côté gauche; ils acquièrent parfois d'assez grandes dimensions. Comme pour tous les kystes séreux, leur face interne est tapissée par un épithélium, tandis que leur contenu, très liquide, légèrement albumineux, est tantôt clair, tantôt verdâtre ou ambré; généralement ces collections n'adhèrent pas intimement aux tissus ambiants.

Les *tumeurs polykystiques* ou *kystes composés* offrent des variétés de structure beaucoup plus nombreuses; paroi et contenu présentent d'une tumeur à une autre des modifications si grandes qu'on aurait peine à reconnaître la même affection. Au reste, plusieurs auteurs établissent des types différents et distinguent des tumeurs d'origine sanguine, lymphatique, etc. Ces réserves faites, les kystes composés sont sous-cutanés ou profonds ; d'ordinaire peu volumineux, ils atteignent exceptionnellement des dimensions considérables. Le nombre des kystes est parfois très grand, parce qu'à côté des loges d'un volume appréciable, il en existe une multitude d'autres infiniment petites; LORAIN, VERNIER en ont compté des centaines.

Pris isolément, chaque kyste a la même structure que les kystes simples ; les différences tiennent principalement aux caractères de la gangue commune et à ceux du contenu. Rien n'est plus variable que la paroi de ces tumeurs polykystiques; le tissu cellulaire feutré en est bien le *substratum*, mais parfois il s'infiltre de sels calcaires; ailleurs on y a trouvé des noyaux cartilagineux et même osseux; ailleurs encore les cloisons sont le siège de productions sarcomateuses. Les modifications du contenu ne sont pas moins intéressantes; ici les cloisons se résorbent, se réduisent à des éperons qui séparent incomplètement deux cavités voisines; là un bourgeon de la paroi fait saillie dans la cavité; si quelqu'une de ces végétations vient à se détacher, elle donne lieu à ces corps libres signalés quelquefois. La diversité du liquide de ces kystes a été constatée par tous les auteurs ; clair ou ambré dans la plupart de ces cas, il peut encore être verdâtre, hématique, brun, couleur chocolat. Il n'est pas très rare de trouver les loges remplies par un produit gélatineux, rosé.

Symptômes. — Les principaux caractères des kystes sont trop connus pour qu'il soit nécessaire de les exposer ici. Rappelons seulement qu'ils forment en général des tumeurs arrondies, mobiles, fluctuantes, rénittentes, indolentes, transparentes, sans pulsations propres, recouvertes par une peau saine et mobile. La ponction donne issue à une quantité variable de liquide.

Les caractères des kystes composés sont un peu différents ; leur siège est indistinct et ils occupent aussi bien les régions antérieures que les autres ; leurs rapports profonds les rendent moins mobiles que les kystes simples. Parfois ils s'étendent de la joue ou de la base du crâne jusqu'à la clavicule et la poitrine. En pareil cas, il existe presque constamment un prolongement sus-hyoïdien qui repousse la langue en haut et s'accompagne exceptionnellement des symptômes de la macroglossie. D'un point à un autre la consistance de ces tumeurs varie notablement; ici la fluctuation est franche, la peau amincie laisse apercevoir nettement la transparence, dans une autre partie elle est adhérente, résistante, épaissie. Suivant VERNIER, on rencontrerait dans quelques cas à leur surface des cicatrices bleuâtres, déprimées, qui seraient les traces de l'évacuation spontanée de la tumeur. Ce travail s'effectuerait même pendant la vie intra-utérine, et ce serait la cause de vraies cicatrices que les enfants apportent en naissant. Comme toutes les tumeurs du cou, les kystes sont bien tolérés tant qu'ils ont un petit volume ; dès qu'ils acquièrent des dimensions insolites, ces kystes peuvent menacer l'existence par la compression qu'ils déterminent sur la trachée, les vaisseaux et les principaux canaux.

Traitement. — La conduite à suivre en pareil cas est bien réglée. On s'accorde pour s'abstenir de toute intervention opératoire au moment de la naissance ; mieux vaut en effet attendre que l'enfant soit plus fort si la tumeur est peu volumineuse : d'autre part, si les dimensions sont plus grandes s'il existe des accidents de compression, la gravité de l'acte opératoire, rend impossible l'intervention chirurgicale chez un tout jeune enfant. Les révulsifs préconisés par quelques auteurs doivent être rejetés comme inefficaces, et c'est à la ponction simple ou suivie d'injection iodée qu'on doit donner la préférence. Ce dernier moyen n'est pas toujours inoffensif ; Sédillot a observé à sa suite de graves accidents. Les grosses tumeurs sont presque au-dessus des ressources de l'art. Lannelongue a publié (*Soc. de chir.*, 1880) un cas de kyste congénital du cou qui se prolongeait dans les médiastins antérieur et postérieur ; des accidents graves et la mort furent la conséquence de la ponction de ce kyste.

Le traitement des kystes composés diffère un peu ; si l'on recourt à la ponction, il faut successivement évacuer les tumeurs secondaires, travail assez long et incertain ; aussi lui préfère-t-on l'extirpation quand la chose est possible.

B. — KYSTES BRANCHIAUX OU DERMOÏDES

Bibliographie. — Dupuytren, *Gaz. des Hôp.*, 1831, p. 101. — Giraldès, *Bull. de la Soc. anat.*, 1847, p. 96. — Demoulin, Thèse de Paris, 1866. — Virchow, *Archiv f. Anat.*, t. XXXV, 1866, p. 208. — M. Schede, *Arch. de Langenbeck*, 1872. — Bidden, *Ibid.*, t. XX, p. 434. — Panas, *Gaz. des Hôp.*, 1874, p. 576. — Boeckel, *Bull. gén. de thérap.*, 1879. — Gironde, *Lyon méd.*, 1879, n° 33. — Riedel, *Deutsche Chirurgie*, Lief. 36. — Cusset, Th. de Paris, 1877. — Pilon, Th. de Nancy, 1883. — Guzman Th., Th. de Paris, 1886.

Désignées autrefois sous le nom d'athéromes profonds ces kystes affectent au cou les mêmes caractères que dans d'autres régions. Ils constituent des cavités uniloculaires, à paroi épaisse, tapissée par un épithélium pavimenteux. Adhérents aux parties voisines, ces kystes branchiaux ont souvent des attaches profondes et sont parfois reliés au squelette par un pédicule ou un canalicule. Quant au contenu, il varie beaucoup ; Malherbe, dans un kyste dermoïde qui occupait l'angle de la mâchoire, a trouvé un liquide huileux ; il contenait 90 p. 100 d'oléine et 10 p. 100 de palmitine. Habituellement le contenu est plus épais, presque pâteux, il peut renfermer des poils.

A côté de ces kystes dermoïdes simples, on en a exceptionnellement rencontré d'autres qui contenaient des masses cartilagineuses, des dents, des os (Wurzer).

Symptômes. — Ordinairement situées sur les parties latérales, ces tumeurs sont indolentes, molles, dépressibles, peu fluctuantes, peu mobiles, susceptibles de s'enflammer, puis de se vider extérieurement. Socin en a observé un cas à la nuque ; le kyste s'était ouvert depuis quelques années donnant naissance à plusieurs fistules ; au centre on trouva des poils. Max Schede en a publié trois cas ; les kystes siégeaient à la partie antérieure du sterno-mastoïdien. La malade de Bidden avait un kyste dans la fossette sus-sternale. Le diagnostic de ces tumeurs est assez difficile, on a pu les confondre avec des abcès ganglionnaires et avec certaines grenouillettes à la région sus-hyoïdienne.

L'ablation est le seul traitement qui convienne en pareil cas ; mais il faut se rappeler que, malgré sa situation en apparence superficielle, le kyste a presque toujours des adhérences profondes et trop souvent des rapports cutanés avec les gros vaisseaux. Plusieurs fois l'opération a été l'origine d'accidents sérieux ; Langenbeck a blessé la jugulaire, et Bergeret a noté l'entrée de l'air dans une veine.

C. — KYSTES NON CONGÉNITAUX

Ils se subdivisent eux-mêmes en deux groupes, suivant qu'ils se forment dans une cavité close préexistante ou dans une cavité de nouvelle formation. Au premier genre appartiennent : 1° les tumeurs salivaires, plus généralement connues sous le nom de *grenouillettes ;* 2° les kystes d'origine glandulaire, entre autres les *kystes sébacés* ou loupes, communs à la nuque ; 3° les *hygromas* des bourses séreuses normales ou accidentelles si abondantes au cou, surtout au niveau de la médiane ; 4° les kystes du corps thyroïde. Toutes ces variétés ne présentent qu'un intérêt secondaire ; elles seront du reste étudiées à propos de chaque région.

Le groupe des kystes acquis formés dans une cavité non préexistante est très restreint. Certains kystes séreux acquis simples, à évolution lente, font partie de cette classe ; malheureusement leur histoire n'est pas très connue. Tantôt le liquide clair est analogue à la sérosité, tantôt son mélange avec le sang lui communique une couleur différente, brunâtre ou verdâtre (*hématocèle du cou*). Leur évolution est d'ailleurs identique à celle des autres kystes ; ils peuvent parfois s'enflammer, se rompre, déterminer insensiblement des accidents compressifs, des hémorrhagies ; le traitement est le même que pour les kystes séreux.

Kystes hydatiques. — Riedel a pu réunir quinze cas de kystes hydatiques du cou ; leur siège de prédilection est au niveau des parties latérales. Ces masses indolentes, tant qu'elles ne compriment pas les nerfs, se développent lentement, d'une façon continue. Abandonnés à eux-mêmes, ces kystes amènent quelquefois des désordres graves ; Cloquet a observé une subluxation de la clavicule ; dans un fait plus remarquable de Dixon, la sous-clavière était oblitérée, les corps vertébraux en grande partie détruits, de la cinquième lombaire à la deuxième vertèbre dorsale. Il est bien rare qu'on puisse diagnostiquer ces tumeurs sans recourir à une ponction exploratrice ; néanmoins il faudra y penser dans le cas de kystes acquis; la ponction avec injections irritantes ou mieux l'ouverture de la cavité sont les moyens de traitement habituels; l'extirpation n'est guère possible que pour les petits kystes.

2° TUMEURS SANGUINES

On retrouve au cou la plupart des néoplasmes vasculaires, cependant ceux qui ont une origine veineuse sont plus fréquents que les autres. Le lieu d'élection de ces tumeurs est le creux sus-claviculaire; on les rencontre aussi sur la ligne médiane. Schuh, Tillaux en ont observé des exemples à la nuque. Si quelquefois elles restent stationnaires et même rétrogradent, habituellement ces dilatations veineuses s'accroissent et exposent à de redoutables accidents parce qu'elles se développent à la fois en surface et en profondeur : les unes se réduisent complètement par pression, d'autres incomplètement; l'effort les rend turgides.

Reclus a publié en 1881 un cas d'angiome caverneux du cou en communication avec la veine jugulaire; la production congénitale siégeait au niveau de la région parotidienne. Le diagnostic de ces tumeurs est souvent fort difficile et, dans le cas présent, Reclus crut tout d'abord à un pneumatocèle en communication avec l'oreille moyenne : la masse était complètement et rapidement réductible. Roux, Castex, ont rapporté des faits qui présentent avec le précédent plus d'une analogie.

L'intervention radicale n'est possible qu'autant qu'il s'agit de masses peu volumineuses. On a eu plusieurs fois recours aux injections coagulantes, aux cautérisations avec le thermocautère Néanmoins les tumeurs veineuses très développées sont au-dessus des ressources de l'art.

On a signalé au cou des ectasies veineuses, provenant d'une anomalie de développement des vaisseaux.

Dans d'autres cas, des vaisseaux anormaux circonscrivent un kyste, et s'ouvrent dans son intérieur. Dans un cas observé par Gluck (Deuts. med. Woch., 1886, n° 5), il s'agissait d'une masse hématique située sur la partie latérale du cou, l'origine devait être un kyste branchial mis en commuication avec la jugulaire interne. Cette veine étant liée, le néoplasme put être extirpé; sa paroi présentait à l'intérieur une surface villeuse recouverte d'un épithélium cylindrique. Il existerait 19 faits semblables dans la science.

3° TUMEURS SOLIDES

Bibliographie. — Volkmann, *Das Tiefe Branchiogene Hals Carcinome; Centralbl. f. Chir.*, 1882, n° 8. — Maisonneuve, *Gaz. des Hôp.*, 1854. — Huguier et Richard, *Ibid.*, 1862, p. 531. — Patridge, *Med. Times*, p. 318, 1867. — Waitz, *Arch. de Langenbeck*, 1877, t. XXI, p. 622. — Kronlein, *Ibid.*, t. XXI (Suppl.), p. 131, 1877. — Boeckel, *Gaz. méd. de Strasbourg*, 1862, p. 72. — Trélat, *Gaz. des Hôp.*, 1868. — Kuster, *Arch. de Langenbeck*, 1870, t. XII, p. 611. — Trenberg, *Centralb. f. Chir.*, 1883, p. 437. — Mesnard, Th. de Paris, 1884.
Lipomes. — Lisfranc, *Gaz. des Hôp.*, 1844. — Velpeau, *Ibid.*, 1846. — Huguier,

Bull. de la Soc. de chir., t. V, 1854, p. 296. — LARREY, *Ibid.*, 1857. — BRYK, *Arch. de Langenbeck*, t. XVII, 1874. — KRONLEIN, *Ibid.*, t. XXI, 1877. — VERNEUIL, *Gaz. hebd.*, 1879. — POTAIN, *Acad. de méd.*, 1882. — L.-H. PETIT, *Gaz. hebd.*, 1883-1884. — MADELUNG, *Arch. f. Klin. chir.*, 1888.

Névromes. — LEBERT, *Physiol. path.*, t. II, p. 179, 1845. — FUHRER, *Arch. f. Physiol. Heilk.*, 1856. — DEHLER, *Würzb. Med. Zeits.*, 1861. — MARGERIN, Th. de Paris, 1867. — LEISRINK, *Langenbeck's Archiv*, 1880, t. XXVI, p. 938.

Un grand nombre de néoplasmes se rencontrent au cou; la plupart prennent naissance dans un organe spécial; les autres, développés dans les espaces intercellulaires, sont relativement rares. VOLKMANN, TRENBERG, ont vu des carcinomes apparaître entre l'os hyoïde, le larynx et les gros vaisseaux du cou, sans qu'on sût les rattacher à un organe précis. Pour eux, ils seraient la conséquence d'une inclusion d'épithélium dans les fentes branchiales. Les mêmes remarques s'appliquent encore aux sarcomes dont le point de départ est parfois assez obscur. Témoin le fait de BŒCKEL qui enleva un sarcome profond du cou adhérent aux vertèbres supérieures; il dut lier la vertébrale arrachée, cependant sa malade guérit (*Gaz. méd. de Strasbourg*, 1884. p. 13).

Les *enchondromes* de la parotide sont communs; d'autres fois ces tumeurs se développent dans les parties ambiantes, le squelette par exemple (faits de TRÉLAT, de BŒCKEL); ils acquièrent alors des dimensions considérables, et l'ablation devient impossible en raison de leurs connexions. Ainsi le malade de TRÉLAT mourut pendant l'opération par suite de l'ouverture de la carotide, et celui de BŒCKEL succomba peu après l'extirpation par suite de l'ouverture de la plèvre. Ces néoplasmes sont susceptibles de présenter les diverses transformations des chondromes, entre autres le dégénérescence kystique. HEUSINGER a trouvé plus de cent kystes dans une tumeur de ce genre, chez un fœtus.

Les *fibromes* du cou, fort rares, prennent naissance d'ordinaire dans les tissus fibreux du squelette ou dans les fortes aponévroses de la nuque. On les trouve parfois calcifiés, ossifiés ou en voie de ramollissement; ils siègent de préférence à la nuque et sur les parties latérales du cou. SPENCER, BUTTCHER, PATRIDGE, parlent de néoplasmes de cette espèce qui pesaient de neuf à dix livres. Indolents, durs, peu mobiles, ces fibromes ne deviennent gênants que par leur accroissement et par la compression qu'ils exercent sur les organes voisins. Il est bien difficile de les distinguer des sarcomes.

Lipome. — Les tumeurs graisseuses ont été signalées dans toutes les régions du cou et en particulier à la nuque où elles peuvent acquérir des dimensions énormes. MICHON fait mention d'un lipome mesurant 0m,17 de largeur. NÉLATON en a enlevé un qui occupait toute la hauteur du cou et pesait 2405 grammes; enfin BOURGESS a vu un lipome du poids de 29 livres. Dans le cas de lipomes multiples, le cou n'est pas épargné, comme le démontrent les faits de BRYK et de BROCA; ce dernier, sur un homme qui portait deux mille quatre-vingts lipomes, en a compté quatre cent quatre-vingts à la tête et au cou : parfois ils affectent une disposition symétrique. TAYLOR a observé un lipome rétro-pharyngien. L'ablation est évidemment le seul traitement qui convienne à ces néoplasmes, à la condition toutefois qu'ils n'aient pas de prolongements trop profonds et des connexions intimes avec les principaux organes.

MADELUNG (*Arch. f. Klin. Chir.*, XXXVII, I, p. 106, 1888) a décrit sous le nom de *lipome diffus du cou* une maladie très rare observée seulement chez l'homme et dont il a à grand'peine réunis 30 observations. Les cous gras présentent tous le même aspect extérieur; l'hypertrophie peut occuper la nuque ou la partie antérieure du cou, ou celui-ci dans toute son étendue. A la palpation on constate la consistance habituelle du lipome, souvent une mollesse plus grande, parfois même une fluctuation véritable. A la nuque la tumeur occupe d'abord le tissu sous-cutané, pour traverser ensuite les aponévroses et gagner la profondeur. Presque toujours la lésion débute en arrière des oreilles, à la partie supérieure d'une ou des deux apophyses mastoïdes, la peau est toujours normale.

Les causes de ces néoplasmes sont inconnues.

Nous mentionnerons à propos du lipome une variété de tumeur décrite pour la première fois en 1879 par VERNEUIL sous le nom de *pseudo-lipome susclaviculaire*. C'est un gonflement œdémateux habituellement symétrique qu'on observe dans cette région et qui offre tous les signes subjectifs et objectifs du lipome. Cette curieuse affection, qu'il ne faut pas confondre avec le lipome vrai, se rencontre surtout chez les rhumatisants. C'est une manifestation, assez bénigne d'ailleurs, de l'arthritisme.

Névromes. — Il existe au cou deux variétés de névromes, assez rares du reste. 1° Ceux qui sont isolés et se développent sur le trajet d'un nerf; 2° les névromes plexiformes, tumeurs complexes sur la nature desquelles on n'est pas encore bien fixé, et qui s'accompagnent ordinairement d'un certain degré d'éléphantiasis de la peau. Dans un cas de VERNEUIL, la masse nerveuse, inégale, bosselée, avait les dimensions d'un petit œuf. DEPAUL, LEISRINK ont rapporté d'autres faits analogues; 3° les névromes multiples. dont les exemples ne sont plus exceptionnels aujourd'hui. Une fille de vingt ans, citée par SCHONLEN, mourut à la suite de graves symptômes nerveux, généraux et locaux; elle avait des névromes multiples sur les racines du plexus cervical, sur le grand sympathique et le pneumo-gastrique. TÉMOIN, BIGNARDI, VIRCHOW, ont publié d'autres faits qui se rapportent à cette variété.

Les *exostoses* des vertèbres viennent quelquefois proéminer dans les parties antérieures du cou. Ainsi COOTE (*The Lancet*, 1861) enleva avec succès par la partie antérieure du cou une exostose de la septième cervicale, du volume d'une noix, qui commençait à déterminer des accidents médullaires. A. CORPEZ a vu une exostose de la septième cervicale qui venait comprimer la sousclavière.

MESNARD (*Exost. du creux sus-claviculaire*, th. Paris, 1884) a réuni une dizaine de faits de cette nature. Ces exostoses se développeraient de préférence sur la première côte à gauche plus souvent qu'à droite. Ce serait une maladie de l'adolescence (15 à 25 ans) plus spéciale au sexe féminin. Les malades découvrent par hasard cette infirmité à l'occasion des fourmillements qu'elle occasionne par compression des troncs nerveux. Si ces fourmillements devenaient intolérables, l'intervention serait indiquée.

Pour arriver à déterminer avec une approximation suffisante la nature d'une tumeur du cou, le chirurgien commence par s'enquérir de l'époque à laquelle l'affection a commencé. Si l'on se rappelle que la plupart des néoplasmes solides sont acquis, par ce seul fait qu'une tumeur est congénitale, on sera autorisé à penser qu'elle peut appartenir à l'une ou l'autre des variétés kystiques dont nous avons parlé. Afin de faire un diagnostic plus précis, il faut tenir compte du siège; les kystes congénitaux sont plus fréquents sur les parties latérales du cou, les kystes acquis occuperaient de préférence la ligne médiane. Vient ensuite le diagnostic anatomique qui permet d'apprécier dans une certaine mesure les connexions de la masse: c'est lui qui fera reconnaître si la collection est sus ou sous-aponévrotique, quels sont ses rapports avec le sterno-mastoïdien et les organes profonds du cou. La palpation, la recherche de la fluctuation, la percussion, l'auscultation, l'existence ou l'absence de battements propres ou communiqués, la mobilité de la tumeur, sa réductibilité, les phénomènes compressifs, les symptômes nerveux, la gêne de la circulation, l'état du pouls temporal, de la peau, l'examen des fonctions (déglutition, respiration, phonation, etc.) sont autant de signes qu'il faut successivement analyser avant de se prononcer. Une tumeur congénitale facilement fluctuante, développée lentement, transparente, bridée par le sterno-mastoïdien ou saillante en arrière de son bord postérieur, fera pencher pour un kyste séreux simple; une semblable tuméfaction bosselée, plus dure, de consistance inégale, plus adhérente aux parties profondes et mal limitée, devra donner l'idée d'un kyste composé. On ne saurait la confondre avec un kyste dermoïde qui a, en général, une consistance pâteuse, mollasse, sans fluctuation évidente. D'ailleurs quand on a éliminé les tumeurs vasculaires pulsatiles ou turgides par l'effort, il est permis de recourir dans les cas douteux à la ponction exploratrice qui souvent lèvera les derniers doutes. Néanmoins la solution du problème est des plus difficiles, et ce n'est habituellement qu'en procédant par exclusion qu'on arrivera au diagnostic.

La détermination des tumeurs acquises, qu'elles soient solides ou liquides, n'est pas moins ardue. Ici encore les anamnestiques et l'examen méthodique seront d'un grand secours; le diagnostic anatomique, c'est-à-dire l'examen de la tumeur, doit être fait avec un soin scrupuleux; chaque phénomène subjectif ou objectif a sa valeur et permet d'établir les relations qui existent entre le néoplasme et les organes voisins. Dès que le chirurgien a acquis la certitude ou tout au moins la probabilité qu'aucun des canaux ou des organes du cou n'est intéressé, il faut de suite penser à une affection des ganglions lymphatiques. En effet les tumeurs proprement dites indépendantes des organes et des ganglions sont exceptionnelles. Or les ganglions ne siègent pas partout, et il y a le plus ordinairement des tumeurs multiples.

Quand on a ainsi éliminé les néoplasmes les plus communs dont les caractères sont connus, on devra alors songer à quelqu'une de ces tumeurs solides que nous avons énumérées. Chacune présente des particularités qui pourront parfois la faire reconnaître : ainsi le carcinome est une affection de l'âge mûr, et il finit par envahir les ganglions; le sarcome, bien rare en dehors des ganglions, apparaît à tous les âges et présente une marche rapide; les fibromes, plus durs, ont un accroissement lent; le lipome mamelonné, cloisonné, se développe lentement, sans douleurs, et adhère rarement aux parties profondes. Dans quelques cas douteux, l'emploi d'un trocart à curette pourra rendre des services.

§ 4. — Déformations du cou et fistules congénitales.

1° TORTICOLIS

SYNONYMES. — Caput obstipum. — Cou tors.

Bibliographie. — COSTER, *Manuel des opér. chir.*, 1825, p. 181 (cas de DUPUYTREN). — DIFFENBACH, *Rust's Handb. der. Chir.*, Bd. III, p. 623, 1830. — J. GUÉRIN, *Gaz. méd. de Paris*, 1838. — FLEURY, *Arch. gén. de méd.*, 1838, p. 78, t. II. — BONNET, *Traité des sections nerveuses et tendineuses*, Paris, 1841. — DIFFENBACH, *Opérat. chirurg.*, Bd. I, p. 784, 1845. — BOUVIER, *Leçons cliniques sur l'app. locomoteur*, p. 85, 1858. — FISCHER, *Deutsche Klinik*, 1870, n° 28. — SCHEDE, *Arch. de Langenbeck*, t. XII, p. 972, 1871. — DALLY, *Bull. gén. de thérap.*, 1875. — DELORE, *Gaz. hebd.*, 1878. — HUETER, *Klinik der Gelenkkrank.*, 1878. — WITZEL, *Deutsche Zeitsch. f. Chir.*, 1883, t. VIII, p. 534. — DE SAINT-GERMAIN, *Chir. orthop.*, 1883. — FISCHER, *Deutsche Chirurgie* de BILLROTH et LUCKE, Lief. 34 (Bibliogr.). — SCHWARTZ, *Soc. de chir.*, 1886. — PHOCAS, *Gaz. des Hôp.*, 1890. Thèses de Paris. — 1844, DEPAUL. — 1867, MUSSON. — 1869, COUILLARD-LABONNOTE. — 1884, GAUTHIER. — BOBICHON, Th. de Lyon, 1886. Article TORTICOLIS du *Dictionnaire de Jaccoud*, par J. WEISS.

Définition. — L'inclinaison latérale persistante de la tête sur une épaule, jointe à un mouvement de torsion de la face, porte le nom de torticolis. On en distingue quatre variétés suivant les causes qui le produisent; ce sont : le torticolis *cutané, musculaire, osseux* et *articulaire*.

Étiologie. — Selon son origine et sa cause, le torticolis est *congénital* ou *acquis, aigu* ou *chronique*. Il ne sera guère question ici que du torticolis acquis et chronique. Pour expliquer les cas congénitaux, on a admis les causes ordinaires des malformations embryonnaires ; ce sont de pures hypothèses.

Le tableau ci-contre, dont les éléments sont empruntés à l'ouvrage de DE SAINT-GERMAIN, permettra de se rendre compte des origines multiples du torticolis.

1° Torticolis cutané. } Brûlures étendues. Affections cutanées, tuberculeuses, syphilitiques et les cicatrices vicieuses les plus diverses.

2° Torticolis musculaire.

Primitif..............
- Rhumatismal.
- Lésions intéressant le muscle lui-même (traumatismes, inflammation, myosites syphilitiques). — Hématomes.

Secondaire ....
- Paralytique.
- Spasmodique. Contracture réflexe des angines, phlegmons. Adénites. Méningite.
- Suite de rotation de la tête dans les maladies cérébrales et les névroses.
- Par atrophie musculaire progressive localisée ou s'étendant au sterno-mastoïdien.
- Astigmatisme.

Torticolis osseux et articulaire consécutif aux :

Lésions traumatiques du rachis (fractures, luxations).

Lésions organiques de la colonne cervicale.
- Synovite sous-occipitale unilatérale.
- Arthrite déformante.
- Mal sous-occipital.
- Mal de Pott cervical.
- Vice de conformation congénital.
- Asymétrie.

A. — TORTICOLIS CUTANÉ

Les cicatrices superficielles ou profondes sont quelquefois la cause du torticolis ; au premier rang il convient de placer les vastes brûlures ; viennent

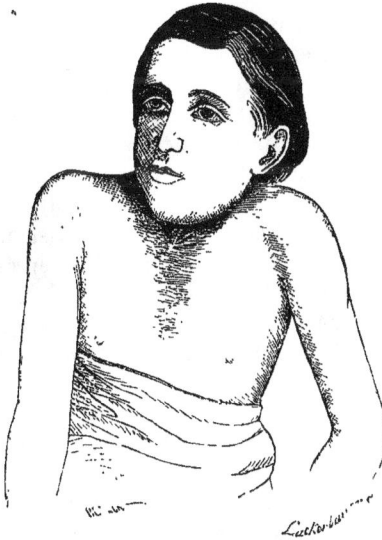

Fig. 162. — Torticolis cutané cicatriciel, d'après PÉAN.
(*Extrait du Bull. de thér.*, t. LXXV, p. 304.)

ensuite les traumatismes étendus, les phlegmons gangreneux, l'anthrax, l'érysipèle ; la tuberculose et la syphilis sont encore des causes assez fréquentes. Il est à peine besoin de dire que les cicatrices latérales produisent seules le torticolis vrai, en vertu de la rétractilité toute spéciale du tissu inodulaire.

Généralement, cette affection s'établit lentement, car le tissu de cicatrice n'agit sur la tête et sur la colonne vertébrale qu'autant que les parties molles ne cèdent plus à la rétraction ; aussi existe-t-il souvent alors des déviations marquées de la commissure buccale correspondante. Presque toujours les cicatrices sont à la fois difformes et vicieuses. Dans certains faits, comme sur la figure 162, qui représente une malade opérée par PÉAN, la tête est enfoncée entre les épaules.

Traitement. — Le chirugien peut s'opposer, dans une certaine mesure, pendant la cicatrisation au développement des attitudes vicieuses; à cet effet, il aura recours aux bandages extensifs; la greffe épidermique rendra aussi en pareil cas des services réels. Dès que la difformité est acquise, il faudra peu compter sur l'extension seule ; elle est au contraire un précieux adjuvant de la méthode des incisions simples ou ondulées en zigzag (DECÈS), qui compte un certain nombre de succès. Ce dernier traitement est certainement inférieur aux procédés autoplastiques par glissement (incisions en V multiples), ou par la méthode indirecte (transplantation de lambeaux pris dans les parties voisines). Malgré toute l'ingéniosité des chirurgiens, les récidives ne sont pas rares.

B. — TORTICOLIS MUSCULAIRE

Mécanisme. — Parmi les muscles susceptibles de produire le torticolis, le sterno-mastoïdien occupe assurément le premier rang, mais il n'est pas le seul. DELORE avait déjà noté, 18 fois sur 22 cas l'altération des muscles postérieurs, et plus récemment ROBICHON dans une étude intéressante a prouvé que le torticolis dû à la contracture permanente des muscles de la région postérieure était loin d'être rare. On connaît en outre, nombre de cas de torticolis dus à une lésion du peaucier (GOOCH), du splénius, de l'angulaire de l'omoplate, du trapèze, etc. Deux ou plusieurs muscles s'associent parfois pour produire l'affection. La figure 163 représente une contracture assez forte du splénius et de l'angulaire.

Toute cause qui amène un défaut persistant d'harmonie et de synergie dans les muscles tend à produire le torticolis. Que l'un des deux muscles devienne plus fort que l'autre, on aura le torticolis par contracture ou rétraction; que l'un devienne plus faible, l'autre restant intact, on se trouve en présence du torticolis paralytique essentiel Or les travaux modernes ont montré que le torticolis paralytique est très rare.

Anatomie pathologique. — Nous aurons surtout en vue le torticolis consécutif à la rétraction du sterno-mastoïdien. Le muscle du côté droit est plus fréquemment intéressé que l'autre, et le faisceau sternal trois fois plus souvent que le chef claviculaire ; enfin, dans la moitié des cas, d'après BOUVIER, il y aurait une rétraction inégale des deux chefs.

C'est aux travaux de BOUVIER, WITZEL et surtout de VOLKMANN, que nous devons quelques notions exactes sur l'état des muscles atteints de torticolis. Ce dernier auteur en faisant des sections à ciel ouvert a constaté les faits suivants : dans beaucoup de cas même graves, il n'y avait aucune altération du muscle, pas de cicatrice rappelant un traumatisme antérieur. Ailleurs, il a trouvé des traces d'un processus inflammatoire et très manifeste. Sur une étendue de plusieurs pouces, on ne trouvait pas trace de substance contractile, mais une masse blanche, pauvre en vaisseaux tendineux ; la gaine du muscle est difficile à différencier dans ce tissu tendineux ; la gaine des vaisseaux est elle-même épaissie. Un fait a surtout frappé ceux qui ont pratiqué des autopsies de torticolis musculaire, même congénital, c'est l'intégrité relative des pièces osseuses de la colonne cervicale. Il suffit, comme BOUVIER l'a constaté, de sectionner les résistances musculaires pour voir les vertèbres reprendre leurs positions. D'ailleurs, contrairement

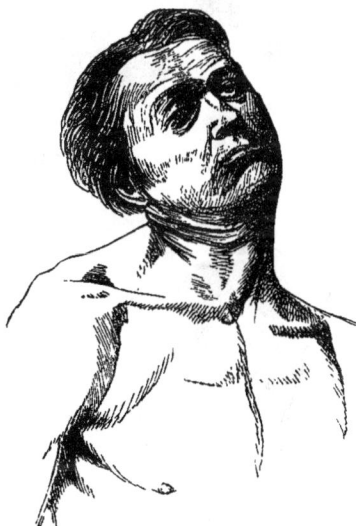

Fig. 163. — Torticolis par contracture du splénius et de l'angulaire de l'omoplate droit.
(*Extrait du Bull de thérap.*, t. LVIII, p. 246.)

à l'opinion de BOYER, BOUVIER n'a trouvé dans un cas qu'un léger déplacement de l'atlas sur l'axis. DALLY a bien invoqué, pour expliquer le torticolis, une subluxation de l'articulation occipito-atloïdienne, mais c'est là une hypothèse qui aurait besoin d'être appuyée sur des faits. Maintes fois, on a noté un arrêt de développement des os et des parties molles de la face du côté correspondant. NICOLADONI (*Centr. fur Chir.*, 1887) a trouvé que l'asymétrie portait sur le maxillaire supérieur et la base du crâne, le maxillaire inférieur et la voûte sont normaux ; ce fait serait le résultat d'une déformation statique (*Belartung déformilat*).

Symptômes. — Au point de vue des symptômes, il y a lieu de distinguer deux variétés de torticolis, suivant qu'il est intermittent ou persistant. Le premier, sorte de crampe douloureuse, involontaire, succède à des affections nerveuses. Le torticolis spasmodique est encore appelé tic convulsif ou rotatoire de la tête et du cou.

En dehors de l'intermittence et de la douleur, les autres symptômes sont les mêmes dans les deux variétés. Lorsque l'affection a pour cause une rétraction du sterno-mastoïdien, la tête et le cou prennent diverses inclinaisons qui peuvent se décomposer de la façon suivante : 1° en général la tête s'incline sur l'épaule droite qu'elle peut arriver à toucher, c'est-à-dire du côté du muscle malade ; 2° la face regarde du côté opposé à la déviation, c'est-à-dire en haut et à gauche ; 3° enfin, par un mouvement de bascule de la tête en arrière, le menton se trouve porté en avant.

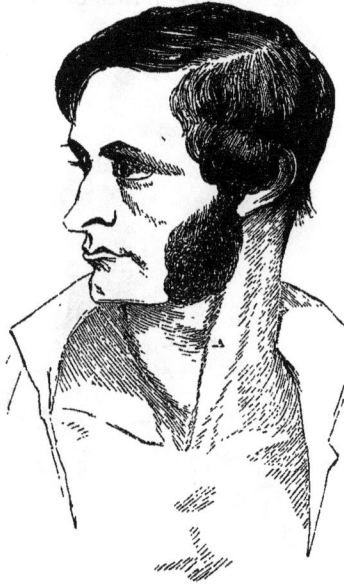

Fig. 164. — Torticolis par contracture des muscles plénius droit et sterno-mastoïdien gauche. (*Extr. du Bull. de thérap.*, t. XLIX, p. 64.)

La scoliose cervicale gauche est compensée par une courbure cervico-dorsale droite, d'où résulte un abaissement de l'épaule du côté sain. Vient-on à palper la région, on éprouve une résistance absolue pour relever la tête, et l'on sent à la partie antéro-latérale du côté malade une corde dure, saillante sous la peau, qui a été comparée à la corde d'une contrebasse ; le relief formé par cette corde permet de passer le doigt au-dessous d'elle ; c'est le chef sternal du sterno-mastoïdien qui la constitue. Au contraire, le faisceau claviculaire donne la sensation d'une nappe aponévrotique ; du côté opposé, le cou semble gonflé, tendu.

Les troubles fonctionnels qui accompagnent le torticolis chronique sont surtout appréciables à la face ; sans doute par suite de la gêne de la nutrition, le côté correspondant de la face est atrophié, plus petit que l'autre ; de là une asymétrie manifeste des traits ; en outre les axes visuels sont déviés et presque toujours on constate du strabisme. La respiration, la phonation subissent également des modifications importantes.

On conçoit aisément que les symptômes sont notablement modifiés quand l'affection intéresse d'autres muscles que le sterno-mastoïdien, en même temps que lui ou sans lui. DUCHENNE a noté un cas de torticolis du trapèze ; le malade de DIFFENBACH, qui avait un torticolis du splénius, portait sa tête inclinée en arrière et tournée du côté du muscle contracturé. La figure 164 représente un torticolis par contracture des muscles splénius droit et sterno-mastoïdien gauche.

Diagnostic. — L'aspect caractéristique de la lésion ne permet guère de la confondre avec aucune autre ; mais il est souvent moins simple de se prononcer sur la nature, la variété du torticolis et sur les muscles intéressés. Le torticolis osseux et articulaire pourrait en imposer ; on a donné comme signe distinctif la différence de rotation de la tête, qui, contrairement à ce que nous avons vu plus haut, se fait en avant, en arrière, ou encore du même côté que l'inclinaison, dans le torticolis osseux. La raideur toute spéciale du cou, la déformation des apophyses épineuses, douloureuses à la pression, l'examen du pharynx, la présence d'abcès, de fistules, l'absence de la corde du sterno-mastoïdien, sont autant de signes précieux pour différencier les deux maladies. Cependant il ne faut pas oublier que les erreurs sont possibles (BOUVIER).

Un examen attentif, les commémoratifs, la palpation et l'électricité permettent de reconnaître quel est le muscle intéressé. Enfin les signes suivants serviront à différencier le torticolis musculaire du paralytique ; dans le premier la tête est inclinée du même côté, tandis que dans le second elle est penchée du côté opposé à la lésion ; inversement, la face est tournée du côté opposé dans le torticolis par rétraction et du même côté dans le torticolis paralytique ; la réduction de celui-ci est facile, mais il se reproduit, tandis que la réduction de celui-là est presque impossible ; de plus le torticolis par paralysie disparaît après anesthésie.

Traitement. — Il comprend cinq sortes de moyens : 1° les traitements palliatifs, médicaux et chirurgicaux ; 2° les appareils mécaniques ; 3° la myotomie ; 4° l'élongation et la résection du spinal ; 5° le redressement brusque.

a. Le sulfate de quinine convient dans les cas intermittents ; les eaux de NÉRIS, PLOMBIÈRES, rendront des services dans les torticolis spasmodiques peu graves. Quant aux moyens locaux, ils sont d'un usage quotidien. Citons parmi eux les frictions, le massage, et surtout l'électricité qui compte de nombreux succès ; les courants induits réussissent dans la contracture, les courants continus dans la paralysie.

b. Les appareils mécaniques, souvent utiles au début pour lutter contre le muscle rétracté et pour enrayer les progrès du mal, prennent point d'appui sur le bassin et le thorax pour agir sur la tête. Ils constituent surtout de précieux adjuvants de la myotomie. Citons parmi les plus employés les minerves de BOUVIER, de BIGG, l'appareil à triple effet de DE SAINT-GERMAIN, les colliers en cuir moulé (fig. 165), en gutta-percha, etc.

c. La destruction de la bride tendineuse qui détermine la maladie était si naturelle qu'on avait déjà cherché il y a plusieurs siècles à l'obtenir par les caustiques. Plus tard, TULPIUS (1639), ROONHUYSEN (1670), sectionnaient de dehors en dedans le sterno-mastoïdien. Il faut arriver jusqu'à DUPUYTREN pour trouver la section sous-cutanée du muscle ; ce chirurgien la pratiqua sans s'en douter en quelque sorte, dans le but de ménager la peau de sa jeune malade. Depuis cette époque, DIFFENBACH, STROMEYER, BOUVIER, J. GUÉRIN ont perfectionné la méthode. On la fait suivre de l'emploi des colliers ou des minerves, appareils qui permettent d'imprimer à la tête des mouvements gradués. Mais, de nos jours avec VOLKMANN on préfère la section

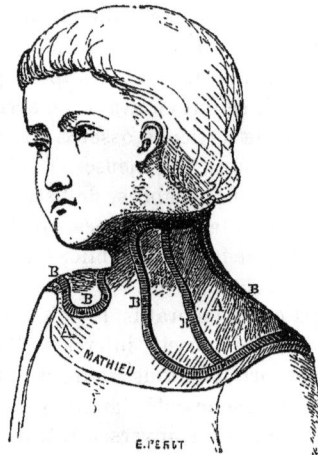

Fig. 165. — Appareil de MATHIEU en cuir moulé pour torticolis.

à ciel ouvert peu dangereuse avec l'antisepsie qui donne de meilleurs résultats, et n'expose pas à léser les organes voisins (KIRMISSON).

d. Pour guérir le torticolis spasmodique, MORGAN eut recours dans deux cas à la résection du nerf spinal et obtint une amélioration notable. RIVINGTON, TILLAUX, ANNANDALE ont renouvelé avec succès ces tentatives, et MOSETIG, cité par WEISS, a guéri un malade par l'élongation bilatérale (1881).

Dans une communication faite à la Société de chirurgie (1884), SCHWARTZ, à propos d'un fait personnel, a pu réunir neuf cas d'élongation et de résection de la branche externe du spinal sur lesquels il y eut un mort. Il nous semble difficile de se prononcer actuellement sur la valeur de ce mode de traitement qui paraît donner rarement des résultats durables.

e. Dans ces dernières années (1878), DELORE a préconisé le redressement brusque avec les mains, après anesthésie ; le malade étant assis par terre et maintenu solidement, on imprime avec prudence des tractions à la tête comme si on voulait l'arracher. Ce moyen a donné des succès manifestes ; mais il ne paraît pas inoffensif. La méthode de SAYRE et l'appareil plâtré ont été également conseillés.

C. — TORTICOLIS OSSEUX ET ARTICULAIRE

Avec DE SAINT-GERMAIN on peut admettre cinq variétés de torticolis osseux et articulaire, suivant qu'il est consécutif : 1° à des lésions traumatiques ; 2° à la synovite sous-occipitale unilatérale ; 3° à la tumeur blanche soûs-occipitale ; 4° à l'arthrite déformante ; 5° à un vice de conformation congénital.

On a vu que l'inclinaison latérale était un symptôme des luxations unilatérales et des fractures de la région cervicale ; la luxation des premières vertèbres cervicales s'accompagne toujours d'une dépression postérieure et d'une saillie antérieure.

Dans le cours du rhumatisme articulaire aigu on a noté quelquefois l'arthrite vertébrale, et c'est à l'arthrite sous-occipitale unilatérale qu'on fait jouer le principal rôle. Il en résulterait une contracture réflexe des muscles du cou, du côté opposé à la synovite. Douleurs vives, gêne notable de la déglutition et surtout de la mastication, tendance des malades à soutenir leur tête avec les deux mains, tels sont avec le torticolis les symptômes ordinaires de cette affection, qui peut d'ailleurs se terminer par ankylose.

Dans le mal de Pott sous-occipital, qu'il tienne à une ostéite tuberculeuse primitive ou à une tumeur blanche, il se produit des contractures réflexes non seulement d'un seul muscle, mais de presque tous les muscles du cou. De là les luxations et les subluxations pathologiques qui surviennent d'autant plus facilement que les os sont ramollis, les ligaments relâchés, altérés. Les luxations et subluxations de l'occipital en arrière sont beaucoup plus fréquentes ; l'atlas peut encore s'incliner sur l'axis et produire parfois une compression de la moelle par l'apophyse odontoïde ; signalons encore la luxation bilatérale en avant de l'atlas sur l'axis, d'où résulte un rétrécissement notable du canal médullaire ; DUVERNEY l'a vu réduit à trois millimètres. Enfin on a maintes fois rencontré un relâchement des ligaments et une subluxation latérale dus à l'action des muscles cervicaux.

Ici comme ailleurs, les abcès par congestion qui se font aussi bien jour en arrière qu'en avant, contribuent à donner au mal sous-occipital une physionomie spéciale. Quelquefois ces collections repoussent la paroi pharyngienne en avant et gênent la déglutition ; d'autres fusent jusque dans le médiastin postérieur. Si l'on tient compte de la pachyméningite rachidienne des troubles médullaires graves, de l'ulcération des artères, des luxations brusques, accidents constatés dans plus d'un cas, on comprendra aisément que le torticolis soit un symptôme relativement peu important du mal sous-occipital.

Il sera toujours facile de reconnaître sa nature ; les douleurs locales, vives, spontanées et provoquées, la déformation du cou, des apophyses épineuses, les troubles fonctionnels et médullaires, l'hecticité ne peuvent laisser aucun doute sur la nature osseuse de la maladie.

En pareil cas, comme dans les arthrites déformantes ou les vices de conformation congénitaux sur lesquels nous ne pouvons insister, il ne faut pas espérer une guérison du torticolis par le seul fait de l'action sur les muscles ;

la myotomie est exceptionnellement indiquée ; au début c'est à la lésion primordiale qu'il convient de s'adresser ; à cet effet, on aura recours au traitement général, aux cautérisations cutanées avec le fer rouge, aux minerves,
aux colliers et, au besoin, à l'appareil américain de SAYRE. Trop souvent ces
moyens échouent, et le chirurgien devra porter un pronostic grave en présence du torticolis osseux ou articulaire.

2° FISTULES BRANCHIALES

Bibliographie. — DZONDI, *De fistulis tracheæ congenitis*, Halæ, 1829. — HEUSINGER,
Archives de Virchow, t. XXIX, p. 358, 1864, et t. XXXIII, 1865. — VIRCHOW,
Ibid., t. XXX, 1864, et t. XXXII, 1865. — FAUCON, *Soc. de chir.*, 1874. — DUPLAY,
Arch. gén. de méd., 6° série, t. XXV, 1875. — HEUSINGER, *Deutsch. Zeitschr. f.
Thierm.*, 1876. — ROTH, *Archives de Virchow*, Bd. LXXII, p. 444, 1878. —
FISCHER, *Deutsche Chirurgie*, Lief. 34 (Bibliogr. complète). — TILLAUX, *Progrès
méd.*, 1885. — CUSSET, *Congrès franç. de chir.*, 1886 (Bibl.).
Thèse de Strasbourg. — 1867, GASS.
Thèses de Paris. — 1877, CUSSET. — 1886, GUZMANN.

On désigne sous ce nom, depuis HEUSINGER, des fistules produites par une
anomalie de soudure des divers arcs branchiaux qui forment le cou. On doit
également ranger dans ce chapitre les fistules dues à l'ouverture d'un kyste
congénital du cou. Elles se divisent en fistules pharyngiennes et fistules
trachéales. Ces dernières, très rares, sont encore mal connues, il n'en existerait que quatre cas dans la science ; leur siège ordinaire se trouve sur la ligne
médiane, la plupart sont des fistules borgnes externes.

Fistules pharyngiennes. — Cette affection a été surtout étudiée en Allemagne, où elle paraît plus fréquente ; ses causes sont d'ailleurs fort obscures
comme celles de toutes les malformations ; on sait seulement qu'elle coïncide
parfois avec des vices de conformation de l'oreille, et qu'elle peut être héréditaire. Comme les fistules anales, on divise celles-ci en fistules complètes,
borgnes internes et borgnes externes. La fistule toujours latérale, simple,
plus rarement double, s'ouvre le plus souvent sur le bord interne du sterno-
mastoïdien, un peu au-dessus de l'articulation sterno-claviculaire, exceptionnellement entre la pointe et l'angle de la mâchoire. L'orifice extérieur, saillant,
arrondi, mamelonné, ordinairement très étroit, est tapissé par une muqueuse
rouge foncé ou brunâtre.

FISCHER donne d'après ses relevés les détails suivants : 82 individus por-
taient 100 fistules ; 74 uniques et 18 doubles ; 29 complètes, 60 borgnes
externes ; 40 uniques à droite, 14 à gauche. En tout 58 droites et 32 gauches ;
42 hommes et 36 femmes ; 21 cas héréditaires ; 72 Allemands, 6 Français,
3 Anglais, 1 Danois.

On a maintes fois constaté la communication avec le pharynx et observé
au niveau de ce conduit un petit orifice interne au sommet d'une papille ;
le canal, flexueux, tapissé par une muqueuse, passe dans les environs de la
grande corne de l'os hyoïde. On observe quelquefois des vestiges de l'arc
branchial mal conformé, sous la forme de productions ostéo-cartilagineuses

(Heusinger, Manz, Duplay); dans un cas, un ostéophyte implanté sur le sternum et mesurant 1 centimètre de large à sa base, se terminait en haut à la partie postérieure du conduit fistuleux. Peut-être existait-il une dernière variété qui serait constituée par la portion intermédiaire du canal brachial dont les deux extrémités seraient fermées. Un cas cité par Duplay semblerait justifier cette opinion.

Symptômes. — Ces fistules forment un cordon dur qui roule sous le doigt, se déplace avec le larynx. La sensibilité de la muqueuse est assez grande puisque le simple contact du stylet détermine, en dehors de la douleur, une sensation de picotement dans le pharynx, de la toux et l'enrouement. Souvent ces trajets sécrètent un liquide clair, muqueux, qui, dans quelques cas, irrite les bords de l'orifice externe. On comprend plus difficilement comment l'ingestion de boissons chaudes, l'époque menstruelle, les émotions, activent la sécrétion. L'accumulation des aliments dans la fistule borgne interne a été notée dans un cas.

Diagnostic. — Les caractères de ces fistules sont si spéciaux qu'il nous semble difficile de les confondre avec d'autres lésions; leur origine, leur siège sur les parties latérales, le liquide qu'elles secrètent ne laissent aucun doute. Un sondage ou mieux une injection sapide (eau sucrée, teinture d'iode) permettent de constater la perméabilité du conduit. Seules les fistules borgnes internes sont d'un diagnostic très difficile. Cependant une erreur a été commise à l'époque où la maladie était très mal connue; on a cru à une fistule salivaire (*Gaz. méd. de Paris*, 1832, p. 339).

Traitement. — Cette affection ne guérit pas spontanément, car le fait de Seidel reste exceptionnel; il est presque aussi rare de voir une fistule complète devenir borgne externe (Faucon). D'un autre côté, l'intervention ne serait pas inoffensive; Dzondi a perdu une jeune fille sept jours après l'injection de nitrate acide de mercure; fréquemment il y a eu des troubles réflexes et fonctionnels, des douleurs, une gêne de la déglutition et même des accès épileptiques. Néanmoins, Serres (d'Alais) a guéri une fistule bilatérale complète par des injections iodées.

Weilechner a obtenu un succès sur un enfant de seize mois en excisant et cautérisant la muqueuse d'une fistule borgne externe; Sarazin, dans les mêmes conditions, pratiqua la dissection du trajet sur une sonde et ensuite son excision. En principe, il faut tenter l'ablation complète du kyste ou des parois de la fistule branchiale; si par suite du voisinage d'organes importants, on ne peut tout enlever, on fera une ablation aussi large que possible, puis la partie restante sera modifiée par des cautérisations diverses.

§ 5. — Maladies des artères, des veines et des nerfs du cou.

1° PLAIES DES ARTÈRES DU COU

Bibliographie. — *Carotides*. — Sanson, *Des hém. traumatiques*, Th. de concours. 1836. — Pilz, *Arch. de Langenbeck*, t. IX, 1868, p. 257. — Hulke, *Med. Times and*

Gaz., 1873, — LUCKE, *Deutsch. Zeitschr. f. Chir.*, 1873, p. 350.— BAYNTON, *Philad. Med. a. Surg. Rep.*, t. XXXVIII, p. 169, 1878. — FINGERHUT, *Preuss. Med. Zeitschr.* — VERNEUIL, *Bull. de l'Acad. de méd.*, 1872, p. 46. — LOVEGROVE, *The Lancet*, 1870, n° 21. — MADELUNG, *Arch. de Langenbeck*, t. XVII, p. 611, 1874. — KLEBERG, *Petersb. Med. Wochens..* n° 35, 1877.

Article COU et CAROTIDES des *Dictionnaires* de *Jaccoud* et de *Dechambre*, par RICHET, LE FORT, GILLETTE.

Thèse de Strasbourg. — 1860, CHAUVES.

Sous-clavière et branches. — RICHET, *Gaz. des Hôp.*, 1865, p. 435. — GRUBER, *Oesl. Zeitschr. f. Heilk.*, Bd. XII, 1866. — WILL, *Glasgow Med. J.*, avril 1875, p. 173. — MARKOE, *New-York Med. Gaz.*, 1842. — BARBIERI, *Monografia della arteria vertebrale*, Milano, 1867-68. — KOCHER, *Arch. de Langenbeck*, t. XII, p. 867, 1871.— G. FISCHER, *Deutsche Chirurgie*, Lief. 34, 1880.

Articles COU et SOUS-CLAVIÈRE des *Dictionnaires*.

Toutes les artères du cou, même les plus profondément cachées, comme la vertébrale, sont susceptibles d'être blessées; superficiels ou profonds, gros ou petits, tous ces vaisseaux, lorsqu'ils sont intéressés, engendrent de redoutables hémorrhagies, primitives ou secondaires, qui amènent ordinairement la mort. Dans tous les cas, la gravité s'accroît en allant des branches aux troncs, de la superficie aux vertèbres, des simples piqûres aux plaies par armes à feu. Nous exposerons succinctement les particularités propres à chacun des gros vaisseaux.

1° *Plaies de l'artère carotide primitive.* — La rupture des membranes internes de cette artère n'a guère été constatée que deux fois. Dans un cas de VERNEUIL (*Acad. de méd.*, 1872), un homme renversé par un wagon mourut en quelques jours de ramollissement aigu d'un hémisphère cérébral, consécutif à une thrombose de la carotide interne. Le caillot rougeâtre et friable s'étendait jusqu'à la partie moyenne du cou; à cette hauteur les tuniques internes de la carotide primitive étaient rompues, décollées, repliées en forme de valvules. VERNEUIL attribue cette rupture à un mouvement d'expansion brusque au moment de la chute. Un autre fait, également curieux, concerne la rupture des tuniques par suite de la compression sur le tubercule de Chassaignac. On avait avancé que ces ruptures se produisaient fréquemment à la suite de la pendaison; mais les recherches récentes démontrent la rareté relative de cette lésion.

Lorsque la carotide primitive est ouverte, il en résulte une hémorrhagie généralement mortelle, et c'est seulement dans des conditions exceptionnelles que la victime survit. La syncope, qui amène quelquefois l'arrêt de l'écoulement, permet de secourir les blessés; plus d'un malade lui a dû la vie. A peine est-il besoin de rappeler ce qui a été dit ailleurs, à savoir que : 1° les plaies incomplètes sont les plus redoutables, parce que les bords de l'artère se rétractent inégalement et laissent la place béante; 2° les piqûres ne s'accompagnent pas d'hémorrhagies aussi graves; le défaut de parallélisme s'oppose dans certains cas à l'issue du sang qui s'extravase dans le tissu cellulaire, où il forme parfois de vastes épanchements capables de compromettre la vie par suite de la compression de la trachée. De là aussi la production des diverses variétés d'anévrysmes ordinaires ou artério-veineux lorsqu'une veine est intéressée en même temps.

C'est à la ligature des deux bouts dans la plaie que le chirurgien doit donner la préférence toutes les fois que son intervention est possible, conformément au précepte de GUTHRIE; l'expérience aurait montré en effet les dangers et l'insuffisance de la seule ligature du bout cardiaque, car on compte huit hémorrhagies secondaires sur vingt opérations[1]. MICHON, GRAY ont pu arriver à temps pour faire la double ligature. MAHON dut lier la carotide primitive d'un côté, et le lendemain la carotide externe du côté opposé. FISCHER, sur trente ligatures de la carotide primitive pratiquées pendant la guerre franco-allemande, trouve vingt morts (66 p. 100); LE FORT, sur 75 cas, relève 78 insuccès p. 100.

2° *Plaies de la carotide interne.* — Les plaies de la carotide interne ne sont pas fréquentes; tantôt elles résultent d'un traumatisme extérieur, tantôt elles succèdent à une lésion interne. Parmi les premières nous signalerons les plaies par armes à feu; les secondes sont dues à des corps étrangers, à des aiguilles (KEITH), à des arêtes, des tuyaux de pipe, une fourchette (NASON), ou encore à des blessures produites par le bistouri du chirurgien (ablation d'amygdales, ouverture d'abcès). Ces traumatismes sont d'une grande gravité; la mort par hémorrhagie est presque la règle. Cependant on connaît quelques exceptions qui méritent d'être signalées; ainsi un malade de BOHN, vécut vingt-quatre heures, bien que la jugulaire interne et la moelle fussent blessées en même temps. FINGERHUT a relaté un cas où la mort ne survint que plusieurs mois après la lésion de la carotide interne par un corps étranger.

Les indications restent les mêmes que précédemment, mais elles sont beaucoup moins faciles à mettre en pratique; autant que possible, c'est à la ligature des deux bouts qu'on donnera la préférence. Dans un cas de FEARG, la ligature de la carotide primitive suffit; CHASSAIGNAC aurait également réussi par la compression et la suture entortillée. Le diagnostic de la lésion reste très difficile; l'un des meilleurs signes est assurément l'examen du pouls temporal; sa persistance autorise à croire à une blessure de la carotide interne.

3° *Plaies de l'artère carotide externe.* — Sa lésion, comme celle des artères précédentes, donne lieu à des hémorrhagies souvent mortelles. Fréquemment ses branches sont intéressées simultanément, circonstance qui ne laisse pas de compliquer encore la situation. Néanmoins la gravité relative de ces plaies semble un peu moindre et la compression est déjà plus efficace. Deux cas se présentent : 1° l'hémorrhagie existe; 2° elle est arrêtée. Si le médecin arrive à temps, son premier soin sera d'arrêter l'hémorrhagie par les moyens indiqués plus haut. Il comprimera le vaisseau avec le doigt, débridera au besoin la plaie, se servira de tampons, de pinces hémostatiques; après avoir ainsi remédié aux chances de mort immédiate, il songera au diagnostic des

---

[1] De nouvelles statistiques sont maintenant nécessaires, car l'on sait aujourd'hui que bien des hémorrhagies secondaires reconnaissaient pour cause l'infection de la plaie opératoire, et ne dépendaient pas du point où le fil à ligature avait été placé sur l'artère.

vaisseaux lésés. A cet effet, les notions anatomiques, la suppression du pouls temporal, seront d'une certaine utilité. La conduite la plus sage consiste à porter un double fil sur les deux bouts de l'artère ou sur ses branches, et sur le tronc lui-même, à distance, dans le cas où l'on ne pourrait faire autrement. La transfusion rendra des services.

Si l'hémorrhagie est arrêtée au moment de l'arrivée du chirurgien, que convient-il de faire ? C'est là un des problèmes les plus difficiles de la thérapeutique chirurgicale. Le premier soin sera de s'enquérir de la nature et de l'importance de l'hémorrhagie, de constater l'existence ou l'absence du pouls temporal ; puis, après avoir préparé tout ce qui est nécessaire pour une ligature, aller à la recherche des deux bouts du vaisseau divisé. Cependant ce précepte ne saurait être absolu, et LARREY, en Egypte, a obtenu, grâce à la compression, un beau résultat sur Arrighi, neveu de Napoléon. D'après MADELUNG, la mortalité de la ligature de la carotide externe n'est que de 11 p. 100.

On connaît quelques cas de blessure de la thyroïdienne supérieure, la plupart consécutifs à des tentatives de suicide. Dans l'un deux, il fallut lier la carotide primitive. BUTCHER a fait la ligature des deux thyroïdiennes avec succès dans une circonstance analogue. Citons seulement pour mémoire un cas de mort observé par ORFILA, à la suite d'une blessure de l'artère laryngée supérieure. Si la maxillaire interne est assez rarement intéressée, ses branches sont fréquemment blessées dans les opérations qui se pratiquent sur la face ou à la suite de coups de feu. KLEBERG réussit à arrêter l'hémorrhagie en liant le tronc de la maxillaire interne, mais il fut obliger de lier le masséter et de scier le maxillaire. Les hémorrhagies de la linguale ont été étudiées à propos des blessures de la langue ; les plaies de la faciale sont peu communes, si ce n'est à l'angle de la mâchoire où ce vaisseau est superficiel. L'un de nous a vu un petit caillou pointu lancé par ricochet blesser la faciale en ce point, il s'ensuivit immédiatement un jet de sang rutilant et ultérieurement un petit anévrysme qui guérit facilement par la compression.

4° *Plaies de l'artère sous-clavière.* — Toute plaie qui intéresse l'artère sous-clavière peut être considérée comme mortelle ; l'importance du vaisseau sa profondeur, son accès difficile, l'infiltration rapide de toute la région par le sang, la complication de l'ouverture de la plèvre, de la blessure du poumon et des veines sont autant de circonstances qui expliquent cette gravité. Aussi les exemples de survie sont-ils considérés comme de véritables exceptions. Le fait classique de RICHET concerne une fille qui avait eu la sous-clavière ouverte par un coup de couteau ; bien qu'il y eût ouverture du thorax et lésion du médian, elle guérit en six semaines par l'application de glace et par la compression. Quelquefois la mort n'est survenue que plus tard, lors de l'élimination des caillots au bout de trois semaines (WILL), ou au dixième jour (GRUBER), par suite de complications pleurales. Signalons aussi un cas de guérison sans ligature obtenu par le chirurgien américain O'KEEFE, chez un militaire qui avait reçu un coup de feu. Pendant la même guerre, MICHEL lia avec succès la sous-clavière entre les scalènes pour une hémorrhagie secondaire de ce vaisseau (*Amer. J. of Med. Sc.*, oct. 1883, p. 439).

Ces quelques exemples n'atténuent pas la gravité du pronostic ; il existe encore une dernière éventualité qu'on a vue se produire en pareil cas ; nous voulons parler de la formation des anévrysmes artério-veineux. Tels sont les faits de J.-D. LARREY, LETENNEUR (*Soc. de Chir.*, t. VII, p. 376) à la suite de coups de feu. Enfin BÉRARD signale la possibilité d'une phlébartérie. Cette lésion est d'autant plus curieuse que les deux vaisseaux ne sont pas en contact immédiat.

Quand le sang rutilant sort à flots d'une plaie située au niveau de la clavicule, le diagnostic ne saurait rester hésitant ; mais les choses ne se passent pas toujours ainsi, et si l'hémorrhagie est moindre, si la plaie du vaisseau est petite, ou que le sang s'extravase peu à peu dans le tissu cellulaire et la plèvre, le diagnostic devient fort difficile ; l'examen du pouls radial fournira les meilleurs renseignements. Malgré cela l'hésitation est permise ; fort heureusement les cas douteux sont peut-être ceux dans lesquels la thérapeutique est le moins incertaine. C'est à la double ligature qu'il faut recourir pour les hémorrhagies abondantes, tandis que la compression semble mieux convenir aux cas où l'imminence du danger se montre moins grande. LE FORT conseille de lier en outre la vertébrale.

ETLEMBOURG a cité un cas de mort par lésion de l'artère scapulaire supérieure et MAISONNEUVE a lié la thyroïdienne inférieure dans une plaie du cou.

5° *Plaies de l'artère vertébrale.* — FISCHER a réuni 32 exemples de blessure de cette artère ; si toutes les portions de ce vaisseau sont susceptibles d'être lésées, il n'en est pas moins démontré que les parties supérieures y sont plus exposées. Parmi les causes ordinaires, il faut citer les plaies par instruments tranchants, les fractures de la colonne ; on a cité une déchirure de l'artère par un coup de corne de bœuf. Huit fois la lésion était consécutive à des coups de feu ; l'orifice d'entrée des projectiles était situé dans des points variables, à la tête, au cou, à la nuque. Bien que la mortalité de ces traumatismes soit très considérable, 95 p. 100 environ, la mort n'arrive pas en général immédiatement, et survient au bout d'un ou plusieurs jours par hémorrhagie, septicémie, méningite rachidienne, etc. ; on a même noté la possibilité d'un anévrysme. Quoi qu'il en soit, le diagnostic des plaies de la vertébrale est des plus difficiles. OSSIEUR, CHASSAIGNAC, PRICHARD, VOISIN, ont cru à la blessure de la carotide primitive et ont été conduits à pratiquer la ligature de cette dernière artère ; la persistance du pouls temporal permettra d'éviter semblable erreur. Lier les deux bouts du vaisseau si c'est possible, tamponner comme WARREN, telles sont les indications du traitement. La ligature ne semble pas au-dessus des ressources de l'art puisque ALEXANDER (de Liverpool) a lié huit fois la vertébrale avec succès pour des accès épileptiques, et trois fois simultanément des deux côtés (*Med. Times. a. Gaz.*, mars 1882).

2° PLAIES DES VEINES DU COU

Bibliographie. — TACHERON, *Arch. gén. de méd.*, 1837, p. 62. — JOSSE, *L'Expérience*, juin 1844. — LANGENBECK, *Arch. f. klin. Chir.*, t. Ier, p. 1, 1861. — MAISONNEUVE,

Gaz. des Hôp., 1865, p. 250. — W. Gross, *Amer. J. of Med. Science*, p. 19, 305, 1867. — Le Gros Clark, *Brit. Med. J.*, 1869. — W. Gross, *Arch. gén. de méd.*, t. XVIII, 1871, p. 513. — Gersuny, *Arch. de Langenbeck*, t. XII. — Billroth, *Chir. Klinik Wien.* (1869-70), p. 127, 1872.—Woodman, *Brit. Med. J.*, 1873.— Erichsen, *Ibid.* — Billroth, *Chir. Clin.*, 1860-1876, p. 204, 219, 1879. — Fischer, *Deutsche Chirurgie*, Lief. 34, 1880.

Thèses de Paris. — 1834, Putégnat. — 1836, Guéretin. — 1839, Buthira. — 1841, Borsand. — 1872, Nicaise (Agr.). — 1873, Dussutour. — 1875, Couty.

En raison de leur volume et de leur multiplicité, les veines du cou sont assez souvent intéressées par les traumatismes. On ne saurait comparer, au point de vue de leur gravité, les plaies des grosses et des petites veines.

1° *Plaies de la jugulaire externe.* — Nous ne sommes pas encore bien éloignés d'une époque où la saignée de la jugulaire était pratiquée couramment; c'est assez dire qu'avec quelques précautions, la blessure de cette veine superficielle ne présente pas grand danger. L'écoulement de sang noir très abondant se fait par les deux bouts du vaisseau et s'arrête par leur compression. Si dans quelques cas la vie a été mise en danger à la suite de ces opérations, cela tient à la possibilité de l'introduction de l'air dans la veine, et surtout à la phlébite et à la pyohémie. En supposant que la compression médiate soit inefficace pour arrêter l'écoulement du sang dans l'une de ces plaies, la ligature des deux bouts sera pratiquée.

2° *Plaies de la veine sous-clavière.* — Protégée par la clavicule et la première côte, la veine sous-clavière est exceptionnellement lésée. Cependant Gruber a cité un cas de plaie de la veine, terminé par la mort au huitième jour; il y avait en même temps un hémo-thorax. Jacquemier (Th. agr., 1844) parle de la déchirure des parois de la veine par les fragments d'une clavicule brisée; cet accident n'est pas absolument rare à la suite des plaies de guerre. Cette lésion offre toujours une grande gravité (Maunoury), car les blessés, quand ils ne succombent pas à l'hémorrhagie immédiate, sont exposés à toutes les complications des plaies des veines.

3° *Plaies de la veine jugulaire interne.* — Il existe dans la science un assez bon nombre d'exemples de plaies de la jugulaire interne par des instruments piquants, tranchants ou contondants; ce vaisseau a été souvent blessé pendant des opérations, des extirpations de tumeurs du cou. La veine est-elle largement ouverte, la mort succède rapidement à l'hémorrhagie, tout aussi vite que par la blessure de la carotide; le sang noir s'extravase par les deux bouts, circonstance particulière à tous les gros troncs veineux du cou et qui a pour cause l'absence de valvule. Le défaut de parallélisme entre la plaie cutanée et celle de la veine a pour conséquence un vaste épanchement sanguin dans la gaine des vaisseaux et dans l'espace moyen du cou. La compression des organes voisins est quelquefois assez forte pour amener la terminaison fatale, ainsi que S. Cooper en a relaté un cas chez un soldat; en général le défaut de parallélisme retarde la mort. Bryant a vu une fille de neuf ans tomber sur un tesson de porcelaine et succomber une heure après, par suite de lésion de la jugulaire.

La coexistence d'une plaie des nerfs et surtout des artères augmente encore la gravité du pronostic. Chez un blessé observé par Vogelsang, le sympathique était lésé en même temps que la jugulaire; il y avait rougeur et gonflement œdémateux de la paupière, de la joue et paralysie de la pupille. On a noté parfois la production d'un anévrysme artério-veineux, circonstance reativement favorable. La gravité des blessures par armes à feu de la jugulaire n'est pas moindre que celle des coupures; elles exposeraient peut-être davantage aux hémorrhagies secondaires.

Complications. — Comme toutes les plaies qui intéressent les veines, celles du cou prédisposent à un certain nombre de complications graves qu'il nous suffira de rappeler; telles sont la thrombose, la phlébite, les hémorrhagies secondaires, presque toujours mortelles, le séjour des corps étrangers comme dans le fait de Joret (de Vannes) relatif à une balle qui avait déterminé un anévrysme artério-veineux; mais il en est une autre plus spéciale à la région, l'entrée de l'air dans la veine. Sur 85 plaies de la jugulaire, Gross a trouvé 10 cas d'entrée de l'air, dont 4 se sont terminés par la mort; 18 observations dans lesquelles cet accident est survenu se décomposent de la façon suivante : neuf fois la jugulaire externe, cinq fois la jugulaire interne, deux fois l'antérieure, deux fois la veine cervicale. Il se produit au moment de la blessure un sifflement, un bruit de glouglou particulier; tantôt le malade meurt de suite comme foudroyé, tantôt il survit plus ou moins longtemps et quelquefois guérit. L'asphyxie aiguë, d'après Couty, serait due à la distension des cavités droites du cœur avec insuffisance tricuspide telle, que l'ondée pulmonaire peut être d'emblée supprimée. Il faut se rappeler que cette redoutable complication n'est pas constamment mortelle. Erichsen ayant, chez un opéré, entendu le sifflement caractéristique, ferma la plaie, lia le vaisseau et guérit son blessé. Tadloch a également publié un cas de guérison.

Diagnostic. — Si l'hésitation est impossible lorsque le sang noir sort directement d'une jugulaire pendant une opération ou à la suite d'une plaie régulière et béante, il n'en est plus de même quand l'hémorrhagie vient d'une plaie profonde, anfractueuse, et qu'il y a un épanchement étendu. L'absence de frémissement, de battements et de souffle, l'influence de l'expiration permettront dans une certaine mesure de reconnaître la nature de la lésion.

Traitement. — Le premier soin du chirurgien en présence d'une plaie de la jugulaire interne, en admettant qu'il arrive à temps, sera de comprimer le vaisseau et d'obturer l'orifice qui donne issue au sang; le doigt seul ou armé d'un tampon rendra de grands services. A. Paré, Chalmetée auraient sauvé leurs malades en faisant la compression, l'un pendant quarante-huit, l'autre pendant soixante-douze heures; une petite éponge, des pinces hémostatiques suffiront également pour faire une hémostase provisoire. Si l'on veut éviter des hémorrhagies secondaires, il faut procéder ensuite à l'hémostase définitive. En effet, d'après Gross, trois fois l'hémorrhagie reparut dans les cas où l'on avait fait la compression; de plus, cette dernière provoque de la douleur et n'est pas d'une application facile. Aussi tous les chirurgiens donnent-ils la préférence à la ligature. Th. Gale en 1563, Habicot en 1620, et Simpson en 1747 paraissent avoir les premiers pratiqué la ligature de la veine jugulaire; depuis cette époque, ce traitement a été appliqué un grand nombre de fois. Fischer, en se servant des travaux de Gross, de Dussutour, est arrivé à un total de 60 cas de ligature sur lesquels on compte 42 guérisons, 17 morts et un cas inconnu : la mortalité est donc de 28 p. 100, tandis qu'elle est au minimum de 43,5 p. 100 à la suite des plaies de la jugulaire traitées autrement. Les faits de Fischer se décomposent comme suit :

	Guéris.	Morts.	Inconnus.
Ligature de la jugulaire interne seule...... 41	32	9	
Ligatures de la jugulaire et de la carotide.. 19	10	8	1
66	42	17	1

Le fil à ligature tombe en moyenne vers le treizième jour, si la plaie suppure et est infectée; il s'enkyste ou se résorbe, si la plaie reste aseptique. La plupart des auteurs classiques blâment la ligature latérale; d'un autre côté, plusieurs chirurgiens, et parmi eux J. Bœckel, croient que l'emploi du catgut augmente les chances de succès. Cependant les chiffres relevés par Fischer ne sont pas assez favorables, surtout quand on les compare à ceux de la ligature circulaire, pour autoriser de nouveaux essais. Marquhardt a réussi récemment une ligature latérale antiseptique de la jugulaire interne; le fil tomba le seizième jour; sur sept cas authentiques, deux fois seulement la guérison a été obtenue, soit comme mortalité 71 p. 100.

Les plaies de la partie supérieure de la veine jugulaire sont presque au-dessus des ressources de l'art. Quelques chirurgiens ont eu recours à la ligature de la carotide, mais les bénéfices presque nuls qu'on peut retirer de cette intervention ne compensent pas les accidents qui en résultent trop souvent; d'ailleurs la circulation collatérale ramène promptement le sang dans la jugulaire.

3° ULCÉRATIONS DES VAISSEAUX DU COU

Bibliographie. — Liston, *Brit. a. For. Med. Rev.*, 1843, V. XV. — Delbarre, Th. de Paris, 1870. — Litten, *Zeitschr. f. klin. Med.*, 1881, t. II, p. 558. — Monod, *Soc. de chir.*, 1881, t. II, p. 558. — Poulet, *Traité des corps étrangers*, Paris, 1879. — Névot, Th. de Paris, 1879. — Ehrmann, *Soc. de chir.*, 1879. — Kœnig, *Deutsche Chirurgie*, Lief. 36, 1882. — Pepper, *Brit. Med. J.*, 1882. — Lidell, *Amer. J. of Med. Sc.*, oct. 1883, p. 321.

Depuis quelques années l'attention a été attirée sur les ulcérations des vaisseaux en général et les hémorrhagies qui en résultent; or les vaisseaux du cou contribuent pour une assez large part à la production de ces accidents; nous en étudierons les principales variétés.

a. *Corps étrangers.*— S'agit-il de corps étrangers arrêtés dans l'œsophage, logés au voisinage d'un vaisseau (Baker), ou d'un séquestre, le processus ulcératif est assez facile à comprendre; la compression, l'inflammation, la forme du corps étranger aidant, amènent la destruction ou la perforation de la paroi. Il en existe dans la science un certain nombre d'exemples : trois fois la carotide gauche a été ulcérée par des corps étrangers de l'œsophage, et une fois la carotide droite; chez un autre malade la sous-clavière anormalement située a été intéressée; enfin la figure 166 représente un exemple d'ulcération de la thyroïdienne inférieure observé par PILATE. Dans tous les cas, ces ulcérations ont déterminé la mort; on comprend dès lors la diffi-

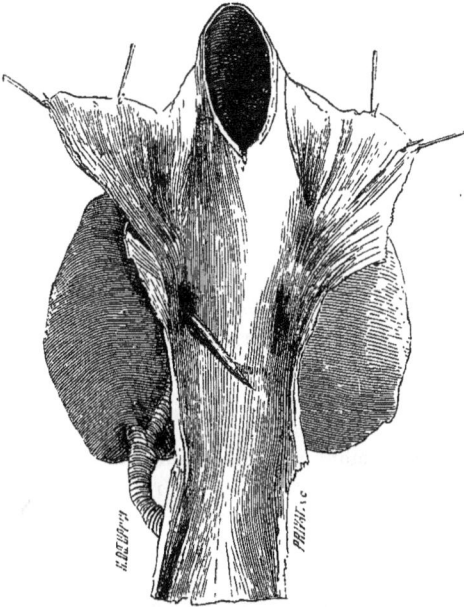

Fig. 166. — Perforation de l'artère thyroïdienne inférieure par un os pointu arrêté dans l'œsophage. Cas de Pilate (Musée DUPUYTREN). (Extrait du *Traité des corps étrangers*, par POULET.)

culté du diagnostic et, par suite, l'intervention chirurgicale est presque impossible.

b. *Dénudations opératoires*. — Les dénudations d'artères ou de veines pendant les opérations, l'extirpation de tumeurs, de ganglions, exposent aux ulcérations de ces vaisseaux, si la plaie suppure. Les travaux de VERNEUIL et de son école ont jeté une vive lumière sur le mécanisme et la cause de quelques-unes de ces hémorrhagies; la dénudation d'une artère ne serait pas grave, suivant lui, dans une plaie saine, chez un opéré sain; la tunique celluleuse prolifère et une couche de bourgeons charnus de bonne nature ne tarde pas à protéger les vaisseaux. S'agit-il d'un septicémique ou d'un blessé dont l'état général est mauvais (albuminurie, glycosurie, arthritisme, etc.), les choses se passent différemment; le travail de bourgeonnement manque, les parois des vaisseaux s'altèrent et l'ulcération en est la conséquence. Ainsi les hémorrhagies secondaires septicémiques et diathésiques forment un groupe bien distinct aujourd'hui.

3° *Ulcérations par les caustiques*, etc. — Rien n'est plus facile à comprendre que l'ulcération du vaisseau dans les cas où un caustique atteint leur paroi; la mortification directe, si elle est suffisante, amène presque fatalement des hémorrhagies secondaires lors de la chute de l'escarre; pour la même raison les plaies par armes à feu qui intéressent les vaisseaux s'accompagnent assez fréquemment d'hémorrhagies tardives. Noir raconte qu'il dut lier la carotide externe pour une ulcération de la faciale consécutive à l'application d'un emplâtre caustique. Hallé aurait vu une ulcération de la jugulaire au moment de la détersion d'une escarre produite par un fer rouge. L'usage des solutions caustiques dans les divers procédés de la méthode antiseptique a attiré l'attention sur les inconvénients de leur emploi au voisinage des vaisseaux. Fischer incrimine les solutions d'alcool phéniqué concentrées, et les expériences de Gersuny sur les animaux ont montré que les chances de phlébite et de thrombose étaient augmentées. Poulet a perdu un malade auquel il avait extirpé des ganglions du cou; il y eut à la fois thrombose et phlébite de la veine jugulaire et ultérieurement ulcération de la carotide primitive; la plaie avait été lavée avec la solution de chlorure de zinc à 10 p. 100. Aussi faut-il renoncer aux solutions caustiques fortes dans les régions riches en vaisseaux.

4° *Ulcérations dans les abcès.* — Kœnig considère cet accident comme une complication très rare des abcès du cou; cependant les faits se multiplient. Certains abcès ou phlegmons y prédisposent plus que d'autres, tels sont les phlegmons du cou dans le cours de la scarlatine. Sur 3,957 cas de scarlatine, Pepper a relevé six fois des hémorrhagies mortelles consécutives à la suppuration (*Brit. Med. J.*, 1882).

Sous l'influence de l'agent morbide, la vitalité de la paroi se trouve compromise et l'ulcération en est la conséquence. Tantôt la perforation du vaisseau a lieu avant l'ouverture de l'abcès, tantôt elle survient plus tard à la période fistuleuse. Dans l'une et l'autre circonstance la gravité de cet accident est très grande. Lovegrove a vu un enfant mourir entre ses bras alors qu'il lui ouvrait un abcès; G. Burk, Roth ont signalé l'ulcération de l'aorte par des abcès scarlatineux qui avaient fusé jusqu'à elle; Jack a noté une ulcération de la sous-clavière; Dolbeau dut lier la carotide externe pour une perforation de l'artère linguale. Les carotides, les thyroïdiennes ont également été ulcérées en pareille circonstance. Il n'y a pas un seul vaisseau qui n'ait donné lieu a des hémorrhagies de cette nature.

Une autre circonstance expose à l'ulcération des vaisseaux du cou : le voisinage des foyers tuberculeux. Les faits de Miller, Dauvé, Kœnig concernent des foyers tuberculeux chroniques qui ont amené l'ouverture des grosses artères du cou; il s'agissait de la carotide primitive chez le soldat de Dauvé et de la carotide externe chez la jeune fille de l'observation de Kœnig. Cette dernière succomba à la paralysie. Monod a réuni sept exemples d'hémorrhagies à la suite d'adénites suppurées.

On conçoit aisément, qu'en raison de la très faible épaisseur de leurs parois, les veines n'échappent pas à l'action destructive du pus; en effet, des travaux de Gross il résulte que la jugulaire interne peut être perforée par les abcès; elle est même plus souvent intéressée que les autres vaisseaux; cet auteur en a réuni douze exemples. Froriep a vu la communication d'un abcès tuberculeux venu du cou avec la veine cave. Dans le plus grand nombre des faits, il s'agit d'abcès scarlatineux, et ici encore la perforation des vaisseaux est antérieure ou postérieure à l'ouverture de la collection. Rappelons en terminant la fréquence relative des ulcérations des vaisseaux à la suite des amygdalites suppurées; l'histoire de cette complication a été écrite par Ehrmann à propos d'un cas où il sauva son malade par la ligature de la carotide primitive.

La thérapeutique, quand le chirurgien arrive à temps, est la même que celle des plaies des vaisseaux du cou. Il faut : 1° faire l'hémostase provisoire; 2° lier les deux bouts dans la plaie si c'est possible, ou le tronc de l'artère si la ligature de la branche intéressée est impraticable.

4° ANÉVRYSMES DES CAROTIDES

A. — ANÉVRYSMES ARTÉRIELS

Bibliographie. — Pilz, *Arch. de Langenbeck*, t. IX, 1857, p. 257. — Holmes, *Med. Times and Gaz.*, 1873. — Rochard, *Union méd.*, t. III, 1860. — Verneuil, *Gaz. des Hôp.*,1870. — L. Le Fort, *Dict. encyclop. des sc. méd.* — Richet, *Dict. de méd. et de chir. pratiques.* — G. Fischer, *Deutsche Chirurgie de Billroth et Lucke*, Lief. 34, 1880 (Bibliogr.). — Miratel, Th. de Montpellier, 1883. — Riegner, *Centr. f. Chir.*, 1884. — Delbet, *Rev. Chir.*, 1888.

Étiologie. — Les anévrysmes spontanés sont beaucoup plus communs que les anévrysmes traumatiques; ceux-ci résultent d'une plaie par instrument piquant et tranchant qui n'a intéressé qu'une portion de la circonférence du vaisseau. On a plusieurs fois invoqué des lésions antérieures pour expliquer l'apparition de quelques-uns des anévrysmes spontanés ; la malade de Deçès avait été peu de temps auparavant victime d'une tentative d'étranglement; mais on conçoit moins bien comment des efforts de vomissements, un accident de chemin de fer ont pu amener le développement d'une tumeur anévrysmale de la carotide. Il est certain que la plupart des anévrysmes spontanés dépendent des causes communes à toutes les affections de ce genre et surtout de l'athérome.

Dans le relevé de Crisp, portant sur 551 cas d'anévrysmes, la carotide est représentée par le nombre 25, sensiblement le même que celui de la sous-clavière. Sur 179 cas, Malgaigne a compté 17 anévrysmes carotidiens. Enfin sur 337 anévrysmes observés pendant dix ans dans les hôpitaux anglais, Holmes a trouvé 12 anévrysmes de la carotide, tous spontanés, à l'exception d'un seul. Dans ce nombre figurent neuf hommes et trois femmes; or ce chiffre, qui indique une proportion si inférieure pour le sexe féminin, est en opposition avec les assertions des classiques, de LE FORT entre autres, qui admettent que la fréquence est égale dans les deux sexes.

Tous les âges y sont exposés et l'on a vu un enfant de dix ans atteint d'anévrysme carotidien; c'est un des traits particuliers de cette affection. La carotide droite est plus fréquemment atteinte que la gauche, les cas d'anévrysmes de la portion intra-thoracique de cette dernière sont exceptionnels; DELENS en a cité un en 1879. Tous les points du vaisseau pourraient être le siège de ces tumeurs; cependant elles sont plus communes aux deux extrémités, à sa fourche et à sa naissance. Au niveau de la bifurcation, il existe très souvent une dilatation normale qui est un lieu d'élection de l'athérome.

Anatomie pathologique. — L'anévrysme carotidien présente à considérer quelques particularités relatives à sa forme, à son accroissement et aux altérations plus ou moins diffuses du vaisseau. En général ovoïdes, à grand axe allongé dans le sens du sterno-mastoïdien, les anévrysmes soulèvent ce muscle et font à l'extérieur une saillie marquée. Si quelques-uns ne dépassent pas le volume d'un œuf, il n'est pas rare de les voir atteindre de grandes dimensions; plusieurs n'ont eu d'autre limite que la base du crâne et la clavicule. L'absence de collatérales sur le trajet de la carotide permet à ces tumeurs de prendre une forme assez régulière; sauf dans les cas d'anévrysmes traumatiques, la paroi voisine est toujours plus ou moins malade. C'est là, on le conçoit, une considération qui a son importance parce que les opérations faites sur un vaisseau dégénéré ont des résultats plus douteux.

En se développant, l'anévrysme de la carotide primitive tend à se porter latéralement et en avant; on ne connaît pas d'érosion de la colonne vertébrale par ces tumeurs. L'accroissement de l'anévrysme a pour résultat de déplacer les organes qui jouissent d'une certaine mobilité, comme la trachée, le larynx, l'œsophage, les nerfs, de les aplatir et même de les perforer. La déviation du conduit laryngo-trachéal est un phénomène presque aussi constant que le soulèvement du sterno-mastoïdien. La perforation de la trachée ou de l'œsophage et plus tard la rupture de l'anévrysme dans ces conduits ont été notés dans plusieurs cas. Parmi les nerfs le plus fréquemment intéressés, citons le pneumogastrique, le grand sympathique, les plexus cervical et brachial; enfin la veine jugulaire interne aplatie est presque constamment oblitérée.

Symptômes. — Outre les symptômes communs aux anévrysmes, il existe toujours un affaiblissement du pouls de la faciale et de la temporale. L'imperméabilité de la veine jugulaire interne amène une dilatation anormale du réseau superficiel et des jugulaires antérieure et externe. Du côté de la trachée les symptômes de compression se traduisent par de la dyspnée, des accès de suffocation qui peuvent aller jusqu'à l'asphyxie (JOHN BELL). A. COOPER a rapporté l'histoire d'un malade dont le larynx était presque oblitéré, et DUNCAN chez un autre patient dut faire la trachéotomie pour remédier à l'asphyxie imminente. La dysphagie et l'aphonie sont dues à la compression de l'œsophage et du nerf récurrent.

Les symptômes nerveux sont de deux ordres : les uns locaux résultent de la compression des nerfs voisins par la tumeur; les autres centraux, sont dus aux modifications que subit la circulation cérébrale par le fait de l'anévrysme; les premiers sont plus fréquents que les seconds. On a noté des troubles de la vision, la contraction pupillaire signalée par OGLE, DELENS; quant à la différence de la température du côté correspondant de la face, elle n'est pas prouvée. Les troubles respiratoires, la dyspnée, la toux, sont en partie la conséquence de la compression du phrénique et du pneumo-gastrique. FOLLIN mentionne encore une sécrétion salivaire exagérée. Du côté du cerveau, signalons la somnolence, les tintements d'oreille, les éblouissements et même la stupeur. Si quelque caillot se détache de la paroi du sac et vient à être entraîné par la carotide interne, le sujet peut mourir immédiatement ou rester hémiplégique. ESMARCH a rappelé un exemple frappant de cet accident, à la suite de quelques pressions exercées sur un anévrysme carotidien dans le but de l'explorer; le malade, atteint d'hémiplégie subite, mourut quatre jours après; la carotide interne et l'ophtalmique étaient oblitérées par un caillot détaché de l'anévrysme.

Marche. Terminaisons. — Les anévrysmes de la carotide primitive ont généralement une marche assez lente et peuvent quelquefois rester stationnaires. PORTER aurait pratiqué la ligature pour un anévrysme que le malade avait depuis quinze ans; CHELIUS et ERICHSEN ont cité des cas semblables. Les guérisons spontanées sont exceptionnelles (ANTOINE, PETIT, SERVALL).

Abandonnées à elles-mêmes, ces tumeurs tendent à s'accroître en refoulant les parties voisines. Tantôt elles se rompent dans le tissu cellulaire ou à l'extérieur par une ulcération de la peau, tantôt elles s'ouvrent dans quelque cavité naturelle voisine, trachée, œsophage. La compression prolongée de ces conduits et des différents nerfs suffit pour expliquer la mort par asphyxie, épuisement, spasme glottique, et même par inanition. Enfin la mort par embolie cérébrale a été observée quelquefois.

Diagnostic. — Les erreurs ont dans le cas présent des conséquences si graves qu'on ne saurait apporter trop de soin au diagnostic de la maladie : or il est ou très simple ou hérissé de difficultés : cela explique comment des chirurgiens d'un grand mérite ont pu prendre un anévrysme pour un abcès, un kyste, une adénite, un lipome, et inversement. Dans 39 cas réunis par ERICHSEN, il y aurait eu 8 erreurs de diagnostic. Ce n'est pas assez de reconnaître qu'il existe un anévrysme, il faut encore déterminer quel est le vaisseau atteint, ce qui ne sera pas toujours facile, car on a vu des anévrysmes brachio-céphaliques remonter à une grande hauteur au-dessus de la clavicule. L'intégrité du pouls radial, la nature des douleurs et des phénomènes nerveux sont de précieux éléments pour différencier les anévrysmes de cette région. En effet, ceux de la carotide n'exercent pas une action directe sur la circulation du membre supérieur.

L'adénite chronique est parfois assez difficile à distinguer de l'anévrysme de la carotide, surtout quand les ganglions ramollis présentent une fausse fluctuation et sont soulevés par les battements artériels. Cependant les mouvements d'expansion n'existent pas réellement et en déplaçant un peu la tumeur elle ne bat plus; les commémoratifs, un examen attentif, ne permettront pas de confondre ces deux affections. Lorsqu'il y a coïncidence des deux maladies, comme dans un cas de HAMILTON, on comprend que l'hésitation soit permise. Au dire de SCARPA, un charlatan ouvrit un anévrysme qu'il prit pour un abcès et l'opéré mourut. En 1841, LISTON commit la même erreur, mais lia l'artère; malgré cela le patient mourut d'hémorrhagie secondaire. Dans ce cas, la carotide ulcérée s'était ouverte dans l'abcès, accident très rare, dont il existe des exemples dans d'autres régions. Les tumeurs du corps thyroïde, lorsqu'elles sont kystiques, simulent assez bien un anévrysme de la carotide pour qu'on ait pu s'y méprendre, d'autant plus que certains goitres ont une grande vascularité. BRESCHET, DUPUYTREN ont hésité dans des circonstances semblables, et MARJOLIN a cité un fait dans lequel on n'a jamais su quelle était exactement la nature de la tumeur. L'un des meilleurs signes différentiels consiste à faire exécuter des mouvements de déglutition; les néoplasmes thyroïdiens suivent le larynx, tandis que les anévrysmes restent indépendants. L'irréductibilité, la moindre intensité du souffle, sont encore des caractères propres aux goitres.

Enfin on a pris des tumeurs encéphaloïdes télangiectasiques pulsatiles pour des anévrysmes, et l'on a vainement exécuté la ligature de la carotide; LISFRANC a commis cette erreur.

Pronostic. — Il est toujours grave, mais à des degrés variables. D'une façon générale, les anévrysmes qui siègent dans les premières portions du vaisseau sont plus redoutables que les autres, parce que les troncs présentent presque constamment des altérations; la thérapeutique est beaucoup plus difficile, plus incertaine dans ses résultats. Les troubles fonctionnels qui résultent de la compression périphérique, la dyspnée, la suffocation, la dysphagie, les troubles cérébraux provoqués par les modifications de la circulation de l'encéphale ou les embolies, expliquent suffisamment pourquoi il faut être très réservé sur le pronostic.

Traitement. — Les anévrysmes de la carotide primitive ne sont justiciables que d'un petit nombre de moyens de traitement. Mentionnons, pour les proscrire, les injections coagulantes qui ne comptent que des insuccès ou des morts. La méthode de VALSALVA a réussi dans quelques cas bien rares. HAMILTON, CINISELLI, KEAT ont eu recours à l'électro-puncture sans succès; l'un des malades mourut d'épuisement après avoir perdu la vue d'un œil, et dans un autre cas le sac s'enflamma. Récemment, GUIMARRAES a communiqué à la Société de chirurgie de Paris une observation de guérison obtenue par la seule application des courants à la surface d'un anévrysme; DELENS croit pouvoir attribuer ce résultat à la contraction des muscles qui aurait produit une sorte de malaxation. Or celle-ci (méthode de FERGUSSON) est trop dangereuse, comme le prouve le fait d'ESMARCH, pour entrer dans la pratique. Les deux méthodes qui ont été le plus souvent employées sont : la compression et la ligature.

Compression directe. — Elle a été assez rarement essayée; VERDUC y aurait eu recours, et CINISELLI (de Crémone) a obtenu un succès en comprimant un anévrysme traumatique avec une éponge pendant 99 jours, alors que la compression digitale avait échoué. FOUCHER, d'Aix, réussit également en comprimant la tumeur avec le fond d'un verre rempli de glace. Ces tentatives méritent d'être renouvelées.

Compression indirecte. — La compression mécanique du vaisseau au-dessus ou au-dessous de l'anévrysme difficilement applicable, détermine par suite de la compression du pneumo-gastrique des troubles syncopaux graves; de plus, les pelotes tiennent mal et se déplacent. Aussi lui préfère-t-on la compression digitale, continue ou intermittente, partielle ou totale; dans ce dernier cas on s'est bien trouvé de faire l'anesthésie pendant l'opération. Rouge (de Lausanne) a réussi à comprimer la carotide en la pinçant entre les doigts introduits en avant et en arrière du sterno-mastoïdien. Holmes compte cinq succès par la compression entre l'anévrysme et le cœur (Sheppard, Rouge, Kerr, Humphry, Gay). Tous, sauf celui de Humphry, sont dus à la compression digitale; il signale deux insuccès (de Castro, Delore). Il est bon de se rappeler que son emploi n'est pas inoffensif; Cooper Forster a vu un malade mourir d'hémiplégie par suite de la compression de la carotide.

La compression au delà de l'anévrysme n'a pas été employée seule et ne peut à priori donner de résultats bien satisfaisants. Wardrop a combiné dans un cas la compression au-dessus et au-dessous de la tumeur. En résumé, cette méthode, et surtout la compression digitale, devront être essayées quand elles seront possibles; elles ont l'avantage de ne pas détruire la perméabilité du vaisseau après l'opération et d'éviter des troubles cérébraux.

Ligature de la carotide. — La ligature est indiquée dans le cas où la compression est impossible, insupportable, et quand l'anévrysme a un développement rapide. On s'est servi des procédés d'Anel, de Brasdor et de la méthode ancienne.

1° *Procédé d'Anel.* — Il a été appliqué pour la première fois par Cooper en 1805; l'inflammation du sac enleva son opéré. L'ouverture du sac est presque inévitable dans ce mode d'intervention; la plaie de la ligature intéresse toujours plus ou moins ses parois en raison de l'espace très limité qui reste libre entre lui et la clavicule.

En 1808, le même chirurgien fut plus heureux dans une seconde opération; un chirurgien suédois (1807) guérit de la même manière un anévrysme de la carotide, son malade survécut quinze ans. Sur 47 observations réunies par Le Fort, il y a vingt et un cas de mort. Outre l'inflammation du sac on a encore noté, à la suite de ce traitement, des troubles cérébraux graves, des embolies, des modifications de la circulation; l'hémiplégie est au moins signalée six fois, et les symptômes moins sérieux, la dyspnée, la suffocation sont assez fréquents.

La ligature entre le cœur et la tumeur a pour effet d'affaisser l'anévrysme et de déterminer la coagulation du sang; les pulsations disparaissent également. Malheureusement, en raison de l'absence de toute circulation collatérale, les caillots seraient dans de mauvaises conditions pour subir les transformations nécessaires à la guérison (P. Broca).

L'hémorrhagie est un accident commun après cette ligature; tantôt elle provient du sac, tantôt du bout cardiaque de l'artère liée, au moment de la chute du fil, c'est-à-dire du dixième au dix-septième jour. Elle est parfois foudroyante, mais il n'est pas rare de voir de petites hémorrhagies successives facilement arrêtées, suivies d'une hémorrhagie mortelle, comme dans le cas de WEIZ, dont le malade ne succomba qu'au trente-huitième jour à la sixième hémorrhagie.

La récidive se montre exceptionnellement après la ligature. LE FORT n'en relève que 2 cas contre 24 succès sur 47 opérés. Il faut ajouter que la guérison n'a été souvent obtenue qu'après de graves accidents qui ont mis la vie en danger; 9 fois seulement la guérison survint sans complication.

La statistique de PILZ (de Breslau) porte sur 87 cas de ligature de la carotide primitive pour anévrysme; il y eut sur le nombre 31 morts, soit une mortalité de 35 p. 100.

La ligature de la carotide n'est pas inoffensive par elle-même, et il est bon de lier progressivement le vaisseau afin d'éviter l'arrêt trop brusque du sang dans le cerveau. ASTON KEY, cité par BRYANT, vit un malade auquel il liait la carotide gauche pour un anévrysme, mourir immédiatement; l'autopsie montra que la carotide droite était déjà oblitérée; ce fut l'insuffisance de la circulation cérébrale qui causa la mort dans ce fait très exceptionnel.

2° Procédé de Brasdor. — WARDROP employa ce procédé en 1825 sur une femme de soixante-quinze ans, qui guérit malgré la suppuration du sac et son ouverture au vingtième jour. Depuis cette époque on compte une trentaine de cas où cette ligature a été pratiquée; citons ceux de BUSH (1827), MONTGOMMERY (1829), MORISSON (1832), LANE (1852), WOOD (1840), PIROGOFF (1839), COLSON (1839), LAMBERT, J. DE MELLO-FERRARI (1878), DELENS (1879). Dans ce dernier cas, on fit la ligature de la carotide gauche pour un anévrysme qui siégeait à l'origine de l'artère. On a constamment noté, pendant les premiers jours, la diminution de volume du sac. Malgré les conditions favorables à l'organisation des caillots, la guérison complète est rare et la masse reste pulsatile. Sur 10 opérés, il y a eu 4 morts, 3 guérisons et 3 résultats inconnus. LE FORT pense que ce procédé trop discrédité mérite de rester comme une ressource ultime dans les cas graves où la tumeur est inaccessible. HOLMES se déclare peu partisan de la ligature en général et du procédé de Brasdor en particulier. Il ne faut l'entreprendre qu'autant que des tentatives intelligentes et persévérantes auront échoué. Suivant lui, le procédé de Brasdor, quoi qu'il soit une ressource incertaine que la compression peut remplacer avantageusement, doit être conservé dans les cas où la tumeur s'accroît rapidement et n'a pu être améliorée par la compression. PILZ, sur 38 opérés par cette méthode, compte 25 morts ou 65 p. 100.

Tous ces accidents, inflammation du sac, suppuration, hémorrhagies secondaires, ont été observées avant la période antiseptique de la chirurgie. Aussi les statistiques anciennes doivent-elles être aujourd'hui considérées comme nulles et non avenues, et de nouveaux renseignements sont aujourd'hui indispensables.

3° Méthode ancienne, ouverture du sac. — HOLMES pose comme conclusion que « lorsqu'on a été obligé par la situation de la tumeur de lier près du

sac par la méthode d'ANEL, il faut considérer sérieusement s'il ne serait pas
mieux d'évacuer le contenu de la tumeur et de lier aussi le bout périphérique ». Ce précepte n'est autre chose qu'une modification de la méthode
ancienne, qui a été très rarement mise en pratique dans des cas restés classiques.

MOREL y eut recours et vit son opéré mourir pendant l'opération. SISCO
guérit son malade dans un cas d'anévrysme traumatique, mais le fait le plus
célèbre appartient à SYME, qui traita ainsi un anévrysme de la carotide primitive gauche. « Une petite incision fut faite au sac et par cette ouverture
le doigt indicateur introduit dans la cavité anévrysmale, chercha l'orifice
artériel et l'ayant rencontré, l'obtura avec soin ; le chirurgien agrandit alors
l'ouverture du sac, le débarrassa des caillots, et saisissant avec une pince à
griffes l'orifice artériel, plaça une ligature au-dessus et au-dessous. Un succès
complet couronna cette périlleuse opération, dans un cas d'anévrysme traumatique résultant d'une plaie par instrument piquant qui intéressait la
carotide près de la clavicule. » Cette conduite hardie ne saurait être érigée
en règle générale.

MORRIS a communiqué à la Société de médecine de Londres (1880) un
cas où il avait fait la ligature de la carotide primitive pour un anévrysme
de la carotide externe ; il en résulta un abcès. Néanmoins le chirurgien
obtint un succès en ouvrant l'anévrysme par la méthode ancienne et en liant
les branches.

La question du traitement des anévrysmes est encore à l'ordre du jour,
mais la ligature des deux bouts artériels, avec ou sans ablation du sac,
paraît être le procédé actuellement en faveur.

B. — ANÉVRYSMES ARTÉRIO-VEINEUX DE LA CAROTIDE PRIMITIVE

Bibliographie. — LEWIS A. STIMSON, Americ. Journ. of med. sc., avril 1884. —
L.-H. PETIT, Revue de chir., 1885. — PLUYETTE, eod. loc., 1886. (Résumé des cas
connus.) — DELBEL. Th. Paris, 1888.

Cette variété assez rare reconnaît généralement pour cause un traumatisme. Sur seize cas connus, plusieurs fois on signale des coups d'épée, de
fleuret, des coupures et des plaies par armes à feu. La blessure ou la déchirure simultanée des deux vaisseaux est une condition indispensable qui a
pour effet de produire une hémorrhagie interstitielle, et peu de jours après
l'anévrysme artério-veineux.

Ces anévrysmes présentent tous les caractères ordinaires des tumeurs de
ce genre, en particulier un bruit de souffle avec renforcement que les malades
perçoivent facilement et qui les incommode souvent ; une autre particularité
est leur diminution notable sous l'influence d'une forte inspiration. D'ordinaire les branches afférentes du côté lésé sont dilatées à la face, au cou, au cuir
chevelu ; en revanche, les battements de la temporale superficielle, et de la
faciale du côté opposé sont légèrement affaiblis ; on constate en outre un
œdème manifeste du cou et du membre supérieur correspondant. Parfois en

pressant sur la tumeur on provoque des vertiges, des éblouissements, des quintes de toux. Habituellement ils acquièrent assez rapidement des dimensions considérables de la base du crâne à la clavicule, se diffusent dans les régions voisines et déterminent de vives douleurs par la compression qu'ils exercent.

Contrairement à ce qu'on pourrait croire, la vie n'est pas fréquemment mise en danger par cette affection. Aussi ne faut-il pas intervenir activement toutes les fois que ces anévrysmes ne provoquent pas une gêne insupportable ou des accidents graves. Trois chirurgiens ont tenté de lier la carotide. David PRENCE, le neuvième jour, RANDOLPH, le trentième, LEWIS A. STIMSON, au bout de vingt mois. Les deux premiers opérés sont morts, le lendemain et le cinquième jour de l'opération, le troisième, après avoir causé les plus vives inquiétudes pendant près d'un mois, échappa, il est vrai, à la mort, mais son anévrysme ne subit aucune modification. En revanche, sur treize cas de non-intervention, aucun décès et des survies de 13, 15, 20 et 27 ans (PLUYETTE).

5° ANÉVRYSMES SOUS-CLAVIERS

Bibliographie. — ROBERT, Th. de concours, 1842. — LARREY, *Clin. chirurgicale*, t. III, p. 141. — LETENNEUR, *Bull. de la Soc. de chir.*, 1865. — *Philadelphia Med. Times*, 1874, p. 405. — *Amer. J. of Med. Science*, 1874, t. II, p. 580. — *The Lancet*, 1872, 1874, 1878, 1881. — HOLDEN, *Bartholomew's Hosp. Reports*, 1877, p. 229. — HEATH, *Brit. Med. J.*, 1880. — POSADA ARANGO, *Bull. de la Soc. de chirurgie*, 1880, p. 69. — WYETH, *Amer. J. of Med. Science*, 1881, p. 155. — MICHEL BANKS, *Centralblatt f. Chirurgie*, 1881, n° 38, p. 605. — POLAND, *Report on the Treatment of subclavian Aneurism (Guy's Reports*, 1870). — R. BARWELL, *On Aneurism Especially of the Thorax and Root of the Neck*, London, 1880. — THOMSON, *Brit. Med. J.*, 1882, t. II, p. 722.

Art. SOUS-CLAVIÈRE des *Dictionnaires de médecine* (LE FORT, POINSOT).

On rencontre sur l'artère sous-clavière des anévrysmes circonscrits, diffus et artério-veineux ; eu égard à leur origine, ils sont spontanés ou traumatiques. Nous décrirons à part les anévrysmes artério-veineux.

Étiologie. — Les anévrysmes de la sous-clavière, peu communs, sont presque tous spontanés. POINSOT, en effet, n'a pu réunir que sept cas d'anévrysmes traumatiques ; l'extrême gravité des plaies artérielles de cette région nous rend compte de cette particularité. Dans les faits de BONNET, CUVELLIER, THIERSCH, l'anévrysme avait pour origine un traumatisme direct, tandis que dans celui de BANKS, il s'agissait d'une chute sur l'épaule, et d'efforts de réduction de luxation dans l'observation d'AUVERT.

Les anévrysmes sous-claviers sont plus fréquents dans le sexe masculin, chez les adultes et sur l'artère du côté droit. Bien qu'elle soit profondément située, et protégée contre les agents extérieurs par la clavicule, l'artère sous-clavière n'en est pas moins exposée dans les mouvements violents à des tiraillements. Malgré cela, la cause des anévrysmes spontanés reste souvent problématique ; la syphilis et les autres états constitutionnels, l'athérome y prédisposeraient.

HILLEFELD a accusé l'existence d'une côte cervicale surnuméraire d'être la cause de l'anévrysme ; l'artère soulevée, comprimée, altérée par cette côte, deviendrait plus facilement anévrysmale ; des faits seraient nécessaires pour appuyer cette assertion.

Anatomie pathologique. — Les anévrysmes prennent naissance sur les trois portions de l'artère ; ceux qui siègent sur la partie externe sont plus fréquents que les deux autres variétés, et il n'existe guère que le cas de Boucher où l'anévrysme se soit développé entre les scalènes. L'anévrysme de la portion interne présente des particularités un peu différentes à gauche et à droite. Presque toujours à droite il y a des altérations du tronc brachio-céphalique et de la carotide primitive. L'indépendance de la sous-clavière gauche la protège un peu, et ses anévrysmes sont peu communs.

Les anévrysmes sous-claviers ne dépassent pas ordinairement les dimensions d'un œuf ou d'une orange ; exceptionnellement ils acquièrent un volume insolite ; dans un cas classique de Boucher, la tumeur, qui mesurait plus de 40 centimètres de circonférence, avait luxé la clavicule à ses extrémités. Velpeau a observé des désordres aussi étendus, puisque la masse remontait en haut jusqu'à l'angle de la mâchoire, refoulait le poumon et remplissait l'aisselle.

Ces anévrysmes affectent une forme globuleuse, ovoïde, dans leurs premières périodes ; à mesure qu'ils prennent de l'extension, ils deviennent bosselés et présentent des prolongements qui envahissent les régions voisines. Ceux de la région interne se portent de préférence en dedans et en avant et au-dessus de la fourchette sternale, à la partie interne du muscle sterno-mastoïdien : le creux sus-claviculaire est distendu par ceux de la portion extra-scalénique ; enfin ceux de la portion intermédiaire, parfois bilobés, poussent des prolongements vers le sommet du poumon.

Symptômes. — En dehors des symptômes communs aux anévrysmes en général, il en est un certain nombre plus spéciaux à la région occupée par ces tumeurs ; ce sont surtout des phénomènes de compression et d'érosion. La clavicule est soulevée, portée en haut et en avant, l'omoplate écartée du thorax. Les os et surtout les côtes n'échappent pas à l'action destructive de l'anévrysme. Blakes, Seutin, ont publié des faits de ce genre, et Le Fort dit même que des prolongements herniés à travers ces perforations et saillants dans la poitrine, ont pu amener la mort par leur rupture. Dans une observation de Guthrie, le malade succomba à une hémoptysie après la destruction des cinq premières côtes.

L'anévrysme de la première portion comprime la trachée, l'œsophage, le nerf récurrent, le nerf pneumo-gastrique, et peut produire l'asphyxie, la suffocation, l'aphonie. La circulation veineuse est intéressée de bonne heure, les veines du membre supérieur ainsi que les jugulaires sont également distendues par suite de la gêne qu'éprouve le sang pour rentrer au cœur ; le canal thoracique et la grande veine lymphatique doivent également être lésés. En même temps la circulation du membre supérieur devient défectueuse, le pouls radial s'affaiblit.

Les dilatations anévrysmales de la troisième portion s'accompagnent surtout de phénomènes nerveux graves, ce qui tient à la proximité du plexus brachial situé en haut en dehors, et un peu en arrière. Le Fort a vu la tumeur engagée dans le plexus brachial entre les deux branches d'origine du médian. De là des douleurs précoces, de l'engourdissement du membre et des paralysies plus ou moins limitées. Les symptômes qui résultent de la compression des vaisseaux sont les mêmes que précédemment, l'œdème du membre, la dilatation des veines, l'affaiblissement du pouls radial.

Terminaisons. — Abandonnés à eux-mêmes, les anévrysmes de la sous-clavière ne sont pas toujours progressifs. Poinsot a réuni huit cas de guérison spontanée. Cette terminaison survenue cinq fois sans aucune intervention paraît s'être produite par deux mécanismes différents : 1° la coagulation lente du sang (formation de caillots actifs), observations de Cloquet, Porter, Gamgee. Ce dernier chirurgien put constater à l'autopsie, faite quatre ans plus tard, la guérison complète ; l'anévrysme n'était plus représenté que par une masse fibreuse ; 2° l'obturation de l'orifice du sac par un caillot détaché de la paroi (Hogdson, Orpen, Pancoast). Dans le cas d'Hogdson, il s'agissait d'une vieille femme qui ressentit des douleurs intolérables dans sa tumeur pendant deux jours ; elles s'apaisèrent ensuite et la malade guérit complètement. Pancoast avait déjà traité sans succès un anévrysme par la méthode de Valsalva ; le patient eut une syncope au moment où on allait lui lier la sous-clavière, et à partir de ce moment la guérison de la tumeur se fit progressivement.

L'anévrysme sous-clavier peut aussi rester stationnaire, comme dans un fait d'Adams où la tumeur n'avait fait aucun progrès pendant trois ans. Il ne faut pas cependant trop compter sur ces heureuses exceptions, car la marche de ces anévrysmes est généralement progressive et fatale. La mort survient de deux manières différentes, soit par épuisement ou asphyxie, soit par le fait de la rupture du sac, qui tantôt se fait à l'extérieur, tantôt dans la plèvre ou les bronches. Si quelques-uns, comme le malade de Guattani, ont pu survivre huit ans, la plupart, comme les sujets observés par Néret et Krakovitzer, n'ont vécu que quelques mois.

Diagnostic. — Il est important d'établir le siège exact d'un anévrysme de ces régions. On peut, au moins pendant les premières périodes, distinguer un anévrysme de la troisième portion de la sous-clavière d'un anévrysme de la première, d'après l'intégrité du pouls et de la circulation dans l'artère carotide.

Si le pouls radial et le pouls temporal sont tous deux affaiblis, il est permis de soupçonner un anévrysme interne, tandis que la seule altération du pouls radial indique un anévrysme des portions moyenne ou externe ; de plus, ce dernier s'accompagne beaucoup plus fréquemment de troubles nerveux.

Le diagnostic différentiel entre l'anévrysme sous-clavier interne et ceux de de la carotide ou du tronc brachio-céphalique présente de réelles difficultés. Lorsque l'innominée est saine, les battements de la carotide et de ses branches sont normaux ; lorsque le pouls est plus faible dans les deux vaisseaux, il y a des chances pour qu'on soit en présence d'un anévrysme du tronc brachio-céphalique.

Toutes les tumeurs profondes de la région sus-claviculaire peuvent être jusqu'à un certain point confondues avec l'anévrysme de la sous-clavière. Tels sont les abcès froids, les adénites chroniques, les néoplasmes, les kystes. Le souffle, les modifications du pouls radial, l'auscultation, la palpation ne permettront pas d'hésiter. Les erreurs sont cependant possibles, et l'on a maintes fois pris pour des tumeurs d'anciens sacs anévrysmaux en partie oblitérés (HOLMES, BARCLAY).

Pronostic. — Ce que nous avons dit de la terminaison ordinaire de ces anévrysmes en démontre la gravité. Néanmoins l'affection n'est pas au-dessus des ressources de l'art, comme nous allons le voir.

Traitement. — 1° *Traitement général.* — Il comprend la méthode de VALSALVA et celle de TUFNELL. Il n'existe guère dans la science que 7 cas dans lesquels on a eu recours aux émissions sanguines, d'une façon régulière, et sur ce nombre on aurait obtenu 3 cas de guérison. Il faut reconnaître que le traitement de VALSALVA a rarement été employé isolément et qu'il a dû être continué longtemps, plus d'un an, chez plusieurs malades. Un malade de YEATMAN, traité et guéri par cette méthode, était arrivé à un degré de faiblesse extrême. LE FORT attribue à la médication antisyphilitique l'action principale dans les deux succès obtenus par LANCISI.

La diète très rigoureuse jointe au repos absolu constitue la modification apportée par TUFNELL à la méthode de VALSALVA ; elle a donné un beau succès à HUTE sur un homme de cinquante-six ans qui fut soumis à ce régime pendant trois mois. Il existe dans la science quelques autres faits analogues, quoique plus contestables, qui autorisent à employer cette méthode dans les anévrysmes diffus, volumineux, non justiciables d'une intervention opératoire.

2° *Traitement local. Malaxation.* — FERGUSSON, l'auteur de cette méthode, l'a employée pour la première fois sur un anévrysme de la sous-clavière ; il réussit à supprimer le pouls à deux reprises différentes ; malheureusement, la circulation dans l'anévrysme se reproduisit bientôt, et la mort survint huit mois après par rupture de la tumeur. A l'autopsie, l'artère axillaire fut trouvée oblitérée. Dans un autre fait où FERGUSSON se servit également de la malaxation, la circulation du sac ne parut pas modifiée, mais deux ans après le malade guérit. Quelques autres chirurgiens, MORGAN, LITTLE, HIMTON et FORSTER employèrent la malaxation. Le succès fut complet dans le cas de LITTLE (1855) ; il s'agissait d'un anévrysme près de se rompre bien que son volume ne dépassât pas celui d'un gros œuf de poule. Après avoir vainement essayé le traitement médical pendant quatre mois, LITTLE réussit à détacher un caillot en malaxant la tumeur ; l'axillaire fut oblitérée définitivement, le pouls radial disparut et le membre supérieur, d'abord paralysé, reprit ensuite ses fonctions. Seize mois plus tard, l'anévrysme était réduit aux dimensions d'une noix. Malgré ce succès, malgré l'opinion favorable de HOLMES, LE FORT, la malaxation doit rester comme un procédé de traitement exceptionnel ; il faut se souvenir qu'elle n'est pas inoffensive, puisqu'un des opérés de FERGUSSON devint hémiplégique par embolie de la vertébrale.

Compression. — La compression directe employée seule, fort pénible, dangereuse, est le plus souvent inefficace. Combinée aux réfrigérants, la glace

en particulier, elle a donné un succès à Corner. Warren a également réussi
en se servant d'un coussin à air d'Arnott : c'est donc un adjuvant utile des
autres méthodes. Quant à la compression indirecte sur le bout cardiaque du
vaisseau malade, nous dirons que, malgré un succès de Poland, elle est
bien difficile à exécuter, expose au sphacèle des téguments, à la rupture
du sac ; de plus, les malades la supportent mal, parce qu'elle est très
douloureuse. Poland lui-même attribue son succès à l'existence d'une côte
surnuméraire et à la longueur anormale de l'artère sous-clavière. La compression pratiquée sur le bout périphérique du vaisseau lésé n'a pas réussi et
les tentatives qui ont été faites ne doivent pas engager à les renouveler.
Enfin on a également essayé la compression immédiate sur le tronc brachio-
céphalique ou sur la première portion de la sous-clavière mis à nu et
comprimés avec une pince. Porter, Mac Gill réussirent à interrompre la
circulation du sang dans l'anévrysme, mais leurs opérés moururent : l'un
d'hémorrhagie, l'autre de pleurésie.

Galvanopuncture. — Elle fut employée sans succès en 1847 par Becquerel
sur un malade de Bérard. Les tentatives de Philips (1841), Cockle (1863), ne
furent pas heureuses ; des ulcérations se formèrent au niveau des piqûres des
aiguilles implantées dans la tumeur et amenèrent la rupture du sac. Sur sept
cas où ce procédé a été employé, il n'existe qu'un seul succès complet
dû à Abeille, qui fit une séance d'électro-puncture de trente-sept minutes
consécutives, en ayant soin d'interrompre le courant toutes les cinq minutes.
Pendant toute la durée de l'opération, il y eut de violentes contractions très
douloureuses dans le membre supérieur ; les battements de la radiale ces-
sèrent, la tumeur durcit et la guérison fut complète. Le Fort pense qu'on
peut y recourir dans les cas inopérables ; mais les tentatives plus récentes
semblent démontrer qu'après une amélioration passagère les accidents reparaissent.

Injections coagulantes. — Les injections de perchlorure de fer appliquées
par Petrequin, Mott, et plusieurs chirurgiens allemands, à la cure des anévrysmes sous-claviers n'ont donné que des insuccès. Dans le cas de Mott, la
mort est survenue immédiatement après l'injection. C'est assez dire que ce
moyen de traitement ne mérite que la réprobation.

Bonnet a guéri un malade par l'application de la pâte de Canquoin au
niveau de la tumeur ; mais les péripéties de cette cure longue et douloureuse
ne sont pas de nature à encourager les imitateurs. La coagulation directe par
l'introduction de corps étrangers dans l'intérieur du sac a été tentée pour la
première fois par Lewis sur un anévrysme sous-clavier. Il fit pénétrer par
une aiguille tubulée 8 mètres de crin ; la circulation se ralentit, le pouls
faiblit : malgré cette amélioration, le patient mourut asphyxié. La poche qui
faisait saillie dans le thorax, à travers deux côtes détruites, était remplie de
caillots fibrineux. Verneuil a démontré dans une communication à l'Académie
de médecine le danger et l'insuffisance de ce mode de traitement.

Signalons encore l'application des vésicatoires, des moxas. Langenbeck eut
recours à ces derniers, cependant, après avoir obtenu une amélioration, il dut
recourir aux injections sous-cutanées d'ergotine qui paraissent lui avoir réussi.

Ouverture du sac et ligature des deux bouts. — SYME a eu l'audace d'ouvrir le sac d'un anévrysme sous-clavier et de lier les deux bouts du vaisseau comme dans la méthode d'ANTYLLUS. Sa tentative hardie fut définitivement couronnée de succès.

Ligatures. — Les ligatures ont été appliquées entre le cœur et l'anévrysme directement près du sac (méthode d'ANEL), au delà de la première collatérale (méthode de HUNTER). On a encore, en même temps que ces ligatures, pratiqué celle de la carotide primitive et de la vertébrale. A vrai dire, la ligature par la méthode d'ANEL est presque théorique dans le cas présent, parce que les sept branches de la vertébrale laissent trop peu d'espace pour qu'on puisse appliquer une ligature entre elles et l'anévrysme.

A. *Procédés de ligature entre l'anévrysme et le cœur. Méthode d'Anel.* — La méthode d'ANEL, assez fréquemment employée, a donné des résultats déplorables. et justifie la réprobation de HOLMES, qui dit en parlant de ces opérations que c'est « un lugubre tableau de mort et de sang ». La sous-clavière a été, suivant le siège de la tumeur, liée dans ses trois parties. La ligature en dedans des scalènes, pratiquée dix fois, a donné dix insuccès ; la plupart des opérés sont morts d'hémorrhagie. Un opéré de BOYER mourut au bout de vingt-quatre heures de la rupture de l'anévrysme, et le malade de LISTON, qui présente la plus longue survie, mourut au trentième jour. La perméabilité du bout périphérique, le rétablissement du cours du sang par la vertébrale, sont les causes anatomiques de ces insuccès ; de plus, LE FORT croit que la ligature modifie les conditions de nutrition des tissus et entrave les phénomènes de la réparation sur le bout périphérique.

La ligature entre les scalènes a été pratiquée deux fois par NICHLOSS et ARCHNCLOSS ; le premier des opérés guérit sans accidents. D'après POINSOT, la ligature classique en dehors des scalènes aurait été appliquée huit fois. WARREN, GREEN, SKEY ont obtenu des succès ; mais en lisant les observations, on s'aperçoit que plusieurs de ces ligatures ont été faites pour des anévrysmes de l'axillaire. C'est sans doute de cette façon que ROLAND compte 21 cas de ligature, dont 9 guérisons. Les causes de la mort sont l'hémorrhagie, la pyohémie, la pleurésie.

Méthode de Hunter. — Sur 30 opérations dans lesquelles on a lié 15 fois le tronc branchio-céphalique et 15 fois la sous-clavière, il n'y a eu qu'un succès, celui de SMITH (de New-York). La première opération de ligature de l'innominée a été faite par V. MOTT en 1818. La plupart des opérés sont morts d'hémorrhagie secondaire ; SMITH (1864) réussit en liant l'innominée et la carotide ; la guérison ne fut obtenue qu'après que cet habile chirurgien eut lié la vertébrale pour arrêter une hémorrhagie secondaire. Plus récemment, MITCHELL BANKS a guéri un malade par la ligature simultanée du tronc branchio-céphalique et de la carotide primitive, pour un anévrysme de la seconde portion de la sous-clavière. THOMSON (1882) lia le tronc innominé, et son opéré survécut quarante-deux jours [1].

---

[1] THOMSON a réuni dans un travail intéressant (*British. Med. J.,* 1882, t. II, p. 772), tous les cas connus de ligature du tronc branchio-céphalique. Ce sont les faits de W. MOTT (1818),

Liston (1878) a pratiqué la ligature de la carotide et de la sous-clavière simultanément dans le but de faciliter la formation du caillot; Cuvellier en avait fait autant et sans plus de succès sur un blessé de Magenta. Le Fort a conseillé de lier en plus la vertébrale, de manière à empêcher le retour trop rapide du sang dans l'anévrysme. Un malade de Parker, opéré par ce procédé, succomba la cinquième semaine par le fait d'une hémorrhagie du bout périphérique.

Terminons cette triste liste nécrologique en ajoutant que dans sept cas les opérateurs n'ont pas réussi à lier l'innominée ou la sous-clavière, et que dans un de ces faits les pressions exercées sur l'anévrysme en ont fortuitement amené la guérison définitive.

B. La *ligature au delà de l'anévrysme* comprend les procédés de Brasdor (entre l'anévrysme et la première collatérale) et de Wardrop, qui lie en même temps le tronc et la principale collatérale. La portion extra-scalénique de la sous-clavière n'émet pas de collatérale; il ne saurait donc être question du procédé de Wardrop. Quant à la méthode de Brasdor, Holmes la considère comme plus propre à augmenter le volume de l'anévrysme qu'à arrêter son accroissement. Quatre cas où l'on y a eu recours se sont terminés par la mort.

Désarticulation de l'épaule. — W. Fergusson a proposé la désarticulation de l'épaule que Spence (d'Edimbourg) pratiqua dans un cas où le membre était déjà gangrené; il sauva son malade qui vécut encore quatre ans. Un opéré de Holden mourut de septicémie au trente et unième jour, et l'anévrysme paraissait plus gros. Dans un cas de Heath, l'anévrysme ne fut pas modifié et la guérison ne survint que plus tard par l'introduction d'aiguilles; méthode dont les chirurgiens anglais s'en déclarent partisans (1881).

En résumé, c'est au traitement médical, surtout à la méthode de Tufnell, qu'il faut d'abord recourir. L'électro-puncture serait également un des moins mauvais moyens, et son utilité, admise par certains, dans les anévrysmes de l'aorte justifie de semblables tentatives pour les anévrysmes sous-claviers.

Enfin, si tous ces traitements échouaient, s'il y avait urgence, il faudrait encore recourir à la ligature et de préférence à la méthode d'Anel, en se servant de la méthode antiseptique qui pourra peut-être modifier les résultats peu avantageux de l'intervention.

ANÉVRYSMES ARTÉRIO-VEINEUX

D'une façon générale ces anévrysmes sont moins graves que les précédents, les malades ont pu vivre assez longtemps sans être aussi sérieusement incommodés et menacés que dans les anévrysmes vrais. Sur six cas

mort au bout de vingt jours; — Græfe (1822), mort au soixante-septième jour; — Norman (1824); — Arendt (1827); — Hall (1830); — Bland (1832), un chirurgien français (1834); — Lizars (1837); — Gore (1856); — Pirogoff, W. Cooper (1859); — W. Cooper, 1860 (mort après trente-quatre jours); — Bickersteth (1868); — O'Grady (1873); — Thomson (1882); mort au quarante-deuxièmejour. — **Tous les autres opérés ont succombé dans les deux premières semaines.** Sur les 15 morts, 9 ont succombé à des hémorrhagies.

connus d'anévrysme artério-veineux, trois fois l'affection était consécutive à des coups de feu (ROBERT, WATMANN, LETENNEUR), et trois fois à des plaies par armes blanches (BÉRARD, J.-D. LARREY, POSADA ARANGO).

Sans insister sur les symptômes propres de ces tumeurs, nous dirons que les accidents sont moins intenses que dans l'autre variété d'anévrysmes; l'accroissement de la masse est plus lent; les patients sont surtout gênés par le bruissement persistant ou thrill qu'ils perçoivent jour et nuit.

La bénignité relative de l'affection comparée aux dangers et aux incertitudes de la thérapeutique, commande impérieusement l'abstention; tel a été l'avis de la Société de chirurgie de Paris en 1865.

6° PLAIES DES NERFS

Bibliographie. — MAISONNEUVE, *Gaz. des Hôp.*, 1849, p. 506, 532. — ROBERT, *Soc. de chir.*, 1854. — W. MITCHELL, MOREHOUSE, etc., *Gunshot Wounds*, 1804. — VERNEUIL, *Gaz. des Hôp.*, 1864. — SEELIGMULLER, *Berl. klin. Wochens.*, 1876, p. 742 et *Deutsche Arch. f. klin. Med.*, t. XX, 1870, p. 101. — FISCHER, *Deutsche Chir.*, Lief. 34. — OTIS, *Hist. de la guerre d'Amérique*, t. II, p. 424. — DELENS, *Arch. gén. de méd.*, 1882.

Thèses de Paris.— 1866, TILLAUX (Agrég.), EMPIS.— 1869, POITEAU.— 1881, MERCIER.

Les nombreux filets nerveux du cou sont souvent intéressés par les traumatismes de tous genres, contusions, compression. Cependant, on a depuis longtemps constaté la rareté du tétanos comme complication des plaies du cou. D'ailleurs, l'observation des phénomènes consécutifs n'est pas toujours facile parce que deux ou plusieurs nerfs peuvent être blessés simultanément, et d'autre part la lésion de l'un retentit parfois sur les branches voisines.

Lésions du plexus brachial. — Bien que les branches de ce plexus puissent être atteintes par des armes blanches, la plupart des faits connus concernent des plaies par armes à feu. BECK, SOCIN, sur 73 plaies des nerfs observées pendant la guerre franco-allemande, ont trouvé 22 plaies du plexus brachial. Tantôt quelques-uns des troncs sont coupés ou déchirés, tantôt il n'y a qu'une contusion. Dans le premier cas, il existe une paralysie immédiate du mouvement et de la sensibilité dans la zone d'innervation correspondante. Signalons encore, parmi les symptômes fréquents, l'anesthésie complète ou incomplète, immédiate ou consécutive, les douleurs irradiantes. La paralysie du mouvement est rarement limitée à un seul muscle, et l'anesthésie peut disparaître alors que la paralysie motile persiste. Parmi les complications assez communes de ces lésions, la névrite est l'une des plus redoutables; au lieu de s'atténuer ou de disparaître, les symptômes primitifs s'aggravent; aux douleurs s'ajoutent des contractures, des crampes, l'atrophie, des phénomènes nerveux éloignés, des troubles trophiques qui consistent en altérations des doigts, des poils, ulcères de la paume de la main, causalgie, etc.

La présence d'un corps étranger au voisinage d'un nerf détermine des accidents de même nature, avec cette différence qu'ils peuvent cesser si le corps étranger est enlevé à temps. BAUDENS fit disparaître une paralysie en retirant une balle implantée dans une vertèbre cervicale au voisinage d'un nerf. BECK a réséqué dans une plaie d'arme à feu un fragment de clavicule pour obvier aux inconvénients qui résultaient de la pénétration du plexus. Il s'agissait également de perforation d'un nerf par un des fragments dans le cas de GIBSON ; la paralysie et l'atropie du membre en furent la conséquence. Dans un fait publié par DELENS, un cal exubérant de la clavicule comprimait les vaisseaux, le plexus brachial, et avait amené une inertie complète du membre supérieur, ainsi que des troubles circulatoires ; la résection du cal améliora rapidement ces accidents. RICARD a observé un cas semblable ; mais la resection du cal n'amena aucun soulagement, les nerfs ayant été fort endommagés par le traumatisme initial. EARLE, MERCIER, POLAILLON ont cité des exemples analogues. NUSBAUM a mis à nu le plexus brachial et élongé quatre branches inférieures du plexus cervical pour remédier à des crampes et des paralysies de la sensibilité. OTIS parle d'un blessé de Chancellorsville qui garda pendant sept ans une balle entre le plexus brachial et la sous-cla-vière ; des troubles graves de l'innervation du membre supérieur en avaient été la conséquence ; LINCOLN trouva la balle croisée et fixée solidement par une des branches du plexus brachial ; en poussant le nerf de côté, il se produisit une vigoureuse contraction du membre, et la plupart des accidents disparurent peu à peu. Enfin, ajoutons en terminant qu'on a constaté quelquefois l'arra-chement des nerfs de ce plexus.

BOUILLAUD (*Traité de l'encéphalite*, p. 125) rapporte, d'après LALLEMAND, que dans un cas où l'on avait lié un nerf en même temps que la sous-clavière, le malade éprouva de vives douleurs dans le cou et mourut au huitième jour d'un abcès du cerveau.

Lésions du pneumogastrique et de l'hypoglosse. — Il existe plusieurs exemples de blessures du pneumogastrique ; d'autres fois, il a été compris dans le même fil que l'artère. Sur trois cas connus de lésions du nerf vague (M'CLELAN, LABAT, BILLROTH) deux malades guérirent, le troisième mourut de pneumonie. Parmi les conséquences ordinaires de ces traumatismes, citons les troubles de la phonation et de la respiration, la dyspnée. Plusieurs faits dans lesquels on a excisé un segment de ce nerf en enlevant des tumeurs montrent que les accidents ultérieurs ne sont pas aussi redoutables qu'on pour-rait le croire d'après les expériences physiologiques (PEYROT). FEARN a trouvé dans un cas le bout supérieur névromateux et le bout inférieur atrophié.

L'hypoglosse n'échappe pas aux instruments tranchants qui pénètrent dans le cou, à la partie supérieure de la région carotidienne ; dans un cas de GUTERBOCK, un coup de rasoir avait intéressé un seul hypoglosse ; SCULLER a observé dans les mêmes conditions la section de ces deux nerfs. Chez un blessé dont parle WEIR MITCHELL, une balle avait sectionné l'hypoglosse gauche et amené la paralysie de la moitié de la langue.

Lésions du nerf sympathique. — Bien étudiées expérimentalement, les lésions du sympathique ont été l'objet de travaux intéressants de la part de POITEAU et de SEELIGMULLER. Ce dernier auteur en a réuni 13 cas. Tantôt il s'agit de plaies, tantôt de compression par tumeur; l'un des faits les plus probants, publié par W. Mitchell, Morehouse et Keen, concerne un blessé de la guerre d'Amérique; les principaux symptômes sont : le rétrécissement de la pupille, la blépharoptose, les douleurs frontales, la rougeur de la joue. Sur les treize observations, Seeligmuller a trouvé dix fois des troubles paralytiques et trois fois des phénomènes d'irritation. Le même auteur a remarqué que la lésion du sympathique coïncidait fréquemment avec celle d'autres nerfs; ainsi neuf fois on a constaté simultanément la paralysie du plexus brachial, c'est ce qui conduit à penser qu'en pareil cas ce ne sont pas les faisceaux du sympathique qui sont touchés, mais bien plutôt ses branches de communication avec le plexus.

§ 6. — Affections des ganglions du cou.

Bibliographie. — 1º *Néoplasmes.* — Bérard, *Gaz. des Hôp.*, 1845. — Guersant, *Ibid.*, 1845 et 1846. — Wagner, *Deutsche klinik*, 1853. — Huguier, *Soc. de chir.*, 1853 et 1854. — Lannelongue et Castiaux, *Soc. anat.*, 1872. — Trélat, *Gaz. hebd.*, 1872, p. 22. — Langhans, *Arch. de Virchow*, t. LIV, 1872. — Lucke, *Deutsch. Zeitschr. f. Chir.*, 1873, p. 242. — V. Winivarter, *Arch. de Langenbeck*, t. XVIII, 1875. — Paulet, *Soc. de chir.*, 1877. — Chambard, *Revue mensuelle*, 1880. — Le Dentu, *Bull. de la Soc. de chir.*, t. VI, p. 279. — Volkmann, *Centr. f. Chir.*, 1882. — Braun, *Arch. de Langenbeck*, t. XXVIII, p. 356. — Riedel, *Deutsche Chir.*, Lief. 36, 1882 (Bibliogr.). — D. Mollière, *Clin. chirurg.*, 1888.

Thèses de Paris. — 1855, Bonnaud. — 1871, Bergeron (Agrég.). — 1874, Goglioso. — 1875, Rey. — 1878, Humbert (Agrég.). — 1884, Tostain.

2º *Tuberculose.* — Velpeau, *Arch. gén. de méd.*, 1836 et *Méd. opér.*, t. III, et *Clin. chir.*, 1841. — Larrey, *Mém. de l'Acad. de méd.*, t. XVI, p. 271, 1852. — Guersant, *Bull. de thérap.*, t. LXIV, p. 348, 1863. — Waiz, *Arch. de Langenbeck*, 1877, t. XXI. — Krönlein, *Ibid.* (Suppl.). — Neuber, *Ibid.*, t. XXVI, p. 88, 1881. — Riedel, *Deutsche Chirurgie de Billroth et Lucke*, Lief. 36 (Bibliogr. très complète). — Kocher, *Deutsche Zeitsch. f. Chir.*, 1883. — *Soc. de chir.*, 1884 (Poulet, Cazin). — Poulet, *Arch. de méd. milit.*, 1884, t. III. — Chrétien, *Gaz. hebd.*, 1886. — Verchère, *Et. clin. et expér. sur la tuber.*, 1887, p. 31. — Treves, *The Lancet*, 1886, *Cong. de chir.*, 1889. — Lannelongue, *Injection de chlorure de zinc. Academ. de méd.*, 1891.

Thèses de Paris. — 1862, Gey (Strasb.), Viscaro. — 1857, Roux. — 1859, Caubère.— 1867, Cornay, Rosset, — 1868, Lavat (Strasb.). — 1872, Lambry, Bergeron (Agr.), Legendre. — 1873, Bouheben. — 1874, Lauzeral. — 1875, Monart. — 1876, Deligny. — 1877, Hervouet. — 1886, Ecot.

Thèse de Nancy. — 1888-89, Richard.

On rencontre au cou des adénites aiguës et chroniques, des adéno-phlegmons, des néoplasmes ganglionnaires. L'adéno-phlegmon succède presque constamment à une irritation périphérique, à une angine grave (adéno-phlegmon de la scarlatine).

Les adénopathies se divisent en deux groupes : primitives ou secondaires; les premières, beaucoup plus rares que les autres, comprennent un petit nombre de lymphomes, de sarcomes et de carcinomes. Les altérations secondaires des ganglions résultent en général de la propagation d'une altération périphérique de même nature. Qu'il suffise de rappeler ici les adénopathies néoplasiques, syphilitiques, etc.

Quelques auteurs admettent un troisième groupe comprenant les altérations qui peuvent être indifféremment primitives ou secondaires. A cette variété ils ont rapporté l'adénopathie leucémique, le lymphome malin, la tuberculose des ganglions; pour nous, cette distinction n'aurait pas sa raison d'être. Le bacille tuberculeux, pas plus que les autres virus, ne jouit de la propriété de se développer primitivement dans les ganglions, et il a dû y être apporté le plus souvent, sinon toujours, par la voie lymphatique. De même le lymphadénome reconnaîtrait pour origine une altération dans les réseaux lymphatiques.

Dès lors l'hypertrophie simple idiopathique encore admise par les auteurs n'existerait pas; l'hypertrophie n'est qu'un symptôme qui correspond à plusieurs maladies, et les recherches modernes ont montré que dans plus d'un cas il s'agissait d'une manifestation lente, chronique, de la tuberculose.

Il faut également rayer du cadre nosologique des entités morbides propres, l'adénite cervicale miliaire. L'anatomie pathologique, les inoculations, la recherche des bacilles, les cultures, ont montré à KIENER et POULET qu'il n'y avait aucun doute à avoir sur la nature tuberculeuse de cette altération décrite par les chirurgiens militaires français.

1° AFFECTIONS PRIMITIVES DES GANGLIONS

Sarcomes. — La plupart des auteurs français et étrangers admettent l'existence du sarcome primitif des ganglions du cou, souvent désigné sous le nom de *lympho-sarcome malin*. On trouve dans le ganglion qui se tuméfie de bonne heure les cellules lymphatiques ordinaires ou des cellules rondes plus volumineuses. Bientôt le néoplasme ne reste pas confiné dans la capsule du ganglion outre mesure distendue et bosselée; il la traverse, se répand dans les tissus ambiants qu'il infiltre à la façon de tous les sarcomes. Les ganglions voisins sont fréquemment intéressés à leur tour, de même qu'on voit des tumeurs secondaires, molles, envahir le poumon, la rate, etc. La mort est donc la conséquence à brève échéance, car elle arrive habituellement en moins d'un an. A la fin de la vie les masses se modifient, se ramollissent. La thérapeutique reste absolument impuissante jusqu'ici; il n'est même pas prouvé que l'intervention ne donne pas un coup de fouet au néoplasme.

On a décrit d'autres formes du lympho-sarcome un peu moins malignes, à marche plus lente. Assez longtemps limitée à un ganglion, la maladie ne devient envahissante qu'au bout de deux ou trois ans; l'extirpation au début est possible. Ajoutons enfin que certains auteurs ne distinguent pas nettement le lymphadénome et le sarcome ganglionnaire. Les préparations arsenicales et phosphorées préconisées contre ces tumeurs sont très inconstantes dans leurs effets.

Carcinome. — L'existence de cette variété est des plus contestables; il n'existe dans la science qu'un très petit nombre d'exemples; encore ne peut-on dans tous les cas affirmer leur authenticité.

2° AFFECTIONS SECONDAIRES DES GANGLIONS

Le *sarcome* secondaire des ganglions est rare, ce qui s'explique facilement si l'on se rappelle la faible tendance du sarcome à se propager par les lymphatiques. Si l'on considère le lymphome malin, le lymphadénome comme faisant partie du groupe des sarcomes, il y aurait lieu d'élargir le cadre de ces tumeurs. RIEDEL en décrit d'assez nombreuses variétés. En dehors du sarcome vrai, il admet l'adénie leucémique qui forme au cou des

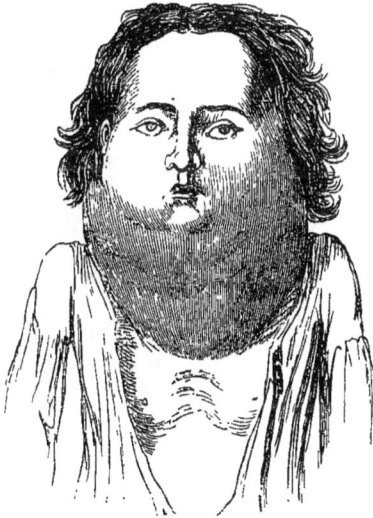

Fig. 167. — Lympho-sarcome du cou.

tumeurs très volumineuses, le lymphome malin décrit par LANGHANS, WIRCHOW, WINIWARTER et dont il existerait deux variétés : l'une molle, extrêmement infiltrante; l'autre dur, caractérisée par sa tendance marquée à la périadénite chronique et à la formation d'une véritable capsule périphérique. Après une période d'indolence et d'évolution lente, la tumeur augmente, les deux côtés du cou se prennent (fig. 167), d'autres néoplasmes de même nature apparaissent dans les viscères. Ces masses ganglionnaires volumineuses finissent tôt ou tard par déterminer des phénomènes compressifs persistants, accidents qui accélèrent encore la cachexie (fig. 168). RIEDEL ne serait pas éloigné de rattacher le lymphome malin à la malaria (?). Nous pensons qu'il vaut mieux s'abstenir de toute intervention en pareil cas, et recourir aux préparations arsenicales et phosphorées.

Le *carcinome* secondaire est très fréquent, qu'il s'agisse de l'épithéliome ou de l'encéphaloïde. Tout le monde connaît l'importance de l'adénopathie dans le pronostic de l'épithélioma des lèvres, des joues, de la langue, du pharynx. C'est toujours un symptôme fâcheux; c'est en effet un terrain tout préparé pour les récidives à distance. Rappelons la tendance de ces ganglions au ramollissement central et à leur dégénération; peu à peu ils ulcèrent la peau, leur contenu se vide; il en résulte des ulcérations de mauvaise nature qui sécrètent un ichor fétide. Dès que les ganglions sont ouverts, la cachexie n'est pas éloignée. Quelquefois ces tumeurs suppurent; on a dans

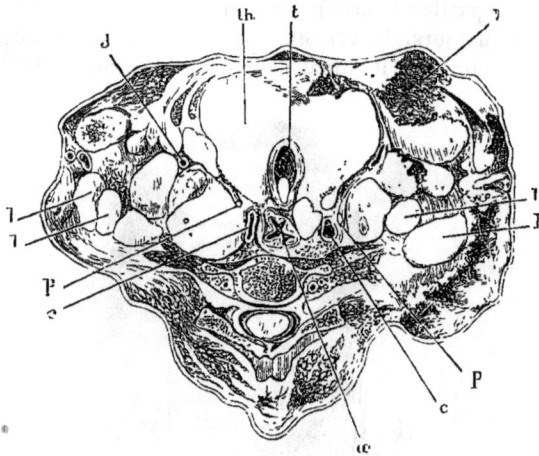

Fig. 168. — Coupe d'un lympho-sarcome malin du cou (d'après Braun).

t, trachée, — *th*, corps thyroïde, — *œ*, œsophage, — *c*, carotide, — *p*, pneumogastrique, — *l*, ganglions lymphatiques malades, — *j*, jugulaire.

nombre de cas signalé des érysipèles graves, qui amènent momentanément une apparence d'amélioration. L'extirpation hâtive, totale, quand elle est possible, constitue le seul traitement qui convienne à ce genre de néoplasmes.

3º TUBERCULOSE DES GANGLIONS CERVICAUX

Les ganglions du cou sont fréquemment le siège de lésions connues autrefois sous le nom d'hypertrophie, d'adénite scrofuleuse, ou écrouelles, d'adénite cervicale militaire. Les études bactériologiques ayant démontré la présence constante du bacille de Koch dans ces diverses affections, ont permis de ranger en un groupe unique ces diverses entités morbides que nous décrivons aujourd'hui sous le nom de « *Tuberculose ganglionnaire* ». Les examens histologiques, l'évolution clinique mieux interprétée, les inoculations aux animaux sont venues démontrer depuis combien était rationnelle cette manière de voir.

Au premier abord il est difficile de croire à l'identité des ganglions indurés, hypertrophiés, indolents, et de l'adéno-phlegmon que l'on observe dans d'autres cas; de même, la caséification lente, en quelque sorte kystique du ganglion qui aboutit à la fonte de l'organe avec ulcération lente de la peau, ne ressemble en aucune façon à cette forme inflammatoire. Aujourd'hui, grâce à une connaissance plus exacte des formes et des degrés de la tuberculose dans les principaux organes, cette diversité d'aspect, d'allures, surprend moins, l'on retrouve cliniquement et anatomiquement tous les intermédiaires.

Conformément à la loi de VELPEAU, l'agent pénètre par les réseaux périphériques; les muqueuses et la peau constituent, surtout quand elles sont malades, desquamées, quand elles présentent une brèche, une voie d'absorption pour la plupart des agents morbides. Contrairement à ce qui a été observé pour d'autres virus, l'altération superficielle est ordinairement silencieuse, et nous ne sommes le plus souvent avertis de la présence du bacille dans l'organisme que par l'adénopathie.

Le ganglion joue par rapport au bacille le rôle de barrière, et celui-ci s'y cantonne. De là, l'adénite monoganglionnaire qui peut devenir un foyer nouveau, infectant à son tour les ganglions voisins (adénite polyganglionnaire). D'ordinaire le point de pénétration est invisible, car il n'y a pas un chancre comme dans la syphilis; sans doute plusieurs foyers existent en même temps, ce qui explique la polyadénite que l'on rencontre dans certains cas. Les ganglions sous-maxillaires, carotidiens, sterno-mastoïdiens, sus-claviculaires sont les plus fréquemment intéressés.

Au début, le ganglion tuberculeux s'hypertrophie; son volume double, triple ou quadruple lentement, sans douleur, sans fièvre. A ce moment le tissu du ganglion est uniformément rouge grisâtre, sans aucun point caséeux; néanmoins l'histologie y révèle déjà les lésions primordiales du tubercule. L'affection peut rester stationnaire et même guérir par le fait de la mort des germes ou de leur enkystement.

Cependant si le sujet présente quelque prédisposition, un terrain favorable, le ganglion hypertrophié se modifie; on voit apparaître çà et là dans son épaisseur quelques foyers opaques d'abord miliaires, visibles seulement à la loupe. puis plus tard des taches grosses comme un grain de mil, opalines ou jaunâtres au centre : c'est le début de la caséification. Devenues confluentes, les granulations altèrent de plus en plus le parenchyme, finissent par le transformer en un véritable amas caséeux, tantôt jaune et résistant comme le tissu d'un marron d'Inde, tantôt ramolli au centre, en quelque sorte abcédé. On trouve plus rarement la transformation kystique. Pendant que ces phénomènes se passent dans l'épaisseur de la glande, le tissu ambiant réagit à sa manière; souvent il s'épaissit, en formant une véritable capsule périphérique. La guérison est encore possible à cette période, le ganglion s'atrophie, s'indure, parfois se crétifie, les germes perdent leur activité, les produits nécrobiotiques sont résorbés.

D'autres fois l'induration s'étend aux tissus périphériques superficiels, la peau devient adhérente à la tumeur et peu à peu, par l'action du tubercule, la cloison s'amincit, bleuit, s'acumine, se crève en donnant issue à un pus grumeleux, caséeux; alors commence la période fistuleuse d'ordinaire très longue. L'élimination du foyer malade est cependant un mode de terminaison vulgaire. Il s'en faut que les tissus ambiants offrent toujours cette indifférence à l'égard des ganglions tuberculeux. Le tissu cellulaire réagit énergiquement dans bon nombre de cas, et l'on voit se développer un adéno-phlegmon circonscrit, quelquefois diffus, qui évolue vers la suppuration. Le pus franchement phlegmoneux se fait jour au dehors ; la transformation fistuleuse avec ulcération de la peau est la règle. Habituellement ces phlegmons procèdent par poussées successives d'une longue durée. La guérison, assez fréquente, survient par suite de l'amélioration de l'état général et de l'élimination des produits caséeux. Les cicatrices consécutives sont difformes, vicieuses.

À côté de ces terminaisons que l'on peut considérer comme favorables, il en est d'autres moins avantageuses. Nous avons déjà signalé la terminaison par fistule qui constitue une réelle infirmité fort disgracieuse, mais il ne faut pas oublier que la présence du virus tuberculeux dans l'économie expose constamment le malade à la généralisation. La phtisie coïncide souvent avec l'adénite tuberculeuse, comme Louis, Cruveilhier, l'avaient remarqué. Ajoutons qu'on a noté dans quelques cas l'ulcération des vaisseaux du cou et la production d'hémorrhagies foudroyantes ; il en a été question ailleurs.

Diagnostic. — Avant tout il faut savoir discerner les néoplasmes d'origine ganglionnaire des autres ; lorsque les tumeurs sont multiples, en chapelet, qu'elles occupent l'angle de la mâchoire, la région carotidienne, lorsque enfin il est possible de les rattacher à une lésion périphérique, la nature ganglionnaire ne saurait être douteuse. Il n'en est pas toujours ainsi, car maintes fois le diagnostic reste hésitant. Les commémoratifs, l'âge du sujet, les rapports de la tumeur, son évolution, sa consistance, la coïncidence de néoplasmes semblables dans des régions éloignées, sont autant d'éléments précieux pour le diagnostic.

La nature ganglionnaire de la tumeur étant établie on ne doit pas se laisser entraîner par des idées théoriques et vouloir quand même se trouver en présence d'une lésion tuberculeuse.

Seront d'abord éliminées les adénites dues aux lésions de voisinage (évolution dentaire, altération des dents, inflammations de la muqueuse buccale, etc.). Ceci fait, l'affection ganglionnaire peut être : 1° une adénite simple, adénite *a frigore* de Larrey, adénite pseudo-tuberculeuse de Ricard ; 2° une adénite tuberculeuse ; 3° un lympho-sarcome au début.

La clinique seule est impuissante, l'examen du malade ne saurait donner que des présomptions sur la nature des processus. Avec Terrier et Quénu nous pensons que, pour établir le diagnostic d'une façon certaine, il faut enlever un ganglion, l'examiner avec soin et faire des inoculations et des cultures.

Pronostic. — Il s'agit ici d'une lésion grave, le bacille est cantonné dans le ganglion, mais il peut en sortir pour infecter l'économie. C'est là un fait qu'il ne faut jamais perdre de vue, car de lui découle toute la thérapeutique.

Traitement. — Quel que soit l'état local, le traitement général tient ici la première place, tant au point de vue prophylactique qu'au point de vue curatif. Avant tout il faut soustraire le malade aux causes qui ont pu entraîner la déchéance organique, puis essayer par tous les moyens possibles de remonter son état général. La nourriture fortifiante, le séjour à la campagne et sur le bord de la mer, auquel on joindra l'huile de foie de morue, l'arsenic et les iodures, constituent la base de toute médication.

Localement l'intervention variera suivant la période qu'a atteint la tuberculose. A ce point de vue il y a lieu de distinguer plusieurs cas : 1° le ganglion paraît simplement hypertrophié; 2° l'adénite est caséeuse; 3° il existe des accidents inflammatoires; 4° la terminaison fistuleuse est établie.

1° *Le ganglion paraît simplement hypertrophié.*

Essayez par les moyens généraux et les injections périphériques de chlorure de zinc ou interstitielles d'éther iodoformé d'enrayer les progrès du mal; mais, si au bout d'un certain temps il ne se produit pas une amélioration notable, il n'y a pas à hésiter, il faut extirper le ou les ganglions.

2° Si le ganglion est caséeux, ramolli à son centre, adhérent à la peau, que convient-il de faire ? On peut encore chercher la résolution, quoique l'ulcération de la peau soit à craindre; mais les injections éthérées d'iodoforme donnent encore de nombreux succès. Si la poche devient fluctuante, on peut la vider au moyen d'une ponction, puis modifier la paroi de la cavité par des injections détersives, antiseptiques ou légèrement caustiques; la petite plaie sera ensuite recouverte de collodion et l'on exercera à son niveau une douce pression avec de l'ouate. Ce moyen réussit, mais expose aux récidives. L'évacuation simple au bistouri est souvent suivie de fistules. Le drainage, le séton filiforme, et d'une façon générale toutes les méthodes de traitement des abcès froids, sont beaucoup inférieurs au raclage de la cavité avec la curette de Volkmann, qui donne en pareil cas d'excellents résultats. Il est préférable assurément à l'extirpation.

3° Dès qu'une adénite tuberculeuse devient rouge, chaude, tendue, dès qu'il y a du gonflement, de la fièvre, on sera en droit de soupçonner le début d'un adéno-phlegmon. En pareil cas les antiphlogistiques ne sont pas d'une grande utilité; mieux vaut ouvrir largement, antiseptiquement le phlegmon lorsque le pus est collecté, curer avec la cuiller tranchante les parois de l'abcès, la coque ganglionnaire.

4° Enfin, semblable intervention sera encore utile à la période fistuleuse; le curage doit être préféré à l'extirpation qui devient plus difficile, dangereuse, par suite des adhérences établies entre la tumeur et les organes voisins.

Pratiqués d'une façon courante en Allemagne, l'extirpation et le curage constituent deux procédés différents qu'il conviendrait de séparer. L'extirpation donne des résultats rapides et brillants quand on opère de bonne heure; au contraire, le curage nous a paru bien préférable lorsque les ganglions sont ramollis ou enkystés. Les résultats opératoires assez nombreux permettent d'apprécier la valeur de la méthode. Tout d'abord elle n'est pas aussi inoffensive que le croyait H. Larrey. Roux a perdu un malade par suite de l'entrée de l'air dans une veine; Billroth, Fischer, Cazin, ont compté quelques cas de mort par le fait de l'opération, et Poulet perdit un malade quinze jours après la ligature de la carotide primitive par une hémorrhagie septicémique.

Eu égard aux résultats définitifs, la statistique de Fischer recueillie par Krish montre que sur 92 opérés, il y a eu 35 p. 100 de guérisons complètes et 44 p. 100 de guérisons incomplètes, dont 22 récidives. 16 opérés sont morts, dont 3 des suites de l'opération et 3 de tuberculose : sans doute, ces résultats ainsi que ceux de Kocher ne sont pas parfaits, mais la fréquence des récidives tient en grande partie à ce que les opérés guéris de leurs ganglions ne sont pas guéris de leur misère, et que, plongés de nouveau dans le foyer où ils s'étaient contaminés, l'affection reparaît; les mêmes causes reproduisent les mêmes effets. Ce qui le prouve, c'est que Cazin qui opérait au bord de la mer sur les écrouelleux de Paris obtint des résultats beaucoup plus favorables : rapidité de la cure, persistance des guérisons, diminution notable de la durée du traitement et des terminaisons par phtisie pulmonaire, tels sont les avantages que le chirurgien de Berck-sur-Mer attribue à l'extirpation des ganglions.

Cependant la Société de chirurgie de Paris (1884) s'est prononcée nettement contre l'intervention chirurgicale à propos du fait communiqué par Poulet, et seul Trélat s'est élevé contre la proscription excessive d'une opération à laquelle il avait recours dans quelques circonstances; il est probable qu'aujourd'hui les avis seraient changés.

CHAPITRE II

MALADIES DE LA RÉGION PAROTIDIENNE

§ 1er. — Plaies.

Les plaies de la région parotidienne présentent un certain nombre de particularités propres à la région : 1° la présence de la glande qui expose aux fistules salivaires; 2° la section des filets moteurs et sensitifs et surtout ceux du facial; 3° l'éventualité d'hémorrhagies redoutables à cause de l'importance des vaisseaux et de la difficulté de l'hémostase.

L'écoulement de salive n'est pas constant; quand il se produit, on ne le constate ordinairement qu'après la période inflammatoire. D'abord mélangée au sang et au pus, la salive limpide et fluide sort ensuite très claire avec des intermittences et une suractivité manifeste au moment des repas. Le traitement sera indiqué à propos des fistules salivaires.

Toute plaie un peu profonde de la région parotidienne intéresse nécessairement les filets du facial, du plexus cervical et de l'auriculo-temporal; de là des paralysies et des anesthésies qui deviennent définitives dans les cas où les nerfs ont été détruits sur une assez grande étendue, à la suite des plaies par armes à feu par exemple.

L'hémostase est toujours une question délicate ; la recherche des deux bouts du vaisseau divisé présente souvent de telles difficultés qu'on a donné le conseil de lier le tronc de la carotide externe, et au besoin celui de la carotide primitive si l'hémorrhagie continuait par la circulation collatérale. Nous pensons qu'il vaut mieux débrider largement pour assurer directement par la ligature l'hémostase des deux bouts sectionnés. Si l'on ne peut y parvenir, on appliquera des pinces hémostatiques, bien préférables à la compression simple qui ne conviendrait que pour la transversale de la face. Il n'est pas impossible d'ailleurs de reconnaître si la lésion intéresse la carotide externe ou l'interne. Le pouls temporal disparaît dans le premier cas, persiste dans le second. On connaît deux cas d'anévrysme artério-veineux : l'un produit par un fragment de verre, l'autre par un coup de sabre.

La réunion des plaies parotidiennes suivant la méthode antiseptique devra être tentée ; une seule exception doit être faite pour les plaies contuses et infectées.

§ 2. — Inflammations et fistules de la parotide.

1° PAROTIDITES

Bibliographie. — Duplay, *Arch. gén. de méd.*, 1828, t. XIX, et 1832, t. XXIX, p. 361. — Virchow, *Annales de l'Hôp. de la Charité*, 1858, Bd. I, p. 4. — Chassaignac, *Traité de la suppuration*, 1859. — Guéneau de Mussy, *Gaz. hebd.*, 1868. – Gillette, *Union méd.*, 1872. — Schutzenberger, *Gaz. méd. de Strasbourg*, 1872. — Crocq, *Bull. de l'Ac. de méd. de Belg.*, 1873. — Wendt, *New-York Med. J.*, 1880. — Senator, *Gaz. méd. de Berlin*, 1876. — Vallin, *France méd.*, 1877. Thèse de Montpellier. — 1802, Mauriceau. Thèses de Paris. — 1861, Giffard. — 1864, Le Corney, Malfilatre. — 1876, Soveix. – 1878, Darré, Bellat. — 1883, Mirabel, Curé.

A. — PAROTIDITE CATARRHALE SUBAIGUE. — OREILLONS

L'étude de cette affection souvent épidémique appartient plus spécialement à la pathologie interne : elle consiste dans une congestion fluxionnaire de la parotide, certainement liée à l'absorption d'un agent infectieux (Bouchard) et qui est, par le fait, contagieuse. Nous nous bornerons à rappeler ici qu'après une période prodromique caractérisée par des symptômes généraux habituellement peu intenses, les mouvements des mâchoires deviennent douloureux, et la région correspondante, parfois les deux côtés se tuméfient. Peu à peu ce gonflement augmente ; il constitue le seul signe bien marqué de l'inflammation, car la douleur, la rougeur, la chaleur ne rappellent en rien les symptômes de la parotidite phlegmoneuse. La gêne de la salivation, les troubles fonctionnels, une soif vive, durent environ un septénaire et peu à peu tout rentre dans l'ordre.

Il y a cependant plusieurs complications assez fréquentes, c'est d'abord l'orchite ourlienne chez l'homme, l'ovarite et la mammite chez la femme, qui apparaissent du cinquième au sixième jour. Elles se terminent habituellement par résolution, mais entraînent quelquefois l'atrophie de l'organe. Enfin il faut signaler, parmi les complications rares, une métastase sur les méninges crâniennes.

Le repos, des topiques chauds, quelques purgatifs légers constitueront le traitement de cette affection bénigne.

B. — PAROTIDITE PHLEGMONEUSE

Les auteurs ne sont pas d'accord sur les limites précises du phlegmon parotidien ; les uns donnent ce nom à toutes les suppurations qui se font dans la loge ; les autres ne considèrent comme parotidies que les suppurations glandulaires à l'exclusion des adéno-phlegmons.

Étiologie. — Les causes les plus diverses engendrent la suppuration de la glande parotide ; ce sont : 1° les corps étrangers qui mettent obstacle à l'excrétion de la salive ; SÉNATOR a vu une plume de duvet déterminer par sa présence l'inflammation dans le canal du Sténon ; 2° les affections inflammatoires du voisinage (adénites, furoncles, anthrax, arthrite temporo-maxillaire, otites, affections buccales) ; 3° la parotidite s'observerait également dans le cours des fièvres graves, septicémiques, des fièvres éruptives, chez les aliénés, dans la cystite purulente, et comme phénomène de l'intoxication mercurielle. Ces dernières causes ne sont pas comprises de la même façon ; tandis que les uns admettent une localisation infectieuse sur la parotide, d'autres, très nombreux aujourd'hui, pensent avec PIORRY, LE CORNEY, MALFILATRE, SCHUTZENBERGER, CROCQ, VALLIN, DARRÉ, qu'il s'agit là d'une propagation à la glande, par le canal de Sténon, d'une infection buccale.

L'adéno-phlegmon explique à lui seul un bon nombre de cas de parotidite. Au lieu de suivre le canal de Sténon, les agents irritants pénétreraient par la voie lymphatique.

Anatomie pathologique. — S'il existe encore quelques incertitudes au sujet de l'étiologie, il faut avouer que les opinions ne sont pas moins contradictoires relativement au siège de l'affection. Il y a certainement des faits dans lesquels l'élément conjonctif est intéressé seul en dehors de l'élément glandulaire, ainsi que BICHAT, BLANDIN, ROKITANSKY l'avaient déjà observé ; l'intégrité si fréquente de la glande après ces phlegmons vient à l'appui de cette opinion. D'un autre côté, on ne saurait nier la possibilité de la propagation de l'inflammation aux lobules glandulaires, mais elle ne s'observe que dans les cas de phlegmon diffus.

La variété la mieux étudiée, celle qui mérite plus spécialement le nom de parotidite, débute dans les acini glandulaires et n'atteint le tissu cellulaire que plus tard D'après les recherches de VIRCHOW, WEBER, WENDT (1880), il faudrait considérer la maladie comme un catarrhe purulent aigu intéressant les éléments glandulaires et les conduits excréteurs.

A la coupe, contrairement à ce qui existe normalement, les acini font saillie sous forme de granulations rouge-foncé, volumineuses, susceptibles d'acquérir les dimensions d'un haricot ou d'une aveline ; c'est au centre de ces nodules que se forment de véritables abcès lobulaires, et cela de la façon suivante. A une première période, suivant WENDT, il n'y aurait qu'une hyperhémie congestive ; à la seconde, l'exsudation commence, les capillaires se rompent, et l'on constate les extravasats sanguins expliquant la coloration des acini ; on trouve dans les culs-de-sac et les conduits glandulaires des produits de sécrétion altérés, des globules sanguins. Bientôt l'épithélium participe à l'altération ; il se segmente, prolifère, d'où l'accroissement de volume ; plus tard il subit la tuméfaction trouble, la dégénérescence graisseuse, la désintégration, et forme en se mêlant aux leucocytes des amas qui sont le point de départ des abcès lobulaires.

Le tissu cellulaire inter-acineux œdématié, étouffé, sphacélé par la compression, meurt à son tour ; les cloisons disparaissent ; les petits amas disséminés tendent ainsi à se réunir, de sorte qu'une portion plus ou moins considérable de la glande est infiltrée de pus. De là au sphacèle de la parotide il n'y a qu'un pas ; cet accident survient quelquefois à la suite de lésions mécaniques lorsque les vaisseaux sont thrombosés ou enflammés (ROBERT) ou par le fait de l'agent morbide lui-même.

On conçoit aisément que dans les cas graves les muscles et les organes voisins puissent être infiltrés de pus, les os dénudés, l'articulation temporomaxillaire ouverte. Plus d'une fois on a constaté aux autopsies des phlébites, des thromboses, la propagation de l'inflammation aux sinus craniens (VIRCHOW) et au cerveau. SMITH cite un cas d'ulcération de la jugulaire interne ; les nerfs et surtout le facial n'échappent pas à cette action du pus, car souvent on a noté des paralysies consécutives.

Symptômes. — Lorsque le phlegmon de la parotide débute d'emblée, ce qui n'est pas très rare, les symptômes locaux et généraux présentent une grande acuité ; la région parotidienne devient le siège de douleurs vives, d'un gonflement marqué ; la rougeur et l'œdème superficiel n'apparaissent que plus tard. Il est d'ailleurs assez difficile de reconnaître si tout ou partie seulement de la glande a été envahi, car de bonne heure les sensations que donne la palpation sont fort obscures. En même temps les symptômes généraux sont toujours très prononcés ; il y a de la céphalalgie, une fièvre vive, de l'anorexie, une langue sale, fuligineuse, une salive épaisse, jaunâtre. Ensuite les troubles fonctionnels qui existaient dès le début ne font que s'accroître ; les mouvements de la mâchoire, douloureux, sont bientôt rendus impossibles par suite du trismus.

En peu de jours l'affection atteint toute son intensité ; l'œdème s'étend à la face ; il est commun de constater des troubles de l'audition, de la vue, et même des phénomènes cérébraux ; le gonflement gagne les parties latérales du cou. Tantôt on perçoit une fluctuation profonde, obscure ; tantôt, au contraire, le pus a rompu la loge fibreuse résistante qui entoure la glande, et la fluctuation devient manifeste sur quelques points. Que la collection soit ouverte par le chirurgien ou spontanément, il s'en écoule un pus phlegmoneux rarement abondant ; parfois il est mélangé à des détritus gangreneux, à des gaz et exhale une odeur fétide.

Les choses se passent un peu différemment dans le cours des fièvres graves; les symptômes généraux sont masqués par ceux de la maladie principale. Quant aux autres symptômes, ils présentent une variabilité extrême. Tantôt il n'y a qu'un gonflement modéré alors que toute la glande est suppurée, tantôt des collections multiples s'ouvrent à la peau et créent des fistules. La gêne de la mastication et de la déglutition persiste assez longtemps après l'ouverture du phlegmon.

Chassaignac a encore décrit sous le nom de *parotidite canaliculaire* une sorte de catarrhe purulent des conduits excréteurs; la glande présente seulement de l'empâtement; en la comprimant on fait sourdre du pus à l'orifice du canal de Sténon.

Marche. Terminaisons. Complications. — La durée de la suppuration, toujours assez longue dans la parotidite, varie de deux semaines à un mois. L'affection est en outre sujette à des rechutes, à des poussées successives; les ganglions cervicaux restent longtemps indurés, et en général, surtout quand il y a eu sphacèle de la glande, les cicatrices sont difformes. Il nous a paru intéressant de signaler la rareté de la fistule salivaire consécutive.

A toutes les périodes, le phlegmon parotidien expose à la mort, soit par le fait de l'affection générale qui lui donne naissance, soit par suite de quelqu'une des complications dont nous allons parler.

Au lieu de se porter vers la peau, le pus, bridé par des aponévroses résistantes, se crée des issues anormales du côté du conduit auditif externe, de l'articulation temporo-maxillaire, en arrière dans la gaine du sterno-mastoïdien; on l'a vu plus d'une fois rompre la partie inférieure assez mince de la loge et fuser en suivant la gaine des vaisseaux jusqu'à la clavicule et même dans les médiastins. Si l'on se rappelle l'existence du prolongement profond de la glande et l'absence de l'aponévrose en ce point, on comprendra que le pus en suivant cette voie puisse donner naissance à une variété d'abcès rétro-pharyngiens.

Nous avons déjà signalé les phlébites et la thrombose des veines; ces complications exposent à la pyohémie. Les hémorrhagies graves consécutives à l'ulcération des vaisseaux sanguins sont mentionnées par plusieurs auteurs, Richet, Gilette, Robert Smith, Bloxham. — Richet sauva son malade par la ligature de la carotide externe, tandis que celui de Gilette mourut avant qu'on pût intervenir. Enfin les paralysies faciales, incomplètes ou complètes, sont fréquentes, Grisolle, Griesinger, Nélaton les ont signalées.

Diagnostic. — Il nous semble difficile de méconnaître une parotidite suppurée; l'oreillon avec sa consistance pâteuse, molle, sans changement de coloration des téguments, sans réaction très vive, saurait en imposer à un chirurgien attentif. L'arthrite suppurée temporo-maxillaire a un siège beaucoup plus circonscrit. Il n'en est pas de même du phlegmon superficiel ou d'un adéno-phlegmon; ordinairement la marche de l'affection est plus rapide, la fluctuation détermine un gonflement circonscrit; en outre, elle a été précédée par une tuméfaction dure, facile à reconnaître.

Il faudra rechercher avec soin dans les régions voisines la cause probable de la parotidite. Dans ce but, on explorera minutieusement les cavités, la bouche, l'oreille, l'articulation temporo-maxillaire et l'orifice du canal de Sténon.

Pronostic. Traitement. — La parotidite est une affection grave parce qu'elle est souvent liée à une maladie infectieuse, ensuite par le fait des complications mortelles mentionnées plus haut.

Les antiphlogistiques, les sangsues, les vésicatoires volants ont été conseillés au début; il ne faudra pas beaucoup compter sur leur action incertaine ou douloureuse; dès qu'on est en droit de soupçonner la présence du pus, le débridement s'impose, il y a tout avantage à faire une opération hâtive sans attendre la fluctuation; un débridement précoce soulage beaucoup le malade, et permet d'éviter les fusées purulentes du côté du pharynx et de la bouche. On conseille à cet effet une incision verticale descendant jusqu'à la partie inférieure de la glande, en ayant la précaution de couper couche par couche afin d'éviter de blesser les veines; il est important aussi de se rapprocher du sterno-mastoïdien et de s'écarter de la mâchoire afin de ne pas intéresser le facial. Après avoir débridé la loge parotidienne sur la sonde cannelée il ne faut plus se servir du bistouri, et déchirer les parois des petits abcès avec le bec de la sonde. En supposant que le pus ait fusé dans le conduit auditif ou l'articulation de la mâchoire, il n'en faudra pas moins pratiquer une incision déclive. Le drainage, les injections antiseptiques seront avantageusement employés; la compression, les révulsifs légers permettront de faire résoudre l'induration qui persiste assez longtemps.

2° FISTULES SALIVAIRES DE LA PAROTIDE ET DU CANAL DE STÉNON

Bibliographie. — SAVIARD, *Obs. de chirurgie*, p. 531. — LOUIS, MORAND, *Mém. de l'Ac. roy. de chir.*, 1757. — BÉRARD, *Arch. gén. de méd.*, 1824, t. VI, p. 285. — BOREL, *Gaz. des Hôp.*, 1859. — GOSSELIN, *Soc. de chir.*, 1859. — KAUFMANN, *Deutsche Zeits. f. Chir.*, 1883, Bd. XVIII, p. 286. — RICHELOT, POZZI, *Soc. de chir..* 1882. — STOKER, *The Dublin Med. J.*, 1882.

Thèse de Strasbourg. — 1823, DUPONT.

Thèses de Paris. — 1872, CADOT. — 1875, NESTY. — 1879, LEBON. — 1883, PRIS. — 1885, COURSIER.

Thèse de Lyon. — 1885, TUSSAU.

A. — FISTULES PAROTIDIENNES

Le traumatisme est la cause la plus commune des fistules de la glande, à tel point qu'on peut regarder celles qui sont dues aux abcès, aux corps étrangers, aux calculs, comme exceptionnelles. DUPLAY admet plusieurs variétés de fistules, suivant qu'elles siègent en avant du masséter ou dans d'autres points de la glande. Généralement l'orifice extérieur est très petit, tantôt déprimé, à peine visible au fond d'une petite fente, tantôt saillant à l'extrémité d'un bourgeon ; le trajet qui conduit à la glande, d'ordinaire direct, présente rarement $0^m,13$ de longueur ; comme nous l'avons dit, on a pu confondre une fistule branchiale avec une fistule parotidienne.

Le symptôme caractéristique est la sécrétion d'un liquide clair, limpide, surtout abondant pendant la mastication et dont la quantité augmente par le dépôt sur la langue de sel, de vinaigre, etc. La quantité de liquide qui s'écoule par la fistule, très variable d'un malade à un autre, est sous la dépendance de la perméabilité du canal de Sténon. Quand ce dernier n'est pas oblitéré, une partie de la salive suit son cours normal. Il y a donc, au point de vue du pronostic et du traitement, grand intérêt à s'assurer de cette perméabilité au moyen d'une injection de lait par le canal ou par la fistule, petit artifice bien préférable à l'emploi du stylet.

Toute fistule parotidienne persistante constitue une infirmité gênante et oblige les malades à prendre des précautions pour ne pas mouiller leurs vêtements pendant les repas : en général ils adaptent à ce moment une cravate à leur cou. On a signalé des cas d'oblitération spontanée : ce sont là des exceptions, et l'un de nous a pu observer un exemple de fistule parotidienne qui persistait depuis cinquante ans sans aucun retentissement sur la santé générale.

Traitement. — On a préconisé : 1° la compression ; 2° la cautérisation ; 3° la suture. La glande est comprimée au niveau de la fistule avec de l'amadou ou des éponges dans le but d'occlure l'orifice et d'atrophier la glande. Curtis Smith a guéri un malade au moyen d'injections de nitrate d'argent : dans un cas de fistule consécutive à un coup de feu (Stutel, *Th. de Paris*, 1872), nous avons obtenu la cicatrisation par la cautérisation avec le crayon de nitrate d'argent. Le stylet rougi rendra également des services. Tous ces procédés comptent des succès ; il en est de même de la réunion des bords de la plaie et de l'autoplastie. Lorsque la fistule siège très en avant, au niveau de la parotide accessoire, il serait possible de créer un trajet artificiel oblique en avant du masséter, et de ramener la salive dans la bouche par cette voie.

B. — FISTULES DU CANAL DE STÉNON

Parmi les causes des fistules du canal de Sténon nous citerons : 1° les traumatismes accidentels ou chirurgicaux (ouverture d'abcès, opérations sur la région) ; 2° les inflammations du voisinage, les périostites, la suppuration de la boule de Bichat ; 3° l'inflammation qui résulte de la présence d'un corps étranger, d'une concrétion dans le canal : Dubois parle d'une arête de poisson qui amena un abcès du canal, sa perforation et une fistule ; 4° les ulcérations néoplasiques gangréneuses ou autres qui siègent à son niveau.

Symptômes. — L'écoulement continu de salive, accru pendant la mastication, constitue le symptôme caractéristique de cette affection ; la quantité du liquide est plus considérable que dans les fistules parotidiennes. Un malade de Duphœnix donna 120 grammes de liquide en vingt minutes et celui d'Helvétius mouillait une serviette. A peine est-il besoin de dire que le siège de la fistule varie, que tantôt il occupe la portion antérieure du conduit qui correspond au buccinateur, tantôt la portion massétérine. Dans un cas de Richelot, le liquide s'écoulait par une double fistule. Cette infirmité n'a pas sur la santé une influence très marquée.

L'écoulement abondant, l'existence d'un pertuis qu'on peut observer et même sonder, dans une région bien circonscrite, la recherche de la perméabilité du canal, la sécheresse du côté correspondant de la bouche, ne laissent aucun doute sur la nature de l'affection. Celle-ci, malgré la multiplicité et l'ingéniosité des procédés conseillés, est d'ailleurs assez difficilement curable, quand elle siège au niveau du masséter.

Traitement. — Les moyens de traitement sont au nombre de trois : 1° rétablir l'ancien canal; 2° refaire un canal; 3° supprimer la sécrétion.

1° *Rétablir le canal.* — A cet effet on a tout d'abord essayé d'occlure la fistule dans le cas où le bout inférieur du canal est encore perméable, ce dont on s'assure par une injection de lait ou par le cathétérisme avec deux

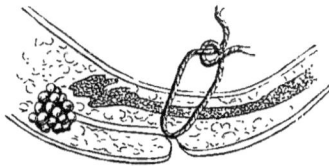

Fig. 169. — Procédé de Deguise pour la fistule salivaire du canal de Sténon.

stylets introduits l'un par le canal et l'autre par la fistule. La suture dans les plaies récentes, la réunion après avivement dans les plaies anciennes, la cautérisation au nitrate d'argent ou avec le fer rouge (Louis), la compression en amont de la fistule pour empêcher l'écoulement (Maisonneuve) et enfin l'occlusion artificielle avec une feuille d'or collodionnée ou avec la poix (Malgaigne) pourront, suivant les cas, réaliser cette première indication. Le cathétérisme et la dilatation de l'ancien conduit seraient également recommandables s'ils n'étaient impraticables dans la plupart des cas (Morand, Louis).

2° *Refaire un canal et un nouvel orifice.* — A. *Ponction unique.* Langenbeck disséqua le bout postérieur du conduit et l'enfonça dans la muqueuse. Deroy, au dire de Saviard, transperça la joue avec un fer rouge au niveau de la fistule et ramena ainsi la salive dans la bouche; peu à peu la plaie fistuleuse externe guérit.

B. *Double ponction.* Deguise (1811) traverse la paroi buccale avec un trocart au niveau de la fistule; on remplace la tige du trocart par un fil de plomb qui pénètre dans la bouche; la canule enlevée, le trocart est enfoncé de nouveau au même point, mais en le dirigeant obliquement en avant; le trocart retiré, un fil double de soie est introduit dans la bouche (fig. 169). Après l'ablation de la canule, on se sert d'un fil de soie pour ramener le fil de plomb par la deuxième ouverture de dehors en dedans : enfin on avive les bords de la fistule et on les réunit; le fil de plomb est retiré au bout de quelque temps. Cette opération a été modifiée par Béclard, Gosserio, Gosselin, Trélat; nous renvoyons aux traités de médecine opératoire ou à la thèse de Coursier pour les détails. Au lieu du fil de plomb, on s'est servi avantageusement de fil de caoutchouc et même de tube à drainage (Richelot).

3° *Supprimer la sécrétion; atrophie de la glande*. — La compression conseillée par Desault est douloureuse, incertaine; la ligature indiquée par Viborg a donné des succès; ainsi que l'ont montré Vaillard et Arnozan, cette opération rationnelle amène la sclérose de la glande (*Soc. de biologie*, 1883). Daniel Mollière a obtenu de beaux résultats, en faisant dans le conduit des injections d'huile phéniquée.

§ 3. — Corps étrangers. — Calculs et tumeurs du canal de Sténon.

Bibliographie. — Poulet, *Traité des corps étrangers*, 1879, p. 757. — Paquet, *Bull. de la Soc. de chir.*, 1875. — *Bull. de la Soc. anat.*, 1re série, t. XXX, p. 505. — Baillarger, *Bull. de l'Ac. de méd.*, 1847. — Terrier, *Bull. de la Soc. de chir.*, 1880, p. 271. — Berger, *Bull. de la Soc. de chir.*, 1883.

1° CORPS ÉTRANGERS ET CALCULS

Les *corps étrangers* pénètrent très difficilement dans l'orifice étroit du canal de Sténon; cependant il en existe quelques exemples. Ainsi on a ren-

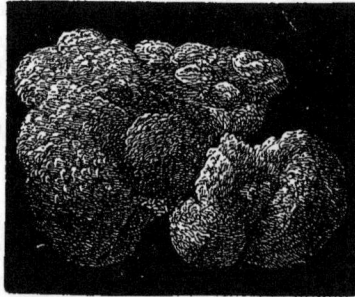

Fig. 170. — Volumineux calcul du canal de Sténon ; cas de Bassow.

contré dans le conduit une plume de duvet, un grain d'avoine, un grain d'orge : une arête de poisson dont parle Dubois, après s'être engagée dans le canal, amena la suppuration, la perforation du conduit et la formation d'une fistule salivaire. Un grain d'avoine (Scheller) fut la cause d'une rétention prolongée de la salive, d'une tuméfaction parotidienne qui disparut après l'extraction. Une plume de duvet détermina chez une malade de Senator une parotidite suppurée; enfin dans le cas de Séguignol, une concrétion s'était formée autour du corps étranger, un petit filet de bois qui y séjourna plusieurs mois. L'extraction par la bouche doit être en pareil cas pratiquée immédiatement.

Calculs et concrétions. — Dans quelques anciennes observations, il est fait mention de concrétions développées dans la parotide elle-même; Morgagni aurait rencontré dans la parotide d'une vieille femme des corps d'une dureté osseuse. Dans le fait de Plater, trente graviers étaient mélangés à un liquide visqueux dans un kyste parotidien.

Les calculs du canal de Sténon sont assez rares (douze cas environ). Si quelques-uns, ordinairement situés dans une poche latérale, ont pu acquérir les dimensions d'une petite noix et même d'un œuf de pigeon (Lieutard, Bassow), le plus souvent ils ont un petit volume. Par leur action mécanique ils gênent sensiblement l'excrétion de la salive, qui s'accumule dans le canal de Sténon et la parotide dilatés. On les a vus enflammer la peau de la joue et être éliminés par un abcès au prix d'une fistule persistante. Berger a rencontré un cas de calculs multiples qui coïncidaient avec un angiome au niveau de la boule de Bichat. Le gonflement, la dureté du calcul, le contact d'un corps dur quand on sonde le canal, mettront sur la voie du diagnostic. On extrait les calculs par la bouche en incisant, s'il est nécessaire, sur la concrétion elle-même (Manec).

2° TUMEURS DU CANAL DE STÉNON

L'accumulation de la salive en arrière d'un corps étranger ou d'un calcul aboutit à la formation d'une tumeur salivaire assez volumineuse; elle avait les dimensions d'un œuf de poule dans un fait cité par Bérard; ce chirurgien crut à un abcès froid, ouvrit la tumeur, et il n'en sortit qu'un liquide clair, filant, qui était de la salive; la plaie devint fistuleuse. Dans un autre fait publié par Garnier, la dilatation du canal résultait d'une cicatrice qui intéressait le conduit; Jarjavay (*Soc. de chir.*, 1853) cite un fait analogue. Enfin Terrier a communiqué à la Société de chirurgie un cas de dilatation du conduit, avec accumulation de liquide, consécutive à un aphte situé à l'orifice du canal; le cathétérisme et la guérison de la petite lésion firent cesser les accidents. Dans plusieurs observations de dilatation de la parotide et du conduit, on a noté de la douleur, du gonflement et un certain degré de transsudation par la peau. Verneuil admet que le spasme du conduit suffirait à expliquer la rétention de la salive.

Tillaux rapporte (*Bull. de Thér.*, 1872) un exemple de pneumatocèle du canal de Sténon, chez un ouvrier verrier; la masse réductible se reproduisait dès que le malade gonflait les joues. Il ne faudrait pas confondre cette tumeur gazeuse exceptionnelle avec l'emphysème provoqué par les simulateurs, les prisonniers entre autres qui percent la muqueuse buccale, gonflent leurs joues pour produire une fluxion. La crépitation que donne la palpation fera aisément reconnaître la supercherie.

Ces tumeurs du conduit sont, comme on le voit, assez rares; on évitera de

les confondre avec les tumeurs de la parotide accessoire signalées par
DENONVILLIERS, GOSSELIN, BROCA, et avec les abcès froids d'origine osseuse
qui sont assez communs en ce point.

§ 4. — Tumeurs de la région parotidienne.

Bibliographie. — BÉRARD, Thèse de concours, 1841. — BILLROTH, *Arch. de Vir-
chow*, 1859. — TRIQUET, *Arch. gén. de méd.*, 4ᵉ série, t. XXIX, p. 161, 1852. —
BROCA, Art. ADÉNOME du *Dict. encycl. des sc. méd.* — BAUCHET, *Mém. de la Soc. de
chir.*, 1860, t. V. — DOLBEAU, *Gaz. hebd.*, 1858, et *Soc. de chir.*, 1860. — DUPLAY.
Progrès méd., 1877. — KOLACZEK, *Ueber Angio-Sarcome, Deutsch. Zeitsch. f.
Chir.*, Bd. IX. — KAUFMANN, *Arch. de Langenbeck*, t. XXVI, p. 672, 1881 (Bibl.).
— DELORME, *Dict. de méd. et de chir. pratiques* (Bibl.). — DESPRÈS, *Diagn. des
tumeurs*, Paris, 1868, p. 239. — BOUCHAUD, *Gaz. des Hôp.*, 1873, p. 44. *Soc. de
chir.*, 1880, p. 508. — MICHAUX, *Arch. gén. de méd.*, 1884, t. XIV, p. 21. — BOND.
The Lancet, 1889.
Thèses de Paris. — 1856, FAVENC. — 1866, FEREIRA ALVIM. — 1873, JEAN. — 1874,
BRANLAT. — 1876, PLANTEAU. — 1883, MICHAUX. — 1885, PERROCHAUD.

1° TUMEURS DÉVELOPPÉES DANS LE VOISINAGE DE LA PAROTIDE

A. — TUMEURS LIQUIDES

Mentionnons seulement les kystes sébacés, les kystes séreux, congénitaux
ou acquis, décrits par LAUGIER (1870) et dont il existe quelques exemples
seulement, et les kystes à échinocoques, décrits par O. WEBER.

La nature des tumeurs sanguines est loin d'être connue; STANLEY, NOTTA en
ont rapporté des exemples. GASCOYEN a décrit un angiome de la parotide où
les vaisseaux très dilatés et sinueux se transformaient en grandes poches et
finissaient par former un tissu caverneux avec des phlébolithes. Dans la plupart des cas de ce genre réunis par RECLUS, l'angiome s'ouvrait dans la jugulaire; ce chirurgien pense qu'on devrait les séparer des tumeurs érectiles
proprement dites. Ces productions sont aux veines ce que les anévrysmes
cirsoïdes sont aux artères.

B. — LIPOMES

Le lipome sous-cutané, le moins rare de tous, peut acquérir dans quelques cas des dimensions insolites; son développement est généralement très
lent. On a encore signalé le lipome intra-parotidien dont HAMILTON a publié
un exemple peut-être unique, car celui de RICHET ne nous semble nullement
démonstratif, puisque la tumeur avait la consistance et l'aspect du
mastic de vitrier. Enfin, DEMARQUAY a communiqué à la Société de chirurgie (1873) un cas de lipome sous-parotidien. La masse développée chez un
homme de cinquante-deux ans soulevait la parotide, présentait une fausse
fluctuation qui pouvait donner le change sur sa nature.

Il ne faut enlever ces cipomes qu'autant qu'ils deviennent gênants par leur volume et que leur développement est rapide.

C. — TUMEURS GANGLIONNAIRES

Parmi les ganglions qui siègent dans la région parotidienne, les uns sont superficiels, d'autres occupent les couches superficielles de la glande ou son épaisseur. On ne saurait nier que les adénites superficielles s'observent plus communément que les profondes ; d'ailleurs, on y retrouve toutes les variétés et surtout l'adénite tuberculeuse qui tantôt forme des tumeurs indurées, susceptibles de rester très longtemps stationnaires, comme dans un cas cité par TRIQUET (deux ans), ou bien des chapelets marronnés. Ces ganglions tuberculeux tendent quelquefois à la suppuration, donnant alors naissance à l'adéno-phlegmon, aux abcès, aux fistules et aux écrouelles. La suppuration des ganglions profonds aboutit au phlegmon parotidien dont nous avons parlé ailleurs. Le diagnostic des adénites profondes présente habituellement de grandes difficultés.

Sans insister sur les divers traitements qui conviennent à ces adénites, nous mentionnerons l'extirpation qui a été pratiquée par SÉDILLOT, VELPEAU, et que BÉRARD recommande ; l'opération, assez délicate, donne de bons résultats.

D. — LYMPHADÉNOME

L'histoire du lymphadénome étant de date assez récente, les exemples de ce néoplasme ne sont pas nombreux dans la région parotidienne. Il y a lieu cependant de distinguer deux cas : 1° ceux dans lesquels l'adéno-pathie est secondaire ; 2° ceux dans lesquels l'affection débute dans les ganglions parotidiens ; ce sont les plus intéressants, parce que, au début, le chirurgien peut commettre de graves erreurs de diagnostic. DUPLAY diagnostiqua un adéno-phlegmon, et les progrès du néoplasme lui permirent seuls de reconnaître la nature maligne de la tumeur ganglionnaire. Maintes fois on fit des ponctions croyant à des kystes (BRANLAT). NOTTA opérait pour un lipome et la tumeur était polykystique. Dans l'observation de PANAS, le lymphadénome parotidien avait été précédé d'une tumeur de même nature de l'amygdale. Les caractères du sarcome étaient plus manifestes dans le fait publié par VERNEUIL, mais les tumeurs ganglionnaires des régions parotidienne et sous-maxillaire étaient restées huit ans indifférentes avant leur évolution active ; la leucémie fut constatée. On conçoit aisément combien dans le cas où la tumeur est unique le diagnostic devient ardu. Si l'extirpation d'une tumeur solitaire rebelle à tous les traitements est la règle, il n'en faut pas moins l'examen micrographique pour établir le diagnostic.

2° TUMEURS DE LA PAROTIDE PROPREMENT DITE

La question des néoplasmes de la parotide est encore loin d'être élucidée; il s'agit en effet d'une glande, et nous constatons ici les mêmes difficultés d'analyse et d'interprétation que pour la mamelle, le testicule. Nos connaissances sont peut-être moins avancées pour la parotide que pour ces autres glandes parce que les tumeurs y sont assez peu communes.

Si cliniquement la séparation des tumeurs en bénignes et malignes doit encore être conservée, il est nécessaire de chercher à les classer d'après des caractères un peu plus précis. Sans prétendre résoudre la question, nous adopterons une division fondée sur les considérations suivantes :

Deux sortes d'éléments contribuent à former la parotide : l'élément glandulaire et le stroma. Si tous les deux viennent à prendre dans quelques lobules un développement anormal, on se trouve en présence de l'adénome régulier, variété la plus rare, sinon douteuse.

Si le stroma prolifère seul ou plus que l'élément épithélial, on aura une variété de l'adénome irrégulier. Or, le stroma conserve rarement sa structure première; il présente toutes les phases de transformation du tissu conjonctif, toutes ses modalités; tantôt il est fibreux, embryonnaire, tantôt cartilagineux, muqueux. Ce sont, si l'on veut en conservant la juste expression de P. BROCA, des adénomes avec prédominance du tissu conjonctif. Supposons au contraire que la prolifération de l'épithélium glandulaire prédomine, la tumeur affecte un type différent; on se trouve en présence d'un épithélioma, d'un carcinome ou encore de ce qu'on a appelé la tumeur hétéradénique.

PRUDDEN a eu l'occasion d'étudier la structure d'une tumeur solide de la parotide chez un enfant de sept ans. Il s'agissait d'un *rabdomyome ;* l'auteur considère ce cas intéressant comme une confirmation de la théorie de CONHEIM sur la genèse des néoplasmes (*Amer. journ. of med. sc.*, avril 1883, p. 438).

3° TUMEURS LIQUIDES. — KYSTES SALIVAIRES

Les kystes salivaires de la parotide son peu connus. Tout ce que nous savons de ces collections repose sur quatre faits, dont deux publiés par BÉRARD ne sont rien moins que probants; les deux autres sont dus à A. DESPRÈS et à BOUCHAUD. Dans le cas de ce dernier, la tumeur s'était développée en un an chez une jeune fille de dix ans; le kyste, mou, indolent, fluctuant, donna par la ponction un liquide jaunâtre, visqueux, qui se reproduisit dès le premier repas; une seconde ponction permit de constater qu'il s'agissait bien de salive. Enfin, LAWRENCE aurait rencontré des kystes multiples dont un était suppuré.

NÉLATON conseille en pareille circonstance d'ouvrir le kyste par la bouche, de manière à créer une fistule buccale; ce conseil ne nous semble praticable qu'autant que la tumeur siège près du masséter. BOUCHAUD suivit ce précepte, mais le kyste s'abcéda, s'ouvrit à l'extérieur et guérit.

Duplay a désigné sous le nom de *grenouillette parotidienne* une dilatation des conduits et des canalicules dont Demarquay aurait observé un cas; il y avait tuméfaction de la parotide qui se remplissait d'air quand le malade gonflait les joues, et il sortait par le conduit de la salive mélangée à de l'air et du pus.

Signalons encore les rétentions salivaires, consécutives à l'oblitération mécanique du canal de Sténon, sous l'influence d'un traumatisme, d'un calcul ou d'un corps étranger.

4° ADÉNOME RÉGULIER

Les faits mentionnés par les auteurs comme des exemples d'hypertrophie vraie sont assez mal déterminés; plusieurs ont été observés à une époque où l'étude des tumeurs n'était qu'ébauchée. L'analogie du tissu d'une tumeur avec celui de la parotide, comme dans l'observation de Duke, observé sur un enfant de neuf mois, ne suffit pas pour poser le diagnostic d'adénome vrai. D'autre part, quelques auteurs, Bœckel, Delorme, ont cru devoir séparer les adénomes de tumeurs assez rares auxquelles ils ont donné le nom d'*angiome glandulaire*. Ce serait une sorte de tumeur érectile qui débuterait par une dilatation des vaisseaux normaux de la glande; celle-ci peu à peu deviendrait caverneuse. Ces tumeurs augmentent par l'effort et les cris de l'enfant, et sont un peu réductibles. Delorme pense, et nous partageons son avis, que le cas de Bérard considéré comme une hypertrophie glandulaire appartient à cette variété.

L'extirpation est le meilleur traitement lorsque la tumeur a pris un développement anormal.

5° TUMEURS CONJONCTIVES

SYNONYME. — Adénomes avec prédominance et altérations du stroma.

Toutes les variétés qui font partie de ce groupe ont des traits communs; elles dérivent du tissu conjonctif, s'associent les unes aux autres, s'entremêlent; leur développement est généralement lent, leur bénignité relative, car elles récidivent sur place. Nous laisserons de côté le myxome pur signalé par Virchow, néoplasme très rare, dont les caractères cliniques sont mal tranchés.

A. — FIBROME

Les fibromes de la parotide intéressent tantôt toute la glande, tantôt quelques lobules seulement; durs, résistants, ils crient sous le scalpel, et la coupe blanchâtre montre çà et là des îlots glandulaires jaune grisâtre, d'autant moins nombreux que la tumeur est plus développée. Le microscope permet d'y reconnaître des traînées fibreuses concentriques ou des travées enchevêtrées; il n'est pas rare de rencontrer dans leur épaisseur des dilatations kystiques formées aux dépens de quelques acini dont les canaux ont été étouffés.

B. — CHONDROME

Leur histoire n'est pas très ancienne. Entrevus par Bérard (1841), ils ont été étudiés par Paget (1853), Cruveilhier (1856) et surtout par Dolbeau (1858). Les recherches histologiques de Virchow, Ranvier, Planteau, Kaufmann, ont jeté quelque lumière sur cette question obscure.

Étiologie. — On sait fort peu de choses sur l'origine de ces néoplasmes; la parotide comme le testicule est un lieu d'élection de l'enchondrome: Conheim explique cette particularité de la même manière, par l'entraînement de quelques cellules de cartilage pendant la vie embryonnaire. Wartmann fait provenir le cartilage de l'endothélium des vaisseaux lymphatiques. L'enchondrome se rencontre à tous les âges, mais de préférence entre vingt et trente ans; d'après les observations publiées, les traumatismes antérieurs, les inflammations aiguës ou chroniques de la région ne seraient pas étrangers à son développement. On aurait vu le chondrome succéder à un coup de poing reçu neuf ans auparavant (Friedberg). Quant à l'opinion encore admise par Dolbeau, d'après laquelle la tumeur débuterait dans les ganglions lymphatiques, elle est aujourd'hui complètement abandonnée, car tout le monde place le point de départ dans le stroma.

Division. Anatomie pathologique. — Les auteurs divisent les chondromes en deux groupes suivant qu'ils sont purs, exclusivement cartilagineux, ou mixtes, complexes, c'est-à-dire mélangés à des éléments divers, sarcome, myxome. Nous avons dit plus haut en quoi consistaient ces transformations.

1° *Chondrome pur.* — Il forme une masse grosse comme une pomme d'api, lisse à sa surface ou bosselée, toujours encapsulée, elle crie sous le scapel et présente une coupe blanc bleuâtre. Au microscope on y retrouve les deux variétés du cartilage hyalin fœtal avec de grosses capsules, ou du cartilage à cellules ramifiées, analogues à celles de la tête du calmar.

Parmi les transformations qui succèdent à cette période, mentionnons l'ossification et la médullisation du cartilage, les kystes lacuneux muqueux ou colloïdes, les épanchements sanguins.

2° *Chondromes mixtes.* — Le chondrome est fréquemment associé au myxome; il en résulte des inégalités de consistance très marquées dans les différentes parties de la tumeur. Au lieu de la résistance dure, élastique du chondrome, on perçoit çà et là des points mous, presque fluctuants. L'élément glandulaire, souvent étouffé par suite des progrès du néoplasme, forme parfois des végétations et plus souvent des dilatations ampullaires qui contribuent à la formation des kystes. Une dernière variété fort mal connue sous le nom de cylindroma pourrait d'après Robin, Billroth et Virchow, être associée au chondrome.

Le chondrome est ordinairement unique; l'un de nous a vu un cas où il existait des deux côtés. Les métastases de ce néoplasme sont rares, puisque

KAUFMANN n'a pu en trouver qu'un exemple ; cependant la tumeur peut envahir de proche en proche les tissus voisins ; ainsi KNAPP a signalé la propagation d'un adéno-chondrome à la membrane du tympan.

Symptômes. — Le chondrome de la parotide, à sa période de crudité, est constitué par de petites tumeurs d'ordinaire multiples, mobiles, indolentes, à développement lent. Au bout d'un temps assez long, variant entre cinq et vingt ans, les petites nodosités primitives se rapprochent pour former une masse unique, ou bien l'une d'elles se développe plus que les autres. La peau saine n'est pas adhérente au néoplasme qui la soulève ; à la palpation les doigts perçoivent une sensation de dureté élastique, et en saisissant la tumeur en masse, on peut lui imprimer de légers mouvements. Le frottement du néoplasme contre le bord postérieur de la mâchoire détermine quelquefois pendant la mastication un bruit spécial. D'après DUPLAY, en recherchant la transparence avec une lumière, on observait à la périphérie un certain degré de translucidité.

Un des caractères typiques de ces productions morbides, c'est leur indolence prolongée ; de même, elles n'engendrent des troubles fonctionnels graves qu'autant qu'elles ont acquis un grand développement, le volume d'une tête de fœtus par exemple. Dans ces cas, la tumeur perd sa mobilité par suite des prolongements qu'elle envoie entre les ptérygoïdiens. A cette période, le ramollissement est déjà commencé, et à côté des bosselures dures, caractéristiques, on en sent d'autres plus molles. La peau distendue outre mesure est également susceptible de s'ulcérer. Les symptômes des chondromes mixtes offrent la plus grande analogie avec les précédents.

Ces tumeurs, après une période d'indolence souvent fort prolongée, acquièrent un développement qui force à intervenir. Il ne faut pas oublier que le chondrome de la parotide ne se propage pas aux ganglions, ne se généralise jamais. Mais cette bénignité est compensée par la tendance aux récidives.

Traitement. — DOLBEAU, en raison de l'évolution très lente des chondromes de la parotide, était hostile à l'intervention. Peut-être était-il trop optimiste, et avec DUPLAY nous pensons qu'en raison de l'inefficacité de tous les autres traitements, des dangers ultérieurs, une intervention hâtive et complète doit être préférée à l'abstention. C'est donc à l'extirpation qu'on aura recours en pareille circonstance. L'intervention se trouve d'ailleurs facilitée par l'encapsulement constant du néoplasme.

4° TUMEURS MALIGNES

A. — SARCOME

Le sarcome de la parotide est plus commun, dans la jeunesse et l'âge adulte, chez la femme que chez l'homme. Quant aux causes occasionnelles que les malades invoquent toujours pour expliquer l'apparition du mal (traumatismes, inflammations antérieures), elles ne nous semblent nullement démontrées.

DUPLAY admet quatre variétés : 1° le cysto-sarcome ; 2° le sarcome fasciculé ; 3° le sarcome encéphaloïde ; 4° le sarcome mixte. Il nous semble juste de les réduire à trois, car le cysto-sarcome ne représente pas un type spécial, et rien n'est plus commun que de rencontrer des kystes lacunaires ou des dilatations salivaires dans tous les sarcomes.

Le sarcome prend naissance dans le stroma, écarte les éléments glandulaires et peut acquérir des dimensions insolites. PATTERSON (*The Lancet*, 1879, vol. II) parle d'un myxo-sarcome qui mesurait $0^m,52$ de circonférence, il avait mis vingt-huit ans à se développer, et la tumeur ne gênait le malade que par son poids.

A la coupe toutes ces tumeurs, qu'elles contiennent plus ou moins de cellules fusiformes ou embryonnaires, présentent un aspect blanc grisâtre, rosé. La disposition lobulaire est encore visible, cependant on ne distingue plus nettement à l'œil nu ce qui appartient à la glande dégénérée. Çà et là le scalpel ouvre des cavités kystiques dont les dimensions varient entre celles d'un pois et d'une noix ; elles renferment un liquide clair parfois colloïde ou rosé. Le microscope permet de reconnaître dans la tumeur les divers éléments du sarcome et la nature des kystes. Les uns sont des lacunes provenant du ramollissement et de la fonte du sarcome, les autres représentent certainement des culs-de-sac glandulaires emprisonnés, qui ont formé des kystes par le fait de l'accumulation et de la transformation des produits sécrétés. Ils sont reconnaissables à leur épithélium ; il n'est pas rare de voir de véritables végétations villeuses bourgeonner dans la cavité du kyste ; cette forme correspond à l'adéno-sarcome de BILLROTH.

Ces tumeurs prennent naissance dans différents points de la glande, tantôt dans les parties superficielles, tantôt dans les parties profondes ou en avant dans la parotide accessoire. Elles ont une tendance à se porter vers la peau qu'elles respectent sans y adhérer, tant que le néoplasme n'a pas acquis un assez grand volume. Dans ce dernier cas, tous les organes nerveux et vasculaires contenus dans la loge parotidienne sont comprimés, altérés, mais rarement détruits. Le nerf facial en particulier est exceptionnellement compris dans la tumeur, il se trouve refoulé en avant ou en arrière. Comme dans tous les sarcomes, les ganglions lymphatiques sont sains.

Symptômes. — L'affection débute par une tuméfaction indolente qui ne présente aucun signe caractéristique, se développe lentement, quelquefois par poussées, surtout chez les femmes. Au bout d'un temps variable, généralement assez long, dix, quinze, vingt ans, le sarcome entre dans une phase d'évolution rapide ; son volume triple et parfois atteint des dimensions énormes ; on en a vu descendre jusqu'à la clavicule. Une de ces tumeurs dans un cas cité par BEAUCHET, pesait 3 kilogrammes. Arrivé à ce degré, le sarcome déforme les parties, le conduit auditif, le pavillon de l'oreille, repousse la mâchoire en avant, soulève le sterno-mastoïdien, produit la surdité, gêne les mouvements de mastication et de déglutition. Par son poids il tend à dévier la tête du côté malade ; les douleurs augmentent d'intensité. Arrondi, quand il est petit, le sarcome devient bosselé ; un lacis veineux très développé sillonne la surface de la peau. La consistance change nécessairement suivant la variété et l'existence des kystes. La mobilité est presque nulle, à moins que le sarcome n'ait pris naissance dans la parotide accessoire. On ne sait rien de précis sur l'état de la sécrétion salivaire ; cependant, dans un fait mentionné par TRIQUET, il y avait de la sécheresse du côté correspondant.

Par suite de sa distension, et non par envahissement, la peau amincie par le sarcome se modifie, s'ulcère et donne naissance à une plaie qui se recouvre de bourgeons sarcomateux rosés, fermes, sécrétant une lymphe peu fétide.

Pronostic. — Ces tumeurs ne se généralisent pas, mais repullulent sur place ; le pronostic est donc relativement bénin. Suivant DUPLAY, la récidive serait rare ; il base son opinion sur la statistique de BÉRARD, portant sur cinquante-deux cas, dans laquelle on ne trouve que trois ou quatre récidives. L'impression que nous a laissée la lecture des faits et ce que nous avons vu nous porte à croire qu'elles sont plus fréquentes. Les malades sont aujourd'hui rarement emportés par quelque complication opératoire.

Traitement. — Ce que nous venons de dire fera comprendre la nécessité d'une intervention hâtive, alors que la tumeur, circonscrite, peu volumineuse, est encore facilement accessible. La même indication se présente également pour les gros sarcomes, mais il faut se prémunir en vue de la ligature des artères et veines importantes et s'entourer de tout l'aide nécessaire en vue d'une opération sinon très difficile, du moins périlleuse. Dans la mesure du possible on devra chercher à conserver le facial, à disséquer les gros vaisseaux pour les épargner.

L'extirpation des tumeurs de la parotide a été pratiquée un grand nombre de fois ; BÉRARD en avait réuni 52 exemples ; BRAINARD aurait relevé 91 cas d'extirpation totale probable ; sur 168 faits rassemblés par BRUNS, cinq fois les malades sont morts des suites de l'opération (érysipèle, phlegmon, pyohémie) ; douze fois l'extirpation a été totale ; 46 fois la plus grande partie de la glande a été enlevée, et 109 fois on n'a pratiqué qu'une opération incomplète. Comme accidents consécutifs, il faut signaler la paralysie faciale et la fistule salivaire.

B. — CARCINOME. — ADÉNOME ATYPIQUE

Suivant DUPLAY, le carcinome de la parotide serait très rare et l'on n'en connaîtrait qu'une vingtaine de cas. Il nous semble bien difficile de se prononcer sur la fréquence relative du carcinome de la parotide, parce que l'étude de ces productions morbides est encore trop incertaine.

C'est habituellement dans la seconde partie de la vie que la tumeur se développe ; d'ailleurs le cancer de la glande n'est pas souvent primitif, car il est assez commun de voir les ganglions qui occupent cette région se prendre consécutivement à une tumeur des muqueuses, un cancroïde des paupières, des joues, du nez, du pharynx.

On y retrouve toutes les variétés du carcinome, le squirrhe, généralement petit et ligneux, l'encéphaloïde plus gros et plus mou, d'aspect lardacé, grisâtre, remarquable par sa structure alvéolaire et sa tendance à envahir les parties voisines. Sur un malade que nous avons observé, la tumeur formait une saillie mollasse et présentait cet aspect spécial comparé par VELPEAU à une tête de brioche. Les éléments glandulaires ne tardent pas à disparaître et dans les récidives on ne trouve plus trace des acini.

Il existe dans la parotide une autre variété de cancer, désignée sous le nom d'épithélioma tubulé, signalée par ROBIN, VERNEUIL et que les Allemands décrivent sous le nom de carcinome glandulaire. Leur aspect est blanc jaunâtre, leur tissu friable; à la pression on fait sortir de la coupe des vermiothes formés par des débris épithéliaux. Ces tumeurs sont constituées par un bourgeonnement néoplasique extrêmement actif de l'épithélium des acini et des conduits qui poussent des prolongements dans tous les sens en forme de tubes contournés. Ces tumeurs envahissent habituellement les ganglions. Cette propagation survint après plusieurs années dans un cas que nous avons observé et qui a été opéré par CHAUVEL. Le malade mourut après trois ou quatre récidives locales ; on trouva plusieurs foyers métastatiques, entre autres une tumeur mélanique du volume du poing dans le foie.

L'épithélioma secondaire, propagé des régions voisines aux ganglions et plus tard à la parotide, offre les caractères des tumeurs primitives ; on y trouve des globes épidermiques cornés ou colloïdes et les bourgeons épithéliaux classiques entourés à la périphérie par une zone du tissu embryonnaire.

Symptômes. — Insidieux à ses débuts, le carcinome peut passer inaperçu tant qu'il n'a pas atteint un volume suffisant pour déterminer des troubles fonctionnels et faire une saillie extérieure. D'ailleurs, quelques particularités dans les symptômes différencient seules ces néoplasmes d'avec les autres néoplasmes. La tumeur, généralement dure, est plus molle quand elle a franchi l'aponévrose, elle se répand dans le tissu cellulaire, envahit la peau en formant le champignon mollasse dont nous avons parlé. Plus tard, par suite de l'infiltration des parties voisines, la tumeur n'a plus de limites précises et l'on n'aperçoit pas la saillie du sterno-mastoïdien soulevé, comme dans les tumeurs conjonctives. Les mouvements de la mâchoire sont de plus en plus gênés, l'ouïe compromise ; les prolongements profonds du néoplasme repoussent la paroi pharyngienne, on peut voir et sentir la tumeur par la bouche. Du côté du cou il existe souvent une chaîne ganglionnaire plus ou moins adhérente à la masse primitive. Au nombre des caractères propres au carcinome, nous rangerons les douleurs lancinantes précoces qui s'irradient à tout le côté de la tête, la paralysie du facial, l'adhérence à la peau et la rapidité de l'évolution du néoplasme.

A mesure que la tumeur s'accroît, la peau est envahie, devient bleuâtre, violacée, luisante et s'ulcère ; la plaie consécutive se recouvre bientôt de bourgeons charnus, mollasses, saignants qui sécrètent une sanie purulente fétide. Il n'est pas rare de voir les portions superficielles du néoplasme se sphacéler et s'éliminer en produisant des hémorrhagies successives redoutables. Dans un cas de RICHET, le cancer avait poussé des bourgeons dans l'intérieur de la jugulaire.

La marche des carcinomes parotidiens, nous l'avons dit, est rapide; assez fréquemment l'affection évolue en un an, très peu de malades dépassent deux ans. D'ailleurs la mort arrive ici comme dans les tumeurs de ce genre soit par l'infection générale et la cachexie, soit par des hémorrhagies répétées ou foudroyantes, par des troubles de la circulation cérébrale consécutifs à la compression des gros vaisseaux. Il n'y a lieu de faire exception que pour l'épithéliome tubulé qui a une tendance beaucoup moindre et plus lente à la généralisation. Cette évolution spéciale démontre qu'il s'agit là d'une variété mal classée des tumeurs glandulaires.

Traitement. — L'extirpation totale peut seule enrayer, sinon guérir le mal, mais il ne faut pas y recourir lorsque la tumeur volumineuse s'est propagée à toute la glande et aux régions voisines. On serait autorisé dans les cas inopérables, après avoir lié la carotide primitive comme Moore, à employer des applications caustiques. Par ce moyen la souffrance serait atténuée et la marche fatale du carcinome un peu retardée.

7° TUMEURS MÉLANIQUES

Cette variété est assez rare, puisque Delorme n'a pu en réunir que cinq ou six exemples, dont trois cités par Bérard. Cependant on trouve mention d'autres faits dans les divers traités ; Gross a enlevé une tumeur mélanique. On ne sait rien de bien précis sur la nature exacte de ces néoplasmes ; ils apparaissent d'ordinaire chez des adultes et quelquefois consécutivement à une petite tache mélanique de l'oreille, de la joue, de la paupière. Les unes sont superficielles, d'autres profondes.

Dans un cas que nous avons opéré ensemble sur un adulte, la tumeur parotidienne, comme dans l'observation de Liston, était consécutive à un petit nœvus de la paupière. Les ganglions parotidiens formaient une masse plus grosse que le poing, étendue de l'oreille à la région carotidienne ; la peau violacée ne permettait pas, comme on a pu le faire ailleurs, d'affirmer la nature mélanique du néoplasme. A la coupe on trouva les ganglions remplis d'une bouillie noirâtre, et ceux qui étaient encore indurés avaient l'aspect de truffes. Nous dûmes lier la carotide externe, diminuée de calibre et envahie par le produit morbide. La récidive survint après une période d'amélioration qui dura plusieurs mois.

8° DIAGNOSTIC DES TUMEURS DE LA RÉGION PAROTIDIENNE

Pour faciliter le diagnostic toujours malaisé des tumeurs dans la région parotidienne, Duplay les divise en deux groupes : superficielles et profondes. C'est en quelque sorte un premier diagnostic anatomique qui permet de distinguer les tumeurs indépendantes de la glande. Kystes, lipomes, ganglions indurés ou tuberculeux, angiomes simples ou rameux sont des tumeurs superficielles dont les caractères nettement tranchés laissent peu de place à l'erreur. L'origine congénitale, la transparence, la consistance, l'évolution, l'aspect même de la lésion constituent d'utiles moyens pour les séparer les unes des autres. Tout au plus pourrait-on avoir quelque doute sur la nature d'un ganglion isolé.

Le diagnostic n'est réellement bien difficile que pour les tumeurs profondes. Comment pourrait-il en être autrement alors que les variétés anatomo-pathologiques sont encore indistinctes? Mieux vaut actuellement conserver la vieille division en tumeurs bénignes et en tumeurs malignes, qui correspond assez exactement à la séparation des néoplasmes en deux groupes, l'un conjonctif, l'autre épithélial. Pour faciliter le travail du lecteur, nous opposerons les uns aux autres les caractères des deux groupes dans le tableau suivant :

TUMEURS BÉNIGNES OU CONJONCTIVES
LIPOME, CHONDROME, MYXOME, SARCOME

1° Affections qui débutent dans le jeune âge ou chez l'adulte.

2° Développement généralement lent (5, 10, 20 ans) et parfois par poussées.

3° Tumeurs encapsulées, circonscrites, mobiles quand elles ne sont pas trop grosses.

4° Indolence et indifférence remarquables très prolongées.

5° Paralysie faciale exceptionnelle par suite du refoulement de la glande. Tumeurs d'ordinaire arrondies ou bosselées.

6° La peau reste mobile sur la tumeur et ne s'infiltre pas; elle s'ulcère par amincissement et mortification à la dernière période par suite du grand déplacement du néoplasme.

7° La plaie festonnée se recouvre de bourgeons fermes, rosés, qui sécrètent un liquide jaunâtre peu fétide.

8° Les ganglions ne sont presque jamais envahis par le néoplasme.

9° Pas de métastase ni de cachexie.

10° Extirpées complètement, ces tumeurs ne récidivent pas, sauf le sarcome.

TUMEURS MALIGNES, ÉPITHÉLIALES
CARCINOMES

1° Début tardif, entre quarante-cinq et soixante ans.

2° Développement régulier et rapide. Évolue en moins de deux ans.

3° Tumeurs non enkystées, mal circonscrites, remarquables par leur tendance à infiltrer les parties voisines et à y adhérer.

4° Douleurs lancinantes précoces qui ne font que s'accroître.

5° Paralysie faciale très fréquente. Tumeurs irrégulières.

6° Peau de bonne heure intimement adhérente; s'ulcère par l'infiltration des éléments du carcicome.

7° L'ulcère taillé à pic se recouvre de bourgeons molasses, fongueux, qui saignent au moindre contact et sécrètent un ichor extrêmement fétide.

8° La propagation du néoplasme aux ganglions du voisinage est la règle.

9° Métastase fréquente. — Cachexie.

10° La récidive est presque constante.

CHAPITRE III

AFFECTIONS DE LA RÉGION SUS-HYOÏDIENNE

§ 1er. — Lésions traumatiques.

Nous serons brefs sur les lésions traumatiques de la région sus-hyoïdienne, d'ailleurs assez peu communes en raison de la forme des parties, de leur mobilité et surtout de la protection que leur offre le maxillaire inférieur.

Sauf dans de rares exceptions (chute sur un corps pointu, coup de corne), les plaies de cette région sont consécutives à des tentatives de suicide, qu'il s'agisse de coups de rasoirs transversaux ou obliques ou de coups de feu tirés sous le menton. Dans les deux cas il en résulte des plaies parfois considérables, qui tantôt n'intéressent qu'une partie des tissus, tantôt toute leur épaisseur ; elles communiquent alors avec la bouche ou le pharynx. L'expansion des gaz, à la suite des plaies d'armes à feu, contribue encore à augmenter l'aspect repoussant de ces blessures. Plusieurs fois la linguale a été lésée par des projectiles (*Schmidt's Jharb.*, t. CXCI, p. 168).

Les lésions des glandes sous-maxillaire et sub-linguale sont peu communes, ce n'est que dans quelques cas d'opérations qu'on a observé des fistules salivaires consécutives.

Seules les plaies pénétrantes présentent un intérêt réel. En dehors de l'hémorrhagie facile à comprendre dans une région où l'on rencontre les troncs de la faciale, de la linguale et de leurs branches, la mobilité même des tissus modifie la forme de la blessure. Ainsi les plaies transversales disparaissent lorsque la tête est penchée en avant, tandis qu'elles deviennent largement béantes dès que le cou est dans l'extension. La blessure de l'épiglotte, des piliers ou du voile du palais, de la langue, compliquent quelquefois ces lésions et exposent le patient à des accidents immédiats, tels que la suffocation et l'asphyxie par obstruction du larynx. Si les malades survivent à ces traumatismes, ils conservent parfois des fistules assez larges par où s'écoule la salive et qui gênent notablement la phonation et la déglutition.

Mentionnons encore les vastes mutilations produites par de gros projectiles qui enlèvent toute la partie inférieure de la face et ne laissent que quelques lambeaux informes de la région sus-hyoïdienne. LARREY, BAUDENS, LEGOUEST, en citent plusieurs exemples et l'on peut voir au Musée du Val-de-Grâce « les débris glorieux » de malheureux qui ont traîné pendant de longues années la plus triste existence.

Il n'est pas absolument rare d'observer des projectiles arrêtés dans l'épaisseur des parties molles du plancher de la bouche ; nous avons parlé ailleurs d'une balle logée contre l'hypoglosse ; le fait de BÉRIGNY et BEAUMETZ, observé sur un officier blessé pendant la Commune, mérite une mention spéciale. Il s'agit d'un biscaïen mesurant 0^m,04 de diamètre et pesant 295 grammes logé entre l'os hyoïde et l'angle de la mâchoire. Durant trois mois, il fut méconnu et provoqua des accidents graves qui nécessitèrent la trachéotomie.

Les indications du traitement restent ici les mêmes que pour les plaies du cou. On proscrit la suture afin d'éviter un gonflement trop considérable des parties molles, la rétention des liquides et les menaces d'asphyxie. Cette proscription n'a sa raison d'être que pour les plaies pénétrantes, car avec les précautions de la méthode antiseptique on ne court aucun danger à suturer les autres. S'agit-il d'une plaie large et profonde, le meilleur traitement consiste, après avoir pratiqué l'hémostase, à rapprocher les parties en fléchissant la tête, pendant les premiers jours. Si l'asphyxie devenait imminente, la trachéotomie serait indiquée.

Dans le cas d'hémorrhagie grave, le chirurgien donnera la préférence à l ligature des deux bouts dans la plaie; la ligature des troncs doit être considérée comme un pis-aller. Enfin, pour obvier à quelques-uns des inconvénients qui résultent des fistules persistantes, l'emploi d'obturateurs sera parfois seul possible; mais les procédés autoplastiques sont plus recommandables.

§ 2. — Lésions inflammatoires

1° PHLEGMON SUS-HYOÏDIEN

Bibliographie. — *Gaz. des Hôp.*, 1869. — Thèse de Paris. — 1875, DUMONTHEIL-GRAMPRÉ.

Diverses causes déterminent la formation du phlegmon sus-hyoïdien; telles sont les plaies de la région buccale inférieure; mais c'est surtout à la suite de la pénétration de principes infectieux ou septiques qu'on a l'occasion d'observer le phlegmon diffus sus-hyoïdien, le seul qui par sa gravité mérite de nous retenir. D'abord nous en séparons l'inflammation de la glande sous-maxillaire, vulgairement appelée grenouillette aiguë, que nous étudierons bientôt sous le nom de sous-maxillite.

Les adénopathies, si communes dans cette région, expliquent suffisamment la fréquence des adéno-phlegmons dont l'évolution ne présente que quelques particularités. Suivant la cause qui la produit, l'adénite évolue plus ou moins vite vers la suppuration. Il faudrait en rapprocher certaines adénites septiques, telle que celle qui est désignée par les Allemands sous le nom d'angine de Ludwig.

Toute autre est la marche de l'adéno-phlegmon tuberculeux; il reste en quelque sorte circonscrit, encapsulé autour du ganglion; habituellement on assiste à des poussées successives, puis à la formation de fistules toujours longues à guérir.

Les symptômes locaux et généraux de l'affection offrent donc une extrême variabilité. Si dans ces derniers cas ils semblent subaigus, au contraire dans d'autres formes, le pus tend à fuser, à gagner la base de la langue et à produire toute une série de désordres fonctionnels et organiques qui menacent la vie du malade. Signalons rapidement la fièvre, la gêne de la déglutition et de la phonation, et surtout la gêne respiratoire qui peut déterminer l'asphyxie. D'autres fois, le pus fuse en suivant le trajet des vaisseaux de la région sus-hyoïdienne dans la région carotidienne et même dans les médiastins, ainsi que MALASSEZ et LUCAS-CHAMPIONNIÈRE en ont rapporté des exemples. Rappelons aussi la possibilité de l'ulcération des gros vaisseaux.

Traitement. — Les émollients et les narcotiques sont préférables aux antiphlogistiques qui échouent habituellement. Dès que le pus est formé, il faut intervenir. Il peut paraître avantageux d'ouvrir les phlegmons par la bouche pour éviter une cicatrice, mais la guérison sera plus prompte en pratiquant extérieurement une incision suffisamment large; le drainage permettra de faire fréquemment des injections antiseptiques.

Lorsque le phlegmon est dû à la suppuration des ganglions sous-maxillaires, VERNEUIL conseille le moyen suivant pour pénétrer à coup sûr et sans danger jusqu'au centre de ces abcès.

Il faut d'abord s'assurer de la situation de l'angle de la mâchoire; pour cela, d'un point quelconque du bord postérieur de la branche ascendante du maxillaire inférieur, tracer une ligne verticale, d'un autre point du bord inférieur de la branche horizontale tracer une ligne horizontale ; c'est à l'intersection de ces deux lignes que se trouve l'angle de la mâchoire. En dedans de cet angle, défalquer deux travers de doigt, c'est-à-dire l'épaisseur du masséter, le ganglion est à 1 centimètre au-dessous de ce second point. C'est là qu'il faut plonger le bistouri, en dirigeant la pointe vers le plancher de la bouche, pénétrer 1 ou 2 centimètres de profondeur suivant le gonflement, il faut alors faire décrire à la lame un demi-tour sur elle-même, et l'on voit sourdre quelques gouttelettes de pus. A ce moment on remplace le bistouri par une sonde cannelée et l'on agrandit l'ouverture.

2° SOUS-MAXILLITE

SYNONYMES. — Grenouillette aiguë. — Angine de Ludwig.

Bibliographie. — LUDWIG. *Schmidt's Jahrb.*, t. XV, p. 25, 1837. — CAMERER, *Ibid.*, t. XXII, 1839. — ALBERS, *Ibid.*, t. XLIV, 1844, p. 176. — HOUILLON, Strasbourg, 1875. — ROTTER, 15° *Congrès allem. de chirurgie*, 1886. — HAUSSMANN, *Actinomycose*, *Arch. gén. de méd.*, 1889.
Thèses de Paris. — 1880, MACHADO, BUFFARD. — 1884-85, BOCHLER.

La pathologie de la glande sous-maxillaire est encore fort obscure et son inflammation mal connue. Elle a été confondue avec le phlegmon de la loge qui la renferme, tandis que dans les cas bénins on en a fait une variété de grenouillette désignée sous le nom de *grenouillette aiguë*. Nous avons cru utile de faire cesser cette confusion en décrivant sous le nom de sous-maxillite l'inflammation de la glande. Il en existe deux degrés, l'un léger qui n'aboutit pas à la suppuration, l'autre plus aigu susceptible de suppurer.

A. — SOUS-MAXILLITE LÉGÈRE. — GRENOUILLETTE AIGUE

Ses causes sont très variées : séjour de corps étrangers dans le canal de Warthon, inflammations muqueuses de la bouche propagées au conduit et à la glande. IPSCHER (*Berl. klin. Wochens.*, 1879) parle d'une tumeur salivaire intermittente consécutive à une inflammation fibrineuse chronique du conduit de Warthon. L'auteur a imaginé le nom de *sialodochite* pour désigner cette inflammation chronique du conduit salivaire. La glande sub-maxillaire est quelquefois le siège des oreillons ; MACHADO a réuni dans sa thèse les cas connus de cette manifestation bénigne.

L'oblitération pathologique ou mécanique du canal de Warthon est-elle susceptible d'amener la sous-maxillite? Les exemples d'érosions, d'aphtes, d'exsudats pseudo-membraneux au niveau de l'ostium sont incontestables.

D'un autre côté, les expériences physiologiques de Cl. Bernard, Pitres, Vaillard et Arnozan, sont absolument contradictoires. Ces derniers, contrairement à Cl. Bernard, n'ont rien obtenu en liant le canal de Warthon. Tillaux admet la dilatation du conduit, mais elle serait très peu marquée et la tumeur que nombre d'auteurs, Forget, Verneuil entre autres, ont vue survenir en liant le canal ou 'en irritant l'ostium, résulterait de l'épanchement de salive dans la bourse de Fleischmann. La question est donc indécise. Rappelons enfin que Vidal et plus récemment Verneuil font intervenir le spasme du canal pour expliquer l'affection.

Symptômes. — Souvent la sous-maxillite débute brusquement; la présence d'un petit corps étranger suffit à provoquer des symptômes d'une gravité disproportionnée à la cause. Douleurs vives, gêne des mouvements de la langue et de la déglutition, tuméfaction rapide du plancher buccal, tels sont les premiers phénomènes. La tumeur oblongue, unilatérale, effilée à la partie antérieure, permet de sentir une induration au niveau du canal de Warthon; la fluctuation n'est jamais franche. Il n'est pas rare de constater la présence d'un corps étranger ou d'un calcul, ou comme Richet, d'une pseudo-membrane au niveau de l'ostium. En général, ni la pression, ni le dépôt d'un grain de sel sur la langue ne font sourdre la salive, le cathétérisme au contraire, amenant l'issue de ce liquide, soulage le malade. La glande traduit sa participation à l'affection par un gonflement œdémateux.

La marche de la sous-maxillite est variable; au bout de quelques jours, l'inflammation se résout ou bien passe à l'état chronique, constituant alors une tumeur salivaire située dans le canal de Warthon, suivant les uns, dans la bourse de Fleischmann d'après Tillaux. Signalons encore la terminaison par induration ou suppuration de la glande. Assez souvent la maladie procède par poussées successives; les faits de Cumano, de Robert, sont des plus instructifs à ce point de vue.

Traitement. — Rétablir la perméabilité du conduit, enlever les corps étrangers et les calculs, au besoin ouvrir largement la tumeur, telles sont les indications urgentes. Le cathétérisme du canal est un moyen palliatif. Si la glande était indurée et sclérosée, on pourrait suivre la conduite de Terrier et l'extirper.

B. — SOUS-MAXILLITE AIGUË

Cette variété, analogue à la parotidite, est encore assez mal connue. Tantôt elle consiste dans un gonflement de la glande, œdémateux, diffus, comparable aux oreillons, tantôt elle est plus aiguë et se termine par la suppuration partielle ou totale de l'organe.

Féréol a publié un exemple de sous-maxillite aiguë dans le cours de la blennorrhagie; il n'y eut pas de suppuration, mais la ressemblance avec un adéno-phlegmon était telle qu'on fit une incision profonde. Il y avait à ce moment une tuméfaction œdémato-phlegmoneuse énorme, qui s'étendait de l'œil à la base du cou. Fournier aurait observé un fait semblable. Dans les deux cas, bien que l'incision ne rencontrât pas de collection purulente, les malades furent soulagés (*Archives générales de méd.*, t. VIII, 1854, p. 208).

La sous-maxillite suppurée, un peu moins rare, a été notée à la suite du séjour prolongé des corps étrangers ou des calculs. Elle existait dans les faits de CHASSAIGNAC. Le médecin Guastalla, dont CUMANO a publié l'histoire, eut des abcès multiples dans la région sous-maxillaire par suite du séjour d'une paille dans le canal de Warthon.

C'est surtout sous forme épidémique que la suppuration de la sous-maxillite a été observée. Les Allemands lui donnent le nom de *Cynanche Ludwigii acuta*, sorte de maladie septique qui présente une acuité remarquable.

LUDWIG, qui décrivit le premier l'affection en 1836, croyait à une sorte d'érysipèle interne. W. ROSER, 1883, en fait une sous-maxillite épidémique diffuse. Les recherches plus récentes d'ISRAEL, de PONFIK, BOLLINGER, ROTTER, etc., ont montré qu'il s'agissait d'une affection de nature parasitaire.

Le botaniste HARZ à qui on soumit le parasite établit qu'il s'agissait d'un champignon rayonné ou *Actinomyce* (de ακτίν, rayon), d'où le nom d'*Actynomycose*, qui, après s'être développé dans la cavité buccale, pénétrerait dans la glande par le canal de Warthon ou à travers une dent cariée (ROTTER).

ROSER (de Magdebourg) pense que les faits observés par lui en 1883 avaient semblable origine.

A peu près inconnue chez nous, cette angine a été signalée pour la première fois en Angleterre en 1884 (*The Lancet*).

Les symptômes de la sous-maxillite suppurée ont une grande analogie avec ceux du phlegmon sus-hyoïdien, mais la lésion est plus circonscrite. Pendant un certain temps il existe au-dessous du maxillaire une tumeur de la grosseur d'une cerise qui gagne peu à peu la région sous-mentale. Si l'on n'intervient pas, des phénomènes d'inflammation aiguë éclatent brusquement. Il suffit de se rappeler le degré de résistance de l'enveloppe fibreuse de cette glande pour comprendre quelle pression doivent supporter les éléments enflammés. Aussi voit-on rapidement survenir une forte tuméfaction et par la proximité du larynx et du pharynx, des troubles du côté de la respiration et de la déglutition. Un ensemble de symptômes généraux graves à forme typhoïde accompagne ces accidents. Rapidement il se fait de l'auto-infection par suite de la résorption des produits putrides, et il n'est pas rare de voir se produire la gangrène des parties internes de la glande.

Avant l'apparition des phénomènes inflammatoires, ROTTER (de Berlin) conseille l'ablation pure et simple de la tumeur dès qu'il y a menace de suppuration; il faut inciser largement jusque dans le foyer qui sera râclé, cautérisé et pansé antiseptiquement.

3° CORPS ÉTRANGERS ET CALCULS DU CANAL DE WARTHON

Bibliographie. — CLAUDOT, *Arch. gén. de méd.*, 1874. — CHAUVET, Th. de Paris, 1877. — POULET, *Traité des corps étrangers*, Paris, 1879. — CLOSMADEUC, Th. de Paris, 1855. — JARJAVAY, *Soc. de chir.*, t. III, p. 499. — STEIGER, *Rev. des sc. méd.*, t. XV, p. 614. — TERRIER, *Union méd.*, 1874. — HORTELOUP, *Soc. de chir.*, 1877, p. 21. — FEROCI, *Comment. clinica di Pisa*, 1878.

A. *Corps étrangers.* — L'*ostium umbilicale* est si étroit que l'on comprend la rareté de la pénétration des corps étrangers dans ce conduit glandulaire. A peine existe-t-il dans la science sept ou huit cas de ce genre. Citons parmi ces corps étrangers, tous longs et grêles, une soie de sanglier (ROBERT), un poil de brosse à dents (VIELLE), un épi de graminée (CLAUDOT), une paille (CUMANO), une arête de poisson (DELÉRY).

Tantôt les accidents du début sont légers et se bornent à une sorte d'agacement persistant, tantôt au contraire, comme dans le cas de CUMANO, la douleur présente de suite une grande acuité, jointe à la difficulté de mouvement de la langue et de la mâchoire. Abandonnée à elle-même, l'affection détermine des phénomènes assez variables.

1º Les symptômes du début ne se calment pas; la glande sous-maxillaire s'enflamme et la sous-maxillite donne lieu à des abcès successifs, comme dans les cas de CUMANO, CHASSAIGNAC. 2º Il se forme une dilatation du canal de Warthon et de la glande, on découvre sous la langue une double tumeur: l'une antérieure piriforme, fluctuante, formée par le canal; l'autre postéro-externe, dure, résistante, douloureuse à la pression.

3º Le corps étranger s'incruste souvent de matières phosphatiques; on l'a vu ulcérer le plancher de la bouche et faire saillie à travers la petite plaie.

Quelques malades ont pu garder leur corps étranger pendant des mois et des années, sans être gênés par sa présence; cependant l'indication de l'extraction avec ou sans débridement s'impose toutes les fois qu'on pourra soupçonner l'existence d'un corps étranger. Seuls l'exploration du canal avec un stylet de Méjean et les commémoratifs pourront mettre le chirurgien sur la voie du diagnostic.

B. *Calculs.* — Des concrétions calculeuses se forment quelquefois dans les conduits salivaires et surtout dans le canal de Warthon. Nous avons vu plus haut que les corps étrangers devenaient le noyau de ces calculs; la pathogénie de l'affection est loin d'être aussi facile à saisir dans les autres cas; BURDEL a cité un exemple de calcul congénital. On a fait intervenir l'inflammation, le rétrécissement des conduits ou des orifices sans preuve suffisante. Tout ce qu'on sait, c'est que la lithiase salivaire, bien connue depuis la thèse de CLOSMADEUC, a été observée à l'âge adulte, plus souvent chez l'homme que chez la femme.

Anatomie pathologique. — Il y aurait lieu d'établir une distinction entre les calculs, suivant qu'ils siègent dans la glande ou dans les canaux; ces derniers seraient de beaucoup les plus communs. Tantôt les calculs sont contenus dans le canal de Warthon dilaté, tantôt dans les tissus ambiants où ils se créent une loge après avoir ulcéré les parois du conduit. Leur volume n'est jamais très considérable, et l'un des plus gros, dont STEIGERT a publié l'observation, pesait plus de 7 grammes, mesurant $0^m,095$ de circonférence et $0^m,03$ de longueur. Habituellement ils ont les dimensions et la forme d'un petit noyau de dattes ou d'olive. On trouve parfois à leur surface une ou plusieurs gouttières qui livrent passage à la salive. Les gros calculs sont d'ordinaire uniques, mais il n'est pas rare d'en rencontrer plusieurs et même jusqu'à dix, comme dans un cas de RIBES. Ces concrétions jaunâtres, dures, stratifiées, sont composées de phosphates de chaux et de magnésie et de traces de carbonates.

TILLAUX, dans ses recherches expérimentales, n'a pu conduire la dilatation du canal au delà des dimensions d'une plume de corbeau ; sans doute cette ectasie pourrait se produire lentement, car on a eu maintes fois l'occasion de constater que le conduit formait une sorte de dilatation ampullaire cylindrique à une petite distance de son orifice. De plus, la muqueuse du canal est toujours altérée, surtout en arrière, bien qu'il n'existe pas de grenouillette proprement dite.

Symptômes. — Dès que le calcul a atteint un certain volume, il détermine de la gêne dans les mouvements de la langue et de la mâchoire, dans la mastication et la déglutition. C'est à l'occasion de ces accès douloureux, décorés du nom de *coliques salivaires* par VERNEUIL, que les personnes consultent le médecin. Les crises intermittentes réapparaissent de préférence au moment des repas et sont vraisemblablement dues à la rétention salivaire.

En explorant la région, on sent au-dessus de la langue et dans le sillon linguo-maxillaire une petite tumeur dure ; en la comprimant on fait sourdre par l'ostium un liquide trouble ou purulent ; d'autres fois, l'obstruction est complète, et un grain de sel placé sur la langue ne détermine l'issue de la salive que d'un seul côté. Un stylet fin introduit dans le canal rencontre un corps dur, résistant ; la glande sous-maxillaire est généralement indurée, douloureuse. Parmi les accidents qui peuvent survenir, nous noterons la suppuration du conduit, la formation d'abcès extérieurs au conduit, la sous-maxillite aiguë ou chronique.

Diagnostic. — Sans parler des cas où le calcul fait saillie à travers l'orifice du canal ou une ulcération de la muqueuse, quand les accès douloureux n'existent pas, le diagnostic n'est pas très difficile. Il en est tout autrement lorsque le malade vient trouver le chirurgien à l'occasion d'un des accidents mentionnés plus haut. Ce sont généralement les symptômes de la maxillite qui dominent la scène, et c'est après avoir distingué cette complication du phlegmon sus-hyoïdien qu'on sera amené à en rechercher les causes. Plus d'une fois, en ouvrant un abcès sublingual ou une grenouillette, la pointe du bistouri rencontrant un corps dur a décélé la présence du calcul.

Traitement. — Dès que l'existence d'une concrétion est constatée, il est indiqué de l'extraire. Les suites de l'opération sont simples, bien que l'extraction n'enraye pas toujours la marche de la sous-maxillite qui peut suppurer, comme dans le cas de STEIGERT. Si l'affection est ancienne, la glande reste indurée.

§ 3. — Tumeurs de la région sus-hyoïdienne.

1° GRENOUILLETTES

Bibliographie. — LOUIS, *Mém. de l'Ac. roy. de chir.*, 1757, t. III, p. 460, et *Ibid.*, 1774, t. V, p. 405. — DUPUYTREN, *Leçons orales*, 1833, p. 295. — BOYER. *Mal. chir.*, t. VI, p. 286. — FORGET, *Mém. de la Soc. de chir.*, t. II, 1851. — *Bull. de la Soc.*

de chir., 1853, 1854, 1869, 1881. — DELENS, *Revue de Chirurgie*, t. I⁰ʳ, p. 209, 1881. — SONNENBURG, *Arch. f. Klin. Chir.*, t. XXIX, p. 627. — GROSS et VAUTRIN, *Revue méd. de l'Est*, 1886.

Thèses de Paris. — 1861, MAYNIER. — 1868, DEMONS. → 1871, RAILLARD. — 1883, MÉRIOT, RICHER. — 1884-85, REMIGNON. — 1886-87, BOURRÉE.

Thèse de Strasbourg. — 1845, BERTHERAND.

Définition. — Sous le nom de grenouillette, on a décrit pendant longtemps les diverses collections liquides ou enkystées observées sur le plancher de la bouche. Il nous semble rationnel de réserver ce terme pour désigner les tumeurs liquides d'origine *salivaire* et de décrire isolément les kystes congénitaux ou hydatiques rares dans cette région.

Nous étudierons trois variétés de grenouillettes : 1° grenouillette sublinguale ; 2° grenouillette du canal de Warthon ; 3° grenouillette sus-hyoïdienne.

A. — GRENOUILLETTE SUBLINGUALE

Anatomie pathologique. — L'opinion ancienne d'après laquelle la grenouillette sublinguale serait formée par la dilatation du canal de Warthon a beaucoup perdu de son crédit, et la plupart des chirurgiens considèrent aujourd'hui ce mode de production comme exceptionnel.

Aujourd'hui, l'on admet généralement que la grenouillette sublinguale se forme aux dépens des conduits excréteurs de la glande sublinguale. Cependant VON RECKLINGHAUSEN pense que la grenouillette commune se développe dans l'épaisseur même de la langue, aux dépens de la glande de Blandin. — SONNENBURG, d'après l'analyse de 50 faits personnels, confirme cette manière de voir. Les arguments invoqués par les auteurs en faveur de leur opinion sont les suivants : le contenu muqueux de la grenouillette, sa forme et son développement de la profondeur à la superficie, sur la face inférieure de la langue, la perméabilité des canaux de Warthon et de Bartholin, non seulement à leur orifice, mais dans tout leur trajet, la situation anatomique de la tumeur sur les côtés du frein de la langue, l'existence d'une paroi propre du kyste et d'un revêtement épithélial continu, la présence sur la face externe de la paroi de grains glanduleux et de fibres musculaires, la possibilité dans les grenouillettes volumineuses d'introduire le doigt, après incision de la poche dans l'intervalle des faisceaux musculaires de la langue.

Étiologie. — On ne sait rien de précis sur l'origine de la grenouillette sublinguale ; l'aphte, les stomatites, les ulcérations ont été incriminées sans preuve suffisante. L'affection paraît plus commune chez la femme que chez l'homme, chez les chanteurs, les professeurs, les avocats.

Symptômes. — La grenouillette sublinguale se développe lentement, et forme ordinairement une masse peu volumineuse, située sur la partie antéro-latérale du plancher de la bouche, débordant un peu le frein sur lequel elle est placée et se prolongeant en arrière le long de la branche du maxillaire. Presque toujours, cette petite production est située au-dessus et en dedans du canal de Warthon. Elle constitue une tumeur arrondie du volume d'une noix ou d'un œuf de pigeon, molle, résistante, fluctuante, indolente. En haut elle soulève la muqueuse qui tantôt s'amincit, tantôt s'œdématie, en bas elle repose sur le mylo-hyoïdien, latéralement elle refoule la langue où on l'a vue dévier les dents par la pression qu'elle exerce. A la longue la grenouillette se déforme, pénètre dans l'intérieur de la langue et détermine des accès de suffocation et de la gêne dans la parole (coassement, d'où le nom de la maladie).

Le contenu de la cavité est un liquide clair ou ambré, parfois tellement épais qu'il faut le délayer par des lavages. On y a trouvé de l'albumine, de petits coagulums blanchâtres et même du sable salivaire.

Pour s'assurer de l'indépendance de la glande sous-maxillaire, il suffit de placer un grain de sel ou une goutte de vinaigre sur le frein ; on voit la salive sortir de l'ostium du côté malade. Cette affection ne constitue jamais un danger réel pour la vie ; elle peut bien momentanément déterminer des troubles fonctionnels (gêne de la succion chez l'enfant), mais en général le patient vient consulter avant l'apparition d'accidents sérieux, ou la poche se rompt et vide son contenu avant de provoquer des troubles fâcheux.

B. — GRENOUILLETTE DU CANAL DE WARTHON ET DE LA BOURSE DE FLEISCHMANN

Étiologie et mécanisme. — L'histoire des grenouillettes warthonniennes est loin d'être aussi simple que celle des grenouillettes sublinguales. Il en existerait plusieurs variétés reconnaissant des causes différentes.

Guyon a rapporté à la Société de chirurgie un cas d'imperforation congénitale de l'ostium, qui avait amené la dilatation du conduit de Warthon ; il était gros comme le petit doigt. Richer (1883) a publié un travail intéressant sur la grenouillette congénitale due à l'oblitération du canal de Warthon. Autrefois, ainsi que nous l'avons dit, l'existence de la grenouillette warthonnienne était généralement admise. De nos jours, le nombre des cas devient plus rare, et on a cherché à expliquer autrement les grenouillettes qui prennent naissance dans le voisinage du canal. Tillaux, frappé de la soudaineté des accidents dans un certain nombre de faits, a étudié spécialement le mode de production de ces grenouillettes à marche rapide. Il a d'abord constaté que le liquide, filant, visqueux, analogue à la salive, est contenu dans une paroi propre ; de plus, le canal de Warthon est presque toujours oblitéré. Il serait rationnel de croire à une dilatation du conduit s'il était dilatable ; or, les expériences de Tillaux démontrent que les injections ne peuvent le distendre au delà du volume d'une plume de corbeau sans qu'il soit exposé à se rompre. Tillaux a donc été conduit à admettre qu'en cas d'oblitération, la salive distend le canal, le rompt et s'extravase dans une bourse inconstante, située sur le plancher buccal et connue depuis longtemps sous le nom de bourse de Fleischmann. Dans cette théorie qui n'est pas admise par beaucoup de chirurgiens, la grenouillette soudaine à marche rapide résulterait de l'accumulation de la salive dans cette bourse séreuse, après la rupture du canal.

Pour d'autres auteurs, parmi lesquels Pauli, le liquide serait infiltré dans le tissu cellulaire lâche de la région, et la bourse de Fleischmann n'existerait pas. D'ailleurs Tillaux lui-même, tout en acceptant pour démontré que la tumeur siège dans la bourse de Fleischmann, ne saurait dire si le liquide vient du canal de Warthon ou des glandes sublinguales, ou s'il s'agit d'une hydropisie aiguë de la bourse séreuse.

Voici quels sont les symptômes de la grenouillette soudaine, dénomination qui nous paraît préférable à celle de grenouillette aiguë pour éviter la confusion avec la sous-maxillite. Un homme se couche très bien portant, s'endort et se réveille brusquement au milieu de la nuit avec une tumeur du volume d'un œuf, occupant tout le plancher de la bouche, repoussant fortement la langue en haut en arrière et déterminant les troubles physiologiques propres à cette attitude vicieuse de la langue; on pratique une ponction et il s'écoule une quantité considérable de liquide ordinairement visqueux, filant et un peu jaunâtre.

C. — GRENOUILLETTE SUS-HYOÏDIENNE

Entrevue par Boyer, Dupuytren, Jobert, démontrée par les auteurs du *Compendium*, la grenouillette sus-hyoïdienne a été l'objet de travaux importants publiés par Cadiot (1879), Delens (1880), et de plusieurs discussions à la Société de chirurgie.

Définition. — Nous ne saurions mieux faire que de reproduire ici, pour bien montrer l'état de la question, les conclusions du *Mémoire* de Delens. « La grenouillette sus-hyoïdienne n'est pas une affection toujours identique; c'est plutôt un groupe clinique comprenant plusieurs variétés. Elle est constituée par un kyste primitivement développé aux dépens de la glande sous-maxillaire (*grenouillette sous-maxillaire proprement dite*). Elle peut être constituée par l'accroissement insolite ou la migration d'une glande sublinguale faisant saillie à la région sus-hyoïdienne, à travers un interstice musculaire du plancher buccal. Le plus ordinairement elle résulte de la succession ou de la coexistence d'une grenouillette sublinguale et d'une grenouillette sous-maxillaire. Dans ce cas les deux tumeurs, souvent indépendantes, communiquent parfois entre elles. Le siège primitif de cette variété est très probablement la glande sous-maxillaire accessoire décrite par Nirot. Exceptionnellement la grenouillette sublinguale se trouve compliquée d'un kyste séreux de la région sus-hyoïdienne (fausse grenouillette sus-hyoïdienne). »

Cadiot a cru pouvoir diviser les grenouillettes sus-hyoïdiennes en deux groupes : celles qui siègent dans la glande sous-maxillaire et qui occupent, suivant Giraldès, le triangle hyo-digastrique; les grenouillettes sus-hyoïdiennes d'origine sublinguale.

Pathogénie. — Les observations de cette variété ne sont pas très nombreuses, puisque Delens n'a pu réunir que douze faits, la plupart chez des adultes et sans qu'il soit possible d'en déterminer la cause. Dans un cas il y avait eu un érysipèle de la face. La tumeur molle, fluctuante, se développe lentement, fait saillie à la région sus-hyoïdienne ; du côté de la bouche on constate souvent mais non constamment une tumeur analogue qui offre tous les caractères des grenouillettes ordinaires. Toutes les fois que l'on a ponctionné ces tumeurs, on les a trouvées remplies d'un liquide filant, visqueux, qui sort difficilement, tantôt clair, tantôt ambré et même brunâtre.

D'après DELENS, CADIOT, lorsqu'il n'existe qu'une grenouillette sus-hyoïdienne sans tumeur intra-buccale, l'affection aurait pris naissance dans la glande sous-maxillaire. Pour expliquer la coexistence des deux grenouillettes, on a émis diverses hypothèses. Tout d'abord une tumeur sublinguale pourrait acquérir de grandes dimensions et proéminer à la région sus-hyoïdienne. Ce cas, observé par J.-L. PETIT, serait rare. Il est plus probable que la grenouillette sus-hyoïdienne s'est développée consécutivement à une grenouillette sublinguale qui a existé ou qui existe encore. Plusieurs observateurs ont pu se rendre compte de cette communication ; GOSSELIN a senti chez un malade la fente intermédiaire, d'où le nom de grenouillette en sablier qu'il a donné à la maladie. DIEU a eu l'occasion d'enlever une de ces poches sus-hyoïdiennes, et il s'est assuré de visu que la communication avait lieu entre le génio-glosse et le génio-hyoïdien.

Les autres théories ont été exposées plus haut ; MARC SÉE aurait trouvé des glandules erratiques dans l'épaisseur du génio-hyoïdien. Pour VERNEUIL, la grenouillette sus-hyoïdienne est toujours consécutive à une dilatation antérieure du canal de Warthon. Quant à la coïncidence d'un kyste séreux sus-hyoïdien et d'une grenouillette sublinguale, elle est fort rare. LE FORT, PERIER en ont cité des exemples.

Symptômes. — L'affection se traduit par une tuméfaction indolente, mal circonscrite de la région sus-hyoïdienne, molle plutôt que fluctuante, située sur la ligne médiane ou sur les parties latérales dans le triangle hyo-digastrique. Le volume de la masse ne dépasse pas habituellement les dimensions d'un œuf de poule : cependant DELENS aurait vu un de ces kystes empiéter sur les parties latérales du cou, et chez un malade de NÉLATON le kyste descendait jusqu'à la clavicule. Les symptômes fonctionnels, presque nuls, ne diffèrent pas de ceux de la grenouillette vulgaire. Tantôt il existe au niveau du plancher de la bouche une grenouillette, tantôt les traces d'une ancienne tumeur avec épaississement de la muqueuse. Il est assez difficile de faire refluer le liquide d'une poche dans une autre, le canal de Warthon reste, dans certains cas, perméable, et un grain de sel fait sécréter de la salive. La marche de cette affection est toujours lente ; deux fois on a noté une induration de la glande sous-maxillaire en arrière du kyste.

D. — DIAGNOSTIC ET TRAITEMENT DES GRENOUILLETTES

1° Diagnostic. — D'une façon générale le diagnostic des grenouillettes sublinguales n'offre pas de grandes difficultés ; ce sont les tumeurs les plus communes de cette région ; c'est donc à elles qu'on pensera d'abord.

Les commémoratifs, la forme de la tumeur, sa présence, sa fluctuation, sa mollesse, son indépendance des organes voisins mettront sur la voie ; d'ailleurs la ponction exploratrice lèverait les doutes. On ne saurait confondre la grenouillette sublinguale avec une des tumeurs du plancher née dans les glandes salivaires ou en dehors d'elles. Or les autres tumeurs liquides sont rares; seuls quelques faits de kystes hydatiques, de kystes congénitaux ou sanguins pourraient en imposer; l'erreur dans tous les cas n'aurait pas des conséquences bien graves. Afin de se rendre compte de l'indépendance du canal de Warthon, on appliquera un grain de sel sur la langue; la salive suinte par l'ostium s'il est perméable; le cathétérisme du canal rendra également des services.

Dès qu'il s'agit d'établir le siège précis d'une grenouillette, la variété à laquelle on a affaire, les difficultés commencent. Quand il existe une masse sus-hyoïdienne fluctuante, mollasse, au niveau du triangle hyo-digastrique, il faut immédiatement explorer le plancher de la bouche; la coexistence d'une grenouillette sublinguale confirmera le diagnostic. Si la tumeur intra-buccale fait défaut, le kyste sus-hyoïdien pourrait être confondu avec un kyste séreux; dans cette dernière éventualité la ponction donnera un liquide séreux et non visqueux.

Le chirurgien passera successivement en revue les tumeurs solides ou liquides qui peuvent se développer dans la région, et il éliminera ainsi peu à peu les kystes hydatiques, le lipome, l'abcès froid; ici encore c'est la ponction qui tranche la question. Néanmoins il est bon de faire des réserves parce qu'on a noté la coïncidence d'un kyste séreux sus-hyoïdien avec une grenouillette sublinguale.

Les caractères de la grenouillette soudaine de la bourse de Fleischmann sont bien nets, et l'on ne pourrait confondre l'affection qu'avec une inflammation de la glande ou une dilatation salivaire qui la précède. Dans les deux maladies le siège du gonflement est différent; tandis que la grenouillette soudaine forme une tumeur sublinguale, elle est plutôt sus-hyoïdienne dans l'autre cas.

Traitement. — *Grenouillette sublinguale.* — Les procédés divers employés contre cette variété se rapportent à trois indications principales : 1° établir une fistule permanente intra-buccale; 2° modifier la poche du kyste par des opérations partielles, suivies d'injections ou de cautérisations de manière à amener la cicatrisation; 3° extirper la tumeur.

A. L'établissement d'une fistule permanente, procédé abandonné de nos jours, était né de cette idée que la grenouillette résultait d'une simple dilatation du canal de Warthon. Les uns avec BOYER se contentaient de dilater le canal avec un stylet, les autres avec SABATIER excisaient une partie de la poche. JOBERT avait imaginé de sectionner longitudinalement la muqueuse, puis de couper en croix la paroi du kyste dont les quatre lambeaux relevés étaient suturés avec la muqueuse; c'était la *Batrachosioplastie* qui a donné d'assez bons résultats.

B. Les méthodes employées naguère encore avaient pour but de vider les kystes et d'amener la destruction de sa paroi épithéliale par suppuration. Citons le séton préconisé par VERNEUIL et DESPRÈS, la ponction avec lavage de la poche suivie d'injections de teinture d'iode, d'alcool, de perchlorure de fer. etc. L'injection de quelques gouttes de solution concentrée de chlorure de zinc n'a donné que des succès entre les mains de LE DENTU. Dans cet ordre d'idées nous pouvons citer l'excision d'une partie de la poche avec cautérisation conseillée par TILLAUX. Le manuel opératoire est des plus simples. « Introduire dans la partie saillante de la tumeur un tenaculum et enlever d'un coup de ciseaux courbes la portion ainsi embrochée, le liquide s'écoule aussitôt, les bords de la plaie s'écartent et il en résulte une large ouverture à travers laquelle on voit nettement la paroi profonde du kyste. Faire laver la bouche du malade et attendre que tout écoulement de sang ait cessé. Promener alors un crayon de nitrate d'argent sur toute la surface interne de la poche. Il sera bon de renouveler deux ou trois fois la même cautérisation les jours suivants lorsque les escarres sont détachées. Ainsi que le faisait remarquer TRÉLAT (*Soc. de chir.*, 1881) aucun de ces procédés ne met sûrement à l'abri de la récidive, aussi a-t-on songé à extirper la tumeur.

C. L'extirpation totale très anciennement conseillée est assurément, de toutes les méthodes, celle qui prévient le mieux de la récidive; mais, lorsqu'il s'agit de tumeurs volumineuses, l'extirpation devient fort difficile sinon impossible. Aussi faudrait-il, d'après SONNENBURG, s'attacher à enlever le point d'origine du kyste en sa portion linguale, c'est-à-dire la glande de BLANDIN.

Traitement de la grenouillette sus-hyoïdienne. — Les indications du traitement sont les mêmes que précédemment. S'il n'existe pas de tumeur sublinguale, c'est à la ponction suivie d'un lavage et d'injections irritantes qu'il faut donner la préférence. La ponction pourra être indifféremment pratiquée par la bouche ou la région sus-hyoïdienne. S'il existe deux collections, l'une buccale, l'autre cervicale, il n'est pas toujours facile de savoir si elles communiquent. Aussi, à l'exemple de GOSSELIN, on attaquera d'abord la poche sublinguale; la paroi supérieure sera excisée, la poche cautérisée; enfin, dans le cas où la seconde tumeur serait indépendante, à quelque temps de là on répéterait la même opération par la voie sus-hyoïdienne. DIEU, KRABEL (*Centr. f. Chir.*, 1880), après avoir incisé la tumeur par la région cervicale, ont excisé une portion de la paroi; la guérison a été rapide.

2° NÉOPLASMES DES GLANDES SALIVAIRES

Bibliographie. — PAQUET, *Arch. gén. de méd.*, 1867. — DUPLAY, *Arch. gén. de méd.*, 6e série, t. XXV, 1875. — NEPVEU, *Soc. de chir.*, 1879, p. 699. — POZZI, *Soc. de chir.*, 1877. — PENGRUEBER, *Courrier méd.*, 1884. — GROSS et VAUTRAIN, *Revue méd. de l'Est*, 1886.
Thèse de Strasbourg. — BERTHERAND.
Thèses de Paris. — 1863, DE LANDETA. — 1869, TALAZAC. — 1873, BOUHEBEN. — 1877, MARGNAT. — 1885, PEROCHAUD. — 1887-88, JOULIARD.

1° *Adénomes.* — Les exemples d'adénomes de la glande sous-maxillaire ne sont pas très communs; ils ont été signalés par TALAZAC, DUPLAY, RICHET. Presque toujours la tumeur présente des dégénérescences, et nous ne possédons pas d'examen histologique complet. Dans le cas de Duplay, un petit lobule isolé de la glande n'y était plus rattaché que par un pédicule gros comme une plume d'oie. Zeissl (*Stricker's med. Jahrb.*, 1882) relate un exemple d'adénome vrai de la glande sublinguale, qui mesurait $0^m,07$ sur $0^m,03$ de largeur. La tumeur fut extirpée par la région sus-hyoïdienne et le malade mourut, l'adénome renfermait plusieurs kystes colloïdes.

2° *Enchondromes.* — L'examen plus attentif des tumeurs a fait voir que les chondromes de la glande sous-maxillaire ne sont pas très rares. Nepveu, dans un travail communiqué à la Société de chirurgie, a réuni douze faits. Ces néoplasmes, qui se développent de préférence de vingt à quarante ans, sont des adénomes avec prédominance et altérations du stroma; la présence du cartilage s'explique comme dans les néoplasmes de la parotide. Dans l'observation de Pozzi, il s'agissait d'un myxo-chondrome. Ces tumeurs forment une masse indolente, unilobée ou multilobée, qui évolue lentement en cinq, dix, vingt ans. Elles acquièrent ainsi les dimensions d'un œuf, du poing, sont très dures, proéminent au dehors et jouissent d'une certaine mobilité parce qu'elles sont encapsulées et n'ont pas d'adhérences. Leur extirpation, qui doit être pratiquée de bonne heure, est donc la règle et cette opération présente peu de difficultés ; ces enchondromes ne paraissent pas récidiver.

3° *Carcinomes.* — Le carcinome primitif des glandes salivaires est exceptionnel ; à peine en trouverait-on quatorze exemples (Jouliard). — Roux avait réuni trois cas de carcinome de la glande sublinguale ; il faut en ajouter six autres cités par Ancelot (*Bull. méd. de l'Aisne*, 1869) ; il parle entre autres d'un épithélioma qui amena la mort en quinze mois. Les traitements irritants et insuffisants paraissent activer la marche du mal ; il est indiqué d'opérer hâtivement et largement.

Symptômes. — A leur début, les tumeurs de la glande sous-maxillaire se dissimulent sous la branche de la mâchoire et ne deviennent manifestes que dans l'extension de la tête. Peu à peu les néoplasmes font saillie, se présentant chacun avec ses caractères propres ; l'adénome reste mobile, bien circonscrit ; l'enchondrome croît lentement ; sa dureté ligneuse, ses bosselures le feront reconnaître. Au contraire, le carcinome épithélial ou encéphaloïde tend à se diffuser, à envahir les parties voisines et la peau. Dès que la tumeur a acquis un volume un peu considérable, le plancher de la bouche est refoulé en haut, la salive ne s'écoule plus par le canal de Warthon, les troubles fonctionnels augmentent. Aussi les malades réclament-ils bientôt les secours du chirurgien. Le pronostic de ces néoplasmes diffère beaucoup ; seul le cancer offre une grande gravité.

Diagnostic. — Les tumeurs de la glande sous-maxillaire sont assez difficiles à déterminer ; en effet la première idée qui vient à l'esprit quand on observe un néoplasme dans le triangle hyo-digastrique est qu'il s'agit de ganglions malades. Or l'adénite sous-maxillaire se présente avec des caractères spéciaux ; les ganglions sont superficiels et roulent sous le doigt. La mobilité de la tumeur, son indépendance du canal de Warthon, la persistance des fonctions de la glande, sont des éléments précieux pour le diagnostic.

La dureté excessive de la masse, son accroissement extrêmement lent, son indolence absolue à la pression, l'absence d'adhérences soit aux parties superficielles, soit aux parties profondes, l'absence de tumeur secondaire dans le voisinage, tel est l'ensemble des symptômes qui permettent de diagnostiquer l'enchondrome de la glande sous-maxillaire.

Traitement. — Bénignes ou graves, lentes ou rapides dans leur évolution les tumeurs de la glande sous-maxillaire exigent une intervention chirurgicale lorsqu'elles acquièrent des dimensions gênantes. J.-D. LARREY, JOBERT, VERNEUIL, etc., ont pratiqué l'extirpation de la glande, JOBERT suivit la voie buccale pour un encéphaloïde, mais il nous semble préférable d'attaquer le néoplasme par la région sus-hyoïdienne en suivant le procédé de VERNEUIL, qui consiste à disséquer de haut en bas la tumeur après avoir coupé et lié le tronc de la faciale à la sortie de la glande. On la lie une seconde fois dans le pédicule à son entrée dans la glande.

Les résultats opératoires varient beaucoup avec la nature de la tumeur et son encapsulement; les récidives à la suite du carcinome sont communes.

3° TUMEURS DIVERSES DE LA RÉGION SUS-HYOÏDIENNE

Bibliographie. — GUTERBOCK, *Arch. de Langenbeck,* 1878, p. 985. — NEUMANN, *Ibid.*, t. XX. 1876, p. 825. — *Société de chirurgie*, 1881.

Thèses de Paris. — 1858, WARMONT. — 1863, DE LANDETA. — 1874, LABAT. — 1879, BARBÈS (Bibliogr.). — 1886, FEUILLETAUD.

Thèse de Nancy. — 1883, PILON.

A. — KYSTES SÉREUX

À la région sus-hyoïdienne comme dans toutes les régions du cou, les kystes séreux congénitaux s'observent quelquefois. On a voulu en faire une variété de grenouillette (grenouillette séreuse). Ils ont été signalés par REDENBACHER, PERIER, LE FORT, et sont uni ou multiloculaires. Quand ils siègent à la partie antérieure et près de la ligne médiane, on peut les confondre avec la grenouillette sus-hyoïdienne; l'issue de liquide séreux par la ponction lèvera les doutes. D'ailleurs, lorsque la tumeur est petite, le traitement sera le même que celui de la grenouillette; dans les grands kystes on se bornera à des ponctions. D'après STRECKESEN (*Arch. de Virchow*, Bd. CIII), un certain nombre de ces kystes auraient pour organe un lobule erratique du corps thyroïde, certains kystes de la base de la langue seraient susceptibles d'avoir une origine semblable.

B. — ANGIOMES KYSTIQUES

Il existe au niveau de la glande sous-maxillaire une variété de tumeurs encore mal connue, désignée sous les noms d'angiome glandulaire, grenouillette sanguine (DOLBEAU, 1875). Elle est caractérisée par un gonflement

mou, dépressible, analogue à celui du lipome ; la peau présente ordinairement une teinte bleuâtre qui fait défaut dans ce dernier. DOLBEAU, NÉLATON
en ont rapporté des exemples ; maintes fois on a rencontré dans ces tumeurs
des kystes remplis de liquide hématique. HOFMOKL a enlevé un néoplasme de
ce genre sur un enfant de cinq ans ; la tumeur qui avait contracté des adhérences avec le maxillaire ne présentait pas de battements ; quelques cloisons
circonscrivaient des loges pleines de sang, et la production avait été prise
pour un cysto-sarcome. Il faut être très réservé à l'égard de ces tumeurs.

C. — KYSTES DERMOÏDES

FABRICE (d'Aquapendente) signale l'existence de kystes dermoïdes du plancher de la bouche ; mais c'est surtout PIERRE DE MARCHETTI qui les a décrits.
Cette variété est du reste peu commune, puisque nous n'avons pu en réunir
que vingt cas, la plupart reproduits dans la thèse de BARBÈS. OZENNE, G. MAR-
CHANT ont relaté quelques cas nouveaux.

Étiologie. — Il s'agit ici de tumeurs congénitales susceptibles de se développer lentement. Un malade observé par E. CRUVEILHIER avait soixante-deux
ans quand il consulta pour sa tumeur. Voici, d'après la théorie de VERNEUIL,
généralement acceptée aujourd'hui, quel serait le mode de formation de ces
tumeurs ; elles résulteraient de l'inclusion d'une petite portion du feuillet
externe des arcs branchiaux au niveau de la deuxième fente branchiale.
REMAK admettait un plissement du feuillet cutané, LEBERT une hétérotopie.

Dans ces dernières années, quelques faits paraissent avoir démontré
l'existence de kystes mucoïdes présentant une grande analogie avec les kystes
dermoïdes, contenant du mucus et tapissés par une muqueuse (ANGER).
NEUMANN a même trouvé sur une pièce un kyste à épithélium vibratile. Cet
auteur pense qu'il s'agit peut-être là d'une cavité formée aux dépens du
ductus excretorius linguæ de BOCHDALEK, qui part du trou borgne et se
dirige en arrière vers le ligament glosso-épiglottique médian, envoyant dans
le plancher buccal des canalicules multiples.

La majorité de ces kystes siègent dans le tissu cellulaire sous-muqueux,
sur la ligne médiane et quelquefois sur les parties latérales. Ils forment des
masses arrondies qui soulèvent la muqueuse sans y adhérer. La facilité d'énucléation de ces tumeurs démontre le peu d'adhérence qu'elles contractent
avec les parties voisines, sauf au niveau des apophyses géni auxquelles
elles sont habituellement rattachées par un pédicule fibreux ou canaliculé,
comme dans une curieuse observation de NICAISE. Une tumeur enlevée par
GUTERBOCK adhérait profondément à l'os hyoïde. Ce sont les deux points
d'attaches habituellement observés.

Dans tous les cas, la paroi, épaisse de 0^m,001 à 0^m,004, est constituée par
deux couches, l'une externe fibreuse, l'autre interne tapissée par un épithélium pavimenteux qui forme des couches stratifiées très épaisses contenant
parfois des poils follets (DENONVILLIERS, VERNEUIL, LINHART). Quant au contenu,
il se compose de matière sébacée, molle, pâteuse, ou encore mélangée à un

liquide onctueux résultant de la fonte de l'épithélium. Schull y aurait même observé des dents, mais le fait est contestable.

Symptômes. — Parmi les symptômes, les uns, communs à toutes les tumeurs du plancher, sont d'ordre mécanique ; tels sont la compression et le refoulement des organes voisins. La gêne qui en résulte peut être suffisante pour empêcher les mouvements et le rapprochement des mâchoires, la suc- cion chez l'enfant (Richet). Au palper on trouve la tumeur molle, pâteuse, et dans quelques cas elle conserve l'impression du doigt ; la fluctuation est obscure ou franche. Généralement la muqueuse présente ses caractères normaux et il est exceptionnel d'apercevoir par transparence la couleur jaune du contenu. Si la tumeur siège sur la ligne médiane, les ouvertures des ostia sont visibles à sa surface, et un grain de sel en fait sourdre de la salive.

La marche de ces tumeurs est lente, puis brusquement elles entrent dans une phase d'activité, deviennent douloureuses, augmentent de volume et dans quelques cas (Denonvilliers, Verneuil) repoussent le maxillaire en avant et dévient les dents, elles ne s'enflamment pas spontanément.

Diagnostic — Suivant les uns, rien ne serait plus facile que de reconnaître les kystes dermoïdes ; tel n'est pas l'avis d'Anger, de Barbès. Les abcès froids que l'on rencontre exceptionnellement dans ce point ont une évolution plus rapide et déterminent de la douleur. Les grenouillettes sont fluctuantes, bleuâtres, unilatérales ; les kystes hydatiques sont parfois transparents, les lipomes ne conservent pas l'impression du doigt. Les meilleurs signes sont fournis par le siège médian, la marche de la tumeur et la ponction exploratrice.

Traitement. — C'est à l'extirpation que le chirurgien doit donner la préfé- rence, et d'une façon générale l'énucléation est facile. L'incision sera faite par la bouche, mais dans certains cas il est plus facile d'opérer par la voie sus- hyoïdienne. Maintes fois les chirurgiens se sont contentés d'inciser ou d'exciser la paroi. Richet a échoué en procédant ainsi chez un nouveau-né qui ne pou- vait téter ; cette méthode expose aux récidives.

D. — KYSTES HYDATIQUES. — LIPOMES

Nous ne ferons que mentionner l'existence des *kystes hydatiques* du plan- cher de la bouche, dont on ne connaît qu'un très petit nombre d'exemples. Le diagnostic n'a jamais été posé qu'au moment de l'opération (Richet).

Le *lipome* du plancher buccal n'est guère plus fréquent, puisqu'on en réu- nirait à peine dix observations. Churchill a enlevé un lipome chez un vieil- lard de quatre-vingt-six ans ; Monod en a communiqué un autre cas à la Société de chirurgie (1881). Ces faits s'ajoutent à ceux qui sont consignés dans la thèse de Labat (1874). Molles, indolores, lentes à se développer, les grenouillettes graisseuses sont d'un diagnostic difficile ; parfois le couleur des pelotons adipeux apparaît à travers la muqueuse. On peut confondre cette variété avec les grenouillettes ou les kystes dermoïdes. La ponction séparera· le lipome des kystes liquides, le kyste dermoïde peut conserver l'impression du doigt, ce qui n'a pas lieu pour la tumeur graisseuse.

CHAPITRE IV

AFFECTIONS DES DIVERSES RÉGIONS DU COU

§ 1ᵉʳ. — Affections de la région sous-hyoïdienne.

1° LÉSIONS TRAUMATIQUES

On retrouve à la région sous-hyoïdienne toutes les variétés de traumatismes, coups de couteau, de fleuret, contusions. Le plus grand nombre des
plaies sont produites par des projectiles ou des tentatives de suicide; signalons encore les incisions faites par le chirurgien dans l'opération de la

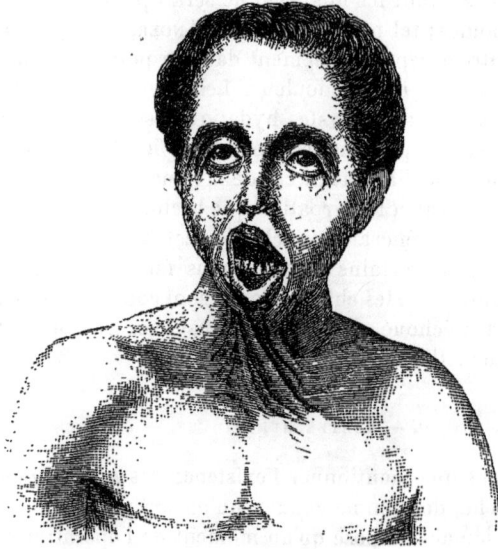

Fig. 171. — Cicatrices vicieuses du cou consécutives à une brûlure. Flexion de la tête
et ectropion de la lèvre inférieure (d'après FISCHER).

trachéotomie. Tant qu'elles restent superficielles, ces diverses blessures
n'ont qu'une faible gravité et leur importance est intimement liée à la
lésion des organes sous-jacents. Afin d'éviter des répétitions inutiles, nous
renvoyons le lecteur aux chapitres consacrés à la pathologie de chacun d'eux.
 · Les *brûlures* ne sont pas absolument rares dans cette région. On y observe
tous les degrés, et elles laissent à leur suite des cicatrices blanches ou
rosées, fort désagréables. Au point de vue chirurgical, les brûlures profondes

et étendues, dépassant le derme, offrent une grande importance. En effet, le tissu inodulaire rétractile amène insensiblement la formation de brides cicatricielles exerçant des tractions sur la peau des régions voisines et même sur la tête ; c'est de cette façon que l'on peut expliquer l'ectropion des lèvres et la flexion permanente de la tête sur le cou. La figure 171 nous en fournit un exemple saisissant.

Le chirurgien peut-il, pendant la période de cicatrisation, s'opposer à la production de ces cicatrices vicieuses et difformes ? Dans une certaine mesure l'emploi des greffes, des colliers, peut combattre la tendance à la rétraction, empêcher les adhérences anormales, mais nous n'avons aucune action sur la rétractilité du tissu inodulaire, et c'est à l'autoplastie qu'il faudra recourir ultérieurement.

2° PHLEGMONS ET ABCÈS SOUS-HYOÏDIENS

La plupart des collections purulentes qui prennent naissance dans la région sous-hyoïdienne sont intimement liées aux affections du larynx, de la trachée, du corps thyroïde ; certaines variétés méritent cependant d'attirer l'attention. On a observé quelquefois au niveau de l'espace hyo-thyroïdien des abcès situés entre l'épiglotte et la membrane hyo-thyroïdienne ; ils donnent lieu, en raison de leur siège, à des complications redoutables, à des menaces d'asphyxie et à de l'aphonie quatre phénomènes qui s'expliquent aisément par suite du gonflement des replis ary-épiglottiques. Extérieurement il existe toujours un gonflement marqué ; le pus se porte ordinairement vers la muqueuse et tend à se vider dans le pharynx. En réalité, on pourrait considérer cette affection comme un phlegmon pharyngien antérieur circonscrit.

Après avoir essayé les antiphlogistiques, afin d'enrayer la marche du phlegmon, le chirurgien devra ouvrir la collection en enfonçant le bistouri profondément à travers la membrane thyro-hyoïdienne. Le cas échéant, il faudrait pratiquer la trachéotomie pour obvier aux menaces d'asphyxie.

Les abcès superficiels situés au-dessous du larynx ne sont pas très rares, le pus provient habituellement des organes voisins. On a vu des abcès du poumon, des cavernes pulmonaires, s'ouvrir à la région sus-sternale. Beaucoup plus fréquemment le pus des phlegmons sous-hyoïdiens fuse dans les médiastins en suivant la trachée ; de là l'indication de les ouvrir de bonne heure.

3° KYSTES SOUS-HYOÏDIENS

Laissant de côté les kystes thyroïdiens et congénitaux, nous attirerons seulement l'attention sur plusieurs espèces de kystes qui occupent la ligne médiane. Ils ont été étudiés par PLENCQUE, BOYER, VERNEUIL, GRUBER (*Archives de Virchow*, t. LXXVII et LXXVIII). PANAS a signalé un kyste dermoïde médian dans l'espace hyo-thyroïdien (*Société de chirurgie*, t. III, p. 235), et l'un de nous a vu un kyste de même nature au-dessus de la fourchette sternale, rattaché aux parties profondes par un pédicule. Quant aux kystes branchiaux canaliculés ou non, ce sont de véritables dilatations sur le trajet complet ou incomplet d'une fistule.

Au niveau de la pomme d'Adam, se développent quelquefois des hygromas qui paraissent avoir pour origine la bourse séreuse de glissement sous-cutanée (Béclard); ils ont été l'objet de la thèse de Corson (Paris, 1877). D'autres siègent sous l'aponévrose superficielle; c'est à cette dernière variété que se rattache la pièce représentée (fig. 172) d'après Gruber. — Verneuil avait déjà décrit en 1850 des kystes sus-hyoïdiens; Gruber a eu l'occasion de disséquer un kyste anté-thyroïdien (fig. 173).

Il ne faut pas confondre les hygromas, en quelque sorte accidentels et rares, avec les *kystes de Boyer*, qui ont pour point de départ la bourse

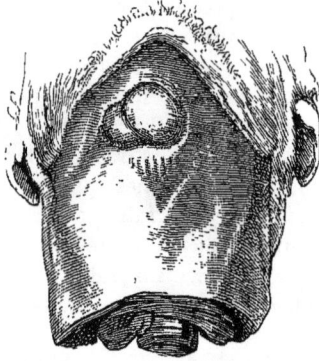

Fig. 172. — Kyste superficiel anté-hyoï-
dien (*sub-fasciale* de Gruber), *Arch.*
de Virchow, t. LXXVIII, p. 84.

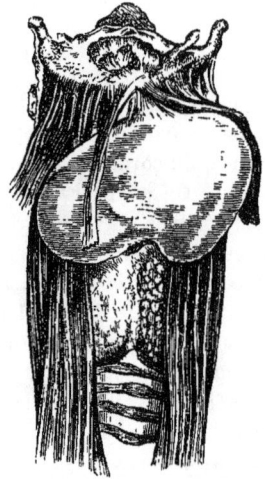

Fig. 173.— Kyste anté-thyroïdien,
d'après Wenzel-Gruber.*Arch. de*
Virchow, t. LXXVII, p. 105.

séreuse rétro-hyoïdienne. Ces tumeurs atteignent exceptionnellement des dimensions supérieures à celles d'une noix ; lorsqu'il s'agit d'hygroma simple, le kyste soulève la peau au-dessous de l'os hyoïde. Sa consistance est ferme, sa rénitence bien marquée ; la peau est mobile sur la tumeur qui suit les mouvements du larynx. Quant au contenu, il est séreux ou vis-queux. Viennent-ils à s'enflammer, les kystes de Boyer perdent leur indo-lence ; la peau rougit, devient adhérente, s'amincit, tandis que la paroi suppure. Après son ouverture, la tumeur s'affaisse, mais n'a aucune tendance à la guérison spontanée ; il s'en écoule un liquide muco-purulent et la fistule persiste très longtemps.

Nélaton considérait ces tumeurs comme des kystes développés aux dépens des glandules pré-épiglottiques; il s'agirait d'une sorte de grenouillette sous-hyoïdienne. — Quelques auteurs actuellement tendent à reconnaître à ces kystes une origine congénitale (Lannelongue)

La ponction et les injections irritantes conviennent quand le kyste n'est pas enflammé. S'il existe une fistule, on cherchera à modifier la surface de la poche par le curage et les caustiques. Mais le plus souvent, c'est à l'extirpation qu'il convient de demander la guérison.

§ 2. — Affections du muscle sterno-mastoïdien.

Une partie des affections qui intéressent ce muscle ont été décrites en parlant du torticolis, aussi n'insisterons-nous ici que sur quelques maladies spéciales. l'hématome, les gommes. Les lésions traumatiques, assez rares, sont parfois suivies de torticolis chronique; OTIS l'a vu succéder à un coup de feu. Quelques chirurgiens, CAVALIER entre autres (*J. gén. de méd.*, t. LIV), auraient observé la rupture incomplète du muscle à la suite d'une chute. Enfin VELPEAU, OLIVIER, PONCET (de Lyon) ont publié des exemples de myosite du sterno-mastoïdien.

1° HÉMATOMES

SYNONYMES. — Myosclérose (BOHN, HENOCH). — Trachœlematome (TORDEUS).

Bibliographie. — LABALBARY, *Gaz. des Hôp.*, 1862. — WILKS, *The Lancet*, 1862. — PAGET, *Union méd.*, 1865. — BLACHEZ, *Gaz. hebd.*, 1876. — LANNOIS, *Rev. des mal. de l'enf.*, 1883, p. 140. — TORDEUS, *Progrès méd.*, 1884, p. 199.
Thèses de Paris. — 1876, TRAISNEL. — 1883, LE BRETON.

Divers auteurs signalent chez les nouveau-nés l'existence de tumeurs dans la gaine du muscle sterno-mastoïdien. Pendant assez longtemps cette altération a été méconnue et on l'a rattachée à la syphilis; les recherches plus récentes, celles de SKRZECZKA, TORDEUS, LE BRETON, ont démontré la nature hémorrhagique de l'affection, et toutes s'accordent pour attribuer l'hématome à la rupture de quelques rameaux vasculaires à la fin des accouchements laborieux. Pour LE BRETON, les présentations du siège y prédisposeraient plus que les autres.

Ces épanchements sanguins, plus fréquents à gauche qu'à droite, forment des tumeurs circonscrites qui mesurent 3 ou 4 centimètres de longueur; ils sont ovoïdes, fusiformes, parfois bosselés, indolents; on les a vus occuper toute la hauteur de la gaine du muscle de l'apophyse mastoïde à la clavicule. Tantôt la peau a conservé à leur niveau son aspect normal, tantôt elle est indurée. La maladie n'offre pas de gravité; essentiellement lente dans son évolution, elle diminue progressivement et se termine au bout de plusieurs mois par une induration fibreuse, une sclérose partielle du muscle, qui expliquent le nom de myosclérose donné à cet hématome par BOHN, HENOCH.

2° GOMMES DU STERNO-MASTOÏDIEN

Bibliographie. — NÉLATON, *Gaz. des Hôp.*, 1858 et 1864. — SÉRY, *Progrès méd.*, 1875. Thèses de Paris. — 1854, MANGENOT. — 1858, SAINT-ARROMAN, THÉVENET. — 1866, DESPRÈS (Agrég.). — 1875, ROUSSET. — 1876, SABAIL. — 1881, LÉCUYER. — 1887-88, ROCHEFORT.
Thèse de Lyon. — 1878, BALLERET.

L'existence des gommes syphilitiques du sterno-mastoïdien est connue depuis longtemps, mais c'est surtout dans ces dernières années que l'attention a été attirée sur ce point par LÉCUYER. Plus communes de vingt-cinq à cinquante ans, les gommes auraient été rencontrées chez des fœtus et seraient liées alors à la syphilis héréditaire. Cependant ces faits sont contestables; ce qui tendrait à faire croire qu'il s'agissait d'hématomes, c'est que, dans une autopsie de TAYLOR, la masse était exclusivement constituée par du tissu fibreux. SMITH avait déjà émis cette idée.

Les gommes du sterno-mastoïdien, parfois multiples, évoluent comme toutes les tumeurs du même genre. NÉLATON a vu une gomme occuper toute la longueur du muscle, cependant l'affection siège de préférence sur les deux chefs inférieurs. Les plus petites gommes ont les dimensions d'une amande, les plus grosses celles d'une orange. Au début il existe de la douleur, de la contracture et un empâtement limité au muscle. Vient-on à imprimer des mouvements à l'organe, on s'assure que la tumeur fait corps avec lui; chez plusieurs malades, la peau avait perdu sa mobilité. Après une période de crudité plus ou moins longue, les gommes du sterno-mastoïdien se ramollissent et s'ulcèrent, ou bien encore aboutissent à l'induration. Sur treize cas réunis par LÉCUYER, cinq fois l'affection, mal soignée, s'était terminée par ulcération. Cette évolution ne s'observe d'ailleurs que dans les cas où le traitement spécifique n'a pas été institué en temps opportun.

Le diagnostic d'une semblable lésion repose d'une part sur les antécédents du malade et la concomitance d'autres manifestations de la syphilis, d'autre part sur les caractères de la tumeur elle-même. Il faut d'abord s'assurer par une exploration attentive que la gomme est adhérente au muscle, le suit dans ses mouvements, et fait une saillie lorsqu'il se contracte. Les autres affections du sterno-mastoïdien, en dehors de l'hématome, sont très rares, et seuls les abcès froids pourraient simuler une gomme ramollie; la diminution rapide de la tumeur sous l'influence de l'iodure de potassium à doses progressives lève tous les doutes.

§ 3. — Affections de la région de la nuque.

1° LÉSIONS TRAUMATIQUES

Les plaies qui intéressent la région cervicale postérieure n'offrent une gravité réelle que lorsqu'elles sont profondes, très étendues; dans le premier cas, leur importance résulte de la blessure simultanée des vertèbres et surtout de la moelle épinière; dans le second, les grandes dimensions des lambeaux exposent à des troubles fonctionnels sérieux, par suite de la cicatrisation vicieuse. WARNER (*Clin. de Tubinguen Bruns*, 3e fasc.) relate un cas d'épilepsie guéri par l'extirpation d'un névrome du nerf occipital consécutif à une plaie de la nuque par arme à feu. On a vu des coups de sabre détacher toutes les parties molles de la nuque qui retombaient en arrière en formant un vaste lambeau ; les chirurgiens militaires, BAUDENS, LEGOUEST, ont observé des lésions analogues en Algérie à la suite des tentatives de décollation pratiquées par des Arabes sur des soldats français. Enfin les coups de feu de la nuque sont loin d'être rares; tantôt il s'agit de sétons, tantôt de gouttières ; d'une façon générale ces plaies assez douloureuses suppurent beaucoup ; les larges blessures exposent aux hémorrhagies et nécessitent la ligature des branches artérielles sectionnées.

Le meilleur traitement consiste à rapprocher les lambeaux après les avoir convenablement nettoyés; un pansement antiseptique est de rigueur ; en outre, il convient d'immobiliser soigneusement la tête.

2° LÉSIONS INFLAMMATOIRES

Les seules affections inflammatoires qui présentent quelques particularités sont le furoncle et l'anthrax; la structure feutrée du tissu cellulaire explique suffisamment la douleur très marquée qui accompagne ces lésions. Souvent multiples, les furoncles de la nuque évoluent plus lentement que dans d'autres régions, et la résistance que le derme épais oppose à l'élimination du bourbillon nécessite d'ordinaire l'intervention chirurgicale.

La nuque est en quelque sorte un lieu d'élection de l'anthrax et il y acquiert parfois une gravité exceptionnelle. Non seulement il engendre de vastes pertes de substance qui mettent à nu les muscles disséqués et les vertèbres, mais il est susceptible de compromettre l'existence. Aussi faut-il de bonne heure débrider les foyers et faciliter par des pansements détersifs l'élimination des escarres. Ces cicatrices consécutives à l'anthrax déterminent fréquemment des rétractions et des positions vicieuses de la tête et du cou.

Signalons seulement l'existence des abcès froids, rarement isolés, presque toujours ossifluents et liés à quelque altération de la base du crâne et des vertèbres cervicales.

3° TUMEURS

De toutes les productions morbides que l'on rencontre à la nuque, les plus communes sont assurément les *lipomes;* tantôt bien circonscrits, sous-cutanés, tantôt diffus, ces néoplasmes se développent lentement et peuvent acquérir des dimensions considérables, ainsi que nous l'avons dit au chapitre général. On les voit alors pousser des prolongements entre les muscles, sous le trapèze, s'insinuer dans les régions voisines et donner lieu à des difformités graves dont la figure 174 nous montre un exemple; la tumeur formait également une masse saillante sur les parties latérales. Leur fausse fluctuation habituelle, leur indolence, leur forme ne permettent guère de confondre les gros lipomes; il n'en est pas de même des petites tumeurs que l'on a prises pour des kystes, des angiomes caverneux, etc. Une po nction

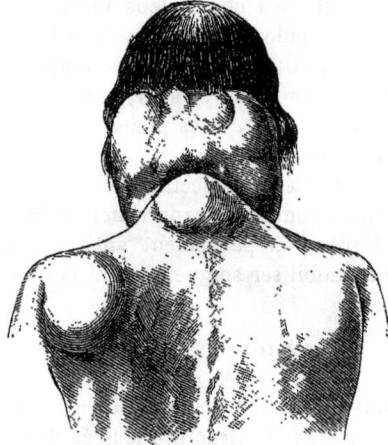

Fig. 174. — Lipome de la nuque et des parties latérales du cou.

exploratrice tire le chirurgien d'embarras. Ajoutons que l'extirpation est le seul traitement convenable des lipomes.

Les autres néoplasmes intéressants de la nuque sont les *kystes* congénitaux habituellement situés sur la ligne médiane et un peu au-dessous de l'occipital. Ces kystes, moins communs que ceux des autres régions cervicales, sont parfois en communication avec les méninges céphaliques par une solution de continuité de la base du crâne (*spina-bifida cranien*); il s'agit d'une variété d'encéphalocèle et de méningocèle; le gonflement de la tumeur par l'effort, les cris, les pulsations isochrones au pouls, la réductibilité, permettront de reconnaître cette origine.

CHAPITRE V

MALADIES DU CORPS THYROÏDE

§ 1er. — Lésions traumatiques.

Bibliographie. — HORTELOUP, Thèse d'agr., Paris, 1866. — LEBERT, *Krankh. d. Schilddruse*, Breslau, 1862. — FISCHER, *Deutsche Chir.*, de Billroth et Lucke, Lief. 34 (Bibliogr.).

L'histoire des plaies du corps thyroïde est assez mal connue ; cela tient sans doute à ce que la lésion de cet organe coïncide presque constamment avec celle de la trachée et des gros vaisseaux de la région. Quelquefois le chirurgien incise l'isthme pour pratiquer la trachéotomie ; ailleurs on a vu le thyroïde intéressé par le rasoir dans les tentatives de suicide ; enfin les projectiles traversent accidentellement l'un des lobes de la glande et même peuvent s'arrêter dans son épaisseur. Signalons aussi les contusions consécutives à des tentatives d'étranglement, à des coups de poing, à des chutes.

Un seul symptôme caractérise ces plaies, l'hémorrhagie primitive remarquable par son abondance, sa persistance, la multiplicité des orifices par où le sang s'écoule. Elle peut être assez considérable pour entraîner la mort. Cette vascularité de l'organe explique aussi la fréquence des hémorrhagies secondaires. A la suite des traumatismes, le corps thyroïde se tuméfie et l'inflammation envahit plus ou moins le parenchyme. Tantôt une couche de bourgeons charnus recouvre la solution de continuité et la comble peu à peu, tantôt la suppuration envahit le lobe correspondant ; le pus peut encore fuser dans le médiastin antérieur.

Les plaies par instruments tranchants semblent être plus sérieuses que les plaies contuses et les plaies par armes à feu. Le pronostic offre toujours une certaine gravité. Le seul traitement convenable en pareil cas consiste à arrêter l'hémorrhagie au moyen de pinces hémostatiques, de ligatures, de liquides astringents, du thermocautère, et ensuite à appliquer un pansement antiseptique.

§ 2. — Lésions inflammatoires.

1º CONGESTION DU CORPS THYROÏDE

Bibliographie. — BACH, *Mém. de l'Acad. de méd.*, t. XIX. — VIRCHOW, *Pathol. des tumeurs*, t. III, p. 215. — GUYON, *Arch. de physiol.*, 1868 et 1870. — OLLIVIER, *Arch. gén. de méd.*, 1873. — JENKS, *Amer. J. of Obstetr.*, 1882. — WOLFGANG FREUND, *Deutsch. Zeitsch. f. Chir.*, p. 215, t. XVIII, 1883.

La congestion du corps thyroïde n'est pas à proprement parler une maladie spéciale ; elle consiste dans un gonflement fluxionnaire analogue à celui des autres glandes vasculaires sanguines.

L'influence de l'établissement des règles sur la congestion du corps thyroïde est aujourd'hui bien connue, et chez certaines femmes, à chaque période menstruelle, le gonflement se reproduit, mais cette congestion devient surtout manifeste pendant la grossesse. En dehors de ces causes d'ordre physiologique, l'affection a été observée dans le cours de diverses maladies ; BIEDYCK, GRECO l'ont signalée dans les fièvres palustres. Enfin les recherches de GUYON, de FREUND, tendent à démontrer que les efforts brusques et l'occlusion prolongée de la glotte s'accompagnent quelquefois de la congestion de l'organe. Tels sont l'extension forcée du cou, la constriction lente par des liens, les efforts de la parturition, les effets d'une chute, etc.

Les seuls caractères de cette congestion sont : le gonflement uniforme, total, indolent et intermittent de l'organe. Dès que la cause qui la produit vient à cesser, les symptômes disparaissent sans laisser de traces appréciables, à moins qu'il ne s'agisse de congestions successives fréquentes, qui contribuent au développement du goitre hypertrophique. C'est surtout en pareille circonstance qu'on voit survenir les hémorrhagies interstitielles sur lesquelles nous reviendrons.

Une semblable affection ne doit être traitée qu'autant qu'elle est liée à un état général spécial, la malaria par exemple; les bons effets du sulfate de quinine ont alors été notés.

2° THYROÏDITE AIGUE

SYNONYMES. — Goitre aigu. — Goitre inflammatoire.

Bibliographie. — BAUCHET, *Gaz. hebd.*, t. IV, p. 19.— KOCHER, *Deutsch. Zeitschr.*, t. IV et X, et *Berlin. klin. Wochens.*, 1878. — GASCOYEN, *Brit. Med. J.*, 1876. — BOEGEHOLD, *Deutsch. Med. Wochens.*, 1880, n° 12. — LIOUVILLE, *Soc. de biologie*, 5e série, t. II, p. 91. — REVILLOUT, *Gaz. des Hôp.*, 1877. — WÖLFLER, *Arch. de Langenbeck*, 1883, t. XXIX (Bibliogr.). — FORGUE, *Arch. de méd. milit.*, 1886. — CHARCOT, *Rev. chir.*, 1890.
Thèses de Paris. — 1861, MARTINACHE. — 1877, ROELLINGER. — 1879, DÉTRIEUX. — 1880, SIMON. — 1881, GALTIER, LARDILEY, PINCHAUD.

Il existe encore une certaine confusion au sujet des inflammations du corps thyroïde; les uns ne distinguent pas l'inflammation de l'organe primitivement sain (*thyroïdite simple*) de celle du corps thyroïde malade, hypertrophié (*goitre enflammé* ou *strumite*); cette distinction doit nécessairement être faite.

Étiologie. — La thyroïdite aiguë, bien étudiée aujourd'hui, n'est pas une affection banale; elle paraît être surtout l'apanage du sexe féminin, puisque sur onze cas GALTIER compte sept femmes; de même, la jeunesse y serait, exposée plus que tout autre âge et de vingt à trente ans la thyroïdite est plus commune. C'est aussi l'époque du maximum de fréquence de la fièvre typhoïde, et maintes fois la thyroïdite aiguë apparaît dans le déclin de cette maladie, ainsi que LEBERT, KOCHER, LIEBERMEISTER, PINCHAUD, FORGUE l'ont observé. Dans un certain nombre de cas il faudrait admettre l'origine rhumatismale de l'affection, le refroidissement; une malade de LAURE (1873) succomba à une thyroïdite aiguë d'origine puerpérale. L'impression qui reste quand on parcourt les observations, c'est que le corps thyroïde est loin d'être indifférent aux influences microbiques et qu'il réagit parfois avec une intensité très grande; les recherches de WÖLFLER ont démontré la vérité de cette proposition.

Anatomie pathologique. — Tout ce que l'on sait sur les lésions de la thyroïdite aiguë se réduit à fort peu de chose. D. MOLLIÈRE a pu constater ce que VIRCHOW avait déjà avancé, que le pus prend naissance dans le tissu interstitiel et reste infiltré un certain temps avant de se collecter.

D'autres observateurs ont trouvé à l'autopsie des lésions prononcées, la destruction gangréneuse de l'organe, la perforation ou un rétrécissement considérable de la trachée (LAURE). WOLFLER a mis en évidence les foyers microbiques.

Symptômes. — La thyroïdite débute d'ordinaire par une vive douleur dans la région sous-hyoïdienne, irradiée quelquefois à la poitrine et à la nuque. Les moindres mouvements, la déglutition, l'extension du cou, la pression d'un vêtement, provoquent des exacerbations pénibles. Aussi les malades portent-ils la tête penchée en avant pour relâcher tous les muscles. Au bout de douze à vingt-quatre heures, en même temps que la fièvre et les symptômes généraux apparaissent, on constate un gonflement de la région antéro-inférieure du cou, presque toujours borné à un seul lobe. La tumeur soulève les muscles sous-hyoïdiens, efface la gouttière carotidienne ; dans un cas de RICHET la trachée était déplacée latéralement. Peu à peu la peau devient chaude, tendue ; néanmoins, au début, à chaque mouvement de déglutition la tumeur monte et descend, signe pathognomonique des affections du corps thyroïde.

Au bout du premier septénaire, la thyroïdite se termine par résolution ou par suppuration. Dans le premier cas, le plus commun, les symptômes, au lieu de progresser, diminuent insensiblement, mais lentement, l'induration persiste très longtemps. Au contraire, une augmentation de tous les symptômes, des douleurs pulsatives, des frissons, un ramollissement de la masse indiquent la suppuration. La glande acquiert le volume du poing ; la peau, luisante, parfois violacée, devient de plus en plus adhérente ; la dyspnée, les troubles fonctionnels présentent alors une intensité remarquable. Après l'ouverture de la poche, il s'écoule un pus fétide, souvent roussâtre, quelquefois mélangé à des gaz. Rarement l'affection se termine par gangrène ; GASCOYEN en a toutefois publié un exemple suivi de guérison.

Parmi les complications observées, signalons l'asphyxie qui peut être due aux déformations et aux perforations de la trachée ; l'aphonie et les vomissements par suite de la compression du pneumogastrique et des récurrents, comme dans un cas de HARDY ; la péri-thyroïdite diffuse, dont WERNHER a publié un exemple et qui tend à se propager aux médiastins. Bien que RIBERI ait cité trois exemples d'ouverture de la collection purulente dans la trachée suivis de guérison, la mort n'est pas moins à craindre, c'est de cette façon que succomba un malade de BAILLIE.

Diagnostic. — Le gonflement du corps thyroïde accompagné de fièvre doit faire présumer la thyroïdite ; l'évolution de la maladie, la fluctuation qu'on ne perçoit que difficilement même après avoir fixé l'organe, lèvent tous les doutes. Les frissons, l'élévation de la température, l'œdème superficiel, sont de précieux indices pour déceler la présence du pus.

Pronostic. — Il est différent, suivant que l'affection se termine par résolution ou par suppuration, car dans ce dernier cas les dangers sont assez grands et la mort en a été plus d'une fois la conséquence.

DUPLAY recommande les vésicatoires volants. Dès qu'il y a du pus, il faut lui donner issue. KOCHER conseille les ponctions suivies de lavages antiseptiques; cependant c'est à l'incision large et au drainage antiseptique que la majorité des chirurgiens donnent la préférence. Si les accidents dyspnéiques présentaient trop d'acuité, la trachéotomie est indiquée. Enfin les fistules sont susceptibles d'amener la mort par suite de suppurations interminables; le débridement et le curage sont tout indiqués en pareil cas.

§ 2. — Tumeurs du corps thyroïde.

Bibliographie. — BACH, *Mém. de l'Ac. de méd.*, t. XIX, 1855. — BAUCHET, *Gaz. hebd.*, 1857. — BONNET, *Gaz. méd. de Paris*, 1851. — FLEURY, *Ibid.*, 1856. — VIRCHOW, *Traité des tumeurs*, t. III. — LUCKE, *Pitha et Billroth*, Bd. III, 1875. — BOUCHACOURT, *Bull. de thérap.*, t. XXVII. — LEBERT, *Traité d'anat. pathol.*, 1862. — DEMME, *Arch. gén. de méd.*, 5e série, p. 819. — LUTON, *Arch. gén. de méd.*, 1867. — BERGER, *Revue de Hayem*, t. XIV, p. 721, et *Arch. gén. de méd.*, 1874. — M. MACKENZIE, *Brit. Med. J.*, 1874. — MICHEL, *Gaz. hebd.*, 1873. — BRUBERGER, *Deutsch. mil. Zeitschr.*, 1876, p. 447. — BRIÈRE (d'Yverdon), *Du traitement, etc.*, 1877. — CAZALIS, *Ann. des mal. de l'or. et du lar.*, t. III, p. 141, 1877. — ROSE, *Corresp. bl. f. Schweiz. Aerzte*, 1877, nº 17, p. 524. — SUSKIND, *De l'extirpation du goitre*, Tubingue, 1877. — KOCHER, *Deutsch. Zeitschr. f. Chir.*, 1878, t. X. — SCHINZINGER, *Centralbl. f. Chir.*, 1879. — BŒCKEL, *Soc. de Chir.*, 1879. — D. MOLLIÈRE, *Lyon méd.*, 1879, t. XXXII. — DUPLAY, *Gaz. des Hôp.*, 1879. — KAUFMANN, *Deutsch. Zeitschr. f. Chir.*, 1883, p. 255. — MADELUNG, *Arch. de Langenbeck*, t. XXIV, p. 71. — WOLFLER, *Ibid.*, p. 157, et Bd. XXIX, p. 1 et 754 (Bibliogr.), et *Wien. Med. Wochens.*, 1882. — LIEBRECHT, *Ac. de méd. belge*, 1883. — JULLIARD, *Rev. de chir.*, 1883. — KRÓNLEIN, in *Deutsche Zeitschrift f. Chir.*, 1884, p. 93. — SCHRAMM, *Centralb. f. Chirurg.*, 1884, nº 22. — MACKENZIE, *Congrès de Copenhague*, 1884. — PEYROT, *Soc. de chir.*, 1885. — OTTO BESELIN, *Histol. du G., Arch. f. Path. Anat. u. Phys.*, XCIX, H², p. 314, et II³, p. 419, 1886. — DUGET, *G. et médical. iodée interst.*, in-8º, Paris, 1886. — TERRILLON et SEBILEAU, *Arch. gén. de méd.*, 1887. — OBALINSKI, *Chirurgie du G. Wien. Med. Presse*, 1887. — KOHLER, *Deuts. Zeits. f. Chir.*, XXVI. — ZEZAS, *50 ablations, Arch. f. Klin. Chir.*, B. XXXVI, Heft 3. — D. MOLLIÈRE, *Clin. chir.*, 1888. — WIESMANN, *Corr. Blat. f. Schw. Aerzt.*, 1888. — HOWEL, *The Lancet*, 1888. — BILLROTH, *Wien. Klin. Wochens.*, 1888. — HEYDENREICH, *Thérap. Chir. contemp.*, 1888. — KOCHER, *250 cas d'extirp., Corresp. Bl. f. Schw. Aerzt.*, 1889. — CAZELLI (de Gênes), *178 ablations, Semaine méd.*, 1889. — WOLFAR, *Arch. für. Klin. chir.*, Berlin, 1890, t. XL, p. 169.
Articles GOITRE et THYROÏDE des *Dictionnaires*, de A. BROCA du *Traité de chirurgie*.
Thèses de Paris. — 1855, BONNAUD. — 1860, HOUEL (Agrég.). — 1876, JAUPITRE. — 1877, RŒLLINGER. — 1878, GACON. — 1879, DÉTRIEUX, MALARD. — 1880, BOURSIER (Agrég.) (Bibliog.). — 1881, LARDILEY, PINCHAUD. — 1883, COULON. — 1884, THIROUX. — 1884-85, PEUT. — 1886, THIERRY. — 1887-88, CHRÉTIEN.
Thèses de Strasbourg. — 1868, PESME. — 1869, CHABOUREAU.

Le nom de goitre est une terme générique qui comprend toutes les tumeurs du corps thyroïde. On ne saurait plus se contenter aujourd'hui des données anciennes sur l'anatomie pathologique de ces productions morbides, et depuis quelques années des progrès considérables ont été réalisés. Un travail très important publié par Wölfler dans les *Archives de Langenbeck* (1883) a jeté un jour nouveau sur la question des goitres. Tout en conservant la division clinique des tumeurs thyroïdiennes suivant qu'elles sont bénignes ou malignes, cet auteur a reconnu différents types qui étaient jusqu'ici confondus sous la dénomination provisoire d'hypertrophies. Néanmoins il est actuellement impossible de prendre les divers types admis par Wölfler comme base d'une description symptomatique, parce que l'histoire clinique de ces différentes variétés est encore trop incomplète. Aussi nous bornerons-nous à indiquer les principaux types établis par cet auteur. Toutes les affections néoplasiques du thyroïde pourraient être rangées dans trois groupes distincts : 1° les tumeurs hypertrophiques et les adénomes ; 2° les tumeurs carcinomateuses, la plupart malignes ; 3° les tumeurs d'origine conjonctive.

Le premier groupe contient le goitre congénital, l'hypertrophie vraie caractérisée par une augmentation de volume qui porte sur les éléments glandulaires, les cavités folliculaires ou sur le contenu de ces cavités ; sous le nom d'adénome, Wölfler range toutes les néoformations épithéliales constituées par la production d'un tissu glandulaire à vascularisation embryonnaire atypique. Les adénomes forment eux-mêmes un certain nombre de subdivisions qui sont : l'adénome fœtal, ainsi appelé en raison de l'analogie du tissu morbide avec celui de la glande thyroïde embryonnaire, l'adénome vasculaire (lacunaire), acineux, myxomateux, fibreux, angio-caverneux, papillaire. Mentionnons en outre l'adénome gélatineux ou goitre colloïde, les adénomes myxomateux et cylindro-cellulaires. Au second groupe appartiennent les carcinomes alvéolaire et cylindro-cellulaire.

Enfin dans le troisième groupe, un peu moins important que les précédents, Wölfler étudie les tumeurs conjonctives, c'est-à-dire les fibromes, les sarcomes qui présentent comme principales variétés les sarcomes angio-caverneux, à cellules fusiformes, à cellules géantes et à cellules rondes.

Nous décrirons successivement : 1° l'hypertrophie du corps thyroïde ou goitre simple ; 2° les tumeurs malignes. Le goitre exophtalmique, ou maladie de Basedow, dans lequel le gonflement de la glande n'est qu'un phénomène accessoire, reconnaît probablement pour cause des lésions du grand sympathique ; il n'en sera pas question ici.

1° HYPERTROPHIE DU CORPS THYROÏDE

SYNONYMES. — Goitre simple ; goitre hypertrophique. — Bronchocèle.

Étiologie. — Eu égard à son origine, le goitre est sporadique, endémique ou épidémique.

Les travaux de Fodéré, de Prosser, démontrent que le goitre est plus fréquent de sept à douze ans qu'à tout autre âge ; maintes fois les accoucheurs ont signalé l'existence de cette affection chez les nouveau-nés. L'influence de l'hérédité, du sexe féminin, est également hors de doute ; quant à celle du tempérament, de la constitution, du climat, des saisons, de l'altitude, elle paraît moins évidente.

A côté de ces causes prédisposantes assez mal définies, il faut placer les causes déterminantes telles que la congestion répétée de l'organe par suite des efforts, des ascensions fatigantes ; Hahn a invoqué la tension du cou en avant chez les dentelières de Luzarches ; on a également incriminé la grossesse, les influences morales, les chagrins. Schranz (*Arch. f. Klin. chir.*, Bd. XXXIV, p. 92) fait jouer un rôle important aux lésions concomitantes du cœur. Sur 117 goitres, 57, soit 49 p. 100, étaient liés à une maladie du cœur.

Goitre endémique. — C'est un fait connu qu'il existe des pays à goitre, et depuis longtemps les médecins ont cherché à déterminer la cause probable de cette endémicité. L'Europe est, plus que tout autre contrée, riche en pays à goitre. La plupart des foyers existent dans les régions montagneuses, bien moins sur les·plateaux élevés que dans les vallées profondes; le Valais, les vallées des Alpes ont, à cet égard, une triste réputation. En France le goitre endémique est assez commun dans les contrées de l'Est, dans la Savoie, l'Isère, tandis qu'il est rare et même inconnu sur le littoral. En étudiant de plus près les conditions étiologiques du goitre endémique, les médecins sont arrivés à reconnaître une influence considérable aux eaux potables. Or, il résulte de recherches multiples que ces eaux présenteraient trois sortes d'altérations : 1° insuffisance de certains éléments chimiques; 2° excès de certaines substances; 3° présence dans l'eau de principes délétères probablement infectieux et parasitaires.

a. A la première catégorie se rapporte la désoxygénation de l'eau qui provient de la fonte des glaciers (Boussingault), l'absence d'acide carbonique (Iphofen), l'insuffisance des chlorures (Eulemberg), et surtout des iodures (Chatin).

b. D'autres ont trouvé dans l'eau des pays à goitre un excès de sels magnésiens; ce fait nous paraît avoir une importance réelle, soit que ces sels exercent une action directe, soit qu'ils favorisent le développement de germes spéciaux. Ajoutons que Saint-Lager s'est efforcé de démontrer l'influence des sulfures, Maumené, celle des fluorures.

c. Enfin les idées modernes ont conduit Klebs à chercher dans les eaux des pays à goitre des parasites spéciaux, et il y aurait rencontré des infusoires qu'il considère comme la cause première de l'affection. Quoi qu'il en soit de toutes ces interprétations que nous ne pouvons que résumer brièvement, le goitre endémique coexiste fréquemment avec d'autres maladies, la tuberculose, le crétinisme ; beaucoup de crétins sont fils de goitreux.

Goitre épidémique. — On connaît en France trente-cinq épidémies de goitre ; la plupart ont été observées sur des militaires et dans les mêmes garnisons. A vrai dire, il s'agirait plutôt d'une affection endémique exerçant son influence d'une façon très active sur un plus ou moins grand nombre d'individus étrangers au pays. Par conséquent, les causes seraient identiques à celles du goitre endémique.

Anatomie pathologique. — Beselin divise les goitres en deux groupes :

I. Hyperplasie générale du tissu, égale sur tous les points, elle est acquise ou congénitale.

II. Goitre noueux, comprenant cinq variétés :

1° Nodosités dépendant du développement des éléments glandulaires ;

2° Nodosités constituées au centre par le stroma et les vaisseaux devenus hyalins et à la périphérie par des formes glandulaires très variables.

3° Nodosités ayant un centre fibreux et une périphérie glandulaire,

4° Forme vasculaire ressemblant au tissu caverneux ;

5° Goitres kystiques — les kystes étant dus, soit à la dilatation des folli-cules, soit au ramollissement des divers éléments des tissus, soit à des hémorrhagies.

Nous adopterons la division suivante : 1° le goitre hyperplasique simple ; 2° goitre hyperplasique folliculaire et colloïde ; 3° goitre kystique ; 4° goitre

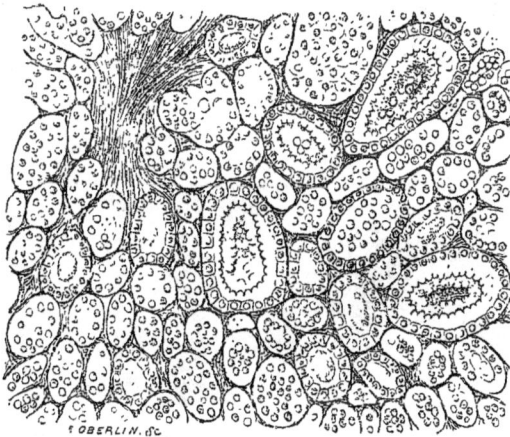

Fig. 175. — Hypertrophie simple du corps thyroïde. Goitre simple, d'après VÖLFLER.
(*Arch. de Langenbeck*, t. XXIX.)

vasculaire. Enfin, à côté de ces types principaux, il convient de placer les goitres fibreux, calcifiés, ossifiés, qui sont des variétés du goitre simple, avec dégénération de la trame.

A. *Goitre hyperplasique simple.* — Il consiste dans une hypertrophie régulière de toutes les parties constituantes de la glande ; parfois cette altération intéresse l'organe tout entier, plus souvent elle est limitée à un seul lobe; on y retrouve avec leur structure normale les lobules et les vésicules (fig. 175). Ordinairement le goitre simple est dur, résistant ; rarement on y constate des bosselures. Quelques auteurs, MADELUNG entre autres, ont signalé l'existence de goitres développés aux dépens de thyroïdes accessoires, aber-rantes, qui siègent dans des points plus ou moins distants de la trachée et même en arrière d'elle.

B. *Le goitre hyperplasique, folliculaire et colloïde (goitre parenchyma-teux)*, bien étudié par VIRCHOW, présente les mêmes caractères que le pré-cédent. Ici encore les éléments normaux de la glande thyroïde sont conservés, mais les follicules hyperplasiés refoulent le tissu interstitiel qui leur forme une sorte de coque. On pourrait admettre l'existence d'une cavité à paroi propre et végétante intérieurement; aussi quelques auteurs ont-ils considéré cette altération comme due à une variété de kystes proliférants analogues à ceux de la mamelle (fig. 176).

On sait qu'à l'état normal, surtout chez les vieillards, il n'est pas rare de rencontrer la dégénérescence colloïde ou gélatineuse des follicules. Une altération identique se montre assez fréquemment dans le goitre folliculaire et engendre les goitres colloïdes ou gélatineux; la matière qu'ils contiennent est analogue à de la colle forte (fig. 177). Ce sont eux qui constituent les

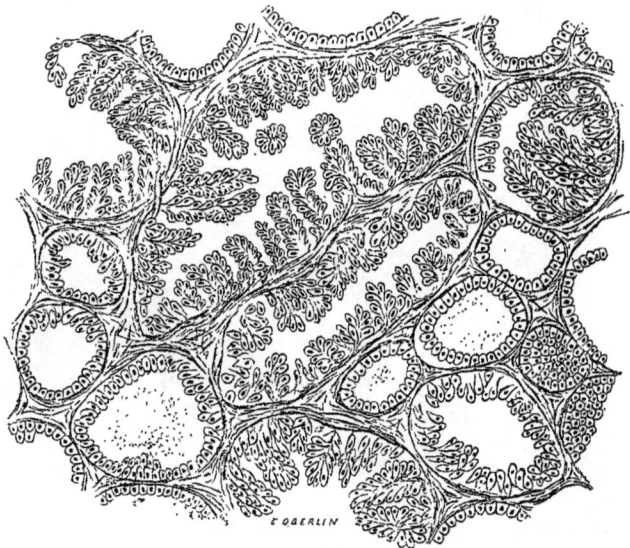

Fig. 176. — Adémone kystique végétant, d'après Wölfler. (*Arch. de Langenbeck*, t. XXIX.)

énormes tumeurs qu'on a vues exceptionnellement pendre sur la poitrine et même sur les cuisses (Wintermayer, Heidenreich). Lorsque l'hypertrophie porte plus spécialement sur la trame fibreuse qui cloisonne l'organe, le goitre prend une dureté ligneuse, on l'appelle alors *goitre fibreux*. Il s'agit là d'un processus toujours lent; quelques auteurs regardent le goitre fibreux comme une thyroïdite chronique. Lorsque la prolifération du tissu conjonctif est irrégulière, il en résulte des nodosités rarement plus grosses qu'une noix ou un œuf, d'un blanc bleuâtre, d'où partent des cloisons épaisses qui s'enfoncent dans le reste de la glande. On conçoit que le développement des follicules soit en raison inverse de celui de la trame, et de fait on n'en trouve qu'à la périphérie, encore subissent-ils la transformation colloïde ou kystique.

Goitres kystiques (Hydrocèle du cou). — Ils ont été étudiés par Maunoir, Fleury et Marchessaux, Velpeau, Virchow, Michaux (de Louvain), et Otto Beselin. Nous avons vu que les follicules du goitre simple ou folliculaire

subissent quelquefois la dégénération kystique ; les vésicules se réunissent
en se fondant ainsi les unes dans les autres et donnent naissance à des
cavités plus grandes, assez nombreuses au début. La transformation kystique
surviendrait au moment où la masse gélatineuse aurait acquis les dimensions
d'une noix, elle débuterait par les cellules de la périphérie et gagnerait
ensuite le centre de la masse. Quant à l'accumulation du liquide, elle résulterait d'une sécrétion de la paroi. D'après BESELIN, les kystes contenus dans
les goitres auraient diverses origines ; ils peuvent succéder à la dégénérescence hyaline du stroma ou à celle du parenchyme glandulaire. Ces

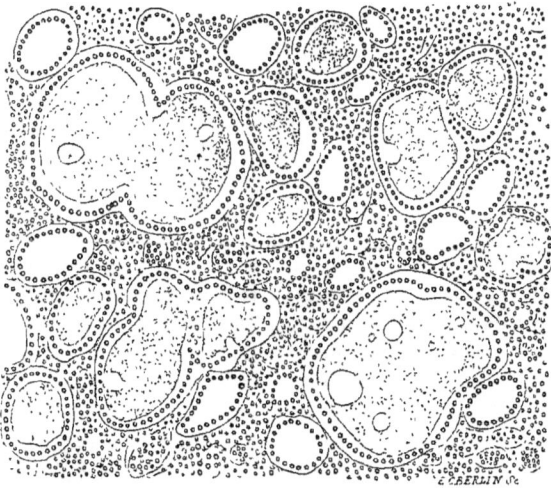

Fig. 177. — Adénome inter-acineux. Goitre colloïde, d'après WŒLFLER.
(*Arch. de Langenbeck*, t. XXIX.)

deux variétés se combinent assez fréquemment. Tantôt ces kystes se développent dans le tissu scléreux peut-être aux dépens des vaisseaux capillaires
étranglés par le tissu fibreux. Quant aux kystes de grandes dimensions, leurs
parois sont revêtues d'une coque de tissu fibreux, quelle que soit leur origine ;
aussi peut-on rarement dire quel a été le mécanisme de leur production.
L'auteur insiste sur l'existence d'hémorrhagies abondantes comme cause de
ces grands kystes. Le contenu de ces kystes est un liquide albumineux,
incolore ou légèrement ambré, filant. NASSE y a signalé des cristaux de cholestérine, HOPE SEYLER, de l'albumine ; l'abondance de la cholestérine a pu
être assez grande pour transformer le contenu du kyste en une véritable
bouillie. D'autres fois, le contenu est brun noirâtre, couleur chocolat, hématique.

Sur 74 cas, WŒRNER (*Clin. de Bruns*, 3° *fasc.*) trouve les kystes 13 fois à
gauche, 23 fois à droite, 25 fois sur la ligne médiane, 2 au milieu et à gauche,
7 au milieu et à droite, 4 fois seulement il y avait des kystes des deux côtés.
Le volume de ces tumeurs variait entre celui d'une noix et celui d'une tête
d'adulte. Sur 74 patients 27 avaient de 9 à 20 ans et 39 de 20 à 30 ans.

La paroi généralement irrégulière présente des cloisons, des éperons, des saillies qu'on a comparés aux piliers du cœur. Existe-t-il un épithélium à la face interne? Houel l'admet, mais le fait n'a pas été confirmé. La poche est constituée par un tissu cellulaire qui devient de plus en plus dense et que parcourent de nombreux vaisseaux. Ceux-ci forment même des bourgeons, des varicosités dans l'épaisseur de la tumeur; la fragilité de leur paroi rend compte des exsudats et des hémorrhagies qui altèrent la nature primitive du liquide kystique. C'est ainsi que se développeraient les *hématocèles du cou* ou *kystes sanguins* par rupture des vaisseaux dans un kyste séreux. Nélaton, Pasturaud, en ont rapporté de beaux exemples, et maintes fois on a pu suivre les modifications du sang depuis son épanchement jusqu'à ses transformations régressives. En pareil cas, le volume de la tumeur, augmente brusquement.

Goitre vasculaire. — Dans tous les goitres, la circulation sanguine est plus active, mais il est des cas où l'élément vasculaire prédomine, et l'on a réservé à cette variété le nom de goitre vasculaire. Suivant que cette prédominance porte sur les artères ou les veines, le goitre est anévrysmal ou variqueux.

La première variété, décrite par Ph. v. Valther, Larrey (1829), Heidenreich, Houel, consiste dans une sorte d'ectasie des artères thyroïdiennes accompagnée d'une dilatation serpentine, comme dans les anévrysmes cirsoïdes. Cette disposition se continue dans les branches sans intéresser ordinairement les capillaires; une des particularités de cette altération est l'intégrité des parois artérielles, au moins au début; plus tard, d'après Houel, surviendraient des altérations de la tunique moyenne.

Lorsque l'altération porte sur les veines, celles-ci atteignent parfois une dilatation insolite, forment des varices ampullaires qui constituent le goitre variqueux. Ici encore le tissu thyroïdien est hypertrophié; il n'est pas rare de rencontrer cette forme associée au goitre fibreux. On comprend que la présence d'un semblable réseau vasculaire dans l'épaisseur d'un goitre expose aux ruptures, et on a donné le nom d'*apoplexies thyroïdiennes* aux épanchements qui en résultent. Ce ne serait pas là d'ailleurs la seule transformation que puissent présenter les goitres vasculaires, car les vaisseaux seraient en outre susceptibles de subir la transformation calcaire et même amyloïde (Friedreich, Beckmann, Virchow).

Autres variétés de goitres. — Nous pensons qu'il n'y a pas lieu d'établir des groupes spéciaux pour les goitres fibreux, osseux, cartilagineux, parce qu'ils ne constituent que des modifications des formes décrites plus haut. On a vu par quelles transformations insensibles on passe du goitre parenchymateux au goitre fibreux. Lorsque les travées de tissu conjonctif s'infiltrent de sels calcaires, il se forme dans le goitre des concrétions tantôt friables, tantôt très dures. Les sels calcaires peuvent aussi se déposer dans la paroi des kystes et leur constituer une coque inextensible. Ce tissu n'a aucune structure, et c'est à tort qu'on a admis des goitres cartilagineux et osseux, car on n'y trouve ni cellules cartilagineuses, ni ostéoblastes. Ces concrétions blanchâtres ou jaunâtres sont composées par des carbonates et des phosphates. Il faut en rapprocher les dépôts calcaires que quelques auteurs ont rencontrées dans l'intérieur des kystes. Dans un cas de MICHAUX, toute la cavité était remplie par une bouillie crayeuse. DAAK a noté des cristaux d'oxalate de chaux dans les follicules à côté des concrétions calcaires. GOSSELIN a également trouvé huit calculs du volume d'un pois dans un kyste suppuré.

MADELUNG, auquel on doit une savante étude des thyroïdes accessoires, a montré que ces organes pouvaient exceptionnellement devenir le point de départ de tumeurs. LUCKE y aurait observé un cas de thyroïdite; ailleurs il s'agissait de goitres kystiques, colloïdes, séreux, calcifiés. Tel serait peut-être, suivant MADELUNG, l'origine de certaines hydrocèles du cou. Les goitres accessoires inférieurs et postérieurs, en raison de leur siège, sont plus exposés à produire des accidents. Comme une autre variété rare, signalons le goitre rétropharyngien ; BOECKEL a enlevé une de ces tumeurs que l'on peut considérer comme des prolongements d'un corps thyroïde goitreux.

Symptômes. — Le premier symptôme du goitre est l'augmentation de volume de la partie antérieure et inférieure du cou. Bientôt apparaît une saillie médiane en forme de croissant à convexité inférieure ; les deux cornes de ce croissant ne tardent pas à prendre un volume plus considérable et remontent de chaque côté du cartilage thyroïde. Plus tard, par suite de l'accroissement du goitre, la tumeur soulève les téguments sous forme d'une masse arrondie, lisse ou bosselée, qui fait saillie sur la ligne médiane, descend parfois au-devant du sternum et envoie des prolongements dans le médiastin. Lorsque les muscles sous-hyoïdiens se contractent, on s'aperçoit aisément qu'ils sont aplatis et brident la tumeur ; après avoir relâché les muscles en plaçant le cou dans la flexion, il est possible d'explorer la masse morbide de sentir sa consistance qui varie d'un goitre à l'autre, et même suivant les points examinés. Enfin un symptôme commun à la plupart des affections du corps thyroïde est le déplacement de la tumeur avec la trachée pendant les mouvements de déglutition ; on peut en outre lui imprimer des mouvements de latéralité.

La peau, tendue, lisse, non adhérente, est parcourue par un lacis veineux assez développé. Le goitre est indolent ; il ne gêne que par son poids ou par la compression qu'il exerce sur les organes voisins.

Symptômes propres aux différentes espèces. — Tous ces caractères appartiennent spécialement au goitre parenchymateux simple. Au bout d'un certain temps, il n'est pas rare d'observer des modifications ; la consistance n'est pas uniforme dans les divers points ; la main perçoit çà et là des nodosités plus dures entourées par des sillons, à côté de parties molles, presque fluctuantes. Lorsque le goitre devient fibreux, il acquiert une dureté ligneuse caractéristique qui augmente encore par le fait de dépôts calcaires dans sa trame.

La mollesse et la fluctuation deviennent surtout évidentes dans les gros goitres colloïdes ou gélatineux dont la surface est bosselée.

Dans la variété kystique la tumeur offre un développement inégal ; un côté est souvent plus volumineux que l'autre ; de là ces tumeurs lisses ou bosselées, grosses comme le poing, piriformes, qui saillent d'une façon visible au-devant du cou, refoulent latéralement la trachée et les autres organes. Après avoir immobilisé le goitre pour se mettre à l'abri des chances d'erreur, la palpation permet de percevoir la fluctuation. Elle est cependant fort obscure ou impossible à reconnaître lorsque les kystes sont petits, très tendus, à parois épaisses, fibreuses ou calcaires; enfin la transparence est exceptionnelle, ce qu'explique suffisamment l'épaisseur de la poche ou la nature hématique de son contenu.

D'après HOUEL, le goitre vasculaire, aplati au début, deviendrait plus tard saillant, arrondi, mou, fluctuant. Il est dans une certaine mesure réductible

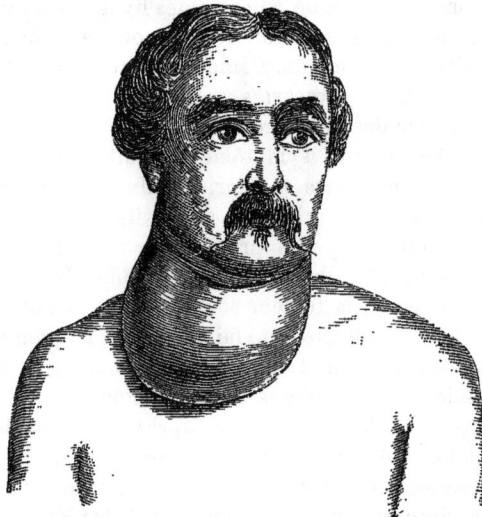

Fig. 178. — Goitre kystique.

et se gonfle par l'effort; on y a signalé des battements, des mouvements d'expansion qu'il ne faut pas confondre avec les battements carotidiens communiqués; en attirant la tumeur en avant, le cou fléchi, on peut assez facilement différencier ces deux sortes de pulsations; en outre, l'oreille perçoit au niveau du goitre un bruit de souffle intermittent analogue au souffle utérin. Tous ces caractères sont plus marqués dans le goitre anévrysmal.

Marche. Complications. — Beaucoup de goitres fibreux restent stationnaires; d'autres progressent insensiblement; telles sont les variétés kystique et colloïde; un certain nombre, par le fait de dégénérescences secondaires, semblent s'atrophier. KRISHABER divise les complications du goitre en deux groupes : 1° celles qui prennent naissance dans la glande, inflammation, hémorrhagie ; 2° celles qui résultent de la compression exercée par la tumeur sur les organes voisins, en particulier sur la trachée. On appelle *goitre suffocant* les tumeurs qui produisent des accidents d'asphyxie.

1° *Inflammation*. — Les goitres sont sujets à s'enflammer, et on a donné le nom de *strumite* à cette affection pour la distinguer de la thyroïdite franche. Elle a été particulièrement étudiée par Bauchet, Kocher, Lardiley. Les symptômes offrent la plus grande analogie avec ceux de la thyroïdite aiguë, la seule différence réside dans l'existence antérieure d'un goitre. Suivant Kocher, « sur 24 cas de strumite, 12 concernaient des sujets de vingt à quarante ans ; 13 hommes, 11 femmes en furent atteints ; 12 fois il s'agissait de goitres kystiques, 12 fois de goitres parenchymateux. La cause occasionnelle, inconnue dans 6 cas, fut deux fois une contagion, une fois une ponction, neuf fois des injections interstitielles d'iode par la méthode de Luton, neuf fois une maladie générale, pyrexie ou autre ». Dans certains cas, à la suite de la fièvre typhoïde par exemple, Kocher pense que l'agent virulent localiserait son action dans la glande.

C'est une complication grave, puisque la mortalité est de 50 p. 100. D'ailleurs, la forme subaiguë aboutit toujours à la formation d'abcès, plus rarement à la suppuration diffuse ou à la périthyroïdite. Quelques-uns de ces abcès tendent à s'ouvrir spontanément au dehors, mais l'épaisse couche de tissus qui les recouvre explique la possibilité de fusées purulentes profondes ; on a vu le pus se faire jour dans l'œsophage, dans les voies aériennes, la plèvre, les médiastins. La présence de semblables collections détermine des accès de suffocation.

Si l'abcès s'ouvre au dehors, la tumeur s'affaisse et le goitre peut ainsi disparaître : dans d'autres circonstances l'affection se termine par une fistule ou par induration ; enfin la résolution peut se faire.

2° *Hémorrhagies*. — Nous avons vu plus haut que les hémorrhagies se produisaient de deux façons différentes : 1° par apoplexie thyroïdienne dans le parenchyme ; 2° par la rupture des vaisseaux dans un kyste. Une douleur vive, l'augmentation brusque du volume du goitre, les troubles de la respiration, les phénomènes de compression, tels sont les accidents ordinaires lorsque l'hémorrhagie est considérable. La mort en a été quelquefois la terminaison.

3° *Phénomènes de compression*. — Tous les organes situés dans le voisinage du corps thyroïde peuvent être tôt ou tard comprimés à des degrés divers par les goitres. Citons la compression des carotides, qui produit l'anémie cérébrale ; celle des jugulaires a pour conséquence la congestion de la face. L'aphonie, la raucité de la voix, n'auraient d'autre cause que la compression du goitre sur les nerfs récurrents ; le phrénique, le sympathique et le pneumo-gastrique n'échappent pas davantage à cette action.

Des recherches anatomiques fort intéressantes (Lejars) démontrent que les vaisseaux des nerfs pneumogastrique et sympathique dans leur portion cervicale viennent tous des vaisseaux thyroïdiens. Cette source commune de vascularisation pourrait peut-être expliquer certains troubles nerveux accompagnant l'hypertrophie thyroïdienne. Cette notion anatomique jette un nouveau jour sur la pathogénie du goitre exophtalmique.

La compression s'observe aussi pour l'œsophage, surtout lorsque la tumeur occupe le côté gauche ; il en résulte une dysphagie croissante qui atteint son maximum dans une variété signalée par Bœckel sous le nom de *goitre rétro-pharyngien.* Cette compression est parfois suffisante pour amener la mort.

Ces divers phénomènes le cèdent cependant en importance aux accidents dus à la compression de la trachée, qu'on a réunis sous le nom de goitre suffocant. Si le volume de la masse contribue dans une certaine mesure à les produire, il faut se rappeler que quelques dispositions anatomiques y donnent plus spécialement naissance. A ce point de vue, les auteurs admettent trois espèces de goitres suffocants :

1° Le goitre développé circulairement autour des premiers anneaux de la trachée (*goitre suffocant annulaire*). En pareil cas, la trachée aplatie prend l'aspect d'un fourreau de sabre, et toute modification dans la tumeur primitive tend à augmenter la constriction (goitre constricteur).

2° Si la tumeur s'insinue entre le pharynx et la trachée, on aura la variété du goitre suffocant rétro-pharyngien ; la dysphagie précède alors la dyspnée ;

3° Enfin lorsque le goitre s'enfonce derrière le sternum, le goitre suffocant est appelé *rétro-sternal, goitre plongeant, goitre en dedans.* Il en existe plusieurs variétés, suivant que toute la tumeur est rétro-sternale, ou suivant qu'il ne s'agit que d'un prolongement. A chaque mouvement d'inspiration la masse s'enfonce dans le thorax, et ce phénomène est surtout marqué par les goitres plongeants vrais qui ne dépassent pas le volume d'un œuf. D'après Cruveilhier, la plupart de ces goitres prendraient naissance aux dépens de l'isthme du thyroïde, mais il n'est pas rare de voir la tumeur formée par un des lobes ou par les vestiges du thymus. Quand ils sont engagés en arrière du sternum, ces goitres refoulent les organes et les compriment. Adelmann en a vu atteindre la crosse de l'aorte ; dans un cas de Virchow, un kyste multiloculaire plongeait dans la plèvre. Les troncs veineux et artériels éprouvent les premiers effets de cette compression.

Dans la plupart des goitres suffocants, les symptômes résultent d'une altération du calibre de la trachée qui tantôt est aplatie d'avant en arrière, tantôt déviée latéralement et même coudée à angle ; l'aplatissement transversal en fourreau de sabre est assez commun. Bonnet faisait intervenir, pour expliquer ces déformations, la constriction exercée sur la tumeur par les sterno-mastoïdiens, mais les recherches de Rose ont montré que la dégénérescence des arceaux cartilagineux jouait le rôle principal ; cette altération procède de haut en bas. Il est plus rare de constater leur infiltration calcaire comme dans un cas de Demme, et la transformation de la trachée en un tube plein. Ces diverses altérations déterminent la production d'un rétrécissement en arrière duquel les bronches se dilatent ; comme autres conséquences, signalons l'emphysème et le catarrhe chronique.

Les accès de suffocation sont presque toujours précédés par une période prodromique durant laquelle il existe de la dyspnée, de l'essoufflement quand le malade marche vite ou monte un escalier, des douleurs irradiées dans les membres supérieurs ; l'haleine devient courte, la parole brève, la voix rauque, et l'on constate le phénomène désigné sous le nom de cornage ; exceptionnellement les goitres déterminent de l'exophtalmie. Brusquement arrive un accès de suffocation et, malgré les plus grands efforts, l'expiration est extrêmement pénible ; le malade se dresse sur son séant, la face se cyanose, il y a du tirage, du cornage ; bref, les menaces d'asphyxie deviennent imminentes. Le goitreux peut mourir dans ces conditions, et s'il revient à lui, de nouveaux accès compromettent son existence ; pendant les rémissions, le calme renaît, malheureusement les forces s'épuisent, la mort survient dans un accès ou dans le collapsus.

L'examen laryngoscopique, pratiqué par Türck, E. Bœckel, Krishaber, a permis de constater un certain nombre de lésions. La muqueuse trachéale, parfois lisse, présente ailleurs les signes d'une inflammation catarrhale, Krishaber a noté la paralysie unilatérale du nerf récurrent droit dans plusieurs circonstances.

2° TUBERCULES DU CORPS THYROÏDE

Divers auteurs ont signalé l'existence du tubercule dans le corps thyroïde. Lebert, l'un des premiers, trouva chez une femme morte de tuberculose aiguë des granulations miliaires. Klob (*Wiener Woch.*, 1865), Virchow (*Traité des tumeurs*, t. Ier, p. 110, et t. III, p. 256), Chiari (*Oester. med. Jahrb.*, 1878, S. 69), ont relaté depuis des faits analogues. On ne sait d'ailleurs que fort peu de chose sur cette localisation du bacille, si ce n'est qu'elle s'observe à tout âge et comme une manifestation ultime de la maladie. Aussi nous semble-t-il difficile d'admettre avec Nélaton que ces tubercules ramollis s'enflamment et donnent naissance à des abcès qui se transforment en fistules.

3° KYSTES HYDATIQUES

Leur existence ne saurait être mise en doute ; Gurlt en aurait réuni six cas (*Die Cystengeschwülste der Halse*, p. 273). Houel, Davaine font mention de quelques autres ; mais le fait le plus connu appartient à Nélaton. La tumeur, grosse comme un œuf de poule, siégeait depuis quinze ans dans le lobe gauche de l'organe. Au bout de ce temps, cette masse jusque-là indolente s'enflamme et s'abcède. Six mois plus tard se forme un nouvel abcès, et c'est après l'avoir ouvert que Nélaton vit sortir des hydatides avec le pus ; la cicatrisation fut longue. En résumé, il s'agit là de véritables curiosités, car le diagnostic, en l'absence des signes spéciaux, nous paraît impossible.

4° TUMEURS MALIGNES

Bibliographie. — Lucke, *Cancroïd. d. Schilddruse, Arch. de Langenbeck*, 1867, t. IX, p. 88. — Rose, *Ibid.*, Bd. XXXIII, 1879. — Cornil, *Arch. de phys.*, 1875, p. 639. — Conheim, *Arch. de Virchow*, t. LXVIII. — Gernel, *Ibid.*, t. LXXVI. — Eberth, *Ibid.*, t. LXXV. — Braun, *Arch. de Langenbeck*, t. XXXIII, 1882 (Bibliogr.). — Kaufmann, *Deutsch. Zeitschr. f. Chir.*, 1881, Bd. XIV. — Bircher, *Volkmann's Samml.*, n° 222. — Th. de Paris, 1876, Jaupitre. — *Bull. de la Soc. anat.*, 1877-

1878. — WÖLFLER, *loc. cit.* — KOCHER, *Arch. f. Kl. chir.*, 1883. — BARD, *Arch. de phys.*, 1885-86. — ORCEL, Th. de Lyon, 1888-89 (Bibl.).
Consulter la bibliographie générale des GOITRES.

Longtemps confondues avec le goitre, les tumeurs malignes du corps thyroïde semblent devenir moins rares à mesure que l'anatomie pathologique acquiert plus de précision. Ainsi, il y a peu d'années encore, elles étaient toutes englobées dans l'expression générique du cancer ; aujourd'hui, sans

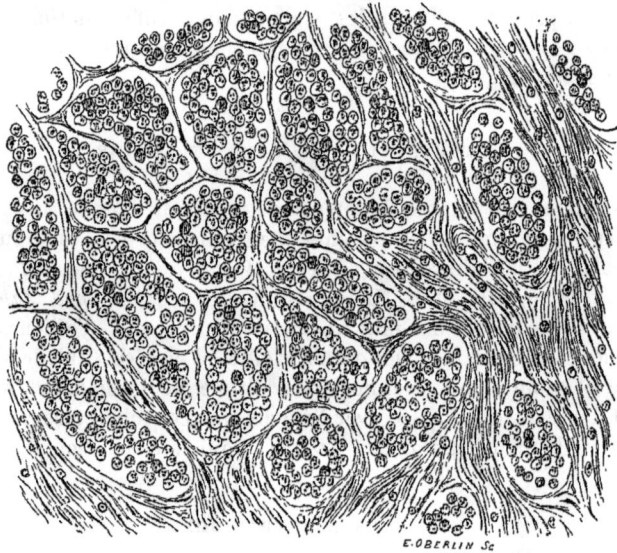

Fig. 179. — Carcinome alvéolaire de la glande thyroïde (d'après WÖLFLER).
(*Arch. de Langenbeck*, t. XXIX.)

avoir des données très complètes sur ce groupe de néoplasmes et surtout sur les moyens de les distinguer, on sait qu'il existe des carcinomes, des sarcomes, des enchondromes.

Carcinomes. — ROSE en avait déjà réuni 21 cas, la statistique de BRAUN, assez étendue, montre que cette variété de tumeur maligne est de beaucoup la plus commune. Suivant LÜCKE, on observerait dans ces goitres les trois variétés du carcinome : l'encéphaloïde, le squirrhe et l'épithéliome. CORNIL et RANVIER considèrent cette dernière forme comme la plus ordinaire.

L'accord n'existe pas sur l'origine primitive ou secondaire du carcinome de la glande. Pour DUPLAY, contrairement à l'opinion de HOUEL, la tumeur se développerait par propagation ou comme un foyer secondaire. Nous avons observé un épithéliome du larynx qui avait envahi consécutivement le corps thyroïde en même temps que les ganglions cervicaux. L'encéphaloïde, remarquable par sa consistance molle, son volume, renferme dans son tissu des cavités kystiques dues tantôt au ramollissement et à la dégénérescence du produit morbide, tantôt à des apoplexies. On a même vu les parois de ces cavités à contenu colloïde s'infiltrer de dépôts calcaires. Dans un fait de Giraudeau, il existait un grand nombre de ces cavités dont les dimensions n'excédaient pas celles d'un pois. Les altérations de la trachée sont encore plus marquées que dans les goitres ordinaires, et Braun a représenté dans son travail les saillies mamelonnées que le tissu morbide forme à l'intérieur du conduit aérien rétréci et déformé.

Sarcomes. — Sur 24 néoplasmes malins, Rose compte trois sarcomes ; Mathieu en a présenté un cas bien observé à la Société anatomique (1881) ; il s'agissait d'un cysto-sarcome développé en deux mois et qui, en raison de sa marche rapide, amena la mort ; le pneumo-gastrique lui-même était envahi par le néoplasme. Sur les 34 tumeurs malignes extirpées dont parle Braun, cinq fois il s'agissait de sarcome. Tillaux (1881), Leboriez ont également opéré de semblables productions.

Symptômes. — Le gonflement de l'organe étant un symptôme commun à toutes les affections du corps thyroïde, nous nous bornerons à dire qu'il peut être partiel ou total, et que, dans ce dernier cas, la tumeur proémine moins que le goitre. Tantôt molles, mais le plus souvent dures, les tumeurs malignes n'ont pour ainsi dire aucun signe objectif pathognomonique ; les pulsations, les mouvements d'expansion dont elles sont parfois le siège se rencontrent également dans les goitres colloïdes ou kystiques. En raison de leur tendance rapide à l'envahissement, ces néoplasmes engendrent de bonne heure tous les accidents qui constituent le goitre suffocant : dysphagie, dyspnée, cornage, tirage, suffocation, gène de la circulation. Il faut y ajouter de vives douleurs susceptibles de s'irradier dans la tête et la nuque. Aussi la mort est-elle la terminaison fatale de cette affection : les malades ne survivent pas plus de six mois. La mort résulte de l'asphyxie lente ou subite, de la cachexie et de la généralisation du produit morbide. On a trouvé aux autopsies des perforations de la trachée, de l'œsophage, des gros vaisseaux artériels et veineux, l'envahissement des principaux nerfs du cou. Rien n'est plus commun que de voir la propagation du carcinome aux ganglions, aux organes voisins ; de même les métastases viscérales, osseuses, sont signalées par nombre d'auteurs. Mathieu a pu suivre le processus de la généralisation qui s'était faite sans doute par les veines thyroïdiennes inférieures ; des foyers secondaires s'étaient greffés dans le ventricule droit, l'artère pulmonaire et le poumon.

Il faudra éviter de confondre ces métastases néoplastiques du goitre cancéreux avec le goitre métastatique dont Lucke, Eberth, Conheim, Runge ont publié des exemples ; il s'agit dans ce cas de goitres parenchymateux colloïdes qui s'accompagnent de foyers secondaires dans d'autres organes et souvent dans les os (Wölfler). Conheim trouva dans les foyers métastatiques des follicules clos elliptiques, entourés d'une couche unique d'épithélium cylindrique et remplis d'une masse gélatineuse hyaline. Cette forme ne semble pas être moins redoutable que le carcinome ou le sarcome de la glande.

Le pronostic des tumeurs malignes est essentiellement grave, en raison de leur marche rapide, fatale, de la fréquence des accidents compressifs et

aussi de l'inefficacité de la thérapeutique. On en jugera par les résultats suivants empruntés à Braun. Sur 34 malades opérés, 22 sont morts des suites
de l'opération, soit 64,7 p. 100, 12 ont guéri, 35 p. 100 ; mais sur ce chiffre,
six ont eu des récidives et les six autres ne paraissent pas avoir tiré un
grand bénéfice de l'opération. Sur les 22 insuccès opératoires, quatre fois la
mort est survenue dans les 24 heures, sept du deuxième au quatrième jour,
cinq fois du quatrième au neuvième, etc. Les opérations palliatives ne
seraient pas beaucoup plus avantageuses, puisque sur 17 cas où il a fallu
recourir à la trachéotomie, une fois le patient mourut avant la fin de l'opération, deux fois après l'introduction de la canule ; six malades succombè-
rent dans les vingt-quatre heures, cinq du premier au quatrième jour et un
seul eut douze jours de survie.

3° DIAGNOSTIC DES TUMEURS DU CORPS THYROÏDE

Le diagnostic des tumeurs du corps thyroïde comporte la solution de plusieurs questions. Le premier soin du chirurgien en présence d'une tumeur
qui occupe les parties antéro-inférieures du cou sera de s'assurer de la participation du corps thyroïde ; en un mot, il doit commencer par poser le diagnostic anatomique.

En second lieu, le siège étant reconnu, quelle est la nature de la tumeur?
Avec Duplay Krishaber, nous examinerons les goitres à deux points de vue
différents, suivant qu'il y a ou non des accidents de suffocation.

1° *Diagnostic anatomique.* — Il est un certain nombre de circonstances
étiologiques qui portent tout naturellement le chirurgien à admettre une
affection du corps thyroïde plutôt qu'une autre tumeur des parties inférieures
du cou. Ainsi dans un pays à goitre, dans une famille où cette affection est
héréditaire, la première idée sera de penser à l'existence d'une hypertrophie
du thyroïde. De même encore, certains états physiologiques comme la grossesse, ou pathologiques, l'effort habituel, attireront de prime abord l'attention sur un gonflement de la glande. Mais en dehors de ces considérations
assez vagues, les tumeurs thyroïdiennes, quelle que soit leur nature, présentent généralement un certain nombre de caractères propres. D'abord elles
siègent dans la région où se trouve normalement le corps thyroïde, et conservent sa forme bilobée ; la masse, sous-aponévrotique, n'a aucune adhérence à
la peau. Vient-on à porter la tête en arrière, les muscles sous-hyoïdiens et
sterno-mastoïdiens tendus forment un relief sur la tumeur immobile. Au contraire, dans la flexion le goitre jouit d'une certaine mobilité latérale ; on
peut le déplacer et reconnaître qu'il a des attaches profondes. Le signe le
plus important est le déplacement du néoplasme qui monte avec la trachée
et le larynx dans les mouvements de la déglutition. Un petit nombre d'exceptions n'ôtent rien de sa valeur à ce signe en quelque sorte pathognomonique. Qu'on ajoute à cela l'unité, l'accroissement lent, l'indolence de la
production morbide, et l'on aura une idée générale des tumeurs les plus
communes du corps thyroïde. Il faudra se rappeler qu'il existe parfois des

thyroïdes accessoires, aberrantes : dans les cas litigieux, le chirurgien devra en tenir compte.

Si maintenant nous passons en revue les principales affections qui peuvent être confondues avec les tumeurs du corps thyroïde, nous trouvons de précieux éléments pour le diagnostic différentiel. Les lésions pathologiques qui s'en rapprochent davantage sont les adénopathies, les kystes du cou, les goîtres aériens, et les anévrysmes.

En général, les adénopathies sont situées plus en dehors que les goitres, qu'il s'agisse de tubercule, de lymphadénome ou de cancer. On constate habituellement l'existence d'une chaîne ganglionnaire unilatérale. D'ailleurs, l'état de la santé, la marche de l'affection, l'immobilité des tumeurs pendant les mouvements de déglutition permettront d'établir une distinction avec les tumeurs thyroïdiennes. Enfin le cancer des ganglions, presque toujours secondaire, est douloureux.

Les kystes du cou occupent les parties latérales; la plupart sont simples, congénitaux, séreux, transparents, et siègent de préférence à gauche; de plus, la fluctuation y est franche. Tout autre est l'aspect des goitres; en admettant qu'ils soient kystiques, la transparence y est exceptionnelle en raison de l'épaisseur de la paroi et souvent aussi de la couleur foncée du contenu; en outre, la tuméfaction des goitres est plus diffuse. L'hésitation serait possible avec certains kystes bilatéraux multiloculaires; il est évident que si ces derniers remontent jusque sous la langue, l'origine kystique ne saurait être douteuse. De ces kystes composés nous rapprocherons les tumeurs congénitales à contenu muqueux liées à la trachée. La sonorité à la percussion et la réductibilité feront reconnaître les goitres aériens; l'intégrité du pouls radial ou temporal permettra d'écarter l'idée d'un anévrysme. Cependant certains goitres plongeants en contact avec la crosse de l'aorte sont d'un diagnostic difficile.

2° *Quelle est la nature de la tumeur thyroïdienne ?* — A la période initiale, alors qu'il n'existe pas d'accidents, les néoplasmes du corps thyroïde n'ont aucun caractère qui permette de les reconnaître d'une façon certaine. Ce n'est que si l'affection développée chez un homme âgé, en dehors d'un pays à goitre, devient douloureuse, s'accroît vite, envahit les ganglions et les organes voisins, détermine des phénomènes de compression, que l'idée d'une tumeur maligne aura sa raison d'être.

Si le goitre plus volumineux, indifférent, ne signale sa présence par aucun symptôme subjectif, le chirurgien devra chercher à établir un diagnostic d'après les symptômes objectifs. A cet égard, la division de ces tumeurs, suivant quelles sont solides ou liquides, offre des avantages réels.

Les goitres kystiques, un peu moins réguliers que les goitres solides, présentent des bosselures latérales piriformes; la tumeur unilobée ou bilobée est parfois fluctuante, très rarement transparente; elle a en général apparu au niveau d'un goitre parenchymateux antérieur. Tous ces signes ne sont déjà plus aussi nets lorsqu'il s'agit de kystes multiloculaires; la fluctuation devient encore moins franche et n'est facilement perçue que dans les cas où l'on peut faire refluer le liquide d'une poche dans l'autre. Certains kystes hématiques offrent une grande analogie avec ces goitres kystiques; cependant, dans le premier cas, les bosselures fluctuantes se sont développées rapidement à l'occasion d'un traumatisme, d'un effort, d'une grossesse. Néanmoins le diagnostic exact est souvent fort difficile et des chirurgiens habiles ont méconnu des kystes volumineux. DELPECH ne reconnut qu'après la ponction une de ces poches qui contenait 2 kilogrammes de liquide.

Dès que le kyste occupe un siège un peu insolite, l'hésitation reparaît; CHENET a publié (*Arch. de méd.*, 1875, p. 233) l'histoire d'un malade de PROUST, qui avait un kyste sanguin thyroïdien en apparence indépendant de la glande; la tumeur présentait une fausse réductibilité et avait été prise pour un abcès, une hernie du poumon; l'issue de sang pur par le trocart leva les doutes.

C'est en effet à la ponction qu'il conviendra de s'adresser dans les cas litigieux; néanmoins, comme elle expose aux hémorrhagies, le chirurgien ne doit y recourir qu'avec prudence. Nous n'insisterons pas sur le diagnostic différentiel des goitres kystiques avec les abcès froids de la glande et les kystes hydatiques; ces affections exceptionnelles ne se révèlent par aucun signe spécial et tout au plus peut-on en soupçonner l'existence.

Quant aux tumeurs solides du corps thyroïde, leur diagnostic est moins difficile. La consistance solide, uniforme, de l'organe hypertrophié, surtout dans les pays à goitre, est un excellent signe; mais tandis que le goitre simple est ferme, lisse, unilobulé, le goitre fibreux a une consistance inégale, plus dure; les doigts perçoivent des masses fibreuses très résistantes s'enfonçant dans la tumeur et qui, dans quelques cas, ont la dureté de la pierre (*goitre osseux, calcaire*). Il y a là toute une série de transitions sur lesquelles nous n'insisterons pas davantage. Tout autre est la consistance du goitre colloïde gélatineux; au lieu de nodosités résistantes, la palpation permet de reconnaître çà et là des points où la consistance est moins ferme. La plupart des goitres ramollis appartiennent à cette forme. Enfin le mouvement d'expansion, la turgescence de la tumeur par l'effort, le bruit de souffle analogue au souffle utérin, le développement vasculaire anormal caractérisent les goitres vasculaires. Ils ne pourraient simuler un anévrysme que s'ils étaient rétro-sternaux; dans tous les cas, l'intégrité du pouls périphérique, l'unilatéralité de la tumeur, son début par la partie supérieure de l'organe, constituent d'excellents signes différentiels. On trouve cité partout le fait de NÉLATON qui guérit un goitre vasculaire par l'administration d'iode, la tumeur avait été prise pour un anévrysme.

Quelques formes exceptionnelles de goitre sont très difficiles à reconnaître; MADELUNG a montré que le diagnostic des thyroïdes accessoires était presque impossible; il n'y a pas d'ascension de la tumeur dans les mouvements de déglutition, le siège est incertain; enfin ces organes ressemblent à des ganglions ou à des kystes. Cet auteur signale, comme particularités qui pourraient être utilisées en pareil cas, leur développement lent, leur lieu d'élection du côté droit du cou et la prédisposition du sexe féminin. Mentionnons seulement le goitre exophtalmique caractérisé par ses trois symptômes aisément reconnaissables, le gonflement souvent peu prononcé du thyroïde, l'exorbitisme et les palpitations cardiaques.

Tout ce qui précède concerne exclusivement les tumeurs indolentes, indifférentes du corps thyroïde. Nous allons étudier maintenant le diagnostic différentiel des lésions qui déterminent des accidents et provoquent des troubles fonctionnels. Avec Duplay, nous rangerons dans deux groupes distincts ces diverses affections, selon que leur marche est aiguë ou lente.

1° *Tumeurs à marche aiguë.* — Au nombre des lésions qui leur donnent naissance il faut ranger les congestions fluxionnaires physiologiques ou pathologiques, les inflammations aiguës de l'organe qui apparaissent dans deux conditions différentes, suivant qu'il existait ou non une affection antérieure. La thyroïdite aiguë n'a pas été nécessairement précédée d'une tumeur, tandis que la strumite n'est autre chose que l'inflammation d'un goitre préexistant. Or tous ces états pathologiques s'accompagnent d'un gonflement rapide, douloureux et de troubles fonctionnels locaux et généraux, élancements, dyspnée, fièvre. L'apparition de la maladie dans la convalescence de la fièvre typhoïde, de la variole, dans l'état puerpéral, fera penser à une inflammation aiguë. Il y a là des éléments précieux pour le diagnostic de ces tumeurs qu'on ne peut guère confondre avec d'autres ; les phlegmons ganglionnaires siègent sur les parties latérales du cou ; le phlegmon rétropharyngien très profond ne détermine pas une tuméfaction sus-hyoïdienne aussi prononcée.

2° *Tumeurs à marche lente.* — Dans ce groupe, les troubles fonctionnels sont intimement liés au goitre, à son développement progressif, aux prolongements qu'il envoie dans diverses directions, aux compressions, à la constriction et aux déplacements qui en résultent. Or ces accidents qui ont fait donner à ces tumeurs le nom de goitre suffocant nous sont connus ; citons parmi les principaux : la douleur, la dyspnée, le cornage, le tirage, l'aphonie, la dysphagie, la stase veineuse, la congestion de la face, le catarrhe trachéobronchique. S'il est en général facile de rapporter ces phénomènes à un goitre préexistant, dans quelques cas le diagnostic précis présente de sérieuses difficultés.

Bien d'étonnant à ce qu'un goitre volumineux, par la compression qu'il exerce, par l'usure et l'aplatissement des anneaux de la trachée, devienne suffocant.

C'est surtout dans les cas où les dimensions du néoplasme ne sont pas en rapport avec l'intensité des symptômes que le diagnostic devient plus difficile. Quand on aura éliminé par une exploration attentive les angines, les phlegmons pharyngiens, l'œdème de la glotte, qui pourraient coïncider avec un goitre, il faudra penser à l'une des formes suivantes : 1° le goitre fibreux constricteur ; 2° le goitre rétro-sternal ou plongeant. Le premier se révèle de bonne heure par ses nodosités, sa surface rétractile, son adhérence aux organes sous-jacents. Au contraire, le goitre rétro-sternal forme une masse qui s'enfonce derrière le sternum à chaque inspiration ; ses dimensions dépassent rarement celles d'un œuf de poule, et l'on peut reconnaître la direction inférieure de la tumeur. Un signe sur lequel l'attention a été attirée par Bonnet est l'amendement des accidents de suffocation en soulevant le goitre et en l'attirant en avant.

Reste maintenant à différencier les tumeurs malignes des goitres ordinaires; les premières sont en général remarquables par leur développement rapide, l'accroissement continu de la circonférence du cou, l'adhérence du néoplasme aux parties voisines et aux ganglions eux-mêmes dégénérés. La douleur lancinante, considérée comme un bon signe du carcinome, ne présenterait, suivant Rose, rien de particulier. Plus tard, le carcinome infiltre la peau qui devient rouge, œdémateuse; on pourrait croire à la formation d'un abcès, mais l'âge du sujet, la cachexie, l'adénopathie, ne laissent à cette période aucun doute sur la nature maligne du néoplasme.

6° INDICATIONS THÉRAPEUTIQUES

La grande majorité des tumeurs du corps thyroïde ne déterminant aucun accident et constituant seulement une affection disgracieuse, la plupart des chirurgiens s'accordent pour n'instituer qu'un traitement général et le traitement local; quant aux cas qui réclament l'intervention, nous les rangerons avec Boursier, suivant les indications, sous quatre chefs principaux :

1° *Indications tirées de la tumeur.* — Jusqu'à ces dernières années le volume d'un goitre, indépendamment des autres symptômes, n'était pas regardé comme un motif suffisant pour autoriser l'intervention chirurgicale; la nature du néoplasme n'est pas moins intéressante à considérer; Nélaton se montre peu partisan du traitement chirurgical du goitre cancéreux; cette opinion a été confirmée de nos jours par Rose, Lucke; les résultats relevés par Braun sont loin d'être encourageants; l'abstention est en effet bien préférable à une opération même bénigne. L'extirpation précoce ne saurait être plus rationnelle, parce qu'à cette période le diagnostic est jusqu'à présent impossible. Quelques succès douteux obtenus par des chirurgiens allemands dans des cas où la nature du mal fut reconnue après l'opération n'infirment en rien ces règles générales.

2° *Indications tirées des troubles fonctionnels.* — Les troubles respiratoires tiennent ici, comme nous l'avons vu, la première place; tantôt lents et progressifs, tantôt paroxystiques, se succédant à des intervalles plus ou moins rapprochés, ils font toujours courir de grands dangers, et dans les cas aigus se terminent par l'asphyxie et la mort. Aussi l'intervention s'impose-t-elle avec urgence; il s'agit alors d'une opération de nécessité. La conduite devient déjà moins certaine pour les accidents chroniques et il nous semble prudent de borner toute intervention aux goitres nettement progressifs. La dysphagie ne saurait nécessiter à elle seule une opération grave; l'emploi de la sonde à demeure, conseillé par Krishaber, permet de nourrir le malade, mais comme il faut craindre l'apparition prochaine des autres troubles de compression, il y a là pour le chirurgien un avertissement que celui-ci ne doit pas négliger. Quant aux troubles vasculaires et nerveux, ils le cèdent en importance aux précédents avec lesquels ils coexistent.

3° *Indications tirées des modifications accidentelles du néoplasme.* — La plus importante est assurément l'inflammation, la strumite. On conçoit que le chirurgien ne puisse rester spectateur devant des accidents aigus susceptibles de mettre l'existence des malades en danger, de provoquer des troubles fonctionnels graves et même l'asphyxie par suite de l'ouverture d'une collection purulente dans la trachée. KOCHER recommande donc avec raison l'incision hâtive, dès que la présence du pus est constatée. Cette règle s'applique encore aux kystes enflammés et suppurés ; il faut les ouvrir et les traiter antiseptiquement aussitôt que possible. HOLMES, dans un fait où un énorme kyste s'était ouvert et entretenait une suppuration fétide, pratiqua l'extirpation de la tumeur, mais son malade mourut le lendemain.

4. *Indications tirées de l'état général.* — Deux ordres de causes contribuent à affaiblir la santé dans les cas de tumeur thyroïdienne ; d'une part les troubles fonctionnels, de l'autre la cachexie, lorsqu'il s'agit de tumeurs malignes. Dans le premier cas, l'intervention sera subordonnée aux troubles fonctionnels, tandis que, dans le second, la généralisation du néoplasme est une contre-indication formelle.

7° TRAITEMENT DES TUMEURS DU CORPS THYROÏDE

A. — TRAITEMENT MÉDICAL

Les diverses médications n'ont aucune action contre les tumeurs malignes, c'est surtout contre le goitre qu'ont été dirigées les différentes méthodes thérapeutiques.

Depuis la découverte de l'iode, les auteurs ont signalé l'action curative manifeste de ce produit contre l'hypertrophie du corps thyroïde. Il s'en faut du reste que les résultats soient toujours encourageants, et il n'est pas rare de trouver des goitres rebelles à la médication iodurée, quelle que soit sa forme. Généralement c'est à la teinture d'iode (IV à X gouttes dans un demi-verre d'eau) ou à l'iodure de potassium à la dose de un à six grammes par jour que l'on donne la préférence. Un des premiers effets du traitement est d'amener une augmentation manifeste de la tumeur, dont la rétraction ne se produit que plus retard,

En général, on a l'habitude de prescrire simultanément une pommade iodurée, ou des badigeonnages à la teinture d'iode sur la région malade ; il ne faut pas trop compter sur ces adjuvants.

B. — TRAITEMENT CHIRURGICAL

Nous diviserons en plusieurs groupes les méthodes du traitement que les chirurgiens ont mis en usage contre le goitre.

1° **Opérations modificatrices.** — Elles ont pour but d'amener la diminution de volume de la tumeur, en provoquant son inflammation. Les procédés conseillés varient suivant qu'il s'agit du goitre kystique ou du goitre parenchymateux.

A. *Goitre parenchymateux.* — Parmi les divers traitements conseillés, nous signalerons, l'électrolyse, les injections interstitielles, le séton, et la ligature des artères afférentes.

a. Préconisée par JOBERT, CHVOSTECK, ALTHAUS, l'électrolyse a donné d'assez bons résultats; des aiguilles multiples en communication avec le pôle négatif sont enfoncées dans la tumeur, tandis que le pôle positif est en contact avec la peau d'une région voisine. Cette méthode longue, incertaine, a toutefois l'avantage d'être inoffensive.

b. Injections interstitielles; méthode de Luton. — Bien qu'elle ait été conseillée par VELPEAU, BOUCHACOURT et autres, cette méthode porte le nom de LUTON (de Reims), qui l'a spécialement étudiée. Elle a donné des résultats satisfaisants à BERLIN, LÉVÊQUE, ROSSANDER, TERRILLON, DUGUET, BOUSQUET, etc. Le manuel opératoire, très simple, consiste à injecter X à XX gouttes de teinture d'iode pure dans l'épaisseur du parenchyme, avec ou sans anesthésie locale. Il faut avoir soin si l'on veut éviter les accidents de s'entourer de précautions antiseptiques convenables, et de ne pas faire pénétrer la canule dans un vaisseau sanguin. L'injection est suivie de douleurs, d'un gonflement marqué et d'un durcissement; le malade a le goût d'iode dans la bouche. Peu à peu la tumeur diminue, mais il est nécessaire de faire des injections réitérées ; GOSSELIN répète l'injection tous les quatre ou cinq jours. LÉVÊQUE, sur 43 opérations, compte 32 guérisons, 12 améliorations, une récidive, améliorée par une nouvelle injection. M. MACKENZIE, sur 73 injections trouve 59 guérisons et 9 améliorations. Suivant LUCKE, ce traitement serait spécialement applicable au goitre folliculaire.

L'iode n'est pas la seule substance à laquelle on ait eu recours; ÉRICHSEN, ALQUIÉ, ont employé le perchlorure de fer qui convient plus particulièrement au goitre vasculaire. MONOD, SCHWALBE, STOERCK, LE FORT se sont servis d'injections d'alcool ; PEPPER, S. COGHILL, de solutions d'ergotine injectées autour de la tumeur. Ces divers agents sont inférieurs à la teinture d'iode. On préconise aujourd'hui, comme aussi efficaces et moins douloureuses, les injections interstitielles d'éther ou de glycérine iodoformés.

d. Le *séton,* autrefois en honneur, doit être abandonné; il en est de même de la *cautérisation* profonde avec les flèches de Canquoin ; la cautérisation superficielle mérite-t-elle d'être conservée dans le but de déterminer des adhérences entre la peau et la tumeur dans le cas de goitre rétro-sternal? On la combine alors avec le soulèvement par le procédé de BONNET.

c. Ligature des artères afférentes. — L'idée d'arrêter les progrès du goitre en liant les artères qui s'y rendent serait due à LANGE et à JONES (1807); mais BLIZZARD paraît avoir le premier pratiqué la ligature des thyroïdiennes dans ce but. Le premier succès fut obtenu par WALTHER (1814). Après une période de faveur assez marquée, puisque LE FORT a pu réunir 31 cas, cette opéopération a été abandonnée. En effet, ces quatre ligatures sont difficiles et exposent à maintes complications ; en outre l'existence fortuite d'une thyroïdienne de Neubauer compromet les résultats. Néanmoins cette méthode compte des succès et plusieurs d'entre eux ont été obtenus dans des cas où l'on n'avait lié qu'une partie des artères. BILLROTH (1888) a repris la ligature des thyroïdiennes avec un tel succès qu'il se propose de ne tenter aucune autre opé-

ration à l'avenir. Dans un cas où Boileau dut pratiquer la ligature de la carotide primitive, à la suite d'une tentative de suicide, le goitre s'atrophia.

B. *Goitres kystiques*. — Les divers procédés appliqués au traitement des
goitres kystiques sont loin d'avoir la même valeur. Ce sont :

a. Ponction. — Traitement beaucoup plus palliatif que curatif; on se sert
pour la pratiquer de fins trocarts qui permettent de faire en même temps
l'aspiration; il est recommandé de ne pas vider complètement la poche. Une
seule ponction suffit rarement pour amener la résolution; les ponctions
multiples ont donné des succès à Gosselin, Lannelongue, Duplay, John, Simon.
Cette méthode conviendrait également à toutes les variétés, et Durdos, Ollier
ont obtenu de cette façon la guérison de kystes hématiques; cependant il
faut se rappeler que la ponction n'est inoffensive que si elle est absolument
aseptique. Quelques cas de morts par septicémie en ont été la conséquence
(Stromeyer, Poinsot).

b. Injections irritantes. — Maunoir avait eu l'idée d'injecter du vin rouge
dans la poche; plus tard Velpeau, Bouchacourt y substituèrent la teinture
d'iode; ce dernier procédé est resté dans la pratique. La ponction ayant été
pratiquée au moyen d'un trocart suffisamment large, la poche vidée et au
besoin lavée, le chirurgien injecte dans la cavité de 10 à 20 grammes d'une
solution de teinture d'iode iodurée au 1/3 suivant les uns ou au 1/5 (Pia-
ciaud), qu'il évacue au bout de cinq à dix minutes. Peu de temps après l'injection, la tumeur gonfle, devient douloureuse et la résolution n'arrive qu'au
bout de plusieurs semaines. Ce résultat favorable n'est pas toujours obtenu;
tantôt l'action de l'injection a été insuffisante pour modifier la paroi et le
kyste se reproduit; tantôt il existe des complications infectieuses et le kyste
suppure. Obalemski a perdu un opéré qui mourut de pyoémie (*Centralbl.:f.
Chir.*, 1884). 24 cas d'injections iodées réunis par Fleury ont donné 15 succès,
2 morts et 7 résultats incertains sur 15 goitres, Gosselin a obtenu neuf guérisons après une seule injection, deux après deux injections, deux après
ponction ultérieure et deux après suppuration. Wœrner (*Clin. de Bruns*),
sur 74 cas traités par la ponction et l'injection iodée a obtenu 60,8 p. 100
de guérison, 14,8 p. 100 d'amélioration, 22,9 p. 100 d'insuccès et un cas de
mort. La diminution de volume survient en général douze jours après l'opération et la tumeur disparaît en deux ou trois mois. Si après 4 ou 6 semaines,
il n'y a pas d'amélioration, il faut recommencer.

On a également conseillé le perchlorure de fer, le chlorure de zinc. Sur
59 cas où il a eu recours au chlorure de zinc, M. Mackenzie a eu 58 guérisons
après suppuration et une mort par entrée de l'air dans une veine. L'alcool
préconisé par Monod agit lentement et échoue assez souvent; il a du moins
l'avantage d'être inoffensif.

c. Incision. — En présence d'un kyste suppuré ou d'un kyste simple,
traité sans succès par l'injection, il faut ouvrir largement la tumeur. Les
dangers sans nombre qui accompagnaient l'incision au bistouri, avaient
porté les chirurgiens à se servir des caustiques, et Schinzinger a pu réunir
100 cas d'opérations de ce genre faites à Fribourg en Brisgau, depuis Beck qui
pratiqua la première en 1837. Avec la méthode antiseptique, l'instrument

tranchant a repris toute sa supériorité. On incise suivant le grand diamètre du kyste en ayant le soin d'éviter les vaisseaux. Le kyste étant mis à nu sa paroi est suturée aux bords de la plaie, de cette manière on préviendra les infiltrations et les fusées purulentes, si le kyste est infecté. La poche est ensuite ouverte dans toute la longueur de l'incision cutanée et son contenu évacué. A ce moment survient parfois une hémorrhagie due sans doute, dit KŒNIG, à la cessation de la pression intra-kystique; celle-ci étant arrêtée, on lave la cavité avec une solution phéniquée, et on applique un pansement antiseptique.

d. *Extirpation*. — Nombre de chirurgiens ne se contentent pas de l'incision et donnent la préférence à l'extirpation du kyste; de ce nombre sont JULLIARD, KAUFMANN, BURCKHARDT, KŒNIG. L'énucléation du kyste est, en général, très facile. C'est le procédé aujourd'hui classique pour les chirurgiens modernes, lorsque le kyste n'est ni enflammé, ni suppuré. JULLIARD procède comme pour l'ovariotomie : la peau étant incisée, il ponctionne le kyste et attire sa poche au dehors en le détachant des parties voisines. Ce procédé ne convient qu'aux kystes suppurés; appliqué aux kystes simples, il offre plus d'inconvénients que d'avantages.

L'incision de la paroi et la rupture des vaisseaux pariétaux engendrent parfois des hémorrhagies. Aussi a-t-on cherché à y remédier en se servant des caustiques ou du thermocautère pour sectionner les parties molles. Quelques auteurs combinent ce moyen de traitement avec des cautérisations profondes. La guérison n'est alors obtenue qu'au prix d'une suppuration très longue qui expose les malades à des complications graves et surtout à la septicémie; aussi malgré les succès relativement beaux obtenus en Allemagne par SCHIN-ZINGER, croyons-nous devoir proscrire ce mode de traitement. L'excision d'une portion de la paroi préconisée par BECK (de Fribourg) (1837),tentée depuis par FLEURY, n'est qu'une modification de la méthode précédente; elle peut être suivie d'hémorrhagies, de septicémie, sans abréger la durée du traitement.

e. Nous rappellerons, pour mémoire, le séton passé à travers la poche kystique (HAMBURGER); plus récemment D. MOLLIÈRE a tiré de l'oubli cette méthode en substituant des crins de cheval au séton vulgaire (BOUZOL, th. de Lyon, t. I, n° 10). Les résultats obtenus par le chirurgien de Lyon sont satisfaisants et on peut attribuer l'innocuité du procédé au drainage antiseptique. THÉVENOT a également préconisé le drainage de la cavité.

2° **Opérations destinées à détruire la tumeur.** — De tous les procédés imaginés dans le but de détruire les goitres, un seul a survécu : l'extirpation au bistouri. Néanmoins nous mentionnerons au point de vue historique : 1° la ligature par le procédé de MAYOR, qui avait pour but d'amener insensiblement le sphacèle de l'organe par la constriction progressive du lien; 2° l'écrasement linéaire essayé sans succès par CHASSAIGNAC; 3° l'ablation avec l'anse galvanique défendue par SHUH, PESME.

Extirpation. — L'histoire de cette grave opération comprend deux périodes distinctes , l'une qui va de HÉDÉNUS, le premier auteur qui en parle (1770) jusqu'en 1870; l'autre contemporaine, commence avec le travail de BRIÈRE (d'Yverdon).

Première période. — Pendant un demi-siècle la thyroïdectomie ne trouve droit de cité nulle part et les tentatives hardies ne furent ni couronnées par le succès, ni encouragées par les sociétés savantes ; d'ailleurs quelques guérisons obtenues à grand'peine ne pouvaient effacer l'impression pénible d'une assez longue série d'échecs. HÉDÉNUS, DE GRÆFFE, GROOCH auraient les premiers vers 1770, tenté l'extirpation ; en 1792, DESAULT lui dut un succès, mais il fut moins heureux une seconde fois et DUPUYTREN perdit ses deux opérés. NÉLATON, VOISIN, BLANDIN, ROUX publièrent plusieurs cas d'extirpation ; c'est à l'occasion d'un fait de ROUX qu'en 1850 l'Académie de médecine se prononça nettement contre l'opération. Cependant à l'étranger, en Angleterre et en Allemagne, la thyroïdectomie ne fut pas complètement abandonnée ; WOOS, WOOD, PARSON, SMITH, HAMILTON, BILLROTH, LUCKE, EMMERT, etc., protestèrent par leurs opérations ou leurs écrits contre le discrédit exagéré jeté sur cette méthode.

Seconde période. — Le travail publié par BRIÈRE en 1871 dans lequel cet auteur avait réuni 50 guérisons sur 73 opérations surprit quelque peu les chirurgiens et remit l'extirpation en honneur. Depuis vingt ans la question a été étudiée avec soin et grâce aux perfectionnements des méthodes de pansement, grâce encore aux modifications apportées dans l'exécution des procédés opératoires par WATSON, KOCHER, ROSE, la thyroïdectomie a pris droit de cité en Europe. Le nombre des succès récents obtenus en France est assez élevé ; TRÉLAT, LE FORT, TILLAUX, LABBÉ, RICHELOT, PERIER, SCHWARTZ, TERRILLON, MONOD, etc., en ont publié des exemples.

L'opération en elle-même comprend trois temps : 1° l'incision de la peau, de forme variable, tantôt en H (MICHEL), en croissant à convexité inférieure (ROSE), quadrilatère et trapézoïde à base supérieure adhérente (TILLAUX) ; 2° l'énucléation avec la sonde cannelée, la spatule, en ayant soin de couper tous les vaisseaux entre deux ligatures ; 3° l'isolement, la ligature et la section du pédicule. Mais on ne fut pas longtemps sans s'apercevoir que l'extirpation totale présentait certains inconvénients ultérieurs ; pour les pallier on eut recours à l'extirpation partielle de la glande (MIKULICZ). SOCIN et ses élèves ont depuis préconisé l'énucléation intra-glandulaire. Cette énucléation est en général facile ; mais elle n'est pas applicable à tous les goitres, et à Berlin, HAHN n'a pas trouvé un seul goitre à noyaux énucléables.

Résultats. — On ne saurait comparer, comme nous l'avons dit plus haut, les résultats anciens à ceux que l'on obtient avec les nouvelles méthodes de pansement. SUSKIND, sur 55 thyroïdectomies pratiquées dans les dernières années, trouve 46 guérisons et 9 morts. BOURSIER, sur un total de 215 observations, relève 46 décès, et sur 46 cas postérieurs à la thèse de SUSKIND, 8 décès seulement, soit une mortalité de 18 p. 100. De 1877 à 1881 BILLROTH a enlevé 58 goitres ; il y eut trois récidives, 48 guérisons et 7 morts, soit une mortalité de 12,7 p. 100. En défalquant les cas de goitre malin, on n'arrive plus qu'à une mortalité de 8,3 p. 100. Depuis 1883, les progrès ont encore augmenté. Dans son dernier travail, KOCHER publie une analyse de 250 cas dans lesquels l'opération fut pratiquée, six fois seulement la mort survint, trois fois dans des cas de cancer, une fois chez un basedowien, une fois par empoisonnement accidentel par l'éthylène et une fois parceque le malade fut opéré in extremis. C'est en s'appuyant sur cette mortalité de 2,4 p. 100 que Kocher déclare la thyroïdectomie une opération peu redoutable. Il l'a, dit-il, pratiquée 351 fois et son expérience lui permet d'affirmer que :

1° L'extirpation du corps thyroïde est contre-indiquée dans tous les cas de goitre malin, et de thyroïdite suppurée à l'exception des thyroïdites kystiques;

2° Il faut éviter l'extirpation totale quand la tumeur est unilatérale ou qu'il existe des îlots de tissu glandulaire encore sains du côté opposé à l'opération;

3° On doit préférer l'évidement s'il existe des lobules glandulaires ou des nodules vasculaires isolés et la résection dans les cas les plus ordinaires et en l'absence de l'une ou l'autre des indications précédentes.

Le pourcentage de la mortalité tend donc à diminuer. Ce résultat n'est pas seulement dû aux perfectionnements opératoires et à l'antisepsie; il tient aussi à ce que l'opération devenue classique est faite pour des tumeurs thyroïdiennes qui ne déterminent pas encore des accidents très graves, c'est-à-dire dans des conditions beaucoup plus favorables qu'autrefois.

COMPLICATIONS IMMÉDIATES ET CONSÉCUTIVES

Signalons rapidement, l'entrée de l'air dans les veines, la section des récurrents, les troubles broncho-pulmonaires et la pyohémie, et arrivons à des accidents plus communs.

1° *Hémorrhagie.* — Elle est toujours considérable pendant l'opération même la mieux conduite, aussi Waren Green (1871), Héron Watson (1873), enfin Kocher ont-ils conseillé de lier d'abord les pédicules vasculaires avant d'attaquer la tumeur.

2° *Tétanie. Tétanos.* — Schramm (1884) avait déjà pu réunir vingt cas de tétanie consécutifs aux ablations du corps thyroïde. La tétanie peut apparaître le jour même de l'opération, souvent elle ne débute que les jours suivants; la maladie est caractérisée par des crampes et des spasmes tétanoïdes des pieds et des mains. Ces phénomènes disparaissent après quelques jours, mais il n'est pas rare de les voir se produire de nouveau. Leur cause nous est absolument inconnue.

Le tétanos a été noté aussi assez fréquemment et Woefler en a signalé 10 cas sur 60 opérés. Il s'agit là d'une série malheureuse.

3° *Aplatissement de la trachée.* — On a voulu attribuer certains cas de mort subite survenus pendant ou après l'extirpation du corps thyroïde aux altérations de texture subies par les anneaux de la trachée. Le manque d'élasticité de l'organe entraînerait l'accolement de ses parois d'où l'asphyxie. Rose pour éviter ce danger a proposé de pratiquer la trachéotomie préventive et d'introduire une longue canule dans le conduit aérien. Kocher puis Bruns et son assistant Muller ont examiné à ce point de vue plusieurs trachées et n'ont jamais constaté aucune dégénérescence des anneaux cartilagineux. Si l'organe a été aplati par la compression de la tumeur, Kocher conseille de passer à droite et à gauche un fil de catgut à travers un des anneaux cartilagineux et de le fixer aux parois voisines de manière à maintenir le tube béant.

4° Fusées purulentes dans le médiastin. — Les fusées purulentes du côté du médiastin ont été signalées de temps à autres. Kocher dut réséquer l'extrémité inférieure du sternum, dans un cas de ce genre ; aussi, pour prévenir semblable accident, conseille-t-il de conserver intacte la capsule de la tumeur.

Myxœdème. Cachexia strumpriva. — J.-L. Reverdin et A. Reverdin 1883, ont proposé le premier, et Kocher, le second de ces termes, pour caractériser une série de troubles singuliers, qui surviennent chez certains individus, qui ont subi l'ablation complète du goître. Ces phénomènes consistent, en un affaiblissement général croissant, avec teinte jaunâtre, terreuse. La figure est bouffie, les mains deviennent inhabiles, l'activité cérébrale diminue sensiblement, la parole est embarrassée, en un mot, l'opéré se rapproche de l'idiot ou du crétin.

Kocher attribue ces phénomènes à l'anémie déterminée par une respiration insuffisante et un défaut d'oxygénation par suite de l'atrophie de la trachée consécutive de la ligature des artères du corps thyroïde. Reverdin invoque l'action d'un centre nerveux vaso-moteur, dépendant du grand sympathique et qu'il place dans le corps thyroïde. Il est plus vraisemblable suivant Grundler que la cachexie strumiprive est la conséquence d'un trouble dans le système nerveux central, trouble qui se montre après la cessation des fonctions présumées du corps thyroïde.

Quelle que soit la cause de cet état, l'observation a démontré que le myxœdème se montrait de préférence sur des sujets peu avancés en âge, et lorsque le corps thyroïde a été enlevé en totalité, d'où la nécessité de s'abstenir d'opérer avant l'âge adulte et l'indication de se borner à l'extirpation partielle quand elle est possible, ce qui est le cas ordinaire.

Opérations palliatives. — Elles ont presque toutes pour but de remédier aux troubles respiratoires provoqués par le goitre suffocant.

La *section des muscles et des aponévroses du cou*, ancienne méthode aujourd'hui délaissée était plus théorique que pratique. Les chirurgiens espéraient, en pratiquant cette opération, diminuer la compression de la trachée et par suite les accidents dyspnéiques. Les résultats n'ont pas été satisfaisants et la ténotomie aussi bien que le débridement aponévrotique de Gross ont été abandonnés.

Le *déplacement de la tumeur*, appliqué par Bonnet au traitement des goitres plongeants, repose sur cette remarque que les accidents s'amendent lorsqu'on porte le goitre en avant et en haut. Après avoir imaginé des sétons filiformes, des compresseurs spéciaux, Bonnet inventa pour réaliser cette indication une fourche qui embrochait le goitre de bas en haut et prenait point d'appui sur le thorax. Non seulement on obtenait le déplacement de la tumeur, mais en outre le goitre contractait avec la peau des adhérences grâce à des cautérisations superficielles. Huit succès sur neuf cas, tel serait le bilan de cette manière d'agir. De nos jours, Terrillon a également obtenu un succès par un procédé analogue. Cette méthode n'est pas absolument sans dangers, et n'a d'efficacité que si le goitre s'arrête dans son développement.

La *trachéotomie* est le véritable traitement palliatif dans les cas où l'accès de suffocation menace la vie du malade; elle se présente ici avec une gravité exceptionnelle en raison des déformations, des déviations de la trachée, de la difficulté d'atteindre cet organe recouvert par une volumineuse tumeur. Rose a bien proposé de pratiquer la section de l'isthme entre deux ligatures, Legros de le diviser avec l'écraseur ou de décoller le goitre de bas en haut s'il est peu développé, mais c'est à la cricotomie (Bœckel, Kaufmann) et de préférence à la laryngotomie inter-crico-thyroïdienne de Vicq d'Azyr, rajeunie par Krishaber et Verneuil, qu'il faudra donner la préférence. Les premiers temps de l'opération sont exécutés au bistouri ou au thermocautère et, après l'ouverture de la membrane, on introduit une longue canule susceptible de dépasser les limites du goitre. La question de l'ablation ultérieure de la canule est toujours très délicate, un fait de Terrillon en est un exemple; dix mois après la trachéotomie, la canule était encore indispensable.

CHAPITRE VI

MALADIES DU LARYNX ET DE LA TRACHÉE

§ 1er. — Exploration du larynx et de la trachée. — Laryngoscopie.

Bibliographie. — *Ouvrages généraux et traités.* — Turck, *Zeitschr. d. K. K. Ges. d. Aerzte zu Wien*, 1859. — Czermak, Leipzig, 1860. — Moura-Bourouillou, Paris, 1861. — Ruhle, Berlin, 1861. — Bruns, Tubingen, 1865. — Turck, *Klinik*, Wien, 1866. — Gibb, *Diseases of the Throat and Windpipe*, London, 1866. — Mandl, *Traité*, etc., Paris, 1872. — Stœrk, Stuttgard, 1876. — Fauvel, Paris, 1876. — Zawerthal, *Clinique*, Rome, 1877. — James, Londres, 1879. — Cadier, Paris, 1880. — Morel Mackenzie, Trad. française, 1882. — Poyet, 1883. — W. Nikitin, Saint-Pétersbourg, 1884. — Guttstein, *Malad. du larynx*. — Schrœtter, *Leçons*, etc., Vienne, 1887. — Wolfler, *Chirurgie du larynx*, Berlin, 1887.

L'étude méthodique des affections du larynx remonte à peine à quarante ans. Jusqu'en 1854 en effet, malgré une série de tentatives faites par Levret (1743), Bozzini (1804), Cagniard de Latour (1825), Senn (1827), Babington (1829), Bennati (1832), Warden et Anéry (1844), la cavité laryngienne était complètement inaccessible à nos regards. Vers cette époque un artiste italien, Garcia, parvint à voir son larynx au moyen d'un miroir de dentiste éclairé par la lumière solaire. Turck (de Vienne) et Czermack (de Pesth), mettant à profit cette découverte, enrichissent bientôt la pathologie de chapitres nouveaux. Parmi les auteurs qui depuis lors se sont occupés de la question, citons en Allemagne Leven, Smeleder, Tobold; en Angleterre MOREL-MACKENZIE; en France MANDL, ISAMBERT, KRISHABER, FAUVEL, POYET, LUC, GOUVENHEIM. La laryngoscopie comprend non seulement l'examen du larynx proprement dit, mais encore celui des parties voisines.

Cet examen se fait au moyen d'un miroir plan éclairé par un faisceau lumineux dirigé sur le voile du palais et sur la partie postérieure du larynx. Ce faisceau lumineux peut avoir plusieurs origines, la lumière du soleil, la lumière diffuse du jour, ou une lumière artificielle (lampe, lumière oxy-hydrique ou électrique). La lumière solaire faisant souvent défaut, les

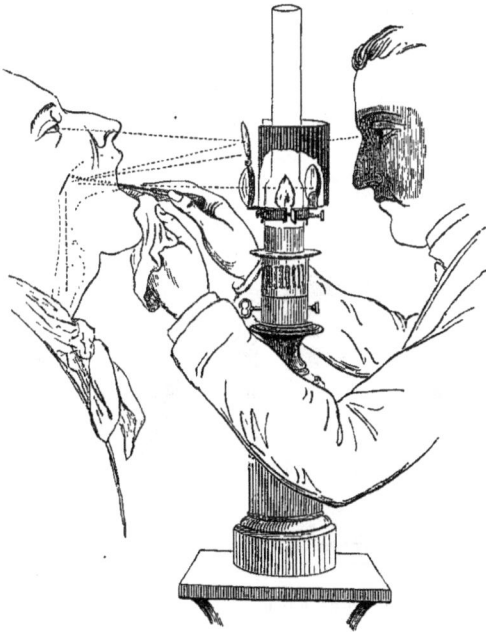

Fig. 180. — Laryngoscopie. — Projection lumineuse directe. Position de l'observateur et du malade.

lumières oxy-hydrique et électrique coûtant cher et demandant une installation spéciale, c'est à la flamme de la lampe que l'on a le plus habituellement recours. La projection lumineuse est directe ou indirecte. Dans le premier cas, la lampe est placée devant le malade, la lumière est concentrée sur le pharynx par une lentille biconvexe portée sur un collier qui se fixe sur la monture de verre. Dans le second cas, la lampe est placée sur le côté du malade et sa lumière se réfléchit par un miroir légèrement concave qu'à l'aide d'une monture spéciale l'examinateur adapte au milieu de son front. La position respective du malade et du chirurgien dans ces deux circonstances, est indiquée par les figures 180 et 181 [1]. Les miroirs laryngoscopiques sont quadrangulaires ou ronds. Les premiers, auxquels les spécialistes fran-

[1] La plupart de nos figures sont empruntées au traité de Morel-Mackenzie.

çais donnent la préférence, mesurent 15, 20, 25 millimètres de diamètre et
sont fixés sur une tige plus ou moins flexible, avec laquelle leur surface polie

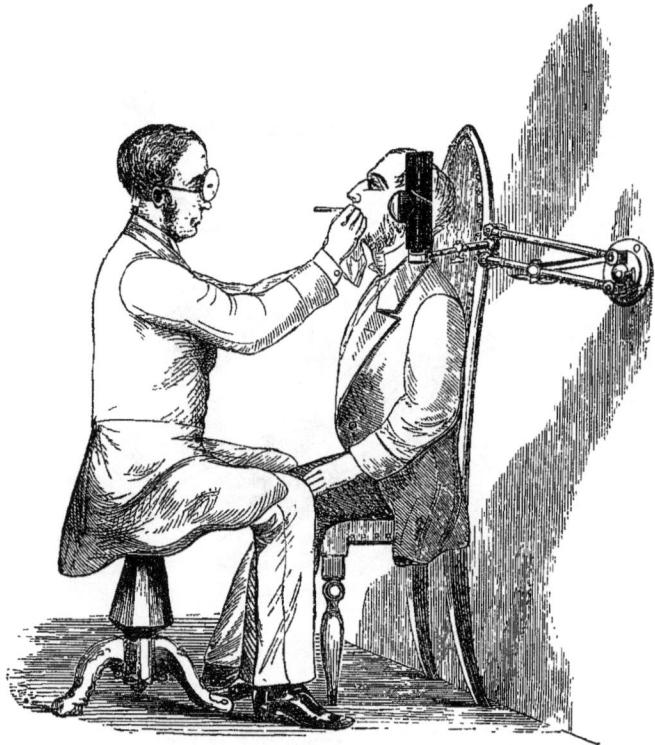

Fig. 181. — Laryngoscope de Krishaber. (Projection lumineuse indirecte.)

forme un angle de 130° (fig. 182). On s'est servi au début de miroirs métalliques, mais l'image qu'ils fournissent manquant de netteté, on emploie habituellement des miroirs formés par une glace étamée au mercure. La face du

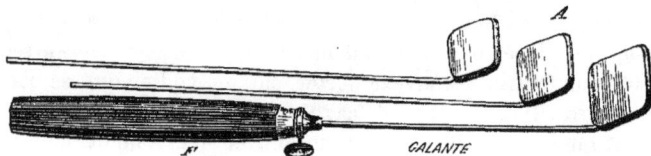

Fig. 182. — Miroirs laryngoscopiques avec leur mouche.

malade étant bien éclairée, on le prie d'ouvrir bien largement la bouche
puis, agissant méthodiquement, le chirurgien examine d'abord le voile du
palais, la luette, les amygdales, le pharynx; l'ensemble des symptômes

morbides qu'ils présentent peuvent être d'une grande utilité pour faire ou confirmer le diagnostic laryngien ; cette première exploration terminée, on

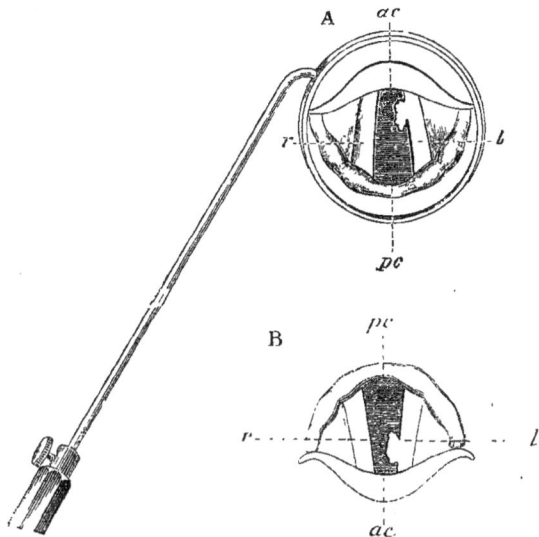

Fig. 183. — Dessin montrant la relation des parties du larynx (B) et de l'image laryngienne (A).
ac, commissure antérieure des cordes vocales ; — *pc*, commissure postérieure ; — *r*, corde vocale droite ; — *l*, corde vocale gauche, avec une excroissance.

procède à l'examen du larynx. Pour éviter la formation d'un dépôt de buée sur le miroir cet instrument est chauffé tout d'abord, soit sur la cheminée de·

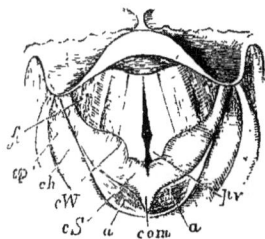

Fig. 184. — Dessin laryngoscopique montrant les cordes vocales rapprochées, et la position des différentes parties pendant la phonation.

fi, fosse innominée, — *sp*, fosse hyoïdienne, — *ch*, corne de l'os hyoïde, — *cW*, cartilage de WRISBERG, — *cS*, cartilage de SANTORINI, — *a*, cartilages aryténoïdes, — *com*, commissure aryténoïdienne, — *pv*, apophyse vocale.

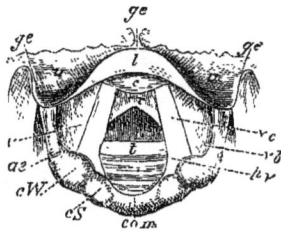

Fig. 185. — Dessin laryngoscopique montrant les cordes vocales largement séparées et la position de différentes parties situées au-dessous de la glotte, pendant l'inspiration.

ge, replis glosso-épiglottiques, — *u*, fosse hyoïdienne, — *l*, lèvre de l'épiglotte, — *c*, coussinet de l'épiglotte, — *v*, ventricule du larynx, — *æ*, replis ary-épiglottiques, — *cW*, cartilage de WRISBERG, — *cS*, cartilages de SANTORINI, — *com*, commissure aryténoïdienne, — *vc*, corde vocale, — *vb*, bande ventriculaire, — *pv*, apophyse vocale. — *cr*, cartilage cricoïde, — *t*, anneau de la trachée.

la lampe, soit en le plongeant dans l'eau tiède ; le chirurgien en apprécie la température sur sa joue de façon à ne pas brûler le pharynx du patient. Un linge fin étant placé entre le pouce et l'index, l'opérateur saisit avec la main gauche l'extrémité de la langue du malade, l'index gauche appuyé sur le bord supérieur de la lèvre inférieure ; la langue doit être maintenue avec douceur, il ne faut jamais la tirer.

Le miroir est tenu de la main droite comme un porte-plume, l'extrémité du manche reposant dans la cavité qui existe entre le pouce et l'index lorsqu'ils sont rapprochés, cette manière d'agir particulièrement commode permet de donner des inclinaisons diverses au miroir. En faisant passer le manche de l'instrument tantôt en arrière, tantôt en avant de la main, et cela par un simple mouvement des doigts. Le miroir tenu parallèle à la langue, e plus à plat possible est introduit rapidement jusqu'au fond de la gorge; son bord inférieur va s'appliquer contre la luette qu'il doit repousser en arrière, la face postérieure est ainsi en contact direct avec le voile du palais qu'elle déprime. Par des tâtonnements on arrive à trouver le degré d'inclinaison qui permet le plus facilement l'examen.

L'image laryngoscopique est virtuelle, symétrique, enfin verticale à cause de l'inclinaison du miroir. La figure 183 nous montre bien les relations qu'affectent les différents points de la surface de l'objet avec les parties symétriques de l'image. Il faut ici, comme dans l'examen du fond de l'œil, se familiariser avec l'aspect du larynx normal. L'étude des figures 184 et 185 sera plus fructueuse pour l'élève qu'une description aride. La première est obtenue facilement en faisant pousser au malade en voix de tête le son *é*, la seconde en lui faisant prononcer la syllabe grave *on*. Si l'éclairage est suffisant, il est possible dans certaines circonstances de découvrir alors le cartilage cricoïde et les premiers anneaux de la trachée. Pendant toute la durée de l'exploration le malade doit respirer normalement, lentement, sans saccades, condition que l'on n'obtient souvent qu'après un long exercice. Neudorfer a encore proposé de faire l'examen du larynx et de la trachée à l'aide d'un tube spécial introduit par cette dernière, après la trachéotomie, ce procédé sera réservé pour quelques cas spéciaux.

§ 2. — Lésions traumatiques du larynx et de la trachée.

1° FRACTURES DE L'OS HYOÏDE

Étiologie. — Les fractures de l'os hyoïde sont assez rares, Hamilton et Poinsot ont pu à peine en rassembler vingt et un exemples. Cette particularité n'a rien de surprenant si l'on se rappelle la mobilité considérable de l'appareil hyoïdien.

Sur les vingt et un cas précités, six fois la fracture résultait de tentatives de strangulation, six fois de coups portés sur la région hyoïdienne à la suite de rixes ou de chutes. Cinq fractures reconnaissaient pour cause les manœuvres de la pendaison; deux autres ont été attribuées à l'action musculaire; enfin nous trouvons une fracture par arme à feu et une autre occasionnée par une explosion de poudre.

Dans les tentatives de strangulation, l'os hyoïde est saisi entre le pouce et les autres doigts de l'adversaire ; en serrant la main, celui-ci rapproche l'une de l'autre les deux grandes cornes sur lesquelles porte fréquemment la solution de continuité. Chez les suppliciés, au contraire, la fracture porte sur le corps de l'os, et la corde semble agir en redressant sa concavité normale. Les coups et les chutes agissent de même.

Symptômes. — Les accidents initiaux sont très variables ; deux ou trois fois les malades ont ressenti une sensation de rupture ; quelques-uns ont expectoré une quantité de sang assez abondante ; la plupart ne se sont aperçus de la fracture que par la perte de la voix, les douleurs que déterminaient les mouvements de la langue ou les tentatives de déglutition. — La palpation permet de faire mouvoir les fragments l'un sur l'autre ; rarement on a pu percevoir la crépitation ; l'un des fragments, en effet, attiré en dedans, passe généralement en avant de l'autre : quelquefois encore, un des fragments a pénétré dans les tissus voisins. Peu de temps après l'accident, survient un gonflement de la région, accompagné parfois d'emphysème ; la phonation et surtout la déglutition sont difficiles.

Pronostic. — Le pronostic de ces fractures offre peu de gravité, lorsque l'os hyoïde seul a été intéressé, mais c'est là une circonstance exceptionnelle ; dans la plupart des cas, il existait concurremment des lésions sérieuses des organes voisins, en particulier du larynx : l'emphysème et les menaces de suffocation obligèrent BECK à trachéotomiser son malade.

Traitement. — Pour réduire ces fractures, on peut, suivant en cela l'exemple de quelques auteurs, introduire l'index de la main gauche sous la base de la langue ou jusque dans le pharynx, de façon à repousser les fragments, pendant qu'avec la main droite placée à l'extérieur, on les rapprochera ; mais alors commencent les difficultés, car il est presque impossible d'agir sur les fragments, partant, de les maintenir en contact. LALESQUE avait mis son malade la tête dans l'extension, espérant corriger ainsi la déviation ; MALGAIGNE, au contraire, se basant sur des vues théoriques, demande qu'elle soit dans la flexion ; nous pensons qu'il faut laisser prendre au malade la position dans laquelle il est le mieux. Si la déglutition est trop pénible, on alimentera le patient avec la sonde œsophagienne.

2° FRACTURES DU LARYNX ET DE LA TRACHÉE

Bibliographie. — HUNT, *Americ. Journ.*, 1866. — FREDET, *Gaz. des Hôp.*, 1866. — LENGLET, *Soc. anat.*, 1866. — HÉNOCQUE, *Gaz. hebd.*, 1868. — G. FISCHER, *Handbuch de Pitha et Billroth*, t. II, p. 61. — BÉCHADE, *Recueil des mém. de méd. et pharm. milit.*, 1870. — DURHAM, *Holme's System of Surgery*, t. II, 1870. — KARL STŒRK, *Wiener Med. Wochensch.*, n° 19, 1872. — WITTE, *Arch. f. klin. Chirurg.*, t. XXI, p. 186. — LAUGIER, *Ann. des mal. de l'oreille et du larynx*, 1875. — PANAS, *Ibid.*, 1878. — P. KOCH, *eod. loc.*, 1879. — MASUCCI, *Arch. Ital. di Laryng.*, 1882. — BATTERHAM, *The Lancet*, 1886. — DUMORET, *Bull. Soc. anat.*, 1888. — H. BARENDT, *The Lancet*, 1888.

Thèses de Paris. — 1859, CAVASSE. — 1868, FREDET. — 1872, MUSSAT. — 1874, CHAILLOUT. — 1877, FESSARD. — 1879, CATERINOPOULOS.

Etiologie. — Les fractures du larynx se produisent par deux mécanismes principaux : 1° par pression latérale occasionnant le rapprochement exagéré des parties ; 2° par suite d'un choc direct, dont la violence a pour résultat de déterminer l'écartement exagéré des ailes du cartilage thyroïde. Les fractures par pression latérale ont été observées en général à la suite de tentatives d'homicide par strangulation avec la main ; l'assassin saisit alors le larynx de sa victime entre le pouce et les autres doigts et serre brusquement. Les fractures par choc direct reconnaissent pour cause des coups violents portés sur la partie antérieure du larynx (traumatismes divers, chutes sur un corps dur, etc.). Pour que la solution de continuité puisse se produire dans ces conditions, il faut que le larynx soit appliqué par le coup contre la colonne vertébrale ou qu'il soit immobilisé par la contraction musculaire, circonstance que réalise facilement l'homme qui tend ses muscles lorsqu'il est attaqué. Une manœuvre chère aux boxeurs anglais, consiste à frapper brusquement avec le bord cubital de la main droite, la région laryngienne de l'adversaire ; on comprend, étant donné ce que nous venons de dire, la facilité avec laquelle ce coup de maître doit déterminer la fracture du larynx. On a encore signalé quelques lésions de ce genre dans la strangulation.

Les fractures du larynx par armes à feu sont fort rares. Poinsot, en effet, a pu à grand'peine en réunir treize cas.

L'ossification complète des cartilages est certainement une circonstance qui favorise ce genre de fractures, mais elle ne constitue pas une condition indispensable, car Gurlt a noté sept fractures de ce genre observées sur des sujets de six à trente ans, Hénocque sur cinquante-deux cas trouve seize individus âgés de trente ans et au-dessous, Hunt rapporte cinq cas chez des enfants de un à quatre ans. La tuberculose et le cancer par les altérations qu'ils déterminent favorisent la production de ces accidents.

Anatomie pathologique. — *Fréquence.* — Le cartilage thyroïde est de tous les cartilages du larynx celui dont la fracture se rencontre plus fréquemment. Ce cartilage figure trente fois sur les cinquante-deux cas cités par Hénocque ; vingt-trois fois il était seul intéressé, sept fois le cricoïde était lésé simultanément. Dans d'autres circonstances, il y a en même temps une fracture de l'os hyoïde.

Nombre. Forme. Direction. — Les fractures des cartilages du larynx sont uniques, multiples, rectilignes ou sinueuses, complètes ou incomplètes. Sur le thyroïde, la fracture unique siège habituellement à la partie antérieure du cartilage sur la ligne médiane. Les fractures du cartilage cricoïde présentent une certaine régularité, mais n'ont aucun lieu de prédilection. Il peut exister avec ces différentes lésions une luxation des cartilages aryténoïdes ou une fracture d'une des cornes du thyroïde. La muqueuse du larynx, toujours injectée, ecchymosée, décollée des parties profondes, est souvent déchirée, un œdème considérable s'étend parfois jusqu'aux cordes vocales et aux replis épiglottiques.

Symptômes. — a. *Signes physiques.* — Ecchymose, déformation de la région, mobilité anormale, crépitation cartilagineuse ou osseuse, emphysème, tels sont les divers symptômes que l'on peut observer. La crépitation est facilement perçue en appliquant la main au-devant du larynx et en faisant tousser le malade ; il faut éviter de la confondre avec la crépitation plus fine de l'emphysème.

b. *Signes fonctionnels.* — Douleur, toux, dyspnée, gêne de la déglutition. De ces divers symptômes, le plus important est la dyspnée. Si la mobilité des fragments est considérable, elle se montre immédiatement après l'accident et acquiert d'emblée un caractère des plus sérieux. Si la fracture est simple, la dyspnée peut manquer au début, puis survenir les jours suivants ; elle sera produite alors par l'œdème joint au gonflement inflammatoire. Les divers mouvements auxquels le larynx prend part directement ou indirectement occasionnent une vive douleur, ainsi agissent : la phonation, la déglutition, les mouvements de la langue.

La fracture des anneaux de la trachée détermine exactement les mêmes signes physiques. On établira le diagnostic par exclusion après s'être assuré de l'intégrité de l'appareil laryngien.

Pronostic. — Sur 71 cas réunis par G. Fischer, on compte 56 morts et 15 guérisons. Les fractures du larynx constituent donc un accident fort grave. De l'examen des différentes observations il appert que la mort est fatale lorsque le cartilage cricoïde est intéressé. Sur les treize cas de fractures par armes à feu réunis par Poinsot, on ne trouve que cinq cas de mort, proportion moitié moindre. La terminaison fatale est toujours le résultat de la dyspnée qui arrive fréquemment d'une manière subite. La guérison est complète ou relative, suivant qu'il existait ou non un déplacement. Dans le dernier cas, la consolidation vicieuse des fragments entraîne un rétrécissement du larynx et le malade se trouve condamné à porter sa canule pendant toute la durée de son existence. La gravité des fractures des anneaux de la trachée est encore plus grande ; on ne connaît que deux cas de guérison.

Traitement. — Un phénomène principal se montre dans presque toutes les fractures du larynx : la dyspnée. Dès qu'elle existe, il ne saurait y avoir la moindre hésitation, la trachéotomie est formellement indiquée. Mais si la fracture est simple, les signes fonctionnels peu marqués, la conduite du chirurgien doit-elle être la même? Faut-il faire la trachéotomie préventive? Malgré l'opinion contraire de Bœckel et de Duplay, nous n'hésitons pas avec Witte et P. Koch à conseiller formellement l'ouverture des voies aériennes. L'asphyxie, en effet, peut survenir brusquement d'un moment à l'autre et emporter le malade. D'après les statistiques, du reste, la trachéotomie n'a jamais, dans les fractures du larynx, déterminé d'accidents sérieux. L'opération étant faite, plusieurs chirurgiens conseillent de relever les fragments à l'aide d'une sonde introduite de bas en haut dans le larynx. En tout cas, on condamnera le malade au repos et au silence absolus.

3° PLAIES DU LARYNX ET DE LA TRACHÉE

Bibliographie. — Heutchen, *Centralbl. f. Chirurg.*, n° 2, 1876. — Witte, *Arch. f. klin. Chir.*, t. XXI, fasc. 1, 2, 3, p. 182, 391, 479, 1877. — *Holme's System of*

Surgery, t. II, p. 441, 2° édit. — G. Fischer, *Handb. de Billroth et Lucke*, t. III, 1880. — Stœssel, *Plaies par armes à feu. Ann. des mal. de l'oreille*, 1888. Thèses de Paris. — 1865, Peyre. — 1869, Horteloup (Concours). — 1881, Raoul.

Étiologie. — Ces plaies peuvent être chirurgicales ou accidentelles.

a. *Plaies chirurgicales.* — Le chirurgien est conduit à inciser le conduit laryngo-trachéal : 1° pour assurer la respiration lorsque les premières parties de ce conduit sont obstruées ; 2° pour aller à la recherche d'un corps étranger ; 3° pour enlever une tumeur.

b. *Plaies accidentelles.* — Ces plaies généralement consécutives aux tentatives de suicide sont produites par des instruments piquants, tranchants ou contondants. Les coupures paraissent beaucoup plus fréquentes que les piqûres. Les projectiles de guerre ouvrent rarement la trachée qui en raison de sa mobilité échappe facilement à leur action ; le larynx, au contraire, par suite de la saillie qu'il forme à la partie antérieure du cou, est plus souvent atteint : toutefois, dans la statistique de la guerre de Sécession on trouve 30 cas de blessures du larynx par armes à feu, 41 de la trachée ; dans quatre observations seulement, larynx et trachée étaient atteints simultanément.

Siège. — Durham a réuni 158 cas de plaies du conduit laryngo-trachéal par instrument piquant ou tranchant, dans lesquels le siège de la blessure est indiqué comme suit : 11 fois au-dessus de l'os hyoïde, 45 fois au niveau de la membrane thyro-hyoïdienne, 35 fois au niveau du cartilage thyroïde, 26 au niveau du cartilage cricoïde ou de la membrane crico-thyroïdienne, 41 fois au niveau de la trachée. Les plaies de la moitié supérieure du conduit laryngo-trachéal seraient donc moins fréquentes que celles de la partie inférieure.

Direction. — Les solutions de continuité sont verticales, transversales ou obliques. Les plaies faites par le chirurgien sont presque toujours verticales, les incisions transversales et obliques se rencontrent dans les homicides et les suicides.

Anatomie pathologique. — Les plaies de cette région présentent une étendue et une profondeur variables ; elles sont simples ou multiples, complètes ou incomplètes, mais en tout cas, il n'existe aucun rapport entre les dimensions de la solution de continuité des téguments et la gravité des lésions profondes. Le larynx peut être sectionné en un ou plusieurs endroits, rarement dans ce cas l'instrument pénètre à une grande profondeur ; il n'en est plus de même lorsque la solution de continuité passe au niveau des espaces membraneux ; suivant la direction et la violence du coup le larynx et l'œsophage peuvent être atteints ; parfois même les parties molles sont coupées jusqu'à la colonne vertébrale. Une hémorrhagie assez considérable accompagne d'ordinaire cette variété de traumatismes. Parmi les artères les plus fréquemment atteintes, citons les thyroïdiennes supérieures et inférieures, dont la section, sauf le cas d'anomalies, détermine rarement la mort. L'individu qui se coupe la gorge se trouve souvent arrêté par la résistance qu'oppose le larynx, surtout lorsqu'il est ossifié ; les artères carotides primitives et externes échappent ainsi la plupart du temps. Les plaies des veines sont communes et constituent presque la règle. Les nerfs de la région étant profondément situés, leur blessure est exceptionnelle. LARREY cependant a constaté une fois la séparation du laryngé supérieur ; la section des récurrents, soupçonnée par quelques auteurs, est possible, mais seulement après des traumatismes très étendus.

Symptômes. — Ils diffèrent totalement, suivant que la blessure des parties molles est large ou étroite.

a. *Plaie large.* — L'écartement des lèvres de la solution de continuité, variable avec sa direction, sa profondeur, son étendue, est toujours considérablement augmenté par le renversement de la tête en arrière. Lorsque la plaie est profonde, en faisant renverser un peu la tête du blessé, on aperçoit le pharynx, l'œsophage sain ou blessé, parfois même les muscles prévertébraux : la respiration, sifflante, gênée, se fait uniquement par la plaie. La section complète du larynx, surtout celle de la trachée qui est plus fréquente, s'accompagne d'un ensemble de phénomènes caractéristiques ; le bout inférieur du conduit subit des mouvements alternatifs d'abaissement et d'élévation en rapport avec le rythme respiratoire. Cette rétraction, toute physiologique, rend difficile l'entrée de l'air dans les voies respiratoires et occasionne des accès de suffocation. L'asphyxie peut encore se produire par suite de l'introduction du sang dans l'arbre aérien ; l'hémorrhagie considérable qui accompagne toujours ces sortes de plaies, explique la fréquence de cet accident. Enfin, on a vu l'oblitération du larynx ou de la trachée par des lambeaux que les incisions avaient détachés ; dans une observation de HOUSTON, c'était l'épiglotte qui jouait le rôle de corps obturateur. La voix subit des altérations très variables suivant le siège de la blessure. Lorsque la solution de continuité se trouve située au-dessus du cartilage thyroïde, les cordes vocales étant conservées, la voix ne sera pas sensiblement modifiée. Si, au contraire, le larynx et la trachée sont intéressés, la voix est nulle ou presque nulle ; en tout cas, il sera toujours possible d'obtenir des sons en rapprochant les lèvres de la plaie, à condition toutefois que les récurrents n'aient pas été coupés. La déglutition est ordinairement gênée par la douleur que provoquent les mouvements du pharynx : si la section a porté au niveau de la membrane thyro-hyoïdienne, les aliments, particulièrement les liquides, passent facilement du côté de la plaie ; ils pénètrent alors dans le larynx où leur présence détermine des accès de suffocation.

b. *Plaies à petite ouverture.* — Le symptôme caractéristique des plaies à petite ouverture est l'emphysème. Dans le cas précédent, l'air expiré trouvait une issue facile grâce à l'écartement des lèvres de la blessure, maintenant il ne saurait en être ainsi. Les mouvements de l'arbre aérien, pendant la respiration, ont rapidement détruit le parallélisme qui existait tout d'abord entre les parties superficielles et profondes de la solution de continuité. L'air, ne trouvant plus d'issue au dehors, s'infiltre dans le tissu cellulaire du cou ; de là l'emphysème envahit la poitrine, le bas-ventre, le scrotum, etc. PARÉ rapporte qu'un homme fut blessé à la gorge par un coup d'épée qui lui coupa la trachée-artère, la plaie extérieure fut malencontreusement réunie par la suture ; bientôt après survint un emphysème, en sorte qu'il était « comme un mouton qu'on a soufflé pour l'escorcher, ne pouvant aucunement parler; la face estoit tellement enflée qu'on ne voyoit apparence de nez ni des yeux ».

L'étroitesse de la plaie s'oppose aussi à ce que le sang s'écoule au dehors. S'il se fait une hémorrhagie, ce liquide s'infiltre dans le tissu cellulaire sous-cutané, dans les espaces inter-musculaires et dans les voies aériennes elles-mêmes. Ces divers facteurs contribuent à rendre l'asphyxie plus rapide et plus fréquente que dans les plaies larges. L'émission de la voix se trouve peu gênée; dans les cas heureux, cette fonction se rétablit rapidement.

Terminaison. Pronostic. — D'après les statistiques d'Horteloup, les plaies larges sont beaucoup moins graves .que celles dont l'ouverture est étroite; les premières ont une mortalité de 23,8 p. 100, les deuxièmes donnent un chiffre de 52, 3 p. 100. La guérison complète est rare, il persiste habituellement des infirmités fort gênantes : fistules, rétrécissements. La mort survient : 1° immédiatement après la blessure, par hémorrhagie foudroyante ou asphyxie brusque (fait rare); 2° pendant les premières heures qui suivent; elle résulte alors de la gêne respiratoire qui va toujours en augmentant; 3° enfin elle reconnaît parfois pour cause l'obstacle apporté à la respiration par le gonflement inflammatoire des bords de la plaie.

Traitement. — Quelle que soit la nature de la plaie, il faut arrêter le sang, puis, s'il se produit des menaces d'asphyxie, s'efforcer d'y porter remède. Le chirurgien se rendra compte de l'état des voies aériennes et devra retirer les corps étrangers qui auraient pu s'introduire dans la trachée. Il est aujourd'hui reconnu que, dans les plaies larges, la suture des lèvres de la solution de continuité favorise la production de l'emphysème ; aussi doit-on se borner à favoriser la réunion en suturant les bords de la plaie laryngo-trachéale et en mettant les parties dans une position convenable. Lorsque le conduit aérien est complètement sectionné, on se trouve au contraire obligé de réunir les deux extrémités ; malheureusement, cette opération n'est pas toujours possible. A l'exemple de Richet, on pourrait alors, dans le but de prévenir l'asphyxie, introduire un tube de caoutchouc dans le bout inférieur de la trachée. Les blessés porteurs de plaies étroites doivent être surveillés avec un soin tout particulier; à la première menace d'asphyxie, on pratiquera la trachéotomie.

4° BRULURES DU LARYNX

Bibliographie. — Jameson, *Dublin Quaterly Journal*, févr. 1848. — Bevarn, *Ibid.*, févr. 1860. — Ross, *Press. Med. and Circ.*, 1868. — Jonathan Hutchinson, *Lancet*, 1871. — Parker, *Ibid.*, mai 1875. — Durham, *Syst. of Surgery de Holmes*, 2° édit.

· Les brûlures du larynx peuvent être produites : 1° par l'action des flammes ou de l'air surchauffé; 2° par l'ingestion de liquides trop chauds; 3° par l'ingestion de liquides corrosifs.

a. *Brûlures produites par l'action de la flamme.* — Les accidents de ce genre ont été signalés à la suite des incendies. A demi étouffés par la fumée, les incendiés font des inspirations très violentes, ou bien, surpris par le feu, ils poussent des cris déchirants; dans ces différentes circonstances, la dilatation de la poitrine se fait plus largement que dans les conditions normales et les flammes pénètrent au loin.

Les symptômes consistent habituellement en une vive douleur de la bouche et de la gorge. La déglutition est difficile, très douloureuse, il existe une dyspnée assez accentuée, de l'aphonie, et pendant les premières heures le malade expectore des matières noires charbonneuses. L'examen permet de constater une inflammation notable de la muqueuse de la bouche, de la langue, de l'isthme de la gorge, du larynx. La trachée et les poumons eux-mêmes sont parfois le siège d'une congestion intense; la présence de ces phénomènes inflammatoires rend impossible l'examen au laryngoscope.

b. *Brûlures du larynx par des liquides trop chauds.* — Rares en France, elles sont plus fréquentes en Angleterre. On les observe de préférence chez les enfants de la classe ouvrière, que les parents, par défaut de surveillance, laissent boire directement au bec d'une théière bouillante (MOREL-MACKENZIE). Cette variété de brûlure, décrite pour la première fois par MARSALL-HALL, a été étudiée depuis par STANLEY, WALACE, PARKER en Angleterre, et par THIESSIN en Allemagne. Les lésions occupent en même temps la bouche et le pharynx; rarement l'œsophage est intéressé; en effet, le contact du liquide brûlant avec les parois du larynx détermine l'obstruction spasmodique de cette cavité et le rejet du liquide. La bouche tout entière ainsi que l'arrière-gorge sont couvertes de vésicules; en abaissant fortement la langue, on aperçoit l'épiglotte relevée, œdématiée; la voix est voilée, la déglutition très douloureuse. La dyspnée apparaît seulement quelques heures après l'accident, elle augmente rapidement et peut même déterminer la mort. L'enfant quelquefois traverse heureusement cette première période, puis succombe aux complications pulmonaires.

Traitement. — La trachéotomie, dans les cas sérieux, doit être pratiquée de bonne heure; toutefois elle n'a pas donné les résultats que l'on était en droit d'attendre. Les révulsifs, l'application des sangsues sur la partie antérieure du cou, la scarification des points œdématiés et vésiculeux rendent des services et diminuent la dyspnée; l'emploi de l'émétique peut favoriser l'issue des mucosités, enfin le calomel à doses fractionnées trouve aussi son indication. Si le malade échappe aux dangers de la période inflammatoire, le chirurgien surveillera la cicatrisation et essaiera de prévenir la formation des rétrécissements.

c. *Brûlures du larynx par un liquide corrosif.* — Elles se produisent surtout lorsque le liquide est avalé par mégarde. Au moment où la douleur se fait sentir, les cris poussés par le patient, les efforts qu'il fait pour rejeter ce breuvage déterminent une inspiration brusque et la pénétration du liquide dans les voies aériennes. A la suite de tentatives de suicide, cet accident est beaucoup plus rare.

L'aspect des parties atteintes varie avec la nature du liquide absorbé, les complications qui surviennent ensuite sont les mêmes que dans le cas précédent.

S'il était présent lorsqu'un accident de ce genre se produit, ou même s'il était appelé d'assez bonne heure, le médecin devrait neutraliser le liquide par un réactif convenable ; ultérieurement on se conduira ainsi qu'il a été dit pour les brûlures produites par les liquides bouillants.

§ 3. — Corps étrangers des voies aériennes.

Bibliographie. — Bégin, *Mém. de méd. milit.*, t. XX, p. 377. — Mondière, *Journ. l'Expérience*, t. V, p. 242, 1849. — Gross, *Treatise on Foreign Bodies in the air passages*, Philadelphie, 1854. — Bourdillat, *Gaz. méd.*, 1868. — Lefferts, *Dublin Med. Journ.*, juin 1875. — Clémenti, *Arch. gén. de méd.*, février 1875, p. 226. — — Summerbrodt, *Berlin. klin. Wochens.*, 1878, n° 18. — Cheever, *Boston Med. and Surg. Journ.*, 1879. — Poulet, *Traité des corps étrangers en chirurgie*, Paris, 1879. — Krishaber, *Ann. des mal. de l'oreille et du larynx*, t. VI, p. 319, 1880. — R. Weist, *Étude sur mille cas de corps étrangers; Valeur de la broncho-tomie, Transactions of the American Surgical Assoc.*, 1883, et *Centralbl. f. Chir.*, 1884. — Hering, *Congrès français d'otologie*, 1884. — Etienne, *Rev. méd. de l'Est*, 1885. — Chapman, *The Med. Record*, 1885. — Ost, *Corresp. Blat. f. Schweiz. Aerzte*, 1885. — D. Lacount, *Journ. of. Amer. Assoc.*, sept. 1887. — Archambault, *Gaz. des Hôpit.*, 1887. — Muralt, *Correspond. Blatt. f. Schw. Aerzt.*, 1887.

Thèse de Strasbourg. — 1856, Aronssohn.

Thèses de Paris. — 1831, Bérard (Th. de concours). — 1866, Bertholle.

Historique. — L'extrême gravité des accidents produits par la présence de corps étrangers dans les voies respiratoires devait de bonne heure attirer sur cette question l'attention des médecins. Toutefois il faut arriver jusqu'à la fin du siècle dernier pour voir employer la trachéotomie contre ce genre de traumatisme. L'idée première de l'ouverture de l'arbre aérien n'était certes pas nouvelle ; elle avait été proposée jadis par Asclépiade, médecin romain, qui n'eut jamais l'occasion de la mettre en pratique et s'attira les railleries de ses concitoyens ; on opposait à cette conception l'impossibilité de la guérison des cartilages sectionnés. A la suite des mémoires de Louis, parut sur ce sujet une série de travaux importants. Dans le cours de notre siècle, la découverte de l'auscultation, l'usage du laryngoscope ont permis une étude plus complète des symptômes fournis par les corps étrangers des voies aériennes, et les monographies publiées depuis vingt ans ont fait de cette question une des plus intéressantes et des mieux connues de la pathologie.

Division. — Les corps étrangers des voies aériennes se divisent naturellement en liquides et solides.

A. — CORPS ÉTRANGERS LIQUIDES

Un grand nombre de substances sont susceptibles de jouer le rôle de corps étrangers liquides ; par ordre de fréquence, on peut les ranger de la façon suivante : les boissons et surtout l'eau, les liquides médicamenteux, le pus, le sang, la matière tuberculeuse ramollie. Quelquefois les liquides ont une composition un peu plus complexe, comme les matières provenant des vomissements. De ces divers corps les uns viennent du dehors (boissons diverses), les autres existent normalement dans l'économie (sang) ou sont le résultat d'un travail pathologique préalable (pus).

L'introduction d'un liquide dans les voies aériennes se fait soit pendant l'accomplissement d'un mouvement physiologique (déglutition), soit par l'effet d'une cause pathologique. Certaines circonstances favorisent cet accident : paralysie du pharynx, destruction de l'épiglotte, communication entre l'œsophage et la trachée, etc.

Symptômes. — Le premier phénomène que produit l'introduction d'un liquide dans les voies aériennes est une toux convulsive, violente, précédée et accompagnée de suffocation. En général, les accès de suffocation ont une durée de quelques minutes, puis le liquide est rejeté pendant les efforts d'expulsion, la toux se calme insensiblement ; au bout d'un quart d'heure il ne reste plus qu'un peu de gêne et de fatigue de la région pharyngienne. Si la quantité de liquide est considérable, l'air expiré traverse une colonne liquide ; par suite, l'oreille entend, même à distance, un gros râle trachéal intermittent.

La mort est parfois la conséquence de la pénétration du liquide dans les voies aériennes ; toutes les fois que l'asphyxie persiste, la terminaison fatale se produit soit par l'accumulation de liquide au fond des bronches, soit par suite des phénomènes de contraction spasmodique de la glotte.

Traitement. — Les moyens dont dispose le chirurgien pour remédier aux accidents provoqués par la présence des corps étrangers liquides sont restreints. Dans la grande majorité des cas, cette introduction n'a aucune suite, on peut donc laisser à la nature le soin d'expulser par des efforts de toux les quelques gouttes de liquide qui s'arrêtent dans les voies respiratoires. Dès qu'il se produit des phénomènes asphyxiques sérieux, il faut se hâter d'ouvrir la trachée. La succion du liquide contenu dans ce conduit, faite par les lèvres directement appliquées sur la plaie, rendra parfois des services ; de plus, on placera le malade dans une position convenable, de manière à faciliter l'évacuation du liquide.

B. — CORPS ÉTRANGERS SOLIDES DES VOIES AÉRIENNES

La grande majorité des corps étrangers solides des voies aériennes s'y sont introduits par le larynx, d'autres y arrivent par la voie du poumon, d'autres par un traumatisme de la trachée ; enfin, il convient d'ajouter à ces diverses origines la formation de corps étrangers dans les voies respiratoires, surtout dans les bronches.

a. *Corps introduits par le larynx*. — La pénétration des corps étrangers par l'orifice glottique se produit généralement pendant la déglutition. Dans tous les cas, c'est à la faveur d'une forte inspiration, tantôt volontaire,

tantôt intempestive, assez souvent inconsciente et réflexe, que cette introduction s'effectue. Mille circonstances peuvent favoriser cet accident (surprise, frayeur, accès de rire, de toux, spasmes divers), mais l'âge et certains
états pathologiques jouent ici un rôle capital. Sur 102 cas réunis par
ARONSSOHN, il y en a 40 de un à dix ans et 15 seulement de dix à vingt,
tandis que la proportion se relève sensiblement à mesure que le nombre
des années augmente. Les causes de cette prédisposition sont multiples, les principales sont pour le jeune âge l'habitude fâcheuse que les
enfants ont de porter à leur bouche tous les objets qu'ils rencontrent, jointe
à la mobilité de leurs idées et de leurs impressions qui se succèdent sans
suite et leur font oublier la présence de ces substances. Chez le vieillard
l'altération de la sensibilité générale, l'affaiblissement progressif de tous les
actes fonctionnels, la difficulté et l'imperfection de la mastication jouent un
rôle assez grand dans l'introduction des corps étrangers. A cette cause purement mécanique, s'ajoute, chez ces derniers, une atonie toute spéciale du
larynx qui engendre des troubles de la déglutition. Parmi les causes pathologiques qui apportent quelque gêne dans la déglutition et favorisent par
cela même l'introduction des corps étrangers, nous devons citer : 1° les
affections qui retentissent secondairement sur le larynx et le pharynx et
déterminent des paralysies : la diphtérie, la scarlatine; les paralysies cérébrales peuvent réaliser ces conditions : plusieurs travaux importants publiés
en 1859 ne laissent aucun doute à cet égard; 2° toutes les affections qui
gênent la déglutition, de ce nombre sont les affections aiguës et chroniques
de la région pharyngienne et surtout les lésions épiglottiques.

b. *Corps étrangers introduits par la trachée.* — Les corps étrangers
solides qui pénètrent dans les voies aériennes par les parois de la trachée
viennent de l'extérieur ou de l'intérieur. On a vu, après un coup de feu, le
projectile tomber dans la trachée. C'est surtout à la suite des plaies faites
pour la trachéotomie que ces accidents se produisent, soit que les corps
aient pénétré à travers la canule, soit que des fragments de canules se
soient détachés. Ce dernier accident, dont DUPLAY et GUYON ne rapportent
qu'un seul fait, est loin d'être rare à l'étranger, où l'on se sert de canules à
trachéotomie en gomme, ou de tubes métalliques mal ajustés; une dizaine
de cas de ce genre ont été publiés, tant en Allemagne qu'en Angleterre, par
HULKE, HOLHOUSE, OGEE, LEE, BUROW, CLÉMENT, etc. Les corps étrangers qui
viennent de l'intérieur pénètrent dans le poumon au moyen d'une plaie
communicante ou d'une perforation de l'œsophage; quand la perforation
est petite, les liquides fusent seuls.

c. *Corps étrangers venus du poumon.* — Ces corps se divisent en deux
catégories, suivant qu'ils se sont formés dans le poumon ou qu'ils ont
pénétré dans cet organe par un mécanisme quelconque. Les premiers sont
en général constitués par des concrétions crétacées, phosphatiques, qui
naissent dans le poumon et les bronches. Dans un fait d'EDWARDS, un ganglion bronchique avait pénétré dans les voies aériennes à travers une ulcération. La seconde catégorie comprend tout un groupe de corps étrangers
introduits dans le poumon au moyen d'une plaie ou d'une ulcération de la

paroi thoracique. C'est là une des terminaisons les plus heureuses du séjour des corps étrangers dans les plaies de poitrine.

Nature des corps étrangers. — Les corps étrangers les plus bizarres ont été rencontrés dans les voies aériennes. Nous les diviserons en corps étrangers inanimés et animés.

Corps étrangers inanimés. — Ils sont réguliers ou irréguliers. Parmi les corps réguliers signalons : perles de verre, pièces de monnaie, boutons, clous, balles, haricots, pois, noyaux, pilules, dents, etc. Le groupe des corps irréguliers comprend : os, arêtes, épis, morceaux de viande, débris divers d'aliments, pierres, tuyaux de pipes, etc. Un certain nombre de ces corps sont susceptibles d'augmenter de volume au contact des sécrétions (graines diverses). Ainsi on a trouvé dans les voies respiratoires une fève en voie de germination, un grain de blé en plein développement, etc. VELPEAU rapporte une observation dans laquelle le corps étranger était un haricot triplé de volume; on comprend l'importance de ces faits au point de vue du pronostic.

Dans un autre groupe se rangent les substances susceptibles de fondre : sucre, sel de cuisine, nitrate d'argent, agents thérapeutiques divers. Cette qualité sera, suivant les circonstances, favorable ou nuisible.

Corps étrangers animés. — Il existe un certain nombre d'observations de pénétration dans les voies aériennes de sangsues, de lombrics, d'hydatides, d'huîtres, de poissons; d'après SENNERT, le pape Adrien IV serait mort à la suite de la pénétration d'une mouche dans le larynx.

Siège des corps étrangers des voies aériennes. — Les corps étrangers peuvent s'arrêter dans le larynx, la trachée ou les bronches.

a. *Corps étrangers du larynx.* — Sous le rapport des accidents et de la thérapeutique, il faut distinguer les corps étrangers sus-glottiques, glottiques et sous-glottiques. De tous les corps étrangers arrêtés dans le larynx, ceux qui restent au-dessus de la glotte sont les plus nombreux. L'un de nous, dans un travail spécial, dont cet article n'est que le résumé, a pu en réunir plus de 20 exemples. Presque tous sont relatifs à des corps volumineux : billes de marbre, morceaux de viande, etc. Les corps étrangers glottiques, assez rares, sont incompatibles avec la vie, à moins qu'ils ne soient tubulés ou placés de champ quand ils sont arrondis. Lorsque le corps étranger est une petite pièce de monnaie, elle peut s'engager entre les cordes vocales supérieures et inférieures, sur lesquelles elle repose (fig. 186).

Les corps sous-glottiques, rares aussi, se placent près du cartilage cricoïde; ils n'y arrivent qu'après avoir été plus ou moins longtemps mis en mouvement dans la trachée pendant l'inspiration et l'expiration.

a. *Corps étrangers de la trachée.* — Ces corps n'occupent aucune position fixe, les objets de petit volume, dont les parois sont régulières et lisses, restent mobiles (fig. 187); ceux qui présentent un volume considérable ou des aspérités siègent où le hasard les arrête.

b. *Corps étrangers des bronches.* — L'observation attentive des faits permet d'affirmer que dans les deux tiers des cas la pénétration a lieu dans la bronche droite. Cette particularité était à prévoir, car la bronche droite est plus volumineuse et plus antérieure que la gauche. Parfois le corps étranger s'arrête sur l'éperon qui sépare la naissance des deux bronches. Opolzer, Desprès, Richet ont rapporté des cas de ce genre.

Symptômes. — Quel que soit le siège occupé dans les voies aériennes par le corps étranger, qu'il soit ou non mobilisé par son introduction, il provoque immédiatement toute une série d'accidents aigus dont l'ensemble constitue l'accès de suffocation.

Le malade est pris subitement de spasme de la glotte; on le voit rougir, s'agiter, porter instinctivement la main à sa gorge et faire pour respirer des

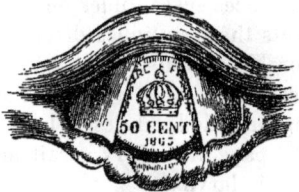

Fig. 186. — Pièce de monnaie engagée dans le larynx (Poyet).

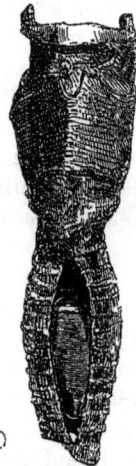

Fig. 187. — Obstruction de la trachée d'un enfant par un haricot. (*Musée du Val-de-Grâce.*)

efforts surhumains; cette phase initiale est parfois la seule. Si le passage de l'air est complètement intercepté par le volume du corps étranger, le malade succombe sans reprendre haleine. Le plus souvent la contraction des muscles expirateurs arrive à forcer le spasme glottique, la toux se produit. Elle est d'abord constituée par une seule expiration bruyante, puis bientôt devient saccadée, quinteuse, convulsive, très fatigante. L'accès initial peut se terminer par l'expulsion spontanée du corps étranger; à partir de ce moment, les symptômes effrayants du début décroissent rapidement.

Le plus souvent le corps du délit reste mobile dans les voies aériennes, sa présence détermine alors une série d'accès; enfin le corps se fixe quelquefois en un point quelconque. Dans ces deux dernières circonstances, on constate un ensemble d'accidents caractéristiques.

a. *Accidents produits par le séjour d'un corps étranger mobile.* — La dyspnée devient intermittente, l'apparition des accès est favorisée par tous les phénomènes qui forcent le corps à quitter la place qu'il occupait momenlanément; ainsi agissent les mouvements de déglutition, les efforts de vomissement, de toux, etc. — Fréquemment, surtout en auscultant le larynx et la trachée, on peut entendre le bruit de grelottement appelé encore « bruit de voile qui flotte, bruit de drapeau » (DUPUYTREN). Ce phénomène est la conséquence du frottement du corps étranger contre la trachée : parfois le malade perçoit lui-même ces symptômes. Rarement existent des souffrances très vives, la douleur généralement diffuse peut cependant se localiser au point où le corps s'est arrêté. De temps à autre l'expectoration est sanguinolente, striée de sang ou rosée.

b. *Corps étrangers fixés dans les voies aériennes.* — La série des phénomènes diffère suivant le volume du corps, la situation qu'il occupe, enfin, comme le fait remarquer POULET, suivant que l'objet est plein ou tubulé. On constate habituellement une douleur localisée en un point de la poitrine, persistante, accrue par certaines positions du corps, par la toux. Les malades éprouvent de la gêne dans la respiration, ils ne peuvent à volonté prendre tout leur souffle, ils sentent la nécessité de respirer. La toux persistante, ressemblant assez à celle d'une bronchite, aboutit à l'expectoration de mucosités légèrement aérées, sanguinolentes ; la déglutition est souvent douloureuse. Les symptômes les plus importants sont fournis ici par l'auscultation : l'oreille appliquée sur la partie postérieure de la poitrine constate une notable différence entre les deux poumons et même entre les diverses parties d'un même poumon. Tandis que du côté sain on entend très nettement le murmure vésiculaire, il a disparu complètement dans tout ou partie de l'autre poumon sans qu'il y ait de matité.

Les corps étrangers de forme tubulée donnent lieu à un bruit de sifflet spécial.

Terminaison. Complications. — La série des accidents déterminés par la présence d'un corps étranger dans les voies aériennes peut se terminer de diverses façons : 1° par l'expulsion spontanée du corps ; 2° par la mort du malade, consécutive à une asphyxie brusque ou lente ; 3° par la fixation des corps en un point quelconque.

Suivant la nature de l'objet, divers symptômes peuvent alors se produire. Les corps susceptibles de gonflement, comme les haricots, les pois, donnent lieu parfois, et au moment où l'on y pense le moins, à des phénomènes d'asphyxie, alors que l'on aurait pu croire la tolérance établie définitivement. Les substances malléables se comportent différemment suivant le point où elles se sont arrêtées. Les corps fixés dans le larynx sont rarement tolérés, plus souvent ils occasionnent des accidents inflammatoires ; il n'en est plus de même lorsqu'ils s'arrêtent dans la trachée ou les bronches. Les exemples de corps étrangers ayant séjourné un certain temps dans la trachée ou dans les bronches ne sont pas absolument rares. ROSE, HEYFELDER ont cité des observations bien probantes qui démontrent la tolérance pendant de longues années ; dans un cas, un sifflet de bois était resté onze ans. DUPUYTREN a vu une pièce de dix sols séjourner aussi pendant dix ans ; HEYFELDER, un fragment de pipe pendant douze ans ; ROSE, un fruit de hêtre pendant dix ans. D'autres auteurs parlent de louis d'or, de crayons supportés pendant des années sans causer d'accidents sérieux. Avant que la tolérance s'établisse, il se produit d'habitude une série de phénomènes inflammatoires : trachéite, pneumonie, pleuro-pneumonie, pneumonie caséeuse.

Après un laps de temps variable, le corps se détache, est expulsé par un effort de toux. Dans quelques circonstances il se forme une collection purulente autour de l'objet avalé ; brusquement une vomique se produit et le corps du délit est expulsé. Signalons encore un dernier mode de terminaison : la migration. Ce terme comprend un assez petit nombre de cas dans lesquels le corps étranger, subissant des déplacements insensibles, est allé se faire jour au loin sur les parois latérales de la poitrine, aux lombes. La migration peut se faire de deux façons différentes, soit sans inflammation, soit par l'intermédiaire d'une collection purulente qui favorise le déplacement du corps étranger. Dans la majorité des cas ce sont des épis de blé qui ont déterminé ces complications.

Diagnostic. — Il est nécessaire, pour arriver à un diagnostic précis, de suivre dans l'examen du malade un ordre réglé et de déterminer : l'existence du corps, ensuite le point qu'il occupe dans les voies respiratoires. Cet examen suppose naturellement que les symptômes d'asphyxie se sont amendés ; car, en leur présence, le chirurgien ne peut pas hésiter un seul instant, et, avant de faire un diagnostic raisonné, il doit ouvrir la trachée pour assurer la vie.

1° Y a-t-il un corps étranger dans les voies aériennes ? Presque toujours le malade ou ses parents donnent au médecin d'utiles renseignements sur la nature de l'objet, sur l'origine et la marche des accidents. Les symptômes subjectifs, en particulier la douleur localisée en un point fixe, les mouvements que perçoit le malade quand le corps étranger se déplace, suffiront ensuite pour affirmer le diagnostic. Il faut toutefois se rappeler que ces phénomènes sont communs aux corps étrangers de l'œsophage et des voies aériennes ; aussi, pour éviter l'erreur, est-il bon de prier le malade de manger un peu de mie de pain, et d'examiner comment se fait la déglutition, ou mieux d'introduire une sonde œsophagienne. Malgré ces précautions, il est parfois impossible de se prononcer.

2° En quel point s'est arrêté le corps étranger ? L'examen au laryngoscope permettra de voir s'il est fixé dans le larynx ou les premières parties de la trachée ; si cet examen est négatif, si des alternatives de suffocation et de calme se manifestent, on peut supposer que le corps n'a fait que traverser le larynx et qu'il siège plus bas. Le bruit de grelottement, le bruit de voile, feront alors reconnaître si le corps est mobile dans la trachée.

Le diagnostic du siège des corps étrangers dans les bronches est très souvent difficile ; il n'acquiert une certitude absolue que dans un cas, quand une bronche est complètement obstruée par un objet plein ; et encore faut-il que l'accident ne remonte pas à une époque trop éloignée. Le spasme de la rage, la laryngite striduleuse, l'œdème de la glotte, le croup, les polypes du larynx ont pu faire croire à la présence de corps étrangers : l'étude des antécédents, le spasme initial, l'examen au laryngoscope, le bruit de drapeau, suffiront au chirurgien pour établir son opinion sur des bases sérieuses.

Pronostic. — Étant donné ce que nous venons de dire, il est inutile d'insister sur la gravité de l'introduction d'un corps étranger dans les voies aériennes. La tolérance est loin d'impliquer la sécurité, la mort peut arriver brusquement au bout d'un temps variable. Le pronostic est subordonné à la situation du corps, à son volume, à sa nature. Les substances susceptibles de gonflement, comme les haricots, les éponges, offrent un danger plus sérieux que les matières inertes; il en est de même des caustiques. Chez les enfants le danger est toujours plus grand que chez les adultes; enfin l'expulsion du corps étranger ne doit pas faire porter un pronostic absolument favorable; on a vu des malades emportés ensuite par des complications.

Traitement. — Le traitement des corps étrangers des voies respiratoires comprend deux grandes méthodes qui sont :

1° L'expulsion et l'extraction par les voies naturelles ;

2° L'expulsion et l'extraction par les voies artificielles.

La première manière de faire, seule usitée jadis, a acquis de nos jours une grande précision, grâce au laryngoscope et au perfectionnement des instruments. Les sternutatoires, les injections d'huile, les vomitifs ont été tour à tour employés. La suspension par les pieds, l'extension sur un plan incliné, la tête en bas, pendant qu'on frappait dans le dos des malades, ont pu amener la guérison en favorisant la chute du corps étranger dans la bouche. Il faut être sobre de semblables manœuvres.

L'extraction par les voies naturelles est assurément la méthode la plus rationnelle, mais elle est rarement possible et exige de la part du chirurgien une dextérité assez grande. Il existe dans l'arsenal chirurgical un certain nombre de pinces avec lesquelles on peut pénétrer facilement dans le larynx, même dans la trachée. En tout cas, il faudra toujours au préalable procéder à l'examen au laryngoscope, de façon à déterminer le point où est situé le corps étranger.

Si la sténose augmente, si l'asphyxie devient imminente, il faut rapidement recourir à la trachéotomie.

Les auteurs ont essayé de tirer de la statistique des renseignements en faveur de l'intervention ou de la non-intervention en présence des corps étrangers du larynx. Déjà Durham avait rassemblé 722 cas de ce genre; l'ouverture de la trachée, pratiquée 366 fois, fournissait une mortalité de 32,2 p. 100, pendant que l'expectative, dans 356 cas, donnait une mortalité de 40,5 p. 100.

Dans un récent travail, Weist a pu réunir 1,000 exemples nouveaux. Après avoir retranché 63 observations dans lesquelles le corps du délit avait été enlevé par les voies naturelles, les 937 restant se décomposent ainsi : non-opérés 599, mortalité 23,2 p. 100; opérés 328, mortalité 27,4 p. 100. — L'opération est en défaveur dans cette deuxième série de faits. Enfin, en réunissant plusieurs statistiques, ce même auteur arrive à dépouiller 1,674 observations : 955 non-opérés, mortalité totale 1/3,5, — 719 trachéotomies, mortalité totale 1/4.

Ces chiffres ont certainement leur valeur; cependant on ne peut essayer d'en tirer des conclusions absolues, il est facile de comprendre, en effet, que les cas dans lesquels on opère sont beaucoup plus graves que ceux dans lesquels le chirurgien peut faire de l'expectative. Nous pensons donc que l'imminence de l'asphyxie légitime seule l'opération.

Suivant les circonstances, les chirurgiens ont employé la laryngotomie ou la trachéotomie; cette dernière opération est devenue d'un usage journalier, la première doit être réservée pour quelques cas bien spéciaux.

Après l'ouverture de l'arbre aérien, l'expulsion est primitive ou tardive. Dans le premier cas, à peine l'air a-t-il pénétré dans la trachée, qu'un accès de toux se produit, et c'est au milieu des quintes que le corps mobile est rejeté violemment au dehors, à travers les fentes de la plaie.

L'expulsion spontanée tardive a lieu de la même manière. Dans ces deux circonstances, il est nécessaire que le corps soit libre. Sur les 83 cas de trachéotomie recueillis par BOURDILLAT, l'expulsion tardive a eu lieu 14 fois, 10 fois dans les vingt-quatre heures, 4 fois beaucoup plus tard.

A l'étranger on a pratiqué assez fréquemment l'extraction du corps étranger par la plaie. Cette façon d'agir mérite d'être prise en sérieuse considération; elle est notée 39 fois sur 167 trachéotomies de la statistique de DURHAM, J. THOMPSON, LAIDLER, TOUBRIGE, HOUSE, etc., lui ont dû des succès. Jusqu'ici cette méthode a été un peu aveugle, mais elle sera beaucoup améliorée par le perfectionnement des instruments et des moyens d'éclairage (*trachéoscopes*).

§ 4. — Polypes et kystes du larynx.

Bibliographie. — EHRMANN, *Polypes du larynx*, Strasbourg, 1850. — FAUVEL, *Gaz. hebd.*, 1862. — VERNEUIL, *Ibid.*, 1863. — FOLLIN, TRÉLAT, *Soc. de chir.*, 1863. — M. MACKENZIE, *Essay on*, etc., London, 1871. — SCHNITZLER, *Med. Press. Wien.*, 1874. — BERGERON, *Soc. méd. des Hôp.*, 20 nov. 1877. — CLENTON WAGNER, *Med. Record*, 9 février 1878. — BURNEY LEO et LISTER, *Brit. Med. Journ.*, 2 mars 1878. — MOURE, *Kystes du larynx*, *Revue mens. de laryng.*, 1881 et 1883. — BILLROTH, *Wien. Med. Wochenschr.*, 1881. — SEMANOWSKI, *Centralb. f. Chir.*, n° 25, 1882. — JURASZ, *Separat. Abdr. aus. Berliner. Klin. Wochenschr.*, 1882.
Thèses de Paris. — 1867, CAUSIT. — 1873, LIVON. — 1886, SCHWARTZ (Agrég.), Bibl.

En 1767, LIEUTAUD signale pour la première fois l'existence d'un polype du larynx, et c'est avec peine qu'un 1850 EHRMANN (de Strasbourg) peut réunir 36 cas de ce genre. A partir du jour où le laryngoscope fut découvert, les observations se succédèrent rapidement : tous les spécialistes ont successivement écrit sur ce sujet.

Étiologie. — Les polypes du larynx, d'après KRISHABER, se rencontreraient trois fois sur cent malades qui viennent consulter pour des affections de cet organe. Donc, sans être rares, ces tumeurs sont loin d'être communes, opinion que FAUVEL tendrait à faire prévaloir. Les auteurs admettent que les polypes sont particulièrement fréquents à l'âge adulte, et rares chez les enfants. En dépouillant la statistique de Fauvel (300 cas) et celle de Mackenzie (100 cas), nous trouvons : 11 faits de polype avant dix ans, 13 de dix à vingt ans, 328 de vingt à cinquante ans, 38 de cinquante à soixante ans, 10 de soixante à soixante-dix ans.

Parmi les faits de cette dernière série, 111 ont été rencontrés sur des sujets de trente à quarante ans. Relativement au sexe, sur 585 cas de polypes, Schwartz trouve 426 hommes et 159 femmes.

La congestion chronique des cordes vocales est le facteur le plus actif dans la production des polypes; aussi cette affection se montre-t-elle spécialement chez les sujets qui, par leur profession, font un usage abusif de la voix (professeurs, chanteurs, orateurs).

C'est encore en favorisant la congestion des cordes vocales qu'agiraient le froid humide et l'abus du tabac.

Siège. — Les polypes, comme les corps étrangers, peuvent être sus-glottiques, intra-glottiques; cependant la deuxième variété est de beaucoup la plus fréquente. Les tumeurs se forment de préférence sur le bord libre des cordes vocales inférieures, au niveau de la partie moyenne et antérieure. On les rencontre souvent au sommet de l'angle formé antérieurement par ces cordes, en sorte qu'il est bien difficile, comme le fait remarquer Fauvel, de savoir sur laquelle des deux ils s'insèrent. Sur les 300 observations de ce spécialiste, 256 ont rapport à des polypes intra-glottiques, les polypes sus-glottiques sont peu connus, les polypes sous-glottiques fort rares.

Nombre. Forme. Volume. Coloration. — Les polypes du larynx, ordinairement uniques, sont sessiles ou pédiculés; leur forme, très variable, rappelle celle d'un pois, d'une gourde, d'un chou-fleur (fig. 188, 189, 190, 191, etc.).

Ils présentent une grande différence, suivant leur nature et le temps qui s'est écoulé depuis leur apparition, et constituent une tumeur dont le volume varie depuis celui d'une tête d'épingle jusqu'à celui d'une grosse noix. En général un polype, regardé dans le miroir laryngien paraît toujours plus petit qu'il ne l'est réellement.

Anatomie pathologique. — Les tumeurs le plus fréquemment observées sont : les papillomes, fibromes, myxomes, adénomes et sarcomes; nous ferons enfin une place à part pour les kystes.

A. *Papillomes*. — D'après les recherches de V. Bruns, Fauvel, Massei, Elsberg, Morel-Mackenzie, les papillomes formeraient environ la moitié des tumeurs bénignes observées dans le larynx. Le siège de prédilection des papillomes se trouve sur les cordes vocales inférieures, sur la partie antérieure et moyenne des cordes et, d'après Stoerk, au niveau du point de rencontre des deux rubans vocaux. Comme forme, le papillome se présente sous deux aspects; tantôt il est villeux (fig. 188 et 189), tantôt disposé en grappes et analogue à une framboise, à une mûre, à un chou-fleur (fig. 190).

Leur couleur est généralement rosée ou rouge-vineux; leur consistance peu considérable en facilite l'extraction.

B. *Fibromes*. — Moins fréquents que les papillomes, les fibromes sont solitaires dans l'immense majorité des cas; ils siègent de préférence entre les cordes vocales inférieures (fig. 191 et 192) et offrent une forme régulière arrondie. D'après Cornil, ces polypes sont toujours recouverts de cellules épithéliales pavimenteuses, dont les plus profondes se rapprochent comme des cellules cylindriques.

C. *Myxomes. Sarcomes. Adénomes.* — Ces diverses tumeurs constituent de véritables exceptions. Il existe dans la science quelques cas de myxomes, ou plutôt de fibro-myxomes, dont la nature a été nettement établie par

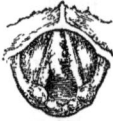

Fig. 188. — Papillome chez un enfant âgé de huit ans.

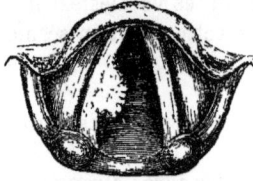

Fig. 189. — Papillome solitaire chez un adulte.

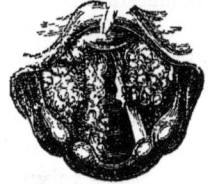

Fig. 190. — Papillomes multiples chez un adulte.

l'examen histologique; toutes ces productions étaient recouvertes d'un épithélium pavimenteux et présentaient un pédicule court et sessile.

L'existence des adénomes est niée par Ziemmssen, Mackenzie, Von Bruns, J. Bœckel, qui en citent chacun un cas. Les sarcomes sont aussi fort rares.

D. *Kystes.* — En 1883, Moure avait réuni 117 observations de kystes du larynx auxquelles Schwartz, dans sa thèse, a ajouté 27 nouveaux cas, sur ces 138 kystes. 72 sont extra-laryngés, 66 intra-laryngés. Ces tumeurs sont for-

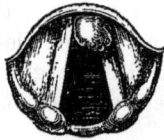

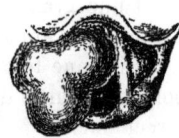

Fig. 191 et 192. — Fibromes.

mées par une poche assez mince, dont le contenu est tantôt un liquide séreux, jaunâtre, tantôt une masse visqueuse et colloïde.

Au point de vue anatomo-pathologique, il faut distinguer : 1° les kystes dermoïdes congénitaux; 2° les kystes séreux ou muqueux; 3° les kystes épidermiques; 4° les kystes sanguins. Le plus souvent ces petites tumeurs résultent de l'obstruction du conduit excréteur des cordes vocales.

Symptômes. — 1° *Troubles fonctionnels.* — Les troubles déterminés par l'existence d'un polype du larynx portent sur les fonctions auxquelles participe cet organe, aussi avons-nous à étudier les altérations de la voix et de la respiration.

A. *Altérations de la voix.* — Morel-Mackenzie considère les altérations de la voix comme très fréquentes; toutefois, d'après cet auteur, elles ne seraient pas constantes, Fauvel, au contraire, déclare avoir toujours rencontré ce symptôme.

La voix peut être altérée dans son intensité ou dans son timbre; dans le premier cas, les troubles varient depuis le simple enrouement jusqu'à l'aphonie complète. Le timbre est parfois élevé, mais beaucoup plus souvent abaissé. Ces altérations dépendent du point d'implantation, de la situation et du volume de la tumeur.

Les polypes qui affectent des rapports éloignés avec les cordes vocales inférieures, polypes de l'épiglotte, des replis ary-épiglottiques, ne peuvent avoir d'action sur la phonation que s'ils arrivent à acquérir un développement considérable.

Au contraire, toute tumeur située sur les cordes vocales inférieures modifiera la phonation. Les altérations seront d'autant plus accentuées que la tumeur sera plus rapprochée de l'angle antérieur d'insertion des cordes

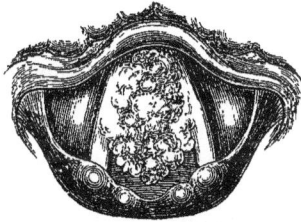

Fig. 193. — Myxomes du larynx.

vocales. Le sommet de cet angle, en effet, représente la charnière d'un compas entre les branches duquel on introduirait un corps étranger. Plus le corps se rapprochera de l'articulation, moins les branches seront susceptibles de se porter à la rencontre l'une de l'autre. Ainsi que l'a fait remarquer Czerny, les polypes de petit volume gênent souvent beaucoup plus la voix que ceux dont le développement est déjà avancé. La raison de ce fait est bien simple. Les petits polypes sont habituellement sessiles, et partant modifient toujours la vibration de la corde sur laquelle ils s'insèrent. Au contraire, les polypes volumineux sont généralement pédiculés; à mesure qu'ils acquièrent un développement plus considérable, ils se logent au-dessus ou au-dessous de la corde vocale, et dès lors gênent peu l'émission normale du son.

Dans quelques circonstances on observe des pertes intermittentes de la voix. Ce phénomène résulte presque toujours de la présence d'un polype pédiculé suspendu à la partie inférieure des cordes vocales. A l'état normal, la tumeur, obéissant à l'action de la pesanteur, pend dans la trachée et ne gêne en rien la phonation; mais si, par une quinte de toux, une expiration brusque, elle est renvoyée au-dessus des cordes vocales, la compression qu'elle exercera sur l'un ou l'autre de ces organes déterminera un enrouement, qui durera jusqu'à ce qu'une aspiration brusque ait ramené le polype à sa place.

B. *Altération de la respiration.* — Un polype ne peut gêner la respiration qu'autant que sa présence diminuera ou obturera l'ouverture glottique. Cette altération doit donc aussi être en rapport avec le volume et le siège du polype. Les polypes des cordes vocales inférieures tiennent ici encore le premier rang. La gêne respiratoire se produit tantôt pendant l'expiration, tantôt pendant l'inspiration. Si le polype est implanté sur la face supérieure des cordes vocales, le courant d'air aspiré l'appliquera sur l'origine de la glotte, dont il sera chassé pendant l'expiration ; les choses se passent inversement si la tumeur s'est développée sur la face inférieure des cordes vocales.

La respiration est rude, sifflante, l'auscultation permet d'entendre un bruit semblable au bruit de drapeau. Lorsque le polype est suffisamment développé, il détermine de véritables accès de suffocation ; les observations dans lesquelles un polype a occasionné la mort ne sont pas absolument rares dans la science.

Les troubles de la respiration, d'après la majorité des auteurs, seraient aussi fréquents que ceux de la voix. MOREL-MACKENZIE, toutefois, ne les a rencontrés que dans un tiers des cas, et FAUVEL les considère comme un symptôme peu commun. Les polypes du larynx donnent rarement lieu à des accès de toux, cependant ce symptôme peut, dans certaines circonstances, acquérir une gravité exceptionnelle. Enfin quelques malades accusent des douleurs, mais la plupart du temps elles sont indépendantes de l'existence du polype.

2° *Signes physiques*. — On comprend dans ce groupe l'ensemble des renseignements que nous donne l'examen du larynx fait avec le miroir, examen qui permettra d'affirmer l'existence du polype.

Quelques auteurs conseillent encore l'exploration digitale et le catéthérisme du larynx : ces procédés, auxquels il fallait bien avoir recours jadis, n'ont plus aucune utilité aujourd'hui.

Diagnostic. — Le diagnostic nécessite la solution d'un certain nombre de problèmes ; il faut en effet : 1° établir l'existence du polype ; 2° déterminer son siège, son point d'implantation, apprécier son volume ; 3° le différencier d'avec les autres tumeurs qui pourraient exister dans le larynx.

Les deux premières questions peuvent être résolues à l'aide des symptômes ci-dessus énumérés. Les altérations pathologiques qui ont été le plus souvent confondues avec les polypes sont les végétations syphilitiques, ou tuberculeuses. Or, les végétations syphilitiques siègent rarement sur les cordes vocales inférieures ; elles présentent à peu près la structure du papillome, leur coloration est rouge sombre ; de plus, il existe presque toujours simultanément dans la bouche ou l'arrière-gorge des lésions sur la nature desquelles on ne saurait conserver le moindre doute. Les altérations tuberculeuses se rencontrent d'une façon constante à la partie postérieure des cordes vocales inférieures, près de leur insertion aryténoïdienne. Elles constituent de petites végétations grisâtres et colorées qui ont une tendance manifeste à l'ulcération. L'auscultation attentive du malade viendra confirmer ces données.

Marche. Pronostic. — Abandonnés à eux-mêmes, les polypes du larynx se conduisent différemment suivant leur nature. Certains polypes fibreux restent pendant des années stationnaires ; quelques papillomes, au contraire, ont un développement assez rapide pour déterminer en peu de temps des accidents de suffocation.

Fort heureusement nous ne sommes plus au temps où cette affection était considérée comme mortelle ; aussi, à part les récidives et les cas de mauvaise nature, les polypes du larynx sont-ils en réalité une lésion bénigne au point de vue de la vie du malade. Il est toujours possible, en effet, d'assurer la respiration par l'ablation de tout ou partie de la tumeur. La phonation, en revanche, est souvent compromise, il est bien rare que la voix retrouve toute sa netteté. D'une manière générale le pronostic est beaucoup plus grave chez les enfants que chez les adultes, chose très naturelle, étant donnée la difficulté que l'on a pour opérer les premiers.

Traitement. — Le traitement des polypes est l'extraction, qui se pratique de deux manières différentes : 1° par les voies naturelles en s'aidant du laryngoscope : 2° par les voies artificielles, incision directe du larynx ; 3° enfin,

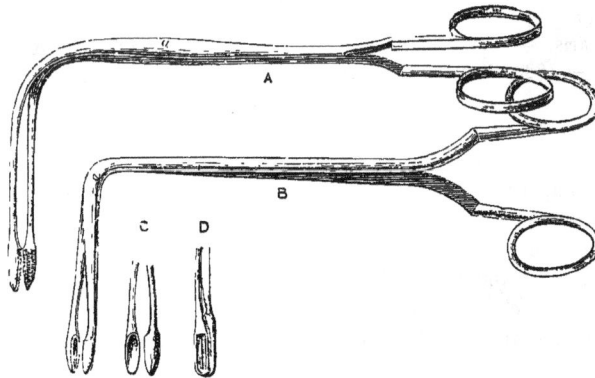

Fig. 194. — Pince coupante de MOREL-MACKENZIE.
A. Pince latérale. — B. Pince antéro-postérieure. — C. Pince en forme de cuiller. — D. Pince emporte-pièce.

si les polypes déterminaient des accidents de suffocation, on ferait d'abord la trachéotomie, puis ultérieurement le néoplasme serait enlevé (méthode mixte).

1° *Destruction par les voies naturelles.* — Le chirurgien peut choisir, ayant à sa disposition : l'arrachement, l'écrasement, l'excision, la cautérisation, le galvano-cautère. De tous ces moyens, l'arrachement est le plus employé ; il existe pour le pratiquer un certain nombre de pinces. Les plus commodes sont celles de FAUVEL et de MOREL-MACKENSIE (fig. 194). Quel que soit le procédé choisi, il faut, avant d'en venir à l'opération, habituer le malade à supporter, le laryngoscope, puis à tolérer l'introduction des pinces dans le larynx. Ces manœuvres préparatoires demandent un certain temps, mais elles sont indispensables si l'on ne veut s'exposer à un échec.

2° L'extraction par les voies artificielles doit être réservée aujourd'hui aux seuls polypes non accessibles par les voies naturelles ; suivant les cas, c'est alors à la laryngotomie ou à la trachéotomie qu'il faut avoir recours.

§ 5. — Cancer du larynx.

Bibliographie. — LAROYENNE, *Gaz. hebd.*, 1873. — SCHRŒTTER, *Laryngol. Mittheil. Wien.*, 1875, p. 65 et 70. — ISAMBERT, *Ann. des mal. de l'oreille et du larynx*, 1876. *Extirpation du larynx.* — SOLIS-COHEN, *St-Louis Courrier of medecine*, août 1883. — G. ZÉZAS, *Arch. de Virchow*, juin 1884, 13° congrès des chirurgiens all. Berlin, 1884. — E. HAHN, *Arch. f. Klin. Chir.*, t. XXXI, p. 171, 1884. — BARATOUX, *Progrès médical*, 1886. — PÉAN, *Gaz. méd. de Paris*, 1886. — TRÉLAT, *Semaine méd.*, 1886. — LE FORT, *Médecine opérat.*, 9° édit. — MOREL-MACKENZIE, *The Lancet*, 1888. — NEWMAN, *Glasc. Med. Journ.*, fév. 1888. — HEYDENREICH, *Thérap. chirurg. contempor.*, 1888. — BARATOUX, *Progrès méd.*, 1888. — SCHEIER, *Deut. Med. Woch.*, 1888. — BUTTLEN, *Breit. med. Journ.*, 1890. — MELVILLE-WASSERMANN, *Deuts. Zeitf. Chirurgie*, t. XXIX, 1891.
Thèses de Paris. — 1842, BLANC. — 1876, DESCOUTS. — 1878, MARELLE. — 1881, AUGIÉRAS. — 1882, DESPRET. — 1886, SCHWARTZ (Agrég.).

Etiologie. — Le cancer du larynx peut être primitif ou secondaire, il constitue une affection peu commune.

Siège. — D'après les statistiques de FAUVEL, MOREL-MACKENZIE et ZIEMSSEN, qui portent sur un ensemble de 166 cas, le cancer du larynx débuterait, dans plus de la moitié des circonstances, par la corde vocale supérieure; sur les 37 faits cités par FAUVEL, 26 fois le côté gauche aurait été envahi le premier.

Age. — Le cancer du larynx, comme celui des autres organes, est en quelque sorte l'apanage de l'âge mûr, rarement on l'a observé avant quarante ans.

Sexe. — Cette affection est beaucoup plus fréquente chez l'homme que chez la femme ; les statistiques précédentes, en effet, donnent 136 hommes et 36 femmes. Nous ne connaissons pas plus les causes du cancer laryngien que celles des tumeurs similaires des autres régions. On a invoqué l'hérédité, l'existence d'un traumatisme antérieur, l'abus de la parole, du tabac, des alcooliques, etc.

Anatomie pathologique. — On rencontre ici les deux variétés principales de cancer, l'épithélioma et l'encéphaloïde. La première forme est de beaucoup la plus fréquente; sur les 166 cas précédents, on trouve 129 tumeurs épithéliales. Les cartilages sont souvent altérés; tantôt la substance propre est transformée en tissu fibreux, tantôt, sous l'influence de l'irritation, se développent de véritables plaques calcaires ou osseuses. Dans un tiers des autopsies faites par MOREL-MACKENZIE, les cartilages étaient nécrosés. Les ganglions des parties latérales du cou sont généralement envahis par le néoplasme, ils forment du côté correspondant à la production une masse de volume variable. Le cancer du larynx est primitif ou consécutif, fréquemment alors il succède à une tumeur de même nature qui occupe les parties voisines, en particulier le pharynx.

Symptômes. — Les symptômes du cancer du larynx se divisent en trois classes :

1º *Signes fonctionnels.* — a. *Voix.* — Les troubles de la phonation constituent d'habitude la première manifestation du mal. Ils varient avec le développement du néoplasme et le siège qu'il occupe. Si la lésion a commencé par la corde vocale supérieure, la voix est d'abord légèrement voilée, puis elle devient enrouée, rauque, et cette raucité augmente à mesure que le cancer en se développant vient presser sur les cordes vocales inférieures. Lorsque la période ulcéreuse est arrivée, le timbre de la voix s'altère de plus en plus, elle arrive enfin à s'éteindre complètement. Toutefois, comme le fait remarquer FAUVEL, le malade peut toujours, en faisant un effort, émettre des sons rauques, symptôme qui différencie cette affection de la tuberculose laryngée.

b. *Respiration.* — La gêne de la respiration succède le plus souvent aux troubles de la voix. La respiration devient rude, rapeuse (cornage dur de Fauvel); puis plus tard, lorsque arrivera la période ulcéreuse, surtout lorsque

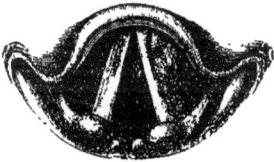

Fig. 195. — Épithélioma de la bande
ventriculaire gauche.

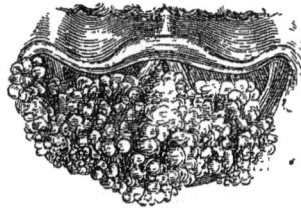

Fig. 196. — Épithélioma diffus.

se développera de l'œdème, on verra se produire des accès de suffocation qui pourront entraîner la mort.

c. *Déglutition.* — Les troubles de la déglutition sont constants dans le cancer primitif du larynx, mais ils surviennent toujours à une période avancée du mal. Il en serait tout autrement quand le cancer débute par les parties supérieures du pharynx, en particulier par l'épiglotte. Peu sensibles au début, ces troubles s'accentuent progressivement; pendant les derniers temps de son existence, le malade refuse même les aliments liquides. Chaque mouvement de déglutition détermine, en effet, des crises douloureuses qui s'irradient du côté des oreilles, des articulations temporo-maxillaires, parfois dans toute la tête.

Symptômes laryngoscopiques. — Le cancer du larynx, quelle que soit sa nature, traduit tout d'abord sa présence par une simple hyperhémie, une congestion de la région qui va être envahie; plus tard se forme une tumeur limitée en un seul point (fig. 195) qui présente une surface rouge sombre ; tout autour la muqueuse est injectée et offre un aspect vineux.

Après un certain temps, cette masse finit par s'ulcérer et bourgeonne. Dès lors, la scène change suivant la nature du néoplasme. L'ulcération du cancer épithélial se recouvre de bourgeons charnus qui se détruisent, il reste une solution de continuité, sur les bords de laquelle se forment de nouveaux bourgeons charnus qui subissent ensuite le sort des premiers.

L'ulcération grandit donc peu à peu; cette variété de néoplasme peut

envahir au loin, et constituer des tumeurs volumineuses (fig. 196 et 197). Il
en est de même lorsqu'on est en présence d'un encéphaloïde ; les bourgeons
se développent très rapidement et la tumeur ne tarde pas à envahir les organes
voisins.

A mesure que le mal fait des progrès, on voit se former sur les parties périphériques un œdème dur, luisant, rougeâtre, dont nous connaissons la gravité.

3° **Symptômes généraux.** — Dans le cours de la première période du cancer,
le malade accuse quelques douleurs vives, lancinantes, semblables à celles
que produirait une forte décharge électrique. Plus tard, lorsque arrive la
période ulcéreuse, les souffrances affectent tantôt le type continu, tantôt un
caractère intermittent. Elles s'irradient dans les diverses parties de la tête.
Presque toujours les malades se plaignent d'une salivation constante et fort
désagréable ; de plus, dès que les ulcérations sont formées, l'haleine devient
fétide et nauséabonde. Ces progrès de l'ulcération occasionnent des hémorrhagies peu abondantes il est vrai, mais qui se répètent souvent. Fatigué
par ces pertes de sang successives, la privation d'aliments, la souffrance,
le patient s'affaiblit, et s'il n'est pas brusquement étouffé par la tumeur elle-
même ou l'œdème qu'elle détermine, il succombe dans la cachexie et le
marasme. L'engorgement ganglionnaire arrive généralement à une période
avancée du mal, et peut alors prendre un développement énorme. On a
signalé aussi l'élargissement du cartilage thyroïde qui, au lieu d'être angu-
leux et saillant, devient en carapace de homard. Nous pouvons résumer cet
exposé comme il suit. Le cancer du larynx présente dans son évolution trois
périodes bien distinctes. — *Première période*. Période de début, caractérisée
par des symptômes analogues à ceux de la laryngite catarrhale; la tumeur
évolue lentement, il existe un seul symptôme fonctionnel, l'enrouement. —
Deuxième période. Période de troubles mécaniques (Krishaber). Les symptômes fonctionnels laryngoscopiques et généraux sont ici très marqués. Les
troubles sérieux, peu compatibles avec une existence active, imposent le
diagnostic à l'observateur. — *Troisième période*. Période de cachexie et de
terminaison. Cette dernière phase de la maladie arrive après un temps
variable ; les causes de la mort sont multiples, elle se produit par syncope,
par complication pulmonaire, par inanition, rarement par généralisation.

Diagnostic. — Le diagnostic du cancer laryngien est assez difficile pendant
la première période du développement du mal, avant l'ulcération. Cependant
l'aspect rouge foncé de la région, l'existence de douleurs lancinantes éveilleront l'attention du chirurgien ; il se rappellera de plus que le cancer débute
fréquemment par la corde vocale supérieure ou les parties ventriculaires
voisines ; au contraire, les polypes avec lesquels on pourrait confondre ce
néoplasme apparaissent principalement sur les cordes vocales inférieures.

Parvenu à la période ulcéreuse, le cancer du larynx peut être pris pour
une manifestation de la syphilis ; nous avons indiqué à propos des polypes
les caractères spéciaux de ces lésions sur lesquelles nous reviendrons. De
plus, suivant les conseils de M. Mackenzie, on ne devra jamais affirmer qu'un
malade est atteint de cancer du larynx avant de l'avoir soumis à un traitement
antisyphilitique.

Marche. Terminaison. Pronostic. — Quelle que soit sa nature, le cancer du larynx envahit rapidement non seulement cet organe, mais encore les régions voisines (fig. 197) et se termine toujours par la mort. L'encéphaloïde évolue d'ordinaire en deux ans; l'épithélioma, beaucoup plus rapide, détermine la mort après dix ou quinze mois. La trachéotomie prolonge habituellement la vie du malade de quelques mois (FAUVEL).

Traitement. — Le rôle du chirurgien se réduit, dans la majorité des cas, à calmer la douleur, à prévenir ou à combattre la suffocation par la trachéotomie. Toutefois, si le mal était bien limité et le néoplasme accessible, il ne

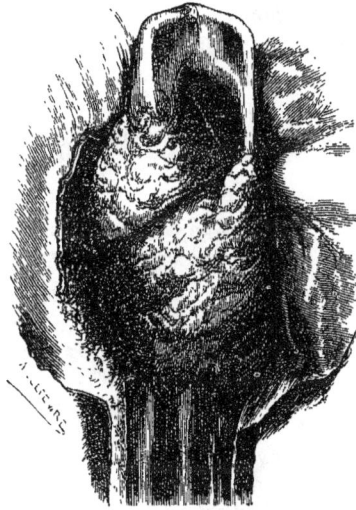

Fig. 197. — Épithélioma ulcéré du pharynx.
Rétrécissement considérable de la glotte. — Trachée en fourreau de sabre.
Propagation du néoplasme aux ganglions et au corps thyroïde.

faudrait pas hésiter à l'enlever par les voies naturelles. Le galvanocautère est un instrument précieux pour ces sortes d'opérations. DURHAM a conseillé et pratiqué le curage du larynx qui lui a donné un certain nombre de résultats encourageants. Enfin, dans ces dernières années, on a tenté la guérison radicale du mal par l'extirpation de l'organe.

Extirpation du larynx. — La première idée de cette opération appartient à deux chirurgiens français, KŒBERLÉ et BŒCKEL, qui n'eurent pas l'occasion de réaliser cette conception. En 1870, CZERNY enleva le larynx à cinq chiens; un de ces animaux survécut assez longtemps. Se basant sur ces expériences, BILLROTH, le premier, enleva le larynx d'un malade le 31 décembre 1873. Depuis lors, HEINE, MAAS, SCHMIDT, BOTTINI, LANGENBECK, SCHAMBOIN, REYHER, FOULIS, CZERNY, LABBÉ, PÉAN, TERRIER, LE DENTU, etc., ont suivi son exemple et nous trouvons 121 opérations de ce genre réunies par MELVILLE-WASSERMANN.

Sur ces 121 opérés, 41 ont succombé pendant les premiers quinze jours, 12 avant la fin de la sixième semaine, soit donc 53 morts par le fait de l'art chirurgical; que sont devenus 68 survivants? la statistique nous apprend que 40 ont eu une récidive rapide; 11 ont guéri, mais n'ont pu être suivis pendant un temps assez long; sur 8 seulement, la guérison ne s'était pas démentie après trois ans.

L'extirpation partielle donne-t-elle de meilleurs résultats? Les chiffres réunis par l'auteur précité sont bien peu satisfaisants. Sur 55 extirpations partielles pour carcinomes, 16 ont succombé pendant les quinze premiers jours, 9 avant la fin de la première semaine, 14 fois il y a eu récidive, 3 fois l'opéré est mort d'une affection intercurrente, 10 fois il y a eu guérison, mais les patients n'ont pu être suivis bien longtemps, enfin 3 fois seulement la guérison a pu être constatée après 3 ans.

En présence de ces résultats, il n'est pas surprenant de voir nombre de chirurgiens, entre autres SOLIS-COHEN, VERNEUIL et TRÉLAT, rejeter complètement l'extirpation et préconiser la trachéotomie préventive, qui soulage et donne aux malades une survie parfois remarquable.

§ 6. — Syphilis du larynx et de la trachée.

Bibliographie. — BARTH, *Archiv. gén. de méd.*, 1839. — BOURGUET, *Gaz. méd. de Paris*, 1851, p. 265. — SOMMERBRODT, *Wien. Med. Press.*, 1853. — VERNEUIL, *Gaz. des Hôpit.*, 1859. — GERHARDT et ROTH, *Virchow's Archiv.*, 1861. — GUIMER, *Bull. Acad. de méd.*, 1865, et *Gaz. des Hôp.*, 1866. — ROUSSEL, *Bull. de thérap.*, 1866. — SCHULTZE, *Revue méd. Belge*, 1866. — ALLING, *Union méd.*, 1869. — GUÉRIN (A.), *Bull. ac. de méd.*, 1869. — MACKENZIE, *Med. Times and gaz.*, 1869. — ISAMBERT, *Progrès méd.*, 1875. — POYET, *Ann. de derm. et syphil.*, 1875. — KRISHABER et MAURIAC, *Ann. des malad. de l'oreille et du larynx*, 1875-76-77-78-79. — KRISHABER, *Contrib. à l'étude des troubles resp. dans les laryng. syph.*, Paris, 1879. — PETEL, *Journ. de méd.*, 1885. — MAURIAC, *Arch. gén. de méd.*, 1888. — SOLIS-COHEN, *Journ. of laryng.*, 1888. — TISSIER, *Ann. des mal. de l'oreille et du larynx*, 1889. — CARTAZ, *Revue de laryngologie*, 1889. — HIRSCHFELD, Thèse de Hambourg, 1889.
Consulter en outre les traités de *Maladies vénériennes* et de *Laryngoscopie*.
Thèses de Paris. — 1827, DARDARE. — 1829, BOE. — 1830, ASSELIN, WELTÉ. — 1854, MARTELLIÈRE. — 1864, DANCE. — 1872, FERRAS. — 1875, MASSON. — 1877, POYET, MARTEL, SIMYAN. — 1878, ETCHEBARNE. — 1879, MOURE. — 1880, PERTHON DE LAMALLERIE. — 1882, MEUNIER. — 1888, TESSIER.

Les manifestations syphilitiques, rares du côté de la trachée, sont au contraire fréquentes du côté du larynx; nous parlons, on le comprend, des accidents secondaires, tertiaires ou héréditaires, car le chancre, jusqu'à ce jour, n'a jamais été observé au delà du pharynx.

Fréquence. — Les manifestations tertiaires de la syphilis du larynx sont, d'après les auteurs, plus communes que les accidents secondaires. La proportion serait de 18 à 11, d'après M. MACKENZIE. Les accidents secondaires les plus fréquents sont : l'érythème, les plaques muqueuses et les ulcérations. Sur 118 malades porteurs d'accidents secondaires laryngiens, M. MACKENZIE trouve 51 cas d'érythème, 44 de plaques muqueuses, 23 d'ulcération. 44 syphilitiques atteints de lésions secondaires examinés par LIBERMANN fournissent 25 observations d'érythème, 19 de plaques muqueuses. Les chiffres précédents se rapportent au larynx, on n'a jamais rencontré d'accidents secondaires dans la trachée. Sur 1,145 malades atteints d'accidents spécifiques du larynx et de la trachée, M. MACKENZIE n'a rencontré que trois cas d'accidents trachéaux, tous à la période tertiaire.

Étiologie. — Parmi les causes prédisposantes, le froid, l'abus du tabac, des boissons alcooliques, l'usage forcé de la voix ou de la parole ont une influence incontestable. Quelques-uns de ces motifs nous expliquent la fréquence plus grande de ces lésions chez l'homme que chez la femme.

1° **Accidents secondaires.** a. *Érythème.* — La muqueuse laryngée présente une rougeur uniforme tirant sur le vermillon (POYET). L'épiglotte est géné-

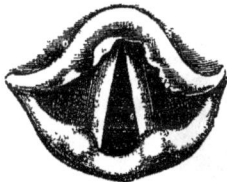

Fig. 198. — Gonflement et ulcération de l'épiglotte.

ralement atteinte tout d'abord, puis les cordes vocales ; le gonflement est peu considérable, aussi les troubles fonctionnels sont-ils d'ordinaire peu marqués, tout se borne à de l'enrouement.

b. *Plaques muqueuses.* — Les plaques muqueuses peuvent occuper les différents points du larynx ; sur 59 faits de laryngite spécifique observés par GOUGENHEIM, il y avait 31 cas de plaques muqueuses se répartissant comme il suit : épiglotte 23 fois, cordes vocales inférieures 6 fois, replis glosso-épiglottiques et région aryténoïdienne une fois chacun. Ces plaques, dit MOREL-MACKENZIE, se montrent en général sous la forme d'une saillie lisse et jaunâtre, quelquefois arrondie, mais plus souvent ovale, variant dans son diamètre de 3 à 7 millimètres, et atteignant 1 centimètre dans quelques cas rares. Les bords sont d'un rouge vif tranchant sur les parties environnantes légèrement œdématiées. La phonation est toujours altérée lorsque la lésion porte sur des cordes inférieures ; lorsque l'ulcération occupe les cordes vocales supérieures ou les replis, il y a d'ordinaire un peu de raucité due à l'œdème concomitant. La congestion détermine des accès de toux assez fréquents, la dyspnée est rare ; la dysphagie, signalée par quelques auteurs, serait exceptionnelle.

L'altération résultant de la plaque muqueuse est très superficielle, le derme, en effet, est à peine atteint ; après guérison il reste une cicatrice fine, rayonnée, opalescente, qui gêne peu les fonctions de l'organe.

2° **Accidents tertiaires.** — C'est de cinq à dix ans après le chancre que l'on observe communément les lésions de la syphilis tertiaire sur l'arbre aérien. Elles consistent en : *a.* Hypertrophies et végétations ; *b.* Gommes ; *c.* Ulcérations tertiaires ; *d.* Rétrécissements. Cette dernière catégorie sera étudiée ultérieurement.

a. *Hypertrophies et végétations.* — L'hypertrophie syphilitique de la muqueuse laryngienne revêt tous les caractères d'une inflammation chronique généralisée, d'une hypertrophie sub-inflammatoire avec tendance à la prolifération condylomateuse. Le processus s'effectue avec lenteur et finit par donner naissance à des végétations.

Ces dernières siègent généralement sur les cordes vocales supérieures et inférieures, tantôt sur leurs faces, tantôt sur leur bord libre, et plus fréquemment encore à leur angle de réunion (Mauriac). Quand elles sont confluentes, elles entraînent le prolapsus de la muqueuse et forment entre les lèvres de la glotte une sorte de diaphragme qui est restreint d'abord et finit par en oblitérer complètement l'hiatus. Elles ne restent presque jamais solitaires,

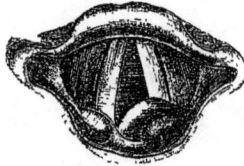

Fig. 199. — Gommes.　　　Fig. 200. — Gommes.

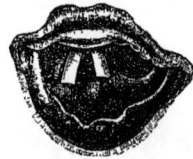

et dans quelques cas l'intérieur de la cavité laryngienne est semée de petites saillies qui ont la grosseur d'un grain de millet.

Ces papillomes, très difficiles à différencier d'avec les végétations tuberculeuses et cancéreuses, repullulent avec une extrême facilité, la laryngo-sténose qu'elles produisent affecte une marche particulièrement lente ; si l'on n'intervient pas, il survient une oblitération progressive, mais fatale.

b. *Gommes.* — Ces syphilomes sont plus fréquents chez l'homme que chez la femme ; dans la proportion de 1/4 (Mackenzie) ; les parties les plus fréquemment atteintes sont les suivantes : l'épiglotte, la région arythénoïdienne, la région ary-épiglottique, les cordes vocales supérieures et inférieures. Elles se présentent sous la forme de saillies arrondies, isolées ou confluentes, d'une couleur sombre ; fermes, dures, disposées généralement en groupe (fig. 199-200). Quelquefois la gomme est unique, sa grosseur varie alors du volume d'une cerise à celui d'une noisette, et Norton a vu une gomme de la grosseur d'un œuf de pigeon située sur le repli ary-épiglottique droit, déterminer des accidents de suffocation.

c. *Ulcérations tertiaires.* — Ces ulcérations siègent de préférence sur l'épiglotte (fig. 201) et sur les cordes vocales inférieures, les replis ary-épyglottiques et les cordes vocales supérieures sont plus rarement atteints. Le processus morbide peut être assez intense pour détruire complètement certaines portions du larynx. Ces lésions sont toujours précédées d'une inflammation hypertrophique plus ou moins considérable, dont la durée est très variable pendant les trois ou quatre premières années de la maladie, l'érosion sans perte de substance est la règle, l'aspect en dent de scie du bord libre des cordes vocales est commun ; plus tard, surviennent des solutions de continuité à bords irréguliers, taillées à pic, qui ont une tendance manifeste à gagner les parties voisines et à creuser les tissus. Abandonnées à elles-mêmes, ces végétations peuvent à la longue se cicatriser spontanément, mais il arrive aussi qu'elles végètent et donnent naissance à des excroissances condylomateuses. Ces végétations qui choisissent pour foyer principal le périchondre de la surface interne du larynx sont des plus tenaces et repullulent parfois malgré les traitements locaux et la médication générale spécifique. Il se produit de temps à autre des poussées inflammatoires, des abcès fon-

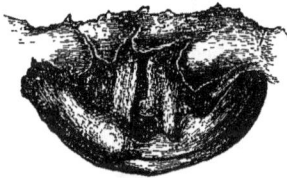

Fig. 201. — Ulcération destructive de l'epiglotte : hypertrophie irrégulière de la bande ventriculaire gauche et du repli ary-épiglottique.

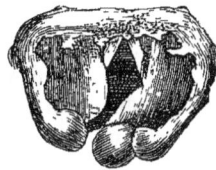

Fig. 202. — Ancienne ulcération aujourd'hui cicatrisée ayant détruit toute l'épiglotte.

gueux, des fusées purulentes qui aggravent tout à coup la situation et peuvent rendre l'intervention chirurgicale nécessaire.

La cicatrisation qui se fait par bourgeons charnus détermine une rétraction cicatricielle des tissus, capable de produire dans le larynx et la trachée des rétrécissements, puis des déformations considérables qui conduisent presque fatalement à l'asphyxie.

Il existe une deuxième variété d'ulcération dite superficielle, qui se rapproche de la plaque muqueuse.

Diagnostic. — Les plaques muqueuses et ulcérations syphilitiques peuvent être confondues avec les érosions et ulcérations tuberculeuses. Le tableau ci-contre, emprunté à la thèse de MOURE, résume assez bien les caractères des deux variétés de lésions. Avant toute exploration, on doit interroger le malade et étudier ses antécédents.

Plaque muqueuse. — Aspect grisâtre, gaufré, faisant saillie, mais déprimée au centre, liséré carminé inflammatoire.

Ulcérations syphilitiques. — Uniques ou peu nombreuses, de forme serpigineuse, bords indurés, taillés à pic ; liséré inflammatoire ; fond grisâtre, sanieux, recouvert de pus assez lié. Ces ulcérations siègent de préférence à l'épiglotte, se développent et marchent de haut en bas, de la périphérie au centre. L'œdème est rouge, dur, c'est plutôt un gonflement inflammatoire. Le traitement améliore ou arrête les progrès du mal.

Érosion tuberculeuse. — Elle offre un aspect grisâtre, ne fait pas saillie au-dessus de la muqueuse, ses bords sont confus et mal délimités.

Ulcérations tuberculeuses. — Nombreuses, presque rondes, bords ramollis, masqués par des bourgeons charnus ; fond grisâtre sale, recouvert de pus mal lié. La muqueuse est comme disséquée, ses lambeaux flottent dans le larynx. Ces ulcérations siègent sur la muqueuse aryténoïdienne et les cordes vocales, marchent de bas en haut, du centre à la périphérie. L'œdème est blafard, pâle, mou, avec infiltration gélatineuse. Le traitement est impuissant.

Traitement. — Les végétations d'origine syphilitique ont souvent donné le change aux praticiens les plus sérieux et fait croire à l'existence d'un néoplasme. Qui ne connaît aujourd'hui, depuis le cas célèbre de l'empereur d'Allemagne, les discussions auxquelles peut donner lieu le diagnostic différentiel. « Les caractères objectifs, les symptômes, l'allure générale de l'affection, le mauvais état constitutionnel qui l'accompagne, présentent la plus grande analogie avec le cancer. Les mois, les années se passent et le diagnostic reste incertain. » (MAURIAC.)

C'est à la médication mixte qu'il faut tout d'abord s'adresser. On prescrira donc conjointement le mercure et l'iodure de sodium. L'emploi de l'iodure qu'il faut prescrire d'emblée à dose élevée (3 ou 4 grammes) demande à être surveillé ; tout le monde sait que ce médicament détermine la congestion de la muqueuse laryngée, et cette congestion brusque pourrait dans certains cas avoir de sérieux inconvénients.

Il n'en est plus de même du mercure, qui doit être utilisé sous le mode d'administration, qui donne les résultats les plus rapides (frictions ou injections sous-cutanées).

Localement on touchera les parties ulcérées avec un pinceau laryngien trempé dans une solution de nitrate d'argent à 1/20 ou dans la teinture d'iode ou dans une solution d'acide chromique. Les cautérisations habilement pratiquées au thermocautère sont d'une très grande efficacité dans le phagédénisme intra-laryngien, et lorsqu'il existe des végétations exubérantes, rétrécissant l'hiatus glottique (MAURIAC). En cas de menaces asphyxiques, il faut recourir à la trachéotomie. Le malade se gargarisera au chlorate de potasse, et deux fois par jour il fera une pulvérisation avec : liqueur de Van Swieten 30 grammes, eau 300.

§ 7. — Accidents consécutifs aux différentes lésions du larynx et de la trachée.

1° FISTULES DU LARYNX ET DE LA TRACHÉE

Ces fistules se produisent par suite d'une cicatrisation vicieuse ou d'un arrêt de cicatrisation des plaies accidentelles ou chirurgicales du conduit aérien. Dans d'autres circonstances, un abcès ouvert à l'extérieur ne se tarit pas et le trajet suivi par le pus s'organise.

L'étendue et l'aspect de l'orifice extérieur de la fistule varient avec les causes qui lui ont donné naissance. Les fistules qui persistent à la suite des opérations de trachéotomie présentent une forme ovalaire ; la peau est attirée du côté de la muqueuse par la rétraction du tissu cicatriciel qui fronce les bords de l'orifice. Celles qui succèdent à l'ouverture d'un abcès peuvent à peine, dans certains cas, recevoir la pointe d'un stylet. La présence de la fistule, lorsqu'il n'existe pas de rétrécissement du canal aérien, ne modifie pas sensiblement le mécanisme de la respiration ; la phonation, au contraire, ne peut se produire qu'après obturation de la perte de substance, avec le doigt ou un corps quelconque. Les malades sont parfois particulièrement gênés par l'impuissance absolue dans laquelle ils se trouvent de faire aucun effort. L'effort, en effet, exige l'accumulation de l'air dans les poumons, après fermeture de la glotte ; or dans le cas présent, l'air trouvant toujours une issue ne pourra s'accumuler.

Traitement. — On doit obturer les fistules, à condition toutefois que les voies respiratoires soient encore libres au-dessus d'elles.

Les petites fistules guérissent rapidement par la simple cautérisation de leur orifice avec le crayon de nitrate d'argent ou la pointe d'un stylet porté au rouge. Les fistules un peu étendues nécessitent une opération autoplastique. Plusieurs procédés ont été conseillés : LARREY se bornait à aviver les bords de la solution de continuité et à les réunir par la suture entrecoupée ; VELPEAU et RIED disséquaient un lambeau sur les parties latérales du cou, avivaient les bords de la fistule sur lesquels ils fixaient le lambeau par des points de suture ; J. ROUX, NÉLATON, LE FORT ont aussi décrit des procédés particuliers.

2° RÉTRÉCISSEMENTS DU LARYNX ET DE LA TRACHÉE

Bibliographie. — EMPIS (Cornage), *Union médicale*, 1862. — TRÉLAT, *Acad. de méd.*, 1869. — *Behandlund. der. Oesterr. Zeitschr. f. praktische Heilkunde*, n° 9, 28 févr. 1873. — ELSBERG, *Americ. Journ. of Syphilis*, janvier 1874. — KRISHABER et MAURIAC, *Ann. des mal. de l'oreille et du larynx*, 1875. — ISAMBERT, *eod. loc.* — HUNT, *Arch. f. klin. Chir.*, 3° fasc., 1876. — J. SOMMERBRODT, *Berlin. klin. Wochens.*, n° 13, p. 175, 1878. — WAGNER, *Centralb. f. Chir.*, 1883, p. 361. — PEDELL, BOEKER, *Soc. de méd. de Berlin*, 1884, C.-R., *Sem. médicale*. — GOUGENHEIM, *Ann. des malad. de l'oreille et du larynx*, février 1886. — KUSTER, *59° réunion des naturalistes allemands*, 1886. — DWYEN, *Med. Rec.*, New-York, 1886, et NEW, *Med. Journ.*, 1888. — FRENCKEL, *Die Deut. Med. Woch.*, 1887. — GOUGENHEIM, *Soc. de Chir.*, 1889.
Thèses de Paris. — 1859, CHARNAL. — 1862, HOUEL (Agrég.). — 1864, BAUDRÉ. — 1865, MARY. — 1866, CYR. — 1869, HORTELOUP. — 1874, BARÉTY, COGNES. — 1875, REY. — 1885-86, MALFILATRE.

Étiologie. — D'après la cause qui leur donne naissance, ces rétrécissements forment un certain nombre de classes parfaitement tranchées.

1° *Rétrécissements spasmodiques.* — Les spasmes des muscles du larynx, fréquents chez les hystériques, affectent parfois un caractère inquiétant. Dans deux faits relatés par BRIQUET, MICHON et VELPEAU furent obligés de faire la trachéotomie ; dans un cas analogue, LÉPINE obtint la résolution des accidents par l'emploi du bromure.

Certaines paralysies musculaires dues à la compression ou à la dégénérescence des récurrents, l'atrophie des muscles qu'ils innervent peuvent déterminer la mort d'une façon absolument opposée au spasme. Les muscles sont impuissants à tendre les cordes vocales inférieures qui s'accolent l'une à l'autre, d'où asphyxie.

2° *Rétrécissements par compression périphérique.* — Les tumeurs développées au voisinage de l'arbre aérien pressent parfois assez fortement sur

ce conduit pour le déformer. Le larynx, grâce à sa résistance et à la mobilité
dont il jouit, est rarement le siège d'accidents de ce genre ; les tumeurs de
toute nature au contraire agissent facilement sur la trachée et les bronches.
Parmi ces causes de déformation, les plus fréquentes sont : les tumeurs du
corps thyroïde, les anévrysmes de la sous-clavière droite et du tronc brachio-
céphalique, les tumeurs ganglionnaires du cou et du médiastin.

3° *Rétrécissements par obstruction.* — Nous avons étudié cette variété spéciale en faisant l'histoire des néoplasmes du larynx.

4° *Rétrécissements inflammatoires.* — A la suite des inflammations chroniques du larynx et de la trachée, il se produit parfois dans le tissu sous-
muqueux et la trame même de la muqueuse (WELD) des infiltrations de tissu
embryonnaire dues à la prolifération du tissu conjonctif. Nous rappelons que
dans toutes les affections aiguës l'œdème de la glotte peut diminuer le calibre
des voies aériennes. On a encore signalé des cas de sténose, occasionnés par
une périchondrite de la trachée qui s'était développée après une fièvre typhoïde
(BAKER).

5° *Rétrécissements cicatriciels.* — Cette dernière variété, de beaucoup la
plus fréquente, reconnaît pour origine la réparation des plaies et solutions
de continuité des diverses parties de l'arbre aérien. Ainsi KUSTER signale
les rétrécissements consécutifs à la trachéotomie chez les diphtériques. Sur
705 cas de trachéotomie, faites pour semblable lésion, KUSTER a noté
286 guérisons sur lesquelles on compte onze cas de rétrécissements, soit
4 p. 100. RAYNAUD et LE FORT ont vu à la suite d'une plaie à la gorge, par un
rasoir, la peau de la partie antérieure du cou aller s'unir aux parois postérieures du larynx et du pharynx ; chez un blessé de LEGOUEST, les replis ary-
téno-épiglottiques s'étaient superposés. Ces rétrécissements traumatiques
ont été bien étudiés par HORTELOUP. Nous avons dit que les brûlures et les
fractures du larynx déterminaient des accidents semblables. Il faut faire une
place à part aux lésions syphilitiques de la période tertiaire ; la plupart des
rétrécissements de la trachée et des bronches présentent une origine semblable. Enfin les ulcérations farcino-morveuses, remarquables par leur tendance à la cicatrisation, ont pu rapprocher et fixer les uns aux autres les
anneaux cartilagineux de la trachée (TARDIEU).

Anatomie pathologique. — La forme du rétrécissement varie avec la cause
même qui l'a provoqué. Dans le cas où le rétrécissement est dû à la compression de la trachée par une tumeur, la partie de l'organe chassée par le
néoplasme se laisse déprimer et la trachée présente l'aspect d'une gouttière.
Une des déformations les plus curieuses est celle qui résulte de la compression de ce canal par les deux lobes du corps thyroïde simultanément hypertrophiés ; la trachée aplatie sur ses deux côtés prend alors la forme d'un
triangle, d'un fourreau de sabre.

Les rétrécissements inflammatoires sont habituellement circulaires et occupent une étendue variable de l'arbre aérien. Enfin, les rétrécissements cicatriciels affectent toutes les formes possibles (fig. 203). Mentionnons l'oblitération complète de la glotte (occlusion membranoïde d'ELSBERG). A la suite
d'ulcérations de leur bord libre, les cordes vocales se soudent sur une partie,

parfois sur toute l'étendue de leur longueur; il existe entre elles une cloison analogue à la membrane interdigitale d'une grenouille. Turck, qui le premier a signalé cette complication, en avait observé trois cas. Elsberg rapporte onze faits de ce genre, et Poyet relate l'observation d'un malade qu'il nous a montré bien souvent à l'hôpital Saint-Antoine.

Les rétrécissements de la trachée sont tantôt annulaires, tantôt latéraux. Parfois le calibre du conduit est diminué au point de pouvoir à peine laisser passer une sonde de femme; au-dessus de ce détroit, il existe d'habitude une dilatation ampullaire.

a. *Symptômes et signes fonctionnels.* — Dès que pour une cause quelconque le calibre des voies aériennes est diminué, plusieurs troubles fonctionnels se produisent. Signalons d'abord, dans le rythme respiratoire, deux symptômes

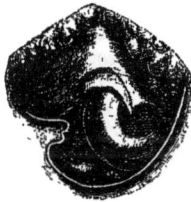

Fig. 203. — Anciennes cicatrices sur l'épiglotte : rétrécissement des parois du pharynx, et excroissance en forme de corne sur le côté gauche.

caractéristiques, la dyspnée et le cornage. La dyspnée, phénomène constant, se traduit par des signes physiques différents suivant le siège du rétrécissement. Si l'obstacle se trouve au niveau du larynx, cet organe s'élève et s'abaisse assez fortement à chaque mouvement respiratoire. Il reste au contraire immobile si l'obstacle est situé en un point de la trachée ou des bronches (Gerhardt).

Le cornage, étudié par Empis, puis par Sée (G.) et son élève Cognes, consiste « dans une respiration rude, bruyante à distance, avec prédominance du bruit à l'inspiration. Ce phénomène s'accompagne toujours de dyspnée et d'altération de la voix ». Le timbre de ces bruits, presque métallique dans le cas de rétrécissement laryngé, est plus doux quand l'obstacle siège au niveau de la trachée; on conçoit du reste que la tonalité, le timbre et l'intensité du cornage varieront avec le degré d'obstruction, le siège et la nature de l'obstacle. Le chirurgien doit faire une étude attentive de ces différentes modifications, car le cornage est ici un signe pathognomonique.

La phonation subit aussi des altérations manifestes, mais variables encore suivant les cas. Le rétrécissement siège-t-il dans le larynx, la voix est tantôt simplement rauque, enrouée, tantôt complètement éteinte; lorsqu'au contraire l'obstacle est situé dans la trachée, le timbre de la voix reste clair, toutefois il perd de sa force ; la parole est brève, saccadée.

Ces différents symptômes sont plus ou moins accentués, suivant la période à laquelle on examine le malade.

b. *Signes physiques.* — L'examen au laryngoscope permet toujours de déterminer le siège, la nature et le degré d'un rétrécissement laryngien. Quelquefois même on peut voir certains rétrécissements de la trachée. « Ils se présentent généralement sous forme d'anneaux concentriques qui vont en diminuant de haut en bas (fig. 204) et se terminent par un orifice rond ou ovale. » (M. MACKENZIE.) Il faut ensuite explorer attentivement le cou et la partie supérieure de la poitrine.

Diagnostic. — Le cornage étant pathognomonique, son existence bien démontrée suffira pour permettre d'affirmer la présence d'un rétrécissement. On doit éviter de confondre ce symptôme avec les différents autres bruits qui peuvent se produire dans l'arbre aérien, bruits résultant de la présence d'un corps étranger, râles trachéaux, ronflement, etc.

Il ne suffit pas de savoir que le malade est atteint d'un rétrécissement, il faut encore déterminer le siège et la nature de l'obstruction. La manière

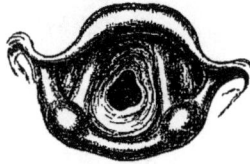

Fig. 204. — Rétrécissement concentrique de la trachée.

dont se fait la phonation, l'examen au laryngoscope, l'exploration attentive du cou, l'auscultation de la trachée et des bronches permettront ordinairement de résoudre la première partie du problème et donneront un certain nombre de renseignements précis sur la nature du mal ; l'étude des commémoratifs, l'examen général du patient, compléteront ensuite ces données.

Pronostic. — Un rétrécissement des voies aériennes est toujours une affection sérieuse, mais le pronostic est bien différent suivant le siège et la nature du mal. Les constrictions du larynx et de la partie supérieure de la trachée permettent au chirurgien de prolonger la vie du malade grâce à une opération palliative, nous sommes au contraire presque complètement désarmés lorsque l'obstacle occupe les parties inférieures de la trachée ou des bronches.

Traitement. — Nous rappelons que le chirurgien doit faire tous ses efforts pour prévenir les rétrécissements, dans les différentes circonstances qui peuvent se présenter.

Dès qu'un rétrécissement du larynx ou de la trachée détermine des accidents asphyxiques, l'indication est formelle, il faut ouvrir les voies aériennes au-dessous de la partie rétrécie. L'existence du malade étant ainsi assurée, on pourra ensuite tenter le traitement de la lésion elle-même. S'il existe de simples adhérences cicatricielles entre les cordes vocales, le chirurgien essaiera de séparer ces parties. Différentes formes de bistouri, le galvanocautère ont été employés dans ce but. Le cas échéant on pourrait, à l'exemple de DELOR, se servir du lithotome simple du frère Côme. On dilate ensuite les parties séparées à l'aide de pinces, de sondes ; ces divers instruments seront introduits directement par les voies naturelles ou de bas en haut par l'ouverture trachéale. Dwyer (New-York) introduit par la bouche, après cocaïnisation des muqueuses, des tubes spéciaux de deux pouces et demi de longueur. La section de ces sortes de sondes est elliptique, leur diamètre antéro-postérieur étant double du transversal, à l'extrémité supérieure, ils sont renflés en forme de tête de manière à ne pas tomber dans la trachée. Ces tubes facilitent la respiration et permettent la déglutition des aliments solides et demi-solides.

Lorsque le rétrécissement est situé dans les parties inférieures de la trachée et surtout dans les bronches, l'intervention chirurgicale est manifestement impuissante. Demarquay, après avoir trachéotomisé un malade dans un cas semblable, tenta de dilater la trachée avec le doigt. Ces manœuvres parfaitement rationnelles ne donnèrent aucun résultat.

§ 8. — Trachéocèle.

synonymes. — Bronchocèles; aérocèle; laryngocèle, etc.

Bibliographie. — Larrey, Clin. chir., t. II. — Lizé (du Mans), Soc. de chir., 1861. — Delvaz, Ibid., 1873. — Faucon, Soc. de chir., 1873. — Bensch, Monatschr. f. Ohrenheilk., juin 1880. — L.-H. Petit, Revue de chir., 1889, t. IX (Bibliogr.). Consultez aussi les articles des Dictionnaires.

Définition. — Le trachéocèle ou goitre aérien est une tumeur de volume variable, réductible parfois, sonore à la percussion que l'on rencontre sur la partie antérieure ou sur les côtés du cou dans une poche adventive naturelle ou artificielle (Petit).

Étiologie. — L.-H. Petit, dans son mémoire dont nous allons reproduire en partie les conclusions, a réuni 44 cas de cette singulière affection, à laquelle il reconnaît des causes prédisposantes et des causes occasionnelles.

Les causes prédisposantes dépendent d'un défaut de résistance de l'arbre aérien, elles reconnaissent comme origine (a) une disposition normale de la région : (présence de ventricule dans le larynx, absence d'anneaux cartilagineux à la partie postérieure de la trachée ; (b) des anomalies de la région (dilatation des ventricules du larynx, prolongements anormaux); (c) des dispositions pathologiques (ulcérations, dilatation des glandes de la muqueuse trachéale, altérations syphilitiques ou autres des cartilages de la trachée, abcès de voisinage) ; (d) des conditions traumatiques (plaies de la trachée, rupture des espaces intercartilagineux).

Les causes occasionnelles sont des efforts divers, toux violente, quinteuse, répétée, prolongée ; cris, chants, action de porter des fardeaux.

Pathogénie. Anatomie pathologique. — Par suite de l'augmentation de tension de l'air dans la muqueuse de l'arbre aérien, et d'une diminution de résistance d'un point de cet arbre, il se fait une hernie de la muqueuse par le point le plus faible, ou bien, cette muqueuse se rompt et l'air se creuse une loge dans les espaces celluleux ou inter-aponévrotiques du cou.

Suivant leur mode de formation, ces tumeurs ont donc tantôt une paroi propre formée par la muqueuse de l'arbre aérien, tantôt une paroi adventive formée par du tissu cellulaire repoussé.

Symptômes. Marche. Pronostic. — Ces tumeurs peuvent de développer brusquement ; le plus souvent, leur mode de formation est progressif. Une fois développées, elles présentent une consistance variable, suivant qu'elles sont ou non en communication avec la trachée ; dans ce dernier cas, elles diminuent par la compression, et augmentent pendant la toux et les efforts. Elles sont sonores à la percussion, absolument indolentes à la palpation.

La voix prend un caractère particulier de raucité. Contrairement à une opinion émise souvent, certaines de ces tumeurs sont susceptibles de diminution et même de guérison, ce sont celles qui ont apparu à la suite d'un effort, sans affection chronique antérieure, les autres restent dans le *statu quo*.

Traitement. — Ces tumeurs ne sont pas incurables, la compression et les narcotiques à l'intérieur ont donné quelques résultats, on pourra aussi pratiquer une opération analogue à la cure radicale des hernies. En cas de menace asphyxique, la trachéotomie serait indiquée.

CHAPITRE VII

AFFECTIONS CHIRURGICALES DU PHARYNX ET DE L'ŒSOPHAGE

§ 1er. — Lésions traumatiques du pharynx et de l'œsophage.

1° PLAIES. — RUPTURES. — BRULURES

Bibliographie. — HORTELOUP, Th. d'agrég., 1872. — SCHULLER, *Deutsche Zeitschr. f. Chir.*, 1876, p. 295. — FITZ, *Amer. J. of Med. Sc.*, 1877, et *Rev. de Hayem*, t. XI, p. 236. — GAIRDNER, *Edimb. Med. a. Sug. J.*, t. XVI, p. 358. — WOLZENDORF, *Deutsche Militär Zeitschr.*, 1880 (Bibl.).
Thèses de Paris. — 1876, MOUTON. — 1878, ROUMÉGOUX.
Thèse de Nancy. — 1885, FRANÇOIS.

A. — PLAIES

La plupart des plaies du pharynx sont le résultat de tentatives de suicide ou de coups de feu ; quelques-unes sont dues à la pénétration violente de projectiles ou de corps étrangers (tuyaux de pipes). Les plaies par armes à feu, étudiées par WOLZENDORF, présentent de nombreuses variétés, suivant que le projectile a traversé de part en part les parois de l'organe, ou qu'il s'agit de blessures intéressant à la fois la face et le cou ; les plaies verticales paraissent être particulièrement redoutables. On conçoit facilement la gravité de ces traumatismes qui sont rarement simples; presque toujours il y a en même temps lésion d'organes importants, vaisseaux, conduit aérien, nerfs, moelle, etc.; aussi les plaies qui siègent au niveau du larynx sont-elles plus meurtrières que les autres, puisque sur sept cas on trouve cinq morts.

Les plaies de l'œsophage se divisent assez naturellement en deux groupes, selon qu'elles ont été produites de dehors en dedans ou de dedans en dehors. Des circonstances extrêmement variées donnent naissance aux unes et aux autres. Citons parmi les plus communes : les tentatives de suicide, les coups de couteau, de canif, de baïonnette, les plaies par projectiles de guerre. Sédillot, Chassaignac parlent de lésions de l'œsophage consécutives à l'opération de la trachéotomie; ici encore trouveront place les plaies faites par le chirurgien dans l'œsophagotomie. Dans la seconde catégorie, nous rangerons les déchirures et les perforations dues à des corps étrangers irréguliers, les perforations qui résultent des sondages, surtout quand l'œsophage est altéré.

Eu égard à leur cause, il y a lieu de conserver la division des plaies de l'œsophage en plaies par instruments piquants, tranchants et contondants; les deux premiers groupes sont moins graves et se compliquent assez souvent de la lésion d'autres organes voisins. Sur 145 cas de blessures du pharynx et de l'œsophage par instruments piquants et tranchants, 8 fois il y avait simultanément lésion de la jugulaire externe, 1 fois de la jugulaire interne, et 5 fois la carotide était intéressée. Sur 13 coups de feu du pharynx et 10 de l'œsophage, 7 fois il s'agissait de plaies complexes.

Anatomie pathologique. — Les perforations sont simples ou doubles, transversales ou obliques, cervicales ou thoraciques; de même les sections peuvent être complètes ou incomplètes. Les balles déterminent des pertes de substance, des délabrements qui, sauf de rares exceptions, sont incompatibles avec la vie; on a vu maintes fois les deux bouts de l'œsophage divisé s'écarter l'un de l'autre en vertu de leur rétractilité; le bout inférieur s'enfonce dans la poitrine au moment de l'inspiration.

Symptômes. — Il est impossible de donner une description qui convienne à tous les cas, et d'autre part la lésion isolée de l'œsophage est peu fréquente. Dans l'œsophagotomie, on signale comme symptôme caractéristique l'issue de la salive et des boissons par la plaie. S'agit-il d'un traumatisme, le malade éprouve de suite une angoisse extrême, une douleur vive; si la blessure du cou est large, il est impossible de découvrir dans la profondeur la plaie œsophagienne; l'issue de salive, de boissons par le bout supérieur ne laisse aucun doute sur la lésion. Presque toujours on constate des phénomènes immédiats d'une extrême gravité : suffocation, menaces d'asphyxie, écoulement de sang, aphonie, soif vive. Si le malade survit à sa blessure, il est assez commun d'observer d'autres complications inflammatoires qui mettent l'existence en danger. Tels sont l'emphysème, l'érysipèle, la pneumonie, la bronchite, les abcès du médiastin, la péri-œsophagite, l'inanition, car les aliments ne pénètrent pas dans le bout inférieur. Ces accidents paraissent constants lorsque la blessure de l'œsophage siège dans la portion thoracique; les matières alimentaires et les boissons, le sang s'accumulent dans la plèvre enflammée ou le médiastin; LARREY, DUPUYTREN, CRUVEILHIER signalent cette particularité.

Les mêmes complications surviennent à plus forte raison lorsqu'il s'agit de plaies par armes à feu. WOLZENDORF a réuni 55 cas de plaies par armes à feu du pharynx et de l'œsophage, dont 41 par balles. Sur ce nombre il y a eu 23 morts par suffocation, et dans les faits heureux la survie n'a été quelquefois obtenue qu'au prix de rétrécissements, de fistules persistantes ou de diverticules. Le tableau de ces traumatismes est donc des plus sombres, néanmoins on trouve mention de guérisons inespérées. Ainsi on a vu un malheureux mendiant guérir avec un large hiatus béant à la partie antérieure du cou. Il jetait dans son œsophage des boulettes alimentaires pour se nourrir et se servait de son infirmité afin d'apitoyer le public.

Ce qui se passe dans l'œsophagotomie externe nous indique de quelle manière se fait la réparation. La plaie se rétrécit peu à peu par bourgeonnement; les liquides qui passaient en totalité par la blessure au début suivent en partie le cours normal au bout de quelques jours, puis, après un temps variable entre vingt et trente jours, la fistule se tarit.

Diagnostic. — S'agit-il d'une plaie cervicale, largement béante, la vue suffira; l'issue de matières est pathognomonique. Ces signes font défaut lorsque la lésion intéresse la portion thoracique; en dehors de la douleur localisée à une région fixe du dos, on devra tenir grand compte de la régurgitation de sang après le traumatisme.

Pronostic. — Laissant de côté les blessures thoraciques, fatales, on peut dire que le pronostic est d'autant plus grave que la solution de continuité est moins nette, moins béante. La gravité augmente également en passant des piqûres et des sections aux plaies par balles. Suivant WOLZENDORF, les coups de feu ont une mortalité double des autres blessures, 44 p. 100 au lieu de 22 p. 100. et même dans cette variété de lésions les chances de survie sont moindres lorsqu'il s'agit de sections incomplètes.

Traitement. — Les lésions de la portion thoracique sont presque au-dessus des ressources de l'art. Il faut mettre le blessé à la diète, calmer ses souffrances, tromper sa soif. Dans le cas de traumatisme de la région cervicale, il est recommandé de chercher à suturer les bords de la plaie œsophagienne et non ceux de la plaie extérieure. La suture est encore indiquée dans les sections complètes; dans deux cas où il s'agissait de tentatives de suicide, cette pratique a été couronnée de succès (*Revue de Hayem*, 1876, p. 27). On sait que le précepte de la réunion muqueuse est la règle aujourd'hui à la suite de l'œsophagotomie.

Les avis sont partagés sur la question de l'alimentation. Tout le monde convient qu'il faut prescrire une diète absolue pendant le premier jour et se borner à administrer des lavements alimentaires. Quelques chirurgiens ont employé pour nourrir le blessé la sonde œsophagienne laissée à demeure ou introduite à diverses reprises; on pourra suivre cette pratique dès le deuxième ou le troisième jour. Dans certains cas, il a fallu y renoncer et alimenter le blessé par la plaie. Le pansement de ces blessures exige le plus grand soin et toute la sollicitude du chirurgien. Les fistules et les rétrécissements seront traités comme dans les cas ordinaires.

B. — RUPTURES DE L'ŒSOPHAGE

Nous mentionnerons seulement cette grave affection qui résulte toujours d'efforts de vomissements ou de manœuvres chirurgicales. L'alcoolisme paraît être la cause prédisposante principale; c'est entre la bifurcation de la trachée et le cardia que la lésion se produit, et le plus souvent à 5 centimètres de ce dernier. BOERHAVE a constaté sur le cadavre de l'amiral hollandais Vassenaer qui, après un copieux repas, soulageait son estomac par la méthode romaine, le seul cas connu de rupture transversale. Dans tous les autres faits, on a trouvé à l'autopsie une rupture verticale qui avait déterminé l'emphysème du tissu cellulaire du médiastin, un épanchement de sang; la plèvre gauche était déchirée dans toutes les observations, sauf dans celles d'ALLEN où il existait des adhérences pleurales antérieures.

Douleur stomacale vive, sang dans les vomissements, chute, prostration profonde, emphysème du cou, déglutition douloureuse, respiration gênée, soif vive, extrémités froides, tels sont les symptômes habituels de ces ruptures. Dans tous les cas, sauf ceux d'ALLEN et de FITZ, la mort est arrivée avant quarante-huit heures. Cette affection rare, puisqu'on n'en connaît qu'une douzaine d'exemples, échappe à l'action du chirurgien. Il serait peut-être indiqué de placer une sonde à demeure.

C. — BRULURES DU PHARYNX ET DE L'ŒSOPHAGE

Les liquides ou les solides très chauds introduits accidentellement dans le pharynx et l'œsophage y déterminent des brûlures tantôt légères, tantôt graves, rarement très étendues dans l'œsophage ; au point de vue des symptômes, ces brûlures se rapprochent beaucoup des accidents produits par les acides ou les caustiques.

Les liquides corrosifs le plus fréquemment ingérés, dans un but de suicide ou par mégarde, sont les acides sulfurique, chlorhydrique, acétique, les solutions concentrées de potasse, de soude, d'ammoniaque, etc. Il y a, suivant les motifs de l'accident, une différence notable dans la gravité et l'étendue des brûlures ; en effet, la personne qui a l'intention de se suicider avale une assez grande quantité de liquide, tandis que l'ingestion accidentelle ne porte que sur des quantités minimes.

Les phénomènes qui suivent l'ingestion du liquide corrosif varient avec la nature, le degré de concentration et la dose avalée. La mort peut en être la conséquence à bref délai, surtout lorsqu'une grande partie du liquide a pénétré dans l'estomac. Dans les cas moins graves, le malade éprouve une douleur et une sensation très marquée de brûlure dans la gorge, le cou, le dos, jusqu'à l'épigastre. Par suite d'une contraction instinctive, le liquide est en général rejeté avant d'avoir traversé toute la longueur de l'œsophage. Bientôt surviennent des vomissements glaireux et sanguinolents qui persistent parfois plusieurs jours. A la douleur s'ajoute une soif vive, le hoquet, et dans certains cas le collapsus.

Au bout de vingt-quatre heures, ces symptômes tendent à s'apaiser, les vomissements cessent, la douleur diminue, la soif et une sensation de cuisson persistent seules. Pendant les premiers jours, la déglutition des matières solides est pénible à cause du gonflement inflammatoire ; la réaction se traduit par un mouvement fébrile et même par du délire. A partir du troisième et du quatrième jour, les escarres commencent à tomber sous la forme de fausses membranes quelquefois très larges.

A mesure que les symptômes primitifs s'amendent, les troubles fonctionnels augmentent : d'abord peu appréciables, ils n'attirent l'attention du malade que vers la fin de la deuxième semaine ; la gêne de la déglutition, limitée au début aux aliments solides, s'étend ensuite aux liquides ; le patient ne peut faire pénétrer les matières avalées dans l'estomac qu'au prix d'efforts considérables, de pressions le long de l'œsophage. Les matières avalées s'accumulent en un point et sont régurgitées par le vomissement œsophagien. De pareils accidents retentissent bientôt sur l'état général ; les malades maigrissent, s'inquiètent, et leur alimentation devient la préoccupation de tous les instants. A ce moment, le rétrécissement cicatriciel est confirmé ; nous verrons plus loin les particularités qu'il présente.

Traitement. — Des boissons adoucissantes et fraîches conviennent dans le cas de brûlures simples par des substances chaudes. L'administration d'un vomitif est rarement indiquée lorsqu'il s'agit d'un liquide corrosif. Après s'être assuré de la nature acide ou alcaline de la matière par le papier de tournesol, on prescrit des liquides alcalins ou acidulés afin de neutraliser, dans la mesure du possible, le liquide corrosif dont les tissus sont imprégnés. Le vinaigre, la magnésie, la craie, l'alcali dilué, l'ammoniaque liquide rendent des services en pareil cas. Dans les premiers jours on se bornera à une alimentation liquide ; le cathétérisme ne devra être tenté qu'à partir de la seconde semaine, il sera ensuite continué méthodiquement.

§ 2. — Corps étrangers du pharynx et de l'œsophage.

Bibliographie. — HÉVIN, *Mém. de l'Acad. royale de chir.*, 1761, t. Ier, p. 444. — MONDIÈRE, *Arch. gén. de méd.*, 1830, t. XXX, p. 481. — BEGIN, *Rec. de mém. de méd. mil.*, 1833, t. XX, p. 387. — BAIZEAU, *Gaz. méd.*, 1863, p. 613. — ADELMANN, *Prag. Viertelj. Schrift.*, 24 jahr, Bd. IV, p. 66. — POULET, *Traité des corps étrangers*, Paris, 1879. — LANNELONGUE, *Soc. de chir.*, 1880. — KŒNIG, *Deutsche Chir.*, Lief. 35. — BUTLIN, *Lancet*, 1884, t. Ier. — HÉRING, *Congrès français d'otologie*, 1884. — BILLROTH, *Sem. médic.*, 1885, p. 66. *Bull. Med. News*, 1886. — RICHET, *France méd.*, 1888. — FREW, *Annals of Surgery*, 1888. — G. FISCHER, *Deut. Zeit. f. Chir.*, 1888 et 1889. — GROSS, *Semaine méd.*, 1891.
Thèses de Paris. — 1868, MARTIN. — 1870, TERRIER. — 1874, MIGNON. — 1879, NÉVOT.

Étiologie. — Toute substance alimentaire ou autre qui s'arrête dans l'œsophage produit des accidents divers dont l'histoire est aujourd'hui bien connue.

Les conditions dans lesquelles s'effectue l'arrêt des corps étrangers sont très variables ; parmi les causes prédisposantes, citons : les affections organiques ou inflammatoires du pharynx et de l'œsophage, l'imperfection des aliments trop durs, incomplètement mastiqués ou contenant des fragments osseux, des parasites (sangsues dans l'eau des pays chauds). L'instinct qui pousse les enfants à porter les jouets à la bouche, la folie, les gageures insensées de l'ivresse, la manie du suicide, ont été plus d'une fois l'origine de la présence de corps étrangers dans l'œsophage. Il faudrait encore y ajouter la malveillance, les accidents, la chute des pièces de prothèse dentaire dans le pharynx. LANGENBECK rapporte que des os du nez nécrosés tombèrent pendant le sommeil dans l'œsophage et y séjournèrent vingt jours.

Les corps étrangers s'arrêtent de préférence au niveau du cartilage cricoïde et à la hauteur de la première côte. La liste en est extrêmement variée ;

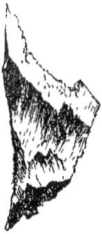 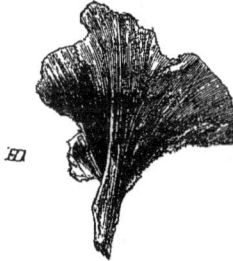 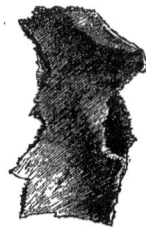

Fig. 205.   Fig. 206.   Fig. 207.

Spécimens d'os irréguliers retirés de l'œsophage. — Musée du Val-de-Grâce, d'après POULET.
Traité des corps étrangers.

les uns sont animés, tels sont les sangsues et les poissons (*anabas scandens*). Quant aux corps organiques ou inorganiques, ils échappent à toute description ; parmi les plus communs, les fragments d'os tiennent le premier rang (fig. 205 à 207) ; puis viennent les arêtes de poisson, les épingles ou les aiguilles, les pièces de monnaie. Le poète Gilbert s'était introduit une grosse clef dans l'œsophage ; un aliéné avait avalé une paire de lunettes. Il existe dans la science plus de 20 cas d'introduction de fourchettes dans l'œsophage. Les propriétés des corps ne sont pas moins importantes que leur forme ou leur volume ; les petites fioles, par exemple, ont de l'intérêt en raison de leur fragilité ; la plupart des corps tels que les os et les pièces de monnaie ont une forme aplatie ; enfin bon nombre présentent des aspérités susceptibles de blesser la muqueuse (hameçons, râteliers, etc.).

Phénomènes et accidents primitifs. — L'arrêt des corps étrangers ne détermine pas toujours des accidents immédiats ; assez souvent de grosses pièces de monnaie ont été bien tolérées jusqu'au jour où apparurent subitement de redoutables accidents. BÉGIN cite le fait d'un caporal qui garda pendant quatorze jours un écu de six francs sans être incommodé ; il mourut d'hémorrhagie. Le même accident survint à un malade d'ERICHSEN, qui conserva pendant six ans dans son œsophage un morceau de gutta-percha. La figure 208 représente un exemple classique de perforation de l'aorte par une pièce de cinq francs. Cette indifférence n'existe guère que pour les corps étrangers aplatis.

De tous les symptômes, le premier, le plus commun, est la suffocation; la face devient vultueuse, noirâtre, la physionomie exprime l'angoisse, l'œsophage reste contracté, en état de spasme; plus d'une fois on a noté des con-

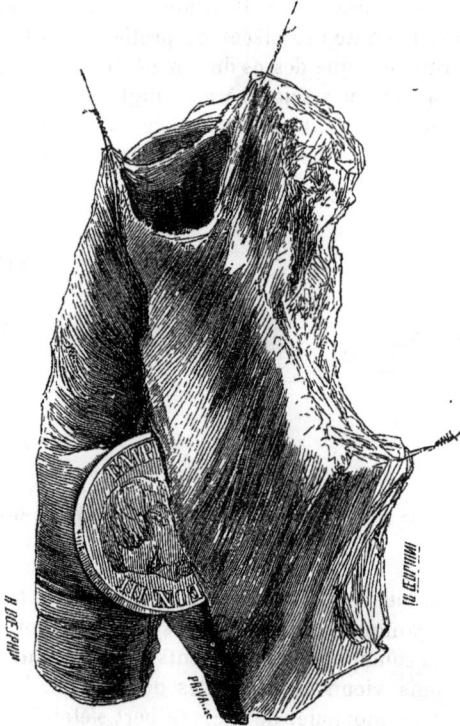

Fig. 208. — Perforation de l'œsophage et de l'aorte par une pièce de 5 francs. Cas de Denonvilliers (Musée Dupuytren).

vulsions. Gondinet relate l'histoire d'une jeune fille qui, après avoir avalé une arête de poisson, eut des convulsions si fortes qu'elle brisa avec ses dents le verre dans lequel elle buvait. Ces phénomènes s'accompagnent constamment d'une douleur qui tantôt est fixe, tantôt diffuse. La toux, l'expectoration de glaires sanguinolentes font rarement défaut. Lorsqu'il s'agit de sangsues, à la toux persistante s'ajoute l'expulsion d'un sang rutilant. Rien d'étonnant à ce que la dysphagie soit presque toujours absolue, à ce que la voix devienne rauque, croupale, surtout lorsque le corps étranger siège au voisinage du larynx; parfois cet organe est repoussé en avant.

Tout ce cortège de symptômes constitue ce qu'on appelle l'accès initial; il se compose d'une série d'efforts qui ont pour but l'expulsion ou la progression de l'objet. Bon nombre de corps étrangers, lorsqu'ils sont irréguliers, restent fixés et produisent des accidents consécutifs que nous allons étudier. Auparavant, disons que la mort primitive est rare, à moins qu'il ne s'agisse de corps volumineux arrêtés dans le pharynx et qui déterminent l'asphyxie.

La tolérance des corps étrangers par l'œsophage est exceptionnelle ; on a vu cependant des pièces de monnaie séjourner pendant plusieurs mois dans le conduit. Quelques corps effilés et pointus se frayent un passage à travers la paroi et cheminent dans d'autres organes. AMBROSE a trouvé à l'autopsie d'une négresse une aiguille enkystée dans le cœur ; elle avait été avalée neuf ans auparavant. D'autres fois ces aiguilles viennent déterminer des abcès sous la peau.

Complications. — Souvent la présence du corps étranger provoque de l'inflammation ; elle se traduit par de la douleur, le gonflement du cou, la gêne de la respiration, une sensibilité exagérée de la région ; en même temps la réaction fébrile est assez prononcée. Ces accidents aboutissent à la formation d'un abcès circonscrit ou d'une péri-œsophagite ; dans le premier cas, l'abcès s'ouvre dans le canal et le pus vomi peut entraîner le corps étranger en provoquant un ensemble de symptômes qui a les plus grandes analogies avec l'accès initial. GASTELLIER fait mention d'un écu de six livres qui descendit de cette façon dans l'estomac au bout de dix mois. Dans l'observation de GAUTHIER DE CLAUBRY, une jeune fille arrivée au dernier degré de l'émaciation rendit un fragment d'os avalé quatorze ans avant. La péri-œsophagite peut se terminer de la même manière, mais elle a quelquefois tendance à envahir le médiastin, à ouvrir la plèvre, le péricarde, à perforer la trachée, les vertèbres, les méninges rachidiennes, complications qui amènent la mort à brève échéance.

Les accidents inflammatoires sont évidemment causés par la présence des corps étrangers et l'ulcération qu'ils engendrent ; d'autres fois, la perforation a lieu sans inflammation, par suite du sphacèle de la muqueuse qui se comprime sur l'objet. Les pièces de monnaie, les fragments d'os réalisent ce mode de perforation. Ce processus reste insidieux, silencieux, jusqu'au jour où l'ulcère atteint quelque organe important, vaisseau, trachée, poumon, péricarde, etc. La perforation de la trachée est plus rare que celle des vaisseaux ; d'abord très petite, elle envahit peu à peu et détermine bientôt de violents accès de toux à chaque déglutition, par suite du passage des matières dans les voies organiques. Insensiblement les accès de suffocation augmentent et la mort arrive par asphyxie, pneumonie ou par inanition (fig. 209).

Bien autrement fréquente et grave est la perforation des vaisseaux artériels ou veineux qui entourent l'œsophage. NÉVOT a réuni dans sa thèse 35 cas de mort par lésion des vaisseaux, et nous en avons retrouvé 5 autres depuis 1879 ; 22 fois l'aorte était intéressée, puis viennent, par ordre de fréquence, la carotide, la veine cave, la thyroïdienne inférieure, la sous-clavière, la veine coronaire, la demi-azygos, l'artère pulmonaire, etc. H. BOUSQUET a présenté à la Société anatomique les pièces provenant d'un soldat qui avait succombé à un accident de ce genre ; un os irrégulier avait ulcéré l'aorte (fig. 210). Tantôt la perforation se fait au début, d'une façon traumatique en quelque sorte, tantôt elle ne survient que plus tard, à partir du huitième au dixième jour. L'hémorrhagie apparaît brusquement, alors que rien ne la faisait prévoir, le sang s'écoule dans l'estomac et par la bouche ; l'écoulement s'arrête spontanément pour reparaître le lendemain ou après quelques

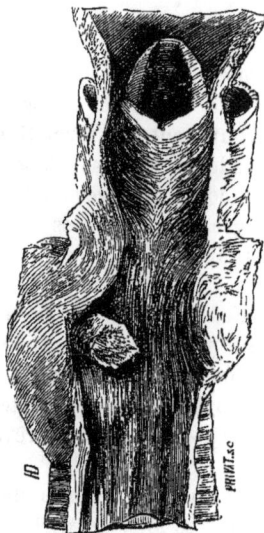

Fig. 209. — Perforation de la trachée par un os irrégulier arêté dans l'œsophage.

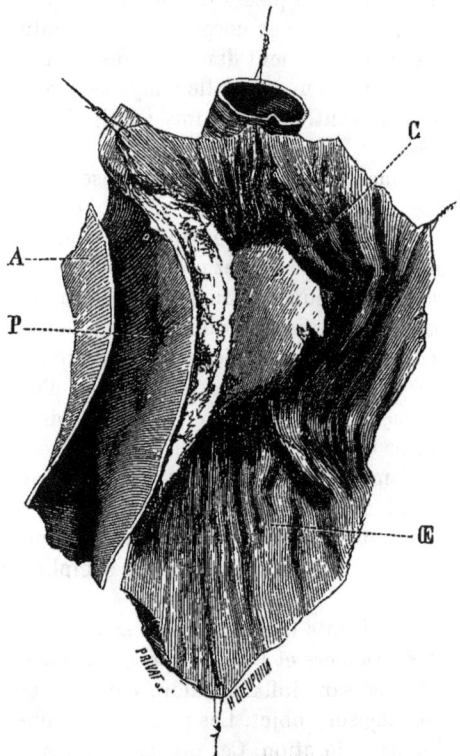

Fig. 210. — Perforation de l'aorte et de l'œsophage par un os irrégulier (Musée Dupuytren). Cas de H. BOUSQUET.

OE, œsophage. — A, aorte. — P, lieu de la perforation. — C, corps étranger. (Extrait du *Traité des corps étrangers*, par ALF. POULET.)

jours. Le moindre effort, la simple déglutition des liquides suffit pour ramener l'écoulement, et les malades épuisés meurent à brève échéance. NÉVOT n'a trouvé qu'un seul exemple de survie à la suite d'accidents semblables.

Les perforations de la plèvre et du péricarde ont été signalées dans quelques cas ; il s'agissait d'un fragment de verre dans un fait de MONDIÈRE, et dans une autre circonstance (*Rev. de Hayem*, t. IV, p. 263) l'opération de l'empyème sauva la vie du malade.

Diagnostic. — La détermination exacte de la présence et du siège des corps étrangers est un problème difficile à résoudre. Les commémoratifs sont précieux, mais ils font souvent défaut, soit qu'il s'agisse d'aliénés, d'enfants en bas âge, ou même que la suffocation empêche le malade de parler. Lorsqu'au milieu d'un repas une personne se lève brusquement, suffoquée, en proie à une vive agitation, à de violentes quintes de toux, à des efforts de vomissements incessants, quand la voix est rauque, la déglutition des liquides impossible, l'anxiété à son comble, le diagnostic s'impose.

Le chirurgien n'assiste pas généralement à l'accès initial qui peut manquer, ou bien le calme insidieux lui inspire une confiance trompeuse. La suffocation, la douleur en un point fixe, la gêne de la déglutition sont les meilleurs signes subjectifs. Il faut y joindre l'examen par la vue, le toucher, l'auscultation : à cet effet on explore le pharynx en se plaçant dans un éclairage convenable ou avec un laryngoscope. Quant à l'œsophagoscope, fort peu vulgarisé, nous doutons qu'il rende de grands services. Le toucher pharyngien, la palpation de la région cervicale permettent quelquefois de sentir le corps étranger, mais presque toujours on est obligé de recourir au cathétérisme avec la sonde œsophagienne ordinaire ou à boules. Collin a également fabriqué un explorateur résonateur fort commode. Ces divers instruments renseignent sur l'existence du corps étranger, sa profondeur, sa nature dure ou molle, et jusqu'à un certain point sa situation respective par rapport aux parois du conduit, enfin sur son degré de mobilité. L'auscultation du canal par le procédé d'Hamburger ne donne des résultats qu'autant que les liquides peuvent encore passer. Néanmoins le diagnostic précis est parfois très difficile : on a confondu l'affection avec la phtisie pulmonaire, l'asthme suffocant, le croup. Par contre, plus d'une fois des médecins ont torturé des œsophages sains, et la rencontre du cartilage cricoïde avec le panier de Gr.efe ajoutait à leur illusion. C'est assez dire qu'en pareille matière le chirurgien doit être hardi sans cesser d'être circonspect.

Pronostic. — Toujours sérieux, le pronostic s'aggrave si le corps étranger est volumineux, irrégulier et dur. De même la profondeur à laquelle il s'arrête a une grande influence ; en effet, au-dessous de la portion cervicale le diagnostic devient moins sûr, la thérapeutique périlleuse. Les objets qui ne trahissent leur présence dans l'œsophage par aucun phénomène sont des plus redoutables, parce qu'à un moment donné ils engendrent des perforations.

Traitement. — Nous rangeons dans trois groupes distincts les moyens dont dispose le chirurgien pour débarrasser l'œsophage des corps étrangers qui peuvent s'y arrêter : 1° l'extraction ; 2° la propulsion ; 3° l'œsophagotomie ou extraction cervicale.

1° *Extraction*. — Les nombreux procédés d'extraction se divisent en deux groupes, suivant qu'ils sont indirects ou directs.

a. *Procédés indirects*. — Parmi ces derniers nous signalerons : la position déclive de la tête et surtout les vomitifs (moyens mécaniques, injections hypodermiques ou intra-veineuses d'émétique, d'apomorphine, lavements). Ils pourront être utilisés quand il s'agira de corps pulpeux ou pâteux et conviennent moins bien aux objets irréguliers et pointus ; de plus, il est nécessaire qu'il y ait encore des aliments dans l'estomac.

b. *Procédés directs*. — Trois sortes d'instruments ont été imaginés pour pratiquer l'extraction : 1° les préhenseurs ; 2° les conducteurs ; 3° les dilatateurs.

La pulpe du doigt dans laquelle on enfonce les corps étrangers pointus du pharynx, moyen conseillé par Duplay, Desprès, constitue le plus simple des

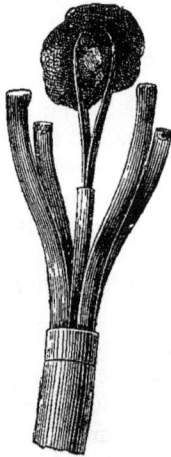

Fig. 211. — Pince de Gama, pour l'extraction
des corps étrangers.

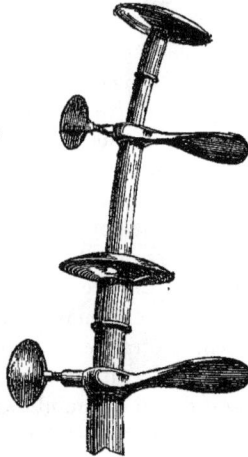

Fig. 212. — Crochet
de J.-L. Petit.

préhenseurs. On a construit pour les corps situés profondément de grandes pinces courbes, parmi lesquelles nous citerons les pinces de Gama, de Cloquet, de Collin, la pince américaine en bec de cigogne (fig. 213).

On trouve également dans l'arsenal chirurgical un grand nombre de conducteurs ; le crochet simple de J.-L. Petit rendra des services dans les cas

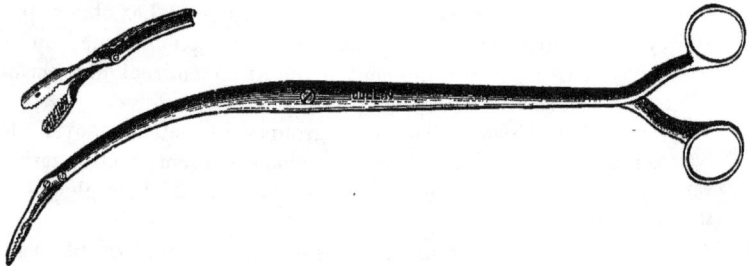

Fig. 213. — Pince à levier mobile de Collin.

urgents ; mais le meilleur conducteur est assurément le panier de Græfe tel qu'il a été modifié par Dupuytren, Charrière, Denucé (fig. 214 à 217). Ces instruments doivent être introduits au-dessous du corps étranger, ce qui n'est pas toujours possible, et dans quelques cas on n'a pu retirer ni l'instrument, ni le corps étranger ; un auteur allemand ne réussit à retirer le panier qu'au bout de trois jours. Cependant il est d'une grande utilité, dans le cas de corps étranger aplati et surtout de pièces de monnaie. L'extracteur à bascule de Collin remplit les mêmes indications que le panier (fig. 218-220). Au groupe des conducteurs se rattachent les instruments à ailettes ou en forme

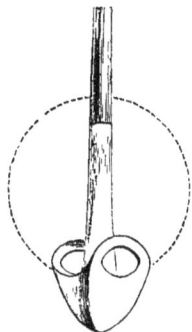

Fig. 214. — Panier de GRÆFE.

de parasol de BAUDENS, de GROSS (fig. 219, 220), les éponges montées sur une tige ou associées à un trousseau de fil, l'instrument en crin des Anglais. Enfin plusieurs chirurgiens ont eu recours à des dilatateurs à eau, à air, que l'on gonfle quand ils ont dépassé le corps étranger (OURY, BÉNIQUÉ, GAUTIER).

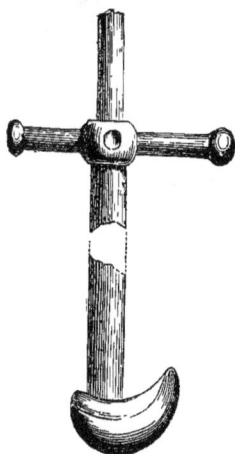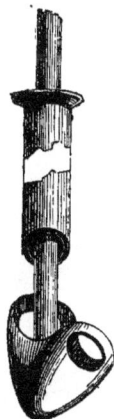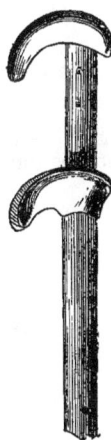

Fig. 215.   Fig. 216.   Fig. 217.
Instruments de DENUCÉ pour l'extraction des corps étrangers de l'œsophage.

Pour pratiquer ces diverses manœuvres, contrairement à l'opinion de GIRALDÈS, nous pensons qu'il vaut mieux ne pas anesthésier les malades; le patient assis, la tête appuyée contre un aide et solidement maintenue, les bras immobilisés par un drap, le chirurgien introduit avec précaution et dou- ceur les instruments huilés. Les tentatives diverses, les tractions seront douces, méthodiques, et si la résistance était trop forte, il ne faudrait pas insister de peur de perforer l'œsophage.

2° *Propulsion*. — Elle consiste à enfoncer le corps étranger dans l'estomac : 1° au moyen de substances solides ou pâteuses formant un gros bol alimentaire (choux, mie de pain) ; 2° au moyen de la malaxation qui, en

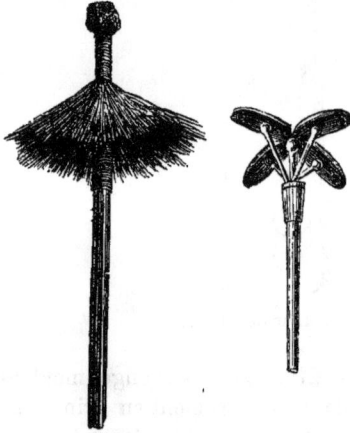

Fig. 218-219. — Instrument en forme de parasol de S. Gross. Le même recouvert de soies et muni d'une éponge fixe.

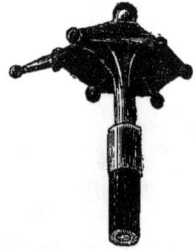

Fig. 220. — Parasol de Bauelns pour l'extraction des corps étrangers de l'œsophage.

écrasant et fragmentant la substance du corps étranger, la déforme et en permet la progression ; 3° à l'aide d'objets ou d'instruments divers introduits par le pharynx ; le plus simple est la sonde ordinaire ; la tige de poireau, l'éponge montée ont été maintes fois d'un grand secours en pareil cas.

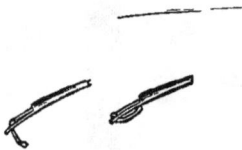

Fig. 221. — Extracteur à bascule de Collin pour les corps étrangers de l'œsophage.

3° *Œsophagotomie externe*. — Cette opération a pour but d'aller à la recherche des corps étrangers à travers les téguments du cou. A son histoire se rattachent les noms de Verduc qui l'a imaginée (1643), de Hévin, Guattani, Vacca Berlinghieri, Cégin (1831), Terrier (1870) ; elle se pratique de préférence du côté gauche, avec ou sans conducteur, en prenant pour point de repère la distance à laquelle il a fallu enfoncer la sonde ou encore la saillie du corps étranger.

G. Fischer (1889) a relevé 120 cas de ce genre, dans lesquels la mortalité a été de 26 p. 100. Les soins à donner au patient diffèrent ensuite, suivant que l'œsophage a été suturé ou non. Dans le premier cas, le malade doit, au bout de quelques heures, avaler seul des aliments liquides, et l'on ne doit employer la sonde œsophagienne qu'exceptionnellement, en cas de déglutition trop douloureuse ou d'affaissement trop considérable de l'opéré. Si la plaie œsophagienne reste ouverte, il faut pendant les premiers jours nourrir le malade avec une sonde œsophagienne introduite par cette plaie.

Indications. — Hévin avait divisé l'histoire des corps étrangers en quatre chapitres : 1° ceux qu'il faut repousser ; 2° ceux qu'il faut retirer ; 3° ceux

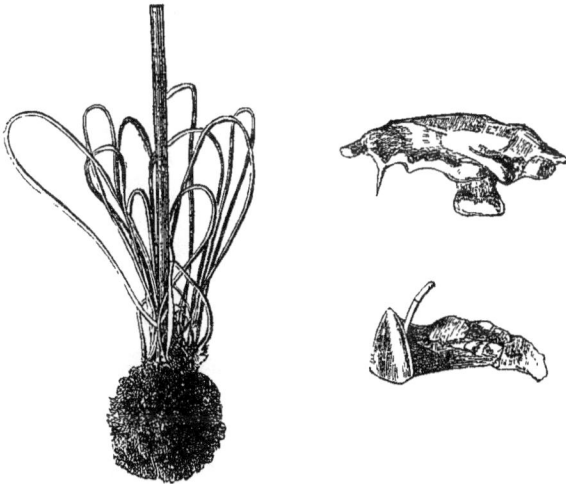

Fig. 222. — Instrument employé par Dearden pour extraire le râtelier représenté à côté.

qu'il faudrait retirer et qu'on doit enfoncer ; 4° ceux qu'on ne peut ni retirer ni enfoncer. Dans un autre ouvrage, l'un de nous a cherché à poser les indications qui doivent servir de guide au chirurgien et établit en principe que l'extraction est la méthode de traitement la plus naturelle. Elle s'impose dès le début, en commençant par les moyens simples, les vomitifs par exemple. On s'adressera ensuite aux préhenseurs et aux conducteurs introduits au delà du corps étranger. Il ne faut renoncer à cette méthode qu'autant que par sa forme, ses aspérités, son volume, le corps étranger ne peut ni être saisi, ni être ramené ou déplacé. Que faire dans ces derniers cas, ou lorsque le panier de De Graefe ne réussit pas à déplacer l'objet ? C'est alors que le chirurgien devra songer d'une part à la propulsion, d'autre part à l'œsophagotomie. Pour les corps étrangers de la région cervicale qui n'ont pu être extraits, la propulsion est indiquée, s'ils sont petits ou gros, mous, réguliers et surtout susceptibles de franchir les autres parties du tube digestif. Au contraire, on s'adressera à l'œsophagotomie toutes les fois qu'on se trouvera en présence d'un corps étranger de la région cervicale volumineux,

impossible à retirer, irrégulier, de nature à déterminer des accidents ultérieurs s'il venait à tomber dans l'estomac. Tels sont certains os irréguliers,
des pièces de prothèse dentaire, un bouchon de champagne qui avait pénétré
dans l'œsophage par suite de la projection du gaz. Sauf des indications spéciales, l'œsophagotomie doit être pratiquée lorsque les autres méthodes
échouent, et il y a de grands avantages à l'exécuter le plus tôt possible.

Quand un corps étranger siège dans la portion thoracique du conduit, il
faut chercher à l'extraire sans violence par tous les moyens. Si l'extraction
échoue, il ne reste plus que la propulsion et l'expectation. Malgré la gravité
de la situation, c'est à la propulsion combinée, à la dilatation avec la sonde
à ballon de SCHŒNBORN qu'on donnera la préférence.

Traitement palliatif. — En présence des menaces d'asphyxie que le séjour
d'un corps étranger détermine, la trachéotomie peut être indiquée ; P. BROCA,
LEGOUEST y ont eu recours. Enfin les suites de l'extraction ou de la propulsion
ne sont pas toujours simples ; dans tous les cas il persiste un certain degré
d'œsophagisme ; le chirurgien devra en conséquence prescrire un régime
spécial, des boissons rafraîchissantes et le repos.

§ 3. — Lésions inflammatoires du pharynx et de l'œsophage.

1° ABCÈS PHARYNGIENS

SYNONYMES. — Abcès rétro-pharyngiens.

Bibliographie. — MONDIÈRE, *L'Expérience*, 1842, t. IX, p. 33. — GAUTIER, *Des
abcès rétro-pharyngiens idiopathiques*, Genève, 1869. — VERNEUIL, *Bull. de la
Soc. de chir.*, 2° série, t. IV, p. 200 et 207. — POLIS COHEN, *Diseases of the Throat*,
Philadelphie, 1872, p. 160. — ABEHN, *Gaz. hebd.*, 1873, n° 44. — KORMANN, *Centr.
Zeits. f. Kinderheil.*, 1877. — BOKAÏ et ALEXY, *Jahrb. f. Kinderheilk.*, Bd. VII,
1881.
Thèses de Paris. — 1867, GILLETTE. — 1869, ROUSTAN. — 1872, JACQUEMART.

Division. — Lorsque l'inflammation intéresse l'atmosphère celluleuse du
pharynx, elle ne se propage pas toujours à toute la circonférence de l'organe
et reste limitée tantôt aux parties latérales, tantôt en arrière ; il y a donc
des *abcès latéraux*, des *abcès postérieurs* plus connus sous le nom d'abcès
rétro-pharyngiens. Enfin ceux qui prennent naissance en avant s'appellent
laryngo-pharyngiens.

Étiologie. — Les recherches de GAUTIER, GILLETTE, BOKAÏ, ont attiré l'attention sur la fréquence de ces phlegmons chez les très jeunes enfants ; peut-être
même l'histoire de cette maladie de l'enfance a-t-elle trop fait oublier qu'elle
n'est ni moins rare ni moins grave chez l'adulte. La prédisposition du
jeune âge étant hors de doute, c'est dans la première année qu'on l'observe
le plus communément ; ainsi GAUTIER, sur 46 faits, en relève 26 dans ces conditions. BOKAÏ, qui a réuni 144 cas, trouve 22 p. 100 avant un an ; 14 p. 100
entre un et deux ans. Filles et garçons y seraient également exposés.

Ces abcès pharyngiens ont été appelés à tort idiopathiques, car il existe constamment une lésion antérieure du pharynx ou des organes voisins. Les ulcérations du pharynx, les plaies, les perforations par les corps étrangers, les rétrécissements sont des causes communes de la maladie. Toutes ont un mode d'action identique ; elles favorisent la pénétration d'un agent phlogogène, simplement inflammatoire ou septique dans le tissu cellulaire. Sur les 144 cas de Bokaï, 43 fois il existait des adénopathies, et c'est sans doute de cette façon que les amygdalites, les angines, la diphtérie, la scarlatine déterminent ces suppurations. Pour Kormann, 193 fois sur 211 cas, l'origine ganglionnaire aurait été évidente. 32 fois Bokaï a trouvé des symptômes de scrofule. Il nous reste à mentionner le typhus, l'érysipèle, la convalescence des maladies graves, les dents cariées, etc.

Anatomie pathologique. — Nous prendrons pour type les abcès rétropharyngiens que Gillette a divisés en trois classes, suivant la hauteur à laquelle ils se forment : abcès supérieurs, moyens, inférieurs. Leur volume est extrêmement variable ; les uns ont les dimensions d'une noix ; d'autres, très étendus, décollent le pharynx, le disséquent en quelque sorte. Après une première période caractérisée par l'infiltration de lymphe plastique, la suppuration survient. Tantôt le pus est louable, crémeux, tantôt roussâtre, sanieux, fétide, mélangé à du sang. Gautier a décrit une variété gangreneuse beaucoup plus grave, espèce de phlegmon diffus septique, qui dénude le tube digestif et s'étend parfois jusqu'au médiastin. Dans un fait observé par l'un de nous chez un prisonnier qui avait ingéré des matières irritantes, la mort survint au cinquième jour. Une bouillie noirâtre, hémorrhagique, entourait le pharynx et l'œsophage, de la base du crâne au cardia, et avait déterminé par voisinage une pneumonie et une péricardite gangréneuses.

Dans les cas moins foudroyants, le pus fuse quelquefois vers la plèvre en provoquant une pleurite suppurée ; d'autres fois, on a noté l'altération des corps vertébraux. Gautier, Bokaï signalent la présence de la pneumonie, qui résulterait dans certaines circonstances de la pénétration du pus dans la trachée.

Symptômes. — Les premiers phénomènes appréciables sont des troubles de la déglutition. Le nouveau-né prend bien le sein, mais bientôt il se rejette en arrière, rend le lait, et sa physionomie indique la souffrance que lui fait éprouver la déglutition. A un âge plus avancé, la douleur, d'abord légère et localisée, s'étend de plus en plus à tout le pharynx, les mouvements du cou ainsi que ceux de la déglutition deviennent pénibles ; la gorge est sèche, la muqueuse ordinairement gonflée, les parties molles du cou assez souvent tuméfiées.

En même temps les symptômes généraux, la fièvre, les nausées se développent, d'autant plus tôt qu'il s'agit d'un enfant. Tous les symptômes locaux vont en augmentant, puis des frissons successifs annoncent vers le troisième ou le quatrième jour l'apparition de la suppuration. Arrivé à son summum, l'abcès rétro-pharyngien se présente avec un cortège de symptômes graves tout à fait caractéristique. Le malade adulte, assis sur son lit, respire difficilement ; ses traits expriment l'anxiété et la fatigue ; le cou, raide, se déplace d'une seule pièce ; la respiration se fait par la bouche entr'ouverte. Chaque tentative de déglutition, même des boissons et de la salive, détermine de la toux, de vives souffrances ; la salive est rejetée au dehors avec des mucosités filantes, parfois fétides, que le malade expulse difficilement de la gorge ; la tête est renversée en arrière. Par suite de l'œdème qui se propage à l'épiglotte et à la glotte, la respiration s'embarrasse de plus en plus et l'air sort, en produisant un cornage spécial, à travers la glotte et l'isthme pharyngien rétrécis ; aussi la parole est-elle de bonne heure impossible. Pendant le sommeil la respiration buccale devient sonore, bruyante, comme dans l'hypertrophie des amygdales.

Tel est l'ensemble des symptômes ordinaires ; il faut y ajouter le trisme (GILETTE, FLEMING), le hoquet, les convulsions. Lorsque l'écartement des arcades dentaires permet l'exploration, le chirurgien peut apprécier les modifications de forme du pharynx et constater l'existence d'une tuméfaction rouge, rénitente ; enfin la pulpe du doigt éprouve une sensation spéciale de tension, d'élasticité, et dans certains cas de fluctuation qui résulte du choc en retour consécutif à la pression.

L'affection a rarement une marche rapide ; il est assez commun de voir la période aiguë, appelée *période angineuse* par GAUTIER, durer quinze jours.

Les symptômes varient un peu, selon qu'il s'agit d'abcès postérieurs, latéraux ou laryngo-pharyngiens. Dans ces derniers cas on constate plus souvent le trisme, les vomissements, le gonflement marqué à l'angle de la mâchoire. On conçoit aussi que dans l'abcès laryngo-pharyngien le larynx soit porté en avant, que les troubles respiratoires se montrent de bonne heure et acquièrent une gravité exceptionnelle ; l'œdème de la glotte est fréquent.

Suivant les auteurs, l'affection abandonnée à elle-même se terminerait très fréquemment par la mort ; GAUTIER n'aurait trouvé que quatre exemples de guérison par ouverture spontanée, et encore trois fois favorisée par la perforation produite par un corps étranger ; en général, la mort arrive par asphyxie, quelquefois, comme dans un cas de ALLÉ, par le fait de la pénétration de parcelles alimentaires dans les voies aériennes. D'autres malades meurent dans le marasme.

Comme complications, signalons la bronchite et la pneumonie. BOKAï a observé trois exemples de paralysie faciale dans le cours de l'affection. Une fois la carotide était perforée ; CARMICHAEL (1881) signale un autre fait de mort par hémorrhagie.

Diagnostic. — Il est souvent difficile de reconnaître ces phlegmons, surtout chez les petits enfants. Au début, l'hésitation s'explique parce que la période angineuse est commune à diverses maladies, le croup, l'amygdalite aiguë, la broncho-pneumonie, les maladies des centres nerveux. Le croup a son maximum de fréquence de deux à sept ans, tandis que, comme on l'a vu, l'abcès pharyngien semble spécial aux premières années de la vie. Dans la diphtérie, la déglutition est moins gênée, le trisme et la difficulté des mouvements du cou sont moins accusés ou font défaut. L'extension de la tête, la rigidité du cou, l'expectoration de mucosités filantes appartiennent en propre à l'abcès rétro-pharyngien.

L'œdème de la glotte pourrait au premier abord être confondu avec l'abcès ; Bullot fit la laryngotomie croyant à un œdème de la glotte (*Arch. gén. de méd.*, 1844) ; c'est le toucher qui permettra de différencier les deux affections ; on sent, en effet, dans l'œdème deux bourrelets indurés. L'examen de la gorge à l'œil nu ou au laryngoscope, quand il sera possible, fera reconnaître l'hypertrophie des amygdales, les polypes des fosses nasales.

Le diagnostic devient plus facile lorsque la fièvre existe, parce qu'elle correspond généralement à la période de formation du pus et d'une tumeur pharyngienne dont on peut, par le toucher, sentir le siège et apprécier les progrès. La fluctuation ou mieux le choc en retour que la pulpe du doigt perçoit dans les abcès prévertébraux fait défaut dans le cas d'abcès latéraux. Rappelons qu'il faut rechercher avec soin les battements pour éviter l'erreur de Chassaignac, qui ouvrit un anévrysme croyant à l'existence d'un abcès.

Pronostic.— Le phlegmon pharyngien est très grave par lui-même ; la difficulté du diagnostic assombrit encore le pronostic ; ainsi, sur 91 faits réunis par Gautier, 25 fois la lésion n'avait point été reconnue, et tous ces cas se terminèrent par la mort ; il n'y eut, au contraire, que 16 morts sur les 66 autres malades. La mortalité tient surtout à ce que la collection n'a pas été évacuée ou que l'intervention a été trop timide. De plus, il faut encore tenir compte de la gravité du processus, de la qualité de la suppuration. Le phlegmon diffus gangréneux, le plus redoutable de tous, se propage assez facilement au tissu cellulaire péri-œsophagien et la mort survient fatalement.

Traitement. — Dès que le diagnostic a été posé, l'indication formelle est d'inciser aussitôt que l'on constate la présence du pus ; habituellement la collection ne se forme qu'au bout d'une semaine ; en attendant, pour soulager de vives douleurs ou les symptômes inquiétants de la période angineuse, on a conseillé de recourir aux émollients, aux sangsues. Les vomitifs nous ont toujours paru plus nuisibles qu'utiles, car, à leur inefficacité s'ajoute la prostration dans laquelle ils plongent les malades. Les badigeonnages iodés ne sont pas plus recommandables.

L'incision des abcès rétro-pharyngiens ne présente pas de très grandes difficultés ; il n'en est pas de même des abcès latéraux dont l'ouverture demande beaucoup de circonspection. Aussi les chirurgiens ont-ils plus d'une fois préféré ouvrir ces derniers par la voie cervicale, plutôt que d'enfoncer un instrument au hasard au delà des piliers ; si la collection fait saillie dans le pharynx, les dangers sont moindres. Quand on ouvre ces abcès, il faut éviter la pénétration du pus en grande quantité dans la trachée, Abelin a vu un malade mourir de cette façon. On a conseillé de fermer la glotte avec le doigt ; peut-être suffirait-il de prévenir le patient qui la fermera instinctivement. Lorsque les abcès pharyngiens sont largement ouverts, tous les accidents diminuent rapidement et l'affection marche assez vite vers la guérison.

2° PÉRI-ŒSOPHAGITE

Bibliographie. — Thèse de Paris. — 1864, Caulet.

La péri-œsophagite succède le plus souvent aux lésions inflammatoires ou traumatiques de l'œsophage ; maintes fois elle a été la conséquence de la perforation du conduit par les corps étrangers ; elle résulte encore de la propagation de l'inflammation péri-pharyngienne.

Symptomes. Marche. — Un gonflement léger du cou, une douleur vive, étendue du pharynx à la poitrine ou située entre les deux épaules, accrue par les tentatives de déglutition, tels sont les symptômes ordinaires de l'affection. Ils n'ont, comme on le voit, rien de spécial. On peut y ajouter la raideur du cou, l'expulsion de crachats jaunâtres ou ocreux ; la fièvre est, en général, modérée. Lorsqu'il s'agit d'abcès circonscrits, la péri-œsophagite peut se terminer par l'ouverture spontanée de la collection dans l'œsophage ; le pus mélangé à des stries de sang est rejeté au dehors par des vomiturition. Nous avons déjà noté cette terminaison à propos des corps étrangers.

Tout autre est la marche des phlegmons diffus qui donnent lieu à des complications redoutables : perforation de la plèvre et pleurésie purulente, envahissement du médiastin par le pus, pneumonie, péricardite,

Contrairement à ce que disent les auteurs, le diagnostic de la péri-œsophagite nous semble très ardu ; tout au plus peut-on soupçonner l'existence de la maladie ; d'ailleurs l'affection étant presque toujours secondaire, la connaissance de la cause première pourra seule mettre sur la voie. L'exploration avec une sonde à demeure sera indiquée pour s'assurer de l'absence de corps étrangers.

Le traitement est assez limité en pareil cas ; il faut prévenir ou supprimer la cause si c'est possible, administrer des boissons rafraîchissantes, nourrir le malade à l'aide de lavements ou de la sonde. L'usage de cette dernière devient dangereux quand l'œsophage est ulcéré, parce que les fausses routes sont possibles.

3° ABCÈS CHRONIQUES ET ABCÈS PAR CONGESTION

On rencontre encore dans le tissu cellulaire qui entoure le pharynx et l'œsophage des collections purulentes chroniques à développement insidieux ; elles se divisent en deux groupes : les unes qu'on a appelées *abcès pharyngiens idiophatiques chroniques;* les autres, *abcès symptomatiques.*

A. L'existence de la première variété n'est pas reconnue depuis longtemps ; niés par Mondière, admis par Gillette, les abcès idiopathiques constitueraient dans la majeure partie des cas des lésions tuberculeuses ou syphilitiques. La période angineuse est très longue, et les organes s'habitueraient à la compression croissante qu'exerce sur eux la collection en voie de formation. Cependant il arrive un moment où les symptômes sont les mêmes que dans les abcès pharyngiens et la péri-œsophagite. Le traitement ne diffère pas dans les deux variétés.

B. Les abcès symptomatiques ont une évolution analogue, mais leur existence est intimement liée à la présence d'un foyer tuberculeux osseux ou articulaire. Que le pus provienne de la fonte caséeuse de la base du crâne, des vertèbres, d'un mal de Pott cervical, il se comporte toujours de la même façon. D'abord bridé par les aponévroses et les muscles prévertébraux, l'abcès les refoule, les use et vient peu à peu faire saillie dans le pharynx dont il repousse la paroi. Ici, comme dans les autres régions, le pus caséeux tend à se porter vers les parties déclives en suivant les interstices cellulaires. Ainsi se forment de vastes collections à évolution lente et ne déterminant des accidents graves que si elles ont acquis de grandes dimensions. C'est assez dire que la réaction fébrile n'existe pas, qu'on peut tout au plus soupçonner leur existence dans les premières périodes. D'ailleurs il s'agit d'un symptôme d'une autre affection et depuis longtemps la raideur du cou, le torticolis, la douleur à la nuque, la déformation, les troubles médullaires, l'état général ont attiré l'attention sur l'affection première. Il est, en effet, exceptionnel de voir l'abcès déceler la maladie qui l'engendre.

Quoique lente, la marche de ces abcès symptomatiques n'en reste pas moins fatale. Il arrive un moment où la gêne de la déglutition, où l'altération de la respiration, de la voix, attirent l'attention. La vue, le toucher, les commémoratifs, le mode de développement ne permettent guère une longue hésitation. Que faire en présence d'une semblable collection? Vaut-il mieux l'ouvrir ou l'abandonner à elle-même? Il est certain que ces grands abcès ne se résorbent pas et qu'ils peuvent, en se perforant, amener la mort par suffocation; d'autre part, leur ouverture expose aux accidents putrides : néanmoins, c'est encore à cette conduite qu'il faut donner la préférence. Afin d'éviter l'irruption du flot de pus dans la trachée, la ponction aspiratrice sera utilement employée et la poche incisée ensuite. Kœnig conseille d'introduire 1 gramme d'iodoforme dans la cavité pour éviter les dangers de la putridité.

§ 4. — Tumeurs du pharynx et de l'œsophage.

Bibliographie. — Busch, *Charité Annalen*, 1857. — Holt, *Trans. of the Pathol. Soc.*, t. V, p. 123. — Langenbeck, *Berlin klin. Wochens.*, 1870. — Mondière, *Arch. gén. de méd.*, 1833. — Mackenzie, *Med. Times a. Gaz.*, 1876, p. 849. — Kœnig, in *Deutsche Chirurgie*, Lief. 35 (Bibliogr.). — 8° *Congrès des chir. allemands* (*Berl. klin. Wochens.*), 1879.
Thèses de Paris. — 1853, Follin (Agrég.). — 1879, Leroyer. — 1880, Lemaître, Hallade, Marchand. — 1881, Lacour. — 1883, Genty.
Consultez l'article Œsophage des *Dictionnaires*.

1° TUMEURS DU PHARYNX

Ces néoplasmes, assez rares, n'ont été l'objet d'aucun travail important en France. Parmi les tumeurs que l'on rencontre dans le pharynx, les unes ont pris naissance dans les parties voisines, les vertèbres, le périoste, les ganglions, les fosses nasales, tandis qu'un petit nombre se développent dans les parois de l'organe. Ces dernières nous occuperont seules; elles sont tantôt sessiles, tantôt pédiculées. Au premier groupe appartiennent les fibromes, les fibro-sarcomes, les myxomes. Bush en a vu dans lesquelles existait du tissu cartilagineux et dans un autre cas il a pu extraire avec succès un lipome rétro-pharyngien. Les tumeurs pédiculées sont curieuses parce qu'elles prennent la forme de polypes et acquièrent parfois de grandes dimensions; Roser y a trouvé du tissu fibreux, Holt de la graisse; dans d'autres cas il s'agissait d'un myome; enfin Goschler a observé sur un enfant de dix ans un kyste dermoïde pédiculé gros comme une noisette, inséré à la paroi posté-rieure du larynx. Lorsque ces polypes sont longs, ils peuvent s'engager dans l'œsophage; certains mesuraient 7 pouces de long sur 2 1/2 de large. Middel-dorpf, Pringle, Dallas ont cité des cas analogues.

L'une des productions morbides les plus communes est l'épithélioma, ordinairement propagé.

Les désordres mécaniques déterminés par la présence de ces néoplasmes se comprennent facilement; le voile du palais et la langue sont repoussés en avant, le larynx est comprimé, le malade respire la bouche ouverte et déglutit très difficilement, surtout lorsque la masse affecte la forme polypeuse. Dans ce dernier cas il n'est pas rare d'observer des régurgitations, des vomissements, de la dyspnée, de l'aphonie. On a vu des malades mourir par asphyxie et d'autres par inanition; la perforation de la base du crâne à la suite des carcinomes, étudiée par Hallade, constitue une complication fort grave. La nature du néoplasme est toujours assez difficile à déterminer quand il n'y a pas d'ulcérations; la vue, le toucher permettent de constater l'exis-tence d'une masse dure, de couleur violacée, qui ne présente pas le choc en retour. Par élimination on arrive à déterminer la variété probable de la pro-duction morbide.

Traitement. — L'ablation est indiquée dans tous ces cas; mais elle néces-site des opérations parfois formidables : les unes se pratiquent par la bouche et conviennent spécialement aux *tumeurs* pédiculées (ligature, galvano-caustique). Elles exposent cependant à la suffocation, comme dans un cas de Dubois.

D'autres auteurs ont enlevé les néoplasmes en s'ouvrant une voie artifi-cielle par la pharyngotomie sous-hyoïdienne. Prat, Langenbeck y ont eu recours pour des tumeurs latérales; Rosenbach, Gluck, Kolaczek extirpèrent de la même façon des néoplasmes malins. Billroth a extirpé le pharynx en même temps que l'œsophage, le larynx et le corps thyroïde. Dans un cas, Bush a eu recours à la ligature préalable de la carotide externe; dans toutes ces opérations il est indispensable, pour se mettre à l'abri de la suffocation, de faire la trachéotomie et d'appliquer préalablement la canule-tampon de Trendelenbourg.

2° CARCINOME DE L'ŒSOPHAGE

Bibliographie. — Desnos, *Revue de chir.*, 1879. — Le Fort, *Gaz. des Hôp.*, 1883. — Terrillon, *Bull. et mém. de la Soc. de chir.*, 1884. — Lagrange, *Revue de chir.*,

1885. — NICAISE, *Sem. méd.*, 1885. — CHARTERS J. SYMONDS, *Bret. med. Journ.*, 1887 (Tubage). — LEYDEN, *Sem. méd.*, 1888. — JOHANSEN (gastronomie), th. de DORPAT, 1888. — KIRMISSON, *Acad. de méd.*, 1888. — TERRIER et DELAGENIÈRE, *Revue de chir.*, 1890. — TERRIER et LOUIS, *Revue de chir.*, 1891.

Thèses de Paris. — 1880, G. MARCHAND. — 1881, RODET. — 1883, DUPAU (Agrég.). — 1882-83, GENTY. — 1883, PORCHAIRE. — 1885-56, D'EMMÉREY DE CHARMOY. — 1889-90, GUISQUE.

Étiologie. — Les auteurs sont loin d'être d'accord sur la fréquence relative du carcinome de l'œsophage, suivant la portion de l'organe que l'on considère. Ainsi, tandis que PETRI, ZENKER trouvent que ceux du tiers supérieur sont les plus rares, MACKENZIE arrive au chiffre de 44 p. 100 pour la même partie de l'œsophage. D'après ce dernier auteur, 11 p. 100 des carcinomes seraient héréditaires; la plupart se développent au delà de cinquante ans.

Anatomie pathologique. — Nous ne sommes pas éloignés d'une époque où l'on considérait les cancers de l'œsophage comme des rétrécissements cartilagineux; un peu plus tard, on admit la distinction en encéphaloïdes et en squirrhes; enfin, de nos jours, la plupart des cancers de l'œsophage sont rangés dans le groupe des épithéliomas. Les uns, annulaires, mesurent de 1/2 à 3 pouces de hauteur, les autres ont la forme de plaques; l'existence simultanée de deux ou trois foyers a été constatée quelquefois; de même, on rencontrerait une variété circonscrite et une autre diffuse. Quoi qu'il en soit, le carcinome épaissit les parois de l'organe et diminue la lumière du conduit; c'est de cette façon que l'infiltration sous-muqueuse aboutit à la formation d'un rétrécissement. A mesure que le néoplasme envahit les tissus, il tend à les ulcérer, et à un moment donné il existe dans le conduit un ulcère qui y déverse ses produits ichoreux. Ces ulcères deviennent dans certains cas l'origine de fistules qui font communiquer ce canal avec le tissu cellulaire ou les organes voisins. Extérieurement le cancer étend ses ravages, altère les vertèbres, les bronches, la trachée, les gros vaisseaux. HINDENLANG a vu un cas où le néoplasme avait déjà altéré les parois de l'oreillette gauche prête à se rompre. L'envahissement des ganglions et de ceux situés dans le creux susclaviculaire est commun, quant à la généralisation, fréquente d'après PETRI et KŒNIG, elle est considérée comme rare.

Symptomatologie. — Au point de vue des symptômes, il y a lieu de distinguer deux formes : l'une latente, l'autre qui se traduit par une série d'accidents. La première intéresse plus le médecin que le chirurgien; elle provoque seulement de l'anorexie et ultérieurement de la cachexie, des œdèmes spontanés.

Dans la forme commune, la dysphagie lente ou subite est le premier symptôme; le malade commence par avoir conscience du passage du bol alimentaire; bientôt la difficulté d'avaler, limitée en un point, s'accentue; les aliments bien mastiqués et mous peuvent encore passer; y a-t-il arrêt momentané, une gorgée liquide force l'obstacle. Plus tard les aliments liquides et les boissons franchissent seuls le détroit. Ces phénomènes ne sont d'ailleurs pas constants, il y a des oscillations, des rémissions dues au

spasme, des progrès lents ; à chaque accès le malade éprouve une constriction douloureuse au cou, parfois des angoisses qui simulent l'angine de poitrine. Lorsque la douleur est cervicale, elle indique une altération de la
partie supérieure du canal, tandis que la douleur épigastrique ou dorsale
correspond spécialement au cancer de la portion thoracique.

A une période ultérieure, par suite des progrès lents du néoplasme et de
l'imperméabilité croissante du conduit, les aliments ne passent presque plus ;
c'est alors qu'on constate la régurgitation, les renvois. Si le cancer occupe les
parties supérieures, le malade rend les aliments mélangés à des glaires et
à une grande quantité de salive ; si le néoplasme siège plus bas, les aliments
s'accumulent au-dessus de lui ; ainsi se forment des dilatations fusiformes ou
des diverticules qui simulent de véritables jabots. Le cathétérisme aggrave
toujours la dysphagie et parfois transforme en accès continus la dysphagie
jusque-là intermittente.

Ces carcinomes conduisent assez vite les malades à la cachexie et à la
mort ; en effet, l'inanition lente joint son influence à celle de la maladie pour
déterminer une déchéance progressive de l'organisme. Les malheureux tombent dans un abattement profond ; l'intelligence reste nette ; il y a de la
constipation, du ralentissement du pouls, un abaissement de la température
de un ou plusieurs degrés. Cet état dure un temps qui varie entre sept et
quinze mois. A la fin, il est assez commun de voir survenir des complications diverses ; telles sont l'aphonie par altération des récurrents, les accidents pleuro-pulmonaires signalés par LEBRET, LEMAÎTRE, DESNOS, GOUGEN-
HEIM, et qu'il serait peut-être rationnel de rattacher à des lésions nerveuses ;
enfin la complication la plus fréquente, et à laquelle les tentatives malheureuses de cathétérisme ne paraissent pas toujours étrangères, est la formation des fistules qui mettent l'œsophage en communication avec d'autres
organes. Ainsi, sur 75 cas, LACOUR a trouvé 51 fistules : 17 œso-trachéales,
10 œso-vasculaires, 7 œso-médiastines, 5 œso-pulmonaires, 4 œso-bron-
chiques et 4 œso-pleurales. Parmi les artères qui ont été ouvertes de cette
façon, signalons les intercostales, l'aorte (BUCQUOY, PAGET, 1882), la sous-clavière droite (BALDING), l'artère pulmonaire. A peine est-il besoin de dire que
toutes ces fistules sont incompatibles avec l'existence.

Diagnostic. — Il est parfois très difficile, surtout dans la forme qui a été
désignée sous le nom de cancer latent. Dans ce dernier cas, on fera attention
à la dysphagie toute spéciale des malades, aux œdèmes locaux, aux engorgements du creux susclaviculaire dont on ne s'explique pas la cause. En
dehors de ces faits, le diagnostic ne saurait rester longtemps hésitant lorsqu'on constate l'ensemble des symptômes que nous avons mentionnés plus
haut. L'âge du malade, la dysphagie, l'absence de causes mécaniques, l'hérédité, la teinte des téguments fournissent d'utiles données.

Plus tard les douleurs lancinantes, l'examen des matières vomies, striées
de sang et fétides, indiquent l'ulcération du néoplasme. Néanmoins il faut se
rappeler que maintes fois des erreurs ont été commises ; ainsi, dans un fait de
LABORDE (*Soc. de biologie*, 1859), on crut à une bronchite avec emphysème ;
PIORRY prit un cancer de l'œsophage pour des ulcérations laryngées ; la dys-

phagie faisait plus ou moins défaut dans ces circonstances. L'examen du cœur et du pouls permettra de distinguer les anévrysmes aortiques. Le gargouillement perçu à l'auscultation dans le cancer, l'endoscope et surtout le cathétérisme fourniront de précieux renseignements pour le diagnostic.

Pronostic. — La mort étant la terminaison constante, fatale et rapide du carcinome de l'œsophage, le pronostic est très grave, d'autant plus que l'art a fort peu d'action sur lui. Comme STUDGAARE (*Arch. de méd. du nord,*1878-79) l'a bien montré, la mort arrive de trois façons différentes : 1° par perforation ou ulcération des organes voisins; 2° par cachexie et généralisation rare du carcinome; 3° par inanition.

Traitement. — a. *Curatif.* — On a essayé d'extirper les cancers de la partie supérieure de l'œsophage. Proposée par BILLROTH, cette opération a été tentée par CZERNY, 1877. BERGMANN, BILLROTH, ISRAEL et ROUX (de Lausanne); les suites opératoires ont été médiocres et les récidives rapides.

b. *Palliatif.* — Le traitement palliatif a pour but de permettre l'alimentation. — La dilatation progressive expose à des accidents fort sérieux, aussi est-elle abandonnée ; BOYER avait pu nourrir pendant cinq mois un de ces malades, en lui laissant une sonde à demeure, mais ce procédé était peu usité. Depuis 1881, des tentatives ont été faites dans ce sens par CHARTERS SYMONDS en Angleterre, LEYDEN et REUSERS en Allemagne, KIRMISSON et GANCOLPHE en France. — Ces chirurgiens emploient de véritables canules placées à demeure dans le rétrécissement. (Voir *Rétrécissements organiques.*) — Comme ressource ultime, nous avons à notre disposition la gastrotomie. (Voir *Rétrécissements.*)

§ 5. — Vices de conformation. — Modifications du calibre de l'œsophage.

1° VICES DE CONFORMATION

Les malformations du pharynx et de l'œsophage intéressent beaucoup plus la tératologie que la chirurgie : il s'agit, en effet, de soudures anormales, d'arrêts de développement, de communications insolites de l'œsophage avec la trachée. Qu'il nous suffise de dire ici que ces affections, au-dessus des ressources de l'art, entraînent la mort par inanition au bout d'un temps assez court qui n'excède jamais sept jours, comme dans un cas de RETZIUS.

2° ECTASIES ET DIVERTICULES DE L'ŒSOPHAGE

Bibliographie. — CRUVEILHIER, *Anat. Path.*, Liv. 38. — FRIEDBERG, *Dissertatio Giessel.,* 1867. — LUSCHKA, *Arch. de Virchow*, t. XVII, p. 473, 1868. — STERN, *Arch. d. Heilk.*, 1876, p. 432. — NICOLADONI, *Wiener Wochens.*, 1877. — KŒNIG, *Deutsche Chir. de Billroth et Lucke,* Lief. 35.

A. — ECTASIE

On donne ce nom à une dilatation fusiforme de l'œsophage consécutive à une sténose ou rétrécissement. Parmi les causes, citons les rétrécissements congénitaux, spasmodiques, cicatriciels, néoplasiques. Au début, lorsque la coarctation se forme, la tunique musculaire s'hypertrophie, mais plus tard le conduit se laisse distendre passivement. L'ectasie est toujours plus prononcée immédiatement au-dessus de la portion coarctée; quand elle résulte de cicatrices multiples, à la suite de brûlures par exemple, l'œsophage devient moniliforme avec des dilatations irrégulières. Ces ectasies acquièrent quelquefois des dimensions extraordinaires, et même dépassent la grosseur du bras. Luschka rapporte un cas où l'œsophage, pareil à un estomac, mesurait $0^m,145$ de diamètre. On note toujours un épaississement marqué de l'œsophage qui porte exclusivement sur la tunique musculeuse et sur le tissu cellulaire ambiant condensé. Si la muqueuse présente parfois ses caractères normaux, il n'est pas rare de la trouver ulcérée, couverte d'excroissances, de végétations polypeuses.

Les symptômes de cette affection sont surtout mécaniques; les aliments s'accumulent dans le sac et le distendent; la déglutition devient de plus en plus pénible; cette poche ne tarde pas à exercer une compression fâcheuse sur les organes voisins, les poumons, la trachée. De là des accès de toux qui amènent la déglutition d'aliments déjà anciens, mêlés dans quelques cas à des masses brunes ou à du sang.

Le diagnostic de cette ectasie est évidemment lié à celui du rétrécissement; les troubles de la déglutition, la liberté anormale de la sonde, la matité dans les parties latérales du rachis mettront le chirurgien sur la voie. Le traitement est également subordonné à la cause première.

B. — DIVERTICULES

Les auteurs allemands, Ziemmsen et Zenker en particulier, admettent deux variétés de diverticules, par *traction* et par *pulsion*. Les premiers sont sous la dépendance de causes extérieures qui attirent la muqueuse; les autres, plus communs, semblent se former par une dilatation excentrique.

Le siège des diverticules est variable; les uns occupent le point de jonction du pharynx et de l'œsophage; on rencontre les autres dans l'œsophage lui-même, à la hauteur de la bifurcation de la trachée. Ces poches sacciformes s'ouvrent dans le conduit par un orifice tantôt rétréci, tantôt assez large; elles occupent les parties latérales ou postérieures. Zenker, qui a analysé 27 faits, a trouvé une grande variabilité dans le volume des sacs qui, parfois gros comme une noix, atteignent ailleurs les dimensions d'une tête de fœtus; quant à la paroi du sac, elle offre une disposition différente suivant les cas; elle est généralement plus épaisse que l'œsophage, ce qui tient à la condensation du tissu cellulaire ambiant, car la tunique musculeuse fait souvent défaut et la muqueuse est amincie ou ulcérée. Un coup d'œil jeté sur la figure 223 donnera une idée de l'affection sur laquelle nous serons bref, parce qu'il s'agit de véritables curiosités. On a trouvé des diverticules d'ordre tératologique chez les enfants (Monti, Mayr), mais dans la plupart des cas les malades étaient âgés. Dans un fait de Friedberg, la cause première aurait été la rupture du conduit par suite d'une chute de cheval; le malade de Waldenburg

avait eu le côté gauche du cou fortement comprimé à la suite d'une querelle ;
enfin le séjour prolongé de corps étrangers aurait été l'origine de ces poches
accessoires.

Symptômes. — Cette affection se révèle par la dysphagie ; les aliments
tendent à se porter dans le diverticule et à y séjourner. La tumeur qui en
résulte comprime nécessairement l'œsophage, de telle sorte que la déglutition devient très difficile. Lorsque la tumeur volumineuse siège au cou, les
malades la compriment entre les doigts pour la vider. Régurgitation alimen-

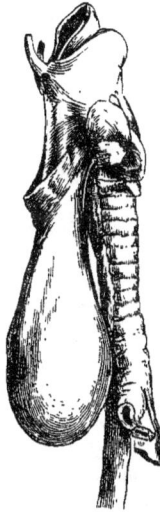

Fig. 223. — Divercule de l'œsophage d'après Koenig.

taire, dyspnée, nutrition insuffisante, troubles de la voix par compression des
nerfs récurrents, douleur vive en un point fixe, tels sont les symptômes de
ces diverticules.

La possibilité du cathétérisme et d'autre part l'arrêt brusque de la sonde
dans une poche latérale ou postérieure, l'existence d'une tumeur cervicale,
serviront de base au diagnostic. La confusion avec un rétrécissement est
possible et l'on n'arrive souvent à distinguer les deux affections que par
une observation prolongée, l'étude des causes, etc. L'auscultation de l'œsophage, recommandée par Hamburger, permettrait d'entendre un bruit de
glou-glou avec sifflement à l'entrée du diverticule ; c'est un moyen assez
incertain.

Pronostic. — Il s'agit ici d'une affection lente qui n'amène la mort qu'au
bout de plusieurs années, par le fait de la gêne croissante de la déglutition.
Sur 27 cas de Zenker, 13 fois la mort survint par inanition, huit fois par
des maladies étrangères, et dans six observations la cause du décès n'a pas
été constatée.

Traitement. — Les moyens palliatifs, la compression de la poche, l'alimentation avec la sonde œsophagienne introduite à chaque repas ou laissée à

demeure, les lavements nutritifs n'ont d'autre but que de prévenir l'accumulation des matières alimentaires. Tôt ou tard ces procédés deviennent insuffisants et les malheureux cherchent pendant des journées entières à réduire leurs tumeurs pour diminuer la compression de l'œsophage, la gêne qu'ils éprouvent, et calmer la faim et la soif qui les torturent.

Devant l'insuffisance des moyens palliatifs, on a conseillé de créer une voie artificielle au passage des aliments. Les indications, dont l'application est rare, seraient les suivantes : 1° créer une ouverture artificielle au-dessous de la poche, soit à l'œsophage si c'est possible, soit à l'estomac ; 2° extirper le diverticule et occlure l'orifice. C'est l'opération de KLUGE, que les moyens antiseptiques rendent rationnelle, NICOLADONI a perdu un enfant qu'il avait opéré en pareille circonstance, mais BERGMANN a pu présenter à la Société de médecine de Berlin un malade que l'intervention chirurgicale avait guéri (1890).

3° RÉTRÉCISSEMENTS

Bibliographie. — MONDIÈRE, *Arch. gén. de méd.*, 1831, 1re série, t. XXIV, p. 547. — MAISONNEUVE, *Klin. Chir.*, 1864, t. II, p. 409. — LANNELONGUE, *Soc. de chir.*, 1865, p. 547. — TRÉLAT, *Bull. gén. de thérap.*, 1870, t. LXXVIII, p. 252. — HAMBURGER, *Gaz. hebd.*, 1870. — KŒNIG, *Deutsche Chirurgie*, Lief. 35. — MAYDL, *Wien. Med. Blatt*, 1882. — VERNEUIL, *Bull. de l'Ac. de méd.*, 1876, p. 1025. — PETIT, *Traité de la gastrotomie*, Paris, 1879.—BŒCKEL, *Gaz. méd. de Strasb.*, 1883, p.13. — HOLMES, *Med. Times a. Gaz.*, 1882, t. II, p. 117. — M. MACKENZIE, *Amer. J. of Med. Sc.*, avril 1883, p. 420. — GUSSENBAUER, *Zeitschr. f. Heilk.*, 1883, p. 33.— ALSBERG, *Arch. de Langenbeck*, 1883, Bd. XXVIII, p. 750. — WEINLECHNER, *Wien. Med. Blätter*, 1886. — COURTIN, *Journ. de méd.*, mai 1886. — RENVERS, *Zeitschrift f. Klin. Med.*, 1888. *Trait. par les canules à demeure.* — LEYDEN, *Tub. dans les R. Berl. Kl. Woch.*, 1888.— DAVIDS. *Dilat. progress. Amer.*, *Med. Assoc.*, 1888. — DETHY, *Arch. Med. Belges*, 1888. — WYETH, *Johm. Intern. Journ. of Surgery*, 1889, — BARATOUX, *La prat. méd.*, 1889. — L. LE FORT, *Bull. gén. de thérap.*, 1890. Thèses de Paris. — 1853, FOLLIN (Agrég.). — 1864, ROUSSELOT-BEAULIEU. — 1865, MANSNIÈRE. — 1869, GANDAIS. — 1870, TERRIER. -- 1873, LESBINI, ROUX, SENEY. — 1874, MOUTON, FERRIÉ. — 1877, COLLIN, FUGUIER, COMTE, TRILLERT. — 1878, NASSE. — 1879, BRAZIER. — 1880, NEKKACH. — 1881, RODET, LACOUR. — 1883, FREY (Bibl.). — 1884-85, COHEN. — 1886, BARRAL, PFLIMLIN. — 1890-91, HERMANN. Thèse de Bordeaux. — 1881, BIDAU.

Des causes multiples produisent les rétrécissements de l'œsophage, et l'on peut dire qu'il n'est guère d'affection de cet organe qui n'y prédispose. Quoique connus depuis longtemps, les rétrécissements œsophagiens n'ont été étudiés que dans notre siècle.

Division. — Tout d'abord nous séparerons les rétrécissements des obstructions produites par les corps étrangers ou des compressions déterminées par les tumeurs périphériques qui gênent la dilatation de l'organe.

Sous le nom de *Dysphagia Lusoria*, on décrit une variété de rétrécissement extrinsèque de l'œsophage due à une anomalie de l'artère sous-clavière droite qui naît isolément de la crosse de l'aorte après tous les autres troncs ; elle se dirige obliquement en haut, passe en arrière de l'œsophage qu'elle comprime et reprend ensuite son trajet normal. L'altération des ganglions bronchiques est également susceptible d'engendrer la sténose œsophagienne. Patzelt (de Bucharest) fit la gastrotomie dans une circonstance semblable, son malade survécut cinquante-cinq jours (1883).

Le rétrécissement vrai a son siège dans la paroi, qu'il s'agisse d'une cicatrice, d'une dégénérescence tuberculeuse, carcinomateuse ou d'une contracture spasmodique. Aussi adopterons-nous la division classique en rétrécissements spasmodiques et rétrécissements organiques.

A. — RÉTRÉCISSEMENTS SPASMODIQUES

SYNONYMES. — Sténose spasmodique œsophagienne. — Œsophagisme.

Étiologie. — Rarement héréditaire, à peu près aussi commun chez l'homme que chez la femme, l'œsophagisme est étroitement lié aux grandes névroses et en particulier à l'hystérie, l'épilepsie. Sur 400 hystériques, Briquet n'a noté que 30 fois l'absence de symptômes d'œsophagisme. Les causes déterminantes sont extrêmement variées ; tantôt il s'agit d'actes physiologiques (dentition, accouchement, etc.), tantôt ce sont les excitations du système nerveux central (imagination, impressions vives). Jaccoud, Charcot ont fait ressortir l'importance des lésions de la moelle cervicale et de l'encéphale sur la production de ce phénomène. Signalons encore le tétanos, l'ingestion de substances toxiques et enfin la plupart des affections de l'œsophage et des organes voisins.

Symptômes. — Une personne étant à table sent un arrêt brusque du bol alimentaire ; cet état dure quelques secondes, une minute, puis avec quelque effort le bol passe ; cet accident se reproduit à chaque repas en s'aggravant. D'abord limitée aux solides, la dysphagie survient bientôt à l'occasion de la déglutition des liquides. Le malade, obligé d'étudier les caprices de son organe et de les satisfaire, mange froid ou chaud, liquide ou solide, suivant les circonstances, et peut ainsi tromper le mal pendant un certain temps. Au bout d'un ou deux mois, les régurgitations arrivent, rien ne passe plus, sauf une ou deux fois par semaine.

Semblable genre de vie avec une alimentation intermittente amène de bonne heure une altération de la santé générale. Cependant des malades ont supporté cette affection durant cinq, dix, vingt ans (Raynaud) et même trente ans (Lasègue). Il est vrai que dans ces cas Bérier, Duplay ne sont pas éloignés de croire qu'il y a eu erreur de diagnostic. Power, Howship, Raynaud ont vu des personnes succomber à la suite de rétrécissements spasmodiques ; d'autres fois les malheureux tombent dans un marasme si grave, que la moindre affection intercurrente les fait mourir.

Nous avons exposé les faits tels qu'ils sont décrits et admis par un certain nombre d'auteurs ; mais des doutes se sont élevés sur la nature réelle de la maladie. Ainsi, dans le fait de Raynaud, on trouva à l'autopsie « un renflement énorme de la partie moyenne de l'œsophage qui allait en s'effilant aux deux bouts de manière à prendre un aspect fusiforme, très régulier ». Cette lésion rappelle celles que nous avons décrites plus haut sous le nom d'ectasie. Ne serait-il pas permis de penser que la dilatation est primitive en pareil cas? DUPLAY ne paraît pas éloigné de l'admettre pour un certain nombre de faits.

BROCA, comparant cette affection à la fissure anale, l'attribuait à de petites ulcérations et en conséquence pratiquait la dilatation.

Diagnostic. — Les symptômes du début, leur instantanéité, les antécédents, le tempérament du sujet, l'irrégularité et l'intermittence de la dysphagie sont d'excellents signes qui pourraient, le cas échéant, mettre le chirurgien sur la voie ; mais le cathétérisme est absolument nécessaire pour différencier l'affection des corps étrangers. — Quant aux rétrécissements organiques, ils ont une marche progressive, s'accompagnent de cachexie lorsqu'il s'agit du cancer ; le cathétérisme, très difficile, parfois même impossible, détermine des régurgitations striées de sang. Au contraire, le rétrécissement spasmodique peut toujours être vaincu par la sonde à demeure. On comprend qu'à une période avancée de la maladie, alors qu'il y a une dilatation sacciforme au-dessus du point coarcté, le diagnostic différentiel avec l'ectasie simple soit pour ainsi dire impossible.

Traitement. — Il est médical ou chirurgical. Au début, il sera souvent avantageux de prescrire l'asa fœtida, les préparations belladonées, opiacées, le chloral, le bromure de potassium, la valériane à l'intérieur. Tous ces médicaments comptent des succès, mais c'est surtout au cathétérisme qu'on devra s'adresser, ou mieux à la dilatation progressive et quotidienne à l'aide des olives ou des sondes de LE FORT ; ce moyen est préférable à la dilatation brusque au moyen des pinces de Broca. Enfin, il sera indiqué d'enduire les sondes d'extrait de belladone ou de cocaïne.

Rappelons en terminant que WATSON a pratiqué l'œsophagotomie externe dans un cas de rétrécissement spasmodique consécutif à une ulcération du larynx, et put nourrir son opéré pendant trois mois par la fistule.

B. — RÉTRÉCISSEMENTS ORGANIQUES

Étiologie. — Nous avons déjà étudié les néoplasmes du pharynx et de l'œsophage qui, à une certaine période de leur évolution, amènent le rétrécissement du conduit. Il sera spécialement question ici des rétrécissements cicatriciels consécutifs aux causes les plus diverses. Citons parmi elles les lésions traumatiques avec perte de substance, l'œsophagite sous-muqueuse, le séjour des corps étrangers ; on doit faire une large place dans l'étiologie aux cicatrices résultant de la brûlure par des liquides chauds ou corrosifs (acides et alcalis). À la suite de la chute des escarres qui parfois intéressent la muqueuse et la tunique musculeuse, il se forme un bourgeonnement du conduit sur une surface assez grande, et la réparation s'effectue par la formation d'un tissu de cicatrice très rétractile. Mentionnons encore la variole, la diphtérie, les ulcères, la tuberculose, la syphilis, comme causes de coarctations œsophagiennes.

Anatomie pathologique. — Les rétrécissements œsophagiens affectent des formes très variées. Uniques ou multiples, ils occupent dans certains cas une assez grande étendue ; tantôt ils ont une forme circulaire, annulaire, tantôt ils n'intéressent qu'une partie de la circonférence (*R. excentriques de Trélat*).

L'aspect du rétrécissement varie naturellement suivant la cause qui le produit ; lorsque l'inflammation chronique a envahi les tissus sous-muqueux, on constate une sorte d'anneau épais ; dans les rétrécissements cicatriciels purs, le tissu est d'un blanc grisâtre, fibreux, dur, résistant, présentant quelquefois une structure cartilagineuse et même osseuse. Quant à l'orifice qui correspond à la sténose, il varie beaucoup et dans certains cas permet à peine le passage d'un stylet.

Les autres parties du conduit ne conservent pas leurs caractères normaux. Tandis que le bout inférieur est grêle, la portion supérieure offre une dilatation d'autant plus marquée que le rétrécissement est plus ancien ; la muqueuse présente les mêmes altérations que dans les ectasies.

Symptômes. — Bien souvent le chirurgien assiste à la formation du rétrécissement, surtout lorsqu'il résulte de l'ingestion de liquides caustiques. Peu à peu, quand l'inflammation cesse, la dysphagie devient le symptôme dominant et sa marche est progressive. Les matières alimentaires convenablement préparées peuvent encore au début passer lentement, puis les liquides eux-mêmes éprouvent de la difficulté à pénétrer dans l'estomac. A partir de ce moment, la question de l'alimentation devient une occupation incessante pour les malades qui sont atteints de cette affection. Le passage des matières s'accompagne d'une douleur vive au niveau de la sténose ou entre les épaules ; les personnes ont conscience de l'arrêt du bol alimentaire et font de violents efforts de déglutition afin de forcer l'obstacle. Vient-on à pratiquer l'auscultation, on entend un bruit de glou-glou au moment où les liquides franchissent le point rétréci ; WEISZ, sur des enfants atteints de brûlure, a entendu un bruit de régurgitation retentissant. L'auscultation donne d'ailleurs des résultats très variables d'un cas à un autre.

Lorsque le rétrécissement siège à une certaine distance de l'origine de l'œsophage, les matières s'accumulent au-dessus du point coarcté. Cette dilatation provoque parfois une sorte du mouvement antipéristaltique aboutissant au vomissement œsophagien ou régurgitation. Ainsi s'établit une vraie rumination de plusieurs heures de durée avant que les aliments aient pu franchir le détroit. Les malades activent quelquefois ce travail en pressant sur les tumeurs qui se forment à la région cervicale.

En général, la sténose de l'œsophage d'origine organique est progressive ; c'est assez dire que la nutrition tend à devenir insuffisante et que les malheureux sont condamnés à mourir de faim, en présentant tous les symptômes que CHOSSAT a observés sur les animaux.

Diagnostic. — Il suffit de savoir qu'une personne a avalé un liquide corrosif pour être en garde contre l'éventualité d'un rétrécissement. Après s'être enquis de tous les commémoratifs, après avoir pris en considération l'âge du sujet, la nature des symptômes, le siège de la douleur, le chirurgien peut être amené à soupçonner la présence d'un rétrécissement. Il doit alors s'assurer, par les méthodes objectives, de l'existence de la sténose, de son siège, de sa longueur et de sa nature.

A cet effet, il faut pratiquer le cathétérisme avec une sonde à boule d'ivoire que l'on introduit avec la plus grande précaution. La distance qui sépare le point où la sonde s'arrête des incisives servira à déterminer le siège précis de la coarctation; de même, en substituant des olives de diverses grosseurs à la première, il sera facile de se rendre compte du degré de la sténose. L'étendue n'est pas ordinairement d'une appréciation aisée; après avoir franchi l'obstacle, on retire la sonde, en ayant soin de mesurer la profondeur au moment où l'olive est de nouveau arrêtée en remontant. On a aussi conseillé la méthode emplastique pour prendre l'empreinte du rétrécissement; c'est un moyen incertain qui ne devra être employé qu'avec circonspection, car toutes ces manœuvres ne sont pas toujours inoffensives; les cas de perforation consécutive à ces opérations ont été maintes fois signalés. BILLROTH a vu un de ses malades mourir de péri-œsophagite et de pleurésie purulente à la suite d'une fausse route.

Reste à déterminer la cause réelle ainsi que la nature du rétrécissement. Avant tout on doit passer en revue les divers organes qui entourent l'œsophage, s'assurer qu'il n'existe pas de simples phénomènes de compression par une tumeur de voisinage, qu'il s'agisse de goitres, d'adénopathies, d'anévrysmes, de tumeurs d'origine vertébrale. Seul l'examen attentif du malade permettra d'éviter cette confusion. Les accidents produits par les corps étrangers débutent brusquement; les commémoratifs sont précieux en pareil cas. L'ossification du larynx, suivant KŒNIG, pourrait induire en erreur; il suffirait pour y remédier d'attirer le larynx en avant ou d'incliner la sonde latéralement afin de tourner l'obstacle.

Les douleurs lancinantes fixes, le développement lent à un âge déjà avancé, les vomituritions de matières sanguinolentes, fétides lorsque la tumeur est ulcérée, l'état général, l'adénopathie serviront au diagnostic du carcinome. Quant au rétrécissement spasmodique, nous avons exposé plus haut ses caractères. Outre qu'il se montre chez des hystériques, des névropathes, des hypocondriaques, il est essentiellement capricieux dans ses allures; la sonde n'éprouve jamais une grande peine à le vaincre.

Pronostic. — La plupart des cas de rétrécissement se terminant par la mort à plus ou moins courte échéance, le pronostic est donc très grave. Non seulement l'affection expose à des perforations, à des fistules, aux complications pulmonaires de tout genre, mais en outre l'économie répare difficilement ses pertes et tôt ou tard l'inanition épuise les malades. Toutes choses égales, les rétrécissements néoplasiques sont plus graves que les autres parce qu'ils s'accompagnent d'une déchéance rapide de l'organisme et progressent constamment. De plus, les chances des opérations sont bien moindres que dans les cas de rétrécissement fibreux.

Traitement. — Remarquons, avec KŒNIG, qu'il y a plus d'un point d'analogie entre les rétrécissements de l'œsophage et ceux de l'urètre, tant au point de vue de leur histoire qu'à celui de leur traitement. Les moyens thérapeutiques exclusivement chirurgicaux sont : 1° la cautérisation du rétrécissement; 2° le cathétérisme forcé et la dilatation brusque ; 3° la dilatation progressive au moyen de divers instruments ; 4° la stricturotomie ou œsophagotomie interne ; 5° l'œsophagotomie ; 6° la gastrotomie.

Mentionnons pour mémoire l'emploi des caustiques, auxquels ont eu recours PALETTA, HOME, ANDREW, GENDRON (nitrate d'argent, alun, teinture d'iode), introduits avec un pinceau ou un instrument spécial. Ils sont loin d'être inoffensifs et répondent à des indications très restreintes. Quelques auteurs, BŒCKEL entre autres, ont vanté l'électrolyse. La dilatation brusque à l'aide d'instruments divers compte encore un certain nombre de partisans. DENIS, FLETCHER, SCHUTZEMBERGER, LE FORT, ont imaginé des dilatateurs, les uns mécaniques, les autres à eau ou analogues à ceux dont on se sert pour l'urètre. NASSE (1878) préconise la pince de Broca à branches parallèles pour pratiquer la même opération.

La dilatation progressive s'exécute à l'aide de bougies cylindriques ou d'instruments spéciaux. Les bougies rendent de grands services. Les cathéters à boule d'ivoire de divers calibres de VELPEAU, TROUSSEAU, sont d'un emploi commun et conviennent très bien. Nous préférons à ces instruments la dilatation avec le cathéter sur conducteur imaginé par VERNEUIL. Cet instrument permet de faire, suivant les cas, la dilatation brusque ou lente et d'éviter sûrement les fausses routes. Les séances de dilatation ne doivent pas être prolongées au delà de sept à huit minutes et il faut les renouveler seulement deux fois par semaine, en augmentant lentement la grosseur des sondes ou des olives.

L'œsophagotomie interne ou stricturotomie a été pratiquée la première fois par MAISONNEUVE en 1861 ; les deux premiers opérés moururent de péritonite, mais en 1862 il obtint un succès. En 1864, LANNELONGUE (de Bordeaux) réussit également. Une fausse route enleva un opéré de MAISONNEUVE en 1865. DOLBEAU, TRÉLAT entreprennent trois autres opérations avec succès (Soc. de chir., 1869, et Bull. de thérap., 1870). TRÉLAT imagina un instrument beaucoup plus commode que celui de MAISONNEUVE fait sur le type de son urétrotome ; la section se fait de bas en haut. Signalons depuis cette époque un succès de TILLAUX et les insuccès de SCHILZ, ZENKER, DEMONS. On voit que cette méthode reste encore peu usitée, et aujourd'hui on la considère comme aveugle et dangereuse, et peut-être peu efficace.

M. MACKENZIE, dans son intéressant travail, a relevé 17 cas de stricturotomie avec quatre morts, soit 23,5 p. 100. Onze fois l'opération a été tentée pour des rétrécissements cicatriciels avec une mortalité de 27,28 p. 100. Les deux principales complications sont l'hémorrhagie et le phlegmon périœsophagien.

Avec l'œsophagotomie externe ou œsophagotomie, nous abordons les moyens de traitement hardis. L'opération consiste à aller à la recherche de l'œsophage par le cou et à pénétrer par cette voie dans l'estomac. Les opérations qui ont été tentées dans ce but doivent être rangées dans trois groupes distincts : 1° les plus nombreuses ont été faites au-dessous du rétrécissement dans le but d'établir une fistule pour nourrir le malade. Citons les opérations de TARENGET, MONOD, WILETTE, POINSOT, MENZEL, HOLMER

(1882). M. Mackenzie cite cinq cas d'œsophagotomie pour rétrécissements cicatriciels ; la survie a été en moyenne de sept semaines ; 2° quelques chirurgiens ont ouvert l'œsophage au niveau du rétrécissement lui-même ; tels sont Watson, Podrazki ; Czerny, ainsi que nous l'avons dit, réséqua un fragment du conduit ; 3° enfin Lavacherie, Bruns, Kappeler, Gussenbauer, dans l'espoir de pouvoir franchir, dilater ou sectionner le rétrécissement, incisèrent l'œsophage au-dessus de la coarctation (*œsophagotomie combinée*).

Si le chirurgien choisissait l'œsophagotomie de préférence à la gastrotomie, c'est à l'opération de la boutonnière au-dessous du rétrécissement qu'il devra donner la préférence : c'est assez dire qu'elle ne convient qu'aux coarctations cervicales uniques.

La *gastrotomie*, opération assez récente, a été conseillée et pratiquée dans le but de permettre l'alimentation des malades atteints de rétrécissements et faire la dilatation rétrograde (Terrillon) ; elle consiste à faire une bouche à l'estomac et à suturer ses bords à la plaie des téguments. Proposée par Egebert, chirurgien norwégien, en 1837, puis par Watson en 1844, cette opération a été pratiquée pour la première fois par Sédillot en 1849 et 1853. Malgré le peu de succès de ses tentatives, c'est au chirurgien de Strasbourg que revient l'honneur d'avoir cherché à montrer les avantages de la gastrotomie et d'en avoir décrit avec précision le manuel opératoire.

Depuis 1876, un courant éminemment favorable à ce mode d'intervention s'est établi, mais les résultats que l'on obtient sont bien différents suivant les cas. La mortalité, qui est de 11,5 p. 100 seulement après la gastrotomie pour corps étrangers, monte à 51.6 p. 100 après la même opération pour rétrécissements traumatiques, et atteint le chiffre effroyable de 72,8 p. 100 lorsqu'on intervient pour rétrécissement cancéreux (statistique de Zésas portant sur 129 opérés). Quant aux survivants, l'intervention leur permet de vivre pendant un laps de temps variable entre deux et six mois.

En présence d'alternatives semblables, il n'est pas étonnant que l'on ait songé à employer des moyens moins dangereux ; ne pouvant guérir le rétrécissement, les chirurgiens ont cherché à l'empêcher d'augmenter, en laissant une sonde à demeure qui permet de nourrir le malade.

Employée pour la première fois avec succès par Boyer, cette méthode a été reprise par Krisaber en 1881. Son exemple a été suivi, en Angleterre par Durham, Croft, James Berry, etc. ; en Allemagne, par Guersung, Leyden et Renvers ; enfin, en France, par Kirmisson et Gangolphe. Deux procédés sont en présence : dans l'un on emploie des sondes œsophagiennes de petit calibre dont l'extrémité libre sort par une narine ; dans l'autre, une canule en caoutchouc durci de 4 à 6 centimètres de long, à laquelle sont fixés deux cordonnets de soie comme fils de rappel, est descendue à l'aide d'un mandrin jusqu'au niveau de rétrécissement. Inauguré par Symonds, en Angleterre, en 1887, ce procédé a été mis en usage à Berlin par Renvers, à la clinique du professeur Leyden.

Ainsi que le fait remarquer Le Fort, ce dernier procédé a des inconvénients ; la partie supérieure de la sonde étant dans une partie de l'œsophage encore dilatable, laisse passer entre elle et le conduit des parcelles d'aliments qui descendent jusqu'au bord supérieur du rétrécissement, y séjournent, s'altèrent et amènent de l'inflammation. De plus, le fil peut se détacher et il devient alors fort difficile de retirer la sonde. Pour ces motifs, il vaut mieux employer une sonde de petit calibre et de longueur ordinaire.

Depuis 1876, la gastrotomie, avons-nous dit, a été remise en honneur, à tel point que quelques chirurgiens étrangers comptent plus de dix opérés. Autant l'opération convient aux rétrécissements cicatriciels, autant l'impression que laisse la lecture des dernières statistiques est défavorable dans les cas de rétrécissements cancéreux.

LIVRE VIII

MALADIES CHIRURGICALES DE LA POITRINE

CHAPITRE PREMIER

AFFECTIONS DE LA MAMELLE

Bibliographie générale. — *Traités des maladies du sein.* — A. COOPER, London, 1829. — CARPENTIER-MÉRICOURT, Paris, 1845. — BIRKETT, London, 1850. — VELPEAU, Paris, 1854. — KLOB, *Anat. path. des org. sexuels de la femme*, Wien, 1864. — BILLROTH, *Deutsche Chir.*, Lief. 41, 1880.

§ 1er. — Lésions traumatiques de la glande mammaire.

Les *plaies* de la mamelle, assez rares, ne présentent aucune particularité qui mérite de nous retenir; la richesse des vaisseaux sanguins et lymphatiques rend suffisamment compte de l'abondance de l'écoulement sanguin au début, plus tard de la fréquence des lymphangites et des érysipèles. Cette dernière complication est facile à reconnaître par son évolution et le rebord saillant de la rougeur. Le traitement ordinaire des plaies, la réunion antiseptique, conviennent aux blessures de la région mammaire.

Les *brûlures* par des liquides bouillants ou des vêtements enflammés n'intéressent presque jamais la glande elle-même. Seuls la peau et le mamelon sont parfois lésés, il peut en résulter des cicatrices qui rétrécissent ou obturent les conduits excréteurs. Plus tard, à l'occasion d'une grossesse, une semblable altération peut déterminer des accidents.

Rien ne serait plus fréquent que les *contusions* du sein si l'on ajoutait foi au dire des malades qui généralement rattachent toutes les tumeurs de cet organe à un traumatisme antérieur. Sans nier la possibilité de cette étiologie pour un certain nombre de faits, nous devons nous mettre en garde contre cette tendance; habituellement les contusions n'ont d'autre effet que de produire une ecchymose, un épanchement sanguin lent à se résorber, et ce n'est que dans des circonstances exceptionnelles que le sang épanché s'encapsule et devient l'origine d'une tumeur fibreuse. On a également signalé la possibilité de collections sanguines sous-mammaires. Ces divers épanchements s'abcèdent quelquefois.

Il convient d'en rapprocher les extravasats sanguins spontanés signalés par Cooper, Velpeau, Birkett, Billroth, chez les jeunes filles atteintes d'aménorrhée ou de dysménorrhée.

Le traitement qui convient aux lésions traumatiques du sein consiste dans l'application de compresses résolutives (eau blanche, eau-de-vie camphrée, fomentations tièdes); un pansement légèrement compressif sera toujours utile.

§ 2. — Affections inflammatoires. — Mastites.

1° LÉSIONS DU MAMELON ET DE L'ARÉOLE

Bibliographie. — Courgey, Th. de Paris, 1877. — De Sinety, *Traité de gynécologie*, Paris, 1883. — Castex, *Contrib. à l'étude des congestions et inflammations de la mamelle*, Revue de chir., 1887.

Le mamelon et l'aréole sont souvent le siège d'affections fort douloureuses auxquelles on a donné les noms d'*érosions*, d'*excoriations*, lorsqu'elles ne comprennent que l'épiderme, de *gerçures*, de *fissures*, de *crevasses*, s'il s'agit de solutions de continuité allongées, plus profondes que les précédentes. Elles sont relativement rares sur l'aréole.

Sur 526 nourrices, Courgey en compte 294 atteintes de gerçures, c'est-à-dire près des trois cinquièmes se répartissant de la façon suivante : 137 érosions; 40 gerçures et fissures; 78 crevasses et ulcérations graves; chez 233 les deux seins étaient malades.

Étiologie. — Tous les auteurs qui ont étudié cette question, Winckel, Rossi, Courgey, reconnaissent que les primipares y sont prédisposées, sans qu'il y ait d'immunité pour les autres. Le tempérament lymphatique, les vices de conformation du mamelon (mamelons invaginés, ombiliqués), les tractions exercées par l'enfant sur un bout de sein incommode, constituent les causes vulgaires de ces affections. Donné a fait intervenir les altérations de la sécrétion; Rossi, Churchill, les aphtes de la bouche des nouveau-nés; Bixy, la réaction acide de leur salive. La malpropreté n'est pas indifférente à leur production.

L'excoriation, ordinairement limitée aux couches superficielles du derme, siège de préférence au sommet du mamelon; ses dimensions oscillent entre un grain de mil et une lentille. A la loupe, la surface présente un aspect fongueux, granuleux, humide; çà et là elle est recouverte de croûtes minces, jaune rougeàtre, qui saignent quand on les détache.

Symptômes. Marche. — Suivant Courgey, ces lésions apparaîtraient du troisième au cinquième jour de l'allaitement pour disparaître du sixième au septième. L'érosion succède à une phlyctène développée sur les saillies du mamelon, à une fissure au fond d'un sillon. Sans cesse irritée, la petite excoriation n'a point de tendance à guérir, devient très douloureuse, intolérable. Lorsqu'il existe plusieurs fissures, le mamelon et même l'aréole enflammés, rouges, laissent suinter une lymphe séro-sanguinolente qui se concrète sous forme de croûtes. On a vu dans des faits exceptionnels l'affection aboutir à la destruction du mamelon ; sur 294 cas, COURGEY trouve 20 fois des pertes de substance et même des chutes complètes du mamelon ; BOUCHUT signale l'ouverture anormale de conduits galactophores au niveau d'une fissure profonde.

Convenablement traitée, cette affection a peu d'importance ; il faut savoir toutefois qu'elle expose à des complications sérieuses ; telles sont la lymphangite simple ou suppurée, le phlegmon sous-cutané, la mastite diffuse. les engorgements laiteux, l'érysipèle.

Traitement. — Il est prophylactique ou curatif. Signalons, parmi les moyens d'éviter les érosions, la préparation du mamelon avant l'accouchement, les lotions astringentes et alcooliques, les soins de propreté, les lotions alcalines pendant l'allaitement. Le meilleur traitement consiste à cesser de donner le sein. VELPEAU ne partageait pas cette manière de voir, et comme c'est souvent une dure nécessité pour les nourrices, on peut essayer de continuer l'allaitement en soignant la lésion. Tout a été employé contre les gerçures ; parmi les moyens les moins mauvais, citons le vin sucré, les badigeonnages au nitrate d'argent, le tannin, le rhum, le glycérolé d'amidon, l'acide picrique. HAUSMANN préconise les compresses phéniquées à 5 p. 100 ; d'autres, les pommades phéniquées (0^{gr},5 pour 10 grammes) ; STEINER préfère les badigeonnages avec un pinceau. Le traitement le plus méthodique consiste à laver le bout du sein après chaque tétée avec une solution borique, et à appliquer en permanence sur le sein, des compresses boriquées recouverte de taffetas imperméable.

2° INFLAMMATIONS DE LA GLANDE. — MASTITES

Bibliographie. — NÉLATON, *Presse méd.*, 1852. — GIRALDÈS, *Gaz. des Hôp.*, 1854. — CHASSAIGNAC, *Gaz. méd. de Paris*, 1855, et *Traité de la suppuration*, t. II. — WINCKEL, *Die Pathol. der Wochenbettes*, Breslau, 1869. — GOSSELIN, *Clin. de la Charité*, 1873. — OLSHAUSEN, *Deut. Med. Woch.*, n° 14, 1888. — BUDIN, *Acad. méd.*, 1889. — BŒCKEL, *Ibid.*, 1889.
Thèses de Paris. — 1843, CORNET. — 1844, BOUSSIRON. — 1847, ALABOISETTE. — 1849, DESNEUX. — 1854, DURRIEUX, BENOIST. — 1856, LEFEBVRE. — 1858, BORIES.— 1862, CLAUDE. — 1873, GILLE. — 1876, HERPIN. — 1878, BAILLEUL, LEHALLAIS.— 1880, RICARD. — 1881, VERGEADE.
Thèse de Lyon. — 1885, PLANTE.

Les divisions adoptées par les auteurs pour distinguer les inflammations du sein reposent sur des considérations différentes. Tandis que les uns les divisent en deux groupes, suivant qu'elles sont ou non puerpérales, d'autres prennent pour base le siège anatomique et décrivent des phlegmons *sous-*

cutanés, sous-mammaires et *parenchymateux* (VELPEAU). A l'exemple de BILLROTH, nous étudierons dans des paragraphes distincts la mammite puerpérale, de beaucoup la plus commune, la mammite aiguë ou subaiguë étrangère à la lactation, enfin la mammite chronique simple ou spécifique.

A. — MAMMITE OU MASTITE PUERPÉRALE

Le temps n'est plus où toutes les inflammations mammaires étaient banalement attribuées au froid, à une contusion, à la simple rétention du lait chez les nouvelles accouchées, ce sont seulement des circonstances prédisposantes; nous pensons avec ROSER, BILLROTH et la majorité des auteurs que la rétention du lait est plutôt l'effet que la cause de l'inflammation.

Les inflammations mammaires ont été attribuées à deux causes : 1° l'inflammation des conduits galactophores ; 2° la lymphangite superficielle et profonde.

Au premier abord l'esprit ne conçoit pas bien de quelle façon ni sous quelle influence survient l'inflammation des conduits ; néanmoins cette hypothèse est parfaitement plausible, une irritation périphérique de l'aréole ou du mamelon ne peut-elle pas se propager à un conduit glandulaire et à un lobule? Ne voit-on pas se produire, par un mécanisme analogue, les orchites et les parotidites ? Dans ce cas, la transmission de l'irritation se ferait par les parois ; mais il serait tout aussi rationnel d'admettre que le lait altéré par des agents extérieurs provoque l'inflammation de l'organe sécréteur.

Sans être ancienne, la théorie de la lymphangite est admise aujourd'hui par la majorité des chirurgiens. Émise par VELPEAU, acceptée par NÉLATON (1853), soutenue par RICHARD, l'origine lymphatique des inflammations mammaires semble à peu près hors de contestation. Cependant DUPLAY ne paraît pas l'adopter volontiers, il objecte l'indifférence fréquente des ganglions axillaires, et d'autre part, la marche de l'inflammation en sens inverse du cours de la lymphe. La première objection est relative, car les ganglions sont souvent douloureux, s'ils ne sont pas tuméfiés. D'autre part, il n'est pas exceptionnel de voir les lymphangites se propager en sens inverse du cours de la lymphe.

Les nouvelles théories ont donné une explication plus rationnelle. Toutes ces mammites sont d'origine infectieuse.

L'infection peut pénétrer dans la glande par deux voies bien distinctes: 1° la lumière des canalicules galactophores. ERECHERICH et BUMM ont en effet trouvé des microbes dans le lait avant le début de la maladie; 2° les crevasses du mamelon. Les canalicules galactophores constituent la voie la plus ordinaire. C'est elle que choisit le staphylococcus. Les espaces conjonctifs sont envahis au contraire dans le phlegmon mammaire causé par les crevasses. C'est alors le septrococcus pyogène qui est l'agent d'infection.

Étiologie. Fréquence. — Sur 228 cas de mammite relevés par NUNN, BRYANT, BILLROTH, on en trouve 171 développés pendant la lactation, 13 pendant la grossesse; 34 seulement sont étrangers à l'état puerpéral. La maladie serait plus fréquente dans les hospices que dans la pratique privée, chez les blondes que chez les brunes. Plusieurs statistiques réunies nous montrent que l'affection siégeait 261 fois à droite, 192 fois à gauche et dans 65 cas des deux côtés. Les femmes qui ne nourrissent pas ne sont pas à l'abri de la mammite. La maladie se manifeste surtout chez les primipares dans 67,6 p. 100 des cas. D'après Winckel, elle existe chez 6 p. 100 de toutes les accouchées, l'usage des antiseptiques diminue cette proportion.

Anatomie pathologique. — Il existe plusieurs variétés anatomiques des phlegmons et abcès mammaires. On distingue des inflammations du tissu cellulaire sous-cutané, sous-mammaire et enfin de la glande. Cette dernière porte plus spécialement le nom de *mammite, mastite,* par opposition aux deux premières encore appelés *paramastites.*

1° Le *phlegmon du tissu cellulaire sous-cutané* comprend deux formes : circonscrite et diffuse. La première, de beaucoup la plus commune, est désignée différemment suivant le siège qu'elle occupe ; le phlegmon sous-aréolaire partiel ou total prend sa naissance dans les glandes de Montgomery et aboutit à la formation de ces abcès désignés par Velpeau sous le nom d'*abcès tubéreux* ou *furonculeux.* Quant aux abcès circonscrits sous-cutanés, ils ont la même évolution que les abcès angioleucitiques, apparaissent au niveau d'une plaque d'abord rouge et indurée, plus tard violacée et ramollie à son centre ; ils sont remarquables par leur multiplicité, l'existence de cordons intermédiaires indurés.

2° Le *phlegmon rétro-mammaire* reconnaît les mêmes causes que le précédent et résulte sans doute d'une lymphangite profonde ; d'ailleurs il coïncide fréquemment, comme le premier, avec d'autres formes de la maladie et dans ce dernier cas il est parfois diffus. Par suite de son siège, le phlegmon sous-mammaire ne peut se développer et s'abcéder sans repousser le sein en avant et en dehors.

3° Le *phlegmon glandulaire, parenchymateux,* succède très souvent à la lymphangite puerpérale superficielle. L'abcès intra-glandulaire n'apparait qu'après plusieurs semaines, soit par une sorte de réveil de l'irritation, soit à l'occasion d'une nouvelle lymphangite (Budin).

Contrairement à ce que l'on voit pour d'autres glandes, la parotide par exemple, l'affection n'envahit pas tout l'organe en même temps ; elle procède par foyers disséminés, successifs, qui tantôt siègent dans le tissu conjonctif inter-acineux, tantôt intéressent les éléments glandulaires. Dès qu'on cherche à pénétrer plus intimement dans le mode de formation du foyer phlegmoneux, on se heurte à des difficultés d'interprétation dues à la pauvreté de nos connaissances anatomo-pathologiques. C'est toujours le même problème qui se pose, la même alternative embarrassante. Le processus a-t-il débuté par le tissu cellulaire et les lymphatiques ou les culs-de-sac glandulaires? Klob, pas plus que Billroth, ne sont très affirmatifs sur ce point : peut-être la pathologie microbique permettra-t-elle de pousser plus loin nos recherches dans l'un et l'autre sens.

Quoi qu'il en soit, ces abcès n'ont pas une paroi lisse, nettement circonscrite ; on y voit des portions saillantes constituées par des débris de tissu cellulaire et du tissu glandulaire. Billroth admet la possibilité d'une mammite métastatique dans le cours de la pyohémie puerpérale.

4° *Phlegmon total ou phlegmon diffus*. Dans cette variété assez rare décrite par Dupuytren, Velpeau, Chassaignac, l'inflammation se propage plus ou moins rapidement à toutes les parties voisines ; le sein se recouvre de phlyctènes, prend une couleur violacée ; çà et là le tissu se sphacèle et les ouvertures donnent issue à des lambeaux gangreneux.

Symptômes. — Les symptômes généraux, communs à toutes les formes inflammatoires, ne varient que par l'intensité ; les symptômes locaux, au contraire, exigent une description spéciale pour chaque variété.

Peu de temps après l'apparition d'une crevasse au niveau du mamelon, la malade se plaint de malaise, d'inappétence, de courbature ; la peau est chaude, la langue chargée, les principales fonctions languissent. Le sommeil est difficile. La station debout devient pénible. La température monte à 40°. Du côté du sein, dans les cas où il n'y a qu'une lymphangite, on voit partir de l'aréole des stries d'un rose tendre qui se réunissent pour former des rubans ; elles disparaissent momentanément par la pression et circonscrivent des ilots de peau saine. Par suite de leur fusion, les rubans se transforment fréquemment en véritables plaques angioleucitiques ; dans ce cas, à la tuméfaction inflammatoire s'ajoute un œdème local. Le malade éprouve à cette période une sensation de chaleur âcre et mordicante, une douleur vive non lancinante qui se propage aux ganglions axillaires souvent tuméfiés. Tantôt l'affection se termine par résolution, et tous les symptômes diminuent insensiblement, tantôt les plaques prennent une teinte violacée, se ramollissent, suppurent.

Avec le phlegmon circonscrit sous-cutané, la tension, la rougeur, l'empâtement, les douleurs augmentent, deviennent lancinantes. Au bout de huit ou dix jours, la fluctuation est perceptible au centre de la plaque légèrement acuminée. Abandonnés à eux-mêmes, les abcès superficiels évoluent lentement, s'ouvrent dans la deuxième septénaire ; après vient la période fistuleuse.

Le phlegmon rétro-mammaire simple se rencontre rarement, car la glande participe presque toujours à l'inflammation ; aussi le gonflement de la région est-il beaucoup plus marqué que dans les cas précédents. Le sein soulevé, projeté en avant et latéralement, recouvre la collection qui occupe le tissu cellulaire très lâche placé en avant du grand pectoral. La fluctuation est surtout manifeste en bas.

En général, le phlegmon circonscrit occupe le même côté que la gerçure du mamelon ; les ganglions axillaires sont parfois douloureux avant l'apparition de la rougeur. Cette dernière fait défaut au début dans la mammite profonde ; ce n'est qu'au bout du second septénaire que le tissu cellulaire s'empâte et qu'il est possible de percevoir la fluctuation. L'évolution du foyer diffère suivant les cas ; l'inflammation peut s'étendre à d'autres lobes de la glande, le phlegmon circonscrit devient diffus ; ailleurs le pus envahit le tissu cellulaire sous-cutané en donnant naissance à une double poche (*abcès en bissac de* Velpeau) ; si le pus se porte profondément en arrière de la glande, la mammite parenchymateuse se complique d'un abcès rétro-mammaire. Enfin il n'est pas rare de constater la formation de foyers successifs indépendants les uns des autres qui prolongent notablement la durée de l'affection.

Il nous reste à parler d'une dernière variété clinique plus grave que les précédentes, la mammite diffuse qui intéresse à la fois la glande, le tissu cellulaire sous-cutané et sous-mammaire, c'est le phlegmon diffus de la région. Les symptômes généraux acquièrent alors une gravité exceptionnelle ; la mamelle très gonflée, uniformément dure, horriblement douloureuse, prend une coloration rouge violacé, diffuse. Au bout de peu de jours, l'induration fait place en certains points à des plaques rouge sombre, ramollies, brunâtres qui se sphacèlent si on ne les débride pas ; il s'en écoule un liquide sanieux et bientôt du pus ichoreux mêlé aux débris gangrenés du tissu cellulaire et de la glande. DUPLAY rapporte qu'il retira par l'incision d'un de ces phlegmons « une masse solide résistante offrant les apparences de la glande mammaire disséquée ». En pareil cas toute la mamelle est infiltrée de pus ; cette forme grave expose à des complications pulmonaires, à la perforation d'un espace intercostal et à la pénétration du pus dans la plèvre.

Tous les abcès mammaires sont remarquables par leur évolution lente, leur multiplicité, le décollement des tissus sous-cutanés, leur tendance fistuleuse ; la glande peut recouvrer difficilement ses fonctions, rester déformée et plus ou moins atrophiée. Les fistules purulentes se guérissent alors difficilement, persistent pendant des mois ou des années ; les trajets souvent sinueux correspondent à des clapiers profonds.

Diagnostic. — Seul le diagnostic de la variété peut présenter quelques difficultés, car la douleur, le gonflement anormal, les autres signes objectifs ne laissent aucun doute sur le siège réel de la lésion. A la lymphangite superficielle appartiennent les traînées roses, la douleur cuisante consécutive à une ulcération du mamelon ; l'érysipèle offre une rougeur uniforme, un bord abrupt. Le phlegmon superficiel est facile à diagnostiquer, au moins au début, en raison de la rougeur, de la chaleur et de la tension de la peau ; il en est de même des plaques violettes d'abord dures, puis ramollies à leur centre. Un gonflement diffus de l'organe en quelque sorte soulevé et projeté en masse, en avant, avec empâtement ou fluctuation à la base, sans rougeur de la peau, serviront à distinguer le phlegmon sous-mammaire. Quant à la mammite parenchymateuse, elle se traduit par l'apparition de bosselures circonscrites, intra-glandulaires, douloureuses sans changement de couleur des téguments, toujours précédées par un engorgement de l'organe.

S'agit-il du phlegmon diffus, la maladie affecte des caractères spéciaux ; l'intensité des symptômes généraux, la dureté de l'organe, la coloration violacée de toute la peau, les douleurs intenses pourront la faire reconnaître ; d'ailleurs la marche ultérieure ne laisse aucun doute. Lorsque le phlegmon est déjà suppuré, il devient parfois difficile de préciser son origine.

Traitement. — Les moyens prophylactiques, les soins du mamelon chez les nourrices ne doivent pas être négligés. Si l'inflammation se déclare, le chirurgien aura recours au traitement général et au traitement local ; le repos au lit, un régime modéré, de légers purgatifs trouveront leur indication quand

il y aura de la fièvre. A peine est-il besoin de traiter la question de l'allaitement avec le sein malade, parce que les douleurs provoquées par la succion
sont intolérables. Cependant il y a plusieurs variétés de phlegmons compatibles avec l'allaitement ; tels sont les abcès sous-mammaires et certains
abcès circonscrits à développement lent ; aussi voit-on de malheureuses
femmes donner le sein à leur enfant jusqu'au jour de l'ouverture spontanée
de ces collections. L'allaitement est, dans ces conditions, pénible pour la
mère et dangereux pour l'enfant. Il faut donc suspendre l'allaitement, traiter
l'abcès mammaire et user des moyens mécaniques habituels pour vider le
sein engorgé.

Parmi les traitements locaux, les plus simples sont les meilleurs ; personne
n'emploie aujourd'hui les antiphlogistiques, les sangsues, les vésicatoires
volants, inefficaces ou douloureux ; c'est à la compression méthodique avec
l'ouate qu'il faut donner la préférence ; les compresses chaudes arrosées de
liqueur de VAN SWIETEN ou enduites de pommade mercurielle belladonée,
calment la douleur, surtout si l'on prend, en même temps, la précaution de
soulever fortement les seins.

Dès que la présence du pus est constatée, il faut lui donner issue, les
foyers seront ensuite drainés et lavés avec une solution antiseptique. Sitôt
que la suppuration commence à diminuer, les drains seront supprimés et un
bandage ouaté compressif assurera la guérison.

Pour empêcher la répétition de ces abcès, J. BŒCKEL conseille d'évider la
glande tout comme on fait l'évidement d'un os atteint d'ostéomyélite. Après
avoir incisé le sein dans toute sa longueur, il enlève avec le bistouri des
tranches de la glande en voie de suppuration et ne s'arrête qu'au niveau du
tissu sain. Les parties bien désinfectées sont ensuite réunies hermétiquement
sans drainage.

B. — MAMMITE NON PUERPÉRALE

Bibliographie. — LE DENTU, *Bull. de la Soc. de chir.*, 1874. — KLEINWÄCHTER,
Centr. f. Gyn., 1877, p. 121. — FAU, Th. de Paris, 1878.

Tous les accidents dont nous venons de tracer l'histoire se produisent
également en dehors de l'état puerpéral ; les contusions, les épanchements
sanguins superficiels, interstitiels ou sous-mammaires sont susceptibles de
suppurer et d'engendrer les différentes variétés du phlegmon ; CHASSAIGNAC,
VELPEAU en ont relaté des exemples. Nous aurons surtout en vue ici les mammites aiguës ou subaiguës que l'on observe particulièrement chez les nouveau-
nés et à la puberté. Il n'est pas rare de rencontrer peu de jours après la
naissance un gonflement fluxionnaire de l'un ou des deux seins, avec rougeur de la peau et sécrétion d'un liquide épais. Si dans la majorité des cas
cette mammite se termine par résolution, on la voit quelquefois aboutir à la
suppuration et même compromettre l'existence des enfants.

Ces accidents apparaissent également dans les deux sexes au moment de la puberté, tantôt à l'occasion d'un léger traumatisme, tantôt spontanément. Une légère compression, quelques badigeonnages iodés, suffisent pour amener la résolution. La terminaison par suppuration est exceptionnelle; chez la femme adulte la mammite non puerpérale peut être en rapport avec des troubles des fonctions utérines, mais est le plus souvent consécutive à des lésions du mamelon : ulcération, eczéma.

Fau, dans sa thèse inspirée par S. Duplay, donne à ces diverses formes le nom de *mammite interstitielle subaiguë* et admet trois modes de terminaison : la résolution, l'induration, la suppuration. C'est sans doute à la forme indurée qu'appartenait le fait de Le Dentu, observé sur une vieille femme qui depuis la ménopause avait une tuméfaction douloureuse de l'organe. La mammite subaiguë non suppurée aboutit à l'hypertrophie ou à l'atrophie de l'organe.

C. — MAMMITE CHRONIQUE. — TUBERCULES ET GOMMES DE LA MAMELLE

Bibliographie. — KLOTZ, *Arch. de Langenbeck*, t. XXV. — LE DENTU, *Rev. de chir.*, 1881, p. 27. — OHNACKER, *Arch. de Langenbeck*, t. XXVIII, p. 366. — DUBREUIL, *Gaz. méd. de Paris*, 1888.
Thèses de Paris. — 1878, GROMO. — 1881, DUBAR.

1° *Abcès chroniques.* — Sous la dénomination d'abcès froids, beaucoup d'auteurs décrivent des affections différentes. Les uns, de nature tuberculeuse, méritent plus justement le nom d'abcès froids; les autres, étrangers à la tuberculose, doivent seuls être appelés abcès chroniques ; ils sont d'ailleurs très rares, résultent d'épanchements sanguins, de contusions. Erichsen en a décrit deux formes suivant qu'ils sont diffus ou enkystés; peut-être cet auteur a-t-il observé des manifestations tuberculeuses, car il a vu l'affection se développer de préférence chez les sujets tuberculeux. Le diagnostic de ces collections est parfois très difficile, lorsque l'abcès intra-glandulaire est enkysté ; aussi plus d'une fois a-t-on enlevé la mamelle croyant à l'existence d'une tumeur. Une ponction exploratrice lèvera les doutes ; c'est surtout avec les abcès froids ossifluents de la paroi thoracique ou extérieurs au périoste que l'on pourrait confondre ces mastites chroniques.

2° *Tubercules de la mamelle.* — Cette affection, entrevue par Velpeau qui la dégageait mal d'autres productions néoplasiques, a été l'objet de travaux importants de la part de Dubar et d'Ohnacker. Nélaton, Bazin, Le Dentu en avaient observé quelques cas; mais le silence des auteurs indique assez qu'il s'agit ici d'une lésion fort peu commune. Les altérations tuberculeuses de la mamelle offrent deux variétés : 1° des noyaux isolés, disséminés ; 2° des foyers tuberculeux confluents. La première forme est caractérisée par des noyaux multiples, distincts, variant du volume d'une noisette à celui d'une noix, parfois plus petits, jaunâtres, entourés d'une zone gris bleuâtre, logés dans une mamelle saine ou un peu plus ferme qu'à l'état normal. Ces masses subissent lentement la dégénération caséeuse centrale.

Dans l'autre forme, le sein a doublé de volume et le gonflement porte inégalement sur les divers lobes bosselés. Çà et là, au niveau des points les plus saillants, se voient des orifices fistuleux ; chacun d'eux conduit dans une cavité anfractueuse commune, à paroi fongueuse et caséeuse, entourée d'une zone indurée, farcie de tubercules miliaires. Les ganglions axillaires sont presque toujours intéressés et présentent une altération identique. L'histologie révèle la structure tuberculeuse de ces diverses lésions.

Symptômes. — Aux deux formes anatomo-pathologiques correspondent des symptômes spéciaux, mais ces caractères ne deviennent distincts que plus tard. L'adénopathie est commune aux deux variétés. Dans la forme disséminée le sein a son volume à peu près normal, et l'on sent au toucher, dans l'épaisseur de la glande, des nodosités indépendantes, de la grosseur d'une noix, peu distinctes du tissu ambiant, de consistance ferme et même ligneuse ; leur évolution très lente dure des années sans que la mamelle devienne douloureuse. On ignore la terminaison de cette altération ; peut-être ces nodules restent-ils stationnaires.

Toute autre est la marche de la tuberculose confluente ; le phénomène qui attire le plus tôt l'attention est le gonflement qui dans certains cas procède par poussées successives. Cette évolution peut se faire sans retentissement sur la santé générale, les femmes éprouvent seulement dans quelques cas de vives douleurs irradiantes. A la palpation, on sent dans la glande tuméfiée des tumeurs de forme ovoïde, mamelonnées, n'envoyant pas de prolongements dans le reste de la glande et recouvertes par une peau normale. Avec un peu d'attention la fluctuation est perceptible ; d'autre part, la ponction évacue un pus grumeleux ; l'affection se reproduit ou devient fistuleuse. D'autres fistules formées ultérieurement donnent à la mamelle un aspect spécial ; au niveau des bosselures se voient des orifices fistuleux entourés d'une peau violacée caractéristique. La marche du mal, lente et progressive, aboutit à la destruction de la glande ; assez souvent les manifestations viscérales de la tuberculose et surtout la phtisie compromettent l'existence des malades.

L'extirpation de semblables foyers ou tout au moins le raclage et la cautérisation des parois nous paraissent les meilleurs moyens de traitement, s'il n'y a pas de complications générales. On y associera la médication interne.

3° *Syphilis de la mamelle.* — Nous ne ferons que signaler le chancre du mamelon et les ulcérations secondaires pour étudier spécialement les gommes.

La syphilis gommeuse a été l'objet d'une thèse de Gromo (1878) ; cet auteur a réuni la plupart des faits relatifs à la question. Entrevues au siècle dernier, les gommes du sein ont été signalées par Velpeau, Richet, Yvaren, Maisonneuve. Plus près de nous, Verneuil, Ambrosoli, Horteloup, Terrillon, et presque tous les syphiliographes font mention des gommes de la mamelle. Cependant il n'existerait guère qu'une douzaine de cas certains. Colonna dans sa thèse (Paris, 1886) a réuni 23 cas de gommes du sein. Dans presque tous les cas la lésion était circonscrite, rarement multiple.

Cette affection débute d'une façon insidieuse, évolue lentement, avec une telle indolence que les malades s'aperçoivent seulement par hasard de son existence. LANCEREAUX a décrit une forme diffuse et une forme circonscrite; cette dernière correspond plus spécialement à la mastite gommeuse. A mesure que la tumeur grossit, elle perd son indifférence; la peau primitivement saine devient violette ou brune; la gomme se ramollit ensuite et l'ulcération laisse écouler un pus visqueux, gommeux, brunâtre. Bientôt les bords de l'ulcération ou de l'incision offrent une teinte violacée, sont taillés à pic, et le fond prend un aspect pultacé; au pourtour du foyer l'organe a une dureté ligneuse. A ce moment l'affection offre plus d'un trait commun avec le carcinome ulcéré.

Certains caractères permettent de différencier les gommes des autres tumeurs du sein. Le carcinome s'accompagne d'adénopathie axillaire, d'adhérences à la peau, de douleurs lancinantes; en outre l'iodure de potassium n'a aucun effet sur lui. L'adénome a une évolution très lente, de cinq, dix, vingt ans de durée. tandis que la gomme se forme en cinq ou six mois.

Si l'on arrivait à reconnaître une mammite gommeuse, il faudrait prescrire l'iodure de potassium; la gomme est-elle ramollie, prête à ulcérer la peau, mieux vaut l'inciser. La poche sera pansée avec les topiques usités dans les lésions tertiaires de la syphilis.

D. — NÉVRALGIE DE LA MAMELLE

SYNONYMES. — Irritabile mamma. — Mastodynie.

L'affection dont nous allons nous occuper est assez mal définie parce qu'elle ne constitue en réalité qu'un symptôme qui peut être commun à divers états pathologiques du sein. On y a fait entrer toutes les maladies très douloureuses de la glande qui ne s'accompagnent d'aucune lésion appréciable ou d'altérations légères encore peu connues. A. COOPER désignait cette névralgie sous le nom de *tumeur irritable*. VELPEAU, l'un des auteurs qui ont le mieux étudié la question, a divisé tous les cas de ce genre en trois classes : 1° les tumeurs névropathiques ou nodosités; 2° les douleurs névralgiques; 3° les douleurs et tumeurs imaginaires.

La première variété n'est pas très bien connue; RUFZ n'a rien trouvé anatomiquement dans un cas où l'on percevait avant l'opération des nodosités. Suivant VELPEAU, il s'agissait peut-être de petits grains lardacés, hypertrophiés; ailleurs les noyaux sous-cutanés avaient les dimensions d'un pois, et VELPEAU ne serait pas éloigné de les considérer comme des névromes. Ces petites tumeurs s'accompagnent de douleurs extrêmement vives et irradiées. Le moindre contact les exacerbe, tandis que la pression forte les atténue quelquefois; le sommeil est souvent impossible. Cet état rappelle certainement les accès des fibromes douloureux et de fait les deux affections ont plus d'une analogie; VELPEAU, ERICHSEN, GROSS signalent la fréquence de l'affection de quinze à trente ans; mais elle ne serait pas rare vers l'âge de la ménopause; toutes les irrégularités de la menstruation y prédisposent.

Dans la seconde variété, la douleur, seul symptôme appréciable, procède par poussées qui irradient dans les épaules, les membres supérieurs, le cou, la tête; cette névralgie, permanente, intermittente ou périodique, atteint chez quelques malades une intensité très grande et retentit sur l'état général.

Enfin certaines femmes, nerveuses ou hystériques, accusent des névralgies imaginaires dans le sein, tourmentent les médecins au sujet d'un prétendu cancer ou demandent des opérations pour les débarrasser de ce mal. Beaucoup de praticiens, en rappelant leurs souvenirs, trouveraient des exemples de cette sorte d'hypocondrie mammaire dont VELPEAU a publié de curieuses observations.

À peine est-il besoin de dire que dans ces derniers cas le chirurgien devra se refuser à toute intervention. Contre les nodosités douloureuses et les névralgies on a employé les préparations opiacées, les solanées vireuses, l'aconit, la vératrine, le bromure de potassium avec succès : les sangsues, les vésicatoires réussissent quelquefois. Si la douleur est rebelle, il est indiqué d'enlever la petite tumeur, opération facile et bénigne.

§ 3. — Tumeurs du sein.

Bibliographie générale. — Consulter les *Traités généraux*. — VIRCHOW, *Traité des tumeurs*. — BROCA, *Traité des tumeurs*, 1869, t. II, p. 413. — PAGET, *Lect. on Surg. Pathol.*, 2e édit., p. 427 et 519. — LABBÉ et COYNE, *Traité des tumeurs bénignes*. — W. GROSS, *Traité pratique des tumeurs du sein*, New-York, 1880. — BILLROTH, *Deutsche Chir.*. Lief. 41, 1880.— PHOCAS, Th. de Paris, 1886.— RECLUS, *Gaz. hebd.*, 1887.

Division. — Avant A. COOPER la plupart des néoplasmes du sein étaient confondus dans le groupe des cancers; le premier, il en sépara les tumeurs mammaires chroniques. Cependant il faut venir jusqu'à CRUVEILHIER, VELPEAU, BIRKETT, pour trouver une étude plus consciencieuse des néoplasmes de la glande mammaire.

Au commencement de la période histologique LEBERT et ses élèves ayant remarqué que beaucoup de tumeurs bénignes du sein contenaient des éléments glandulaires disséminés çà et là dans le tissu morbide, rangèrent toutes les affections qui présentaient ce caractère dans le groupe des tumeurs adénoïdes, des adénomes. Le cadre était beaucoup trop vaste; car presque toutes les productions morbides du sein intéressent à des degrés divers le tissu glandulaire. Plus tard BROCA, reconnaissant l'impossibilité de conserver cette division qui n'avait ni valeur clinique, ni base histologique suffisante, admit : 1° des adénomes vrais; 2° des adénomes avec prédominance du stroma; 3° des adénomes avec prédominance de l'élément épithélial. C'était déjà un progrès considérable. Pour être dans le vrai, il aurait dû supprimer la dénomination d'adénome comme terme générique et dire qu'il existe : 1° des adénomes vrais réguliers, extrêmement rares ; 2° des tumeurs conjonctives de la mamelle ayant pris naissance dans le stroma; 3° des tumeurs épithéliales formées aux dépens de l'élément glandulaire. Sans insister sur les modifications diverses apportées aux classifications par L'Abbé et Coyne, Malassez, Billroth, nous acceptons la division de Gross qui les résume heureusement. Nous étudierons successivement :

1° Les kystes qui résultent de l'obstruction des conduits et de l'accumulation de la sécrétion dans les canaux; ils sont tantôt simples, tantôt nés dans une autre tumeur ;

2° Les tumeurs dérivées du stroma de la glande : les unes bénignes aboutissent à la formation d'un tissu complet (lipome, fibrome, myxome); les autres, malignes, sont formées d'un tissu embryonnaire arrêté à sa première phase de développement. Ainsi se montrent les tumeurs conjonctives atypiques plus connues sous le nom de sarcomes ;

3° Les tumeurs dérivées de l'épithélium glandulaire : adénome, si la production est typique; carcinome, s'il s'agit d'une prolifération atypique.

4° Un dernier groupe, peu important, comprendrait les angiomes, les névromes, néoplasmes extrêmement rares.

Étiologie. — *Fréquence relative.* — Sur un relevé de 649 faits observés histologiquement, Gross compte 534 carcinomes, soit 83 p. 100 ; 57 sarcomes, 48 fibromes, 2 adénomes et 12 kystes. Billroth, d'après ses relevés, trouve que 18 p. 100 des tumeurs du sein ne sont pas des carcinomes.

Parmi les causes occasionnelles habituellement invoquées pour expliquer le développement des néoplasmes du sein, signalons le traumatisme (Le Clerc, Th. de Paris, 1883); il n'existerait réellement que dans 11,94 p. 100 des cas. Viennent ensuite les affections antérieures, le psoriasis, l'eczéma du mamelon (Paget, Butlin), les mastites puerpérales (8,21 p. 100).

Les deux tiers des tumeurs du sein s'observent sur des femmes mariées; et sur ce nombre 86 p. 100 ont eu des enfants. Dans 15,5 p. 100 des cas le néoplasme apparaît pendant la grossesse ou la lactation. Si l'on envisage seulement les carcinomes on trouve que 88 p. 100 surviennent chez des femmes mariées et que 83 p. 100 ont eu des enfants ; enfin dans 61 p. 100 des cas la menstruation antérieure était régulière. D'une façon générale les tumeurs conjonctives se développent avant trente ans. De tous les faits il ressort avec évidence que le fonctionnement des organes reproducteurs prédispose aux tumeurs du sein. Certains auteurs, J. Paget entre autres, ont fait jouer un rôle important à l'hérédité, on ne la constaterait qu'une fois sur neuf carcinomes : 77,26 p. 100 des carcinomes apparaissent après quarante ans.

Si maintenant, tout en tenant compte de l'âge, on examine l'influence exercée par le degré d'activité fonctionnelle de la glande, voici quels sont les résultats. Tant que la mamelle reste rudimentaire, on n'y rencontre que des fibromes : après la puberté, le tissu conjonctif en excès devient le point de départ de fibromes et de fibro-sarcomes. Entre vingt et trente ans, époque à laquelle la femme devient mère, l'activité fonctionnelle de l'élément glandulaire augmente; alors se développent les sarcomes médullaires ou à cellules fusiformes. De trente à quarante ans on observe surtout le cysto-sarcome, l'adénome : enfin, à l'époque de la ménopause, avec la déchéance physiologique de l'organe, le carcinome devient prépondérant.

1° KYSTES

Bibliographie. — BOUCHACOURT, *Du galactocèle*, Lyon, 1857. — BERGMANN, *Dorpat Med. Zeits.*, Bd. I, 1871, p. 73. — ROGEAU, Th. de Paris, 1874. — HAUSMANN, *Die Parasite der Brustdruse*, Berlin, 1874. — LANENSTEM, *Diss. Inaug.*, Gottingen, 1874. — SCHNEPP, *Centr. f. Chir.*, 1876, p. 304. — RICHELOT, Th. d'Agr., 1878. Thèses de Paris. — 1886, GRIAS. — 1887, SOURCE.

Rien n'est plus commun que la présence des kystes dans les tumeurs du sein. Simples ou composés, gros ou petits, unilatéraux ou bilatéraux, séreux, hématiques ou contenant des produits butyreux, ces kystes ont été observés à peu près indistinctement dans tous les néoplasmes bénins ou malins. Avant les travaux de BILLROTH, COYNE, MALASSEZ, BRISSAUD, on était loin d'être d'accord sur l'origine de ces cavités; grâce aux recherches modernes, ces tumeurs ont été divisées en deux groupes distincts : 1° les kystes simples indépendants d'une tumeur mammaire; 2° les tumeurs kystiques, cysto-sarcomes, adéno-cystomes, maladie kystique de RECLUS. Dans ces derniers cas, la formation kystique n'est qu'un accident de l'évolution du néoplasme. Le groupe des kystes indépendants présente trois variétés : 1° les kystes par rétention; 2° les kystes dermoïdes; 3° les kystes hydatiques.

A. — KYSTES PAR RÉTENTION

Toute cause qui diminue ou obstrue le calibre des conduits glandulaires et empêche la sécrétion prédispose à la formation de ces tumeurs; une petite excroissance végétant à l'intérieur du conduit ou encore un rétrécissement accidentel peuvent déterminer cette affection. On en a décrit trois variétés, les kystes par végétation endo-canaliculaire, par rétraction cicatricielle, les galactocèles. Il ne faudrait pas croire que cette division réponde à toutes les exigences, et permette d'expliquer tous les kystes que le hasard place sous les yeux du chirurgien. Ainsi on observe dans certains cas des kystes séreux multiples, indépendants de toute tumeur, sans qu'on puisse exactement trouver leur cause. Peut-être faut-il invoquer une anomalie formatrice au moment de la puberté.

Kystes par végétation endo-canaliculaire. — Qu'un bourgeon papillaire vienne à oblitérer la lumière d'un conduit, un groupe d'acini sera isolé, les produits de sécrétion ne trouvant plus de débouché, formeront un kyste en s'accumulant. Telle est la base de la théorie; mais normalement la glande ne sécrète pas, de sorte qu'il faut admettre une sécrétion pathologique.

Ces tumeurs, constituées par une cavité unique, occupent la périphérie de l'organe; leurs dimensions sont extrêmement variables depuis celles d'un pois jusqu'au volume d'une grosse noix; elles affectent une disposition toute spéciale, conique, à pointe tournée vers le mamelon. Au toucher elles n'ont aucune adhérence à la peau, offrent une consistance dure, rénitente, lobulée.

Labbé et Coyne y ont décrit une paroi, un contenu et une végétation canaliculaire; la paroi ne devient épaisse, fibreuse, que si le kyste, en acquérant un plus grand volume, a refoulé les tissus ambiants. Sa face interne est généralement tapissée par un épithélium glandulaire, mais cet élément fait défaut dans les kystes anciens et volumineux. Parfois des couches fibrineuses se déposent sur cette paroi et on a plus d'une fois constaté la calcification de la poche.

Le contenu varie d'un kyste à un autre; ici il est limpide et séreux, ailleurs verdâtre ou ambré; il n'est pas rare également de le trouver brunâtre, hématique, plus ou moins épais ou encore analogue à la synovie. Examiné au microscope, ce liquide contient des cellules épithéliales, des leucocytes, des corps de Gluge et même de la cholestérine. Il s'agit presque toujours d'un liquide albumineux susceptible de se coaguler en masse; suivant Billroth, le contenu ressemble parfois à de l'huile ou du beurre; dans deux cas publiés par Klotz la matière avait subi une sorte de saponification.

Quant à la végétation endo-canaliculaire, elle est constituée par un véritable polype pédiculé, ramifié (Coyne) plutôt que par un épithélioma au début (Nepveu). Il faut toutefois se méfier de certaines productions kystiques dont le pronostic dépend tout entier de la nature de la végétation endo-canaliculaire. Celle-ci peut être sarcomateuse ou épithéliale et lorsqu'on traite ces kystes par la simple incision, on voit la tumeur récidiver sous forme de sarcome ou d'épithélioma. Aussi le chirurgien doit-il traiter tous ces kystes par l'extirpation totale.

Kystes par rétraction cicatricielle. — Au lieu d'être bouché par une végétation, un conduit glandulaire peut se trouver rétréci par une coarctation cicatricielle; l'effet sera identique, mais la cause étant beaucoup plus générale, au lieu d'un kyste il s'en formera plusieurs dans une même mamelle. Leur volume varie depuis un grain de mil jusqu'à une noix; ils sont dus habituellement à la dilatation des acini, ont une paroi épaisse dépourvue d'épithélium, contiennent un liquide blanc, opaque, lactescent, albumineux, analogue à une émulsion. En se réunissant les uns aux autres, ces kystes forment des cavités cloisonnées plus grandes.

Si la pathogénie de ces kystes est aujourd'hui assez bien connue, il n'en est pas de même de leur histoire clinique. Ces tumeurs sont d'ordinaire remarquables par leur bénignité, leur accroissement lent, leur indolence; en grossissant, elles déterminent l'atrophie des lobes voisins. Cependant comme ces symptômes sont communs à d'autres variétés kystiques liées à des néoplasmes, on devra préférer l'ablation au simple traitement par les injections irritantes.

Galactocèles. — On donne ce nom à une variété de kystes par rétention contenant un liquide plus ou moins analogue à du lait. Comme le fait remarquer Billroth, c'est une affection rare et l'on discute toujours sur les mêmes cas, tous anciens et antérieurs à l'apparition de l'histologie clinique. Il s'en faut d'ailleurs qu'on soit exactement fixé sur la véritable nature de ces tumeurs; ainsi les auteurs, Velpeau entre autres, admettent que le lait contenu dans ces kystes serait susceptible de subir des transformations diverses, de devenir épais, solide. Peut-être y a-t-il eu confusion avec des tumeurs mali- gnes, avec l'épithélioma ou avec des abcès tuberculeux. C'est surtout au moment du sevrage ou pendant la lactation que le galactocèle est le plus commun; parmi les causes invoquées citons les coups et les phlegmasies antérieures.

La paroi de ces kystes a une épaisseur assez grande. FORGET, ayant eu l'occasion d'observer une de ces tumeurs, a pu constater que les canalicules dilatés des acini voisins venaient s'ouvrir dans la cavité. Des lobules mam- maires en nombre variable sont englobés quelquefois dans son épaisseur. Enfin, lorsque la dilatation se fait aux dépens des gros conduits, il n'est pas exceptionnel de voir la poche communiquer avec le mamelon et se vider à l'extérieur par la pression.

Le contenu est du lait parfois pur et bien conservé longtemps après la grossesse; ainsi dans le cas de BOUCHACOURT la tumeur existait depuis vingt ans. Ordinairement le lait a subi des modifications diverses : DUPUYTREN trouva une crème épaisse, A. COOPER un liquide citrin tenant en suspension un coagulum; ailleurs il s'agissait d'une masse butyreuse. L'existence de concrétions pierreuses y a été signalée.

Symptômes. — La plupart des galactocèles sont unilatéraux et forment des kystes d'un volume très variable; VOLPI a retiré dix litres de lait d'une de ces collections, SCARPA fait mention d'un cas analogue. La tumeur ne traduit sa présence par aucun symptôme pathognomonique; le galactocèle forme en effet une tumeur mobile, sans adhérences à la peau, à surface irrégulière, tantôt fluctuante, tantôt plus ferme et demi-solide, indolente et sans aucun retentissement ni sur les ganglions axillaires, ni sur l'état général. Le début de l'affection est lent ou rapide, l'accroissement nul ou progressif, la durée indéfinie. On a admis que le galactocèle pouvait disparaître au moment du sevrage, que la poche par suite d'une distension excessive était susceptible de se perforer.

D'après ce qui précède, on peut dire que le pronostic du galactocèle est bénin; si quelques auteurs ont fait des réserves sur ce point, cela tient assu- rément à ce qu'ils l'ont confondu avec des kystes d'origine épithéliale. Il ne faut pas compter sur les effets certains de la ponction suivie d'injection irritante; dans le fait de SCARPA, la cavité suppura longtemps; BOUCHACOURT a ouvert la poche et cautérisé la paroi.

B. — KYSTES DERMOÏDES

Nous serons brefs sur les kystes dermoïdes qui ont été exceptionnellement rencontrés au sein. GENDY aurait observé une petite tumeur qui, après être restée assez longtemps stationnaire et indifférente, acquit subitement le volume d'un œuf de poule; elle était molle, fluctuante, indépendante du tissu sous-cutané et l'extirpation permit de constater qu'elle contenait de la matière sébacée.

C. — KYSTES HYDATIQUES

Il n'existe guère, d'après Billroth, que 20 cas de kystes hydatiques de la mamelle, et il avoue n'en avoir jamais vu. Sur 102 cas de kystes hydatiques des parties molles, Bergmann en trouve 15 dans la mamelle; d'un autre côté, sur 33 kystes hydatiques observés à la Charité de Berlin, dont 14 chez des femmes, il n'y en avait pas un dans la glande mammaire. Il s'agit donc en réalité d'une affection très rare. L'origine traumatique a été constatée dans plusieurs observations; d'ailleurs l'affection prend naissance dans le tissu glandulaire péri-acineux et forme une tumeur mobile sous la peau, avec tendance à s'isoler de plus en plus de la glande. L'accroissement est d'ordinaire lent; en deux ans, dans le cas de Le Dentu, le kyste avait acquis les dimensions d'un œuf; dans un autre fait, on a signalé le gonflement simultané des ganglions axillaires. Enfin ces poches seraient susceptibles de s'enflammer, de suppurer ou encore de se rompre.

Le diagnostic de ces kystes est pour ainsi dire impossible; peut-être l'issue, par la ponction, d'un liquide clair, cessant brusquement avant la disparition de la tumeur, reparaissant quand on déplace la canule, pourrait-elle faire soupçonner l'affection; le chirurgien n'aura la certitude qu'en constatant la présence des crochets.

Si le kyste hydatique était reconnu, on emploierait utilement les injections de sublimé, mais en l'absence d'un diagnostic précis, c'est à l'extirpation qu'il faudra donner la préférence.

2° TUMEURS CONJONCTIVES

Bibliographie. — Manec, *Gaz. des Hôp.*, 1859, p. 45. — Le Double, *Soc anat.*, 1875, p. 185. — Benoit et Monteils, *Montpellier médical*, 1877. Thèses de Paris. — 1875, Labarraque (Bibliogr.). — 1881, Romec.

A. — LIPOMES

Le lipome de la glande mammaire n'est pas admis par tous les auteurs : dans le petit nombre de cas qui ont été publiés il s'agissait bien plutôt de lipomes paramammaires. Hegetschweiler parle d'une tumeur qui avait acquis un volume énorme et mesurait $0^m,43$ dans son diamètre vertical; après l'extirpation de cette masse, qui avait été confondue avec une hypertrophie simple de la mamelle, la dissection montra que la glande indépendante de la tumeur était comprimée par elle. A. Cooper, Velpeau ont observé quelques-uns de ces lipomes; le poids de la tumeur était de 14 livres dans le cas de Cooper. Tantôt ce néoplasme siège au-devant de la glande, tantôt au-dessous comme chez une malade de Bryk (*Arch. de Langenbeck*, t. XVII p. 576); Lister en a enlevé un autre (*Brit. med., J.*, t. II, p. 778, 1881).

B. — FIBROMES DE LA GLANDE MAMMAIRE

Nous en décrirons deux variétés : 1° le fibrome diffus s'étendant à toute la glande ; 2° le fibrome circonscrit.

Fibrome diffus. Hypertrophie générale de la mamelle. — Les observations de cette affection se comptent encore. BILLROTH dit en avoir vu deux exemples (figure 223). MONOD en a présenté un spécimen intéressant à la Société de chirurgie (1881).

Cette hypertrophie porte sur les deux éléments constituants de la glande, principalement sur le tissu conjonctif interlobulaire ; c'est grâce à la prolifération de ce dernier que la tumeur peut acquérir des dimensions insolites. Quant à l'élément glandulaire, il reste dans un état d'infériorité relative, bien que l'épithélium prolifère.

VIRCHOW, qui lui donne le nom d'éléphantiasis, en admet deux variétés, suivant que la masse est molle ou dure ; il nous semble que cette distinction mérite d'être conservée parce qu'elle correspond à deux phases différentes de l'évolution de ces néoplasmes. Quoique la tumeur prenne naissance dans le tissu cellulaire interlobulaire, la couche sous-cutanée ne tarde pas à être intéressée ; dans les cas légers elle présente du sclérème ; plus tard elle devient lardacée, blanchâtre, succulente et les pelotons adipeux disparaissent. A la coupe, le tissu glandulaire est également blanc grisâtre, les lobes acineux sont enfouis dans une sorte de gangue. Le suc provenant du raclage, blanc laiteux, contient des éléments épithéliaux d'origine glandulaire. Enfin l'examen histologique révèle une prolifération active du tissu conjonctif et du tissu glandulaire ; BILLROTH y aurait rencontré des noyaux fibro-sarcomateux : les vaisseaux sont normaux.

Après une période d'accroissement assez rapide, la tumeur subirait une phase régressive qui amènerait l'atrophie partielle, la rétraction du tissu cellulaire et de la gangue ; à l'hypertrophie succéderait la cirrhose atrophique. Les éléments glandulaires étouffés par le fibrome diffus disparaissent, le mamelon lui-même se rétracte. Çà et là se forment des kystes par rétention et surtout par rétrécissement partiel des conduits, contenant un magma caséeux formé aux dépens de l'épithélium proliféré et altéré. Mais un point intéressant de l'histoire de ces poches kystiques, c'est que les végétations du tissu conjonctif s'enfoncent dans ces cavités et les rendent très irrégulières. LABBÉ et COYNE signalent en outre une surcharge graisseuse des trabécules interlobaires.

Étiologie. — DUPLAY prétend que cette maladie est spéciale aux femmes de vingt à trente ans, tandis que pour BILLROTH, elle se montrerait beaucoup plus tôt, peu de temps après l'établissement de la menstruation. Le traumatisme a été incriminé ici comme dans les autres lésions du sein sans preuves à l'appui ; l'influence fâcheuse de la grossesse sur l'accroissement de la tumeur est beaucoup plus manifeste ; enfin l'affection coïncide presque toujours avec des troubles de la menstruation.

Symptômes. — L'augmentation de volume d'un ou des deux seins constitue

le symptôme capital; leur évolution assez rapide procède quelquefois par
poussées, comme dans l'éléphantiasis. Durston aurait vu une de ces tumeurs
apparaître en une nuit; d'ordinaire en quelques mois le sein acquiert des
dimensions insolites. Dans un cas de Billroth, l'une des glandes mesurait
$0^m,68$ de circonférence et l'autre $0^m,65$. Manec a extirpé une mamelle du poids
de 16 livres. Les symptômes objectifs sont les suivants : sein ferme, élastique, peu mobile, recouvert par une peau dure, chagrinée, sillonnée à la
base par un lacis veineux bien développé. A la palpation, les doigts sentent

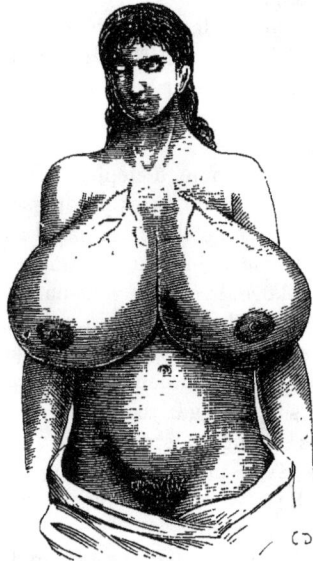

Fig. 224. — Hypertrophie des deux seins. Fibrome diffus.

çà et là des noyaux durs peu douloureux. Plus tard, par le fait de son poids,
la tumeur pend davantage, se pédiculise, prend la forme d'une besace et se
ramollit. Le mamelon s'efface, l'aréole s'étale, se pigmente, la voix devient
rauque, les femmes sont bientôt fatiguées par le poids de ces glandes anormales. Il faut regarder comme exceptionnel le fait de Benoit et Monteils qui
ont vu la tumeur diminuer par le mariage ou une grossesse.

L'existence de l'hypertrophie n'est pas incompatible avec un état de santé
satisfaisant. Billroth a cependant réuni nombre de cas de mort par le fait
de complications diverses. Chez une femme, la mort survint à la suite de la
rupture d'un kyste du volume d'un œuf; un érysipèle enleva une autre
malade; l'inflammation fut fatale dans un fait de Huston. Enfin on a signalé
la possibilité d'accidents pulmonaires, d'abcès et de fistules (Graus et Hess).
Cette affection exerce souvent une influence fâcheuse sur la grossesse et
plus d'une fois les femmes épuisées ont accouché d'un enfant mort.

Traitement. — Jusqu'ici les moyens simples, la compression, la médication
iodée n'ont pas donné des succès positifs. C'est à la suite de la compression

que la malade de Billroth eut un érysipèle. Manec, Hess, Gluck pratiquèrent l'amputation des deux seins en pareil circonstance.

Fibrome circonscrit. — Cette seconde forme, beaucoup moins rare que la précédente, n'intéresse que quelques lobules de la glande. Les fibromes ont généralement le volume d'une noix ou d'un œuf; suivant Labbé et Coyne, ils sont caractérisés par leur situation périphérique, l'absence de prolongements ramifiés, l'existence autour de la tumeur d'une capsule fibreuse, épaisse. Aussi ces fibromes sont-ils facilement énucléables, bien qu'ils soient rattachés

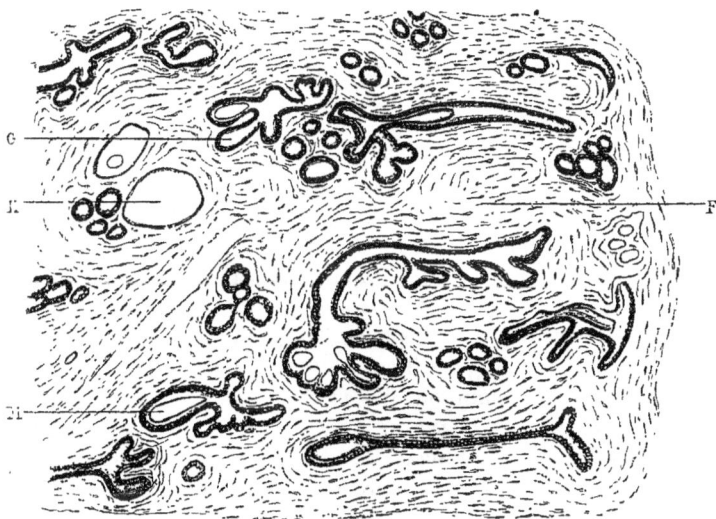

Fig. 225. — Fibrome de la mamelle.
F. tissu fibreux. — G, acini. — M, matière accumulée dans les acini. — K, cavités kystiques.

à la glande mammaire par un pédicule vasculaire. Ces tumeurs crient sous le scalpel et leur coupe d'un blanc rosé donne, par le raclage, quand elles sont dans les premières phases de leur développement, un suc lactescent. Plus tard elles deviennent dures, sèches, plus fibreuses, élastiques; çà et là on observe de petites dilatations kystiques, des lacunes, des fentes contenant les produits de la fonte des épithéliums (fig. 225). C'est dans ces cavités qu'on trouve les végétations endo-canaliculaires. Comme tous les fibromes, ceux du sein se calcifient quelquefois; d'autres subissent la transformation myxomateuse. Jamais ces sortes de néoplasmes ne se généralisent, jamais ils n'envahissent les ganglions et il est tout à fait exceptionnel de les voir récidiver comme dans un cas de Labbé.

Symptômes. — Les fibromes apparaissent de préférence entre seize et vingt-cinq ans; d'un autre côté, Billroth n'en a pas vu se développer après quarante ans. Ici encore on a invoqué l'origine traumatique; la coexistence du fibrome dans les deux seins n'est pas un fait rare. Les caractères qui permettront de reconnaître le néoplasme sont les suivants : tumeur du volume d'une noix, dure, périphérique, d'une consistance ferme et élastique, lobulée, mobile, sans adhérences à la peau; un seul pédicule la rattache à la glande. Ajoutons que le fibrome se développe lentement, s'enflamme dans certains cas et devient douloureux. Il prend exceptionnellement un volume anormal, et subit alors la dégénérescence kystique ou change de nature pour se transformer en sarcome. LABBÉ et COYNE ont observé l'énucléation du fibrome à travers une ulcération cutanée.

C. — SARCOME

Bibliographie. — BILLROTH, *Deutsche Chir.*, Lief. 41, 1880 (Bibliogr.). — *Soc. anat.*, t. XLVIII et XLIX.

Thèses de Paris. — 1876, DE WEZYK. — 1880, CORDIER.

De toutes les tumeurs conjonctives c'est à peu près la seule qui présente un caractère de malignité; elle est constituée par le développement anormal du tissu conjonctif embryonnaire.

Anatomie pathologique. — Une grande confusion règne dans la science au sujet des sarcomes du sein et l'on trouve parmi les auteurs des divergences d'opinion considérables. Les uns avec DUPLAY, ne considérant que le degré de l'évolution du tissu conjonctif, admettent des tumeurs embryoplastiques formées par du tissu embryonnaire et des tumeurs fibro-plastiques ou à cellules fusiformes. Pour BILLROTH, il existe deux variétés : 1° les sarcomes mous ou médullaires comprenant : le sarcome à cellules rondes, le lympho-sarcome, le mélano-sarcome, le sarcome à cellules géantes et le myxome; 2° le cysto-sarcome.

Sans nier la valeur des caractères sur lesquels cette dernière division est basée, nous acceptons de préférence celle de W. GROSS qui admet trois variétés principales : 1° le sarcome à cellules rondes, encore appelé sarcome myéloïde, sarcome encéphaloïde; 2° le sarcome à cellules fusiformes (*spindlecelled;* sarcome fasciculé de RANVIER, tumeur fibro-plastique de LEBERT); 3° le sarcome à cellules géantes. Quelle que soit la variété, il faudra également tenir compte des modifications que subit l'élément glandulaire et en particulier de la transformation kystique.

1° Les *sarcomes à cellules rondes* (sarcomes encéphaloïdes) sont formés par des cellules arrondies, à protoplasma abondant, juxtaposées dans un stroma fibrillaire délicat et parcouru par des vaisseaux volumineux. On en distingue deux variétés, le sarcome lymphoïde et le sarcome alvéolaire; ces tumeurs offrent à la coupe une coloration jaune rougeâtre ou grisâtre. Parfois elles présentent des taches ecchymotiques produites par des extravasats sanguins.

2° Les *sarcomes à cellules fusiformes* ont une consistance supérieure à celle des précédents; grises ou d'un blanc grisâtre à la coupe, ces tumeurs crient sous le scalpel; dans les points plus vasculaires elles prennent une coloration rosée.

3° *Sarcomes à cellules géantes*. Les éléments caractéristiques ou myélo-plaxes à noyaux multiples sont enserrés dans un tissu conjonctif composé de cellules fusiformes ou de cellules rondes. Un des points communs à toutes ces variétés, sur lequel insistent beaucoup Labbé et Coyne, est l'existence d'une capsule à la périphérie de la tumeur. L'élément glandulaire participe toujours dans une certaine mesure à l'altération sarcomateuse. Ici, comme dans les autres tumeurs du sein, l'action mécanique suffit pour produire la compression des acini, des canaux et la formation de cavités kystiques dans lesquelles l'épithélium prolifère, et subit la régression granulo-graisseuse. D'après Labbé et Coyne, la paroi du cul-de-sac présenterait elle-même la

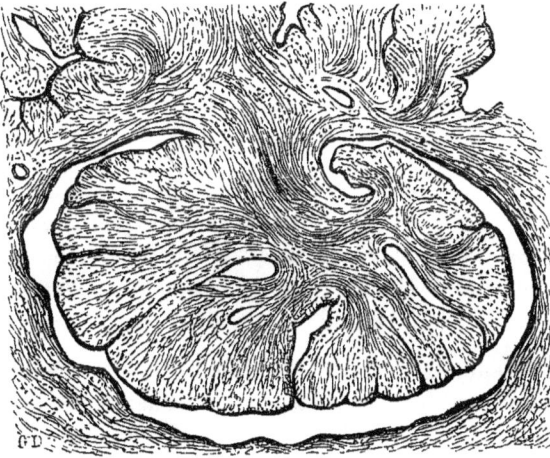

Fig. 226. — Végétation à l'intérieur d'un kyste de la mamelle (d'après Billroth).

transformation fibro-plastique, fait qui n'est pas accepté par W. Gross. Quoi qu'il en soit de ces points d'histologie fine, la conséquence de l'altération des culs-de-sac est la production de lacunes, de fentes, surtout de végétations multiples qui prolifèrent à l'intérieur des cavités kystiques (fig. 226). Labbé et Coyne attribuent ces végétations à la pénétration du tissu sarcomateux, tandis que d'autres auteurs, parmi lesquels nous citerons Forster, Reinhardt, admettent une hyperplasie des culs-de-sac terminaux.

Loin d'être un accident rare des sarcomes du sein, l'existence des kystes est au contraire un de leurs caractères les plus communs. Leur contenu est séreux, visqueux, souvent hématique.

Il nous reste à parler de quelques-unes des modifications qui surviennent dans ces sortes de néoplasmes, soit par le fait de leur volume, soit par suite des régressions que subit la tumeur. Si bien encapsulé que soit le sarcome, à un moment donné, franchissant la zone conjonctive limi-tante, il prend un caractère infectieux ; le néoplasme envahit de cette façon les couches de tissu cellulaire sous-cutané, la peau perd alors sa mobilité, mais ce qui distinguerait, d'après Labbé et Coyne, le carcinome du sarcome, c'est que ce dernier n'entoure pas les îlots adipeux pour les envahir de la périphérie au centre. Comme conséquences de l'adhérence et de la distension de la peau, signalons la fréquence de l'ulcération, plutôt due à une gangrène par distension qu'à l'envahissement par le tissu néoplasique. Dès que l'ouverture est suffisante, le produit morbide franchit la surface et fait hernie sous forme de gros bourgeons fongueux, mollasses. Les sarcomes myéloïdes seraient, plus que les autres, exposés à l'ulcération. Dans la profondeur, l'évolution du sarcome est analogue; la tumeur n'envahit que lentement le plan musculaire et même peut pénétrer dans les espaces intercostaux; les ganglions axillaires ne sont presque jamais engorgés; mais le sarcome est susceptible de récidiver sur place et de se généraliser au bout d'un temps assez long; fait intéressant à noter, la tumeur récidivée ne renferme plus d'éléments glandulaires.

Enfin les sarcomes, quelle que soit leur variété, subissent dans leur structure des dégénérations diverses. Ainsi on a fréquemment noté la transformation muqueuse des tumeurs fasciculées, l'infiltration graisseuse, la prédominance de l'élément vasculaire (*sarcome hématode* ou *télangiectasique*), le dépôt de sels calcaires dans la substance. Le ramollissement du tissu aboutit encore çà et là à la formation de foyers plus mous (cystoïdes), qu'il faut distinguer des kystes. La plupart de ces derniers se rencontrent dans les tumeurs à cellules fusiformes; viennent ensuite les sarcomes myxomateux et télangiectasiques. Billroth a trouvé des plaques osseuses dans un sarcome et Coates du cartilage.

Étiologie. Fréquence. — C'est dans la quatrième décade de la vie que les sarcomes du sein sont les plus communs; cependant on en observe de dix à vingt ans comme de soixante à soixante-dix. D'après Gross, 40 p. 100 surviennent à la période d'activité de la mamelle; d'un autre côté, les sarcomes à cellules fusiformes seraient plus précoces que les sarcomes myéloïdes; dans les sept huitièmes des cas, un sarcome qui apparaît avant vingt ans appartient à la première variété. L'influence prédisposante du mariage et surtout des grossesses multiples semble démontrée; de même le traumatisme ne serait pas indifférent à la production du sarcome, puisqu'une fois sur sept cette cause a été relevée par Gross; les abcès, le psoriasis du mamelon, agissent d'une façon analogue. Quant à l'hérédité, son action n'est pas certaine.

Symptômes. — Le début des sarcomes du sein est en général assez insidieux et nombre de malades s'aperçoivent par hasard de leur mal. Bryant a vu un écoulement par le mamelon précéder de deux ans l'apparition de la tumeur.

Le sarcome se présente dans ses premières phases sous la forme d'une masse du volume d'une noix, arrondie, ovoïde, lobée ou bosselée, mobile, située à la périphérie de la glande ou dans son épaisseur. Cordier signale comme lieu d'élection la partie supérieure et interne. A mesure que la maladie se développe, la glande se trouve refoulée, déviée, aplatie; mais il est presque toujours possible de retrouver le pédicule qui la rattache au néoplasme. Comme le sarcome succède assez souvent au fibrome, la tumeur en affecte au début tous les caractères, si bien qu'il est impossible de les distinguer. Un peu plus tard le sarcome a augmenté de volume; sa consistance devient plus ou moins molle, suivant les formes et les dégénérescences que subit le néoplasme; la forme fibro-plastique est ferme, la forme myéloïde élastique, molle; cependant on conçoit qu'il n'y ait là rien de précis, car la présence de kystes, la transformation myxomateuse, lipomateuse ou hémorrhagique modifient ces caractères.

Indolent au début, ce néoplasme peut s'accompagner plus tard de névralgies, surtout dans les variétés kystiques; Gross a trouvé que la douleur existait dans 63,4 p. 100 des cas; le développement du sarcome l'exacerbe toujours. En pressant sur le mamelon, il n'est pas rare de faire sourdre un liquide séreux, jaune citrin, sans qu'on puisse y ajouter aucune importance, comme le croyait A. Richard, relativement à la bénignité du mal.

Lorsque la tumeur a atteint des dimensions plus grandes, la température de la peau s'élève localement de 1° ou 2°; longtemps les téguments restent étrangers à la masse, puis ils se distendent et s'ulcèrent; les ganglions axillaires ne sont pas engorgés.

Marche. — Les sarcomes sont très capricieux dans leur évolution; si quelques-uns restent stationnaires, d'autres ont une marche rapide; tel nodule qui était resté pendant dix ou quinze ans indifférent acquiert en peu de mois un volume double ou triple. Les mêmes irrégularités s'observent par rapport à la menstruation, la grossesse, la lactation, la ménopause. Ces divers états comme les traumatismes donnent souvent un coup de fouet à l'affection; on a cependant signalé quelques sarcomes qui ont diminué après la lactation (Gross). En général, les sarcomes et surtout les cysto-sarcomes acquièrent des dimensions assez considérables; Billroth a vu une de ces tumeurs devenir en cinq ou six mois grosse comme une tête d'adulte; Bryant enleva un sarcome du poids de 9 livres 1/2 développé en neuf mois et Bennett cite le cas d'un sarcome myxomateux qui au bout de quatre mois mesurait 23 pouces; certains d'entre eux ont pu atteindre le poids de 12 livres dans une année. Arrivés à ce degré, ces néoplasmes n'ont plus leurs caractères primitifs; ils sont bosselés, présentent des points fluctuants; le mamelon est un peu rétracté, un lacis de grosses veines sillonne la peau distendue et même ulcérée sur un ou plusieurs points. Telle est l'origine des pertes de substance par où sortent de gros bourgeons facilement saignants qui sécrètent une matière purulente sanieuse.

Quand la tumeur a atteint ce développement, l'état général jusque-là satisfaisant s'altère et les malades succombent après plusieurs années, dans le marasme et la cachexie.

Pronostic. — On ne saurait considérer le sarcome du sein comme une tumeur bénigne; en effet, il récidive avec une ténacité désespérante, quelquefois même se généralise. Les travaux statistiques de Gross nous paraissent mettre bien en lumière ces différents points. Wilks, Moxon, Cornil et Ranvier, Labbé et Coyne considèrent le cysto-sarcome comme une variété moins maligne que les autres et seulement susceptible de récidiver localement; d'autres auteurs, Virchow, Lucke, Birkett, Ashurst, Klebs, Billroth, ne partagent pas cette manière de voir. Si les tumeurs à cellules rondes sont les plus malignes, les sarcomes fasciculés n'offrent guère moins de gravité; cependant, malgré de nombreuses récidives, quelques malades ont fini par guérir. Sur 26 opérations pour des sarcomes à cellules fusiformes, 6 fois GROSS n'a pas trouvé de récidive deux ans après; une malade mourut sans métastase et dans 19 cas il y eut récidive. D'une façon générale la récidive survient chez 61 p. 100 des opérées et la métastase chez 57,14 p. 100, tandis que la récidive locale du carcinome est de 80,97 p. 100.

Si l'on compare le sarcome ou carcinome du sein, on voit que ce dernier se généralise plus souvent que le premier; la durée ultérieure de la vie est supérieure dans le sarcome puisqu'elle a été de sept ans dans un cas, et de trente-sept mois dans l'autre. Grâce à l'intervention, il est possible de prolonger sensiblement l'existence des femmes atteintes de sarcomes. GROSS a fait sur une malade 22 opérations en quatre ans et plus de dix ans après la dernière la femme jouissait d'une parfaite santé. — Cette bénignité relative tient assurément à la rareté de la propagation lymphatique et à l'intégrité longtemps persistante de l'état général.

D. — MYXOME

Les myxomes purs du sein paraissent assez rares, GROSS n'a pu en réunir que dix exemples; ils sont caractérisés par la présence dans la tumeur d'une matière hyaline analogue à la gélatine de Warthon; on y retrouve les grandes cellules stellaires ou fusiformes, anastomosées par leurs prolongements. Ces tumeurs, grisâtres à la coupe, présentent la consistance de la gelée; le raclage permet d'en extraire un liquide comparable à de la gomme.

Les auteurs reconnaissent plusieurs variétés : 1° le *myxome médullaire* dans lequel les cellules embryonnaires sont assez nombreuses; la tumeur a une apparence encéphaloïde; 2° le *myxome télangiectasique* avec tendance aux hémorrhagies interstitielles. Signalons encore le *fibro-myxome*, le *myxome lipomateux, cystoïde*, etc. Développé dans le tissu conjonctif interlobulaire, peut-être dans le tissu adipeux, le myxome est diffus ou circonscrit; dans ce dernier cas la tumeur est rattachée par un pédicule à la glande refoulée. Ici également les éléments sont dégénérés ou bien donnent naissance à des kystes proliférants.

Étiologie. — L'étiologie des myxomes est des plus obscures; ils ne paraissent pas plus communs chez les femmes mariées ou mères que chez les autres. L'influence de troubles de la menstruation ou de la ménopause ne semble pas beaucoup mieux établie. Contrairement à ce que nous avons vu pour les autres tumeurs conjonctives, le myxome n'apparaît guère avant l'âge de trente ans; son évolution semble donc liée à la déchéance fonctionnelle de l'organe.

Symptômes. — Solitaires, arrondis, parfois lobulés, assez souvent douloureux, les myxomes occupent la partie supérieure de la glande; ces tumeurs sont sujettes à l'inflammation et à l'ulcération. Lorsque la peau est envahie, le tissu morbide peut faire hernie à travers la solution de continuité (Labbé et Coyne); il en résulte des hémorrhagies susceptibles de compromettre la vie comme dans l'observation de Moore.

Relativement à sa marche le myxome tiendrait le milieu entre le fibrome et le sarcome; si quelques-uns atteignent les dimensions d'une tête d'adulte, ordinairement ils ne dépassent pas le volume d'une orange ou d'une pomme; ils sont remarquables par leur grande tendance à intéresser la peau, à l'ulcérer. Dans un seul cas, Gross a noté l'envahissement des ganglions. Comme le sarcome, le myxome récidive, mais jusqu'ici il n'y a pas d'exemples de dissémination dans les viscères.

3° TUMEURS D'ORIGINE ÉPITHÉLIALE

Divisions. — Les confusions que nous avons signalées à maintes reprises, en décrivant les tumeurs conjonctives du sein, deviennent plus grandes quand il s'agit des tumeurs épithéliales. La vieille division clinique en tumeurs bénignes et malignes appliquée aux néoplasmes du sein ne correspond pas exactement à des groupes anatomo-pathologiques. Un coup d'œil sur les théories successivement émises fera mieux comprendre l'état de la question. Sans remonter à Cooper et à Velpeau, il est juste de dire que la conception de l'adénome, tel qu'il est compris par Lebert, Broca, a exercé une influence marquée sur nos idées. D'un côté on admit un adénome avec prédominance de l'élément épithélial et de l'autre un carcinome caractérisé par sa cellule cancéreuse spécifique, absolument distinct du précédent. Cette idée simple, commode en théorie, ne répondait pas à la réalité clinique; en effet, de même que certaines tumeurs conjonctives avaient été reconnues malignes, de même l'adénome à prédominance épithéliale offre dans quelques cas des caractères qui le rapprochent du carcinome. Des néoplasmes rangés dans le groupe des tumeurs homéomorphes se comportaient à la façon des hétéromorphes; des productions morbides qui n'avaient pas la cellule spécifique présentaient la malignité du cancer. Robin, Broca, Verneuil, Billroth ont les premiers montré la nature maligne de quelques-uns de ces adénomes. Ainsi le premier essai de conciliation entre la clinique et l'histologie échoua.

Il fallut trouver un moyen terme pour trancher la question. « Le remède, dit Deffaux, dans sa thèse inspirée par Malassez, ne nous paraît pas impossible; il consisterait à décrire à part les formes cliniques et les formes anatomo-pathologiques; en un mot, il faudrait que le clinicien se bornât à employer des termes cliniques et que l'histologiste ne se servît que de termes histologiques. » Et sans tenir aucun compte des différences cliniques, sans se soucier de faire une description commune à toutes les variétés, Malassez, Deffaux créent un grand groupe des épithéliomas qui comprend les adénomes, les kystes, les encéphaloïdes, bref des tumeurs bénignes et malignes. Mais au point de vue histologique toutes ces tumeurs ont un caractère commun; l'altération typique ou atypique de l'épithélium glandulaire; ces auteurs en reconnaissent trois groupes.

Le premier groupe renferme les tumeurs dans lesquelles l'épithélium n'est pas ou est peu altéré; cette forme est caractérisée par des dilatations glandulaires.

Le deuxième groupe comprend les tumeurs dans lesquelles l'épithélium est altéré dans un ou plusieurs de ses caractères normaux; la membrane propre persiste et par conséquent la disposition régulière est respectée.

Dans le troisième groupe enfin, outre les altérations de l'épithélium, la disposition glandulaire a disparu et les masses épithéliales sont libres au milieu du tissu conjonctif; c'est le vrai carcinome.

En résumé trois groupes : épithélioma typique, métatypique et carcinome. Quand il s'agit de décrire les symptômes, Duplay qui accepte cette manière de voir nous dit « qu'il est difficile dans l'état actuel de la science de donner une bonne description clinique des épithéliomes du sein dont la symptomatologie se confond avec celles des tumeurs dites adénoïdes ».

Dans leur *Traité des tumeurs bénignes du sein*, Labbé et Coyne arrivent à des conclusions analogues; ils ont absolument rompu avec la tradition et l'on y chercherait en vain le chapitre de l'adénome, mais on y trouve la description histologique d'une nouvelle variété de tumeur désignée sous le nom d'*épithéliome intra-canaliculaire*, affection bénigne d'origine glandulaire. Il ne faut pas se méprendre sur la portée de ce terme; il s'agit toujours de l'adénome irrégulier à prédominance épithéliale, de l'épithéliome métatypique de Malassez. Peut-être cette variété est-elle un peu moins bénigne que ces auteurs n'ont été portés à le croire. En 1880, W. Gross, qui nous paraît avoir étudié avec soin la question, conserve dans son ouvrage le terme d'adénome en faisant ressortir la fréquence de la forme kystique due à la prolifération intra-canaliculaire ou acineuse. Enfin, en 1883, P. Reclus a décrit, sous le nom de maladie kystique de la mamelle, une affection assez bien déterminée qui, d'après les recherches de Brissaud, correspondrait en partie à l'épithélioma métatypique, en partie à l'épithélioma intra-canaliculaire.

A. — ADÉNOME KYSTIQUE. — MALADIE KYSTIQUE DE RECLUS

SYNONYMES. — Adénome irrégulier. — Épithélioma intra-canaliculaire (Labbé et Coyne). Épithélioma métatypique. — Épithélioma kystique intra-acineux (Brissaud).

Bibliographie. — *Traités généraux.* — Deffaux, Th. de Paris, 1877. — P. Reclus, *Revue de chirurgie*, 1883, p. 761. — Brissaud, *Archives de physiol.*, 1884. — Saint-Macary, Th. de Paris, 1883. — Albertin, *Lyon méd.*, 1886. — Reclus, *Gaz. des hôpitaux*, 1887. — Sourice, Th. de Paris, 1886-87. — Thomas Bryant, *Guy's Hospit. Report*, 1886. — Reclus, *Clinique Chirurg. de l'Hôtel-Dieu*, 1888. — Rochard, *Arch. gén. de méd.*, 1891.

Anatomie pathologique. — Il existe deux sortes d'adénomes à prédominance épithéliale : les uns se développent aux dépens des acini (adénomes acineux) les autres se forment dans les conduits (adénomes tubulaires ou intra-canaliculaires). Les premiers, plus fréquents, affectent la disposition kystique, d'où les noms d'adénomes kystiques, d'épithéliomes kystiques intra-acineux qui leur ont été donnés. Les distinctions entre ces deux modalités de la même maladie ne sont pas très importantes et mériteraient confirmation.

1° *Maladie kystique.* — Un des traits particuliers de cette affection est le suivant : en coupant la glande on reconnaît « qu'il n'y a pas trace de tumeur là où l'on supposait qu'il en existait une; la coupe, comme criblée, montre une grande quantité de cavités kystiques de volume différent, donnant à la section l'aspect d'une ruche d'abeille (mamelle en passoire), et contenant un liquide séreux ou visqueux ». Le tissu conjonctif ambiant n'est pas intéressé, ces kystes peuvent être agglomérés dans quelques points de la glande, mais, en général, on en trouve partout.

La plupart des kystes situés à la périphérie ont les dimensions d'un grain de raisin; cependant quelques-uns atteignent le volume d'un œuf de poule; leur contenu est remarquable par sa coloration légèrement visqueuse, sa couleur brune à reflets verdâtres et par la présence de globules huileux; d'autres sont séreux, quelques-uns enfin contiennent une matière athéromateuse mélangée à du sable crayeux. Ce serait là l'origine des filaments vermiformes qu'on fait sortir en exprimant la coupe. L'histologie a permis de suivre le processus dans ses détails et de constater que l'affection prenait naissance dans les acini dont l'épithélium proliféré, métatypique, devenait granulo-graisseux. Quant à l'existence du liquide que l'on trouve toujours dans les kystes qui ont acquis des dimensions plus grandes, on ne peut guère expliquer sa présence que par une sorte de sécrétion séreuse ou muqueuse (Brissaud). En résumé, cette maladie est caractérisée anatomiquement par une perversion de l'activité des acini primitive et généralisée à toute la glande.

Cette lésion serait-elle une variété d'épithélioma (Brissaud), une conséquence de certaines mammites (Tillaux, Phocas), une sorte de cirrhose du sein (Quénu), il est impossible de se prononcer. Toutefois, il est permis de dire que le type clinique de Reclus ne correspond pas à une affection de nature toujours identique.

Symptômes. — On ne sait rien de précis sur les causes qui favorisent le développement de cette affection; son début est insidieux. Tantôt c'est à l'occasion d'un coup, d'une douleur, que la malade s'aperçoit de l'existence d'une petite tumeur, tantôt par l'effet du hasard. Les signes physiques sont la plupart négatifs; il n'y a pas de déformation du mamelon, la peau reste saine jusqu'à une période avancée de la maladie. C'est à la palpation qu'on perçoit des bosselures disséminées, dures, qui donnent aux doigts la sensation d'une mamelle injectée au suif, ou encore de grains de plomb; les plus grosses atteignent seulement le volume d'un œuf de pigeon. Quoique plus développée d'un côté, la lésion existe sinon constamment, du moins dans la majorité des cas des deux côtés; les ganglions ne sont pas engorgés.

Généralement lente et régulière, la marche de la maladie kystique est parfois plus rapide; un coup, un traitement irritant amènent l'inflammation, puis la rupture d'un kyste, avec production d'une fistule. Au point de vue clinique, il s'agirait de tumeurs bénignes et ce n'est qu'exceptionnellement que la récidive aurait été observée.

Aussi, des dernières discussions de la Société de chirurgie, il résulte qu'il ne faut pas pour ces tumeurs recourir à l'amputation large du sein, qu'au début, sous l'influence des notions histologiques, on considérait trop comme une intervention nécessaire et indiscutable. — Il faut se contenter de surveiller l'évolution de cette maladie kystique, et n'intervenir que si l'évolution de la tumeur est trop rapide, surtout si la malade approche de la ménopause.

Épithélioma intra-canaliculaire. — Suivant Labbé et Coyne, l'affection est constituée par des tumeurs localisées, grosses comme une noix, qui seraient susceptibles d'envahir plus tard tout l'organe. Au début, il n'existe que des noyaux arrondis, lobulés, rattachés les uns aux autres, et contenus dans une même capsule fibreuse formée par le tassement du tissu conjonctif périphérique; par suite de l'augmentation de volume des éléments glandulaires, la trame fibreuse interlobulaire s'atrophie et s'amincit.

A la coupe cet épithélioma a une teinte blanc laiteux avec des zones rosées ou jaunâtres; on ne retrouverait pas les lacunes glandulaires constatées dans d'autres tumeurs. Les seuls kystes que l'on y rencontre sont produits par la régression granulo-graisseuse de l'épithélium des acini ; ils sont petits, à bords irréguliers, à paroi quelquefois végétante. Labbé et Coyne insistent beaucoup sur la capsule limitante fibreuse, d'origine mécanique, qui semble constituer « une barrière épaisse et suffisamment résistante pour isoler la zone de prolifération épithéliale de la région où existent des lacunes lymphatiques. Il résulte de ce fait une absence de généralisation très remarquable, pendant toute la période de temps que dure cet isolement ». Mais, suivant ces auteurs, la tumeur pourrait perdre cette bénignité par suite de circonstances mal connues.

Labbé et Coyne sont peu explicites sur les symptômes de cette tumeur; elle apparaîtrait vers l'âge moyen de la vie. Un écoulement séro-sanguin par le mamelon a été signalé chez un certain nombre de malades. A la palpation la main perçoit des bosselures dures qui se sont développées lentement; d'autres tumeurs situées à la périphérie et rattachées à la première par un pédicule tendent à se confondre avec elles. Ainsi la plus grande partie de la glande pourrait se prendre progressivement. Comme phénomène important, Labbé et Coyne signalent « que la masse paraît plus lourde qu'une tumeur de même volume dont le tissu serait différent ». Pour caractériser cet épithélioma du sein on peut dire qu'il a les caractères d'une tumeur bénigne : « mobilité, forme circonscrite, absence d'adhérences profondes ou superficielles, joints à la dureté, à l'inégalité et aux bosselures des tumeurs malignes. Quoique lente, l'évolution de l'affection est continue ». Il faut avouer que tous ces symptômes n'ont rien de caractéristique.

D'après Gross, les adénomes ne se développent pas avant l'âge de seize ans; le maximum de fréquence est de trente à quarante ans ; 66 p. 100 apparaissent avant quarante ans, c'est-à-dire pendant la période d'activité de la glande. L'extension de cette tumeur peut amener l'ulcération de la peau et la formation de fongus saignants; Gross a réuni deux cas d'adénopathie; la douleur ordinairement nulle acquiert dans certains cas une acuité exceptionnelle. Si ces tumeurs récidivent quelquefois après l'opération, cela tient probablement à ce que l'ablation a été incomplète, car elles n'auraient aucune malignité par elles-mêmes.

B. — MALADIE DE PAGET

Sir JAMES PAGET a appelé, pour la première fois en 1874, l'attention des cliniciens sur une affection du sein caractérisée par la coïncidence d'un eczéma chronique du mamelon et de l'aréole avec un épithélioma de la glande mammaire. Quelques exemples de cette affection avaient été publiés depuis, mais aucun travail nouveau n'avait eu lieu sur ce sujet, lorsque DARIER (*Soc. de biologie*, avril 1889) annonçait que cette maladie était due à la présence de parasites de la classe des Sporozoaires, de l'ordre des Coccidies ou Psorospermies. L. WICKHAM a repris cette question et l'a fort complètement traitée dans sa thèse (Paris, 1890).

L'affection débute rarement avant quarante ans, elle commence par une lésion cutanée qui s'étend de proche en proche et qui, après une durée moyenne de deux à six ans, devient épithéliomateuse. A l'origine, ce sont des petites concrétions cornées se montrant à l'extrémité du mamelon. Au-dessous de ces petites croûtes tenaces survient une rougeur érythémateuse avec démangeaison, puis une ulcération et des fissures. Dès lors, le mamelon commence à se rétracter, la surface lésée devient rouge vif, suintante, desquamant par place, mamelonnée et saignant avec facilité. A côté de ces exulcérations, on peut voir des îlots lisses et unis de plaques pseudo-cicatricielles. Mais dans la période avancée de la maladie apparaissent des ulcérations bourgeonnantes qui sont épithéliomateuses. Ces diverses lésions sont superficielles et présentent une légère induration papyracée.

La surface à peu près arrondie, le bord nettement polycyclique, légèrement saillant et tranchant sur les parties saines suffisent pour distinguer la lésion observée de l'eczéma chronique avec lequel elle a été jusqu'ici confondue.

Bientôt, dans la profondeur apparaît un noyau dur ; l'épithélioma est établi. L'infection ganglionnaire est tardive, malgré la rapidité plus grande que prend alors l'affection.

L'examen des squames montre que les cellules épithéliales sont infiltrées de psorospermies. Sous l'influence de cet envahissement, l'épiderme s'épaissit, les conduits et les glandes sont remplis et gorgés par la prolifération de leur élément épithélial. Bientôt les parois des conduits et des acini sont rompues par cette abondante prolifération épithéliale, toujours accompagnée des psorospermies. — Sauf l'envahissement des cellules par les parasites, les lésions sont dès lors celles de l'épithélioma.

De ces constatations, DARIER pense pouvoir conclure à la nature parasitaire de certains autres épithéliomes ; mais, en dehors de ce point, encore contestable, il résulte au point de vue clinique et thérapeutique cette importante conclusion :

La maladie parasitaire décrite sous le nom de maladie de Paget présente deux phases bien distinctes dans son évolution — elle est d'abord superficielle et susceptible de guérir par l'application d'agents parasiticides puissants (chlorure de zinc au tiers — emplâtres de Vigo — alternés avec une pommade à l'iodoforme au dixième). Dans une deuxième phase, au moment où l'épithélioma n'est encore que superficiel, l'ablation large, le grattage, suivi de cautérisation, peuvent suffire, mais si la lésion est profonde ou étendue, il faut comme dans les autres épithéliomes en venir à l'amputation totale du sein.

Les recherches plus récentes de Le Dentu et Fabre (Congrès de chir., 1891), de Duplay et Cazin (Congrès d'hygiène, Londres, 1891), viennent infirmer les travaux de Darier, et attribuent à des malformations cellulaires ce que cet auteur prenait pour des psorospermies. La question de nature de la maladie de Paget est donc de nouveau en suspens.

C. — CARCINOME DU SEIN

Bibliographie. — Wolfberg, *Arch. de Wirchow*, t. LXI, p. 241. — Klotz, *Diss. Inaug.*, Halle, 1869. — Wolkmann, *Beitr. z. Chir.*, Leipzig, 1875, p. 319. — Oldekop, *Arch. de Langenbeck*, Bd. XXIV, p. 536. — Malassez, *Arch. de Physiol.*, 1876, p. 353. — Butlin, *Brit. Med. J.*, 1877, t. Ier, p. 106. — Henry, *Diss.*, Breslau, 1879. — Korteweg, *Arch. de Langenbeck*, 1880, t. XXIV, p. 767. — Sprengel, *Arch. de Langenbeck*, t. XXVII, 1882. — Kuster, *Arch. de Langenbeck.*, t. XXIX, p. 723. — Landsberger, *Ibid.*, p. 98. — Winiwarter, *Statistique*, Stuttgard, 1878. — Simmonds, *Ueber Gallertkrebs, Deutsche Zeitsch.*, 1884, p. 74. — W. Parcker, *Étude sur 397 cas de cancer du sein chez la femme*, in-8°, New-York, 1885. — Hans Schmidt, *Étude statist. sur le C. et sa guérison, Deutsch. Zeitsch. f. chir.*, 1887. — Reclus, *Clin. Chir. de l'Hôtel-Dieu*, 1888. — Potherat, *Revue gén. de clin. et de thérap.*, 1889. — Heidenhain, 18° *Congrès de la Soc. allem. de chir.*, 1889, et *Arch. de Langenbeck*, 1889. Traduit par Bernheim, *Arch. gén. de méd.*, 1889. — Collins-Warren, *Bost. Med. Journ.*, 1889.
Thèses de Paris. — 1877, Deffaux. — 1884, Valude. — 1885, Thomas. — 1890, Rieffel.

Le carcinome du sein est une tumeur maligne d'origine épithéliale, remarquable par sa tendance à infiltrer les tissus, à se propager aux ganglions voisins et à se généraliser. Cliniquement cette affection paraît bien déterminée, mais au point de vue histologique elle a des analogies de structure avec certains adénomes atypiques, et avec quelques variétés de sarcome.

Développement. — Nous avons vu que le carcinome est exclusivement constitué par un amas de cellules épithéliales polymorphes dans un stroma alvéolaire. Ces cellules sont juxtaposées sans aucune interposition de substance intercellulaire. Pour Ranvier et Cornil., le stroma serait caractéristique; ces auteurs rangent le carcinome parmi les tumeurs conjonctives, tandis que la plupart des histologistes en font une tumeur épithéliale. Sans présenter des caractères spécifiques, comme le croyaient Lebert et son école, la cellule épithélioïde du carcinome n'en est pas moins déformée, agrandie, atypique; on y trouve des noyaux multiples et elle a une disposition marquée à subir la transformation graisseuse. Ceci dit, le carcinome évoluerait de la façon suivante : comme on peut le voir sur des coupes prises à la périphérie de la tumeur, le point de départ est dans l'épithélium des acini, ou des canaux qui prolifère et emplit les cavités; en même temps on voit apparaître dans le stroma ambiant des leucocytes ou du tissu fibreux des cellules embryonnaires. Peu à peu la membrane limitante propre de l'acinus disparait, il semble que les bourgeons épithéliaux, après avoir rompu cette barrière, s'enfoncent dans le tissu conjonctif proliféré. C'est ainsi que la structure de la glande s'efface peu à peu; des vaisseaux nombreux traversent le tissu conjonctif.

Anatomie pathologique. Variétés. — Telle est la structure du carcinome type, mais il y a souvent des irrégularités dans les proportions des divers

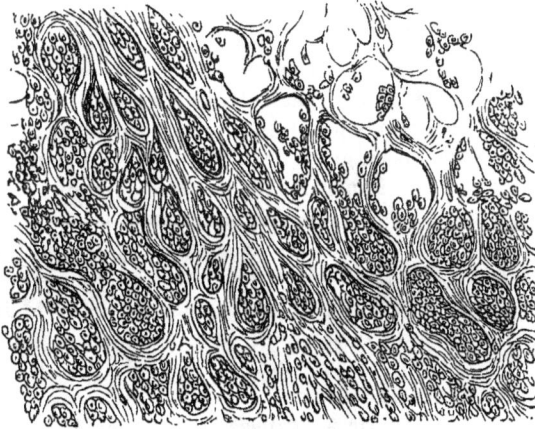

Fig. 227. — Structure d'un carcinome de la mamelle (d'après BILLROTH).

éléments constituants ou des dégénérations spéciales dans chacun d'eux. De là des variétés qu'on pourrait multiplier sans profit. Avec la plupart des auteurs nous distinguerons : 1° le *squirre* ou *carcinome dur* (*cancer atrophique, rétractile, cicatrisant*) caractérisé par la prédominance de l'élément conjonctif sur l'élément épithélial et par sa tendance à former du tissu fibreux. Il n'atteint jamais un volume supérieur à une orange, prend une forme discoïde, présente des bosselures irrégulières, arrondies; il est dense, ferme, lourd, crie sous le scalpel; la coupe, d'un blanc grisâtre, parsemée de foyers jaunâtres, s'excave et donne peu de suc au raclage. A la périphérie on trouve toujours des îlots adipeux en voie d'infiltration (fig. 227).

2° Le *carcinome encéphaloïde* ou carcinome mou, multicellulaire, présente des caractères inverses du précédent, c'est-à-dire un tissu conjonctif alvéolaire à mailles peu épaisses. Les cellules acquièrent des dimensions insolites, deviennent facilement granulo-graisseuses et même offrent des vacuoles. Quant aux vaisseaux qui suivent les cloisons, ils prennent dans certains cas un développement anormal qui a valu à la tumeur le nom de *carcinome télangiectasique.* — L'encéphaloïde forme des tumeurs lobulées, volumineuses, de consistance molle, élastique ; sa forme est uniformément grisâtre ou encore parsemée de foyers bruns hémorragiques. Plus rarement des coagula sanguinolents sont renfermés dans des cavités anfractueuses. Le raclage permet d'en extraire un suc abondant, trouble, contenant des cellules épithéliales polymorphes.

3° Le *carcinome colloïde* ou *gélatineux* est dû à la dégénérescence colloïde du protoplasma des cellules. La dégénération commence par les cellules périphériques des alvéoles pour atteindre insensiblement le centre ; de là un aspect lamellaire qui rappelle celui des globes épidermiques. Ces tumeurs ont une consistance molle : elles sont plus grosses que les squirres et la coupe présente une fine structure alvéolaire, blanc grisâtre.

4° *Carcinome mélanique.* — Extrêmement rare, remarquable par la présence de granulations pigmentaires hématiques dans le protoplasma.

5° *Carcinome kystique.* — Ici comme dans toutes les autres tumeurs du sein nous retrouvons les kystes par rétention et dégénération de l'épithélium ; parfois des végétations pénètrent dans les cavités (carcinome villeux). Leur volume varie depuis un grain de millet jusqu'à une noix ; ils contiennent quelquefois du sang. MALASSEZ a signalé dans certains encéphaloïdes de petits kystes à paroi tapissée de cellules cylindriques.

Ces diverses variétés du carcinome ne sont pas également fréquentes ; suivant W. GROSS, sur 100 cancers, 77 appartiennent au groupe des squirres, les autres variétés se partagent à peu près également le reste des cas. Quant aux carcinomes colloïdes ou mélaniques, ce seraient de pures curiosités. Tous peuvent subir les dégénérescences graisseuses, calcaires ; les produits de la nécrose, ramollis, mêlés au sang extravasé, forment ainsi des espaces cystoïdes susceptibles de s'ouvrir à l'extérieur. On a noté dans quelques cas exceptionnels l'inflammation de la tumeur et même la formation d'un abcès central.

Parmi les principaux caractères de la maladie communs à toutes les formes il convient de signaler : 1° l'absence d'une capsule limitante comme dans les autres tumeurs conjonctives ; aussi deviennent-elles de bonne heure adhérentes à la peau ; 2° la tendance marquée à l'envahissement ; 3° la propagation aux ganglions ; 4° l'infection générale.

Étiologie. — Extrêmement rare avant trente ans, le carcinome du sein devient peu à peu plus fréquent pour atteindre son maximum de quarante à cinquante ans. Les relevés faits par GROSS avec les statistiques d'OLDEKOP, HENRY, WINIWARTER montrent que sur 642 cas :

18 apparaissent de vingt à trente ans.	165 apparaissent de cinquante à soixante ans.
128 — de trente à quarante ans.	78 — de soixante à soixante-dix ans.
245 — de quarante à cinquante ans.	8 — de soixante-dix à quatre-vingts ans.

L'affection n'a pas de rapports immédiats avec la période de plus grande activité de la glande ; il semblerait même que le carcinome se montre au au moment où celle-ci cesse. Quant à l'influence de l'irrégularité des règles, elle paraît bien faible, puisqu'elle n'existait que dans la proportion de 6,41 p. 100.

De toutes les causes du cancer du sein l'hérédité est une de celles qui paraît la mieux établie. On se souvient des tableaux généalogiques de familles cancéreuses dressés par BROCA. Si GROSS ne retrouve cette origine que dans la proportion de 9,72 p. 100, cela tient assurément à l'absence de renseignements.

Le travail de SCHMIDT, basé sur 1,842 cas de carcinome, donne les renseignements suivants :

Sur 1,622 cas où l'âge a été noté la malade la plus jeune avait vingt-un ans, la plus âgée quatre-vingt-quatre ans. C'est entre quarante et soixante ans que les cas sont le plus fréquent. 81 p. 100 apparaissent au moment de la ménopause ou après elle. 85,50 p. 100 des malades avaient été mariées et seulement 14 p. 100 étaient célibataires. 12 p. 100 n'avaient pas eu d'enfants, sur 416 malades où ce renseignement était donné 76 ont nourri leur enfant.

Les abcès du sein ou les inflammations, suites de couches, ont été signalés dans 20 p. 100 des cas sans que l'on puisse affirmer la réalité de leur action prédisposante.

Sur 1,664 cas, le cancer siégeait 793 fois à droite et 869 fois à gauche, 2 fois les deux seins étaient pris simultanément.

Le cancer siège le plus souvent à la partie supéro-externe du sein, 46 p. 100, ou au voisinage du mamelon, 28 p. 100.

Symptômes. — *Première période.* — Le squirre, carcinome le plus commun, débute par une nodosité indolente, dure, bien circonscrite, adhérente à la glande, lobulée : avec un peu d'attention, il est possible de découvrir autour de la tumeur d'autres lobules plus petits qui tendent à se réunir à elle. On n'est pas d'accord sur le siège de prédilection de l'affection ; d'une façon générale le carcinome commence dans la moitié supérieure de l'organe. Suivant OLDEKOP, WINIWARTER, le lieu d'élection serait en haut et en dehors ; pour GROSS, aux environs du mamelon. Pendant cette première période, la peau conserve sa mobilité.

Deuxième période. Douleurs. Envahissement du tissu cellulaire. — Peu à peu, avec une rapidité extrêmement variable d'un cas à un autre, la tumeur augmente de volume et envahit la plus grande partie de l'organe ainsi que le tissu cellulaire sous-cutané. C'est alors que la peau, par suite de l'atrophie de certaines parties de la tumeur et des modifications intimes qu'elle subit, prend un aspect crispé, rétracté ; le mamelon lui-même, sans être déplacé, tend à s'enfoncer dans l'aréole. Puis souvent, mais non toujours, apparaissent les douleurs caractéristiques, d'abord intermittentes, névralgiques, plus tard lancinantes, irradiantes au dos, à l'épaule, susceptibles de compromettre le sommeil.

Troisième période. Ulcération. Adénopathie. — Par ordre de succession nous constatons à cette période, qui arrive entre un an et dix-huit mois, l'envahissement de la peau par le néoplasme et l'infection ganglionnaire.

Il semble, d'après l'observation de nombreux faits, que ces deux modifications sont étroitement liées ; en moyenne, l'envahissement de la peau arrive au quatorzième mois, et l'infection ganglionnaire du seizième au dix-septième. L'invasion cutanée existerait dans 68,9 p. 100 de tous les cas ; tantôt la peau est seulement modifiée dans sa structure et altérée dans sa couleur, tantôt sa vitalité est atteinte, d'où résulte l'ulcération. Elle prend alors une coloration rouge violacé, par suite de la dilatation des petits capillaires ; un lacis veineux bien développé sillonne la peau. Au niveau des noyaux les plus gros elle se desquame avant de s'ulcérer. Parfois elle est dure, œdématiée, chagrinée, ou bien encore ressemble à un tissu de cicatrice. Lorsque cette infiltration sous-cutanée ou dermique s'étend en surface, elle donne lieu à une variété curieuse signalée par VELPEAU sous le nom de *cancer en cuirasse*. L'envahissement de la peau se fait souvent par plaques disséminées, ou par petits tubercules, sorte de semis, autour de la lésion principale. Dans ce cas, l'affection tend à se propager au loin ; on l'a vue couvrir toute la poitrine, gagner le sein du côté opposé et même l'épaule, le dos, l'abdomen. Enfin on a noté, assez fréquemment, un écoulement séreux ou sanguinolent par le mamelon.

Pendant que ces modifications se produisent du côté de la peau, d'autres surviennent dans la profondeur ; la tumeur qui jusque-là présentait une certaine mobilité se fixe par des adhérences ou par des racines qu'elle enfonce dans le tissu cellulaire sous-mammaire. Un peu plus tard, le tissu morbide franchit la barrière que lui imposent les aponévroses, et c'est de cette façon que les pectoraux, les intercostaux, les côtes et la plèvre sont quelquefois envahis. Des relevés de GROSS il résulte que les adhérences profondes existent dans 21 cas p. 100 ; les pectoraux sont intéressés dans 7 p. 100 ; les intercostaux 1,35 p. 100 et les côtes 2,8 p. 100. Enfin, relativement à la durée, les chiffres suivants indiquent les étapes successives du néoplasme ; tandis que la peau est atteinte au quatorzième mois, son ulcération arrive au vingtième, l'adhérence à la poitrine au vingt-deuxième, la propagation au sein du côté opposé au trente-deuxième.

On ne sait rien de précis sur l'époque exacte à laquelle survient l'adénopathie : le transport des jeunes cellules épithéliales se fait sans doute assez longtemps avant l'époque où l'on constate le gonflement ganglionnaire. D'ailleurs, suivant beaucoup d'auteurs, cet engorgement ne serait pas constamment de nature néoplasique, et ils appuient leur opinion sur ce fait que certaines opérées ont guéri sans qu'on eût enlevé les tumeurs ganglionnaires. Les ganglions axillaires sont envahis les premiers ; il n'est pas rare de voir les glandes sus-claviculaires et cervicales se prendre à leur tour ; en général, les ganglions forment dans l'aisselle des masses nodulaires, plus ou moins volumineuses, appliquées contre la paroi interne et se continuant sous forme d'une chaîne dans la profondeur. Quelquefois on en trouve plus de 50 à divers degrés de développement, ce qui a fait dire qu'il n'y avait pas seulement altération des ganglions, mais encore production de nouvelles glandes. Sur 655 femmes atteintes de carcinome du sein, GROSS relève 422 fois l'adénopathie, soit 64,23 p. 100. Sa présence a été constatée dans un cas un mois après l'apparition du néoplasme ; en moyenne, elle survient du quinzième au seizième mois, c'est-à-dire un peu après l'envahissement de la peau.

Sur 1,638 cas l'envahissement ganglionnaire axillaire était signalé

1,115 fois; sur ceux-ci 5,44 p. 100 s'accompagnaient de ganglions sus-claviculaires, 1,34 p. 100 de sous-claviculaires et 6 p. 100 de ganglions cervicaux (SCHMIDT).

A une période avancée de la maladie il n'est pas très rare de constater des œdèmes persistants du membre supérieur correspondant; ils sont liés à la compression ou à la thrombose des veines axillaires. BILLROTH, PHILIPPART (*Acad. de Belgique*, 1878) ont publié de remarquables exemples de cette sorte d'éléphantiasis.

Quatrième période. Généralisation.— Dans le cours de la seconde année, les symptômes du carcinome ne restent plus locaux ; l'état général, jusque-là indifférent en apparence, commence à éprouver les fâcheux effets de la présence du carcinome ulcéré et de l'envahissement ganglionnaire. Les douleurs atroces, lancinantes, laissent peu de repos aux malades, la sécrétion sanieuse épuise insensiblement les forces. C'est principalement la forme de dépôts métastatiques dans les viscères qui amène fatalement la cachexie. L'infection peut se faire par les vaisseaux sanguins ou par les vaisseaux lymphatiques. Quant à la production des métastases, elle n'a été constatée que dans la moitié des cas ; dans l'autre il faut faire intervenir une altération de nutrition sur laquelle on n'est pas fixé. D'après les statistiques partielles de WINIWARTER, HENRY, OLDEKOP, SPRENGEL, la mort arrive par métastase au trente et unième mois, c'est-à-dire quinze mois après l'apparition de l'adénopathie.

La généralisation se fait par ordre de fréquence dans le foie, dans la plèvre, le poumon, les vertèbres, les autres os, le cerveau, etc. Elle apparaît entre cinq mois et huit ans, le plus souvent au bout de deux ans ou quatorze mois après l'envahissement ganglionnaire.

Symptômes des principales variétés. — Les symptômes précédents diffèrent un peu pour chaque variété. L'encéphaloïde apparaîtrait à un âge moins avancé, fait qui n'est point admis par GROSS ; la tumeur serait susceptible d'acquérir un volume supérieur; sa consistance est molle, élastique, presque fluctuante ; les veines sous-cutanées forment autour du néoplasme un lacis plus accentué. D'après les recherches faites par GROSS, c'est la forme maligne par excellence ; sa marche est rapide, la récidive très prompte, les métastases fréquentes.

Le squirre atrophique a une surface nodulaire, une consistance dure, un petit volume ; il n'existe pas de lacis veineux, le mamelon est rétracté, la peau ratatinée. L'ulcération qui arrive plus tard, dans 41 p. 100 des cas observés, a une forme irrégulière ; elle est creusée, à bords amincis, repliés sur eux-mêmes. Cet ulcère se cicatrice parfois en certains points, mais il s'agit plutôt d'une apparence que de la réalité. Cette variété spéciale à l'âge mûr a une évolution beaucoup plus lente que les autres ; on a observé un intervalle de vingt-cinq ans entre leur apparition et la mort ; les squirres tuent lentement sans perdre un seul instant leur caractère destructeur. Aussi ravagent-ils peu à peu tous les organes voisins et à l'autopsie on retrouve le tissu morbide dans les muscles, les ganglions et les viscères. Les variétés désignées sous les noms de squirre en masse, en cuirasse, participent des caractères des autres carcinomes; ils sont l'indice d'un processus rapide-' ment envahissant et apparaissant chez des femmes encore jeunes.

Pronostic. — Abandonné à lui-même, le carcinome du sein amène fatale-ment la mort au bout d'un temps variable. Le pronostic dépend de l'exten-sion locale ou de la généralisation. Sur 137 cas opérés, la durée varie entre cinq mois et six ans; le plus grand nombre, 58,9 p. 100, ne dépassèrent pas deux ans. La durée moyenne a été de 28,6 mois ; plus l'affection est précoce, plus sa marche est rapide. La grossesse, la lactation n'exercent pas une influence moins fâcheuse sur la marche de la maladie ; BILLROTH a vu la mort

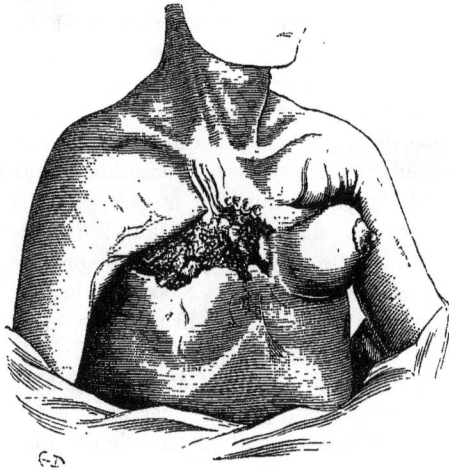

Fig. 228. — Squirre ulcéré des seins.

arriver en six semaines à la suite de foyers métastatiques chez une femme qui touchait au terme de sa grossesse ; les deux seins avaient le volume d'une tête d'enfant.

Plus la peau est envahie rapidement, plus les chances sont défavorables pour la malade; il en est de même de l'infection ganglionnaire. Toutes choses égales, les opérations réussissent mieux sur les femmes lorsque l'on ne cons-tate pas d'adénopathie. La récidive, en effet, est particulièrement fréquente.

Sur 536 malades qui moururent de récidive après l'opération, la durée moyenne de l'affection a été de 38,5 mois, d'où l'on peut conclure que l'opé-ration donne en moyenne dix mois de survie, mais il faut tenir compte des malades définitivement guéries dont il n'est pas ici question et qui sont au nombre de 11,83 p. 100.

La guérison définitive est cinq fois plus fréquente lorsque les ganglions n'ont pas été envahis, les bénéfices de l'intervention sont démontrés par ce fait qu'au bout de six ans 30 p. 100 des malades existent encore, tandis que sur 117 chez lesquels on n'intervint pas il n'en subsistait, au bout du même temps, que 6,83 p. 100.

Au point de vue de la récidive, sur 1,390 opérations, dont il faut retrancher 198 opérées qui moururent immédiatement, 1,192 cas donnent 44 p. 100 de récidives au bout de trois mois, 15,5 p. 100 après un an, et après trois ans 2,32 p. 100 seulement. La moyenne de tous ces cas est de 9,4 mois. Le siège de la récidive a été noté dans 496 cas. Elle se fit sur place dans 59,27 p. 100 des cas, dans les ganglions 23,59 p. 100. Des deux tableaux comparatifs, entre 96 ablations incomplètes sans les ganglions et 313 cas avec les ganglions, il résulte que la récidive sur place eut lieu au bout de 6,4 mois quand l'extirpation avait été faite, et seulement au bout de 7,7 mois quand le sein seul avait été enlevé. Mais il faut ajouter que les ganglions dans l'opération incomplète sont atteints de récidive dans 52 p. 100 des cas, tandis que dans l'opération complète elle ne se montre que dans 25 p. 100 des cas. De la démonstration de faire toujours l'ablation complète, glandes et ganglions, Heidenhain (de Berlin) a recherché les causes de la prédominance des récidives locales. Pour élucider cette question, il a soumis à l'examen dix-huit tumeurs cancéreuses du sein récemment extirpées. Or, dans 12 cas, il a trouvé les tissus de la section infiltrés de traînées épithéliales. Sur ces 12 cas, 8 ont eu une récidive en moins de neuf mois. Dans ces sortes de cancer les traînées épithéliales suivent les vaisseaux lymphatiques et s'étendent jusqu'à l'aponévrose du pectoral ; il est donc utile dans tout cancer du sein d'enlever cette aponévrose et de tailler même jusque dans le muscle de manière à être sûr de l'intégrité des vaisseaux lymphatiques qui traversent perpendiculairement cette aponévrose.

C. — DIAGNOSTIC DES TUMEURS DE LA MAMELLE

La mamelle malade doit toujours être examinée par comparaison avec celle du côté sain ; de plus, il faut palper la glande d'avant en arrière et non suivant un de ses diamètres pour éviter les erreurs. Ce qu'il importe avant tout au chirurgien, c'est de déterminer la nature carcinomateuse de la maladie, c'est-à-dire sa malignité. Afin de mieux faire ressortir les caractères différentiels, nous opposerons les uns aux autres les symptômes des deux grandes classes.

TUMEURS MALIGNES	TUMEURS BÉNIGNES
1° Caractères étiologiques.	
Le carcinome est héréditaire dans 11,8 p.100 ; il apparaît en moyenne à quarante-huit ans, jamais avant vingt ans.	Non héréditaires, elles apparaissent en moyenne à trente-trois ans ; 15,15 p. 100 se développent avant vingt ans.

Les conditions sociales, le célibat, la grossesse, les irrégularités de la menstruation, l'existence d'un traumatisme antérieur n'exercent pas une influence marquée sur la production de l'une ou de l'autre variété. La mammite puerpérale prédisposerait peut-être plus souvent au carcinome (8,21 p. 100 au lieu de 1,44).

2° *Symptômes objectifs.*

Le siège des tumeurs ne paraît pas être un signe d'une grande valeur ; en effet, les données des auteurs sont contradictoires.

Tumeurs dures, irrégulières, nodulaires, tuberculeuses, souvent discoïdes, adhérentes aux tissus voisins ; elles sont fermes, peu élastiques, rarement kystiques et fluctuantes ; le sein est parfois diminué de volume. — Évolution continue et lente ; tendance à l'atrophie et à l'envahissement des tissus. Mobiles au début, ces tumeurs deviennent fixes plus tard ; le sein n'est pas déplacé, mais envahi peu à peu.

La peau est de bonne heure adhérente au néoplasme ; plus tard elle se plisse, se rétracte, se déprime, présente des noyaux indurés, une coloration brunâtre, une surface rugueuse ; il est impossible de la déplacer et de la plisser à la surface du carcinome. Parfois elle est envahie sur un large espace ; varicosités lymphatiques.

Le mamelon rétracté dans plus de la moitié des cas est quelquefois infiltré par la néoplasie ; un léger écoulement sanguin par le mamelon indique une tumeur épithéliale.

L'ulcération se produit relativement de bonne heure, ses bords renversés, indurés, reposent sur une base ferme ; elle résulte de l'infiltration de la peau par la néoplasie, ne devient pas fongueuse, les veines superficielles forment rarement un réseau bien apparent. L'adhérence de la tumeur au thorax n'est pas rare.

L'extension au sein opposé n'arrive que dans les cas graves et par infection, après l'envahissement de la peau et des ganglions.

D'après Gross, l'adénopathie axillaire existe dans les deux tiers des cas au moment où l'on observe la malade. Ganglions sus-claviculaires souvent pris.

Tumeurs arrondies, ovoïdes, lobées, bosselées, bien circonscrites, souvent élastiques ; consistance inégale, mollesse et fluctuation suivant les points ; elles se développent par poussées, acquièrent un volume considérable ; leur marche est relativement rapide ; elles roulent sous les doigts, semblent indépendantes de la glande qui est déplacée, refoulée, rarement envahie.

La peau distendue, amincie, ne contracte pas d'adhérences avec le néoplasme ; il est presque toujours possible de la plisser et l'on n'y constate pas de noyaux secondaires.

Le mamelon déplacé, effacé, étalé ou pigmenté conserve sa mobilité sans être rétracté. L'écoulement muqueux par le mamelon considéré longtemps comme un bon signe diagnostique n'a pas la valeur que A. Richard lui attribuait.

L'ulcération survient à une période avancée de la maladie par suite de la distension excessive des téguments ; elle est indépendante de la tumeur et livre passage à un champignon fongueux, pédiculé ; le lacis veineux superficiel existe dans 16,43 p. 100 cas.

L'adhérence au thorax fait le plus souvent défaut.

Lorsqu'il existe une affection similaire dans l'autre sein, circonstance un peu moins rare que pour le carcinome, elle ne résulte pas de l'infection cutanée et il n'y a pas d'adénopathie.

L'adénopathie axillaire est exceptionnelle (2,98 p. 100). Ganglions sus-claviculaires sains.

L'état général ne présente rien de particulier au début ; plus tard on peut tirer de la déchéance rapide de la santé de précieux indices en faveur d'une tumeur maligne ; en effet, la durée de la survie n'est que de vingt-sept mois chez les carcinomateuses non opérées, de quarante chez les opérées.

Ces notions sommaires, jointes aux descriptions de chaque variété, permettront, dans la majorité des cas, de poser le diagnostic. Reste maintenant à différencier les diverses tumeurs bénignes ; dans ce but on les divise en deux groupes, selon qu'elles sont liquides ou solides. La ponction est absolument le meilleur moyen de les discerner. Les tumeurs solides pures se reconnaîtront aux caractères suivants ; ce sont des masses circonscrites, dures, à développement lent qui atteignent bien rarement de grandes dimensions. Jamais on ne constate d'écoulement par le mamelon ; exceptionnellement il y a un lacis veineux à leur surface. Les fibromes présentent au plus haut degré ces caractères ; il en existe deux types, l'un circonscrit, l'autre diffus. D'après DUPLAY, cette dernière variété serait susceptible d'être confondue avec la mastite syphilitique.

La consistance des tumeurs kystiques offre la plus grande variabilité ; elles sont remarquables par leur évolution rapide, leur volume, le réseau veineux qui les recouvre, la fluctuation qu'on y perçoit, la nature de l'ulcération ; le mamelon est déplacé, déformé. Le meilleur moyen pour s'assurer de la nature d'un kyste est la ponction ; s'agit-il d'un kyste simple, tout gonflement disparaît après l'évacuation du liquide ; les tumeurs kystiques diminuent seulement de volume. Quelques affections peuvent être confondues avec les kystes mammaires ; sans parler de l'épanchement sanguin facile à distinguer en raison de la nature de la cause et de l'ecchymose, nous attirerons plus spécialement l'attention sur les abcès chroniques sous-mammaires ; seule la ponction permettra de trancher la question. Rappelons que jamais on n'a fait sur le vivant le diagnostic des kystes hydatiques, du galactocèle, etc. Une dureté particulière, l'existence de saillies hémisphériques à la périphérie de l'organe, la sensation de grains de plomb ou d'une mamelle injectée au suif, la coïncidence des mêmes caractères dans l'autre mamelle, sont les seuls signes qui puissent faire soupçonner la maladie kystique de Reclus ; ils ne sont pas toujours suffisants, et TERRIER l'a confondue avec un fibrome.

Les caractères différentiels des variétés du carcinome ont été exposés plus haut ; un coup d'œil, jeté sur le tableau suivant emprunté à GROSS, nous dispensera d'une nouvelle description :

	SQUIRRE	ENCÉPHALOÏDE	COLLOÏDE	ATROPHIANT
Age moyen.................	48 ans.	50 ans.	45 ans.	47 ans.
Consistance.................	dur.	mou. in 66 0/0	mou. in 7. 69 0/0	Jamais mou.
Lacis veineux...............	2.08 0/0	9.09	23.07	0
Mamelon rétracté...........	52	33.33	30.72	100
Écoulement du mamelon......	9	0	15.38	0
Ganglions pris	64.23	59.02	23.07	52.94
Peau adhérente..............	31.54	52.92	23.07	58.82
Nodules dans la peau........	10.61	5.88	7.69	17.64
Ulcération	23.77	18.18	15.38	41.17
Fixation à la poitrine........	21.58	29.41	15.38	35.29
Nodules dans les pectoraux....	7.06	11.76	15.38	57.14
Envahissement des deux seins.	3.65	9.09	15.38	5.88
Vie moyenne sans opération..	27^m.1	8^m	144	82^m
— avec — ..	39^m	16^m.5	?	18^m
Récidive locale..............	80.97	81.81	0	100
Dépôts métastatiques........	50	100	100	100
Guérisons...................	9.05	11.11	18.18	0

D. — TRAITEMENT

Indications. — Parmi les tumeurs du sein, les unes bénignes ont une marche lente, les autres malignes progressent rapidement ou récidivent avec une ténacité extrême, soit localement, soit dans les ganglions. Pour ces dernières l'indication formelle est de les détruire ou de les enlever promptement sur ce point il ne saurait y avoir désaccord parmi les chirurgiens.

Reste donc le premier groupe : si la tumeur n'a aucune tendance à s'accroître, si les symptômes qu'elle détermine sont nuls ou insignifiants, il est rationnel de s'abstenir; dès que les progrès existent quoique lents, il sera indiqué de pratiquer l'extirpation le plus tôt possible, quelle que soit la nature du néoplasme. Ne voit-on pas en effet des fibromes d'abord bénins se transformer en sarcomes? En outre, une opération précoce est toujours moins importante, plus radicale.

Une autre question incidente se présente, celle de l'extirpation partielle ou totale de l'organe; on conçoit qu'il paraisse pénible de sacrifier un sein tout entier, pour une tumeur en apparence circonscrite, localisée, mobile, et ce serait la seule raison qui puisse autoriser une ablation partielle, mais toutes les fois que le chirurgien a le moindre doute sur la nature du néoplasme, l'ablation totale s'impose.

Contre-indications. — On ne doit pas opérer pendant la grossesse : cependant POLAILLON a extirpé un sein avec succès au quatrième mois. L'intervention n'a sa raison d'être que lorsque le chirurgien croit pouvoir enlever le mal en sa totalité; il devra donc s'abstenir lorsqu'il s'agit de carcinomes largement étendus à la peau de la poitrine, trop adhérents aux places profondes, et s'accompagnant de lésions ganglionnaires lointaines ou encore lorsque la généralisation viscérale ou la cachexie ne sont pas douteuses. Enfin il est sage de respecter le squirre chez les vieillards lorsqu'il a une marche très lente.

L'envahissement de la peau sous forme de noyaux isolés, de tubercules disséminés constitue une contre-indication généralement reconnue.

Traitement. — Nous ne ferons que mentionner le traitement général dont l'influence est nulle sur la marche des tumeurs. A peine existe-t-il quelques médications qui conviennent plus particulièrement à certaines tumeurs. Tel est entre autres l'iodure de potassium que l'on a prescrit dans le cas d'hypertrophie mammaire avec des résultats douteux.

Le traitement local est palliatif ou curatif. Au premier se rapportent les antispasmodiques et les narcotiques, les antiseptiques, c'est-à-dire tous les moyens qui diminuent la souffrance, et les progrès de l'épuisement. Les pansements compressifs, chloralés, phéniqués, les injections hypodermiques rendent tous les jours des services dans le traitement des cancers incurables.

Traitement curatif. — 1° La compression a été érigée en méthode générale par quelques chirurgiens; citons parmi eux YOUNG, RÉCAMIER, ERICHSEN, BROCA. Ce dernier la préconisait contre l'adénome et il aurait obtenu neuf guérisons. C'est un moyen long, pénible, incertain dans ses résultats et même dangereux lorsqu'il est appliqué aux myxomes et aux sarcomes. On en retire quelques bons effets contre l'hypertrophie : des disques d'amadou superposés, des pelotes spéciales, pleines ou à air ont été imaginées pour réaliser cette indication.

La *cautérisation* comprend deux procédés, suivant qu'elle est en nappe ou linéaire. La cautérisation en nappe est réservée aux carcinomes ulcérés et inopérables ; on se sert à cet effet de pâte de Canquoin. Au contraire, la cautérisation linéaire, préconisée par GIROUARD, MAISONNEUVE, consiste à circonscrire la tumeur à sa base avec la pâte de Vienne ; on fend l'escarre et l'on enfonce dans la tumeur des flèches de Canquoin ; le néoplasme mortifié tombe peu à peu. Cette méthode lente, douloureuse, est aujourd'hui complètement délaissée ; l'action du caustique ne peut pas être exactement limitée ; tantôt il agit trop profondément, on l'a même vu amener la perforation de la plèvre, tantôt il n'atteint pas les limites de la tumeur. Cependant la cautérisation compte quelques succès à son actif et, d'une façon générale, l'acide arsénieux, le chlorure de zinc, le beurre d'antimoine, le nitrate acide de mercure forment la base des emplâtres spécifiques qui feront longtemps encore la fortune des charlatans.

Extirpation. — Le principe admis par tous consiste à opérer les tumeurs du sein aussi largement que possible, surtout lorsqu'il s'agit de néoplasmes malins. Il s'est fait à cet égard une modification profonde dans les idées des chirurgiens : autrefois l'extirpation large n'était pas pratiquée dans toute sa rigueur, aussi les récidives étaient-elles rapides et fréquentes ; aujourd'hui, surtout depuis les travaux de MOORE (1867), on sait que la guérison des tumeurs malignes est possible à la condition de ne laisser aucun vestige du néoplasme. Non seulement la section ne doit pas porter dans le tissu morbide, mais il faut de plus enlever les parties ambiantes, la graisse, les aponévroses des muscles pectoraux et les ganglions malades. Quelques chirurgiens, KÜSTER, KIRMISSON, TRÉLAT, ont en outre conseillé et pratiqué l'extirpation préventive des ganglions axillaires ; cette conduite est admise aujourd'hui par la majorité des praticiens. TILLAUX cependant la désapprouve complètement. La mortalité opératoire est certainement plus grande, presque double. KÜSTER compte 15,15 p. 100 de décès ; d'un autre côté, le chiffre des guérisons définitives, c'est-à-dire sans récidive dans les trois années, s'élève à 21,5 p. 100, proportion inconnue jusqu'ici. De son côté, STETTEGAST arrive à 23 guérisons durables au lieu de 7,69. On a vu des malades rester guéries, huit, dix et même quinze années sans récidive. En tous cas, si l'ablation préventive des ganglions ne met pas absolument à l'abri de la récidive, elle la retarde notablement et fait bénéficier les opérées de plusieurs années de vie.

Que convient-il de faire lorsque les ganglions axillaires sont volumineux, adhérents, intimement unis aux vaisseaux ? En pareil cas, GROSS conseille de tenter tout d'abord leur extirpation, avant d'enlever le sein. Si l'opération de l'aisselle est impraticable, on aura évité à la malade une intervention au moins inutile. Quelques chirurgiens allemands poussent encore plus loin la hardiesse òpératoire; Gussenbauer ne se borne pas à vider l'aisselle de tous les ganglions; il extirpe aussi les ganglions sus-claviculaires. Il semble qu'on ne puisse guère être plus radical et cependant Esmarch, dans les cas graves, a pratiqué la désarticulation de l'épaule (*Congrès des chir. allemands*, 1883).

On a longuement discuté sur la réunion ou la non-réunion de la plaie opératoire à la suite des extirpations de tumeur du sein. La réponse nous paraît simple. Le chirurgien doit au moment de l'extirpation ne se préoccuper que d'une chose, faire son ablation aussi complète que possible. La tumeur étant enlevée, c'est à ce moment seulement qu'il doit se poser la question de la suture. Si la place est trop large, il la laissera ouverte, et l'on ne la fermera qu'en partie; si au contraire les bords peuvent en être rapprochés, la réunion par suture doit toujours être tentée.

Traitement des récidives. — Les mêmes préceptes que nous exposions plus haut s'appliquent rigoureusement aux récidives; l'opération hâtive et large ne doit pas être négligée, surtout pour les sarcomes. L'exemple le plus curieux que l'on puisse citer à l'appui est assurément celui de Gross, dont nous avons parlé plus haut; il fit en quatre ans vingt-deux opérations pour le même sarcome et dix ans après la femme jouissait d'une bonne santé.

§ 4. — Affections du sein de l'homme.

Bibliographie générale. — *Traités des maladies du sein*, et *Traités des tumeurs du sein.*
Thèses de Paris. — 1852, Robelin. — 1872, Horteloup (Agrég.). — 1876, Chenet.— 1880, Olphian. — 1881, Moizard. — 1883, Poirier (*Tumeurs du sein*, Bibliogr. complète). — Powers, *New-York Med. Rec.*, 1888.

1° MAMMITE

Bibliographie. — Giraldès, *Gaz. des Hôp.*, 1854, p. 581. — Gubler, *Union méd.*, 1852, et *Soc. de biologie*, 1855. — N. Guillot, *Arch. gén. de méd.*, 1853, p. 513.— Joly, Th. de Paris, 1851. — De Sinety, *Soc. de biologie*, 1875.

Sans parler des phlegmons péri-mammaires ou sous-mammaires qui se développent ici comme dans d'autres points du thorax, nous distinguerons trois variétés de mammite, suivant qu'elle existe chez le nouveau-né, à la puberté ou à l'âge adulte.

La *mammite du nouveau-né* apparaît dès le quatrième jour et dépasse bien rarement les limites physiologiques. D'après N. Guillot, Gubler, il pourrait exister une sorte d'engorgement laiteux qui amènerait insensiblement la formation d'un abcès. Les ganglions axillaires se gonflent et même suppurent quelquefois; dans un cas de Guillot, un érysipèle enleva l'enfant. Il est probable que chez l'homme comme chez la femme adulte il s'agit d'une infection, à point de départ sur le mamelon. Le développement fort actif de la glande mammaire, au moment des derniers jours de la vie intra-utérine, favorise l'infection en préparant le terrain. Cette mammite se termine encore par induration. Une douce pression sur le sein, un pansement antiseptique, l'incision si l'abcès existe, constituent le traitement.

Mammite des adolescents. — Vers l'âge de quatorze ans, le gonflement physiologique de la mamelle détermine exceptionnellement des accidents; dans ce cas la douleur est plus vive, le mamelon laisse suinter un peu de sérosité trouble, la glande reste gonflée pendant un temps qui dépasse les limites ordinaires, parfois plusieurs années. VELPEAU, MOIZARD ont seuls signalé la suppuration de cette mammite; ici encore la terminaison par induration est commune.

Mammite de l'adulte. — Le plus souvent consécutive à un traumatisme léger ou violent (contusions), à un refroidissement, la mammite se montre à tout âge; elle est quelquefois liée à une névrite intercostale, comme dans un cas de KIRMISSON. CHASSAIGNE l'a vue succéder à l'application d'un vésicatoire et BRYANT a eu l'occasion d'observer des abcès dans les deux seins.

DUPLAY avance que la suppuration n'a jamais été notée; cependant MOIZARD en a réuni plusieurs cas. Au début, on constate un gonflement, une douleur que le moindre contact exagère; la tuméfaction pourrait acquérir les dimensions d'une mandarine en cinq ou six jours; la peau devient rouge, puis violacée; un léger mouvement fébrile se produit, les ganglions axillaires se gonflent. Peu à peu la tumeur s'acumine et l'incision donne issue à un liquide crémeux, épais. La résolution est en général assez prompte.

La mammite chronique est exceptionnelle chez l'homme.

2° HYPERTROPHIE. — GYNÉCOMASTIE

Bibliographie. — BEDOR, *Gaz. méd. de Paris,* 1836. — NÉLATON, *Gaz. des Hôp.*, 1856. — MARTIN, LEREBOULLET, *Gaz. hebd.*, 1877.
Thèses de Paris. — 1872, HORTELOUP (Agrég.). — 1880, OLPHAN.

On désigne sous le nom de gynécomastie l'hypertrophie des seins chez l'homme.

PAUL D'ÉGINE paraît être le premier auteur qui parle de cette maladie et il a même décrit un procédé opératoire pour la traiter. A. PARÉ signale les rapports qui existent entre la gynécomastie et l'atrophie testiculaire ou la castration. Les connaissances que nous possédons aujourd'hui sur ce sujet sont dues à NÉLATON, HORTELOUP, OLPHAN.

Étiologie. — La gynécomastie ne s'observe guère que de quatorze à vingt-cinq ans, après la puberté. Si cette hypertrophie est souvent liée au féminisme, à l'atrophie testiculaire, ou à une ectopie de cet organe (LE DENTU), il y aurait bon nombre de cas où ces lésions n'existent pas. Pour expliquer l'hypertrophie consécutive à la castration et à l'atrophie des testicules d'origine ourlienne, on a admis une sorte de balancement fonctionnel des organes. Or, OLPHAN cite des faits de gynécomastie chez des hommes qui avaient les glandes séminifères normalement 'développées. D'autre part, les exemples d'indifférence des seins dans les cas d'atrophie testiculaire ne manquent pas. Il faut donc admettre aujourd'hui que « la relation de cause à effet n'est ni absolue, ni proportionnelle, ni symétrique ».

Anatomie pathologique. — Dans les sept cas où l'autopsie a pu être faite, deux fois seulement on a trouvé une hypertrophie du tissu glandulaire. Dans un fait il s'agissait d'un fibrome et quatre fois la tumeur était constituée par de la graisse.

Tantôt l'hypertrophie porte sur un sein, plus souvent sur tous les deux. La glande ressemble à un sein de femme, le mamelon fait saillie; au toucher le doigt éprouve la sensation granuleuse de la glande mammaire; enfin il s'écoule par le mamelon un liquide séreux parfois trouble. La glande, habituellement grosse comme une mandarine, acquiert exceptionnellement les dimensions du poing ou d'une tête de fœtus à terme. Parfois le malade éprouve des douleurs névralgiques.

Le pronostic de cette affection est bénin; essentiellement chronique, elle ne retentit en aucune façon sur la santé générale. Aussi est-il recommandé de n'intervenir que si les dimensions de l'organe devenaient capables d'engendrer une difformité.

3° TUMEURS

Bibliographie. — Thèses de Paris. — 1872, HORTELOUP (Agrég.). — 1876, CHENET.— 1883, POIRIER (Bibliogr.), LANDRY.

Nous retrouvons dans la mamelle de l'homme les mêmes tumeurs que chez la femme, mais on conçoit qu'elles soient beaucoup moins communes en raison de la différence d'activité fonctionnelle.

Tumeurs bénignes. — Parmi les tumeurs bénignes nous signalerons :

1° Les *kystes séreux* observés par VELPEAU, ARNOTT, GOWLAND, HOFMANN, ROUX; TH. ANGER aurait rencontré un exemple de *kyste multiloculaire* avec des végétations proliférantes. VELPEAU parle d'un *kyste sébacé* et BURGRAEVE d'un kyste probablement *dermoïde*. 2° VIRCHOW décrit, dans son *Traité des tumeurs*, un *fibrome* du sein. 3° POIRIER a publié, dans sa thèse intéressante, le premier cas connu de tubercule de la mamelle chez l'homme. Ce fait rend encore plus évidentes les analogies qui existent entre la pathologie de cette glande dans les deux sexes.

4° L'*adénome* a été rencontré dans le sein de l'homme, mais de nouvelles observations sont nécessaires pour confirmer ce fait.

Tumeurs malignes. — Le *sarcome* de la mamelle de l'homme n'est pas absolument rare, et parmi les tumeurs considérées comme des cancers un certain nombre appartiennent à cette variété. DUPLAY, CROFT, BOURDILLAT, DAWSON ont enlevé des sarcomes, les uns à cellules fusiformes, les autres à cellules rondes. OBOLENSKI fait mention d'un adénome myxomateux.

Le carcinome est assurément la tumeur la plus commune; POIRIER en a réuni une centaine d'exemples. Sur 252 carcinomes du sein, BILLROTH en note

7 chez l'homme. Tantôt il s'agit d'épithéliomes, plus souvent de squirres, assez rarement d'encéphaloïdes. HORTELOUP signale, d'après OLLIER, le squirre en cuirasse, et dans un fait de COOKE il s'agissait d'un squirre atrophique. POIRIER n'a pu rassembler que 3 cas de carcinome mélanique dont 2 publiés en France par CHENET et MARCANO.

Les irritations mécaniques (succion, contusion, frottements répétés) sont signalées dans quelques observations comme causes de l'affection. Le carcinome présente son maximum de fréquence de quarante-cinq à soixante-cinq ans ; le sein gauche y est plus prédisposé.

Après une période longue et insidieuse, le carcinome acquiert brusquement un volume plus considérable ; primitivement gros comme une noix, il peut atteindre les dimensions d'un œuf, d'une orange et même d'une tête de fœtus Parmi les symptômes du début, notons les picotements, les élancements, l'écoulement sanguin ou séro-purulent par le mamelon. Plus tard la peau devient adhérente, le mamelon se rétracte ; parfois de petits nodules cancéreux se développent autour du néoplasme ; les adhérences profondes sont exceptionnelles ; comme le carcinome du sein de la femme, celui de l'homme s'ulcère, se propage aux ganglions axillaires. On a signalé les formes végétantes et hémorrhagiques. Enfin au bout d'un temps assez long le carcinome retentit sur l'état général ; la dissémination viscérale et osseuse survient et amène la cachexie. CACCIOLA a vu un épithéliome du sein déterminer un foyer secondaire dans le cœur. La durée moyenne de la survie serait de trois ans et demi. Quoique opérées largement, ces tumeurs récidivent dans un certain nombre de cas soit localement, soit dans les ganglions; cependant les chances de guérison radicale sont plus grandes chez l'homme que chez la femme.

CHAPITRE II

LÉSIONS TRAUMATIQUES DE LA POITRINE

Le thorax est fréquemment atteint dans les divers traumatismes : suivant les circonstances, il y a contusion ou plaie. Dans ces deux cas, les lésions peuvent se borner aux parois thoraciques, ou intéresser en même temps les organes contenus dans cette cavité. De là une série de phénomènes que nous allons successivement passer en revue.

§ 1er. — Contusion.

1º CONTUSION DES PAROIS THORACIQUES

Étiologie. — Les contusions des parois thoraciques se produisent souvent dans les grands traumatismes (éboulements, chutes d'un lieu élevé, tamponncment de chemins de fer, frôlement par une roue de voiture). L'élasticité spéciale de la cage thoracique permet de comprendre comment le squelette peut alors résister dans quelques cas.

Symptômes. — La douleur est fort variable, mais immédiatement après l'accident, et bien avant l'apparition des signes ordinaires de la contusion (épanchement sanguin, ecchymose), on constate la présence d'un symptôme caractéristique, la dyspnée. Pendant les premiers instants, l'oppression est tellement accentuée que le patient a beaucoup de peine à respirer; bientôt douleur et dyspnée se calment, toutefois ces deux symptômes reparaissent dès que les mouvements respiratoires prennent un peu d'amplitude; aussi le malade immobilise complètement sa poitrine et respire uniquement avec son diaphragme. Durant plusieurs jours les tentatives faites par le blessé pour dilater la cage thoracique réveillent de vives douleurs.

Il n'est pas rare d'observer à la suite de ces contusions la formation de bosses sanguines, d'épanchements sanguins, on a même constaté de véritables décollements avec épanchement de sérosité.

Lorsqu'il n'existe pas de lésions du côté des parties profondes ou du squelette, la contusion des parois thoraciques ne présente aucune gravité, cependant les douleurs produites par les mouvements respiratoires persistent souvent pendant plusieurs semaines; de plus, nous verrons que les contusions sont fréquemment invoquées pour expliquer l'apparition de périostites et d'ostéites.

Diagnostic. — Il faut éviter de confondre la contusion avec les ruptures musculaires simples et les douleurs névralgiques. L'étude des commémoratifs suffira pour écarter l'erreur. Il est parfois difficile de savoir si le squelette a été intéressé ou non; nous étudierons dans le paragraphe suivant les symptômes de ces complications.

Traitement. — La poitrine sera immobilisée avec un bandage de corps, une bande de diachylon, etc. Si ces moyens simples ne suffisaient pas à calmer la douleur, on pourrait faire au voisinage du point douloureux une application de ventouses scarifiées ou une injection de morphine.

2° CONTUSION DE LA POITRINE AVEC DÉCHIRURE DU POUMON

Bibliographie. — GOSSELIN, *Mém. de la Soc. de chir.*, t. 1er, p. 204. — DE MORGAN, *Brit. Med. Journ.*, 1868. — GRAUX, HANOT, *Soc. anat.*, 1875. — WEISS, *Arch. f. klin. Chir.*, 1877. — BOUILLY, *Gaz. des Hôp.*, 1881.
Thèses de Paris. — 1860, CORUDET. — 1873, COURTOIS, JOUBIN. — 1884, PROUST. — 1886, JOSSIC.
Thèse de Nancy. — 1886, KNŒPFLER.

A la suite des contusions violentes de la poitrine, il se produit parfois une contusion, même une déchirure des organes inclus dans le thorax, sans lésion du squelette, et sans qu'un instrument vulnérant ait traversé le thorax.

Historique. — Les faits n'avaient pas attiré l'attention des anciens; il en existait à peine quelques observations dues à BRESCHET, MURAT, BOYER, JOBERT, lorsqu'en 1847 GOSSELIN présenta une étude complète de ces lésions.

Étiologie. Mécanisme. — Il est difficile de comprendre tout d'abord qu'un corps compressible, élastique et souple comme le poumon, puisse être contusionné ou déchiré lorsque sa surface n'est pas dilacérée. Pour se produire, en effet, ces phénomènes exigent l'ensemble de certaines conditions, bien mises en lumière par GOSSELIN. Le traumatisme qui occasionne la déchirure du poumon surprend presque toujours le malade pendant qu'il fait un effort ; or, à ce moment les poumons se trouvent remplis d'air et l'orifice de la glotte fermé. Le tissu du poumon qui reçoit le choc traumatique rencontre dans cet air, peu compressible, un véritable plan résistant ; pris ainsi entre deux forces, l'organe subira des altérations profondes. Dans les mêmes circonstances, on a vu se produire des déchirures de l'œsophage et des ruptures du diaphragme.

Telle est la condition capitale de ces ruptures. Mais il faut supposer l'élasticité des parois thoraciques assez considérable pour que les côtes ne soient pas rompues par le choc ; aussi cette sorte de lésion, beaucoup moins fréquente que les fractures de côtes, a-t-elle été observée surtout chez les enfants et les adolescents : les diverses circonstances qui font perdre au poumon une partie de son élasticité ou de sa mobilité (congestion, tubercules, adhérences pleurales) seront, on le conçoit, des conditions essentiellement prédisposantes.

Anatomie pathologique. — Les lésions observées du côté du poumon varient suivant la violence du choc : au premier degré, il existe à peine à la surface de l'organe un léger piqueté hémorrhagique. Dans un deuxième degré, le tissu du poumon est légèrement déchiré, çà et là de petits foyers sanguins marbrent sa surface. Enfin, au troisième degré, on trouve le tissu pulmonaire broyé, écrasé, la plèvre viscérale déchirée ; des bronches de calibre volumineux ayant été ouvertes, cet accident a déterminé la formation d'un pneumo-thorax. Parfois la plèvre résiste, l'air s'infiltre dans le tissu du poumon et de là gagne le médiastin, la racine du cou, etc.

Symptômes. — Si le traumatisme du poumon est peu considérable, les signes de la contusion thoracique (douleur, dyspnée) dominent la scène ; la lésion pulmonaire se trahit par des quintes de toux, et dans certains cas par l'expulsion de quelques crachats sanguinolents. L'auscultation, surtout la percussion permettent d'apprécier l'étendue de l'infiltration sanguine. Les phénomènes morbides se bornent quelquefois à ces seuls signes, la guérison se fait alors rapidement. Dans la plupart des circonstances, après une première période toujours apyrétique, qui dure de quinze jours à un mois, la gêne apportée dans la circulation des couches corticales du poumon amène la gangrène de ces parties ; dès lors commence une deuxième période, l'*élimination*. La fièvre survient, il se forme une zone de pneumonie destinée à limiter la séparation des parties ; cette zone inflammatoire, dit HANOT, peut très bien se comparer à ce que l'on observe dans la gangrène des membres.

Lorsque le tissu du poumon a été broyé par un traumatisme violent, le malade présente immédiatement après l'accident les différents symptômes

que nous avons décrits sous le nom de choc traumatique, auxquels se
joignent une dyspnée considérable et souvent une hémoptysie abondante.
Les signes stéthoscopiques varient suivant que la plèvre est intacte ou
déchirée. S'il n'y a pas de communication avec la plèvre, les symptômes, dit
Gosselin, sont ceux d'une caverne pulmonaire ; on entend surtout du gargouillement, parfois du tintement métallique. S'il existe une communication avec
la plèvre, du sang et de l'air pénètrent dans la cavité pleurale et l'on constate tous les signes de l'hémo-pneumo-thorax : matité absolue dans la
partie inférieure de la poitrine, sonorité dans la partie supérieure, bruit de
gargouillement, râle muqueux dans la partie médiane au niveau de la déchirure, de plus tintement métallique.

La réaction inflammatoire dans ces deux circonstances présente une intensité considérable, la pneumonie traumatique se termine fréquemment par
résolution, quelquefois par gangrène.

Diagnostic. Pronostic. — Le diagnostic n'offre de véritables difficultés que
dans les degrés légers. Il est peu commode alors de savoir s'il y a simplement
contusion des parois thoraciques ou si le poumon lui-même a été intéressé.
Le crachement de sang constitue un signe important ; en l'absence de tout
autre phénomène, il permettra d'affirmer la déchirure partielle du poumon.
L'emphysème apparaissant à la base du cou à la suite d'une contusion du
thorax, indique toujours la déchirure du poumon.

Le pronostic doit être réservé ; nous avons vu, en effet, qu'à la suite
d'accidents légers en apparence, il pouvait y avoir gangrène pulmonaire. La
communication du foyer traumatique avec la plèvre est d'ordinaire une
circonstance aggravante, car elle détermine un hémo-pneumo-thorax avec
toutes ses conséquences.

Traitement. — Dans les cas bénins, le chirurgien doit se conduire absolument comme il a été dit à propos des contusions simples de la poitrine. Si
le traumatisme a été très considérable, il faut, par tous les moyens possibles, parer aux accidents du collapsus. Nous recommandons en particulier
ici les injections d'éther ; les sinapismes, les ventouses sèches, la ligature
des membres, les boissons froides, permettront d'arrêter l'hémorrhagie
interne.

3° CONTUSIONS DE LA POITRINE AVEC RUPTURE DU CŒUR
ET DU PÉRICARDE

Bibliographie. — Dupuytren, *Clin. chir.*, t. II. — Dezeimeris, *Arch. gén. de méd.*,
1834, 2° série, t. V et VI. — Morel-Lavallée, *Bull. de la Soc. de chir.*, 1860 et
Gaz. méd., 1863.— Fischer, *Der Wunden des Herzens*, etc., in *Arch. f. klin. Chir.*,
t. IX, p. 571, 1868. — Article Cœur des *Dictionnaires*, et Thèse de Reynier, 1880.
— A. Lévy, *Arch. de méd. et de pharm. mil.*, 1889.

Les contusions violentes du thorax déterminent parfois du côté du cœur
des accidents semblables à ceux que nous venons de décrire du côté du
poumon. Fischer, qui a étudié d'une façon toute spéciale les blessures du

cœur, a relevé 76 faits de ce genre. Habituellement, le traumatisme ayant été très violent, les côtes ou le sternum sont en même temps enfoncés, cette complication est citée 44 fois sur 76 cas de FISCHER.

Mécanisme. — On admet en général que la rupture se produit lorsque la violence extérieure agit sur le cœur au moment où il est distendu. Cet organe, comme le disait DÉZEIMERIS, se romprait alors à la manière d'un sac rempli de liquide dont les parois sont soumises à une percussion violente. Les différentes affections cardiaques constituent autant de causes prédisposantes.

Anatomie pathologique. — Lorsque la violence de la contusion n'est pas suffisante pour déterminer une déchirure complète des parois de l'organe, la surface du cœur est parsemée d'ecchymoses plus ou moins étendues ; dans deux cas, il existait de véritables fissures par lesquelles avait eu lieu un écoulement sanguin qui remplissait le péricarde.

Dans les cas de rupture complète, le péricarde est ordinairement déchiré simultanément; cependant, dans cinq des observations de FISCHER, cette membrane n'avait pas été lésée. En revanche, on a trouvé le péricarde déchiré et le cœur intact.

La plupart des ruptures traumatiques ont été observées sur des sujets jeunes et du sexe masculin. Les oreillettes se déchirent plus souvent que les ventricules; contrairement aux assertions antérieures, le cœur gauche paraît être aussi fréquemment atteint que le cœur droit.

L'épanchement sanguin dans le péricarde est constant, mais son abondance varie.

Symptômes. Pronostic. Traitement. — Les ruptures du cœur occasionnent la mort subite; quelques malades ont pu survivre, même guérir. Sur les 76 cas de FISCHER, on compte 7 guérisons, et l'un des blessés qui font le sujet de ces observations ayant succombé ultérieurement, l'autopsie permit de vérifier que le cœur avait bien été déchiré. Les symptômes observés alors sont les mêmes que nous retrouverons pour les plaies du cœur, la même thérapeutique leur est applicable.

§ 2. — Fractures et luxations du sternum et des côtes.

1º FRACTURES DU STERNUM

Bibliographie. — SABATIER, *Mém. de l'Institut*, t. II, p. 115, 1795. — BARREAU, Th. de Strasbourg, 1815. — WALTER REVINGTON, *Medico-chirurg. Trans.*, t. LVIII, 1874, et *Revue des Soc. méd.*, 1875. — POLAILLON, *Soc. de chir.*, 1876. — LUTZ, *St-Louis Med. and Surg. Journ.*, 1877. — DÉRU, Th. de Lyon, 1880. — SERVIER, *Dict. encycl.*, 1883. — IRWIN, *Med. News*, 1888.
Thèse de Paris. — 1879, DUBROCA. — 1886-87, SUTHERLAND.

Les fractures du sternum, bien que peu fréquentes, sont loin d'être aussi rares qu'on serait tenté de le croire en parcourant les statistiques de MAL-

GAIGNE, LONSDALE, ROLLAND qui renferment à peine quelques observations de ce genre. Par sa position, cet os se trouve très exposé aux traumatismes, mais l'élasticité des côtes et des cartilages, principal point d'appui du sternum, l'existence fréquente d'une articulation arthrodiale entre ses deux premières pièces expliquent comment il peut résister dans bien des cas.

Étiologie. Pathogénie. — La violence qui produit la fracture du sternum agit directement ou à distance (fracture par cause directe, fracture par cause indirecte). Il faut des traumatismes considérables pour produire les fractures de cause directe : chute d'un corps lourd sur la région thoracique, passage sur la poitrine d'une voiture lourdement chargée, coup de timon, action d'un projectile, etc.

Les fractures par causes indirectes ont été observées à la suite de chutes sur le dos, sur la tête, sur les fesses, sur les pieds. Ces lésions, bien étudiées par REVINGTON, nécessitent aussi une violence des plus grandes; elles se produisent par suite de mouvements de flexion ou d'extension forcée de la colonne vertébrale; tiraillé par les sterno-mastoïdiens d'une part, par les muscles abdominaux d'autre part, soulevé par la première côte, cet os se romprait comme un bâton que l'on casse sur les genoux (DUBROCA).

Enfin, un certain nombre de faits établissent d'une façon incontestable l'existence de fractures du sternum dues à la contraction musculaire (CHAUSSIER, COMTE, MALGAIGNE, ANCELOT, etc.).

Les fractures du sternum par coups de feu sont moins nombreuses que ne pourrait le faire supposer la position superficielle de cet os. Sur 56 militaires pensionnés pour blessures du thorax, CHENU n'a trouvé que 5 cas de lésions du sternum; OTIS, sur 20.607 plaies de poitrine, a noté 51 fractures du sternum; plusieurs blessés doivent, il est vrai, succomber sur le champ de bataille à des complications immédiates : blessures du cœur, des gros vaisseaux.

Siège. Variétés. — Ces lésions siègent ordinairement sur la deuxième pièce du sternum; trois ou quatre observations rapportées par MALGAIGNE, SIREDEY, MOREL-LAVALLÉE, démontrent la possibilité d'une fracture de la première pièce. Comme toutes les fractures, celles du sternum peuvent être complètes ou incomplètes, uniques ou multiples, transversales, obliques, longitudinales.

Les fractures incomplètes sont des plus rares.

Symptômes. — Le déplacement des fragments et la crépitation constituent les deux symptômes principaux des fractures du sternum. Pour constater la crépitation, il faut appliquer la main sur la partie antérieure du thorax et faire respirer le patient avec force. Souvent le blessé a lui-même conscience de ce phénomène. Lorsque le déplacement existe, le fragment inférieur passe habituellement en avant du supérieur. Parfois la tête est fléchie fortement; d'après DÉRUT, on pourrait affirmer dans ces cas que la fracture a été produite par flexion forcée.

La présence d'une ecchymose, au niveau de laquelle le malade accusera une douleur persistante, permettra de soupçonner l'existence d'une fracture incomplète. Dans un cas de ce genre, VELPEAU parvint à sentir la crépitation en faisant faire de vastes inspirations au malade ; ce dernier était couché sur un plan horizontal, avec un coussin sous les épaules, la tête portant à faux.

Les fractures par armes à feu affectent ici les formes les plus diverses. L'orifice d'entrée présente une forme régulière, comme forée à l'emporte-pièce, fait commun du reste sur tous les os plats. L'ouverture de sortie est reconnaissable à une perte de substance plus grande du tissu compact péri-phérique. La fracture peut être aussi étoilée, rameuse, etc., on a vu encore des projectiles rester enclavés dans cet os ; enfin, lorsqu'ils sont à la fin de leur course, leur action se borne à une simple contusion.

Diagnostic. — On doit éviter de confondre les fractures transversales avec les luxations. La luxation siège au point d'union de deux pièces de l'os ; la fracture occupe un point quelconque. Dans le premier cas, le bord des deux fragments est lisse, il est rugueux dans le second. Le chirurgien se rappel-lera que les malformations congénitales du sternum ne sont pas absolument rares et qu'elles ont parfois donné lieu à des erreurs de diagnostic. |

Complications. — Les complications des fractures simples ont déjà été énumérées à propos des contusions de la poitrine. On a noté des ecchymoses sous-cutanées, des épanchements dans le médiastin, des ruptures trauma-tiques du poumon, du cœur, du péricarde, et, dans un cas, la rupture des artères mammaires internes. Plusieurs malades ont succombé à des pneu-monies consécutives, chez d'autres se sont formés des abcès du médiastin.

Pronostic. — Les fractures simples du sternum sont bénignes, toutefois il est habituellement difficile de maintenir les fragments en place ; dans les cas graves, surtout à la suite des fractures ouvertes, il faut craindre les com-plications, en particulier les suppurations du médiastin.

Traitement. — Lorsqu'il n'existe pas de déplacement, le chirurgien se bornera à appliquer un bandage de corps modérément serré, ou mieux il immobilisera la poitrine avec une bande de diachylon. Dans le cas de dépla-cement des fragments, la réduction n'est pas toujours possible. Le malade sera couché sur un plan horizontal, un coussin placé sous le dos, de façon à rejeter les épaules en arrière, suivant les conseils de Paul d'Égine, puis on lui fera exécuter de violentes inspirations ; en même temps, par de douces pressions, on aidera la réduction. A moins de circonstances spéciales et de danger pour la vie du malade, il faut se borner à ces manœuvres. J.-L. Petit, Duverney, Benj. Bell avaient conseillé de soulever les fragments avec l'élé vatoire, au besoin d'appliquer une couronne de trépan. Semblables moyens ont été condamnés par l'expérience. Les complications, et en particulier les abcès du médiastin, seront étudiées ultérieurement.

2° FRACTURES DES CÔTES ET CARTILAGES COSTAUX

A. — FRACTURES DES CÔTES

Bibliographie. — Voyez les divers traités sur les Fractures, et l'article Côtes de Paulet, *Dict. encycl.* (Bibliogr. très complète). — Arbuth not Lane, *Fract. de la première côte et du premier cartil. cost.*, *Sem. méd.*, 1885, p. 45.

Thèses de Paris. — 1854, SATTIN. — 1855, WŒTERLOOT. — 1872, ROUSSIE. — 1880, PAUTHIER, CHAUVIN. — 1882, MAZEILIÉ.

Fréquence. — Les fractures des côtes constituent un accident presque journalier. Elles figurent pour 1/8 au chiffre total des fractures en général. PAULET les range par ordre de fréquence immédiatement après celles du radius et de la clavicule. Les quatrième, cinquième, sixième, septième côtes sont les plus exposées à se fracturer. Les premières côtes, en raison de leur résistance et de la protection des parties molles, échappent facilement au traumatisme; il en est de même des côtes inférieures que protège leur mobilité.

Étiologie. — *Causes prédisposantes.* — Toutes les conditions pathologiques qui altèrent la structure du tissu osseux prédisposent aux fractures de côte; nous ne reviendrons pas sur ce facteur. Parmi les causes physiologiques, nous signalerons l'influence incontestable de l'âge et du sexe. A mesure que l'on avance en âge, l'élasticité des côtes diminuant en même temps que leur friabilité augmente, les fractures deviennent de plus en plus fréquentes; le chiffre le plus élevé des statistiques correspond à la période de quarante à cinquante ans. Le sexe masculin paie un tribut beaucoup plus élevé que le sexe féminin, fait qui s'explique par la différence des travaux.

Causes occasionnelles. — Toutes les violences extérieures, coups, chutes, chocs, éboulements, passage d'une voiture sur le thorax, action des projectiles de guerre, peuvent produire une fracture de côte. La solution de continuité siège tantôt au point directement frappé, tantôt en un point éloigné, (fracture par contre-coup). Enfin, il existe dans la science un certain nombre d'observations de ruptures de côtes survenues brusquement à la suite d'un effort de toux, d'éternûment (fractures par action musculaire, MALGAIGNE, fractures par cause interne, PAULET). MAZEILIÉ a pu réunir dans sa thèse 24 cas de ce genre.

Variétés. — Les fractures de côtes sont complètes ou incomplètes, uniques ou multiples, soit qu'une seule côte ait été brisée en divers endroits, soit que plusieurs de ces os aient cédé. Les fractures qui portent sur plusieurs côtes résultent toujours d'une violence considérable (chute d'un lieu élevé, passage d'une roue de voiture sur le thorax, tamponnement de chemin de fer). A l'autopsie d'une femme écrasée par une voiture, DUGUET trouva 13 côtes fracturées. Un blessé soigné par MOREL-LAVALLÉE avait 19 côtes atteintes.

Les fractures comminutives sont spéciales aux plaies par armes à feu.

Déplacement. — Le déplacement des fragments est habituellement si peu considérable que plusieurs auteurs, VACCA BERLINGHIERI en particulier, en avaient nié la possibilité. MALGAIGNE, à la suite de recherches consciencieuses, a établi que dans les fractures complètes sans dentelures et avec rupture du périoste il y avait toujours un déplacement réel. L'écartement des fragments est d'autant plus prononcé que la solution de continuité siège plus près de la portion sternale de la côte. S'il existe un double trait de fracture sur la côte, le fragment médian est généralement enfoncé.

Symptômes. — Douleur, gêne de la respiration, crépitation, mobilité anormale, tels sont les symptômes principaux des fractures de côtes.

La douleur à peu près constante, exactement localisée au point même de la fracture, occasionne une gêne respiratoire qui inquiète beaucoup le malade ; elle augmente pendant les grands mouvements respiratoires, les efforts de toux, etc. Pour percevoir la crépitation, un moyen simple consiste à appliquer la main sur la paroi thoracique et à faire tousser le malade. Ce symptôme peut faire complètement défaut, il en est de même de la mobilité anormale.

On a encore signalé la déformation du thorax, signe rare, se produisant seulement après les grands traumatismes.

Complications. — Les plus communes sont : la déchirure de la plèvre et du poumon avec emphysème. La lésion de l'artère intercostale, d'après Paulet, ne laisse pas que de se présenter dans un certain nombre de cas, non seulement à titre d'accident d'ordre secondaire, mais aussi comme accident principal et quelquefois mortel. Elle a été constatée après les fractures multiples, comminutives, et aussi après les fractures simples, même après les fractures incomplètes, à condition que, dans ce dernier cas, la fracture porte sur le bord inférieur qui recouvre l'artère. Notons enfin quelques faits de blessures du cœur, du diaphragme, du foie et de la rate : ces divers accidents sont fort rares.

Diagnostic. Pronostic. — Dans la plupart des circonstances le diagnostic des fractures de côtes s'impose ; mais lorsque les fragments sont engrenés ou que la fracture est incomplète, la solution de continuité peut facilement passer inaperçue ou être confondue avec une contusion.

Une fracture de côte sur un sujet sain constitue un accident bénin dont la guérison, pour être complète, demande vingt-cinq ou trente jours. La mort, notée dans quelques observations, a toujours été occasionnée par une complication. Enfin on trouve épars dans la science quelques faits de non-consolidation et de formation de pseudarthrose.

Traitement. — Le mode de contention le plus simple et le plus rationnel consiste à envelopper la poitrine avec une bande de diachylon large de quatre ou cinq travers de doigt. Le Fort (Thèse de Pauthier) conseille d'employer une bande de petite dimension placée à la partie supérieure de la poitrine sous les aisselles. D'après cet auteur, on immobiliserait ainsi parfaitement les diverses côtes qui fonctionnent simultanément, et l'on n'entraverait pas la respiration abdominale.

En présence d'une fracture de côte dont les fragments déprimés occasionnent des accidents, la conduite à tenir a été tracée de la façon suivante par Paulet. 1° Essayer d'abord de réduire en employant les manœuvres externes, pressions sur le sternum, sur l'extrémité du fragment non déplacé, etc., en même temps que l'on commandera au malade de faire des efforts d'inspiration. 2° En cas d'insuccès recourir à un crochet fort et pointu, analogue au tenaculum. 3° En cas d'insuccès encore, inciser en suivant le bord supérieur de la côte et tenter la réduction directe soit avec le doigt, soit avec des instruments appropriés. 4° Enfin, si tous ces moyens échouent, réséquer l'une des extrémités fracturées ou même les deux s'il est nécessaire. Il n'est pas besoin de dire que les trois dernières éventualités ne se rencontrent qu'à titre d'exceptions fort rares.

B. — FRACTURES DES CARTILAGES COSTAUX

Les cartilages costaux, grâce à leur élasticité, sont bien rarement le siège de solutions de continuité. GURLT, en effet, n'a pu en réunir que 30 cas.

Au point de vue étiologique, dit BENNET, on peut faire trois catégories de ces fractures. — *a*. La solution de continuité, fait accessoire, accompagne des lésions plus graves, ou en résulte. — *b*. La fracture est la conséquence d'une violence directe avec plaie des parties molles au point d'application du traumatisme, sans complication grave du côté des viscères, sans fracture des os voisins. — *c*. La fracture se produit pendant un effort, une inspiration brusque, des faits de ce genre ont été observés chez des tuberculeux ou dans le cours d'une grossesse. Parmi les causes prédisposantes, nous devons encore citer l'âge avancé du sujet; toutefois, il serait erroné de croire que la fracture pût siéger uniquement sur les cartilages ossifiés, opinion que la plupart des auteurs attribuent bien à tort à BOYER.

La solution de continuité porte le plus souvent sur les cartilages des cinquième, sixième, septième côtes et offre une direction transversale; toutefois il n'y a rien d'absolu dans ces propositions; on a rapporté des observations de rupture des cartilages des huitième et neuvième côtes, de même que dans certains cas le trait de fracture avait une direction oblique.

Les symptômes et le traitement de ces fractures sont les mêmes que ceux des fractures de côte; la consolidation ne se fait pas d'après un type unique. « Tantôt les extrémités des fragments ne participent en rien au travail réparateur; tout se réduit alors à une virole périphérique analogue au cal provisoire des fractures de côtes. Tantôt il s'établit entre les deux bouts fracturés une véritable cicatrice, fibreuse, fibro-cartilagineuse ou osseuse. Quant à déterminer les conditions qui font varier la cicatrisation suivant ces différents modes, aucun expérimentateur n'y est arrivé jusqu'à présent d'une façon satisfaisante. » (PAULET.)

3° LUXATION DU STERNUM ET DES CÔTES

A. — LUXATION DU STERNUM

Les auteurs désignent sous ce nom le déplacement de la deuxième pièce du sternum (corps de l'os) sur la première (manubrium). Il existe dans la science à peu près vingt observations de cette lésion; dans la majorité des cas la luxation était antérieure, c'est-à-dire que le corps de l'os avait passé en avant du manubrium. SERVIER signale trois cas de déplacement en arrière, parmi lesquels, seul, le fait rapporté par SIREDEY à la Société anatomique nous semble bien authentique.

Ces déplacements se produisent généralement à la suite d'un violent traumatisme, d'une chute sur le dos en particulier. Les côtes transmettraient alors une partie du choc au sternum, le corps de cet os serait donc poussé en avant et se luxerait sur le manubrium, qui reste en place, maintenu par les côtes supérieures et surtout par les clavicules.

Symptômes. — Dans les premiers moments qui suivent l'accident, on constate l'existence d'une dyspnée assez accentuée, de plus l'attitude du malade est caractéristique : la partie supérieure du tronc et la tête sont fléchies en avant, cette dernière paraît enfoncée entre les deux épaules. La palpation fait facilement reconnaître le relief formé par la deuxième pièce du sternum. Les bords de cette partie saillante sont lisses, ce qui permettra de différencier la luxation d'une fracture transversale ; dans ce dernier cas, en effet, la surface du fragment serait rugueuse et hérissée de saillies.

Traitement. — Le malade sera étendu sur une table, un coussin placé sous les reins. On lui fera alors faire de grands mouvements d'inspiration, pendant que, suivant les conseils de MAISONNEUVE, deux aides exerceront des tractions en tirant en sens inverse sous le menton et sur la symphyse ; en même temps, le chirurgien repoussera directement en arrière la partie saillante ; la réduction opérée, un bandage maintiendra la poitrine. Si les moyens prescrits étaient insuffisants, on a conseillé, pour éviter au malade une infirmité d'ailleurs parfaitement compatible avec l'existence, de recourir à l'introduction d'un élévatoire ou à la trépanation. Actuellement, aucune raison ne s'oppose au maintien des fragments par la suture métallique.

B. — LUXATION DES CÔTES ET DES CARTILAGES COSTAUX

Les côtes peuvent se luxer dans leurs articulations antérieure ou postérieure ; les cartilages, à leur tour, se luxent dans leurs articulations sternales ou se déplacent les uns sur les autres : de là quatre variétés de luxation.

a. *Luxation des côtes sur les vertèbres Luxation costo-vertébrale.* — PAULET n'a pu réunir que sept cas de ce genre ; des sept malades dont il est question dans ces observations, cinq moururent. Ces déplacements cependant ne sont pas graves par eux-mêmes, mais ils s'accompagnent toujours de désordres des plus sérieux, soit du côté du rachis, soit du côté de la cavité thoracique, ils exigent, en effet, pour se produire un traumatisme considérable. Cette variété de luxation est fort difficile à différencier de la fracture de côte ; l'erreur, du reste, n'a aucun inconvénient au point de vue du traitement.

b. *Luxation des côtes sur leurs cartilages. Luxation chondro-costale.* — Il existe dans la science cinq observations de cette variété de déplacement. Dans la plus récente, due à CARBONELL, il y avait luxation des deuxième, troisième, quatrième côtes sur leurs cartilages.

c. *Luxation des cartilages costaux sur le sternum. Luxation chondro-sternale.* — MALGAIGNE connaissait seulement quatre faits de ce genre. HAMILTON en a réuni trois autres. Dans aucun de ces cas, le diagnostic n'a été établi d'une façon bien précise, la luxation a toujours été confondue avec la fracture du cartilage.

d. *Luxation d'un cartilage sur l'autre.* — Les cartilages des sixième, septième, huitième, neuvième côtes sont unis entre eux par de véritables arthrodies. On conçoit dès lors que dans une forte inspiration thoracique ou dans une chute, le bord inférieur d'un de ces cartilages reste engagé derrière le bord supérieur de la côte inférieure. Pour réduire ces déplacements, on pressera sur le cartilage saillant en appuyant en bas et en arrière, pendant que le malade fera des efforts d'inspiration.

Le traitement de ces différentes luxations ne diffère pas de celui des fractures de côte, la réduction est toujours facile à obtenir, mais en revanche aucun appareil n'assure la contention exacte.

§ 3. — Plaies de la poitrine.

Bibliographie.— VALENTIN, *Rech. crit. sur la chir. mod.*, Paris, 1762. — LARREY, *Relat. chir. de l'armée d'Orient*, Paris, 1803, et *Mém. de l'Acad. roy. de méd.*, 1828. — PRIOU, *Acad. roy. de méd.*, 1833. — FRASER, *A. Treatise upon Penetrating Wounds of the Chest.*, London, 1859. — ZUNKER, in-8°, *Berolini*, 1865. — STAMM, *Die Brustverletzungen*, etc., Schaffausen, 1870. — STRUNTZ, Berlin, 1873. — BRUNHOFF, *Uber Pleura und Lungenverletzungen*, Berlin, 1877. — LOBKER, *Trois cas de plaies pénétrantes de poitrine*, *Wiener Med. Presse*, 1883. — DEMONS, *Soc. de Chir.*, 1886.
Article POITRINE des *Dict. de méd.*
Thèses de Paris. — 1866, B. ANGER (Agrég.). — 1881, DEFFIS (Montpellier). — 1880, RENIER, CH. NÉLATON.

Division.— Les plaies de la poitrine se divisent naturellement en plaies non pénétrantes et plaies pénétrantes. Avec NÉLATON et la plupart des classiques, nous admettons qu'il y a pénétration toutes les fois qu'un instrument traverse complètement la paroi thoracique en un point quelconque de sa surface, quels que soient du reste l'organe ou les organes intéressés ensuite.

Comme celles de toutes les autres régions, ces blessures résultent de l'action d'instruments piquants, tranchants ou contondants; les plaies par armes à feu, en raison de leur importance, seront l'objet d'une étude spéciale.

A. — PLAIES NON PÉNÉTRANTES DE LA POITRINE

Ces blessures sont superficielles ou profondes, simples ou compliquées de lésions osseuses, de blessures des vaisseaux, des nerfs, etc.

Les piqûres présentent une forme variable suivant l'instrument qui a servi à les produire, nous ne reviendrons pas sur ce que nous avons déjà dit à ce sujet. Elles offrent quelques caractères intéressants par suite de la configuration anatomique de la région. Ainsi, la forme convexe du thorax permet de comprendre qu'une épée pénétrant obliquement se crée un trajet assez long dans l'épaisseur des parois thoraciques (plaies en séton).

Le défaut de parallélisme de la plaie, conséquence de la mobilité des parois thoraciques, nous explique aussi les phénomènes qui se passent lorsqu'un vaisseau de quelque importance a été lésé. L'hémorrhagie ne pouvant se faire à l'extérieur, le sang s'infiltre de proche en proche, donnant lieu à un càillot dont la disposition lamelleuse du tissu cellulaire favorise la production.

Les plaies par instruments tranchants bornées aux téguments ne présentent aucune particularité. Leurs bords sont largement béants toutes les fois que le plan musculaire sous-jacent a été intéressé perpendiculairement à la direction de ses fibres; il est alors convenable de réunir par la suture, en ayant soin d'assurer l'écoulement des liquides par le drainage. Pour éviter les tiraillements, on immobilisera dans une écharpe le membre supérieur correspondant.

A la suite des plaies contuses, il persiste d'ordinaire au point lésé une douleur assez vive que réveillent la pression et les mouvements inspiratoires.

Complications. — Les principales sont : la douleur, l'hémorrhagie, l'emphysème, les lésions du squelette et des organes internes, la présence de corps étrangers.

a. *Douleur.* — Quelquefois très vive, la douleur, ainsi que le fait remarquer Boyer, prend dans certaines plaies par instruments piquants un tel caractère d'intensité qu'elle détermine de la dyspnée.

b. *Hémorrhagie.* — L'écoulement sanguin provient de la blessure des vaisseaux intercostaux, mammaires, scapulaires ou axillaires. Nous n'insisterons pas sur la lésion des vaisseaux axillaires que nous étudierons à propos des traumatismes de l'aisselle.

La blessure des scapulaires, de la thoracique longue et surtout de la mammaire et des intercostales, peut donner lieu à des écoulements de sang assez abondants pour nécessiter l'intervention du chirurgien. Nous reviendrons sur ce sujet.

c. *Emphysème.* — L'emphysème, rarement très étendu à la suite des plaies non pénétrantes, a été signalé pour la première fois par J.-L. Petit. Depuis lors ce phénomène a été observé par Ménière, Delpech, Sabatier, Boyer. En 1837, Goffres a fait sur des chevaux un certain nombre d'expériences qui démontrèrent d'une façon péremptoire la possibilité de cette complication. D'après Demarquay, l'air serait aspiré par la plaie pendant les mouvements d'inspiration, puis, trouvant dans la contraction des muscles expirateurs un obstacle à sa sortie, il passerait dans le tissu cellulaire voisin.

d. *Lésions du squelette.* — Les lésions du squelette sont variables suivant la nature de la plaie. Les contusions, piqûres, coupures, exposent aux périostites, et nous les retrouverons parmi les causes les plus fréquentes des abcès des parois thoraciques. Dans quelques circonstances il existe une ou plusieurs fractures complètes.

e. *Corps étrangers.* — A différentes reprises, on a signalé la pénétration d'aiguilles à coudre dans les parties molles de la poitrine. En explorant attentivement la région peu de temps après l'accident, le chirurgien sentira avec assez de facilité le corps du délit, qu'il sera possible d'extraire par une simple incision. Les recherches ne devront pas être prolongées outre mesure; ces petits corps peuvent fort bien être abandonnés, ils cheminent alors peu à peu à travers les tissus et vont dans une région quelconque soulever les téguments. Dans quelques cas, cependant, la tolérance ne s'établit pas, la présence du corps étranger occasionne des douleurs vives qui reviennent sous forme d'accès et s'irradient au loin : ces phénomènes étaient très marqués sur une femme observée par Pozzi.

La pointe d'un couteau, d'un poinçon, d'une épée, se brise parfois sur une des pièces qui composent le squelette. Si cet objet fait une saillie suffisante pour que l'on puisse le saisir, on le prendra avec de fortes pinces, un étau à main, de façon à l'arracher; dans le cas contraire, la conduite du chirurgien variera selon que telle ou telle pièce du squelette aura été lésée et aussi suivant les accidents observés. Plusieurs auteurs conseillent la trépanation lorsque le sternum est intéressé. Jusque dans ces derniers temps, les chirurgiens étaient d'avis qu'il fallait confier à la nature l'élimination des substances enclavées dans les côtes. Aujourd'hui cette abstention n'aurait plus de raison d'être.

Rappelons en terminant que les plaies contuses peuvent déterminer des lésions fort graves du côté des organes internes.

Diagnostic. — La seule difficulté consiste à établir si la plaie est pénétrante ou non. Certaines plaies étroites dont le trajet est oblique ne permettent guère au chirurgien de se prononcer d'emblée. Dans ce cas, il y aura tout intérêt à se conduire comme si la perforation était absolument manifeste.

Pronostic. — Le pronostic dépend de l'étendue de la plaie et surtout de la nature des complications. Les plaies simples guérissent en général avec facilité; si les muscles ont été atteints dans une certaine étendue, la cicatrisation entraîne parfois la formation de rétractions et d'adhérences très gênantes. Parmi les complications, les plaies des vaisseaux et les lésions osseuses sont de beaucoup les plus graves, ces dernières en particulier sont susceptibles d'avoir un retentissement inflammatoire du côté de la plèvre ou du poumon et nécessiter une intervention ultérieure.

Traitement. — L'orifice ou les orifices des plaies étroites seront nettoyés puis obturés avec soin, des tampons d'ouate ou de gaze antiseptique seront disposés et maintenus par un bandage de corps, de façon à comprimer non seulement la plaie mais les parties périphériques. C'est là le meilleur moyen de remédier aux complications qui pourraient se produire. Dans les plaies par instrument tranchant, un pansement antiseptique légèrement compressif suffira si l'écartement des lèvres de la blessure n'est pas très considérable; dans le cas contraire, il est indispensable de faire quelques points de suture, puis, pour éviter les tiraillements produits par les mouvements respiratoires, un bandage de corps bien serré immobilisera en partie la poitrine et comprimera la région.

B. — PLAIES PÉNÉTRANTES DE LA POITRINE

Les plaies pénétrantes de poitrine sont simples ou compliquées, suivant que les organes contenus dans la cavité thoracique ont été intéressés ou non.

1° PLAIES PÉNÉTRANTES SIMPLES

Théoriquement on conçoit qu'une arme blanche (épée, couteau, poinçon) perfore la paroi thoracique et s'introduise dans la poitrine sans léser aucun des organes qui y sont contenus ; pratiquement, les accidents de ce genre sont exceptionnels. L'agent du traumatisme ouvre la cavité pleurale ou pénètre dans les médiastins, de là deux sortes de lésions bien distinctes.

A. — PLAIES PÉNÉTRANTES SIMPLES AVEC OUVERTURE DE LA PLÈVRE

Cette lésion, les opérations de thoracentèse mises à part, se rencontre bien rarement, la cavité située entre les deux plèvres étant pour ainsi dire virtuelle à l'état normal ; cependant ces plaies ont été constatées, on en trouve quelques observations dans la science. Le point le plus favorable à la production de ce genre de traumatisme est le cul-de-sac costal inférieur. L'anatomie nous apprend que le poumon ne descend pas jusqu'à la partie inférieure du cul-de-sac pleural, et qu'il existe un espace dans lequel les plèvres costale et diaphragmatique sont en contact immédiat. Ces notions anatomiques nous permettent de comprendre qu'un instrument tranchant, pénétrant dans la partie inférieure de la poitrine, puisse blesser le diaphragme sans toucher le poumon. Si la violence est suffisante, l'instrument assez long, la plèvre et le péritoine seront ouverts simultanément. C'est à la suite de blessures semblables que l'on a vu l'épiploon s'engager dans la plaie et venir faire hernie au dehors. Duplay fait remarquer avec raison que la présence du foie dans la région de l'hypocondre droit s'oppose à semblable complication ; dans tous les cas rapportés, la lésion siégeait, en effet, à gauche.

Symptômes. — Les phénomènes observés dépendent absolument de l'étendue de la blessure. La plaie est-elle étroite, rarement on pourra reconnaître la pénétration, tout se passe comme dans le cas de plaie non pénétrante. Si, au contraire, la solution de continuité a ouvert largement la plèvre, le vide pleural n'existant plus, le poumon obéit à la rétractilité et s'applique contre la colonne vertébrale ; il se produit un pneumothorax. A chaque mouvement d'inspiration et d'expiration une certaine quantité d'air pénètre et sort par l'ouverture ainsi faite, en produisant un bruit spécial : Fraser a désigné sous le nom de *traumatopnée* ce phénomène du passage de l'air par la plaie. Lorsqu'un vaisseau de la paroi a été lésé, une certaine quantité de sang s'épanche dans la plèvre pendant que l'air y pénètre ; ainsi se forme un hémo-pneumothorax. Parmi les complications immédiates, nous devons en outre signaler la production de l'emphysème.

Diagnostic. — Que la plaie soit large ou étroite, on sera fort embarrassé pour se prononcer ; nous avons vu qu'il était difficile de différencier les plaies pénétrantes simples à ouverture étroite des plaies non pénétrantes ; lorsque, grâce à une solution de continuité assez étendue, la pénétration paraît évidente, il faut se demander si la plèvre seule est intéressée ou si l'instrument a lésé en même temps le poumon. L'hémoptysie permettra de savoir si le poumon a ou n'a pas été atteint, et encore ne devra-t-on pas d'après cet unique symptôme affirmer d'une manière trop catégorique l'existence d'une plaie pulmonaire, car il pourrait se faire que le feuillet viscéral de la plèvre fût intact et que la violence du choc eût produit une déchirure sous-pleurale. Les anciens chirurgiens avaient l'habitude dans ces cas douteux de faire le cathétérisme de la plaie; quelques-uns même pratiquaient des injections; ces manœuvres, parfaitement inutiles, sont justement abandonnées aujourd'hui.

Pronostic. — La gravité de la blessure dépend, comme il est facile de le prévoir, de l'étendue de la plaie et de l'existence de telle ou telle complication. Dans les cas les plus simples il faut toujours être très réservé, car il peut survenir ultérieurement une réaction inflammatoire de la plèvre ou du poumon.

Traitement. — La conduite à tenir est subordonnée aux règles que nous avons établies dans le paragraphe précédent; nous résumerons ainsi l'intervention : désinfecter la plaie et l'obturer avec soin, comprimer la région et immobiliser le thorax.

B. — PLAIES PÉNÉTRANTES SIMPLES AVEC OUVERTURE DU MÉDIASTIN

Semblable lésion est absolument exceptionnelle, Si un vaisseau de la paroi est intéressé par l'instrument, le sang s'accumulera dans la cavité virtuelle du médiastin (hémo-médiastin). Ces plaies ne s'accompagnent d'aucun phénomène caractéristique. Lorsqu'elles sont largement ouvertes, on voit de temps à autre quelques bulles d'air venir crever au niveau de la solution de continuité, mais sans produire aucun bruit. Il est donc encore plus difficile de se prononcer que dans le cas précédent, la lésion des organes contenus dans le médiastin peut en effet passer facilement inaperçue. Le pronostic devra toujours être réservé, car les plaies les plus simples occasionnent parfois des suppurations rétro-sternales dont nous verrons la gravité.

Le traitement consiste à fermer la plaie et à surveiller les accidents. Dans la crainte qu'un organe important n'ait été atteint, on mettra le malade au repos durant quelques jours.

2° PLAIES PÉNÉTRANTES DE POITRINE AVEC PLAIES DU POUMON

Les plaies pénétrantes de poitrine sans lésion du poumon sont peu communes; d'ordinaire cet organe est atteint plus ou moins profondément. Il n'est pas rare à la suite de duels de voir une épée perforer la poitrine et le poumon de part en part, cette perforation devient pour ainsi dire la règle dans les plaies par armes à feu.

Anatomie pathologique. — Les solutions de continuité du poumon, si elles sont un peu étendues, ouvrent les tuyaux bronchiques et des vaisseaux d'un certain calibre; de là, écoulement sanguin avec issue d'air. La profondeur de la blessure, l'étendue de la solution de continuité des parois thoraciques, la persistance ou le défaut de parallélisme entre les lèvres de la plaie pulmo-

naire et de la plaie pariétale, forment un ensemble de circonstances avec lesquelles varient les phénomènes observés. Ainsi se produisent, tantôt une
simple infiltration sanguine, tantôt un hémo-pneumothorax; dans quelques
cas l'air et le sang s'échappent à l'extérieur en même temps qu'ils se répandent dans la plaie; enfin l'air peut s'infiltrer dans le tissu cellulaire du
poumon, du médiastin, de la paroi thoracique, donnant lieu à diverses variétés
d'emphysème; par suite de la pénétration de l'air dans la cavité de la plèvre,
le poumon s'affaisse et, s'il n'existe pas d'adhérences pleurales, va s'accoler
contre la gouttière vertébrale (*pneumothorax*).

Nous étudierons successivement ces diverses complications ainsi que la
hernie du poumon, qui se produit quelquefois à la suite d'un violent effort de
toux.

La réparation se fait par deux mécanismes bien différents : 1° la plaie pulmonaire se trouve obturée grâce à la présence d'un coagulum sanguin et à
la réaction inflammatoire périphérique, le trajet se cicatrise rapidement,
parfois même par première intention (NÉLATON). Si, au contraire, la suppuration s'établit, le pus s'écoule par les bronches et arrive jusque dans la
bouche.

2° La réaction inflammatoire consécutive au traumatisme détermine la formation d'un exsudat qui fixe le poumon à l'ouverture accidentelle du thorax.
La plaie pulmonaire, communiquant ainsi directement avec l'air extérieur,
se trouve isolée de la cavité pleurale. Autour du trajet, le tissu pulmonaire
s'enflamme et les phénomènes de l'inflammation obturent les orifices bronchiques; cette pneumonie traumatique se limite généralement très vite. Les
bourgeons charnus se forment sur toute l'étendue de ce trajet, le pus qu'ils
sécrètent s'écoule directement à l'extérieur; la cicatrisation est assez longue,
le poumon reste toujours adhérent à la plèvre, au niveau des orifices d'entrée
et de sortie. C'est par un semblable mécanisme que guérissent la plupart des
plaies par armes à feu, à la suite desquelles on trouve d'ordinaire une certaine quantité de tissu pulmonaire contus et mortifié par le passage du projectile. La suppuration entraine alors les corps étrangers qui peuvent se
trouver dans la plaie; toutefois l'enkystement des projectiles est loin d'être
rare. Enfin les accidents suivent quelquefois une marche moins simple et il
persiste une fistule de la paroi thoracique.

Symptômes. — a. *Signes physiques.* — Dyspnée, hémoptysie, écoulement
de sang, sortie de l'air par la plaie extérieure, tels sont les signes immédiats
auxquels donne lieu une plaie du poumon. La dyspnée, d'ordinaire très considérable, est due certainement à la douleur consécutive à la blessure, mais
l'anxiété, l'effroi du malade n'y sont pas étrangers. Suivant FRASER, il y aurait
une corrélation entre le degré de la dyspnée et les dimensions de l'ouverture
thoracique; la gêne de la respiration serait d'autant plus marquée que la
quantité d'air qui pénètre par la poitrine est plus grande; en un mot, la
dyspnée semble proportionnelle à la traumatopnée.

Dans les premiers instants qui suivent l'accident, le patient expectore une
certaine quantité de sang; suivant l'importance des vaisseaux qui ont été
lésés, c'est tantôt un liquide spumeux, rutilant, qui s'écoule par la bouche,

tantôt de la salive légèrement teintée en rose. Cette hémorrhagie se calme bientôt, et pendant les jours suivants les crachats contiennent des caillots de sang noir, épais, mêlé à des mucosités. Ce sang noir est fourni par les infiltrations qui sont faites dans le tissu du poumon et par les épanchements des petites divisions bronchiques.

L'hémorrhagie que l'on observe par la plaie extérieure varie beaucoup. On a vu quelquefois s'échapper au dehors un véritable jet de sang analogue à celui de la saignée; le plus souvent ce liquide s'écoule en bavant, mélangé de bulles d'air; enfin, parfois on constate simplement la présence d'une sorte de mousse sanguinolente. Nous avons déjà exposé les différentes circonstances qui peuvent modifier ce symptôme; la manière dont l'air s'échappe au dehors est aussi très variable, nous nous bornerons seulement à rappeler que si la plaie extérieure est large et directe, il existe de la traumatopnée.

b. *Signes rationnels.* — Le blessé présente généralement cet ensemble de symptômes que l'on observe à la suite des grands traumatismes : pâleur et altération des traits, petitesse du pouls; la plupart de ces phénomènes ne sont nullement en rapport avec les lésions anatomiques; cette exagération involontaire explique les croyances du vulgaire, pour lequel les plaies de poitrine sont particulièrement graves.

Complications. — Les plaies du poumon se compliquent fréquemment de blessure d'organes importants, en particulier des vaisseaux du hile. D'après Ch. Nélaton, la mort surviendrait alors aussi rapidement que lorsque la veine cave ou l'aorte sont intéressées. Semblables accidents sont au-dessus des ressources de l'art. Le même auteur établit encore que des déchirures et plaies du poumon, quelque profondes qu'elles soient, ne donnent pas lieu à une hémorrhagie si un vaisseau important n'est pas divisé, et il pense que les épanchements pour lesquels le chirurgien intervient sont dus à la perforation des vaisseaux accompagnant les bronches de deuxième et de troisième ordre.

Demons a soigné un adulte qui avait reçu un coup de couteau entre la neuvième et dixième côte gauche, il en était résulté une hernie du poumon, et de plus les urines émises étaient sanguinolentes. Un épanchement puriforme développé dans la poitrine, du côté blessé, quelques jours après, se montra à l'analyse presque exclusivement formé par de l'urine. Le rein avait été blessé, il existait une fistule qui nécessita l'ablation de l'organe; le malade guérit.

Pneumonie traumatique. — La pneumonie traumatique est caractérisée par son peu de tendance à se généraliser; elle reste localisée au voisinage de la blessure. Son début, fort insidieux, ne présente pas le cortège caractéristique de la pneumonie franche. Cependant nous devons signaler l'existence d'un point de côté des plus violents, qu'exaspèrent la pression et les mouvements de la cage thoracique.

Cette complication évolue généralement en sept à huit jours; les pansements antiseptiques diminueront certainement la fréquence de la suppuration qui n'était pas rare autrefois, surtout lorsqu'un corps étranger s'était logé dans la plaie.

Dans la plupart des cas il existe en même temps une pleurésie sur l'importance de laquelle nous aurons occasion de revenir.

Pronostic. — Bien que s'accompagnant d'un appareil symptomatique des plus effrayants, les plaies du poumon par instrument piquant ou tranchant que l'on observe dans la pratique sont rarement dangereuses. Le pronostic acquiert une gravité bien plus grande dans les blessures par armes à feu.

Traitement. — La conduite du chirurgien ne diffère pas de celle qu'il doit tenir dans les cas simples. S'il n'y a pas de suppuration, il faut faire la réunion de la plaie avec toutes les précautions antiseptiques. Si, au contraire, il y a de la suppuration ou si l'on soupçonne la blessure d'être déjà infectée, mieux vaut la laisser ouverte et la traiter d'après les règles de la méthode antiseptique. Suivant les circonstances, la plaie sera agrandie et lavée avec une solution de sublimé ou d'acide phénique et drainée; si, après quelques jours, il ne survient rien de spécial, le drain sera supprimé et un pansement compressif favorisera la réunion.

3° PLAIES DE POITRINE PAR ARMES A FEU

Bibliographie. — BAUDENS, *Gaz. des Hôp.*, 1836. — FRASER, *Treatise upon penetrating Wounds of the Chest.*, London, 1859. — HOWARD, *Treat. by Hermetically Sealing*, in *Am. M. Times*, New-York, 1863, et *Am. J. M. Sc.*, Philadelphie, 1864. — WOLF, *Schusswunden der Brust.*, Breslau, 1867. — HRABOWSKI, *Ibid.*, in-8°, Berlin, 1877. — SLEJANOWSKI, *Ibid.*, Saint-Pétersbourg, 1880. — DE SANTI, *Arch. de méd.*, 1882. — BOUCHEZ et LEMOINE, *Coup de feu à travers la poitrine, empyème, guérison*, *Arch. gén. de méd.*, 1884, 7° série, t. XIV. — THIÉRY, *Gaz. méd. de Paris*, 1887.
Thèses de Paris. — 1872, BROCHARD. — 1874, CHAPLAIN. — 1887, GOUZIEN.
Consulter en outre les *Traités de chirurgie d'armée*, et l'*Histoire de la guerre d'Amérique*.

Les plaies de poitrine sont fréquentes en chirurgie d'armée; de SANTI, en réunissant les statistiques de CHENU, LŒFFLER, OTIS, STROMEYER, BIEFEL, BACK, est arrivé à établir que, comparées aux blessures en général, les blessures du thorax sont dans la proportion de un à dix; ce chiffre est certainement trop faible encore, plusieurs auteurs ne tenant pas compte des cadavres restés sur le champ de bataille; or, d'après LŒFFLER, les blessures du thorax entrent pour 29 p. 100 dans la mortalité immédiate du champ de bataille, fait que nous explique l'importance des organes contenus dans la cavité thoracique.

Le pronostic des traumatismes de la poitrine est, suivant les cas, bien différent. Les plaies pénétrantes sont d'abord plus sérieuses que les autres. C'est là une assertion sur l'évidence de laquelle il est inutile d'insister; mais les complications locales et générales font varier considérablement le pronostic. Tantôt, en effet, le projectile perfore la poitrine de part en part, lésant les deux poumons, ou bien un seul de ces organes est atteint. Avec le poumon, le cœur et les gros vaisseaux peuvent être intéressés; ces lésions sont habituellement au-dessus des ressources de l'art. Après avoir traversé le thorax, le projectile va parfois s'implanter dans une vertèbre et fracturer la colonne vertébrale, nous avons déjà vu la gravité de ce genre de traumatisme. Il est rare qu'une balle pénètre dans la poitrine en traversant un espace intercostal, ordinairement elle fracture le sternum, les côtes, la clavicule ; or, en raison même de leur structure, les côtes et la clavicule fournissent de nombreuses esquilles qui fréquemment sont entraînées par le projectile et restent dans la plaie. On y rencontre encore une série de corps étrangers, pièces de vêtement, de harnachement, etc., qui donnent lieu à des poussées inflammatoires continuelles, à des suppurations de longue durée et souvent à des fistules. Il faut enfin tenir compte du volume du projectile ; les balles de petit calibre, comme celles des revolvers employés dans la vie civile, sont facilement tolérées, mais nous verrons qu'il n'en est pas ainsi pour les balles plus volumineuses et surtout pour les éclats d'obus.

La transformation qu'a subie depuis vingt ans environ l'armement des nations civilisées a eu pour résultat, ainsi que nous l'avons exposé, d'augmenter la puissance balistique des projectiles. Comme conséquence, les plaies pénétrantes de poitrine se sont accrues dans une proportion notable ; pendant que la statistique de CHENU (guerre de Crimée) donne 563 plaies pénétrantes sur 2,818 blessures du thorax, soit 20 p. 1000, les statistiques d'OTIS fournissent 8,715 plaies pénétrantes sur 20,264 cas observés, soit une moyenne de 43 p. 100. Cependant les mêmes statistiques, contrairement à ce que l'on pourrait supposer, prouvent que la mortalité s'est abaissée considérablement à la suite des coups de feu du thorax. Ainsi, après avoir atteint 80 p. 100 pendant les guerres du premier Empire, 90 p. 100 pendant la guerre de Crimée, elle n'est plus que de 62 p. 100 pendant la guerre d'Amérique, et, suivant toute probabilité, ce chiffre baissera encore avec l'usage de moyens de pansements plus rationnels. C'est dans la diminution de calibre du projectile, dans l'absence d'évidement de sa base qu'il faut, d'après DE SANTI, chercher l'explication de cette contradiction. La preuve de ce qu'avance cet auteur est dans le fait suivant. Pendant la guerre d'Amérique, où l'on se servait de projectiles mixtes, la mortalité reste à 62,5 p. 100, tandis qu'elle descend à 60 pendant la guerre franco-allemande où l'on se servait de projectiles oblongs cylindriques. La vitesse du projectile étant plus grande, les parties sur son trajet sont beaucoup moins contuses. PARKER compare ces blessures à des plaies par incision, de là des guérisons immédiates plus fréquentes ; enfin le projectile ne se déformant plus et son calibre étant diminué, il est facile de comprendre qu'il pourra traverser la poitrine sans léser les vaisseaux qui y sont contenus ; or, ainsi que l'a démontré CH. NÉLATON, c'est à la lésion des gros vaisseaux, à l'hémorrhagie qui en est la conséquence, qu'il faut attribuer la plus grande part dans la mortalité des plaies de poitrine en général.

Le traitement des plaies de poitrine par armes à feu est subordonné aux règles que nous avons déjà exposées. Après avoir enlevé autant que possible les corps étrangers et les esquilles, on lavera la région avec une solution antiseptique forte, puis on fera l'occlusion antiseptique. Le chirurgien basera ensuite sa conduite sur la nature des complications. Pendant la guerre d'Amérique, l'occlusion hermétique a été érigée en méthode de traitement ; le docteur

Howard obtint l'autorisation de traiter toutes les plaies de poitrine uniquement par ce procédé ; pour mieux assurer le succès, ce chirurgien pratiquait la suture de la plaie ; les résultats obtenus ne furent pas merveilleux si l'on en juge par la critique d'Otis : « Il est probable, dit cet auteur, qu'à l'application systématique de cette méthode de traitement n'ont point dû manquer des résultats désastreux, et il faut regretter que les nombreuses observations de traitement par cette méthode qui ont été recueillies n'aient pas élargi le cercle de nos connaissances pathologiques. » (*Guerre d'Amérique*, t. II, p. 508.)

4° PLAIES ET RUPTURES DU DIAPHRAGME

Bibliographie. — Desault, *Journ. de chir.*, t. III, p. 9. — Guthrie, *Commentaries of the Surger. of the War*, etc., 6° édit., p. 506. — Chevreau, *Recueil de mém. de méd. et pharm. mil.*, t. V, p. 247. — Hawkins, *System of Surgery de Holmes*, t. II.

On observe quelquefois des ruptures plus ou moins considérables du diaphragme à la suite des coups violents portés sur la base de la poitrine, des chutes d'un lieu élevé, des efforts de vomissement, etc.

Ce muscle peut encore être atteint par les instruments piquants ou tranchants, les projectiles de guerre ; les accidents de ce genre se compliquent presque toujours de lésions des viscères thoraciques ou abdominaux.

Anatomie pathologique. — Les blessures par instruments piquants, tranchants ou contondants, intéressent le diaphragme en un point quelconque de sa surface ; les ruptures, d'après Devergie, siègent ordinairement à gauche, au voisinage du centre phrénique. Si la solution de continuité est un peu considérable, les organes contenus dans l'abdomen ne tardent pas à s'engager par cet orifice et à pénétrer dans le thorax ; l'épiploon, le colon transverse, l'intestin grêle, l'estomac comptent parmi les viscères le plus souvent rencontrés dans ces cas. Des hernies doivent fatalement se produire tôt ou tard, car déchirures et plaies du diaphragme ne se réunissent jamais. Toutes les fois que l'on a autopsié des sujets qui avaient succombé un certain temps après la blessure, on a vu les bords de la plaie cicatrisés isolément, arrondis et calleux, circonstance qui s'explique par les mouvements constants du muscle et par l'interposition des viscères entre les lèvres de la blessure (Legouest).

Symptômes. — Les lésions du diaphragme ne présentent aucun signe pathognomonique ; déchirures et plaies s'accompagnent de ce cortège de symptômes qui caractérisent les lésions des cavités thoraciques ou abdominales : pâleur de la face, irrégularité et faiblesse du pouls, état syncopal, etc. Dans le cas de plaie, la direction qu'aura suivie l'instrument ou le projectile permettra de soupçonner l'existence d'une lésion du diaphragme, puis les blessés accusent en général une douleur très vive qui s'irradie parfois jusqu'à l'épaule et augmente pendant les mouvements respiratoires ; pour diminuer ces douleurs, le patient immobilise complètement la base de la poitrine et respire en dilatant uniquement les parties supérieures; la face, contractée, offre cet aspect spécial que l'on a désigné sous le nom de *rictus sardonique*.

Pronostic. — Les lésions du diaphragme, toujours extrêmement graves, ont fréquemment occasionné la mort dans un délai très court. Elle est le plus souvent imputable à la coexistence de plaies ou déchirures des organes voisins (foie, rate, estomac, intestins, etc.) et à la péritonite. Si les blessés échappent aux premiers accidents, ils restent exposés à une série de complications: constipations opiniâtres, vomissements, syncopes, etc., qui peuvent survenir à tout instant par suite de la hernie de l'estomac. Ces malheureux succombent souvent avec tous les signes de l'étranglement interne (A. Paré, Chevreau).

Traitement. — L'existence d'une rupture ou d'une plaie du diaphragme étant démontrée, nous pensons, avec Guthrie et Legouest, qu'il ne faudrait pas rester inactif, mais bien pratiquer la laparotomie, réduire les viscères herniés et suturer l'ouverture diaphragmatique. La méthode antiseptique donnera certainement à cette opération des chances sérieuses de succès. Si l'intervention chirurgicale ne semble pas indiquée, le malade sera condamné au repos, puis, après avoir immobilisé la base de la poitrine, on prendra toutes les précautions d'usage pour prévenir les accidents inflammatoires.

§ 4. — Plaies du cœur et du péricarde.

Bibliographie. — Larrey, *Clin. chir.*, t. II, 1829. — Jobert, *Arch. gén. de méd.*, 1839. — Mulhig, *Presse méd. belge*, 1860. — Fischer, *Die Wunden des Herzens*, in *Arch. f. klin, Chir.*, t. IX, 1868. — Boucher, *Arch. de méd. milit.*, nov. 1883. — Delmas, *eod. loc.*, 1884. — Mosetig von Moorhof, *Sem. méd.*, 1885. — Machenaud, *Arch. de méd. nav.*, 1888. — Charrin, Th. de Lyon, 1888. — Bohome, *Centr. f. d. med. W.*, n° 33, 1888. Thèses de Paris. — 1827, Sanson. — 1836, De Montegré. — 1837, Jamain (Agrég.).

Historique. Fréquence. — Jusqu'à l'époque de Galien, les plaies du cœur étaient considérées comme mortelles; cet auteur eut le mérite de diviser ces traumatismes en deux classes : plaies pénétrantes et non pénétrantes. Ces dernières, d'après lui, pourraient ne pas être fatales : la mort, terminaison ordinaire, survenait toujours par hémorrhagie. Ces idées sont admises jusqu'au XVIIe siècle; Morgagni met alors en lumière la véritable cause qui occasionne la mort : la compression de l'organe par le sang épanché dans le péricarde. Depuis le commencement de notre siècle, de nombreuses observations ont été publiées; aussi Fischer, en 1868, a-t-il réuni 452 faits de ce genre, parmi lesquels 304 sont le résultat de blessures par instruments piquants ou tranchants et piquants à la fois, ce qui fournit une moyenne de 66 p. 100 environ. Viennent ensuite 72 blessures par coups de feu, soit environ 16 p. 100, puis 7 faits d'écrasement et 69 ruptures.

1° PLAIES PAR INSTRUMENTS PIQUANTS ET TRANCHANTS

Étiologie. — Les plaies de ce genre, dit RAYNAUD, sont, par ordre de fréquence le résultat d'homicides, de duels, de suicides, de causes accidentelles. Parmi les différents corps vulnérants relevés dans les observations, on trouve des épées, des couteaux, des piques, des faucilles, des baïonnettes, des aiguilles, une alène de cordonnier, un os de poisson venu de l'œsophage (ANDREW).

Les parties le plus souvent atteintes sont par ordre de fréquence : le ventricule droit, le ventricule gauche, l'oreillette droite, l'oreillette gauche ; exceptionnellement on a vu des lésions de la cloison interventriculaire, des vaisseaux coronaires, des deux ventricules ou des oreillettes simultanément ; l'anatomie nous explique suffisamment ces différentes particularités.

Anatomie pathologique. — Les plaies du cœur sont pénétrantes ou non. Les premières sont de beaucoup les plus communes : sur 304 blessures par instrument piquant ou tranchant, FISCHER a trouvé 217 plaies pénétrantes, 26 plaies non pénétrantes, 53 guérisons.

a. *Plaies non pénétrantes.* — Cette variété, spéciale aux ventricules, peut déterminer la mort subite (fait de La Tour d'Auvergne). Les auteurs s'accordent cependant à considérer ces lésions comme susceptibles de guérir. D'après BOYER, les parois du cœur, ainsi affaiblies, se rompraient facilement par la suite, et RAYNAUD cite un cas d'anévrysme traumatique du cœur relaté par MULIIG. On trouve quelques observations de plaies de la cloison interventriculaire ou des vaisseaux coronaires.

b. *Plaies pénétrantes.* — La solution de continuité, d'ordinaire fort nette, présente des bords presque accolés. L'épanchement sanguin dans le péricarde est la règle ; on a trouvé dans cette séreuse jusqu'à une pinte et demi de liquide.

Physiologie pathologique. Terminaisons. — Lorsque le cœur a été blessé, trois cas peuvent se présenter : 1° la mort est immédiate ou presque immédiate ; 2° le blessé survit à l'accident pendant un temps variable ; 3° la guérison survient.

a. *Mort immédiate.* — Sur 452 plaies du cœur et du péricarde, FISCHER a noté 104 morts immédiates, soit 26 p. 100. Pour expliquer le mécanisme de la mort, les auteurs invoquaient l'hémorrhagie extérieure, et MORGAGNI, la compression du cœur par le sang épanché dans le péricarde ; ce dernier mécanisme, plus acceptable que l'hémorrhagie, ne saurait se produire lorsque la mort est instantanée ; on fait alors intervenir la syncope.

b. *La vie se prolonge pendant un temps variable.* — C'est le cas le plus fréquent. Dans les statistiques de FISCHER, en effet, nous relevons 219 morts consécutives dans un laps de temps qui a varié de une heure à neuf mois après l'accident. Lorsque la terminaison fatale est rapprochée, le plus souvent il faut l'attribuer à la compression intra-péricardique produite par l'épanchement. Lorsque la vie se prolonge, le malade peut succomber brusquement pendant un effort, en général il est emporté par une complication (péricardite, pleurésie, pneumonie).

c. *Guérison définitive*. — Les plaies du cœur sont susceptibles de guérir; FISCHER a relevé cette terminaison 50 fois sur 401 blessures de l'organe, et 22 fois sur 51 blessures du péricarde.

La guérison se fait ici comme dans toutes les plaies vasculaires, par un mécanisme bien étudié par W. JONES, AMUSSAT, O. WEBER, BILLROTH, BOHOME, etc.; dans la plaie, rétrécie par le gonflement des fibres musculaires, se forme un caillot fortement adhérent aux parois du trajet qui se résorbe plus ou moins lentement.

Les phénomènes de karyokynèse se produisent sur les noyaux des fibres musculaires et ceux du tissu conjonctif. La prolifération de ces derniers aboutit à la production d'un véritable tissu de cicatrice. Les fibres musculaires ne participent pas à cette réparation; les plus voisines subissent une mortification totale (BOHOME).

A la suite d'accidents de ce genre, il est commun de voir persister diverses lésions organiques, rétrécissements, insuffisances, adhérences péricardiques, etc.

Corps étrangers. — Parmi les faits précités, FISCHER a trouvé 7 cas de corps étrangers du péricarde et 36 cas de corps étrangers du cœur. Le corps du délit peut pénétrer jusque dans la cavité cardiaque, toutefois il s'arrête le plus souvent dans l'épaisseur des parois ou même dans la cloison interventriculaire (CARNOCHAN); ces corps ont pu séjourner dans l'organe pendant de longues années; parfois le hasard les a fait découvrir à l'autopsie, car leur présence n'avait pas été soupçonnée durant la vie; ils étaient tous entourés de fibrine.

Notons encore la fréquence des plaies du poumon, des gros vaisseaux; quelquefois il existe des plaies du diaphragme et des organes abdominaux.

Symptômes. — Avec FISCHER, nous allons exposer un à un tous les symptômes que l'on rencontre à la suite des plaies du cœur.

1° L'examen de la plaie extérieure fournit bien peu de renseignements; on peut cependant tirer de sa situation, de la direction de la blessure, quelques utiles indications; son trajet est direct ou sinueux, disposition qui favorise la production de l'emphysème.

2° La quantité de sang épanché varie beaucoup, elle est parfois assez abondante pour déterminer rapidement la mort. Dans d'autres circonstances, l'hémorrhagie paraît insignifiante, enfin, chez certains malades on n'observe pas le moindre écoulement sanguin. Ces différences tiennent aux dimensions et à la direction de la plaie, et aussi à la façon dont réagissent les fibres du cœur qui, en se contractant, peuvent obturer la solution de continuité ou faciliter la coagulation du sang.

3° La syncope, accident fréquent, survient à une époque variable. Sur 87 observations dans lesquelles elle a été notée, la syncope s'est montrée 30 fois au moment de l'accident, 38 fois après quelques instants et 19 fois à une époque éloignée. Quelques auteurs pensent que la perte de connaissance favorise la production du caillot.

4° D'après FISCHER, la douleur serait nulle dans les plaies du cœur, les souffrances qu'ont accusées certains malades doivent être attribuées à la lésion des parties molles ou du péricarde : cette opinion avait déjà été exposée par BOYER.

5° Les troubles circulatoires sont constants. Les battements du cœur, d'abord violents et tumultueux, diminueraient ensuite, ils pourraient même disparaître complètement lorsqu'il se fait un épanchement dans le péricarde. M. RAYNAUD, FERRUS, JOBERT considèrent comme constant un frémissement analogue à celui que l'on observe dans les anévrysmes artério-veineux. Le pouls est habituellement petit, irrégulier, intermittent; l'auscultation permet d'entendre une foule de bruits : frottement, bruits de râpe, piaulements, bruits de moulin. Nous verrons, en étudiant l'hémopéricarde, les conclusions à tirer de l'existence de tel ou tel bruit.

6° Les troubles respiratoires consistent en dyspnée qui apparaît immédiatement ou consécutivement; elle est alors le résultat d'une complication.

Complications. — Les complications immédiates, blessures du poumon, des gros vaisseaux, etc., ont déjà été signalées. Les principales lésions consécutives sont : la péricardite, la cardite, la pleurite, l'emphysème, la pneumonie, la bronchite, la fièvre hectique, l'hémorrhagie cérébrale, la méningite, les paralysies.

Diagnostic. — Nous ne connaissons aucun symptôme qui permette d'affirmer l'existence d'une plaie du cœur; l'aspect de la blessure, sa direction, sa situation n'autorisent que des conjectures, aussi ces lésions ont-elles souvent passé inaperçues durant la vie.

Pronostic. — Ainsi que nous l'avons vu, les plaies du cœur ne sont pas toujours mortelles; nous rappelons que FISCHER a pu réunir 72 cas de guérison. La léthalité varie du reste avec la partie de l'organe atteinte, les blessures du ventricule droit (les plus fréquentes) sont moins dangereuses que celles du ventricule gauche et celles-ci moins graves que celles des oreillettes. De toutes les variétés de blessures, les plaies par instrument piquant sont les plus bénignes; les plaies par armes à feu, les plus sérieuses. Le peu de gravité des plaies du cœur par instrument piquant avait déjà été démontré par les expériences de BRETONNEAU et VELPEAU. Si l'on en croit RÉMY, les Japonais font communément l'acupuncture du cœur. Dans ces dernières années, un médecin américain, BLOCK, s'est livré à une série d'expériences sur la piqûre du cœur, il est arrivé à conclure que cette lésion est inoffensive, il propose même de remplacer la saignée par cette opération.

Traitement. — Pendant les premiers moments après l'accident, le chirurgien doit s'occuper de favoriser la formation d'un caillot. La plaie sera donc obturée avec tout le soin désirable; un bandage de corps, convenablement serré, immobilisera la poitrine, et le malade sera soumis au repos le plus absolu. On conseille dès le début d'administrer de la digitale à l'intérieur, de façon à ralentir la circulation. Les expériences précitées, faites par BLOCK sur des lapins, lui permettent d'affirmer que dans les cas de plaie du cœur, la suture peut être faite en 3 ou 4 minutes et donner de bons résultats. Cette intervention n'ayant pas été tentée chez l'homme, il est impossible d'en prévoir les conséquences.

Que doit faire le chirurgien en présence d'un corps étranger du cœur? La question ne saurait être résolue d'une façon générale, car les données du problème varient suivant les circonstances; la plupart des auteurs conseillent de ne pas intervenir, l'extraction du corps étranger ayant fréquemment déterminé une hémorrhagie mortelle. L'impossibilité de poser un diagnostic précis et ferme empêche, en général, toute intervention dans les traumatismes du cœur.

2° PLAIES PAR ARMES A FEU

Bibliographie. — LARREY, *Clin. chir.*, t. II, 1829. — DUPUYTREN, *Clin. chir.*, t. VI, 1829. — LE FORT, *Gaz. hebd.*, 1861. — LEGOUEST, *Traité de chirurgie d'armée*, 1872. — G. FISCHER, *loc. cit.* — OTIS, *Hist. chirurg. de la guerre de Sécession*, t. Ier, ch. v. — COUNER, *The Clinic.*, 1876. — NEUDORFER, *Chirurg. klin.*, Wien., 1879. — PICQUÉ, *Gaz. hebd.*, 1880. — MAX SCHMIDT, *Coups de feu du cœur*, Th. de Dorpat, 1880. — LECHLER, *Würtemb. Corresp. Bl.*, t. LII, p. 131, 1882. — COZE, *Journ. de méd. et chir. prat.*, 1883. — DE SANTI, *Arch. de méd. milit.*, t. III, 1884. — BAUR, *Inaug. Diss. Berlin*, 1887.

Les blessures du cœur par armes à feu forment un chapitre spécial du travail de FISCHER; dans un intéressant mémoire, DE SANTI a repris et complété cette étude, nous lui ferons de larges emprunts.

En chirurgie d'armée, les coups de feu du cœur, d'après DE SANTI, ne seraient pas plus rares que ceux des autres régions; leur fréquence par rapport aux coups de feu en général serait de 0,9 p. 100. Dans la pratique civile, les tentatives de suicide et de meurtre font augmenter le chiffre de ces blessures; cet organe serait plus fréquemment atteint encore s'il n'échappait souvent aux projectiles, en raison de son petit volume et des notions erronées qui règnent dans le public sur sa situation.

Anatomie pathologique. Division. — Les lésions observées se divisent ainsi : 1° plaies du péricarde seul; 2° plaies du cœur sans lésion du péricarde; 3° plaies non pénétrantes du cœur; 4° plaies pénétrantes.

1° La déchirure du péricarde seul, accident rare, se produit par deux mécanismes bien distincts : (a) directement, par un projectile qui effleure le cœur tangentiellement à la surface; (b) indirectement, par des esquilles détachées du sternum ou des côtes. La déchirure, unique et large dans le premier cas (observation de SCHWARTZ), serait multiple et du diamètre des esquilles dans le second (LYONS). Enfin KUMAR relate l'histoire d'un blessé chez lequel le projectile, après avoir perforé le péricarde, aurait contourné le cœur sans le blesser.

2° FISCHER rapporte quatre observations de déchirure du cœur sans lésion du péricarde; DE SANTI a trouvé quatre nouveaux faits de ce genre. Dans tous les cas, le projectile arrivé à la fin de sa course avait refoulé devant lui le feuillet pariétal et fait éclater le cœur. Une autopsie de HOLMES est particulièrement remarquable : le projectile, décollant le feuillet viscéral sans le déchirer, l'avait refoulé en doigt de gant à travers l'ouverture cardiaque.

3º Les plaies du cœur non pénétrantes, dont Fischer ne rapporte qu'un seul exemple, dû à Nélaton, sont moins rares que ne le croyait cet auteur. Chassaignac, en 1858, avait déjà communiqué un remarquable fait à la Société de chirurgie; de Santi a relevé quelques cas nouveaux dus à Thilo, Korner, etc. Ces lésions se rencontrent surtout à la pointe de l'organe où les fibres charnues abondent, elles consistent alors en une sorte d'abrasion sur les ventricules (sillon, séton).

4º Les plaies pénétrantes du cœur présentent un seul orifice d'entrée (chose rare) ou deux orifices, l'un d'entrée, l'autre de sortie. Les auteurs, Max Schmidt en particulier, ont beaucoup discuté sur la forme de l'orifice d'entrée et de sortie; si l'on se rappelle ce que nous avons dit des expériences de Kocher, on comprendra que la forme de ces orifices dépend de la vitesse avec laquelle le projectile atteint les parois du cœur. En général, lorsque la vitesse est supérieure à 200 mètres à la seconde, l'orifice d'entrée est circulaire; l'orifice de sortie, circulaire aussi, présente des déchirures plus ou moins étendues. L'état de vacuité ou de réplétion de l'organe a sur la gravité des lésions une importance capitale.

Complications. Terminaison. — Les projectiles et débris de projectiles constituent la majorité des corps étrangers du cœur; ils peuvent séjourner dans le péricarde, dans l'épaisseur des parois ou dans la cavité cardiaque. Ainsi que le démontrent plusieurs observations, la présence d'un projectile dans l'épaisseur des parois du cœur n'est nullement incompatible avec l'existence.

Les plaies du cœur par armes à feu sont susceptibles de guérison; Fischer, en effet, a relevé cette heureuse terminaison 12 fois sur les 72 faits qu'il a réunis, soit une moyenne de 16 p. 100. Dans presque tous les cas, ainsi que l'on pouvait s'y attendre, il s'agissait de projectiles de petit calibre.

Nous n'ajouterons rien à ce que nous avons dit sur les symptômes et le diagnostic des plaies du cœur; nous croyons qu'il ne faut pas abuser des manœuvres d'exploration, fortement recommandées par les chirurgiens il y a quelques années encore.

CHAPITRE III

COMPLICATIONS COMMUNES AUX DIVERSES PLAIES PÉNÉTRANTES DE POITRINE[1]

Ces complications sont immédiates ou secondaires. Les complications immédiates comprennent : 1º l'entrée de l'air dans la poitrine; 2º l'emphysème; 3º la hernie traumatique du poumon; 4º les hémorrhagies externes et internes; 5º les corps étrangers.

[1] Voyez la Bibliographie des *Plaies pénétrantes.*

Les complications secondaires, pleurésie, pneumonie, péricardite, endocardite, etc., ne sauraient être, dans un traité de ce genre, l'objet d'une description spéciale, les particularités intéressantes qu'elles peuvent présenter ont été déjà signalées.

§ 1er. — **Entrée de l'air dans la poitrine.**

L'air qui pénètre dans la cage thoracique y arrive directement par la plaie des parois ou à travers les voies respiratoires; il s'infiltre dans la plaie, le péricarde, le tissu cellulaire des médiastins, le tissu cellulaire sous-cutané; de là un certain nombre d'accidents, la plupart du temps réunis et combinés.

1° PNEUMOTHORAX TRAUMATIQUE

On désigne sous ce nom l'entrée de l'air dans la cavité pleurale. Le pneumothorax peut se produire : 1° dans le cas de plaie ou de déchirure du poumon sans ouverture de la paroi thoracique; 2° dans le cas de plaie de la paroi thoracique sans lésion du poumon (plaie pénétrante simple, fait rare); 3° lorsqu'il existe une plaie pénétrante avec lésion pulmonaire concomitante. La présence ou l'absence d'adhérences entre la plaie et le poumon fait que l'air envahit toute la cavité pleurale (*Pneumothorax total*), ou seulement une partie de cette cavité (*Pneumothorax partiel*).

Mécanisme.— Théoriquement, toutes les fois que la plèvre est en communication avec l'air extérieur, le vide pleural n'existant plus, le poumon doit s'affaisser et l'air pénétrer dans cette cavité, par suite de la rétractilité pulmonaire et de l'aspiration thoracique; cependant il n'en est pas toujours ainsi : les expériences d'HEWSON, JOBERT, REYBAUD, RICHET, DOLBEAU, SMITH ont démontré qu'il pouvait fort bien exister une plaie du poumon, une plaie pénétrante simple ou compliquée, sans que l'affaissement du poumon en fût la conséquence.

Comment expliquer ce phénomène, qui se produit surtout lorsque les plaies sont étroites?

Supposons une plaie simple de la plèvre, plusieurs circonstances peuvent s'opposer à la pénétration de l'air : obliquité du trajet de la blessure, épanchement sanguin entre ses lèvres, etc. De plus, ainsi que DOLBEAU et SMITH l'ont démontré, les deux feuillets de la plèvre adhèrent l'un à l'autre comme deux lames de verre légèrement mouillées que l'on aurait accolées, et la rétraction pulmonaire, dans beaucoup de cas, est impuissante à vaincre cette résistance. D'après SMITH, si la plaie siège au niveau ou au voisinage du bord libre d'un lobe pulmonaire, l'affaissement de l'organe est fatal; il serait très difficile, au contraire, lorsque la solution de continuité se trouve située au milieu d'un lobe. Les plaies pulmonaires sans lésion de la paroi thoracique exposent moins au pneumothorax que les plaies pénétrantes simples. Si, en effet, la lésion n'a intéressé que des ramifications bronchiques de petit calibre, l'air cesse promptement de pénétrer dans la cavité pleurale à cause de l'épanchement sanguin qui oblitère la plaie. Dans les cas où la blessure ouvre d'un seul coup la paroi thoracique et le poumon, les mêmes phénomènes interviennent pour s'opposer à la formation du pneumothorax; de plus, ainsi que RICHET l'a fait observer, le déplacement du poumon produit par les mouvements respiratoires détruit rapidement le parallélisme qui existe entre les ouvertures des deux feuillets de la plèvre, et la compression à laquelle est soumis le poumon s'oppose encore à l'issue de l'air par les vésicules ouvertes.

La rétraction du poumon est aussi fréquemment impossible par suite de l'existence d'adhérences pleurales. En dehors de ces circonstances, lorsque l'on se trouve en présence d'une plaie large, l'air pénètre dans la cavité pleurale, grâce à la rétractilité pulmonaire et à l'aspiration produite par le jeu des parois thoraciques. L'entrée du fluide par l'ouverture pariétale constitue le phénomène spécial connu sous le nom de : *Traumatopnée.*

Symptômes. — Les symptômes sont ceux qui accompagnent tout épanchement d'air dans la plèvre. La dyspnée et la douleur n'ont ici rien de caractéristique, car elles sont dues tant à la plaie thoracique qu'à l'épanchement d'air. La dilatation des espaces intercostaux et l'immobilisation du côté blessé, phénomènes constants dans le pneumothorax spontané, varient suivant la quantité d'air épanché et la facilité avec laquelle il peut sortir au moment de l'expiration. La percussion révèle une sonorité exagérée, un bruit tympanique dont la tonalité est différente selon le volume des gaz contenus dans la poitrine. Parfois, dans les parties déclives la sonorité disparaît pour faire place à une matité franche (hémo-pneumothorax).

L'auscultation permet de constater l'absence complète du murmure vésiculaire qui est remplacé par un souffle amphorique. Si pendant l'auscultation un aide frappe sur une pièce de monnaie appliquée du côté opposé du thorax, en se servant d'une autre pièce comme agent de percussion, on percevra un bruit spécial : *bruit d'airain.*

Dès qu'un pneumothorax se complique de la présence d'un épanchement liquide dans la plèvre, cet état peut être révélé par le bruit de *succussion.* DUPLAY fait remarquer avec raison que, si l'on recherche ce symptôme pendant les premiers moments qui suivent la blessure, il est parfaitement possible qu'on ne le trouve pas, bien que la matité et les autres signes aient révélé un épanchement sanguin. Nous verrons, en effet, que le sang se coagule rapidement dans la plèvre; or, jusqu'à ce que la sérosité se soit séparée du caillot, le bruit de succussion ne pourra se produire. Cette recherche constitue du reste une manœuvre dangereuse, car on s'expose à rompre des adhérences qui avaient commencé à se former; mieux vaut donc s'en abstenir.

Lorsque l'épanchement d'air est limité par suite de l'existence d'adhérences pleurales, il donne lieu aux mêmes symptômes que l'on perçoit sur une étendue restreinte; ce pneumothorax partiel pourrait être confondu avec une caverne pulmonaire, il suffit de connaître la possibilité de semblable erreur pour l'éviter.

Marche. Pronostic. — Le pneumothorax traumatique constitue rarement une complication redoutable, le plus souvent il guérit spontanément; la marche de la maladie, la gravité du pronostic sont du reste absolument subordonnées à l'abondance de l'épanchement gazeux, à la persistance ou à la disparition d'une communication entre l'air atmosphérique et la cavité pleurale. Si l'épanchement est peu abondant, que l'air ne puisse plus pénétrer dans la cavité pleurale, le pneumothorax guérira rapidement et sera des plus bénins; si, au contraire, par le fait de la blessure pariétale ou thoracique, l'air continue à pénétrer librement dans la plèvre, il sera difficile d'éviter l'infection et la suppuration de la plaie. La présence presque constante d'un épanchement sanguin augmentera encore les chances de suppuration et partant aggravera le pronostic.

Traitement. — S'opposer à la pénétration de l'air dans la plèvre et plus tard prévenir les accidents inflammatoires, telle doit être la conduite du chirurgien.

La plaie pariétale sera donc lavée et obturée avec le plus grand soin, une couche d'ouate et un bandage compressif assureront cette occlusion et préviendront la formation de l'emphysème. Dans la plupart des cas, on ne remplit ainsi qu'une partie de l'indication, car nous sommes absolument impuissants en présence des plaies du poumon. Le malade sera condamné au repos absolu et surveillé avec beaucoup de soin; il faut, en effet, se tenir prêt à combattre les phénomènes inflammatoires.

La conduite à tenir, lorsque la quantité d'air accumulée dans la plèvre est assez considérable pour produire des accidents de dyspnée et de suffocation, a beaucoup préoccupé les chirurgiens. DUPUYTREN conseillait alors d'ouvrir largement la poitrine comme dans l'opération de l'empyème, BOYER voulait que l'on agrandît la plaie; l'imminence de la pleurésie purulente a fait autrefois rejeter ces procédés (MALGAIGNE). LEGOUEST propose de placer une canule à demeure, laquelle serait au préalable munie de baudruche (procédé de REYBARD), de façon à empêcher l'entrée d'une nouvelle quantité d'air dans la plèvre.

Il nous semble rationnel de recourir à la ponction et de la répéter de temps à autre si l'état du blessé l'exige. Si la ponction est insuffisante, l'ouverture large de la poitrine devient indiquée.

2° EMPHYSÈME

Bibliographie. — P.-J. ROUX, *Bibl. méd.*, 1807, 4ᵉ année, t. XVI, p. 67. — RICHET, *Anat. chir.* — GOFFRES, *Monit. des sc. méd.*, 1861. — GAUCHÉ, *Bull. de la Soc. clin.*, 1878. — GALLERAND, *Arch. de méd. nav.*, 1882.

Thèses de Paris. — 1838, BOUTON. — 1840, LEMICHEL. — 1855, COUQUET (Montpellier). — 1860, DOLBEAU (Agrég.). — 1865, RAPP (Strasb.). — 1868, BÉZARD. — 1878, JOURDAIN.

Historique. — C'est à THOMAS BARTHOLIN (1654) que l'on doit la première observation d'emphysème compliquant une plaie pénétrante de poitrine.

En 1713, Méry et Littre rapportèrent les premiers cas d'emphysème généralisé. Ces différents auteurs s'étaient bornés au récit des faits qu'il leur avait été donné d'observer. J.-L. Petit (1723) fit une étude plus complète de ce phénomène et formula nettement la première théorie de l'emphysème. Hewson (1767), s'appuyant sur des données physiologiques erronées, recommande d'ouvrir largement la poitrine afin d'arrêter les progrès du mal; cette manière de faire est admise sans conteste jusqu'en 1842, et il faudra toute l'autorité de Malgaigne pour la faire abandonner. Cependant la théorie de J.-L. Petit, à laquelle Malgaigne ne voyait aucune objection à adresser, était attaquée par Roux (de Saint-Maximin) dès 1807. Cet auteur avait montré le rôle considérable que jouent les adhérences pleurales dans le développement des complications des plaies pénétrantes de poitrine; sa théorie sera reprise plus tard et complétée par Richet.

Théories de l'emphysème. — a. Théorie de J.-L. Petit. — D'après cet auteur, que la plaie pénétrante de poitrine soit simple ou que le poumon soit atteint simultanément, l'emphysème sera toujours précédé d'un pneumothorax. Dans le premier cas (plaie pénétrante simple), l'air pénètre dans la cavité pleurale pendant les mouvements d'inspiration, et sort par suite de la compression exercée par les parois thoraciques au moment de l'expiration; s'il ne rencontre aucun obstacle, il sortira avec la même facilité qu'il est entré; dans le cas contraire, si par exemple la plaie est tortueuse et étroite, l'air s'infiltrera dans le tissu cellulaire, d'où emphysème. La poitrine fonctionne dans ces cas à la façon d'un soufflet. Supposez le poumon blessé, l'introduction de l'air dans la plèvre sera plus abondante à chaque inspiration, et partant l'emphysème prendra des proportions plus inquiétantes.

b. *Théorie de Roux, Richet.* — D'après ces chirurgiens, la fréquence des adhérences entre les deux feuillets de la plèvre s'opposant à la rétraction du poumon, il est impossible que l'emphysème soit précédé d'un pneumothorax; pour ces auteurs, à la suite d'une plaie pénétrante de poitrine, le poumon ne se rétractant pas, au moment de l'expiration l'air s'échappe par les vésicules pulmonaires ouvertes et passe directement du poumon dans le tissu cellulaire des parois.

Ces deux théories reposent sur des faits bien observés, il est probable que, suivant les circonstances, l'emphysème se produit par l'un ou l'autre mécanisme.

Causes. — Les plaies étroites, sinueuses, favorisent, avons-nous dit, la production de l'emphysème; son apparition sera d'autant plus certaine que la communication entre les solutions de continuité pulmonaire et pariétale sera mieux assurée par des adhérences; rarement dans ces cas se produit un pneumothorax; quand même celui-ci existerait, l'emphysème n'en serait pas toujours la conséquence: Bézard, en effet, fait remarquer que si la plaie s'ouvre obliquement en biseau dans la cavité pleurale, son bord libre jouera le rôle d'un clapet et s'opposera à l'issue de l'air.

Les solutions de continuité larges et étendues permettant facilement l'issue de l'air, l'emphysème ne saurait se produire; mais si l'on obture simplement la plaie sans exercer de compression autour de ses bords, l'infiltration de gaz dans le tissu cellulaire pourra parfaitement avoir lieu.

Symptômes. Pronostic. — Nous rappellerons que l'infiltration de l'air dans le tissu cellulaire se traduit par une crépitation spéciale que la palpation permet facilement de percevoir. L'emphysème s'étend au loin ou reste limité aux bords de la plaie; dans le premier cas, il constitue une complication très redoutable. Le malade de LITTRE, qui avait reçu un coup d'épée dans la poitrine, succomba après cinq jours; l'emphysème occupait chez lui toute la surface du corps; seuls le cuir chevelu, la paume de la main et la plante des pieds avaient été respectés. Lorsque au contraire il se limite, l'emphysème constitue une complication des plus bénignes.

Valeur diagnostique. — La présence d'un emphysème développé autour d'une solution de continuité de la paroi thoracique permet-elle au chirurgien d'affirmer l'existence d'une plaie pénétrante de poitrine? Oui, s'il est très étendu et s'il n'existe aucune autre solution de continuité de l'arbre aérien; non, si l'épanchement gazeux est limité. GOFFRES, en effet, a établi que dans certaines circonstances, rares il est vrai mais possibles, l'emphysème peut se produire avec une simple plaie de la paroi thoracique sans pénétration.

Traitement. — Les indications du traitement sont nettes et précises. Le chirurgien doit : 1° s'opposer à l'arrivée de l'air dans les tissus; 2° limiter l'extension de l'emphysème et donner issue au gaz. Pour remplir la première indication on obturera avec soin la plaie pariétale, ce qui supprimera totalement l'accès de l'air si le poumon est intact; mais on doit en toute circonstance se comporter comme si cet organe était atteint, aussi les auteurs recommandent-ils de faire autour des lèvres de la plaie une compression énergique qui s'opposera au passage dans le tissu cellulaire de l'air contenu dans la cavité pleurale; de plus, il sera prudent d'immobiliser la poitrine afin de modérer les mouvements des parois costales. Les incisions, mouchetures, scarifications, suffisent généralement à arrêter l'extension du mal en favorisant l'issue du gaz; on peut l'activer encore en imitant la conduite de LARREY qui, dans ces cas, appliquait quelques ventouses. Si, malgré ces précautions, l'emphysème continuait à augmenter, il ne faudrait pas hésiter à ouvrir la paroi costale pour mettre en libre communication la plaie pulmonaire, c'est-à-dire la source du mal, avec l'air extérieur.

3° PNEUMOPÉRICARDE

On désigne sous ce nom un épanchement d'air dans la cavité péricardique.

L'air épanché peut provenir directement du dehors; il pénètre alors, grâce à l'aspiration thoracique, à travers une ouverture faite à la paroi de la poitrine; ou bien cette dernière est intacte, mais, par un mécanisme quelconque, le poumon et le péricarde ont été déchirés et l'air, trouvant une issue à travers les vésicules ouvertes, arrivera dans la cavité péricardique.

Il est rare que le pneumopéricarde soit simple, presque toujours il se complique en même temps d'un épanchement de sang dont l'abondance varie.

La percussion et l'auscultation permettent de constater l'existence de quelques phénomènes assez importants. La présence d'air dans le péricarde se traduit par une sonorité exagérée, plus ou moins exactement circonscrite à la région cardiaque. Lorsqu'il s'est fait simultanément un épanchement sanguin, ce liquide s'accumule dans les parties déclives, la percussion donne alors en ce point une matité bien nette.

L'auscultation révèle un certain nombre de bruits anormaux; l'un d'eux, comparable au bruit de clapotement que produit une palette en battant l'eau, a particulièrement attiré l'attention des observateurs. Dès 1864, MOREL-LAVALLÉE avait donné ce symptôme comme caractéristique de la déchirure du péricarde et de l'épanchement d'air dans cette cavité. Plus récemment RÉGNIER, ayant observé quelques cas de ce genre, est arrivé à des conclusions bien différentes. D'après cet auteur, le bruit de moulin ou de clapotement prouve une seule chose : l'existence d'un épanchement de gaz ou de liquide en avant du cœur. « Cet épanchement peut siéger soit sous le péricarde, soit en dehors, dans une cavité pneumo-péricardique; suivant les deux cas, le bruit est modifié. Quand l'épanchement est intra-péricardique, il s'entend dans le décubitus dorsal et dans la position assise; de plus, il s'accompagne de troubles du côté de la circulation. Quand l'épanchement est extra-péricardique, il ne s'entend que dans la position couchée ou se modifie d'une façon notable quand on fait asseoir le malade. » Un épanchement intra-péricardique existe donc avec ou sans déchirure du péricarde. Le bruit de moulin, fugace dans le premier cas, a une durée plus longue dans le second.

Les signes fonctionnels sont à peu près semblables à ceux de la péricardite; douleur, angoisse, gêne des mouvements du cœur.

Le pneumo-péricarde constitue un accident sérieux dont la gravité se trouve encore augmentée par la coïncidence presque constante de lésions des vaisseaux ou du cœur lui-même.

L'intervention est ici bien restreinte. Après avoir fait l'obturation de la plaie, le chirurgien devra prendre les moyens nécessaires pour prévenir le développement de la péricardite. Si les gaz épanchés gênaient les mouvements du cœur, on pourrait ouvrir de nouveau la plaie ou faire la ponction du péricarde.

4° HERNIE TRAUMATIQUE DU POUMON

Bibliographie. — H. LARREY, *Bull. de la Soc. de chir.*, t. VI, 1856. — LEGOUEST, *Traité de chir. d'armée.* — CAUVY, DUPLAY, *Bull. de la Soc. de chir.*, t. IV, 1878. — ALEXANDRE, *Progrès méd.*, 1887.

La hernie traumatique du poumon, c'est-à-dire l'issue d'une portion de ce viscère à travers une plaie des parois thoraciques, est un accident assez rare; nous en relevons seulement sept cas parmi le grand nombre de plaies pénétrantes de poitrine observées durant la guerre d'Amérique.

Le mécanisme par lequel se produit la hernie du poumon n'est pas encore parfaitement établi. Évidemment c'est grâce à un effort brusque d'expiration que le viscère sort de la poitrine, mais son issue est-elle immédiate? la sortie du poumon suit-elle la retraite de l'instrument tranchant? ou bien y a-t-il rétraction pulmonaire, pneumothorax, et plus tard hernie du poumon? Le simple raisonnement permet d'affirmer que la hernie immédiate doit être de beaucoup la plus fréquente; cependant on ne saurait nier la possibilité de l'issue du poumon lorsqu'une certaine quantité d'air a pénétré dans la poitrine, puisque MALGAIGNE affirme l'avoir observé dans une série d'expériences sur les animaux.

Symptômes. — La hernie présente un aspect différent suivant le temps qui s'est écoulé depuis sa formation, et aussi suivant le degré de constriction exercée sur la base de la tumeur par les lèvres de la plaie. Si l'accident est récent, le poumon a encore sa coloration normale, la tumeur augmente et diminue de volume pendant l'inspiration. Au bout d'un certain temps, surtout si sa base est fortement serrée, la partie herniée se gonfle, devient brunâtre, puis noirâtre; dès lors elle ne subit aucun changement sous l'influence des mouvements respiratoires. Le volume de la hernie varie beaucoup, elle peut atteindre la grosseur d'un œuf de poule; le tissu pulmonaire, généralement sain, porte parfois des traces de blessures faites par l'instrument qui a ouvert la cavité thoracique.

Les signes fonctionnels auxquels donnent lieu cette complication se traduisent par une sensation de tiraillement, un sentiment de gêne, d'angoisse assez accentué.

Marche. Pronostic. — Les phénomènes observés à la suite de l'issue du poumon varient selon que la hernie est réduite ou abandonnée à elle-même. Dans le premier cas, le poumon reprend sa place normale, mais le blessé reste exposé à tous les accidents qui accompagnent les plaies pénétrantes de poitrine. Lorsque, au contraire, la hernie n'est pas réduite, le tissu pulmonaire se sphacèle et tombe, il reste ensuite une plaie qui bourgeonne et marche rapidement vers la cicatrisation.

La présence du poumon hernié entre les lèvres d'une plaie de poitrine est donc, on peut le dire, un accident heureux; elle s'oppose aux complications si redoutables de ces plaies. Le pneumocèle traumatique, comme le fait remarquer DUPLAY, remplit pour ainsi dire le rôle d'un bouchon obturateur qui transforme la plaie pénétrante en une plaie non pénétrante.

Traitement. — Jusque dans ces dernières années, les chirurgiens conseillaient de tenter la réduction du poumon hernié et de débrider la plaie si cela était nécessaire pour assurer cette réduction. En 1878, CAUVY envoya à la Société de chirurgie un mémoire dans lequel, en se basant sur l'étude attentive des faits, il arrivait à des conclusions diamétralement opposées à celles admises antérieurement. Ce mémoire donna lieu à un remarquable rapport de DUPLAY, qui admit complètement les conclusions du chirurgien de Béziers. Avec ces deux auteurs, nous croyons qu'il n'y a aucun inconvénient à laisser le poumon à l'extérieur; en effet, toutes les fois que l'on a agi ainsi, la guérison a eu lieu sans accident, tandis que, dans le cas où l'on a réduit la hernie, des phénomènes graves et même la mort sont survenus. Ce principe établi, il est inutile de confier à la nature le soin de la guérison; à l'exemple de CAUVY on étranglera la tumeur avec un fil; on pourra ensuite l'exciser en totalité ou en partie et toucher légèrement la surface de la section avec le thermocautère.

§ 2. — Épanchements de sang dans la poitrine.

1° PLAIES DE L'ARTÈRE INTERCOSTALE

Bibliographie. — BELLOCQ, *Mém. Ac. de chir.*, 1753. — REYBARD, *Gaz. méd. de Paris*, 1841. — HEYFELDER, *Deutsche Klinik*, Berlin, 1851. — MAYNE, *Dublin Quat. Journ. Med. Sc.*, 1871. — *Encyclopédie internat. de chirurg.*, t. III, 1883. Thèses de Paris. — 1855, MARTIN. — 1861, MEUNIER. — 1874, DULAC. — 1875, LEROY.

Les artères intercostales, protégées contre les agents extérieurs par l'abri que leur fournit le bord inférieur des côtes, échappent facilement au traumatisme pendant une partie de leur trajet; toutefois, la blessure de ces vaisseaux n'est pas exceptionnelle. On comprend fort bien qu'un instrument tranchant, en pénétrant dans la poitrine, puisse intéresser l'artère intercostale, surtout si la plaie occupe les régions antérieures ou postérieures du thorax, où l'artère se trouve perdue dans les parties molles. L'artère intercostale peut encore être atteinte par un projectile qui traverse la poitrine en fracturant comminutivement les côtes. Ainsi, sur 8,715 cas de plaies pénétrantes relevés pendant la guerre de sécession, la blessure de l'artère intercostale a été notée 15 fois. Enfin ces vaisseaux ont pu être déchirés par les fragments osseux dans les fractures multiples et comminutives; comme le fait remarquer PAULET, des lésions semblables ont été constatées après les fractures simples, même après les fractures incomplètes; dans ce dernier cas, il est indispensable que la fracture porte sur le bord inférieur de la côte qui recouvre l'artère. D'après ce dernier auteur, la lésion de l'intercostale dans les fractures de côte serait beaucoup plus fréquente qu'on ne l'avait avancé; il cite à l'appui de ces assertions trois observations de ce genre.

Symptômes. Diagnostic. — Suivant la nature du traumatisme, l'hémorrhagie, à la suite d'une blessure de l'intercostale, se fait à l'extérieur ou dans la plaie; il est rare toutefois que ces caractères soient aussi tranchés, et généralement le sang s'écoule à l'extérieur pendant qu'il s'épanche en même temps dans les tissus. Pour reconnaître si le sang qui sort d'une plaie pénétrante vient de la solution de continuité ou de l'intercostale, les auteurs ont conseillé l'exploration digitale et le procédé de la carte. Dans la première de ces méthodes, le chirurgien introduit son doigt dans la plaie, la face palmaire tournée en dehors; si l'hémorrhagie vient de la blessure d'une intercostale, le jet de sang lui mouille le doigt et il peut facilement l'arrêter en comprimant sur le bord inférieur de la côte. Le procédé de la carte consiste à introduire dans la plaie une carte de visite ployée en gouttière et à la pousser jusqu'au-dessus de la face postérieure de la côte supérieure; s'il existe une lésion de l'intercostale, le sang s'écoulera dans cette gouttière et de là au dehors. Ces deux méthodes, théoriquement fort ingénieuses, sont peu pratiques; la seconde est peu recommandable, elle expose à l'infection; aussi, bien souvent, quand il n'existe pas de section des parties molles ou que, malgré l'existence d'une plaie, le sang s'écoule à l'intérieur, l'hémorrhagie ne peut être soupçonnée que par les signes de l'hémothorax.

Cependant, étant donné une plaie de poitrine avec hémorrhagie, est-il donc impossible d'arriver à connaître l'origine de cette complication? Non, certes, et les signes rationnels sont ici d'un grand secours. Le sang, en effet, ne provient que de deux sources : d'une blessure du poumon ou d'une lésion d'une artère de la paroi. Il n'y a jamais d'hémorrhagie en jet lorsque le sang est dû à une blessure du poumon; de plus, au moment où il arrive entre les lèvres de la solution de continuité, étant mélangé d'air, ce liquide forme une écume rosâtre; on constate en même temps l'existence d'autres symptômes (crachement de sang, traumatopnée) qui mettront sur la voie de l'existence d'une plaie pénétrante de poitrine. Si, au contraire, c'est une artère de la paroi qui est intéressée, il n'est pas rare de voir une hémorrhagie en jet et il n'y a jamais d'hémoptysie. Il s'agit alors de déterminer si c'est l'intercostale ou une autre artère de la paroi qui en est cause. On aura pour se diriger la position anatomique de la blessure, puis l'abondance de l'écoulement sanguin, plus considérable si l'intercostale est lésée que lorsqu'il s'agit d'un autre vaisseau.

Pronostic. — La lésion d'une artère intercostale, quelle qu'en soit la cause, est un accident toujours grave, souvent mortel. Sur les 15 cas signalés pendant la guerre de sécession, 11 se terminèrent par la mort; celle-ci peut survenir, soit à cause de la difficulté que l'on rencontre pour arrêter le sang, soit par suite des complications et des accidents auxquels donne lieu l'épanchement sanguin de la plèvre.

Traitement. — Une foule de méthodes ont été proposées pour comprimer l'artère intercostale. DESAULT et SABATIER conseillaient d'introduire dans la plaie le centre d'une compresse, de bourrer de charpie ce cul-de-sac, puis de tirer fortement sur les bords du linge dont la partie intra-thoracique constituera un tampon compressif. GÉRARD et GOULARD entouraient un bourdonnet de charpie d'un fil assez long pour qu'une fois noué sur le bourdonnet ses deux chefs aient une certaine dimension; ensuite une aiguille courbe contournait la côte par sa face postérieure et ressortait sur le bord supérieur de cet os ; cette aiguille conduisait ainsi en arrière de la côte un des chefs du fil ; en tirant dessus, le tampon de la charpie allait s'appliquer contre la gouttière costale, et en serrant les fils, on l'immobilisait dans cette position.

QUESNAY introduisait un jeton, puis, le faisant basculer sur le bord supérieur de la côte inférieure, il comprimait directement l'artère. Au siècle dernier, du reste, la blessure de cette artère jouait un rôle considérable, surtout au point de vue thérapeutique ; la plupart des auteurs voulaient avoir leur procédé spécial ; nous ne rappellerons que pour mémoire les appareils de LOTTERI et de BELLOCQ, qui, ainsi que plusieurs autres, sont aujourd'hui tombés dans un juste oubli.

Presque tous les chirurgiens sont maintenant d'avis qu'il faut aller lier les deux bouts du vaisseau. Cette conduite est certainement rationnelle, malheureusement fort difficile à bien exécuter. Gross a proposé de faire un trou dans la côte et de passer par cette voie un fil d'argent autour de l'artère.

2° PLAIES DE LA MAMMAIRE INTERNE

Bibliographie. — VALENTIN, *J. de chir. de Desault*, 1792. — II. DE MONTÈGRE, Th. de Paris, 1836. — MALGAIGNE, *Revue méd. de Paris*, 1848. — TOURDES, *Ann. d'hyg.*, 1849. — REUILLET, *Gaz. méd. de Lyon*, 1866. — MADELUNG, *Berlin. Klin. Wochen.*, 1887. — CAPURON, Th. de Bordeaux, 1887.

Les plaies de l'artère mammaire interne sont rares. Nous en relevons six cas sur les 8,715 plaies du thorax signalées dans la guerre d'Amérique.

Le sang qui s'échappe de cette artère peut s'épancher dans les parties molles, mais il pénètre plus souvent dans la plèvre; deux fois (faits de II. de MONTÈGRE et de MADELUNG), il avait envahi le tissu cellulaire du médiastin. GUNTHER, cité par LE FORT, a réuni 19 cas de blessure de la mammaire dont les résultats se décomposent ainsi : 9 guérisons certaines, 2 probables et 8 morts, 5 par continuation de l'hémorrhagie. Les 6 cas rapportés par OTIS se terminèrent tous par la mort. La lésion de ces artères nécessite donc une intervention rapide.

Il est aussi difficile de comprimer ce vaisseau que les précédents ; en conséquence, c'est à la ligature que l'on devra recourir. Autant que possible, on pratiquera la ligature des deux bouts de l'artère dans la plaie, de façon à se mettre à l'abri des hémorrhagies en retour que rendent probables les anastomoses de cette artère avec l'épigastrique.

3° HÉMOTHORAX TRAUMATIQUE

Bibliographie. — VALENTIN, *Recherches critiques sur la chirurgie moderne*, Paris, 1772, — LARREY, *Clinique chirurgicale*, t. II, 1829-32. — ROUX, RÉCAMIER, SANSON, *Académie de méd.*, 1836, *Comptes rendus*. — DUPUYTREN, *Clin. chir.*, 1839. — FRASER, *Penetrat. wounds of the Chest.*, 1859. — HOWARD, in *The Medic. and Surgical History of War. of Rebellion*, 1865. — CH. NÉLATON, Th. de Paris, 1880 (Bibl.). — NIMIER, *Congr. fr. de Chirurgie*, 1888.

On désigne sous ce nom un écoulement sanguin qui se fait dans la cavité pleurale, consécutivement à un traumatisme.

L'hémothorax est primitif ou secondaire, partiel ou total.

Anatomie pathologique. — A. *Origine de l'écoulement sanguin*. Le sang provient de la lésion des artères de la paroi thoracique, d'une blessure du cœur, des vaisseaux contenus dans la cavité de la poitrine et surtout du poumon lui-même. Mais lorsque le cœur ou un vaisseau comme l'aorte, la veine cave inférieure sont intéressés, la mort, ainsi que nous l'avons dit, est la plupart du temps immédiate. Ces faits n'ont pour nous aucun intérêt.

Restent les hémorrhagies qui ont pour origine les vaisseaux pariétaux et pulmonaires. Des recherches de CH. NÉLATON il résulte que les épanchements consécutifs aux plaies pulmonaires que le chirurgien est appelé à traiter, sont dus à la perforation des vaisseaux accompagnant les divisions des branches de deuxième et de troisième ordre. Si les ramifications blessées sont plus petites, l'hémorrhagie est insignifiante ; la blessure des vaisseaux du hile entraînerait la mort dans un temps très court.

B. *Que devient le sang épanché dans la plèvre ?* — Les expériences de Trous-seau et Leblanc, reprises par Ch. Nélaton, prouvent que le sang épanché dans la plèvre se coagule immédiatement, puis le coagulum se rétracte, exsudant la sérosité, en sorte que si l'on ouvre la poitrine de l'animal quelques heures après l'accident, on voit deux parties bien distinctes : un caillot et de la sérosité sanguinolente. La sérosité ainsi exsudée n'est en rien comparable à celle que l'on trouve dans la palette après la saignée, elle est toujours mélangée à une assez grande quantité de globules et ressemble à du sang pur, ce qui tient aux conditions spéciales et la rapidité avec laquelle le phé-nomène de la coagulation s'est produit.

La présence du sang dans la plèvre détermine constamment un travail irritatif, mais les choses se passent d'une façon différente, suivant que l'épanchement est restreint ou considérable. Dans le premier cas, la sérosité exsudée se trouve résorbée avant que les phénomènes de réaction inflamma-toire se montrent ; le processus irritatif reste localisé autour du caillot, au bout de peu de jours, on découvre tout autour de celui-ci une membrane jau-nâtre, fibrineuse, élastique, épaisse surtout vers les extrémités. A la péri-phérie de cette membrane de nouvelle formation existe un cercle vasculaire bien net, duquel partent de fines ramifications qui s'avancent de 2 ou 3 mil-limètres à la surface de la membrane enkystante. Cette membrane, d'après Ch. Nélaton, serait le résultat d'un travail inflammatoire donnant naissance à un exsudat plastique qui englobe le caillot.

Si, au contraire, l'épanchement sanguin est plus abondant, l'inflammation ne saurait se localiser. Au moment où elle apparaît, l'exsudat qui à cause de la quantité n'a pu être résorbé, se mélange aux produits excrétés par la plèvre enflammée sur une étendue plus ou moins grande, et le caillot brassé constamment dans ce liquide par les mouvements respiratoires, s'y dissout peu à peu.

Si la communication avec l'air persiste ou s'il existe un corps étranger (débris de vêtement ou de projectile dans la plèvre), la suppuration ne tarde pas à paraître (pleurésie purulente).

Symptômes. — Indépendamment des symptômes qui caractérisent les lésions des parois thoraciques ou la plaie pénétrante, l'écoulement du sang donne lieu ici à une série de phénomènes caractéristiques.

A. *Signes rationnels.* — Nous retrouvons les signes ordinaires des hémor-rhagies internes : facies pâle, tiré, lèvres livides, extrémités froides, syncope. S'il ne s'évanouit pas, le malade est inquiet, anxieux ; lorsque le poumon a été lésé, on constate pendant les premiers moments de petits accès de toux accompagnés d'une expectoration sanglante. Le blessé, gêné pour respirer, demande qu'on le place dans la position assise (*orthopnée*). Cette gêne res-piratoire, due pendant les premiers moments à la douleur même de la blessure, augmente peu à peu par suite de la compression qu'exerce l'épanchement sanguin sur le poumon.

B. *Signes physiques.* — Parmi les signes physiques, plusieurs sont communs à tous les épanchements intra-thoraciques. Signalons rapidement la matité à la percussion, quelquefois avec bruit skodique sous la clavicule; à l'auscultation l'absence du murmure respiratoire, l'existence de bruit de souffle. En combinant la percussion et l'auscultation on peut, s'il existe une certaine quantité d'air mélangée au sang, percevoir les différents symptômes : bruits d'airain, bruit de flot, succussion hippocratique. Lorsque l'épanchement est considérable, la paroi thoracique du côté correspondant semble élargie et immobilisée.

Quelques jours après l'accident, il n'est pas rare de voir survenir une ecchymose à la région lombaire, le sang semble s'être infiltré à travers les tissus et avoir gagné les parties déclives. D'après VALENTIN, qui le premier a signalé ce symptôme, quel que soit le point de la circonférence thoracique occupé par la plaie, l'ecchymose est toujours située dans le même lieu, elle se forme au niveau de l'angle des fausses côtes, prend sa direction vers le carré des lombes à la surface duquel on l'observe souvent. La couleur est la même que celle des taches qui paraissent au bas-ventre peu de temps après la mort, c'est-à-dire d'un violet très éclairci. Les auteurs sont loin de s'entendre pour expliquer le mécanisme par lequel se forme cette ecchymose; VALENTIN pensait que le sang transsudait à travers la plèvre; son opinion, admise par NÉLATON et DUPLAY, a été repoussée par CHAUSSIER, JOBERT et MALGAIGNE. D'après ces derniers, le liquide épanché dans la plèvre ne saurait traverser cette membrane, l'ecchymose doit être attribuée au sang qui sort par la plaie des parois thoraciques et s'infiltre ensuite dans le tissu cellulaire des lombes. Une discussion sur ce sujet ayant été soulevée accidentellement à la Société de chirurgie en 1878 à propos des épanchements sanguins du genou, LANNELONGUE, GOSSELIN, BERGER déclarèrent qu'ils regardaient comme possible la sortie du sang à travers une séreuse intacte. VERNEUIL et TILLAUX s'élevèrent contre cette manière de voir.

La valeur diagnostique de cette ecchymose a fourni aussi matière aux dissensions, elle constitue certainement un excellent signe; mais, ainsi que le fait remarquer LEGOUEST, c'est un symptôme le plus souvent inutile, car, dans la majorité des cas, le diagnostic est déjà fixé lorsque apparaît l'ecchymose.

Marche. — Si l'épanchement est peu considérable, les symptômes fébriles qui se montrent forcément par le seul fait de la plaie thoracique diminuent du cinquième au sixième jour; le liquide se résorbe, le caillot s'organise, le malade marche vers la guérison. Les choses se passent d'une façon bien différente lorsque l'épanchement sanguin est très abondant; sa présence ne tarde pas à provoquer du côté de la plèvre un travail inflammatoire qui, dès le cinquième, sixième, septième jour, détermine des accidents sérieux; de plus, comme dans ces circonstances il existe presque toujours un hémo-pneumothorax, le liquide épanché devient purulent et le malade succombe à des accidents septicémiques dus à la résorption du liquide épanché et altéré;

quelquefois le poumon se perfore, le malade est pris de quintes de toux violentes et expectore brusquement une quantité plus ou moins grande de sang et de pus (*vomique*).

Diagnostic. — En l'absence de symptôme pathognomonique, on ne peut affirmer la présence de sang dans la plèvre qu'en se basant sur un certain nombre de signes cliniques. Une plaie pénétrante de poitrine étant donnée, la percussion et l'auscultation permettront de reconnaître l'existence d'un épanchement; le moment précis de l'apparition de cet épanchement fournira d'utiles présomptions sur sa nature. Tout épanchement tardif doit être considéré comme inflammatoire, tout épanchement précoce doit être regardé comme sanguin.

L'étude des symptômes rationnels a aussi son importance. Dans les plaies pénétrantes simples du poumon, dit Ch. Nélaton, la dyspnée et la fièvre suivent une marche rapidement décroissante; dans les plaies compliquées d'épanchement séro-sanguinolent, ces deux phénomènes suivent une marche irrégulièrement ascendante. La solution du problème est donc assez simple lorsque, appelé peu après l'accident, le chirurgien est à même d'étudier et de suivre son malade; la question est beaucoup plus compliquée s'il examine le blessé après quelques jours seulement. Comment alors établir la nature du liquide épanché? L'ecchymose de Valentin sera ici d'un grand secours, malheureusement elle n'est pas constante; dans ce cas, on interrogera aussi méthodiquement que possible le malade et ceux qui l'ont soigné pour savoir s'il n'y a pas eu d'hémorrhagie par la plaie, de crachements de sang; malgré tout, il faut bien le dire, il est difficile d'arriver ainsi à la certitude.

L'hémothorax étant reconnu, il est de la plus haute importance, au point de vue de l'intervention, d'établir la lésion vasculaire qui l'a occasionné. Le sang vient-il du poumon ou d'une artère de la paroi thoracique? — La situation de la plaie pariétale sur le trajet connu d'un vaisseau, la présence d'un jet de sang saccadé et rutilant, parfois même la vue du vaisseau sectionné, béant entre les lèvres de la plaie, constituent autant de signes sur lesquels le chirurgien pourra se baser pour affirmer la lésion d'une artère de la paroi; au contraire, l'absence d'écoulement sanguin à l'extérieur, la coexistence d'hémoptysie ou de crachats sanguinolents feront penser que le sang provient des vaisseaux du poumon.

Pronostic. — Le pronostic dépend tout d'abord de la quantité de sang écoulé; un épanchement peu considérable qui s'enkyste guérira bien et rapidement; par contre, si la quantité de liquide est abondante, le pronostic devient grave. La plupart des auteurs regardent la présence d'air dans la plèvre comme une circonstance défavorable; en un mot, l'hémo-pneumothorax aurait une gravité plus grande que le pneumothorax. Cette assertion serait très discutable d'après Ch. Nélaton, pour lequel le pronostic reste entièrement subordonné à l'abondance du liquide épanché.

Traitement. — La première indication à remplir consiste à assurer l'hémostase. Le mode d'intervention dépend de la nature du vaisseau lésé, ce qu'il faudra tout d'abord établir. Nous avons exposé les moyens à l'aide desquels on peut arrêter le sang dans le cas de lésions des artères de la paroi thoracique; lorsque les vaisseaux pulmonaires sont blessés, le chirurgien se comportera comme s'il était en face d'une hémoptysie, et cherchera par l'emploi du froid *intus* et *extra*, par l'usage des révulsifs, la ligature des membres à se rendre maître de l'hémorrhagie; en même temps la plaie sera fermée aussi exactement que possible. Cette occlusion se pratique avec du collodion et de l'ouate; par-dessus, on appliquera une forte couche d'ouate qui sera maintenue par un bandage de corps.

L'occlusion immédiate de la plaie, au sujet de laquelle tous les auteurs sont aujourd'hui d'accord, a été l'objet de nombreuses discussions. La plupart des chirurgiens du siècle dernier, suivant les conseils de Paré et de Dionis, dilataient la plaie au lieu de l'obturer, puis faisaient coucher le patient sur le côté blessé, de façon à favoriser l'issue du sang hors de la plèvre et à prévenir l'asphyxie. Sharp, Valentin, Larrey luttèrent successivement contre cette tendance et démontrèrent que, si l'occlusion de la plèvre favorisait l'épanchement intra-thoracique, l'accumulation de ce liquide était en revanche un excellent procédé d'hémostase, car il ne tarde pas à déterminer la compression des organes intra-thoraciques.

Le blessé ainsi pansé sera mis au repos le plus absolu, le chirurgien réglera ensuite sa conduite sur la marche des symptômes généraux : si les phénomènes dyspnéiques et la fièvre diminuent graduellement, on se gardera d'intervenir; si, au contraire, des accidents inflammatoires se montrent, on dirigera contre eux un traitement aussi énergique que possible. Trop souvent, les complications ne s'amendent pas et l'évacuation du liquide devient absolument urgente. Il est prudent de commencer toujours par la thoracentèse. La ponction avec les appareils dont nous disposons suffit chaque fois que le liquide n'est pas purulent; elle a du reste l'avantage de pouvoir être répétée autant de fois qu'il est nécessaire; si le liquide est déjà infecté, la ponction est insuffisante, c'est à l'empyème que l'on doit donner la préférence.

4° HÉMO-PÉRICARDE

L'épanchement de sang dans le péricarde est un accident presque fatal à la suite des différentes lésions traumatiques du cœur et du péricarde. Le sang résulte de la blessure de l'organe lui-même, des vaisseaux coronaires et aussi quelquefois de la lésion des vaisseaux périphériques tels que les mammaires. Si la quantité de liquide épanché est considérable, sa présence dans la cavité péricardique ne tarde pas à déterminer la mort par suite de la gêne mécanique apportée dans les mouvements du cœur.

Les signes physiques sont absolument ceux que l'on observe dans les cas où existe un épanchement péricardique séreux : augmentation d'étendue de la matité précordiale, affaiblissement des bruits du cœur qui semblent s'être éloignés; nous avons indiqué les bruits spéciaux que révèle l'auscultation lorsque l'hémopéricarde se complique de la présence d'une certaine quantité d'air.

Parmi les signes rationnels, mentionnons une dyspnée des plus accentuées avec douleur angoissante. Le sang épanché se comporte ici comme dans les autres séreuses, il se divise en deux parties : sérosité et caillot. Dans les circonstances les plus heureuses, il produit toujours une réaction inflammatoire durant les premiers jours qui suivent la blessure; il persiste après la guérison des adhérences plus ou moins étendues; l'infection par la plaie extérieure est fréquente.

Le pronostic est donc d'une grande gravité; la possibilité d'une hémorrhagie secondaire doit rendre le chirurgien circonspect.

Le traitement conseillé par les auteurs est absolument le même que celui en usage dans les plaies du cœur. Après avoir obturé avec soin la blessure et mis le malade au repos, on prescrira des applications de glace sur la région précordiale.

Lorsque l'épanchement détermine des accidents de suffocation, quelle est la conduite à tenir? En lisant le récit de la mort du duc de Berry, dit LEGOUEST, on se fera une idée des perplexités qui agitèrent des chirurgiens tels que DUPUYTREN, BARON, ROUX, DUBOIS. Ceci n'a rien qui doive nous surprendre; on peut, soit en ouvrant de nouveau la blessure, soit en faisant la paracentèse du péricarde, évacuer le liquide et procurer un soulagement momentané au malade, malheureusement on s'expose ainsi à voir l'hémorrhagie reparaître; aussi la plupart des auteurs, LEGOUEST, DUPLAY en particulier, conseillent-ils de s'abstenir.

5° HÉMO-MÉDIASTIN

L'épanchement de sang dans le tissu cellulaire du médiastin se produit dans les mêmes circonstances que l'hémo-thorax et l'hémo-péricarde; il peut être consécutif aux déchirures du poumon, aux blessures des artères de la paroi ou des vaisseaux et organes intra-thoraciques. Fréquemment il accompagne et complique l'hémo-péricarde; comme on ne trouve pas dans le médiastin de cavité véritable, que le sang est obligé de se faire une place en refoulant le tissu cellulaire et les divers organes, l'hémo-médiastin ne saurait exister qu'en l'absence de plaie pariétale permettant au liquide de couler à l'extérieur. C'est surtout par l'ensemble des symptômes fonctionnels que l'on arrivera à soupçonner la présence du sang dans le médiastin. Cette complication est à peu près certaine, dit ROCHARD, lorsque les données tirées du siège de la blessure concordent avec les signes de l'hémorrhagie interne, et avec une dyspnée plus ou moins intense accompagnée d'une petite toux sèche, surtout d'une sensation particulière de pesanteur en arrière du sternum; le décubitus dorsal exagère le malaise qui est au contraire calmé par le décubitus ventral; la percussion et l'auscultation confirmeront ensuite ces données.

Pendant les premiers jours qui suivent l'accident, on observe toujours une rémission des symptômes; cette accalmie continue ou fait place aux divers signes de l'inflammation, suivant que l'hémo-médiastin se termine par résolution ou suppuration.

Le pronostic de l'hémo-médiastin est grave; la suppuration fréquente à la suite des plaies et fractures du sternum, semble presque fatale lorsqu'il existe dans le médiastin une esquille, un corps étranger qui sont une cause d'infection; la pénétration de l'air aggrave encore le pronostic.

La conduite du chirurgien est subordonnée à la nature de la plaie par où s'écoule le sang; il fera la ligature des artères de la paroi thoracique si elles sont blessées; dans le cas contraire. il prendra toutes les précautions d'usage contre l'hémorrhagie interne; en même temps la plaie sera fermée et le malade condamné au repos absolu. Le traitement des suppurations sera indiqué ultérieurement.

§ 3. — Corps étrangers de la poitrine.

Les corps étrangers qui atteignent la poitrine s'arrêtent dans les parois thoraciques ou pénètrent dans les organes contenus dans cette cavité.

1° CORPS ÉTRANGERS DES PAROIS THORACIQUES

a. *Corps étrangers arrêtés dans les parties molles.* — Les circonstances les plus diverses favorisent l'arrêt des corps étrangers dans les parties molles. Dans les rixes, les duels, les pointes de couteau, de fleuret peuvent, chez l'homme surtout, se briser contre une côte et séjourner dans une plaie. Chez la femme, l'habitude de porter des épingles ou des aiguilles au corsage a été mille fois l'occasion de la pénétration de ces corps dans les parties molles, spécialement dans le sein.

En chirurgie d'armée, il n'est pas rare de rencontrer des fragments de projectiles, des débris de vêtement ou de harnachement logés en divers points de la paroi thoracique.

Ces différents corps s'arrêtent de préférence dans les régions recouvertes d'une couche épaisse de parties molles; à cet égard la région sous-claviculaire où se trouvent les pectoraux, les gouttières vertébrales garnies de masses charnues tiennent le premier rang. Le sort de ces corps étrangers est très variable, les uns sont parfaitement tolérés et s'enkystent (aiguilles, petits projectiles); d'autres provoquent autour d'eux des phénomènes inflammatoires et deviennent l'origine de fistules (projectiles d'un certain volume, débris de vêtement, etc.).

Les commémoratifs guideront le chirurgien; le séjour d'un corps étranger étant soupçonné, il devra se livrer à une exploration des plus attentives de la région; la palpation rend ici de très grands services. Elle a souvent permis de découvrir des projectiles égarés dans des points où l'on ne s'attendait pas à les rencontrer.

La conduite à tenir sera différente suivant les circonstances. Les aiguilles, les épingles doivent être retirées toutes les fois que leur extraction n'exigera pas le délabrement et que le siège en sera bien déterminé; pour les projectiles au contraire, cette manière d'agir serait parfois téméraire. Parmi les balles qui se sont logées sous la peau ou dans les muscles, les unes ont pu contourner le thorax, d'autres l'ont traversé de part en part, l'ouverture du trajet serait alors une faute, elle augmenterait les chances d'infection ; aussi, dans ces circonstances, est-il prescrit de s'abstenir de toute recherche ; plus tard, lorsque les plaies thoraciques seront cicatrisées, que le malade sera rétabli, rien ne s'opposera à ce qu'on aille à la recherche du corps étranger s'il est gênant ou douloureux.

b. *Corps étrangers implantés dans le squelette, ou mécaniquement retenus entre les côtes.* — Les différentes pièces dont l'ensemble constitue le squelette du thorax peuvent être toutes le siège de corps étrangers; certaines, il est vrai, comme le sternum, les vertèbres, en raison de leur volume, de leur position, de la nature des tissus qui entrent dans leur composition, présentent une disposition plus favorable que les autres pour arrêter les corps vulnérants. Cependant les exemples de balles ou de fragments d'armes blanches, logés dans les côtes ou l'omoplate, ne sont pas absolument rares; quelques-uns, comme le fait de GÉRARD concernant une pointe de couteau brisée dans une côte, restent depuis longtemps classiques. Tantôt le corps vulnérant atteint tout d'abord le squelette; tantôt, au contraire, il n'arrive sur les parties résistantes qu'après avoir traversé le poumon ou un organe voisin. Il est facile de comprendre la différence qui existe entre ces deux variétés de traumatisme. La plupart des auteurs ont beaucoup insisté sur l'enclavement des projectiles entre deux côtes; en lisant leur description, on pourrait croire qu'il s'agit d'un accident assez fréquent, c'est avec peine toutefois que l'on en trouve quelques exemples dans la science. Le cas le plus connu est celui du général anglais LENIER, dont BIDLOO nous a transmis l'observation : la balle se trouvait serrée entre les deux premières côtes.

Quels que soient la situation, le volume et la nature du corps étranger, le chirurgien doit avant tout essayer d'établir que la plèvre a été ouverte ou non; de là, en effet, dépendent la gravité du pronostic et surtout la nature de l'intervention. Si la cavité pleurale n'est pas ouverte, l'extraction du corps étranger peut être faite immédiatement, à moins toutefois que celui-ci ne soit arrêté au voisinage de la plèvre, cas auquel il serait prudent de différer l'intervention, les manœuvres du chirurgien pouvant ouvrir cette cavité. Lorsque la pénétration est évidente, la conduite à tenir variera avec la grandeur de la plaie d'entrée, le point où s'est arrêté le projectile et surtout avec la nature des complications.

2° CORPS ÉTRANGERS AYANT PÉNÉTRÉ DANS LA POITRINE

Les corps étrangers qui pénètrent dans la poitrine peuvent se loger dans la plèvre, le poumon, le médiastin ou le cœur. L'histoire des corps étrangers du cœur ne saurait être séparée de celle des blessures de cet organe.

A. — CORPS ÉTRANGERS DE LA PLÈVRE

Il est assez difficile de comprendre qu'un corps puisse aller se loger dans une cavité virtuelle comme celle de la plèvre; aussi la pénétration est-elle fréquemment consécutive à un travail pathologique (hémo-pyopneumo-thorax) qui a transformé cette cavité virtuelle en une véritable poche.

Les corps que l'on a le plus souvent rencontrés sont en particulier les projectiles de guerre et les différentes substances qu'ils entraînent avec eux (esquilles, débris de vêtement, de harnachement, etc.). On a vu quelquefois une balle épuiser sa force en traversant des parties molles de la paroi et tomber directement au fond de la cavité pleurale après avoir simplement contusionné le parenchyme pulmonaire. GUTHRIE rapporte un fait de ce genre. Dans d'autres circonstances, le projectile traverse un ou les deux poumons, va s'arrêter contre la paroi opposée et tombe ; la pénétration de l'air, l'affaissement du poumon, l'épanchement sanguin favorisent cet accident, qui toutefois est rare. Le plus ordinairement les substances ci-dessus énumérées s'arrêtent dans les parois thoraciques ou le poumon, déterminant autour d'elles un travail inflammatoire, et sont entraînées par la suppuration dans la cavité pleurale.

On doit faire une classe à part pour les corps étrangers comme les fragments de sonde, de tubes en caoutchouc, les stylets (corps étrangers d'origine thérapeutique) qui pénètrent dans la plèvre pendant les manœuvres d'exploration ou dans le cours du traitement des lésions de cette membrane.

Siège. Mobilité. — Quelle que soit leur origine, ces corps gagnent sur les parties déclives et vont se loger dans le sinus costo-diaphragmatique à la partie postéro-inférieure du thorax. S'il existe des adhérences, la migration peut être arrêtée, le corps reste en un point quelconque.

On a beaucoup discuté pour savoir ce que deviennent les corps étrangers de la plèvre. D'une façon générale, ils déterminent l'inflammation de cette membrane et la pleurésie consécutive montre la plus grande tendance à devenir purulente; le corps du délit peut alors rester libre ou s'enkyster au milieu de fausses membranes; toutefois, pour les projectiles, ce mode de terminaison n'est pas fatal. Ainsi GUTHRIE, DIMERBROEK et MANGET ont vu des balles pénétrer dans la plèvre, et y rester mobiles sans y déterminer aucun accident; BAUDENS croyait peu à ces balles mobiles. Dans d'autres circonstances, le projectile s'enkyste et reste fixé dans la cavité pleurale, ou bien il occasionne la formation d'un abcès qui s'ouvrira du côté des parties molles.

Symptômes. Diagnostic. — Les symptômes occasionnés par la présence d'un corps étranger dans la plèvre sont fort variables. Quelques malades éprouvent une douleur des plus nettes en un point du thorax; d'autres, comme le blessé de GUTHRIE, accusent une sensation de pesanteur; si le corps étranger présente des aspérités comme les esquilles, la douleur devient vive et aiguë, mais souvent les blessés ne ressentent ni pesanteur ni sensation douloureuse. DUPLAY a observé un opéré d'empyème dans la plèvre duquel avait disparu une longue sonde en gomme et qui en éprouvait si peu de gêne qu'il ne pouvait admettre la réalité de l'accident qui lui était arrivé. Du reste, l'observation journalière démontre que les sondes et tubes à drainage laissés à demeure dans la plèvre sont parfaitement supportés. L'interrogatoire du malade ne fournit donc que des renseignements fort vagues; certains sujets sentaient leur balle rouler sur le diaphragme ; l'examen de la poitrine à la suite d'une blessure permettra uniquement de voir qu'il y a une plaie pénétrante, on ne saurait en conclure qu'un corps est allé se loger dans la plèvre, car, s'il s'agit d'un projectile, il peut avoir pénétré dans le poumon, même dans un point éloigné de la paroi où sa présence passe inaperçue.

Les symptômes fonctionnels, toux, dyspnée, se rapportent aussi bien à la plaie et à ses accidents qu'à un corps étranger. Il n'existe donc aucun symptôme caractéristique ; aussi le chirurgien doit-il accumuler ici les probabilités, observer attentivement, étudier la marche du mal et ne se prononcer que lorsqu'il aura réuni tout un ensemble de preuves.

Doit-on rechercher les corps étrangers et faire l'exploration de la plèvre ? Nous pensons qu'il faut proscrire l'exploration immédiate, souvent contre-indiquée du reste par les complications. En revanche, si l'existence d'un hémo-thorax et plus tard d'un pyo-thorax légitimait l'ouverture de la plèvre, on ne devrait pas négliger d'aller à la recherche du corps dont on aurait soupçonné l'existence. Le doigt est ici le meilleur des instruments d'exploration ; on pourrait aussi employer des sondes molles garnies à leur extrémité d'une armure métallique, les sondes rigides étant d'un usage difficile et, de plus, fort dangereuses.

Pronostic. — La présence de corps étrangers dans la plèvre constitue toujours un accident des plus graves : rarement ils sont tolérés, presque toujours ils occasionnent une pleurésie purulente avec toutes ses conséquences.

Traitement. — L'existence d'un corps étranger dans la plèvre mettant en cause la vie du malade, l'intervention chirurgicale nous semble des plus rationnelles. A l'exemple de BOTAL, LARREY, GUTHRIE, BAUDENS, il ne faut pas hésiter à ouvrir la poitrine pour aller à la recherche du corps du délit : ces auteurs ont ainsi obtenu de remarquables succès ; la méthode antiseptique doit nous encourager à marcher dans cette voie.

La contre-ouverture sera pratiquée dans un des points déclives de la cavité pleurale ; puis introduisant son doigt dans la plèvre, le chirurgien cherchera à reconnaître la situation du corps étranger qui sera ensuite saisi avec une pince et retiré. Pour faciliter les recherches et les tentatives d'extraction, on mettra le blessé dans une situation telle, que la contre-ouverture devienne le point le plus déclive du thorax. Dans ces circonstances, obéissant à l'action de la pesanteur, le corps a pu se présenter de lui-même à l'orifice de la plaie. Parfois un projectile volumineux ou déformé ne peut sortir de la cavité thoracique à travers un espace intercostal ; LARREY, dans un cas semblable, échancra une côte à l'aide du couteau lenticulaire ; il serait bien préférable de faire la résection d'une, même de plusieurs côtes. Si l'on est assez heureux pour retirer le projectile avant que les accidents inflammatoires se soient déclarés du côté de la plèvre, il est indiqué de faire un lavage antiseptique et l'obturation des plaies ; si au contraire les recherches sont infructueuses, il faudra placer de gros tubes à drainage, faire un pansement antiseptique et attendre.

Telle doit être la conduite à tenir dans la majorité des cas. Il existe cependant une contre-indication absolue, l'hémorrhagie. En présence d'un hémothorax, la seule préoccupation du chirurgien doit être d'assurer l'hémostase, il sera temps ensuite de s'occuper des autres complications.

B. — CORPS ÉTRANGERS DU POUMON

Les corps étrangers que l'on rencontre dans le poumon sont presque toujours des projectiles de guerre ou des objets qu'ils entraînent. On trouve dans la science quelques observations démontrant que des fragments d'armes blanches, des tiges de fer ont pénétré dans cet organe et s'y sont enkystés. Le cas le plus remarquable est celui de ce forçat mort à l'hôpital de Rochefort, dans la poitrine duquel on trouva un fragment d'épée long de 83 millimètres. La pointe de l'instrument était plantée dans la quatrième vertèbre dorsale, tandis que le côté opposé était fixé par des ostéophytes à la partie inférieure de la première côte. Nous rappelons encore que certains corps pénètrent directement dans le poumon par les voies aériennes.

La présence d'un corps étranger dans l'épaisseur du parenchyme pulmonaire constitue en général un accident grave. Lorsque la mort n'est pas la conséquence d'une complication immédiate (hémo ou pneumothorax), l'inflammation avec suppuration devient presque la règle, et la pneumonie qui se déclare a souvent un dénouement fatal.

Les malades qui traversent heureusement cette période critique peuvent guérir si la suppuration expulse le corps étranger ; mais cette terminaison favorable est rare, la plaie se transforme beaucoup plus fréquemment en une fistule qui s'ouvre au niveau de la solution de continuité, à la paroi thoracique, dans la plèvre ou les bronches. Quelques observations prouvent que la tolérance peut s'établir, mais la tolérance n'est pas la guérison, car les chirurgiens qui ont suivi leurs blessés ont vu dans la plupart des cas se développer une phtisie. L'*Histoire de la guerre d'Amérique* renferme de nombreux exemples de ce genre. Enfin parfois le corps étranger, après avoir été toléré pendant un certain temps, détermine la formation d'une collection purulente, puis est expulsé par une vomique.

En présence d'une plaie du poumon dans laquelle on soupçonne l'existence d'un corps étranger, que doit faire le chirurgien ? Les opinions sont très partagées : les uns, en particulier LEGOUEST, veulent que l'on sonde toujours la plaie ; le seul inconvénient auquel on s'expose, dit cet auteur, est de ne pas trouver ce que l'on cherche ; d'autres rejettent entièrement l'exploration ; nous pensons que, dans ce cas encore, il faut se laisser guider par les circonstances. Si le corps étranger est facilement accessible, l'extraction se trouve naturellement indiquée ; si, au contraire, il existe des complications, si l'extraction nécessite des manœuvres dangereuses, mieux vaut s'abstenir, obturer la plaie et attendre.

C. — CORPS ÉTRANGERS DU MÉDIASTIN

Les corps étrangers que l'on rencontre dans le médiastin ont la même origine que ceux de la plèvre et du poumon ; ils peuvent arriver dans cette cavité directement, mais plus souvent c'est après avoir déjà intéressé un des organes voisins (poumon, plèvre, cœur). Par leur présence, ces corps déterminent l'inflammation du tissu cellulaire contenu dans cette région, d'où la production d'abcès dont nous verrons plus tard la gravité. L'inflammation se communique fréquemment à la plèvre et au péricarde, surtout lorsque ces membres ont été lésés; l'enkystement est ici absolument exceptionnel.

Il n'existe aucun symptôme qui permette d'affirmer la présence d'un corps étranger dans le médiastin. Le chirurgien ne pourra baser ses assertions que sur des probabilités tirées de l'aspect et de la nature de la plaie, de

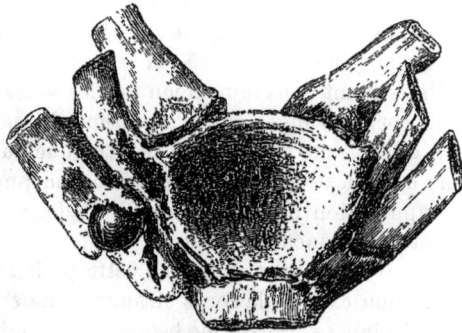

Fig. 229. — Excavation de la première pièce du sternum par un anévrisme de l'aorte. Balle arrêtée dans le médiastin sur un cartilage de la deuxième côte gauche. Pièce d'Huguier. (Musée du Val-de-Grâce.)

l'absence de plaie de sortie, etc. L'exploration, conseillée par quelque auteurs, nous semble dangereuse ; si l'on croyait devoir la pratiquer, il faudrait le faire avec beaucoup de prudence, en se servant du doigt ou d'une sonde en gomme préalablement stérilisée. L'existence d'une hémorrhagie antérieure est une contre-indication formelle, on pourrait en effet déplacer un caillot et occasionner des accidents mortels.

La présence d'un corps étranger quelconque au voisinage des vaisseaux contenus dans le médiastin constitue une complication redoutable. Dans un fait rapporté par Huguier, une balle fixée au niveau du cartilage de la deuxième côte détermina la formation d'un anévrisme, auquel succomba le malade vingt ans après l'accident initial (fig. 229).

Traitement. — Le chirurgien réglera sa conduite sur les principes que nous avons déjà établis à propos des autres corps étrangers de la poitrine. Si le corps est accessible, on devra l'enlever; dans le cas contraire, l'abstention devient une règle absolue.

CHAPITRE IV

AFFECTIONS INFLAMMATOIRES ET ORGANIQUES DE LA POITRINE

§ 1er. — Affections inflammatoires des parois thoraciques.

Les furoncles et anthrax des parois thoraciques ne présentent rien de particulier, il en est de même de l'érysipèle que l'on observait si communément il y a quelques années à la suite des opérations pratiquées sur les mamelles; toutefois ce dernier, grâce au réseau lymphatique, réagit quelquefois sur la plèvre et acquiert alors une gravité considérable.

Les abcès et phlegmons des parois de la poitrine se montrent d'emblée à la suite des contusions, des violences exercées sur le thorax, ou bien succèdent aux inflammations du membre supérieur. Ils occupent de préférence les parois latérales de la poitrine et s'accompagnent souvent de symptômes généraux des plus sérieux.

1° ABCÈS TUBERCULEUX

SYNONYMES. — Abcès froids, périostite externe chronique.

Bibliographie. — LEPLAT, *Arch. gén. de méd.*, 1865. — VERNEUIL, *Progrès médic.*, 1876. — DUPLAY, *eod. loc.*, et *Congrès de Genève*, 1877. — H. BOUSQUET, *Arch. gén. de méd.*, 1878. — CHARVOT (Conférences du prof. Gaujot), *Gaz. hebd.*, 1879. — KIENER et POULET, *Tuberculose osseuse*, *Arch. de phys.*, 1883. — CHARVOT, *Revue de chir.*, 1884. — TERRILLON, *Progrès médical*, 1885.
Thèses de Paris. — 1873, CHONÉ. — 1876, LEGRAND. — 1883, NÉLATON, DUBAR (Agrég.). — 1886. PICHON.

Les abcès des parois thoraciques d'origine tuberculeuse nécessitent une description spéciale; leur histoire, en effet, est intimement liée à celle des tuberculoses chirurgicales.

Historique. — L'étude de ces abcès se divise en deux périodes bien distinctes : 1° *Période clinique*. Les anciens chirurgiens s'étaient occupés des abcès froids des parois thoraciques, ils en attribuaient l'origine à la carie et à la nécrose des os de la région. En 1865, LEPLAT, professeur agrégé au Val-de-Grâce, montra, par des observations recueillies et commentées avec soin, que souvent les abcès des parois de la poitrine étaient consécutifs à une lésion pleurale antérieure.

Cette théorie est vraie, dans plusieurs circonstances les choses se passent ainsi; mais LEPLAT eut le tort de généraliser cette idée et de vouloir l'ériger en règle formelle. C'est incontestablement à GAUJOT que revient le mérite d'avoir le premier attiré l'attention des chirurgiens sur le rôle important que joue le périoste dans le développement de ces abcès. Dès 1866, cet auteur avait été frappé de la localisation constante de l'inflammation sur les couches superficielles du périoste, et plus tard, pour affirmer ses opinions, il désigna ces abcès sous le nom d'*abcès froids consécutifs aux périostites externes chroniques*. Plusieurs de ses élèves, Choné, H. Bousquet, Charvot, exposèrent successivement ses idées. Dès 1875, Duplay, admettant les conclusions du travail de Choné, se fit le défenseur des théories de Gaujot, que Verneuil, au contraire, avait fortement attaquées. Cet auteur localisait ces abcès dans de prétendues bourses séreuses situées sous les muscles des parois thoraciques.

2° *Période histologique.* — Si le nom de Gaujot doit être attaché à l'étude clinique des abcès des parois thoraciques, celui de Kiener ne saurait être séparé de la détermination de la nature intime du processus. Il faut bien avouer en effet que ce point capital avait complètement échappé à Gaujot et à ses élèves. Cette variété de périostite devait être naturellement considérée comme d'origine scrofuleuse; cette interprétation ne lui suffisant pas, Gaujot avait mis la lésion locale sur le compte d'un lymphatisme exagéré jusqu'à l'état morbide et lui donnait le nom de *lymphatisme purulent caséeux*. C'est dans une note de Kiener, insérée dans le cours du *Mémoire* de Charvot, que l'on trouve indiquée pour la première fois la véritable nature de la maladie. Kiener conclut de ses recherches que la périostite chronique externe est manifestement d'origine tuberculeuse et appuie ses assertions sur des preuves indiscutables.

Étiologie. Lieux d'élection. — La périostite tuberculeuse des parois thoraciques se développe sous l'influence des divers facteurs que nous avons énumérés pour expliquer l'apparition des différentes manifestations chirurgicales de la tuberculose. Parmi les causes générales, il faut citer la vie en commun dans des espaces mal aérés, les privations et fatigues de tout genre; ceci nous explique la fréquence de ces périostites chez les soldats et dans la classe ouvrière des villes. Quant à la cause locale déterminante, on peut invoquer ce que l'on voudra : coups, secousses de toux, frottements de toute nature; il n'y a rien qu'on ne puisse, avec de la bonne volonté, faire entrer en ligne de compte.

A la poitrine, les lieux d'élection de cette affection sont : 1° la partie antéro-supérieure du tronc au niveau des articulations costo-sternales; 2° la partie postérieure du tronc au niveau de l'angle de la côte; 3° les parties latérales de la poitrine.

Les lésions anatomiques de cette maladie ne diffèrent en rien de celles que nous avons exposées en présentant l'étude des périostites tuberculeuses; nous n'y reviendrons donc pas. Ajoutons que fréquemment la côte est prise en même temps que le périoste, ou même avant lui.

Symptômes. — La maladie présente quatre périodes bien distinctes : 1° *Période de développement*, caractérisée par deux symptômes, la douleur et le gonflement. Le malade éprouve sans raison apparente une douleur sourde, vague, dans un point de la région thoracique correspondant au squelette. Bientôt cette douleur augmente, la région devient empâtée; l'empâtement est ensuite remplacé par un gonflement manifeste; insensiblement l'inflammation gagne le tissu cellulaire périphérique, enfin il y a une tuméfaction.

2° *Période de suppuration.* — Après un temps variable, mais toujours assez long, l'affection change de caractère, la tumeur se ramollit du centre à la périphérie et ne tarde pas à présenter tous les symptômes de l'abcès froid. Si l'on abandonne les choses à elles-mêmes, la masse s'acumine, s'ouvre, laisse échapper un liquide blanchâtre, contenant en solution des grumeaux, et absolument semblable au pus des abcès tuberculeux d'origine osseuse. Après un certain temps, la quantité et l'aspect de ce liquide peuvent changer, il devient souvent couleur chocolat.

3° *Période de fongosité.* — Si l'on n'intervient pas, des trajets fistuleux s'organisent, la cavité de l'abcès se remplit de fongosités; peu à peu l'inflammation gagne le tissu osseux et la côte s'épaissit ou se carie au niveau du foyer purulent, si toutefois elle n'était pas atteinte primitivement.

4° *Terminaison.* — L'intervention chirurgicale hâte beaucoup la guérison de ces abcès qui, abandonnés à eux-mêmes, n'ont aucune tendance à rétrocéder. Ils se compliquent fréquemment alors de lésions de voisinage ; il n'est pas rare de voir le patient enlevé en quelques jours par une tuberculose pulmonaire à marche rapide.

Diagnostic. — Le diagnostic de la périostite tuberculeuse est assez embarrassant, surtout avant la formation du pus. Les douleurs peuvent laisser croire à un point de pleurodynie, le gonflement à un lipome; la persistance du mal éloignera la première hypothèse, et la localisation exacte du gonflement sur le trajet d'une côte permettra d'écarter l'idée du lipome. Lorsque le pus est formé, on reconnaît facilement sa présence, mais il faut alors déterminer la véritable nature de l'abcès. C'est seulement par un examen attentif des faits, en suivant le malade pendant un certain temps, que l'on arrivera à établir la cause première du mal. Plus tard les lésions osseuses ou la présence d'un autre foyer tuberculeux sur le testicule, dans le poumon, etc., confirmeront les données de l'observation.

Pronostic. — La périostite tuberculeuse doit être considérée comme une affection grave. En tant que lésion locale, cette manifestation est parfaitement curable, mais elle prouve un état général déplorable et, comme toutes les tuberculoses locales, elle expose à la généralisation.

Traitement. — L'origine de ces abcès étant connue, il ne saurait y avoir d'hésitation pour le traitement. On doit ouvrir largement la cavité, en ruginer les parois qui seront ensuite lavées avec une solution antiseptique forte ; la cavité sera ensuite bourrée de gaz iodoformée. Une fois la lésion locale guérie, il faudra s'occuper de l'état général, envoyer le malade à la campagne, aux bains de mer, et essayer, par l'emploi des toniques et des reconstituants, de mettre le sujet à l'abri des récidives ou d'une généralisation.

2° FISTULES

Les fistules que l'on peut observer sur les parois thoraciques se divisent en deux catégories bien distinctes, suivant qu'elles sont limitées aux parois du thorax ou qu'elles communiquent avec l'intérieur de cette cavité.

Les fistules des parois thoraciques sont consécutives à la présence d'un corps étranger, d'un abcès tuberculeux des parties molles ou d'une lésion du squelette.

La guérison de ces différentes fistules nécessite la suppression de la cause qui leur a donné naissance, celles qui sont entretenues par la présence d'un corps étranger marcheront rapidement vers la cicatrisation dès que le corps du délit aura été enlevé. De même, lorsqu'on aura détruit les parois d'un abcès tuberculeux, on pourra obtenir l'affrontement des parties molles. Enfin les fistules osseuses réclament des opérations encore plus radicales et souvent la résection partielle d'une ou plusieurs pièces du squelette.

Avec Duplay, nous diviserons les fistules de la cavité thoracique en plusieurs groupes, suivant qu'elles ont leur origine dans le tissu cellulaire sous-pleural, dans le médiastin, ou qu'elles mettent en communication avec l'air extérieur la plèvre, le poumon, le péricarde et l'œsophage.

A. Les fistules du tissu cellulaire sous-pleural, aussi bien que celles du médiastin, sont assez rares. Ces dernières, en particulier, peuvent alors s'ouvrir loin de la paroi thoracique ; H. Bousquet a soigné un malade qui a porté pendant deux ans sur la paroi latérale du cou, en arrière et au tiers inférieur du sterno-mastoïdien droit, une fistule par laquelle on pénétrait directement dans le médiastin.

B. Les fistules communiquant avec la plèvre, *fistules pleuro-cutanées*, paraissent de beaucoup les plus fréquentes ; dans la plupart des cas, elles sont consécutives à une pleurésie purulente d'origine spontanée ou traumatique. Il est généralement facile de faire le diagnostic de ces fistules, d'abord par les commémoratifs, puis par les signes spéciaux qu'elle présente. Le pus s'en échappe presque continuellement, mais rarement leur orifice occupe une situation assez déclive pour qu'elles puissent se vider complètement ; aussi, dès que le malade vient à faire des brusques mouvements d'inspiration et d'expiration, ou mieux encore s'il tousse violemment, le liquide chassé par la dilatation du poumon sort sous forme de jet à l'extérieur. Ces mêmes phénomènes se retrouvent dans les fistules qui arrivent jusque dans le poumon, dans les fistules sous-pleurales et médiastines ; il faut ne pas trop se hâter de conclure, et examiner le malade avec le plus grand soin.

Un trajet fistuleux, nous l'avons répété bien souvent, ne peut guérir qu'autant que la poche avec laquelle il communique s'est elle-même cicatrisée. Pour cela il est nécessaire que ses parois, après avoir été modifiées par un traitement approprié, puissent s'accoler l'une à l'autre ; mais ici, dans les conditions normales, cet accolement est parfois impossible ; l'arc osseux auquel adhère la plèvre pariétale empêche par son insuffisante élasticité la paroi externe de la poche d'aller se mettre en contact avec la paroi interne. C'est pour combattre ces conditions défavorables que Létiévant, puis Estlander ont eu successivement l'idée de réséquer un certain nombre de côtes, afin de permettre aux deux parois du foyer d'aller à la rencontre l'une de l'autre. Cette opération, connue bien à tort sous le nom d'*opération d'Estlander*, est passée aujourd'hui dans la pratique ; différents chirurgiens lui ont dû des succès.

Les fistules pulmonaires ou broncho-cutanées, beaucoup moins communes que les précédentes, sont habituellement consécutives à un traumatisme ; on a signalé leur développement à la suite d'abcès du poumon ou de cavernes pulmonaires ouvertes à l'extérieur. La guérison de ces fistules, quoi que l'on fasse, est toujours de longue durée.

Il existe dans la science une observation de fistule péricardique due à LARREY, et une autre de fistule œsophagienne rapportée par MACLACHLAN ; on ne peut rien conclure de ces deux seuls cas.

§ 2. — Tumeurs de la poitrine.

Les tumeurs de la poitrine ont pour siège les parties molles, le squelette ou les organes contenus dans la cavité thoracique.

1° TUMEURS DES PARTIES MOLLES

Les tumeurs des parties molles que l'on a le plus souvent occasion d'observer sont les lipomes, les kystes. Les lipomes ne présentent rien de particulier ; ils siègent de préférence à la partie postéro-supérieure de la région. Les kystes peuvent être congénitaux, fait rare ; ceux que l'on rencontre ordinairement sont des kystes hydatiques, ils se logent habituellement dans l'épaisseur des fibres musculaires ou dans le tissu cellulaire interstitiel.

2° TUMEURS DU SQUELETTE

Les tumeurs du squelette du thorax sont peu communes ; signalons, parmi les plus fréquentes, les enchondromes, les exostoses et les cancers.

a. *Enchondromes.* — Les enchondromes ont été principalement observés sur les côtes ; dans la majorité des cas, ces tumeurs étaient consécutives et témoignaient de la généralisation d'un néoplasme préexistant en un autre point de l'économie.

Les chondromes se développent soit sur les côtes mêmes, soit sur leur cartilage. L'enchondrome constitue des productions arrondies, dures, dont le développement est fort lent. A la coupe ces masses sont formées exclusivement par un tissu cartilagineux, cependant elles peuvent s'ossifier (CRUVEILHIER) ou subir la transformation kystique (DUCRULEAU).

b. *Exostoses.* — Les exostoses des côtes sont peu communes, quoi qu'en ait dit VIDAL (de Cassis), elles siègent presque toujours sur la première côte ; comme le fait remarquer PAULET, les sujets sur lesquels on les rencontre présentent presque toujours des tumeurs de même nature sur d'autres pièces du squelette.

Les exostoses syphilitiques ont été signalées assez souvent sur le sternum. Cet os, au dire de ROLLET, serait un des plus fréquemment affectés par les lésions de ce genre.

c. *Cancer*. — Le cancer des côtes, de même que l'enchondrome, est bien
rarement primitif. Aussi les côtes ne sont-elles atteintes qu'à la période ultime
de la maladie. Dans la plupart des faits signalés, le cancer appartenait à la
variété encéphaloïde. Il existe toutefois dans la science quelques observations
de cancer primitif des côtes.

Les considérations que nous venons de présenter s'appliquent tout aussi
exactement aux cancers du sternum. Nous devons appeler l'attention sur la
tendance remarquable qu'offrent les tumeurs de cet os à se vasculariser ; plusieurs de ces néoplasmes sont animés de pulsations isochrones à celles du
pouls, mais en général ils ne présentent pas de bruits de souffle, ce qui permettra de les différencier d'avec les anévrysmes de l'aorte ou du tronc brachio-
céphalique. Enfin, le sternum est assez souvent envahi dans les cas de tuberculisation et de lymphadénome.

Lorsque ces différentes tumeurs sont primitives et bien limitées à une portion de la côte, on peut tenter la resection de ces os ; c'est là en réalité une
opération facile ; la section d'une intercostale ou l'ouverture de la plèvre
sont les seuls dangers à éviter. On préviendra facilement la première complication en ayant soin de détacher les parties molles avec une rugine
mousse. L'ouverture de la plèvre est rarement à craindre, car dans la majorité des cas cette membrane se trouve considérablement épaissie. La resection partielle ou totale du sternum a été aussi tentée un certain nombre de
fois, on lui doit plusieurs succès ; néanmoins il faut se rappeler que le voisinage des organes contenus dans le médiastin expose aux accidents les plus
graves.

3° HERNIE DU POUMON (PNEUMOCÈLE)

Bibliographie. — RICHTER, *Traité des hernies*, 1785. — J. CLOQUET, *Nouveau Journ.
de méd.*, 1819, t. VI, p. 328. — MOREL-LAVALLÉE, *Mém. de la Soc. de chir.*, 1847.
II. LARREY, *Bull. de la Soc. de chir.*, 1856. — KŒHLER, *Berlin. Klin. Woch.*, 1888.
— TUFFIER, *Soc. de chir.*, 1894.
Thèse de Paris. — 1875, DESFOSSE.

Divisions. — Avec MOREL-LAVALLÉE, la plupart des auteurs divisent la hernie
du poumon en quatre classes bien distinctes.

1° *Hernie traumatique.* — Celle qui se fait par une plaie.

2° *Hernie consécutive.* — Elle est consécutive à l'existence d'une cicatrice
résultant d'un traumatisme ou d'une lésion quelconque.

3° *Hernie spontanée.* — Elle se produit sans qu'aucune violence extérieure,
sans qu'aucune lésion appréciable ait affaibli le point qui lui livre passage.

La hernie traumatique a été déjà décrite, nous n'aurons donc en vue,
dans ce qui va suivre, que les hernies de la deuxième et de la troisième
variété.

Historique. — Le premier cas de hernie du poumon que l'on rencontre dans
la science est l'observation de FÉLIX PLATER (1641). RICHTER, MERCIER, LEROUX
rapportent ensuite quelques faits semblables. En 1819, CLOQUET, ayant
observé deux hernies de ce genre, présente une étude assez complète de la

question. Enfin, en 1847, Morel-Lavallée, dans un mémoire auquel nous ferons de nombreux emprunts, établit les signes caractéristiques de la pneumocèle.

Mécanisme. — Deux théories ont été mises en avant pour expliquer la formation de la pneumocèle, l'une est due à J. Cloquet, l'autre à Morel-Lavallée, Ces deux théories reposent sur le mécanisme même de l'expiration. Pendant que s'accomplit ce phénomène, les parois thoraciques, ainsi qu'on le démontre en physiologie, compriment le poumon de toutes parts ; dans les conditions ordinaires, la glotte étant perméable, l'air est expulsé, et le poumon obéissant à la force qui le comprime revient peu à peu sur lui-même. Mais supposez que, par une cause quelconque, l'air ne puisse s'échapper, le poumon résistera à l'action des parois, réagira contre cette action ; et si, par hasard, un point de ces parois est affaibli, l'organe chassé par la pression qu'il supporte fera hernie en ce point faible.

Pour J. Cloquet, ces conditions se trouvent réalisées pendant l'effort ; la glotte est alors en effet complètement fermée, l'air ne peut s'échapper, et le poumon ressemble à ces ballons de caoutchouc qu'il est impossible de comprimer lorsqu'ils sont remplis d'air.

Morel-Lavallée ne croit pas le phénomène de l'effort nécessaire à la production de la hernie du poumon ; la cause fondamentale résiderait, d'après cet auteur, dans l'expiration énergique, brusque. « Ce fluide, pressé de toutes parts et trouvant une issue insuffisante par la trachée, augmente de ressort en diminuant de volume, et réagit avec une égale force sur tous les points de la muqueuse... » Dès lors le parenchyme pulmonaire distendu comme dans l'emphysème serait refoulé au dehors contre la paroi qui, si elle est affaiblie, ne tardera pas à céder. La différence entre ces deux théories est bien peu considérable, les agents de la puissance et de la résistance sont les mêmes ; le seul point qui partage ces auteurs consiste à savoir si la glotte est fermée ou non.

Étiologie. — Toute cause qui diminuera la résistance des parois thoraciques favorisera la production ultérieure d'une hernie. Ainsi agissent les cicatrices un peu étendues, ce qui nous explique pourquoi le nombre des hernies consécutives est plus considérable que celui des hernies spontanées. Desfosse, dans sa thèse, a réuni 22 cas de pneumocèle qui se décomposent comme il suit : hernies spontanées, 8 cas ; hernies consécutives, 14. Les hommes naturellement sont beaucoup plus souvent porteurs de semblables tumeurs que les femmes. Les 8 hernies spontanées ci-dessus donnent : hommes, 6 cas ; femmes, 2. Les 14 hernies consécutives donnent : hommes, 13 cas ; femme, 1. Telles sont les circonstances prédisposantes ; la cause déterminante nous est connue, c'est l'effort.

Anatomie pathologique. — a. *Siège.* — La pneumocèle spontanée siège habituellement à la région antéro-latérale et moyenne de la poitrine, au niveau des cinquième et septième espaces intercostaux. Morel-Lavallée a rapporté un cas encore unique dans lequel le poumon hernié occupait le triangle sous-claviculaire.

La hernie consécutive peut se rencontrer évidemment en n'importe quel point de la cage thoracique ; dans tous les faits connus, cependant, la tumeur existait à la région antéro-latérale.

b. *Orifice de la hernie.* — Dans les pneumocèles spontanées, l'orifice paraît généralement assez large ; seul, CHAUSSIER a eu occasion de mesurer un de ces orifices qui avait environ 2 pouces. L'orifice des hernies consécutives dépend du traumatisme préexistant ; tantôt cette ouverture laisse pénétrer seulement l'extrémité du doigt, comme chez le malade de LARREY, tantôt elle est susceptible de laisser passer une partie du poing. A l'autopsie du malade de LEROUX, CRUVEILHIER trouva un orifice ayant 4 pouces de largeur et 2 1/2 de hauteur.

c. *État du viscère hernié.* — Le poumon hernié, s'il n'a été l'objet d'aucun traumatisme, d'aucune intervention chirurgicale antérieure, est le plus souvent sain.

d. *Enveloppes de la hernie.* — Le poumon se trouve recouvert par les différents tissus dont l'ensemble constitue les parties molles de la poitrine ; dans le cas de hernie consécutive, ces tissus sont plus ou moins englobés dans la cicatrice. Le sac de la hernie, dans la seule observation dont l'autopsie nous a été transmise par CRUVEILHIER, était constitué par une séreuse qui se continuait sans ligne de démarcation avec la plèvre. Ce sac était-il vraiment formé par la plèvre déplacée, ou bien par une séreuse de nouvelle formation ? C'est là, dit le savant anatomiste, ce que la dissection n'a pas permis de démontrer.

Symptômes. — Les débuts sont différents, suivant qu'il s'agit d'une hernie spontanée ou d'une pneumocèle consécutive. Dans le premier cas, les malades prétendent toujours avoir ressenti, au moment de l'apparition de la tumeur, une douleur vive avec sensation de déchirure ; ils ne manquent pas non plus de faire remarquer que cette apparition a coïncidé avec un effort. La hernie consécutive, au contraire, se développe lentement, sans douleur.

Signes physiques. — La hernie pulmonaire constitue une tumeur dont le volume varie entre celui d'une noix et celui du poing, d'ordinaire arrondie, hémisphérique ou ovoïde, à surface uniforme et non bosselée. Au niveau de cette masse, la peau porte parfois des traces évidentes de cicatrice. La palpation permet de reconnaître un tissu élastique qui donne une sensation analogue à celle que l'on éprouverait en pressant une éponge ; en même temps on perçoit une crépitation, un froissement vésiculaire, signe pathognomonique.

La percussion révèle une sonorité superficielle ; les résultats de l'auscultation sont variables avec le moment où l'on examine le malade. La hernie se réduit complètement ou incomplètement, suivant les dimensions de l'orifice herniaire et selon qu'antérieurement le poumon était libre ou adhérent.

Les deux temps de la respiration, ses différents modes ont sur la tumeur une influence bien manifeste que nous résumerons, avec DESFOSSE, dans les propositions suivantes :

1° Toute hernie pulmonaire augmente avec un des temps de la respiration et diminue avec l'autre ;

2° A chaque expiration on la voit s'accroître, se gonfler plus ou moins ; à chaque inspiration elle s'affaisse, et dans quelques cas (hernie intermittente) disparaît même complètement;

3° Dans l'expiration complexe pendant la toux et dans l'effort général, l'augmentation de volume de la hernie devient plus considérable; on voit à ce moment la tumeur se montrer plus apparente, sortir même brusquement, tendre les enveloppes qui la recouvrent et cela avec une rapidité d'autant plus grande et une violence d'autant plus forte que l'air enfermé dans le poumon est soumis à une pression plus brusque et plus considérable.

Signes fonctionnels. — Les sensations accusées par les malades se réduisent à une douleur fort variable et à des quintes de toux. Notons aussi que bien souvent la hernie du poumon n'occasionne aucune gêne, et que plusieurs sujets ont pu continuer à vaquer à leurs occupations.

Diagnostic. — Lorsqu'on est en présence d'une tumeur de la poitrine facilement réductible par la pression, donnant à la palpation la sensation de crépitation pulmonaire, qui s'affaisse dans l'inspiration et augmente dans l'expiration, il n'y pas à hésiter, on peut affirmer l'existence d'une hernie du poumon. L'emphysème sous-cutané, seul, pourrait pendant quelques instants donner le change; toutefois, avec un peu d'attention, il sera possible d'éviter l'erreur; l'emphysème en effet est mal limité, et si quelquefois il augmente sous l'influence des efforts de toux, il ne subit pas les oscillations brusques de la hernie pulmonaire. Les hernies abdominales intercostales que l'on observe dans certaines circonstances siègent habituellement dans les parties inférieures de la poitrine et ne sont nullement crépitantes à la pression. Ces deux signes les différencieront suffisamment de la pneumocèle; l'auscultation permettra ensuite de constater l'absence de tout bruit dans ces tumeurs et confirmera le diagnostic.

Pronostic. — La hernie pulmonaire ne compromet pas l'existence du malade, mais elle constitue une infirmité sérieuse; elle rend incapable tout effort, partant devient un obstacle à l'exercice de certaines professions.

Abandonnée à elle-même, la hernie du poumon n'a aucune tendance à diminuer; elle est susceptible au contraire de guérir sous l'influence d'un traitement convenable. Nous relevons trois cas de guérison sur les 20 observations réunies par DESFOSSE.

Traitement. — Réduire la hernie par le taxis, puis la maintenir réduite à l'aide d'un corset, même d'une pelote qu'un ressort appliquera exactement sur les bords de l'orifice, avait été la seule conduite acceptée jusqu'en ces derniers temps; TUFFIER cependant a fait avec succès la cure radicale d'une pneumocèle (1891).

§ 3. — Affections des vaisseaux de la poitrine.

Les traumatismes des gros vaisseaux contenus dans la cavité thoracique, déterminant la mort en un temps très court, sont au-dessus des ressources de l'art; nous ne saurions donc nous en occuper ici.

ANÉVRYSMES DU TRONC BRACHIO-CÉPHALIQUE

Bibliographie. — MALGAIGNE, *Cure radicale*, etc., *Revue médico-chir.*, 1852. — HOLLAND, *Anevr. of the Art. Innomin.*, etc., *Dublin Q. J. M. Sc.*, 1852. — BLACK-MANN, *Statist. tabl.*, etc., *West Lancet*, Cincinnati, 1856. — COCKLE, *Cinq cas d'anévrysmes*, etc., *Med. Chir. Trans.*, London, 1867. — GAUJOT, *Mém. de la Soc. de chir.*, 1868. — JAUSSERAY, *Sept cas d'anévrysmes*, etc., *Tr. N.-York Path. Soc.*, 1876. — SCHNEE, in-8°, Berlin, 1876. — FÉRÉOL, *Union méd.*, 1878. — J. RAUSOHOFF, *Amer. Journ. of Med. Sc.*, p. 352, 1880. — JOHN WYETH, *Am. Journ. of Med. Sc.*, 1881. — BARWELL, *Encyclopédie chir.*, t. III, 1884. — LE DENTU, *Soc. de chir.*, 1891.

Fréquence. Étiologie. — Le nombre des anévrysmes de l'artère innominée est plus considérable que ne le ferait supposer le peu de longueur de ce vaisseau. Sur les 551 cas de tumeurs anévrysmales réunis par CRISP, figurent 20 anévrysmes de cette artère, soit une moyenne de 3¹/₂ p. 100. Ces anévrysmes sont presque toujours spontanés ; habituellement les malades invoquent un effort, une contusion comme cause occasionnelle. L'influence du sexe paraît très manifeste : sur 50 cas dans lesquels le sexe était noté, LE FORT a relevé 45 hommes et 6 femmes. D'après GROSS, la plupart des tumeurs de ce genre ont été observées sur des malades ayant de trente-quatre à quarante-quatre ans.

Siège. — Par ordre de fréquence, les anévrysmes de cette artère se rencontrent à l'origine du tronc brachio-céphalique ou à sa terminaison. Dans ces deux cas il existe d'ordinaire une dilatation concomitante de l'aorte, ou de la sous-clavière et de la carotide. On a vu quelquefois l'ectasie occuper toute l'étendue du vaisseau, et LE FORT a pu rassembler quatre observations dans lesquelles l'anévrysme portait sur la partie moyenne de ce tronc ; cette dernière variété est de beaucoup la moins commune.

Anatomie pathologique. — Il est rare que l'anévrysme du tronc brachio-céphalique ait un sac bien conformé, généralement les trois tuniques de l'artère prennent part à la dilatation, et comme sur l'aorte, on observe plutôt une ectasie qu'un véritable anévrysme. Le volume de ces tumeurs est peu considérable ; tant que l'anévrysme reste dans la cavité du médiastin, il présente le plus souvent une forme arrondie ; après avoir dépassé la fourchette sternale, il constitue parfois deux tumeurs bien distinctes, l'une intra-, l'autre extra-thoracique.

Les organes contenus avec l'artère dans le médiastin ne tardent pas à souffrir du développement de cette production qui déplace et comprime la trachée, l'œsophage, repousse et disloque les pièces qui composent la ceinture osseuse, détruit les cartilages, les ligaments ; de là des luxations des côtes et de la clavicule. Parfois enfin le sternum ou les vertèbres sont usés, érodés, partiellement détruits par le contact et la pression incessante du sac.

Symptômes. Diagnostic. — Outre les symptômes ordinaires de l'anévrysme sur lesquels nous ne reviendrons pas, il existe presque toujours une série de signes résultant de la compression exercée par la tumeur sur les organes voisins, ce sont : des douleurs, de la dyspnée, de la dysphagie, des altérations de la voix; suivant les cas, ces phénomènes sont plus ou moins accentués. On observe ordinairement des irradiations douloureuses dans le membre supérieur droit, à la partie supérieure du thorax, à la tête, à la nuque.

Les symptômes les plus importants sont fournis par l'examen comparatif de la circulation dans les parties droites et gauches des membres supérieurs et de la tête. Les auteurs ont depuis longtemps attiré l'attention sur la diminution d'intensité du pouls radial du côté droit, ils avaient signalé aussi un léger retard dans les battements de cette artère. Dans ces dernières années, François Franck a repris ces recherches ; les résultats auxquels est arrivé ce physiologiste étant des plus précis, nous croyons devoir rapporter ici les conclusions de son mémoire. « On sait que le pouls de deux artères symétriques explorées à une même distance du cœur retarde d'un temps égal sur le début de la systole cardiaque ; quand l'une des deux artères symétriques présente sur son trajet une tumeur anévrysmale, le pouls retarde davantage de ce côté. Cette augmentation de retard du pouls prend une réelle importance dans le diagnostic différentiel des anévrysmes de telle ou telle partie de la crosse de l'aorte, du tronc brachio-céphalique, etc.

« La diminution d'amplitude du pouls radial droit constitue le plus souvent un bon signe de l'anévrysme du tronc brachio-céphalique ; ce signe peut manquer et être remplacé par une amplitude exagérée du pouls. L'augmentation du retard du pouls radial est au contraire un phénomène constant qui n'est pas, comme le précédent, susceptible d'être modifié par des influences étrangères à l'anévrysme.

« L'existence d'un retard exagéré du pouls radial droit permet d'éliminer le diagnostic d'anévrysme de l'aorte, mais laisse subsister l'hésitation entre un anévrysme du tronc brachio-céphalique et un anévrysme de la portion thoracique de la carotide droite. On peut arriver au diagnostic en tenant compte des considérations suivantes : Si l'anévrysme siège sur le tronc brachio-céphalique, le retard exagéré du pouls s'observera sur la carotide droite et sur le radial. Si l'anévrysme occupe la sous-clavière, le pouls de la carotide conservera son retard normal sur le début de la systole cardiaque ; le retard exagéré ne sera constaté que sur le trajet des artères du membre supérieur droit. » (Franck, *Journal de l'Anatomie*, 1878.)

Pronostic. — Le pronostic est des plus sérieux, généralement la tumeur augmente progressivement et finit par se rompre. La mort peut encore survenir par asphyxie ou inanition.

Traitement. —Nous ne parlerons pas de la ligature du tronc brachio-céphalique; c'est une opération à rejeter complètement, car, suivant l'expression de Le Fort, son histoire n'est qu'un long martyrologe. La méthode de Brasdor, fréquemment mise en usage, comprend différents procédés.

1° *Ligature de l'artère sous-clavière seule.* — Nous relevons 4 cas de ce genre dus à Wardrop, Laugier, Broca, Bryant. Le malade de Laugier succomba au bout d'un mois par asphyxie, celui de Broca fut emporté six mois après l'opération par une gangrène du poumon. La femme opérée par War

DROP vécut encore deux ans et mourut d'anasarque ; il est vrai de dire qu'elle eut des accidents fréquents de dyspnée. Enfin l'opéré de BRYANS survécut trois ans.

2° *Ligature de la carotide seule.* — GROS a relevé 20 observations qui donnent 15 morts et 5 guérisons. Parmi les 15 cas fâcheux, quelques opérés survécurent plusieurs jours ; 8 fois la mort survint par hémorrhagie ou rupture du sac. Des opérés considérés comme guéris, l'un mourut peu après par rupture du sac, un autre survécut sept mois seulement, un troisième vingt mois ; pour le quatrième et le cinquième, les indications sont moins précises, nous croyons que l'un était encore vivant après deux mois et demi, l'autre après quatre ans.

3° *Ligature successive de la carotide et de la sous-clavière* : trois faits. — FEARN lia d'abord la carotide le 30 août 1836, et la sous-clavière deux ans après (août 1838). Le malade succomba à une pleurésie quatre mois après l'opération. Le sac était rempli de caillots organisés, il persistait un canal du calibre de l'artère à l'état normal. WICKHAM lia les artères à deux mois de distance ; le sac de l'anévrysme augmenta et son malade mourut n'hémorrhagie soixante-trois jours après la seconde opération. L'opéré de MALGAIGNE succomba vingt et un jours après la deuxième opération, qui avait été faite sept mois après la première.

4° *Ligatures simultanées de la carotide et de la sous-clavière.* — Ce serait, d'après LE DENTU, la méthode de choix. WATTHER, réunissant les observations publiées avant 1891, trouve 35 ligatures simultanées de la carotide et de la sous-clavière, avec 14 bons résultats. Le dernier malade opéré par LE DENTU a survécu pendant quarante-deux jours.

Ces tentatives, on le voit, sont peu encourageantes ; nous n'avons pu relever aucun fait de guérison radicale. La méthode de VALSALVA, la compression, l'électro-puncture, les injections coagulantes, ont été aussi employées par quelques auteurs sans plus de succès.

§ 4. — Maladies du médiastin.

1° INFLAMMATION DU TISSU CELLULAIRE. — ABCÈS DU MÉDIASTIN

Bibliographie. — MACLACHLAN, *Arch. gén. de méd.*, 4° série, t. XXIV, p. 342. — GUNTHER, *Œsterrich Zeitschrift für Prakt. Heilk.*, mars 1859, et *Arch. gén. de méd.*, 5° série, t. XIV, p. 351. — LEGOUEST (Rapport sur le travail de Daudé), *Acad. de méd.*, 1868, t. XXXIII, p. 42. — DAUDÉ, *Montpellier médic.*, 1871, t. XXVI et XXVII. — BALLANCE, *Med. Soc. of London*, 1888. — H. BOUSQUET, *Congrès français de chirurgie*, 1889.

Les abcès du médiastin sont habituellement consécutifs à un traumatisme ou à une lésion de voisinage. Nous avons signalé leur développement à la suite des traumatismes et surtout des fractures du sternum, ils reconnaissent souvent pour cause un épanchement sanguin ou la présence d'un corps étranger. Parmi les lésions de voisinage, les suppurations du cou jouent un rôle des plus

importants. Les suppurations qui prennent naissance dans la deuxième loge
de cette région (loge carotidienne) peuvent fuser dans le médiastin antérieur,
aussi n'est-il pas rare de voir des collections purulentes se former dans cette
cavité à la suite des inflammations ganglionnaires, phlegmoneuses de la loge
carotidienne, de même qu'à la suite des lésions thyroïdiennes. Les phlegmons
de l'espace profond du cou, au contraire, fuseront dans le médiastin postérieur;
des abcès du poumon peuvent aussi se faire jour dans cette cavité, enfin la
présence de nombreux ganglions lymphatiques nous explique la fréquence
des adénites de toute nature qui détermineront fatalement l'inflammation
du tissu cellulaire de la région. Les abcès du médiastin peuvent encore être
symptomatiques d'une lésion osseuse d'origine traumatique ou diathésiqu e.
Ces différentes circonstances suffisent parfaitement à expliquer les suppurations du médiastin, et l'on ne saurait croire à l'existence d'une médias-
tinite spontanée.

Symptômes. — Les symptômes généraux des abcès du médiastin varient
beaucoup suivant les circonstances ; le plus souvent le développement de ces
abcès est très insidieux. Localement le patient accuse une sensation de gêne,
de pesanteur derrière le sternum, avec difficulté de la respiration et quintes
de toux. La percussion permet de reconnaître une matité plus ou moins
étendue le long du sternum (MACLACHLAN).

Après un certain temps, une tumeur se développe dans la région sternale,
principalement le long du bord gauche de l'os; elle présente tous les caractères
d'un abcès, s'ulcère et laisse écouler du pus; un trajet fistuleux s'organise.
Une sonde introduite par la fistule va pénétrer dans cette cavité; si l'on fait
tousser le malade, le pus à chaque inspiration sort de la cavité par jets sac-
cadés; dans le cas observé par l'un de nous, l'abcès, nous l'avons dit, était
allé s'ouvrir en arrière du sterno-mastoïdien droit, et une sonde introduite
par la fistule descendait jusqu'à 18 centimètres de profondeur; il fut même
possible, après avoir incisé une partie du trajet, de faire pénétrer jusqu'au
fond de la cavité un grand trocart de Chassaignac.

Diagnostic. Pronostic. — L'existence de ces collections passe souvent inaperçue pendant la première période de leur développement. Plus tard, lorsque
l'abcès est ouvert, la direction que prendra la sonde, l'influence qu'exerceront
sur les mouvements des liquides les phénomènes respiratoires, mettront sur
la voie du diagnostic. L'abcès étant reconnu, on cherchera par une étude
rétrospective des symptômes, par l'examen de l'état général du malade, l'exploration attentive du squelette, à en déterminer la cause.

Ces suppurations sont loin d'être mortelles, mais en général elles présentent
une longue durée; chez notre malade, pendant plus de deux ans, il fallut faire
des injections phéniquées dans la cavité; s'il existe une lésion osseuse, le
pronostic devient beaucoup plus grave; enfin il n'est pas absolument rare
de voir l'inflammation gagner les séreuses voisines (plèvre et péricarde).

Traitement. — Lorsque l'abcès vient faire saillie à l'extérieur, il faut l'ouvrir largement; on établira ensuite un drainage qui permettra les injections
et l'écoulement du pus. Si l'orifice par où s'écoule ce liquide est insuffisant,
surtout si ce liquide ne peut se faire jour à l'extérieur, il faut, à l'exemple

des auteurs du siècle dernier, Lamartinière et J.-L. Petit, trépaner le sternum pour lui assurer une voie d'écoulement. Kocher a réséqué l'appendice
xyphoïde chez une de ses opérés de thiroïdectomie, pour assurer le libre
écoulement du pus qui avait envahi le médiastin antérieur; son malade a
guéri.

2° TUMEURS DIVERSES DU MÉDIASTIN

Bibliographie. — Murchinson, *Gaz. hebd.*, 1859. — Daudé, *Montpellier médic.*,
1871. — Rendu, *Arch. de méd.*, 1875. — Eger, *Arch. f. klin. Chir.*, 1875. — Hahn
et Thomas, *Arch. de méd.*, 1879. — Kœster (lymphomes), *Berl. Klin. Woch.*,
1887. — Lowenmeyer et Virchow, *Berl. Klin. Wochen.*, 1888.

Thèses de Paris. — 1856, Destord. — 1872, Siebert. — 1881, Aubry, Guglielmetti.
— 1886-87, Dartayet. — 1887-88, Lageuse.

Les tumeurs du médiastin sont peu communes. Les cancers forment la
majorité des néoplasmes relatés par les divers auteurs. La variété encéphaloïde paraît avoir été plus souvent observée que le sarcome. Rarement le
cancer du médiastin est primitif, ordinairement les ganglions de cette région
sont envahis, alors qu'il existe déjà une lésion de même nature dans une des
régions voisines. Koster donne pour origine à certains cancers le tissu cellulaire sous-pleural, enfin Hédénius assigne un troisième point de départ à ces
tumeurs, le thymus. D'après cet auteur, le thymus, chez les sujets plus âgés,
devient parfois le point de départ de sarcomes de différentes formes qui ont
peu de tendance à se propager aux organes voisins.

Immédiatement après le cancer, par ordre de fréquence nous devons signaler le lymphadénome. Il existe aussi quelques observations de kystes du
médiastin. Desault et Larrey ont rapporté des faits semblables, Gordon cite
un cas de kyste pileux. Daniel Mollière a trouvé sur un cadavre un kyste à
échinocoques. Pinders (Diss. inaug., Bonn., 1887) étudie les kystes dermoïdes
de cette région; il en rapporte deux cas. Nous rappellerons la facilité avec
laquelle les ganglions sont envahis par la matière tuberculeuse.

Symptômes. — Les symptômes des tumeurs du médiastin traduisent l'action
exercée par le néoplasme sur les organes contenus dans cette cavité, aussi
sont-ils peu marqués au début; les malades accusent à peine quelques quintes
de toux et une légère oppression. Plus tard, les douleurs s'accentuent, la
dyspnée devient plus marquée, la percussion permet de constater l'existence d'une matité dont l'étendue augmente peu à peu.

L'auscultation révèle des bruits divers, mais presque tous les auteurs ont
noté une diminution dans l'intensité des bruits du cœur, qui deviennent
sourds, profonds; l'organe semble éloigné. Par suite de la compression des
grosses veines, il existe quelquefois de l'œdème sur la face et les membres
supérieurs, ou bien des dilatations veineuses assez marquées. Ces lésions ont
une importance capitale.

On a signalé aussi la paralysie des muscles de la glotte avec l'aphonie, phénomènes dus à la compression des récurrents et l'apparition de ganglions
au-dessus de la clavicule et au cou.

Diagnostic. — Le diagnostic est fort difficile au début ; il faudra observer avec soin l'évolution des divers symptômes avant de pouvoir se faire une opinion. Dès que l'on soupçonne l'existence d'une tumeur du médiastin, on doit se demander quelle en est la nature. En thèse générale, comme il n'y pas à compter avec les exceptions, on a des chances pour se trouver en présence d'une masse tuberculeuse ou cancéreuse ; c'est du reste un point que permettent bientôt de trancher les antécédents du malade et la manière dont se comporte son état général.

Pronostic. Traitement. — Le pronostic de ces différentes tumeurs offre toujours une extrême gravité, l'envahissement incessant des ganglions par le néoplasme ne tarde pas à provoquer des phénomènes asphyxiques auxquels le malade finit par succomber. L'intervention chirurgicale dans une région aussi dangereuse nous paraît manifestement impossible ; on se bornera donc à calmer la douleur et à soutenir les forces du patient.

LIVRE IX

AFFECTIONS CHIRURGICALES DE L'ABDOMEN

CHAPITRE PREMIER

LÉSIONS TRAUMATIQUES DE L'ABDOMEN

§ 1er. — Contusions de l'abdomen.

Bibliographie. — JOBERT (de Lamballe), *Traité des maladies de l'abd.*, 1829. — DE MORINEAU, *Gaz. méd. de Paris*, 1852. — FORGET, *Discuss. à la Soc. méd. de Strasbourg*, 1848. — POLLAND, *Guy's Hosp. Report*, 1858. — JARJAVAY, *Journ. de méd. et de chir. prat.*, Paris, 1867. — SCHWARTZ, LONGUET, *Bull. de la Soc. anat.*, 1875. — CAMPBELL, *The Lancet*, 1879, t. Ier. — LANTZ, *Gaz. méd. de Strasbourg*, 1881. — BECK, *Deutsch. Zeitsch. f. Chir.*, Bd. XV, 1882. — BOUILLY, *Soc. de chir.*, 1883. — CHAVASSE, *Arch. de méd. milit.*, 1884, *Soc. de chir.*, 1884-1885, et *Congrès français de chirurgie*, 1885. — MICHAUX, *Gaz. Hôp.*, 1888. — MOTY, *Revue de chirurgie*, 1890 et 1891.
Thèses de Paris. — 1831, PÉNASSE. — 1859, DUTHIL. — 1862, RENAUT. — 1869, CHAUVEAU. — 1879, REFROGNEY. — 1877, INSCHAUSPE, FAUROT, PASSAVANT, MOUNIER. — 1882, DUNIEZ. — 1883, MUGNIER.

1° CONTUSIONS LIMITÉES AUX PAROIS ABDOMINALES

Le cas d'hémorrhagie interne étant mis à part, les contusions de l'abdomen, qu'elles soient simples ou accompagnées de douleurs viscérales, présentent dans les premiers moments un cortège toujours identique. Ainsi que le fait remarquer MOTY, les symptômes se rapportent uniquement à la commotion du système nerveux abdominal (plexus solaire). Voici, d'après MOTY, le tableau habituel au moment de l'accident et dans les heures qui suivent :

1° « Syncope plus ou moins complète avec sueurs et pâleur de la face, vomissements, refroidissement des extrémités, pouls petit et irrégulier, impulsion cardiaque diminuée;

2° « Un peu après, léger abaissement de la température axillaire, retour des vomissements, hoquets (inconstants) douleur locale, sourde, céphalalgie, muscles abdominaux contractés ;

3° « Immobilité du blessé, face inquiète, répulsion instinctive pour l'ingestion des solides et des liquides. »

Bientôt, de une heure à trois après l'accident, la douleur s'assoupit de plus en plus, le facies du malade est plus tranquille, l'immobilité persiste ; toutefois le pouls reste petit et irrégulier. La durée de cette période varie de douze à vingt-quatre heures. Au bout de ce temps, si aucun signe de péritonite n'apparaît, le pronostic est favorable ; dans le cas contraire, il est très grave. D'une façon presque constante, le traumatisme détermine ici la formation d'une ecchymose ; la disposition des aponévroses de l'abdomen, qui au moment du shock constituent un véritable plan résistant, nous explique le mécanisme de sa production. Le sang peut occuper le tissu cellulaire sous-cutané, intra-musculaire ou sous-péritonéal ; la gravité des accidents est bien plus considérable dans ce dernier cas.

La conduite du chirurgien en présence de semblable incertitude nous semble tout indiquée. Il se comportera absolument comme s'il était sûr de l'existence de complications du côté des viscères ; le malade sera condamné au décubitus dorsal et privé pendant les premiers jours d'aliments, puis on immobilisera l'intestin avec de l'opium ; si les douleurs persistaient, on prescrirait une application de sangsues ou de compresses glacées, enfin si par leur continuation les souffrances laissaient supposer l'existence d'une lésion du tube digestif, il faudrait recourir à la laparotomie.

Rupture musculaire. — La rupture des muscles de l'abdomen est rarement la conséquence d'un traumatisme, elle se produit en général dans un effort ; on a rapporté des faits de ce genre survenus pendant l'accouchement, les vomissements, les exercices gymnastiques, les convulsions du tétanos. Presque toujours la lésion siège sur les grands droits.

Les symptômes des ruptures musculaires ont été antérieurement étudiés, nous n'y reviendrons pas. Nous devons signaler une complication particulière à la région, la hernie ventrale, qui peut se produire immédiatement ou n'apparaître que plus tard.

Le malade sera mis au repos et placé dans la situation qui relâchera le mieux les muscles ; ultérieurement un bandage approprié préviendra la formation de la hernie ou maintiendra les viscères.

2° CONTUSIONS DE L'ABDOMEN AVEC LÉSION DES ORGANES PROFONDS

CONTUSIONS ET RUPTURES DU TUBE DIGESTIF

Étiologie. — Les contusions et ruptures du tube digestif sont généralement le résultat d'une percussion brusque et violente. Le corps percutant projeté avec force agit d'habitude sur une petite surface de la paroi abdominale ; c'est ce que démontre la statistique suivante empruntée au travail de CHAVASSE. Cet auteur a pu réunir 149 observations de ce genre, les causes du traumatisme étaient bien établies dans 80 cas, nous trouvons 36 fois un coup de pied de cheval, 23 fois le passage d'une roue de voiture, 13 fois des coups de pied d'homme, 8 fois des éclats d'obus ou une balle. Dans les autres faits relevés, le traumatisme résultait toujours d'un choc violent produit par des agents divers ou était consécutif à une chute, le ventre portant sur un corps présentant des parties saillantes.

Parmi les circonstances prédisposantes nous devons signaler la distension du tube alimentaire par des matières fécales, la maigreur du sujet, puis les inflammations antérieures qui fixent les anses intestinales les unes contre les autres, ou les immobilisent contre la paroi abdominale.

Mécanisme. — Différentes théories ont été mises en avant pour expliquer le mécanisme par lequel se produisent ces lésions. JOBERT, FORGET, BAUDENS, LEGOUEST admettent que la rupture résulte constamment du pincement du viscère entre la colonne vertébrale et le corps contondant. La vérité de ces assertions a été démontrée par les expériences de LONGUET, contrôlées par CHAVASSE; ces auteurs, laissant tomber un poids sur les parois abdominales, ont constaté que la rupture existait uniquement dans les cas où le corps avait atteint un point voisin de la ligne médiane; lorsque la contusion portait sur les parois latérales, au niveau des fosses iliaques par exemple, il fallait pour déterminer la rupture employer des poids considérables, susceptibles d'agir avec une force suffisante pour refouler les tissus vers les parties osseuses sous-jacentes.

CHAUVEAU, PASSAVANT pensent que la déchirure se produit de dedans en dehors, par suite du refoulement brusque et violent du contenu de l'intestin; DUPLAY fait intervenir la compression de l'intestin entre l'agent vulnérant et les matières contenues dans sa cavité.

L'examen clinique des faits ainsi que la lecture des expériences sur ce sujet nous portent à penser que la plupart des déchirures, sinon toutes, sont la conséquence de la compression du viscère entre l'agent vulnérant et la colonne vertébrale.

Siège. — Par ordre de fréquence, les régions du tube digestif le plus souvent atteintes sont : 1° la portion moyenne de l'intestin grêle; 2° sa partie supérieure; 3° sa partie inférieure; 4° le côlon; 5° le duodénum; 6° le cœcum; 7° l'S iliaque.

En dépouillant les faits, CHAVASSE a vu que l'intestin grêle avait été lésé 106 fois; les autres segments du tube digestif figuraient seulement dans 26 observations. Le mésentère est fréquemment déchiré en même temps que l'intestin.

Symptômes. — Les symptômes que l'on observe immédiatement après l'accident sont ceux de la contusion violente de l'abdomen décrits précédemment; il existe alors un seul signe qui puisse faire soupçonner la présence d'une lésion du tube digestif, la persistance du shock; mais cette persistance est rare, quelques malades ont pu regagner à pied leur domicile, même continuer les jours suivants à vaquer à leurs travaux; au bout de vingt-quatre à trente-six heures environ se montrent les phénomènes ordinaires de la péritonite.

Une douleur extrêmement violente est le premier indice fourni par le blessé ; cette douleur, localisée d'abord au point frappé, ne tarde pas à envahir tout l'abdomen. Peu après apparaissent des vomissements, remarquables par leur abondance et leur fréquence ; d'abord alimentaires et muqueux, puis bilieux, parfois même fécaloïdes, lorsque la perforation a succédé à la contusion et entraîné une péritonite traumatique. L'hématémèse a été rarement signalée : la présence de ce symptôme après le traumatisme doit faire songer à une lésion de l'estomac. Tels sont les signes habituels de la contusion de l'abdomen avec contusion du tube digestif.

La scène change lorsqu'il existe une déchirure ; les symptômes du début, au lieu de diminuer, acquièrent rapidement une intensité des plus grandes. Moty signale comme signe spécial de la perforation une douleur vive avec altération des traits, quelques secondes après l'ingestion d'un liquide. C'est surtout après dix ou douze heures que l'on peut obtenir des résultats assez précis.

Le météorisme a donné lieu à de nombreuses discussions ; Jobert, par exemple, en fait un signe certain de la déchirure de l'intestin. En réalité, le météorisme est la conséquence de la péritonite suraiguë ; il apparaît rapidement dans le cas de rupture, à une époque plus ou moins éloignée lorsqu'il y a eu simplement contusion.

Beck a voulu tirer des indications de la marche de la température ; d'après cet auteur, une température élevée, augmentant progressivement avec exagération du pouls et des mouvements respiratoires, est un indice de péritonite par irruption de matières intestinales dans l'abdomen. Malheureusement, ainsi que le fait remarquer Chavasse, l'observation des faits dément complètement ces assertions ; en cas de rupture intestinale, la température reste généralement faible, tandis que le pouls devient très rapide et petit.

La déchirure de l'épiploon a été quelquefois signalée. La gravité de semblable lésion dépend de l'importance des vaisseaux qui ont été atteints. Tantôt cet épanchement est assez abondant pour entraîner la mort, tantôt il s'enkyste ou se résorbe.

Dans plusieurs circonstances, on trouve mentionnée la présence d'un symptôme spécial, l'anurie, qui se montre en l'absence de toute lésion rénale. La cause de cette anurie nous échappe encore, nous ne serions pas éloignés de la considérer comme un phénomène réflexe dû à la commotion du plexus solaire.

Marche. Terminaison. — La mort est la terminaison presque constante de ces accidents. Sur 149 observations, Chavasse n'a relevé que 6 guérisons, soit une mortalité de 96 p. 100. La mort est surtout précoce lorsque la lésion siège sur le duodénum au commencement de l'intestin grêle et de l'S iliaque. Si la déchirure est petite ou que la perforation résulte de la gangrène des parties contuses, des adhérences peuvent se former ; leur présence s'opposant à l'épanchement des matières stercorales dans le péritoine, les parties gangrenées sont susceptibles d'être éliminées par l'anus (Poland), ou bien on voit se produire un abcès stercoral ; le malade après la guérison reste exposé aux obstructions et rétrécissements intestinaux.

Diagnostic. — Le diagnostic est entouré de grandes difficultés; une observation minutieuse de tous les symptômes permettra seule d'arriver à la vérité. Dans le cas de simple commotion, le shock, quelle que soit son intensité, disparaît promptement. Au contraire, lorsqu'il se prolonge, si le pouls devient petit et rapide pendant que la température oscille autour de la normale, si la respiration s'accélère, on peut presque affirmer la présence d'une lésion viscérale. Il est nécessaire d'analyser ici tous les symptômes avec le plus grand soin. Les quatre signes cliniques suivants doivent surtout être l'objet d'un examen attentif, d'après MOTY : (a) une douleur vive quelques secondes après l'ingurgitation des aliments; (b) l'explosion d'une péritonite dans les vingt-quatre ou trente-six heures qui suivent la blessure; (c) la présence de sang dans les selles; (d) l'épanchement de liquides ou de gaz dans le péritoine. Il existe aussi un certain nombre de symptômes propres au traumatisme de chacun des organes contenus dans l'abdomen; nous les décrirons en temps et lieu. Le diagnostic devient des plus épineux lorsqu'il s'est formé un épanchement de sang dans le tissu cellulaire rétro-péritonéal.

Pronostic. — La proportion des cas de mort que nous avons signalés nous dispense d'insister sur la gravité du pronostic.

Traitement. — La plupart des chirurgiens se bornaient généralement à mettre le blessé à la diète, à lui administrer de l'opium et à lui appliquer des compresses glacées sur l'abdomen, dans le but de prévenir les péritonites et de permettre la formation d'adhérences. Les résultats de cette thérapeutique sont si peu satisfaisants que JOBERT avait déjà conseillé d'ouvrir l'abdomen et de chercher à établir un anus contre nature. BAUDENS et d'autres après lui admettaient la nécessité d'une intervention, mais aucun d'eux n'avait osé mettre le précepte en pratique. Il faut bien avouer que les statistiques de la laparotomie dans les cas d'occlusion intestinale étaient peu faites pour encourager les auteurs dans cette voie. Depuis l'apparition de la méthode antiseptique, les chirurgiens se sont enhardis; et lorsqu'un collapsus trop considérable ne contre-indique pas l'opération, lorsqu'il ne s'est pas écoulé un temps trop long depuis l'apparition des accidents, il est indiqué d'ouvrir l'abdomen, d'aller à la recherche de l'anse intestinale malade, enfin de la suturer avec ou sans résection, suivant les circonstances; ces diverses manœuvres seront suivies d'un nettoyage aussi complet que possible de la cavité péritonéale. Plusieurs cas de guérison légitiment parfaitement cette manière d'agir.

3° CONTUSIONS ET DÉCHIRURES DU FOIE ET DES VOIES BILIAIRES

Bibliographie. — FRERICHS, *Traité des maladies du foie*, 1866. — KOSTER, *Central-blatt*, n° 2, 1868. — VERNEUIL, *Acad. de méd.*, 1872. — LUDWIG MAYER, *Die Wunden der Leben und Gallenblase*, Munich, 1872. — TERRILLON, *Contusion du foie*, in *Arch. de phys.*, 1875. — MAKINS, *The Lancet*, 1882, et *Arch. gén. de méd.*, 1883, t. XII, p. 106. — DRAPER, *Boston Med. and Surg. Journ.*, 1883. — MAUBRAC, *Gaz. méd. de Paris*, et *Soc. anat.*, 1886. — HEATH, *Brit. Med. Journ.*, 1889.

Thèses de Paris. — 1869, De la Bigue-Villeneuve. — 1875, Roustan (Agrég.). — 1876, Aurégan.

Thèse de Lyon. — 1888, Percheron.

Fréquence. Étiologie. — Les contusions et déchirures du foie figurent pour une large part dans les lésions traumatiques de cet organe; en effet, sur 267 cas de traumatisme du foie, Ludwig Mayer a réuni 141 contusions. L'immense majorité de ces observations ont été relevées sur des hommes, rarement les sujets appartiennent au sexe féminin; il faut attribuer ce fait au genre de vie que mènent généralement les femmes et aussi peut-être, dit Roustan, à l'influence du corset. Le volume considérable du foie, son poids, sa fragilité, sa situation anatomique justifient suffisamment la fréquence de ces divers accidents. Toutes les maladies qui déterminent l'augmentation du volume de ce viscère deviendront autant de causes prédisposantes.

La contusion du foie se produit d'une manière bien différente suivant les circonstances : 1° l'agent du traumatisme peut agir par choc brusque (coup de poing, coup de pied); 2° par pression (passage d'une roue de voiture, tamponnement); 3° la lésion est parfois le résultat d'un choc indirect, elle résulte alors d'un contre-coup; ainsi s'expliquent ces déchirures que l'on observe dans les chutes d'un lieu élevé.

Anatomie pathologique. — Lorsque la capsule a résisté, fait rare, on trouve à la surface de l'organe un piqueté hémorrhagique ou des ecchymoses d'étendue variable. D'après Terrillon, les lésions les plus communes consistent en scissures allongées, peu profondes, intéressant la capsule et le parenchyme sous-jacent. Lorsque la percussion a été produite par un corps présentant une petite surface, ces scissures rayonnent autour d'un point central; si le corps est volumineux, elles sont multiples, et, dit l'auteur, rappellent par leur disposition la craquelure de la porcelaine chinoise.

A la suite des contusions très violentes, les fissures sont remplacées par de véritables fentes entre les deux lèvres desquelles on découvre quelquefois un vaisseau sanguin intact qui a été pour ainsi dire disséqué par la contusion. Le dépouillement des observations a montré à Ludwig Mayer que ces différentes altérations étaient deux fois plus fréquentes sur la face convexe que sur la face concave; cet auteur a noté 54 ruptures dans le lobe droit, 10 dans le lobe gauche et 21 dans la partie médiane.

Lorsque les déchirures traumatiques du foie sont compatibles avec l'existence, l'espace laissé libre entre les lèvres de la plaie se comble de cellules embryonnaires qui se transforment en tissu fibreux; mais d'où proviennent ces cellules embryonnaires? Les auteurs ne sont pas absolument d'accord sur ce point; Holm les fait dériver des cellules hépatiques qui subiraient une transformation spéciale. Virchow, Hermann, Ludwig Mayer leur donnent pour origine la prolifération du tissu conjonctif interlobulaire et de la gaine des vaisseaux. Köster, Uwersky pensent que la néoformation du tissu cellulaire se fait aux dépens des leucocytes sortis des vaisseaux par diapédèse; enfin Cornil et Ranvier invoquent la desquamation et la prolifération de l'épithélium péritonéal.

Les différentes altérations que nous venons de décrire peuvent s'accompagner de ruptures des canaux hépatique ou cholédoque et de la vésicule biliaire.

Symptômes. — On observe d'abord les signes ordinaires de la commotion abdominale, puis il persiste une violente douleur localisée à la région de l'hypocondre droit; de là cette douleur s'irradie en ceinture, ou bien est ressentie au creux épigastrique, à l'épaule droite et parfois dans une partie du membre supérieur. BOYER avait cru tirer de la direction de ces irradiations des indices certains pour établir le siège de la lésion; ainsi, d'après cet auteur, les douleurs étendues à l'épaule droite et au pharynx seraient la preuve de l'existence d'une lésion sur la face convexe. Lorsqu'au contraire la souffrance se localise à l'appendice xyphoïde, la face concave seule serait intéressée.

Dans quelques circonstances on a noté l'apparition d'un ictère peu après la blessure; toutefois ce symptôme est loin d'être fréquent, puisque MAYER ne l'a signalé que 7 fois sur 147 cas.

Nous avons vu que ces lésions étaient susceptibles de guérir, mais fréquemment la mort en est la conséquence; d'après MAYER, la proportion de la mortalité serait d'un décès sur deux blessés; la terminaison fatale peut être le résultat d'une hémorrhagie interne. L. MAYER, sur 135 cas, en compte 5 dans lesquels la mort doit être imputée à cette complication; la fin survient alors peu après l'accident. L'épanchement sanguin, lorsqu'il n'est pas mortel, occasionne dans certains cas une péritonite; les épanchements de bile déterminent bien plus souvent encore cette inflammation qui, en pareille circonstance, apparaît fort rapidement et revêt d'emblée une marche suraiguë.

Diagnostic. — Les commémoratifs, l'examen de la région blessée fourniront d'utiles renseignements au chirurgien. Le siège de la douleur, ses irradiations ont une notable importance; il faut encore examiner les fèces et les urines; l'issue des matières fécales peu colorées sera un indice sérieux d'une lésion du foie. On pourra aussi découvrir dans l'urine de très faibles quantités de bile, alors qu'il n'y aura pas trace de coloration de la peau. Les travaux de CLAUDE BERNARD nous ont révélé l'existence d'un diabète passager consécutif aux lésions du foie, il cite même une observation dans laquelle le diabète fut constaté jusqu'à guérison complète; le praticien ne devra donc pas négliger de rechercher ce symptôme.

Pronostic. — La mortalité atteint un chiffre considérable à la suite des contusions et déchirures du foie, 49 p. 100 (MAYER). Les causes les plus communes de la mort sont : l'hémorrhagie et la péritonite; SCHMORL et ZENKER ont noté la formation d'embolies constituées par des fragments de parenchyme hépatique; ajoutons que dans les cas de guérison le foie reste habituellement congestionné, il n'est même pas rare de voir survenir consécutivement un abcès hépatique.

Traitement. — Les accidents de commotion étant dissipés, tous les soins du chirurgien tendront vers un seul but, prévenir la péritonite. Le malade sera mis au repos absolu, on immobilisera l'intestin en faisant prendre toutes les heures jusqu'à la somnolence un centigramme d'extrait gommeux d'opium;

on appliquera en même temps une vessie pleine de glace sur la région hépatique. Ces moyens doivent être continués pendant un certain temps, alors même qu'il ne surviendrait aucun accident.

4° CONTUSIONS ET DÉCHIRURES DE LA RATE

Bibliographie. — VIGLA, *Arch. gén. de méd.*, 1843. — ALLAN WEBB, *Path. indienne*, Londres, 1848. — HEINRICH, *Die Krankheiten der Milz*, Leipzig, 1847. — E. COLLIN, *Ruptures de la rate, Mém. de méd. et de chir. milit.*, t. XV, p. 1, 1855. — MEUNIER, *Mém. sur les ruptures de la rate, Bull. de la Soc. anat.*, 1863. — E. BESNIER, article RATE du *Dict. encycl.*, 1874.

Les contusions de la rate reconnaissent les mêmes causes que celles du foie. Elles ont été étudiées surtout dans les pays palustres où l'augmentation de volume de cet organe les rend fréquentes.

Les lésions relatées varient notablement; elles consistent tantôt en une simple infiltration sanguine, tantôt en fêlures, fissures; souvent on constate un broiement complet par suite duquel l'organe est réduit en une sorte de bouillie. Après les contusions simples et les déchirures peu profondes, la guérison se fait assez rapidement, mais on observe pendant un certain temps une série de phénomènes que MATHON a décrite sous le nom de *splénite traumatique;* il peut aussi se former des abcès dans l'intérieur du parenchyme de ce viscère. Les déchirures étendues occasionnent le plus souvent un épanchement sanguin auquel succède une péritonite mortelle.

Symptômes. — Douleur limitée à l'hypocondre gauche, parfois irradiation en ceinture et dans l'épaule correspondante, tels sont les phénomènes immédiats lorsque l'écoulement sanguin ne détermine pas une mort rapide ou une péritonite; il persiste dans la région blessée des souffrances assez intenses, la percussion révèle l'augmentation de volume de la rate, puis surviennent des accès de fièvre intermittente.

Pronostic. Traitement. — Les contusions légères de la rate guérissent avec facilité; les contusions graves et les déchirures entraînent la mort en un temps très court par hémorrhagie interne. Dans les cas légers, le chirurgien se conformera aux préceptes que nous avons tracés à propos des déchirures de la rate et du foie. En présence des signes d'une hémorrhagie interne grave consécutive à une lésion de la rate, la splénotomie nous semble la seule conduite rationnelle.

5° RUPTURES DES GROS VAISSEAUX

Bibliographie. — RICHERAND, *Nosographie méd.*, t. III, p. 336. — VELPEAU, *Dict. de méd.*, t. Ier. — BOURGUIGNON, *Bull. de la Soc. anat.*, t. XIII. — LEGOUEST, *Traité de chir. d'armée*, 2e édit., p. 372. — GROSS, *Syst. of Surgery*, t. II, p. 679. — CHAPUT, *Soc. anat.*, 1884. Thèse de Paris. — 1878, FESQ.

La rupture des gros vaisseaux de l'abdomen a été signalée à la suite des contusions de cette cavité. Richerand dit avoir observé une rupture de la veine porte. Velpeau cite trois cas de rupture de la veine cave inférieure; un fait semblable a été rapporté à la Société anatomique par Bourguignon. Legouest a fait l'autopsie d'un malade qui avait une déchirure de l'aorte consécutive à un coup de pied de cheval. Gross a relaté un cas de lacération de la veine splénique; enfin Fesq, ayant rencontré une rupture de la mésentérique supérieure et une déchirure de l'iliaque externe, a écrit sur ce sujet une monographie intéressante.

Dans la plupart des circonstances, les malades ont succombé à une hémorrhagie foudroyante; ceux dont la mort n'a pas été immédiate présentaient tous les signes ordinaires des hémorrhagies internes; en général, il a été impossible de préciser le siège de la lésion et de dire s'il s'agissait de la rupture d'un gros vaisseau ou de la déchirure d'un organe vasculaire, du foie ou de la rate par exemple.

§ 2. — Plaies de l'abdomen.

Bibliographie. — H. Larrey, *Mém. de l'Acad. de méd.*, 1845, t. XI, p. 665. — Guthrie, *Wunds and Injuries of the Abd.*, in *Lectures on some of the Important Points in Surgery*, 1845. — Beck, *Zur Behandlung der Penetr. Bauchwunden*, in *Deutsche Klinik*, 1857. — Jouet, *Gaz. des Hôp.*, 1855. — Toulmouche, *Ann. d'hygiène et de méd. lég.*, 1858, 2e série, t. X, p. 125. — Volkmann, *Einige Falle*, etc., 1866, Berlin. — Kleberg, *Langenbeck's Archiv*, 1868. — Bérenger-Féraud, *Montpellier médic.*, 1871. — Peugnet, *The Nature of Gunshot Wounds of the Abd. and their Treatment*, New-York, 1874. — Otis, *Hist. méd. de la guerre d'Amérique*, in *Surgic. vol. part. second*, 1876. — Johnen, *Deutsche Zeitschrift für Chir.*, Leipzig, 1876. — Bradenheuer, *Zur Frage der Drainagirung der Peritonäalhole*, Stuttgart, 1880. — Marion Sims, *Brit. Med. Journ.*, 1882. — Parkes, *Medic. News*, 1884. — Wright, Annandale, *The Lancet*, 1885.—Recultez, *Gaz. méd. d'Alger*, 1885. — Trélat, *Gaz. des hôpit.*, 1887.—Kirmisson, *Bull. de la Soc. de chir.*, 1887.—Bryant, *New-York Med.*, 1888. — Madelung, *Deuts. med. Wosch.*, 1890. — Discussions diverses à la Société de Chirurgie, 1889, 1890 et 1891. (Voir aussi la Bibliographie des *Plaies de l'Intestin.*)

Thèses de Paris. — 1824, Caudy. — 1831, Bodelio. — 1838, Bathy. — 1870, Goyard, Pethiot. — 1877, Dupas. — 1879, Brethes.

Thèse de Montpellier. — 1883, Barrême.

1° PLAIES NON PÉNÉTRANTES

Les plaies de l'abdomen sont dites *simples non pénétrantes* lorsque seuls les téguments et les muscles sont intéressés; si le péritoine est lésé, la plaie est *pénétrante*.

Les plaies des parois de l'abdomen peuvent être produites par des instruments piquants, tranchants ou contondants.

Pendant la guerre d'Amérique, on a relevé 4,821 cas de plaies non pénétrantes de l'abdomen, qui se décomposaient ainsi :

1° Plaies par sabre et baïonnette : 18. — 2° Plaies par instruments piquants et tranchants : 12. — 3° Plaies par instruments contondants : 84 (68 légères). — 4° Plaies par coups de feu : 4,469 (16 graves). — 5° Plaies par contusions, par coups de feu : 238.

a. Les plaies par instruments piquants ne présentent habituellement aucune gravité, elles ont parfois une étendue assez considérable et forment des sétons sous la peau; rarement les artères qui rampent sous les téguments ont été intéressées. Tous les auteurs sont d'accord pour rejeter l'exploration, l'introduction du stylet pourrait, en effet, transformer une plaie simple en une plaie pénétrante; aussi, après avoir lavé la blessure avec soin, on appliquera un pansement légèrement compressif et le malade gardera le repos absolu pendant quelques jours.

b. Les blessures par instruments tranchants sont superficielles ou profondes. L'écartement des lèvres de la plaie, peu considérable dans le premier cas, augmente notablement lorsque les muscles ont été lésés; si la section intéresse la couche musculaire dans toute son épaisseur, il n'est pas rare de voir les plans sous-jacents, poussés par la masse intestinale, venir faire hernie à travers la solution de continuité. Les opérations de laparotomie nous prouvent avec quelle facilité guérissent les plaies étendues des parois de l'abdomen. La conduite du chirurgien est donc ici toute tracée; après avoir lavé la solution de continuité avec le plus grand soin et arrêté tout écoulement sanguin, il pratiquera des sutures profondes et superficielles. Le malade sera condamné au décubitus dorsal; il sera couché les cuisses fléchies sur l'abdomen, cette position favorisant le relâchement des parois abdominales; bien que la réunion par première intention soit aujourd'hui la règle en pareille occurrence, ces lésions constituent toujours une prédisposition fâcheuse aux hernies ventrales.

c. Généralement les plaies contuses sont produites par des armes à feu. Il n'est pas exceptionnel dans la pratique civile de voir des grains de plomb ou des projectiles de petit calibre s'arrêter dans les parois. Lorsqu'en chirurgie d'armée on employait des armes dont l'âme était lisse et la balle ronde, on rencontrait parfois sur les parois abdominales de véritables coups de feu de contour. H. Bousquet a observé un fait de ce genre à l'hôpital militaire du Gros-Caillou en 1877, il s'agissait d'un officier qui avait reçu en duel une balle d'un pistolet de tir non rayé; le projectile entré dans la région de l'hypocondre droit s'était réfléchi sur les plans aponévrotiques, puis, contournant l'abdomen, était allé s'arrêter sous les téguments au-dessous des fausses côtes gauches. Les gros projectiles ou fragments de gros projectiles sont aussi susceptibles de fournir des contusions et des plaies par éraflures. Larrey nous a transmis le cas si remarquable du général Duroc à qui un boulet enleva les parois abdominales jusqu'au péritoine exclusivement, sans léser l'intestin. Deux faits de ce genre ont été observés en 1870; enfin on comprend parfaitement qu'un fragment de gros projectile puisse se loger dans les muscles de la région postérieure où leur présence a pu être méconnue.

Si l'on en croit les statistiques d'Otis, la mortalité des plaies par projectiles serait de 8 p. 100 ; dans la majorité des circonstances, la terminaison fatale résulterait de lésions viscérales.

Complications. — Parmi les complications de ces plaies, signalons : l'hémorrhagie, les corps étrangers et les lésions viscérales.

a. Rarement considérable, l'hémorrhagie résulte de la lésion des artères contenues dans la paroi abdominale. Le sang, se répandant à l'extérieur ou entre les couches aponévrotiques de l'abdomen, constitue ainsi de véritables hématomes dont la résolution est parfois fort longue.

b. Les corps étrangers sont des grains de plomb, des fragments de projectiles, des aiguilles ou débris d'aiguilles, etc. Les commémoratifs, la douleur à la pression, une exploration minutieuse, permettront facilement de les reconnaître ; leur extraction n'offre aucune difficulté.

c. Fréquemment les lésions viscérales ont été observées à la suite des plaies par gros projectiles de guerre, c'est à ce genre de traumatisme qu'il faut rapporter la plupart des accidents attribués autrefois au vent du boulet.

Traitement. — En présence d'une plaie des parois de l'abdomen, le chirurgien doit tout d'abord laver et désinfecter avec soin la région, et, si faire se peut, le trajet de la blessure. Ces précautions indispensables étant prises, l'occlusion avec ouate et collodion suffira parfaitement en cas de piqûre.

S'il existe une section des tissus, il est indiqué de réunir la plaie par la suture ; en ce cas, comme dans les sections opératoires, on réunira les divers plans par des sutures séparées.

Les plaies contuses seront désinfectées avec un soin particulier, puis maintenues béantes par des mèches de gaze antiseptique. Un corps étranger est-il resté dans une plaie de ce genre, il faut l'enlever et vérifier avec attention l'étendue du trajet, afin de s'assurer que le péritoine n'a été intéressé en aucun point.

Une couche d'ouate, stérilisée, sera roulée autour de l'abdomen, de manière à immobiliser toute la région.

Enfin, si l'on soupçonnait la possibilité d'une pénétration, il serait bon de prendre les précautions que nous indiquerons dans le paragraphe suivant.

2° PLAIES PÉNÉTRANTES SIMPLES

Les plaies pénétrantes de l'abdomen sont très communes, ce que nous explique suffisamment le peu de résistance des parois de cette cavité. Pour la même raison, les agents du traumatisme pénètrent généralement par les parties antérieures ou antéro-latérales. Dans un certain nombre de cas, le corps vulnérant n'arrive dans l'abdomen qu'après avoir déjà traversé les régions périphériques (poitrine, région fessière ou crurale).

Ces plaies s'accompagnent le plus souvent de la lésion d'un des viscères contenus dans la cavité ; cependant cette complication n'est pas absolument fatale.

Henko a démontré expérimentalement qu'une tige de fer de 16 millimètres de diamètre pouvait traverser l'abdomen sans blesser aucun organe.

Le fait est beaucoup plus rare lorsqu'il s'agit de lésions par projectiles. Larrey en admettait difficilement la possibilité. L'expérimentation (Boyer, Dupuytren, Nélaton, Conner, Reclus) est venue lever tous les doutes. Des lésions de ce genre ont été observées une fois sur trente-sept par Reclus. Otis en signale neuf cas pendant la guerre d'Amérique; la statistique allemande en relève sept autres pour la guerre de 1870; enfin Bérenger-Féraud a vérifié ces affirmations par une autopsie.

Symptômes. — Nous retrouvons ici, portés au maximum, l'ensemble des symptômes que nous avons décrits à propos de la contusion de l'abdomen. La douleur varie beaucoup suivant les circonstances; on a vu des blessés parcourir un chemin assez long en maintenant avec les mains leurs intestins herniés. Indépendamment de l'issue de l'épiploon ou des viscères, il faut signaler aussi l'écoulement sanguin; nous étudierons en détail ces diverses complications. Il faut savoir cependant que l'hémorrhagie peut se faire dans le péritoine, passer inaperçue et déterminer une anémie aiguë progressive.

Diagnostic. — La plaie est-elle pénétrante ou les parois sont-elles seules intéressées? Telle est la première question à résoudre. L'exploration avec le doigt rendu aseptique ou avec une sonde stérilisée permettront facilement d'élucider ce premier problème. Il faut ensuite savoir si cette plaie pénétrante est bien véritablement simple ou si elle se complique de la lésion d'un des organes contenus dans la cavité.

En l'absence d'écoulement de matière stercorale ou d'urine, signes caractéristiques, on ne peut avoir que des présomptions; la laparotomie explorative peut seule lever les doutes. Ainsi que nous le verrons en étudiant les plaies pénétrantes de l'intestin, les chirurgiens se divisent actuellement en deux groupes : *abstentionnistes* et *interventionnistes*.

Comme une laparotomie faite dans des conditions convenables ne saurait mettre en danger les jours d'un blessé atteint de plaie simple, que, d'autre part, si un organe est intéressé, l'intervention, ainsi qu'il résulte de nombreuses observations publiées, fournit au patient de sérieuses chances de guérison, nous n'hésitons pas à recommander l'intervention.

Pronostic. — La gravité des plaies pénétrantes absolument simples n'est pas considérable, tout le danger réside dans l'infection ou la non-infection de la plaie qui tiennent à une foule de circonstances.

Si l'instrument qui l'a occasionnée était malpropre, si le blessé a été longtemps sans recevoir de soins, les chances d'infection augmentent et, avec elles, celles de péritonite. Dans le cas contraire, ces lésions se conduisent comme des plaies simples et avec une médication appropriée guérissent sans complication.

Traitement. — L'existence d'une plaie simple étant reconnue, il faut, ainsi que nous l'avons dit plus haut, nettoyer avec soin la solution de continuité et les parties périphériques, puis suturer les parties sectionnées; l'abdomen sera ensuite enveloppé d'une couche d'ouate stérilisée si possible et maintenue par un bandage compressif. Il est prudent de faire immédiatement une injection hypodermique de morphine et de donner toutes les deux heures des pilules d'extrait de thébaïque, jusqu'à concurrence de 30 à

40 centigrammes d'extrait par vingt-quatre heures, de manière à immobiliser l'intestin. Pendant les premiers jours, on permettra seulement au blessé quelques cuillerées à bouche de lait ou de champagne frappé. S'il existe le moindre doute au sujet de la possibilité d'une complication, on ouvrira l'abdomen, en se tenant prêt à parer à toutes les éventualités.

3° COMPLICATIONS DES PLAIES PÉNÉTRANTES DE L'ABDOMEN

A. — ISSUE DE L'ÉPIPLOON

Bibliographie. — LARREY, *Clin. chir.*, t. II, p. 407, 1829. — GOYRAND, *Gaz. méd. de Paris*, t. IV, 1836.— GALTIER, *Gaz. des Hôp.*, 1841. — H. LARREY, *Mém. de l'Acad. de méd.*, t. XI, p. 664, 1845. — ROBERT, *Bull. de la Soc. de chir.*, 1848, 1849 et 1850. — MALGAIGNE, *Leçons sur les hernies*, 1854. — PATRY, *Bull. de l'Acad. de méd.*, 1863. — GIBBES, *Americ. Journ. of Med. Sc.*, 1873. — BANCEL, *Revue méd. de l'Est*, 1878. — HARTMANN, *Revue de chirurgie*, 1886, p. 389.
Thèses de Paris. — 1859, DEROBE. — 1867, FLOUS. — 1868, MAGDELAIN. — 1869, ZABLOCKI. — 1870, CARPENTIER. — 1873, CHIRIE. — 1880, THIRON (Bibliogr.).

Complication assez fréquente des plaies pénétrantes, l'issue de l'épiploon aurait été observée communément dans les solutions de continuité portant sur le côté gauche de l'abdomen. Le tissu de l'épiploon est facile à reconnaître, et l'on évitera sans peine de le confondre avec les pelotons adipeux sous-cutanés qui, chez les individus obèses, viennent faire hernie à travers les lèvres de la plaie.

La conduite du chirurgien en présence d'une lésion de ce genre est aujourd'hui parfaitement réglée. Deux cas peuvent se présenter :

1° *L'accident est récent.* — Il n'y a alors, suivant nous, aucune hésitation possible; après avoir lavé la portion herniée avec une solution antiseptique, le chirurgien, s'entourant de toutes les précautions convenables, réduira la tumeur par des pressions douces et modérées; si cette réduction présentait quelques difficultés, il débriderait la plaie; toutefois, s'il existait le moindre doute sur l'état de l'épiploon, il vaudrait mieux l'attirer au dehors et le réséquer, que de s'exposer à réduire des parties suspectes.

2° *L'accident remonte déjà à un certain temps, l'épiploon est tuméfié, étranglé.* — La non-intervention est admise ici comme règle par la majorité des chirurgiens. C'est à J.-D. LARREY et à H. LARREY, puis à ROBERT que revient l'honneur d'avoir bien établi ce principe. Abandonnée à elle-même, l'épiplocèle traumatique guérit le plus souvent sans déterminer aucun accident. La partie herniée contracte des adhérences avec le pourtour de la plaie, s'enflamme; mais habituellement, après quelques jours, les phénomènes inflammatoires diminuent, la tumeur se rétracte et rentre dans l'abdomen; quelquefois l'inflammation amène la gangrène de ce tissu qui se détache et tombe, la plaie marche ensuite vers la cicatrisation. Lorsque l'épiploon est gangrené, pour activer la guérison on détachera les parties mortifiées. Pendant toute la durée du traitement, un pansement antiseptique sera appliqué sur la tumeur.

B. — HERNIE DE L'INTESTIN ET DES DIVERS ORGANES

L'issue d'une anse intestinale constitue une des complications les plus fréquentes des plaies de l'abdomen; c'est ordinairement l'intestin grêle qui se trouve hernié.

Durant les premiers instants qui suivent l'accident, il est facile de faire rentrer l'anse intestinale; mais si l'on abandonne les choses à elles-mêmes, l'anse herniée ne tarde pas à s'étrangler sur les bords de la plaie; dès lors, les complications les plus graves sont à redouter.

L'indication nous semble encore formelle dans ce cas, à tout prix on doit obtenir la réduction. Le chirurgien lavera d'abord l'anse herniée avec un liquide légèrement tiède et antiseptique; puis, après s'être assuré qu'il n'existe aucune solution de continuité, il mettra le malade dans le décubitus dorsal, les jambes fléchies, et par de légères pressions cherchera à remettre l'anse herniée en place. Lorsqu'il s'est déjà écoulé un certain laps de temps, l'intestin peut être étranglé et la réduction devenir impossible, parfois l'étranglement résulte simplement d'une accumulation de gaz ou de matières dans l'anse herniée; dans ce cas, il suffit, par des malaxations douces, de répartir les gaz ou les matières pour voir la réduction s'opérer presque spontanément. Si l'étranglement semble dû à la constriction exercée par les lèvres de la plaie, la seule conduite rationnelle consiste dans le débridement. L'intestin réintégré à sa place, la plaie des parois sera réunie par des sutures.

On a vu quelquefois l'estomac, le foie, la rate se présenter à travers une plaie de l'abdomen; quel que soit le viscère hernié, on se conduira comme nous l'avons dit dans le cas précédent.

§ 3. — Plaies pénétrantes de l'abdomen avec lésions du tube digestif et de ses annexes.

1° PLAIES DE L'ESTOMAC

Bibliographie. — PERCY, Bull. de la Faculté de méd., 1818. — DORSEY, Elements of Surgery, 1818. — SCHMIDT, Med. Examiner, 1851, t. VII, p. 162. — SCHOLTZ, Wiener Med. Wochens., 1864. — HENRICI, Ueber die Wunden des Magens., Leipzig, 1864. — HAMILTON, Treatise of Military Surgery, 1865, p. 360. — ROMBERG, Die Wunden des Magens. — Circular n° 3, of Surgic. Gener. Office, 1871. — SIMON V., Langenbeck's Arch., 1872. — OTIS, Surgic. History of the War of Rebellion, part. II. — TUFFIER et RICARD, Soc. anat., 1881. — REYNIER, Congrès de chir., 1887. — MATTHES, Centralb. f. chir., 1887. — RITSCHL., Arch. f. Anat. path., 1887. — EISELSBERG, Chir. de l'Estomac, Arch. f. klin. Chir., 1889. — RECLUS et NOGUÈS, Revue de chir., 1890. — Société de chir., Bull. et Mémoires, 1886-87-88-89-90. — Observations et Discussions intéressantes.

Les plaies de l'estomac occupent surtout la portion gauche de cet organe près du cardia; le pylore, caché sous le foie, échappe plus facilement au traumatisme. Ce viscère paraît d'autant plus exposé à être blessé qu'il est plus distendu par les matières alimentaires. Les rapports immédiats qu'affecte l'estomac avec les autres viscères, foie, rate, poumon, pancréas, nous permettent de comprendre la fréquence des complications qui accompagnent si souvent les plaies de cet organe.

En chirurgie d'armée, le chiffre des lésions de l'estomac est relativement restreint; sur 3,717 cas de plaies pénétrantes de l'abdomen, l'estomac a été atteint 79 fois seulement.

Symptômes. Diagnostic. — Les symptômes propres au shock péritonéal, abaissement de la température, facies péritonéal, angoisse, stupeur, se retrouvent ici aussi marqués que dans les plaies des autres régions de l'abdomen. Si la solution de continuité offre une grande étendue et si l'on voit s'écouler au dehors des matières alimentaires, le diagnostic ne saurait être douteux; il n'en est plus de même en cas de blessure petite, en présence d'une plaie par instrument piquant, par exemple; le siège, la direction de la blessure, l'examen de l'arme fournissent rarement de sérieux renseignements. Il faut alors s'enquérir avec soin des phénomènes immédiats déterminés par le traumatisme. Les blessures de l'estomac s'accompagnent d'ordinaire de vomissements contenant des matières alimentaires teintées de sang, parfois même de sang pur. L'hématémèse trouve facilement son explication dans la lésion d'un des nombreux vaisseaux qui rampent dans les parois de cet organe. Ces vomissements sont d'une haute importance, car lorsque la plaie est étroite, les matières alimentaires, le chyme ou le sang ne se répandent pas au dehors. Les mœlena n'ont pas une valeur diagnostique bien grande, ce phénomène se produisant aussi dans les plaies des autres parties du tube digestif.

Marche. — Si la plaie de l'estomac a été produite par un instrument de petit calibre et que les matières alimentaires n'aient pas infecté le péritoine en s'y répandant, la guérison peut survenir par les seuls efforts de la nature. Il se forme alors des adhérences entre ce viscère et le péritoine pariétal ou les organes voisins. Si l'on en croit Middeldorpf, la persistance d'une fistule stomacale ne serait pas rare lorsqu'il n'y a aucune intervention.

Abandonnées à elles-mêmes, les plaies compliquées entraînent fréquemment et fatalement la mort par péritonite ou par hémorrhagie. La seule chance de salut pour le malade est dans la formation d'une péritonite circonscrite. Aussi les chirurgiens, d'un avis unanime, conseillent-ils alors l'intervention à laquelle plusieurs blessés ont dû la vie.

Pronostic. — L'étude attentive des faits a démontré que les lésions de l'estomac étaient en général beaucoup moins graves que celles des autres portions du tube digestif. Les plaies simples, susceptibles de guérir par les seuls efforts de la nature, donnent des résultats fort satisfaisants à la suite d'une intervention rationnelle. La mortalité des plaies contuses a aussi notablement diminué.

Les lésions de cet organe produites par les armes de guerre présenteraient une gravité toute particulière. Sur 79 cas de ce genre relevés pendant la guerre d'Amérique, 19 seulement se seraient terminés par la guérison.

En 1870, la statistique allemande fournit une lithalité de 75 p. 100.

Traitement. — La conduite à tenir en présence d'une plaie de l'estomac ressort des discussions qui ont occupé les sociétés savantes depuis 1885.

Nous avons dit que les plaies petites, ne présentant aucune complication, étaient susceptibles de guérir par les seuls efforts de la nature. Il ne faudrait pas trop, malgré cela, ériger l'abstention en principe, car Middeldorpf fait remarquer qu'ainsi se forment souvent des fistules stomacales.

Si donc le chirurgien redoute la moindre complication (lésion d'un organe voisin, d'un vaisseau important, épanchement de matières alimentaires dans l'abdomen), la laparotomie exploratrice est indiquée et il faut y procéder sans retard. Ce précepte devient absolu si l'existence de la lésion est certaine.

L'opération sera pratiquée, soit sur la ligne blanche, soit en dehors du muscle droit. La hernie faite par la muqueuse stomacale permettra de reconnaître la lésion. Une pince étant placée sur la plaie pour l'obturer provisoirement, le chirurgien explorera les parties voisines et se rendra compte des complications qui pourraient exister. La plaie stomacale sera ensuite fermée par un double plan de la suture, l'un portant sur la muqueuse, l'autre sur la musculeuse et la séreuse.

En cas de plaie contuse, il faut autant que possible aviver les bords et se conduire comme dans le cas précédent, de manière à éviter la formation d'une fistule stomacale; la fixation des lèvres de la plaie aux bords de la solution de continuité des téguments est un pis-aller dont il ne faut pas abuser.

Pendant les premiers jours, le malade sera privé de tout aliment solide; on se bornera à lui faire prendre quelques boissons glacées et de l'opium.

2° FISTULES STOMACALES

Bibliographie. — Beaumont, W., *Experiments and Observ. on the Gastric Juice,* etc., in-8°, Plattsburgh, 1833. — Blondolt, *Journ. de la phys. de l'homme,* Paris, 1858. —Middeldorpf, *Commentatio de Fistulis ventriculi,* etc., Vratislaviœ, 1859.—Parsons, *Liverpool Med. and Surg. Report,* 1871. — Kretschy, *Deutsche Arch. f. klin. Med.,* Leipzig, 1876. — Ladendorf, *Centralb. f. Chir.,* 1876. — Trendlenburg, *Verhandl. d. deutsch. Gessellsch. f. Chir.,* Berlin, 1879. — Quinckle, *Arch. f. exp. path.,* 1889. — Fischer, 18° *Congrès all. de Chir.,* 1889. — Hartmann, *Soc. anat.,* 1891.
Thèse de Paris. — 1877, Gauthier.

Les fistules stomacales se divisent naturellement en trois groupes : 1° elles sont symptomatiques d'une lésion organique du viscère (ulcère, cancer); 2° elles ont été créées artificiellement par le chirurgien dans le but d'alimenter le malade ; 3° elles sont d'origine traumatique. Gauthier a pu rassembler onze cas de ce genre dans sa thèse ; ce sont les fistules traumatiques que nous aurons particulièrement en vue dans cette étude.

Anatomie pathologique. — Ces fistules siègent habituellement dans la région épigastrique, elles peuvent toutefois occuper un point éloigné; dans un fait relaté par Streton, l'orifice de la fistule était situé entre les septième et huitième côtes droites, au-dessous du sein; MIDDELDORPF rapporte une observation analogue. Les dimensions de cet orifice diffèrent notablement; tantôt il admet à peine la pointe d'une épingle, tantôt deux ou plusieurs doigts. Le trajet de la fistule, ordinairement court, était très oblique et sinueux dans les cas précités.

Symptômes. — L'issue de matières alimentaires, de boissons ou de suc gastrique par la solution de continuité caractérise ces fistules. Selon le diamètre de l'orifice, elles laissent passer simplement les boissons ou des fragments de bol alimentaire. L'aspect de la fistule varie suivant les sujets; le plus souvent ses bords sont durs, calleux; parfois la peau est froncée tout autour de l'orifice et renversée en dedans; dans d'autres circonstances, la muqueuse, boursouflée, fait hernie au dehors.

Marche. Pronostic. — Les fistules d'origine traumatique ou chirurgicale, habituellement indolores, peuvent être compatibles avec les besoins de l'existence. Le Canadien observé par BEAUMONT porta sa fistule pendant plus de cinquante années, et il jouissait d'une vigueur physique peu commune.

En général, les choses sont loin de se passer aussi simplement et ces fistules sont douloureuses.

Après avoir pris leur nourriture, les malades éprouvent une sensation de pesanteur indéfinissable; dans l'intervalle des repas, il s'échappe fréquemment du suc gastrique dont l'action irrite et ulcère les bords de l'orifice. La perte du liquide éliminé occasionne une soif intense, de l'anurie et de la constipation.

Pronostic. — Les fistules stomacales sont compatibles avec l'existence, mais il faut des soins extrêmes pour protéger les bords de l'orifice contre l'action destructive du suc gastrique. Parmi les diverses variétés de fistules, celles qui sont d'origine traumatique offrent un pronostic particulièrement favorable.

Sur 25 observations de cette nature réunies par MURCHISSON, 12 existaient déjà depuis trois ans. GAUTHIER rapporte 7 cas de guérison spontanée, 2 fois cependant l'orifice se reforma peu après. C'est dans les cas d'origine traumatique aussi que l'intervention chirurgicale a toute sa puissance.

Traitement. — Le plus souvent il faudra se borner à des soins palliatifs; le malade portera une ceinture munie d'un obturateur et suivra très exactement les indications qu'on lui aura données pour son régime: une propreté minutieuse, l'application de corps gras, tels que la vaseline, préviendront les excoriations des bords de l'orifice. La cautérisation du trajet réussit parfois à déterminer la cicatrisation dans les fistules étroites. Lorsque l'orifice est grand, la cautérisation ne doit pas être employée, car non seulement elle ne fournirait aucun résultat, mais, de plus, elle aurait l'inconvénient d'augmenter la rigidité des lèvres de la plaie. Deux procédés peuvent être mis en usage pour la cure radicale de cette infirmité : la suture des bords de la plaie après avivement et l'autoplastie. Si l'on se contente de faire la suture, VERNEUIL conseille de détacher d'abord la muqueuse qui revêt le trajet et de ne fermer la plaie des téguments qu'après avoir renversé en dedans cette muqueuse préalablement suturée.

L'autoplastie a été employée par divers chirurgiens ; MIDDELDORPF, puis SZYMANOWSKI et NUSSBAUM mobilisèrent un pont cutané qu'ils fixèrent au bord supérieur de la fistule avivé à l'avance. BILLROTH incisa tout d'abord les lèvres de la fistule, et seize jours après appliqua un lambeau cutané sur les bords de l'orifice recouverts de bourgeons charnus ; la guérison nécessita plusieurs opérations ultérieures. Depuis lors, ce chirurgien a songé à employer un procédé analogue à celui qui est usité dans la cure de l'anus contre nature. Après avoir séparé l'estomac des adhérences à la paroi, il ferme l'orifice et l'abandonne dans la cavité abdominale.

3° PLAIES DE L'INTESTIN

Bibliographie. — B. TRAVERS, *On injuries of the Intestines*, London, 1812. — JOBERT, *Recherches sur l'opérat. de l'invag. des intestins*, in *Arch. gén. de méd.*, 1824, t. IV, et *Traité des mal. chir. du canal intest.*, Paris, 1829. — REYBARD, *Journal compl. des sciences méd.*, 1830. — FLEURY, *Suture de l'intestin*, in *Arch. gén. de méd.*, 1837. — GELY, *Gaz. des Hôp.*, 1844. — WASTON, *Glascow Med. Journal*, 1872. — MACEWEN, *Glascow Med. Journ.*, 1875. — RICOCHON, *Gaz. hebd.*, 1876. — SCHMELTZ, *Gaz. méd. de Strasbourg*, 1878. — WILSON, *The Lancet*, 1881. — GROSS, *Med. News*, 1884. — PITTELOND, *Revue de la Suisse romande*, 1884. — RAVURA, *Semaine médic.*, 1885, p. 229.

Thèses de Paris. — 1830, HALMA-GRAND (Agrég.). — 1840, ROCLORE. — 1842, RABELLEAU, CROUZET. — 1849, NEUCOURT. — 1849, SANSON (Concours). — 1851, CH. FLEURY. — 1883, CONNETABLE, LORETON, DUMONTEL. — 1887-88, SAINT-LAURENS.

Plaies par armes à feu. — DUSENBERG, *Gunshot wounds of the Abdomen*, in *Amer. Journ. of Med. Science*, 1865. — LIDELL, *Injuries*, etc., *Americ. Journ. of Med. Science*, 1867. — KLEBERG, V. *Langenbeck's Arch.*, 1868. — LINSE, *Wurtemb. Corr. Blatt.*, 1871. — FISCHER, *Vor Metz*, Erlangen, 1872. — HENKO, Th. de Dorpat, 1879. — EWING MEARS, *Transact. of the College of Philadelphia*, t. IV, 1881. — MARION SIMS, *Brit. Med. Journ.*, 1882. — PARKES, *Journal of the Americal Med. Assoc.*, 1884, et *Arch. gén. de méd.*, 1884. — WRIGHT, *Perforating Bullet. wound of abdomen*, in *The Lancet*, février 1885. — W.-T. BULL, *Laparotomy for gunshot Wounds*, etc., *Med. News*, 1885. — SCHLAG, Th. de Greifswald, 1886. — BARNARD, Th. de Paris, 1886-87. — C. NANCRÈDE, TREMAINE, *Congrès de Washington*, 1887.— LE DENTU, *Gaz. méd. de Paris*, 1887, n° 2 et 3. — KIRMISSON, *Bull. méd.*, 1887, n° 21. — GUYON, *Bull. méd.*, 1887. — A. BROCA, *Gaz. hebd.*, 1887. — MAC-CORMAC, *Société de médecine de Londres*, 1887. — J. BRYANT, *Annals of Surgery*, 1887. — NIMIER, *Arch. gén. de méd.*, 1888. — CHAUVEL, DELORME, PONCET, RECLUS, TRÉLAT, LABBÉ, VERCHÈRE, CHAVASSE, *Congrès français de chirurgie*, 1888. — KIRMISSON, *Bull. méd.*, 1888. — EDLER, *Centralb. f. chir.*, 1888. — VERCHÈRE, *Revue des Sc. méd.*, 1888 (Bibliogr.). — DÉMÉTRIADE, Th. de Paris, 1887-88. — H.-C. DALTON, *Annals of Surgery*, 1888. — W. COOLEY, *Boston Med. Journ.*, 1888. — WEATHON, *Northwerstern Lancet*, 1888. — CHAUVEL, KIRMISSON, TERRIER, *Bull. de la Soc. de chir.*, 1889. — POSTEMPSKI, 6e *Congrès italien de chirurgie*, 1889. — KOENIG, BRAMANN, 18e *Congrès de la Soc. all. de chir.*, 1889. — STEMSON, *New-York Méd. Journ.*, 1889. — ORTULOWICZ, *Résection de 69 cent. d'intestin, guérison. Arch. f. path. anat.*, Bd. CXVIII, Heft., 1889.— RECLUS et NOGUÈS, *Revue de chir.*, 1890.— SENN, *Congrès de Berlin*, 1890. — CHAPUT, *Congrès français de Chir.*, 1890, et *Arch. gén. de méd.*, 1891 (nouveau procédé de suture intestinale). — TERRIER,

Berger, Reclus, *Soc. de Chir.*, 1891. — Estor, *Gaz. hebd. des Sc. méd. de Mont-pellier*, 1891. — Coley, *Ann. Journ. of méd. Sc.*, 1891.

Fréquence. — La fréquence des plaies de l'intestin s'explique facilement lorsqu'on réfléchit à la longueur de ce canal et au peu de résistance des parois de la cavité dans laquelle il est contenu. La protection que fournissent au gros intestin, particulièrement au côlon ascendant, au côlon descendant et au rectum, la colonne vertébrale, les muscles de la région postérieure du tronc et la ceinture osseuse du bassin, permet de prévoir que ces différents organes se déroberont plus facilement au traumatisme que les autres parties du tube intestinal. Relativement au nombre des lésions traumatiques, les deux pre-mières portions de l'intestin grêle, jéjunum et iléon, tiennent de beaucoup le premier rang; viennent ensuite le côlon transverse, le cœcum, les côlons ascen-dant et descendant, le duodénum et le rectum.

Étiologie. — Les blessures de l'intestin résultent de l'action des instru-ments piquants, tranchants ou contondants; dans ce dernier groupe ren-trent les divers projectiles lancés par les armes à feu, qui fournissent la majorité des traumatismes de la portion sous-diaphragmatique du tube digestif. Suivant les cas, l'intestin se trouve atteint sur une ou plusieurs par-ties de son trajet, les plaies sont nombreuses et très rapprochées, ou peu nombreuses mais éloignées.

Les lésions produites par les balles présentent une infinie variété; tantôt le projectile n'intéresse qu'une portion d'une anse intestinale, il existe alors un orifice unique ouvrant à peine la cavité; tantôt le viscère a été perforé en deux points, mais les orifices sont très voisins l'un de l'autre. Dans certaines circonstances, la balle, abordant une anse intestinale avec une incidence parallèle à la direction de cette anse, la perfore, puis continue son trajet dans la cavité jusqu'à ce que, rencontrant une courbure, elle traverse de nouveau le viscère à plusieurs centimètres de l'orifice d'entrée.

Toutes ces variétés dépendent de la situation des anses intestinales par rapport les unes aux autres au moment du passage de la balle. Charles Parkes a vu dans une de ses expériences 10 perforations complètes sur une longueur de 18 pouces. D'après Senn, le trajet du projectile fournirait des renseignements précis, non seulement sur l'existence des lésions intesti-nales, mais encore sur leur nombre : il existerait rarement plus de 4 perfo-rations à la suite d'une plaie par balle passant à travers la cavité dans le sens antéro-postérieur; au contraire, il en existerait jusqu'à 14 et 16 dans les coups de feu tirés transversalement ou obliquement. Ces divers trauma-tismes se compliquent fréquemment de la blessure des autres viscères con-tenus dans l'abdomen, ou de la présence de corps étrangers dans le péri-toine.

Anatomie pathologique. — Les expériences de Travers, Reybard, Jobert, Reclus ont éclairé la pathogénie des phénomènes qui se passent dans les plaies de l'intestin. Les piqûres de ce canal par instrument fin et acéré sont d'ordinaire peu apparentes, car la rétraction des fibres les masque presque aussitôt; le volume de l'instrument augmente-t-il, les fibres musculaires s'écartent un peu les unes des autres et la tunique muqueuse, faiblement unie aux couches sous-jacentes, va faire hernie dans cet orifice et l'obturer. « Si l'intestin est divisé dans une plus grande étendue sans l'être toutefois en totalité, la division peut être transversale ou longitudinale. Dans le premier cas, les fibres musculaires longitudinales agissent sur le bout correspondant, portent le supérieur en haut et l'inférieur en bas, il y a saillie et renversement de la membrane muqueuse, puis en même temps les fibres circulaires resserrent l'intestin, ce qui forme une espèce d'étranglement; quand, dans le même cas, la division est longitudinale, les bords se renversent aussi en dehors, il y a encore saillie de la membrane muqueuse, mais ce sont les fibres circulaires qui opèrent le renversement. »

« Enfin quand l'intestin est coupé en totalité, les bords sont encore renversés par la contraction des fibres longitudinales; il y a en même temps et constamment pendant la première demi-heure resserrement très fort produit par les fibres circulaires, cette contraction ne permet aucun épanchement, mais plus tard elle cesse, l'intestin se dilate, le bourrelet disparaît et il y a alors issue des matières fécales dans l'intérieur du ventre et le plus souvent à l'extérieur. » (JOBERT.)

Les choses se passent d'une manière bien différente en chirurgie d'armée; sur plusieurs centaines de perforations intestinales produites par des balles, PARKES n'a jamais observé cette obturation de la plaie par le renversement de la muqueuse. « La balle, ajoute cet auteur, lacère, déchire les parties qu'elle perfore et paralyse probablement les fibres musculaires ; en tout cas, quelle que soit la cause, l'éversion de la membrane muqueuse ne saurait suffire à empêcher l'épanchement. » RECLUS, se basant sur une série d'expériences sur les chiens, et aussi sur un certain nombre de faits nettement observés dans le cours de laparotomies, s'inscrit en faux contre cette manière de voir, et sans vouloir soutenir que toutes les blessures par coup de feu seront oblitérées par un bouchon muqueux, il affirme que ce bouchon existe et est suffisant dans certains cas, surtout lorsqu'il s'agit de plaies de revolver de petit calibre.

Si le bouchon muqueux n'existe pas, il ne s'en suit pas que l'inoculation de la séreuse soit fatale ; elle peut être préservée par des adhérences que contracte l'anse blessée avec le péritoine pariétal, l'épiploon ou une anse voisine, et on comprend facilement que les chances de succès seront plus grandes si l'individu est à jeun, car, en quelques heures, l'agglutination des surfaces séreuses peut être assez solide pour s'opposer à la pénétration des matières.

Symptômes. — Avec J. BRYANT nous diviserons les symptômes des blessures intestinales en locaux et généraux :

Parmi les signes locaux, il faut étudier : la direction de la plaie, les caractères de l'écoulement qui se fait par la blessure et l'emphysème de ses bords.

La direction de la plaie et la situation de l'orifice d'entrée doivent certainement entrer en ligne de compte. Ainsi, lorsque la blessure siège à l'épigastre, on doit songer à une perforation de l'estomac; la blessure siège-t-elle au-dessus de l'ombilic ? l'instrument vulnérant peut avoir atteint le côlon transverse ; aux plaies de la fosse iliaque ou du flanc droit correspondent des perforations du cœcum et du côlon ascendant; au contraire, si la fosse iliaque et le flanc gauche sont intéressés, ce sont l'S iliaque et le côlon descendant qui devront occuper l'attention du chirurgien.

En théorie, tout cela est vrai, mais en pratique il serait imprudent de vouloir trop généraliser, car fréquemment les instruments vulnérants ne suivent pas un trajet rectiligne ou perpendiculaire à la paroi, d'autre part, les viscères n'occupent pas une place absolument fixe; enfin, plusieurs organes ou segments d'organes peuvent être intéressés simultanément.

S'il n'est pas possible d'affirmer le point exact du tube digestif qui a été lésé, l'existence de la lésion reste cependant hors de doute; bien rares sont en effet les cas de blessure par armes à feu dans lesquels une plaie pénétrante existe sans que le tube digestif soit intéressé; aussi dirons-nous avec Reclus : « Une perforation intestinale est le corollaire à peu près obligé d'une plaie pénétrante de l'abdomen. »

Parmi les signes les plus certains de lésions du tube digestif, il faut citer l'issue de matières et de gaz par la plaie. Dans 59 observations de la guerre de 1870 ce phénomène est signalé 21 fois et dans 14 cas, il s'agissait de plaies du petit intestin.

L'écoulement sanguin a aussi son importance, lorsqu'en effet il s'échappe par la plaie une quantité de sang tellement abondante que la blessure des parois ne saurait en rendre compte, on doit penser à l'existence d'une lésion intra-abdominale; et alors, si à une époque voisine de l'accident se produisent des selles sanguinolentes ou des mœlena, la lésion du tube digestif est certaine.

On a signalé l'issue de la balle par l'anus; c'est évidemment là un phénomène rare, dont nous trouvons 3 exemples dans l'histoire de la guerre d'Amérique.

Enfin quelques auteurs attachent une importance sérieuse à l'emphysème qui envahit les tissus voisins de la plaie, ils font de son apparition rapide un signe de haute valeur, comme preuve de l'existence d'une lésion intestinale. Bryant fait remarquer que cet emphysème peut fort bien exister autour des plaies non pénétrantes.

Les signes généraux les plus importants sont: l'existence d'un *shock* traumatique marqué (*shock* péritonéal), les nausées, les hoquets, les vomissements; Bryant y ajoute une agitation continuelle, de l'anxiété, de l'insomnie, enfin une soif intense, signe certain du début de l'inflammation péritonéale.

Diagnostic. — *Laparotomie exploratrice.* — Les renseignements fournis par les commémoratifs, par la direction dans laquelle a été tirée la balle par la situation des orifices d'entrée et de sortie, sont certainement fort utiles; toutefois, dans maintes circonstances, ils sont insuffisants; aussi Senn (de Milwaukée, Amérique) a-t-il conseillé de distendre l'intestin en faisant pénétrer de l'hydrogène par l'anus; la valvule iléo-cœcale se laisse distendre, le tube intestinal se remplit, et le gaz ne tarde pas à sortir par la bouche lorsqu'il n'y a pas de perforation. Dans le cas contraire, il n'y a pas de distension intestinale, le gaz s'échappe par la plaie, et l'on peut déceler sa présence par des moyens chimiques, ou bien il distend le péritoine, produisant un tympanisme exagéré. Nous devons dire toutefois que ce moyen a été mis bien rarement en pratique.

BERNAYS (de Saint-Louis, Missouri) affirme que ce moyen est surtout précieux après la laparotomie. Nous sommes ainsi ramenés à la question de la laparotomie exploratrice.

Les avis sont fort dissemblables suivant le tempérament des auteurs, et aussi suivant l'habitude qu'ils ont des opérations abdominales. Au congrès des chirurgiens américains, 1887, C. NANCRÈDE recommande l'incision exploratrice dans tous les cas et il veut que cette exploration soit immédiate. « Le choc et le risque de rendre septique et diffuse une péritonite qui aurait pu rester simple et localisée constituent les seuls dangers de la laparotomie, et comme nous avons le moyen de rendre inoffensive l'inflammation résultant des manœuvres, le choc est en pratique le seul danger à redouter. »

À diverses reprises depuis 1887, la société de chirurgie a abordé l'étude de cette question. Tandis que CHAUVEL et KIRMISSON, par exemple, admettent nettement la manière de voir de C. NANCRÈDE, d'autres, TILLAUX, DESPRÈS, mais surtout RECLUS, se fondant sur la guérison spontanée possible dans un certain nombre de cas, repoussent la laparotomie, dès que la perforation intestinale n'est pas prouvée. Entre ces deux opinions extrêmes, il y a place pour l'opinion plus éclectique de TRÉLAT. D'après cet auteur, si le diagnostic reste douteux, il faut, disait-il, suivre de très près l'évolution des symptômes, prévenir le blessé et son entourage qu'une intervention chirurgicale peut devenir indispensable et, pour peu que s'accuse la réaction péritonéale, recourir sans retard à la laparotomie. Cette ligne de conduite a rallié aujourd'hui la majorité des suffrages. Il est bien difficile de se faire une opinion, pour ou contre, avec les chiffres fournis par les statistiques, car on intervient généralement dans les cas désespérés, on s'abstient au contraire dans les lésions peu compliquées; comment, dès lors, avoir un terme de comparaison?

Marche. Terminaison. — Ainsi que nous l'avons vu, la marche et la terminaison des plaies de l'intestin sont fort variables. Tout d'abord, elles peuvent guérir simplement. Ainsi se conduisent les plaies par instruments piquants, et parfois les blessures par projectiles de petit calibre. Une blessure par projectile de gros calibre n'est pas forcément mortelle, car, d'une part, l'intestin peut être vide au moment de l'accident, les adhérences avec les parties voisines auront le temps de se former et, dès lors, les matières en sortant par la plaie ne pourront inoculer la séreuse. On voit encore l'intestin et la plaie cutanée se souder entre eux et l'anus contre nature ainsi formé arracher le blessé à une mort certaine.

En dehors de ces circonstances heureuses, mais malheureusement peu communes, toute plaie de l'intestin, les chances d'hémorrhagie mises à part, condamne le blessé, si l'on n'intervient pas, à un épanchement de matières stercorales et à une péritonite rapidement mortelle.

Pronostic. — Le pronostic des plaies intestinales est toujours fort grave. Les piqûres, comme nous l'avons vu, guérissent fréquemment, les plaies transversales sont plus sérieuses que les longitudinales; les sections complètes ont un pronostic très fâcheux, mais, entre toutes, les plaies par armes à feu se font remarquer par leurs tristes résultats.

Les statistiques de la chirurgie d'armée, sont particulièrement néfaste La mortalité est estimée à 92 p. 100 par Chenu (guerre de Crimée), à 10 p. 100 par Alcoq (guerre de Danemark), à 99,23 p. 100 par Otis (guerre de Sécession); ce dernier élimine les plaies du gros intestin.

Dans la pratique civile, le chiffre de la mortalité décroît sensiblement depuis que l'antisepsie a permis d'aller sans dangers à la recherche des lésions intestinales et surtout à cause de la différence de calibre des projectiles. W. Cooley (1888) a rassemblé 74 cas d'intervention pour plaies pénétrantes par coups de feu qu'il divise en trois classes. La première contenant les faits dans lesquels on est intervenu dans les douze premières heures comprend 39 observations avec 18 guérisons et 22 morts, soit une proportion de 43,6 p. 100 de guérison. — La deuxième classe renferme les cas opérés après douze heures, ici 22 opérés donnent 5 guérisons et 17 morts, soit 22,7 p. 100 de guérisons. Enfin la dernière classe comprend les faits dans lesquels l'époque de l'intervention n'est pas déterminée, sur 13 opérations il y a eu 7 guérisons, soit 57 p. 100, 5 morts et un résultat inconnu.

Cette classification montre l'avantage de l'intervention précoce. Nous sommes persuadés qu'en suivant cette voie nous arriverons à abaisser notablement le chiffre de la mortalité. « Car j'ai la conviction profonde qu'un homme atteint de lésion par coup de feu ou autre de la cavité péritonéale, convenablement traité, ne court pas plus de dangers qu'une opérée d'ovariotomie. Les tumeurs de l'ovaire étaient mortelles jusqu'au jour où Mac Dowel montra le moyen de les traiter, moyen qui permet de sauver 96 à 97 p. 100 des malades. L'application des règles de l'ovariotomie aux blessures pénétrantes de la cavité péritonéale nous permettra d'obtenir les mêmes succès. » (Marion Sims, *Brit. Med. Journ.*, 1882.)

Traitement. — Après avoir combattu les accidents immédiats par des frictions, des toniques, des injections sous-cutanées d'éther et de caféine, le chirurgien, si la plaie a été produite par un instrument de petit calibre, se conduira ainsi qu'il a été dit à propos des plaies pénétrantes simples. Si l'intestin fait hernie et présente une section à bords nets, il faut, après avoir lavé avec une solution antiseptique forte l'anse herniée, les parois abdominales et les lèvres de la plaie pariétale, suturer la solution de continuité de l'intestin, puis le rentrer dans la cavité abdominale. La plaie pariétale sera ensuite réunie, un drainage bien établi assurera l'écoulement des liquides et le pansement antiseptique sera appliqué dans sa plus grande rigueur. Dans la crainte des accidents consécutifs, quelques chirurgiens conseillent, après avoir suturé l'intestin, de le fixer dans le fond de la plaie, de manière à établir une sorte de soupape de sûreté. Si l'intestin n'est pas hernié et que l'on soupçonne l'existence d'une plaie, il ne faut pas hésiter à ouvrir l'abdomen pour aller à la recherche de la lésion.

L'incision des parois doit être pratiquée sur la ligne blanche et ceci pour plusieurs motifs : 1° l'ouverture ainsi faite permet d'examiner toute la cavité abdominale et de ne laisser échapper aucune lésion importante; 2° la ligne blanche est la partie la moins vasculaire des parois; les incisions se réunissent à ce point plus facilement que partout ailleurs, et la cicatrice cède moins à la pression des viscères de l'abdomen.

Les altérations intestinales étant reconnues, la conduite à tenir dépendra de la nature du traumatisme. Lorsque les bords de la solution de continuité sont mâchés, contus, déchirés, il ne saurait être question de réunir l'intestin; on attirera l'anse blessée au niveau de la plaie et on suturera les lèvres de la plaie intestinale aux bords de la solution de continuité pariétale; par ce procédé sera établi un anus artificiel qui mettra le blessé à l'abri de l'épanchement stercoral et de la péritonite qui en est la conséquence.

Enfin, lorsque l'intestin aura été déchiré ou divisé en plusieurs endroits, ainsi que cela se voit dans les plaies par armes à feu, il faut, suivant les conseils donnés par BAUDENS, LEGOUEST, OTIS, réséquer la partie contuse, puis suturer bout à bout les deux portions du tube digestif. Plusieurs observations récentes dues à BILLROTH, DUMREICHER, SCHEDE, et celle rapportée par KŒBERLÉ à l'Académie de médecine en 1882, nous montrent que la résection d'une partie de l'intestin grêle est loin d'être incompatible avec l'existence. Ce dernier chirurgien, en particulier, a pu retrancher $0^m,30$ centimètres d'intestin grêle.

Le succès de toutes ces tentatives dépend surtout, comme le fait remarquer NUSSBAUM, de l'application scrupuleuse de la méthode antiseptique; plus que dans toutes les autres circonstances, les moindres fautes peuvent ici devenir la cause d'accidents redoutables. Pendant les premiers jours qui suivront l'opération, on fera prendre au malade de fortes doses d'opium de façon à immobiliser l'intestin; des boissons alcooliques glacées seront données de temps à autre, mais à très petite dose.

Il ne nous appartient pas de décrire le manuel opératoire de la suture intestinale, nous nous bornerons à rappeler que, conformément aux principes établis par JOBERT, il faut adosser l'une à l'autre deux surfaces séreuses susceptibles de s'unir rapidement entre elles.

Les procédés de suture de GÉLY et LEMBERT exposant aux rétrécissements de l'intestin, CHAPUT a décrit (*Arch. gén. de méd.* et *Congrès français de Chirurgie*, 1890) un nouveau procédé d'entéro-anastomose qui nous semble bien supérieur.

Voici, d'après cet auteur, le manuel opératoire : « La résection intestinale vient d'être faite, les deux bouts sont prêts pour la suture. On commence l'opération comme s'il s'agissait d'une suture circulaire ordinaire; c'est-à-dire qu'on place une série de points séparés, muco-muqueux, noués dans la lumière de l'intestin sur toute la demi-circonférence postérieure. On fait ensuite aux ciseaux une fente de 2 à 3 centimètres sur le bord libre des deux bouts de l'intestin et parallèlement à l'axe. On obtient de chaque côté de la fente deux lambeaux flottants triangulaires que l'on arrondit en excisant leur sommet. On continue la suture muco-muqueuse sur toute la circonférence de l'intestin et on la poursuit sur les bords de la fente jusqu'à sa terminaison. Il ne reste plus qu'à renforcer ce premier plan par deux séries de sutures séro-séreuses ou par une suture de GUSSENBAUER. »

Bibliographie. — CAMPAIGNAC, *Plaies des voies biliaires*, in *Journ. hebd.*, 1829. — LEGOUEST, *Traité de chirurgie d'armée.* — LUDWIG MAYER, *Die Wunden der Leber,* etc., Munich, 1872. — NICAISE, *Gaz. méd. de Paris*, 1871. — D. MOLLIÈRE, *Progrès méd.*, 1878. — MAUWERCK, *Corr. Blatt. f. Schweiz. Ærzt.*, 1878. — TILLMANNS, *Arch. der Heilkunde*, 1878. — BURCKHARDT, *Cent. f. Chir.*, 1887. — VOLLBRECHT, *Berlin. Klin. Wochens.*, 1888.

Thèses de Paris. — 1824, LESUEUR. — 1845, DARGENT. — 1875, ROUSTAN (Agrég.). — 1879, PEYRET.

Les plaies du foie paraissent assez fréquentes; sur 177 observations, LUDWIG MAYER compte 61 plaies par armes à feu, 56 par coups de sabre et instruments piquants. Les plaies de la vésicule biliaire sont plus rares, le même auteur en relève 11 seulement par armes à feu, 4 par arme blanche.

Anatomie pathologique. — Les plaies du foie par instrument piquant sont généralement bénignes et guérissent avec rapidité. Les coupures ne présentent rien de particulier, elles exposent toutefois à des hémorrhagies graves. Les projectiles de guerre, suivant leur volume, la force dont ils sont animés, peuvent déterminer : 1° des contusions qui, ainsi que nous l'avons dit, varient depuis l'attrition jusqu'au broiement total de l'organe ; 2° des plaies, et dans ce genre de traumatisme il y a lieu de distinguer le simple sillon, le séton, la pénétration à un seul orifice ou borgne, enfin la perforation complète.

Si le projectile atteint le viscère sur un de ses bords, il se crée un passage en dilacérant et en emportant une partie plus ou moins considérable de l'organe ; en écartant les lèvres de cette plaie, on trouve que le tissu du foie a été comme séparé, des fissures profondes pénètrent dans l'épaisseur de sa substance. Lorsqu'une balle perfore ce viscère, l'orifice d'entrée est d'ordinaire simple, régulier, trois ou quatre fissures en partent, mais habituellement elles sont peu étendues, très superficielles; l'orifice de sortie au contraire, beaucoup plus grand, présente des bords repoussés en dehors; les fissures qui en partent, nombreuses, profondes, étendues, attestent une violence considérable ; comme le fait remarquer OTIS, ce trajet est tapissé dans toute son étendue de granulations qui ne sont autre chose que les cellules hépatiques formant un relief sur le trajet. Ce canal ne s'affaisse pas après le passage de la balle.

Lorsqu'elles sont simples, les plaies du foie, même les plaies par armes à feu, guérissent avec une facilité relative; malheureusement en chirurgie d'armée les plaies du foie exemptes de complications forment la minorité des traumatismes. Sur 173 cas observés durant la guerre d'Amérique, 59 fois la blessure du foie était la lésion dominante; dans 114 le traumatime de la glande était accompagné de fractures des côtes ou des apophyses vertébrales, de lésions du poumon, du diaphragme, de l'estomac, des canaux hépatiques ou de la vésicule biliaire, de la rate, du pancréas, du rein ou des gros vaisseaux. Ajoutons que l'on trouve souvent des corps étrangers dans ces plaies et que le péritoine est fréquemment intéressé.

Symptômes. Diagnostic. — L'aspect de la région, la direction de la blessure permettent presque toujours de supposer l'existence de la lésion du foie. Les symptômes sont variables suivant les cas. Ordinairement, fait déjà signalé par D. LARREY, le blessé présente un facies abdominal très prononcé ; la peau est jaunâtre, terreuse, l'œil cave, triste, larmoyant, la voix éteinte, le pouls petit, concentré, les extrémités sont froides. La douleur fort violente à l'orifice d'entrée se calme par la pression, d'où la position du blessé qui se couche sur le côté droit. Cette douleur, ainsi que nous l'avons déjà vu pour la contusion, s'irradie à l'épaule ou en ceinture, selon que les faces convexes ou concaves sont atteintes ; loin d'affecter le type continu, elle présente des intermittences et des paroxysmes.

Parmi les complications immédiates, signalons ici l'hémorrhagie, symptôme capital ; l'abondance de l'écoulement sanguin varie avec la nature de la blessure, parfois il est assez abondant pour occasionner la mort ; des faits de ce genre ont été observés dans les plaies par armes à feu ; dans d'autres circonstances il paraît insignifiant (plaies par piqûres).

L'écoulement de bile a aussi une grande importance, malheureusement il se trouve souvent masqué par l'hémorrhagie. Rappelons qu'il ne faut jamais négliger l'examen des urines qui fournit en certains cas de précieux renseignements

Complications. — Nous avons déjà noté la fréquence des lésions des organes périphériques dans les plaies du foie ; inutile d'insister pour en démontrer la gravité. S'il échappe aux accidents immédiats, le blessé reste encore exposé à la péritonite, plusieurs causes peuvent provoquer son apparition : l'hémorrhagie interne, la présence de corps étrangers et surtout l'épanchement de bile. Telles sont les principales complications primitives et secondaires. Dans les cas les plus heureux, lorsque la guérison survient, on doit encore craindre l'hépatite consécutive susceptible d'occasionner la formation des abcès du foie ; c'est ainsi que s'éliminent les corps étrangers inclus dans le tissu de l'organe.

Terminaisons. Pronostic. — Les blessures du foie se terminent de trois manières différentes : 1° elles guérissent simplement ; 2° elles guérissent, mais il persiste une infirmité ; 3° elles déterminent la mort. D'après les statistiques de MAYER, la mortalité des plaies du foie par armes à feu serait de 13 p. 100, celle des plaies par instruments tranchants de 26 p. 100. Les résultats obtenus par OTIS sont tout différents. Nous relevons dans son ouvrage 173 plaies du foie avec une léthalité de 63,5 p. 100 ; toutefois, en examinant plus attentivement, on voit qu'il faut établir ici des subdivisions. En effet, 59 cas seulement doivent être considérés comme des plaies types du foie, les autres faits étant tous compliqués de lésions des organes voisins, des côtes ou de la colonne vertébrale. Or les blessures simples donnent une mortalité de 57 p. 100 ; les 114 cas compliqués fournissent au contraire un chiffre de 64 p. 100. Nous arrivons donc à cette conclusion que les plaies du foie ne sont pas très graves par elles-mêmes, mais la mortalité est augmentée par les complications.

Les blessures de la vésicule et des voies biliaires ont une gravité bien plus considérable, cependant elles ne sont pas constamment mortelles ; dans quelques circonstances, on a vu une fistule s'établir et les malades recouvrer la santé.

Traitement. — Les accidents immédiats réclament ici toute la sollicitude du chirurgien, qui s'efforcera d'arrêter l'hémorrhagie par la compression et le tamponnement. D'après BURCKARDT, la suture est parfaitement rationnelle dans les plaies superficielles. Si la plaie est profonde, il est au contraire préférable de recourir au tamponnement par la gaze iodoformée. Presque toujours en effet en pareille circonstance des conduits biliaires volumineux sont intéressés. Or, l'écoulement de la bile est un obstacle au succès de la suture, tandis que le tamponnement reste assez longtemps actif pour que les adhérences s'établissent et que la bile s'écoule au dehors, sans pénétrer dans le péritoine.

Si la vésicule biliaire est atteinte, la conduite doit être toute différente. Existe-t-il déjà un épanchement de bile dans l'abdomen, il faut faire la laparotomie, suturer la vésicule biliaire et procéder à la toilette du péritoine absolument comme dans l'ovariotomie. Si la lésion est étendue et que la suture ne paraisse pas avoir de chances de succès, on aura recours à l'extirpation de la vésicule ou *cholécystectomie*. Les plaies des vaisseaux biliaires n'ont pas été observées; en tout cas, on pourra y remédier à l'avenir par la *cholécystenterostomie* (suture et abouchement de la vésicule biliaire au duodenum).

5° PLAIES DE LA RATE

Bibliographie. — GUTHRIE, *Commentaries*, 5e édit., p. 590. — HENNEN, *Princip. of Milit. Surgery*, 3e édit., p. 345. — LOHMEYER, *Schusswunden und ihre Behandlung*, 1859, p. 160. — FIELITZ, *Rechter's Chir. Bibliot.*, Gottingen, 1875. — KLEBS, *Beitrage zur Pathol. Anatomie*, Leipzig, 1872. — LUDWIG MAYER, *Wunden der Milz*, Leipzig, 1878. — OTIS, *Hist. chir. de la guerre d'Amérique*, t. II.

Les blessures de la rate sont rares; sur 116 lésions traumatiques de cet organe réunis par MAYER en 1871, nous trouvons 27 blessures par instruments tranchants ou piquants et 16 par coups de feu, puis viennent 10 contusions et 62 ruptures; OTIS, de son côté, en a rassemblé 27 faits de blessures de la rate par armes à feu. Comme pour le foie, ces plaies sont fréquemment compliquées de lésions des viscères voisins. Dans 16 cas de blessures par coups de feu, empruntés à MAYER, 5 fois la rate seule avait été intéressée; dans les autres faits il existe des lésions du foie, de l'estomac, du poumon, du rein, etc.

Symptômes. — Le siège, la direction, la profondeur de la blessure feront présumer l'existence d'une plaie de la rate. La dépression du système nerveux est très considérable; le malade accuse des douleurs vives dans l'hypocondre gauche, s'irradiant du côté de la poitrine et jusqu'à l'épaule. Il n'est pas exceptionnel à la suite des blessures par instrument tranchant d'observer l'issue d'une partie plus ou moins considérable de ce viscère.

Les projectiles de guerre peuvent simplement perforer la rate, cependant ils la font généralement éclater ; on voit à l'orifice de sortie des fissures profondes, des morceaux de l'organe se trouvent parfois détachés.

L'hémorrhagie, complication redoutable, détermine souvent la mort en un temps très court.

Pronostic. — Bien que fort graves, les blessures de la rate sont loin d'être toujours mortelles, comme le croyaient les anciens. Le dépouillement des cas qu'il a réunis, a conduit MAYER aux résultats suivants : mortalité à la suite des ruptures de la rate 87, 8 p. 100 ; à la suite des contusions 66, 6 p. 100 ; à la suite des plaies par armes à feu, 60 p. 100 ; 27 blessures par instruments tranchants ou piquants ne donnèrent lieu à aucun décès. Parmi les causes de mortalité, nous trouvons les hémorrhagies signalées 32 fois, la péritonite 5 fois, l'épuisement, la leucémie, la pyohémie 1 fois.

Dans cette statistique, la mortalité des plaies par armes à feu nous semble être au-dessous de la réalité, elle atteint en effet 93 p. 100 dans les 29 observations rassemblées par OTIS.

Traitement. — Le traitement des blessures de la rate dans les cas simples ne diffère pas de celui des plaies du foie. La région étant lavée et serrée dans un pansement légèrement compressif, le malade sera condamné au repos, on lui administrera de l'opium des boissons glacées. Si une partie ou la totalité de l'organe faisait hernie à l'extérieur, il ne faudrait pas hésiter à passer une ligature sur la portion herniée et à la retrancher. NUSSBAUM a réuni 26 faits de splénotomie pratiquée sur l'homme à la suite des blessures de la rate, et 16 fois la guérison a couronné ces tentatives. Le résultat nous indique la conduite à tenir dans les plaies par armes à feu si la rate est désorganisée ; il nous semble alors indiqué d'enlever ce viscère.

6° PLAIES DU PANCRÉAS

Les plaies du pancréas se compliquent habituellement de la blessure d'autres viscères. En dehors des signes qui caractérisent les plaies de l'abdomen, nous ne connaissons aucun symptôme qui permette de reconnaître la lésion du pancréas. Dans quelques observations que l'on trouve éparses dans la science, le pancréas faisait hernie à l'extérieur, la ligature et l'excision de la partie herniée amenèrent rapidement la guérison. Pendant la guerre d'Amérique, OTIS a noté cinq fois la blessure de cet organe par coup de feu ; quatre fois la mort fut le résultat de cet accident, elle survint une fois par shock péritonéal, trois fois par hémorrhagie consécutive ; dans un cas l'autopsie montra une balle logée dans la tête du viscère.

En présence d'une blessure du pancréas, il faut faire la laparotomie, enlever les parties de l'organe endommagées en ayant soin toutefois de ne pas faire l'ablation totale.

ARNOZAN et VAILLARD avaient cru pouvoir conclure d'une série d'expériences que les fonctions de cette glande n'étaient pas absolument nécessaires. Une communication de LANCEREAUX (*Académie de Méd.*, 1891) donne un démenti formel à cette manière de voir : un chien à qui on avait enlevé le pancréas présentait en effet l'aspect du diabétique pancréatique arrivé à la période de marasme.

§ 4. — Complications communes aux différentes plaies de l'abdomen.

1° ÉPANCHEMENT DE SANG

Bibliographie. — PETIT (fils), *Mém. de l'Acad. de chirurgie*, t. Ier, et t. II. — GAREN-GEOT, *eod. loc.*, t. II. — VELPEAU, *Dict. en 30 volumes*. — GUYON, *Dict. encycl.*, 1864. — SCHETELIG, *Arch. f. Gynæcologie*, 1er fasc., 1876. — PIÉCHAUD, *France méd.*, 1877.

Thèses de Paris. — 1815, DŒSERT. — 1827, BLANDIN (Concours). — 1829, FOURCADE. — 1836, JOBERT (Concours). — 1838, MAIGNE. — 1839, CLÉMENT. — 1842, NORMAND DE LA TRANCHADE. — 1878, CHAYRON. — 1885-86, DEBRIGODE, ROUILLET.

Étiologie. — Le sang qui s'épanche dans l'abdomen provient de sources bien différentes, que l'on peut cependant ramener à deux principales : 1° lésion d'un des vaisseaux contenus dans la cavité ou dans ses parois ; 2° lésion d'un des organes vasculaires (foie, rate, etc.).

Anatomie pathologique. — La manière dont se comporte le sang épanché dans l'abdomen a donné lieu à de nombreuses discussions.

Pour PETIT, les viscères contenus dans l'abdomen réagissant les uns sur les autres, le sang au sortir des vaisseaux ne pouvait se répandre au delà d'un certain espace ; quelle que soit la violence de l'écoulement, il ne tardait pas à se circonscrire et à s'arrêter par suite des obstacles insurmontables opposés à l'hémorrhagie par cette pression réciproque des organes.

GARENGEOT attaqua la théorie précédente et montra que le sang, malgré les obstacles qu'il trouvait autour de lui, allait s'accumuler vers la partie antérieure et inférieure de l'abdomen. VELPEAU, puis MALGAIGNE reprirent cette étude ; l'observation attentive des faits, les expériences sur les animaux ont permis d'interpréter les choses d'une façon plus précise. A la suite des traumatismes de l'abdomen, l'épanchement sanguin peut être *circonscrit* ou *diffus*. L'épanchement a de la tendance à se limiter toutes les fois qu'il ne résulte pas de la blessure d'un vaisseau de première importance ; il faut chercher la cause de ce phénomène dans la facilité avec laquelle le sang se coagule, et aussi dans la formation d'adhérences péritonéales qui se produisent avec une très grande rapidité à la suite de certains traumatismes. En dehors de ces circonstances, si l'écoulement est assez abondant, le sang fusera dans l'abdomen, il suivra alors telle ou telle direction, selon la position du vaisseau blessé. Comme l'a fait remarquer MALGAIGNE, le grand épiploon divise l'abdomen en deux cavités, l'une antérieure, l'autre postérieure ; cette dernière à son tour se trouve partagée par le mésentère en deux loges, l'une droite, l'autre gauche. Le sang se portera dans la région hypogastrique s'il provient d'un vaisseau situé en avant de l'épiploon, il ira au contraire dans les fosses iliaques droite ou gauche, suivant le côté du mésentère occupé par l'organe blessé

Dans le péritoine le sang épanché se comporte comme dans les autres séreuses, il se coagule d'abord, puis avec le temps se résorbe. Si les phénomènes inflammatoires sont très intenses, au lieu de se coaguler, le liquide mélangé à des produits septiques subira la suppuration. Enfin, en cas de péritonite circonscrite, l'épanchement peut s'enkyster (kyste hématique).

Symptômes. — L'épanchement sanguin, lorsqu'il est considérable, donne lieu aux divers symptômes par lesquels se manifeste ordinairement l'hémorrhagie interne : pâleur de la face, faiblesse, défaillance du pouls ; parfois une tumeur se forme en même temps dans l'abdomen. Si, au lieu de se produire ainsi d'une façon brusque, l'épanchement sanguin se fait lentement, il passe facilement inaperçu ; dans quelques observations, des épanchements même considérables n'ont été reconnus qu'à l'autopsie. Dès que le sang est collecté, la percussion et la palpation permettent de reconnaître la tumeur qu'il forme ; dans maintes occasions cette masse révèle sa présence par la pression qu'elle exerce sur les organes périphériques. A la suite d'un traumatisme de l'abdomen, les accidents consécutifs permettent quelquefois d'établir un diagnostic rétrospectif.

Pronostic. — Un épanchement sanguin dans l'abdomen constitue une lésion sérieuse. Si en effet l'hémorrhagie s'arrête, le malade reste exposé à la péritonite consécutive à la présence de liquides dans la cavité péritonéale ; enfin la suppuration du foyer, qui survient parfois à une époque éloignée de l'accident, détermine brusquement certaines complications des plus graves.

Traitement. — La première indication à remplir en présence d'une hémorrhagie, quelles qu'en soient la nature et l'origine, consiste à s'opposer à l'écoulement du sang. Il est toujours difficile dans le cas présent de se conformer à cette règle, car rarement on parvient à connaître le vaisseau lésé ; aussi les chirurgiens conseillent-ils l'usage des moyens indirects, repos, glace, digitale, opium, etc. Avec les procédés de la méthode antiseptique, une intervention plus active doit être tentée. Si l'hémorrhagie par son intensité menace de mettre en danger les jours du malade, il est rationnel de faire la laparotomie et d'aller à la recherche du vaisseau blessé. Les caillots sanguins seraient alors retirés et le péritoine nettoyé avec soin. Si l'hémorrhagie s'arrête, il faut favoriser la résorption de l'épanchement ; le repos, la compression, les révulsifs rempliront cette nouvelle indication. Lorsque l'épanchement s'est enkysté, il peut donner lieu à des suppurations ou devenir l'origine d'une collection séreuse ; l'incision du kyste est le traitement qu'il convient de choisir.

2° CORPS ÉTRANGERS DANS LES PLAIES PÉNETRANTES DE L'ABDOMEN

Bibliographie. — RAVATON, *Chirurgie d'armée*, p. 241. — BRESCHET, *Dict. en 60 vol.*, t. VII, p. 58, 1813. — FRÉBAULT, *Journ. gén. de méd.*, 1817, t. LX, p. 187. — BOWER, *Knitting needle case ten inches long found in the abdomen*, in *Lond. Med. and Surg. Journ.*, 1865. — PÉTER, *Arch. gén. de méd.*, 5° série, t. VI, 1855. — DUCCHET, *Amer. Med. Times*, 1864. — FOLLIN, *Dict. encycl. des sciences méd.*, art. ABDOMEN, 1864. — RUDOLSKI, *Journ. méd. de Saint-Pétersbourg*, 1862. — BRYANT,

Proc. Med. Soc., London, 1875. — BARWELL, *Royal Med. et Chir. Society*, London, 1874. — TILLAUX, *Bull. de la Soc. de chir.*, 1877. — KOUKOUDJANOFF, *Semaine méd.*, 1886.

Les corps étrangers que l'on peut rencontrer dans l'abdomen à la suite de plaies pénétrantes ont des origines bien différentes. Les plus fréquents sont les projectiles, les débris de projectiles ou les divers corps que ces engins entraînent avec eux sur leur passage. Viennent ensuite des fragments d'instruments piquants (limes, aiguilles, fers de flèches, morceaux d'épée, etc.) ; à côté de ces modes de pénétration directe, se placent les traumatismes dans lesquels un individu se laisse choir sur un corps à extrémité pointue (échalas, fourche) qui pénètre dans l'abdomen et se brise. Dans cette dernière variété nous devons rapprocher quelques faits dans lesquels le corps du délit a pénétré par une ouverture naturelle (vagin, anus).

Du sort des corps étrangers de l'abdomen, accidents qu'ils déterminent. — Ainsi que le faisait remarquer VELPEAU, la lésion des organes et viscères contenus dans l'abdomen constitue la principale complication des plaies pénétrantes de cette cavité ; aussi, comme la plupart du temps un corps étranger ne saurait s'introduire dans l'abdomen sans atteindre les parties qu'il contient, les accidents de ce genre sont généralement suivis de mort. Cependant il n'en est pas toujours et forcément ainsi, car on a vu des corps pénétrer dans l'abdomen, même traverser cette cavité sans toucher aucun des organes qui y sont accumulés ; d'autre part, une ou plusieurs anses intestinales peuvent être atteintes et la guérison s'effectuer encore grâce à la péritonite adhésive. Que deviennent alors ces hôtes incommodes? Si leur présence ne détermine pas une péritonite rapidement mortelle, ils peuvent, suivant les circonstances : 1° être éliminés par la plaie ou les voies naturelles ; 2° être tolérés par le péritoine dans lequel ils s'enkystent.

Expulsion par la plaie ou les voies naturelles. — Lorsque le malade a échappé aux accidents immédiats, l'inflammation reste limitée au trajet de la plaie, la péritonite se circonscrit. Ordinairement, il s'écoule de ces sortes de blessures une grande quantité de pus, surtout quand le trajet intéresse une région riche en tissu cellulaire ; ce liquide sort par tous les orifices naturels ou artificiels qui se trouvent sur son chemin. La suppuration continuera jusqu'à ce qu'elle ait mobilisé le corps étranger qui, entraîné avec le pus, sort par la plaie ; exceptionnellement il pénètre dans une anse intestinale, cas dans lequel il est ensuite rendu par les selles. Si les orifices du trajet ne sont pas favorables à l'issue des liquides, des collections purulentes se formeront à une assez grande distance, en un point déterminé par la disposition des plans et les lois de la pesanteur. Cette influence de la disposition des orifices des plaies n'avait pas échappé aux anciens. RAVATON, par exemple, ayant à traiter un grenadier porteur d'une balle perdue dans l'abdomen, le fit constamment coucher sur le ventre de façon à rendre le trajet déclive ; il put au trente-cinquième jour reconnaître la balle non loin de l'orifice, et l'extraire le quarante-deuxième jour après la blessure. Parfois les corps étrangers se présentent d'eux-mêmes à l'orifice de la plaie ;

ainsi se passèrent les choses dans l'observation classique relatée par Frébault ; son malade avait reçu dans l'abdomen la charge d'un fusil qui renfermait un tire-bourre. Malgré les recherches les plus minutieuses, ce
singulier projectile ne put être retrouvé, et il vint, le sixième jour après
l'accident, se présenter à l'orifice de la plaie.

Les observations de corps étrangers éliminés par l'anus ne sont pas rares,
nombre de balles sortent de cette façon ; Paré, Ravaton, Roux, Otis, etc., ont
transmis des faits de ce genre.

Enkystement. — Ce sont tantôt des fragments d'armes blanches, tantôt des
projectiles que l'on trouve enfermés dans la cavité abdominale. Ainsi le forçat
dont Abeille nous a rapporté l'histoire, portait une lame de couteau enkystée
dans le ventre. Cet exemple n'est pas unique, il existait au commencement
de ce siècle, aux Invalides, un vieux blessé qui avait depuis sept ans
dans l'abdomen un fragment d'épée de plusieurs pouces. Koukoudjanoff a
observé, à l'hôpital militaire de Koustais en 1886, un prisonnier qui portait
depuis six mois dans l'abdomen un couteau qu'une femme lui avait enfoncé.
Cet homme étant mort de la variole, l'autopsie permit de constater l'exactitude de ses assertions. Le couteau avait pénétré directement dans le colon
transverse, où ses deux parties, manche et lame, s'étaient disjointes. Le
manche mesurant 8 centimètres et demi de long était logé dans l'os iliaque ;
la lame de 11 centimètres de longueur fut retrouvée dans un repli du
mésocôlon portant sur la partie supérieure du rein gauche. L'enkystement est
beaucoup plus fréquent à la suite des plaies par armes à feu ; le projectile
se fixe là où il se trouve, parfois cependant il obéit à l'action de la pesanteur
et glisse plus ou moins, de manière à aller s'arrêter au niveau de quelque cul-
de-sac péritonéal.

La tolérance une fois établie n'est pas indéfinie, le corps étranger perdu
dans l'abdomen occasionne fréquemment des douleurs, ou bien, après avoir
pendant longtemps passé inaperçu, donne lieu à des poussées inflammatoires. De cette manière se forment les abcès qui vont ordinairement
s'ouvrir au niveau de la région inguinale.

Si le péritoine tolère assez facilement les balles ou les lames métalliques
propres et polies, il n'en est plus de même des esquilles et fragments de
toute nature que le hasard peut placer sur le chemin des projectiles ; il nous
serait impossible de citer un seul exemple d'enkystement de drap dans la
cavité abdominale dont l'intolérance à cet égard paraît très grande.

Diagnostic. Traitement. — Pour l'examen de la blessure et pour le traitement, le chirurgien se laissera guider par les circonstances. L'exploration à
outrance aussi bien que la non-intervention quand même sont ici également
dangereuses. Si les accidents présentés par le blessé sont bénins, si la palpation et la vue ne permettent pas d'apercevoir le corps étranger, il faut se
conduire comme nous l'avons dit à propos des plaies pénétrantes : obturer
la plaie et immobiliser l'abdomen. Cette façon d'agir est presque la règle
lorsqu'on est en présence d'une plaie produite par un projectile de petit
calibre, comme ceux qui sont lancés par les revolvers employés d'ordinaire
dans la vie civile.

L'exploration est ici absolument contre-indiquée ; souvent en effet elle serait dangereuse, presque toujours inutile, et de plus ces petites balles s'enkystent avec la plus grande facilité.

Si au contraire la palpation permet de soupçonner la présence d'un fragment d'instrument ou si à la suite d'un coup de feu on pense qu'un projectile d'un certain calibre a pu rester dans la plaie, l'exploration devient une règle absolue ; on la pratiquera avec toutes les précautions. Dès que la présence d'un corps étranger aura été reconnue, il sera indiqué de lui donner issue soit par la plaie, soit par une contre-ouverture. Lorsque, pour faciliter les manœuvres d'exploration ou l'extraction par la plaie, le débridement sera jugé nécessaire, il n'y aura aucun inconvénient à y avoir recours ; bien souvent on simplifiera de la sorte le trajet de la blessure, ce qui rendra la réunion plus facile.

3° PÉRITONITE TRAUMATIQUE

Bibliographie. — BAUDENS, *Gaz. des Hôp.*, 1844. — MOUILLÉ, *Rec. de mem. de méd. et pharm. mil.*, 1861. — BOUILLY, *Soc. de chir.*, 1883. — TRÈVES, *Brit. Med. Journ.*, 1885. — OWEN, LAWSON TAIT, *the Lancet*, 1885. — CHAVASSE, *Revue de chir.*, 1885. — KRŒNLEIN, *Traitement, Arch. f. Klin. Chir.*, 1886. — RICHARDIÈRE, *Ann. d'hyg. publique*, 1890. — DÉMOSTHÈNES, CAMPENON, BOUILLY, DENUCÉ, *Congr. français de Chir.*, 1889. — GILL-WYLIE, *New-York Acad. of Med. et Bull. méd.*, 1890. Thèses de Paris. — 1877, WILLEMIN. — 1885, CAILLOT, DUPAQUIER. — 1886 (Agrég.), TRUC.

La péritonite traumatique est, ainsi que nous l'avons vu, la complication la plus fréquente et la plus redoutable des plaies pénétrantes de l'abdomen. Elle peut se développer à la suite des traumatismes les plus simples, et si l'on n'intervient pas, son apparition est certaine dans les plaies lorsqu'il y a épanchement de matières stercorales, de bile, de sang, etc.

Anatomie pathologique. — La péritonite traumatique se montre circonscrite ou diffuse. La première forme constitue généralement un accident heureux : lorsqu'elle est fort limitée, elle soude l'un à l'autre les feuillets du péritoine au niveau des orifices de la solution de continuité et s'oppose à la pénétration des matières dans la cavité péritonéale (péritonite adhésive, plastique). Ce travail, que la nature accomplit spontanément, le chirurgien cherche à l'obtenir par l'emploi des caustiques, lorsqu'il veut ouvrir la cavité péritonéale et prévenir l'épanchement de matières dans son intérieur.

Au lieu de se limiter, l'inflammation gagne quelquefois les parties périphériques. C'est ainsi que l'on voit se former autour des matières étrangères des exsudats, des fausses membranes qui tantôt s'opposent à ce que les épanchements liquides puissent se répandre, tantôt forment une cavité dans laquelle s'enkystent les corps solides. Plus tard les parois de ces cavités peuvent à leur tour devenir le siège d'un travail pathologique (sécrétion de liquide, formation de kystes).

Malheureusement l'inflammation ne se comporte pas toujours d'une façon aussi simple, car la péritonite traumatique, comme toutes les péritonites de cette nature, a une tendance des plus manifestes à se généraliser. A l'autopsie des sujets qui succombent en trente-six ou quarante-huit heures au maximum, la cavité péritonéale est tapissée par un exsudat formé de fausses membranes fibrino-purulentes qui agglutinent ensemble les intestins et les soudent en une seule masse ; souvent aussi on rencontre du pus dont la quantité varie et qui s'accumule dans les parties déclives. Ces lésions sont celles de la péritonite aiguë ordinaire, nous n'avons pas à insister sur ce sujet.

Symptômes. — La péritonite débute brusquement à une époque voisine de l'accident, habituellement dans le cours des premières vingt-quatre heures ; son invasion est annoncée par une douleur des plus intenses, suivie de frissons violents. Cette douleur extrêmement aiguë, que la pression exaspère, se localise d'abord autour de la région blessée, mais ne tarde pas à envahir le reste de l'abdomen. La température atteint rapidement 40°, 41° ; le pouls petit, serré, donne cent vingt à cent trente pulsations par minute. En peu de temps le malade subit une transformation totale. La face grippée, pâle, contractée, accuse des souffrances atroces ; les yeux cernés semblent enfoncés dans leurs orbites. Bientôt apparaissent des signes plus caractéristiques ; ce sont d'abord des nausées suivies de vomissements incessants de matières noirâtres ou porracées, contre lesquels échouent toutes les ressources de la thérapeutique ; le blessé se plaint sans cesse de la soif ; bientôt le ventre se ballonne, les urines deviennent rares ; au bout de quelques heures, le patient couché sur le dos, les cuisses fléchies sur l'abdomen de manière à relâcher les parois de cette cavité, tombe dans un état de prostration profonde, la température périphérique se refroidit et la mort vient enfin terminer les souffrances.

Les symptômes de la péritonite localisée sont beaucoup moins accusés et restent limités dans une région bien circonscrite de l'abdomen ; dans les cas de péritonite adhésive ils passent complètement inaperçus, c'est pour cette raison que nous avons proscrit sévèrement l'exploration lorsqu'il n'existe pas de phénomènes inflammatoires manifestes à la suite des plaies pénétrantes de l'abdomen ; elle pourrait en effet détruire des adhérences en voie de formation et occasionner la mort du malade.

Pronostic. — Le pronostic est ici de la glus haute gravité. La péritonite généralisée se termine presque toujours par la mort. Dans quelques occasions exceptionnelles la maladie se prolonge, les symptômes s'amendent et le malade guérit, mais il reste exposé à des accidents graves par suite de la présence d'adhérences et de brides fibreuses.

Traitement. — Comme le fait remarquer Nussbaum, dans la majorité des circonstances la péritonite traumatique étant d'origine septique, il n'est pas douteux que la méthode antiseptique ne soit appelée à prévenir dans nombre de cas cette redoutable complication. Pour arriver à ce résultat, le chirurgien, en présence des divers traumatismes de l'abdomen, devra examiner et panser avec soin son blessé ; puis, dès qu'il soupçonnera l'existence d'un épanchement dans le péritoine, dès que se montreront des symptômes inflammatoires, il pratiquera la laparotomie pour aller nettoyer cette séreuse ; un drainage convenable assurera ensuite l'écoulement des liquides.

Lorsque la péritonite est franchement déclarée, quelle est la conduite à tenir? Ici encore les chirurgiens se divisent en deux classes interventionnistes et abstentionnistes. Les observations de BOUILLY, BERGER, KOCHER, les faits rapportés en 1889 au Congrès français de chirurgie par BOUILLY, CAMPENON, DENUCÉ, DÉMOSTHÈNES, autorisent à entreprendre l'ouverture de l'abdomen pour faire le lavage du péritoine; sans cela on assiste en spectateur à un drame dont la mort est presque toujours le dénouement fatal. Si l'intervention est contre-indiquée ou rendue impossible par les circonstances, il faut essayer de calmer les douleurs et d'immobiliser l'intestin; pour cela on prescrira d'assez fortes doses d'opium, 25 à 30 centigrammes d'extrait de thébaïque par jour, mais, pour éviter les inconvénients de l'immobilisation de l'intestin, que l'on peut impunément prolonger pendant quinze et vingt jours, il faut faire l'antisepsie du tube intestinal en prescrivant le naphtol β à la dose de 2 gr.50 par jour, on empêche ainsi la putréfaction intestinale de se produire (BOUCHARD). Les vomissements ne permettant pas d'ordinaire de faire prendre le médicament par la voie buccale, on l'administrera en lavements. La soif et les vomissements seront apaisés à l'aide de boissons glacées que le malade prendra fréquemment, mais par petites doses. Localement des compresses trempées dans une solution antiseptique froide seront appliquées sur l'abdomen, recouvertes d'une couche de taffetas imperméables et renouvelées de temps à autre ; les sangsues, les frictions mercurielles, les applications de collodion rendent aussi des services.

§ 5. — Corps étrangers de la portion sous-diaphragmatique du tube digestif.

Suivant la portion du tube digestif dans laquelle ils s'arrêtent, ces corps étrangers donnent lieu à des phénomènes spéciaux et nécessitent une intervention différente ; nous diviserons donc leur étude et décrirons successivement : 1° les corps étrangers de l'estomac ; 2° de l'intestin. Les corps étrangers arrêtés dans le rectum prendront place dans la pathologie de cet organe.

1° CORPS ÉTRANGERS DE L'ESTOMAC

Bibliographie. — CRÉDÉ, Arch. f. Klin. Chir., t. XXXIII, 1886, et Arch. gén. de méd., 1887, p. 611. — SALZER, Sem. méd., 1889. — PÉRIER, Mercredi méd., 1890.— HEYDENREICH, Sem. méd., 1891.

Le mécanisme et les circonstances qui favorisent la pénétration d'un corps étranger dans le tube digestif ont été déjà exposés à propos des corps étrangers du pharynx et de l'œsophage ; nous n'y reviendrons pas. Parmi les corps qui arrivent dans l'estomac, les uns ne font que traverser cet organe et partant ne sauraient nous intéresser, d'autres y séjournent normalement ; ces derniers présentent en général de grandes dimensions ou des aspérités; ce sont : des fourchettes, cuillers, barres de plomb, épingles ou aiguilles,

couteaux, cailloux, pièces de monnaie, morceaux de bois, râteliers. D'ordinaire il n'y a qu'un seul corps; cependant les observations dans lesquelles
on en a rencontré plusieurs ne sont pas absolument rares, et FOURNIER, à
l'autopsie d'un forçat, retira de son estomac 52 objets, le tout pesant plus
d'une livre.

Symptômes. — Quand un corps un peu volumineux s'arrête dans l'estomac, le patient éprouve d'abord un sentiment de malaise indéfinissable,
accompagné d'angoisse, d'anxiété précordiale, puis bientôt de nausées ; la
douleur est tantôt fort nette, limitée, tantôt au contraire sourde, gravative ;
elle diminue ordinairement sous l'influence de l'ingestion d'aliments ; la
masse alimentaire isole partiellement le corps étranger de la paroi et
empêche les contractions spasmodiques de cet organe de provoquer des
frottements contre les irrégularités de l'objet. Les malades cherchent à
calmer leurs douleurs par la position, habituellement ils se replient sur
eux-mêmes, la partie supérieure du corps fléchie ; enfin, pour favoriser
l'immobilité du viscère, ils compriment avec les mains la région épigastrique.

Les vomissements se montrent d'une manière aussi constante que la douleur, ils sont continus ou intermittents et provoquent l'expulsion d'aliments,
de matières bilieuses ou sanguinolentes, parfois même de sang pur.

En plaçant le patient dans un position favorable, quelques· chirurgiens
ont pu, par la palpation, reconnaître la présence de corps étrangers dans
l'estomac ; c'est là le plus souvent chose fort difficile. Lorsque plusieurs
corps sont accumulés dans le viscère, la succussion permet d'entendre le
bruit qu'ils produisent en se heurtant les uns contre les autres : ainsi un
avaleur de cailloux du nom de Cassandre, qui exerçait à Nancy, donnait à
ses spectateurs la preuve de l'authenticité de ses exploits en leur faisant
entendre le bruit que déterminait la percussion de sa poitrine.

Sort des corps étrangers de l'estomac. — 1° Ils sont rejetés par les vomissements ; 2° ils franchissent le pylore ; 3° ils séjournent indéfiniment dans
l'organe. Le premier mode de terminaison semble fort rare, car il est exceptionnel qu'un corps se place dans une situation qui lui permette de refaire
en sens inverse le chemin qu'il a parcouru. Il paraît encore difficile à un
corps étranger un peu volumineux de franchir le pylore qui oppose une résistance sérieuse. Cependant, une fois engagés, les divers objets passent assez
simplement. Enfin si le corps ne peut sortir du viscère, sa présence ne tarde
pas à occasionner des accidents graves, hâtons-nous de dire toutefois qu'ils
entraînent rarement la mort. Certains objets, comme les métaux, peuvent
être peu à peu usés par les acides du suc gastrique, ils sont plus tard éliminés ; le plus ordinairement les corps étrangers donnent lieu à la production de tumeurs phlegmoneuses et vont sortir en un point plus ou moins
éloigné. Lorsque la mort survient, elle est en général la conséquence de
l'amaigrissement dû à l'inanition.

Diagnostic. Pronostic. — Toutes les fois que le malade veut ou peut parler,
le diagnostic est des plus faciles; en revanche, lorsqu'on se trouve en présence d'un enfant ou d'un aliéné, les difficultés deviennent plus sérieuses. Il

faut alors grouper avec soin tous les symptômes, puis recourir à l'examen direct; la palpation est, avons-nous dit, insuffisante, mais nous pouvons encore utiliser les explorateurs (sondes ordinaires, à boule, résonnateurs).

Le pronostic est favorable dans la majorité des cas ; on comprend du reste qu'il varie à l'infini avec le volume et la forme du corps.

Traitement. — Les méthodes de traitement dont dispose le chirurgien peuvent être groupées comme il suit : 1° méthodes qui ont pour but l'expulsion du corps étranger par la bouche ; 2° méthodes qui ont pour but l'expulsion par la voie intestinale ; 3° méthodes d'extraction par incision des parois.

1° *Expulsion du corps étranger par la bouche.* — On favorise cette expulsion par des titillations de la luette et surtout par l'administration des vomitifs. Ce procédé, précieux chez les enfants surtout quand le corps étranger peut agir comme poison, se trouve contre-indiqué le plus souvent.

2° *Expulsion par l'intestin.* — Une foule de traitements ont été conseillés : les uns font avaler des corps gras, les autres des choux; des figues, de la purée de pommes de terre, de façon à englober le corps et à le faire filer avec le bol alimentaire ; on a même essayé de dissoudre les corps métalliques avec des solutions acides.

3° *Incision des parois. Gastrotomie.* — Lorsque le corps étranger ne peut être expulsé et que, par sa présence, il compromet la vie du malade, le chirurgien doit en proposer l'ablation. Cette opération, connue dans la science sous le nom de *gastrotomie* ou *taille stomacale*, a été exécutée pour la première fois en 1602 par FLORIAN MATHIS (de Brandebourg) ; le patient, homme de trente-six ans, avait avalé un canif de neuf pouces de long et guérit parfaitement. En 1635, la gastrotomie fut répétée par SCHWALBE (de Kœnigsberg), l'opéré survécut pendant dix ans. Dans le cours de notre siècle, la taille stomacale a été pratiquée un certain nombre de fois ; citons parmi les opérateurs SÉDILLOT, CAIZERGUE, RODUEZ, GLUCK, BELL, LABBÉ, V. LANGENBECK, etc.

Depuis l'intervention heureuse de LABBÉ pour l'homme à la fourchette (1876), HEYDENREICH a pu recueillir 15 opérations faites en s'entourant de précautions rigoureuses. Si nous y ajoutons le cas de PERIER (*Acad. de méd.*, 1890), nous obtenons un total de 16 opérations avec 2 morts seulement. Nous pouvons conclure de ces chiffres que la gastrotomie est une excellente opération qui s'impose sans retard pour les corps étrangers volumineux.

2° CORPS ÉTRANGERS DE L'INTESTIN

On rencontre dans cette partie du tube digestif des corps étrangers venus de l'extérieur ou développés sur place. Parmi les corps étrangers venus du dehors, les plus communément observés sont : les noyaux de fruits (cerises, prunes, dattes). Les exemples de noyaux multiples accumulés dans l'intestin pullulent dans les auteurs. Ainsi CRUVEILHIER rapporte un cas où l'on a pu observer jusqu'à 610 noyaux de cerises réunis dans l'intestin.

Les masses qui se développent spontanément dans le canal intestinal sont de deux sortes : ou bien il s'agit de calculs généralement désignés sous le nom d'*entérolithes*, d'*égagropiles*, ou bien ce sont des matières stercorales durcies que les auteurs ont nommées *tumeurs stercorales*.

Les calculs siègent rarement dans l'intestin grêle, plus souvent dans le gros intestin. Les entérolithes, bien étudiés par CLOQUET, présentent un noyau central constitué par un calcul biliaire, un fragment d'os, un noyau ou une substance amorphe, des poils par exemple ; autour de ce noyau se sont déposées des incrustations calcaires (carbonate et phosphate de chaux) fournies par les liquides intestinaux. Le volume de même que le nombre de ces productions varient ; elles peuvent atteindre parfois des proportions considérables ; ainsi SANCHEZ (de Toca) a rapporté l'observation d'un énorme calcul pesant 600 grammes, et ABERL, après l'expulsion d'un calcul volumineux, en vit sortir 32 autres petits, ces pierres réunies pesaient 1ᵏᵍ,250, au centre de chaque calcul on trouvait un noyau de cerise ou de mirabelle.

Les tumeurs stercorales se rencontrent de préférence dans les fosses iliaques où elles occupent le cæcum et l'S iliaque. Dans certains cas elles sont uniquement constituées par des glomérules de matières fécales durcies et desséchées qui ont été brusquement accumulés en un point par les contractions de l'intestin ; dans d'autres circonstances, elles se sont formées autour d'un corps étranger (noyau, grain de plomb).

Ces tumeurs se produisent d'ordinaire chez les individus habituellement constipés, l'abus des astringents et des narcotiques paraît y prédisposer.

Symptômes. — Les symptômes occasionnés par la présence de corps étrangers dans l'intestin diffèrent avec la durée du temps pendant lequel ces corps séjournent dans ce canal et aussi suivant qu'ils obstruent plus ou moins complètement le conduit. Des milliers de personnes avalent des corps étrangers même volumineux sans en éprouver d'accidents notables. Il n'en est plus de même pour les objets qui cheminent lentement, par saccades, et mettent un temps considérable pour traverser les diverses portions de l'intestin. Ces corps déterminent une entérite avec fièvre, douleurs du ventre, sensibilité exagérée, ballonnement. On a noté aussi des ulcérations des valvules, une desquamation épithéliale et même la suppuration d'une portion du conduit ; alors les symptômes changent, deviennent plus graves et s'accompagnent de phénomènes fébriles ; en pareil cas des convulsions et des accès épileptiformes ont été signalés ; ce qui caractérise surtout cette entérite, ce sont les alternatives de constipation et de diarrhée. L'inflammation se communique quelquefois au péritoine, occasionnant la formation d'adhérences entre les anses intestinales. La durée de ces accidents varie avec le temps que le corps met à parcourir le tube intestinal.

Enfin, les corps étrangers qui s'arrêtent d'une manière permanente dans l'intestin sont parfois tolérés ; mais plus souvent ils déterminent des phénomènes d'obstruction qui entraînent la mort du malade par péritonite ; dans les cas heureux on voit se former un abcès stercoral par lequel le corps du délit se trouve expulsé. Nous reviendrons plus tard sur les symptômes de l'obstruction intestinale et des abcès stercoraux.

Diagnostic. — L'existence de douleurs fixes, profondes, des alternatives de constipation et de diarrhée, attireront l'attention du chirurgien et le feront songer à la présence d'un corps étranger dans les intestins. Il procédera à la palpation, qui en réveillant la douleur en un point fixe, permet bientôt de reconnaître une masse indurée. L'interrogation attentive du sujet fournira des renseignements suffisants pour établir s'il s'agit d'un corps venu de l'extérieur ou d'une tumeur stercorale.

Pronostic. — D'une façon générale le pronostic des corps étrangers de l'abdomen n'est pas grave, le nombre des morts rapporté par les auteurs est peu considérable. Les accidents occasionnés par les corps venus du dehors dépendent de leur volume et de leur forme ; les entérolithes sortent souvent avec facilité, il en est de même des tumeurs stercorales lorsqu'elles sont récentes et qu'il n'existe pas de rétrécissement au-dessous d'elles.

Traitement. — Les corps étrangers de petit volume ainsi que les entérolithes peuvent ordinairement être expulsés par les voies naturelles ; on facilitera leur migration par l'ingestion de corps gras et de purgatifs fréquemment répétés. Les mêmes moyens seront utilement employés contre les tumeurs stercorales, d'origine récente. Si la médication purgative restait impuissante, au bout de peu de temps se poserait la question d'intervention chirurgicale ; nous y reviendrons en faisant l'étude de l'obstruction intestinale.

CHAPITRE II

AFFECTIONS INFLAMMATOIRES DE L'ABDOMEN

Les furoncles et anthrax des parois de l'abdomen sont rares, l'érysipèle au contraire se rencontre assez communément en cette région ; tantôt il est né sur place autour d'une plaie ou des excoriations ombilicales, tantôt il a débuté dans une région voisine. Ces différentes affections n'ont du reste rien de spécial, elles suivent leur cours et leur évolution à la façon ordinaire ; chez les nouveau-nés cependant, l'érysipèle qui se développe à la chute du cordon occasionne souvent la mort.

§ 1er. — Phlegmons et abcès de la paroi antéro-latérale de l'abdomen.

Suivant le point où se fait la collection purulente, les phlegmons de la paroi abdominale antérieure se divisent naturellement en *superficiels, sous-aponévrotiques* et *sous-péritonéaux*.

1° PHLEGMONS ET ABCÈS SUPERFICIELS

Les phlegmons et abcès superficiels des parois abdominales ont pour origine les causes qui leur donnent habituellement naissance dans les autres régions ; ils succèdent aux contusions, aux lymphangites que déterminent les excoriations si fréquentes autour de la cicatrice ombilicale chez les personnes peu soigneuses. Ils présentent les symptômes classiques des phlegmons ; leur traitement ne donne lieu à aucune indication particulière.

2° PHLEGMONS SOUS-APONÉVROTIQUES

Étiologie. — Les phlegmons sous-aponévrotiques sont consécutifs aux chutes, coups, contusions ; dans l'armée on les observe assez communément chez les jeunes cavaliers.

Les ruptures musculaires ne provoqueraient presque jamais la formation d'une collection purulente lorsqu'elles se produisent chez un sujet sain (LABUZE). Il n'en est plus de même si le patient relève de fièvres graves (typhoïde, scarlatine, puerpérale) ou est en puissance de tubercules. Les muscles présentent alors cet état spécial que ZENKER et HAYEM ont décrit sous le nom de dégénérescence granuleuse et cireuse ; dans ces conditions le moindre traumatisme, le plus léger effort peuvent occasionner une rupture qui sera constamment suivie d'un abcès. Il n'est pas douteux qu'il faille en pareille circonstance attribuer la formation du pus à la présence d'un foyer de microbes ou de bacilles.

Anatomie pathologique. — Ces abcès se rencontrent de préférence dans la gaine des muscles droits au tiers inférieur. Ils occupent l'une ou l'autre des deux gaines, parfois elles sont prises simultanément. DUPLAY cite l'observation d'un malade chez lequel l'abcès s'était d'abord développé dans un de ces muscles, mais le pus pénétra ensuite dans la gaine du côté opposé à travers les éraillures de la ligne blanche. Ces collections viennent habituellement s'ouvrir du côté de la peau ; toutefois, ainsi que WENZEL-GRUBER en a rapporté un fait, la gaine celluleuse aponévrotique, assez peu résistante en arrière, se rompt dans quelques cas et le pus se répand dans le tissu cellulaire sous-péritonéal.

Symptômes. — Pendant la première période de leur développement, ces abcès forment dans la région hypogastrique et près de la ligne médiane une masse dure, allongée, très sensible à la pression. Il est bien difficile alors de savoir si l'on se trouve en présence d'une rupture musculaire, d'un simple épanchement sanguin ou d'une inflammation. Bientôt les phénomènes s'accentuant, la région devient rouge, empâtée, très douloureuse, enfin on perçoit le phénomène caractéristique, la fluctuation.

Traitement. — Le traitement ne diffère en rien de celui que nous avons exposé à propos des phlegmons en général ; nous pouvons le résumer ainsi : le malade sera mis au repos, puis par une compression méthodique on essaiera d'arrêter l'inflammation ; dès que la présence du pus sera soupçonnée, il faudra ouvrir, laver, drainer le foyer avec soin, et s'efforcer par un pansement compressif d'obtenir la réunion des parties.

3º PHLEGMONS PROFONDS

Bibliographie. — BERNUTZ, *Arch. gén. de méd.*, 1850, 4ᵉ série, t. XXIII, p. 429, et art. ABDOMEN du *Dict. de méd. et de chir. prat.* — GUYON, art. ABDOMEN, in *Dict. des sciences méd.* — DUMAS, *Montpellier medic.*, 1877. — FAUCON, *eod. loc.*, 1877, 6ᵉ série, t. XXX. — J. BESNIER, *Arch. gén. de méd.*, 1878, p. 257, t. II. — KOCH, *Munch. Med. Woch.*, 1887. — PEARCE-GOULD, *Brit. Med. Journ.*, 1888. — RECLUS, *Cong. franç. de chir.*, 1891.

Thèses de Paris. — 1859, SECOND-FÉRÉOL. — 1875, VAUSSY. — 1876, GAUDERON. — 1877, POISSON. — 1879, WEDRICHOWSKI.

Abcès sous-ombilicaux. — HEURTAUX, *Bull. de la Soc. de chir.*, 1877, t. III, p. 641.— BORELLO, Th. de Paris, 1878.

Phlegmons de la cavité de Retzius. — WENZEL-GRUBER, *Virchow's Arch.*, Bd. XXIV, 1ᵉʳ et 2ᵉ heft, 1862.— C. PAUL, *Bull. de la Soc. anat.*, 1852. — VALLIN, *Union méd.*, 1877. —ARNOULD, *Bull. méd. du Nord*, 1877. — GUYON, *Gaz. des Hôp.*, 1879.

Thèses de Paris. — 1878, CASTANEDA Y CAMPOS. — 1879, GÉRARDIN. — 1880, BOUILLY (Agrég.). — 1886, DERIENCOURT.

Thèse de Lille. — 1881, MACAREZ.

Thèse de Nancy. — 1885, VILLIERS.

Étiologie. —Les phlegmons profonds des parois abdominales reconnaissent des causes variées. Ils peuvent succéder : 1º aux traumatismes de tout genre et à la présence des corps étrangers dans les parois de l'abdomen ; 2º à l'impression brusque du froid (DUPARCQUE, J. BESNIER) ; 3º aux diverses altérations et lésions du tube digestif ou de ses annexes (BERNUTZ, GUYON). (Une dysenterie ancienne, une accumulation de matières stercorales, un amas de calculs biliaires, un corps étranger de l'intestin ont pu donner lieu à la formation d'un de ces phlegmons) ; 4º aux inflammations du voisinage ; la blennorrhagie mérite ici une mention spéciale, si l'on en croit DUPLAY, le phlegmon sous-péritonéal d'origine blennorrhagique se développerait grâce à un état spécial constitué par l'uréthrite ; FAUCON, au contraire, pense que cette complication est toujours le résultat de la propagation de la phlegmasie de l'urètre à l'épididyme, au canal déférent, aux vésicules séminales et de là au tissu cellulaire sous-péritonéal ; 5º signalons enfin l'influence des maladies générales.

Cette affection se rencontre surtout sur des sujets jeunes, son maximum de fréquence correspond à la période de la vie qui s'étend de quinze à trente-cinq ans.

Siège. — Le phlegmon sous-péritonéal a été observé dans toutes les régions de la partie antérieure de l'abdomen, cependant il affecte une prédilection bien marquée pour trois points : 1º la région sous-ombilicale ; 2º cet espace situé au-devant de la vessie, qui se trouve compris entre les lignes semi-circulaires de Douglas en haut, le plancher du bassin en bas, espace connu en anatomie sous le nom de cavité prévésicale ou cavité de Retzius ; 3º la région hépatique. Suivant les circonstances, le phlegmon prend le nom de phlegmon sous-ombilical (HEURTAUX), de phlegmon de la cavité de Retzius, *etc.*

Anatomie pathologique.—Ces phlegmons, quel que soit leur siège, donnent lieu à la formation d'une abondante collection purulente ; il n'est pas rare de retirer de leur intérieur deux, trois, quatre litres de pus et plus ; généralement ce liquide se trouve enfermé dans une poche dont les parois sont, en arrière ; le péritoine considérablement épaissi, en avant, les couches musculo-aponévrotiques de l'abdomen soulevées et le tissu cellulaire sous-péritonéal. Sur les parties latérales la délimitation est beaucoup moins franche, aussi ces abcès peuvent-ils fuser et décoller au loin les parois de l'abdomen. PEARCE GOULD a trouvé dans un de ces abcès 140 calculs biliaires, il a relevé dans la science 35 cas de ce genre ; le diagnostic de l'origine de l'abcès était presque toujours resté incertain avant la sortie des calculs. Le pus, d'ordinaire bien lié, présente fréquemment une fétidité particulière, une odeur stercorale sur laquelle DANCE avait déjà attiré l'attention ; ainsi que les recherches modernes l'ont démontré, il renferme une quantité considérable de microbes. Tantôt ce sont les organismes ordinaires de la suppuration, tantôt un des nombreux organismes susceptibles de provoquer la pyogénèse. Ainsi, sous l'influence d'une infection typhoïde ou érysipélateuse, le sang charriera le bacille d'EBERTH ou les septrocoques de l'érysipèle et nous trouverons ces micro-organismes dans le foyer des abcès des parois de l'abdomen. Parfois on constate dans ces tumeurs l'existence d'un épanchement gazeux abondant, susceptible de balonner la peau et de masquer la plupart des symptômes du phlegmon ; la présence de ces gaz a été attribuée à une exosmose qui se fait de l'intestin vers la poche purulente.

Symptômes. — Les abcès passent par deux périodes bien distinctes : 1° une période de début ou de formation ; 2° une période d'état.

Le début est tantôt lent, insidieux, tantôt aigu, suraigu même. Dans le premier cas, la masse met plusieurs mois à se former, elle se révèle uniquement par des troubles généraux et locaux indiquant un état de souffrance de l'intestin et de la vessie. Le malade se plaint de douleurs sourdes qu'il localise bien exactement ; ces souffrances sont augmentées par la pression, la marche, le cahotement des voitures ; peu à peu se développe une tumeur de volume variable qui presse sur les organes voisins, déterminant, suivant les circonstances, des symptômes différents. Enfin cet état subaigu fait place à un état aigu, la peau devient rouge, s'acumine ; l'abcès est formé.

Si le mal débute brusquement, la douleur aiguë, spontanée, exagérée par la pression, augmente sous l'influence des mouvements rythmiques de la paroi, pendant la respiration ou les autres actes physiologiques qui nécessitent le concours des muscles abdominaux ; cet état amène une gène fonctionnelle quelquefois considérable. Indépendamment de ces douleurs et de la sensibilité de la région il existe une fièvre intense, une tendance à la constipation, et dans nombre de cas des vomissements glaireux ou bilieux : les malades ne savent quelle position prendre, c'est alors qu'on les voit se placer dans les attitudes les plus bizarres ; ils sont accroupis, les mains appuyées sur l'abdomen ou bien ils restent sur les genoux et les coudes. La malade de DELAMOTTE se tenait jour et nuit ayant les genoux contre le visage et les talons rejetés vers les fesses ; celui de J. BESNIER resta pendant trois mois les cuisses fléchies sur le ventre, les jambes sur les cuisses, les pieds appuyés à plat sur le lit et portant surtout sur les talons.

Arrivés à leur développement complet, ces abcès forment une tumeur de volume variable, la fluctuation parfois très franche est souvent difficile à reconnaître, la tension considérable des parois de la poche rendant la palpation complètement impossible. La fluctuation entraîne comme conséquence une matité absolue; cependant on a vu certains épanchements gazeux masquer totalement ces symptômes; ainsi que le fait observer J. Besnier, cette complication peut donner lieu, non seulement à de la sonorité et à un bruit hydro-aérique, mais encore, lorsqu'elle est portée à un degré extrême, à la

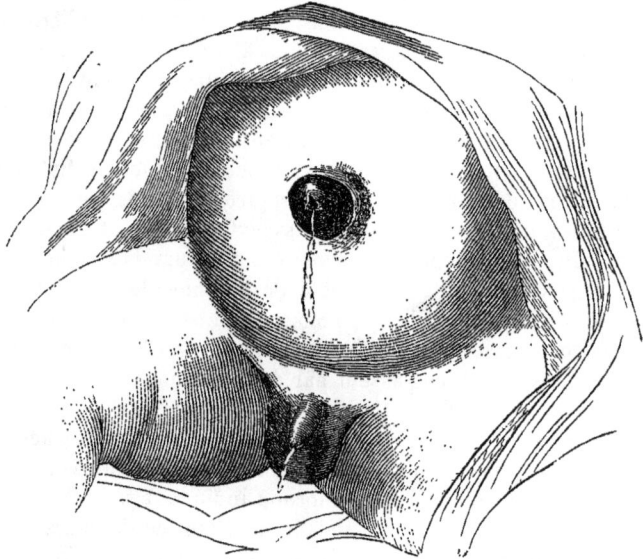

Fig. 230. — Phlegmon sous-ombilical, d'après Heurtaux.

distension en peau de tambour des parois abdominales. Il faut être prévenu de ces particularités pour ne pas se laisser induire en erreur.

Tels sont les symptômes communs aux différents cas, nous allons insister maintenant sur les signes particuliers aux phlegmons sous-ombilicaux et à ceux de la cavité de Retzius.

a. *Phlegmon sous-ombilical.* — Le début de ce phlegmon n'offre rien de particulier à noter ; dans les six observations recueillies par Heurtaux nous trouvons quatre fois un début brusque, mais le signe capital consiste dans l'apparition à la région ombilicale « d'une tumeur inflammatoire dont le siège, la forme, les caractères sont bien définis ». Quelquefois le gonflement, appréciable même à la vue, se présente comme une tuméfaction ovalaire, large, peu saillante, se confondant insensiblement par son pourtour avec les parties voisines (fig. 230). Le diamètre de la tumeur peut varier, aussi bien en travers que de haut en bas, entre 0m,06 et 0m,10. Les autres symptômes sont en général ceux des phlegmons profonds.

b. *Phlegmon de la cavité de Retzius.* — Celui-ci est caractérisé par la formation d'une tumeur à la région hypogastrique, dans la loge graisseuse où se fait l'ampliation de la vessie; cette masse, d'après Bouilly, commence immédiatement au-dessus du pubis et s'élève à des hauteurs variables; elle a tantôt quatre travers de doigt, tantôt 0m,07, 0m,08, 0m,10 et même 0m,20. Le phlegmon se développe ici très lentement, la fluctuation met un temps considérable avant de se montrer. Dans un cas observé par H. Bousquet, le malade faisait remonter à trois mois l'origine de son affection; cependant la masse était si dure que Verneuil et Paulet crurent à l'existence d'un néoplasme. Le toucher vaginal ou rectal sera toujours ici d'un grand secours, il permet de limiter les contours de la tuméfaction et facilite la recherche de la fluctuation. Les troubles vésicaux constituent un symptôme constant sur lequel les malades ne manquent jamais d'attirer l'attention. Ils consistent en besoins fréquents d'uriner, quelquefois le patient accuse des douleurs, principalement à la fin de la miction; ces douleurs, ces troubles s'expliquent bien par la compression que la masse en se développant fait subir à la vessie.

Marche. Terminaison. Durée. — Le phlegmon profond des parois abdominales se termine par résolution, induration ou suppuration. La résolution, terminaison de beaucoup la plus heureuse, est malheureusement exceptionnelle. D'après les faits que nous avons examinés, le phlegmon sous-ombilical suppurerait toujours; au contraire, sur 29 observations d'abcès de la cavité de Retzius, réunies par Bouilly, la résolution aurait été observée huit fois; l'induration paraît non moins rare, aussi pouvons-nous considérer la suppuration comme la règle dans la plupart de ces abcès. La présence du pus est annoncée par l'augmentation des phénomènes généraux, l'apparition de frissons, etc. Si l'on n'intervient pas, le pus se fait jour du côté des téguments par une ou plusieurs ouvertures; mais il ne faut pas compter aveuglément sur la nature, car l'abcès peut fort bien s'ouvrir dans le péritoine et déterminer la mort. La durée de la guérison varie suivant que l'ouverture a été faite en temps et lieu ou que les choses ont été abandonnées à elles-mêmes. Dans le premier cas, la guérison demande un mois, six semaines; dans le second elle est toujours de longue durée, il se produit en effet des trajets fistuleux qui n'ont aucune tendance à se fermer.

Diagnostic. — Le phlegmon profond des parois abdominales sera surtout confondu avec la péritonite. Les caractères différentiels de ces deux affections ont été tracées de main de maître par Bernutz. « Les douleurs, dans le cas de péritonite, sont plus vives, plus généralisées; celles du phlegmon ont un maximum d'intensité, et de ce point partent comme d'un centre des élancements pénibles intermittents, qui s'irradient dans le reste de l'abdomen. Les vomissements, moins constants que dans la péritonite, sont plus faciles à calmer. La rétraction des parois abdominales est plus marquée, plus persistante dans les phlegmons que dans les péritonites. Enfin, dans la péritonite, la gravité des symptômes généraux est telle que, dès le début de l'affection, la vie paraît en danger; dans le phlegmon, l'état général n'offre pas d'emblée cette expression terrible, mais présente seulement exagérés les caractères de la réaction inflammatoire que l'on observe dans les phlegmasies superficielles. »

Reste à différencier l'abcès d'avec les tumeurs développées dans les parois ou dans la cavité abdominale. On y parviendra en recherchant attentivement les antécédents du malade, en tenant compte de son âge, des conditions dans lesquelles la tumeur s'est formée, en examinant chacun des organes contenus dans la cavité abdominale et le petit bassin. Dans quelques circonstances toutefois, il sera bien difficile d'arriver à la vérité; nous avons vu un phlegmon de la cavité de Retzius être méconnu par des chirurgiens de grande valeur.

Un point de diagnostic délicat consiste, dit HEURTAUX, dans la distinction à établir dans le phlegmon sous-ombilical et celui de la cavité de Retzius. Le siège occupé par les deux tumeurs est toutefois d'un grand secours; en effet, le phlegmon sous-ombilical se cantonne dans la région péri-ombilicale dont il ne dépasse jamais les limites; le phlegmon de la cavité de Retzius au contraire arrive rarement jusqu'à l'ombilic, mais s'étend jusqu'à la symphyse du pubis, en sorte que, théoriquement, le phlegmon sous-ombilical s'arrête en bas au point où finit en haut le phlegmon de la cavité de Retzius (BOUILLY).

Pronostic. — Ces phlegmons profonds des parois abdominales constituent toujours une affection des plus sérieuses; nous avons vu qu'ils pouvaient déterminer la mort en s'ouvrant dans le péritoine, hâtons-nous de dire cependant que cette terminaison est rare, car, si le chirurgien intervient en temps opportun, la guérison devient la règle.

Traitement. — Il ne faut pas trop compter sur la résolution; néanmoins, pendant la première période du mal, on tentera par les révulsifs la compression, le repos, de prévenir la formation de l'abcès.

Dès que le pus paraît formé, il faut sans hésiter lui donner issue en incisant largement la tumeur; la cavité sera lavée avec soin, quelques points de suture favorisent la guérison rapide d'une partie de l'incision; la poche sera bourrée de bandelettes de gaze iodoformée, dont on fera sortir l'extrémité par la partie la plus déclive de la plaie.

4° TYPHLITE. — PÉRITYPHLITE ET APPENDICULITE

Bibliographie. — MÉLIER, *Journ. gén. de méd. chir. et pharm.*, t. C, 1827. — BURNE, *Westminster Hospital Reports*, 1838, et *Gaz. méd. de Paris*, 1838. — MERLING, *Journ. l'Expérience*, 1838. — BAMBERGER, *Wien. Med. Woch.*, 1853. — FORGET, *Gaz. med. de Strasbourg*, 1853. — LEUDET, *Arch. gén. de méd.*, 1859. — OPPOLZER, *Wien. med. Wochens.*, 1863. — DUPLAY, *Arch. gén. de méd.*, 1876. — BALZER, *Gaz. méd. de Paris*, 1879. — WITH, *Congrès de Copenhague*, 1884. — FENWICK, *The Lancet*, London, 1884. — KRÖNLEIN, *Arch. f. Klin. Chir.*, 1886. — DAN. MOLLIÈRE, *Lyon méd.*, 1886. — BRENNER, *Wien. Med. Wochens.*, 1888. — KRAFFT, *Revue de la Suisse romande*, 1888 et 89. — NIMIER, *Arch. gén. de méd.*, 1887. — BROCA, *Gaz. méd. de Paris*, 1888. — ISRAEL, *Berlin. Klin. Woch.*, 1889. — ROUX, *Revue méd. de la Suisse romande*, 1890, et *Congrès français de chirurgie*, 1889. — BARRIÉ, CHAPUT, *Revue gén. de clin. et de thérap.*, 1890. — TALAMON, *Méd. mod.*, juin, octobre e novembre, 1890. — Haussmann, *Arch. gén. de méd.*, 1890. — Berger, *Soc. de chir.*, 1890. — Reclus, *Revue de chir.*, 1890. — Richelot, *Union méd.*, 1890. — Tuffier et Hallion, *Arch. gén. de méd.*, 1890. — Ricard, *Gaz. des Hôpit.*, 1891. — Routier, *Soc. de chirurg.*, 1891. — Pearce Goulde, Kingston Fowler, *Soc. clin. de Londres* et *Sem. méd.*, 1891. — J. Simon, *Bull. méd.*, 1891.

Thèses de Paris. — 1844, Bodart. — 1851, Favre. — 1865, Crouzet. — 1868, Blatin — 1869, Pouzet. — 1871, Sauzède. — 1875, Paulier, Legrain. — 1877, Tavernay. — 1883, Dautel, Bourgade. — 1884-85, Guyot. — 1887, Gouronnec. — 1889-90, Maurin. — 1890-91, Mariage, Martinez.

Thèse de Montpellier. — 1883, Parent.

Thèse de Lyon. — 1888, Pravaz.

Définition. — On désigne sous le nom de *typhlite* ou de *pérityphlite* l'inflammation du cœcum et de tout ce qui l'entoure ; le nom d'*appendiculite*, ou de *péritonite appendiculaire* sera réservé à l'inflammation des tissus dont la cause aura pris naissance dans une lésion de l'appendice.

Historique. — Les lésions du cœcum avaient fort peu préoccupé les praticiens avant le début de ce siècle ; c'est à Mélier (1827) que revient l'honneur d'avoir attiré l'attention sur ce point. A partir de ce moment, les travaux se multiplient, nombre de thèses prouvent que dans les hôpitaux les chefs de service dirigeaient les investigations de leurs élèves sur ce sujet (voir Bibliographie) ; citons le travail de Forget, 1853, le mémoire de Leudet, 1859 et celui de Duplay, 1876, puis à l'étranger les recherches de Bansberger, 1853 ; Oppolzer, 1863 et de With, de Copenhague, 1880 et 1884. Depuis cette époque, la question revient à tout instant dans les publications périodiques et les congrès en Amérique, en Angleterre et en Allemagne. Cette étude, un peu négligée chez nous, a été mise à l'ordre du jour par les thèses de Pravaz (Lyon, 1888) et de Maurin (Paris, 1890).

Jusqu'en 1888, la typhlite stercorale, telle que l'avait décrite Albers (de Bonn), occupait la première place parmi les affections inflammatoires de la fosse iliaque droite. La pathogénie des accidents était en général comprise de la façon suivante : L'affection débutait par un engorgement fécal du cœcum dû à la stagnation des matières. Cet engouement stercoral, comme on l'appelait alors, ne tardait pas à déterminer du côté des parois cœcales une irritation plus ou moins violente ; c'était la *typhlite*, qui pouvait se terminer par résolution ou suppuration. Cette dernière complication était presque toujours due à un processus ulcératif, amenant une perforation des parois de l'intestin. Or, comme on croyait la partie postérieure du cœcum dépourvue de péritoine, si la perforation siégeait à cette partie inférieure, il en résultait un phlegmon iliaque ; si, au contraire, l'ouverture se faisait en avant, elle produisait une péritonite le plus souvent généralisée et mortelle.

Donc toutes les inflammations étaient localisées dans le cœcum et le tissu cellulaire qui l'entoure, aussi ne parlait-on que de *typhlite* et de *pérityphlite*. Il n'était nullement question de l'*appendice ;* nous allons voir cependant que les lésions de ce petit diverticulum sont des plus importantes, car l'*appendicite* est beaucoup plus commune et beaucoup plus grave que la typhlite et la pérityphlite.

Étiologie. — *Causes prédisposantes.* — a. *Sexe.* — Qu'il s'agisse de l'appendiculite ou de la typhlite, les hommes payent un tribut bien plus considérable que les femmes, 445 cas réunis par Pravaz donnent hommes 392, femmes 97, soit 4 pour 1.

b. *Age.* — Le maximum de l'affection est entre dix et trente ans, plus spécialement entre dix et vingt ans; à partir de cinquante ans, la maladie est rare, au-dessous de dix ans elle est presque inconnue.

c. *Races. Mœurs.* — De la lecture des observations il appert que la maladie est relativement rare en France, tandis qu'au contraire, elle est beaucoup plus fréquente en Allemagne, en Angleterre et en Amérique. C'est évidemment dans le régime qu'il faut chercher la cause de ce fait.

Causes déterminantes. — Parmi ces causes, nous trouvons le traumatisme, les écarts de régime, l'exposition au froid, et surtout les corps étrangers. Ces derniers, dont le rôle est particulièrement important, viennent du dehors, ou se développent à l'intérieur du tube digestif. Parmi les corps étrangers venus du dehors, nous trouvons des pépins de fruit, des noyaux de cerises ou de prunes, des débris d'écorce, des fragments d'os, des arêtes de poisson, des grains de blé, de sable, de plomb, des dents, même des cheveux.

Les corps étrangers formés à l'intérieur résultent de la condensation des produits excrémentiels (concrétions stercorales) très fréquentes, ou de la précipitation saline des sucs intestinaux (calculs biliaires ou stercoraux) rares. Ces divers corps jouent un rôle minime dans l'étiologie de la pérityphlite, ils sont au contraire communs dans celle de l'appendicite.

Pour être complets nous devons ajouter qu'une inflammation de voisinage peut fort bien donner lieu à la pérityphlite, soit par retentissement, soit par propagation à distance.

Anatomie pathologique. — Il est d'abord nécessaire de rectifier une erreur généralement accréditée, à savoir que le cœcum n'est pas entièrement tapissé par le péritoine. On avait prétendu qu'en arrière, cet organe était directement en rapport avec le tissu cellulaire de la fosse iliaque. Les recherches de Trèves en Angleterre et de Tuffier en France ont démontré la fausseté de ces assertions. Le péritoine entoure *complètement* le cœcum et son appendice, la main peut en faire le tour comme elle fait le tour de la pointe du cœur dans le péricarde. Exceptionnellement, il existe une partie de cet organe non recouverte par la séreuse; de plus, l'appendice est libre dans la cavité péritonéale et indépendant du tissu cellulaire de la fosse iliaque. De là cette conséquence : la perforation du cœcum ou de son appendice déterminera une péritonite localisée ou généralisée. Voyons maintenant par quel mécanisme agissent les causes qui déterminent la perforation.

La constipation a ici un rôle primordial. Sous son influence, l'intestin se laisse distendre par les matières, la circulation en retour est gênée dans ces parois distendues et comprimées; ainsi se forme de l'œdème, puis l'épithélium se desquame, laissant de petites surfaces excoriées en contact avec les éléments septiques, dont les produits charriés par les lymphatiques déterminent des abcès interstitiels ou l'intoxication générale.

Dans d'autres cas, au lieu d'abcès, des eschares se produisent et les ulcérations qu'elles laissent ensuite guérissent ou déterminent une perforation. En cette dernière occurrence, nous pouvons voir se produire une péritonite généralisée ou localisée, selon que le travail inflammatoire a déterminé ou non la formation d'adhérences.

La perforation par corps étrangers se fait par action directe de ce corps sur les tissus. Comme dans le cas précédent, la perforation siège de préférence en arrière, ce qui s'explique par le courant donné aux matières fécales, par la présence de loges qui retiennent le corps étranger et par la résistance moindre de la paroi à ce niveau. Sur le cœcum il existe habituellement une seule perforation du diamètre d'une pièce de 1 franc ou de 50 centimes.

Du côté de l'appendice, les choses se passent de la même manière ; on a vu se former des plaques de sphacèle, mais le plus souvent c'est une perforation que l'on constate. Cette perforation a des dimensions fort variables, elle siège rarement près de la base du diverticule, plus rarement encore elle empiète sur le cœcum ; habituellement elle est située près de la pointe, et, fait curieux, le corps étranger, cause habituelle de ces lésions destructives, est parfois distant de la perforation ; d'ordinaire, toutefois, il est en contact avec elle.

Suivant la manière dont les choses ont évolué, il se produit une péritonite diffuse ou localisée, qui ressemble à toutes les péritonites par perforations ; lorsque, au contraire, un abcès se développe, il présente des caractères spéciaux.

Dans l'immense majorité des cas, cet abcès répond à ce que tout le monde connaît sous le nom de phlegmon iliaque, mais il s'en faut que ce siège des abcès soit le seul qui ait été observé. La mobilité de l'appendice et son siège variable expliquent comment on a pu rencontrer des abcès siégeant en des points fort éloignés.

A côté du type classique *ilio-inguinal*, GENSTER a décrit l'abcès *antérieur* ou *ombilical*, l'abcès *postérieur*, qui se développe en arrière dans la région lombaire, l'abcès *rectal* ou *pelvien*, qui fuse dans le petit bassin et décolle le rectum, qu'il peut perforer. Enfin un cinquième type *méso-cœliaque* est constitué par une collection limitée de tous côtés par des anses intestinales agglutinées.

Les anciens auteurs, DUPUYTREN, DANCE, MÉNIÈRE, avaient complètement laissé de côté les lésions de l'appendice ; or, tout concorde pour réfuter la manière de voir ayant cours jusqu'ici, et l'on peut poser en principe que la lésion décrite autrefois sous le nom de typhlite est une rareté pathologique, que la typhlo-appendicite est une affection également fort rare, et que l'appendicite doit, en réalité, prendre la place de la typhlite et de la péri-typhlite dans le cadre nosologique.

Sur 136 observations, MAURIN trouve : appendice lésé seul, 94 fois ; cœcum seul, 36 fois ; appendice et cœcum, 6 fois. Sur 146 cas de suppuration de la fosse iliaque droite, MATTERSTOCK relève 132 fois la perforation de l'appendice ; FENWICK sur 123 collections purulentes a rencontré 113 perforations.

Les recherches faites aux autopsies de sujets n'ayant jamais rien présenté de spécial durant leur vie prouvent la grande fréquence des lésions de l'ap-

pendice qui passent souvent inaperçues. LUDVIG HOCKEN (de Chicago) a
trouvé 42 fois sur 280 autopsies des adhérences péri-appendiculaires. Sur
112 autopsies, MAURIN les signale 16 fois, et TOFT qui, au lieu de se contenter
d'enregistrer les lésions extérieures de l'appendice, étudie sa cavité après
l'avoir incisée, trouve, sur 300 autopsies, 108 lésions de l'appendice, soit
36 p. 100.

Symptômes. — a. *Appendicite.* — Les phénomènes observés dans l'appendicite peuvent être groupés sous deux types cliniques très distincts : 1° la
colique appendiculaire, avec prédominance de troubles réflexes ; 2° l'appendicite subaiguë, avec développement d'un noyau douloureux dans la fosse
iliaque; celle-ci peut se terminer par résolution, engendrer la formation
d'un abcès iliaque ou une péritonite aiguë généralisée.

La *colique appendiculaire* (TALAMON) survient brusquement. Un homme
bien portant est pris au milieu de son travail, un enfant au milieu de ses
jeux, d'une douleur vive dans la fosse iliaque droite, accompagnée de vomissements et d'un état syncopal très marqué. La douleur est aiguë, lancinante;
si parfois elle est moins accentuée, la pression la réveille toujours et toujours avec un maximum, au même point, c'est-à-dire dans la fosse iliaque.

La pathogénie est la même que celle des coliques hépatiques ou néphrétiques : un calcul s'engage brusquement dans l'appendice, d'où les phénomènes
observés.

L'accès est de courte durée, deux ou trois jours, mais il est très sujet à
récidiver.

L'*inflammation subaiguë de l'appendice* a un début beaucoup moins
brusque, en général. D'ordinaire, la maladie est annoncée par un certain
nombre de symptômes, le patient se plaint de coliques passagères, avec
inappétence, alternatives de diarrhée et de constipation; puis, sous l'influence
d'un écart de régime, d'une fatigue exagérée, l'affection se déclare ; elle se
traduit par une douleur vive dans la fosse iliaque droite, accompagnée de la
présence d'une tumeur et de phénomènes généraux.

La douleur vive, lancinante, s'irradie vers le pli de l'aine, le pubis, l'ombilic, l'épigastre.

Au début, la palpation permet parfois de reconnaître une petite tumeur du
volume d'une amande, mobile et sensible à la pression, mais rapidement
se développe une masse qui devient fixe, pâteuse, étalée. Autour de l'appendicite s'est fait une péritonite adhésive et des adhérences sont constituées.
La maladie est encore susceptible de se terminer par résolution; mais,
quoique fréquente, cette terminaison est bien loin d'être la règle; l'inflammation continuant, la perforation des parois s'effectue par un des mécanismes
étudiés plus haut : perforation ou gangrène. Si les adhérences sont solidement établies, il se forme un abcès de la fosse iliaque droite qui n'est pas
constitué, comme on l'avait cru, par une collection sous-péritonéale, mais bien
par une péritonite enkystée. — Si, au contraire, la perforation n'a pas été
protégée par des adhérences, le pus se répand dans le péritoine, et il en
résulte une péritonite suraiguë.

b. *Typhlite.* — Les phénomènes observés dans le cas de typhlite sont peu différents; toutefois la maladie succède habituellement à une rétention de matières fécales; la douleur dans la fosse iliaque, moins vive au début, augmente lentement. Après deux ou trois jours, il se forme une masse en forme de boudin, située assez haut, dans la fosse iliaque. Comme dans le cas précédent, la tuméfaction est mal délimitée et sans adhérences à la paroi. Fréquemment la résolution survient, ou bien il se forme un abcès de la fosse iliaque; très rarement, le péritoine est infecté.

Diagnostic. — Il faut, autant que possible, différencier l'appendicite de la typhlite et des autres affections avec lesquelles elle pourrait être confondue. Les signes ci-dessus énoncés, la formation d'un boudin dans la fosse iliaque, l'induration et l'empâtement qui siègent assez haut dans le cas de typhlite, plus bas dans le cas d'appendicite, mettront sur la voie. De plus, le calcul des probabilités sera ici d'un grand secours. Sur 10 cas de phénomènes inflammatoires à la région iliaque, on trouverait 1 fois à peine la typhlite vraie contre 9 cas d'appendicite.

Nous n'insisterons pas sur la confusion possible de l'inflammation appendiculaire avec la péritonite, l'étranglement interne, les coliques hépatiques ou néphrétiques. Malgré l'intensité des accidents généraux, la localisation de certains symptômes dans la fosse iliaque droite suffit, lorsque l'attention est dirigée de ce côté, pour mettre le clinicien en éveil et le diriger dans son investigation.

La véritable difficulté réside dans le diagnostic de l'état des lésions et des complications péri-appendiculaires. Chacun reconnaîtra évidemment la péritonite diffuse et le gros abcès iliaque collecté, mais comment savoir s'il y a inflammation simple de l'appendice, si, sous les masses empâtées, il y a ou non du pus, s'il y aura ou non gangrène et perforation; enfin, si cette perforation survient, peut-on savoir à l'avance s'il y aura des adhérences pour limiter les désastres?

Il faut bien avouer notre impuissance pour résoudre ces divers problèmes au moins dans nombre de cas; aussi cette incertitude pèse-t-elle lourdement sur la thérapeutique.

Pronostic. — La majorité des auteurs considèrent l'appendicite comme une affection sérieuse, mais déterminant rarement la mort. HOLLANDER a publié 80 cas d'appendicite qui, traités médicalement à la clinique de BIERMER, ont tous guéri. RENVERS admet une mortalité de 3 à 4 p. 100 dans les cas où l'on n'est pas intervenu; tel est également l'avis de de LEYDEN, de FURBINGER et TRASTOUR, de Nantes. L'incision hâtive, rendue aujourd'hui plus innocente par une connaissance plus exacte de la lésion, fera encore baisser le chiffre de la mortalité.

Traitement. — A la phase de début, alors qu'il existe de la douleur sans empâtement local, sans phénomènes fébriles, la thérapeutique doit être purement médicale.

Les purgatifs et lavements encore employés par nombre de praticiens, n'ont d'autre résultat que de hâter la perforation; ils doivent donc être proscrits. Les émissions sanguines affaiblissent inutilement le malade sans enrayer le processus ulcératif. Aussi la meilleure médication consiste-t-elle dans le repos absolu au lit et dans l'emploi de l'opium à l'intérieur, soit seul, soit associé à la belladone, comme le veut Fenwich, ou combiné avec des applications réfrigérantes.

Dès qu'il se manifeste de l'empâtement, les conditions changent. L'intervention, téméraire jusqu'alors, devient parfaitement acceptable. Kraft, Roux, Weir, Reclus, Chaput conseillent d'opérer hâtivement. Cependant les statistiques de Renvers, Leyden, Guthmann et autres, qui contiennent de si nombreuses observations de guérison spontanée, fournissent certainement un puissant argument à ceux qui conseillent de retarder l'intervention. C'est là une affaire de tempérament, de circonstances et de lieux.

L'intervention consiste alors à inciser la paroi abdominale sur la région où l'on constate de l'empâtement; on arrive ainsi sur des adhérences et des fausses membranes qu'on soulève et décolle pour trouver le pus. Si dans la collection ainsi ouverte on rencontre l'appendice, on le résèque à sa base, et par une double rangée de sutures, on ferme l'orifice ainsi formé. Si l'appendice n'est pas facilement visible, on se contente de nettoyer la cavité purulente et d'en assurer le drainage.

A la *période d'abcès*, il n'y a plus de discussion, il faut inciser et vider la collection sans attendre. L'incision se rapprochera toujours, comme direction, d'une ligne située à deux travers de doigt au-dessus de l'arcade crurale; le centre de la ligne d'incision sera à l'épine iliaque antéro-supérieure; elle sera parallèle au ligament de Fallope ou se rapprochera de la ligne proposée pour la ligature des iliaques. Il ne faut pas hésiter à lui donner 15 à 20 centimètres.

Si l'on trouve l'appendice, il sera réséqué, mais pour peu que sa recherche présente des difficultés, il faut l'abandonner et s'en tenir à une ouverture large avec désinfection et drainage.

Enfin, lorsque les lésions cœcales donnent lieu à une péritonite généralisée, il faut recourir à la laparotomie médiane, mais il faut bien avouer qu'en pareille occurrence la guérison est problématique. C'est cependant là le seul mode de traitement, à moins que l'on refuse au malade sa dernière chance de salut.

§ 2. — Abcès et kystes hydatiques du foie.

1° ABCÈS DU FOIE

Bibliographie. — Louis, *Recherches d'anat. path.*, Paris, 1826. — Larrey, *Mém. de chir. milit.*, t. II. — Haspel, *Mémoires sur*, etc., in *Recueil de mém. de méd. milit.*, 1843, t. LV. — *Maladies du foie en Algérie, même Recueil*, 1845, t. LVIII; *Maladies en Algérie*, Paris, 1850. — Catteloup, *Rec. de mém. de méd. milit.*, 1845, t. LVIII, p. 34. — Périer, *eod. loc.*, 2e série, 1857, t. XIX. — Budd, *On the Diseases on the liver*, London, 1851. — Rouis, *Recherches sur les suppur. endémiques du foie*, 1860. — L. Colin, *Gaz. hebd.*, 1873. — Starr, *Transact. of the College of Physicians*, t. II, 1876. — Stephen Mackenzie, *Brit. Med. Journ.*, 1878. — Laveran, *Arch. de phys.*, 1879. — Ayme, *Arch. de méd. nat.*, 1880. — *Discuss. à la Soc. de méd. de Londres*, in *The Lancet*, 1881. — Kelsch et Kiener, *Arch. de* *phys.*, 3ᵉ série, t. V, 1884. — ALLAN-G. LYM, *Edimburg Med. Journ.*, avril 1887. — MABBOUT, *Rev. de chir.*, 1887. — CHAUVEL, *Acad. de méd.* et *Arch. gén. de méd.*, 1889. — MAROTON, *The Lancet*, 1890. — RENVERS, *Berlin Klin. Woch.*, 1890. — BARTHÉLEMY et BERNARDY, *Arch. de méd. mil.*, 1890. — LAVERAN, *Soc. méd. des hôp.*, 1890. — PEYROT, *Cong. franç. de chir.*, 1890, et *Soc. de chir.*, 1891. — ARNAUD et d'ASTROS. — BOYNET, *Assoc. franç. pour l'avancement des sciences*, Marseille, 1891.

Thèse de Paris. — 1885-86, CARADIAS. — 1887-88, BROSSIER. — 1889, GREMILLON. — 1891, CANNIOT.

Thèse de Montpellier. — 1884, LONG, PY, RIOU-KÉRANGAL, ROUSSE.

Thèse de Lyon. — 1886-87, MITTRE.

Étiologie. — Les abcès du foie constituent essentiellement une affection des pays chauds ; fort rares dans nos contrées, au point que quelques personnes en ont nié l'existence, ils deviennent communs à partir de la zone méditerranéenne. En Algérie, durant les premiers temps de l'occupation, ces abcès se montraient nombreux, on les voyait surtout dans les postes où l'altitude était peu considérable, sur le littoral et dans la province d'Oran. En descendant plus au sud, leur fréquence augmente ; un quart des décès au Sénégal sont imputables à cette cause. Ils occupent aussi une large place dans le chiffre de la mortalité de l'armée anglaise aux Indes. On observe les abcès du foie pendant l'automne, mais, ainsi que le fait remarquer L. COLLIN, ils se forment probablement dans le cours de l'été.

Quelques auteurs ont cru trouver une connexité entre les abcès du foie et les fièvres intermittentes, nous savons aujourd'hui que ces deux affections n'ont aucun rapport entre elles. Il n'en est pas de même pour la dysenterie ; la répartition géographique des deux maladies se fait de la même manière. A l'exception d'ANNESLEY, tous les épidémiologistes, en particulier ROUIS, DUTROULEAU, CATTELOUP, admettent que le développement de ces abcès est maintes fois consécutif à la lésion intestinale.

D'une façon générale les hommes sont plus souvent atteints que les femmes ; l'imminence morbide paraît surtout redoutable pendant les premiers mois du séjour dans les pays chauds.

En dehors de ces conditions climatériques, nous devons signaler parmi les causes des abcès du foie, l'action du traumatisme qui semble avoir été des plus nettes dans certaines observations.

Anatomie pathologique. — L'abcès du foie forme généralement un foyer unique ; parfois on en trouve deux, rarement davantage. RENDU, relevant les autopsies faites par DUTROULEAU, ROUIS et les médecins de la marine à l'hôpital de Saïgon, arrive à un chiffre de 448 cas dans lesquels 173 fois l'abcès était unique, 43 fois seulement il était double ; 11 fois il existait trois foyers, et 21 fois un plus grand nombre. L'examen comparatif des mêmes observations montre que l'abcès, dans les deux tiers des cas, occupe le lobe droit de l'organe, le lobe gauche chez un quart des malades ; exceptionnellement la collection se rencontre dans le lobule de Spiegel.

Le développement de l'abcès dépend en grande partie du temps qui s'est écoulé depuis sa formation. Les grands abcès ont le volume d'une orange, fréquemment ils atteignent des dimensions plus considérables et laissent échapper un ou plusieurs litres de pus.

Dans la majorité des circonstances, ce liquide offre les caractères du pus louable, parfois la présence d'une certaine quantité de sang lui donne une couleur brun chocolat.

Les recherches de Bartalis (*Centralbl. fur Bacter*, 1887), celles de Laveran (*Soc. méd. des hopit.*, 1890), enfin une observation de Peyrot ont établi d'une manière certaine l'absence fréquente de tout microbe dans ce pus. Ceci nous expliquerait la bénignité de l'intervention dans les cas où l'on incise en un seul temps (méthode de Stromeyer Little). En est-il toujours ainsi, c'est ce que démontreront les études ultérieures; au congrès de Marseille, en effet, Arnaud et d'Astros, après avoir examiné à ce point de vue trois abcès du foie, affirment que les ensemencements ont donné des résultats négatifs dans un cas; dans un autre, ils ont isolé un septrocoque, et la troisième fois un diplocoque.

Les lésions histologiques ont été étudiées avec soin par Kelsch et Kiener, nous nous bornerons à reproduire ici les principales conclusions de leur travail. « Dans tous les abcès du foie, la formation du pus est accompagnée de phénomènes de nécrose parenchymateuse. Les cellules hépatiques comprises dans le territoire de l'abcès, lorsque celui-ci est intra-acineux, ou voisines de l'abcès quand il se développe dans la capsule de Glisson, sont habituellement privées de noyaux et réfractaires aux diverses matières colorantes, c'est-à-dire présentent les caractères de la nécrose, mais elles sont rapidement détruites par la désagrégation granuleuse et ne persistent pas ordinairement sous forme de blocs réfringents, ni ne se conglomèrent en masses compactes, colorées vivement par le picro-carmin et le violet de gentiane. L'abcès en voie de ramollissement donne lieu le plus souvent à un pus légitime formé de leucocytes nécrosés, libres dans un plasma liquide; et lorsque la paroi de l'abcès est constituée par une membrane fibreuse, celle-ci fournit du pus et ne se recouvre pas d'un exsudat diphtéritique. »

Symptômes. — Pendant la première période du développement de ces abcès, la lésion du foie bornée à une simple inflammation se traduit par des symptômes forts différents. Tantôt la maladie, absolument latente, donne lieu à de simples malaises, avec embarras du côté des voies digestives, tantôt les phénomènes morbides sont beaucoup plus marqués. Le début est franchement aigu ; à la suite d'une fatigue, d'un écart de régime, les sujets accusent dans l'hypocondre droit une douleur vive (point de côté hépatique), en même temps la température s'élève, on observe des symptômes d'embarras gastrique et un état bilieux plus ou moins prononcé. L'examen du foie révèle presque toujours alors une augmentation de volume ; l'organe tuméfié déborde les fausses côtes.

La suppuration, quelle qu'ait été l'origine du mal, est annoncée par une série de symptômes caractéristiques, les phénomènes généraux dominent la scène, la fièvre prend une allure franchement intermittente, affectant le type tierce. Le thermomètre monte à 40°, 41° et se maintient pendant toute la durée de l'abcès à ces températures élevées. Bientôt se développent les symptômes fonctionnels. Signalons d'abord la douleur, qui, d'après Rouis, se rencontre chez les quatre cinquièmes des sujets ; généralement elle affecte un caractère d'acuité extrême et présente des irradiations du côté de l'épaule droite. Le maximum de ces irradiations se rencontre au niveau du deltoïde droit et des attaches du sterno-mastoïdien ; Annesley regarde ces douleurs scapulaires comme un indice certain de la suppuration de la face convexe du foie. Avec la souffrance existent en général de la dyspnée et de la toux.

Du côté du tube digestif, les troubles gastro-intestinaux s'accentuent, les vomissements sont rares, l'ictère ne se montre guère que dans le quart des faits. Dès que la collection purulente a acquis un volume appréciable, une voussure exagérée de l'hypocondre droit révèle sa présence, les côtes sont déjetées en dehors, les espaces intercostaux élargis, la percussion dénote toujours une augmentation considérable du volume de l'organe, la palpation faite avec soin permet parfois de reconnaître la fluctuation.

Diagnostic. — Le diagnostic est souvent des plus difficiles ; la douleur, les point de côté, les symptômes fébriles du début pourront faire songer à une inflammation de la plèvre, mais l'examen de la poitrine éloignera bientôt cette idée. C'est dans les antécédents du malade, dans les allures de la fièvre et dans le tableau symptomatique que l'on trouvera les principaux éléments du diagnostic. Une douleur fixe dans la région du foie, accompagnée de fièvre rémittente à exaspération vespérale et d'un peu d'augmentation de volume de l'organe fourniront des présomptions sérieuses. En cas de doute, il ne faut pas attendre que la collection devienne évidente ; on doit, ainsi que nous l'a enseigné Little, s'armer d'un trocard fin et faire la recherche hâtive du pus. Toutes les précautions antiseptiques étant rigoureusement prises, on ponctionne dans la région où la douleur a son maximum. « Il faut souvent pénétrer à 7 ou 8 centimètres et il est souvent nécessaire de faire plusieurs ponctions avant de rencontrer le pus ou de constater son absence. » (Little).

Lorsque la tumeur a acquis un développement appréciable, on peut se demander s'il s'agit d'un kyste hydatique ou de toute autre tumeur du foie. L'analyse des urines fournira ici des renseignements précieux. D'après Parkes et Murchison, lorsque la collection purulente est formée, la quantité d'urine excrétée dans les vingt-quatre heures diminue ; de plus, le chiffre d'urée se montre beaucoup plus faible ; une malade de Brouardel ne rendait plus par vingt-quatre heures que 800 grammes d'urine dans laquelle on trouvait 8 grammes d'urée.

Pronostic. — Le pronostic des abcès du foie est toujours des plus grave. Abandonnés à eux-mêmes, ils n'ont, dans la moitié des cas, aucune tendance à la guérison, ou bien, comme les kystes hydatiques, ces abcès se font jour dans la poitrine, l'abdomen, ou à l'extérieur à travers la paroi abdominale, fait rare ; suivant ces différentes issues, le pronostic diffère notablement. Lorsque le pus se répand dans le péritoine, la mort est presque la règle. L'ouverture dans le poumon avec vomique et surtout dans le côlon sont, après l'ulcération des parois de l'abdomen, le mode de terminaison le plus favorable. Tout abcès intra-hépatique qui ne s'ouvre pas au dehors devient fatalement mortel, à moins qu'il ne réussisse à s'enkyster, circonstance exceptionnelle et que l'on observe seulement pour les abcès de petit volume (statistique d'Annesley, Rouis, Dutrouleau).

Traitement. — Dès que l'on a reconnu l'existence d'une collection purulente du foie, il faut lui donner issue le plus rapidement possible absolument comme dans les autres régions.

Récamier avait imaginé l'incision en deux temps adoptée par Graves et Bégin, les parois de l'abdomen étaient incisées jusqu'au péritoine; on attendait la formation d'adhérences entre les feuillets de la séreuse et l'on sectionnait. Ultérieurement Récamier substitua les caustiques au bistouri; dans le premier de ces temps, Boinet le premier introduisit dans la pratique l'habitude de faire la ponction à l'aide d'un trocard volumineux dont la canule était laissée à demeure pendant trois ou quatre jours, jusqu'à la formation d'adhérences. Plus tard, Verneuil, Boinet, Labbé substituèrent à la canule un tube de caoutchouc volumineux, le pus pouvait ainsi s'écouler et des lavages être pratiqués dans la poche.

Ces divers procédés que nous exposerons en détail à propos du traitement des kystes hydatiques sont peu usités aujourd'hui; la plupart des chirurgiens donnent la préférence à l'incision en un ou plusieurs temps.

Incision en un seul temps. — Procédé Stromeyer-Little. — La méthode de Stromeyer-Little comprend plusieurs temps :

1° *Recherche hâtive du pus avec un petit trocard.* 2° *Incision de l'abcès;* Le pus étant découvert, on glisse le long de la canule laissée en place un bistouri long et étroit, avec lequel on sectionne du même coup la paroi abdominale, le péritoine et le tissu hépatique, cela sans se préoccuper de la pénétration du sang ou de celle du pus dans le péritoine.

3° *Evacuation et nettoyage du foyer de l'abcès.* — Little conseille ensuite d'entr'ouvrir les lèvres de la plaie en y introduisant une forte pince dont on écarte les mors, de favoriser la sortie du pus par des pressions douces, puis de mettre dans la cavité un gros tube à drainage par lequel on fait des injonctions antiseptiques.

4° Un pansement antiseptique soigneusement appliqué complète l'opération.

On s'est demandé pendant plusieurs années pourquoi il ne survenait pas d'accidents à la suite de ce genre d'intervention alors qu'aucune précaution était prise pour empêcher l'écoulement du pus dans le péritoine. Blot avait avancé que cette innocuité était due à la formation d'adhérences antérieures; plusieurs observations, en particulier celles de Mabboux et Peyrot, ont prouvé que ces adhérences n'existaient pas. Les recherches bactériologiques faites à propos du cas de Peyrot ayant démontré l'absence de tout microbe dans ce pus, ont tranché la question.

Les travaux d'Arnaud et d'Astros ayant établi que ce fait n'était pas absolu, nous nous rangeons à l'avis de ces auteurs qui conseillent de faire précéder l'incision de l'ensemencement du pus. Lorsque les recherches bactériologiques auront démontré l'absence de micro-organismes, on pourra inciser franchement; dans le cas contraire, il sera bon de recourir à la méthode en deux temps.

Incision couche par couche. — L'incision des parois abdominales est faite suivant la méthode classique; l'hémostase étant assurée, on ouvre le péritoine, puis lorsque l'intestin, l'épiploon et le péritoine sont convenablement protégés, l'abcès est ouvert à son tour. Quelques chirurgiens (KIRMISSON, CAMPENON, DEFONTAINE) ont proposé de suturer au préalable le foie à la plaie abdominale; ainsi que le fait remarquer CHAUVEL, cette manière d'agir complique bien inutilement l'opération.

Beaucoup plus chirurgicale que la méthode de LITTLE, l'incision couche par couche doit être la méthode de choix dans les foyers contenant des microbes. Si la collection, au lieu de siéger au-dessous de la paroi thoracique, a son lieu d'élection sur la face convexe du foie, il faudra pénétrer à travers un espace intercostal. Le passage ainsi obtenu étant bien rarement assez grand, on résèquera une ou deux côtes, puis les deux feuillets de la plèvre étant ouverts on suture le feuillet diaphragmatique à la plaie pariétale avant d'inciser le diaphragme. Le reste de l'opération sera exécuté comme précédemment.

2° KYSTES HYDATIQUES DU FOIE

Bibliographie. — RÉCAMIER, *Revue méd.*, 1825. — BEGIN, *Journ. hebd.*, 1830. — BOINET, *Bull. de la Soc. de chir.*, 1851, *Bull. acad. de méd.*, 1860. — LEUDET, *Arch. gén. de méd.*, 1860. — HITTON FAGE et DURHAM, *On the Electrolyt. Treat. Brit. Med. Journ.*, 1870. — DIEULAFOY, *Traité de l'aspiration*, Paris, 1873. — DESNOS, *Bull. de thérap.*, 1875. — VOLKMANN, 6° *Congrès des chirurg. all.*, 1877. — LINDEMANN, *Arch. de Langenbeck*, 1878. — RENDU, art. FOIE, in *Dict. encycl.*, 1879 (Bibl.). — GALLIOT, *Bull. de thérap.*, 1879. — KIRCHNER, *Inaug. diss. Berlin.*, 1879. — LANDAU, *Berlin. Klin. Woch.*, 1880. — LAWSON-TAIT, *The Lancet*, 1880. — ROGER, *Bull. méd.*, 1880. — TEISSIER, *Lyon méd.*, 1880. — KUSTER, *Deut. Med. Wosch.*, 1880. — CHAUVEL, *Bull. de la Soc. de chir.*, 1881. — SOLLAUD, *Arch. de méd. nav.*, 1882. — KORAK, *Berlin. Klin. Woch.*, 1883. — BORGHERINI, *Gaz. méd. ital.*, 1882, et *Cent. f. Chirurg.*, 1883. — KNOWLEY-THORNTON, *The Lancet*, 1883. — SOLLAUD, *Arch. de méd. nav.*, 1884. — MADELUNG, *Centr. f. Chir.*, 1885. — LIHOTSKY, *Deut. Zeit. f. Chir.*, 1885. — Procédé de LANDAU, *Bull. de thérap.*, 1885. — POULET, *Revue de chir.*, 1886. — TERRIER, MONOD, RICHELOT, etc., *Soc. de chir.*, 1886. — H. GARDNER, *Glasc. Med. Journ.*, 1886. — HARRISSON CRIPPS, *The Lancet*, 1886. — FERRON, *Acad. de Méd.*, 1887. — RICHARD BARWEL, *Therap. Gaz.*, 1887. — BOUVERET, *Lyon méd.*, 1887. — TRÉLAT, SEGOND, *Soc. de chir.*, 1887. — SEGOND, *France méd.*, 1887. — RECLUS, *Gaz. des Hôpit.*, 1887, et *Clinique chirurg. de l'Hôtel-Dieu*, 1888. — BACCELLI, *La Riforma medic.*, avril-juin 1887. — DEBOVE, *Société médic. des Hôpit.*, 1888. — TERRILLON, *Leçons de clin. chir.*, 1889. — BŒCKEL, *Gaz. hebd.*, 1889. — LAGRANGE, *Journ. de méd. de Bordeaux*, 1889. — POTHERAT, *Rev. gén. de clin. et de thérap.*, 1889. — HEYDENREICH, *Sem. méd.*, 1889. — SPILLMANN, *Bull. méd.*, 1889. — THÉDENAT, *Gaz. heb. Montp.*, 1889. — KRAUSE, *Berl. Klin. Wochens.*, 1889. — GALLIARD, *Arch. gén. de méd.*, 1890.
Thèses de Paris. — 1856, DOLBEAU, CADET-GASSICOURT. — 1857, GUÉRAULT. — 1866, P. MARIUS. — 1869, HABRAN. — 1873, LETOURNEUR. — 1875, FEYLAUD. — 1877, DEGOIX, MAGNAN. — 1879, DUVERNOY, DICHARD. — 1880, PARMAND. — 1881, COFFIGNY, CREIX, LAUNAY, ORTIZ, TURC. — 1884, MOURANDY. — 1886-87, BRAINE. — 1888-89, POTHERAT.

Thèse de Montpellier. — 1885, Durand.
Thèse de Bordeaux. — 1889, Lescure. — 1890, Mirande.

Les kystes hydatiques du foie sont caractérisés par la présence dans ce viscère d'une poche spéciale qui contient un liquide transparent et limpide, dans lequel on trouve un grand nombre de petits vésicules dont la grosseur varie depuis un grain de millet jusqu'au volume d'une orange (hydatides).

Les petites hydatides sont adhérentes à la paroi de la poche (vésicule mère), les plus volumineuses flottent libres dans le liquide ; à la face interne de ces vésicules et aussi dans le liquide du kyste on rencontre des vers cestoïdes (scolex du ténia échinocoque). Les kystes hydatiques résultent de l'introduction et du développement dans notre organisme des œufs du ténia échinocoque. Toutes les circonstances qui faciliteront la pénétration de ces œufs dans nos tissus assureront le développement des kystes. Parmi ces causes, la plus efficace est la fréquentation de certains animaux domestiques en particulier du chien, chez lequel ce ténia échinocoque paraît extrêmement commun ; une série de faits démontrent la vérité de cette assertion. Les kystes hydatiques sont plus fréquents chez les habitants des campagnes que chez ceux de la ville ; les femmes sont plus souvent attaquées que les hommes. Enfin la maladie acquiert son maximum dans les pays comme l'Islande, où bêtes et gens vivent pêle-mêle. Nombre d'auteurs, Tillaux et Schwartz en particulier, font jouer un rôle au traumatisme dans l'étiologie des kystes hydatiques.

Nombre. Siège. — Il est exceptionnel de rencontrer plusieurs kystes hydatiques du foie sur le même sujet. La poche unique peut occuper toutes les parties de l'organe, cependant elle siège de préférence dans le lobe droit et sur la face convexe. Au point de vue des méthodes d'intervention, on a divisé les kystes hépatiques en quatre groupes principaux : 1° les kystes antéro-inférieurs ; 2° les kystes antéro-supérieurs ; 3° les kystes postéro-inférieurs ; 4° les kystes postéro-supérieurs ou sous-diaphragmatiques.

Les kystes *antéro-inférieurs* se dégagent du tissu hépatique dans la plus grande partie de leur étendue (Second), ils se développent à la manière des kystes ovariques avec lesquels, du reste, ils ont été bien souvent confondus.

Les kystes *antéro-supérieurs* sont d'habitude intra-hépatiques dans la plus grande partie de leur étendue ou même complètement enfouis dans le parenchyme glandulaire.

Les kystes *postéro-inférieurs*, les plus rares, viennent pointer au niveau de la région des lombes.

Enfin les kystes *postéro-supérieurs* ou sous-diaphragmatiques, très profondément situés, sont très difficilement accessibles et souvent confondus avec des collections pleurales.

Anatomie pathologique. — Nous ne reviendrons pas sur la composition et le mode de développement de l'hydatide, cette étude ayant déjà été faite à propos des kystes hydatiques en général. Le kyste présente un volume variable, depuis celui d'une orange jusqu'à celui d'une tête d'enfant; sa surface est déformée par des bosselures. Autour de la tumeur, le tissu du foie comprimé et irrité forme une sorte de coque fibreuse qui se confond avec la paroi même de la poche. Cette masse, en se développant, refoule les organes périphériques (poumon, estomac, intestins).

La terminaison des kystes hydatiques diffère suivant les cas ; d'ordinaire, après un certain temps, le liquide contenu dans la poche devient purulent, les parois s'ulcèrent et s'il n'y a pas eu formation d'adhérences, la collection va s'ouvrir dans la plèvre, dans le poumon droit ou dans la cavité péritonéale. La rupture du kyste peut encore se faire du côté de la paroi abdominale antérieure ou dans le tube digestif ; ces deux dernières circonstances sont de beaucoup les plus heureuses. Enfin, dans quelques cas, l'hydatide meurt et subit une série de modifications qui la réduisent à l'état de corps étranger enkysté, à peu près inoffensif pour le tissu du foie (RENDU). La pénétration de la bile dans la poche, son mélange avec le liquide du kyste comptent parmi les causes qui occasionnent habituellement la mort de l'hydatide.

Symptômes. — Tant qu'ils sont petits, les kystes hydatiques ne donnent lieu à aucun symptôme bien net ; les malades dont la santé continue à être parfaite se plaignent à peine d'une sensation de pesanteur dans l'hypochondre droit et d'un peu de gêne dans la marche. Lorsque le kyste a atteint un développement suffisant, il refoule les organes voisins et occasionne des troubles fonctionnels divers (dyspepsie, constipation, douleurs vagues, dyspnée, palpitations, vomissements) ; ces symptômes n'ont rien de constant.

Bien autrement importants sont les signes physiques : l'inspection de la région permet souvent de constater une voussure ; si la tumeur a un certain volume, la partie supérieure du thorax est évasée, les fausses côtes sont rejetées en dehors, les espaces intercostaux élargis. La palpation révèle l'existence d'une masse plus ou moins irrégulière, rénitente, arrondie, bosselée, qui s'abaisse et s'élève avec le diaphragme quand le malade respire. Dans toute l'étendue de l'espace occupé par le foie et la tumeur, la percussion donne une matité absolue ; toutefois il faut savoir qu'une anse intestinale peut parfaitement en s'interposant entre la paroi abdominale et la masse morbide occasionner une sonorité anormale et devenir cause d'erreur. L'ensemble de ces symptômes ne saurait laisser de doute au chirurgien sur la présence d'une tumeur, mais il ne lui fournit aucun renseignement sur la nature du néoplasme. Les auteurs insistent beaucoup sur la fluctuation et le frémissement hydatique, mais il est assez peu fréquent ; aussi la ponction exploratrice constitue une ressource précieuse. Les médecins islandais, JONASSENS entre autres, attachent un grand intérêt à la nature du liquide qu'ils obtiennent par la ponction exploratrice.

« Ce liquide peut présenter trois modalités importantes à observer, à cause des indications qu'elles fournissent pour le traitement.

« a. Liquide clair comme de l'eau de roche, ne se troublant pas par la chaleur, contenant beaucoup de chlorure de sodium. Ces signes sont pathognomoniques du kyste hydatique à l'état de développement, n'ayant pas encore subi à aucun degré une dégénération ou une inflammation quelconque ; les vésicules sont vivantes.

« *b*. Liquide louche, devenant opalescent, si on le soumet à l'action de la chaleur, contenant beaucoup de chlorure de sodium. L'opalescence indique la mort des échinocoques dont les cadavres en se dissolvant ont abandonné au liquide la matière albumineuse dont ils sont formés.

« *c*. Liquide à aspect purulent ne contenant pas le plus souvent de pus en nature. Cette apparence est due à un commencement d'inflammation de la poche ou à la présence de granulations graisseuses provenant de la régression des échinocoques. Peu d'albumine, beaucoup de chlorure de sodium avec des crochets d'échinocoque dont la chitine a résisté à toutes les causes de destruction. Ces deux derniers signes indiquent sûrement un kyste hydatique.

« Ces médecins prétendent n'avoir jamais observé le frémissement hydatique, ni la forme unilatérale de l'intumescence. » (GALLIOT.)

C'est afin de se renseigner sur le mode de traitement à adopter et non pour déterminer la nature de la tumeur que les médecins islandais font la ponction. Cette petite opération n'est pas en effet absolument inoffensive, et l'on ne doit y avoir recours qu'étant décidé à l'intervention immédiate.

Terminaison. Pronostic. — Nous avons vu que les kystes hydatiques pouvaient s'ouvrir dans la poitrine, dans l'abdomen ou du côté de la peau. En réunissant les statistiques de DAVAINE et de FRERICHS, RENDU a rassemblé 81 cas de kystes hydatiques ouverts spontanément : 39 se sont fait jour dans la cavité thoracique, 41 dans l'abdomen, 1 seul avait perforé les parois de cette cavité. Sur les 39 kystes ouverts dans la poitrine, 23 communiquaient avec le poumon et les bronches, 9 seulement s'étaient déversés dans la plèvre, sur les 41 kystes ouverts dans l'abdomen, 23 s'étaient épanchés dans l'estomac et l'intestin, 11 dans le péritoine. Le kyste peut encore s'ouvrir dans les voies biliaires. PIORRY et LUSCHKA ont noté chacun la rupture d'un kyste hydatique dans la veine cave.

Le pronostic est bien différent suivant les circonstances. L'ouverture d'un kyste dans la veine cave a entraîné la mort rapidement dans les deux cas précités. Les accidents sont aussi fort graves lorsque la rupture se produit dans la plèvre ou le péritoine ; l'évacuation par les bronches et l'intestin est de beaucoup la plus favorable. LETOURNEUR a réuni dans sa thèse 32 observations dans lesquelles le kyste s'était ouvert dans les voies intestinales ; sur ce nombre nous relevons 27 guérisons ; enfin plusieurs kystes disparaissent spontanément. Le pronostic, malgré les cas heureux, offre une gravité considérable si l'on abandonne la tumeur à elle-même.

Traitement. — Le traitement des kystes hydatiques du foie doit être étudié avant et après la méthode antiseptique.

A. — PROCÉDÉS EMPLOYÉS AVANT LA MÉTHODE ANTISEPTIQUE

1° ELECTRO-PUNCTURE. — Ce procédé consiste à enfoncer deux aiguilles dorées qu'on met en communication avec les poles d'une pile. On reproche à l'électro-puncture d'être une opération dans laquelle on agit à l'aveugle et qui ne met pas à l'abri de la suppuration et de la récidive ;

2° PONCTIONS. — La ponction a été pratiquée tantôt avec un trocart capillaire (ponction capillaire), tantôt avec un trocart de gros calibre (ponction évacuatrice). Enfin pour faciliter la sortie du liquide on a ajouté au trocart un appareil aspirateur (ponction aspiratrice). Cette petite opération peut être répétée une ou plusieurs fois, elle peut s'accompagner d'injections médicamenteuses variées.

a. *Ponction capillaire simple.* — Dû à Hulke, et Savory, de Londres, ce procédé entraine rarement la guérison et a souvent de fâcheuses conséquences. Sur 33 cas ainsi traités, Harley compte 11 guérisons, 13 insuccès et 3 morts.

b. *Ponction aspiratrice.* — Due à Dieulafoy, cette méthode supérieure à la précédente, puisqu'elle met à l'abri du contact de l'air, doit être répétée plusieurs fois ; on l'a vue déterminer la péritonite, la septicémie, la suppuration ; on a signalé après elle la formation d'abcès du foie et un cas d'embolie pulmonaire.

Les ponctions capillaires, suivies ou non d'aspiration, entraînent quelquefois la pénétration du liquide kystique dans le péritoine, de là des cas d'autoinfection, sur lesquels Volkmann le premier a attiré l'attention (1877) et que Lhotsky a ensuite étudié à Vienne.

Cette méthode est manifestement insuffisante lorsqu'il y a beaucoup de vésicules filles dans la poche.

c. *Procédés divers de ponction* (Boinet, Simon, Verneuil). — Dans toutes les méthodes précédentes, l'évacuation du contenu de la poche était incomplète. Boinet le premier introduisit dans la pratique l'usage d'un trocard volumineux. Tout d'abord on laissait la canule en place de manière à assurer l'écoulement du liquide et à faire dans la poche des injections modificatrices. Plus tard Boinet, Verneuil, Labbé substituèrent à la canule un tube en caoutchouc de fort calibre.

« L'expérience a démontré que l'opération ainsi faite exposait moins que toute autre à un épanchement dans le péritoine ; de plus, le séjour de la sonde a encore pour heureux résultat de déterminer rapidement de solides adhérences, qui permettent d'achever le traitement sans danger et le plus souvent d'évacuer la totalité du contenu du kyste. » (Boinet.)

d. *Méthode de Récamier ou des caustiques.* — Dans ce procédé encore usité par un grand nombre de praticiens, on applique sur la paroi abdominale, au point culminant de la tumeur, une couche de la pâte de Canquoin de la grandeur d'une pièce de un franc environ. Ce caustique reste en place durant vingt minutes ; le lendemain, le chirurgien fend l'escarre et remet une nouvelle quantité de caustique, ainsi de suite jusqu'à ce que l'on soit arrivé au voisinage de la poche qui est alors ouverte avec le bistouri ou ponctionnée au trocard. Tillaux a modifié un peu ce manuel opératoire ; après avoir détruit avec le caustique de Vienne les différentes couches jusqu'au transverse, il enfonce dans la tumeur une flèche en pâte de Canquoin ; cette flèche ne peut pénétrer qu'à la condition d'être très résistance ; pour cela, elle demande une préparation spéciale.

Récamier et ses successeurs se proposent d'assurer la production d'adhérences entre les parois abdominales et celles de la cavité, de manière à

prévenir les épanchements dans le péritoine, mais ce procédé lent, douloureux, présente de grands inconvénients et expose à la péritonite.

B. — PROCÉDÉS IMAGINÉS DEPUIS LA MÉTHODE ANTISEPTIQUE

1° INCISION EN DEUX TEMPS. PROCÉDÉ DE VOLKMANN. — *Premier temps.* —
Incision des parties molles sur une étendue de 6 à 8 centimètres dans le
point le plus saillant de la tumeur jusqu'au péritoine pariétal. Cette membrane est incisée à son tour, le kyste s'engage alors entre les parois de la
plaie qui est bourrée de gaze chiffonnée et recouverte d'un pansement convenable.

Deuxième temps. — Au bout de huit à neuf jours, lorsque les bords de la
plaie ont contracté des adhérences avec la poche, on incise cette dernière
et on évacue son contenu : irrigation et pansement antiseptique. Cette
deuxième partie de l'opération se fait sans chloroforme pour éviter la destruction des adhérences. Après une semaine, la membrane se détache, la
guérison est ensuite rapide.

2° INCISION EN UN TEMPS. PROCÉDÉ LINDEMANN-LANDAU. — Pour supprimer le
laps de temps nécessaire à l'établissement des adhérences, LINDEMANN incise
les parois abdominales et kystiques en un seul temps, puis il suture les bords
de la séreuse à la peau au moyen de fils de catgut fins et rapprochés. Cela
fait, il fixe la poche kystique aux lèvres de la plaie au moyen de deux fils de
gros catgut, enfin incise entre les deux fils dans toute l'étendue de la plaie
cutanée.

SANGER et LANDAU, d'abord partisans de cette méthode, s'aperçurent bientôt
que les deux fils à l'aide desquels on suturait le kyste n'étaient pas suffisants pour empêcher le passage du liquide dans la séreuse.

Dès 1880, au IXᵉ Congrès des chirurgiens allemands, LANDAU proposa les
modifications suivantes : après avoir incisé jusqu'à la poche sans suture
préalable du péritoine, on fixe le kyste dans les angles de la plaie au moyen
de deux sutures perpendiculaires à l'incision et faites avec un fil résistant.
Le kyste est alors suspendu par deux fils libres, qui traversent ses parois et
sur lesquelles un aide tire, puis, pour empêcher l'écoulement de son contenu,
on ponctionne la poche avec une fine aiguille de DIEULAFOY. Une fois le kyste
à peu près vide, on l'attire au dehors et on l'incise dans toute l'étendue de
la plaie abdominale ; ce qui reste du contenu est épongé ou s'écoule spontanément. La paroi antérieure de la cavité est alors excisée le plus possible
et ses bords suturés aux parois abdominales par des points de suture très
rapprochés. Lavage, gros tube à drainage, pansement antiseptique.

En Angleterre, grâce aux travaux des LAWSON-TAIT, KNOWLEY-THORNTON,
HARRISSON-CRIPPS, cette méthode est très en faveur. Introduite en France en
1885, elle a été fréquemment employée.

3° PONCTION SUIVIE D'INJECTION ANTISEPTIQUE (procédé BACELLI, DEBOVE). —
L'idée théorique qui a présidé à l'emploi de ce procédé est la suivante :
Une faible quantité de sublimé, introduit dans la poche, tue les hydatiques
et les rend par conséquent incapables de vivre ainsi que la poche qui les

enveloppe. Or, nous savons que le kyste, dont les vésicules et les échinocoques sont morts, non seulement ne se développe plus, mais a une tendance
à diminuer et à guérir sur place, par rétraction de sa paroi.

Cette méthode de traitement imaginée par BACELLI (1887) a été employée
ensuite en France par DEBOVE (1888). Le chirurgien italien retire avec une
seringue de Pravaz quelques grammes de liquide du kyste dans lequel il injecte
ensuite, avec la même seringue, quelques grammes de la solution bichlorurée
qu'il abandonne. DEBOVE vide complètement le kyste, puis injecte une notable
quantité de liqueur de VAN SWIETEN, en ayant soin de retirer ce liquide après
l'avoir laissé séjourner dans le kyste pendant une dizaine de minutes. Sur 13 cas
réunis par POTHERAT (mars 1889), nous trouvons 12 guérisons et un insuccès.

Telles sont les différentes méthodes opératoires par lesquelles on peut
traiter les kystes hydatiques du foie. Il nous reste à examiner quelles sont,
parmi ces méthodes, celles qui sont applicables aux différents cas.

Depuis l'ère antiseptique, les anciens procédés perdent chaque jour du
terrain et, pour nombre de chirurgiens, la ponction n'est plus utile que pour
assurer le diagnostic. Si à la suite d'une semblable intervention le liquide se
reproduit, il n'y a plus à hésiter, il faut inciser.

Les kystes de la face antéro-inférieure du foie doivent être opérés en un
seul temps. Après la laparotomie médiane, le procédé LINDEMANN-LANDAU
donne alors de fort beaux résultats. C'est dans ces cas aussi que l'on a tenté
avec succès l'ablation totale du kyste, avec suture consécutive du tissu hépatique, opération fort délicate, à cause de la friabilité du foie et de la facilité
avec laquelle saigne son tissu.

Lorsque la tumeur occupe la face supérieure et antérieure de l'organe,
l'opération en deux temps peut être conseillée.

Dans un premier temps, la plaie est ouverte, son feuillet diaphragmatique
suturé aux parois thoraciques et le diaphragme incisé. Plus tard, alors que
les adhérences se sont établies, le kyste est incisé à son tour.

C'est à ce mode d'intervention qu'ISRAEL et OWEN donnent la préférence.
GEUZMER, BUTAU et SEGOND préconisent au contraire le procédé en un seul
temps, mais conseillent de faire une résection costale suffisante pour se
donner du jour.

C'est à la même méthode, ouverture transpleurale avec résection costale,
que l'on doit encore s'adresser en présence des abcès postéro-supérieurs ou
sous-diaphragmatiques. Ce procédé nous semble supérieur aux diverses
manœuvres que l'on a conseillées pour faire basculer le foie et attaquer ces
collections par l'incision abdominale.

3° KYSTES HYDATIQUES DE L'ÉPIPLOON

Bibliographie. — DAVAINE, *Traité des Entozoaires*, 1860. — WITZEL, *Beitrage Chir.
der Bauch. Organe*, in *Deutsche Zeitsch. f. Chir.*, 1884, Bd. XXI, p. 139. — PÉAN,
Tumeurs de l'épiploon. Clin., t. Ier. 1880.
Thèse de Paris. — 1890-91, DELMEZ, ARÉKION.

Nous rapprocherons des kystes hydatiques du foie ceux qui apparaissent quelquefois sous l'épiploon. DAVAINE en avait déjà réuni 10 cas; d'après NEISSER, il est plus commun de trouver des centaines d'hydatides dans le péritoine qu'un kyste isolé. La plupart de ces tumeurs ont été confondues avec des kystes du foie ou avec des kystes ovariens. Cependant la présence de vésicules ou de crochets dans le liquide retiré par la ponction a pu, dans quelques cas, faire établir la véritable nature de l'affection. Plusieurs chirurgiens n'ont reconnu leur erreur qu'après avoir pratiqué la laparotomie explorative. Depuis quelques années l'intervention chirurgicale appliquée au traitement de ces tumeurs a fourni des résultats très satisfaisants. C'est en général à l'incision large que l'on donne la préférence. HEINEKE, SCHEEREM-BERG, ANNANDALE, TRENDELENBURG ont guéri leurs malades. Si les tumeurs ne sont pas adhérentes en arrière, WITZEL pense qu'il y aurait avantage à extirper le sac et à ne rentrer le pédicule péritonéal qu'après hémostase complète.

4° AFFECTIONS DE LA VÉSICULE BILIAIRE

A. — TUMEURS

Bibliographie. — MURCKINSON, *Maladies du foie*. — FRERICHS, *Traité pratique des maladies du foie*. — BARTH et BESNIER, Art. VOIES BILIAIRES du *Dict. encycl.* — VON SCHUEPPEL, *Ziemssen's Encyclop.*, vol. VIII. *Krankheit. der Gallenwege*, p. 68. — KELBS, *Handbuch der path. anat.*, 1869. — BIRCH HIRSCHFELD, *Lerbuch der Path. anat.*, 1877, p. 972. — BERNHEIM et SIMON, *Rev. méd. de l'Est*, 1887. — BRIQUET, *Journ. des Sc. méd. de Lille*, 1888. — KŒRTÉ, 58° *Cong. des chir. allem.*, 1889.
Thèses de Paris. — 1870, BERTRAND. — 1873, HAUTEVILLE. — DENUCÉ, Th. d'agrég., 1866.

Fréquence. Étiologie. — Les recherches d'amphithéâtre permettent d'affirmer qu'il peut se développer à la face intérieure de la vésicule de petites masses polypeuses. BENNI et LELOIR ont rapporté à la *Société anatomique* des observations de calcification des parois de cette vésicule; ces faits constituent toutefois une curiosité pathologique.

Plus fréquentes sont les tumeurs malignes, dont le développement est d'ordinaire consécutif. Lorsque le néoplasme débute primitivement sur la vésicule biliaire, on a beaucoup de chance pour être en présence d'un carcinome ou d'un épithéliome, il n'est pas rare de voir la néoformation affecter ici la forme villeuse.

Les auteurs sont d'accord sur le point de départ de ces tumeurs. Pour les uns, NOTTA, BARTH, BESNIER, FRERICHS, elles débuteraient par le tissu sous-muqueux. D'autres, KLEBS, BIRCH-HIRSCHFELD, placent l'origine de ces proliférations dans l'épithélium de la muqueuse et dans les glandes mucipares.

Presque toujours on a trouvé un ou plusieurs calculs dans les vésicules biliaires ainsi altérées. Est-ce le néoplasme qui, en gênant le cours de la bile, a occasionné la formation de calculs, comme le veulent CORNIL et RANVIER,

ou au contraire l'irritation produite par les calculs a-t-elle déterminé la néoformation, telle est l'opinion de VON SCHUEPPEL.

Symptômes.—Il n'existe aucun signe caractéristique des tumeurs de la vésicule biliaire ; nous trouvons ici les symptômes ordinaires des lésions hépatiques : troubles digestifs, douleurs dans l'hypochondre droit, ictère. Plus
tard on sent une tumeur, et enfin survient la cachexie commune à tous les
cancers. Signalons encore l'apparition de quelques accès de fièvre intermittente.

Diagnostic. Traitement. — Le diagnostic, comme dans tous les cas de
tumeur abdominale, est des plus difficiles ; les renseignements donnés par
la ponction exploratrice étant rarement suffisants, il n'est pas surprenant
que les chirurgiens aient conseillé la laparotomie. L'intervention reste
toujours fort restreinte, car les lésions de voisinage arrêtent fatalement les
plus audacieux.

B. — LITHIASE ET CALCULS BILIAIRES

Parmi les conquêtes récentes de la chirurgie, les affections dues à la rétention de la bile tiennent le premier rang ; il faut donc que nous examinions
rapidement le mode de formation des calculs biliaires, les accidents occasionnés par leur présence et les opérations par lesquelles on peut remédier à cet
ensemble de lésions.

Étiologie. — Les indications fournies par les auteurs sur la fréquence de la
lithiase, suivant les pays, les classes sociales, le régime alimentaire, sont on
ne peut plus contradictoires ; ce que nous savons de précis, c'est que la stagnation de la bile est la grande cause de la lithiase biliaire. Ainsi, les vieillards sont plus souvent atteints que les adultes, parce que la stagnation est
occasionnée chez eux par l'affaiblissement de la contractilité [des muscles
lisses de la vésicule biliaire. Toutes les statistiques démontrent aussi la plus
grande fréquence des lésions de cette nature chez les femmes, fait qu'il faudrait attribuer aux grossesses et au corset. Sous l'influence de ces deux
facteurs, en effet, les femmes adoptent la respiration costale, et les mouvements du diaphragme diminuent chez elles. Or, ces mouvements favorise-
raient l'évacuation de la vésicule biliaire.

Pathogénie. — Diverses théories ont été invoquées pour expliquer la formation des calculs biliaires.

a. On a prétendu que les calculs étaient dus à la présence d'un *excès de
substance insoluble* dans la bile : suivant les uns, le foie sécréterait trop de
cholestérine (obèses, gros mangeurs); d'autres affirment, au contraire, qu'il
y aurait sécrétion exagérée de chaux, due à l'ingestion de boissons calcaires.

b. La sécrétion de la cholestérine et de la chaux ne serait pas exagérée,
mais la bile aurait perdu le pouvoir de les maintenir en dissolution.

c. C'est dans l'état catarrhal des voies biliaires qu'il faudrait chercher la
solution de la question. Sous cette influence, l'épithélium de la vésicule se
desquamerait et ces desquamations épithéliales deviendraient la cause de la

précipitation des sels biliaires, qui, en se précipitant, cristallisent autour des débris qui serviraient de noyaux aux calculs.

La lithiase biliaire serait donc la conséquence d'une *angiocholie desquamative* due à l'action irritative de la bile anormalement retenue dans ses conduits naturels.

Anatomie pathologique. — Où se forment les calculs biliaires? On admet, en général, que les calculs sont susceptibles de se former partout où la bile peut séjourner. Une fois formé, le calcul s'accroît par le dépôt successif de sels biliaires, soit sur place, soit dans un autre point des voies biliaires où ils ont été transportés. On peut donc les rencontrer dans toute l'étendue des voies d'excrétion de la bile, depuis les canaux intra-hépatiques jusqu'à la terminaison du cholédoque dans l'intestin.

La vésicule biliaire, toutefois, est le lieu propice par excellence pour leur formation et leur accroissement. Ils y sont, en général, nombreux de 5 à 30; on en a trouvé jusqu'à 2,000 (CRUVEILHIER). Leur nombre est naturellement en raison inverse de leur volume. Ils présentent habituellement une teinte brun verdâtre ou grise, et sont taillés à facettes par la pression réciproque qu'ils exercent les uns sur les autres. D'une consistance assez faible, ils se laissent facilement écraser par la pression.

Habituellement, les calculs biliaires passent inaperçus, et il n'est pas rare de trouver aux autopsies plusieurs de ces corps dont les individus ne se sont jamais plaint pendant leur vie. Parfois, ils donnent lieu à un certain nombre d'accidents. Tout d'abord, la muqueuse de la vésicule, irritée par ce contact incessant, s'enflamme, et l'inflammation se traduit tantôt par la formation de néo-membranes, tantôt par le développement d'un catarrhe simple ou suppuré. Dans ce dernier cas, la vésicule peut contracter des adhérences avec les organes voisins et se perforer. Si l'inflammation reste limitée à l'état catarrhal et s'étend aux conduits d'excrétion de la bile, il en résulte des phénomènes de rétention, d'où hydropysie de la vésicule. Quand l'inflammation est moins vive, les tuniques musculeuses et muqueuses de la vésicule s'altèrent, la paroi entière devient rétractile et s'applique peu à peu sur les calculs contenus dans la vésicule pour constituer la *tumeur calculeuse* (DENUCÉ).

Nous avons dit que la vésicule enflammée et remplie de pus pouvait contracter des adhérences avec les organes périphériques; généralement, l'ouverture se fait à la région antérieure et les calculs s'échappent au dehors par une perforation de la paroi antérieure de l'abdomen; mais on a vu aussi les calculs s'ouvrir une voie anormale du côté de l'intestin et provoquer des fistules du côté du duodénum (30 cas), du côlon (9 fois), de l'estomac (12 fois) (MOSSÉ). On a vu encore ces collections purulentes s'ouvrir dans la plèvre, le poumon et la veine porte. Les calculs s'engagent aussi parfois dans les canaux biliaires extra-hépatiques; il nous reste à voir les accidents que détermine l'obstruction de ces canaux.

L'obstruction du canal cystique amène l'inflammation de la vésicule; elle sécrète un liquide visqueux qui s'accumule dans sa cavité et la distend. Le canal cholédoque peut être obstrué soit par un corps étranger (calcul biliaire, échinocoque, distome, lombric), soit par une inflammation de ses parois, soit par une tumeur qui le comprime. Enfin, on a cité des faits d'obstruction par bride cicatricielle.

Comme conséquences, la bile s'accumule en amont de l'obstacle et distend tous les vaisseaux biliaires et surtout la vésicule; l'excrétion de la bile est supprimée pendant que sa sécrétion continue. De là la formation d'un ictère avec toutes ses conséquences et le développement d'une tumeur biliaire qui peut contenir plusieurs litres de liquide.

Symptômes. — Le passage des calculs biliaires de la vésicule dans l'intestin par les conduits d'excrétion occasionne parfois des crises douloureuses accompagnées de vomissements, d'ictère et même de délire. C'est la colique hépatique, caractérisée par une douleur intense, un frisson, des vomissements, du collapsus. La plupart des malades localisent la douleur non pas dans la région hépatique, mais à l'épigastre, avec irradiation en haut et en bas. Le foie, légèrement douloureux à la pression, est augmenté de volume. Fuebringer affirme, contrairement à ce qui a été avancé jusqu'ici, qu'il existe dans la moitié des cas une fièvre légère paroxystique comparable à celle de la grippe.

Un des signes les plus importants est l'ictère, qui se montre assez tard au cours de la colique. D'après Maunyn, il se produirait lorsque le calcul, ayant franchi le canal cystique, arrive dans le cholédoque. La durée de l'accès est variable et leur retour peut être séparé par des espaces fort longs.

Complications. — Le calcul peut s'arrêter dans les canaux biliaires et amener leur occlusion; de là des complications. C'est d'abord l'accumulation de la bile dans son réservoir, si le calcul siège dans le canal cystique. L'obstruction siège-t-elle dans le cholédoque, il y aura en outre un ictère chronique, des douleurs dans la région hépatique et des accès de fièvre avec frissons (fièvre intermittente de Charcot). Dès que celle-ci apparaît, on peut être certain qu'il s'est fait de la suppuration. — Le pus siège-t-il dans la vésicule, celle-ci contracte des adhérences avec les organes périphériques, d'où la série d'accidents que nous avons exposés.

Parmi les complications, rares sans doute, mais cependant observées, nous devons signaler la formation d'une masse fécale autour des calculs biliaires lorsqu'ils sont arrivés dans l'intestin.

Diagnostic. — Lorsqu'une tumeur existe dans la région du foie, il faut se demander si elle dépend de la vésicule biliaire et en rechercher la nature. Lorsque la tumeur est petite, elle a pu être confondue avec un abcès, un kyste hydatique, un cancer du foie. Si elle atteint des dimensions plus considérables, on peut songer à une tumeur de l'épiploon, de l'intestin ou des reins. La palpation, l'examen attentif du malade, la décoloration des selles, la coloration des urines, l'apparition de l'ictère, mettront sur la voie du diagnostic; il sera complété par une ponction exploratrice dans le cas de tumeur liquide; si, au contraire, on est en présence d'une masse dure, comme celle qui résulte de la présence de nombreux calculs dans la vésicule, la laparotomie exploratrice s'impose.

Pronostic. — Si le pronostic de la colique hépatique est bénin, on n'en saurait dire autant de celui des complications ; aussi, devant l'insuffisance des méthodes thérapeutiques, n'est-il pas surprenant que la chirurgie ait cru devoir intervenir. Nous décrirons ultérieurement les diverses méthodes opératoires par lesquelles nous pouvons aujourd'hui remédier à semblables accidents.

C. — FISTULES BILIAIRES

Bibliographie. — QUINCKE, *Gaz. méd. de Paris*, 1836. — FAUCONNEAU-DUFRESNE, *Traité de l'affect. calculeuse du foie*, 1850. — DROUINEAU, *Soc. de chir.*, 1859. — WITZEL, *Beitrage Chir. der Bauch. Organe*, in *Deutsch. Zeitchs. f. Chir.*, t. XXI, p. 139.— JUSTUS OHAGE, *Med. News*, 1887.— LANGENBUCH, *Berlin. Klin. Wochens.*, 1887. — L. DE SAINT-GERMAIN, *Soc. anat.*, 1889. — COPEMAN, *The Lancet*, 1889. — DOYON, *Lyon méd.*, 1889. — FREY, *Gaz. méd. de Strasb.*, 1889. — BERGER. — TERRIER, *Soc. de chir.*, 1890. — MICHAUX, TERRIER, *Acad. de méd.*, 1890. — HARLEY, *Cong. internat. de Berlin*, 1890. — MICHAUX, *Cong. franç. de chir.*, 1890. Thèses de Paris. — 1856, CADET DE GASSICOURT. — 1869, LEGUELINEL DE LIGNEROLLES. — 1878, CHAUDRON. — 1880, MOSSÉ (Agrég.). — 1886, DENUCÉ (Agrég.).

Fréquence. Variétés. — Les calculs biliaires peuvent, avons-nous dit, déterminer la perforation de la vésicule et donner naissance à des fistules qui font communiquer la cavité cystique soit avec un viscère, soit avec l'extérieur.

D'après DENUCÉ, les fistules internes peuvent s'ouvrir : 1° dans une partie du péritoine close de fausses membranes ; 2° dans le parenchyme hépatique, ou entre le foie et le péritoine; 3° dans l'appareil génito-urinaire; 4° dans l'appareil respiratoire ; 5° dans la veine porte ; 6° (et c'est le cas le plus fréquent) dans le tube digestif. L'art a rarement à intervenir en semblable circonstance. Il n'en est plus de même lorsque les calculs s'éliminent à travers la paroi abdominale donnant lieu aux fistules biliaires externes ou cutanées.

Ces fistules sont loin d'être rares, puisque dans sa remarquable thèse d'agrégation (1880), MOSSÉ avait pu en retenir 121 observations et DENUCÉ (1886) arrive à un total de 144 faits.

Étiologie. Pathogénie. — La plupart des fistules de cette nature ont été observées chez des femmes âgées de quarante ans au plus ; elles sont parfois consécutives à une intervention opératoire, mais le plus souvent elles se produisent à la suite d'un phlegmon de la paroi abdominale. Etablir le mode de formation de ce phlegmon, c'est par là même décrire celui des fistules.

Sous l'influence de l'inflammation, la vésicule contracte des adhérences avec la paroi abdominale qui suppure avec elle, ou bien l'ouverture de la vésicule se fait dans un foyer de péritonite enkystée, puis un phlegmon des parois se forme et la perforation cutanée se produit au niveau de la vésicule ou au loin. Ainsi se forme un trajet direct ou sinueux.

Symptômes. — Le siège de la fistule externe est très variable : dans la majorité des cas, on la trouve à l'hypochondre droit, puis viennent, par ordre de fréquence, les régions ombilicale, épigastrique, sous-ombilicale, inguinale.

Autour de cet orifice ou de ces orifices se montrent de petits tubercules formés de tissus fongueux, saignant facilement, renversés ou bien durs et calleux ; la peau environnante peut être décollée, le plus souvent elle est épaissie, indurée, érythémateuse

Irrégulier, anfractueux, tantôt très court, tantôt très long ; le trajet offre des sinuosités, des coudes ; il fuit dans l'épaisseur de la paroi, ou même dans l'épaisseur de la séreuse. Il s'en échappe un liquide purulent quelquefois coloré en vert par la bile et souvent teinté de sang. La présence de la bile dans ce liquide est loin d'être constante, parfois cependant il s'en écoule jusqu'à deux litres par jour (von Schueppel). Dans quelques circonstances, les calculs s'engagent aussi dans ce trajet ; leur sortie, alors très lente, nécessite la plupart du temps l'intervention chirurgicale.

Diagnostic. Pronostic. — L'écoulement d'un liquide verdâtre, la direction du trajet, les commémoratifs permettront en général de reconstituer l'histoire de la maladie.

Il est important de savoir s'il existe des calculs engagés dans le trajet ou logés dans la vésicule, l'examen au stylet rendra ici les plus grands services.

Traitement — Les phlegmons de la vésicule biliaire seront ouverts, puis, si l'on soupçonne l'origine calculeuse de l'inflammation, il sera indiqué d'introduire le doigt dans l'ouverture et de chercher dans l'épaisseur de la paroi si l'on ne trouve pas de corps étranger, à l'extraction duquel on puisse procéder.

S'il se produit une fistule, ou si elle existe déjà depuis un certain temps, il est nécessaire de se renseigner sur les causes qui empêchent le trajet de guérir, l'exploration de la fistule devient dès lors indispensable. Si une ou plusieurs pierres sont enclavées dans le trajet, on devra le dilater afin d'arriver sur les corps étrangers et les déloger. On peut se servir pour cela de tiges de laminaire ou d'un dilatateur mécanique. Les calculs extraits, la fistule se cicatrise d'ordinaire avec facilité ; au besoin, on pourrait aider ce travail par quelques cautérisations au fer rouge ; en cas d'insuccès, il reste à enlever la vésicule biliaire.

D. — CHOLÉCYSTOTOMIE. — CHOLÉCYSTECTOMIE. — CHOLÉCYSTENTÉROSTOMIE

Bibliographie. — Von Winiwarther, *Ein Fall von Gallenretention*, etc., *Prager med. Wochens.*, 1882. — Langenbuck, *Ein Fall von Extirpation der Gallenblase*, *Berliner Klinisch. Woschenchrift*, 1882. — Article Cholécystectomie, *Supplement Band. von Eulenburg's Real Encyclopædie*, 1883, et *Berlin. Klin. Wochens.*, 1884. — Kohl, *Corresp. Blatt. f. Schweig., Aerzt.*, 1884.— Th. Savage, *Brit. Med. Journ.*, 1884, p. 453. — Lawson-Tait, eod. loco, 1884. — Masser W. Keen, *Americ. Journ. of Med. Science*, 1884. — Meridith-Taylor, *Brit. Med. Journ.*, 1885. — J. Bœckel, *Congrès français de chirurgie*, 1885. — Lawson-Tait, *The Lancet*, 1885. — Maunoury, *Progrès méd.*, 1885. — Roth, *Thèse inaugur.*, Bâle, 1885. — Thiriar, Hyernaux, Deroubaix, *Académie de méd. belge*, 1885. — Brun, *Arch. gén. de méd.*, 1885. — Cyr, *Journ. de méd.*, 1885. — Lawson-Tait, *Brit. Med. Journ.*, 1885. —

THIRIAR, *Revue de Chirurgie*, 1886. — VARNOTZ, *Journ. de méd. de Bruxelles*, 1886.
— CRÉDÉ, *Jahresbericht der Geschelschaft*, Dresden, 1887-88. — DIXON, *Annals of Surgery*, 1887. — KESTNER, *Gaz. méd. de Strasbourg*, 1887. — KNOWSLEY-THORNTON, *Brit. Med. Journ.*, 1887. — JUSTUS-OHAGE, *Med. News*, 1887. — DEPAJE, *Thèse inaug.*, Bruxelles, 1888. — COURVOISIER, *Corresp. Blatt. f. schweizer Aerzte*, 1888. — THIRIAR, *Bull. de la Soc. de chir.*, t. XIII, 1887. — THIRIAR, 3° *Congrès de chirurgie*, Paris, 1888. — SENDLER, *Deutsch. Zeitsch. f. Chir.*, t. XXVI, p. 383. — HIRCHSBERG, *eod. loco*, p. 393. — STAMM, *Journ. of Amer. Med. Assoc.*, 1888. — ZIELEWICZ, *Centr. f. Chir.*, 1888. — RIEDEL, *Berl. Klin. Wochens.*, 1888. — TERRIER, *Progrès méd.*, 1888. — KŒBERLÉ, *Gaz. méd. de Strasbourg*, 1888. — THORNTON, *Med. Soc. of London*, 1888. — TERRILLON, *Revue de chir.*, 1888. — CRÉDÉ, *Chirurgie de la V. B.* 58° *Congrès des chir. allem.*, 1889. — LAWSON-TAIT, 54e *Cholecystot.*, *The Lancet*, 1889. — PORTER, *Med. News*, 1889. —— TERRIER, *Bull. acad. de méd.*, 1889. — LAWSON-TAIT, *Chirurgie du foie*, *Edimburg Med. Journ.*, 1889. — MICHAUX, *Congrès français de chir.*, 1889. — MAYO-ROBSON, *Roy. Surg. and Med. Soc.*, 1889. —— COURVOISIER, *Casuistisch. Statistiche Beitrage zur Pathol. und Chirurg. der Gallenwege*, 1890. — KOCHER, *Deut. Med. Woschens.*, 1890. — MICHAUX, *Bull. Acad. de méd.*, 1890. — PERIER, *Bull. acad. méd.*, 1890. — TERRIER, *eod. loc.*, 1890. — PÉRIER, *Congrès français de Chir.*, 1891. — TERRIER et DALLY, *Revue de chir.*, 1891.

Thèses de Paris. — DENUCÉ (Agrég.), 1886. — CALOT, DELAGENIÈRE, 1890.

La chirurgie des voies biliaires a pris depuis dix ans un essor considérable. Limitée jadis à des ponctions d'abcès, des ouvertures de la vésicule ou des kystes hydatiques, l'intervention chirurgicale s'étendit peu à peu, à mesure que se multiplièrent les succès, l'antisepsie aidant. Ainsi sont nées un certain nombre d'opérations nouvelles.

La *cholécystotomie*, seule opération tentée, fut reconnue insuffisante. Dirigée contre l'occlusion du cholédoque, elle supprimait les dangers immédiats de la stase biliaire en amenant la bile à l'extérieur. Il fallait faire mieux et WINIWARTER, en abouchant la vésicule elle-même dans l'intestin (1880), créa la *cholécystentérostomie*.

En 1882, LANGENBUCH songe à supprimer la vésicule biliaire, lieu de formations des calculs et fait adopter la *cholécystentérectomie*.

Ce sont ces trois opérations dont nous allons rapidement fournir un aperçu :

1° *Cholécystotomie*. — C'est l'incision de la vésicule biliaire, après ouverture de l'abdomen. Celle-ci est faite sur la ligne médiane ou sur le bord externe des muscles droits. L'incision médiane est abandonnée, bien que VINCENT la conseille chez les enfants, car elle ne conduit pas directement sur la vésicule et ne permet pas toujours de la suturer à la paroi.

La cholécystotomie peut être pratiquée suivant trois procédés :

a. *Incision en deux temps*. — 1er temps : incision de la paroi abdominale au niveau de la vésicule, dont les parois, mises en rapport avec la plaie abdominale, vont contracter des adhérences ; 2° temps : ouverture de la vésicule lorsque les adhérences sont solides.

KOCHER, KŒNIG, TRENDLENBURG ont employé ce procédé, qui a été perfectionné par SŒNGER et WOLFLER.

b. *Incision en un seul temps*. — Ouverture de la paroi abdominale, puis ponction de la vésicule, qui est attirée dans la plaie, ouverte et suturée aux lèvres de l'incision pariétale.

C'est une opération analogue à l'ouverture des abcès du foie par la méthode LINDEMANN-LANDAU.

c. *Cholécystotomie idéale* ou *cholécystendysis* (COURVOISIER). — Ce procédé consiste à inciser l'abdomen et la vésicule biliaire, puis, après avoir vidé celle-ci de son contenu, à la suturer et à l'abandonner dans la cavité abdominale, qui est refermée avec soin.

La cholécystotomie permet d'évacuer les calculs hors de la vésicule biliaire et d'explorer le canal cystique.

D'après COURVOISIER, 72 cas de cholécystotomie en un ou deux temps auraient donné 13 morts, soit 18 p. 100. Le même auteur affirme que la cholécystotomie *idéale* n'a pas donné de résultats inférieurs à la cholécystotomie dite naturelle, eu égard à la mortalité. Elle a pour avantages propres d'épargner au malade les ennuis d'une fistule biliaire et de lui conserver sa vésicule. Elle serait indiquée dans les lithiases graves, avec état relativement normal des parois de la poche et quand existent des circonstances qui s'opposent à la cholécystectomie. Elle serait contre-indiquée dans les cas où les parois de la vésicule sont envahies par des altérations graves et lorsque les canaux biliaires sont obstrués. Ce n'est donc pas une opération à abandonner, ni méritant de l'être.

2° *Cholécystectomie.* — Conseillée au siècle dernier par HERLIN, chirurgien français, qui raconta dans le *Journal de médecine de Rouen* (1767) le résultat de ses expériences sur les animaux, l'ablation de la vésicule biliaire est défendue de nouveau par CAMPAIGNAC devant l'Académie de médecine en 1826; il montre, par des raisons basées sur l'anatomie pathologique, que ce réservoir peut fort bien être enlevé sans inconvénient et précise les cas dans lesquels on doit avoir recours à cette opération.

Enfin, en 1882, l'antisepsie ayant reculé les limites de l'action chirurgicale, LANGENBUCH enlève de propos délibéré la vésicule biliaire, et, bien que la nouvelle opération ait rencontré force détracteurs, LANGENBUCH a eu nombre d'imitateurs, puisque CALOT, dans sa thèse (1890), pouvait réunir 76 observations de cholécystectomie.

Parmi les chirurgiens qui se sont occupés de la question, une mention spéciale est due à KOCHER, KUMMER, COURVOISIER, THIRIAR et, en France, à TERRIER.

L'opération comprend quatre temps :

a. Incision des parois abdominales de 10 à 15 centimètres le long du bord externe du muscle droit.

b. Recherche de la vésicule et exploration des canaux biliaires. Il faut que le cholédoque soit libre, sans cela l'intervention est impossible.

c. Libération de la vésicule, qui a contracté des adhérences avec la face inférieure du foie et avec la face supérieure du colon transverse. Ce temps est particulièrement laborieux.

d. Isolement du canal cystique, qui est sectionné entre deux ligatures.

e. Toilette du péritoine. — Formation d'une cavité indépendante de la grande cavité péritonéale. Drainage. — On suture le grand épiploon au péritoine pariétal et on obtient ainsi une cavité circonscrite en haut par la face inférieure du foie, en bas et sur les côtés par la suture de l'épiploon au péritoine pariétal ; on la complète au besoin avec les lambeaux des adhérences de la vésicule aux organes voisins. — Un gros drain assurera l'écoulement des liquides qui s'épanchent dans cette cavité. — Sutures et pansement complètent l'intervention. Sur les 76 cas réunis par CALOT, nous trouvons 14 morts, soit une mortalité de 18 p. 100. La mortalité diminuera certainement à l'avenir, l'opération étant bien réglée.

La *cholécystectomie* paraît être l'opération de choix dans les lésions suivantes : 1° traumatismes ; 2° hydropysies ; 3° tumeurs organiques ; 4° fistules persistantes ; 5° accidents de la cholétitiase.

Elle reconnaît deux contre indications absolues. L'existence d'adhérences trop étendues et l'occlusion du canal cholédoque. Dans le premier cas, il faut recourir à la cholécystotomie, dans le second à la cholécystentérostomie.

3° *Cholécystentérostomie*. — Lorsque le canal cholédoque est oblitéré, la vésicule biliaire se distend outre mesure, de là une série d'accidents. Pour remédier aux phénomènes de rétention et assurer à nouveau l'écoulement de la bile, la cholécystentérostomie a été proposée par NUSSBAUM, puis exécutée pour la première fois par WINIWARTER (1880). — GASTON, d'Atlanta, reprit la question au point de vue expérimental, et créa des fistules duodénales sur des chiens en passant à travers les parois des deux organes un fil en caoutchouc en anse. COLZI suivit cet exemple ; enfin, MONASTYRKI (1887) fit la première opération réglée, celle de WINIWARTER ayant été un peu empirique.

Après l'ouverture de la paroi abdominale, on abouche la vésicule avec une anse d'intestin, de préférence avec le duodénum. — Le but cherché est la création d'une fistule entre la vésicule et l'intestin.

Les observations connues en 1890 étaient au nombre de 7 avec une seule mort.

§ 3. — Abcès et kystes de la rate.

1° ABCÈS DE LA RATE

Bibliographie. — BAMBERGER, *Virchow's Handbuch der Path.*, etc., 1855. — E. COLLIN, *Recueil de mém. de méd. et pharm. milit.*, 1860. — PEPPER, *Amer. Journ. of Med. Science*, 1866. — BARBIERI, *Gaz. méd. ital. lombarde*, mars 1876. — PROSANNO, *Brit. Med. Journ.*, 1887. — LAUENSTEIN, *Deutsche Med. Wochens.*, 1887. — CATON et REGINALD HARRISSON, *Brit. Med. Journ.*, 1888. — KRIEGER, *Deut. Med. Wosch.* Thèse de Paris. — 1885, GRANDMOURSEL. — 1889, FASSINA.

Étiologie. — L'origine des abcès de la rate est différente suivant les circonstances. Parmi les causes signalées, nous trouvons : le froid, le surmenage (rare), le traumatisme ; ce dernier facteur détermine ordinairement la rupture du viscère (BAMBERGER).

Les collections purulentes d'origine miasmatique ou infectieuse paraissent de toutes les plus fréquentes. LANCEREAUX, FRERICHS ont relaté des observations d'abcès de la rate consécutifs au paludisme ; des faits incontestables établissent aussi l'influence de la fièvre typhoïde.

Anatomie pathologique. — Le pus de ces collections renferme souvent des débris de substance splénique qui lui communiquent une coloration rougeâtre, lie de vin. Le nombre des abcès, leur volume varient selon la nature de l'affection dont ils dérivent et le temps qui s'est écoulé depuis leur formation ; tantôt on trouve plusieurs petites collections purulentes, tantôt un seul foyer qui occupe la totalité de l'organe.

Abandonnés à eux-mêmes, les abcès de la rate tendent à se faire jour. Si l'inflammation périphérique à laquelle ils donnent lieu n'a pas déterminé d'adhérences, le pus fuse dans la cavité abdominale, sinon, il pénètre dans un des organes voisins. BESNIER a recueilli un certain nombre d'observations démontrant la possibilité de semblable terminaison : ouverture dans la veine splénique (BAMBERGER, FRERICHS, LORR) ; dans le tube digestif (COZE, JACQUINELLE) ; dans la plèvre et le poumon (AUDOUARD, VIDAL) ; dans le vagin (SCHLECHTING) ; ouverture à la paroi abdominale (BOYER, DALMAS) ; à la paroi thoracique (BACHMEISTER).

Symptômes. Diagnostic. — La symptomatologie des abcès de la rate ne saurait être établie d'une façon bien précise : souvent, ces abcès passent inaperçus pendant la vie et l'autopsie seule vient révéler leur présence.

Les patients traduisent fort mal leurs impressions ; il sera donc nécessaire de les interroger et de les examiner avec soin. La palpation permettra de reconnaître si le volume de l'organe est normal ou s'il a subi des modifications ; elle réveillera aussi des douleurs assez vives avec irradiation du côté du membre supérieur gauche dans la région axillaire ou costale. Après un certain temps, les phénomènes locaux acquièrent parfois une intensité beaucoup plus accusée, il faut alors songer à l'existence d'un travail de perforation et à une des terminaisons que nous avons signalées.

Les phénomènes généraux ne présentent rien de caractéristique ; ce sont ceux de toutes les suppurations viscérales.

Pronostic. Traitement. — Le pronostic, sans être fatalement mortel, paraît très grave. On a vu guérir des abcès de la rate ouverts à la poitrine ou à la paroi abdominale.

Dès que la présence d'une collection splénique sera reconnue, il faudra lui donner issue ; suivant les circonstances, le chirurgien emploiera un des procédés que nous avons préconisés à propos des abcès du foie.

2° KYSTES

Bibliographie. — BAMBERGER, *Die Krankheiten der Milz*, in *Handbuch der Speziellen Path. und Therapie*, 1864. — PELTIER, *Pathologie de la rate*, Paris, 1872. — KŒBERLÉ, *Soc. méd. de Strasbourg*, 1873. — VITAL, *Gaz. des Hôp.*, 1874. — GÉRIN-ROZE, *Union méd.*, 1880. — PAGET, *Brit. Med. Journ.*, 1880. — DAVIES THOMAS, *Brit. Med. Journ.*, 1887. — CASANOVA et POULET, *Revue de chir.*, 1888. — LEPRÉVOT-QUÉNU, *Bull. de la Soc. de chir.*, 1889. — LAINE, th. de Paris, 1889. — FEHLEISEN, *Berlin Klin. Woch.*, 1889.

On a rencontré dans la rate : 1° des kystes simples ou séreux; 2° des kystes hydatiques; ANDRAL aurait signalé un cas de kyste dermoïde. Tantôt les kystes séreux uni ou multi-loculaires semblent s'être développés dans la rate spontanément et renferment alors un liquide purement séreux, tantôt ils résultent de la transformation d'un kyste hématique, et leur liquide contient en suspension des globules sanguins avec des cristaux de cholestérine. Ces tumeurs semblent rares, puisque BESNIER n'a pu en relever que trois observations authentiques. Des kystes hydatiques, plus communs, se développent de préférence entre dix et trente ans; d'après JOHN FINSEN, ils sont plus fréquents chez la femme que chez l'homme et reconnaissent les mêmes causes que les kystes hydatiques du foie.

Ces kystes ont été rencontrés dans tous les points de la rate; leur volume est variable, ils s'accroissent en général très lentement.

Symptômes. — Pendant la première période de leur formation, les kystes hydatiques de la rate passent inaperçus et ne trahissent leur présence qu'après avoir atteint un volume assez considérable pour constituer une tumeur appréciable à la palpation. Ils occasionnent alors un ensemble de symptômes fonctionnels : pesanteur dans l'hypocondre gauche, troubles du côté des voies digestives ou respiratoires. A la longue, la rate, considérablement hypertrophiée, occupe tout le côté gauche de l'abdomen.

Diagnostic. — Le diagnostic des kystes de la rate est fort difficile, on ne peut y arriver que par exclusion. Tout d'abord, il faut établir le siège anatomique exact du néoplasme; car on rencontre dans l'hypocondre gauche des tumeurs venues du foie (lobe gauche), du rein ou de son atmosphère celluleuse, de l'ovaire, enfin de la rate. Cette première question résolue, il reste à déterminer la nature de la tumeur, les antécédents du malade apprendront au chirurgien s'il a séjourné dans un pays palustre, l'examen du sang éloignera l'idée de leucocythémie; quant au cancer, il ne saurait parvenir à un semblable développement, sans retentir sur l'économie, la tumeur est donc un kyste. La fluctuation et le frémissement hydatique doivent toujours être recherchés avec soin; mais ces symptômes fort difficiles à percevoir sont de plus très inconstants; aussi pour confirmer le diagnostic sera-t-il préférable d'avoir recours à la ponction exploratrice.

Pronostic. Traitement. — Nous n'avons pas besoin d'insister sur la gravité du pronostic; abandonnés à eux-mêmes, ces kystes ont une tendance marquée à s'accroître et, comme les kystes hydatiques du foie, ils vont s'ouvrir à la paroi abdominale, dans l'abdomen ou le poumon; pour ces motifs, le diagnostic étant bien établi, il faut intervenir.

Les moyens de traitement ne diffèrent en rien de ceux que nous avons énumérés en parlant des kystes hydatiques du foie; de plus, si la chose était jugée nécessaire, on pourrait faire l'ablation de l'organe.

Splénotomie. — L'extirpation de la rate a été pratiquée pour la première fois en 1549 par ZACCARELLI sur un malade atteint d'hypertrophie de la rate; cette tentative aurait été suivie de succès. En 1836, QUITTERBAUM renouvela cet essai, son malade mourut; malgré cela, nombre de chirurgiens, parmi lesquels SPENCER WELS, KŒBERLÉ, PÉAN, n'ont pas craint de suivre cet exemple

La *splénotomie* ou mieux *splénectomie* a été faite dans deux circonstances bien différentes à la suite d'un traumatisme ayant eu généralement
pour résultat une hernie de l'organe ou dans le cas d'affection organique de
la rate. La splénectomie pour cause traumatique a presque toujours été suivie de succès, à tel point qu'Asuuirst publia une statistique de 21 cas de ce
genre avec 21 succès. Dirigée contre une affection organique de la rate, la
même opération est de la plus haute gravité. D'après une statistique de
Spencer Wels en effet, 43 ablations de rate pour hypertrophie, kystes ou
sarcome de l'organe ont fourni 30 décès (*Soc. roy. de méd. et chir. de Londres*,
1888). L'opération a été particulièrement néfaste dans les cas de leucémie, tous
les opérés de cette catégorie, sauf un, sont morts. Dans ces dernières années,
Foubert (th. de Paris, 1886) a pu rassembler 37 cas de splénotomie pratiquée
sur des rates leucémiques, mobiles ou kystiques.

§ 4. — Affections chirurgicales du pancréas.

Bibliographie. — Senn, *Journ. of the Amer. Med. Assoc.*, janvier 1887. — Virchow,
Berlin. Klin. Wochens., 1887. — Kuster, *Soc. de méd. de Berlin*, 1887. — Gus-
senbauer, *Arch. fur Klin. Chir.*, t. XXIX, p. 355. — Caron (*Cancer*), Th. de
Paris, 1888-89. — Nimier, *Arch. gén. de méd.*, 1889. — Annandale, *Brit. Med. J.*,
1889. — J. Bœckel, *Des kystes pancréatiques*, Paris, 1891, et *Journ. de méd. de
Strasb.* — Roux, th. Paris, 1890-91. — Hartmann, *Congrès de chirurgie*, 1891.

Il y a peu de temps encore, les affections du pancréas nous étaient inconnues, la laparotomie a permis, dans ces dernières années, de reconnaître
l'existence d'abcès et de kystes de cet organe, pour lesquels quelques opérations heureuses ont déjà été tentées.

1° ABCÈS

Les abcès du pancréas décrits par Senn (1887) sont peu fréquents ; leur
début est des plus insidieux : nausées, vomissements, constipations, douleur
dans la région hypogastrique, avec l'augmentation de température qui accompagne les inflammations, tels sont les phénomènes initiaux. Il est difficile de
savoir si l'on est en présence d'une lésion du foie ou de l'estomac. A la longue
se forme à l'épigastre une tumeur profonde, que seule la laparotomie exploratrice permettra de localiser d'une manière positive.

Ces abcès se développent d'ordinaire à la suite des maladies même du
pancréas, calculs ou kystes, ou consécutivement à des affections du voisinage
(ulcérations de l'estomac, du duodenum). Enfin, on les a vus compliquer certains états septicémiques (fièvre puerpérale et typhoïde, etc.).

Senn n'hésite pas à conseiller la laparotomie exploratrice. L'abdomen
étant ouvert et l'estomac relevé, on recherche le pancréas ; la suppuration est
généralisée ou localisée, dans le premier cas, il est inutile d'intervenir.
S'il existe une collection localisée à la queue de l'organe, on fera l'extirpa-

tion partielle. Si au contraire le corps et la tête sont envahis, il sera prudent de drainer la cavité et d'établir une fistule abdominale antérieure.

2° KYSTES

Etudiés par Kuster, Gussenbauer, Virchow, Annandale et surtout Bœckel, les kystes du pancréas se développeraient à la suite d'un traumatisme, et souvent sans cause appréciable.

Laissant de côté les kystes hydatiques, qui sont analogues à ceux des autres organes de l'abdomen, on a voulu diviser ces kystes en deux grandes classes, kystes hématiques et kystes simples ; or, les kystes hématiques sont des kystes ordinaires dans lesquels, sous une influence quelconque, s'est fait un épanchement sanguin, absolument comme cela se voit parfois dans les kystes ovariques.

Pathogénie. — D'où viennent les kystes du pancréas? On a dit qu'ils résultaient d'une obstruction du canal de Wirsung ou d'un canalicule accessoire, due tantôt à une coudure, tantôt à un état catarrhal, le plus souvent à la présence de néoplasmes ou d'un calcul. D'après Hartmann, cette théorie de la rétention ne saurait expliquer tous les cas, la ligature du canal de Wirsung n'amène pas la formation de kystes. Ces tumeurs seraient souvent une variété d'épithélium kystique.

Anatomie pathologique. — D'après Le Dentu, le corps de la glande serait le lieu d'élection de ces kystes, puis viennent la queue et la tête. Ils sont habituellement uniloculaires; leur volume varie depuis celui d'un pois à celui d'une grosse orange, on en a vu acquérir le volume d'une tête de fœtus et même remplir entièrement l'abdomen, ce qui les a fait confondre avec des kystes ovariques.

La paroi de ces tumeurs a une épaisseur variable, leur face externe contracte fréquemment des adhérences avec les organes périphériques, et leur face interne est tapissée par un épithélium analogue à celui du pancréas. Des cloisons divisent parfois ces cavités, dont le contenu est un liquide tantôt clair, transparent, citrin, tantôt verdâtre, noir, jaune, café au lait, visqueux, demi-solide, chargé de globules graisseux, de substance athéromateuse. Plusieurs auteurs ont noté une coloration allant du jaune rougeâtre au brun foncé. Ce liquide est riche en albumine, on y a noté la présence d'urée, de cristaux, de cholestérine, rarement de suc pancréatique pur. La quantité, fort variable, peut atteindre 5, 10 et même 12 litres.

Symptômes. — Les signes du début, assez caractéristiques, ont été notés par Rieguer. A la suite d'un traumatisme, à la suite de grands écarts de régime ou sans cause appréciable, surviennent des vomissements violents, tenaces, avec douleurs névralgiques dans la région du plexus cardiaque et collapsus prolongé, donnant l'impression d'une péritonite. Ces accès se reproduisent à intervalles plus ou moins rapprochés; cependant, le patient maigrit, puis apparaît une tumeur dans la région épigastrique. Mate, mobile sous la peau, parfois manifestement fluctuante, la masse est endolorie et peut assez nettement être séparée du foie et de la rate par la percussion. La ponction permet d'en extraire un liquide sur la nature duquel nous avons insisté.

Diagnostic. — Les signes précédents permettront d'arriver à un diagnostic à peu près exact. Chez la femme, il faut tenir compte de l'existence possible d'un kyste de l'ovaire. L'ensemble des signes ci-dessous permettra d'éviter une confusion parfaitement possible :

1° Dans le pancréas, le kyste se développe de haut en bas; l'inverse a lieu s'il occupe l'ovaire ;

2° Il existe une zone de sonorité *au-dessous* du kyste du pancréas, et *au-dessus* du kyste de l'ovaire ;

3° L'estomac artificiellement distendu par du gaz carbonique se trouvera en avant de la tumeur, si elle est due au pancréas, en arrière si elle est due à l'ovaire.

Pronostic. Traitement. — Le pronostic est entièrement subordonné à la nature de la tumeur. La ponction simple est inutile, il faut en venir à l'extirpation du kyste, ou bien l'ouvrir et le fixer à la paroi de l'abdomen (marsupialisation).

3° CANCER

Le cancer du pancréas primitif ou secondaire siège ordinairement à la tête de l'organe. Le squirrhe paraît avoir été la variété le plus souvent observée. Relativement au volume, la tumeur atteint celui d'une petite mandarine ou celui du poing; le pancréas ratatiné devient dur et globuleux.

Le début, généralement insidieux, est caractérisé par de la cachexie précoce et de l'amaigrissement. Le malade devient pâle, terreux; ses forces diminuent, puis surviennent des troubles digestifs divers, accompagnés de douleurs plus ou moins intenses, siégeant à la région épigastrique ou ombilicale et revenant sous forme d'accès. A la période d'état, les douleurs augmentent, les vomissements deviennent plus fréquents, un ictère progressif se manifeste et la cachexie s'accentue. Enfin surviennent des diarrhées, des sueurs profuses, puis la mort, le pronostic étant toujours fatal.

§ 5 — Tumeurs des parois abdominales.

On trouve dans les parois de l'abdomen deux variétés de tumeur : des lipomes et des fibromes. La région ombilicale en revanche est le siège d'un certain nombre de néoplasmes qui nécessiteront une description spéciale.

1° LIPOMES

Ils se rencontrent presque toujours au niveau de la région inguinale ou de la ligne blanche. Le lipome de la région inguinale se développerait, d'après TILLAUX, entre le fascia superficialis et l'aponévrose du grand oblique; en raison des insertions du fascia superficialis à l'arcade crurale, le développement de ces tumeurs se fait toujours par en haut.

Il suffit d'être prévenu de l'existence de ces lipomes, pour éviter de les confondre avec les hernies inguinales; il est facile en effet, en introduisant l'index d'une main dans l'anneau inguinal, d'imprimer avec l'autre main des mouvements à la tumeur, ce qui permet de déterminer exactement sa situation anatomique. L'ablation de ces lipomes ne présentant aucun danger doit être pratiquée le plus vite possible.

On rencontre aussi parfois des lipomes de la ligne blanche; H. Bousquet a eu occasion d'en enlever un qui était à peu près du volume d'une tête de fœtus; ces néoplasmes se développent d'ordinaire dans le tissu cellulaire sous-cutané. Broca P. a signalé en 1850 l'existence des lipomes sous-péritonéaux, son observation est restée unique. Quelle que soit leur origine dès qu'ils deviennent gênants, les lipomes doivent être enlevés, opération qui, avec les mœurs chirurgicales actuelles, ne présente pas de dangers.

2° FIBROMES

Bibliographie. — Sappey, Limauge, *Gaz. des Hôpitaux*, 1850. — Verneuil, *Soc. de biologie*, 1855. — Michon, Huguier, Verneuil, Chassaignac, *Gaz. des Hôpit.*, 1862. — Panas, *cod. loco*, 1873. — Tillaux, Guyon, *Soc. de chir.*, 1875. — Guyon, *Acad. de méd.*, et *Tribune méd.*, 1877. — Bard, *Lyon méd.*, 1877. — Nicaise, *Revue de méd et de chir.*, 1878. — Sauger, *Arch. fur Gynœkologie*, 1884. — Mollière (D.), *Gaz. des Hôpitaux*, 1886. — Tillaux, *Ann. de Gynec. et Obst.*, 1888, et *Chir. clinique*, t. II, p. 94. — L. Labbé et Ch. Remy, *Traité des F. de la paroi abdominale*, in-8°, Paris, 1888 (Bibl.). — Terrillon, *Arch. de méd.*, 1888. — Ledentu, *Bull. de la Soc. de chir.*, 1890.
Thèses de Paris. — 1861. Bodin. — 1876, Salesses. — 1883, Guerrier. — 1886, Damalix. — 1888, Loisnel.

Signalés par Sappey en 1850, ces tumeurs ont été spécialement étudiées par Guyon et surtout par Tillaux et ses élèves, Salesses, Damalix, Loisnet.

Étiologie. — Décrits d'abord sous le nom de *tumeurs fibreuses péri-pelviennes*, ces fibromes sont presque spéciaux à la femme, chez laquelle ils se développeraient sous l'influence de deux causes bien spéciales : les efforts de l'accouchement et le traumatisme. Sous cette influence il peut se produire une déchirure musculaire ou aponévrotique, celle-ci détermine la production d'un hématome ou d'une cicatrice qui deviennent ultérieurement l'origine d'un fibrome. Sappey, Limauge et Verneuil ont noté chacun un fait de ce genre observé chez l'homme.

Anatomie pathologique. — a. *Siège.* — Ces néoplasmes sont toujours situés dans la région inguinale et plus spécialement au voisinage de la crête iliaque, on en rencontre aussi dans la gaine du muscle droit antérieur. Ils siègent au-dessous de l'aponévrose du grand oblique, dans l'épaisseur des muscles, toujours donc *en avant du péritoine.*

b. *Pathogénie. Point d'implantation.* — Ces fibromes ont constamment un prolongement fusiforme, sorte de-pédicule que Nélaton et Gosselin faisaient insérer au niveau de la crête iliaque, donnant ainsi au néoplasme une origine périostique. Guyon démontra le peu d'exactitude de cette hypothèse et prétendit que ces tumeurs dérivaient du tissu conjonctif en particulier du fascia transversalis. Lagrange (de Bordeaux), dont l'opinion est appuyée par Cornil, rappelle à la Société anatomique (1885) que les organes fibreux, aponévroses et ligaments, sont un terrain peu favorable au développement des tumeurs, et donne pour origine aux fibromes qui nous occupent le tissu conjonctif (*périmysium*), qui enveloppe les muscles et les aponévroses.

Le pédicule que la palpation permet aisément de sentir n'a rien de commun avec le squelette, il pénètre entre les muscles et va se perdre en se confondant avec le tissu conjonctif qui les sépare. Telle est l'opinion à laquelle sont arrivés Labbé et Rémy en dépouillant toutes les observations connues. Signalons enfin des adhérences péritonéales parfois assez étendues.

c. *Examen microscopique et micrographique.* — A la coupe ces fibromes présentent une surface blanche légèrement grisâtre. Le tissu dur, résistant, crie sous le scalpel, et paraît formé des fibres entre-croisées en divers sens. En général, la tumeur offre avec tous les caractères histologiques du fibrome pur, on y voit des faisceaux de tissu conjonctif séparés par des cellules connectives aplaties ramifiées et anastomosées les unes avec les autres. Malheureusement ces néoplasmes n'ont pas toujours une structure aussi simple; dans un assez grand nombre de cas, on a trouvé, au milieu de portions fibreuses, des îlots de cellules rondes, granuleuses, sans noyau qui sont des cellules embryonnaires, en sorte que ces tumeurs se rencontrent sous deux formes : *fibrome pur* et *fibro-sarcome*.

Symptômes. — Dans les premiers mois, même les premières années de son développement, aucun phénomène morbide n'avertit le malade de la présence du néoplasme, que le hasard seul fait découvrir dans la plupart des cas. Lorsque le fibrome a acquis un volume suffisant, on constate dans l'épaisseur de la paroi abdominale au niveau de la fosse iliaque droite ou gauche, une masse de consistance dure de forme ovalaire, à surface lisse et bien limitée. La tumeur est mate, mobile, lorsque les parois de l'abdomen sont relâchées, mais absolument irréductible; son volume varie depuis celui d'une noix jusqu'à celui d'une tête d'adulte. Le pédicule constant donne la sensation d'une corde dure, d'une bandelette résistante, et semble relier le fibrome à l'épine iliaque antéro-supérieure. Nous avons dit que l'on pouvait imprimer quelques mouvements à la tumeur, alors que les parois abdominales étaient relâchées; elle se trouve au contraire absolument immobilisée dès que l'on fait entrer en contraction les muscles de la paroi.

La douleur est le seul signe fonctionnel occasionné par ces néoplasmes, elle affecte fréquemment la forme névralgique avec irradiations dans le membre inférieur du même côté; ces troubles n'ont aucun rapport avec le volume de la tumeur.

Il n'existe aucun retentissement sur les fonctions génito-urinaires.

Diagnostic. — Une première question se pose tout d'abord : *la tumeur est-elle extra ou intra-abdominale?* « Quelquefois la palpation suffira à démontrer la superficialité de la tumeur qui peut être immédiatement sous-cutanée, dans ce cas aucun doute. D'autres fois, la tumeur sera plus profonde, quoique appartenant encore à l'épaisseur de la paroi, ici le diagnostic serait plus difficile, sans le signe suivant : sentez bien votre tumeur, lorsque vous l'avez bien en mains, faites contracter les muscles de la paroi abdominale (pour cela dites à la malade couchée de faire un effort pour se relever pendant qu'un aide s'oppose à ce mouvement par une main appliquée sur le thorax); si la tumeur est intra-abdominale, vous ne la sentirez plus. Les muscles rigides de la paroi vous en séparent; si au contraire elle est intra-pariétale, vous la sentirez encore. C'est là le vrai signe différentiel entre les deux ordres d'affection. » Tillaux (*Ann. de gynécol.*, janvier 1888). Ainsi que le fait remarquer le même auteur, on peut aller plus loin dans le diagnostic : en effet, dans la manœuvre précédente, en faisant contracter les muscles, la tumeur reste mobile ou est devenue immobile; dans le premier cas, elle est sous-cutanée ; dans le second cas, elle est sous-aponévrotique.

Ce premier point établi, il est facile, par élimination, de rejeter les lipomes, les kystes et les phlegmons circonscrits, les hernies et de conclure à l'existence du fibrome.

Un autre point qu'il serait tout aussi intéressant d'élucider est celui des rapports de la tumeur avec le péritoine; malheureusement l'intervention chirurgicale seule permet de résoudre ce problème, de là des hésitations pour le pronostic.

Traitement. — Le seul traitement applicable à la cure du fibrome de la paroi abdominale est l'extirpation. Etant donnée la possibilité de la lésion du péritoine et même la nécessité de le réséquer sur une certaine étendue, il est indiqué de prendre toutes les précautions dont on s'entoure pour les opérations sur le péritoine. Les parois de l'abdomen sont ensuite incisées couche par couche; arrivé sur la tumeur, Tillaux conseille d'en rechercher le bord libre, et de la faire basculer en dehors, la partie charnue est alors réséquée et la masse tombe. S'il existe des adhérences avec le péritoine, il faut réséquer cette membrane qui sera ensuite suturée. Cette manière d'agir, peu dangereuse avec les moyens dont nous disposons, est préférable à celle qui consiste à morceler la tumeur, dont on laisse une portion plus ou moins volumineuse dans la plaie. Une série de sutures superposées affronte les parties divisées et prévient les éventrations ultérieures.

3° TUMEURS DE L'OMBILIC

Bibliographie. — *Granulomes.* — Fabrègue, *Revue méd. chir. de Paris*, 1848. — Athol Johnson, *Lectures on Surg. of Childhood*, 1860. — Virchow, *Path. des tumeurs*, t. IV. — C. Kustner, *Virchow's Archiv.*, 1877. — Ch. Féré, *Soc. anat.*, 1879. — Lannelongue et Frémont, *Arch. gén. de méd.*, 1884. — Broussolle, *Journ. des mal. de l'enfance*, 1886.
Adénomes. — Kustner, *Arch. f. Gynæk*, 1877. — Chandelux, *Arch. de phys.*, 1885. — Lannelongue et Frémont, *loc. cit.*
Cancer. — Hue et Jacquin, *Union méd.*, 1868. — Demarquay, *Soc. de chir.*, 1870. — Desprès, *eod. loc.*, 1883.
Travaux d'ensemble. — E. Kuster, *Arch. f. Klin. Chir.*, 1874. — Blum, *Arch. gén.*

de méd., 1876. — Marduet, *Dict. de méd. et chir. prat.*, 1877. — Nicaise, *Dict. encyclop.*, 1881. — Villar, *Gaz. des hôpit.*, 1890. Thèses de Paris. — 1883, Codet de Boisse. — 1886, Villar (Bibliog.).

Les tumeurs de l'ombilic, bien étudiées par Villar, se divisent en bénignes et malignes.

A. — TUMEURS BÉNIGNES

Nous rencontrons dans ce premier groupe les angiomes, lymphocèles, les granulomes, adénomes, kystes, papillomes et myxomes.

Nous passerons sous silence les deux premières variétés, ainsi que les deux dernières, qui sont absolument exceptionnelles.

a. *Granulomes.* Aussi appelé *Fongus vasculaire, tumeur verruqueuse* et *végétation* de l'ombilic, cette variété spéciale aux nouveau-nés se développe sur la cicatrice du cordon ombilical, pendant ou après sa chute.

« Ces tumeurs se présentent le plus ordinairement sous l'aspect d'une petite excroissance à surface tantôt lisse et unie, tantôt et plus souvent ridée, sillonnée et comme mamelonnée. Elle rappelle, à s'y méprendre, l'aspect d'un bourgeon charnu de bonne nature. » Villar.

Leur volume varie depuis celui d'un pois jusqu'à celui d'une noisette (Johnson, Descroizilles), leur forme et leur aspect les ont fait comparer à une petite fraise ou à une framboise.

Kuster qui a eu l'occasion d'examiner quelques-uns de ces néoplasmes, les a trouvés constitués par des cellules conjonctives fusiformes au centre et au point d'attache, et par des cellules arrondies à la périphérie.

Ces productions renferment des vaisseaux nombreux mais ténus. De légères applications astringentes suffisent pour les faire rétrocéder; parfois elles sont plus tenaces, il faut alors enserrer leur pédicule dans une ligature.

b. *Adénomes.* — On désigne sous ce nom des tumeurs ordinairement pédiculées, implantées sur la cicatrice ombilicale, irréductibles, assez comparables comme apparence aux granulations ordinaires de cette région, mais d'une constitution anatomique différente. Leur tissu est celui d'une paroi d'intestin, présentant à la fois et des glangles tubuleuses et des fibres musculaires lisses. Ces néoplasmes peu rares se montrent toujours immédiatement après la chute du cordon; ce sont des tumeurs congénitales.

D'ordinaire, l'adénome affecte la forme d'un petit bourgeon charnu et ressemble à un bouton de granulation fortement injecté, ou bien il a la forme et le volume d'un petit pois. D'une façon générale, ces excroissances mesurent 8 à 10 millimètres de hauteur, et de 6 à 8 millimètres d'épaisseur; leur surface laisse échapper un liquide filant et visqueux. La constitution de ces petites masses est solide et élastique. Jamais elles n'offrent la mollesse des bourgeons charnus, les pressions les plus méthodiques n'en changent pas le volume.

Ces tumeurs s'insèrent par un pédicule large et court, et ne communiquent pas avec l'intestin.

L'excision avec des ciseaux suivie de cautérisations constitue le traitement le meilleur, mais il faut procéder avec une grande réserve et s'assurer qu'il n'y a pas de communication avec le tube intestinale.

c. *Kystes*. — VILLAR a réuni cinq observations de kystes sébacés ou dermoïdes de l'ombilic ; ce sont de petites tumeurs pédiculées et présentant la forme de figues appendues à la cicatrice ombilicale.

B. — TUMEURS MALIGNES

Les tumeurs de mauvaise nature ne sont pas rares à la région ombilicale ; l'irritation qu'entretiennent en ce point les amas de sébum ou les corps étrangers paraît jouer un rôle capital dans leur étiologie. VALDEYER les fait dériver des cellules épithéliales englobées dans la cicatrice.

En dehors du cancer proprement dit, les principales variétés signalées, sont : les myxomes et les myxo-sarcomes. Le volume de ces productions varie depuis celui d'une noix jusqu'à celui d'un œuf de poule.

Il y a une distinction importante à faire, suivant que le cancer ombilical est primitif ou secondaire. Le cancer primitif est presque toujours un épithélioma et, chose importante à signaler, il ne s'accompagne pas d'engorgement ganglionnaire ; cependant ces néoplasmes ont une grande tendance à envahir les parties profondes, ils se propagent en affectant la disposition dite en bouton de chemise. Comme le fait remarquer NÉLATON, le pédicule du cancer se prolonge dans l'anneau et, arrivé à la face interne de la paroi abdominale, il s'épanouit en envahissant le tissu cellulaire sous-péritonéal et le péritoine ; d'où la nécessité d'opérer le plus tôt possible. Contrairement au précédent, le cancer secondaire est presque toujours un carcinome ; il peut être consécutif à un cancer de la paroi, de l'ovaire, des trompes, du péritoine, de l'intestin, du foie, de l'estomac. L'étude des faits de ce genre a montré à DAMASCHINO qu'une tumeur de cette nature, survenant chez un malade atteint d'une affection abdominale à caractère mal dessiné doit être considérée comme une preuve certaine de l'existence et de la généralisation du cancer.

§ 6. — Fistules ombilicales.

1° FISTULES URINAIRES

Bibliographie. — CABROL, *Alphab. Anat.*, 1594. — LITTRÉ, *Mém. de l'Acad. des Scien.*, 1701. — RAUSSIN, *Mém. de l'Acad. de chir.*, 1732. — LÉVÈQUE, *Journ. de méd. et de chir. prat.*, t. XXI, 1811. — BOURGEOIS, *Journ. de méd.*, 1821. — GUÉNIOT, CHASSAIGNAC, *Bull. de la Soc. de chir.*, 1873. — NICAISE, *Dict. encycl.*, 2e série, t XV, 1880 (Bibliogr.). — LUGOL, *Journ. de méd. de Bordeaux*, 1880. — TILLMANNS, *Deutsche Zeitsch. f. chir.*, 1883, Bd. XVIII, p. 161.
Thèses de Paris. — 1839, CHAMUEL, DUPLANCHET. — 1843, SIMON. — 1872, GRUGET. — 1884, CASTEL.

Étiologie. Mode de développement. — L'ouraque est un conduit qui chez l'embryon fait communiquer la vessie avec la vésicule allantoïde. Ce canal se ferme habituellement vers le milieu de la grossesse (Sappey) ; supposons que par une cause quelconque le travail d'oblitération ne se produise pas, le canal conservera sa perméabilité au moment de la naissance, et si la fistule ne s'établit pas d'emblée, la cicatrice de l'ouverture ombilicale fermera seule ce conduit. Ceci rappelé, les choses se passent d'une manière fort différente, selon que l'urèthre se trouve libre ou oblitéré.

Si l'urèthre est libre, bien conformé, la miction se fera normalement, aucun symptôme ne viendra trahir à l'extérieur le vice de conformation ; au contraire, s'il existe un obstacle à l'émission de l'urine par les voies naturelles,

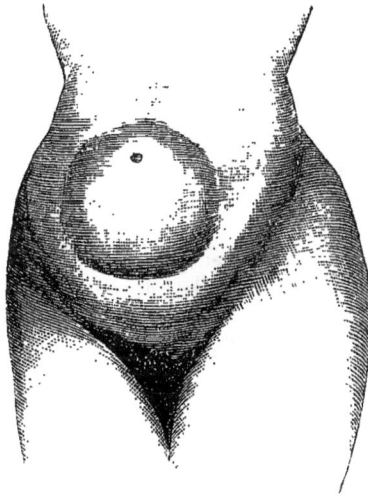

Fig. 231. — Fistule ombilicale.
On voit l'urine sourdre de la tumeur en même temps que s'effectue la miction par l'urèthre.

ce liquide refluera dans le conduit anormal, le dilatera et ne tardera pas à sortir par l'ombilic (fig. 231).

L'obstacle à l'excrétion de l'urine peut être congénital ou accidentel. Dans l'observation de Cabrol, la plus ancienne en ce genre (1550), l'urèthre d'une jeune fille était bouché par une membrane épaisse d'un *teston au plus*. L'urèthre était encore fermé dans deux faits rapportés par Littre et J.-L. Petit : il n'existait pas dans deux autres cas relatés par Hygmore et Bartholin. Quelques fistules surviennent brusquement chez des individus dont jusqu'alors les fonctions avaient été normales. On peut être certain en pareille circonstance qu'il s'est produit un obstacle brusque au cours de l'urine, et, de plus, Bérard a démontré que dans tous les cas de ce genre l'ouraque était resté perméable ; il est impossible, en effet, que ce canal, après avoir subi la rétraction et les modifications profondes qu'ont mises en lumière les travaux de Ch. Robin, se dilate de nouveau.

Symptômes. — Les symptômes varient suivant que la fistule remonte à la naissance ou qu'elle se développe ultérieurement ; les fistules qui apparaissent peu après la naissance constituent une tumeur d'un rouge foncé, de consistance demi-molle, semblable à une cerise. En examinant attentivement cette masse, on aperçoit en un point de sa convexité une dépression marquée, correspondant à l'orifice extérieur. Parfois on rencontre des fistules sans aucune tumeur, ces cas sont rares.

Les fistules qui se montrent longtemps après la naissance, sont, avons-nous dit, la conséquence d'un obstacle survenu dans l'émission normale des urines. Elles s'établissent silencieusement, sans aucun symptôme, ou bien un abcès se développe au niveau de l'ombilic, puis une fistule lui succède.

L'émission de l'urine se fait en jet ou en bavant, selon la forme de l'orifice extérieur de la fistule ; ordinairement cet acte reste soumis à l'influence de la volonté. Dans une observation de J.-L. Petit, l'expulsion de l'urine était involontaire.

Traitement. — Le chirurgien doit d'abord s'assurer de l'état de l'urèthre, et, si ce canal ne se trouve pas perméable, aviser à rétablir le cours normal de l'urine, alors seulement il pourra songer à supprimer la fistule. De nombreux procédés ont été préconisés pour obturer les fistules urinaires ombilicales. Suivant les circonstances, on a employé : 1° la sonde à demeure dans l'urèthre et la compression au niveau de l'ombilic ; 2° la cautérisation superficielle de la tumeur ombilicale ; 3° la cautérisation du trajet au moyen des caustiques ou du cautère actuel ; 4° la ligature ; 5° l'avivement des bords de la fistule suivi de réunion immédiate.

2° FISTULES D'ORIGINE INTESTINALE

Bibliographie. — Prestat, *Bull. de la Soc. anat.*, 1839. — King, *Guy's Hosp. Reports*, 1843, et *Arch. gén. de méd.*, 1844, 4e série, t. IV. — Davaine, *Traité des Entozoaires*, 1860. — Patry, *Bull. de la Soc. de chir.*, 1867. — Bryant, *Centralbl. f. Chir.*, 1878.
Thèse de Paris. — 1834, Brun.

Chez les nouveau-nés, il persiste quelquefois un diverticulum par lequel l'intestin grêle vient s'ouvrir à l'ombilic. Des faits de ce genre sont exceptionnels, il en existe à peine trois ou quatre observations dans la science ; les plus remarquables sont dues à W. King, Jacob, Prestat. Les enfants guérissent facilement par la compression et l'occlusion.

De cette variété de fistules il faut rapprocher celles qui résultent de la ligature en masse du cordon chez les jeunes sujets atteints de hernie ombilicale congénitale. La ligature donne lieu à tous les symptômes de l'étranglement intestinal : l'enfant s'agite, crie beaucoup, a des vomissements, de la constipation, du météorisme. Ces divers phénomènes disparaissent brusquement à la chute de l'agent constricteur, il persiste alors un petit pertuis par lequel s'échappent des matières jaunâtres mélangées de gaz. Rapidement des bourgeons charnus se développent autour de cet orifice anormal dont la guérison, dans la majorité des cas, a lieu spontanément.

Nous devons signaler encore, parmi les fistules d'origine intestinale, une variété assez commune, caractérisée par l'issue de vers intestinaux. Des accidents de cette nature ont été observés principalement sur des sujets âgés de moins de vingt ans ; on en trouve un certain nombre d'observations dans le traité des entozoaires de Davaine. Les vers qui sortent vivants ou morts sont d'ordinaire des lombrics, des strongles, parfois des ténias.

3° FISTULES PÉRITONÉALES

Bibliographie. — Aldis, *Journ. méd. chir. d'Edimburg*, 1847. — Vallin, *Arch. gén. de méd.*, 1869. — Martin, *Soc. anat.*, 1872. — Heurot, *Revue des sciences méd.*, 1874. — Baizeau, *Arch. gén. de méd.*, 1875. — Guérin, *Arch. de Tocologie*, 1878. Thèses de Paris. — 1859, Second-Féréol. — 1876, Gauderon, Gœbel.

Ces fistules donnent issue à un liquide séreux ou purulent.

Les fistules séreuses résulteraient de l'évacuation du liquide de l'ascite par l'ouverture ombilicale. Les observations de ce genre sont rares, nous en signalerons deux, l'une due à Bruem, l'autre rapportée par Van Horne.

Beaucoup plus fréquentes sont les fistules purulentes qui succèdent toujours à une péritonite. La nature de cette dernière communique à la lésion des caractères spéciaux.

a. *Fistules par péritonite aiguë des enfants.*—Gauderon, dans sa thèse, a réuni 25 cas de cette péritonite spéciale aux enfants, surtout aux petites filles; sur ces 25 observations, 11 fois le pus s'était frayé un passage à l'ombilic.

La perforation se produit généralement au centre de la cicatrice ombilicale, soulevée au préalable sous forme de tumeur; il s'écoule une quantité de pus pouvant aller jusqu'à trois litres. Cette évacuation, qui survient d'ordinaire du vingtième au trentième jour après le début de l'inflammation de la séreuse, soulage notablement le malade, la fistule persiste ensuite pendant un temps variable.

La guérison serait la règle en semblable circonstance, car sur les 11 cas de Gauderon, nous relevons 8 terminaisons favorables.

b. *Fistules par péritonite puerpérale.* — Le mécanisme de la perforation est ici tout différent; l'inflammation se communiquerait au tissu cellulaire sous-péritonéal et consécutivement au péritoine; elle occasionnerait l'apparition d'une collection purulente qui, après s'être ouverte, laisserait échapper du pus dans le péritoine. L'apparition de ces fistules est d'un pronostic bénin; dans toutes les observations de ce genre la guérison a eu lieu.

c. *Fistules par péritonite chronique.* — Le mode de développement de ces fistules a été bien étudié par Vallin.

Cet auteur a montré qu'il s'établissait d'abord des adhérences entre l'épiploon, les anses intestinales et la paroi abdominale, puis les tubercules en se ramollissant perforent les intestins ; ainsi se produisent de petits clapiers dans lesquels s'accumulent des matières fécales et du pus. A la longue, sous l'influence de ce contact, une collection purulente prend naissance dans les parois abdominales; dès qu'elle est ouverte, la fistule s'établit.

Les péritonites cancéreuses seraient susceptibles de déterminer des accidents analogues. La mort est la terminaison constante en pareille circonstance.

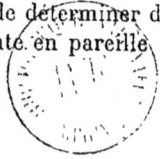

FIN DU TOME DEUXIÈME

TABLE DES MATIÈRES

TROISIÈME PARTIE

MALADIES DES RÉGIONS

LIVRE PREMIER

AFFECTIONS DU CRANE ET DU CERVEAU

LIVRE II

AFFECTIONS DU RACHIS

LIVRE III

MALADIES DE L'ŒIL ET DE SES ANNEXES

LIVRE IV

MALADIES DE L'OREILLE

LIVRE V

MALADIES DU NEZ ET DE SES ANNEXES

LIVRE VI

MALADIES DE LA BOUCHE

LIVRE VII

MALADIES CHIRURGICALES DU COU

LIVRE VIII

MALADIES CHIRURGICALES DE LA POITRINE

LIVRE IX

AFFECTIONS CHIRURGICALES DE L'ABDOMEN

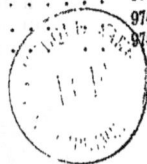

FIN DE LA TABLE DES MATIÈRES

ÉVREUX. — IMPRIMERIE DE CHARLES HÉRISSEY

BIBLIOTHÈQUE DE L'ÉLÈVE ET DU PRATICIEN

Collection publiée dans le format in-18 jésus, cartonnage diamant, tranches rouges

Histoire de la Médecine d'Hyppocrate à Broussais et ses successeurs, par le Dr J.-M. GUARDIA. 1 vol. de 600 pages . . . . 7 fr. »

Droit médical ou code des Médecins. sages-femmes, pharmaciens, vétérinaires, étudiants, etc., par A. LECHOPIÉ. avocat à la cour de Paris, et le Dr Ch. FLOQUET, médecin du palais de justice. 1 vol. de 540 pages . . . . 7 fr. »

Vie professionnelle et devoirs du médecin, par le Dr JUHEL-RÉNOY, médecin des hôp. de Paris. 1 v. de 300 p. 5 fr. »

De la suggestion et de ses applications à la thérapeutique, par le Dr BERNHEIM. 3e éd. corrigée et augm.. avec fig. dans le texte. 1 vol. de 612 p. 6 fr. »

Manuel pratique de médecine mentale, par le Dr E. RÉGIS. 1 vol. de 750 pages, avec planches, 2e édition. 8 fr. »

Manuel pratique de laryngoscopie et de laryngologie, par le Dr G. POYET. 1 vol. de 400 p., avec fig. dans le texte et 24 dessins chromolithographiques hors texte . . . . 7 fr. 50

Manuel de séméiologie technique, par le Dr MAIREL. 1 vol. de 600 pages, avec 78 figures . . . . 7 fr. »

Manuel pratique des maladies des fosses nasales, par le Dr MOURE. 1 vol. de 300 p., avec 600 fig. et 6 pl. hors texte . . . . 5 fr. »

Ophtalmoscopie clinique, par L. de WECKER et J. MASSELON. 2e édition revue, corrigée et très augmentée, 1 beau vol. de 400 p., avec 80 photog. hors texte représentant, d'après nature, les différentes modifications pathologiques de l'œil 10 fr. »

Manuel pratique des maladies des yeux, par le Dr L. VACHER, 1 vol. de 658 pages, avec 128 figures . 7 fr. 50

Manuel d'ophtalmoscopie, par le Dr A. LANDOLT, directeur du laboratoire d'ophtalmologie à la Sorbonne. 1 vol., avec figures dans le texte. . . . . 3 fr. 50

Hygiène de la vue, par le Dr G. SOUS, de Bordeaux. 1 vol. de 350 pages, avec 67 figures. . . . . 6 fr. »

Manuel d'accouchement et de pathologie puerpérale, par le Dr A. CORRE, 1 vol. de 600 p., avec 80 fig. et 4 pl. chromolithographiques hors texte . 6 fr. »

Manuel d'électrothérapie gynécologique, *Technique opératoire*, par L. BRIVOIS. 1 vol. de 400 p., avec 63 fig. 6 fr. »

Traité pratique des maladies des voies urinaires, par le Dr DESNOS, avec une préface de M. le prof. F. GUYON. 1 v. de 1000 pages, avec figures. . 10 fr. »

Traité pratique des maladies des organes sexuels, par le Dr LANGLEBERT. 1 vol. de 550 p., avec fig. 7 fr. »

Traité pratique de la syphilis, par le Dr LANGLEBERT. 1 vol. de 620 p. 7 fr. »

Manuel clinique de l'analyse des urines, par P. YVON, pharmacien de 1re classe. 4e éd, revue et augmenté. 1 vol. de 450 p., avec 50 fig. dans le texte et 9 pl. hors texte. . . . 7 fr. 50

Manuel pratique des maladies de la peau, par le Dr BERLIOZ, professeur à l'école de médecine de Grenoble. 2e édit.

très augmentée. 1 vol. de 550 p. 6 fr. »

Précis d'hygiène appliquée, par le Dr E. RICHARD, professeur agrégé au Val-de-Grâce, membre du Conseil d'hygiène. 1 fort vol. de 800 p., avec 350 fig. 9 fr. »

Traité pratique de massage et de gymnastique médicale, par le Dr SCHREIBER, ancien professeur libre à l'Université de Vienne. 1 vol. de 350 pages, avec 117 figures dans le texte . 7 fr. »

Manuel d'hydrothérapie, par le Dr Paul DELMAS. 1 vol. de 600 p., avec 39 fig., 9 tabl. graphiques et 60 fr. . . 6 fr. »

Manuel pratique de médecine thermale, par le Dr H. CANDELLÉ, 1 vol. de 450 pages. . . . . 6 fr. »

Guide thérapeutique aux eaux minérales et aux bains de mer, par le Dr CAMPARDON, avec une préface de M. DUJARDIN-BEAUMETZ. 1 vol. de 500 p. 5 fr. »

Des vers chez les enfants et des maladies vermineuses, par le Dr Elie GOURERT. 1 vol. de 180 pages, avec 60 figures dans le texte. . . . . 4 fr. »

Manuel pratique des maladies de l'enfance, suivi d'un formulaire complet de thérapeutique infantile, par le Dr Edward ELLIS. Traduit de la 4e édit. anglaise, par le Dr WAQUET. 1 fort vol. de 600 p., 2e édit. française, corrigée et augmentée . . . . 6 fr. »

Manuel de dissection des régions et des nerfs, par le Dr Charles AUFFRET. 1 vol. de 471 p., avec fig. orig. dans le texte, exécutées pour la plupart d'après les préparations de l'auteur. . 7 fr. »

Nouveaux éléments d'histologie, par R. KLEIN, trad. de l'anglais et augmenté de nombreuses notes par le Dr G. VARIOT. 1 vol. de 540 pages, avec 183 figures dans le texte, 2e édition . . . 8 fr. »

Nouveaux éléments de petite chirurgie (*pansements, bandages et appareils*), par le Dr CHAVASSE, prof. agrégé au Val-de-Grâce, 2e éd. revue et augm. 1 vol. de 900 p., avec 527 figures . 9 fr. »

Nouveaux éléments de chirurgie opératoire, par le Dr CHALOT, professeur à la Faculté de médecine de Montpellier. 1 vol. de 500 p., avec 498 grav., 2e édition . . . .

Manuel d'embryologie humaine et comparée, par le Dr Ch. DEBIERRE. 1 vol. de 800 p., avec 321 fig. dans le texte, et 8 pl. en couleur hors texte . . 8 fr. »

Manuel pratique de microbiologie, par le Dr H. DUBIEF, ancien interne des hôpitaux de Paris. 1 vol. de 608 p., avec 162 fig. et 8 pl. en coul. hors texte. 8 fr. »

Traité de médecine légale militaire, par le Dr E. DUPONCHEL, prof. agrégé à l'École du Val-de-Grâce, licencié en droit, etc. 1 vol. de 700 pages. . . . 8 fr. »

Manuel pratique de médecine militaire, par le Dr AUDET, médecin-major à l'École spéciale militaire de Saint-Cyr. 1 v. de 300 p., avec pl. hors texte. 5 fr. »

Manuel théorique, instrumental et pratique d'électrologie médicale, par G. TROUVÉ, ingénieur-électricien. 1 v. in-18 jésus de 750 pages, avec 273 fig., cartonnage diamant, tr. rouges. 8 fr. »

ÉVREUX, IMPRIMERIE DE CHARLES HÉRISSEY

www.ingramcontent.com/pod-product-compliance
Lightning Source LLC
Chambersburg PA
CBHW060707220326
41598CB00020B/2009

9 782329 114712